YEARBOOK OF TRADITIONAL CHINESE MEDICINE OF CHINA

2018

中国中医药年鉴

（行政卷）

周谷城题

国家中医药管理局　主办
中国中医药出版社　承办
《中国中医药年鉴(行政卷)》编委会　编

中国中医药出版社
·北京·

图书在版编目（CIP）数据

中国中医药年鉴·行政卷.2018卷/《中国中医药年鉴·行政卷》编委会编.—北京：中国中医药出版社，2018.12

ISBN 978-7-5132-5356-7

Ⅰ.①中…　Ⅱ.①中…　Ⅲ.①中国医药学—2018—年鉴　Ⅳ.①R2-54

中国版本图书馆CIP数据核字（2018）第265286号

责任编辑：高　欣　胡　楠

中国中医药出版社出版

北京市朝阳区北三环东路28号易亨大厦16层

邮政编码　100013

传真　010-64405750

山东临沂新华印刷物流集团有限责任公司印刷

各地新华书店经销

开本880×1230　1/16　印张49　彩插2.5　字数2014千字

2018年12月第1版　2018年12月第1次印刷

书号　ISBN 978-7-5132-5356-7

定价　398.00元

网址　www.cptcm.com

社长热线　010-64405720

购书热线　010-89535836

维权打假　010-64405753

微信服务号　zgzyycbs

微商城网址　https：//kdt.im/LIdUGr

官方微博　http：//e.weibo.com/cptcm

天猫旗舰店网址　https：//zgzyycbs.tmall.com

如有印装质量问题请与本社出版部调换（010-64405510）

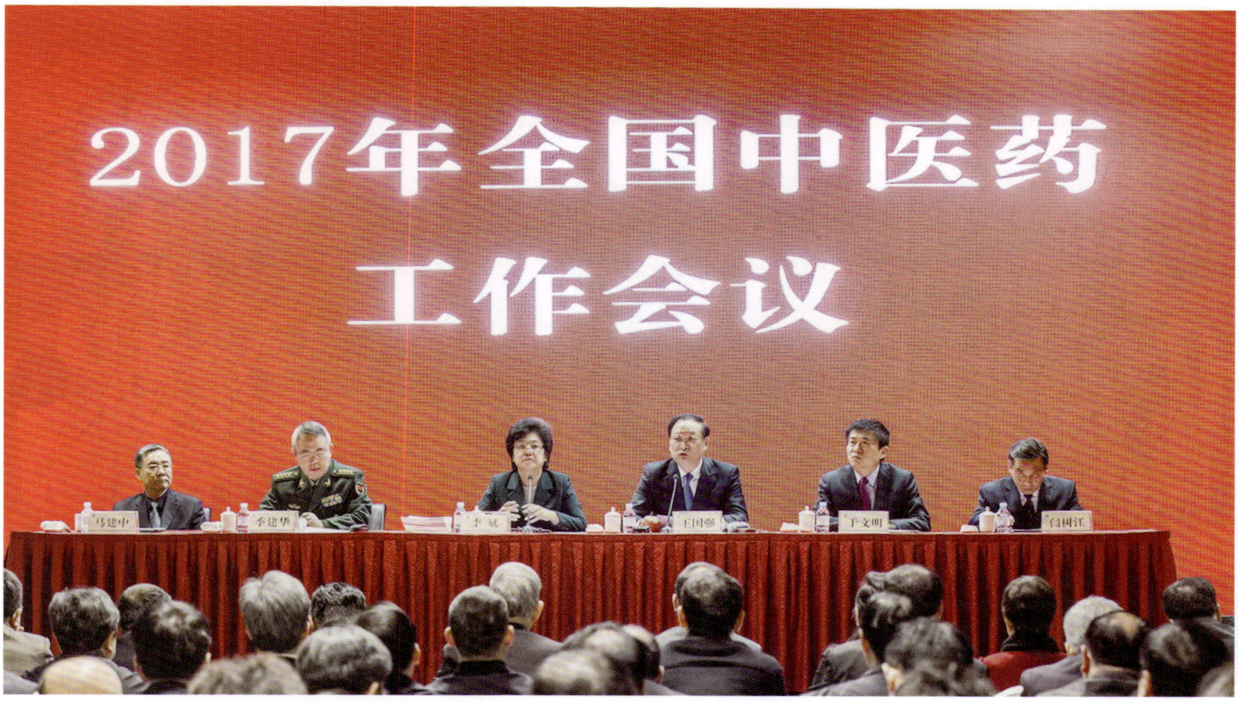

▲2017 年 1 月 9 ～ 10 日，由国家中医药管理局主办的 2017 年全国中医药工作会议在北京召开

▲2017 年 1 月 10 日，由国家中医药管理局主办的全国中医药科技创新工作会议在北京召开

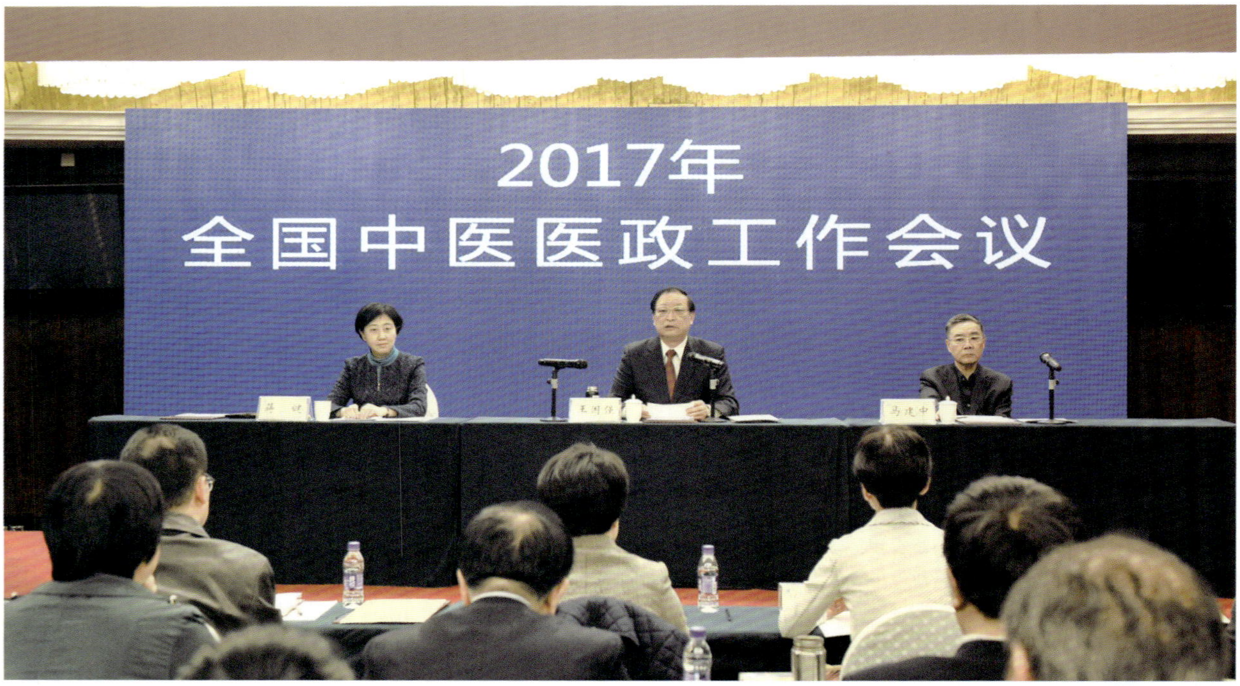

▲2017 年 3 月 27 日，由国家中医药管理局主办的 2017 年全国中医医政工作会议在北京召开

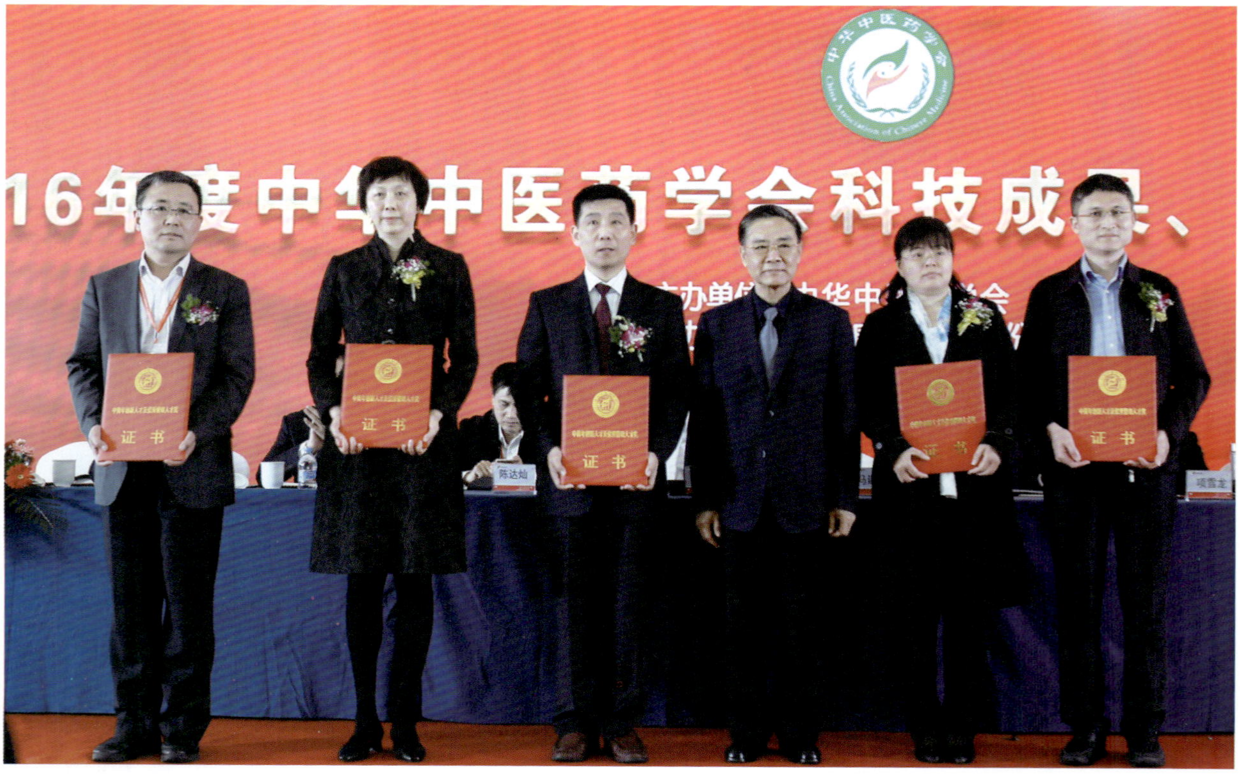

▲2017 年 4 月 14 日，由中华中医药学会主办的 2016 年度中华中医药学会科技成果、优秀人才奖励大会在江苏连云港召开

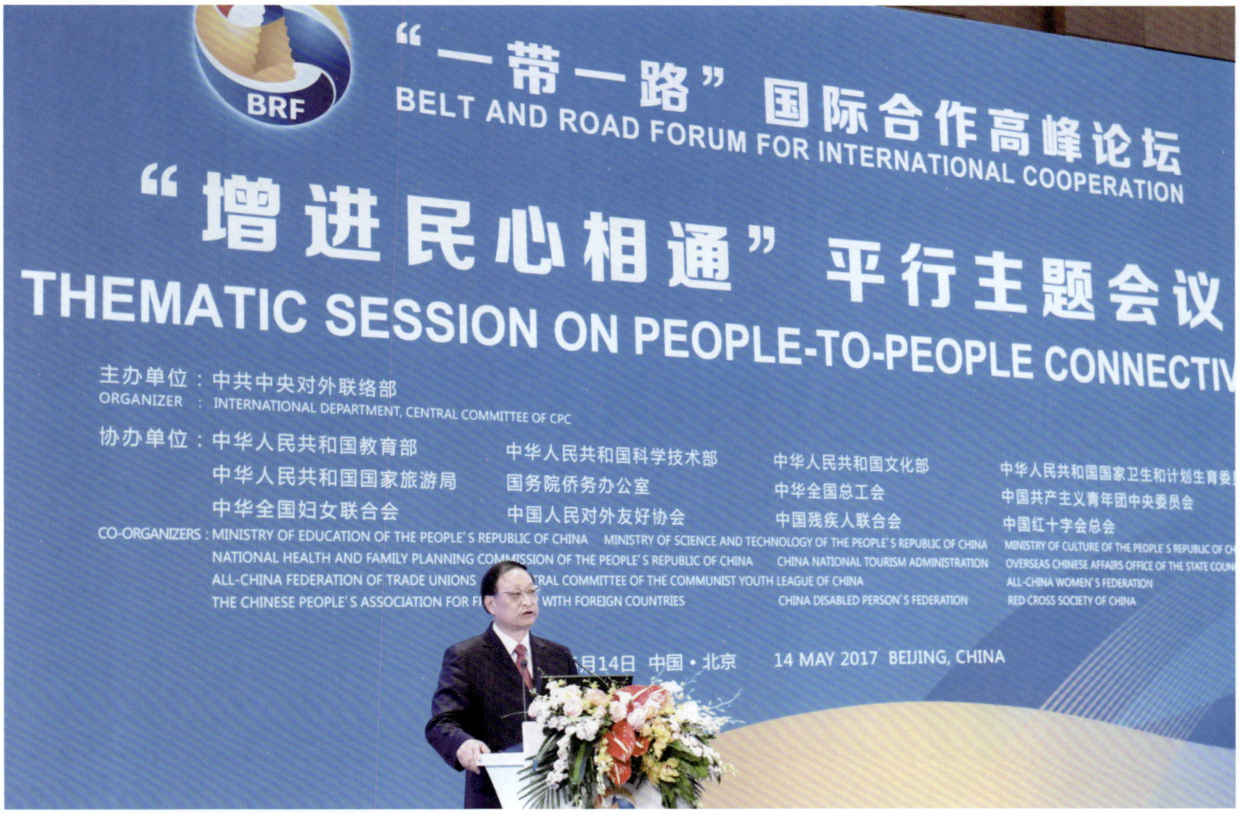

▲2017年5月14日，由中共中央对外联络部主办的“一带一路”国际合作高峰论坛——“增进民心相通”平行主题会议在北京召开。国家卫生和计划生育委员会副主任、国家中医药管理局局长王国强出席会议，并介绍中医药“一带一路”建设工作进展及下一步重点工作

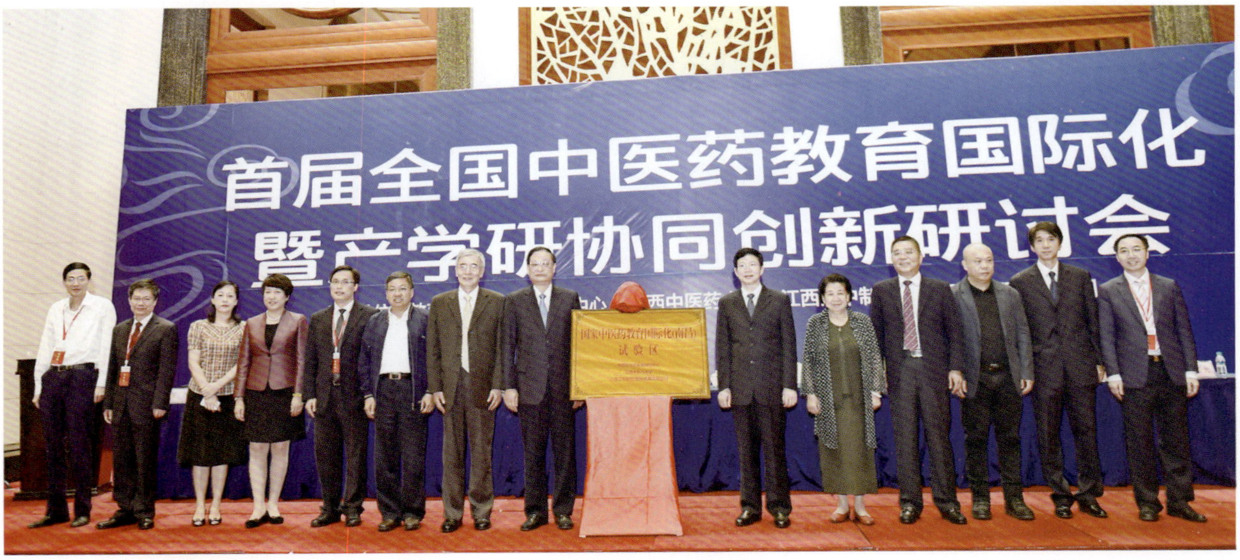

▲2017年5月21日，由教育部教育发展研究中心、江西中医药大学、江中制药集团主办的首届全国中医药教育国际化暨产学研协同创新研讨会在江西南昌召开

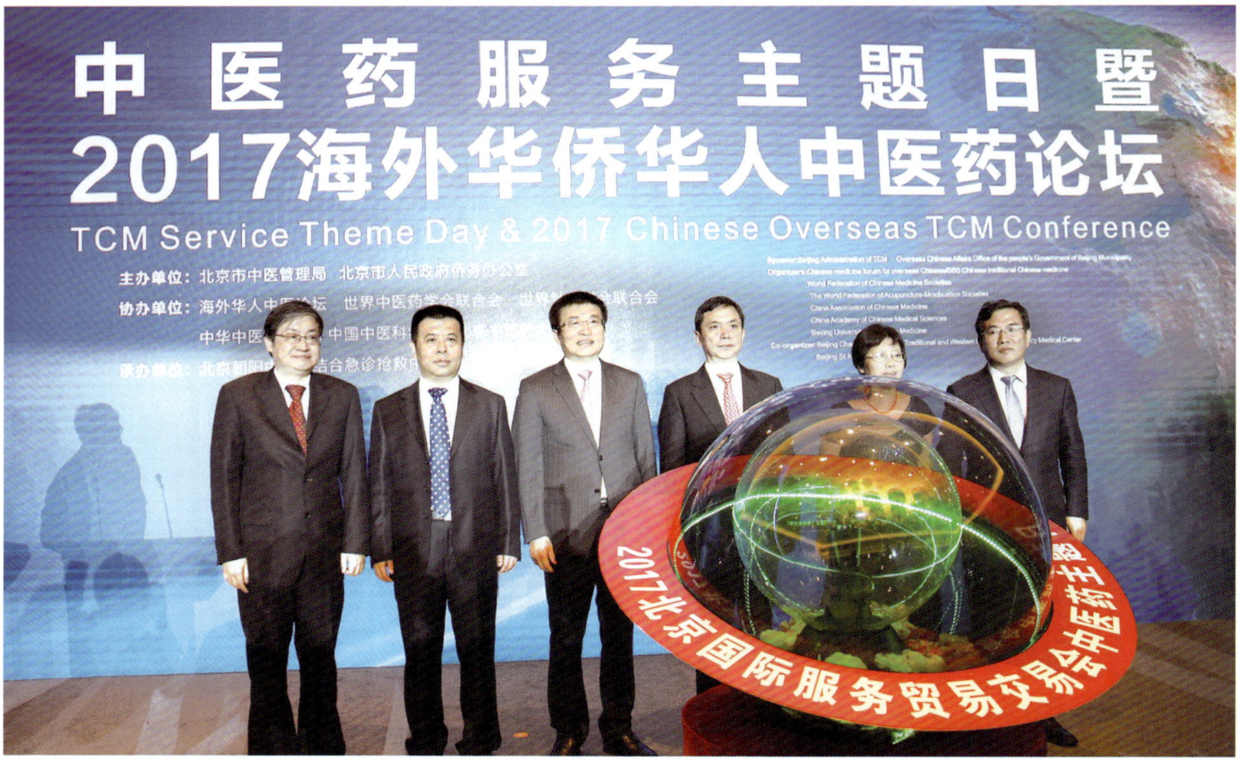

▲2017年5月29日，由北京市中医管理局、北京市人民政府侨务办公室主办的中医药服务主题日暨2017海外华侨华人中医药论坛在北京召开。国家中医药管理局副局长于文明出席论坛

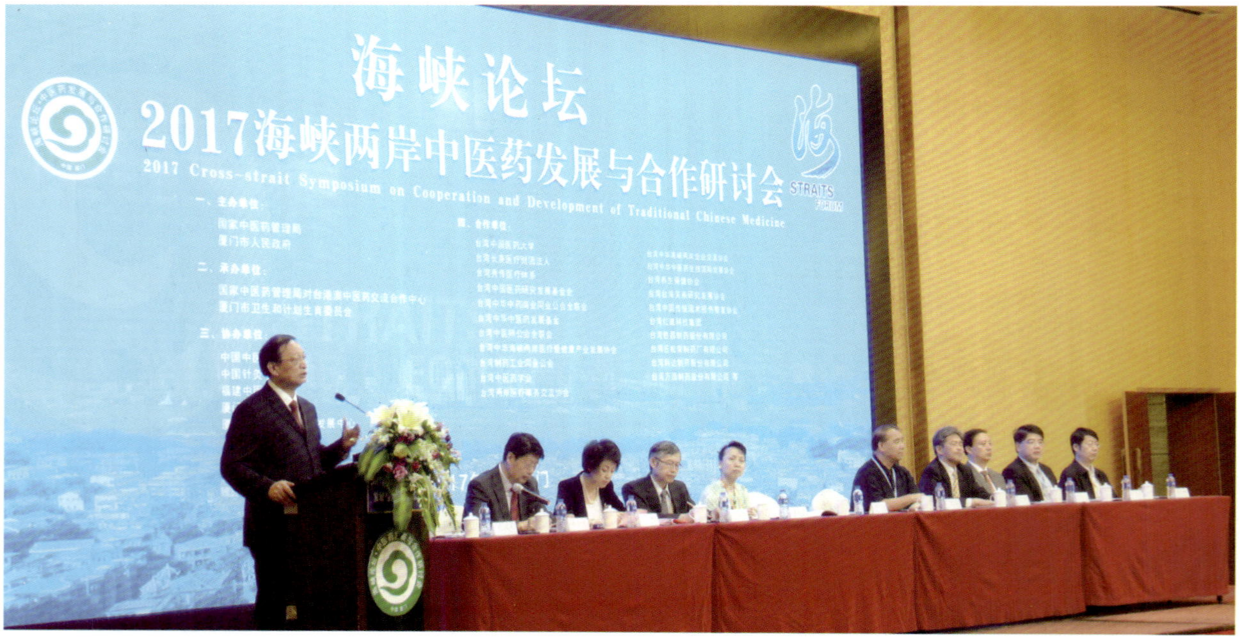

▲2017年6月17日，由国家中医药管理局和厦门市人民政府主办的海峡论坛——2017海峡两岸中医药发展与合作研讨会在福建厦门召开

■金砖国家卫生部长会

2017 年 7 月 6 ~ 7 日，第七届金砖国家卫生部长会暨传统医药高级别会议在天津召开

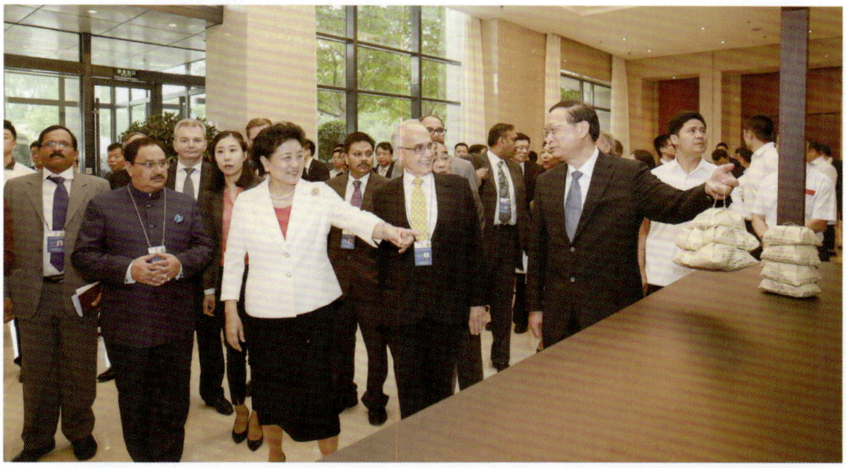

◀参会嘉宾参观传统医药文化展

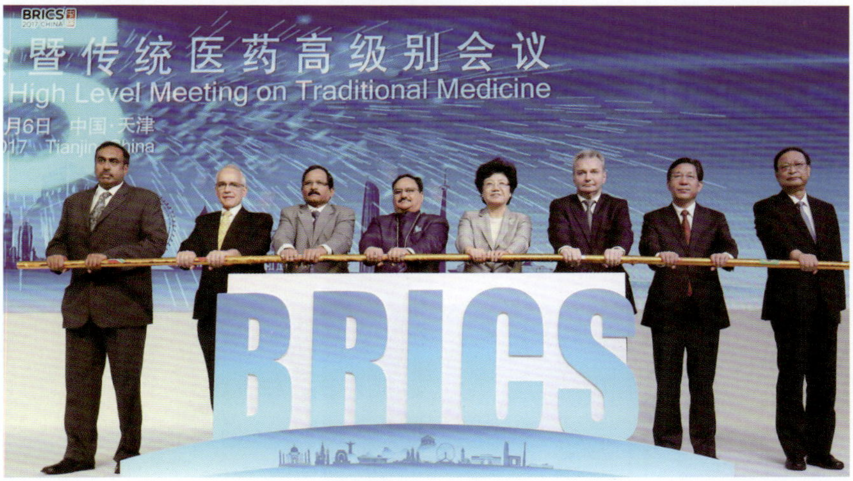

会议开幕式▶

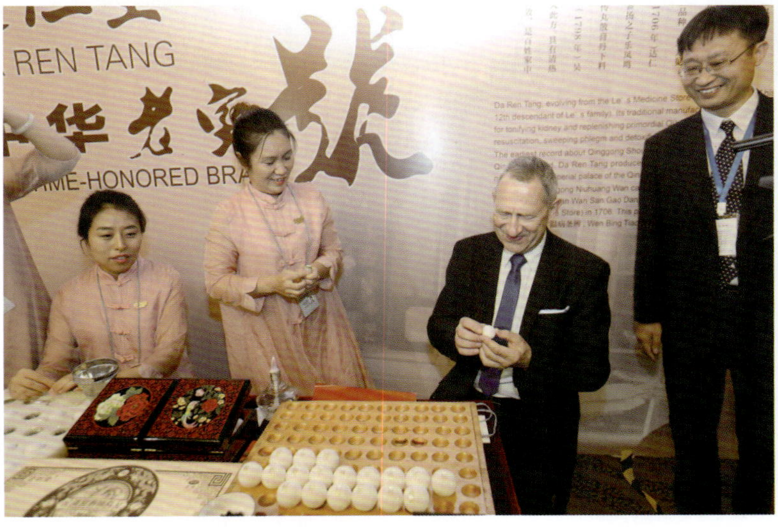

◀参会嘉宾体验传统中药制作

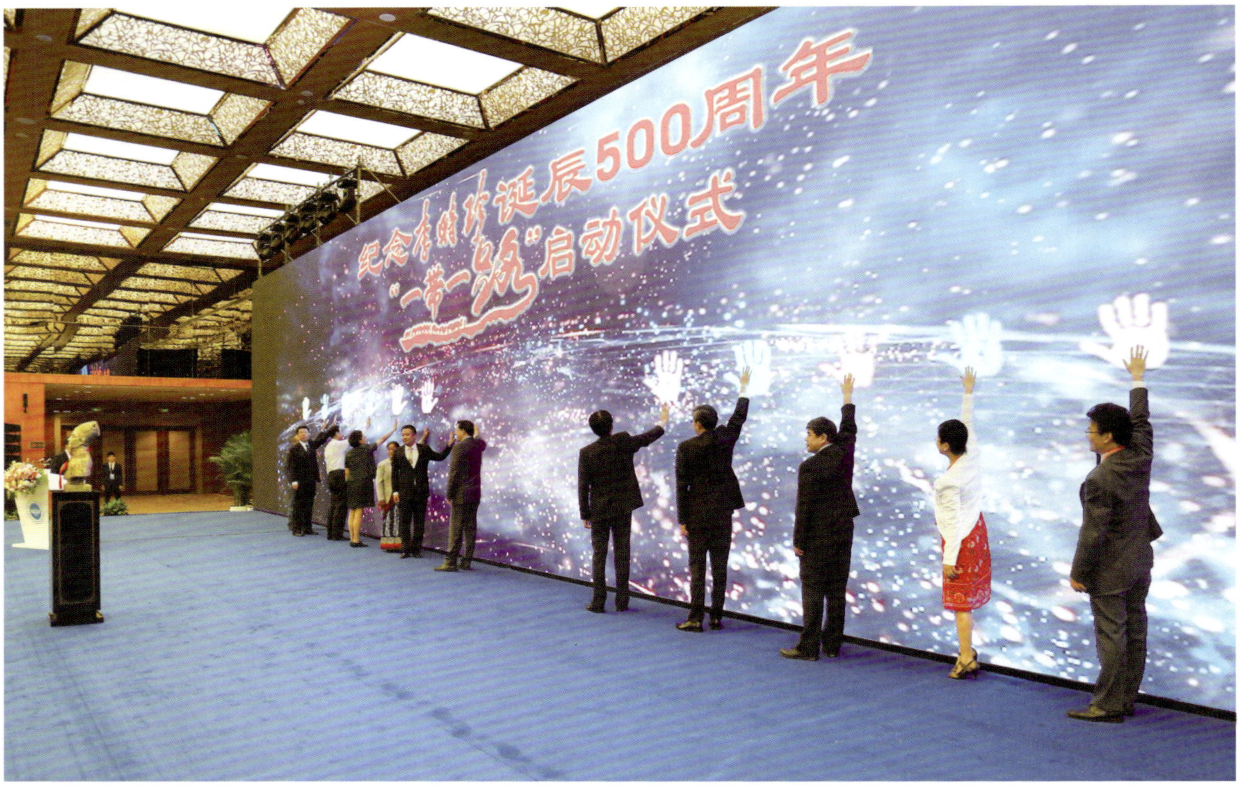

▲ 2017 年 9 月 22 日，由国家中医药管理局、中国人民对外友好协会、陕西省人民政府、中国公共外交协会等主办的纪念李时珍诞辰 500 周年"一带一路"启动仪式在陕西西安举行

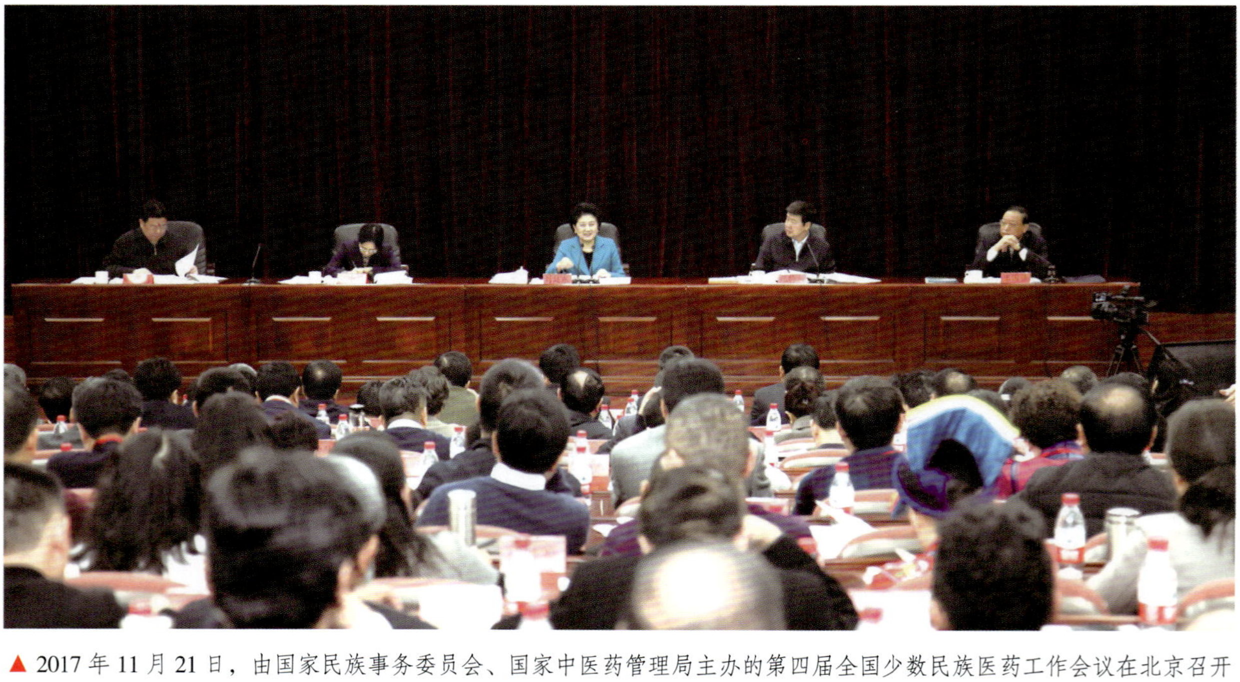

▲ 2017 年 11 月 21 日，由国家民族事务委员会、国家中医药管理局主办的第四届全国少数民族医药工作会议在北京召开

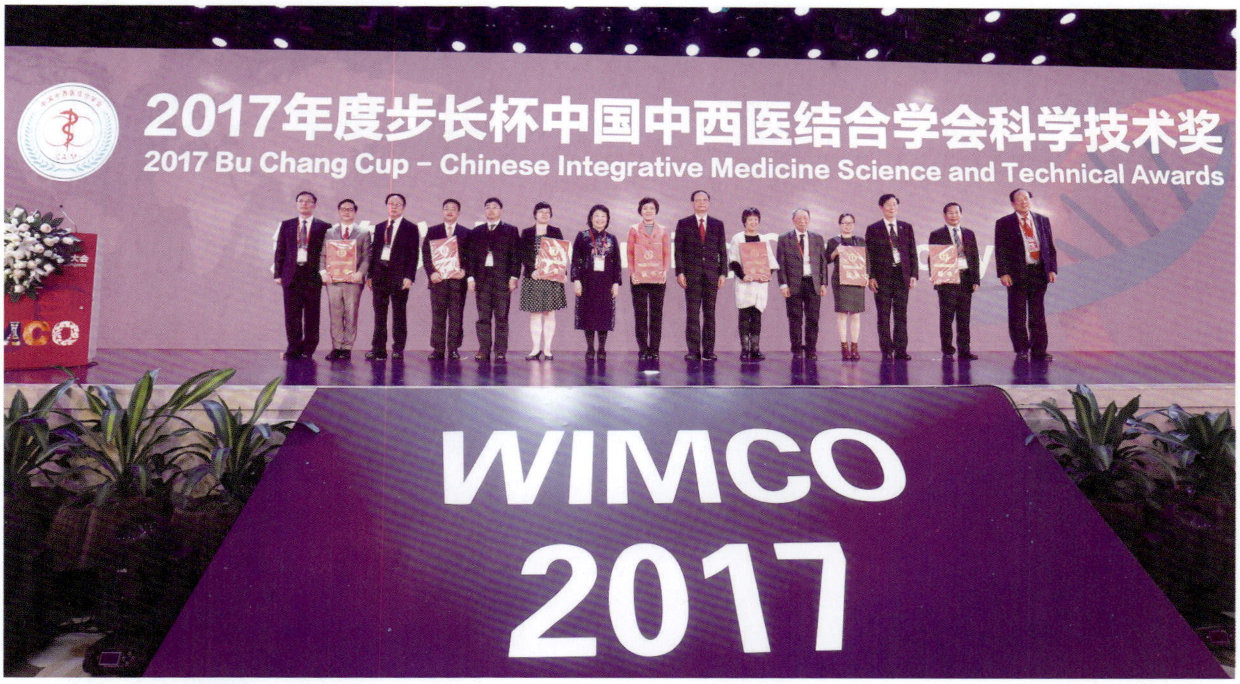

▲ 2017 年 12 月 7 日，由中国中西医结合学会主办的 2017 年度步长杯中国中西医结合学会科学技术奖颁奖仪式在广东广州举行

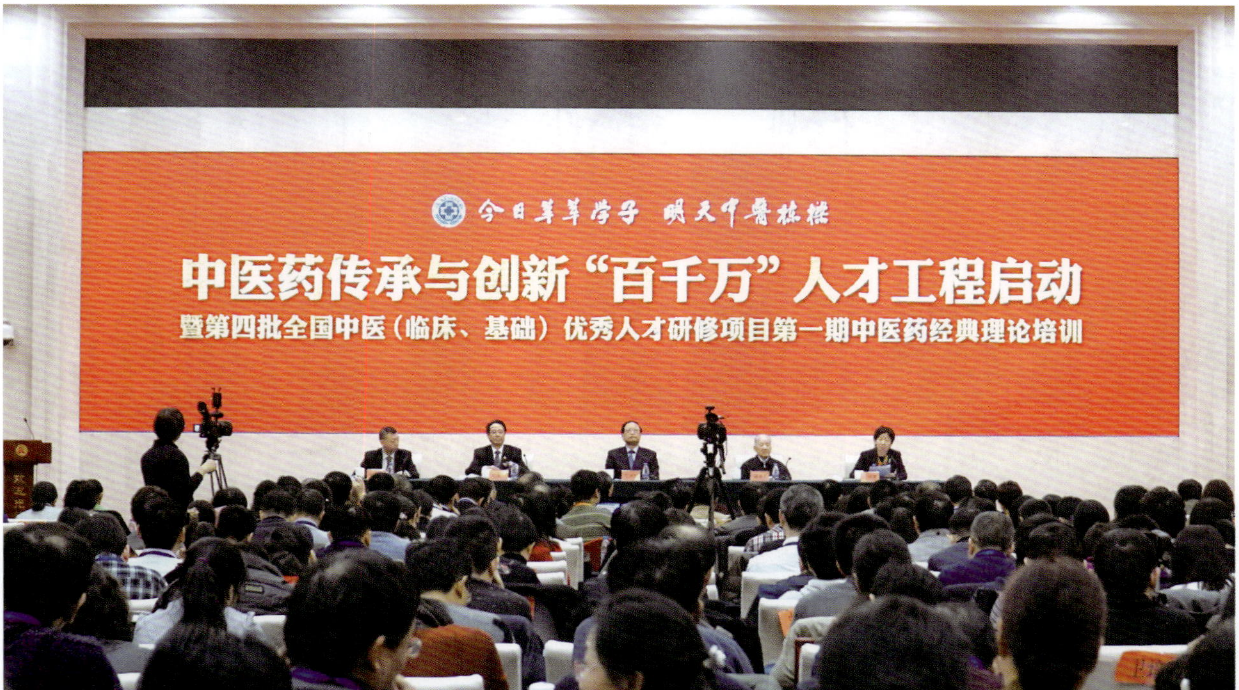

▲ 2017 年 12 月 25 日，由国家中医药管理局主办的中医药传承与创新“百千万”人才工程启动暨第四批全国中医（临床、基础）优秀人才研修项目第一期中医药经典理论培训在北京召开

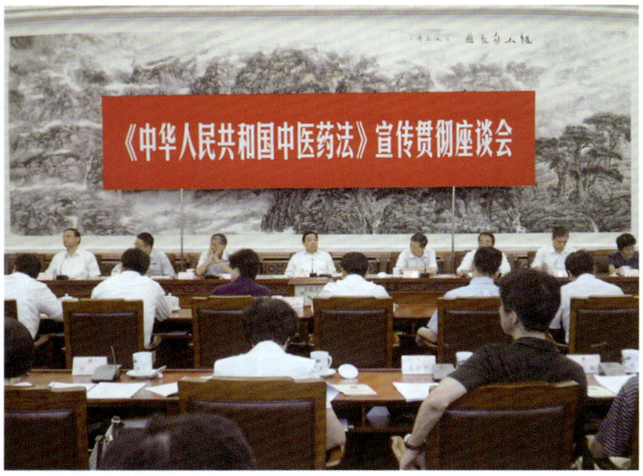

▲ 2017 年 6 月 21 日，国家中医药管理局配合全国人民代表大会教科文卫委员会在北京召开《中华人民共和国中医药法》宣传贯彻座谈会

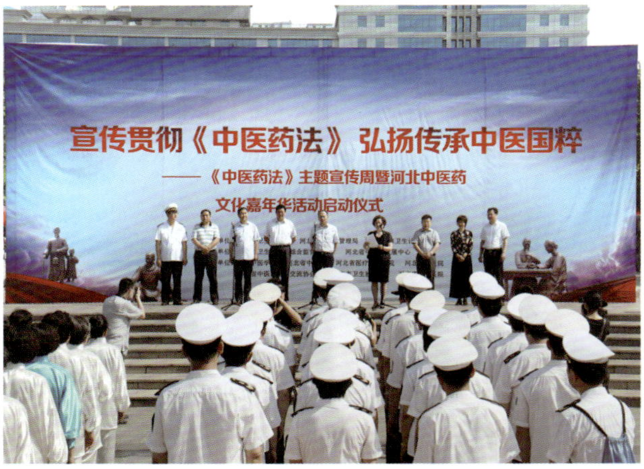

▲ 2017 年 5 月 21 日，由河北省卫生和计划生育委员会、河北省中医药管理局和石家庄市卫生和计划生育委员会主办的“宣传贯彻《中医药法》 弘扬传承中医国粹”——《中医药法》主题宣传周暨河北中医药文化嘉年华活动在河北石家庄启动

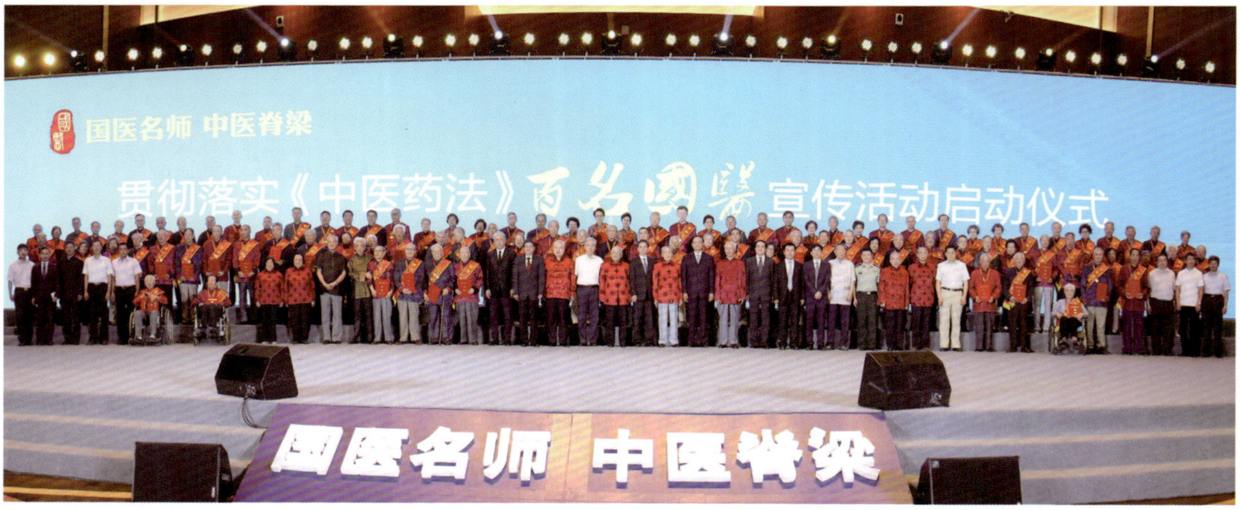

▲ 2017 年 7 月，由北京市中医管理局、北京市人力资源和社会保障局、北京市卫生和计划生育委员会主办的贯彻落实《中医药法》百名国医宣传活动启动仪式在北京举行

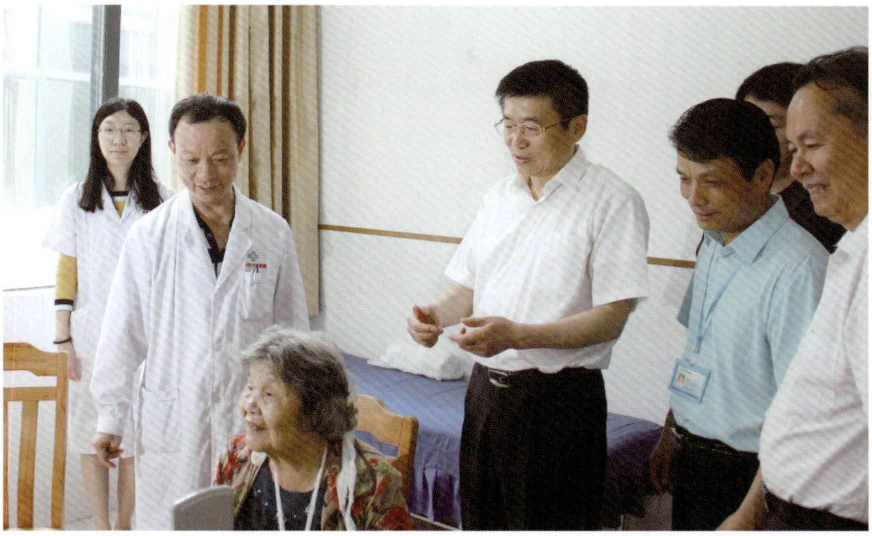

2017年5月9日，国家中医药管理局副局长于文明率队赴广东惠州市中医院开展《中华人民共和国中医药法》调研

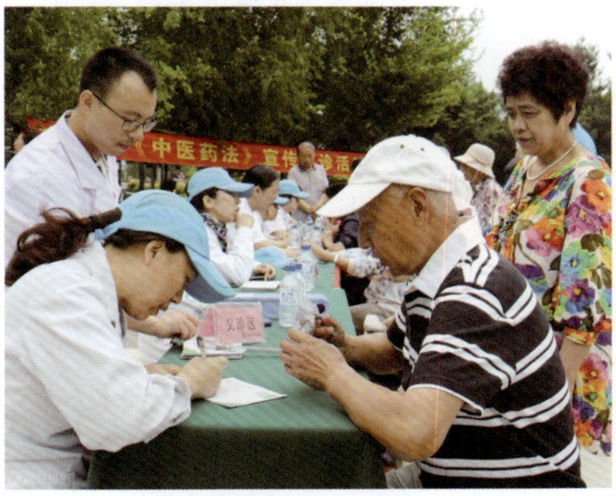

▲2017年6月30日，吉林省中医药管理局组织《中医药法》宣传义诊活动

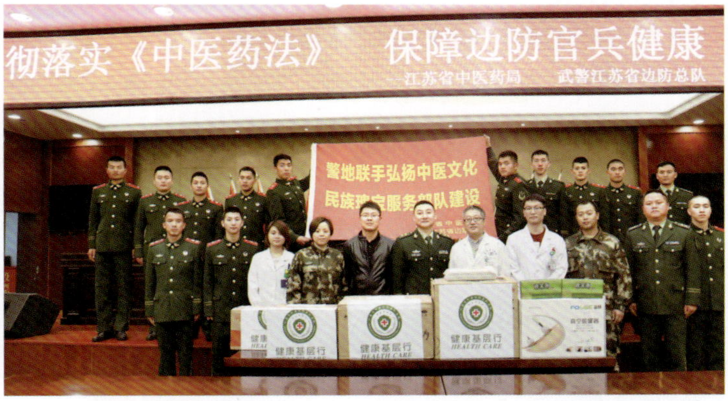

▲2017年11月15日，由江苏省中医药局、武警江苏省边防总队主办的“贯彻落实《中医药法》 保障边防官兵健康”活动在江苏连云港举行

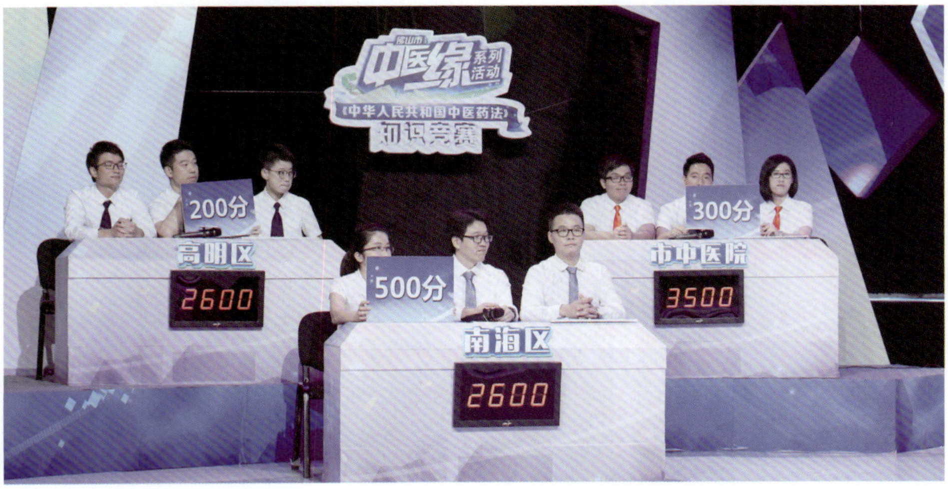

◀2017年9月5日，由佛山市卫生和计划生育局主办的佛山市中医缘系列活动——《中华人民共和国中医药法》知识竞赛在广东佛山举行总决赛

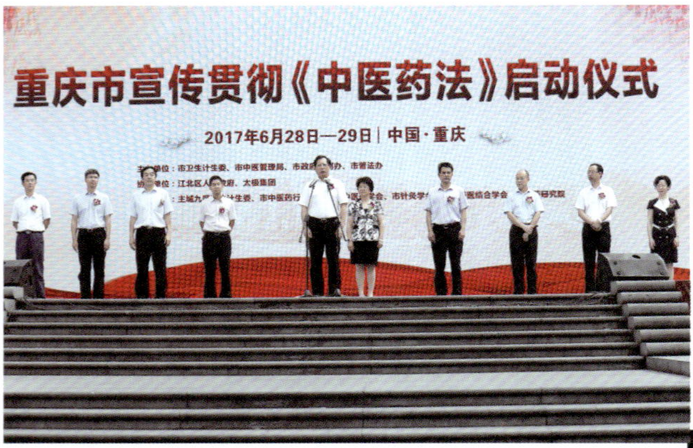

◀2017 年 6 月 28 ~ 29 日，由重庆市卫生和计划生育委员会、重庆市中医管理局、重庆市人民政府法制办公室、重庆市普法办公室主办的重庆市宣传贯彻《中医药法》启动仪式在重庆举行

2017 年 8 月 26 日，由宁夏回族自治区卫生和计划生育委员会、宁夏回族自治区总工会主办的宁夏全区《中医药法》知识竞赛在宁夏银川举行▶

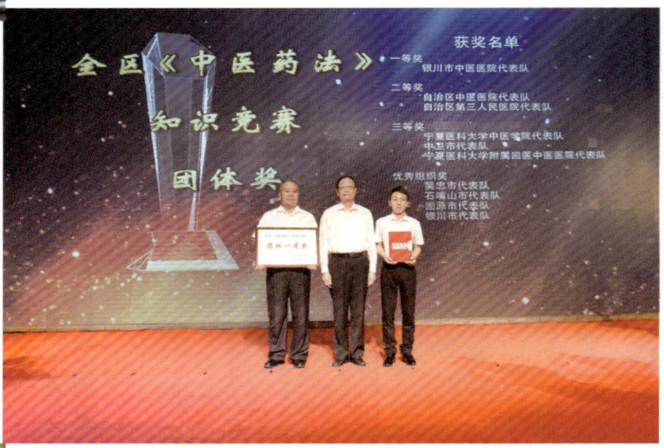

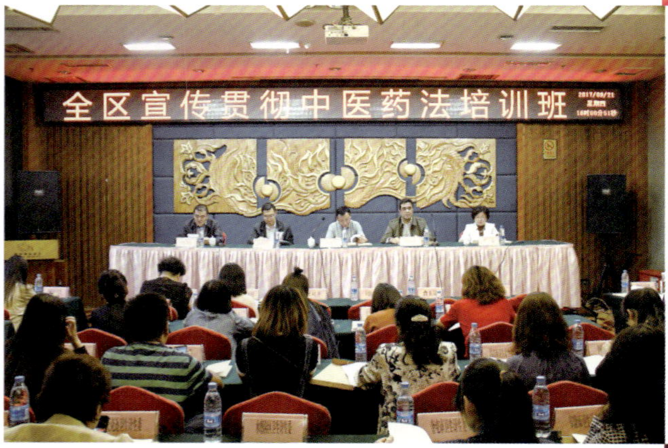

◀2017 年 9 月 21 日，由新疆维吾尔自治区中医民族医药管理局主办的全区宣传贯彻中医药法培训班在新疆乌鲁木齐举办

2017 年 6 月 27 日，由新疆生产建设兵团第十三师红星医院主办的宣传中医药法暨中医传承工作室授牌仪式在新疆哈密举办▶

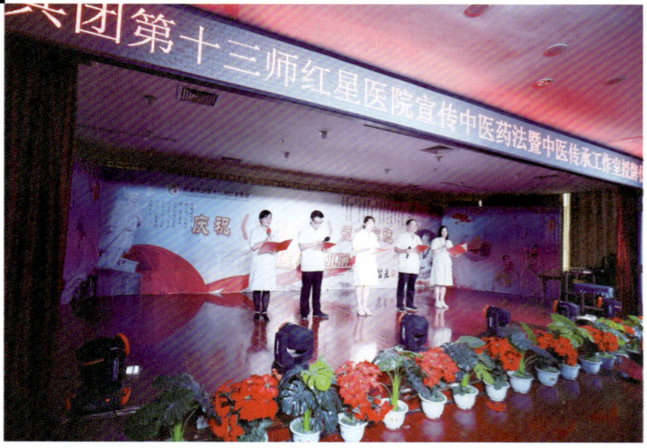

中医中药中国行——中医药健康文化推进行动

2017 年 7 月 1 日，由中医中药中国行组委会主办的中医中药中国行——中医药健康文化推进行动启动仪式在北京举行

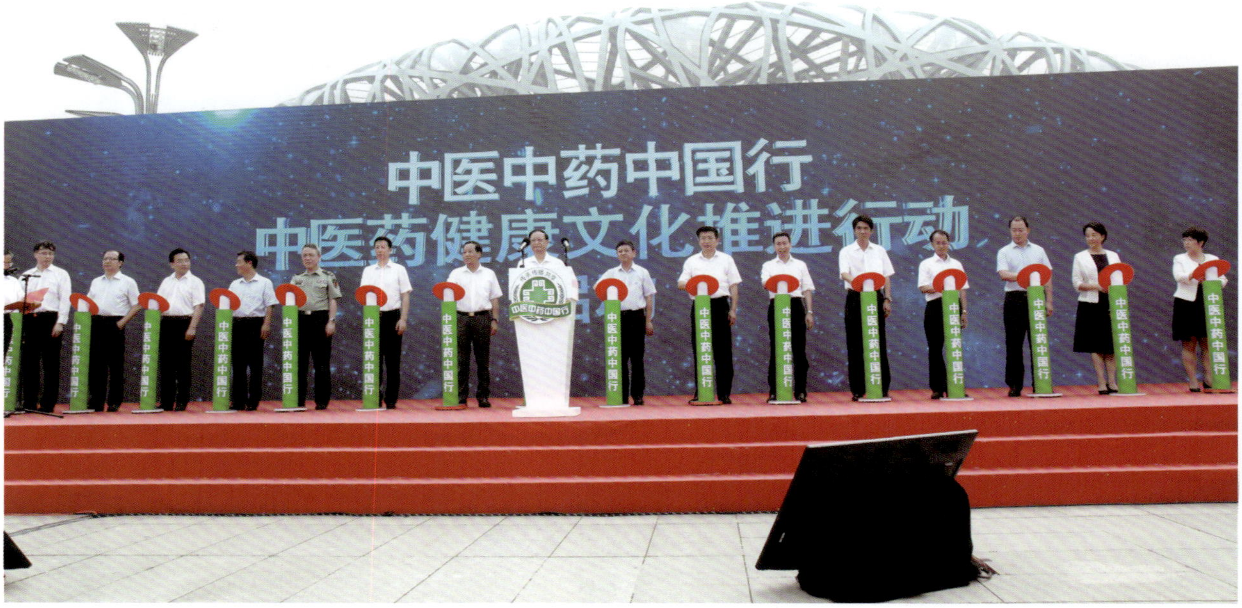

▲启动仪式开幕式现场

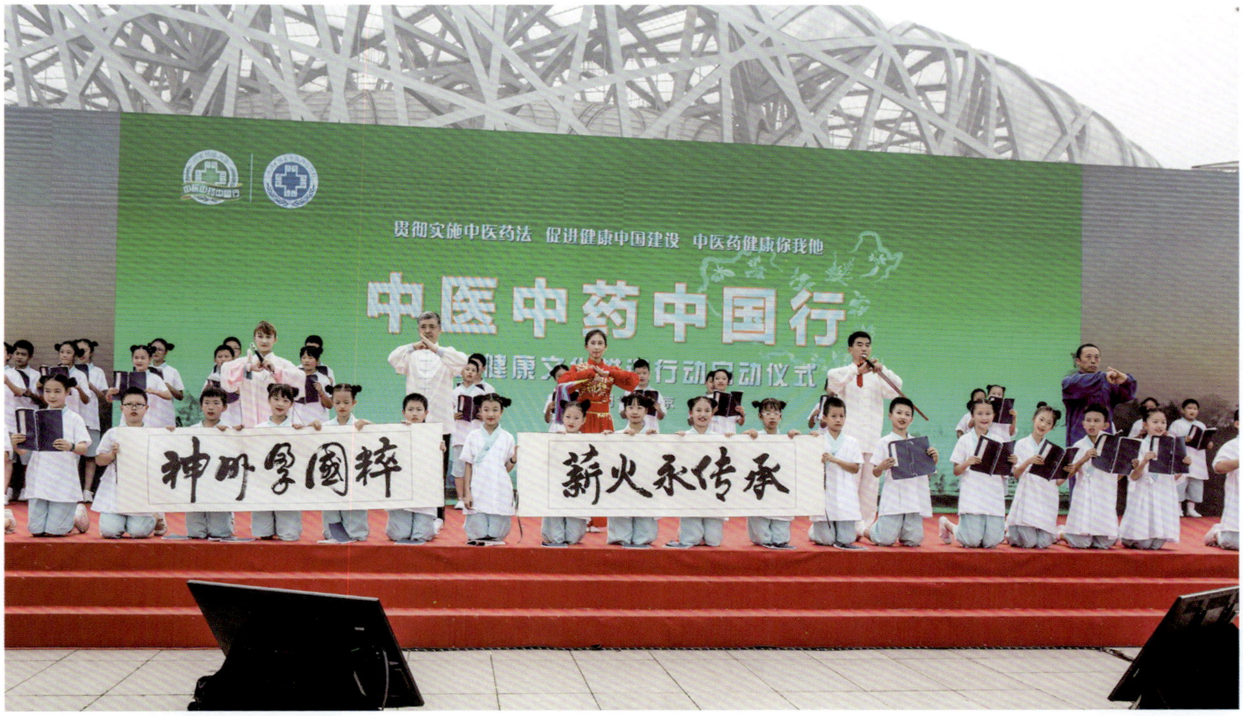

▲启动仪式《中医谣》歌舞表演

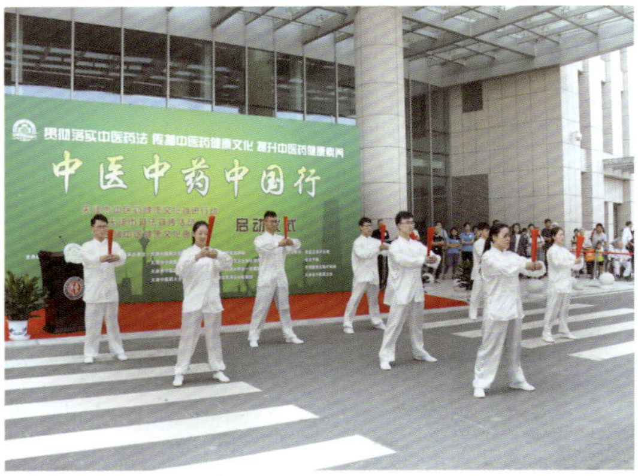

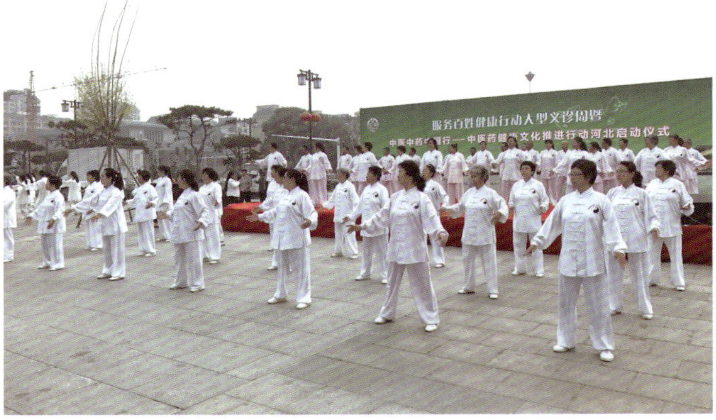

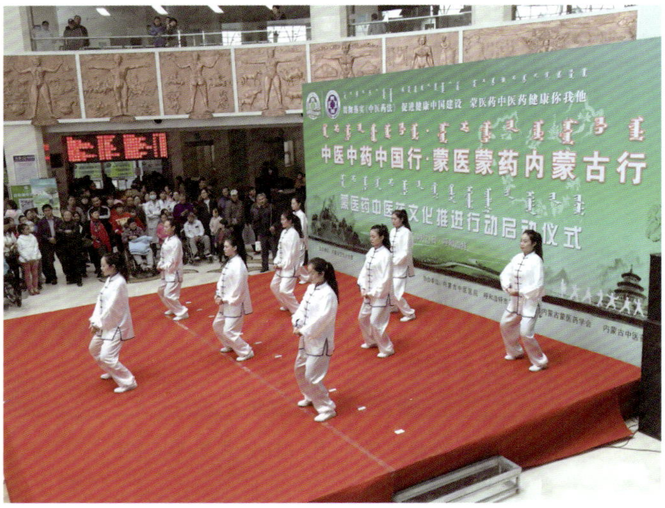

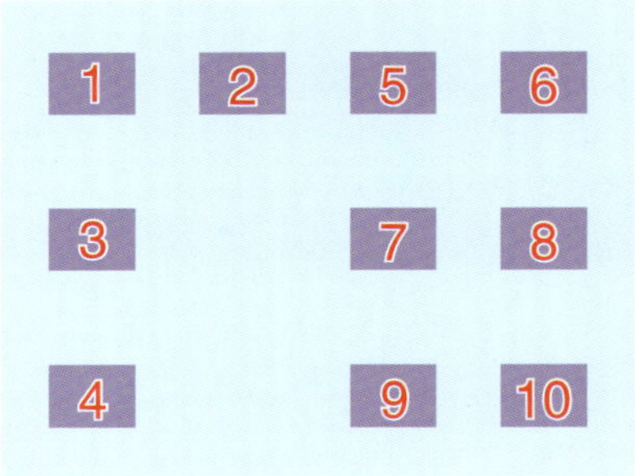

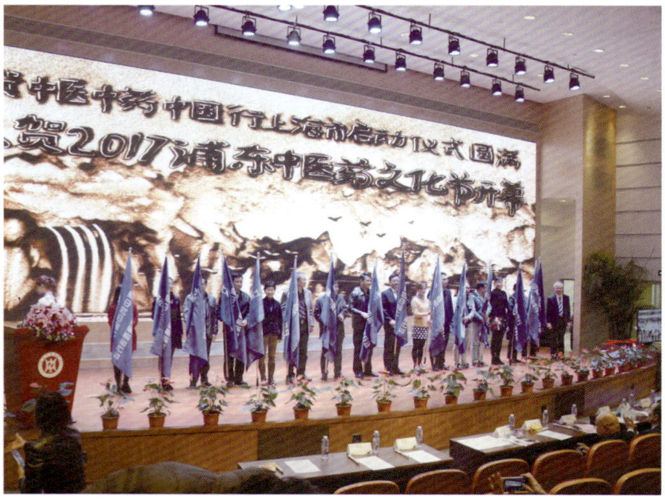

1. 2017 年 9 月 24 日，天津市启动仪式现场

2. 2017 年 9 月 9 日，河北省启动仪式现场

3. 2017 年 10 月 21 日，内蒙古自治区启动仪式现场

4. 2017 年 11 月 18 日，上海市启动仪式现场

5. 2017 年 9 月 24 日，江苏省启动仪式现场

6. 2017 年 11 月 24 日，江西省启动仪式现场

7. 2017 年 9 月 9 日，山东省启动仪式现场

8. 2017 年 9 月 28 日，河南省启动仪式现场

9. 2017 年 9 月 26 日，湖南省启动仪式现场

10. 2017 年 9 月 3 日，广东省启动仪式现场

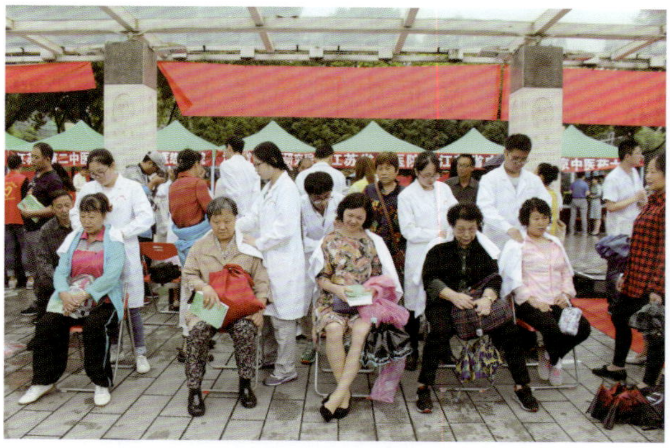

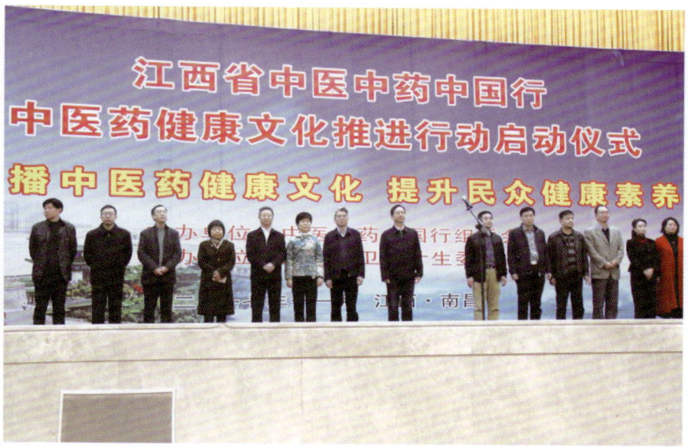
江西省中医中药中国行
中医药健康文化推进行动启动仪式
播中医药健康文化 提升民众健康素养

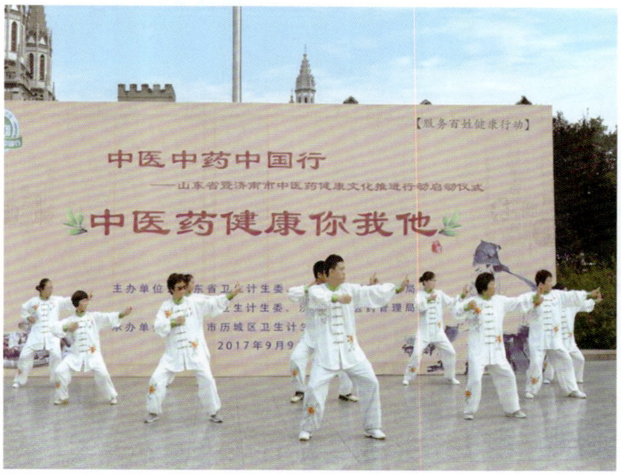
【服务百姓健康行动】
中医中药中国行
——山东省暨济南市中医药健康文化推进行动启动仪式
中医药健康你我他

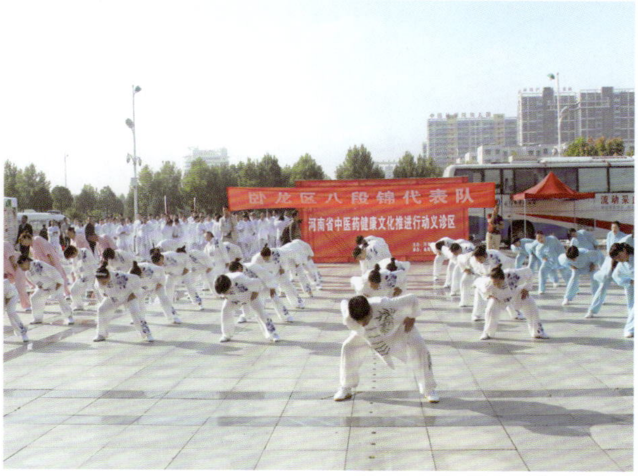
卧龙区八段锦代表队
河南省中医药健康文化推进行动义诊区

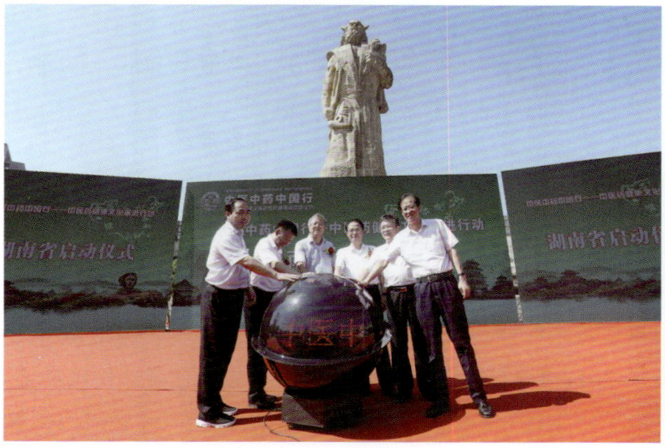
湖南省启动仪式

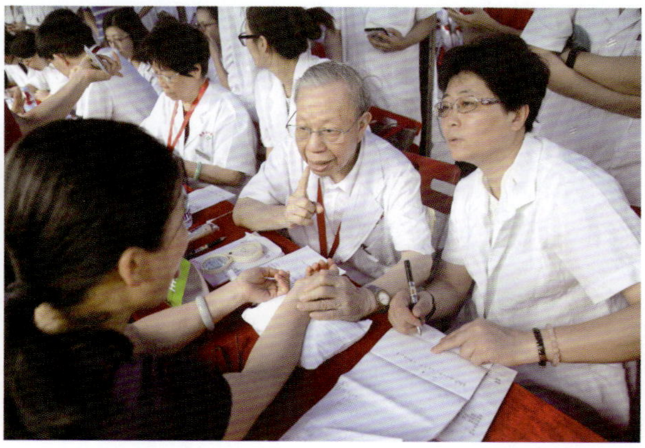

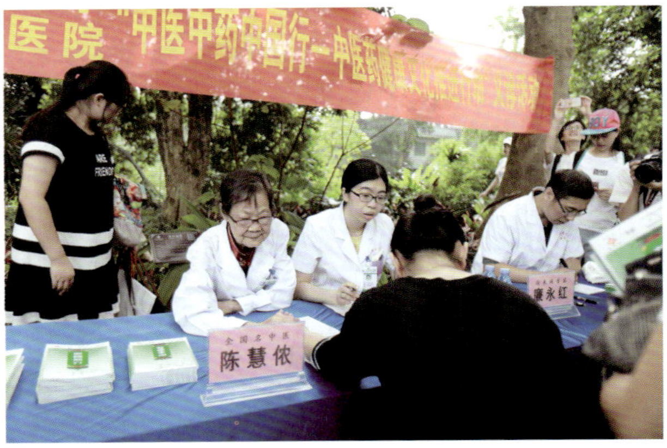

▲2017年9月15日，广西壮族自治区启动仪式现场

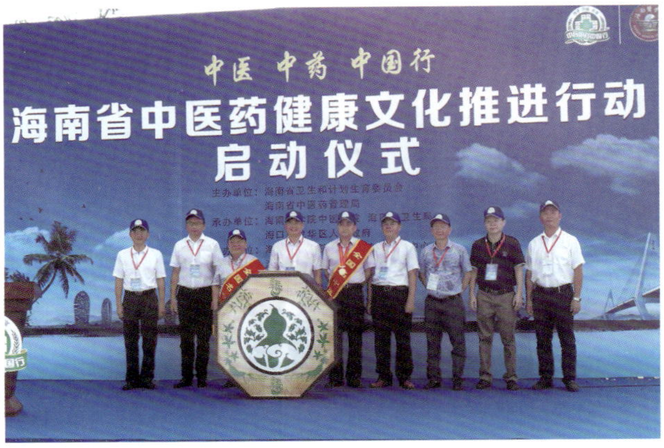

▲2017年9月23日，海南省启动仪式现场

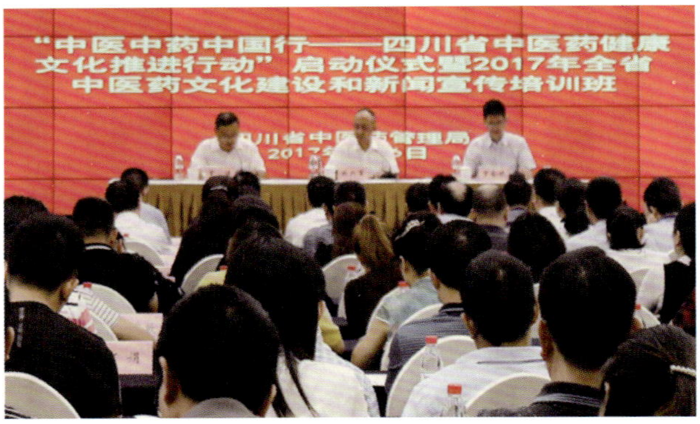

▲2017年9月6日，四川省启动仪式现场

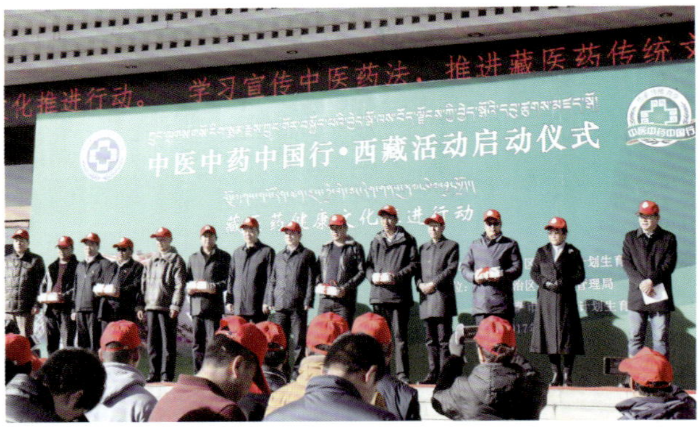

▲2017年12月16日，西藏自治区启动仪式现场

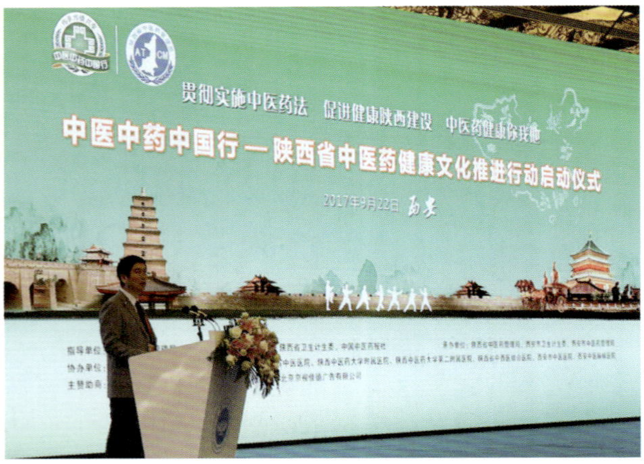

▲2017年9月22日，陕西省启动仪式现场

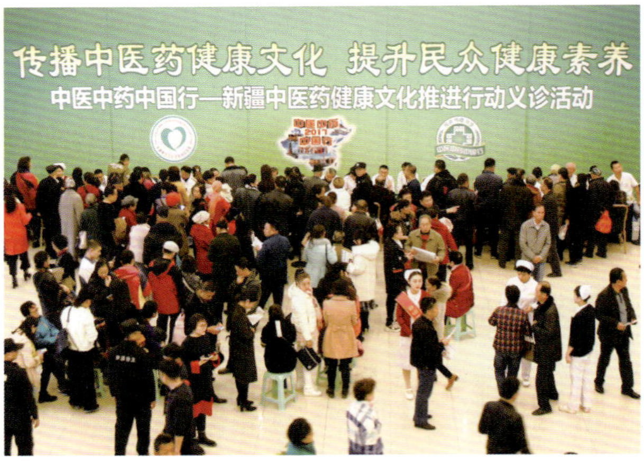

▲2017年11月10日，新疆维吾尔自治区启动仪式现场

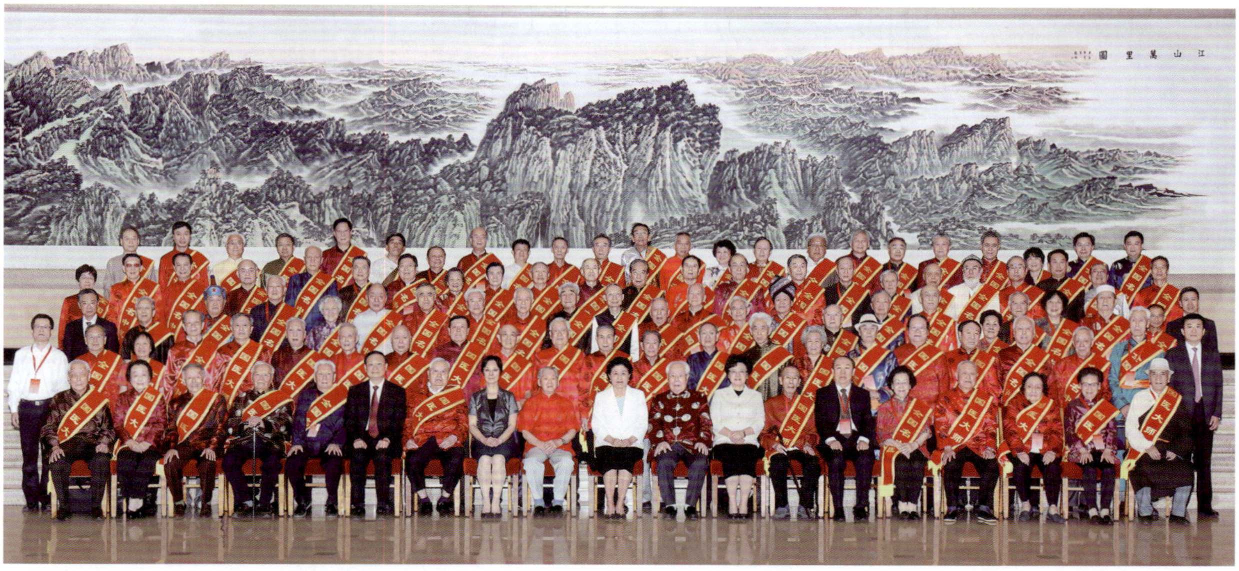

▲2017 年 6 月 29 日，由人力资源和社会保障部、国家卫生和计划生育委员会、国家中医药管理局主办的国医大师、全国名中医表彰大会在北京召开

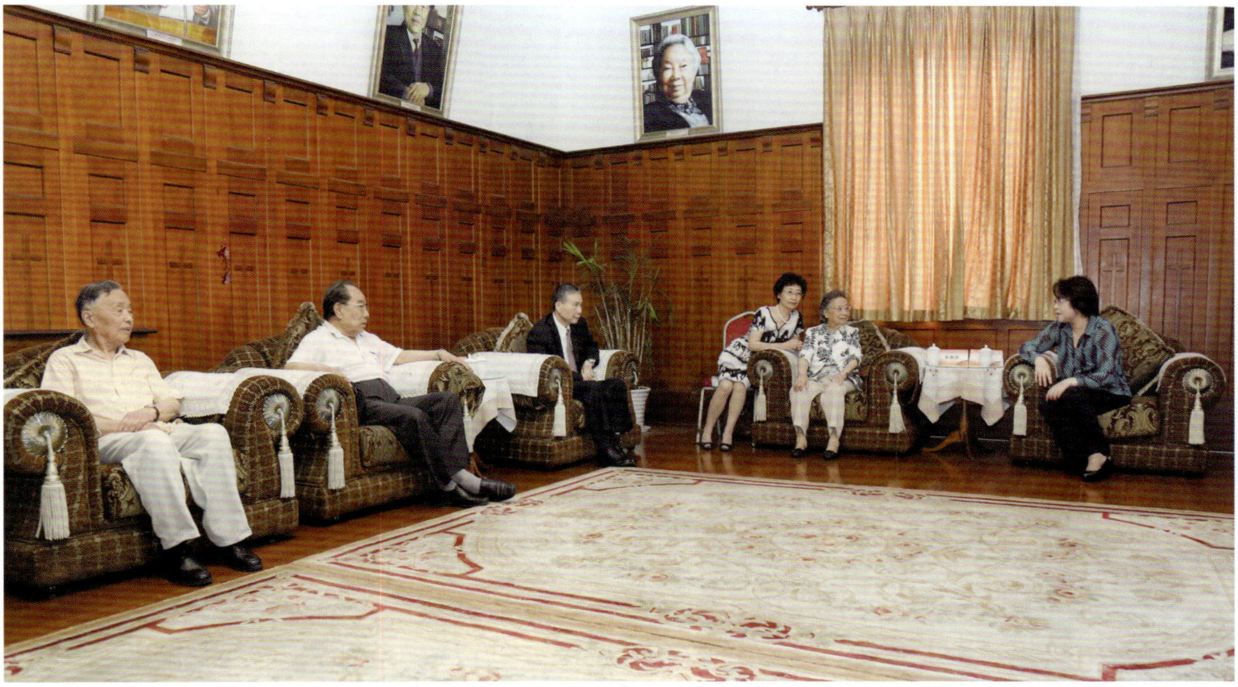

▲2017 年 7 月 13 日，上海市召开学习国医大师、全国名中医工作大会。图为上海市副市长翁铁慧接见国医大师、全国名中医、上海市名中医代表

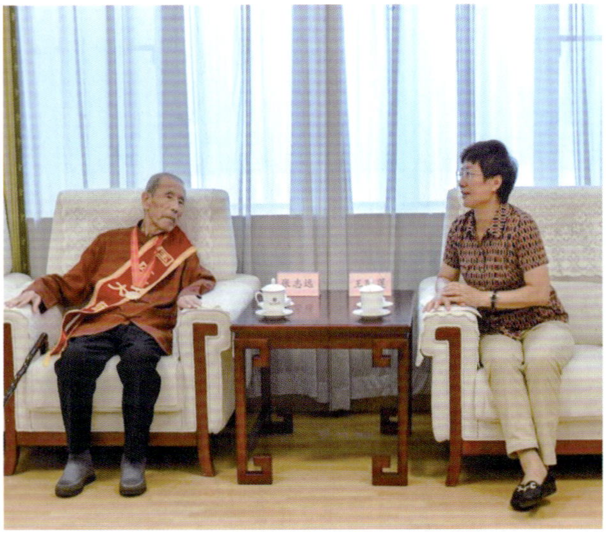

▲2017年7月21日，山东省召开名老中医命名表彰暨人才发展工作会议。图为山东省副省长王随莲接见国医大师张志远

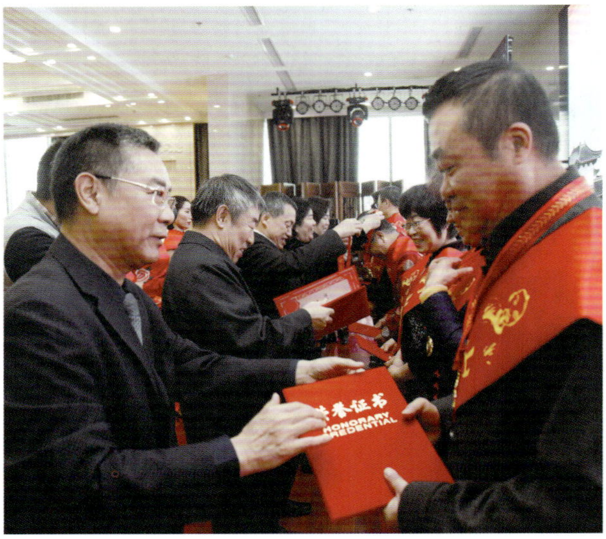

▲2017年10月5日，山西省召开山西名中医、山西名药（传统中成药）表彰会。图为国家中医药管理局副局长马建中参加会议并向获奖者颁发荣誉证书

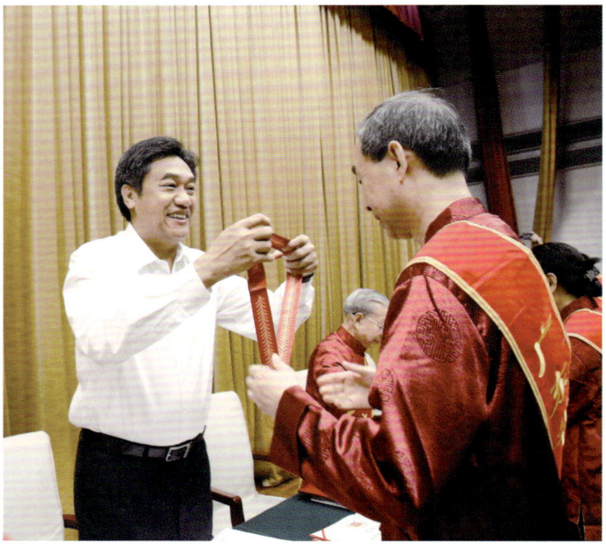

▲2017年10月24日，广东省召开第四届广东省名中医表彰大会。图为广东省副省长邓海光向名中医颁发证书和奖牌

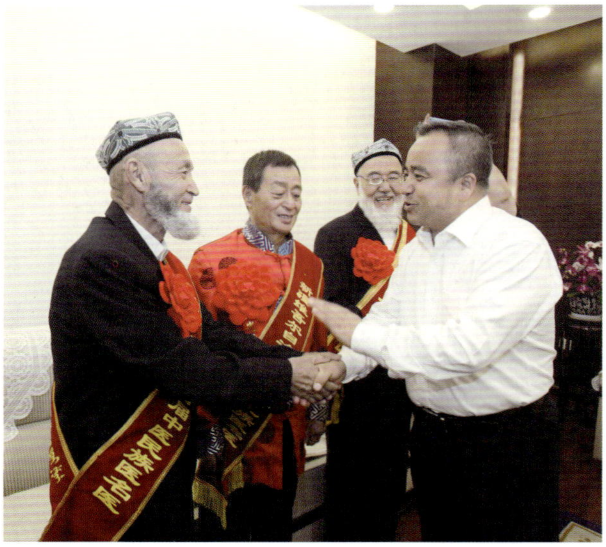

▲2017年7月19日，新疆维吾尔自治区党委常委、副主席艾尔肯·吐尼亚孜慰问荣获国医大师、全国名中医和新疆维吾尔自治区首届中医民族医名医荣誉称号的名老专家

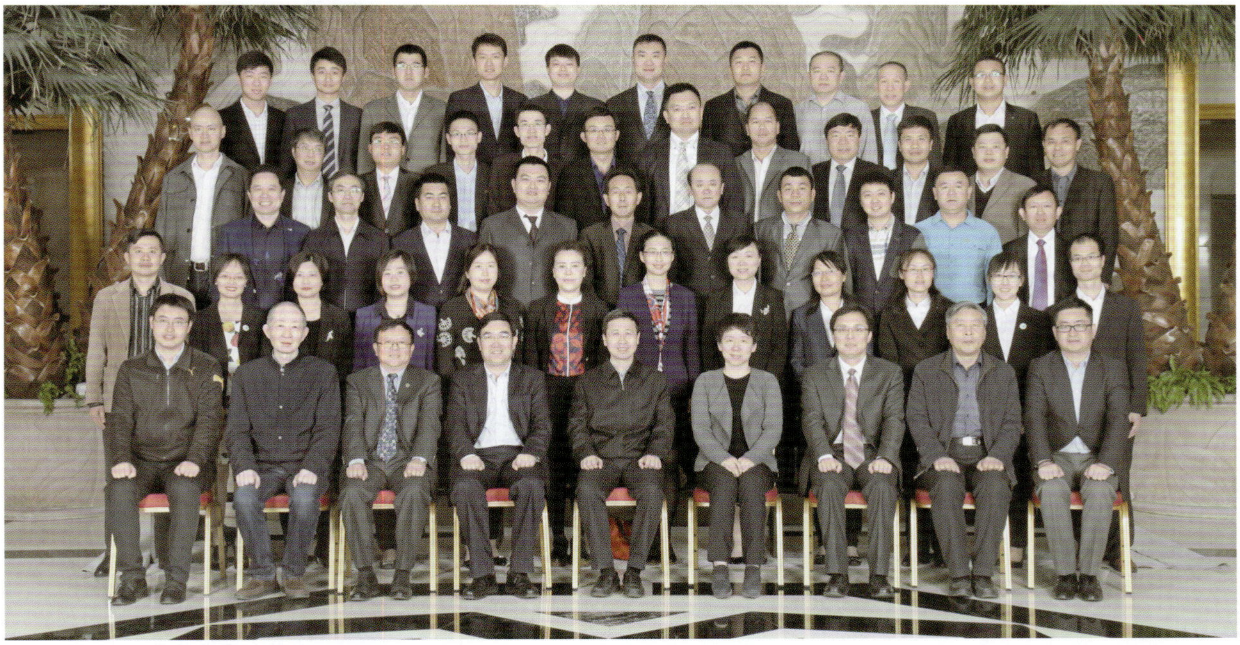

▲2017 年 4 月 13 日，由国家中医药管理局主办的中药资源管理人才研修班在北京举行结业仪式。国家中医药管理局副局长王志勇出席会议并讲话

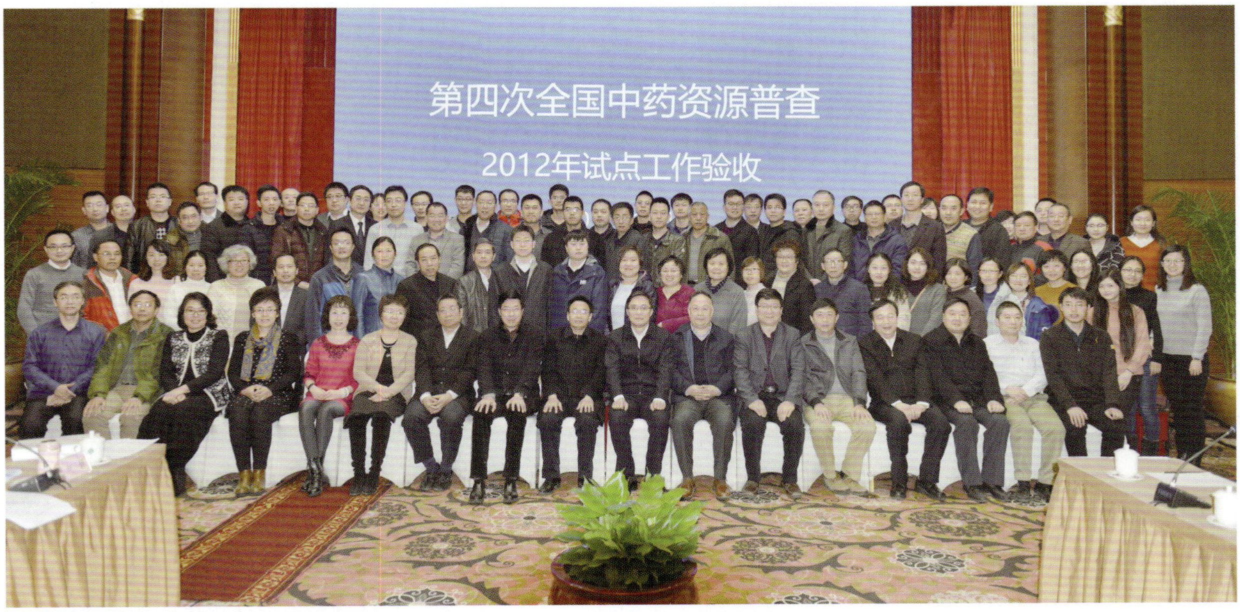

▲2017 年 12 月 28 ~ 29 日，由国家中医药管理局主办的第四次全国中药资源普查 2012 年试点工作验收会在北京召开

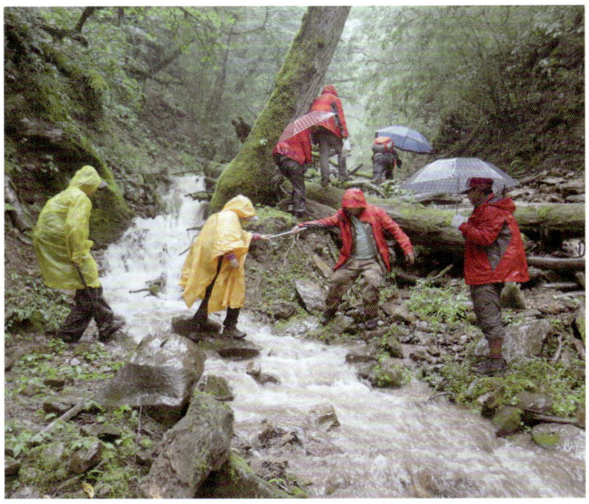

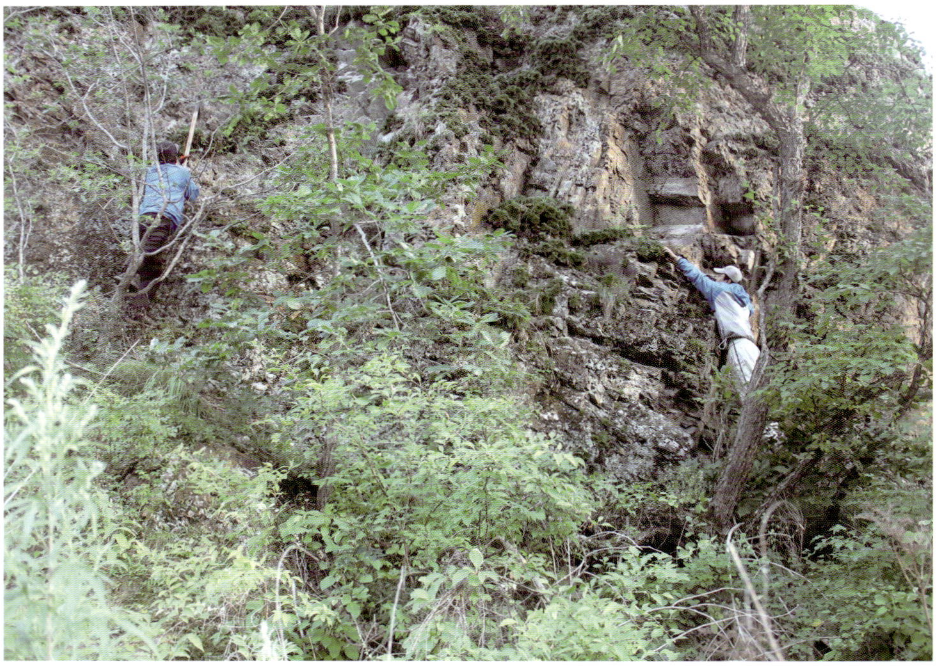

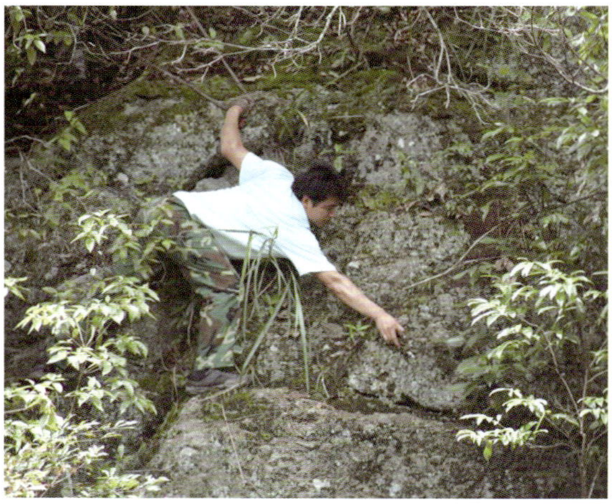

中药标本采集工作照片

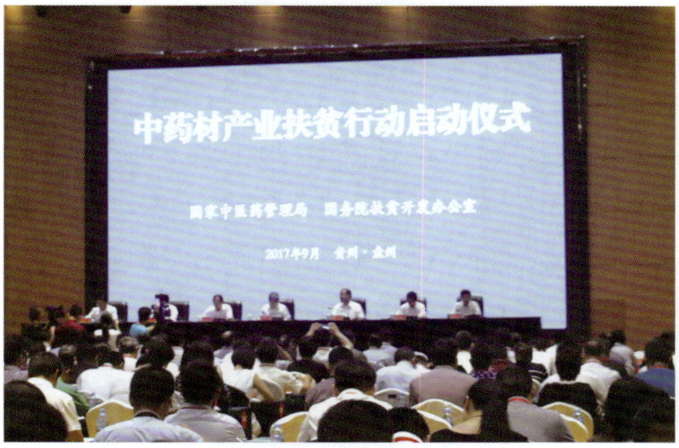

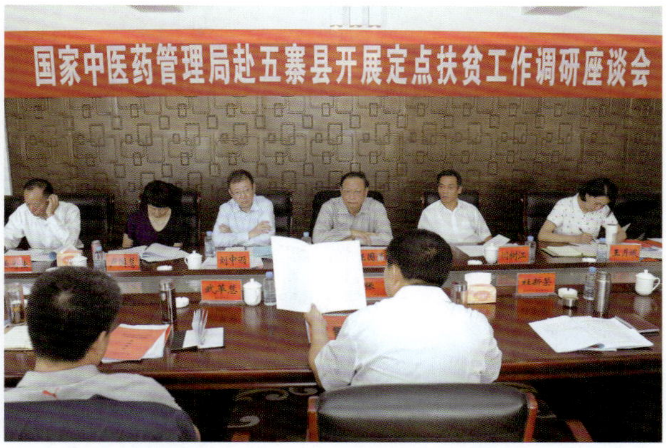

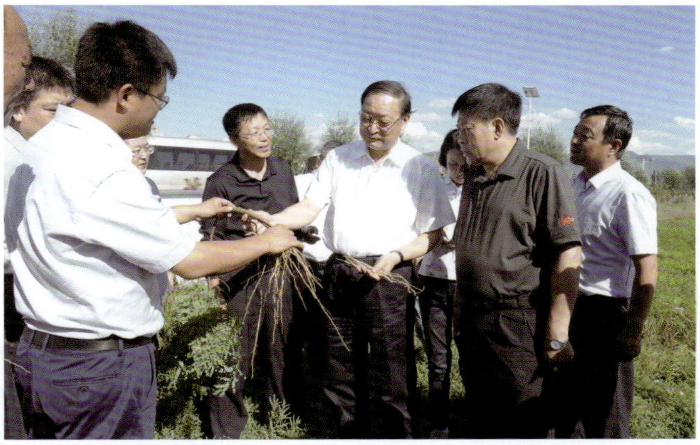

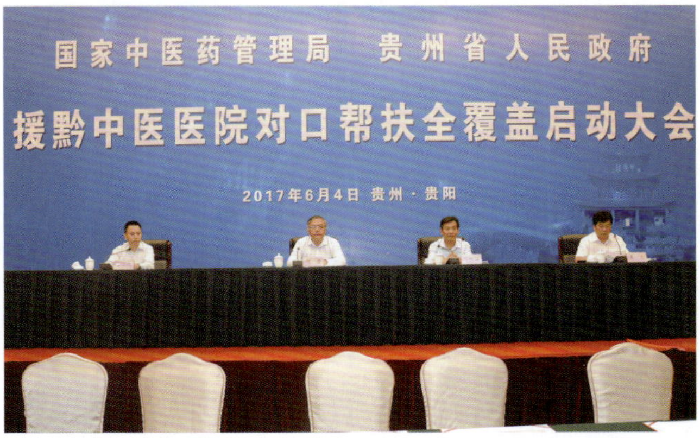

1. 2017年9月1日，由国家中医药管理局、国务院扶贫开发办公室主办的中药材产业扶贫行动启动仪式在贵州盘州召开

2. 2017年9月8日，国家中医药管理局赴五寨县开展定点扶贫工作调研座谈会在山西五寨召开

3. 2017年9月7～8日，国家卫生和计划生育委员会副主任、国家中医药管理局局长王国强率队赴山西五寨调研扶贫工作

4. 2017年6月4日，国家中医药管理局和贵州省人民政府在贵州贵阳召开援黔中医医院对口帮扶全覆盖启动大会

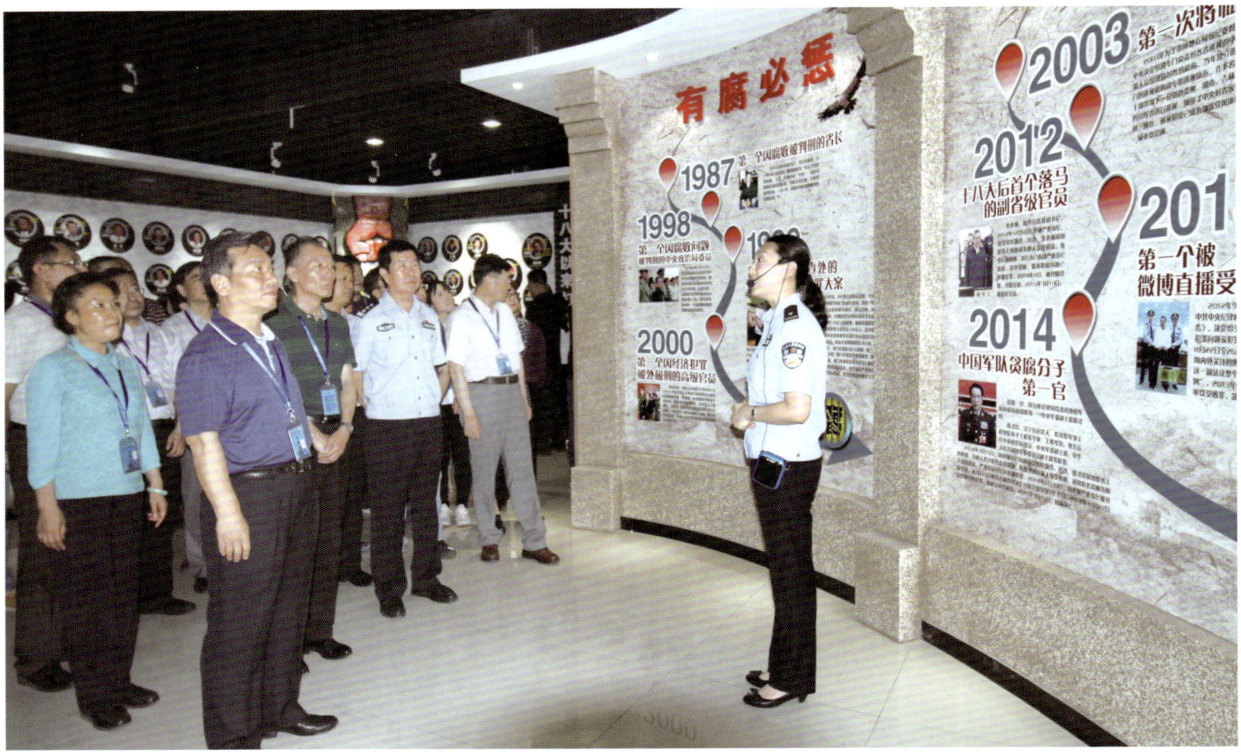

▲2017年6月8日，国家中医药管理局直属机关纪委举办直属机关党员干部廉政教育活动。国家中医药管理局党组成员、副局长，直属机关党委书记闫树江带领局机关及直属单位党员干部参观反腐倡廉警示教育基地——河北省保定监狱，接受廉政警示教育

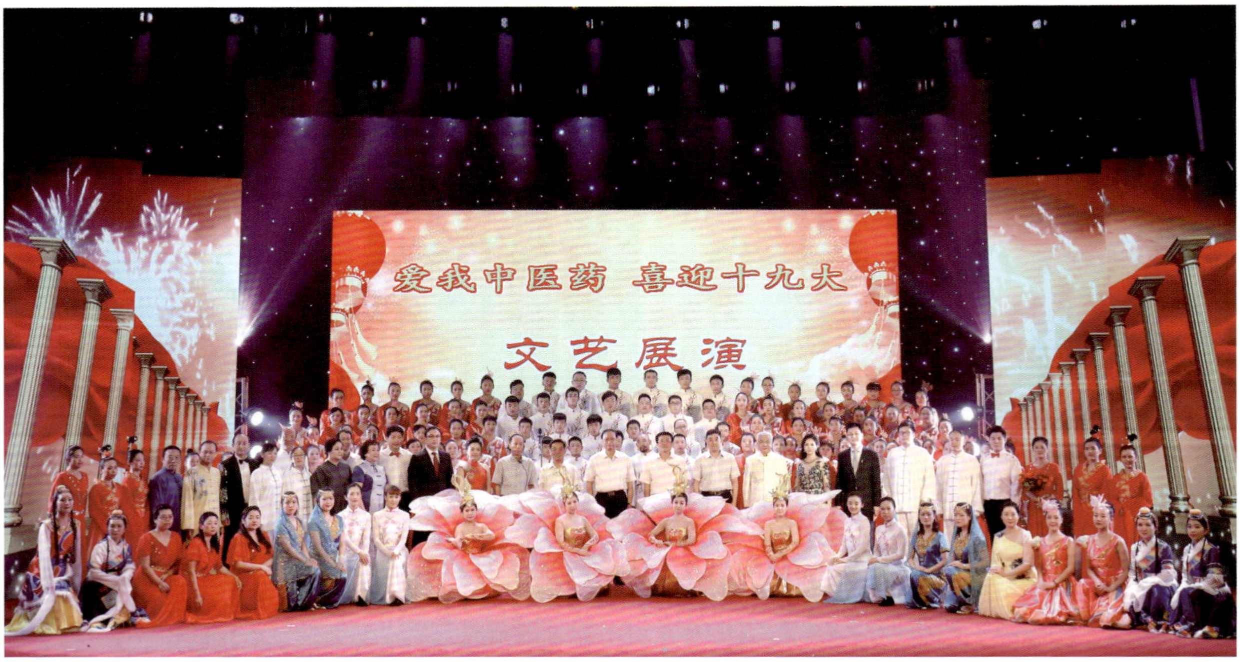

▲2017年9月12日，国家中医药管理局“爱我中医药 喜迎十九大”干部职工文艺展演在北京举行

全国职业院校技能大赛

2017年6月2～4日，由教育部联合工业和信息化部、人力资源和社会保障部、财政部、国家卫生和计划生育委员会、国家中医药管理局等37个部门主办的2017年全国职业院校技能大赛高职组中药技能赛项在江苏连云港举办

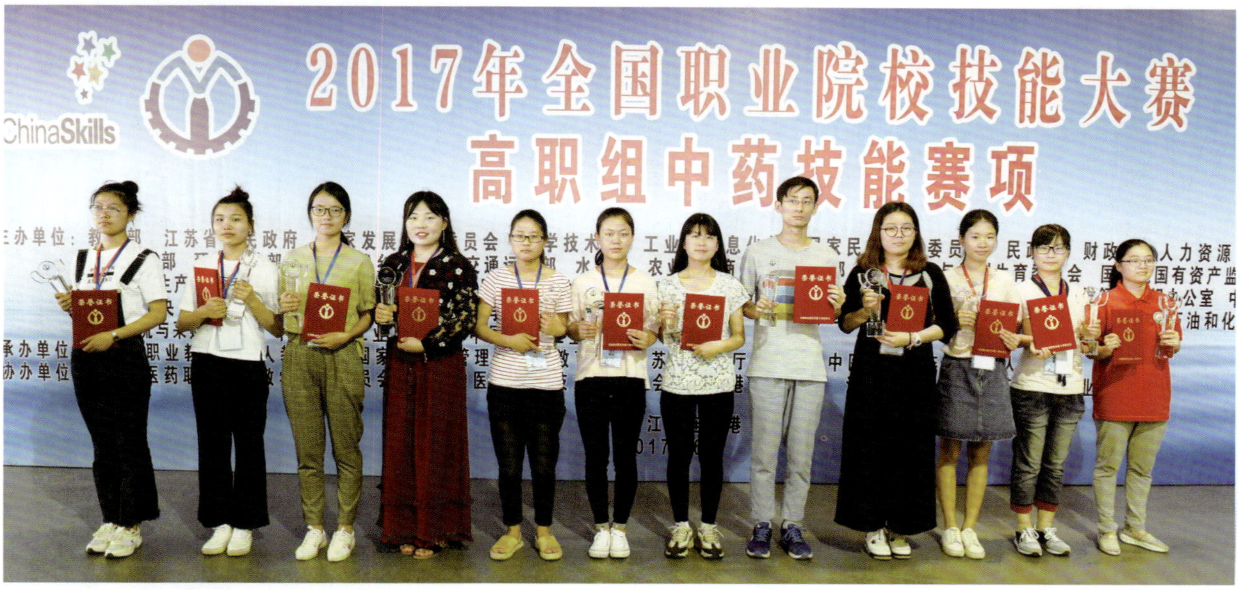

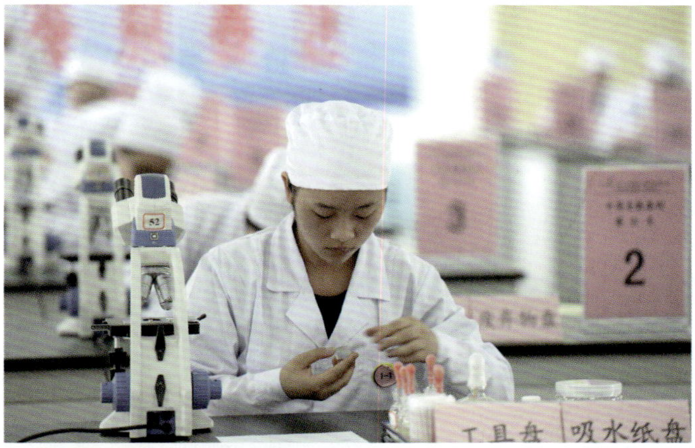

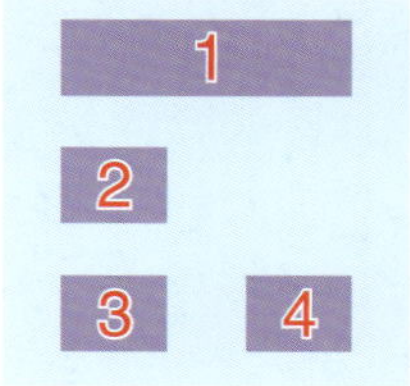

1. 颁奖仪式
2. 显微鉴别赛场
3. 中药炮制赛场
4. 中药调剂赛场

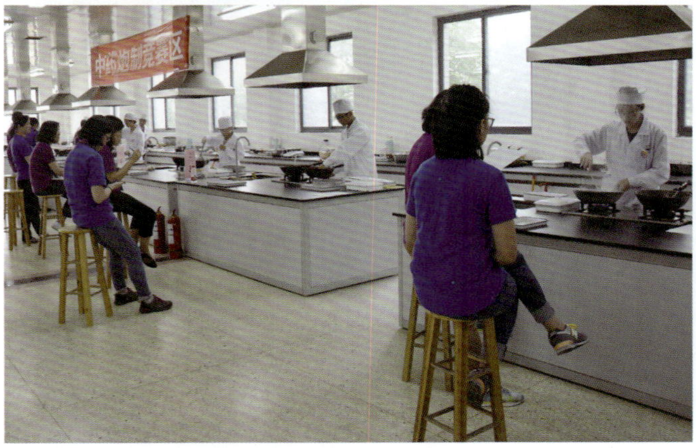

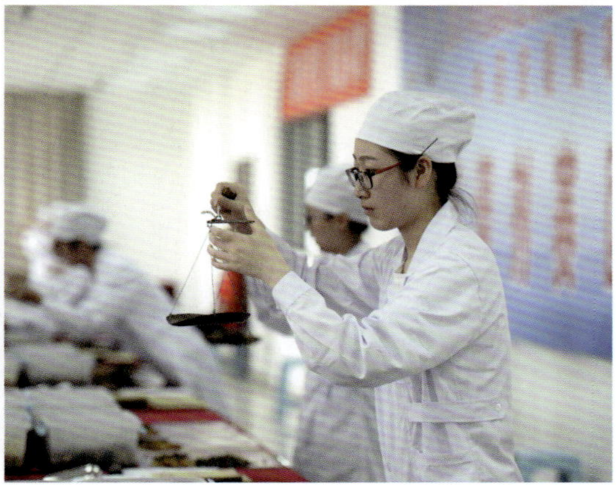

■全国中医药职业教育技能大赛

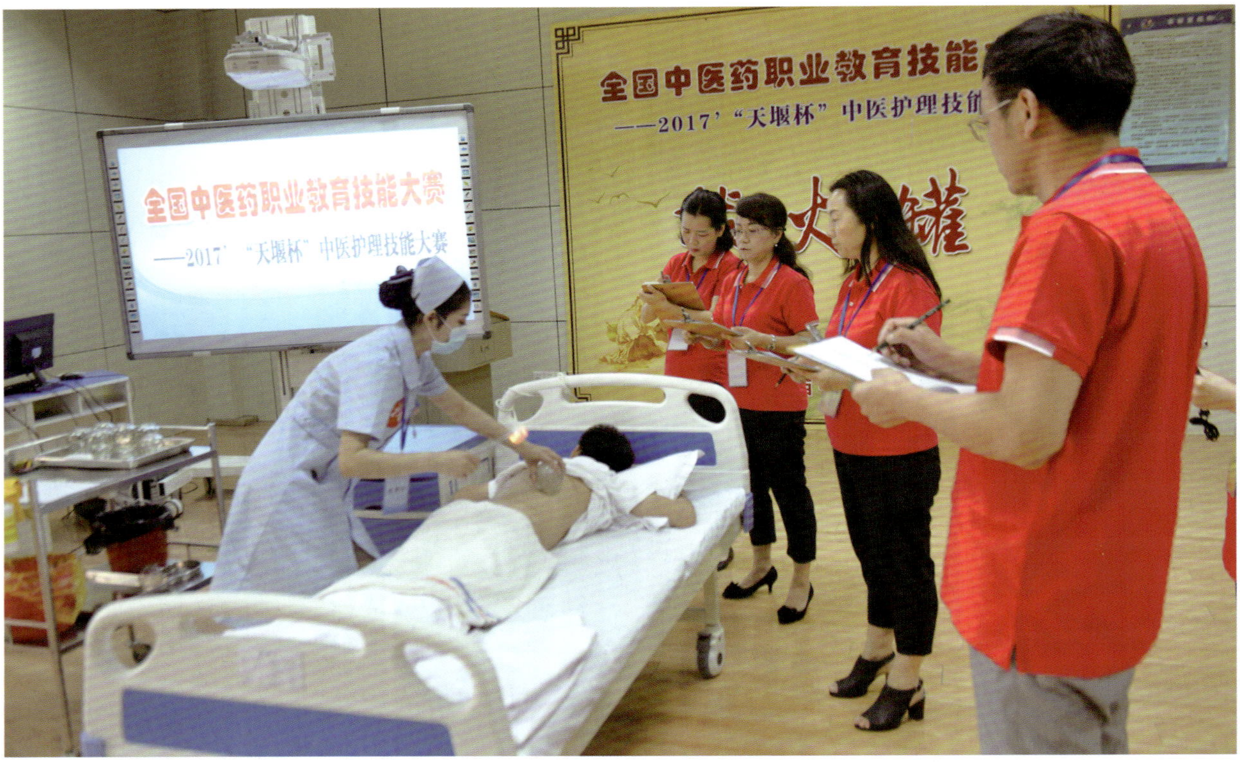

▲ 2017年7月6～8日，由全国中医药职业教育教学指导委员会、全国中医药职业技术教育学会主办的全国中医药职业教育技能大赛——2017′“天堰杯”中医护理技能大赛在广西南宁举行。图为拔火罐比赛现场

■《黄帝内经》知识大赛

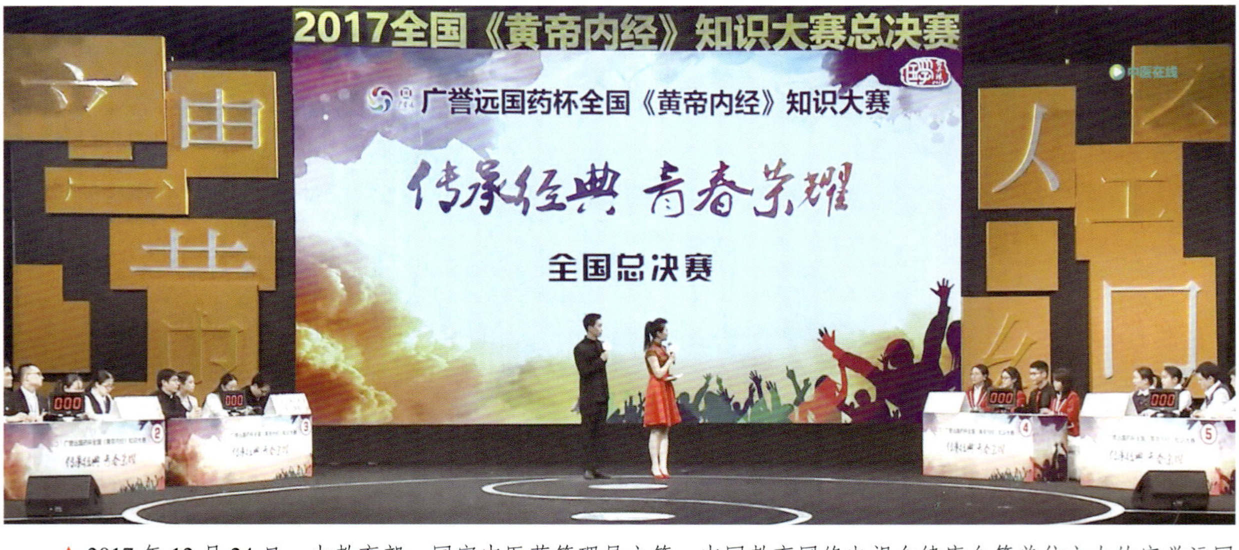

▲ 2017年12月24日，由教育部、国家中医药管理局主管，中国教育网络电视台健康台等单位主办的广誉远国药杯全国《黄帝内经》知识大赛全国总决赛在北京举行。图为全国总决赛现场

2018卷《中国中医药年鉴（行政卷）》编委会

国际交流中心常务副主任

杨金生　国家中医药管理局对台港澳中医药交流合作中心主任

陈　伟　国家中医药管理局中医师资格认证中心主任

王树千　中央军委后勤保障部卫生局医疗管理处正师职助理员

屠志涛　北京市中医管理局局长

张富霞　天津市卫生健康委员会副主任

姜建明　河北省卫生健康委员会党组成员，河北省中医药管理局分党组书记、局长

冯立忠　山西省卫生健康委员会副主任

伏瑞峰　内蒙古自治区卫生健康委员会副主任

陈金玉　辽宁省卫生健康委员会副主任、辽宁省中医药管理局局长

邱德亮　吉林省卫生健康委员会副主任、吉林省中医药管理局局长

张晓峰　黑龙江省卫生健康委员会党组成员，黑龙江省中医药管理局党组书记、局长

张怀琼　上海市卫生健康委员会副主任、上海市中医药管理局局长

朱　岷　江苏省卫生健康委员会党组成员、副主任，江苏省中医药管理局局长

徐伟伟　浙江省中医药管理局局长

董明培　安徽省卫生健康委员会副主任、安徽省中医药管理局局长

陈　辉　福建省卫生健康委员会副主任

程关华　江西省卫生和计划生育委员会党组成员、副主任

孙春玲　山东省中医药管理局局长

张重刚　河南省卫生和计划生育委员会副主任、河南省中医管理局局长

姚　云　湖北省卫生健康委员会副主任

黄惠勇　湖南省卫生健康委员会党组副书记、副主任，湖南省中医药管理局局长

徐庆锋　广东省卫生健康委员会副主任，广东省中医药局党组书记、局长

王　勇　广西壮族自治区卫生和计划生育委员会副主任、广西壮族自治区中医药管理局局长

周国明　海南省卫生健康委员会副主任

方明金　重庆市卫生健康委员会巡视员

田兴军　四川省政协委员、文体医卫委员会副主任，四川省卫生健康委员会党组成员，四川省中医药管理局党组书记、局长，四川省中医药科学院（四川省中药研究所）党委书记

杨　洪　贵州省卫生和计划生育委员会副主任、贵州省中医药管理局局长

陆　林　云南省卫生健康委员会党组成员、副主任

闫　冰　西藏自治区卫生健康委员会党组成员、副主任

马光辉　陕西省中医药管理局局长

甘培尚　甘肃省卫生健康委员会巡视员

李秀忠　青海省卫生健康委员会副主任

马秀珍　宁夏回族自治区政协副主席，宁夏回族自治区卫生健康委员会主任，宁夏回族自治区中医药管理局局长

阿不都热依木·玉苏甫　新疆维吾尔自治区卫生和计划生育委员会党组成员、副主任，新疆维吾尔自治区中医民族医药管理局局长

艾麦尔江·吐尼牙孜　新疆生产建设兵团卫生和计划生育委员会党组成员、副主任

2018卷《中国中医药年鉴（行政卷）》特约编辑

孟　娟　国家中医药管理局办公室秘书一处主任科员
陶　赟　国家中医药管理局人事教育司人事处主任科员
骆征洋　国家中医药管理局规划财务司综合与审计处主任科员
任　艳　国家中医药管理局政策法规与监督司法规与标准处副处长
薛静怡　国家中医药管理局医政司综合处副调研员
王　庆　国家中医药管理局科技司综合处副处长
马宁慧　国家中医药管理局国际合作司亚美多边处副处长
刘　灿　国家中医药管理局直属机关党委办公室主任、直属机关团委书记
孙　瑛　国家中医药管理局直属机关纪委副调研员（挂职）
朱夜明　国家中医药管理局机关服务中心职员
李爱军　中国中医科学院院长办公室副主任
刘方园　中华中医药学会办公室职员
闫　锐　《中国中医药报》社办公室副主任
杨正夫　中国中医药出版社办公室负责人
冯新刚　中国中医药科技开发交流中心综合办公室副主任
万楚楚　国家中医药管理局传统医药国际交流中心综合人事处干部
张　博　国家中医药管理局对台港澳中医药交流合作中心办公室副主任
吴　桐　国家中医药管理局中医师资格认证中心综合处干部
孙业勤　中央军委后勤保障部卫生局医疗技术鉴定中心主任
高　彬　北京市中医管理局办公室主任
杨　仰　天津市卫生健康委员会中医二处四级主任科员
王艳波　河北省中医药管理局综合处干部
赵红娟　山西省中医药管理局调研员
岳红娟　内蒙古自治区蒙中医药管理局科员
王各各　辽宁省中医药管理局综合处主任科员
孟　姝　吉林省中医药管理局办公室副主任
曲　峰　黑龙江省中医药管理局副调研员
王　翀　上海市卫生健康委员会中医药传承发展处主任科员
张小凡　江苏省中医药管理局主任科员
陈良敏　浙江省中医药管理局调研员
王继学　安徽省中医药管理局主任科员
姚　鹏　福建省卫生健康委员会中医处副主任科员
郑林华　江西省中医药管理局主任科员
方传武　山东省卫生和计划生育委员会中医药发展处二级调研员
宋军伟　河南省中医管理局办公室科员
芦　妤　湖北省中医药管理局四级调研员
王文雄　湖南省中医药管理局规划综合处副主任科员
钟　鸿　广东省中医药局办公室副主任
蒋志敏　广西壮族自治区中医药管理局副主任科员
张连帅　海南省卫生健康委员会主任科员
唐丽灵　重庆市中医管理局中医综合处副处长
苏晓川　四川省中医药管理局办公室主任
吕兴政　贵州省中医药管理局中医综合处主任科员
张旭芳　云南省中医药管理局中医服务监管处副处长
刘伟伟　西藏自治区卫生健康委员会藏医药管理局主任科员
余　晴　陕西省中医药管理局综合处主任科员
刘正锁　甘肃省卫生健康委员会副调研员
华旦诺尔桑　青海省卫生健康委员会主任科员
沙利荣　宁夏回族自治区中医药管理局副调研员
殷学静　新疆维吾尔自治区中医民族医药管理局办公室主任
李　军　新疆生产建设兵团卫生和计划生育委

员会中医药管理处处长

张　悦　沈阳市中医管理局主任科员

何勇健　长春市中医药管理局主任科员

张玉莉　哈尔滨市卫生和计划生育委员会中医处处长

陈　霞　南京市卫生和计划生育委员会中医处副处长

周　侃　杭州市卫生和计划生育委员会中医处处长

韩秀香　济南市卫生和计划生育委员会中医药管理处处长

罗时珍　武汉市卫生和计划生育委员会中医处处长

蒙嘉平　广州市卫生和计划生育委员会中医药管理处副主任科员

赵春晓　成都市卫生和计划生育委员会中医处处长

刘智敏　西安市中医药管理局副调研员

范秀英　大连市卫生和计划生育委员会中医处主任科员

褚小翠　宁波市中医药管理局副调研员

陈洪涛　厦门市卫生和计划生育委员会中医处处长

范存亮　青岛市卫生和计划生育委员会中医药处主任科员

刘冬云　深圳市卫生和计划生育委员会中医处处长

编写说明

《中国中医药年鉴》是由国家中医药管理局主办，综合反映中国中医药工作各方面情况、进展、成就的史料性工具书。《中国中医药年鉴》前身为《中医年鉴》，1989年更名为《中国中医药年鉴》，自1983年起已连续出版35卷。2002年《中国中医药年鉴》分为行政和学术两卷出版。本卷《中国中医药年鉴（行政卷）》（以下简称《年鉴》）为2018卷（总36卷），收编内容截至2017年底。

2018卷《年鉴》共18个部分：①综述篇；②文献篇；③会议与活动篇；④专题篇；⑤业务篇；⑥中药篇（选编）；⑦直属单位篇；⑧地方篇；⑨院校篇；⑩社会组织篇；⑪大事记篇；⑫数据篇；⑬荣誉篇（选编）；⑭管理干部篇；⑮机构名录篇；⑯港澳台地区篇；⑰国外篇；⑱附录篇。

文献篇下设4个专栏：①中医药相关法律法规；②中共中央、国务院文件与党和国家领导人讲话、批示；③部门重要文件与领导讲话；④专论。

会议与活动篇以时间排序（会议、活动在前，比赛在后）。

专题篇下设11个专栏：①《中华人民共和国中医药法》实施；②中医药事业发展规划、政策和机制建设；③中医药健康服务发展；④第三届国医大师和全国名中医评选表彰；⑤中医药传承与创新“百千万”人才工程；⑥第四届全国少数民族医药工作会议；⑦国家中医临床研究基地建设；⑧第四次全国中药资源普查；⑨中医药扶贫工作；⑩中医药“一带一路”发展；⑪国家中医药综合改革试验区（市、县）建设。

业务篇下设12个专栏：①政策法规与监督；②医政工作；③人才培养工作；④科技工作；⑤国际交流与合作；⑥港澳台地区交流与合作；⑦新闻宣传；⑧中医药投入与预算管理；⑨干

部人事工作；⑩党建与群团工作；⑪党风廉政建设与反腐倡廉工作；⑫综合性工作及其他。

社会组织篇下设 3 个专栏：①全国性社会组织；②总部设在中国的中医药国际组织；③地方性社会组织。

数据篇下设 5 个专栏：①中医资源；②中医医疗机构运营与服务；③中医教育；④中医药科研；⑤中医财政拨款。

附录篇下设 3 个专栏：①2017 年国家中医药管理局联合印发文件；②2017 年国家中医药管理局印发文件；③国家中医药管理局现行有效的规范性文件。

历卷《年鉴》收录的医疗机构篇、科研机构篇因国家相关规定，本卷未予收录。数据篇数据来源于国家中医药管理局发布的《中医药数据统计摘编》（不包括香港、澳门特别行政区及台湾地区数据）。

《中国中医药年鉴（行政卷）》编辑部

2018 年 10 月

目　录

综述篇

文献篇

一、中医药相关法律法规

二、中共中央、国务院文件与党和国家领导人讲话、批示

（一）中共中央、国务院文件

（二）党和国家领导人讲话、批示

三、部门重要文件与领导讲话

（一）重要文件

1. 联合印发文件

四、专论

会议与活动篇

专题篇

一、《中华人民共和国中医药法》实施

二、中医药事业发展规划、政策和机制建设

三、中医药健康服务发展

四、第三届国医大师和全国名中医评选表彰

五、中医药传承与创新“百千万”人才工程

六、第四届全国少数民族医药工作会议

七、国家中医临床研究基地建设

八、第四次全国中药资源普查

九、中医药扶贫工作

十、中医药“一带一路”发展

十一、国家中医药综合改革试验区（市、县）建设

业务篇

一、政策法规与监督

二、医政工作

三、人才培养工作

四、科技工作

五、国际交流与合作

六、港澳台地区交流与合作

七、新闻宣传

八、中医药投入与预算管理

九、干部人事工作

十、党建与群团工作

十一、党风廉政建设与反腐倡廉工作

十二、综合性工作及其他

中药篇（选编）

直属单位篇

地方篇

院校篇

社会组织篇

一、全国性社会组织

二、总部设在中国的中医药国际组织

三、地方性社会组织

大事记篇

数据篇

一、中医资源

二、中医医疗机构运营与服务

三、中医教育

四、中医药科研

（一）科学研究与技术开发机构

（二）科学技术信息和文献机构

（三）R&D活动单位

（四）县属研究与开发机构

五、中医财政拨款

荣誉篇（选编）

管理干部篇

机构名录篇

港澳台地区篇

国外篇

附录篇

综述篇

【2017年中医药工作综述】 2017年，在以习近平同志为核心的党中央坚强领导下，全国中医药系统深入学习贯彻党的十九大精神，坚决贯彻党中央、国务院决策部署，狠抓落实，开拓进取，圆满完成既定任务，中医药振兴发展迈出坚实的一大步。

一、以实施“一法一纲要”为重点，深入贯彻中央重大决策部署

国家中医药管理局配合全国人大常委会召开宣传贯彻中医药法座谈会，组织开展形式多样的学习宣传活动，省级层面开展的培训达80多次、培训1.8万余人，中医药法核心要义入心入脑。推进中医药法配套制度建设，《中医诊所备案管理暂行办法》《中医医术确有专长人员医师资格考核注册管理暂行办法》经国家卫生计生委审议后颁布实施，已有21个省备案129个中医诊所。各地加强中医药地方性法规建设，河北率先修订中医药条例并正式实施。中医药发展战略规划纲要实施的部门联动、上下协同机制基本建立，编制中医药科技创新专项规划等重要规划，实施中医药传承创新工程等重大项目，推进《中华医藏》编撰等重点工程，开展中医中药中国行——中医药健康文化推进行动等重大活动，28个省出台实施意见。在推进健康扶贫打赢脱贫攻坚战中主动作为，国家中医药管理局会同有关部门启动中药材产业扶贫行动计划，组织234所三级中医医院对口帮扶407个贫困县的医疗机构，东部64所中医医院对贵州所有中医医院进行帮扶实现全覆盖。

二、以推进深化医改中医药工作为关键，稳步提升中医药服务能力

国家中医药管理局参与26份医改文件的制定，助力医改完成立柱架梁的基本任务。举办医改中医药工作培训班，开展督导推动政策落地，涌现一批鲜活经验。深化公立中医医院综合改革，推进中医医院医联体建设，全面取消药品加成，总结推广广东省中医院开展现代医院管理制度建设的经验，公立中医医院的运行新机制逐步建立、公益性明显强化、特色优势不断彰显。实施改善医疗服务行动计划，推动中医药积极参与家庭医生签约服务制度建设。修订三级中医类医院评审标准，开展大型中医医院巡查和中药饮片管理督查。召开第四届全国少数民族医药工作会议，对新时代少数民族医药工作做出部署。全面实施基层中医药服务能力提升工程“十三五”行动计划，67.0%的乡镇卫生院和社区卫生服务中心建设中医馆，总数超过3万个。2017年1～9月，中医类医院诊疗量为4.4亿人次，占全国医院总诊疗量的17.5%；中医类医院出院人数为2037.7万人次，占全国医院总出院人数的15.0%。

三、以促进融合发展为突破，积极发展中医药健康服务

经国务院同意，国家中医药管理局会同国家发展改革委、国家卫生计生委批复甘肃省建设国家中医药产业发展综合试验区；会同12部门印发《关于促进中医药健康养老服务发展的实施意见》，制定支持社会力量提供中医医疗和健康服务、推进中医药健康服务与互联网融合发展等指导意见。支持社会办中医，制定《中医诊所基本标准》《中医（综合）诊所基本标准》，截至2017年9月，中医类诊所已达4.58万个。国家中医药管理局会同国家旅游局遴选首批15个国家中医药健康旅游示范区。中医药健康养老、健康旅游、“互联网+”等新业态快速发展，持续释放新需求、优化新供给、激发新动能。

四、以提升能力为支撑，推进中医药科技创新

屠呦呦研究员荣获国家最高科学技术奖。国家中医药管理局召开2017年全国中医药科技创新工作会议，部署“十三五”时期重点任务。强化以23个国家中医临床研究基地为主体的临床科研体系建设，优化重点研究室布局，推进中医药康复科研体系建设，实施重点研发计划“中医药现代化”专项。全面启动第四次全国中药资源普查，新增410个普查县。实施中药标准化项目，着力构建临床大宗常用中药饮片和中成药大品种的全过程质量监控体系。

五、以人才队伍建设为基础，推进人才培养与评价改革

评选表彰30名国医大师和100名全国名中医。启动中医药传承与创新“百千万”人才工程，推进第六批师承及中医、中药、中医护理等人才项目，中央财政资助培训4700余人，队伍结构进一步优化。国家中医药管理局联合教育部、国家卫生计生委召开全国医学教育改革发展工作会议，会同教育部印发《关于医教协同深化中医药教育改革与发展的指导意见》，6所中医药院校入选国家一流学科建设高校，推进中医住院医师规范化培训工作，中医药教育改革成效显现。

六、以服务“一带一路”建设为导向，推进中医药“走出去”

国家中医药管理局会同国家卫生计生委举办金砖国家卫生部长会暨传统医药高级别会议，习近平主席向会议发来贺信，发布《金砖国家加强传统医药合作联合宣言》，开创金砖国家传统医药合作新模式。中医药列入“一带一路”合作成果清单，中医药交流合作纳入《中国-中东欧国家合作布达佩斯纲要》《中匈关于建立全面战略伙伴关系的联合声明》。实施国际合作专项，支持建立15个中医药海外中心、21个中医药国际合作基地。

七、以迎接学习贯彻党的十九大精神为主线，扎实推进全面从严治党

国家中医药管理局积极参与“砥砺奋进的五年”成就展布展，中央主流媒体宣传报道中医药的数量和质量全面提升，在中医药系统营造迎接十九大召开的良好氛围。全方位传达学习贯彻党的十九大精神，按照学懂弄通做实的要求，层层动员部署，抓好学习培训，集中组织宣讲，将学习成效转化为推动传承发展中医药事业的实际行动。扎实推进“两学一做”学习教育常态化制度化，全系统广大党员干部在学上下功夫、在做上见成效，思想信念之魂得到锤炼，尊崇党章之心更加坚定。发挥巡视利剑作用，突出政治巡视，积极推进整改，全面从严治党的螺丝越拧越紧、责任越压越实。 （李希贤、陈　锐）

文献篇

一、中医药相关法律法规

医师执业注册管理办法

国家卫生计生委令第13号
2017年2月28日

第一章 总 则

第一条 为了规范医师执业活动，加强医师队伍管理，根据《中华人民共和国执业医师法》，制定本办法。

第二条 医师执业应当经注册取得《医师执业证书》。

未经注册取得《医师执业证书》者，不得从事医疗、预防、保健活动。

第三条 国家卫生计生委负责全国医师执业注册监督管理工作。

县级以上地方卫生计生行政部门是医师执业注册的主管部门，负责本行政区域内的医师执业注册监督管理工作。

第四条 国家建立医师管理信息系统，实行医师电子注册管理。

第二章 注册条件和内容

第五条 凡取得医师资格的，均可申请医师执业注册。

第六条 有下列情形之一的，不予注册：

（一）不具有完全民事行为能力的；

（二）因受刑事处罚，自刑罚执行完毕之日起至申请注册之日止不满2年的；

（三）受吊销《医师执业证书》行政处罚，自处罚决定之日起至申请注册之日止不满2年的；

（四）甲类、乙类传染病传染期、精神疾病发病期以及身体残疾等健康状况不适宜或者不能胜任医疗、预防、保健业务工作的；

（五）重新申请注册，经考核不合格的；

（六）在医师资格考试中参与有组织作弊的；

（七）被查实曾使用伪造医师资格或者冒名使用他人医师资格进行注册的；

（八）国家卫生计生委规定不宜从事医疗、预防、保健业务的其他情形的。

第七条 医师执业注册内容包括：执业地点、执业类别、执业范围。

执业地点是指执业医师执业的医疗、预防、保健机构所在地的省级行政区划和执业助理医师执业的医疗、预防、保健机构所在地的县级行政区划。

执业类别是指临床、中医（包括中医、民族医和中西医结合）、口腔、公共卫生。

执业范围是指医师在医疗、预防、保健活动中从事的与其执业能力相适应的专业。

第八条 医师取得《医师执业证书》后，应当按照注册的执业地点、执业类别、执业范围，从事相应的医疗、预防、保健活动。

第三章 注册程序

第九条 拟在医疗、保健机构中执业的人员，应当向批准该机构执业的卫生计生行政部门申请注册；拟在预防机构中执业的人员，应当向该机构的同级卫生计生行政部门申请注册。

第十条 在同一执业地点多个机构执业的医师，应当确定1个机构作为其主要执业机构，并向批准该机构执业的卫生计生行政部门申请注册；对于拟执业的其他机构，应当向批准该机构执业的卫生计生行政部门分别申请备案，注明所在执业机构的名称。

医师只有1个执业机构的，视为其主要执业机构。

第十一条 医师的主要执业机构以及批准该机构执业的卫生计生行政部门应当在医师管理信息系统及时更新医师定期考核结果。

第十二条 申请医师执业注册，应当提交下列材料：

（一）医师执业注册申请审核表；

（二）近6个月2寸白底免冠正面半身照片；

（三）医疗、预防、保健机构的聘用证明；

（四）省级以上卫生计生行政部门规定的其他材料。

获得医师资格后2年内未注册者、中止医师执业活动2年以上或者本办法第六条规定不予注册的情形消失的医师申请注册时，还应当提交在省级以上卫生计生行政部门指定的机构接受连续6个月以上的培训，并经考核合格的证明。

第十三条 注册主管部门应当自收到注册申请之日起20个工作日内，对申请人提交的申请材料进行审核。审核合格的，予以注册并发放《医师执业证书》。

第十四条 对不符合注册条件不予注册的，注册主管部门应当自收到注册申请之日起20个工作日内书面通知聘用单位和申请人，并说明理由。申请人如有异议的，可以依法申请行政复议或者向人民法院提起行政诉讼。

第十五条 执业助理医师取得执业医师资格后，继续在医疗、预防、保健机构中执业的，应当按本办法规定，申请执业医师注册。

第十六条 《医师执业证书》应当由本人妥善保管，不得出借、出租、抵押、转让、涂改和毁损。如发生损坏或者遗失的，当事人应当及时向原发证部门申请补发。

第十七条 医师跨执业地点增加执业机构，应当向批准该机构执业的卫生计生行政部门申请增加注册。

执业助理医师只能注册1个执业地点。

第四章 注册变更

第十八条 医师注册后有下列情形之一的，医师个人或者其所在的医疗、预防、保健机构，应当自知道或者应当知道之日起30日内报告注册主管部门，办理注销注册：

（一）死亡或者被宣告失踪的；

（二）受刑事处罚的；

（三）受吊销《医师执业证书》行政处罚的；

（四）医师定期考核不合格，并经培训后再次考核仍不合格的；

（五）连续2个考核周期未参加医师定期考核的；

（六）中止医师执业活动满2年的；

（七）身体健康状况不适宜继续执业的；

（八）出借、出租、抵押、转让、涂改《医师执业证书》的；

（九）在医师资格考试中参与有组织作弊的；

（十）本人主动申请的；

（十一）国家卫生计生委规定不宜从事医疗、预防、保健业务的其他情形的。

第十九条 医师注册后有下列情况之一的，其所在的医疗、预防、保健机构应当自办理相关手续之日起30日内报注册主管部门，办理备案：

（一）调离、退休、退职；

（二）被辞退、开除；

（三）省级以上卫生计生行政部门规定的其他情形。

上述备案满2年且未继续执业的予以注销。

第二十条 医师变更执业地点、执业类别、执业范围等注册事项的，应当通过国家医师管理信息系统提交医师变更执业注册申请及省级以上卫生计生行政部门规定的其他材料。

医师因参加培训需要注册或者变更注册的，应当按照本办法规定办理相关手续。

医师变更主要执业机构的，应当按本办法第十二条的规定重新办理注册。

医师承担经主要执业机构批准的卫生支援、会诊、进修、学术交流、政府交办事项等任务和参加卫生计生行政部门批准的义诊，以及在签订帮扶或者托管协议医疗机构内执业等，不需办理执业地点变更和执业机构备案手续。

第二十一条 注册主管部门应当自收到变更注册申请之日起20个工作日内办理变更注册手续。对因不符合变更注册条件不予变更的，应当自收到变更注册申请之日起20个工作日内书面通知申请人，并说明理由。

第二十二条 国家实行医师注册内容公开制度和查询制度。

地方各级卫生计生行政部门应当按照规定提供医师注册信息查询服务，并对注销注册的人员名单予以公告。

第二十三条 医疗、预防、保健机构未按照本办法第十八条规定履行报告职责，导致严重后果的，由县级以上卫生计生行政部门依据《执业医师法》第四十一条规定进行处理。

医疗、预防、保健机构未按照本办法第十九条规定履行报告职责，导致严重后果的，由县级以上地方卫生计生行政部门对该机构给予警告，并对其主要负责人、相关责任人依法给予处分。

第五章 附 则

第二十四条 中医（包括中医、民族医、中西医结合）医师执业注册管理由中医（药）主管部门负责。

第二十五条 港澳台人员申请在内地（大陆）注册执业的，按照国家有关规定办理。

外籍人员申请在中国境内注册执业的，按照国家有关规定办理。

第二十六条 本办法自2017年4月1日起施行。1999年7月16日原卫生部公布的《医师执业注册暂行办法》同时废止。

中医诊所备案管理暂行办法

国家卫生计生委令第14号

2017年9月22日

第一章 总 则

第一条 为做好中医诊所的备案管理工作，根据《中华人民共和国中医药法》以及《医疗机构管理条例》等法律法规的有关规定，制定本办法。

第二条 本办法所指的中医诊所，是在中医药理论指导下，运用中药和针灸、拔罐、推拿等非药物疗法开展诊疗服务，以及中药调剂、汤剂煎煮等中药药事服务的诊所。

不符合上述规定的服务范围或者存在不可控的医疗安全隐患和风险的，不适用本办法。

第三条 国家中医药管理局负责全国中医诊所的管理工作。

县级以上地方中医药主管部门负责本行政区域内中医诊所的监督管理工作。

县级中医药主管部门具体负责本行政区域内中医诊所的备案工作。

第二章 备 案

第四条 举办中医诊所的，报拟举办诊所所在地县级中医药主管部门备案后即可开展执业活动。

第五条 举办中医诊所应当同时具备下列条件：

（一）个人举办中医诊所的，应当具有中医类别《医师资格证书》并经注册后在医疗、预防、保健机构中执业满3年，或者具有《中医（专长）医师资格证书》；法人或者其他组织举办中医诊所的，诊所主要负责人应当符合上述要求；

（二）符合《中医诊所基本标准》；

（三）中医诊所名称符合《医疗机构管理条例实施细则》的相关规定；

（四）符合环保、消防的相关规定；

（五）能够独立承担民事责任。

《医疗机构管理条例实施细则》规定不得申请设置医疗机构的单位和个人，不得举办中医诊所。

第六条 中医诊所备案，应当提交下列材料：

（一）《中医诊所备案信息表》；

（二）中医诊所主要负责人有效身份证明、医师资格证书、医师执业证书；

（三）其他卫生技术人员名录、有效身份证明、执业资格证件；

（四）中医诊所管理规章制度；

（五）医疗废物处理方案、诊所周边环境情况说明；

（六）消防应急预案。

法人或者其他组织举办中医诊所的，还应当提供法人或者其他组织的资质证明、法定代表人身份证明或者其他组织的代表人身份证明。

第七条 备案人应当如实提供有关材料和反映真实情况，并对其备案材料实质内容的真实性负责。

第八条 县级中医药主管部门收到备案材料后，对材料齐全且符合备案要求的予以备案，并当场发放《中医诊所备案证》；材料不全或者不符合备案要求的，应当当场或者在收到备案材料之日起5日内一次告知备案人需要补正的全部内容。

国家逐步推进中医诊所管理信息化，有条件的地方可实行网上申请备案。

第九条 中医诊所应当将《中医诊所备案证》、卫生技术人员信息在诊所的明显位置公示。

第十条 中医诊所的人员、名称、地址等实际设置应当与《中医诊所备案证》记载事项相一致。

中医诊所名称、场所、主要负责人、诊疗科目、技术等备案事项发生变动的，应当及时到原备案机关对变动事项进行备案。

第十一条 禁止伪造、出卖、转让、出借《中医诊所备案证》。

第十二条 中医诊所应当按照备案的诊疗科目、技术开展诊疗活动，加强对诊疗行为、医疗质量、医疗安全的管理，并符合中医医疗技术相关性感染预防与控制等有关规定。

中医诊所发布医疗广告应当遵守法律法规规定，禁止虚假、夸大宣传。

第十三条 县级中医药主管部门应当在发放《中医诊所备案证》之日起20日内将辖区内备案的中医诊所信息在其政府网站公开，便于社会查询、监督，并及时向上一级中医药主管部门报送本辖区内中医诊所备案信息。上一级中医药主管部门应当进行核查，发现不符合本办法规定的备案事项，应当在30日内予以纠正。

第三章 监督管理

第十四条 县级以上地方中医药主管部门应当加强对中医诊所依法执业、医疗质量和医疗安全、诊所管理等情况的监督管理。

第十五条 县级中医药主管部门应当自中医诊所备案之日起30日内，对备案的中医诊所进行现场核查，对相关材料进行核实，并定期开展现场监督检查。

第十六条 有下列情形之一的，中医诊所应当向所在地县级中医药主管部门报告，县级中医药主管部门应当注销备案并及时向社会公告：

（一）中医诊所停止执业活动超过1年的；

（二）中医诊所主要负责人被吊销执业证书或者被追究刑事责任的；

（三）举办中医诊所的法人或者其他组织依法终止的；

（四）中医诊所自愿终止执业活动的。

第十七条 县级中医药主管部门应当定期组织中医诊所负责人学习卫生法律法规和医疗机构感染防控、传染病防治等知识，促进中医诊所依法执业；定期组织执业人员参加继续教育，提高其专业技术水平。

第十八条 县级中医药主管部门应当建立中医诊所不良执业行为记录制度，对违规操作、不合理收费、虚假宣传等进行记录，并作为对中医诊所进行监督管理的重要依据。

第四章 法律责任

第十九条 县级以上地方中医药主管部门未履行本办法规定的职责，对符合备案条件但未及时发放备案证或者逾期未告知需要补正材料、未在规定时限内公开辖区内备案的中医诊所信息、未依法开展监督管理的，按照《中医药法》第五十三条的规定予以处理。

第二十条 违反本办法规定，未经县级中医药主管部门备案擅自执业的，由县级中医药主管部门责令改正，没收违法所得，并处3万元以下罚款，向社会公告相关信息；拒不改正的，责令其停止执业活动，其直接责任人员自处罚决定做出之日起5年内不得从事中医药相关活动。

第二十一条　提交虚假备案材料取得《中医诊所备案证》的，由县级中医药主管部门责令改正，没收违法所得，并处3万元以下罚款，向社会公告相关信息；拒不改正的，责令其停止执业活动并注销《中医诊所备案证》，其直接责任人员自处罚决定做出之日起5年内不得从事中医药相关活动。

第二十二条　违反本办法第十条规定，中医诊所擅自更改设置未经备案或者实际设置与取得的《中医诊所备案证》记载事项不一致的，不得开展诊疗活动。擅自开展诊疗活动的，由县级中医药主管部门责令改正，给予警告，并处1万元以上3万元以下罚款；情节严重的，应当责令其停止执业活动，注销《中医诊所备案证》。

第二十三条　违反本办法第十一条规定，出卖、转让、出借《中医诊所备案证》的，由县级中医药主管部门责令改正，给予警告，可以并处1万元以上3万元以下罚款；情节严重的，应当责令其停止执业活动，注销《中医诊所备案证》。

第二十四条　中医诊所超出备案范围开展医疗活动的，由所在地县级中医药主管部门责令改正，没收违法所得，并处1万元以上3万元以下罚款。有下列情形之一的，应当责令其停止执业活动，注销《中医诊所备案证》，其直接负责的主管人员自处罚决定做出之日起5年内不得在医疗机构内从事管理工作：

（一）因超出备案范围开展医疗活动曾受过行政处罚的；

（二）超出备案范围从事医疗活动给患者造成伤害的；

（三）违反本办法规定造成其他严重后果的。

第五章　附　则

第二十五条　本办法未规定的中医诊所管理要求，按照有关法律法规和国家医疗机构管理的相关规定执行。

第二十六条　《中医诊所备案信息表》和《中医诊所备案证》格式由国家中医药管理局统一规定。

第二十七条　本办法施行前已经设置的中医诊所，符合本办法规定备案条件的，在《医疗机构执业许可证》有效期到期之前，可以按照《医疗机构管理条例》的要求管理，也可以按照备案要求管理；不符合备案条件的其他诊所仍然按照《医疗机构管理条例》的要求实行审批管理。

第二十八条　本办法规定的期限以工作日计算。

第二十九条　本办法自2017年12月1日起施行。

中医医术确有专长人员医师资格考核注册管理暂行办法

国家卫生计生委令第15号

2017年11月10日

第一章　总　则

第一条　为做好中医医术确有专长人员医师资格考核注册管理工作，根据《中华人民共和国中医药法》有关规定，制定本办法。

第二条　以师承方式学习中医或者经多年实践，医术确有专长的人员参加医师资格考核和执业注册，适用本办法。

第三条　国家中医药管理局负责全国中医医术确有专长人员医师资格考核及执业工作的管理。

省级中医药主管部门组织本省、自治区、直辖市中医医术确有专长人员医师资格考核；负责本行政区域内取得医师资格的中医医术确有专长人员执业管理。

省级中医药主管部门应当根据本办法制定本省、自治区、直辖市中医医术确有专长人员医师资格考核注册管理实施细则。

设区的市和县级中医药主管部门负责本行政区域内中医医术确有专长人员医师资格考核组织申报、初审及复审工作，负责本行政区域内取得医师资格的中医医术确有专长人员执业日常管理。

第二章　考核申请

第四条　以师承方式学习中医或者经多年实践，医术确有专长的人员，可以申请参加中医医术确有专长人员医师资格考核。

第五条　以师承方式学习中医的，申请参加医师资格考核应当同时具备下列条件：

（一）连续跟师学习中医满5年，对某些病证的诊疗，方法独特、技术安全、疗效明显，经指导老师评议合格；

（二）由至少2名中医类别执业医师推荐，推荐医师不包括其指导老师。

第六条　经多年中医医术实践的，申请参加医师资格考核应当同时具备下列条件：

（一）具有医术渊源，在中医医师指导下从事中医医术实践活动满5年或者《中华人民共和国中医药法》施行前已经从事中医医术实践活动满5年的；

（二）对某些病证的诊疗，方法独特、技术安全、疗效明显，并得到患者的认可；

（三）由至少2名中医类别执业医师推荐。

第七条　推荐医师应当为被推荐者长期临床实践所在省、自治区、直辖市相关专业中医类别执业医师。

第八条 以师承方式学习中医的，其指导老师应当具有中医类别执业医师资格，从事中医临床工作15年以上或者具有中医类副主任医师以上专业技术职务任职资格。指导老师同时带徒不超过4名。

第九条 符合本办法第五条或者第六条规定的人员，可以向其长期临床实践所在地县级中医药主管部门提出考核申请。

第十条 申请参加中医医术确有专长人员医师资格考核的，应当提交以下材料：

（一）国家中医药管理局统一式样的《中医医术确有专长人员医师资格考核申请表》；

（二）本人有效身份证明；

（三）中医医术专长综述，包括医术的基本内容及特点描述、适应证或者适用范围、安全性及有效性的说明等，以及能够证明医术专长确有疗效的相关资料；

（四）至少2名中医类别执业医师的推荐材料；

（五）以师承方式学习中医的，还应当提供跟师学习合同，学习笔记、临床实践记录等连续跟师学习中医满5年的证明材料，以及指导老师出具的跟师学习情况书面评价意见、出师结论；经多年中医医术实践的，还应当提供医术渊源的相关证明材料，以及长期临床实践所在地县级以上中医药主管部门或者所在居委会、村委会出具的从事中医医术实践活动满5年证明，或者至少10名患者的推荐证明。

第十一条 县级中医药主管部门和设区的市级中医药主管部门分别对申请者提交的材料进行初审和复审，复审合格后报省级中医药主管部门。省级中医药主管部门对报送材料进行审核确认，对符合考核条件的人员、指导老师和推荐医师信息应当予以公示。申请者在临床实践中存在医疗纠纷且造成严重后果的，取消其报名资格。

第三章 考核发证

第十二条 中医医术确有专长人员医师资格考核实行专家评议方式，通过现场陈述问答、回顾性中医医术实践资料评议、中医药技术方法操作等形式对实践技能和效果进行科学量化考核。专家人数应当为不少于5人的奇数。

第十三条 考核专家应当对参加考核者使用中医药技术方法的安全性进行风险评估，并针对风险点考核其安全风险意识、相关知识及防范措施。根据参加考核者使用的中医药技术方法分为内服方药和外治技术两类进行考核。

第十四条 内服方药类考核内容包括：医术渊源或者传承脉络、医术内容及特点；与擅长治疗的病证范围相关的中医基础知识、中医诊断技能、中医治疗方法、中药基本知识和用药安全等。

考核程序分为医术专长陈述、现场问答、诊法技能操作和现场辨识相关中药等。

考核专家应当围绕参加考核者使用的中药种类、药性、药量、配伍等进行安全性评估，根据风险点考核相关用药禁忌、中药毒性知识等。

第十五条 外治技术类考核内容包括：医术渊源或者传承脉络、外治技术内容及特点；与其使用的外治技术相关的中医基础知识、擅长治疗的病证诊断要点、外治技术操作要点、技术应用规范及安全风险防控方法或者措施等。

考核程序分为医术专长陈述、现场问答、外治技术操作等。

考核专家应当围绕参加考核者使用外治技术的操作部位、操作难度、创伤程度、感染风险等进行安全性评估，根据风险点考核其操作安全风险认知和有效防范方法等；外敷药物中含毒性中药的，还应当考核相关的中药毒性知识。

第十六条 治疗方法以内服方药为主、配合使用外治技术，或者以外治技术为主、配合使用中药的，应当增加相关考核内容。

第十七条 考核专家根据参加考核者的现场陈述，结合回顾性中医医术实践资料等，围绕相关病证的疗效评价关键要素进行分析评估并提问，对其医术专长的效果进行现场评定。必要时可采用实地调查核验等方式评定效果。

第十八条 经综合评议后，考核专家对参加考核者做出考核结论，并对其在执业活动中能够使用的中医药技术方法和具体治疗病证的范围进行认定。

第十九条 考核合格者，由省级中医药主管部门颁发《中医（专长）医师资格证书》。

第二十条 县级以上地方中医药主管部门应当加强对考核合格人员有关卫生和中医药法律法规基本知识、基本急救技能、临床转诊能力、中医医疗技术相关性感染防控指南、传染病防治基本知识及报告制度、中医病历书写等知识的培训，提高其执业技能，保障医疗安全。

第四章 考核组织

第二十一条 省级中医药主管部门应当加强考核工作的组织领导，完善考核制度，强化考核工作人员和专家培训，严格考核管理，确保考核公平、公正、安全、有序进行。

第二十二条 省级中医药主管部门每年定期组织中医医术确有专长人员医师资格考核，考核时间应当提前3个月向社会公告。

第二十三条 省级中医药主管部门应当建立中医医术确有专长人员医师资格考核专家库。考核专家应当同时符合下列条件：

（一）中医类别执业医师；

（二）具有丰富的临床经验和技术专长，具备副主任医师以上专业技术职务任职资格或者从事中医临床工作15年以上具有师承或者医术确有专长渊源背景人员；

（三）遵纪守法，恪守职业道德，公平公正，原则性强，工作认真负责。

第二十四条 根据参加考核人员申报的医术专长，由省级中医药主管部门在中医医术确有专长人员医师资格考核专家库内抽取考核专家。考核专家是参加考核人员的近亲属或者与其有利害关系的，应当予以回避。

第五章　执业注册

第二十五条　中医（专长）医师实行医师区域注册管理。取得《中医（专长）医师资格证书》者，应当向其拟执业机构所在地县级以上地方中医药主管部门提出注册申请，经注册后取得《中医（专长）医师执业证书》。

第二十六条　中医（专长）医师按照考核内容进行执业注册，执业范围包括其能够使用的中医药技术方法和具体治疗病证的范围。

第二十七条　中医（专长）医师在其考核所在省级行政区域内执业。中医（专长）医师跨省执业的，须经拟执业所在地省级中医药主管部门同意并注册。

第二十八条　取得《中医（专长）医师执业证书》者，即可在注册的执业范围内，以个人开业的方式或者在医疗机构内从事中医医疗活动。

第六章　监督管理

第二十九条　县级中医药主管部门负责对本行政区域内中医（专长）医师执业行为的监督检查，重点对其执业范围、诊疗行为以及广告宣传等进行监督检查。

第三十条　中医（专长）医师应当参加定期考核，每2年为1个周期。定期考核有关要求由省级中医药主管部门确定。

第三十一条　县级以上地方中医药主管部门应当加强对中医（专长）医师的培训，为中医（专长）医师接受继续教育提供条件。

第三十二条　中医（专长）医师通过学历教育取得省级以上教育行政部门认可的中医专业学历的，或者执业时间满5年、期间无不良执业记录的，可以申请参加中医类别执业医师资格考试。

第三十三条　国家建立中医（专长）医师管理信息系统，及时更新中医（专长）医师注册信息，实行注册内容公开制度，并提供中医（专长）医师注册信息查询服务。

第七章　法律责任

第三十四条　参加中医医术确有专长人员资格考核的人员和考核工作人员，违反本办法有关规定，在考核过程中发生违纪违规行为的，按照国家医师资格考试违纪违规处理有关规定处罚；通过违纪违规行为取得《中医（专长）医师资格证书》《中医（专长）医师执业证书》的人员，由发证部门撤销并收回《中医（专长）医师资格证书》《中医（专长）医师执业证书》，并进行通报。

第三十五条　中医医术确有专长人员医师资格考核专家违反本办法有关规定，在考核工作中未依法履行工作职责的，省级中医药主管部门应当停止其参与考核工作；情节严重的，应当进行通报批评，并建议其所在单位依法给予相应的处分；存在其他违纪违规行为的，按照国家医师资格考试违纪违规处理有关规定处罚；构成犯罪的，依法追究刑事责任。

第三十六条　推荐中医医术确有专长人员的中医医师、以师承方式学习中医的医术确有专长人员的指导老师，违反本办法有关规定，在推荐中弄虚作假、徇私舞弊的，由县级以上中医药主管部门依法责令暂停6个月以上1年以下执业活动；情节严重的，吊销其医师执业证书；构成犯罪的，依法追究刑事责任。

第三十七条　中医（专长）医师在执业中超出注册的执业范围从事医疗活动的，由县级以上中医药主管部门责令暂停6个月以上1年以下执业活动，并处1万元以上3万元以下罚款；情节严重的，吊销其执业证书。造成患者人身、财产损害的，依法承担民事责任；构成犯罪的，依法追究刑事责任。

第八章　附　则

第三十八条　本办法实施前已经取得《乡村医生执业证书》的中医药一技之长人员可以申请参加中医医术确有专长人员医师资格考核，也可继续以乡村医生身份执业，纳入乡村医生管理。自本办法施行之日起，不再开展中医药一技之长人员纳入乡村医生管理工作。

本办法实施前已经按照《传统医学师承和确有专长人员医师资格考核考试办法》规定取得《传统医学师承出师证》的，可以按照本办法规定，在继续跟师学习满2年后申请参加中医医术确有专长人员医师资格考核。

本办法实施前已经按照《传统医学师承和确有专长人员医师资格考核考试办法》规定取得《传统医学医术确有专长证书》的，可以按照本办法规定申请参加中医医术确有专长人员医师资格考核。

第三十九条　港澳台人员在内地以师承方式学习中医的，可在指导老师所在省、自治区、直辖市申请参加中医医术确有专长医师资格考核。

第四十条　《中医（专长）医师资格证书》和《中医（专长）医师执业证书》由国家中医药管理局统一印制。

第四十一条　本办法自2017年12月20日起施行。

康复医疗中心基本标准（试行）

国卫医发〔2017〕51号
2017年10月30日

康复医疗中心是独立设置的为慢性病、老年病以及疾病治疗后恢复期、慢性期康复患者提供医学康复服务，促进功能恢复或改善，或为身体功能（包括精神功能）障碍人员提供以功能锻炼为主，辅以基础医疗措施的基本康复诊断评定、康复医疗和残疾预防等康复服务，协助患者尽早恢复自理能力、回归家庭和社会的医疗机构。

康复医疗中心以接收经综合医院康复医学科或康复医院住院康复治疗后，病情处于稳定期或后遗症期，功能仍需要缓慢恢复或进一步稳定，虽不需要大量医疗护理照顾，但又不宜直接回归家庭的患者为主。

康复医疗中心不包括医疗机构内部设置的康复部门，也不包括以提供医疗康复为主的二、三级康复医院。

一、床位设置

提供住院康复医疗服务的，设置住院康复床位总数20张以上。

不提供住院康复医疗服务的，可以不设住院康复病床。但应设置不少于10张的日间康复床。

二、专业设置

（一）能够开展以功能促进及残疾评定为目的的功能评测项目，如运动功能、感觉功能、言语功能、认知功能、情感－心理－精神功能、吞咽功能、二便控制功能、儿童康复功能评定，日常生活活动能力评定，个体活动能力和社会参与能力评定，生活质量评定等。

（二）能够开展脑损伤（如脑卒中、脑外伤、小儿脑瘫等）、脊柱脊髓损伤、周围神经损伤等神经系统疾患的康复医疗；骨折－脱位、截肢、髋－膝关节置换术后、运动损伤等骨－关节系统疾患或损伤的康复医疗；慢性疼痛的康复医疗；儿童康复医疗；老年康复医疗；肿瘤康复医疗；中医康复治疗（包括针灸、推拿、拔罐、中药熏洗治疗等）以及一些明显功能障碍（如下肢深静脉血栓形成、压疮、肌挛缩、关节挛缩、异位骨化、神经源性膀胱和肠道等）稳定期或后遗症期的康复处理等专业中的1种或多种康复医疗服务，并能够开展与所提供康复服务相关的急救医疗措施。

（三）能够开展物理治疗（包括运动治疗，如主动运动训练、被动运动训练、辅助用具训练等；物理因子治疗，如电疗、热疗、冷疗、磁疗、光疗、超声治疗、力学疗法、生物反馈治疗等）、作业治疗（包括日常生活活动训练、职业活动训练、教育活动训练、娱乐－休闲活动训练、认知－行为作业训练、家庭生活训练、人际交往训练、主要生活领域训练、社会－社区－居民生活训练、社会适应性训练等）、言语治疗（包括失语症治疗、构音障碍治疗、语言发育迟缓治疗等）和康复辅具应用（包括假肢－矫形器、轮椅、自助具、智能辅助装置等）。

（四）设置康复床位超过30张的康复医疗中心，可提供亚专科康复服务。设置康复住院床位和只设置门诊康复医疗床位的康复医疗中心，均可提供日间综合性康复医疗服务和家庭康复医疗指导。

（五）能够提供满足所开展康复医疗服务需要的医学影像、医学检验、药事、营养和消毒供应等保障服务。其中，医学影像、医学检验和消毒供应服务等项目可由第三方专业机构提供。

三、人员配置

（一）设置住院康复床位的，应按每床至少配备0.5人的标准配备卫生专业技术人员，其中医师、康复治疗师和护士比例不低于1∶2∶3。

未设置住院床位的，至少应配备5名卫生专业技术人员，其中医师不少于1名，康复治疗师不少于2名。

护理员的数量，由康复医疗中心据实际工作需要确定。

（二）提供两种或以上专业康复医疗服务的，每个专业至少应有1名康复医师或具有本专业技术任职资格的医师。设置药剂、检验、辅助检查和消毒供应部门的，应当配备具有相应资质的卫生专业技术人员。

（三）非康复专业的临床或中医类别的医师、康复治疗师应具有6个月以上、护士应具有3个月以上在综合医疗机构康复部门或者二、三级康复医院从事康复治疗工作或接受培训的经历；技师应经过相关专业技术和管理培训并取得合格证书；护理员应接受过医疗机构或专业机构的系统培训。

（四）有条件的康复医疗中心应至少聘有1名全职或兼职精神心理专业人员，保证每周提供不少于1天的精神心理康复服务。

（五）所有医护人员、护理员须熟练掌握心肺复苏等急救操作。

（六）配备质量安全和医院感染防控管理人员。

四、基本设施

（一）康复医疗业务用房至少应当设有接诊接待（包括入院准备）、康复治疗、康复训练和生活辅助等功能区域。其中，康复训练区总面积不少于200平方米。提供住院康复医疗服务的，还应当设有住院康复病区。

（二）设置住院康复床位的，每床建筑面积不少于50平方米。病室每床净使用面积不少于6平方米，床间距不少于 1.2 米。

未设置住院康复床位的，康复医疗业务用房建筑面积不少于500 平方米。

（三）整体建筑设施执行国家无障碍设计相关标准，并符合消防、安全保卫、应急疏散和防跌倒、防坠床、防自残（自杀）、防走失、防伤人等功能要求。

五、基本设备

（一）常规设备：参照一级综合医院基本设备。

（二）专科设备：根据所开展康复医疗服务的专业设置，配备满足开展业务需要的专科设备。

1. 康复评定：根据所提供康复功能评定，配备相应的运动功能评定、平衡功能评定、认知言语评定和作业评定等设备。

2. 运动治疗：至少配备训练用垫、肋木、姿势矫正镜、平行杠、楔形板、轮椅、训练用棍、砂袋和哑铃、墙拉力器、肌力训练设备、前臂旋转训练器、滑轮吊环、电动起立床、功率车、治疗床（含网架）、训练用阶梯、训练用球、踏步器、助行器、平衡训练设备、运动控制能力训练设备、功能性电刺激设备、儿童运动训练器材等。

3. 物理因子治疗：至少配备电疗、光疗、超声波治疗、传导热治疗、冷疗、功能性牵引治疗等设备。

4. 作业治疗：至少配备日常生活活动作业、手功能作业训练、模拟职业作业等设备。

5. 中医康复治疗：至少配备针灸、火罐、中药药浴、中药熏蒸等设备。

（三）信息化设备：配置具备信息报送、传输和自动化办公功能的网络计算机等设备，配备与功能相适应的信息管理系统，保证医疗信息化建设符合国家与所在区域相关要求。

（四）病房床单元基本装备同一级综合医院。

（五）有能满足诊疗业务需要的其他设备。

六、管理

建立医疗质量管理体系，制定各项规章制度、人员岗位职责，施行由国家发布或认可的诊疗技术规范和操作规程。规章制度至少包括患者登记制度、医疗文书管理制度、患者安全制度、患者抢救与转诊制度、患者隐私保护制度、医疗服务标准、住院康复管理制度、质量管理与控制制度、信息管理制度、设施与设备管理制度、药品耗材管理制度、医院感染防控管理制度、医疗废物处置管理制度、医务人员职业安全防护管理制度、停电停水等突发事件的应急预案以及消防制度。工作人员必须参加各项规章制度、岗位职责、流程规范的学习和培训，并有记录。

康复医疗中心管理规范（试行）

国卫医发〔2017〕51 号

2017 年 10 月 30 日

为规范康复医疗中心的管理，提高康复医疗服务水平，保障康复医疗服务质量与安全，根据《中华人民共和国执业医师法》《医疗机构管理条例》《护士条例》和《医院感染管理办法》等有关要求，制定本规范。本规范适用于独立设置的开展康复医疗服务的康复医疗中心。

一、机构管理

（一）康复医疗中心应当制定并落实管理规章制度，执行国家颁布或者认可的技术规范和操作规程，明确工作人员岗位职责，严格落实消防、安全保卫、应急疏散、防跌倒、防坠床、防自残（自杀）、防走失、防伤人和医院感染防控等措施，保障康复医疗服务安全、有效地开展。

（二）康复医疗中心应当设置独立部门或配备专职人员负责质量安全管理与控制工作，认真履行对规章制度、技术规范、操作规程的落实情况以及服务质量、安全管理进行指导检查、质量控制和内部监督的职责；对日常运行管理与业务开展过程中的风险因素进行监测、分析并实施有效干预管理的职责；落实医院感染防控、医疗废物规范处置的职责；对工作人员职业安全防护和健康管理提供指导的职责；对康复医疗专业文书、档案和数据信息等资料的书写、保存、使用等管理进行指导和检查的职责等。

（三）按照相关规定做好内部质量、安全、服务、技术、财务、治安和后勤保障等方面的管理。

（四）加强与社区康复、社区卫生服务中心（站）、乡镇卫生院等基层康复与医疗卫生机构的合作，并加强与上级康复医疗机构的协作，将康复医疗中心纳入医联体建设与管理。

二、质量管理

康复医疗中心应当按照以下要求开展质量管理工作：

（一）卫生专业技术人员配置符合《康复医疗中心基本标准》的规定。

（二）按照国家发布或认可的诊疗技术规范和操作规程等有关要求，以实现服务质量的可持续改进和提高为目标，健全并遵守各项技术规范、服务标准和流程。

（三）建立并实施服务质量管理体系，严格实施内部质量管理与控制，并接受卫生计生行政部门或者质控中心开展的质量管理与控制。与上级医疗、预防、保健机构建立有效协作机制，遇有需要救治的情形能够及时转至相关机构。

（四）建立患者信息登记、文书管理制度，相关信息能够记入居民电子健康档案。保证信息的真实性、完整性、及时性。

（五）建立良好沟通机制，保障患者的知情同意权，维护其合法权益，并积极开展康复科普、康复教育。

（六）严格按照有关规定与要求，规范使用和管理康复、治疗、护理等设备、耗材、消毒药械和用品。

三、安全管理

康复医疗中心应当按照以下要求加强安全与医院感染防控工作：

（一）认真执行医院感染管理有关的制度及要求，健全、完善符合本机构实际的安全与医院感染防控规章制度和工作规范并严格落实。

（二）建筑布局应当符合无障碍要求，满足环境卫生学和医院感染防控需要，布局流程、功能分区合理，标识清楚，消防、安全保卫、应急疏散、防跌倒、防坠床、防自残（自杀）、防走失、防伤人和医院感染防控等安全设施完善。

（三）具有完善且可执行的应急预案，定期进行应急处理能力培训和演练。应急机制在遇有紧急医疗救援或突发意外事件时能够及时启动、有效实施，最大限度地保障人员安全。

（四）严格按照《传染病防治法》《传染病信息报告管理规范》等要求，向疾病预防控制机构报告传染病确诊或疑似病例，并做好传染病控制工作。发生感染性疾病的疑似暴发、聚集和流行时，应当按照《医院感染管理办法》及有关规定进行报告。严格按照分类管理原则和相关规定妥善处理医疗废弃物。

四、监督与管理

（一）各级卫生计生行政部门应当加强对辖区内康复医疗中心的监督管理，卫生计生监督机构每年现场监督检查不少于1次，发现存在质量问题或者安全隐患时，应当责令其立即整改。

（二）各级卫生计生行政部门履行监督检查职责时，有权采取下列措施：

1. 对康复医疗中心进行现场检查，了解情况，调查取证；

2. 查阅或者复制质量和安全管理的有关资料，采集、封存样品；

3. 责令违反本规范及有关规定的康复医疗中心停止违法违规行为；

4. 对违反本规范及有关规定的行为进行处理。

（三）康复医疗中心出现以下情形的，卫生计生行政部门应当视情节依法依规处理，造成严重后果涉嫌犯罪的，应依法追究刑事责任：

1. 使用非专业技术人员从事须经执业注册方能开展的专业活动的；

2. 出现重大责任事故的；

3. 未参加卫生计生行政部门或质控中心实施的医疗质量、医疗安全管理与控制工作的，拒绝接受卫生计生行政部门和质控中心的业务指导与监管的；或者质量评价连续两次以上不合格，经整改后仍不合格的；

4. 其他违反《医疗机构管理条例》及其实施细则的情形。

护理中心基本标准（试行）

国卫医发〔2017〕51号

2017年10月30日

护理中心是独立设置的为失能、失智或长期卧床人员提供以日常护理照顾为主，辅以简单医疗措施，提高患者生存质量为基本功能的专业医疗机构。

护理中心不含医院内设的护理单元，也不包括按照护理院、护理站标准设置的护理机构。

一、床位设置

护理床位总数20张以上。

二、专业设置

（一）至少能够为年老体弱、失能失智和长期卧床人员提供普通内科诊疗、日常医疗照护、基础康复医疗等服务，具备条件的可提供安宁疗护服务。

（二）至少能够提供满足所开展医疗护理服务需要的医学影像、医学检验、药事、营养膳食和消毒供应等保障服务。其中，医学影像、医学检验和消毒供应服务项目等可由第三方专业机构提供。

三、人员配置

（一）至少应配备2名具有5年以上工作经验的执业医师，其中，至少有1名具有内科专业副高级及以上专业技术任职资格的医师。

护理中心应以保障患者安全为基本原则，根据接受护理人员健康状况和实际工作需要，配备相关专业医师或聘用多机构执业医师。应有神经内科、心血管内科、呼吸内科、肿瘤科、老年病和中医等相关专业的医师定期巡视查房，指导或协助处理相关医疗问题。

（二）每床至少配备0.6名专职护理人员，其中护士与护理员的比例为1∶3～4。

（三）至少配备1名具有主管护师及以上专业技术职务任职资格的护士。设置护理床位达到或超过30张的，至少应配备2名具有主管护师及以上专业技术职务任职资格的护士。

若同时提供康复医疗服务，应根据所提供康复医疗服务的需要配备相应的康复医师和康复治疗师。

（四）设置药剂、检验、辅助检查、营养膳食和消毒供应部门的，应当配备具有相应资质的卫生专业技术人员。

（五）护理员应接受过医疗机构

或专业机构的系统培训并取得培训合格证书。

（六）所有医护人员必须熟练掌握心肺复苏等急救操作。

（七）有条件的可配备心理治疗师、心理咨询师。

四、基本设施

（一）业务用房至少应设有接诊接待（包括入院准备）、医学诊疗、护理单元、公共活动和生活辅助等功能区域，提供康复医疗服务的应设康复训练区。

（二）根据患者的健康状况、自理能力和医疗服务需求等实际情况，合理划分护理单元。每个护理单元至少应设有患者居住室、护士站、治疗（配药）室和处置室，可选设康复治疗室。提供安宁疗护服务的护理单元应设家属陪伴室（床）。

（三）居住室每床净使用面积不少于5平方米，每床间距不少于1米。每室居住不超过4人为宜。

（四）居住室应当设置衣物储藏的空间，并宜内设无障碍卫生间，卫生间地面应当满足易清洗、不渗水和防滑的要求。

（五）设有独立洗澡间，安装有扶手、呼叫设施，配备符合防滑倒要求的洗澡设施、移动患者的设施等有效安全防护措施。

（六）设有康复和室内、室外活动等区域，且应当符合无障碍设计要求。活动区域和走廊两侧应当设扶手，房门应方便轮椅进出，各业务用房应当设无障碍通道。

（七）整体建筑设施执行国家无障碍设计相关标准，并符合消防、安全保卫、应急疏散和防跌倒、防坠床、防自残（自杀）、防走失、防伤人等功能要求。需设电梯的建筑应当至少设置1部无障碍电梯。

五、基本设备

（一）常规设备：至少配备呼叫装置、给氧装置、电动吸引器或吸痰装置、气垫床或具有防压疮功能的床垫、治疗车、晨晚间护理车、病历车、药品柜、常规消毒设备（如紫外线灯、空气消毒机等）、电冰箱、洗衣机、符合饮用标准的冷热水。

设置药剂、检验、辅助检查和消毒供应部门的，应当配备相应设备设施。

（二）急救设备：至少配备简易自动心脏除颤仪/器（AED）、简易呼吸器、心电图机、气管插管设备、供氧设备、抢救车。

（三）提供康复医疗服务的应配置康复治疗专业设备：至少配备与收治对象康复需求相适应的运动治疗、物理治疗和作业治疗设备。

（四）信息化设备：配置具备信息报送、传输和自动化办公功能的网络计算机等设备，配备与功能相适应的信息管理系统，保证医疗信息化建设符合国家和所在区域相关要求。

（五）护理床单元基本装备同一级综合医院。

（六）有能满足诊疗业务需要的其他设备。

六、管理

建立质量管理体系，制定各项规章制度、人员岗位职责，施行由国家发布或认可的诊疗技术规范和操作规程。规章制度至少包括患者登记制度、医疗文书管理制度、患者安全制度、患者隐私保护制度、住院护理管理制度、质量管理与控制制度、信息管理制度、设施与设备管理制度、药品耗材管理制度、医院感染防控管理制度、医疗废物规范处置制度、医务人员职业安全防护管理制度、食品安全管理制度、停电停水等突发事件的应急预案以及消防制度。工作人员必须参加各项规章制度、岗位职责、流程规范的学习和培训，并有记录。

护理中心管理规范（试行）

国卫医发〔2017〕51号

2017年10月30日

为规范护理中心的管理，提高医疗护理服务水平，保障医疗护理服务质量与安全，根据《执业医师法》《医疗机构管理条例》《护士条例》《医院感染管理办法》等有关要求，制定本规范。本规范适用于独立设置的开展护理服务的护理中心。

一、机构管理

（一）护理中心应当制定并落实管理规章制度，执行国家发布或者认可的技术规范和操作规程，明确工作人员岗位职责，严格落实消防、安全保卫、应急疏散、防跌倒、防坠床、防自残（自杀）、防走失、防伤人和医院感染防控等措施，保障康复医疗服务安全、有效地开展。

（二）护理中心应当设置独立部门或配备专职人员负责质量安全管理与控制工作，认真履行对规章制度、技术规范、操作规程的落实情况以及服务质量、安全管理进行指导检查、质量控制和内部监督的职责；对日常运行管理与业务开展过程中的风险因素进行监测、分析并实施有效干预管理的职责；落实医院感染防控、医疗废物规范处置的职责；对工作人员职业安全防护和健康管理提供指导的职责；对护理专业文书、档案和数据信息等资料的书写、保存、使用等管理进行指导和检查的职责等。

（三）按照相关规定做好内部质量、安全、服务、技术、财务、治安、营养配餐和后勤保障等方面的管理。

二、质量管理

护理中心应当按照以下要求开展质量管理工作：

（一）卫生专业技术人员配置符合《护理中心基本标准》的规定。

（二）按照国家发布或认可的诊疗技术规范和操作规程等有关要求，以实现服务质量的可持续改进和提高为目标，健全并遵守各项技术规范、服务标准和流程。

（三）建立并实施服务质量管理体系，严格实施内部质量管理与控制，并接受卫生计生行政部门或质控中心开展的质量管理与控制。与上级医疗、预防、保健机构建立有效协作机制，遇有需要救治的情形能够及时转至相关机构。

（四）建立患者信息登记、文书管理制度，相关信息能够记入居民电子健康档案。保证信息的真实性、完整性、及时性。

（五）建立良好沟通机制，保障患者的知情同意权，维护其合法权益。

（六）严格按照有关规定与要求，规范使用和管理医疗、护理、康复等设备、耗材、消毒药械和用品。

（七）按照相关规定，能提供符合患者病情的营养配餐和特殊饮食。

三、安全管理

护理中心应当按照以下要求加强安全与医院感染防控工作：

（一）认真执行医院感染管理有关的制度和要求，健全、完善符合本机构实际的安全与医院感染防控规章制度和工作规范并严格落实。

（二）建筑布局应当符合无障碍要求，满足环境卫生学和医院感染防控需要，布局流程、功能分区合理，标识清楚，消防、安全保卫、应急疏散、防跌倒、防坠床、防自残（自杀）、防走失、防伤人和医院感染防控等安全设施完善。

（三）具有完善且可执行的应急预案，定期开展应急处理能力培训和演练。应急机制在遇有紧急医疗救援或突发意外事件时能够及时启动、有效实施，最大限度地保障人员安全。

（四）严格按照《传染病防治法》《传染病信息报告管理规范》等要求，向疾病预防控制机构报告传染病确诊或疑似病例，并做好传染病控制工作。发生感染性疾病的疑似暴发、聚集和流行时，应当按照《医院感染管理办法》及有关规定进行报告。严格按照分类管理原则和相关规定妥善处理医疗废弃物。

四、监督与管理

（一）各级卫生计生行政部门应当加强对辖区内护理中心的监督管理。卫生计生监督机构每年现场监督检查不少于1次，发现存在质量问题或者安全隐患时，应当责令其立即整改。

（二）各级卫生计生行政部门履行监督检查职责时，有权采取下列措施：

1. 对护理中心进行现场检查，了解情况，调查取证；

2. 查阅或者复制质量和安全管理的有关资料，采集、封存样品；

3. 责令违反本规范及有关规定的护理中心停止违法违规行为；

4. 对违反本规范及有关规定的行为进行处理。

（三）护理中心出现以下情形的，卫生计生行政部门应当视情节依法依规处理，造成严重后果涉嫌犯罪的，应依法追究刑事责任：

1. 使用非专业技术人员从事须经执业注册方能开展的专业活动的；

2. 出现重大责任事故的；

3. 未参加卫生计生行政部门或质控中心实施的医疗质量、医疗安全管理与控制工作的，拒绝接受卫生计生行政部门和质控中心的业务指导与监管的；或者质量评价连续两次以上不合格，经整改后仍不合格的；

4. 其他违反《医疗机构管理条例》及其实施细则的情形。

中医诊所基本标准

国卫医发〔2017〕55号

2017年12月1日

中医诊所是指在中医药理论指导下，运用中药和针灸、拔罐、推拿等非药物疗法开展诊疗服务，以及中药调剂、汤剂煎煮等中药药事服务的诊所，中医药治疗率100%。

一、人员

（一）至少有1名执业医师，并符合下列条件之一：

1. 具有中医类别《医师资格证书》并经注册后在医疗、预防、保健机构中执业满3年，身体健康；

2. 具有《中医（专长）医师资格证书》，经注册依法执业，身体健康。

（二）开展中药饮片调剂活动的，至少有1名具备资质的中药技术人员。

二、房屋

（一）房屋相对独立；

（二）诊疗区域布局合理，符合卫生学布局与流程；

（三）至少设置候诊区、就诊区；

（四）面积满足功能需要，并应当根据开展的诊疗范围不同具备下列条件：

1. 开展中药饮片和中成药调剂服务的，服务区域应当相对独立；

2. 开展中医非药物疗法的，应当设置独立的治疗室。

三、设备

（一）基本设备：诊桌、诊椅、脉枕、紫外线消毒设备、污物桶等；

（二）有与开展诊疗范围相适应的其他设备（包括中医诊疗设备）。

四、有各项规章制度、人员岗位责任制，有国家制定或认可的医疗技术操作规程，并成册可用。制定感染控制制度和流程，中医药技术操作符合中医医疗技术相关性感染预防与控制等有关规定。

中医（综合）诊所基本标准

国卫医发〔2017〕55号
2017年12月1日

中医（综合）诊所是指以提供中医药门诊诊断和治疗为主的诊所，中医药治疗率不低于85%。

一、人员

（一）至少有1名执业医师，并符合下列条件之一：

1. 具有中医类别《医师资格证书》并经注册后在医疗、预防、保健机构中执业满5年，身体健康；

2. 具有《中医（专长）医师资格证书》，经注册依法执业，身体健康。

（二）开展中药饮片调剂活动的，至少有1名具备资质的中药技术人员。

（三）设置医技科室的，每室至少有1名相应专业的卫生技术人员。

二、房屋

（一）诊所建筑面积不少于40平方米，卫生技术人员人均面积不少于10平方米；

（二）至少设有诊室、治疗室。开展有创性治疗的，应当设置观察室和处置室；

（三）各功能区域相对独立，符合卫生学布局与流程，每室（含中药存放、调剂区）不少于10平方米。

三、设备

（一）基本设备：诊察床、诊桌、诊椅、脉枕、听诊器、血压计、体温计、压舌板、高压灭菌设备、污物桶、紫外线消毒设备；

（二）有与开展诊疗范围相适应的其他设备（包括中医诊疗设备）和必要的急救设备。

四、有各项规章制度、人员岗位责任制，有国家制定或认可的医疗技术操作规程，并成册可用。制定感染控制制度和流程，中医药技术操作符合中医医疗技术相关性感染预防与控制等有关规定。

二、中共中央、国务院文件与党和国家领导人讲话、批示

（一）中共中央、国务院文件

“十三五”推进基本公共服务均等化规划（中医药内容）

国发〔2017〕9号
2017年1月23日

第七章　基本医疗卫生

本领域服务项目共20项，具体包括：居民健康档案、健康教育、预防接种、传染病及突发公共卫生事件报告和处理、儿童健康管理、孕产妇健康管理、老年人健康管理、慢性病患者管理、严重精神障碍患者管理、卫生计生监督协管、结核病患者健康管理、中医药健康管理、艾滋病病毒感染者和病人随访管理、社区艾滋病高危行为人群干预、免费孕前优生健康检查、基本药物制度、计划生育技术指导咨询、农村部分计划生育家庭奖励扶助、计划生育家庭特别扶助、食品药品安全保障。

第一节　重点任务

医疗卫生服务。落实区域卫生规划和医疗机构设置规划，依据常住人口规模和服务半径等合理配置医疗卫生资源。深化基层医改，巩固完善基本药物制度，全面推进公立医院综合改革，推动形成基层首诊、双向转诊、急慢分治、上下联动的分级诊疗模式。完善中医医疗服务体系，发挥中医药特色优势，推动中医药传承与创新。

第二节　保障措施

基层医疗卫生服务能力提升。

在县级区域依据常住人口数，原则上办好1个县办综合医院和1个县办中医类医院（含中医、中西医结合、民族医等），每个乡镇（街道）办好1所标准化建设的乡镇卫生院（社区卫生服务中心），每个行政村办好1个村卫生室。优先支持832个国家扶贫开发工作重点县和集中连片特困地区县县级医院和基层医疗卫生机构建设，打造30分钟基层医疗服务圈，基层医疗卫生机构标准化达标率达到95%以上。

中医药传承创新。改善中医医院基础设施条件，支持中医重点学科和重点专科（专病）建设，加强中医临床研究基地和科研机构建设，鼓励基层医疗卫生机构开设中医综合服务区（中医馆），继续实施中医药传承与创新人才工程，实施中药民族药标准化行动。

“十三五”国家药品安全规划（中医药内容）

国发〔2017〕12号

2017年2月14日

三、主要任务

（三）健全法规标准体系

2. 完善技术标准。对照国际先进水平编制《中华人民共和国药典（2020年版）》，化学药品标准达到国际先进水平，生物制品标准接近国际先进水平，中药（材）标准处于国际主导地位。

专栏2　标准提高行动计划

（一）药品标准提高行动计划

制修订国家药品标准3050个，包括中药民族药标准1100个、化学药品标准1500个、生物制品标准150个、药用辅料标准200个、药包材标准100个。

制修订药品注册技术指导原则350项。制修订药典收载的检测方法、通则（总论）以及技术指导原则100项。根据需要及时制定发布一批药品补充检验方法。

研制中药民族药和天然药物标准物质，包括化学对照品200种、对照药材150种、对照提取物100种。研制药用辅料和药包材标准物质，包括药用辅料对照品150种、药包材对照物质10种。

（四）加强全过程监管

1. 严格规范研制生产经营使用行为。

加强研制环节监管。全面实施药物非临床研究质量管理规范、药物临床试验质量管理规范、医疗器械临床试验质量管理规范。依托现有资源，建立临床试验数据管理平台，加强临床试验监督检查，严厉打击临床数据造假行为，确保临床试验数据真实可靠。

加强生产环节监管。全面实施药品生产质量管理规范、中药材生产质量管理规范和中药饮片炮制规范、医疗器械生产质量管理规范。

（五）全面加强能力建设

专栏8　药品医疗器械安全科技支撑任务

（二）药品安全性、有效性评价技术研究

开展化学药品、新型生物制品、毒性中药材、疫苗、新型药物和特殊药物剂型等的安全性、有效性评价技术研究，加强药包材和药用辅料安全性评价研究。

（三）检验检测研究平台、数据库等建设

建立中药注射剂、中药材检验检测数据库以及多糖类药物和多组分生化药质量控制技术平台，开展药品安全大数据分析研究。

“十三五”国家老龄事业发展和养老体系建设规划（中医药内容）

国发〔2017〕13号

2017年2月28日

第五章　健全健康支持体系

第一节　推进医养结合

完善医养结合机制。统筹落实好医养结合优惠扶持政策，深入开展医养结合试点，建立健全医疗卫生机构与养老机构合作机制，建立养老机构内设医疗机构与合作医院间双向转诊绿色通道，为老年人提供治疗期住院、康复期护理、稳定期生活照料以及临终关怀一体化服务。大力开发中医药与养老服务相结合的系列服务产品，鼓励社会力量举办以中医药健康养老为主的护理院、疗养院，建设一批中医药特色医养结合示范基地。

支持养老机构开展医疗服务。支持养老机构按规定开办康复医院、护理院、临终关怀机构和医务室、护理站等。鼓励执业医师到养老机构设置的医疗机构多点执业，支持有相关专业特长的医师及专业人员在养老机构开展疾病预防、营养、中医养生等非诊疗性健康服务。对养老机构设置的医疗机构，符合条件的按规定纳入基本医疗保险定点范围。

第二节　加强老年人健康促进和疾病预防

开展老年人健康教育，促进健康老龄化理念和医疗保健知识宣传普及进社区、进家庭，增强老年人的自我保健意识和能力。加强对老年人健康生活方式和健身活动指导，提升老年人健康素养水平至10%。基层医疗卫生机构为辖区内65周岁以上老年人普遍建立健康档案，开展健康管理服务。加强对老年人心脑血管疾病、糖尿病、恶性肿瘤、呼吸系统疾病、口腔疾病等常见病、慢性病的健康指导、综合干预。指导老年人合理用药，减少不合理用药危害。研究推广老年病防治适宜技术，及时发现健康风险因素，促进老年病早发现、早诊断、早治疗。面向老年人开展中医药健康管理服务项目。加强老年严重精神障碍患者的社区管理和康复服务。

国务院关于印发中国（河南）自由贸易试验区总体方案的通知（中医药内容）

国发〔2017〕17号

2017年3月15日

三、主要任务和措施

（五）增强服务“一带一路”建设的交通物流枢纽功能

18. 促进国际医疗旅游产业融合发展。发挥国际航空网络和文化旅游优势，积极吸引国际高端医疗企业和研发机构集聚，以健康检查、慢病治疗康复、中医养生保健、整形美容、先进医疗技术研发和孵化为重点，培育康复、健身、养生与休闲旅游融合发展新业态。鼓励自贸试验区在医疗机构治未病服务项目纳入收费项目和确定收费标准等方面先行试点。鼓励社会资本在自贸试验区举办规范的中医养生保健机构。

国务院关于印发中国（四川）自由贸易试验区总体方案的通知（中医药内容）

国发〔2017〕20号

2017年3月15日

三、主要任务和措施

（三）推动贸易便利化

10. 加快服务贸易创新发展。大力发展中医药服务贸易，建立四川省中医药服务及贸易大平台，积极与境外开展中药材种植、研发等合作，鼓励开展中医药国际健康旅游线路建设，扩大国际市场。

国务院关于印发中国（陕西）自由贸易试验区总体方案的通知（中医药内容）

国发〔2017〕21号
2017年3月15日

三、主要任务和措施

（三）推动贸易转型升级

5. 拓展新型贸易方式。巩固提高旅游、航空运输等传统服务业竞争力，大力促进文化艺术、数字出版、动漫游戏开发、软件开发测试、中医药、技术等服务贸易发展。

（六）创建与“一带一路”沿线国家人文交流新模式

15. 创新文化交流合作机制。加强与“一带一路”沿线国家合作，构建全方位、多层次、宽领域的对外文化交流新格局。保护和传承中华老字号，大力推动中医药、中华传统餐饮、工艺美术等企业“走出去”。

16. 创新旅游合作机制。推动中医药健康旅游发展。

17. 创新医疗卫生合作机制。发挥陕西医疗资源、医学教育、医学科研及区位优势，在卫生合作机制、重点传染病防控、重大慢性非传染性疾病防治、突发急性传染病防控与紧急医学救援、能力建设与人才培养、传统医药、卫生体制和政策、卫生发展援助、健康产业发展等重点领域，与“一带一路”沿线国家进行广泛合作。允许“一带一路”沿线国家与国内中医药服务机构在自贸试验区内投资中医理疗、康复、培训、宣传、国际推广等机构，搭建中医药健康养生国际综合服务平台。

国务院关于印发全面深化中国（上海）自由贸易试验区改革开放方案的通知（中医药内容）

国发〔2017〕23号
2017年3月30日

三、加强同国际通行规则相衔接，建立开放型经济体系的风险压力测试区

（十四）创新跨境服务贸易管理模式

大力发展中医药服务贸易，扩大中医药服务贸易国际市场准入，推动中医药海外创新发展。

国务院办公厅关于推进医疗联合体建设和发展的指导意见

国办发〔2017〕32号

各省、自治区、直辖市人民政府，国务院各部委、各直属机构：

新一轮医药卫生体制改革实施以来，我国全民医保体系加快建立健全，基层医疗卫生机构服务条件显著改善，以全科医生为重点的基层人才队伍建设不断加强，基层服务长期薄弱的状况逐步改变，基本医疗卫生服务公平性和可及性明显提升。但要看到，强基层是一项长期艰巨的任务，我国优质医疗资源总量不足、结构不合理、分布不均衡，特别是仍面临基层人才缺乏的短板，已成为保障人民健康和深化医改的重要制约。开展医疗联合体（以下简称医联体）建设，是深化医改的重要步骤和制度创新，有利于调整优化医疗资源结构布局，促进医疗卫生工作重心下移和资源下沉，提升基层服务能力，有利于医疗资源上下贯通，提升医疗服务体系整体效能，更好实施分级诊疗和满足群众健康需求。为指导各地推进医联体建设和发展，经国务院同意，现提出以下意见。

一、总体要求

（一）指导思想。全面贯彻党的

十八大和十八届三中、四中、五中、六中全会以及全国卫生与健康大会精神，认真落实党中央、国务院决策部署，统筹推进“五位一体”总体布局和协调推进“四个全面”战略布局，牢固树立和贯彻落实创新、协调、绿色、开放、共享的发展理念，坚持以人民为中心的发展思想，立足我国经济社会和医药卫生事业发展实际，以落实医疗机构功能定位、提升基层服务能力、理顺双向转诊流程为重点，不断完善医联体组织管理模式、运行机制和激励机制，逐步建立完善不同级别、不同类别医疗机构间目标明确、权责清晰、公平有效的分工协作机制，推动构建分级诊疗制度，实现发展方式由以治病为中心向以健康为中心转变。

（二）基本原则。

政府主导，统筹规划。落实政府规划、指导、协调、监管、宣传等职能，以城市和县域为重点，根据区域医疗资源结构布局和群众健康需求，按照业务相关、优势互补、双向选择、持续发展等要求，兼顾既往形成的合作关系，统筹安排医疗机构组建医联体。

坚持公益，创新机制。坚持政府办医主体责任不变，切实维护和保障基本医疗卫生事业的公益性。坚持医疗、医保、医药联动改革，创新机制，逐步破除行政区划、财政投入、医保支付、人事管理等方面的壁垒和障碍，优化资源结构布局，结合医保支付方式等改革的推进，逐步建立完善医疗机构间分工协作机制。

资源下沉，提升能力。利用三级公立医院优质资源集中的优势，通过技术帮扶、人才培养等手段，发挥对基层的技术辐射和带动作用。鼓励医联体内统一管理模式，发挥集约优势，推进区域医疗资源共享，发挥科技引领与支撑作用，提高医疗服务体系整体能力与绩效。

便民惠民，群众受益。坚持以人民健康为中心，逐步实现医疗质量同质化管理，强化基层医疗卫生机构的居民健康“守门人”能力，推进慢性病预防、治疗、管理相结合，促进医联体建设与预防、保健相衔接，方便群众就近就医，减轻疾病负担，防止因病致贫返贫，促进健康产业发展和经济转型升级，增强群众获得感。

（三）工作目标。2017年，基本搭建医联体制度框架，全面启动多种形式的医联体建设试点，三级公立医院要全部参与并发挥引领作用，综合医改试点省份每个地市以及分级诊疗试点城市至少建成一个有明显成效的医联体。探索对纵向合作的医联体等分工协作模式实行医保总额付费等多种方式，引导医联体内部初步形成较为科学的分工协作机制和较为顺畅的转诊机制。

到2020年，在总结试点经验的基础上，全面推进医联体建设，形成较为完善的医联体政策体系。所有二级公立医院和政府办基层医疗卫生机构全部参与医联体。不同级别、不同类别医疗机构间建立目标明确、权责清晰、公平有效的分工协作机制，建立责权一致的引导机制，使医联体成为服务、责任、利益、管理共同体，区域内医疗资源有效共享，基层服务能力进一步提升，有力推动形成基层首诊、双向转诊、急慢分治、上下联动的分级诊疗模式。

二、逐步形成多种形式的医联体组织模式

各地要根据本地区分级诊疗制度建设实际情况，因地制宜、分类指导，充分考虑医疗机构地域分布、功能定位、服务能力、业务关系、合作意愿等因素，充分发挥中央、地方、军队、社会各类医疗资源作用，尊重基层首创精神，探索分区域、分层次组建多种形式的医联体，推动优质医疗资源向基层和边远贫困地区流动。根据社会办医疗机构意愿，可将其纳入医联体。

（一）在城市主要组建医疗集团。在设区的市级以上城市，由三级公立医院或者业务能力较强的医院牵头，联合社区卫生服务机构、护理院、专业康复机构等，形成资源共享、分工协作的管理模式。在医联体内以人才共享、技术支持、检查互认、处方流动、服务衔接等为纽带进行合作。

（二）在县域主要组建医疗共同体。重点探索以县级医院为龙头、乡镇卫生院为枢纽、村卫生室为基础的县乡一体化管理，与乡村一体化管理有效衔接。充分发挥县级医院的城乡纽带作用和县域龙头作用，形成县乡村三级医疗卫生机构分工协作机制，构建三级联动的县域医疗服务体系。

（三）跨区域组建专科联盟。根据不同区域医疗机构优势专科资源，以若干所医疗机构特色专科技术力量为支撑，充分发挥国家医学中心、国家临床医学研究中心及其协同网络的作用，以专科协作为纽带，组建区域间若干特色专科联盟，形成补位发展模式，重点提升重大疾病救治能力。

（四）在边远贫困地区发展远程医疗协作网。大力发展面向基层、边远和欠发达地区的远程医疗协作网，鼓励公立医院向基层医疗卫生机构提供远程医疗、远程教学、远程培训等服务，利用信息化手段促进资源纵向流动，提高优质医疗资源可及性和医疗服务整体效率。

城市与农村之间可以城市三级公立医院为主体单位，在已建立的长期稳定对口支援关系基础上，通过托管区域内县级医院等多种形式组建医联体，三级公立医院可向县级医院派驻管理团队和专家团队，重点帮扶提升县级医院医疗服务能力与水平。国家级和省级公立医院除参加属地医联体外，可跨区域与若干医联体建立合作关系，组建高层次、优势互补的医联体，开展创新型协同研究、技术普及推广和人才培养，辐射带动区域医疗服务能力提升。

三、完善医联体内部分工协作机制

（一）完善组织管理和协作制度。制定医联体章程，规定主体单位与其他成员单位的责任、权利和义务，完善医疗质量管理等制度，提高管理效率。医联体可探索在医院层面成立理事会。

（二）落实医疗机构功能定位。医联体建立责任共担和利益分配机制，调动医联体内各医疗机构积极性，落实功能定位。三级医院逐步减少常见病、多发病、病情稳定的慢性病患者比例。基层医疗卫生机构和专业康复机构、护理院等为诊断明确、病情稳定的慢性病患者、康复期患者、老年病患者、晚期肿瘤患者等提供治疗、康复、护理服务。鼓励村卫生室根据当地群众就医需求，加强公共卫生和健康管理服务，做好疾病预防控制工作。

（三）扎实推进家庭医生签约服务。加强全科医生培养。以高血压、糖尿病等慢性病为重点，在医联体内加快推进家庭医生签约服务，优先覆盖老年人、孕产妇、儿童、残疾人等重点人群，以需求为导向做实家庭医生签约服务，2017 年要把所有贫困人口纳入签约服务范围。通过签约服务，鼓励和引导居民在医联体内到基层首诊，上级医院对签约患者提供优先接诊、优先检查、优先住院等服务。探索对部分慢性病签约患者提供不超过 2 个月用药量的长处方服务，有条件的地方可以根据双向转诊患者就医需求，通过延伸处方、集中配送等形式加强基层和上级医院用药衔接，方便患者就近就医取药。

（四）为患者提供连续性诊疗服务。鼓励护理院、专业康复机构等加入医联体。建立医联体内转诊机制，重点畅通向下转诊通道，将急性病恢复期患者、术后恢复期患者及危重症稳定期患者及时转诊至下级医疗机构继续治疗和康复，加强医疗卫生与养老服务相结合，为患者提供一体化、便利化的疾病诊疗－康复－长期护理连续性服务。

四、促进医联体内部优质医疗资源上下贯通

鼓励医联体内医疗机构在保持行政隶属关系和财政投入渠道不变的前提下，统筹人员调配、薪酬分配、资源共享等，形成优质医疗资源上下贯通的渠道和机制。

（一）促进人力资源有序流动。统一调配医技等资源，发挥现有资源的最大使用效率。医联体内统筹薪酬分配，充分调动医务人员积极性。鼓励医联体内二级以上医疗机构向基层医疗卫生机构派出专业技术和管理人才。在医联体（包括跨区域医联体）内，医务人员在签订帮扶或者托管协议的医疗机构内执业，不需办理执业地点变更和执业机构备案手续。

（二）提升基层医疗服务能力。充分发挥三级公立医院牵头引领作用，针对区域内疾病谱和重点疾病诊疗需求，派出医务人员通过专科共建、临床带教、业务指导、教学查房、科研和项目协作等多种方式，促进优质医疗资源共享和下沉基层。

（三）统一信息平台。加强规划设计，充分发挥信息系统对医联体的支撑作用，结合建立省、市、县三级人口健康信息平台，统筹推进医联体相关医院管理、医疗服务等信息平台建设，实现电子健康档案和电子病历的连续记录和信息共享，实现医联体内诊疗信息互联互通。医联体可以共享区域内居民健康信息数据，便捷开展预约诊疗、双向转诊、健康管理、远程医疗等服务，方便患者看病就医，提高医学科研技术水平。发挥远程医疗作用，促进医疗资源贴近城乡基层，探索实行远程医疗收费和支付政策，促进远程医疗服务可持续发展。

（四）实现区域资源共享。医联体内可建立医学影像中心、检查检验中心、消毒供应中心、后勤服务中心等，为医联体内各医疗机构提供一体化服务。在加强医疗质量控制的基础上，医联体内医疗机构间互认检查检验结果。探索建立医联体内统一的药品招标采购、管理平台，形成医联体内处方流动、药品共享与配送机制。

五、保障政策

（一）进一步落实政府办医主体责任。加大中央基建投资支持力度，加快补齐医联体发展短板，提高区域内疑难重病诊疗能力、县级医院综合能力以及远程医疗协作水平，推动医联体更好在基层发挥作用。地方各级人民政府要落实办医主体责任，落实公立医院投入政策，建立财政补助资金与绩效评价结果挂钩机制。医联体内各医疗机构的产权归属保持不变，继续按照原渠道拨付财政补助经费。鼓励医联体通过技术支援、人才培养等方式，吸引社会办医疗机构加入并发挥作用。

（二）进一步发挥医保经济杠杆作用。发挥医保对医疗服务供需双方的引导作用。合理拉开基层医疗卫生机构、县级医院和城市大医院间报销水平差距，增强在基层看病就医的吸引力，引导参保患者有序就诊。探索对纵向合作的医联体等分工协作模式实行医保总额付费等多种付费方式，并制定相应的考核办法，引导医联体内部形成顺畅的转诊机制，促使优质医疗资源下沉。

（三）完善人员保障和激励机制。按照“允许医疗卫生机构突破现行事业单位工资调控水平，允许医疗服务收入扣除成本并按规定提取各项基金后主要用于人员奖励”的要求，完善与医联体相适应的绩效工资政策，健全与岗位职责、工作业绩、实际贡献紧密联系的分配激励机制。落实医院用人自主权，实行按需设岗、按岗聘用，建立能上能下、能进能出的灵活用人机制。创新人事管理制度，完善与医联体相适应的职称晋升办法，实行科学评价，拓展医务人员职业发展空间。

（四）建立与医联体相适应的绩效考核机制。强化考核和制度约束，建立医联体考核指标体系，重点考核医联体技术辐射带动情况、医疗资源下沉情况等，不单纯考核业务量，要将三级医院医疗资源下沉情况、与基层医疗卫生机构协作情况以及基层诊疗量占比、双向转诊比例、居民健康改善等指标纳入考核体系，引导三级医院履行责任、完善措施，主动帮扶基层，切实发挥引领作用，引导各级各类医疗机构积极参与。将考核评价结果作为人事任免、评优评先等的重要依据，并与医务人员绩效工资、进修、晋升等挂钩。

六、组织实施

（一）加强组织领导。各地各有关部门要进一步提高思想认识，把医联体建设作为深化医改的重要内容和增进人民健康福祉的有力举措，切实加强组织领导，建立部门协调推进机制，完善配套措施，确保工作顺利开展。地方各级人民政府要抓紧制定适合本地区医联体建设的实施意见或方案，明确医联体建设目标及时间进度，按时、保质完成工作任务，2017年6月底前各省（区、市）都要明确推进医联体建设的工作方案，10月底前所有三级公立医院都要启动医联体建设工作。

（二）明确部门职责。各有关部门要加强统筹协调和联动互动，及时出台配套文件，发挥政策的叠加效应，保证改革措施有效落实，以医联体建设为抓手促进公立医院改革、医保支付方式改革、分级诊疗制度建设等体制机制创新。卫生计生行政部门和中医药管理部门要加强对医联体建设的监管，明确医联体组织管理和分工协作制度，牵头制定相关技术文件。发展改革（价格）部门要完善医药价格政策。科技部门要会同卫生计生行政部门支持国家临床医学研究中心建设，促进医联体发展。财政部门要按规定落实财政补助政策。人力资源社会保障部门要加强医保医疗服务监管，推进医保支付方式改革，完善绩效工资分配机制。国家开发银行要发挥开发性金融“投贷债租证”综合金融服务优势，支持医联体及相关基础性建设。

（三）加强督查评估。国家卫生计生委要会同各有关部门通过调研、专项督查、定期评估等方式，及时掌握工作进展，指导各地有序推进医联体建设，保障医疗质量安全。要给各地改革探索留出空间，及时总结推广有益经验，发挥典型带动作用，调动地方积极性。各省级卫生计生行政部门要会同有关部门建立医联体效果评估机制和绩效考核方法，综合评估质量、安全、效率、经济与社会效益等因素，以强基层为重点，严格落实责任制和问责制，增强大医院帮扶基层和控制不合理医疗费用的动力。要坚持问题导向，防止和破解大医院垄断资源、“跑马圈地”“虹吸”基层资源、挤压社会办医空间等问题。

（四）强化宣传培训。地方各级人民政府要开展医疗机构管理人员和医务人员的政策培训，进一步统一思想、形成共识。要充分发挥公共媒体作用，加强对分级诊疗和医联体建设的宣传，提高社会认可度和支持度，引导群众改变就医观念和习惯，逐步形成有序就医格局。

国务院办公厅

2017年4月23日

国务院办公厅关于支持社会力量提供多层次多样化医疗服务的意见

国办发〔2017〕44号

各省、自治区、直辖市人民政府，国务院各部委、各直属机构：

鼓励社会力量提供医疗服务，是深化医改、改善民生、提升全民健康素质的必然要求，是繁荣壮大健康产业、释放内需潜力、推动经济转型升级的重要举措，对推进健康中国建设、全面建成小康社会具有重要意义。新一轮医改以来特别是党的十八大以来，深化医改取得重大进展和明显成效，基本医疗卫生服务公平性、可及性显著提升，健康服务业政策环境明显改善，社会办医加快发展。随着我国经济社会发展和人民生活水平提高，多样化、差异化、个性化健康需求持续增长，社会办医服务内容和模式有待拓展升级，同时仍存在放宽准入不彻底、扶持政策不完善、监管机制不健全等问题。在切实落实政府责任、保障人民群众基本医疗卫生需求的基础上，为进一步激发医疗领域社会投资活力，调动社会办医积极性，支持社会力量提供多层次多样化医疗服务，经国务院同意，现提出以下意见。

一、总体要求

（一）指导思想。全面贯彻党的十八大和十八届三中、四中、五中、六中全会精神，深入贯彻习近平总书记系列重要讲话精神和治国理政新理念新思想新战略，认真落实党中央、国务院决策部署，统筹推进“五位一体”总体布局和协调推进“四个全面”战略布局，牢固树立和贯彻落实创新、协调、绿色、开放、共享的发展理念，坚持以人民为中心的发展思想，紧紧围绕推进健康中国建设，坚定不移深化医改，以提高人民健康水平为核心，坚持基本医疗卫生事业的公益性，把基本医疗卫生制度作为公共产品向全民提供，确保实现人人享有基本医疗卫生服务，正确处理政府和市场关系，在基本医疗卫生服务领域坚持政府主导并适当引入竞争机制，在非基本医疗卫生服务领域市场要有活力，持续深化简政放权、放管结合、优化服务改革，落实政府责任，加强规范管理和服务监管，加快推进医疗服务领域供给侧结构性改革，培育经济发展新动能，满足群众多样化、差异化、个性化健康需求。

（二）基本原则。

以人为本、统筹推进。把提升全民健康素质作为根本出发点和落脚点，利用全社会资源加快补齐医疗事业发展短板，坚持把社会效益放在首位，努力实现社会效益与经济效益相统一，切实维护人民群众健康权益。

需求引领、供给升级。瞄准供需矛盾突出领域，以先进技术、特色服务、品牌质量为重点，充分释放社会办医潜力和活力，促进人才、资金、技术等要素合理流动、充分发展，推动社会办医服务创新、业态升级，与政府办医共同发展、有序竞争。

放宽准入、优化服务。加大力度消除社会办医的体制机制障碍，降低准入门槛，简化审批流程，提高审批效率。对社会办医疗机构在准入、执业、监管等方面与公立医疗机构一视同仁，营造公平竞争环境，促进社会力量踊跃提供多层次多样化医疗服务。

严格监管、有序发展。加快转变政府职能，把工作重心从事前审批转到加强事中事后监管，强化政府在制度建设、标准制定、市场监管等方面职责，加强指导监督，严厉打击扰乱市场秩序的行为，促进社会办医守法诚信经营、规范健康发展。

（三）目标任务。到2020年，社会力量办医能力明显增强，医疗技术、服务品质、品牌美誉度显著提高，专业人才、健康保险、医药技术等支撑进一步夯实，行业发展环境全面优化。打造一大批有较强服务竞争力的社会办医疗机构，形成若干具有影响力的特色健康服务产业集聚区，服务供给基本满足国内需求，逐步形成多层次多样化医疗服务新格局。

二、拓展多层次多样化服务

（四）鼓励发展全科医疗服务。发展社会力量举办、运营的高水平全科诊所，建立包括全科医生、护士等护理人员以及诊所管理人员在内的专业协作团队，为居民提供医疗、公共卫生、健康管理等签约服务。符合条件的社会办医疗机构提供的签约服务，在转诊、收付费、考核激励等方面与政府办医疗机构提供的签约服务享有同等待遇。鼓励社会办全科诊所提供个性化签约服务，构建诊所、医院、商业保险机构深度合作关系，打造医疗联合体。

（五）加快发展专业化服务。积极支持社会力量深入专科医疗等细分服务领域，扩大服务有效供给，培育专业化优势。在眼科、骨科、口腔、妇产、儿科、肿瘤、精神、医疗美容等专科以及康复、护理、体检等领域，加快打造一批具有竞争力的品牌服务机构。鼓励投资者建立品牌化专科医疗集团、举办有专科优势的大型综合医院。支持社会力量举办独立设置的医学检验、病理诊断、医学影像、消毒供应、血液净化、安宁疗护等专业机构，面向区域提供相关服务。

（六）全面发展中医药服务。充分发挥中医药独特优势，鼓励社会力量以名医、名药、名科、名术为服务核心，提供流程优化、质量上乘的中医医疗、养生保健、康复、养老、健康旅游等服务。促进有实力的社会办中医诊所和门诊部（中医馆、国医堂）等机构做大做强，实现跨省市连锁经营、规模发展。有条件的地方可相对集中设置只提供传统中医药服务的中医门诊部和中医诊所，打造中医药文化氛围浓郁的中医药服务区域，并推动从注重疾病治疗转向同时注重健康维护，发展治未病、康复等多元化服务。推进国家中医药健康旅游示范区、示范基地和示范项目建设。

（七）有序发展前沿医疗服务。鼓励有实力的社会办医疗机构瞄准医学前沿，组建优势学科团队，提供以先进医疗技术为特色的医疗服务。适应生命科学纵深发展、生物新技术广泛应用和融合创新的新趋势，稳妥有序推动精准医疗、个性化医疗等服务发展。推动经依法依规批准的新型个体化生物治疗产品标准化规范化应用。推广应用高性能医疗器械。持续推动成熟可靠的前沿医疗技术进入临床应用的转化机制建设。

（八）积极发展个性化就医服务。鼓励社会办医疗机构建立方便快捷的就医流程，营造舒适温馨的就医环境，为有需要的患者提供远程会诊、专人导医陪护、家庭病房等多种个性化的增值、辅助服务，全面提高服务品质。积极探索诊疗、护理、康复、心理关怀等连续整合的服务，进一步提升就医体验，多方位满足患者身心健康需要。

（九）推动发展多业态融合服务。促进医疗与养老融合，支持社会办医疗机构为老年人家庭提供签约医疗服务，建立健全与养老机构合作机制，兴办医养结合机构。促进医疗与旅游融合，发展健康旅游产业，以高端医疗、中医药服务、康复疗养、休闲养生为核心，丰富健康旅游产品，培育健康旅游消费市场。促进互联网与健康融合，发展智慧健康产业，促进云计算、大数据、移动互联网、物联网等信息技术与健康服务深度融合，大力发展远程医疗服务体系。促进体育与医疗融合，支持社会力量兴办以科学健身为核心的体医结合健康管理机构。

（十）探索发展特色健康服务产业集聚区。医疗资源和区位等基础条件较好的地方，可以探索以社会力量为主，打造特色鲜明、具有竞争力和影响力的健康服务产业集聚区，更好满足国内外较高层次健康消费需求。坚持合理定位、科学规划，在土地规划、市政配套、机构准入、人才引进、执业环境等方面给予政策扶持和倾斜，积极探索体制机制创新，着力打造健康服务产业集群。有条件的地方可探索医疗与养老、旅游、健身休闲等业态融合发展，健康服务与医药研发制造、医学教育相协同的集聚模式。坚持以市场需求为导向，发挥企业在产业集聚中的主体作用，地方各级政府要统筹好本行政区域内的集聚区差异化发展，并提供必要的公共服务和配套支持。坚决避免脱离实际、一哄而上、盲目重复建设，杜绝简单园区建设或变相搞房地产开发。有关部门要加强跟踪指导，及时总结经验，发挥示范作用。

三、进一步扩大市场开放

（十一）放宽市场准入。各地要统筹考虑多层次医疗需求，制定完善医疗卫生服务体系规划、医疗机构设置规划、大型医用设备配置规划，完善规划调控方式，优化配置医疗资源，促进社会办医加快发展，凡符合规划条件和准入资质的，不得以任何理由限制。对社会办医疗机构配置大型医用设备可合理放宽规划预留空间。个体诊所设置不受规划布局限制。在审批专科医院等医疗机构设置时，将审核重点放在人员资质与技术服务能力上，在保障医疗质量安全的前提下，动态调整相关标准规范。根据群众健康需求和社会办医发展需要，完善眼科医院等部分医疗机构基本标准。及时制定新型机构标准，引导和支持医疗服务新业态新模式健康发展。

（十二）简化优化审批服务。国家制定社会办医疗机构执业登记前跨部门全流程综合审批指引，各地要出台实施细则，优化规范各项审批的条件、程序和时限，精简整合审批环节，向社会公布后实施。积极推进一站受理、窗口服务、并联审批，推广网上审批，进一步优化政府服务。取消无法定依据的前置条件或证明材料，严禁违反法定程序增减审批条件，相关规划和政策要向社会及时公开。落实连锁经营的服务企业可由企业总部统一办理工商注册登记手续的政策，鼓励健康服务企业品牌化连锁化经营。加快规范统一营利性医疗机构名称。

（十三）促进投资与合作。支持社会办医疗机构引入战略投资者与合作方，加强资本与品牌、管理的协同，探索委托知名品牌医疗实体、医院管理公司、医生集团开展经营管理等模式。发展医疗服务领域专业投资机构、并购基金等，加强各类资源整合，支持社会办医疗机构强强联合、优势互补，培育上水平、规模化的医疗集团。允许公立医院根据规划和需求，与社会力量合作举办新的非营利性医疗机构。鼓励公立医院与社会办医疗机构在人才、管理、服务、技术、品牌等方面建立协议合作关系，支持社会力量办好多层次多样化医疗服务。严格落实公立医院举办特需医疗有关规定，除保留合理部分外，逐步交由市场提供。

（十四）提升对外开放水平。吸引境外投资者通过合资合作方式来华举办高水平医疗机构，积极引进专业医学人才、先进医疗技术、成熟管理经验和优秀经营模式。外资投资办医实行准入前国民待遇加负面清单管理，进一步简化优化审批核准事项。大力发展医疗和健康服务贸易，贯彻落实“一带一路”战略，加强健康产业国际合作与宣传推介，支持包括社会办医疗机构在内的各类经营主体开展面向国际市场和高收入人群的医疗和健康服务贸易，打造具有国际竞争力的医疗和健康服务贸易机构及健康旅游目的地。鼓励举办面向境外消费者的社会办中医医疗机构，提升中医药服务贸易规模和质量，培育国际知名的中医药品牌、服务机构和企业。积极发挥龙头中医医疗机构和行业组织作用，主动开展中医药服务贸易规则和标准制定，构筑面向全球的中医药服务贸易促进体系。

四、强化政策支持

（十五）加强人力资源保障。适应健康服务产业发展，调整优化医学教育专业结构，加强急需紧缺医学专业人才培养，加大健康服务人才培养培训力度，强化高层次人才队伍建设。支持医药专业技术人员出国（境）培训，提升国内医学人才培养水平。改革医师执业注册办法，全面实行医师执业区域注册，医师个人以合同（协议）为依据，可在多个机构执业，促进医师有序流动和多点执业。建立医师电子注册制度，简化审批流程，缩短办理时限，方便医师注册。推动建立适应医师多点执业的人员聘用退出、教育培训、评价激励、职务晋升、选拔任用机制。鼓励公立医院建立完善医务人员全职、兼职制度，加强岗位管理，探索更加灵活的用人机制。医师可以按规定申请设置医疗机构，鼓励医师到基层开办诊所。鼓励医师利用业余时间、退休医师到基层医疗卫生机构执业或开设工作室。在社会办医疗机构稳定执业的兼职医务人员，合同（协议）期内可代表该机构参加各类学术活动，本人可按规定参加职称评审。各地要制定具体办法，切实落实社会办医疗机构在科研、技术职称考评、人才培养等方面与公立医疗机构享受同等待遇相关政策。

（十六）落实完善保险支持政策。落实将符合条件的社会办医疗机构纳入基本医疗保险定点范围的有关规定，医保管理机构与社会办医疗机构签订服务协议，在程序、时限、标准等方面与公立医疗机构同等对待。协议管理的医疗机构条件及签约流程、规则、结果等要及时向社会公开。丰富健康保险产品，大力发展与基本医疗保险有序衔接的商业健康保险。加强多方位鼓励引导，积极发展消费型健康保险。建立经营商业健康保险的保险公司与社会办医疗机构信息对接机制，方便患者通过参加商业健康保险解决基本医疗保险覆盖范围之外的需求。鼓励商业保险机构和健康管理机构联合开发健康管理保险产品，加强健康风险评估和干预。支持商业保险机构和医疗机构共同开发针对特需医疗、创新疗法、先进检查检验服务、利用高值医疗器械等的保险产品。加快发展医疗责任保险、医疗意外保险等多种形式的医疗执业保险。推动商业保险机构遵循依法、稳健、安全原则，以战略合作、收购、新建医疗机构等方式整合医疗服务产业链，探索健康管理组织等新型健康服务提供形式。落实推广商业健康保险个人所得税税前扣除政策。

（十七）推进医药新技术新产品应用。推动企业提高创新、研发能力，实现药品医疗器械质量达到或接近国际先进水平，更好支持多层次多样化医疗服务发展。支持自主知识产权药品、医疗器械和其他相关健康产品的研制应用。推进药品医疗器械审评审批制度改革，加快临床急需的创新药物、医疗器械产品审评。对经确定为创新医疗器械的，按照创新医疗器械审批程序优先审查。将社会办医疗机构纳入创新医疗器械产品应用示范工程和大型医疗设备配置试点范围，鼓励社会办医疗机构与医药企业合作建设创新药品、医疗器械示范应用基地和培训中心，形成示范应用 - 临床评价 - 技术创新 - 辐射推广的良性循环。促进医研企结合，支持社会办医疗机构与国内外科研机构、医学院校、医药企业开展医学科技创新合作，搭建医学科研成果转化平台，为医疗新技术新产品临床应用提供支持，打造一批医学研究和健康产业创新中心。

（十八）加强财税和投融资支持。各地要严格按照有关规定全面落实社会办医疗机构各项税收优惠政策，对社会办医疗机构提供的医疗服务按规定免征增值税，进一步落实和完善对社会办非营利性医疗机构企业所得税支持政策。由政府负责保障的健康服务类公共产品可通过政府购买服务的方式提供，逐步增加政府采购的类别和数量。鼓励各类资本以股票、债券、信托投资、保险资管产品等形式支持社会办医疗机构融资。积极发挥企业债券对健康产业的支持作用。加快探索社会办医疗机构以其收益权、知识产权等无形资产作为质押开展融资活动的政策，条件成熟时推广。在充分保障患者权益、不影响医疗机构持续健康运行的前提下，探索扩大营利性医疗机构有偿取得的财产抵押范围。

（十九）合理加强用地保障。鼓励各类投资主体按照统一的规则依法取得土地，提供医疗服务。根据多层次多样化医疗服务社会实际需求，有序适度扩大医疗卫生用地供给。包括私人诊所在内的各类医疗机构用地，均可按照医疗卫生用地办理供地手续。新供土地符合划拨用地目录的，依法可按划拨方式供应；不符合划拨用地目录且只有一个意向用地者的，依法可按协议方式供应。土地出让价款可在规定期限内按合同约定分期缴纳。支持实行长期租赁、先租后让、租让结合的土地供应方式。

五、严格行业监管和行业自律

（二十）完善管理制度和标准。探索包容而有效的审慎监管方式，推动制修订相关法律法规、规章、规范和标准，规范提高服务质量。健全医疗机构评审评价体系，对社会办医疗机构和公立医疗机构的评审评价实行同等标准。鼓励行业协会等制定推广服务团体标准和企业标准，推行服务承诺和服务公约制度。鼓励社会办医疗机构取得医疗服务质量认证。拓宽公众参与监管的渠道，研究建立医疗服务社会监督员制度。加大知识产权保护力度，支持社会办医疗机构开展创业创新。

（二十一）加强全行业监管。建立监管主体的统筹协调机制，转变监管理念，提升监管效能，强化医疗卫生全行业监管。加强监管体系和能力建设，强化卫生计生监督机构特别是基层机构的监管能力。推行随机抽取检查对象、随机选派执法检查人员的“双随机”抽查。逐步将所有医疗机构接入全民健康信息化平台，实现信息共享、统一监管。严厉打击非法行医、医疗欺诈，严肃查处租借执业证照开设医疗机构、出租承包科室等行为，加强医疗养生类节目监管，依法严惩虚假违法医疗广告宣传等行为。加强对社会办非营利性医疗机构产权归属、财务运营、资金结余使用等方面的监督管理，非营利性医疗机构不得将收支结余用于分红或变相分红。加强对营利性医疗机构盈利率的管控。对医疗机构损害患者权益、谋取不当利益的，依法依规惩处。加强健康医疗数据安全保障和患者隐私保护。

（二十二）提高诚信经营水平。落实主体责任，引导社会办医疗机构加强各环节自律，公开诊疗科目、服务内容、价格收费等医疗服务信息，开展诚信承诺活动。建立健全医疗机构及从业人员信用记录，纳入全国信用信息共享平台，其中涉及企业的相关记录纳入国家企业信用信息公示系统，并依法推进信息公开。对严重违规失信者依法采取惩戒措施，提高失信成本。鼓励行业协会等第三方开展医疗服务信用评价。各级卫生计生行政部门要定期公开医疗机构服务质量、违法违规行为查处情况，并通过国家企业信用信息公示系统向社会公示相关行政许可、行政处罚、“黑名单”、抽查检查结果等信息，形成监管信息常态化披露制度。对进入“黑名单”的机构和人员依法依规严肃处理，情节严重的坚决曝光。

六、强化组织实施

（二十三）加强组织领导。各地各有关部门要充分认识支持社会力量提供多层次多样化医疗服务对扩内需、稳增长、促就业、惠民生、保健康的重要意义，作为深化医改、发展健康服务业、推进健康中国建设的重要内容，精心实施，密切协作，形成合力。各省级人民政府要按照本意见以及国务院已出台的促进社会办医发展相关政策精神，结合实际制定具体实施方案，明确任务分工和时限要求。要加大“放管服”改革力度，及时清理修订相关政策规定，完善配套细则。

（二十四）加强督查调研。各地各有关部门要认真对照国家促进社会办医发展的部署要求，逐项检查审批事项是否放到位、事中事后监管措施是否及时跟上、扶持政策是否有力有效等，对发现的问题要逐项整改，切实打通政策落实“最后一公里”。各级发展改革、卫生计生等部门要对政策落实情况加强监督检查、跟踪分析和通报，对出现的新情况新问题要深入调查研究，广泛听取基层意见和群众诉求，及时提出解决办法。

（二十五）加强探索创新。各地要发扬基层首创精神，针对社会办医“痛点”、难点问题，主动作为、勇于攻坚，创造积累经验，不断丰富完善促进社会办医发展的政策措施。各有关部门要营造有利环境，支持地方因地制宜大胆探索。国家发展改革委要会同有关部门及时总结推广有益经验。要建立促进社会办医发展常态化考核评价机制，畅通举报投诉渠道，对促进社会办医发展工作扎实、成效显著的地方予以表扬激励，对工作开展不力、进度滞后的及时督促整改。

国务院办公厅

2017 年 5 月 16 日

国务院办公厅关于进一步深化基本医疗保险支付方式改革的指导意见

国办发〔2017〕55号

各省、自治区、直辖市人民政府，国务院各部委、各直属机构：

医保支付是基本医保管理和深化医改的重要环节，是调节医疗服务行为、引导医疗资源配置的重要杠杆。新一轮医改以来，各地积极探索医保支付方式改革，在保障参保人员权益、控制医保基金不合理支出等方面取得积极成效，但医保对医疗服务供需双方特别是对供方的引导制约作用尚未得到有效发挥。为更好地保障参保人员权益、规范医疗服务行为、控制医疗费用不合理增长，充分发挥医保在医改中的基础性作用，经国务院同意，现就进一步深化基本医疗保险支付方式改革提出如下意见。

一、总体要求

（一）指导思想。全面贯彻党的十八大和十八届三中、四中、五中、六中全会精神，深入贯彻习近平总书记系列重要讲话精神和治国理政新理念新思想新战略，按照党中央、国务院决策部署，落实全国卫生与健康大会精神，紧紧围绕深化医药卫生体制改革目标，正确处理政府和市场关系，全面建立并不断完善符合我国国情和医疗服务特点的医保支付体系。健全医保支付机制和利益调控机制，实行精细化管理，激发医疗机构规范行为、控制成本、合理收治和转诊患者的内生动力，引导医疗资源合理配置和患者有序就医，支持建立分级诊疗模式和基层医疗卫生机构健康发展，切实保障广大参保人员基本医疗权益和医保制度长期可持续发展。

（二）基本原则。一是保障基本。坚持以收定支、收支平衡、略有结余，不断提高医保基金使用效率，着力保障参保人员基本医疗需求，促进医疗卫生资源合理利用，筑牢保障底线。

二是建立机制。发挥医保第三方优势，健全医保对医疗行为的激励约束机制以及对医疗费用的控制机制。建立健全医保经办机构与医疗机构间公开平等的谈判协商机制、“结余留用、合理超支分担”的激励和风险分担机制，提高医疗机构自我管理的积极性，促进医疗机构从规模扩张向内涵式发展转变。

三是因地制宜。各地要从实际出发，充分考虑医保基金支付能力、医保管理服务能力、医疗服务特点、疾病谱分布等因素，积极探索创新，实行符合本地实际的医保支付方式。

四是统筹推进。统筹推进医疗、医保、医药各项改革，注重改革的系统性、整体性、协调性，发挥部门合力，多措并举，实现政策叠加效应。

（三）主要目标。2017年起，进一步加强医保基金预算管理，全面推行以按病种付费为主的多元复合式医保支付方式。各地要选择一定数量的病种实施按病种付费，国家选择部分地区开展按疾病诊断相关分组（DRGs）付费试点，鼓励各地完善按人头、按床日等多种付费方式。到2020年，医保支付方式改革覆盖所有医疗机构及医疗服务，全国范围内普遍实施适应不同疾病、不同服务特点的多元复合式医保支付方式，按项目付费占比明显下降。

二、改革的主要内容

（一）实行多元复合式医保支付方式。针对不同医疗服务特点，推进医保支付方式分类改革。对住院医疗服务，主要按病种、按疾病诊断相关分组付费，长期、慢性病住院医疗服务可按床日付费；对基层医疗服务，可按人头付费，积极探索将按人头付费与慢性病管理相结合；对不宜打包付费的复杂病例和门诊费用，可按项目付费。探索符合中医药服务特点的支付方式，鼓励提供和使用适宜的中医药服务。

（二）重点推行按病种付费。原则上对诊疗方案和出入院标准比较明确、诊疗技术比较成熟的疾病实行按病种付费。逐步将日间手术以及符合条件的中西医病种门诊治疗纳入医保基金病种付费范围。建立健全谈判协商机制，以既往费用数据和医保基金支付能力为基础，在保证疗效的基础上科学合理确定中西医病种付费标准，引导适宜技术使用，节约医疗费用。做好按病种收费、付费政策衔接，合理确定收费、付费标准，由医保基金和个人共同分担。加快制定医疗服务项目技术规范，实现全国范围内医疗服务项目名称和内涵的统一。逐步统一疾病分类编码（ICD－10）、手术与操作编码系统，明确病历及病案首页书写规范，制定完善符合基本医疗需求的临床路径等行业技术标准，为推行按病种付费打下良好基础。

（三）开展按疾病诊断相关分组付费试点。探索建立按疾病诊断相关分组付费体系。按疾病病情严重程度、治疗方法复杂程度和实际资源消耗水平等进行病种分组，坚持分组公开、分组逻辑公开、基础费率公开，结合实际确定和调整完善各组之间的相对比价关系。可以疾病诊断相关分组技术为支撑进行医疗机构诊疗成本与疗效测量评价，加强不同医疗机构同一病种组间的横向比较，利用评价结果完善医保付费机制，促进医疗机构提升绩效、控制费用。加快提升医保精细化管理水平，逐步将疾病诊断相关分组用于实际付费并扩大应用范围。疾病诊断相关分组收费、付费标准包括医保基金和个人付费在内的全部医疗费用。

（四）完善按人头付费、按床日付费等支付方式。支持分级诊疗模式和家庭医生签约服务制度建设，依托基层医疗卫生机构推行门诊统筹按人头付费，促进基层医疗卫生机构提供优质医疗服务。各统筹地区要明确按人头付费的基本医疗服务包范围，保障医保目录内药品、基本医疗服务费用和一般诊疗费的支付。逐步从糖尿病、高血压、慢性肾功能衰竭等治疗方案标准、评估指标明确的慢性病入手，开展特殊慢性病按人头付费，鼓励医疗机构做好健康管理。有条件的地区可探索将签约居民的门诊基金按人头支付给基层医疗卫生机构或家庭医生团队，患者向医院转诊的，由基层医疗卫生机构或家庭医生团队支付一定的转诊费用。对于精神病、安宁疗护、医疗康复等需要长期住院治疗且日均费用较稳定的疾病，可采取按床日付费的方式，同时加强对平均住院天数、日均费用以及治疗效果的考核评估。

（五）强化医保对医疗行为的监管。完善医保服务协议管理，将监管重点从医疗费用控制转向医疗费用和医疗质量双控制。根据各级各类医疗机构的功能定位和服务特点，分类完善科学合理的考核评价体系，将考核结果与医保基金支付挂钩。中医医疗机构考核指标应包括中医药服务提供比例。有条件的地方医保经办机构可以按协议约定向医疗机构预付一部分医保资金，缓解其资金运行压力。医保经办机构要全面推开医保智能监控工作，实现医保费用结算从部分审核向全面审核转变，从事后纠正向事前提示、事中监督转变，从单纯管制向监督、管理、服务相结合转变。不断完善医保信息系统，确保信息安全。积极探索将医保监管延伸到医务人员医疗服务行为的有效方式，探索将监管考核结果向社会公布，促进医疗机构强化医务人员管理。

三、配套改革措施

（一）加强医保基金预算管理。按照以收定支、收支平衡、略有结余的原则，科学编制并严格执行医保基金收支预算。加快推进医保基金收支决算公开，接受社会监督。

各统筹地区要结合医保基金预算管理完善总额控制办法，提高总额控制指标的科学性、合理性。完善与总额控制相适应的考核评价体系和动态调整机制，对超总额控制指标的医疗机构合理增加的工作量，可根据考核情况按协议约定给予补偿，保证医疗机构正常运行。健全医保经办机构与医疗机构之间的协商机制，促进医疗机构集体协商。总额控制指标应向基层医疗卫生机构、儿童医疗机构等适当倾斜，制定过程按规定向医疗机构、相关部门和社会公开。

有条件的地区可积极探索将点数法与预算总额管理、按病种付费等相结合，逐步使用区域（或一定范围内）医保基金总额控制代替具体医疗机构总额控制。采取点数法的地区确定本区域（或一定范围内）医保基金总额控制指标后，不再细化明确各医疗机构的总额控制指标，而是将项目、病种、床日等各种医疗服务的价值以一定点数体现，年底根据各医疗机构所提供服务的总点数以及地区医保基金支出预算指标，得出每个点的实际价值，按照各医疗机构实际点数付费，促进医疗机构之间分工协作、有序竞争和资源合理配置。

（二）完善医保支付政策措施。严格规范基本医保责任边界，基本医保重点保障符合“临床必需、安全有效、价格合理”原则的药品、医疗服务和基本服务设施相关费用。公共卫生费用、与疾病治疗无直接关系的体育健身或养生保健消费等，不得纳入医保支付范围。各地要充分考虑医保基金支付能力、社会总体承受能力和参保人个人负担，坚持基本保障和责任分担的原则，按照规定程序调整待遇政策。科学合理确定药品和医疗服务项目的医保支付标准。

结合分级诊疗模式和家庭医生签约服务制度建设，引导参保人员优先到基层首诊，对符合规定的转诊住院患者可以连续计算起付线，将符合规定的家庭医生签约服务费纳入医保支付范围。探索对纵向合作的医疗联合体等分工协作模式实行医保总额付费，合理引导双向转诊，发挥家庭医生在医保控费方面的“守门人”作用。鼓励定点零售药店做好慢性病用药供应保障，患者可凭处方自由选择在医疗机构或到医疗机构外购药。

（三）协同推进医药卫生体制相关改革。建立区域内医疗卫生资源总量、医疗费用总量与经济发展水平、医保基金支付能力相适应的宏观调控机制，控制医疗费用过快增长。推行临床路径管理，提高诊疗行为透明度。推进同级医疗机构医学检查检验结果互认，减少重复检查。建立医疗机构效率和费用信息公开机制，将费用、患者负担水平等指标定期公开，接受社会监督，并为参保人就医选择提供参考。完善公立医疗机构内部绩效考核和收入分配机制，引导医疗机构建立以合理诊疗为核心的绩效考核评价体系，体现多劳多得、优劳优酬。规范和推动医务人员多点执业。

四、组织实施

（一）加强组织领导。各省（区、市）要高度认识深化医保支付方式改革的重要性，在医改领导小组领导下，协调推进医保支付方式及相关领域改革，妥善做好政策衔接，发挥政策合力。各级人力资源社会保障、卫生计生、财政、发展改革、中医药等部门要根据各自职能，协同推进医保支付方式改革，明确时间表、路线图，做好规划和组织落实工作。

（二）切实抓好落实。各统筹地区要按照本意见精神，在总结经验的基础上，结合本地实际，于2017年9月底前制定具体改革实施方案。人力资源社会保障部、国家卫生计生委会同财政部、国家中医药局成立按疾病诊断相关分组付费试点工作组，2017年选择部分地区开展按疾病诊断相关分组付费试点，并加强技术指导。

（三）做好交流评估。加强不同地区间医保支付方式改革成果交流，及时总结推广好的经验做法。各统筹地区要开展改革效果评估，既对改革前后医疗费用、医疗服务数量和质量、医保待遇水平、参保人员健康水平等进行纵向评估，又与周边地区、经济和医疗水平相似地区进行横向比较，通过评估为完善政策提供支持。

国务院办公厅

2017年6月20日

国务院办公厅关于建立现代医院管理制度的指导意见

国办发〔2017〕67号

各省、自治区、直辖市人民政府，国务院各部委、各直属机构：

现代医院管理制度是中国特色基本医疗卫生制度的重要组成部分。为建立现代医院管理制度，经国务院同意，现提出如下意见。

一、总体要求

（一）指导思想。全面贯彻党的十八大和十八届三中、四中、五中、六中全会以及全国卫生与健康大会精神，深入贯彻习近平总书记系列重要讲话精神和治国理政新理念新思想新战略，认真落实党中央、国务院决策部署，统筹推进“五位一体”总体布局和协调推进“四个全面”战略布局，牢固树立和贯彻落实创新、协调、绿色、开放、共享的发展理念，坚持党的领导，坚持正确的卫生与健康工作方针，坚持中国特色卫生与健康发展道路，不断提高医疗服务质量，努力实现社会效益与运行效率的有机统一，充分调动医务人员积极性，实行民主管理和科学决策，强化公立医院引领带动作用，完善多元办医格局，加快医疗服务供给侧结构性改革，实现医院治理体系和管理能力现代化，为推进健康中国建设奠定坚实基础。

（二）基本原则。

坚持以人民健康为中心。把人民健康放在优先发展的战略地位，将公平可及、群众受益作为出发点和立足点，全方位、全周期保障人民健康，增进人民健康福祉，增强群众改革获得感。

坚持公立医院的公益性。落实党委和政府对公立医院的领导责任、保障责任、管理责任、监督责任，把社会效益放在首位，注重健康公平，增强普惠性。坚持政府主导与发挥市场机制作用相结合，满足多样化、差异化、个性化健康需求。

坚持政事分开、管办分开。加快转变政府职能，深化“放管服”改革，合理界定政府作为公立医院出资人的举办监督职责和公立医院作为事业单位的自主运营管理权限，实行所有权与经营权分离。各级行政主管部门要创新管理方式，从直接管理公立医院转为行业管理，强化政策法规、行业规划、标准规范的制定和对医院的监督指导职责。

坚持分类指导，鼓励探索创新。尊重地方首创精神，鼓励各地在中央确定的改革方向和原则下，根据医院性质、功能定位、等级规模等不同情况，因地制宜，突破创新，建立符合实际的现代医院管理制度。

（三）主要目标。到2020年，基本形成维护公益性、调动积极性、保障可持续的公立医院运行新机制和决策、执行、监督相互协调、相互制衡、相互促进的治理机制，促进社会办医健康发展，推动各级各类医院管理规范化、精细化、科学化，基本建立权责清晰、管理科学、治理完善、运行高效、监督有力的现代医院管理制度。

二、完善医院管理制度

（一）制定医院章程。各级各类医院应制定章程。医院章程应包括医院性质、办医宗旨、功能定位、办医方向、管理体制、经费来源、组织结构、决策机制、管理制度、监督机制、文化建设、党的建设、群团建设，以及举办主体、医院、职工的权利义务等内容。医院要以章程为统领，建立健全内部管理机构、管理制度、议事规则、办事程序等，规范内部治理结构和权力运行规则，提高医院运行效率。制定公立医院章程时，要明确党组织在医院内部治理结构中的地位和作用。

（二）健全医院决策机制。院长全面负责医疗、教学、科研、行政管理工作。院长办公会议是公立医院行政、业务议事决策机构，对讨论研究事项做出决定。在决策程序上，公立医院发展规划、“三重一大”等重大事项，以及涉及医务人员切身利益的重要问题，要经医院党组织会议研究讨论同意，保证党组织意图在决策中得到充分体现。充分发挥专家作用，组建医疗质量安全管理、药事管理等专业委员会，对专业性、技术性强的决策事项提供技术咨询和可行性论证。资产多元化、实行托管的医院以及医疗联合体等，可在医院层面成立理事会。把党的领导融入公立医院治理结构，医院党组织领导班子成员应当按章程进入医院管理层或通过法定程序进入理事会，医院管理层或理事会内部理事中的党员成员一般应当进入医院党组织领导班子。

（三）健全民主管理制度。健全以职工代表大会为基本形式的民主管理制度。工会依法组织职工参与医院的民主决策、民主管理和民主监督。医院研究经营管理和发展的重大问题应当充分听取职工意见，召开讨论涉及职工切身利益的会议，必须有工会代表参加。推进院务公开，落实职工群众知情权、参与权、表达权、监督权。

（四）健全医疗质量安全管理制度。院长是医院依法执业和医疗质量安全的第一责任人，落实医疗质量安全院、科两级责任制。建立全员参与、覆盖临床诊疗服务全过程的医疗质量管理与控制工作制度，严格落实首诊负责、三级查房、分级护理、手术分级管理、抗菌药物分级管理、临床用血安全等医疗质量安全核心制度。严格执行医院感染管理制度、医疗质量内部公示制度等。加强重点科室、重点区域、重点环节、重点技术的质量安全管理，推进合理检查、用药和治疗。

（五）健全人力资源管理制度。

建立健全人员聘用管理、岗位管理、职称管理、执业医师管理、护理人员管理、收入分配管理等制度。在岗位设置、收入分配、职称评定、管理使用等方面，对编制内外人员统筹考虑。公立医院在核定的薪酬总量内进行自主分配，体现岗位差异，兼顾学科平衡，做到多劳多得、优绩优酬。按照有关规定，医院可以探索实行目标年薪制和协议薪酬。医务人员薪酬不得与药品、卫生材料、检查、化验等业务收入挂钩。

（六）健全财务资产管理制度。财务收支、预算决算、会计核算、成本管理、价格管理、资产管理等必须纳入医院财务部门统一管理。建立健全全面预算管理、成本管理、财务报告、第三方审计和信息公开机制，确保经济活动合法合规，提高资金资产使用效益。公立医院作为预算单位，所有收支纳入部门预算统一管理，要强化成本核算与控制，逐步实行医院全成本核算。三级公立医院应设置总会计师岗位，统筹管理医院经济工作，其他有条件的医院结合实际推进总会计师制度建设。加强公立医院内部审计监督，推动注册会计师审计工作。

（七）健全绩效考核制度。将政府、举办主体对医院的绩效考核落实到科室和医务人员，对不同岗位、不同职级医务人员实行分类考核。建立健全绩效考核指标体系，围绕办院方向、社会效益、医疗服务、经济管理、人才培养培训、可持续发展等方面，突出岗位职责履行、工作量、服务质量、行为规范、医疗质量安全、医疗费用控制、医德医风和患者满意度等指标。严禁给医务人员设定创收指标。将考核结果与医务人员岗位聘用、职称晋升、个人薪酬挂钩。

（八）健全人才培养培训管理制度。落实住院医师规范化培训、专科医师规范化培训和继续医学教育制度，做好医学生培养工作。加强临床重点专科、学科建设，提升医院核心竞争力。城市医生在晋升主治医师或副主任医师职称前到基层或对口帮扶的医疗机构累计服务不少于1年。城市大医院要积极为基层和边远贫困地区培养人才。

（九）健全科研管理制度。加强临床医学研究，加快诊疗技术创新突破和应用，大力开展适宜技术推广普及，加强和规范药物临床试验研究，提高医疗技术水平。加强基础学科与临床学科、辅助诊疗学科的交叉融合。建立健全科研项目管理、质量管理、科研奖励、知识产权保护、成果转化推广等制度。

（十）健全后勤管理制度。强化医院发展建设规划编制和项目前期论证，落实基本建设项目法人责任制、招标投标制、合同管理制、工程监理制、质量责任终身制等。合理配置适宜医学装备，建立采购、使用、维护、保养、处置全生命周期管理制度。探索医院“后勤一站式”服务模式，推进医院后勤服务社会化。

（十一）健全信息管理制度。强化医院信息系统标准化和规范化建设，与医保、预算管理、药品电子监管等系统有效对接。完善医疗服务管理、医疗质量安全、药品耗材管理、绩效考核、财务运行、成本核算、内部审计、廉洁风险防控等功能。加强医院网络和信息安全建设管理，完善患者个人信息保护制度和技术措施。

（十二）加强医院文化建设。树立正确的办院理念，弘扬“敬佑生命、救死扶伤、甘于奉献、大爱无疆”的职业精神。恪守服务宗旨，增强服务意识，提高服务质量，全心全意为人民健康服务。推进医院精神文明建设，开展社会主义核心价值观教育，促进形成良好医德医风。关心爱护医务人员身心健康，尊重医务人员劳动成果和辛勤付出，增强医务人员职业荣誉感。建设医术精湛、医德高尚、医风严谨的医务人员队伍，塑造行业清风正气。

（十三）全面开展便民惠民服务。三级公立医院要全部参与医疗联合体建设并发挥引领作用。进一步改善医疗服务，优化就医流程，合理布局诊区设施，科学实施预约诊疗，推行日间手术、远程医疗、多学科联合诊疗模式。加强急诊急救力量，畅通院前院内绿色通道。开展就医引导、诊间结算、检查检验结果推送、异地就医结算等信息化便民服务。开展优质护理服务，加强社工、志愿者服务。推进院内调解、人民调解、司法调解、医疗风险分担机制有机结合的“三调解一保险”机制建设，妥善化解医疗纠纷，构建和谐医患关系。

三、建立健全医院治理体系

（一）明确政府对公立医院的举办职能。积极探索公立医院管办分开的多种有效实现形式，统筹履行政府办医职责。政府行使公立医院举办权、发展权、重大事项决策权、资产收益权等，审议公立医院章程、发展规划、重大项目实施、收支预算等。制定区域卫生规划和医疗机构设置规划，合理控制公立综合性医院数量和规模。全面落实对符合区域卫生规划的公立医院投入政策，细化落实对中医医院（含民族医院）的投入倾斜政策，逐步偿还和化解符合条件的公立医院长期债务。逐步建立以成本和收入结构变化为基础的医疗服务价格动态调整机制。在地方现有编制总量内，确定公立医院编制总量，逐步实行备案制。按照中央组织部公立医院领导人员管理有关规定，选拔任用公立医院领导人员。逐步取消公立医院的行政级别，各级卫生计生行政部门（含中医药管理部门，下同）负责人一律不得兼任公立医院领导职务。建立适应医疗行业特点的薪酬制度，着力体现医务人员技术劳务价值。建立以公益性为导向的考核评价机制，定期组织公立医院绩效考核以及院长年度和任期目标责任考核，考核结果与财政补助、医保支付、绩效工资总量以及院长薪酬、任免、奖惩等挂钩。

（二）明确政府对医院的监管职能。建立综合监管制度，重点加强对各级各类医院医疗质量安全、医疗费用以及大处方、欺诈骗保、药品回扣等行为的监管，建立“黑名单”制度，形成全行业、多元化的长效监管机制。对造成重大社会影响的乱收费、不良执业等行为，造成重大医疗事故、重大安全事故的行为，严重违法违纪案件，严重违反行风建设的行为，要建立问责机制。强化卫生计生行政部门医疗服务监管职能，完善机构、人员、技术、装备准入和退出机制。深化医保支付方式改革，充分发挥医保对医疗服务行为和费用的调控引导与监督制约作用，逐步将医保对医疗机构服务监管延伸到对医务人员医疗服务行为的监管。从严控制公立医院床位规模、建设标准和大型医用设备配备，严禁举债建设和豪华装修，对超出规模标准的要逐步压缩床位。控制公立医院特需服务规模，提供特需服务的比例不超过10%。强化对公立医院经济运行和财务活动的会计和审计监督。健全非营利性和营利性社会办医院分类管理制度，加强对非营利性社会办医院产权归属、财务运营、资金结余使用等的监管，加强对营利性社会办医院盈利率的管控。

（三）落实公立医院经营管理自主权。公立医院要依法依规进行经营管理和提供医疗服务，行使内部人事管理、机构设置、中层干部聘任、人员招聘和人才引进、内部绩效考核与薪酬分配、年度预算执行等经营管理自主权。落实公立医院用人自主权，在编制总量内根据业务需要面向社会自主公开招聘医务人员，对紧缺、高层次人才可按规定采取考察的方式予以招聘。进一步改进艰苦边远地区公立医院人员招聘工作，合理设置招聘条件，改进招聘方式方法，完善激励保障措施。

（四）加强社会监督和行业自律。加强医院信息公开，重点公开质量安全、价格、医疗费用、财务状况、绩效考核等信息。加强行业协会、学会等社会组织在行业自律和职业道德建设中的作用，引导医院依法经营、公平有序竞争。改革完善医疗质量、技术、安全和服务评估认证制度。探索建立第三方评价机制。

四、加强医院党的建设

（一）充分发挥公立医院党委的领导核心作用。公立医院党委要抓好对医院工作的政治、思想和组织领导，把方向、管大局、保落实。把方向，主要是自觉在思想上政治上行动上同以习近平同志为核心的党中央保持高度一致，全面贯彻执行党的理论路线方针政策，引导监督医院遵守国家法律法规，维护各方合法权益，确保医院改革发展正确方向。管大局，主要是坚持在大局下行动，谋全局、议大事、抓重点，统筹推进医院改革发展、医疗服务、医德医风等各项工作，努力建设患者放心、人民满意的现代医院。保落实，主要是管干部聚人才、建班子带队伍、抓基层打基础，讨论决定医院内部组织机构的设置及其负责人的选拔任用，领导精神文明建设和思想政治工作，领导群团组织和职工代表大会，做好知识分子工作和统一战线工作，加强党风廉政建设，确保党的卫生与健康工作方针和政策部署在医院不折不扣落到实处。

（二）全面加强公立医院基层党建工作。坚持把公立医院党的建设与现代医院管理制度建设紧密结合，同步规划，同步推进。加强和完善党建工作领导体制和工作机制，合理设置医院党建工作机构，配齐配强党建工作力量，建立科学有效的党建工作考核评价体系，进一步落实管党治党主体责任，推进党组织和党的工作全覆盖，建立健全医院内设机构党支部，选优配强党支部书记，充分发挥党支部的政治核心作用，把党支部建设成为坚强战斗堡垒。坚持把党组织活动与业务工作有机融合，积极推进活动创新、思想政治工作内容和载体创新，防止“两张皮”。认真贯彻落实《关于新形势下党内政治生活的若干准则》《中国共产党党内监督条例》，推进“两学一做”学习教育常态化制度化，严格“三会一课”、民主生活会和组织生活会、主题党日等制度。严格发展党员和党员教育管理工作，引导党员充分发挥先锋模范作用。

（三）加强社会办医院党组织建设。加大社会办医院党组织组建力度，批准设立社会办医院时，要坚持党的建设同步谋划、党的组织同步设置、党的工作同步开展。实行属地管理与主管部门管理相结合，建立健全社会办医院党建工作管理体制，规范党组织隶属关系。社会办医院党组织要紧紧围绕党章赋予基层党组织的基本任务，结合实际开展工作，按照党的要求办医立院。

五、组织实施

（一）加强组织落实。各地要将建立现代医院管理制度作为深化医改的重要内容，制定实施方案，明确目标任务和责任分工，完善落实督办制度。各级卫生计生等相关部门要适应建立现代医院管理制度的新要求、新情况，按照职能分工及时下放相关权限，调整相关政策，加强事中事后监管，优化政务服务流程，形成工作推进合力。

（二）总结推广经验。各级卫生计生行政部门要会同有关部门密切跟踪工作进展，加强调研指导，及时研究解决改革中出现的新情况、新问题。挖掘、总结、提炼、推广各地建立现代医院管理制度的典型经验，及时将成熟经验上升为政策，推动现代医院管理制度不断完善。

（三）做好宣传工作。坚持正确的舆论导向，及时回应社会关切，合理引导社会预期，为建立现代医院管理制度营造良好舆论环境。加强宣传引导，引导公众树立科学、理性、有序的就医理念，营造全社会尊医重卫的良好风气。

国务院办公厅

2017年7月14日

（二）党和国家领导人讲话、批示

中共中央总书记、国家主席习近平对金砖国家卫生部长会暨传统医药高级别会议的致信

2017 年 7 月 6 日

值此金砖国家卫生部长会暨传统医药高级别会议召开之际，我谨代表中国政府和中国人民，并以我个人的名义，向会议的召开表示热烈的祝贺！向出席会议的各国卫生部长及政府代表、国际组织代表、专家学者等各方嘉宾，表示诚挚的欢迎！

疾病无国界。为应对共有的公共卫生挑战，金砖国家已经建立高级别对话机制，推进金砖国家卫生合作。我相信，本届会议将促进金砖国家和各有关国家交流经验、凝聚共识，携手应对全球卫生挑战。传统医药是优秀传统文化的重要载体，在促进文明互鉴、维护人民健康等方面发挥着重要作用。中医药是其中的杰出代表，以其在疾病预防、治疗、康复等方面的独特优势受到许多国家民众广泛认可。

实现人人享有健康是我们共同的美好愿景。我希望各方充分利用金砖国家卫生部长暨传统医药高级别会议机制，深化卫生健康领域交流合作，推进各方传统医药互学互鉴，携手应对公共卫生挑战，为保障人民健康做出贡献。

（摘自中国政府网）

中共中央政治局常委、国务院总理李克强对全国医学教育改革发展工作会议的批示

2017 年 7 月 10 日

人才是卫生与健康事业的第一资源，医教协同推进医学教育改革发展，对于加强医学人才队伍建设、更好保障人民群众健康具有重要意义。希望教育部、卫生计生委、中医药局会同相关方面，按照党中央、国务院部署，围绕办好人民满意的医学教育和发展卫生健康事业，加大改革创新力度，进一步健全医教协同机制，立足我国国情，借鉴国际经验，坚持中西医并重，以需求为导向，以基层为重点，以质量为核心，完善医学人才培养体系和人才使用激励机制，加快培养大批合格的医学人才特别是紧缺人才，为人民群众提供更优质的医疗服务，奋力推动建设健康中国。

（摘自中国政府网）

中共中央政治局委员、国务院副总理刘延东对 2017 年全国中医药工作会议的批示

2017 年 1 月 9 日

2016 年是中医药发展史上具有重大意义的一年。习近平总书记在新世纪首次卫生健康大会上的重要讲话，为中医药事业发展指明了方向，提供了遵循。国家出台了首部中医药专门法律，发布了中医药发展战略规划纲要和中医药白皮书，开启了依法发展中医药事业的新征程。中医药系统凝心聚力、开拓进取，取得了新成绩，实现了“十三五”的良好开局。希望全国中医药系统深入贯彻党的十八大和十八届三中、四中、五中、六中全会精神，以党的卫生与健康工作方针为指引，以健康中国建设为主线，深入贯彻全国卫生与健康大会精神，学习贯彻习近平总书记发展中医药的新思想新论断新要求，全面落实党中央、

国务院关于中医药工作的决策部署，紧紧抓住中医药振兴发展天时、地利、人和的大好时机，着力推进中医药供给侧结构性改革，加快发展中医药健康服务，充分发挥中医药在治未病中的主导作用、在重大疾病治疗中的协同作用、在疾病康复中的核心作用，为全方位全周期保障人民健康做出新的更大贡献。

（摘自中国青年报）

发扬优良传统　建设健康中国　谱写爱国卫生运动新篇章

——中共中央政治局委员、国务院副总理刘延东在爱国卫生运动65周年暨全国爱国卫生工作座谈会上的讲话（节选）

2017年5月12日

五要实施中医药治未病健康工程。习近平总书记十分重视发挥中医药在健康促进中的独特作用，多次指出，中医药学凝聚着深邃的哲学智慧和中华民族的健康养生理念及其实践经验，要把老祖宗留给我们的中医药宝库保护好、传承好、发展好，坚持古为今用，努力实现中医药健康养生文化的创造性转化、创新性发展，使之与现代健康理念相融相通。要认真组织实施中医药治未病健康工程，广泛普及中医药在预防保健、治未病、疾病康复方面的科学知识，提供科学的中医药服务，探索融健康文化、健康管理、健康保险为一体的中医药健康保障模式，服务于人民健康。

（摘自国家卫生计生委官网）

贯彻实施中医药法　服务健康中国建设　加快推动中医药振兴发展

——中共中央政治局委员、国务院副总理刘延东与国医大师和全国名中医代表座谈时的讲话

2017年6月29日

在即将迎来中国共产党成立96周年之际，在中医药法施行前夕，很高兴和人力资源社会保障部、国家卫生计生委、国家中医药局三部门评选的国医大师、全国名中医代表见面座谈。国医大师、全国名中医是我国卫生与健康领域的杰出代表和宝贵资源，是中华医学文化的传承者，是中医药事业发展的见证者和推动者。多年来，专家们奋战在中医药临床、科研、教学一线，心怀大爱、视患如亲，医术精湛、医德高尚，彰显了大医精诚、仁心仁术的风范。在座的不少专家耄耋之年仍坚守岗位，或临证施治，或著书立说，或栽培新人，为树立行业形象、引领行业发展做出了突出贡献。借此机会，我代表党中央、国务院，向第一届、第二届国医大师表示崇高敬意！向获得第三届国医大师和获得首届全国名中医荣誉称号的专家们表示热烈祝贺！向参加座谈的中医界代表并通过你们向全国中医药工作者表示诚挚问候！

刚才，国家卫生计生委副主任、国家中医药局局长王国强同志汇报了中医药工作取得的新成绩和工作考虑，五位国医大师、全国名中医代表作了很好的发言，既有宏观思考，也有具体措施，“脉”把得准，“方子”开得也很好，听后很受启发。希望有关部门认真研究吸纳，落实到今后工作中。结合大家的发言，我讲几点意见。

一、党的十八大以来中医药事业发展成就显著

党的十八大以来，以习近平同志为核心的党中央从党和国家事业全局出发，从维护和保障人民健康出发，把中医药工作放在更加突出的位置，做出重大决策部署。2015年，习近平总书记为中国中医科学院成立60周年专门致贺信。在去年召开的全国卫生与健康大会上，习近平总书记对推动中医药振兴发展做出部署。总书记强调，坚持中西医并重，推动中医药和西医药相互补充、协调发展，是我国卫生与健康事业的显著优势，要把老祖宗留给我们的中医药宝库保护好、传承好、发展好，服务于人民健康。习近平总书记的重要讲话，深刻回答了中医药发展的全局性、根本性问题，为新的历史时期做好中医药工作指明了方向、提供了遵循。李克强总理高度重视中医药发展，主持

国务院常务会议审议中医药法草案和中医药重要政策，对中医药工作多次做出重要指示批示，提出明确要求。全国中医药系统和各有关方面认真贯彻党中央、国务院决策部署，齐心协力，扎实工作，推动中医药振兴发展迈出了坚实步伐。

一是中医药战略地位显著提升。党中央、国务院印发《“健康中国2030”规划纲要》，提出一系列振兴发展中医药的重大举措。国务院印发《中医药发展战略规划纲要（2016～2030年）》，把中医药发展上升为国家战略。去年颁布的中医药法，是我国中医药领域的一部综合性、基础性法律，是推进全面依法治国战略在中医药领域的重要成果，具有里程碑意义。为加强对中医药工作的组织领导，经国务院同意，建立了国务院中医药工作部际联席会议制度，由我担任召集人，中医药工作各相关单位参加，统筹做好中医药工作。二是中医药传承创新实现突破。屠呦呦研究员获得2015年诺贝尔生理学或医学奖、2016年度国家最高科学技术奖。我国已建立23个国家中医临床研究基地，临床科研网络不断完善。党的十八大以来，中医药领域荣获国家科技奖励36项、其中国家科技进步一等奖6项，一批科研成果转化为诊疗规范或中药新药。三是中医医疗服务体系不断健全。2016年，每万人口卫生机构中医执业（助理）医师数达到3.48人，97.5%的社区卫生服务中心、94.3%的乡镇卫生院、83.3%的社区卫生服务站和62.8%的村卫生室能够提供中医药服务，中医类诊疗总量达到9.6亿。四是中医药健康服务及相关产业发展迅速。国务院办公厅印发《中医药健康服务发展规划（2015～2020年）》，转发《中药材保护和发展规划（2015～2020年）》。中医药养生、保健、康复等方面潜力持续释放，与养老、旅游等融合发展趋势明显。200多种常用大宗中药材实现规模化种植养殖，带动了绿色经济的发展，也成为精准扶贫的重要抓手。五是中医药海外影响日趋扩大。今年1月，习近平总书记访问世界卫生组织并赠送针灸铜人，指出要继承好、发展好、利用好传统医学，用开放包容的心态促进传统医学和现代医学更好融合。目前，中医药已传播到183个国家和地区，我国已与相关国家和国际组织签订86个中医药合作协议，支持建立了17个海外中医药中心，推动发布了一批中医药国际标准。首次发表《中国的中医药》白皮书，向世界系统介绍中医药。近3年，我国与中东欧国家连续举办卫生部长论坛，中医药都是重要内容。越来越多的国家通过中医药认识了中国，中医药已成为增进民心相通的亮丽名片。

总的看，党的十八大以来，中医药事业步入了发展的快车道，是极具历史意义的一段时期，是发展势头好、服务水平和影响力大幅提升的一段时期，中医药作为卫生、经济、科技、文化、生态“五种资源”的定位深入人心，中医药振兴发展迎来了天时、地利、人和的历史性机遇。这些成绩的取得，是党中央、国务院高度重视、正确决策的结果，是卫生计生和中医药系统广大干部职工共同努力的结果，是社会各界大力支持的结果，也凝聚了国医大师、全国名中医的心血和汗水。在此，谨向各位国医大师、全国名中医和全国中医药工作者致以崇高敬意和衷心感谢！

二、准确把握中医药振兴发展面临的新形势新要求

当前，中医药事业站在新的历史起点上，承载着更加重大的责任使命。主要体现在以下4个方面：

第一，建设健康中国，迫切需要充分发挥中医药独特优势。中医药凝聚着中华民族几千年的养生理念及实践经验，集防病治病和养生调摄于一体，具有临床疗效确切、预防保健作用独特、治疗方式灵活、费用比较低廉的特点，对维护中华民族健康始终发挥着重要作用。比如，中医突出治未病。《黄帝内经》提出，“不治已病治未病”“精神内守，病安从来”。金元四大家之一的朱丹溪讲到，“与其救疗于有疾之后，不若摄养于无疾之先”。中医治未病核心体现在“预防为主”，重在“未病先防、既病防变、瘥后防复”，强调生活方式与健康有密切关系，主张以养生为要务，这与全国卫生与健康大会提出的“大健康”理念高度契合。在我们这样一个有13亿多人口的发展中国家，发挥好中医治未病的作用，对提升人民健康水平、减轻疾病负担具有重要意义。要顺应发展方式由以治病为中心向以健康为中心转变、由注重“治已病”向注重治未病转变的时代要求，坚持中西医并重，充分发挥中医药独特优势，为深化医改、推进健康中国建设贡献力量。

第二，坚定文化自信，迫切需要充分彰显中医药的文化价值。习近平总书记指出，“文化自信，是更基础、更广泛、更深厚的自信”，中医药是“打开中华文明宝库的钥匙”。中医药强调“阴阳平衡，调和致中”“三因制宜，辨证论治”的哲学思维，强调“以人为本，悬壶济世”“大医精诚，仁心仁术”的价值追求，强调“炮制虽繁必不敢省人工，品味虽贵必不敢减物力”的工匠精神，等等，这些都是中华优秀传统文化的精神基因和独特标识。深入挖掘、研究、阐释中医药健康养生文化，努力实现创造性转化、创新性发展，对于培育和弘扬社会主义核心价值观、增强中华优秀传统文化的生命力和影响力，具有重要意义。

第三，推进供给侧结构性改革，迫切需要充分释放中医药产业潜力和活力。当前，我国经济发展正处于新旧动能接续转换、结构转型升级的关键时期。中医药产业涉及中医医疗、养生保健、健康养老、健康旅游、中药种植、中药研发、健康食品、器械产品等诸多领域，产业链长、融合度高、新业态多、拉动作用强。2016年，我国中药工业规模以上企业主营业务收入超过8600亿元，占全国医药工业的近1/3。要坚持政府引导与市场驱动相结合，全链条、多环节开发运用中医药资源，提升中医药对经济发展的贡献度、对脱贫攻坚的精准度、对绿色发展的带动度，为经济社会发展增添新动力。

第四，实施创新驱动发展和“走出去”战略，迫切需要加快推进中医药现代化。当前，新一轮科技革命和产业变革孕育兴起，生物、电子、大数据、人工智能等技术快速发展，学科交叉融合趋势日益明显，为中医药理论和技术突破提供了有力支撑。“一带一路”和“走出去”战略的实施，也为中医药走向世界提供了广阔空间。比如，青蒿素是我国原创并为国际公认的创新药物，挽救了全球特别是发展中国家数百万人的生命，除治疗疟疾外，在治疗红斑狼疮、糖尿病、肿瘤等方面也显示出良好的开发前景。我国有 5 种中药已获美国食品药品监督管理局批准开展Ⅲ期临床研究，一批中药材品种已纳入美国药典和欧盟药典。把握世界科技革命产业变革新趋势，抢抓机遇、赢得主动，迫切要求把科技创新摆在中医药发展的核心位置，利用中医药原创优势，加强创新突破，加快中医药现代化进程。

当前，中医药事业迎来前所未有的发展机遇，但也面临诸多问题和挑战。综合各方反映和刚才 5 位专家的意见，集中体现在 3 个方面：一是从供需结构看，优质中医医疗资源总量不足，特别是基层中医药服务能力仍较薄弱、中医药人才培养和使用激励机制有待完善，中医临床西化、中医药优势弱化等问题依然存在。二是从传承创新看，中医药传承创新能力总体有待提高，中药质量控制、中药材资源保护亟需加强，中医药产业发展仍面临集中度低、核心竞争力不强等突出问题。同时，中医药国际竞争日趋激烈。中医药“走出去”，还需针对不同人种的体质和需求，运用现代技术和产业模式深入发掘中医机理，科学阐明作用机制，开发适宜的产品和服务。三是从治理能力看，有专家反映，一些领域还存在“以西律中”的情况，依照西医西药的模式管理中医中药，难以适应中医药的特点和发展需要。中医药监管也亟待加强。社会上不时冒出一些所谓的“神医”，假借普及健康知识的名义兜售药品、保健品和医疗服务等，唯利是图，损害群众利益，危害群众健康。这些问题必须引起高度重视，下大力气加以解决。

三、突出重点、精准发力，加快推动中医药振兴发展

“十三五”时期是全面建成小康社会的决胜阶段，是推进健康中国建设的关键时期，做好中医药工作意义重大。要以习近平总书记系列重要讲话精神和治国理政新理念新思想新战略为指导，深入贯彻党中央、国务院决策部署，全面振兴发展中医药事业，为全方位全周期保障人民健康做出更大贡献。要重点做好以下 7 个方面的工作：

第一，以贯彻实施中医药法为契机，建立健全中医药事业发展体制机制。中医药法将于 7 月 1 日起施行。这部法律充分体现了中医药特点，就一些重大问题做出了规定，为中医药发展提供了法制保障。实施好这部法律，重点要加快推进“四个建立健全”。一要建立健全法规规章。中医药法落地，涉及传统知识保护、中医诊所备案、确有专长人员考核注册、经典名方目录、医疗机构中药制剂备案、养生保健服务规范、师承教育制度等诸多工作，要抓紧制定相关行政法规、部门规章和规范性文件。同时，要处理好与执业医师法、药品管理法、医疗机构管理条例等法律法规的关系，做好配套衔接。二要建立健全政策举措。国家卫生计生委、国家中医药局要会同各相关方面深入梳理中医药事业发展面临的突出问题，找准症结，抓紧拿出切实管用的对策。三要建立健全管理体系。要充分发挥国务院中医药工作部际联席会议统筹协调作用，强化部门协调配合，形成工作合力。要按照中医药治理体系和治理能力现代化要求，创新管理模式，完善符合中医药特点的管理体制。四要建立健全评价和标准体系。要遵循中医药规律，决不能简单套用西医西药和其他学科的标准来评价中医中药，不能拿“小提琴”的标准来做“二胡”。要重点围绕专业技术人员、科研成果、健康医疗服务、中药质量等，推进评价标准体系建设，并加快国内标准向国际标准转化，打造中国标准和中国品牌。

第二，以人民健康为中心，充分发挥中医药在防病治病中的独特优势。要发挥中医药在治未病、重大疾病治疗、疾病康复中的重要作用，完善预防、治疗、康复有机结合，覆盖全生命周期的健康服务体系。在治未病方面要发挥主导作用。深入实施中医治未病健康工程，加快中医医院治未病科室建设，提升综合医院和基层医疗卫生机构治未病能力，以慢性病管理为重点，构建中医治未病技术体系与产业体系，促进发展方式转变，努力让群众少生病、不生病。在重大疾病治疗方面要发挥协同作用。建立完善重大疑难疾病中西医协作工作机制，充分发挥中西医各自优势，加强联合攻关，形成独具特色的诊疗方案，提升重大疾病的临床疗效。在疾病康复方面要发挥核心作用。促进中医技术与康复医学融合，发展中医特色康复医院和疗养院，完善康复服务标准及规范，研发具有中医特色的康复器具，提升中医康复能力和水平。

第三，以满足需求为导向，着力提升中医药健康服务供给水平。首先，要保障好基本医疗卫生服务。完善中医药服务体系，合理配置资源，每个地市级区域原则上至少设置 1 个市办中医类医院，县级区域原则上设置 1 个县办中医类医院，民族地区、民族自治地方的县级区域优先设立民族医医院。要深入实施基层中医药服务能力提升工程，力争到 2020 年所有社区卫生服务机构、乡镇卫生院和 70% 的村卫生室具备与其功能相适应的中医药服务能力，补齐基层短板，筑牢服务网底，促进中医药服务覆盖城乡，进一步提高服务的公平性和可及性。实施中医药传承创新工程建设项目和中医临床优势培育工程，建优扶强一批重点中医机构，打造一批区域中医诊疗中心。请国家发展改革委、财政部继续加大支持力度。要推动中医药深度参与分级诊疗、现代医院管理、全民医保、药品供应保障、综合监管等五项制度建设，落实中医药政府投入政策，合理确定中医医疗服务项目和价格，在国家基本药物目录中进一步增加中成药品种数量，完善医保支付政策，放大医改惠民效果，减轻群众医疗负担。其次，要满足群众多样化、差异化、个性化的健康需求。深化中医药领域“放管服”改革，放宽市场准入，强化政策扶持，鼓励社会力量提供中医药健康服务，推动中医药与养老、旅游、互联网、体育、食品等产业深度融合，加快推进供给侧结构性改革，促进品牌化、连锁化、规模化发展。要探索包容而有效的审慎监管方式，引导和支持新业态新模式健康发展。这里需要强调，少数民族医药是中医药的重要组成部分，要把少数民族医药工作谋划好、实施好，采取措施加大扶持力度，促进少数民族医药事业发展，提高民族地区防病治病能力，增进各族群众健康福祉。

第四，以支撑发展为目标，全面推进中医药传承创新。中医药是我国具有原创优势的科技资源，是提升我国原始创新能力的“宝库”。一方面，要把中医药这个国粹传承好。编撰出版《中华医藏》，建立中医古籍数据库和知识库，加强对中医古籍、传统知识和诊疗技术的保护、抢救和整理，守护好中医药科技创新的“源头活水”。另一方面，要让“瑰宝”焕发新的光彩。各相关部门要密切协作，实施国家重点研发计划“中医药现代化研究”重点专项，加强中医药科技创新基地和平台建设，完善科技成果转移转化机制，加快健全多学科、多部门共同参与的中医药协同创新体系，用创新为中医药发展插上腾飞的“翅膀”，促进中医药产业提质增效。要围绕人类健康需求，凝练一批中医药重大项目，形成一批重大产品和技术，力争产生类似青蒿素等代表国家水平、有国际影响力的创新成果。这里要强调提升中药质量的问题。要实施优质中药材生产工程，推进规范化种植养殖，决不能让道地药材“不地道”。要实施中药标准化项目，构建中成药大品种和常用中药饮片全链条质量保障体系。要尽快启动第四次全国中药资源普查，在摸清资源家底的基础上，建立健全中药种质资源保护体系和中药资源动态监测网络。要注重发挥中药材种植在精准扶贫、精准脱贫中的作用，让山里、田间的“土疙瘩”变成脱贫致富的“金疙瘩”，既绿了家园，也鼓了老乡的腰包。

第五，以创造性转化、创新性发展为指导，大力弘扬中医药文化。习近平总书记指出，要认真汲取中华优秀传统文化的思想精华和道德精髓，重点做好“创造性转化、创新性发展”。中共中央办公厅、国务院办公厅《关于实施中华优秀传统文化传承发展工程的意见》把坚持创造性转化、创新性发展写入指导思想，明确要求加强对传统医药等的研究阐释、活态利用，使其有益的文化价值深度嵌入百姓生活。要大力弘扬中医药蕴含的优秀传统文化。中医药包含着我国古老朴素的唯物辩证法，是辩证法在认识生命、治疗疾病、维护健康上的具体运用，在数千年的发展进程中，不断吸收和融合各个时期先进的科学技术和人文思想，成为我国优秀传统文化的重要组成部分。要坚持古为今用、守正开新、扬弃继承，把那些具有代表性、富有当代价值的文化精华挖掘出来，注重实践与养成、需求与供给、形式与内容相结合，使之更好地融入国民教育、道德建设、文化创造和生产生活，滋养当代中国人的精气神，增强文化自信。同时，要把中医药作为中华文化“走出去”的重要载体，讲好中医故事、讲好中国故事，增强我国文化软实力。要大力提升国民中医药健康素养。实施中医药健康文化素养提升工程，使藏在古籍、散在民间、融在生活、用在临床上的中医药健康养生智慧鲜活起来、推广开来，倡导“每个人是自己健康第一责任人”的理念，引导群众自觉培养健康生活习惯，树立正确健康观。这里要强调健康教育的问题。要把中医药健康养生知识作为健康教育的重要内容，组织学术水平高、有影响力的专家，充分利用广播、电视、报刊、网络等媒体，努力打造一批医疗养生品牌栏目，占领宣传主阵地，发出权威声音，传播科学知识。各有关方面要严格对医疗养生类节目和医药广告的管理，加大监督执法力度，加强部门沟通协作，对违法犯罪的要依法予以惩处，决不允许任何机构、任何人打着健康幌子搞非法敛财活动。

第六，以服务对外开放大局为重要使命，积极推动中医药海外发展。要积极参与“一带一路”建设。深入实施中医药“一带一路”发展规划，强化法律协调、政策对接和工作协同，积极推动与沿线国家合作建设海外中医药中心，大力发展中医药服务贸易，打造“健康丝绸之路”。要打造高水平国际合作机制与平台。深化与各国政府和世界卫生组织、国际标准化组织等的交流与合作，积极参与国际规则、标准的研究与制订，为完善全球卫生治理、促进人类健康发挥积极作用。

第七，以人才为根本，培育打造一支高水平中医药队伍。国以才立、业以才兴。中医药事业的发展，最根本靠的是人才。要加快完善人才培养政策。医教协同进一步推进中医药教育改革与发展，注重课堂教学与临床实践紧密结合，建立健全院校教育、毕业后教育、继续教育有机衔接以及师承教育贯穿始终的中医药人才培养体系。要完善中医药师承教育制度，充分发挥国医大师、全国名中医等名老中医药专家的重要作用。精心实施中医药传承与创新“百千万”人才工程（岐黄工程），加快推进中医药高层次人才培养。要加快完善人才使用激励机制。从提升薪酬待遇、发展空间、执业环境、社会地位等方面入手，调动医务人员的积极性，特别要结合公立医院薪酬制度改革，建立完善符合行业特点的薪酬制度，体现技术劳务价值。同时，要建立吸引、稳定基层中医药人才的保障和长效激励机制，通过多种形式增强中医药人员职业荣誉感，让广大中医药人员工作更有尊严、生活更加体面。中医药历来强调救死扶伤、道济天下的医德。广大中医药工作者要大力弘扬大医精诚的优良传统，修医德、重品行、行仁术，让民族瑰宝更好造福人民群众、造福人类健康。在大家心目中，老中医是健康长寿的形象代表，是活学活用中医药健康养生文化的典范。希望各位专家保重身体，继续启古纳今、钻研学术，继续奖掖后学、传承技艺，使中医药事业薪火相传、兴旺发达。各有关方面要继续关心、支持国医大师和全国名中医的工作，为他们提供便利的工作和生活条件。

振兴发展中医药是历史和时代赋予我们的光荣使命。让我们更加紧密地团结在以习近平同志为核心的党中央周围，落实党中央、国务院决策部署，同心同德、开拓进取，以优异成绩迎接党的十九大胜利召开，为全面建成小康社会和实现中华民族伟大复兴中国梦做出新的更大贡献！

中共中央政治局委员、国务院副总理刘延东在金砖国家卫生部长会暨传统医药高级别会议上的演讲

2017年7月6日

今年是金砖国家合作第二个10年的开局之年。回首我们共谋发展、不断前行的第一个10年，金砖国家在政治、经济、人文等诸多领域结出丰硕成果，堪称新兴市场国家和发展中国家合作的典范，为增进各成员国人民福祉，为促进世界经济增长、完善全球治理、推动国际关系民主化做出重要贡献。

10年来，金砖国家间形成了全方位、多层次的合作架构。领导人会晤进程迈出新步伐，走出了相互尊重、共同进步的新道路，并在联合国、二十国集团等平台上不断贡献“金砖智慧”，提出“金砖方案”。金砖国家的伙伴关系越筑越牢，“朋友圈”越来越大。

10年来，金砖国家已成为全球经济增长的重要引擎。整体经济增速远高于发达国家，经济总量在世界经济中的比重从12%上升到23%，对世界经济增长贡献超过50%。可以说，金砖“分量”更重，“成色”更足。10年来，金砖国家人民间的友谊不断加深。教育、科技、卫生等领域部长会议构筑起机制化合作平台，电影节、旅游大会、青年外交官论坛等异彩纷呈，媒体合作向世界讲述了独具魅力的“金砖故事”，政党、智库和民间交流搭建起民心相通的桥梁纽带。人文交流正在成为金砖国家合作新的增长点。

今年9月，金砖国家领导人第九次会晤将在中国福建省厦门市举行，这是继今年5月中国成功举办“一带一路”国际合作高峰论坛之后的又一次重要国际性会议。中国将秉持开放包容、合作共赢的金砖精神，与各国携手努力，推动金砖国家合作含金量更高，共同开启新的“金色十年”。

6年来，金砖国家卫生合作结出累累硕果，推动了各国和全球卫生事业的发展。

一是携手应对全球健康挑战。面对不断涌现的健康新威胁，金砖国家卫生合作从疾病监测、传染病防控、慢病防治、全民健康覆盖、药品研发、医疗技术等传统领域，拓展到卫生应急、妇幼健康、抗菌药物耐药、传统医药、互联网医疗等新兴领域。

二是积极参与全球卫生治理。通过卫生部长会议这一年度对话机制，以及世界卫生大会和联合国大会、二十国集团等平台，金砖国家共同表达对全球卫生议题的关切，磋商行动策略，提升了新兴市场国家和发展中国家在全球卫生治理中的代表性和话语权。

三是主动引领南南卫生合作。各成员国发挥比较优势，推动国际合作，努力缩小南北卫生发展差距。比如，俄罗斯积极推动全球遏制结核病，尤其是耐多药结核和结核、艾滋病毒双重感染的行动与伙伴关系；印度实施的泛非电子网络帮助非洲发展远程教育和远程医疗；南非发起的艾滋病治疗行动和巴西的艾滋病治疗项目及艾滋病全球技术合作中心，帮助大量非洲艾滋病患者获得抗逆转录病毒药物。中国长期派遣援外医疗队，援建中低收入国家基础设施，积极开展卫生人力资源开发合作，并为非洲疾病预防控制体系的建设提供援助等。

四是不断深化传统医学合作。医疗技术、科学研究、人才培养、立法保护等方面的合作不断拓展，民间交流呈现勃勃生机。传统医学合作正在成为推动中西方文明交流互鉴的重要载体。

女士们、先生们，朋友们，当前，全球卫生与健康领域面临着多重疾病威胁、多种健康因素影响交织的严峻挑战，健康不平等状况依然突出，人口老龄化加快、跨境流动人口增加、疾病谱变化、生态环境和生活方式变化等又带来新的难题，促进全民健康需要国际社会共同努力。联合国2030年可持续发展议程的重要目标中，明确提出要

“确保健康的生活方式、促进各年龄段人群的福祉”。

作为世界上最大的发展中国家，中国将切实履行2030可持续发展目标的国际承诺。我们将坚持健康优先，在制定实施公共政策时向健康倾斜，促进人民健康与经济社会协调发展，为实现“两个一百年”，即2021年中国共产党一百年、2049年中华人民共和国一百年奋斗目标、实现中华民族伟大复兴的中国梦打下坚实健康基础。

去年，我们召开了新世纪以来的第一次全国卫生与健康大会，发布了《“健康中国2030”规划纲要》。习近平主席提出加快推进健康中国建设，树立大卫生、大健康观念，从以治病为中心转变为以人民健康为中心，努力全方位、全周期保障人民健康。我们坚持保基本、促公平，推动人人享有基本医疗卫生服务。用不到10年时间建立起了覆盖13亿8000万人口的世界规模最大的基本医保网，实施健康扶贫工程，国家给每个公民的医保从2010年到2016年增长了5倍，加大对贫困地区大病保险、医疗救助支持力度，不断缩小城乡、地区、人群间的健康水平差，未来4年中国每年要脱贫1000万人，到2020年要基本上消除贫困的情况。

我们坚持强基层、补短板，不断加强医疗卫生体系能力建设。建立了覆盖城乡的三级疾病预防控制体系，80%以上的居民在15分钟内能够到达最近的医疗点，很多人有了自己的家庭医生，大、中、小医院间建立起了医疗联合体，通过实施远程医疗、加强对口支援等多种形式提升基层防病治病能力。我们坚持建机制、推改革，激发活力动力。统筹推动医疗、医保、医药“三医”联动改革，深化公立医院改革，加快建立分级诊疗体系，积极推进医保支付方式改革，完善药品供应保障制度，包括药品质量的一致性，还有理顺药品的价格，使贫困人口都能享受到基本的医疗保障，努力用中国办法解决好医改这个世界性难题。

“中西医并重”是中国卫生与健康工作方针。我们颁布了中医药法，基本建立起覆盖城乡的中医医疗保健服务体系、独具特色的中医药人才培养体系和中医药科学研究体系。大力推进传统医学与现代科技的结合，比如屠呦呦教授发现的治疗疟疾用药青蒿素，挽救了非洲数以千万人的生命，荣获2015年诺贝尔生理学或医学奖；陈竺教授等将传统中药的砷剂与西药结合，明显提高了治疗急性早幼粒细胞白血病的疗效，获得第七届圣捷尔吉癌症研究创新成就奖。现在，中医药已传播到183个国家和地区，不仅造福中国、也惠及世界。

总之，经过多年努力，中国探索了以较低投入、覆盖较多人口的医疗卫生服务体系建设的有益经验。2016年，我们为79.3亿人次提供了诊疗服务，人均预期寿命超过76.3岁，居民总体健康状况位居发展中国家前列。但要让近14亿人民的主要健康指标进入高收入国家行列，依然任重道远。我们希望与国际社会加强合作，为人类健康事业发展贡献更多“中国智慧”。

女士们、先生们，朋友们，人类社会正处在一个大发展大变革大调整时代。世界多极化、经济全球化、社会信息化、文化多样化深入发展，和平发展的大势依然强劲，变革创新的步伐继续向前。同时，和平赤字、发展赤字、治理赤字等全球性挑战也日益突出，民粹主义、保护主义、极端主义思潮在一些地方抬头。今年1月，习近平主席在联合国日内瓦总部演讲时全面阐述了人类命运共同体的理念，并被首次写入联合国有关决议。金砖国家人口约占世界的43%，金砖国家加强团结合作，维护共同利益，早日实现可持续发展议程目标，对于世界和平、稳定、繁荣具有深远意义，也是人类命运共同体理念的生动实践。作为2017年金砖国家轮值主席国以及本次大会的东道主，中国期待与各国凝聚共识，规划蓝图，携手推动卫生和传统医药合作造福更多民众。

借此机会，我愿提出4点倡议：

一是推进机制建设，构建更广泛伙伴关系。金砖国家卫生合作机制从无到有、由浅入深，已形成全方位、多渠道的合作框架。我们应完善合作机制，围绕重点领域搭建专业机构间的合作平台和网络，打造标志性旗舰项目，提高卫生合作的“含金量”。我们应加强同其他新兴市场国家和发展中国家、国际组织的交流合作，进一步扩展“朋友圈”，深化卫生领域的人文交流，促进社会各阶层、各群体的广泛参与，推动卫生合作为深化各国人民友谊续写新的篇章。

二是推动创新合作，携手应对人类健康挑战。创新是打开健康之门的金钥匙。我们应加强健康科技研发的双多边合作，针对艾滋病、结核病、疟疾等传染性疾病和癌症、心脑血管疾病等慢性病，加大筛查、诊断、治疗技术和产品的研发力度，推动“互联网+智慧医疗”发展和健康医疗大数据应用，完善政产学研用协同创新机制，促进科技创新惠及更多民众。政策创新也是创新合作的重要内容。我们应促进卫生政策交流，携手打造公平可及、高效可持续的卫生体系，实现健康促进、预防、医疗、康复和临终关怀全周期和全流程的服务提供，为应对健康挑战贡献新理念、新经验。

三是促进包容联动，不断完善全球健康治理。面对全球性的卫生挑战，没有国家能够独善其身。我们应牢固树立人类健康命运共同体的意识，携手应对突发公共卫生事件，加强信息通报、疫情防控技术、能力建设等方面的交流与合作。我们应积极参与全球卫生重大政策问题的议程设置、方案磋商、规则和标准制定，加强在世界卫生组织等联合国相关机构和国际组织框架下的沟通协调，通过南南合作提升发展中国家在卫生应急、妇幼健康服务、基本药物可及性、遏制抗菌药物耐药等方面的能力，为完善全球健康治理、提高发展中国家参与的代表性和发言权做出积极贡献。

四是倡导互学互鉴，推动传统医学和现代医学融合发展。在人类历史的长河中，不同国家、不同民族都孕育发展了各具特色的传统医药，成为人类文明的宝贵财富。作为多样文明的杰出代表，金砖国家的传统医药为各个民族的生生不息做出重要贡献。我们应以包容开放的心态对待差异，加强健康理念和文化的交流互鉴，加大对传统医学支持力度，发挥在防病治病中的优势，积极发展传统医药服务贸易，促进传统医学在金砖国家乃至全球范围内的继承、发展和利用。我们应推动传统医学和现代医学优势互补，加强传统医药防治技术和创新药物研究，为传统医学发展插上现代科技的翅膀。

女士们、先生们，朋友们，我们所在的天津，在1000多年前的中国唐代，就有“云帆转辽海，粳稻来东吴”的盛况，不仅是南北方货物互通有无的漕运枢纽，也是东西方文明交流互鉴的重要窗口。近代以来，洋务运动在天津开展，也是中国最早对外开放的城市，而改革开放将近40年来，天津更是成为创新、开放的先行区。

今天，金砖国家团结合作，打造了不同文明相互尊重、和谐共处的典范。金砖国家就像5根手指，伸开来各有所长，攥起来就是1只拳头。让我们携起手来，传承友谊，面向未来，开创金砖国家卫生和传统医药合作新局面，为各国人民的健康福祉、为构建人类命运共同体做出新的更大贡献！

最后，预祝本次会议圆满成功！谢谢大家！

中共中央政治局委员、国务院副总理刘延东在全国医学教育改革发展工作会议上的讲话（节选）

2017年7月10日

要贯彻党的教育方针和卫生与健康工作方针，坚持育人为本、立德树人，强化临床实践能力培养，培育医术精湛医德高尚的高水平医学人才。要把质量作为医学教育的生命线，突出医教协同，办好医学院和综合性大学医学院（部），实现临床、预防、药学、护理等学科有机融合，理论教学与临床实践有机融合，构建成熟完整的教学体系。要围绕生命全周期、健康全过程，加快培养实用型人才和全科、儿科等紧缺人才，深入实施住院医师规范化培训，健全传承与创新并举的中医药人才培养体系。要健全适应行业特点的人事薪酬制度和科学的人才评价体系，吸引更多优秀人才投身卫生健康事业。

（摘自教育部官网）

中共中央政治局委员、国务院副总理刘延东在“一带一路”暨“健康丝绸之路”高级别研讨会上的讲话（节选）

2017年8月18日

中国政府大力实施“健康中国”战略，探索了一条发展中人口大国医疗卫生事业发展之路，努力为群众提供全方位、全生命周期的健康服务。中国积极落实联合国2030年可持续发展议程，愿与“一带一路”沿线国家和有关国际组织一道，深化卫生政策协调，加强传染病联防联控，提高应对突发公共卫生事件能力。推动抗生素耐药防控、先进医疗技术、药物研制等领域创新合作，增进健康服务和产品贸易。落实好100个康复助医项目、卫生人才开发千人计划和千名患者康复项目，发展“一带一路”医院联盟，建设30所中医药海外中心，共享优质医疗资源，共同为促进民心相通、增进各国民众健康福祉做出努力。

（摘自国家卫生计生委官网）

三、部门重要文件与领导讲话

（一）重要文件

1. 联合印发文件

关于开展公立医院薪酬制度改革试点工作的指导意见

人社部发〔2017〕10号

各省、自治区、直辖市人民政府：

为贯彻落实党的十八大和十八届三中、五中全会关于研究建立适应行业特点的公立医院薪酬制度精神，落实全国卫生与健康大会的有关要求，决定开展公立医院薪酬制度改革试点工作。经国务院同意，现提出如下意见。

一、开展公立医院薪酬制度改革试点的重要意义

公立医院一直执行事业单位统一的工资制度、工资政策和工资标准，对调动医务人员积极性发挥了积极作用。随着深化医药卫生体制改革和事业单位分类改革的推进，公立医院现行工资制度不能完全适应改革发展形势的要求。医疗行业人才培养周期长、职业风险高、技术难度大、责任担当重，建立符合医疗行业特点、体现以知识价值为导向的公立医院薪酬制度，是深化医药卫生体制改革和事业单位收入分配制度改革的重要内容，对确立公立医院激励导向和增强公立医院公益性，调动医务人员的积极性、主动性、创造性，推动公立医院事业的发展，都具有重要意义。完善公立医院薪酬制度关系到医务人员的切身利益，关系到医改的成效，涉及面广，政策性强，情况复杂，需要经过试点取得经验后再全面推行。

二、公立医院薪酬制度改革试点的指导思想和基本原则

开展公立医院薪酬制度改革试点的指导思想是，贯彻落实党的十八大和十八届三中、五中、六中全会精神，按照深化医药卫生体制改革和收入分配制度改革的总体部署，与医疗、医保、医药联动改革相衔接，积极稳妥开展试点，探索建立适应我国医疗行业特点的公立医院薪酬制度，完善正常调整机制，健全激励约束机制，以增加知识价值为导向进行分配，着力体现医务人员技术劳务价值，规范收入分配秩序，逐步实现公立医院收入分配的科学化和规范化，增强公立医院公益性，调动医务人员积极性，不断提高医疗服务质量和水平。

开展公立医院薪酬制度改革试点的基本原则：

——坚持激励与约束相结合。适应公立医院综合改革要求，与公立医院管理体制、运行机制、服务价格调整、医保支付、人事管理、控制不合理医疗费用以及推进分级诊疗、家庭医生签约服务等改革相衔接，健全与岗位职责、工作业绩、实际贡献紧密联系的分配激励机制，加强宏观调控和有效监管，规范医务人员收入分配秩序。

——坚持按劳分配与按生产要素分配相结合。适应行业特点的要求，坚持中西医并重，完善公立医院内部分配制度和分配机制，合理体现医务人员技术劳务价值。

——坚持动态调整与合理预期相结合。在确保医疗机构良性运行、基本医保支出可承受、群众整体负担不增加、提高医疗服务水平的基础上，动态调整公立医院薪酬水平，与国民经济发展相协调、与社会进步相适应。妥善处理不同地区、不同等级、不同类型公立医院之间收入分配关系。

三、公立医院薪酬制度改革试点的主要内容

试点地区要根据医疗卫生行业特点，完善适应行业特点的公立医院薪酬制度。

（一）优化公立医院薪酬结构

要结合公立医院公益性定位、工作特点和本地实际，以及不同公立医院的功能定位和医、护、技、药、管等不同岗位职责要求，合理确定公立医院薪酬结构，注重医务人员长期激励。完善岗位绩效工资制，有条件的可探索实行年薪制、协议工资制等多种模式。

（二）合理确定公立医院薪酬水平

人力资源社会保障、财政部门根据当地经济发展、财政状况、工作量、服务质量、公益目标完成情况、成本控制、绩效考核结果等，按照“允许医疗卫生机构突破现行事业单位工资调控水平，允许医疗服务收入扣除成本并按规定提取各项基金后主要用于人员奖励”的要求，在现有水平基础上合理确定公立医院薪酬水平和绩效工资总量，逐步提高诊疗费、护理费、手术费等医疗服务收入在医院总收入中的比例。对高层次人才聚集、公益目标任务繁重，承担科研、教学任务以及需要重点发展的公立医院或绩效考核评价结果优秀的公立医院，适当提高薪酬水平。建立动态调整机制，稳步提高医务人员薪酬水平，调动医务人员积极性。

（三）推进公立医院主要负责人薪酬改革

公立医院主管部门根据公立医院考核评价结果、个人履职情况、职工满意度等因素，合理确定医院主要负责人的薪酬水平。公立医院主要负责人薪酬水平应高于本院平均薪酬水平，并与本院职工薪酬水平保持合理关系。鼓励公立医院主管部门对公立医院主要负责人探索实行年薪制。

（四）落实公立医院分配自主权

公立医院在核定的薪酬总量内进行自主分配。医院制定绩效分配办法要充分发扬民主，广泛征求职工意见，充分体现医、护、技、药、管等不同岗位差异，兼顾不同学科之间的平衡，向关键和紧缺岗位、高风险和高强度岗位、高层次人才、业务骨干和做出突出成绩的医务人员倾斜，向人民群众急需且专业人才短缺的专业倾斜，体现知识、技术、劳务、管理等要素的价值，避免大锅饭。适当提高低年资医生薪酬水平，统筹考虑编制内外人员薪酬待遇，推动公立医院编制内外人员同岗同薪同待遇。严禁向科室和医务人员下达创收指标，医务人员个人薪酬不得与药品、卫生材料、检查、化验等业务收入挂钩。

（五）健全以公益性为导向的考核评价机制

公立医院主管部门要制定科学的公立医院考核评价指标体系，综合考虑职责履行、工作量、服务质量、费用控制、运行绩效、成本控制、医保政策执行情况等因素，定期组织考核，考核结果与医院薪酬总量挂钩。对考核不合格的医院，要适当降低薪酬水平。

公立医院主管部门要制定公立医院主要负责人的绩效考核评价办法，综合考虑工作责任、医院管理的实际情况、医院考核评价结果和任期目标任务完成情况等因素，定期组织考核，考核结果与公立医院主要负责人薪酬挂钩。

公立医院要制定内部考核评价办法，综合考虑岗位工作量、服务质量、行为规范、技术能力、医德医风和患者满意度等因素，考核结果与医务人员薪酬挂钩。

（六）经费来源

公立医院薪酬制度改革试点工作所需经费，通过原渠道解决。完善公立医院收入中可用于工作人员收入分配的资金管理政策。

（七）试点范围和时间

上海、江苏、浙江、安徽、福建、湖南、重庆、四川、陕西、青海、宁夏等11个综合医改试点省份各选择3个市（州、区），除西藏外的其他省份各选择1个公立医院综合改革试点城市进行试点。从发文之日起开展试点工作，为期1年。未列入试点范围的公立医院综合改革试点城市和各县（市）可先行探索制定公立医院绩效工资总量核定办法。

（八）加强监督管理

试点地区要加强对公立医院薪酬分配的监督管理，试点医院要严格执行国家工资政策，严肃分配纪律，按照有关规定严肃查处医务人员收受红包、回扣等违规违纪行为。公立医院主管部门应于次年初将上年公立医院收入分配情况和负责人薪酬水平报同级政府人力资源社会保障、财政部门和医改办备案。

四、做好公立医院薪酬制度改革试点工作的要求

（一）加强对试点工作的领导

人力资源社会保障部、财政部、国家卫生计生委、国家中医药管理局负责试点工作的政策指导和监督检查工作，建立试点工作通报制度。试点地区要在当地党委、政府领导下，成立试点工作领导小组，人力资源社会保障部门牵头负责，各部门密切配合，在推进公立医院管理体制、运行机制、价格调整、医保支付、人事管理改革的同时开展试点，要明确责任分工和进度安排，抓好任务分解，务求取得实效。

（二）精心组织做好试点工作

试点地区要根据本指导意见的精神和要求，结合本地实际研究制定试点实施方案，组织开展试点，并报四部门备案以及按季度报送进展情况，于试点工作结束后1个月内报送试点工作总结。试点地区在制定实施方案时和试点工作中，要考虑全国实施的可行性，形成可复制、可持续、可推广的实践经验。

（三）做好舆论引导和稳定工作

试点地区人力资源社会保障、财政、卫生计生、中医药管理部门要做好政策解释和思想政治工作，及时制定应急预案，密切关注社会舆情，确保试点工作平稳顺利进行。

人力资源社会保障部
财政部
国家卫生计生委
国家中医药管理局
2017年1月24日

关于促进中医药健康养老服务发展的实施意见

国中医药医政发〔2017〕2号

各省、自治区、直辖市卫生计生委、中医药管理局、老龄办、发展改革委、教育厅（委、局）、科技厅（局）、工信厅（局）、民政厅（局）、财政厅（局）、人力资源社会保障厅（局）、工商局（市场监管部门）、食品药品监督管理局，新疆生产建设兵团卫生局、老龄办、发展改革委、教育局、科技局、工信委、民政局、财务局、人力资源社会保障局、食品药品监督管理局：

中医药健康养老服务，是运用中医药（民族医药）理念、方法和技术，为老年人提供连续的保养身心、预防疾病、改善体质、诊疗疾病、增进健康的中医药健康管理服务和医疗服务，包括非医疗机构和医疗机构提供的相关服务，是医养结合的重要内容。发展中医药健康养老服务，是应对人口老龄化、加快推进健康中国建设、全方位全周期保障人民健康的重要举措，对于满足老年人养生保健和看病就医等健康需求，提高生命生活质量，释放养老消费潜力，对于稳增长、促改革、调结构、惠民生和全面建成小康社会，具有重要意义。为贯彻落实《国务院关于印发中医药发展战略规划纲要（2016～2030年）的通知》（国发〔2016〕15号）、《国务院关于加快促进健康服务业发展的若干意见》（国发〔2013〕40号）、《国务院关于加快发展养老服务业的若干意见》（国发〔2013〕35号）和《国务院办公厅关于全面放开养老服务市场提升养老服务质量的若干意见》（国办发〔2016〕91号）、《国务院办公厅转发卫生计生委等部门关于推进医疗卫生与养老服务相结合指导意见的通知》（国办发〔2015〕84号）等文件要求，促进中医药健康养老服务发展，现提出以下实施意见。

一、基本原则和发展目标

（一）基本原则。坚持养生保健与疾病治疗及康复相结合，发挥中医药在治未病、重大疾病治疗和疾病康复中的重要作用，努力实现中医药健康养生文化的创造性转化、创新性发展；坚持政府引导与市场开放相结合，充分发挥市场在资源配置中的决定性作用，提高中医药健康养老服务的活力和可及性；坚持分类指导与突出特色相结合，推动普遍性服务和个性化服务协同发展，满足多层次、多样化的中医药健康养老服务需求；坚持创新供给与释放需求相结合，推动中医药供给侧结构性改革，增强资源集约使用效率，提升服务质量，探索形成形式多样的中医药健康养老服务模式。

（二）工作目标。到2020年，中医药健康养老服务政策体系、标准规范、管理制度基本建立，医疗机构、社会非医疗性中医养生保健机构（以下简称中医养生保健机构）与机构、社区和居家养老密切合作的中医药健康养老服务体系基本形成，中医药健康养老服务基本覆盖城乡社区，60%以上的养老机构能够以不同形式为入住老年人提供中医药健康养老服务，65岁以上老年人中医药健康管理率达到65%以上。所有二级以上中医医院均与1所以上养老机构开展不同形式的合作，开设为老年人提供挂号、就医等便利服务的绿色通道，为机构、社区和居家养老提供技术支持。中医药健康养老消费潜力不断得到释放，老年人中医药健康养老服务需求基本得到满足。

二、重点任务

（三）加快中医药健康养老服务提供机构建设。鼓励社会力量举办以老年人为主要服务对象的养生保健机构，为老年人提供中医健康状态辨识与评估、咨询指导、健康管理等服务，使用按摩、刮痧、拔罐、艾灸、熏洗等中医技术及以中医理论为指导的其他养生保健方法及产品进行健康干预。促进经营规范、服务优质、特色鲜明的中医养生保健机构发展，培育一批技术成熟、信誉良好的知名中医养生保健集团或连锁机构。加强中医医院基本条件和能力建设，积极探索融医疗、养生、保健、康复于一体、全链条的医院发展模式。二级以上中医医院普遍设置治未病科室，拓展中医药服务领域，开展老年人亚健康与慢性病风险评估以及生活方式、危险因素、干预技术与方法研究；积极开设老年病科，增加老年病床数量，开设老年人就诊绿色通道，提升老年人常见病、多发病和慢性病诊疗能力。85%以上的社区卫生服务中心和70%以上的乡镇卫生院设置中医药综合服务区（中医馆、国医堂），推广中医药适宜技术，开展中医健康干预服务，提供中医药健康养老服务。加强康复、护理、疗养等其他医疗机构中医药科室建设，推广使用中医药综合治疗。鼓励有条件的养老机构申请开办中医养生保健机构和以老年病和保健、康复、照护为主的中医医院、中医门诊部、中医诊所。其开办的医疗机构按照《关于促进社会办医加快发展的若干政策措施》（国办发〔2015〕45号）和《国家卫生计生委、国家中医药管理局关于推进社会办医发展中医药服务的通知》（国中医药医政发〔2015〕32号）等相关规定，享受社会办中医政策扶持。

（四）建立健全中医医院与养老机构合作机制。二级以上中医医院均应与养老机构开展不同形式的合作，建立健全协作机制，本着互惠互利原则，明确双方责任。鼓励和支持公立中医医院通过特许经营等方式，以品牌、技术、人才、管理等优势资源与民政部门以及社会资本等开展合作，新建、托管、协作举办非营利性医养结合机构。养老机构内设的具备条件的医疗机构可作为中医医院收治老年人后期康复护理场所。通过建设中医医疗养老联合体等多种形式，整合中医医疗、康复、养老和护理资源，为老年人提供治疗期住院、康复期护理、稳定期生活照料以及安宁疗护一体化的中医药健康养老服务。鼓励中医师在完成所在医疗机构工作任务的前提下，在养老机构提供保健咨询和调理等服务。

（五）增强社区中医药健康养老服务能力。二级以上中医医院均应指导基层医疗卫生机构开展面向老年人的中医药健康管理、养生保健、康复、居家照护、健康教育等服务，应用中医药适宜技术，促进优质中医药资源向社区、家庭延伸辐射。所有社区卫生服务机构、乡镇卫生院和50%的村卫生室均能为65岁以上老年人提供中医药健康干预和管理服务，在老年人健康档案中增加中医体质辨识内容并不断扩大覆盖率。充分发挥家庭医生签约团队在中医药健康养老中的作用，鼓励中医医师积极参加家庭医生签约团队，为老年人提供中医基本医疗、基本公共卫生服务和个性化的中医药治未病服务。鼓励中医医院、社区卫生服务中心、乡镇卫生院与养老机构、社区养老服务中心、基层老年协会等合作，推动优质中医药资源进社区、进农村、进家庭活动，开展中医健康体检、健康评估、健康干预以及药膳食疗科普等活动，推广太极拳、八段锦、五禽戏等中医传统运动项目，加强中医药健康养生养老文化宣传，培养健康科学的生活方式和理念。

（六）培养中医药健康养老服务人才。加强中医老年病学和中医护理学等中医药健康养老服务相关学科建设，培养一批中医老年病学学科带头人和骨干人才。加大中医药健康养老服务应用型人才培养力度，鼓励和引导有条件的学校设置中医药健康养老服务的相关专业。深化全国职业院校健康服务类、养老服务类示范专业点建设，在相关专业课程中增加中医药健康养老内容，培训中医药适宜技术。大力开展中医药健康养老服务职业技能培训，依托相关院校、医疗机构，建立中医药健康养老服务人员培训基地，面向健康服务从业人员，特别是基层医护人员、养老护理人员，开展中医药健康养老相关知识与职业培训，提高从业人员专业能力和服务水平。鼓励引导中医药专业毕业生从事中医药健康养老服务行业，填补中医药健康养老服务人力资源缺口。

（七）发展中医药健康养老服务产业。鼓励中医药健康养老服务与现代高新技术产品相结合，促进中医药与互联网、旅游、体育、餐饮、住宿等其他产业融合并协同发展，推进中医药体验式服务融入健康旅游、传统文化等主题项目建设，不断拓展中医药服务领域，丰富中医药服务形式，创新中医药服务产品，培育壮大中医药健康养老服务产业。鼓励中医医疗机构、养生保健机构和中医药科研机构、院校、企业，研发、改进、推广面向老年人的食品药品、康复辅具、日常照护、文化娱乐等产品和服务。积极运用移动互联网、物联网等信息技术开发智能化服务产品，探索集成和提升中医药健康状态辨识评估及干预技术，为老年人提供融中医健康监测、咨询评估、养生调理、跟踪管理和生活照护于一体、高水平、个性化、便捷化的中医药健康养老服务。推进二级以上中医医院信息化建设，通过远程医疗服务手段，为机构和社区养老人群提供方便就医和健康管理服务。大力发展中医药服务贸易，为境外消费者提供高端的中医药健康养老服务。鼓励保险公司开发中医药健康养老类保险产品，提供与其相结合的中医药特色健康管理服务，创新中医药健康养老保障模式。

（八）规范中医药健康养老服务。支持建立中医药健康养老服务行业组织，提升中医药健康养老行业地位，畅通相关政策信息渠道，将适宜行业组织行使的职责委托或转移给行业组织。加强行业自律，强化行业组织在中医药健康养老服务质量、费用、内容等方面的自律作用，支持行业组织研究、制订相关技术目录、服务规范、操作流程等行业标准，逐步建立完善中医药健康养老服务标准化体系。发挥行业组织在从业人员执业行为规范、行业信誉维护方面的作用，建立中医药健康养老服务提供机构及其从业人员不良执业记录制度、失信惩戒以及退出机制，将其诚信经营和执业情况纳入统一信用信息平台，通过国家企业信用信息公示系统公示相关企业的行政许可、行政处罚等信息。支持优秀机构参与“敬老文明号”创建活动，引导相关机构及从业人员切实增强诚信意识，自觉开展诚信服务。转变行政管理方式，推动负面清单制度和第三方认证作为市场管理的主要方式。完善监管机制，依法严厉打击非法行医等违法违规行为，加快形成行政监管、行业自律、社会监督、公众参与的综合监管机制。

三、政策措施

（九）进一步放宽市场准入。根据区域经济、健康水平以及社会保障发展需要，将中医药健康养老服务纳入区域服务业发展和医养结合总体规划，明确中医药健康养老服务的功能定位。按照“非禁即入”原则，凡是符合社会办医、民间资本举办养老机构等规定的，均可依法举办中医药健康养老服务提供机构。民政、卫生计生、中医药等部门要全面清理、取消不合理的前置审批事项，不得新设前置审批事项或提高审批条件，减少运行审批限制，按照《民政部、卫生计生委关于做好医养结合服务机构许可工作的通知》（民发〔2016〕52号），优化简化审批流程，加快审批进度，并向社会公布。

（十）落实和完善相关支持政策。在落实已有支持养老服务、健康服务、社会办医、中医药发展等支持政策基础上，综合施用政策杠杆，引导社会资本、境外资本参与中医药健康养老服务。民政部门要将符合条件的中医药健康养老服务纳入养老服务范围，对中医医院举办和托管的养老机构与其他社会力量举办的养老机构一视同仁，按规定享受相应的扶持政策；支持具有资质的养老机构、基层老年协会承接适宜的中医药健康养老服务，并做好与养老规划的衔接。税务部门要落实小微企业、高新技术企业税收优惠政策和研发费用加计扣除政策。人力资源社会保障部门要将符合条件的中医药健康养老机构设置的医疗机构按规定纳入医保定点范围。加大用地支持政策落实力度，依法盘活城乡建设用地存量，符合条件的中医药健康养老项目予以优先安排。鼓励银行、证券、保险、信托、基金等各类金融机构在风险可控前提下，加大对中医药健康养老服务企业的融资筹资支持力度。

（十一）开展中医药健康养老服务试点示范。鼓励地方结合实际积极探索，遴选部分有条件、有代表性的地区开展中医药与养老服务结合试点，建设一批中医药特色医养结合示范基地，探索促进中医药与养老服务相结合的有效形式。中医药管理部门和老龄工作机构要会同相关部门跟踪各地进展，帮助解决试点中的困难和问题，及时总结推广好的经验和做法，完善相关政策措施。

各地区、各有关部门要充分认识发展中医药健康养老服务的重要意义，将促进中医药健康养老服务发展作为深化医改、改善民生、拉动投资、扩大消费的一项重要工作，建立健全多部门联动工作机制，加强组织领导，强化沟通协调，完善指导监督，形成工作合力，共同推进中医药健康养老服务健康有序发展。各级中医药管理部门会同卫生计生、民政、工商等部门加强对行业组织的服务指导，及时掌握中医药健康养老服务业态的新情况新趋势，着力完善相关政策与配套措施，注重解决发展中出现的新问题，努力为中医药健康养老服务发展创造良好条件，推动中医药在增进健康、发展经济、服务社会等方面发挥更大的作用。

国家中医药管理局
全国老龄办
国家发展改革委
教育部
科技部
工业和信息化部
民政部
财政部
人力资源社会保障部
国家卫生计生委
国家工商总局
国家食品药品监管总局
2017年2月24日

关于促进健康旅游发展的指导意见

国卫规划发〔2017〕30号

各省、自治区、直辖市人民政府，国务院各部委、各直属机构：

健康旅游是健康服务和旅游融合发展的新业态，发展健康旅游对扩内需、稳增长、促就业、惠民生、保健康，提升我国国际竞争力具有重要意义。根据全国卫生与健康大会精神以及《“健康中国2030”规划纲要》《国务院关于促进健康服务业发展的若干意见》（国发〔2013〕40号）、《国务院关于促进旅游业改革发展的若干意见》（国发〔2014〕31号）等文件精神，经国务院同意，现提出以下意见：

一、总体要求

（一）指导思想

全面贯彻党的十八大和十八届三中、四中、五中、六中全会精神，深入贯彻习近平总书记系列重要讲话精神和治国理政新理念新思想新战略，认真落实党中央、国务院决策部署，统筹推进“五位一体”总体布局和协调推进“四个全面”战略布局，牢固树立和贯彻落实创新、协调、绿色、开放、共享的发展理念，紧紧围绕消费需求，加快发展健康产业，促进健康服务与旅游深度融合。统筹国际国内2个市场，充分调动社会力量的积极性和创造性，丰富服务内容，创新服务模式，突出服务特色，提高服务能力和品质，顺应发展趋势，扩大有效供给，满足群众多层次、个性化健康服务和旅游需求，为经济社会转型发展注入新动力。

（二）基本原则

坚持政府引导、市场配置。强化政府在制度建设、标准制定等方面的职责，发挥市场在资源配置中的决定性作用，激发社会活力，完善监督，营造公平竞争的环境。

坚持因地制宜、创新驱动。立

足地方实际，充分发挥各地健康旅游环境优势，开发特色化服务，创新发展方式，建立符合国际通行规则、具有中国特色的健康旅游发展机制。

坚持对外交流、开放共赢。积极融入“一带一路”建设，借鉴国际经验，提升对外开放水平，推动健康旅游服务领域国际标准的制定和转化，提高我国健康旅游机构在国际相关领域的综合竞争力。

坚持试点先行、稳步推进。强化规划引导作用，选择具备条件地区开展试点，积极探索健康服务和旅游融合发展，在总结实践经验的基础上，逐步扩大试点范围，推动健康旅游产业健康有序发展。

（三）发展目标

到 2020 年，建设一批各具特色的健康旅游基地，形成一批健康旅游特色品牌，推广一批适应不同区域特点的健康旅游发展模式和典型经验，打造一批国际健康旅游目的地。

到 2030 年，基本建立比较完善的健康旅游服务体系，健康旅游服务能力大幅提升，发展环境逐步优化，吸引更多的境内外游客将我国作为健康旅游目的地，提升产业发展层级。

二、提高健康旅游供给能力

（四）发展丰富健康旅游产品

依托各地自然、人文、生态、区位等特色资源和重要旅游目的地，以医疗机构、健康管理机构、康复护理机构和休闲疗养机构等为载体，重点开发高端医疗、特色专科、中医保健、康复疗养、医养结合等系列产品，打造健康旅游产业链。

发展高端医疗服务。在医疗资源丰富、基础公共设施较好的大城市，鼓励社会资本提供以体检和疾病治疗为主的国际先进医疗服务，打造集医疗、预防保健、养生康复为一体的实体型现代化国际健康服务园区。

发展中医药特色服务。发挥中医药特色优势，使旅游资源与中医药资源有效结合，形成体验性强、参与度广的中医药健康旅游产品体系。大力开发中医药观光旅游、中医药文化体验旅游、中医药特色医疗旅游、中医药疗养康复旅游等旅游产品，推进中医药健康旅游产品和项目的特色化、品牌化。鼓励开发以提供中医医疗服务为主要内容的中医药健康旅游主题线路和特色产品。

发展康复疗养服务。结合本地特色优势，融合治疗、康复与旅游观光，开发日光、水疗、地热、海滨、森林、温泉等特色健康旅游线路，通过气功、针灸、按摩、理疗、矿泉浴、日光浴、森林浴、中草药药疗等多种服务形式，提供健康疗养、慢性病疗养、老年病疗养、骨伤康复和职业病疗养等特色服务。

发展休闲养生服务。依托各地旅游和养生资源，将休闲度假和养生保健、修身养性有机结合，拓展养生保健服务模式，针对不同人群需求特点，打造居住型养生、环境养生、文化养生、调补养生、美食养生、美容养生、运动养生、生态养生以及抗衰老服务和健康养老等一系列旅游产品。

（五）提高医疗机构现代化水平

鼓励社会资本举办的医疗机构与其他医疗机构建立合作关系，引进先进的医院管理理念、管理模式和服务模式，优化医疗设施建设，提升医疗机构服务质量，加快打造一批有竞争力的品牌机构。组建多学科参与的诊疗服务团队，提供优质安全可靠的国际医疗服务。鼓励有条件的医疗机构取得国际医疗质量管理认证。鼓励相关机构与国际健康保险机构建立合作关系。

（六）提升健康旅游服务品质

加强健康旅游相关基础设施建设，升级交通、环保等基础设施，进一步完善旅游服务与安全设施等。健全公共服务网络，建设具有宣传促销、咨询、预订、投诉等功能的综合性健康旅游服务平台。

三、培育健康旅游消费市场

（七）加大推广推介力度

大力发展中介服务组织，加强健康旅游推介平台建设，积极运用网络营销、中介机构宣传、举办或参加健康旅游博览会等多种方式，加大宣传力度。鼓励社会资本举办的医疗机构逐步开展国际（边境）医疗服务项目。加强与“一带一路”沿线及周边国家健康旅游相关领域的合作。加强中医药健康旅游宣传推广和市场开拓。鼓励旅行社等机构开展健康旅游中介服务，设计特色健康旅游路线，提供健康旅游全流程服务。

（八）打造健康旅游服务产业项目

优化设计健康旅游产业链的整体发展架构，做好产业资源布局规划并整体设计产业管理、项目建设、标准制定、营销宣传、项目融资、环境保护以及危机管理等，引导健康旅游服务相关支撑产业集聚发展，打造药械制造、技术研发、健康管理、疾病治疗、康复疗养、养生养老等健康旅游产业集聚发展的产业格局。鼓励发展医学检验等第三方医疗服务。

（九）推进健康旅游服务信息化

制定与国际衔接的信息标准，加强医院信息平台建设。建立健康旅游信息服务体系，实现 24 小时咨询服务和全流程跟踪服务。发展与国外医疗机构联通的远程会诊等远程医疗服务，健全检查检验结果互认共享机制，探索远程监护指导、远程手术指导等远程医疗服务。

（十）积极发展商业健康保险

丰富商业健康保险产品，发展多样化健康保险服务。鼓励商业保险公司提供与健康旅游服务相适应的多样化、多层次、规范化的产品和服务。建立商业保险公司与医疗、体检、护理等机构的合作机制，提供与商业健康保险产品相结合的疾病预防、健康维护、慢性病管理等健康管理服务。推广商业健康保险个人所得税试点政策。

四、优化健康旅游政策环境

（十一）推进市场准入和行业规范建设

深入推进简政放权、放管结合、

优化服务改革，进一步转变政府职能，减少审批事项，规范改进审批行为，提高审批效率，放宽市场准入。研究不同类型健康旅游服务机构标准，规范机构基本标准和审批程序，加强开办支持和服务指导，建立公开、透明、平等、规范的健康旅游服务业准入制度，简化程序，优化流程，推进一站受理、窗口服务、并联审批。开展医疗服务的，要纳入医疗机构统一准入管理。建立健全国际医疗服务标准、国际医疗服务指南等相关制度。鼓励中医机构进行国际认证，加快建立中医药国际标准体系和诊疗服务规范体系，推进中医药健康旅游服务标准化和专业化。统筹考虑多层次医疗需求，制定和完善医疗卫生服务体系规划、医疗机构设置规划、大型医用设备配置规划，完善规划调控方式，优化配置医疗资源，促进社会办医加快发展，凡符合规划条件和准入资质的，不得以任何理由限制。

（十二）健全健康旅游法治和监管体系

系统梳理并健全完善健康旅游相关法律法规，重点解决可能存在的医疗责任划分、行业监管等问题。完善监管机制，创新监管方式，加大监管力度，推行属地化管理，依法规范健康旅游服务机构及个人从业行为，加强事中事后监管，强化服务质量监管和市场日常监管，严肃查处无证行医和违法经营行为，保障群众健康权益，维护消费者利益，营造公平竞争的环境。

（十三）完善健康旅游产业发展的支持政策

加大对健康旅游产业发展的政策扶持力度，在用地、人才引进、执业环境等方面给予政策扶持和倾斜。支持健康旅游服务机构按规定开展适宜医疗技术，加强对其医疗技术临床应用的管理和指导。完善价格政策。社会资本举办健康旅游服务机构的医疗服务价格实行市场调节价。健康旅游服务用地纳入土地利用总体规划和年度用地计划，强化监管，严禁改变用途。鼓励公立医院与社会办医疗机构在人才、管理、服务、技术、品牌等方面建立协议合作关系，允许公立医院根据规划和需求，与社会力量合作举办新的非营利性医疗机构。

（十四）优化投融资引导政策

鼓励社会资本进入健康旅游产业，推广政府和社会资本合作（PPP）模式，充分发挥社会力量作用。鼓励金融机构按照风险可控、商业可持续原则，创新适合健康旅游服务业特点的金融产品和服务方式，加大金融支持力度。支持保险机构运用股权投资、战略合作等方式参与健康旅游产业链整合。鼓励各类创业投资机构和融资担保机构对健康旅游领域创新性业态、小微企业开展业务。

（十五）健全人力资源保障机制

加强复合型人才培养。鼓励社会资本举办职业院校，规范并加快培养护士、护理员、康复治疗师、健康管理师、医学英语、营销运营等从业人员。加强针对健康医疗服务机构、国际旅行健康咨询机构、旅游服务机构等相关服务人员的业务培训和语言培训，提高健康旅游的服务品质和管理水平。加快推进医师多点执业，鼓励地方探索建立区域性医疗卫生技术及服务人才有序流动的机制，对非公立医疗机构的人才培养、培训和进修等给予支持。

（十六）建设诚信服务制度

加强行业自律和社会监督，加快建设诚信服务制度。引导企业、相关从业人员增强诚信意识，自觉开展诚信服务，守法经营。支持健康旅游相关行业依法成立行业协会，充分发挥行业协会的指导和监督作用，制定行业自律准则和标准，规范行业发展，推动健康旅游产业可持续发展。

五、组织实施

（十七）加强组织领导

建立健康旅游发展部门协作机制，统筹协调健康旅游发展涉及的医疗卫生、旅游等方面的政策，推动健康服务业与旅游业融合发展。各地要将健康旅游作为发展健康服务业的重要内容，充分发挥地方政府的引导和推动作用，科学规划，积极探索，推进健康旅游产业发展。制订年度实施计划，加强统计监测工作，健全相关信息发布制度。

（十八）推进试点示范

选择一批具备良好资源条件、具有前期工作基础、符合政策支持方向、地方积极性较高的健康旅游项目，建设各具特色的健康旅游示范基地，形成稳定的健康旅游客户群体市场。同时，在行业准入、人才引进、执业环境等方面先行先试有关政策措施，推动体制机制创新。坚决避免脱离实际、一哄而上、盲目重复建设，杜绝成为简单园区建设或变相搞房地产开发。

（十九）加强国际交流合作

加强与健康旅游产业发达国家和地区的交流，学习借鉴国际先进发展经验。加强与国际相关组织和机构的合作，参与相关标准制定，提升我国在相关领域的影响力和话语权。大力引进国际专业人才、管理技术和经营模式，提高我国健康旅游产业的技术和发展水平。积极发挥援外医疗队在健康旅游中的桥梁纽带作用。

国家卫生计生委
国家发展改革委
财政部
国家旅游局
国家中医药管理局
2017年5月12日

科技部、国家中医药管理局关于印发《“十三五”中医药科技创新专项规划》的通知

国科发社〔2017〕146 号

各省、自治区、直辖市及计划单列科技厅（委、局）、中医药管理局，新疆生产建设兵团科技局、卫生局，各有关单位：

按照《中华人民共和国国民经济和社会发展第十三个五年规划纲要》《“十三五”国家科技创新规划》《“健康中国 2030”规划纲要》等的总体部署，为加快推进中医药科技创新发展，特制定《“十三五”中医药科技创新专项规划》。现印发你们，请认真贯彻执行。

附件：“十三五”中医药科技创新专项规划

科技部

国家中医药管理局

2017 年 5 月 12 日

附件　“十三五”中医药科技创新专项规划

中医药蕴含着深厚的科学内涵，具有引领生命科学未来发展的巨大潜力，是“中国古代科学的瑰宝”和“打开中华文明宝库的钥匙”。通过科技创新发掘中医药科学内涵，推动中医药的传承与创新，是实现中医药事业振兴发展的重大战略方向。依据《国家创新驱动发展战略纲要》《“健康中国 2030”规划纲要》《中医药发展战略规划纲要（2016～2030 年）》《“十三五”国家科技创新规划》和《“十三五”国家社会发展科技创新规划》等，为加快提升中医药科技创新能力、提高人民健康水平和促进健康产业发展，特制定本规划。

一、形势与需求

（一）战略地位更加凸显

党的十八大以来，以习近平同志为核心的党中央高度重视中医药发展，习近平总书记明确指出要“切实把中医药这一祖先留给我们的宝贵财富继承好、发展好、利用好”。在 2016 年 8 月召开的全国卫生与健康大会上，习近平总书记着重强调“推进中医药科技创新”，“努力实现中医药健康养生文化的创造性转化、创新性发展”。《国家创新驱动发展战略纲要》《“健康中国 2030”规划纲要》和《中医药发展战略规划纲要（2016～2030 年）》等文件，均将中医药科技创新列为发展重点，对加强中医药科技创新提出明确要求。中医药科技创新工作的战略地位更加凸显，正迎来天时、地利、人和的大好时机。

（二）科技基础更加坚实

“十二五”以来，中医药现代化发展水平不断提升，创新突破不断涌现。中医古籍文献数据库、知识库建设初具规模，组织开展了一批名老中医的现代传承研究；对藏象理论、经穴特异性、络病、中药药性、组分配伍等中医药原创理论的科学认识进一步深化；开发了一批中医诊疗及康复设备；中医药防控心脑血管疾病、糖尿病等重大慢病以及甲型 H1N1 流感等重大传染性疾病临床研究取得积极进展，16 类重大疾病中医药防治疗效获得循证依据；突破了一批濒危稀缺中药材繁育技术和中药材种植关键技术，常用中药材规范化种植技术进一步提升，中药质量控制水平从“单一”走向“整体”；在中药新药发现、制剂、安全性评价等瓶颈问题上取得重要突破，中药新药研制的技术方法不断进步，中药产品的科技含量显著增强；建立了一批国家工程（技术）研究中心、国家中医临床研究基地、工程实验室和企业技术中心，建设了 25 个各具特色的中药现代化科技产业（种植）基地；中医药国际化步伐显著加快，4 种中药已获美国食品药品监督管理局（FDA）批准开展Ⅲ期临床研究，一批中成药正在开展欧盟注册研究，一批中药材品种纳入《美国药典》和《欧盟药典》。尤其是 2015 年屠呦呦研究员获得诺贝尔奖，充分彰显了中医药的科学价值。

以科技创新为引领，现代中药产业蓬勃发展，常用中药材生产体系基本建立，过亿元品种从数十个增加到500 个，培育了一批中药骨干企业，中药工业总产值从 1996 年的 234 亿元增加到 2015 年的 7867 亿元，占医药工业总产值的比例从 1/5 增加到 1/3，中医药产品和服务加快走向世界，中医药大健康产业规模已超过万亿元，并在带动农民增收、保护生态环境、促进区域发展、支撑医改实施等多方面发挥了重大作用。

（三）创新空间更加广阔

当前，系统复杂科学、大数据、真实世界的临床研究等新理念、新方法的不断涌现，突破了固有思维形态和研究模式，催生中医药研究范式的转变；生物、电子、大数据、人工智能等先进技术快速发展，为中医药研究技术突破提供了有力支

撑；多学科、跨行业、海内外合作更加广泛，现代科技与传统中医药相融相通的深度与广度不断拓展，为加快中医药现代化、国际化发展提供了更加广阔的创新空间。

与此同时，中医药的传承危机、信任危机仍然存在，中医临床西化、中医药优势弱化等问题凸显，中药材资源保障、中药质量控制等瓶颈制约严重，在天然药物成为新药开发来源的国际新趋势背景下，中药研发及中药标准的国际竞争也日趋激烈，迫切需要我们加强创新突破，加快推进中医药现代化进程。

二、指导思想与基本原则

（一）指导思想

贯彻落实党的十八大和十八届三中、四中、五中、六中全会精神，深入实施创新驱动发展战略，坚持创新、协调、绿色、开放、共享的发展理念，遵循中医药的自身发展规律，发挥中医药优势与特色，切实把科技创新摆在中医药发展全局的核心位置，坚持主导性发展、引领性发展，加快推进中医药宝贵资源的现代开发，加快提升中医药健康服务的能力和水平，将中医药原创优势转化为推动经济社会发展的新动力，让中医药现代化成为引领中国迈向科技强国建设、助推健康中国建设的重要力量。

（二）基本原则

1. 坚持继承创新。坚持中医药原创思维和理论自信，突出中医药的优势和特色，充分利用现代科学技术和方法，加快推动中医药理论与实践的创造性转化、创新性发展。

2. 坚持需求导向。面向重大健康需求，切实解决中医药服务供给不足、质量不高的突出问题，着力提升中医个体化诊疗技术、重大疾病防控能力和中药产业现代化水平。

3. 坚持开放协同。大力加强开放创新和协同创新，融汇创新要素，汇聚全球智慧，加快中医药研究策略、方法、技术的革新，促进中医药创新发展关键科学问题的新突破。

4. 坚持主导发展。积极抢占科技制高点，强化中医药技术、产品、服务和标准等方面的主导地位，打造好中国标准和中国品牌，牢牢把握发展的主导权，提升国际影响力。

三、发展目标

（一）总体目标

到2020年，建立更加协同、高效、开放的中医药科技创新体系，解决一批制约中医药发展的关键科学问题，突破一批制约中医药发展的关键核心技术，加速推进中医药现代化和国际化发展，构建更加符合中医药传承与创新特点的研究模式和技术体系，显著增强中医药科技创新能力，进一步提升中医药防治重大疑难疾病的能力和中医治未病的优势，为提高全民健康水平、加快健康产业发展、助推健康中国建设提供坚实的科技支撑。

（二）具体目标

传承、丰富与发展中医药理论体系，完善中医药科技创新平台。构建中医传承平台，系统整理、挖掘和传承100位知名中医专家的学术经验；在若干中医核心理论的科学内涵研究方面取得重要突破；加强传统知识保护，建设1500种中医药基本古籍文献数字与资源信息库，实现开放共享；完善多学科交叉融合的中医药科技创新平台和协同创新网络，建立符合中医药发展特点的方法学体系。

提高中医药防治重大疾病、疑难疾病水平和中医治未病服务能力。发挥中医药的优势特色，提升8～10种重大疾病和3～5种疑难病中医药疗效水平，开发一批中医治未病技术并推广应用，切实提高中医药防治重大疾病和中医治未病服务能力。

提高中药资源保障水平和新药研发能力。攻克一批常用大宗中药材种植（养殖）、加工、质量控制的技术难题，培育一批中药材大品种，打造中药材大健康产业链；突破中药新药发现、制剂、安全性评价等瓶颈问题，研发一批创新中药；研发数字化、智能化现代制药装备，促进中药工业绿色智能升级。

建立健全中医药标准体系，推进中医药国际化发展。完善中医药国际标准，形成不少于50项药典标准和100项行业标准，完成5～10个中成药品种在欧美等发达国家作为药品注册；建立一批中医药研究中心与联合实验室，加强与"一带一路"沿线国家的合作。

推动民族医药保护、继承与发展。制定一批民族医特色诊疗技法技术标准，建立10～15种民族医临床诊疗方案与指南；建立民族药资源数据库、民族药安全性、有效性评价等平台，开发一批民族药健康相关产品，促进民族药产业技术进步与核心竞争力提升。

四、重点任务

（一）发展前沿关键技术与创新方法

坚持中医药原创思维，加强系统生物学、大数据、人工智能等多学科前沿技术与中医药的深度交叉融合，切实促进中医药研究策略的优化和复杂系统研究方法学上的变革，努力在新的层面认识和理解生命，深入揭示证候、中药方剂等中医药关键问题科学内涵，以思路和方法层面上的创新加快解决好中医药发展的科学问题。

专栏1：前沿关键技术与创新方法

1. 中医药系统生物学研究。整合集成蛋白质组、代谢组、基因转录组等组学手段和网络药理学等前沿技术，加强中医药微生态调控研究，系统开展中药复杂体系作用机制、中医证候生物学基础等研究，建立中药方剂的网络靶标分析技术、中药多成分多靶点复杂机制解析技术、能够表征中药方剂整体效应的化学标志物和生物标志物分析技术，深入开展典型中医证候的生物网络分析、证候生物标志物筛选、病证关联和方证关联的生物学机制、证候个体化诊疗生物效应评价等研究。

2. 中药合成生物学技术。通过基因组学等多种组学技术，建立珍稀药用植物基因数据库，开发分子标记技术用于中药材的辅助育种和基源鉴定，建立药用模式生物体系用于研究次生代谢产物生物合成及其调控，解析中药有效成分的生物合成途径，揭示道地药材的生物学本质、中药药性和药效的形成机制；通过合成生物学生产重要的天然药物或中药新药原料，解决珍稀濒危中药资源日渐匮乏的难题，保障中药资源的可持续性发展。

3. 中医药大数据技术。构建中医四诊过程数字化以及人体健康状态实时动态收集的可穿戴技术体系，建立中医大数据汇集、存储与管理利用的综合平台与相关工具，形成中医药大数据资源库与中医药知识库，建立中医药数字信息的标准与规范，研发中医药大数据挖掘和知识发现的人工智能技术，提升中医药大数据利用的能力和水平。

4. 中药智能制造技术。发展符合中药制造特点的信息物理系统、物联网技术、人工智能技术、虚拟现实和增强现实技术、基于模型技术、混合制造技术，加快智能装备、智能生产线、网络化分布生产设施研发，构建智能化生产系统、智能化工厂（或车间），推动我国中药制造技术迈向高端水平。

5. 新型中医诊疗信息采集前沿技术。运用信息理论与技术、类脑计算与人工智能技术等多学科方法，结合太赫兹波、电致人体发光、人体成像等现代技术，重点发展新型中医诊疗信息采集、识别、处理与分析的方法、技术和装备，构建现代化中医诊断系统和平台。

6. 中医临床评价的方法学创新。建立符合中医学个体化诊疗特点和国际规范的临床科研设计、实施过程质量控制、临床疗效评价技术、数据分析方法，以及循证医学文献研究、中医证据推荐与利用方法等临床研究和循证评价方法，构建适用于中医药科研的系列技术规范支撑体系。

（二）深化中医药理论传承与创新

深入开展名老中医传承、古籍文献整理挖掘、传统知识保护和理论创新研究，建立中医传承平台和传统知识保护名录数据库与保护体系，传承创新中医药理论，为提升中医药健康服务能力和水平提供理论支撑。

1. 名老中医经验传承研究

建立行之有效的名老中医临证经验与学术思想的总结与传承方法，构建中医临证信息采集云平台、临床诊疗决策支持系统、名医师承互动传授平台，提升传承的共享效率与传播速度，培养一批中青年名中医。

专栏2：名老中医经验传承研究

1. 名老中医临床经验传承研究。选择100位知名中医专家，收集整理15000例典型医案，总结名医临床诊疗经验与技术方法，挖掘和继承名老中医的特色辨证方法、治则治法、诊疗技术及有效方药，构建名老中医优势病种学术经验传承知识库；通过互联网、移动医疗、视频直播等方法，提升师徒带教的传授能力与效率，培养一批中青年名中医。

2. 中医传承平台构建与方法研究。建立以结构化信息采集、数据管理、结局评估与随访等模块为主的自助式中医信息管理系统，绘制名老中医经验知识图谱，构建不少于50位名老中医不少于10万例数据的名医学术传承平台，开展定性定量结合、人机结合，大数据管理与本体分析等方法学研究，开发基于名老中医学术经验的医疗决策辅助系统，提升基层、社区中医临床诊疗服务水平。

2. 中医药古籍文献整理挖掘与数字化

厘清中医药古籍文献的家底，对现存中医药古籍加强保护、修复，对中医药重点古籍以及濒危善本孤本进行整理研究，加强专题文献深度整理挖掘，利用信息技术手段，建立中医药古籍综合信息数据库，全面提升中医药古籍保护利用能力与数字化水平。

专栏3：中医药古籍文献整理挖掘与数字化

1. 中医药古籍资源调查与整理研究。完善中医药古籍整理规范和标准；选择600～800种中医药重点古籍整理研究和出版，加强海内外中医药古籍资源普查与回归、各级各类藏书单位的中医药古籍收藏书目整理，构建中华中医古籍联合书目数据库，出版《中华中医古籍联合目录》和《中医古籍孤本大全（续）》。

2. 中医古籍原生性保护与再生性保护。对入选《国家珍贵古籍名录》及《中国中医珍贵古籍名录》的濒危古籍、明以前的破损中医古籍进行修复；根据古籍版本和学术价值对古籍进行定级，建立《中医珍贵古籍名录》，制定修复、整理、出版、研究利用规划。

3. 全面推进《中华医藏》编纂工程。对2300余种中医药古籍，进行系统整理、版本厘清和编纂出版。

4. 中医药文献数字化与信息服务平台建设。建立中医药古籍文献资源数字化标准，建设1500种中医药基本古籍文献数字资源信息库。

3. 中医药传统知识保护

建立中医药传统知识保护名录数据平台，探索建立中医药传统知识保护制度，建立我国中医药传统知识保护体系。

专栏4：中医药传统知识保护

1. 中医药传统知识调查。开展活态性中医药传统知识调查研究；使用古籍数字化技术梳理中医药经典医籍中的中医药传统知识，进行登记立档入库。

2. 中医药传统知识保护名录数据库与保护平台。建成并发布中医药传统知识保护名录数据库，研究制定数据库的建设管理与使用规则，夯实中医药传统知识保护的技术基础。加强中医药传统知识保护研究中心建设，建立中医药传统知识保护的研究平台、信息平台、成果转化推广平台、人才培养平台、国际合作平台，为中医药传统知识保护研究提供保障。

3. 中医药传统知识保护专门制度研究。开展中医药传统知识保护制度有关理论研究，聚焦持有人（保护主体）认定、保护来源披露、惠益分享等关键问题，在知识产权制度整体框架下推动建立中医药传统知识专门保护制度，协同促进中医药非物质文化遗产保护工作，形成中医药传统知识与非物质文化遗产综合保护体系。

4. 中医药基本理论科学内涵研究

充分发挥中医药原创思维与科技资源的优势，运用多学科方法，系统梳理中医药科学问题，深入揭示中医药科学内涵，加速新的科学发现，不断夯实中医临床与中药产业发展科学基础。

专栏5：中医药基本理论科学内涵研究

1. 中医理论传承研究。厘清中医理论源流，规范理论表述，建立概念明确、结构合理的中医理论框架体系，加强对传承脉络清晰、理论特色鲜明的古代医家的学术思想研究，深入研究中医对生命、健康与疾病认知理论，系统总结中医养生保健、防病治病理论精华，切实传承好中医生命观、健康观、疾病观和预防治疗观，提升中医理论指导临床实践和产品研发的能力。

2. 中医理论创新研究。深入揭示养生、治未病、藏象、证候、经络腧穴、气血津液等中医核心理论的科学内涵，开展针灸等非药物疗法作用机理、重大疑难疾病和突发新发传染病等疾病的中医证治规律和理论研究，运用多学科方法开展心藏神、气的防御作用等中医认识人体、认识生命现象的原创理论研究，科学表述中医药防治疾病的内在规律及科学内涵。系统加强中药性味、方剂配伍、炮制等核心理论的科学内涵研究，开展中药生物遗传基础、方药作用机理等规律和理论研究，科学阐释中药理论科学内涵。

（三）提升中医药防治重大疾病水平

充分发挥中医药在重大疾病防治领域的优势特色，选择重大疾病、难治性疾病、中医药特色疗法，以提高疗效水平为目标，系统开展临床评价、疗效机制及中医个体化辨证论治诊疗能力提升等研究，切实提高中医药防治重大疾病的临床疗效与服务能力。

专栏6：中医药防治重大疾病

1. 重大疾病中医药防治成熟方案循证评价研究。重点针对中医临床优势突出、诊疗方案成熟、已经具备一定循证证据的疾病，进一步明确中医药治疗的关键环节并进行方案优化，完成6～8个中医药防治重大疾病成熟方案的大样本多中心临床研究，建立6～8个中医药防治重大疾病的循证指南，初步阐明其疗效机制，并进入高级别的临床指南。

2. 难治性疾病中医药治疗方案优化及评价研究。针对慢性难治性疾病，立足提高疗效、控制复发、减少并发症，系统汇聚相关病种古今文献和临床病例，为临床诊治提供支持；明确中医药优势环节，筛选具有疗效优势的中医或中西医结合治疗方案；遵循国际通行的研究规范，采用公认的评价指标，开展高质量的临床评价研究，形成高级别临床证据；引进现代技术手段，开展相关基础研究，阐释中医药的疗效机制。

3. 中医药新治法、新方药的探索性研究。选择具有中医药治疗潜在优势的病种，借鉴以往临床与实验研究的成果，结合现代生物医学前沿研究进展，提出新的研发思路与方法，通过临床试验筛选研发出具有明显优势的新方药、新治法或新技术。

4. 中医个体化辨证论治诊疗能力提升技术研究。开展对中医个体化辨证论治特点、模式与现代科技相结合的新方法、新技术研究，制定相关规范，研发望、闻、问、切的数据化方法和技术，建立中医个体化辨证论治研究分析大数据中心和云平台，为中医个体化辨证论治能力研究提供循证研究证据技术支撑。

5. 减少抗生素应用及中药替代研究。重点开展中医药抗耐药菌感染疗效评价、中医药治疗感染性疾病的诊疗规范、中药与抗生素联合用药、中药兽药替代抗生素等研究，阐明中药治疗感染性疾病的作用机制，减少抗生素用量，降低抗生素副作用。

（四）发展中医药健康服务技术

开展中医治未病、康复、仪器、中医药大数据开发及中医药“互联网+”服务技术研究，构建治未病技术体系，探索建立中医风险状态识别和风险预警模型，发展中医康复技术方法和方案，加快中医药仪器与装备研发，推动“互联网+”中医医疗及中医药大数据开发，支撑中医药健康服务业发展。

1. 中医治未病研究

在中医治未病理念的指导下，围绕健康状态中医辨识评估、疾病风险预测预警、健康干预等治未病核心环节的关键技术，借鉴现代生命科学、生物医学的成果，充分利用信息学、大数据、互联网等技术，提升中医治未病的能力和水平。

专栏7：中医治未病研究

1. 健康状态辨识和风险预警。将中医学与现代健康医学相融合，重点突破健康表征信息动态采集和智能分析、健康状态的辨识和分类评估、健康状态连续监测和疾病风险预警的方法与技术，选择有优势的治未病科和基层社区进行中医健康管理信息化示范。

2. 健康干预。围绕疲劳、衰老、超重、睡眠不良、偏颇体质等特定健康状态，优化和创新中医药干预调节技术和方案，开展早期临床干预与干预效果、卫生经济学评价，形成可以进行疾病早期中医诊断、早期发现、早期干预的评价方案和临床指南。

2. 中医康复研究

围绕临床常见的功能障碍，开展中医康复临床研究，形成系列中医康复技术方法和方案，提高中医康复诊疗水平。

专栏8：中医康复研究

1. 中医康复技术、方法研究。针对心脑血管疾病、代谢性疾病、免疫性疾病、病毒性疾病等所致的认知功能障碍、运动功能障碍、言语功能障碍、二便障碍、慢性疼痛、心理健康等，开展中医康复技术、方法的临床和结局评价研究，形成方案及临床路径，大力提高康复临床诊疗水平。

2. 传统运动疗法研究。重点开展太极拳、八段锦、五禽戏等传统运动疗法改善平衡功能、心肺功能、认知功能、内分泌和免疫功能、疼痛等的临床循证研究，为传统运动疗法推广应用提供支撑。

3. 中医仪器研发

围绕中医诊断、康复与治疗仪器研发关键技术，加快产品技术创新，构建产品创新体系，研制和推广符合中医特色的数字化仪器，提升产业核心竞争力，提升中医健康服务能力。

专栏9：中医仪器研发

1. 中医诊断设备研发。开发系列智能脉诊仪、舌诊仪等诊断设备，构建脉诊大数据智能处理与分析平台，建立基于脉诊、舌诊等信息的中医诊治一体化系统。

2. 中医治疗及康复养老设备研发。研发数字化、小型化、集成化和智能化的中医治疗设备；研发中医推拿和康复机器人、具有中医特色的老年康复辅具、中医智能化养老等设备。

3. 中医健康数据采集设备。研发便于操作使用、适于家庭或个人的中医健康检测、监测数据采集设备，研制家庭或个人用的移动便携式、可穿戴中医健康数据采集产品核心部件和整机设备。

4. 中医药大数据开发

借助物联网、云计算、大数据、移动计算等技术，揭示和完善中医药防治重大疾病与治未病的特点和优势、发现中医个体化诊疗的规律、评价其疗效、完善其理论、创新服务模式，提升中医药服务能力与水平，使中医药能够“看得懂、信得过、用得上”，促进和推动中医药的全民化。

专栏10：中医药大数据开发

1. 建立国家、省（市）中医药数据中心。开展国家中医药基础数据库建设，研究解决中医药大数据资源建设与数据利用的关键科学问题，培养中医药健康大数据跨学科复合型人才队伍，成立中医药健康大数据产业技术创新战略联盟，通过真实世界中医临床研究范式的转换，开创以数据为核心的中医药研究新模式。

2. 构建中医诊疗健康信息云平台。开发中医特色电子病历、智能诊断、辅助开方、中医药知识库、中医传承发展、养生保健等技术平台，培育新的服务业态，为推动分级诊疗、优化服务模式提供技术支撑。

3. 构建中药数据信息平台。选择临床常用中药材，构建包括化学组分/成分、靶标、活性、功效等多源异构数据的中国分子版中药信息平台，为创新药物研究提供平台服务。

5. 中医药“互联网+”服务技术体系建设

加强深化互联网与中医药各领域的融合发展，推动中医药临床诊疗、人才培养、产业发展、监管服务新模式的发展，为中医药事业发展提供技术支撑，提升中医药创新服务能力，促进中医药产业结构调整与提质增效。

专栏11：中医药“互联网+”服务技术体系建设

1. 中医药互联网医疗新技术。充分利用互联网、大数据等手段，发展基于互联网的中医药医疗服务技术，建立医疗网络信息平台，探索具有中医特色的智慧医疗服务新模式，推动基于互联网的中医药医疗机构服务流程再造，促进区域不同级别医疗资源整合，提高中医药防控重大疾病的能力。

2. 中医药网络化人才培养新技术。采用互联网技术，推动中医药数字教育资源及教育服务平台建设，发展中医药人才网络化教育新技术，探索中医经验传承、传播新模式。

3. 中医药智慧养生养老新技术。以社区为基础，搭建医养结合的养老信息服务网络平台，发展中医特色的智能健康产品及个性化健康管理服务，推进中医药智慧养生养老科技示范。

4. 中医药电子商务新技术。推动基于互联网的中药材电子商务产品质量追溯、中药产品质量检测服务云平台等建设，完善互联网中药材质量信息公共服务体系。

（五）促进中药资源保障与价值提升

针对中药产业发展的现实需求，加强基础研究、关键共性技术、产品创制及集成示范应用全产业链科技创新，打造以中药资源为核心的“大品种、大产业”的中药材产业发展新格局，促进中药材产业全面提质增效，促进区域经济发展和加速农民脱贫。

1. 中药资源普查及种质资源保护

以第四次全国中药资源普查试点

工作和动态监测为基础，全面提升中药资源信息化水平及种质资源保护能力。强化中药材种质资源的选育评价、科学种植等工作，有效促进中药材质量整体水平的稳步提升。

专栏12：中药资源普查及种质资源保护

1. 全国中药资源普查试点工作成果转化及相关技术升级。构建和完善全国中药资源普查数据库及中药资源动态监测数据；建立重点区域常态管理，对海量普查数据进行深度挖掘，全面掌握中药资源信息及变化规律；建立600种常用中药材鉴别数字化模型；完成基于第四次全国中药资源普查的200种中药资源的质量区划研究；开发区域性野生中药资源低空遥感监测模型，形成中药资源动态监测技术标准，建立一批中药资源动态观测站，全面提升中药资源普查和动态监测技术水平。

2. 中药种质资源保护及评价。综合开发符合中药资源特色的濒危野生药用动植物保护区、保护园、野生抚育、野生变家种种植（养殖）及种质资源库（圃）等种质资源保护的关键技术；建设濒危野生药用动植物保护区、保护小区与种质圃；开展中药资源种质经济性、抗逆性和适应性的精准评价与种质创新，中药种质的分子标记数据库构建等关键技术研究。开展20～30种资源紧缺、濒危野生中药材的人工快繁研究；制定20～30种资源紧缺、濒危野生中药材采种规范。开展5～10种重点中药材生物技术种质资源保护的研究。

3. 中药材道地性研究。围绕中药功效成分及生物活性，从遗传和环境交互作用的角度，重点突破多维度、多尺度研究中药材道地性的关键技术，从生态因子、基因调控与药效成分等有效性的综合关联角度，阐释中药道地性成因的现代科学基础，为中药材产业与规范化种植等奠定基础。

4. 中药资源可持续利用理论研究。围绕中药资源可持续利用，从遗传、生态、栽培等方面结合现代生物信息学等交叉学科，研究中药资源遗传基础、可持续利用关键技术，阐明中药资源保护与合理利用的科学基础，促进中药资源合理利用。

2. 中药材种植（养殖）及综合利用研究

针对中药材种植（养殖）中存在的瓶颈问题，开展中药材品种定向培育、生态种植和药用动物人工养殖技术研究，加强中药材综合利用开发，并在此基础上形成中药材生产服务技术体系。

专栏13：中药材种植（养殖）及综合利用研究

1. 中药材生态种植研究。开展50种代表性道地药材品质形成因子和药效成分形成规律研究，开发50项精细农业耕作、测土配方施肥、仿生栽培、病虫草害绿色防治等生态种植技术，建立20种以上道地药材的生态种植技术体系或模式；突破人参、三七等中药材的连作障碍；开发中药材硫黄熏蒸替代、产地趁鲜切制及机械化生产加工技术；建立中药材农药残留、重金属、真菌毒素及其他外源性有害物质残留数据库；建立50种药食两用中药材的安全性质量控制标准与优质高效种植技术体系。

2. 药用动物生态养殖及保护。积极开展常用药用动物基础生物学研究，建立国家药用动物资源和种质数据库；建立药用人工养殖技术研究平台，着力开展10种以上珍稀濒危或野生变家养药用动物人工养殖关键技术研究；开展20～30种动物药材系统鉴别及其质量标准研究。

3. 珍稀名贵药材野生变家种研究。积极开展常用珍稀名贵野生药用植物生长发育、繁殖特性等生物学特性研究，开展20～30种野生药用植物引种、驯化、种苗繁育、种植技术研究，建立野生药材的野生变家种技术平台。

4. 高品质道地中药材规模化种植研究。选择区域特色突出、道地性明确的常用中药材，以生产高品质道地药材为目标，开展全链条优质种植技术集成示范研究，系统构建种质优化、田间管理、产地初加工和储运技术体系，建立种源繁育基地和种质资源库，开展全链条质量追溯，形成道地药材种植技术体系，建立20～25个道地药材生产技术单元，并面向适生地区示范推广。

5. 中药资源新来源开发及综合利用技术研究。选择确有疗效的药用植物、珍稀濒危中药材的替代品、常用中药材的非药用部位等开发新药材或新药用部位，完成10种新中药材或中药材新药用部位的临床前研究资料；开展非传统药用部位资源性化学成分发现、循环利用和废弃物处理等关键技术研究，开发10个药用、兽用等新原料资源品种，实现20～30种中药材非传统药用部位的综合利用。

6. 中药材生产技术服务体系。参照和结合农业、林业技术推广体系，依托推广体系、科研机构、高等院校、科技特派员，构建全国性中药材生产技术服务网络，加强中药材生产先进适用技术转化和示范推广应用，开展中药材生产信息服务，建设一批中药材生产服务点和示范基地，制作技术培训书籍、视频等教材，促进中药材基地建设整体水平提高。

3. 中药（材）大品种深度开发研究

结合国家中药现代化科技产业（种植）基地发展布局，选择代表性中药（材）大品种进行二次开发和深度开发，大幅提升中药资源的综合利用，树立中药品牌形象，提高市场竞争力。

专栏14：中药（材）大品种深度开发研究

1. 中药大品种二次开发研究。系统开展50个临床安全性好的，疗效确切的中药大品种的二次开发，培育10～20个名优中药大品种和大品牌；重点遴选销售额5亿元以上的、具有临床重大需求的品种，进一步提升产品的有效性、安全性证据和制药质量，培育5～8个销售额过30亿元的重大品种。

2. 中药材大品种深度开发。按照“大中药、全产业链”发展模式，选择10～20种代表性中药材大品种，系统阐释其核心功效的科学内涵，开展全产业链关键技术攻关，指导中药材规范化种植和中药饮片、提取物、中成药、相关产品等多元多级产品全方位研发，完善中药材大品种流通商贸体系建设，加强知识产权保护，打造中药材大品种。

（六）加强中药研发技术和产品开发

以中医传统理论为指导，整合现代多学科技术方法，重点突破中药新药发现与评价、中药绿色智能制造技术与高端制剂研究、中药新药安全性评价技术等核心技术瓶颈问题，加快推进中药新药创制、中药大健康产品及中药饮片的研制，为重大新药创制提供源头创新，加速中药大健康产业发展。

1. 中药新药发现及评价技术研究

构建源于传统知识与临床实践的中药新药发现与设计技术体系，围绕处方发现、成分辨识、组方优化3个环节，形成具有原创性的中药新药研发模式，发现具有开发前景的成分、组分，为重大新药创制提供源头创新。推动对已上市中药品种进行从临床应用到机制的系统研究，建立完善中药上市后再评价技术规范，并提供科学客观的循证医学证据。

专栏15：中药新药发现及评价技术研究

1. 中药新药发现新技术。构建基于整合药理学策略的中药新药发现关键技术，基于系统生物学和化学生物学的中药作用靶点发现技术，建立基于“药物溶出－肠内菌代谢－肠吸收－肝脏代谢－组织分布”复合代谢模型、中药方剂体外代谢指纹、中药体内过程－网络药理学整合研究等的中药活性成分发现及其辨识关键技术。

2. 中药活性成分的制备技术。构建中药高纯度常量成分大型高效制备柱分离技术、中药微量成分的富集和分离转化技术、中药微量成分结构与功能研究的关键技术、中药微量成分的生物合成研究、中药多成分多柱多维整合分离系统，为突破中药常量及微量成分制备的瓶颈技术奠定基础。

3. 中药药效评价关键技术。开展基于生物屏障的中药药效学评价技术，基于病证结合模型的中药复方体内“药动－药效”与靶向代谢组学关联评价研究，构建基于病证结合模型的中药复方多节点、多维可视化特征网络，为中药复方功效进行多层次、多维度的评价奠定基础。

2. 中药新药安全性评价技术

针对中药安全性研究的特殊需求，突破中药及其注射剂安全性评价关键技术，建立中药毒性物质和致敏物质等相关数据库，建立与国际接轨的中药新药、中药注射剂和中药大品种安全性评价标准等，加强对临床用药的安全性指导。

专栏16：中药新药安全性评价技术

1. 中药安全性评价的关键基础研究。明确200～300种常用中药的潜在毒性物质和机制，建立潜在毒性物质相关数据库；开展50～70种常用有毒中药在新药研发过程中安全性评价研究，建立系统安全性风险控制规范和控制标准。开展30～50种常用中药注射剂的致敏物质筛选、鉴定、控制、风险评估等研究；建立中药致敏原数据库和相关的安全性标准；建立儿童用药、妊娠期用药，中西药物联合用药等特殊用药的安全性评价方法或技术体系。

2. 已上市中药大品种的安全性研究。针对已上市的中药大品种存在安全性基础研究不足或临床有一定潜在安全隐患等情况，面向重大疾病，选择40～50个品种开展安全性研究，包括：制剂工艺技术改进、生产工艺技术改进、临床优势定位研究、有针对性地开展临床前安全性评价，上市后临床安全性评价，中西药物联合用药安全性研究。

3. 毒性中药的安全性评价关键技术。根据毒性中药作用迅猛、疗效确切、安全性低的特点，在中医药理论指导下，针对有关安全性问题的担忧，选择20～30种毒性中药，以“量－毒－效”相关性为核心，根据毒与效及其基本要素明晰毒性与药效的物质基础，揭示毒性与药效的作用机制，建立符合有毒中药特点的质量控制标准，健全中药安全性评价研究。

3. 中药新药创制及中药大健康产品开发

研发一批创新性强、科技含量高、市场前景好、拥有自主知识产权的创新中药；开展保健品、功能性食品和功能性化妆品等大健康产品研发，促进中药大健康产业链的形成。

专栏17：中药新药创制及中药大健康产品开发

1. 研制组分中药、成分中药。加强组分中药、成分中药注册法规依据的研究，制定相关评价的技术要求，为自主研制创新性强、科技含量高、市场前景好，拥有自主知识产权的创新中药奠定基础。

2. 开发创新中药。围绕中医优势病种，针对发病机制复杂，目前尚未有效解决的疑难疾病，开展20～30个以经典复方、中医经方和院内制剂为主要来源的创新中药研发。

3. 发展中药大健康产品。重点推进从经典古方中挖掘的养生、滋补类保健品食品，以药食同源药材为基源的食品，以及传统动植物为原料的美容日化产品等的开发，形成产值突破10亿元的健康产品群3~5个，国际知名品牌1~2个。

4. 中药绿色智能制造与中药制剂新技术研究

开展中药制造关键共性技术的研究，特别是制造过程质量控制技术，深入开展中药制造过程的精细化、标准化、模块化与系统化研究，加速推进中药绿色智能制造的进程；开展缓控释、靶向、纳米给药系统、新型婴幼儿特色制剂等中药高端制剂的应用推广研究，整体提高中药制剂的国际竞争力。

专栏18：中药绿色智能制造与中药制剂新技术研究

1. 中药质量过程控制技术。针对中药制造过程各环节，开展精细化、标准化、规范化研究，构建模块化的中药制剂生产过程（在线/离线）检测技术、系统化的控制技术、规范化的管理技术，保障中药生产过程质量的一致性。

2. 中药绿色智能制造技术。开展符合中药生产特点的前处理、在线检测、智能化管控和质量溯源等技术研发，重点加强低温提取、节能浓缩、高效干燥、智能检测、传感与控制等关键技术研究，构建中药全产业链数据采集、整合、分析与管理技术体系，实现生产全程质量数字化可追溯，研发中药制药自动化、智能化模块与成套设备，形成3~5项中药绿色制造新工艺新技术，突破2~3项智能检测、传感与控制关键技术，开发5~6套中药高效节能制药设备并进行试点示范。

3. 中药制剂新技术。重点发展缓控释给药系统、靶向给药系统、基于新型纳米技术的释药系统、新型透皮给药系统、新型注射用长效制剂、新型婴幼儿特色制剂等中药制剂新技术，推动3~5项中药新制剂的产业化；研发3~5个符合中药制剂特点的新型药用辅料；建立8~10项中药高端制剂技术的生产工艺及15~20项技术标准。

5. 中药炮制及配方颗粒质量保证

在阐明中药炮制原理的基础上，构建独特的中药饮片质量标准体系；深入挖掘传统特色炮制技术；开展中药配方颗粒与传统饮片的有效性和安全性评价，加强工艺及标准的研制及管理。

专栏19：中药炮制及配方颗粒质量保证

1. 传统中药饮片炮制技术。采用多种现代技术和方法，选取10种采用水飞、发酵或九蒸九晒等特色方法炮制的品种，开展机理研究，研发3种以上特色炮制方法的工业化炮制设备和工艺流程；研发5~10项中药饮片质量识别关键技术，建立饮片符合传统质量的判别标准。

2. 中药配方颗粒及经典名方标准颗粒制备、标准及评价研究。系统研究100种中药材配方颗粒提取工艺和质量标准研究，进行配方颗粒生产在线质控研究，形成全国统一的生产工艺及检验标准；开展20种经方水煎煮、配方颗粒组方、整方颗粒的有效性、安全性评价，验证中药配方颗粒组方与传统“共煎”汤剂的疗效一致性；开展30~50个临床常用经典名方标准颗粒制备与标准研究，建立满足工业化生产需求的生产过程和参数控制体系，形成稳定的市场供应能力。

（七）推进中医药标准化与国际化

实施中医药标准化行动，建立系统完善、适应发展需求的中医药标准体系，抢占国际标准竞争高地，把握中医药国际标准制定中的主导权与话语权；推进中医药大科学计划实施，加快名优中成药的国际化注册，促进中医药服务和产品进入国际医药和保健主流市场，推动中医药在“一带一路”沿线各国的科技合作和应用，打造中国标准和中国品牌，促进中医药走向世界。

1. 中医标准化研究

重点开展中医（中西医结合）临床实践指南研制、中医临床技术标准应用评价研究、中医治未病与康复技术标准研制，提高中医临床技术水平与服务能力，保障中医医疗安全与质量，充分发挥中医标准的技术支撑和引领作用。

专栏20：中医标准化研究

1. 中医基础标准研究。加强中医实践与科技成果转化为标准的基本条件和技术方法研究，研制中医名词术语、通用技术方法、中医信息等基础标准50~80项。

2. 中医临床技术标准应用评价研究。开展中医临床诊疗标准的应用-评价-监测-反馈-持续改进各环节关键技术研究，形成标准一致性测试、应用监测、适用性及应用效果评价等技术规范，提高技术标准质量水平与适用性。

3. 中医治未病与康复技术标准研制。建立健康状态的辨识和分类评估的方法、技术和标准，制定中医药干预调节人体健康状态的标准；开展心脑血管疾病、代谢性疾病、免疫性疾病等中医康复技术方法标准化研究，进行中医康复结局评价，形成方案及临床路径。

2. 中药标准化行动

加强技术方法创新，提升中药质量标准研究水平，研究制定一批国际、国内认可的中药国际标准、国家标准、行业标准。推动常用大宗中药材以及与国际注册中成药产品密切相关的中药材品种的质量标准进入《美国药典》和《欧盟药典》。

专栏21：中药标准化行动

1. 中药质量标准提升研究。加强中药质量标准的基础研究，突破中药药效指标成分确认、中药质量评价分析方法、中药毒性成分微量分析等关键技术，提高质量标准整体研究水平，开展100~150种常用中药材及饮片、100个大品种中成药的现代质量标准研究，健全完善中药质量标准体系，建立具有整体性、科学性和实用性的现代中药质量标准方法学体系。力争50项示范性中药质量标准进入国家药典，100项成为行业标准。

2. 中药质量标准国际化研究。选择50种国际认可度高、出口份额大、拟开展国际注册的中成药产品原料药材，按照符合国际主流药典和国际标准化组织［《美国药典》《欧盟药典》、国际标准化组织（ISO）等］的相关技术要求，制定质量标准专论，被《美国药典》《欧盟药典》等国际主流药典和ISO收录。同时，选择20~30种拟开展欧盟传统药物注册的中成药产品原料药材，撰写其安全性和有效性专论，通过欧盟药监局（EMA）专家委员会的评审，进入欧盟药监局草药专论目录。

3. 针灸标准化研究

制修订一批对于针灸行业发展产生重大影响、对于针灸国际化进程有重大推动作用的针灸技术应用与器具标准；加快我国针灸标准向ISO、世界卫生组织（WHO）标准转换，确保我国在国际针灸标准化竞争中的主导地位。

专栏22：针灸标准化研究

1. 重要针灸技术标准的研制。重点研究针灸刺灸法的临床应用规范，制定艾灸、电针、火针、拔罐、放血、穴位贴敷、小针刀、刃针等常用针灸技术的临床应用指南；制定50项左右针对症状改善的针灸临床实践指南，如胁痛、腱鞘炎、静脉曲张、踝扭伤后疼痛、术后排尿困难、目赤痛、牙痛等；制定大鼠、兔子等实验动物穴位名称与定位的国家标准、国际标准2~3项。

2. 针灸诊疗器具标准。重点制定灸用艾绒、清艾条、电针、梅花针、火针、针刀、激光针灸仪等针灸器具的团体标准、国家标准，以及经络诊断检测仪、红外仿灸治疗仪的ISO国际标准等。

3. 针灸管理与服务规范的制定。重点制定针灸医师继续教育的管理规范、针灸技师的管理规范和针灸技术评估的管理规范等针灸团体标准，以及针灸门诊基本服务规范、针灸临床质量保障管理规范等国际标准。

4. 中药国际注册

加快推进中药大品种作为传统药物或药品在美国、欧盟等国际主流医药市场的注册，提升中药的国际地位，推进中药优秀产品进入国际主流医药市场。

专栏23：中药国际注册

1. 中药作为传统药物的国际注册。选择临床应用历史悠久、疗效确切、治疗复杂疾病的名优中成药品种，按照欧盟传统药物注册的相关法规要求，开展深入系统的研究，实现20~30个中成药品种在EMA或者欧盟成员国作为传统药物成功注册。

2. 中药作为药品的国际注册。选择5~10个疗效确切、市场份额大、基础研究深入的中药大品种，按照FDA或者EMA以及欧盟成员国药物注册的相关法规要求，开展系统的安全性、有效性和质量标准研究，实现在欧美等发达国家作为药品注册，进入国际主流医药市场。

5. 中医国际化

与国外先进研究机构合作，在国际多中心临床疗效评价、临床研究证据循证评价和推荐等方面开展研究，形成中医临床研究实施和临床诊疗指南制定的国际规范，产出一批国际认可的高级别循证证据，制定一批指导临床实践的国际诊疗指南，进一步向国际普及推广中医药，提升中医药在国际社会的影响力与认可度。

专栏24：中医国际化

1. 中医临床研究的国际规范。采用国际认同的技术方法，结合中医临床研究的特点，研究制定关于中医临床研究实施过程规范的国际标准并推广，使中医临床研究有国际规范可循，进而提高中医临床研究的质量和可信度。

2. 国际多中心临床评价研究。选择3~5个具有一定工作基础，可在国外开展临床研究的中医治疗方案，开展高质量的国际多中心临床试验，争取将中医药治疗写入相关病种的国际诊疗指南或者改写指南。

6. 中医药"一带一路"

紧抓"一带一路"倡议机遇，以"走出去"方式，积极推动中医药走向世界。以科技为纽带，针对中医药在不同国家的已有基础与文化差异，制定不同推进战略，抓好起点，分类试点，稳扎稳打，逐步推进。

专栏25：中医药"一带一路"

建立若干中医药、民族医药研究中心或联合实验室，开展联合产品研发、传统医药知识产权保护、跨境民族医药标准研究等国际科技合作；建立"一带一路"药用植物资源保护平台、中试技术平台；推进相关民族医药古籍文献保护利用、理论研究以及医药产品和保健品研发等合作，培养中医药"走出去"专职科研团队，帮助技术力量薄弱的国家与地区培养中医药科技人才。

7. 中医药国际大科学计划

以针灸大科学研究为先导，拿出国际公认的针灸临床疗效的证据，在现代科学语义框架下构建针灸理论；以中医药防治重大疾病为重点，制定符合国际诊疗规范与标准的临床疗效证据并进入国际临床用药指南；以标准规范为引领，加快推进中医药产品在美国、欧盟等国际主流医药市场的注册，提升中医药的国际地位。

专栏 26：中医药国际大科学计划

1. 针灸有效性的国际多中心临床研究。筛选针灸疗效确切、国内外发病较多、常规治疗方法疗效不佳的疾病，应用国际通行、公认的方法，开展国际多中心大样本的随机对照研究与病例登记注册的大型队列研究，影响国际上临床实践指南的制定，推动针灸进入主流医学体系。

2. 中医药临床疗效评价的国际合作研究。选择 1～3 项在我国已有临床循证评价证据，疗效确切，并有在综合性医院规范使用或与已有西医基础治疗方案叠加使用的中医药治疗方案，开展国际合作研究，确认中医药的疗效与临床价值，并形成被国际认可的治疗方案，纳入相关病种的国际治疗指南或补充到指南中，建立中医药临床治疗的“中国方案”。

3. 中医药理论内涵的国际科技合作研究。围绕中医药的重大科学问题，吸引国际顶尖研究机构的力量，开展高水平的国际科技合作研究，加强多学科的交叉融合，充分运用现代科技前沿技术，共同加强中医药理论内涵的现代科学研究。

4. 中医药标准的国际科技合作研究。重点加强与美国、欧盟等国家和地区的合作，共同推进中医药国际标准的研究与制定，建立国际普遍认同的中医药标准体系，加快推进中医药产品在美国、欧盟等国际主流医药市场的注册，提升中医药的国际地位。

（八）加强民族医药传承与创新

加强民族医药知识和传统文化传承保护，提升民族医药科技创新能力，提高民族医药临床医疗、保健、服务能力和康复水平，保障民族药资源可持续发展，提升民族医药贡献度和产业竞争力。

1. 民族医药传承保护与理论研究

以继承发展民族医药特色与优势为目标，开展民族医药文献抢救性发掘整理与民族医药基础理论研究，推动民族医药保护与继承。

专栏 27：民族医药传承保护与理论研究

1. 民族医药文献抢救性发掘整理与系统研究。对尚未发掘整理的民族医药知识和经验，开展抢救性发掘、整理和评估研究；构建民族医药文献数据库。开展民族医具有防治特色优势病种的相关理论、民族药特色用药理论与方法等研究，并完成相关民族医药名词术语规范。

2. 民族医名老专家学术思想与经验技术传承。对民族医名老专家的学术思想、临床经验、特色医技医术进行挖掘整理与传承研究，拓展传承范围，建立 20～30 个民族医传承工作室，培养一批中青年民族医传承人。

2. 民族医药医疗保健服务能力提升关键技术

围绕民族医药防治重大疾病、地方病及常见病的临床特色与优势，开展临床诊疗方案优化、特色诊疗技法整理验证和技术规范制定、特色诊疗器械研发，推动民族医临床医疗规范化与标准化，提升服务能力和水平。

专栏 28：民族医药医疗保健服务能力提升关键技术

1. 民族医药临床诊疗方案的规范化研究。以藏、蒙、维、苗等民族医药防治重大疾病、地方病及常见病的临床特色与优势为对象，开展流行病学调查与单方验方整理，开展目标疾病的民族医临床诊疗方案、医技医术、用药特点的发掘整理和疗效评价研究，形成临床诊疗方案与指南。

2. 民族医特色诊疗技法规范化研究。遴选一批民族医特色诊疗技法，通过建立技术规范和开展疗效评价研究，形成民族医特色诊疗技法技术标准，促进民族医特色诊疗技法的示范推广。研发一批具有自主知识产权、适应产业化生产和临床需求的特色民族医药诊疗器械，并制定相应操作技术规范。

3. 民族药资源保护与可持续发展

开展民族地区特色民族药品种资源调查、种质资源保存及评价技术、民族药资源再生模式等研究、特有药用植物资源利用与保护研究、民族药材在野生和人工栽培等不同环境下的质量与评价方法研究，以及标准化栽培关键技术研究与示范。

专栏 29：民族药资源保护与可持续发展

1. 濒危民族药材繁育与保护。开展 5～7 个临床常用、但处于濒危状态的民族药材品种的野生变家种、规模繁育、规范化种植及产地加工等关键技术研究，探索建立民族药材规范化种植生产模式及示范基地。

2. 民族药混乱品种整理与质量标准研究。遴选 20～30 种民族医临床常用民族药特色品种、民族药成方制剂主要生产原料品种，开展品种整理与质量标准研究，厘清民族药材品种基源，统一民族药材标准，规范民族药相关名词术语，完善和提高检测指标，制订科学、合理的药材使用方法指导体系。编制《民族药资源物种红色目录》，构建民族药资源数据库、种质资源库与信息网络化共享平台。

4. 民族药产业发展关键共性技术提升

开展民族药安全性和有效性评价技术、民族药医院制剂工艺技术、民族药新药发现及评价技术研究、民族成药大品种上市后再评价、二次开发及相关健康产品研发，建立民族药创新平台，促进民族药产业技术进步与核心竞争力提升。

专栏30：民族药产业发展关键共性技术提升

1. 民族药安全性和有效性评价技术研究。开展民族药早期毒性预警技术、安全性评价技术、有效性评价技术等研究，建立指导原则和评价标准，确立一批重要靶器官毒性候选生物标志物，建立民族药体外毒性预测筛选平台与安全性有效性评价平台；完成5~7个民族药经典成方制剂再评价示范研究。

2. 民族药新药研发与院内制剂二次开发。在少数民族医药理论和现代医药理论指导下，开展民族药新药研发关键共性技术研究，研发一批具有自主知识产权的创新民族药物，创建现代化的民族药新药发现及评价技术平台。开展10~15个民族药院内制剂、新药成药开发以及民族药大品种二次开发研究，形成10~15个民族药健康相关产品。

（九）构建中医药创新网络与支撑体系

统筹加强和积极推进国家、部门和地方重点实验室、中医临床研究基地、技术创新中心、多学科交叉研究中心等建设，推进科技资源和数据信息开放共享，建立适应中医药现代化、国际化发展需求的科技创新协作网络，打造一批中医药临床研究、产业转化的高地，以新的组织模式和运行机制加快推进中医诊疗防治技术创新、科技成果转化和中药产业发展。

专栏31：中医药创新网络与支撑体系

1. 大力推进国家中医临床医学研究中心建设。面向我国疾病防治需求，以临床应用为导向，以医疗机构为主体，围绕重大疾病、优势病种、特色疗法等方向推进国家中医临床医学研究中心及协同创新网络建设，系统开展中医药临床研究、协同创新、学术交流、人才培养、成果转化、推广应用，打造高水平的中医药技术创新和成果转化类国家科技创新基地。

2. 统筹加强中医药科技创新基地平台建设。统筹加强国家和省级重点实验室、中医临床研究基地、重点研究室和协同创新中心的建设，完善名老中医传承、中医药传统知识保护、中药资源动态监测及服务体系和中药种质资源库等服务平台，深化中医药防治慢病和传染病临床科研协作体系、中医药康复临床科研协作体系与中医药科研伦理平台体系建设。

3. 促进中医药科技资源和数据信息开放共享。加强中医药古籍与现代科技文献数据库、中医药科研信息数据库和生物样本信息库建设。整合各类科技资源和数据信息，推进大型科学仪器设备、科技文献、科学数据等中医药科技基础条件平台建设，加快建立健全开放共享的运行服务管理模式和支持方式。

4. 强化中医药科技创新成果转化服务平台建设。培育与壮大科技中介服务主体，加强技术和知识产权交易平台建设，探索符合中医药成果特点的融资模式，促进中医药科技成果转化。

5. 促进国家中药现代化科技产业（种植）基地发展。加强国家中药现代化科技产业（种植）基地建设，积极推进中药材种植服务、“互联网+”中药产业、中医药健康产品、中药产业园区集群等方面创新创业，大力发展中药大健康产业。

五、政策保障

（一）统筹协调，多元投入

加强组织领导，完善统筹协调与决策机制，重点破解创新体系建设中遇到的机制障碍和制度难题。建立中医药科技多元投入渠道，引导地方政府、企业、社会机构等多方面的力量加大科研经费投入。

（二）完善政策，构建体系

完善中医药科技创新相关政策，突出强化应用导向，完善符合中医药特色与规律的中药新药审批标准和管理办法，加强对临床研究机构能力、水平的提升与管理。构建适应我国卫生与健康和中医药事业发展需求、符合中医药自身发展规律和特点的中医药科技创新体系。

（三）人才培养，学科融合

制定有利于引进和吸引国内外高端人才及其他学科领域前沿优秀人才开展中医药科技创新的人才政策。尊重中医药学科特点和中医药创新型人才成长规律，完善中医药人才培养机制，加强创新型人才队伍建设，建立以知识价值、科研能力、创新成果和应用发展为导向的多元化科技人才评价标准。健全基于岗位职责和科技绩效评估的收入分配制度，完善科技成果转化收入分配激励机制，充分发挥科研人员的创新活力，鼓励中医药科技人员创业，健全科研人才双向流动机制。遵循中医药研究规律，加强不同学科的交叉融合。

关于印发《“十三五”卫生与健康科技创新专项规划》的通知

国科发社〔2017〕147号

各省、自治区、直辖市及计划单列市科技厅（委、局）、卫生计生委（卫生厅、局）、体育局、食品药品监督管理局、中医药局，新疆生产建设兵团科技局、卫生局、体育局、食品药品监督管理局，各有关单位：

按照《中华人民共和国国民经济和社会发展第十三个五年规划纲要》《“十三五”国家科技创新规划》《“健康中国2030”规划纲要》等的总体部署，为进一步完善卫生与健康科技创新体系，提升我国卫生与健康科技创新能力，显著增强科技创新对提高公众健康水平和促进健康产业发展的支撑引领作用，特制定《“十三五”卫生与健康科技创新专项规划》。现印发你们，请认真贯彻执行。

附件：《“十三五”卫生与健康科技创新专项规划》

科技部
国家卫生计生委
国家体育总局
国家食品药品监管总局
国家中医药管理局
中央军委后勤保障部
2017年5月16日

附件　“十三五”卫生与健康科技创新专项规划

“十三五”时期是我国全面建成小康社会的决胜阶段，是实施创新驱动发展战略、建设健康中国的关键时期。为贯彻落实全国科技创新大会和全国卫生与健康大会精神，将《中华人民共和国国民经济和社会发展第十三个五年规划纲要》《“十三五”国家科技创新规划》和《“健康中国2030”规划纲要》等战略部署在卫生与健康领域进一步细化，把人民健康放在优先发展的战略地位，把科技创新放在卫生与健康事业的核心位置，以科技创新为动力，进一步完善卫生与健康科技创新体系，提升我国卫生与健康科技创新能力，显著增强科技创新对提高公众健康水平和促进健康产业发展的支撑引领作用，特制定《“十三五”卫生与健康科技创新专项规划》。

一、形势与需求

（一）工作基础

“十二五”时期以来，我国在卫生与健康科技领域取得了一系列研究进展，科技创新体系建设不断完善，科技研发能力和水平快速提升，科技成果不断涌现，科技创新保障健康作用不断增强。

在基础研究领域，我国在干细胞、基因组测序、疫苗设计、结构生物学、肿瘤免疫治疗等国际生物前沿科技领域占据一席之地，在疾病作用机制、新靶点发现等方面取得了一批原创性科技成果，为我国卫生与健康科技发展奠定了重要基础。在疾病防控领域，制定并推广了艾滋病、肝炎、恶性肿瘤、心脑血管疾病、慢性阻塞性肺病等150余项疾病的诊疗指南、技术规范和防控策略；埃博拉出血热、中东呼吸综合征、寨卡病毒病、黄热病等重大疫情得到有效防控；完善了出生缺陷防控适宜技术体系；建立了覆盖全国的传染病病原检测和监测体系，对未知病原体的鉴定和确诊能力达到世界先进水平；在入境人员中首次检测出输入性黄热病、裂谷热病例，并进行基因组测序。在新药创制领域，药物大品种改造研究成效显著，新药创制关键技术体系不断完善，药物临床前评价、新型疫苗和抗体制备等技术达到国际先进水平，小分子靶向治疗、新型抗体、肿瘤免疫治疗等214个前沿创新产品获批开展临床研究，埃克替尼、西达本胺、肠道病毒71型（EV71）灭活疫苗、戊肝疫苗等24个Ⅰ类创新药物获批生产，伊马替尼、替加环素等50多个专利到期药物实现了国产化。在医疗器械领域，脑起搏器、骨科机器人、组织工程皮肤、128排CT、3.0T磁共振、PET－CT、彩色多普勒超声系统等一批关键生物医用材料和先进医疗设备开始打破国外产品的垄断。在预防康复领域，环境与健康、健康风险因素干预、健康科普等研究不断深入，养老服务信息技术初见成效，康复辅具研究和开发取得进展。在中医药现代化领域，对传统中医药理论内涵的科学认识不断深入，中医防治重大疾病水平不断提升，屠呦呦研究员因发现青蒿素获得诺贝尔生理学或医学奖，麝香、沉香、肉苁蓉等一批名贵中药材资源得到了有效保护，一批临床价值大、市场价值高的中药大品种得到二次开发，中药国际化进程加速推进。在平台建设方面，建立了11个疾病领域的32个国家临床医学研究中心、一批国家临床重点专科、5个国家级转化医学中心，初步构建了多个疾病领域的协同创新网络。

（二）战略需求

1. 推进健康中国建设迫切需要科技支撑

当前我国经济和社会正处于转型期，随着工业化、城镇化、人口老龄化进程加快，疾病谱、生态环境、生活方式不断变化，我国面临多重疾病威胁并存、多种健康影响因素交织的复杂局面，心脑血管疾病、恶性肿瘤、慢性呼吸系统疾病等慢性非传染性疾病负担加重，艾滋病、病毒性肝炎和结核病等传染病威胁仍不容忽视，新发突发传染病和严重精神障碍等疾病对经济发展和社会稳定造成严重冲击，全面实施两孩政策对出生缺陷防控带来新压力，医疗资源瓶颈问题更加凸显。科技创新作为引领卫生与健康事业发展的原动力，要为解决卫生与健康领域的重大科学问题和关键技术问题、应对重大疾病防控挑战、提高国民健康水平、推进健康中国建设提供有力支撑。

2. 引领健康产业发展迫切需要加强科技创新

健康产业是保障卫生与健康的重要基础条件。健康产业涉及面广、产业链条长、增长空间大，是最具开发价值和增长潜力的"朝阳产业"，是新常态下"稳增长、调结构、惠民生"的重要着力点。在技术驱动和需求拉动的双重影响下，健康产业发展前景广阔。要引导和支持健康产业加快发展，促进与养老、旅游、互联网、健身休闲、食品的五大融合，努力把健康产业培育成为国民经济的重要支柱产业。面临新的历史机遇，以科技为引领，大力发展健康科技产业群和服务新业态，对于打造未来竞争优势，抢占新产业发展的战略高地、推动供给侧改革、全面建成小康社会和建设健康中国至关重要。

3. 推进科技强国建设迫切需要卫生与健康科技的创新突破

全球新一轮科技革命和产业变革蓄势待发，科技创新成为各国打造国家竞争新优势的核心。众多发达国家和发展中国家在新一轮战略布局中，继续将卫生与健康科技创新作为重点优先领域进行布局，不断强化卫生与健康科技的公共财政投入，并陆续推出脑科学、精准医学、抗癌登月等计划，医学科技研究的深度和广度不断拓展，很多重大疾病、难治性疾病防控呈现革命性突破的端倪，系统化集成、多要素协同、规模化组织成为引领全球医学科技快速发展的重要驱动力。我国卫生与健康科技发展仍然面临着一系列亟待解决的问题，卫生与健康科技创新体系仍不完善，稳定、可持续性投入缺乏，医产学研协同创新不够，科研成果与疾病防治实践之间存在"两张皮"问题，科技创新质量和水平仍需提高，原创性科学发现和颠覆性技术缺乏，临床医学、公共卫生等学科领域研究薄弱，重大慢病及重大传染病的防控水平有待提高，妇女儿童、老年人等重点人群健康保障能力不强，由疾病诊疗向提升健康的战略转变亟待推进，具有自主知识产权的新药、医疗器械等产品研发能力和市场竞争力薄弱，中医药标准体系建设和国际化发展推进不够，迫切需要创新驱动发展，为建设世界科技强国、引领全民健康水平提高提供有力支撑。

二、指导思想与基本原则

（一）指导思想

紧密团结在以习近平同志为核心的党中央周围，深入贯彻落实党的十八大和十八届三中、四中、五中、六中全会精神，深入贯彻习近平总书记系列重要讲话精神和治国理政新理念、新思想、新战略，坚持创新、协调、绿色、开放和共享的发展理念，认真落实全国科技创新大会、全国卫生与健康大会精神，在健康领域深入实施创新驱动发展战略，以提高疗效、保障健康、惠及民生为目标，着力构建体现中国特色和领域特点的协同高效科技创新体系，显著提升自主创新能力，加快关键技术突破，促进成果转化应用，提高医疗服务和健康保障供给质量，为建设健康中国和科技强国，提高全民健康水平，发展健康产业提供坚实的科技支撑。

（二）基本原则

创新引领。把握科技前沿领域的发展趋势，以科技创新为核心动力，以生物、信息、材料、工程、纳米等前沿技术发展为先导，加强多学科的交叉融合，攻克一批前沿关键技术和重大产品，在若干领域取得原创性突破和自主创新优势，攻克重大疑难疾病防控难题。

需求导向。紧密围绕国家战略与民生保障需求，突出解决我国面临的主要健康问题和需要发展的关键技术，开发适合我国国情的"简便、价廉、优效、安全"的卫生与健康技术及产品，强化健康保障能力，缓解"看病贵、看病难"的问题，引领全民健康水平提升。

开放整合。强化医研企各主体研究力量协同创新，加强创新网络建设，推动科研数据、科技资源、实验设施的开放共享和高效利用。坚持以全球视野谋划卫生与健康科技的开放创新，推动卫生与健康科技国际交流合作。

机制创新。深化科技体制改革，加快政府职能转变，优化政策环境，建立健全的创新激励、成果转化、技术推广的导向机制，以新机制加强创新平台建设，构建创新活力更强、临床转化效率更高、产业化与普惠化更紧密衔接的创新体系。

三、发展目标

（一）总体目标

到2020年，建立更加协同、高效、开放的国家卫生与健康科技创新体系，部分重点领域的基础前沿研究取得重要进展，针对重点人群和重大疾病的防控技术获得重要突破，卫生与健康科技创新能力显著增强，医疗服务供给质量明显改善，健康保障模式转型发展，中医药特色优势进一步发挥，为提高全民健康水平、加快健康产业发展、助推健康中国建设提供坚实的科技支撑。

（二）具体目标

1. 科技创新能力显著提升

着力突破20～30项前沿、关键技术并转化应用，在精准医学、再生医学、协同医疗、智慧医疗、整合医学等若干领域取得原创性突破和自主创新优势，攻克一批预防、诊断、治疗、康复和保健新技术和新产品。

2. 创新基地平台不断完善

在明确定位、分类整合的基础上，优化布局卫生与健康领域研发基地和平台建设，大力推进国家临床医学研究中心建设，统筹布局国家医学大数据及样本资源库等平台基地，建成覆盖100万健康人群和10个重点疾病的大型人群队列，依托现有资源，建设一批医学科技辅助创新平台、中医药科技平台和国际科技合作平台，推动部门和地方卫生与健康科技创新平台和基地的建设。

3. 科技成果有效转化

充分发挥医疗机构、科研机构及优势企业等转化主体的作用，针对重大疾病和重大健康问题形成100项左右诊疗规范、技术标准、临床路径和防控策略，构建系统化、机制化的普及推广网络，建设一批国家和区域成果转移转化示范基地、适宜技术推广应用示范基地，实施一批适宜技术示范项目，面向基层推广应用100～150项新技术，开展医学成果转移转化培训30万～50万人次。

4. 支撑健康产业发展

突破新药发现、高端医疗器械、个性化健康干预等关键技术瓶颈问题，研制20～30种创新药物，开发一批新型医疗器械、康复辅具、可穿戴设备、生物医用材料等健康产品，形成20～30个有国际影响力的健康品牌企业集群，引领构建医养康护一体化、连续性的健康保障体系，推动新型健康产业快速发展。

四、重点任务

围绕健康中国建设需求，结合国家科技计划改革总体部署，通过“科技创新2030重大项目”和国家科技重大专项、国家重点研发计划、基地与人才专项等国家科技计划（专项、基金）的实施，加强基础研究和医学前沿技术研究，组织重大疾病防治、重点人群健康保障和健康风险控制技术研发，研制新型药物和医疗器械，促进科技成果转化，开展卫生与健康科技保障示范。

（一）加强应用基础研究

以解决人体健康和疾病防治的关键科学问题为目标，聚焦个体发育、衰老调控、免疫、代谢、脑科学、环境与健康、心理健康、人体微生态、干细胞和再生医学、中医药等方面的关键医学问题，加强部署基础研究，探索疾病发生与发展规律，为疾病防治和健康促进提供理论基础。

专栏1：应用基础研究

1. 个体发育基础研究。围绕胚胎－胎儿－儿童个体发育分化的重要阶段，研究发育的时程性调控机制，个体发育和再生过程中细胞分裂、迁移、凋亡等生命现象的机制，以及常见出生缺陷疾病的遗传学病因和发病机制等。

2. 衰老调控机制研究。研究衰老过程中的营养代谢异常和生物节律的关系，衰老与心脑血管疾病、恶性肿瘤、退行性疾病等重大疾病发生发展的关系，寻找器官衰老的新靶标，开展生殖系统衰老与调控研究，提出延缓衰老过程的新策略。

3. 医学免疫学研究。研究免疫细胞分化发育与功能调控机制，免疫识别、免疫记忆的分子机理和本质特征，恶性肿瘤、自身免疫性疾病、传染病、心脑血管疾病、慢性阻塞性肺病和糖尿病等重大疾病相关的急慢性炎症的免疫学基础。

4. 人体代谢基础研究。研究人体代谢功能稳态维持及失调机制，重点关注疾病代谢模型建立、人体代谢组学研究、糖脂代谢异常调控、消化道内分泌功能调节、营养与代谢、微量元素的作用及稳态调节等研究。

5. 脑认知与相关脑疾病研究。开展感知觉、学习和记忆、注意和抉择、意识和语言等脑认知功能研究，发现幼年期发育性脑疾病、中青年期精神类疾病、老年期神经退行性疾病的特异生物标记物和治疗靶点，开发神经活动检查、操控、基因调控以及功能成像等新技术。

6. 环境与健康相关基础研究。研究自然环境中生物、化学和物理因素等有害因素对人类机体的影响及其作用机制，明确大气污染、高寒缺氧等因素的早期生物效应及其与疾病发生发展的关系，研究环境相关疾病的生物标志物等。

7. 心理健康相关基础研究。针对环境、基因、生活方式等危险因素、早期诊断生物标记物、临床诊疗改进、认知康复等方面的关键科学问题，开展基础研究，为高危人群筛查、早期诊断、早期治疗及个体化干预等提供理论依据。

8. 人体微生态研究。结合现代生命组学和大数据技术，建立中华民族典型人群的健康与疾病微生物组标准数据库和菌种库，开展微生态菌群对免疫、代谢等系统的作用以及分子调控机制等方面的研究。

9. 干细胞和再生医学研究。开展胚胎干细胞、诱导性多能干细胞和成体干细胞等干细胞定向诱导分化、规模化培养等基础与临床研究，以有效性、安全性和可控性为导向实现组织与器官再生，改善或恢复损伤组织和器官的功能。

10. 中医药基础研究。以中医临床实践为基础，结合多学科高新技术，开展脏腑经络理论、证候与辨证论治、经穴特异性及针灸治疗机理、中药药性理论、方剂配伍理论、中药单方或复方药效物质基础和作用机理、中医康复养生理论等研究，阐释中医药和民族医药核心理论的科学内涵，揭示其生物学基础，阐明其系统思维模式，丰富发展中医药理论体系。

11. 运动与健康基础研究。开展运动对各器官结构、代谢、功能的影响以及相关疾病防治基础研究，探索力、声、光、电、磁等刺激对人体的作用机制，开展运动对中青年抑郁症的防治基础研究以及运动对神经退行性疾病认知障碍的干预作用研究。

（二）推动前沿技术创新

把握生物、信息、工程等科技前沿领域的发展趋势，加快引领性技术的创新突破和应用发展，攻克一批急需突破的先进临床诊治关键技术。重点部署生命组学、基因操作、精准医学、医学人工智能、疾病早期发现、新型检测与成像、生物治疗、微创治疗等前沿及共性技术研发，提升我国医学前沿领域原创水平，增强创新驱动源头供给，加快前沿技术创新及临床转化。

专栏2：前沿技术创新

1. 生命组学技术。基于生命组学技术发展新型疾病诊治技术与产品，重点发展新一代测序技术和其他分子诊断技术，建立完善相关技术标准和数据库，发现可用于疾病诊断、预测、预警和疗效评价的标志物。

2. 基因操作技术。开展基因编辑及合成生物学等技术研究，探索新技术在模拟人类疾病、异种器官移植、提高细胞对病毒的免疫力、赋予细胞抗癌能力、加速疫苗和药物的研发进程等方面的应用潜力。

3. 精准医学技术。建立百万健康人群和重点疾病人群的前瞻队列，建立多层次精准医疗知识库体系和国家生物医学大数据共享平台，重点攻克新一代基因测序技术、组学研究和大数据融合分析技术等精准医疗核心关键技术，开发一批重大疾病早期筛查、分子分型、个体化靶向药物治疗、靶向外科手术、疗效预测及监控等精准化解决方案和支撑技术。

4. 医学人工智能技术。开展医学大数据分析和机器学习等技术研究，开发集中式智能和分布式智能等多种技术方案，重点支持机器智能辅助个性化诊断、精准治疗辅助决策支持系统、辅助康复和照看等研究，支撑智慧医疗发展。

5. 新型检测与成像技术。开展高分辨医学成像、功能与分子影像、无创生化指标检测等技术研究，发展生物标志物高灵敏检测、液体活检、即时检测、病理组织快速分析、全自动快速病原微生物鉴定、传染病溯源鉴定等技术，加快检测与成像技术突破。

6. 疾病早期发现技术。加强慢病筛查预警技术及传染病溯源鉴定技术研究，加快发展高通量、快速、灵敏、特异、经济的疾病筛查与预测预警技术，提高重大疾病的早期发现能力。

7. 生物治疗技术。加强干细胞和再生医学、免疫治疗、基因治疗、细胞治疗等关键技术研究，加快生物治疗前沿技术的临床应用，创新治疗技术，提高临床救治水平。

8. 微创/无创治疗技术。运用影像技术与设备、机器人以及微创手术器械、分子靶向外科术中导航等创新成果，开展介入治疗、内窥镜辅助治疗、新型物理治疗、肿瘤切缘识别等研究，减轻患者痛苦、减小副作用并提高疗效。

9. 康复辅助技术。研究功能障碍患者运动、行为、生理与心理特征，突破康复辅具普适与个性化适配技术、运动意图识别、感知增强与控制、神经－机器接口等关键技术，探索康复训练模式与效果评估方法，研发新型肢体康复机器人、虚拟康复训练系统等产品。

（三）提升疾病防控水平

聚焦威胁国民健康的疾病，加强疾病防控技术研发，开发一批急需突破的临床诊疗关键技术，大力推动医疗新技术转化应用于临床，在科学评价的基础上形成一批诊疗技术规范，提高诊疗技术水平，优化疾病防控策略，显著提升重大疾病防控能力。

专栏3：疾病防控研究

1. 重大慢性非传染性疾病防控研究。聚焦心脑血管疾病、恶性肿瘤、慢性阻塞性肺疾病、糖尿病、神经精神疾病和肾脏疾病等严重危害人民健康的重大慢病，突出解决重大慢病防控中的瓶颈问题，研发30～50项先进诊疗技术和50～80项基层适宜技术，建立10～20个区域重大慢病临床大数据中心和流行病学监测大数据中心，建成包括至少300家市级医院和800家县级医院的覆盖全国、运行高效的研究协作网络，有效控制重大慢病发病率、死亡率和疾病负担。

2. 重要传染病防控研究。继续实施“艾滋病和病毒性肝炎等重大传染病防治”科技重大专项，聚焦降低“三病两率”和提高突发急性传染病防控能力的科技瓶颈问题，以创新性的技术、方法、策略、产品为主要攻关方向，着力发展预防乙肝病毒感染者向肝癌转归的新技术和新策略，进一步发展适合我国人群的艾滋病综合治疗方案和新型预防与干预技术，着力开发肺结核的实验室诊断新产品和新技术，在敏感性、特异性方面实现突破。加强突发急性传染病防控综合技术网络体系建设，形成聚焦人才培养和队伍建设的平台和基地，提升科技创新能力，全面提高我国传染病的预防、诊断、治疗和控制水平。加强细菌耐药风险评估、新型抗生素及替代品、疫苗、临床耐药菌感染诊断、治疗与控制等相关技术和产品研究。

3. 常见多发病防控研究。围绕消化系统疾病、血液和免疫系统疾病、眼耳鼻喉疾病、口腔疾病、皮肤病、地方病和职业病、妇儿疾病及老年退行性疾病等常见多发病，突破一批防控关键技术，研究筛选80～100项安全、有效、经济、适用的适宜技术，研究规范化诊疗方案，提高常见多发病防控水平。

4. 生殖健康及出生缺陷防控研究。针对我国出生缺陷防控、不孕不育和避孕节育等方面的突出问题，建立覆盖全国的育龄人口和出生人口队列，建立覆盖全国的生物信息和样本资源库，研发4～5种避孕节育、防治不孕不育的适宜技术，7～8种新产品及标准规范，保障育龄人口生殖健康，提高出生人口素质。

5. 重点寄生虫病和地方病防控研究。研发包虫病疫苗、防治药品与检测试剂，开展药物疗效和不良反应系统评价。加速血吸虫病传染源控制、监测预警、快速诊断等技术和防治药品研究，研制消除血吸虫病技术规范。研究疟疾病例追踪溯源、检测筛查、媒介和药物抗性监测以及输入性传染源传播风险评估等技术。开展碘缺乏、水源性高碘危害、地方性氟（砷）中毒等地方病防治研究，形成一批适宜的防治技术，建立防治技术转化示范点并逐步推广应用。

6. 重要疾病流行病学研究。针对严重危害国民健康的重大疾病和罕见病，开展规范的流行病学研究，结合自然人群国家大型健康队列以及重点疾病大型队列的建立，系统监测我国重点疾病的疾病谱变化情况，为发病机制、疾病防治等研究提供证据。

7. 临床医学检验标准研究。开展我国各年龄段人群生理指标标准值研究，制定我国常见病、多发病相关检验医学实用准则，推动临床检验金标准的建立和标准物质的研制以及行业标准和技术规范的制订实施。

8. 中医药防治重大疾病研究。充分发挥中医药的优势特色，选择恶性肿瘤、心脑血管疾病、慢性呼吸疾病、免疫性疾病、代谢性疾病、病毒性疾病、重大传染性疾病、老年性疾病、精神心理与心身疾病等疾病为研究对象，系统开展临床评价、疗效机制等研究，形成诊疗指南，切实提高中医药防治重大疾病的临床疗效与服务能力。

（四）保障重点人群健康

围绕儿童、青少年、妇女和老年人等重点人群的健康保障，加强常见疾病的流行规律和危险因素、儿童青少年生长发育和营养、儿童疾病预防技术和健康评价工具、妇女重点疾病防治技术和保健服务模式、老年健康评估、老年共病、伤害防治及综合防治技术、智能康复技术与产品等研究。

专栏4：重点人群健康保障

1. 儿童和青少年健康。研究发育源性疾病、罕见病、生长发育不平衡对儿童青少年健康及其成年疾病早发风险的影响，加快研发营养缺乏与过剩的干预技术，开发儿童青少年体格、机能、素质、心理和社会适应能力等多维度发育量表及共享应用的适宜技术。

2. 妇女健康。围绕女性恶性肿瘤、生殖系统感染、生殖内分泌系统疾病、妊娠期高血压和糖尿病等妇女重点疾病开展早期预警及干预技术研究，建立早期诊断和治疗方案，探索更年期等妇女特殊时期的新型保健服务模式。

3. 老年健康。开展大型队列研究，判定与预测老年健康的指标、标准与方法，研发可穿戴老年健康支持技术和设备，探索老年综合征和共病的发病过程与规律，研发综合防治适宜技术、指南和规范，构建老年健康管理网络。

4. 残障人群健康。重点开展机器人辅助、康复训练、认知康复、中医康复等技术研究，开发功能代偿、生活辅助、康复训练等康复辅具产品，实施互联网+科技助残行动。

（五）开发医药健康产品

加快临床急需药物研发，开发创新药物，强化药品质量安全保障；加强创新医疗器械研发，推动医疗器械的品质提升，减少进口依赖，降低医疗成本；开发健康监测产品，实现个体化健康干预和持续改进。

专栏5：医药健康产品

1. 药物研发。继续实施“重大新药创制”科技重大专项，研制完成30个左右创新性强、防治重大疾病、市场前景好、拥有自主知识产权的新药；针对重大疾病防治或突发疫情等用药需求，研制完成20～30个临床急需和具有市场潜力的重大品种，并切实解决产业化技术瓶颈问题；推动自主创新药物和高端制剂在发达国家完成临床试验或药品注册；依托重大品种研制，突破制约新药研发和产业化的重大核心关键技术，抢占新药创制的科技制高点；提升已建核心平台的服务水平、辐射带动的能力和国际化水平，申请/授权专利1000项以上，持续推进专项品种和技术成果转化，提升产业化水平。

2. 医疗器械研发。重点突破一批引领性前沿技术，重点发展医学影像设备、医用机器人、新型植入装置、新型生物医用材料、体外诊断技术与产品、家庭医疗监测和健康装备、可穿戴设备、中医医疗器械、基层适宜的诊疗设备、移动医疗等产品。推动适宜、高性价比通用医疗器械的品质提升，协同推进医疗器械技术及装备升级，完善设备标准体系，加强医疗器械在不同层级医疗机构的规范化应用。

3. 康复辅具研发。重点发展老年人护理照料、残疾人生活、教育和就业辅助、残疾儿童抢救性康复等领域的产品，加快人机智能交互、照护机器人、3D打印、脑机接口、虚拟现实等新技术在康复辅具中的集成应用。

4. 健康监测产品研发。基于可穿戴设备和移动通信等获取的健康相关数据，构建以不同人群健康状况为基础的全生命周期健康状态评价指标体系，开发中国人群健康指标和常用检验指标、整体多维度健康测评、低负荷/动态连续人体参数测量及健康状态辨识与评估产品。

5. 医药健康产品评价研究。开展健康产品应用、疾病防治技术设备的临床应用功能评价与性能测评方法研究，科学、安全、有效地引导相关产业的技术发展，逐步建立相关评价技术标准和技术法规，完善技术管理和市场管理；建立健康与疾病防治技术的质量保证技术平台，开展卫生与健康领域创新技术应用的质量保证技术研究。

（六）发展新型健康服务技术

加强整合医学研究，推动信息技术与医疗健康服务融合创新，重点发展个性化健康服务、协同医疗、智慧医疗、医学应急救援等新型健康服务技术，创新疾病诊疗和健康管理服务模式。

专栏 6：新型健康服务技术

1. 整合医学研究。整合临床各学科力量，打破学科壁垒，建立来自临床各科室、中医与西医等不同领域专家组成的诊疗团队，实现多学科协作、整体优化的诊疗模式；加强临床医学与公共卫生整合，推进慢病健康教育、风险评估、高危人群早诊早治，推动晚期疾病治疗模式转变为早期健康促进模式；利用大数据和生物信息学技术整合相关专业和相应学科的研究成果，绘制重大慢病的病因和发病机制图谱，明确影响慢病防控的关键环节，开发重大慢病防控的集成策略，实现对重大慢病的全因素、全过程、全人群的综合管理；开展关于个人健康状况的及时有效的评价和疾病预警研究，提供连续性疾病诊疗和健康管理服务，推动医疗健康一体化服务发展。

2. 个性化健康服务技术研究。建立覆盖医院、社区、家庭、个体的连续性疾病管理模式，提供关于个人健康状况的及时有效的个性化健康评价、疾病预警以及主动式干预，强化健康促进。

3. 协同医疗技术研究。研究互联网医疗、疾病管理、大数据分析等协同医疗相关技术，推进数字化医疗和移动医疗的发展，研究建立疾病评估及分级诊疗体系，推动以均等化为方向的协同医疗服务发展；加强不同地区间医疗信息管理网络和远程医疗网络的整合，开展区域化医疗信息管理网络和远程医疗网络研究，构建覆盖全国的慢病远程医疗服务体系。

4. 智慧医疗技术研究。基于人工智能技术，推动医疗健康与大数据分析的紧密融合，推动健康风险和疾病预警、预测、诊断、治疗与康复等各环节的智能化发展，发展自动诊断、临床决策、手术规划、智能康复、个性化健康管理等新模式，推动以智慧化为方向的智慧医疗服务发展。

5. 医学应急救援技术研究。开展新型重症监护和战创伤救治等技术研究，集成多学科急救技术，建立突发事件医学应急处置体系，优化医学应急救援链，提高我国应对地震、台风、洪涝等自然灾害和交通事故、公共安全事件、放射性污染、公共卫生突发事件和武装冲突等突发事件的医学应急处置能力和创伤救治水平，推动以高效救治为方向的医学应急救援服务发展。

（七）强化健康风险因素控制

以增进健康为导向，推动以疾病治疗为中心向以健康提升为中心转变，综合分析生物、环境、心理、社会、行为等多因素对健康的影响，加强健康危险因素、科学健身、环境与健康等研究，重点开发健康促进、职业病防治、食品安全保障、生物安全保障等技术，推动全民健身和全民健康深度融合，制定和优化健康管理解决方案，提高健康水平。

专栏 7：健康风险因素控制

1. 生活方式等因素与健康研究。系统加强吸烟、饮酒、营养、睡眠、心理、微生态等因素对健康的影响研究，在科学评价的基础上制定和优化健康干预方案，使健康风险因素的预防控制窗口前移，有效降低疾病的患病风险和发生率。

2. 环境与健康研究。研究自然环境中生物、化学和物理因素等对人类机体的影响及其作用机制，探索气象环境与疾病发生发展的关系，明确相关因素的早期生物效应，研发毒性评价和安全性评价技术，发展环境相关疾病的预警体系。

3. 职业病防治技术研究。推进严重危害劳动者健康的职业病防治技术研究，探索早期职业健康损害和新发职业病危害因素对劳动者健康的影响，开展尘肺病、职业肿瘤等重点职业病的致病机制、早期诊断、临床诊疗及健康监护关键技术研究，加强职业病危害识别、危害表征、暴露评价和职业病危险因素控制和消减关键技术研究，研发重点职业病的工程防治、防护用品及快速检测等技术装备，开展职业健康损害的疾病负担研究。

4. 健康促进关键技术研究。以定量监测、精准干预为方向，围绕健康状态辨识、健康风险预警、健康自主干预等环节，重点攻克无创检测、穿戴式监测、生物传感、健康物联网、健康风险因素干预等关键技术和产品，加强国民体质监测网络建设，构建健康大数据云平台，研发数字化、个性化的行为/心理干预、能量/营养平衡、功能代偿/增进等健康管理解决方案，加快主动健康关键技术突破和健康管理服务研究。

5. 食品药品安全保障研究。开展食源性致病菌耐药机制及传播规律、食品安全危害识别与毒性机制等基础研究，开展食品药品安全检验检测、监测评估、过程控制等技术研究，开展药品不良反应监测和评估研究，加强食品药品标准研制，建设食品药品安全防控技术体系，通过转化、应用、集成研究，针对食品加工和药品生产过程安全控制、食品药品安全应急保障、网络食品药品安全监管等重点领域，从产业发展和监管支撑两个维度研究提出食品药品安全解决方案，提升食品药品安全风险防控能力。

6. 生物安全保障技术研究。开展生物威胁风险评估、监测预警、检测溯源、预防控制、应急处置等生物安全相关技术和产品开发研究，开展动物模型创制及动物实验新技术和新设备开发，建立生物安全相关的信息和实体资源库，构建高度整合的国家生物安全防御体系；推进“互联网＋卫生检疫”，建立全球传染病疫情信息智能监测预警、精准检疫的口岸传染病预防控制体系，建立分布合理、地域覆盖全面的现场、区域和重点实验室，建设生物安全防护级别高的口岸智能监测平台，切实防止国际重大烈性传染病传入我国。

7. 科学健身研究。开展全民健身技术规范研究，建立健身物联网并开展示范推广研究，开展公共体育服务系统支撑平台及相关技术研究，研制穿戴式等新型运动训练及大众健身器材，开展基于大数据的科学健身技术方法研究。

（八）推动科学技术普及

加强公众健康知识和防病技术的科学研究和系统筛选，从源头保证科普知识的前沿性、科学性和权威性，探索科技传播与创意文化融合发展的模式，促进新媒体技术在科技传播领域的应用，提高公众科学素养，掌握健康相关知识，建立良好的生活方式，有效降低患病风险。

专栏8：科学技术普及

1. 科普能力建设。加强健康科普基地建设，建立健康科普信息化平台，促进现代融媒体技术在健康普及传播领域的应用，探索科技传播与创意文化融合发展的模式。加强科普团队建设，形成权威专家领衔、凝聚专业技术骨干和广大志愿者的品牌科普团队。

2. 科普资源开发。加快建立面向公众的健康知识和技术筛选评价体系，研究筛选一批适合传统媒体和新媒体传播的科普资源，重点加强慢性疾病预防、传染病防控、医疗急救、食品药品安全、中医药养生保健等方面的科普，以及针对老年人、青少年等重点人群的健康科普资源开发。

3. 科普宣传行动。进一步加强科普宣传机制建设，丰富和完善科普宣传载体，继续实施公众健康知识普及行动，在充分利用好影视、图书、报刊等传统媒体的同时，发挥现代化信息技术的作用，发展网站、微博、微信、APP 等新媒体传播方式，办好“科技大讲堂”，拓展传播渠道，扩大影响力，科学权威地促进健康知识普及。

（九）推进中医药现代化

传承创新中医药理论，构建适合中医特点的研究模式和技术体系，健全中医药防治重大疾病及中医治未病技术与服务体系，加速推进中医药现代化、国际化发展，提升中医药疗效水平和中医药在健康中国建设中的贡献率。

专栏9：中医药现代化

1. 中医药理论传承与创新。进一步加强中医药理论研究，多学科协同创新，解决制约中医药发展的关键科学问题。开展中医药理论传承创新、名老中医传承研究、古籍文献整理挖掘与数字化和中医药传统知识保护研究，建立传统知识数据平台等，加强对中青年名中医的培养，提高中医药继承与创新能力。

2. 中医药健康服务。围绕中医药健康服务业发展需求，开展中医治未病、中医康复、中医药仪器与装备研发等研究，突破关键技术，完善治未病理论，加强中医预防保健（治未病）方法、技术和产品的研发与成果转化应用，完善重大疾病风险状态识别和风险预警模型，提高中医诊疗服务能力，提升中医康复技术水平，加快中医药仪器与装备研发，加快技术标准制定，构建产业联盟，推动产业化发展。

3. 中药资源保障与价值提升。针对中药产业发展的现实需求，突出基础研究、共性关键技术、产品创制及集成示范应用全产业链科技创新，开展中药资源普查及种质资源保护、中药材生态种植及养殖、中药炮制及配方颗粒质量保证、中药循环利用和中药材“非药用部位”的综合利用研究，形成以中药资源为核心的“大品种、大产业”的中药材产业发展新格局。

4. 中药研发技术和产品开发。以中医传统理论为指导，结合现代科学技术和医学研究方法，开展中药新药发现及评价技术研究、中药制剂临床标准化、中药治疗的临床随机对照研究、中药新药创制及中药大健康产品开发、中药及中药材大品种深度开发研究、减少抗生素应用及中药替代研究、中药高端制剂研究和中药新药安全性评价技术研究。

5. 中医药标准化。开展中医（中西医结合）临床实践指南、中医医疗服务与设备标准、中药标准、针灸标准以及中医临床技术标准应用评价研究等，建立系统完善、适应发展需求的中医药标准体系，提高中医临床技术水平与服务能力，保障中医医疗安全与质量，充分发挥中医标准的技术支撑和引领作用，把握中医药在国际传统医学标准制定中的主导权与话语权。

6. 中医药国际化。开展中医临床研究实施规范、国际多中心临床疗效评价、临床研究证据循证评价等研究，结合国际医药合作重点需求并综合考虑科技合作总体布局，推动中医药国际大科学计划实施；推动中药的国际化注册，进入欧美医药市场，促进中医药服务和产品逐步进入国际医药和保健主流市场。

7. 民族医药传承与创新。开展民族医药传承保护与理论研究、民族医医疗保健服务能力提升关键技术研究、民族药资源保护与可持续发展、民族药产业发展关键共性技术提升研究和民族药新药研究及健康产品开发，提高民族医药科技创新能力与临床服务能力，保障民族药资源与生态安全，提升民族药产业核心竞争力，支撑民族医药传承、创新与可持续发展。

（十）加强创新基地平台和能力建设

以国家目标和战略需求为导向，大力推进国家临床医学研究中心的建设，统筹加强卫生与健康领域研发基地和平台建设，强化医学研究领军人才及专业人才培养，整体促进各类创新主体的协同互动、创新要素的顺畅流动和高效配置。

1. 大力推进国家临床医学研究中心建设

面向我国疾病防治需求，以临床应用为导向，以医疗机构为主体，以协同网络为支撑，大力推进国家临床医学研究中心建设，系统组织开展临床研究、协同创新、学术交流、人才培养、成果转化、推广应用，打造高水平的技术创新与成果转化类国家科技创新基地。

专栏10：国家临床医学研究中心

1. 加强建设，合理布局。结合我国疾病谱，在目前已经部署的心血管疾病、神经系统疾病、慢性肾病、恶性肿瘤、呼吸系统疾病、代谢性疾病、精神心理疾病、妇产疾病、消化系统疾病、口腔疾病和老年疾病共11个疾病领域国家临床医学研究中心的基础上，组织开展感染性疾病、儿童健康与疾病、出生缺陷与罕见病、骨科与运动康复、眼耳鼻喉疾病、免疫与皮肤疾病、血液系统疾病、职业病、地方病、影像医学、医学检验、医学营养、急危重症、麻醉医学、病理诊断、放射与治疗等疾病领域和临床专科的国家临床医学研究中心建设，试点建设一批中医类的国家临床医学研究中心。根据疾病防控的实际需求，原则上各疾病领域和临床专科建设1～3家中心，重大疾病领域建设3～5家中心。在新建中心的布局上注重不同区域的平衡，探索推进省部共建临床医学研究中心的建设。引导心血管疾病、恶性肿瘤、神经系统疾病、呼吸系统疾病、代谢性疾病、精神心理疾病、感染性疾病、老年疾病等重大疾病领域的中心建立分中心。鼓励各地方建设省级临床医学研究中心。

2. 整合资源，加强攻关。以医疗机构为主体，以应用为导向，有效整合我国临床医学研究的优势力量，集成临床数据和样本资源，打造覆盖主要疾病领域的国家临床医学研究中心和覆盖全国的协同创新网络，重点开展大规模临床循证研究、创新性转化应用研究、规模化应用推广研究及持续性防控战略研究等四类研究。开展20～30项万人以上规模的疾病人群队列研究，开发50～80项疾病综合治疗方案，研究制定不少于15项国际水平的临床实践指南。

3. 医研企协同，促进健康产业发展。依托协同创新网络，促进医研企协同创新，加快推进医药产品开发和临床评价研究，助力健康产业的高端化、品牌化发展，促进医药产品普及普惠，重点开展50～80项医药产品的开发和临床评价研究，助力摆脱高端药品和医疗设备依赖进口的现状。

4. 普及推广，提升基层水平。依托国家临床医学研究中心及其协同创新网络，紧密围绕广大基层和老少边穷地区的实际需求，通过开展技术培训和先进适宜技术推广，加强实时远程会诊和指导等网络服务，提升基层医疗服务能力。

2. 统筹加强创新基地平台建设

结合基础研究、技术研发、成果转化和科研条件保障不同需求，统筹推进卫生与健康领域大型综合性研究基地、技术创新中心、转化医学中心、大数据和临床样本资源库研究平台等创新基地平台的建设。

专栏11：创新基地平台建设

1. 卫生与健康领域大型综合性研究基地。以建设医学科技强国为目标，聚焦医学科技发展最前沿，推进大型综合性研究基地建设，重点开展引领性原创研究、共性技术或核心技术研发和联合攻关，加强面向以基因技术、脑科学、人体微生态、医学人工智能、可穿戴设备、医疗大数据等为代表的健康前沿领域和引领产业变革技术的研究，催生具有原始创新和自主知识产权的重大科研成果，支撑经济建设、社会发展和国家安全的需要。

2. 技术创新中心。围绕重大疾病防控需求和健康产业发展需要，新建一批卫生与健康领域的技术创新中心，大力推进共性关键技术突破和高端产品研发，为整合优势资源、创新技术产品、培育健康产业提供坚实的支撑基础。

3. 转化医学中心。推动并完成已建成国家转化医学中心的重大基础设施建设项目，构建一批转化医学研究综合性平台，开展疾病发生发展、创新药物、先进诊疗技术等转化研究，显著提升转化医学研究质量和效益。

4. 卫生与健康大数据和临床样本资源库研究平台。研发系列生物医学大数据挖掘技术和分析平台，解析疾病发生发展本质的分子特征；整合现有医疗信息资源，建立统一、协调的医疗信息系统，构建医疗健康大数据收集、存储、传输和共享平台，形成全国联通、信息共享的医疗信息管理网络，建立记录生命全程的国民电子健康档案，构建基于疾病临床大数据的临床决策支持系统，推动就医模式向智慧医疗的方向发展；通过健康数据采集、健康状态评价和疾病预警干预，建立覆盖全生命周期的健康大数据平台，建设疾病模式分析及健康辨识系统，对健康大数据进行多层面整合分析，支撑疾病预防、临床诊治及健康管理策略优化。建立从疾病发生、发展、诊治、转归到预后的全国联动、开放共享的重大疾病防治大型临床样本资源库平台，推动临床样本资源库的标准化和规范化建设，实现医学研究资源整合，为疾病诊疗新技术和新方法研究、新药研发与评价提供支撑。

5. 医学科技辅助创新平台。围绕制约我国卫生与健康发展的重大科学问题和关键技术瓶颈，依托现有资源，建设行业重点实验室、高等级生物安全实验室、人类遗传资源库、药物中试化基地、特色药用植物资源研究基地等重点协同创新科技平台，支持医疗卫生机构同科研院所、高校、企业深度合作，在基础学科、疾病防治、前沿技术或核心技术方面共同开展创新研究。在京津冀、长三角、珠三角、中西部等区域开展医学科技改革，推动形成若干具有示范带动作用的区域性改革创新平台。

6. 健康产业科技创新基地平台。统筹企业、科研院所、高等院校等创新资源搭建健康产业科技创新平台和基础共性技术研发平台，鼓励生物医药领域科技实力雄厚的企业、高校和科研院所加强产业科技创新平台基地建设，加快前沿关键技术突破和产业化，提高国际竞争力，促进健康产业集群发展。

7. 科技政策与战略研究平台。依托具有一定研究基础的专业机构、高校和科研院所，构建卫生健康科技政策与战略研究平台，开展卫生健康领域的科技政策、科技管理和科技战略研究，强化战略论证、循证医学、卫生经济学评价研究，打造卫生健康高端智库，为卫生健康领域科学决策提供依据。

8. 加强医学科研院所能力建设。组织实施中国医学科学院医学与健康科技创新工程，创新管理体制机制，发挥各级各类科研机构在国家医学创新体系中的作用，加强基础性、前瞻性、集成转化应用研究，提高自主创新能力。

3. 着力强化卫生与健康领域人才培养

加强创新人才和团队的培养，通过多种方式打造层次分明、结构合理、可持续发展的创新人才队伍，重点培养领军人才和医学研究专业人才，在实践中培养一批国际一流水平的科研攻关创新主体。

专栏12：培养领军人才和团队

培养领军人才和创新团队。加强对医学科技领军人才的培养，支持聘请高端人才、加强学术交流，开展国际合作，持续培养一批高素质的科研领军人才，培养世界水平的领军人才和创新团队。

培养医学研究专业人才。加强科研设计、数据管理、统计分析、质量控制、病例随访等临床研究专业人才的规范化培训，建立集中培训、统一考核、资质评价的培养模式，提高临床医学研究人员专业化分工水平，促进学科交叉和协同作战，提升临床研究效率与质量。

（十一）促进成果转移转化

重点开展适宜技术推广、“互联网+医疗健康”、中医治未病、创新医疗器械、食品安全、科学健身等科技示范，发挥辐射带动作用，充分调动医研企等各方面对于科技成果转化推广的积极性，统筹衔接基础研究、应用开发、成果转化、产业发展等各环节，打造信息化、专业化的医学科技成果转移转化与推广应用平台，促进科技成果转化应用与产业化。

专栏13：成果转移转化

1. 临床评价研究与卫生技术评估。依据循证医学理念，应用临床流行病学等方法，构建临床评价体系，系统加强对已有临床治疗方案、药品、医疗器械以及新产品、新技术和新疗法等进行方法学、疗效学、经济学、疾病预后等评价研究。支持研究建立卫生技术评估体系和机制，重点支持开展高质量卫生技术评估100项，研究建立卫生技术评估在卫生政策制定中的应用机制，促进卫生技术评估服务于卫生政策制定。

2. 卫生健康科技成果转移转化示范。重点建设一批国家和区域示范基地，开展创新药物、新型疫苗、先进诊断试剂、高端医疗装备以及医疗健康大数据等技术与产品的临床试验、转移转化和推广应用等，建设一支专业化技术转移转化队伍，开展医学成果转移转化培训30万～50万人次，直接受益人群超过5亿人。

3. 卫生健康适宜技术推广应用示范。围绕常见病防治，以国家临床医学研究中心和协同创新网络建设为支撑，充分发挥中医临床研究基地等平台的作用，建设若干个国家级卫生健康适宜技术推广应用示范基地和转移转化机构，建立国家卫生健康适宜技术推广目录，遴选实施一批技术可靠、适宜性强、能够提高基层诊疗能力的推广示范项目，面向基层推广应用100～150项创新技术，有效解决临床实际问题和提升基层服务水平。

4. “互联网+”医疗健康科技示范。利用移动诊疗技术、健康物联网技术、大数据云计算技术和可穿戴信息采集终端，加快推进“互联网+”模式下的新型诊疗、医养结合、个性化健康保障、中医治未病等服务的新模式、新业态的发展，建立医患直接沟通、诊断、干预的网络创新平台并开展多元化医疗服务模式示范，促进不同层级医院的整合服务和区域协同，构建覆盖医院、社区、家庭、个体的闭环持续性疾病管理模式。

5. 创新医疗器械应用示范。继续组织实施“创新医疗器械产品应用示范工程”，在国产医疗器械创新试点示范的基础上，以三甲医院的引领性示范和基层医院的规模化应用为引导，组织开展临床效果评价研究并进行试点示范应用，提升基层医疗卫生机构的技术水平和服务能力，推动创新医疗器械产品惠及千家万户。

6. 食品安全科技示范。积极推进食品安全科技示范，通过转化、应用、集成研究，针对食用农产品质量安全保障、食品加工过程安全控制、食品安全应急保障、网络食品安全监管等重点领域，从产业发展和监管支撑两个维度提出食品安全解决方案，同时开展区域和产业链综合示范，发挥科技成果在服务产业发展和支撑食品安全监管方面的重要作用。

7. 科学健身示范。积极推进科学健身示范工程，紧密结合大众科学健身需求，通过转化应用先进技术和成果，从体质检测与评价、开具运动处方、进行健身指导、跟踪体质研究等各环节开展综合示范，发挥体育科技成果在科学健身和服务体育产业发展等方面的重要作用。

8. 健康科技扶贫行动。加大科技扶贫开发力度，引导医药卫生科技资源向贫困地区合理下沉，引进适合贫困地区的基层适宜技术，建立科技示范网络，组织开展科技推广和培训。针对地方病、特殊人群疾病等地区性重点疾病，在全国遴选100个县级行政区，推广一批基层适宜技术，建设3～5个健康科技扶贫示范区。

9. 康复辅具应用示范。以促进康复辅具科技成果转化及共享应用为切入点，充分利用移动互联网、云计算、大数据等一系列新兴技术的发展，构建“互联网+康复辅具”的服务模式，在家庭、社区、养老机构、福利机构开展示范应用，实现康复辅具服务模式创新和技术创新、产品创新、管理创新的协同发展，使创新资源和要素得到有效汇聚和深度合作。

（十二）构建国际合作网络

充分利用医学科技公益性特点，针对重大疾病、公共卫生、人口发展等全球性重大科技问题，以开放共享的理念，结合我国科技发展的特点和优势，以联合研发、技术推广、人才培养等方式开展双边和多边科技合作，在中医药现代化等领域推动立足于国家重大战略需求的大科学工程论证与实施，在拓展合作领域、创新合作方式和提高合作成效等方面取得突破。

专栏14：国际合作网络

1. 与“一带一路”国家的合作。将医学科技合作和共同创新作为“一带一路”建设重要的联系纽带和驱动力，通过与沿线国家共建实验室或研究机构、联合举办国际会议、共同开展临床研究、强化传染病防控合作等方式，促进“一带一路”国家间的技术共享和共同创新。

2. 国际多边合作。积极参与世界卫生组织、世界银行、联合国粮农组织、比尔及梅林达·盖茨基金会等国际组织及全球基金会在卫生与健康领域的国际合作和重大科研项目，与全球共享医学科技发展的经验、信息、知识以及各种研究资源，提升我国医学科技创新能力，共享全球健康科技福祉。

3. 与发达国家的合作。按照平等合作、互利共赢的原则，推进与美国国立卫生研究院（NIH）等国际领先研究机构开展交流合作，在基础理论探索、前沿技术开发、重大疾病防控、新药、医疗器械创制及遏制抗生素耐药等领域，加速提升科技创新能力，推动我国卫生与健康科技的研究水平向国际领跑的方向发展。

4. 与发展中国家的合作。推动在非洲、东南亚等发展中国家建立合作研究机构，重点加强在传染病防控、资源可持续利用、中医药传播以及临床诊疗服务等方面开展务实合作，共同促进发展中国家人民健康。

五、保障措施

（一）强化部门协同机制建设

深化“科卫协同”机制落实，进一步加强卫生健康领域科技创新的顶层设计，推进医学科技创新体系建设及各项科技创新工作。加强科技、卫生、产业、监管、人才、财政、税收等相关部门的政策协同，加强资源优化配置与整合，加强药品和医疗器械等监管政策研究，深入实施知识产权战略、技术标准战略和品牌战略，协同推进重大科技项目和工程，加强省部合作，深化军民融合，促进我国医学科技高质高效发展。建立与部门地方重大工程、新兴产业密切衔接的工作机制，联合部署创新示范试点。

（二）推进科技管理改革

深化科技管理体制改革，强化政府战略规划、政策制定、环境营造、公共服务、监督评估等职能，优化科研项目和资金管理，建立符合医学科研规律、高效规范的管理制度，建立专业机构管理项目机制。落实《中华人民共和国促进科技成果转化法》，深化科技成果权益管理改革，加强专业化科技成果转移转化机构和队伍建设，建立促进科技成果转移转化的绩效考核评价体系和激励政策。发挥省市县等各级机构科学技术推广和普及的作用，探索科技惠民新思路，促进公益性科技成果转化推广，加快推进民生科技成果运用。

（三）构建多渠道科技投入体系

构建多元化的科技投入体系，充分发挥中央财政投入的引导作用，重点支持前沿性、公益性、共性关键技术的研究与开发。进一步完善财政投入机制，支持卫生与健康科技创新研究，引导社会资本和金融资本进入卫生与健康科技领域创业投资。优化科技资源配置方式，促进科技资源开放共享，加强卫生与健康创新基地和平台建设，推动竞争性支持和持续性投入相结合。

（四）加快创新人才队伍建设

积极探索卫生与健康领域人才队伍建设的新机制和新模式，依托国家科技计划和基地平台建设，大力培育科技创新领军人才和引进海外高层次人才，着力打造科技创新尖子人才和培育青年英才，注重加强对高级研究技术人才及交叉学科创新人才的培养，打造一支服务科技创新的专业化科技管理队伍。发挥医疗机构的创新主体作用，进一步激发医务人员从事科研的积极性与创造性。完善卫生与健康科技人才评价激励机制，对从事基础和前沿技术研究、临床应用技术研究、成果转化与推广等人员建立分类评价制度，营造鼓励创新、宽容失败的创新文化，鼓励科研人员持续研究和长期积累。

（五）加强规划的组织实施

有关部门要各司其职，密切配合，协同推进卫生与健康科技创新；加强中央与地方的协同发展，引导地方政府及有关部门重视卫生与健康科技发展，做好与规划发展目标的衔接和重点任务的分解与落实。

国家中医药管理局办公室、国家卫生计生委办公厅关于印发中医医疗技术相关性感染预防与控制指南（试行）的通知

国中医药办医政发〔2017〕22号

各省、自治区、直辖市卫生计生委、中医药管理局，新疆生产建设兵团卫生局，中国中医科学院，北京中医药大学：

为进一步规范中医医疗技术操作，预防和控制中医医疗技术相关性感染事件的发生，国家中医药管理局、国家卫生计生委组织专家制定了《中医医疗技术相关性感染预防与控制指南（试行）》。现将《指南》及其起草说明印发给你们，请组织各级各类医疗机构和相关医务人员遵照执行。

《中医医疗技术相关性感染预防与控制指南（试行）》及其起草说明电子版可在国家中医药管理局网站下载。各地在工作过程中有任何意见或建议，请及时联系国家中医药管理局医政司。

国家中医药管理局医政司联系人：医疗管理处　董云龙

联系电话：010－59957688

传　　真：010－59957684

电子邮箱：yizhengsiyichu@126.com

国家卫生计生委医政医管局联系人：医疗质量处　杜冰

联系电话：010－68792793

附件1：中医医疗技术相关感染预防与控制指南（试行）

附件2：《中医医疗技术相关性感染预防与控制指南（试行）》的起草说明

国家中医药管理局办公室

国家卫生计生委办公厅

2017年7月3日

附件1　中医医疗技术相关性感染预防与控制指南（试行）

中医针刺类技术相关性感染预防与控制指南（试行）

1　适用技术范围

本指南适用于毫针技术、耳针技术、三棱针技术、芒针技术、皮内针技术、火针技术、皮肤针技术、鍉针技术及浮针技术等的感染预防与控制。

2　管理要求

2.1　医疗机构必须按照《医院感染管理办法》要求，健全医院感染管理体系及相关规章制度，制定并落实预防与控制中医针刺类技术相关性感染的工作规范和操作规程，明确相关部门与人员的职责。

2.2　医院感染管理专（兼）职人员，必须对医务人员开展预防与控制中医针刺类技术相关性感染的知识及技能培训，并承担相关业务技术咨询、指导工作。

2.3　医务人员必须熟练掌握中医针刺类技术诊疗操作规程，掌握中医针刺类技术相关性感染的预防要点，落实中医针刺类技术相关性感染的防控措施。有明显皮肤感染或者患感冒、流感等呼吸道疾病的医务人员，不应参与诊疗工作。

2.4　应教育患者注意个人卫生，建议其针刺治疗前洗头、沐浴，患呼吸道感染时建议其佩戴口罩。

2.5 医疗机构必须督查中医针刺类技术相关性感染防控措施的落实情况，持续改进，有效降低感染。

3　空气通风与消毒

3.1　诊室应具备良好的通风、采光条件。应根据季节、室内外风力和气温，适时进行自然通风和（或）机械通风保证诊疗场所的空气流通和换气次数。

3.2　接诊呼吸道传染病患者后应进行空气消毒，遵循《医院空气

净化管理规范》的要求，可采用下列方法之一，并符合相应的要求：

3.2.1 空气消毒器。

3.2.2 紫外线灯照射。

3.2.3 其他合法达标的空气消毒产品。

3.3 不宜常规采用化学喷雾进行空气消毒。

4 物体表面清洁与消毒

4.1 依据《医疗机构环境表面清洁与消毒管理规范》WS/T512－2016的要求，遵循先清洁、再消毒的原则，采取湿式卫生的方法，抹布等清洁工具使用后应及时清洁与消毒，干燥保存。或采用清洁、消毒“一步法”完成的产品，如消毒湿巾。要求达到干净、干燥、无尘、无污垢、无碎屑、无异味。

4.2 诊桌、诊椅、诊床、地面等无明显污染时采用清水清洁为主，每天2次。发生血液、体液、排泄物、分泌物等污染时，应先采用可吸附的材料将其清除，再采用有效氯400mg/L～700mg/L的含氯消毒液擦拭，作用30min。

5 织物的清洗与消毒

5.1 床单（罩）、被套、枕套等直接接触患者的用品应每人次更换，亦可选择使用一次性床单。被血液、体液、分泌物、排泄物等污染时立即更换。

5.2 被芯、枕芯、褥子、床垫等间接接触患者的床上用品，应定期清洗与消毒；被污染时应及时更换、清洗与消毒。

6 手卫生设施

6.1 每间诊室应配备至少1套洗手设施、充足的手卫生及干手物品，包括流动水、非手触式水龙头、洗手液、免洗手消毒剂等，宜使用一次性包装的洗手液，重复灌装的洗手液容器，应每周清洁与消毒。

6.2 应配备洗手流程图及说明图，干手用品宜使用一次性干手纸巾。

6.3 医务人员洗手与卫生手消毒，以及手卫生用品应符合《医务人员手卫生规范》WS/T313的要求。

6.4 治疗车配备快速手消毒剂。

7 无菌操作要求

7.1 操作前严格执行无菌操作规程。

7.1.1 检查针具的包装，确保完整无破损，有效限期内使用。包装不应过早打开以防污染，无菌针具包装打开超过4小时不应继续使用。

7.1.2 针刺操作前应先遵照六步洗手法洗手，再用75%乙醇或快速手消毒剂消毒双手。为不同患者操作时应洗手或手消毒。接触患者血液、体液、分泌物或有感染性的物质时，应戴手套；接触患者黏膜、破损皮肤时，应戴无菌手套。

7.1.3 皮肤消毒可选用下列方法之一：

7.1.3.1 浸有碘伏消毒液原液的无菌棉球擦拭2遍。

7.1.3.2 碘酊原液擦拭2遍，作用1min～3min稍干后75%乙醇脱碘。

7.1.3.3 用75%乙醇溶液擦拭2遍，作用3min～5min。

7.1.3.4 有效含量≥2g/L氯己定－乙醇70%溶液擦拭2遍。

7.1.3.5 其他合法、有效的皮肤消毒产品，遵循说明书使用。

7.1.4 皮肤消毒范围：以针刺部位为中心，以涂擦为主，由内向外缓慢旋转，逐步涂擦，共2次，消毒皮肤面积应≥5cm×5cm，消毒棉球应一穴一换，不得使用同1个消毒棉球擦拭2个以上部位。

7.2 操作中遵守针刺诊疗操作规范，尽量减少损伤及出血。

7.3 操作结束后预防感染。

7.3.1 针刺完毕，应用无菌棉球起针，按压止血。

7.3.2 火针、三棱针、皮肤针等治疗后，嘱患者24小时内局部皮肤避免沾水。

8 针刺类器具的使用及处理原则

8.1 针刺器具包括毫针、耳针、三棱针、皮内针（揿钉式、颗粒式）、火针、皮肤针（梅花针、七星针、罗汉针、丛针）、芒针、鍉针（电鍉针）浮针等。

8.2 针具进入皮下无菌组织，属于侵入性操作必须达到灭菌水平。

8.3 一次性针具应使用符合相关标准要求的产品，必须一人一用一废弃，遵照《医疗废物管理条例》规定，按损伤性医疗废物处理，直接放入耐刺、防渗漏的专用利器盒中，集中处置，严禁重复使用。

8.4 可重复使用的针具，遵照《医疗机构消毒技术规范》WS/T367要求，严格一人一用一灭菌，并应放在防刺的容器内密闭运输，遵照“清洗—修针—整理—灭菌—无菌保存”程序处理。

9 可重复使用针具的处理流程

9.1 清洗

9.1.1 超声波清洗器清洗

9.1.1.1 冲洗：将针具放置篮筐内，于流动水下冲洗，初步去除污染物。

9.1.1.2 洗涤：清洗器内注入洗涤用水，根据污染程度使用医用清洁剂（或含酶洗液），水温应＜45℃，将针具篮筐放置清洗器内浸没在水面下。超声清洗时间宜3～5min，可根据污染情况适当延长清洗时间，不宜超过10min。

9.1.1.3 漂洗：将针具篮框整体端出用流动水冲洗，滤干水分。

9.1.1.4 超声清洗操作应遵循生产厂家的使用说明或指导手册。

9.1.2 手工清洗

9.1.2.1 冲洗：将针具放置篮筐内，于流动水下冲洗，初步去除污染物。

9.1.2.2 洗涤：将针具篮筐完全浸没于医用清洁剂中，水温宜为15℃～30℃，浸泡时间和医用清洁剂使用液浓度参考生产厂家使用说明书，浸泡后再用长把毛刷反复刷洗或擦洗针体，达到洗涤目的。

9.1.2.3 漂洗：用流动水冲洗干净，滤干水分。

9.2 修针

9.2.1 用75%的乙醇棉球包裹针具沿针柄至针尖方向单向反复擦拭，去除残存的污渍，将轻微弯曲的针具捋直。

9.2.2 严重弯曲变形、针尖有倒钩或毛刺的针具应废弃不再使用，作为损伤性医疗废物直接放入利器盒。

9.3 整理

将修针后的针具按照规格大小

分类，整齐插入置于硬质容器中的纱布棉垫上或塑封包装或有封口的玻璃针管中，玻璃针管内置棉垫保护针尖。

9.4 压力蒸汽灭菌法

9.4.1 将整理包装后的针具遵照《医院消毒供应中心：清洗消毒及灭菌技术操作规范》WS310.2 进行压力蒸汽灭菌后无菌保存备用。

9.4.2 针具盛放容器不得使用普通不锈钢或铝制饭盒替代。有侧孔的不锈钢盒可以作为针具容器，但应外层布巾包装并符合《医院消毒供应中心：清洗消毒及灭菌技术操作规范》WS310.2 灭菌包装要求。

9.4.2.1 包装容器及内衬纱布棉垫一用一清洗，衬垫发黄变硬有色斑等及时更换不得再用。

9.4.2.2 灭菌后的针具有效期为：塑封包装 180 天；封口玻璃管、有侧孔的不锈钢容器外层布巾包装 7 天；开包使用后 4 小时内有效；开包后未用完或未开包过期者应重新灭菌后使用。

10 职业暴露的预防与处理

10.1 医务人员应遵循标准预防的原则，诊疗中正确使用防护用品，熟知利器伤害事件处理报告流程等。

10.2 针具清洗消毒防护要点：

10.2.1 针具清洗、修针、整理过程易于发生液体喷溅、针刺伤害等，应注意防范职业暴露风险，穿戴防水围裙、护目镜、手套等防护用品。

10.2.2 清洗过程中应持器械操作，整筐拿取，严禁徒手抓取针具。

10.2.3 修针应先持镊物钳将针尖方向整理一致，并使针具充分散开，避免拿取时刺伤。

10.2.4 整理针具插入衬垫时，应整齐排列，方向一致。

10.3 针刺伤处理及报告

10.3.1 在诊疗或针具清洗消毒过程中一旦发生针刺伤害，立即使用皂液和流动清水反复冲洗伤口，尽可能挤出伤口处的血液，用 75% 的乙醇或 0.5% 的碘伏对伤口进行消毒处理。

10.3.2 按照本机构内医务人员针刺伤处理流程报告有关部门。

参考文献

[1] 国家中医药管理局．中医医疗技术手册（2013 普及版）[Z]．2013.

[2] WS/T313 – 2009，医务人员手卫生规范［S］．北京：中国标准出版社，2009.

[3] WS/T367 – 2012，医疗机构消毒技术规范［S］．北京：中国标准出版社，2012.

[4] WS310.2 – 2016，医院消毒供应中心第 2 部分：清洗消毒及灭菌技术操作规范［S］．北京：中国标准出版社，2017.

[5] 北京市中医药管理局．中医诊疗器具清洗消毒技术规范（试行）[Z]．2015.

[6] 香港卫生署卫生防护中心．针灸诊疗医院感染防控指南 [Z]．2012.

[7] GB15982 – 2012，医院消毒卫生标准［S］．北京：中国标准出版社，2012.

[8] WS/T510 – 2016，病区医院感染管理规范［S］．北京：中国标准出版社，2017.

[9] WS/T512 – 2016，医疗机构环境表面清洁与消毒管理规范［S］．北京：中国标准出版社，2016.

[10] 国家卫生计生委．外科手术部位感染预防与控制技术指南（试行）[Z]．2010 – 11.

中医微创类技术相关性感染预防与控制指南（试行）

1 适用技术范围

本指南适用于针刀技术、带刃针技术、铍针技术、水针刀技术、刃针技术、钩针技术、长圆针技术、拨针技术、银质针技术及穴位埋线技术等的感染预防与控制。

2 管理要求

2.1 医疗机构必须按照《医院感染管理办法》要求，健全医院感染管理体系及相关规章制度，制定并落实预防与控制中医微创技术相关性感染的工作规范和操作规程，明确相关部门与人员的职责。

2.2 医院感染管理专（兼）职人员，必须对医务人员开展预防与控制中医微创技术相关性感染的知识及技能培训，并承担相关业务技术咨询、指导工作。

2.3 医务人员必须熟练掌握中医微创技术诊疗操作规程，掌握中医微创技术相关性感染的预防要点，落实中医微创技术相关性感染的防控措施。

2.3.1 有明显皮肤感染或者患感冒、流感等呼吸道疾病，以及携带或感染多重耐药菌的医务人员，在未治愈前不应当参加微创治疗。

2.3.2 微创手术参观人员应戴帽子、口罩，人数不应超过 5 人。

2.4 应教育患者注意个人清洁卫生，建议其微创治疗前沐浴。微创施治部位存在皮肤感染及出血倾向等，不应进行微创治疗。

2.5 医疗机构必须督查中医微创技术相关性感染防控措施的落实情况，持续改进，有效降低感染。

3 微创治疗室环境要求

3.1 微创治疗应参照门诊手术管理，有条件的医疗机构应在门诊手术室进行并符合门诊手术室的管理要求。

3.2 没有门诊手术室的医疗机构应设置独立的微创治疗室，不应与换药室等其他治疗室共用，面积应与诊疗活动相适宜，应划分无菌准备区、治疗区，区域之间要有实际隔断，非医务人员不得进入或穿行无菌准备区。

3.3 无菌准备区应配置手卫生设施及用品、更衣柜、帽子、口罩、无菌手术衣、无菌手套、外科手消毒剂等。治疗区有诊疗床、治疗车、无菌物品存放柜等。

4 空气通风与消毒

4.1 微创治疗室应具备良好的通风、采光条件。采用自然通风和（或）机械通风保证诊疗场所的空气流通和换气次数。

4.2 每日诊疗活动前后或接诊呼吸道传染病患者后应进行空气消毒，遵循《医院空气净化管理规范》的要求，可采用下列方法之一，并符合相应的要求：

4.2.1　空气消毒器。

4.2.2　紫外线灯照射。

4.2.3　其他合法达标的空气消毒产品。

4.3　不宜常规采用化学喷雾进行空气消毒。

5　物体表面清洁与消毒

5.1　依据《医疗机构环境表面清洁与消毒管理规范》WS/T512－2016 的要求，遵循先清洁、再消毒的原则，采取湿式卫生的方法，抹布等清洁工具使用后应及时清洁与消毒，干燥保存。或采用清洁、消毒“一步法”完成的产品，如消毒湿巾。环境要求达到干净、干燥、无尘、无污垢、无碎屑、无异味。

5.2　微创治疗室的桌、椅、床、地面等无明显污染时采用清水清洁为主，每天≥2 次。全天诊疗活动结束后，在清洁的基础上实施消毒。发生血液、体液、排泄物、分泌物等污染时应先采用可吸附的材料将其清除，再采用有效氯400mg/L～700mg/L 的含氯消毒液擦拭，作用30min。

6　织物的清洗与消毒

6.1　床单（罩）、被套、枕套等直接接触患者的用品应每人次更换，亦可选择使用一次性床单。被血液、体液、分泌物、排泄物等污染时立即更换。

6.2　被芯、枕芯、褥子、床垫等间接接触患者的床上用品，应定期清洗与消毒；被污染时应及时更换、清洗与消毒。

7　手卫生设施

7.1　应配备洗手设施、手卫生及干手物品，包括流动水、非手触式水龙头、洗手皂液、免洗手消毒剂等，宜使用一次性包装的洗手液，重复灌装的洗手液容器，应每周清洁与消毒。

7.2　应配备洗手流程图及说明图，干手用品宜使用一次性干手纸巾。

7.3　医务人员洗手与手消毒，以及手卫生用品应符合《医务人员手卫生规范》WS/T313 的要求。

8　无菌操作要求

8.1　检查诊疗器械、微创针具、埋线器具包装等物品的包装，确保完整无破损，在有效限期内。无菌包装不应过早打开以防污染，开包超过 4 小时不应继续使用。

8.2　实施手卫生，实施洗手及手消毒。

8.3　医务人员应当戴帽子、外科口罩、无菌手套，穿无菌手术衣。施治部位应铺大小适宜的无菌单。

8.4　皮肤消毒可选用下列方法之一：

8.4.1　浸有碘伏消毒液原液的无菌棉球擦拭 2 遍。

8.4.2　碘酊原液擦拭 2 遍，作用 1min～3min 稍干后 70%～80% 乙醇脱碘。

8.4.3　有效含量≥2g/L 氯己定－乙醇 70% 溶液擦拭 2 遍。

8.4.4　其他合法、有效的皮肤消毒产品，遵循说明书使用。

8.5　皮肤消毒范围：以穿刺部位为中心，由内向外缓慢旋转，逐步涂擦，共 2 次，消毒皮肤范围直径应≥15cm。

8.6　遵循微创诊疗操作规范，尽量减少创伤及出血。

8.7　微创治疗结束后清理创口的血渍，按压数分钟止血，应使用无菌敷料覆盖，并且叮嘱患者避免沾水等预防感染措施。

9　微创器具的使用及处理原则

9.1　微创器具包括特殊针具如针刀、带刃针、铍针、水针刀、刃针、钩针、长圆针、拨针、松解针、银质针、一次性埋线针等（以下统称微创针具）；以及羊肠线、生物蛋白线等埋线器具。

9.2　微创针具以及羊肠线、生物蛋白线等进入皮下组织，或筋膜、肌腱等无菌部位，进行切割、剥离、松解等有创操作，或有异物的植入，均伴有不同程度的出血、损伤，属于感染高风险操作。

9.3　微创治疗中使用的医疗器械、微创器具、敷料等医疗用品必须达到灭菌水平。

9.4　一次性微创针具，羊肠线、生物蛋白线等应使用符合相关标准要求的产品。必须一人一用一废弃，遵照《医疗废物管理条例》规定，按损伤性医疗废物处理，直接放入利器盒，集中处置，严禁重复使用。

9.5　可重复使用的微创针具，应遵照《医疗机构消毒技术规范》WS/T367 要求，严格一人一用一灭菌，并遵循“清洗—修针—整理—灭菌—无菌保存”程序处理。

10　可重复使用微创针具的处理流程

10.1　清洗

10.1.1　超声波清洗器清洗

10.1.1.1　冲洗：将微创针具放置篮筐内，于流动水下冲洗，初步去除污染物。

10.1.1.2　洗涤：清洗器内注入洗涤用水，根据污染程度使用医用清洁剂（或含酶洗液），水温应＜45℃，将微创针具篮筐放置清洗器内浸没在水面下。超声清洗时间宜 3min～5min，可根据污染情况适当延长清洗时间，不宜超过 10min。

10.1.1.3　漂洗：将微创针具篮框整体端出用流动水冲洗，滤干水分。

10.1.1.4　超声清洗操作应遵循生产厂家的使用说明或指导手册。

10.1.2　手工清洗

10.1.2.1　冲洗：将微创针具放置篮筐内，于流动水下冲洗，初步去除污染物。

10.1.2.2　洗涤：将微创针具篮筐完全浸没于医用清洁剂中，水温宜为 15℃～30℃，浸泡时间和医用清洁剂使用液浓度参考生产厂家使用说明书，浸泡后再用长把毛刷反复刷洗或擦洗针体，达到洗涤目的。

10.1.2.3　漂洗：用流动水冲洗干净，滤干水分。

10.2　修针

10.2.1　用 75% 的乙醇棉球包裹针具沿针柄至针尖方向单向反复擦拭，去除残存的污渍，将轻微弯曲的针具捋直。

10.2.2　严重弯曲变形、针尖有倒钩或毛刺的针具应废弃不再使用，作为损伤性医疗废物直接放入利器盒。

10.3　整理

将修针后的针具按照规格大小

分类，整齐插入置于硬质容器中的纱布棉垫上或塑封包装或有封口的玻璃针管中，玻璃针管内置棉垫保护针尖。

10.4　压力蒸汽灭菌法

10.4.1　将整理包装后的微创针具遵照《医院消毒供应中心：清洗消毒及灭菌技术操作规范》WS310.2进行压力蒸汽灭菌后无菌保存备用。

10.4.2　微创针具盛放容器不得使用普通不锈钢或铝制饭盒替代。有侧孔的不锈钢盒可以作为针具容器，但应外层布巾包装并符合《医院消毒供应中心：清洗消毒及灭菌技术操作规范》WS310.2灭菌包装要求。

10.4.3　包装容器及内衬纱布棉垫一用一清洗，衬垫发黄变硬有色斑等及时更换不得再用。

10.4.4　灭菌后的微创针具有效期为：塑封包装180天；封口玻璃管、有侧孔的不锈钢容器外层布巾包装7天；开包使用后4小时内有效；开包后未用完或未开包过期者应重新灭菌后使用。

11　职业暴露的预防与处理

11.1　医务人员应遵循标准预防的原则，微创诊疗中正确使用防护用品，熟知利器伤害事件处理报告流程等。

11.2　微创针具清洗消毒防护要点：

11.2.1　微创针具清洗、修针、整理过程易于发生液体喷溅、针刺伤害等，应注意防范职业暴露风险，穿戴防水围裙、护目镜、手套等防护用品。

11.2.2　清洗过程中应持器械操作，整筐拿取，严禁徒手抓取针具。

11.2.3　修针应先持镊物钳将针尖方向整理一致，并使针具充分散开，避免拿取时刺伤。

11.2.4　整理针具插入衬垫时，应整齐排列，方向一致。

11.3　针刺伤处理及报告：

11.3.1　在微创诊疗或针具清洗消毒过程中一旦发生针刺伤害，立即使用皂液和流动清水反复冲洗伤口，尽可能挤出伤口处的血液，用75%的乙醇或0.5%的碘伏对伤口进行消毒处理。

11.3.2　按照本机构内医务人员针刺伤处理流程报告有关部门。

参考文献

［1］国家中医药管理局．中医医疗技术手册（2013普及版）［Z］．2013.

［2］北京市中医药管理局．中医诊疗器具清洗消毒技术规范（试行）．2015.

［3］WS/T313－2009，医务人员手卫生规范［S］．北京：中国标准出版社，2009.

［4］WS/T367－2012，医疗机构消毒技术规范［S］．北京：中国标准出版社，2012.

［5］WS310.2－2016，医院消毒供应中心第2部分：清洗消毒及灭菌技术操作规范［S］．北京：中国标准出版社，2017.

［6］香港卫生署卫生防护中心．针灸诊疗医院感染防控指南［Z］．2012.

［7］GB15982－2012，医院消毒卫生标准［S］．北京：中国标准出版社，2012.

［8］WS/T510－2016，病区医院感染管理规范［S］．北京：中国标准出版社，2017.

［9］WS/T512－2016，医疗机构环境表面清洁与消毒管理规范［S］．北京：中国标准出版社，2016.

［10］国家卫生计生委．外科手术部位感染预防与控制技术指南（试行）［Z］．2010－11.

中医刮痧类技术相关性感染预防与控制指南（试行）

1　适用技术范围

本指南适用于刮痧技术、撮痧技术及砭石技术等的感染预防与控制。

2　管理要求

2.1　医疗机构必须按照《医院感染管理办法》要求，健全医院感染管理体系及相关规章制度，制定并落实预防与控制中医刮痧类技术相关性感染的工作规范和操作规程，明确相关部门与人员的职责。

2.2　医院感染管理专（兼）职人员，必须对医务人员开展预防与控制中医刮痧类技术相关性感染的知识及技能培训，并承担相关业务技术咨询、指导工作。

2.3　医务人员必须熟练掌握中医刮痧类技术诊疗操作规程，掌握中医刮痧类技术相关性感染的预防要点，落实中医刮痧类技术相关性感染的防控措施。有明显皮肤感染或者患感冒、流感等呼吸道疾病的医务人员，不应参与诊疗工作。

2.4　应教育患者注意个人卫生，做到皮肤清洁，建议其刮痧治疗前沐浴，患呼吸道感染时建议其佩戴口罩。治疗部位存在皮肤感染、破损及出血倾向等，不宜进行刮痧治疗。

2.5　医疗机构必须督查中医刮痧类技术相关性感染防控措施的落实情况，持续改进，有效降低感染。

3　空气通风与消毒

3.1　诊室应具备良好的通风、采光条件。应根据季节、室内外风力和气温，适时进行自然通风和（或）机械通风保证诊疗场所的空气流通和换气次数。参照《医院空气净化管理规范》WS/T368－2012的要求执行。

3.2　接诊呼吸道传染病患者后应进行空气消毒，遵循《医院空气净化管理规范》的要求，可采用下列方法之一，并符合相应的要求：

3.2.1　空气消毒器。

3.2.2　紫外线灯照射。

3.2.3　其他合法达标的空气消毒产品。

3.3　不宜常规采用化学喷雾进行空气消毒。

4　物体表面清洁与消毒

4.1　遵循先清洁、再消毒的原则，采取湿式卫生的方法，抹布等清洁工具使用后应及时清洁与消毒，干燥保存。或采用清洁、消毒“一步法”完成的产品，如消毒湿巾。要求达到干净、干燥、无尘、无污垢、无碎屑、无异味。

4.2　诊桌、诊椅、诊床、地面

等应保持清洁。如果发生血液、体液、排泄物、分泌物等污染时应先用可吸附的材料将其清除，再采用有效氯400mg/L～700mg/L的含氯消毒液擦拭，作用30min。

5 织物的清洗与消毒

5.1 床单、枕巾、椅垫（罩）等直接接触患者的用品应每人次更换，亦可选择使用一次性用品。被血液、体液、分泌物、排泄物等污染时立即更换。

5.2 被芯、枕芯、褥子、床垫等间接接触患者的床上用品，应定期清洗与消毒；被污染时应及时更换、清洗与消毒。

6 手卫生设施

6.1 每间诊室应配备至少一套洗手设施及充足的手卫生用品，包括流动水、非手触式水龙头、洗手液、肥皂、免洗手消毒剂等，宜使用一次性包装的洗手液，如果使用肥皂，应保持肥皂干燥。

6.2 应张贴洗手流程图及说明图，干手用品宜使用一次性干手纸巾。

6.3 医务人员洗手与卫生手消毒，以及手卫生用品应符合《医务人员手卫生规范》WS/T313的要求。

6.4 治疗车配备快速手消毒剂。

7 感染控制操作要求

7.1 医务人员应当按标准预防原则，穿工作服、必要时戴帽子、口罩、手套等。

7.2 医务人员应实施手卫生，遵循《医务人员手卫生规范》WS/T313的要求。操作前、后应分别按照六步洗手法洗手或手消毒。接触患者血液、体液、分泌物或有感染性的物质时，应戴手套；接触患者黏膜、破损皮肤时，应戴无菌手套。

7.3 患者的施治部位皮肤应完整没有破溃，刮痧部位可使用热毛巾或一次性纸巾或生理盐水棉球或75%乙醇棉球，进行清洁或消毒。

7.4 刮痧后应用清洁的纸巾、毛巾或棉球将刮拭部位的刮痧介质擦拭干净。

8 刮痧类器具的使用及处理

8.1 刮痧类器具有刮痧板（砭石、水牛角、玉石、陶瓷等材质），应圆润，光滑、清洁，不得有粗糙、毛刺等。

8.2 刮痧介质：刮痧油、刮痧乳、精油等。

8.3 消毒灭菌要求

刮痧类诊疗操作中使用的医疗器械、器具、介质等应保持清洁，重复使用的刮痧器具应一人一用一清洁一消毒，宜专人专用。遇到污染应及时先清洁，后消毒。消毒方法和消毒剂选用应符合国家标准。

8.4 重复使用的刮痧器具，使用以后应先用流动水刷洗，必要时使用清洁剂去除油渍等附着物，做到清洁。依据刮痧器具不同的材质，选择适宜的方式进行清洗消毒处理，达到高水平消毒。消毒方法和消毒剂选用要符合国家标准。可采用含有效氯500mg/L～1000mg/L的溶液浸泡，大于30min；也可用热力消毒，应符合A_0值3000（温度90℃/5min，或93℃/2.5min）。砭石等圆钝用于按压操作的器具，达到中水平消毒即可，可使用75%的乙醇、碘类消毒剂、氯己定、季胺盐类等擦拭消毒。遇有污染应及时去除污染物，再清洁消毒。刮痧器具如被血液、体液污染时应及时去除污染物，再用含有效氯2000mg/L～5000mg/L消毒液浸泡消毒大于30min，清水冲洗，干燥保存。有条件的机构可交由消毒供应中心清洗消毒灭菌。

8.5 当日诊疗结束后，应将按照8.4清洁消毒后的刮痧器具，放于清洁容器内干燥保存，容器每周清洁消毒1次，遇有污染随时清洁消毒。

8.6 刮痧润滑油应专人专用，保持清洁干净，按照使用说明书使用。

9 职业暴露与防护

9.1 医务人员应遵循标准预防的原则，在工作中执行标准预防的具体措施。

9.2 存在职业暴露风险者，如无免疫史并有相关疫苗可供使用，宜接种相关疫苗。

9.3 清洗消毒刮痧类器具的过程中，防止消毒剂等对人体的损伤，环境通风，必要时戴口罩、手套。

9.4 一旦发生锐器刺伤情况，应立即用皂液和流动的清水清洗被污染的局部。尽可能挤出损伤处的血液。用75%乙醇或0.5%碘伏对伤口局部进行消毒、包扎处理。及时上报相关部门，留存档案并追踪结果。

参考文献

[1] 国家中医药管理局．中医医疗技术手册（2013普及版）[Z]．2013.

[2] 北京市中医药管理局．中医诊疗器具清洗消毒技术规范（试行）．2015.

[3] WS/T313－2009，医务人员手卫生规范[S]．北京：中国标准出版社，2009.

[4] WS/T367－2012，医疗机构消毒技术规范[S]．北京：中国标准出版社，2012.

[5] WS310.2－2016，医院消毒供应中心第2部分：清洗消毒及灭菌技术操作规范[S]．北京：中国标准出版社，2017.

[6] GB15982－2012，医院消毒卫生标准[S]．北京：中国标准出版社，2012.

[7] WS/T510－2016，病区医院感染管理规范[S]．北京：中国标准出版社，2017.

[8] WS/T512－2016，医疗机构环境表面清洁与消毒管理规范[S]．北京：中国标准出版社，2016.

[9] WS/T368－2012，医院空气净化管理规范[S]．北京：中国标准出版社，2012.

中医拔罐类技术相关性感染预防与控制指南（试行）

1 适用技术范围

本指南适用于留罐技术、闪罐技术、走罐技术、药罐技术、针罐技术及刺络拔罐技术的感染预防与控制。

2 管理要求

2.1 医疗机构必须按照《医院感染管理办法》要求，健全医院感染管理体系及相关规章制度，制定并落实预防与控制中医拔罐类技术相关性感染的工作规范和操作规程，明确相关部门与人员的职责。

2.2 医院感染管理专（兼）职人员必须对医务人员开展预防与控制中医拔罐类技术相关性感染的知识及技能培训，并承担相关业务技术咨询、指导工作。

2.3 医务人员必须熟练掌握中医拔罐类技术诊疗操作规程，掌握中医拔罐类技术相关性感染的预防要点，落实中医拔罐类技术相关性感染的防控措施。有明显皮肤感染或者患呼吸道传染病时不应参加诊疗工作。

2.4 应教育患者注意个人卫生，保持皮肤清洁，建议其治疗前沐浴。患有呼吸道感染时建议其佩戴口罩。

2.5 医疗机构必须督查中医拔罐类技术相关性感染防控措施的落实情况，持续改进，有效降低感染率。

3 空气通风与消毒

3.1 诊室应具备良好的通风、采光条件。采用自然通风和（或）机械通风以保证诊疗场所的空气流通和换气次数。

3.2 接诊呼吸道传染病患者后应进行空气消毒，遵循《医院空气净化管理规范》的要求，可采用下列方法之一，并符合相应的要求：

3.2.1 空气消毒器。

3.2.2 紫外线灯照射。

3.2.3 其他合法达标的空气消毒产品。

3.3 不宜常规采用化学喷雾进行空气消毒。

4 物体表面清洁与消毒

4.1 遵循先清洁、再消毒的原则，采取湿式卫生的方法，抹布、地巾等清洁工具使用后应及时清洁与消毒，干燥保存。或采用清洁－消毒“一步法”完成的产品，如消毒湿巾。要求达到干净、干燥、无尘、无污垢、无碎屑、无异味。

4.2 诊桌、诊椅、诊床、地面等无明显污染时清洁为主，每天2次。发生血液、体液、排泄物、分泌物等污染时应先用可吸附的材料将其清除，再采用有效氯400mg/L~700mg/L的含氯消毒液擦拭，作用30min。

5 织物的清洗与消毒

5.1 床单、枕巾、椅垫（罩）等直接接触患者的用品应每人次更换，亦可选择使用一次性床单。被血液、体液、分泌物、排泄物等污染时立即更换。更换后的用品应及时清洗与消毒。

5.2 被芯、枕芯、褥子、床垫等间接接触患者的床上用品，应定期清洗与消毒；被污染时应及时更换、清洗与消毒。

6 手卫生设施

6.1 每间诊室应配备至少1套洗手设施及充足的手卫生用品，包括流动水、洗手池、皂液、速干手消毒剂及干手用品等。盛放皂液的容器宜为一次性使用，重复使用的容器应每周清洁与消毒。干手用品宜使用一次性干手纸巾。

6.2 应配备洗手流程及说明图。

6.3 医务人员洗手与卫生手消毒，以及手卫生用品应符合《医务人员手卫生规范》WS/T313的要求。

6.4 治疗车配备快速手消毒剂。

7 无菌操作要求

7.1 操作人员应遵循标准预防原则，穿工作服，必要时佩戴帽子、口罩及手套等。

7.2 遵循《医务人员手卫生规范》WS/T313，操作前后均应洗手或手消毒，针刺操作者持针前应再用75%乙醇擦拭双手。操作人员手部皮肤破损、接触或可能接触患者血液、体液、分泌物及其他感染性物质时应戴手套。

7.3 检查清洁、无菌物品，确保包装完整，无污迹，且在有效限期内使用。包装不应过早打开以防污染，无菌物品包装打开超过4小时不应继续使用。检查罐口是否平整、光滑。走罐所使用的润滑剂应保持清洁。

7.4 针罐或刺络拔罐时，皮肤消毒可选用下列方法之一：

7.4.1 浸有碘伏消毒液原液的无菌棉球擦拭2遍。

7.4.2 碘酊原液擦拭2遍，作用1min~3min稍干后用75%乙醇脱碘。

7.4.3 用75%乙醇溶液擦拭2遍，作用3min。

7.4.4 有效含量≥2g/L氯己定－乙醇70%溶液擦拭2遍。

7.4.5 其他合法、有效的皮肤消毒产品，遵循说明书使用。

7.5 针罐或刺络拔罐时皮肤消毒范围：以针刺部位为中心，由内向外缓慢旋转，逐步涂擦，共2次，消毒皮肤面积应≥5cm×5cm，消毒棉球应一穴一换，不得使用同1个消毒棉球擦拭2个以上部位。

7.6 操作中遵守拔罐类技术诊疗操作规程，尽量减少皮肤损伤及出血。

7.7 起罐后保持治疗部位清洁、干燥，如有皮肤破损应用无菌敷料覆盖。

8 拔罐类器具的使用与处理

8.1 拔罐常用器具包括玻璃罐、竹罐、陶罐和抽气罐等。

8.2 罐具直接接触患者皮肤，应一人一用一清洗一消毒，鼓励有条件的医疗机构由消毒供应中心集中处置。方法首选机械清洗、湿热消毒。

8.2.1 机械清洗湿热消毒，应符合A_0值3000（相当于90℃/5min，或93℃/2.5min）的要求。干燥后保存备用。

8.2.2 手工清洗

8.2.2.1 手工清洗的基本条件及防护用品。

8.2.2.1.1 罐具清洗应使用专用水池，不得与洗手池共用。有条件应与诊疗区域分开，在独立的区域清洗。

8.2.2.1.2 应配备洗罐工具，如刷子、医用酶洗液、滤水篮筐、浸泡桶等。

8.2.2.1.3 应配备防水围裙、手套、护目镜等防护用品。

8.2.2.2 手工清洗流程：

8.2.2.2.1 应先去除污染。罐内如存有血液、体液、分泌物等，有污水处理设施并排放达标的医疗机构可直接倒入污水处理系统；无污水处理设施的医疗机构，应先用吸湿材料吸附去除可见污染。再将罐具置于流动水下冲洗后，用医用酶洗液浸泡刷洗、清水冲洗。手工清洗时水温宜为15℃～30℃。

8.2.2.2.2 将清洗后的罐具完全浸泡于有效氯500mg/L的含氯消毒液（血罐的消毒液浓度应为有效氯2000mg/L）或其他同等作用且合法有效的消毒剂中，加盖，浸泡时间>30min，再用清水冲洗干净，干燥保存备用。或采用湿热消毒，应符合A_0值3000（相当于90℃/5min，或93℃/2.5min）的要求。干燥后保存备用。

8.3 刺络拔罐、针罐所用针具的使用与处理：

8.3.1 一次性针具应使用符合相关标准要求的产品，一人一用一废弃，遵照《医疗废物管理条例》规定，按损伤性医疗废物处理，直接放入耐刺、放渗漏的专用利器盒，集中处置，严禁重复使用。

8.3.2 可重复使用的针具，应放在防刺的容器内密闭运输，遵照“清洗—修针—整理—灭菌—无菌保存”程序处理，严格一人一用一灭菌。具体要求遵照《中医针刺类技术相关性感染预防与控制指南（试行）》有关条款执行。

9 职业暴露与防护

9.1 医务人员应遵循标准预防原则，在诊疗及可复用器具的清洗消毒工作中，使用适宜的防护用品。参照本指南7、8相关内容执行。

9.2 职业暴露的处理与报告

9.2.1 皮肤黏膜发生职业暴露的应急处理：用皂液和流动水反复冲洗被污染的皮肤，用生理盐水反复冲洗被污染的黏膜。

9.2.2 利器伤的应急处理：立即用皂液和流动水反复冲洗伤口，同时由近心端向远心端轻轻挤压，避免挤压伤口局部，尽可能挤出损伤处的血液，再用75%乙醇或0.5%聚维酮碘溶液等进行消毒，并包扎伤口。

9.2.3 报告相关部门，并接受评估随访指导。

参考文献

[1] 国家中医药管理局. 中医医疗技术手册（2013普及版）[Z]. 2013.

[2] WS/T313-2009，医务人员手卫生规范［S］. 北京：中国标准出版社，2009. 医院空气净化管理规范WS/T368-2012.

[3] WS/T367-2012，医疗机构消毒技术规范［S］. 北京：中国标准出版社，2012.

[4] GB15982-2012，医院消毒卫生标准［S］. 北京：中国标准出版社，2012.

[5] WS/T510-2016，病区医院感染管理规范［S］. 北京：中国标准出版社，2017.

[6] WS/T512-2016，医疗机构环境表面清洁与消毒管理规范［S］. 北京：中国标准出版社，2016.

[7] WS/T508-2016，医院医用织物洗涤消毒技术规范［S］. 北京：中国标准出版社，2016.

[8] WS310.1-2016，医院消毒供应中心第1部分：管理规范［S］. 北京：中国标准出版社，2017.

[9] WS310.2-2016，医院消毒供应中心第2部分：清洗消毒及灭菌技术操作规范［S］. 北京：中国标准出版社，2017.

[10] 北京市中医药管理局. 中医诊疗器具清洗消毒技术规范（试行）. 2015.

[11] 香港卫生署卫生防护中心. 针灸诊疗医院感染防控指南［Z］. 2012.

[12] GBZ/T213-2008，血源性病原体职业接触防护导则［S］. 北京：中国标准出版社，2008.

中医敷熨熏浴类技术相关性感染预防与控制指南（试行）

1 适用技术范围

本指南适用于穴位敷贴技术、中药热熨敷技术、中药冷敷技术、中药湿热敷技术、中药熏蒸技术、中药泡洗技术及中药淋洗技术的感染预防与控制。

2 管理要求

2.1 医疗机构必须按照《医院感染管理办法》要求，健全医院感染管理体系及相关规章制度，制定并落实预防与控制中医敷熨熏浴类技术相关性感染的工作规范和操作规程，明确相关部门与人员的职责。

2.2 医院感染管理专（兼）职人员，必须对医务人员开展预防与控制中医敷熨熏浴类技术相关性感染的知识及技能培训，并承担相关业务技术咨询、指导工作。

2.3 医务人员必须熟练掌握中医敷熨熏浴类技术诊疗操作规程，掌握中医敷熨熏浴类技术相关性感染的预防要点，落实中医敷熨熏浴类技术相关性感染的防控措施。患有呼吸道传染病、感染性腹泻、皮肤破损感染等疾病时不应参加诊疗工作。

2.4 应教育患者注意个人卫生，患呼吸道感染时建议其佩戴口罩。

2.5 医疗机构必须督查中医敷熨熏浴类技术相关性感染防控措施的落实情况，持续改进，有效降低感染。

2.6 部分敷熨熏浴技术可治疗皮肤病外，敷熨熏浴诊疗规范中明确禁忌的皮肤创伤、溃疡、感染及出血倾向等，不宜进行相关诊疗。

3 空气通风与消毒

3.1 治疗室应具备良好的通风、采光条件。采用自然通风和（或）机械通风保证诊疗场所的空气流通和换气次数。

3.2 每日诊疗活动结束后，或接诊呼吸道传染病患者后应进行空气消毒，遵循《医院空气净化管理规范》的要求，可采用下列方法之一，并符合相应的要求：

3.2.1 空气消毒器。

3.2.2 紫外线灯照射。

3.2.3 其他合法达标的空气消毒产品。

3.3 不宜常规采用化学喷雾进行空气消毒。

4 物体表面清洁与消毒

4.1 遵循先清洁、再消毒的原则，采取湿式卫生的方法，抹布等清洁工具使用后应及时清洁与消毒，干燥保存。或采用清洁、消毒“一步法”完成的产品，如消毒湿巾。要求达到干净、干燥、无尘、无污垢、无碎屑、无异味。

4.2 诊桌、诊椅、诊床等以采用清水清洁为主，必要时可采用清洁剂辅助清洁，清洁卫生频度 >1 次/日，必要时可以提高清洁频度。被患者体液、排泄物、分泌物等污染时，应先用可吸附的材料将其清除，再采用有效氯 400mg/L~700mg/L 的含氯消毒液擦拭，作用 30min。

5 织物的清洗与消毒

5.1 床单、枕巾、椅垫（罩）等直接接触患者的用品应每人次更换，亦可选择使用一次性床单。被血液、体液、分泌物、排泄物等污染时立即更换。更换后的用品应及时清洗与消毒。

5.2 被芯、枕芯、褥子、床垫等间接接触患者的床上用品，应定期清洗与消毒；被污染时应及时更换、清洗与消毒。

6 手卫生设施

6.1 应配备洗手设施及手卫生用品，包括流动水、非手触式水龙头、洗手液、免洗手消毒剂等，宜使用一次性包装的洗手液，重复灌装的洗手液容器，应每周清洁与消毒。

6.2 应配备洗手流程图及说明图，干手用品宜使用一次性干手纸巾。

6.3 医务人员洗手与卫生手消毒，以及手卫生用品应符合《医务人员手卫生规范》WS/T313 的要求。

6.4 治疗车配备快速手消毒剂。

7 感染控制操作要求

7.1 医务人员应当按标准预防原则，穿工作服、必要时戴帽子、口罩、手套等。

7.2 实施手卫生，遵循六步洗手法洗手。

7.3 进行穴位敷贴时，贴敷部位皮肤应完整，洁净，如有污渍等皮肤不清洁状况，可用 75% 乙醇棉球擦拭干净后再敷药。

8 敷熨熏浴类器具的使用及处理原则

8.1 器具：纱布、胶布、毛巾、木桶或水桶、塑料袋等。

8.2 敷熨熏浴类诊疗操作中使用的医疗器械、器具等应保持清洁，遇到污染应及时先清洁，后采用中、低效的消毒剂进行消毒。消毒方法和消毒剂选用应符合国家标准。

8.3 穴位敷贴技术

穴位敷贴使用的胶布、纱布应一人一用一丢弃，一次性使用。

8.4 中药热熨敷技术

8.4.1 干热熨法使用的布套或毛巾应一人一用一更换，使用后清洗和消毒。

8.4.2 湿热熨法使用的毛巾、纱布应一人一用一更换，使用后清洗和消毒，若患处皮肤有破损，上述用品应一人一用一丢弃，如复用应达到灭菌水平；盛装药液的容器一人一用一清洁一消毒（参照“中药泡洗技术”有关药浴容器的清洁消毒方法）。

8.5 中药冷敷技术

直接接触皮肤的纱布、毛巾应一人一用一更换，使用后清洗和消毒，若患处皮肤有破损，上述用品应一人一用一丢弃，如复用应达到灭菌水平。

8.6 中药湿热敷技术

湿敷垫应一人一用一更换，使用后清洗和消毒，可采用湿热消毒，A0 值至少达到 600，相当于 80℃/10min，90℃/1min，或 93℃/30sec。盛装药液的容器一人一用一清洁一消毒（参照“中药泡洗技术”有关药浴容器的清洁消毒方法）。

8.7 中药熏蒸技术

患者每次使用过的熏蒸床以 500mg/L 含氯消毒溶液擦拭，与患者直接接触的熏蒸锅定时用 0.5% 过氧乙酸溶液喷洒消毒，熏蒸室每晚紫外线照射 1 小时，紫外线灯应按国家相关规范安装和使用，定期进行辐照强度监测。

8.8 中药泡洗技术

8.8.1 药浴容器内应套一次性清洁塑料套，盛装药浴液供患者浸泡药浴。

8.8.2 药浴液及内置一次性塑料袋应一人一用一更换，不可重复使用。

8.8.3 药浴容器一人一用一清洁，使用后清洗和消毒。

8.8.3.1 使用后将一次性清洁塑料套连同药浴液一并去除，避免药浴液遗撒容器内。

8.8.3.2 清水冲刷容器，去除残留的液体污渍。

8.8.3.3 药浴容器污染后用含有效氯 500mg/L 的消毒剂，消毒刷洗药浴容器。

8.8.4 消毒后的药浴容器应清洗后干燥保存。

8.9 中药淋洗技术

中药淋洗所使用容器的清洁与消毒参照“中药泡洗技术”有关药浴容器的清洁消毒方法。

8.10 注意事项

在明确病原体污染时，可参考《医疗机构消毒技术规范》WS/T367 提供的方法进行消毒。

9 职业暴露与防护

9.1 医务人员应遵循标准预防的原则，在工作中执行标准预防的具体措施。

9.2 存在职业暴露风险者，如无免疫史并有相关疫苗可供使用，宜接种相关疫苗。

9.3 一旦发生锐器刺伤情况，应立即用皂液和流动的清水清洗被污染的局部。尽可能挤出损伤处的血液。用 75% 乙醇或 0.5% 碘伏对伤口局部进行消毒、包扎处理。及时上报相关部门，留存档案并追踪结果。

参考文献

[1] 国家中医药管理局．中医医疗技术手册（2013 普及版）[Z]．2013.

[2] GB15982－2012，医院消毒卫生标准 [S]．北京：中国标准出版社，2012.

[3] WS/T367－2012，医疗机构消毒技术规范 [S]．北京：中国标准出版社，2012.

[4] WS/T510－2016，病区医院感染管理规范 [S]．北京：中国标准出版社，2017.

[5] WS/T512－2016，医疗机构环境表面清洁与消毒管理规范 [S]．北京：中国标准出版社，2016.

[6] GBZ/T213－2008，血源性

病原体职业接触防护导则［S］．北京：中国标准出版社，2008.

［7］北京市卫生局．北京市医疗机构环境清洁卫生技术与管理规范［Z］．2013－11.

中医灌肠类技术相关性感染预防与控制指南（试行）

1　适用技术范围

本指南适用于中医灌肠技术的感染预防与控制。

2　管理要求

2.1　医疗机构必须按照《医院感染管理办法》要求，健全医院感染管理体系及相关规章制度，制定并落实预防与控制中医灌肠技术相关性感染的工作规范和操作规程，明确相关部门与人员的职责。

2.2　科室医院感染管理小组负责人，必须对本科室医务人员开展预防与控制中医灌肠技术相关性感染的知识及技能培训，并承担相关业务技术咨询、指导工作。

2.3　医务人员必须熟练掌握中医灌肠技术诊疗操作规程，掌握中医灌肠技术相关性感染的预防要点，落实中医灌肠技术相关性感染的防控措施。有明显皮肤感染或者患感冒、流感等呼吸道疾病，以及携带或感染多重耐药菌的医务人员，在未治愈前不应当参加灌肠治疗。

2.4　应教育病人注意个人卫生，建议其灌肠治疗前、治疗结束排便后沐浴或进行肛周局部清洁。患呼吸道感染时建议其佩戴口罩。

2.5　医疗机构应督查中医灌肠技术相关性感染防控措施的落实情况，持续改进，有效降低感染风险。

3　诊疗环境要求

3.1　灌肠治疗室应独立设置，不应与换药室等共用，面积应与诊疗活动相适宜，应有地面排水口，方便地面清洁卫生工作。应划分准备区及操作区。应配备卫生间或设置于临近卫生间方便病人。

3.2　准备区应配置手卫生设施及用品、更衣柜、帽子、口罩、医用一次性手套、隔离衣和防水隔离衣、水靴、橡胶手套等。治疗区有诊疗床，治疗车，无菌物品存放柜等。

4　空气通风与消毒

4.1　治疗室应具备良好的通风、采光条件。应根据季节、室内外风力和气温，适时进行自然通风和（或）机械通风保证诊疗场所的空气流通和换气次数。

4.2　每日诊疗活动结束后，或接诊呼吸道传染病患者后，应进行空气消毒，遵循《医院空气净化管理规范》的要求，可采用下列方法之一，并符合相应的要求：

4.2.1　空气消毒器。

4.2.2　紫外线灯照射。

4.2.3　其他合法达标的空气消毒产品。

4.3　不宜常规采用化学喷雾进行空气消毒。

5　物体表面清洁与消毒

5.1　遵循先清洁、再消毒的原则，采取湿式卫生的方法，抹布等清洁工具使用后应及时清洁与消毒，干燥保存。或采用清洁、消毒“一步法”完成的产品，如消毒湿巾。要求达到干净、干燥、无尘、无污垢、无碎屑、无异味。

5.2　诊桌、诊椅、诊床、地面等无明显污染时采用清水清洁为主，每天2次。发生血液、体液、排泄物、分泌物等污染时应先用可吸附的材料将其清除，再采用有效氯400mg/L～700mg/L的含氯消毒液擦拭，作用30min。

6　织物的清洗与消毒

6.1　床单、枕巾、椅垫（罩）等直接接触患者的用品应每人次更换，亦可选择使用一次性床单。被血液、体液、分泌物、排泄物等污染时立即更换。床褥与床单之间应有防水垫，以防排泄物污染床褥。

6.2　被芯、枕芯、褥子、床垫等间接接触患者的床上用品，应定期清洗与消毒；被污染时应及时更换、清洗与消毒。

7　手卫生设施

7.1　每间治疗室应配备至少一套洗手设施及充足的手卫生用品，包括流动水、非手触式水龙头、洗手液、免洗手消毒剂、干手设施等。宜使用一次性包装的洗手液，重复灌装的洗手液容器，应每周清洁与消毒。

7.2　应配备洗手流程图及说明图，干手用品宜使用一次性干手纸巾。

7.3　医务人员洗手与卫生手消毒，以及手卫生用品应符合《医务人员手卫生规范》WS/T313的要求。

7.4　治疗车配备快速手消毒剂。

8　操作要求

不保留灌肠治疗应在灌肠治疗室进行。保留灌肠可根据需要在病房病床进行。

8.1　操作前严格执行无菌操作规程。医护人员应按标准预防原则进行标准预防。戴帽子、口罩、一次性医用手套、穿隔离服进行操作，如进行大量不保留灌肠应着防水隔离服，必要时戴防护面罩、穿着水靴。

8.1.1　检查器具的包装，确保完整无破损，有效限期内使用。包装不应过早打开以防污染，无菌器具包装打开后应即时使用。

8.1.2　实施手卫生，遵照六步洗手法洗手，为不同患者操作时应洗手或手卫生。操作过程中应戴一次性医用手套。

8.1.3　治疗前及治疗结束排便后，病人须清洁肛周，使用流动水及皂液冲洗肛周，使用干手纸擦干。

8.2　操作中遵守灌肠诊疗操作规范，避免损伤肠道黏膜及出血。

9　灌肠器具的使用及处理

9.1　一次性器具应使用符合相关标准要求的产品，一人一用一废弃，按医疗废物处理，直接放入黄色垃圾袋，严禁重复使用。肛门、直肠、结肠局部有感染病灶者，必须使用一次性灌肠器具，按感染性医疗废物处置，严禁重复使用。

9.2　可重复使用的器具，遵照“清洗—高水平消毒—清洁保存”程序处理，严格一人一用一消毒。

10　职业暴露的预防与处理

医护人员应按标准预防原则进行标准预防。

10.1　医务人员应遵循标准预防的原则进行标准预防。灌肠诊疗中正确使用防护用品，熟知职业暴露事件处理报告流程等。

10.2 体液飞溅伤处理及报告

10.2.1 发生灌肠液飞溅皮肤职业暴露后应立即使用清水和皂液进行清洗，必要时可用皮肤消毒剂碘伏、碘酊、75%的乙醇等进行暴露皮肤消毒。黏膜职业暴露应当使用清水或生理盐水反复冲洗。在灌肠器具清洗消毒过程中一旦发生锐器伤害，立即使用皂液和流动清水反复冲洗伤口，尽可能挤出伤口处的血液，用75%的乙醇或0.5%的碘伏对伤口进行消毒处理。

10.2.2 按照本机构内医务人员职业暴露处理流程报告有关部门。

参考文献

［1］国家中医药管理局．中医医疗技术手册（2013普及版）［Z］.2013.

［2］WS/T313－2009，医务人员手卫生规范［S］．北京：中国标准出版社，2009.

［3］WS/T367－2012，医疗机构消毒技术规范［S］．北京：中国标准出版社，2012.

［4］WS310.2－2016，医院消毒供应中心第2部分：清洗消毒及灭菌技术操作规范［S］．北京：中国标准出版社，2017.

［5］北京市中医药管理局．中医诊疗器具清洗消毒技术规范（试行）.2015.

［6］GB15982－2012，医院消毒卫生标准［S］．北京：中国标准出版社，2012.

［7］WS/T510－2016，病区医院感染管理规范［S］．北京：中国标准出版社，2017.

［8］WS/T512－2016，医疗机构环境表面清洁与消毒管理规范［S］．北京：中国标准出版社，2016.

［9］国家卫生计生委．外科手术部位感染预防与控制技术指南（试行）［Z］.2010－11.

中医灸类技术和推拿类技术相关性感染预防与控制指南（试行）

1 适用技术范围

本指南适用灸类技术包括麦粒灸技术、隔物灸技术、悬灸技术、热敏灸技术、雷火灸技术及推拿类技术等的感染预防与控制。

2 管理要求

2.1 医疗机构必须按照《医院感染管理办法》要求，健全医院感染管理体系及相关规章制度，制定并落实预防与控制中医灸类技术、推拿类技术相关性感染的工作规范和操作规程，明确相关部门与人员的职责。

2.2 医院感染管理专（兼）职人员必须对医务人员开展预防与控制中医灸类技术、推拿类技术相关性感染的知识及技能培训，并承担相关业务技术咨询、指导工作。

2.3 医务人员必须熟练掌握中医灸类技术、推拿类技术诊疗操作规程，掌握中医灸类技术、推拿类技术相关性感染的预防要点，落实相关性感染的防控措施。有明显皮肤感染或者患呼吸道传染病时不应参加诊疗工作。

2.4 应教育患者注意个人卫生，保持皮肤清洁，建议其治疗前沐浴。患有呼吸道感染时建议其佩戴口罩。

2.5 医疗机构必须督查中医灸类技术、推拿类技术相关性感染防控措施的落实情况，持续改进，有效降低感染率。

3 空气通风与消毒

3.1 诊室应具备良好的通风、采光条件。采用自然通风和（或）机械通风以保证诊疗场所的空气流通和换气次数。

3.2 接诊呼吸道传染病患者后，应进行空气消毒，遵循《医院空气净化管理规范》的要求，可采用下列方法之一，并符合相应的要求：

3.2.1 空气消毒器。

3.2.2 紫外线灯照射。

3.2.3 其他合法达标的空气消毒产品。

3.3 不宜常规采用化学喷雾进行空气消毒。

4 物体表面清洁与消毒

4.1 遵循先清洁、再消毒的原则，采取湿式卫生的方法，抹布、地巾等清洁工具使用后应及时清洁与消毒，干燥保存。或采用清洁－消毒“一步法”完成的产品，如消毒湿巾。要求达到干净、干燥、无尘、无污垢、无碎屑、无异味。

4.2 诊桌、诊椅、诊床、地面等无明显污染时清洁为主，每天2次。发生血液、体液、排泄物、分泌物等污染时应先用可吸附的材料将其清除，再采用有效氯400mg/L～700mg/L的含氯消毒液擦拭，作用30min。

5 织物的清洗与消毒

5.1 床单、枕巾、椅垫（罩）等直接接触患者的用品应每人次更换，亦可选择使用一次性床单。被血液、体液、分泌物、排泄物等污染时立即更换。更换后的用品应及时清洗与消毒。

5.2 被芯、枕芯、褥子、床垫等间接接触患者的床上用品，应定期清洗与消毒；被污染时应及时更换、清洗与消毒。

6 手卫生设施

6.1 每间诊室应配备至少1套洗手设施及充足的手卫生用品，包括流动水、洗手池、皂液、速干手消毒剂及干手用品等。盛放皂液的容器宜为一次性使用，重复使用的容器应每周清洁与消毒。干手用品宜使用一次性干手纸巾。

6.2 应配备洗手流程及说明图。

6.3 医务人员洗手与卫生手消毒，以及手卫生用品应符合《医务人员手卫生规范》WS/T313的要求。

6.4 治疗车配备快速手消毒剂。

7 操作要求

7.1 医务人员应穿工作服、必要时戴帽子、口罩，操作前后做好手卫生。

7.2 采用化脓麦粒灸，应与患者签署知情同意书。颜面、五官和有大血管的部位以及关节活动部位，不宜采用化脓麦粒灸。

7.3 因施灸不慎灼伤皮肤，局部出现小水泡，可嘱患者衣着宽松避免摩擦，防止破损，任其吸收，一般2～5天即可愈合。如水泡较大，可用消毒毫针刺破水泡，放出水液，再适当外涂烫伤油或覆盖无菌纱布等，保持疮面清洁。

7.4　推拿使用的治疗巾应一人一用一更换，头面部、下肢及足部应区分使用。每次推拿治疗前后，医生须按手卫生相关要求做好手卫生。

8　职业防护

8.1　医务人员应遵循标准预防原则。

8.2　施灸物品燃烧易产生烟雾，尤其雷火灸，有条件者应安装排烟系统。

参考文献

［1］石学敏．普通高等教育“十一五”国家级规划教材《针灸学》［M］．中国中医药出版社，2007.

［2］国家中医药管理局．中医医疗技术手册（2013 普及版）［Z］．2013.

［3］WS/T313－2009，医务人员手卫生规范［S］．北京：中国标准出版社，2009.

［4］WS/T367－2012，医疗机构消毒技术规范［S］．北京：中国标准出版社，2012.

［5］WS/T368－2012，医院空气净化管理规范［S］．北京：中国标准出版社，2012.

［6］WS/T508－2016，医院医用织物洗涤消毒技术规范［S］．北京：中国标准出版社，2016.

［7］WS/T512－2016，医疗机构环境表面清洁与消毒管理规范［S］．北京：中国标准出版社，2016.

附件2　《中医医疗技术相关性感染预防与控制指南(试行)》的起草说明

一、起草背景

为加强医院感染的预防和控制，进一步规范中医医疗技术的操作，预防和控制感染事件的发生，提高医疗安全保障，国家中医药管理局会同国家卫生计生委组织有关专家编写了《中医医疗技术相关性感染预防与控制指南（试行）》（以下简称《指南》）。

二、指南定位

指导各级各类医疗机构开展中医医疗技术的应用，加强感染预防和控制。

三、组成部分

《指南》依据不同中医医疗技术操作和感染风险进行分类，共包括7个组成部分：

1.《中医针刺类技术相关性感染预防与控制指南（试行）》

2.《中医微创类技术相关性感染预防与控制指南（试行）》

3.《中医刮痧类技术相关性感染预防与控制指南（试行）》

4.《中医拔罐类技术相关性感染预防与控制指南（试行）》

5.《中医敷熨熏浴类技术相关性感染预防与控制指南（试行）》

6.《中医灌肠类技术相关性感染预防与控制指南（试行）》

7.《中医灸类技术和推拿类技术相关性感染预防与控制指南（试行）》

四、主要内容

1. 适用技术范围：明确了指南所涉及的技术类别和范围。

2. 管理要求：提出对医疗机构、院感人员、操作人员在管理方面的要求。

3. 空气通风与消毒：要求室内空气良好，提出接诊呼吸道传染病患者后进行空气消毒的要求和方法。

4. 物体表面清洁与消毒：诊桌、诊椅、诊床、地面、抹布等清洁要求和方法。

5. 织物的清洗与消毒：床单（罩）、被套、枕套等直接接触以及被芯、枕芯、褥子、床垫等间接接触患者的用品的使用原则和方法。

6. 手卫生设施：应配备洗手设施及相关图示，保障手卫生。

7. 无菌操作要求：器具、操作者、患者的无菌要求和方法。

8. 器具的使用及处理原则：一次性器具和可重复性器具的使用及处理。

9. 职业暴露的预防与处理：医务人员应注意防范职业暴露危险，方式伤害后要及时处理并报告。

五、其他说明

骨伤技术、肛肠科技术（如挂线技术、注射固脱）等在手术室操作的中医医疗技术按照手术相关要求进行管理，未纳入本指南中。

关于在公立医院综合改革中依法切实做好公立中医医院设置有关要求的通知

国中医药医政发〔2017〕13号

各省、自治区、直辖市卫生计生委、中医药管理局：

公立中医医院是中医药振兴发展的主阵地，是公立医院的重要组成部分，承担了大量的中医医疗任务，是人民群众看病就医的重要选择，为保障人民群众健康发挥了重要作用。习近平总书记指出，中医药是中华民族的瑰宝，一定要保护好、发掘好、发展好、传承好；在全国卫生与健康大会上明确提出，要着力推动中医药振兴发展，坚持中西医并重。

国家高度重视中医医院设置工作。《中医药法》明确规定："县级以上人民政府应当将中医医疗机构建设纳入医疗机构设置规划，举办规模适宜的中医医疗机构。"国务院《中医药发展战略规划纲要（2016～2030年）》（国发〔2016〕15号）、《"十三五"深化医药卫生体制改革规划》（国发〔2016〕78号）和国务院办公厅《全国医疗卫生服务体系规划纲要（2015～2020年）》（国办发〔2015〕14号）明确要求，在区域卫生规划中合理配置中医医疗资源，原则上在每个地市级区域设置1个市办中医医院，在每个县级区域设置1个县办中医医院；已经设置的中医医院，不得无故合并、撤销或者改变其中医医疗性质；原则上政府举办的中医医院不进行改制。

近期，个别地区出现了不同形式的撤销、合并、改制公立中医医院的现象，不同程度地改变了公立中医医院的机构设置、人员编制、功能定位及其独立运营发展权利，这些做法既不符合《中医药法》等法律法规和深化医改对公立中医医院的设置、功能定位和发展的要求，而且严重影响了中医药事业的发展，降低了人民群众对中医药服务的可得性。

各地要坚决贯彻落实党中央、国务院振兴发展中医药的决策部署，按照习近平总书记的指示精神，坚决贯彻执行全国卫生与健康大会明确的中西医并重的卫生与健康工作方针，严格遵守《中医药法》等有关法律法规的规定，将同步深化公立中医医院改革、依法做好公立中医医院设置及建设，作为保障和改善民生的重要举措。要按照深化医改有关文件精神和政策要求，确保公立中医医院机构不能撤、编制不能减、功能不能弱化，充分发挥其中医药发展的主阵地作用，着力推动中医药振兴发展，为健康中国建设做出应有贡献。各省级中医药管理部门要强化报告意识，对辖区内出现的有关中医医院撤销、合并、改制的情况要及时了解情况，及时向国家中医药管理局汇报，及时依法依政策予以处理。

国家卫生计生委
国家中医药管理局
2017年7月12日

教育部、国家中医药管理局关于医教协同深化中医药教育改革与发展的指导意见

教高〔2017〕5号

各省、自治区、直辖市教育厅（教委）、中医药管理局，新疆生产建设兵团教育局、卫生局，教育部直属有关高等学校，中国中医科学院：

为深入贯彻党的十八大和十八届三中、四中、五中、六中全会精神以及全国卫生与健康大会精神，全面落实《国家中长期教育改革和发展规划纲要（2010～2020年）》《国务院关于扶持和促进中医药事业发展的若干意见》《中医药发展战略规划纲要（2016～2030年）》等文件精神，加快构建符合自身特点的中医药人才培养体系，促进中医药教育更好地服务中医药发展和健康中国建设，现就医教协同深化中医药教育改革与发展提出如下意见。

一、指导思想

以邓小平理论、"三个代表"重要思想、科学发展观为指导，深入贯彻习近平总书记系列重要讲话精神和治国理政新理念新思想新战略，遵循中医药教育和人才成长规律，以解决中医药教育科学发展关键领域的重点难点问题为突破口，以完善中医药教育体制机制为着力点，深化中医药教育综合改革，全面提高中医药教育质量，推进中医药人才队伍建设，为中医药振兴发展提供强有力的智力支持和人才保障。

二、总体目标与重点任务

到2020年，基本建成院校教育、毕业后教育、继续教育三阶段有机衔接，师承教育贯穿始终，符合中医药事业发展要求和学科特色的中医药人才培养体系。院校教育质量得到显著提高，毕业后教育得到有效普及，继续教育实现全面覆盖，师承教育优势得到充分发挥。

围绕中医药医疗、保健、教育、科研、产业、文化和对外交流与合作全面协调发展需求，着力推进以"5＋3"（5年中医学本科教育＋3年中医住院医师规范化培训或3年中医硕士专业学位研究生教育）为主体、以"3＋2"（3年中医学专科教育＋2年中医类别助理全科医生培训）为补充的中医临床人才培养，加快推进中医药健康服务技术技能人才培养，统筹推进多类型中医药人才培养，建立和完善符合中医药行业特点、以职业胜任能力和创新创业能力提升为主线的人才培养、评价、激励机制，形成有利于优秀中医药人才脱颖而出的政策环境和社会氛围。

三、主要举措

（一）深化院校教育改革，提高中医药人才培养质量

1. 创新中医药人才培养模式。落实立德树人的根本任务，强化德育为先、能力为重、通专融合的教育理念，坚持继承与创新相结合、理论与实践相结合、共性培养与个性发展相结合，着力加强中医药思

维培养与实践能力、传承创新能力和人文精神的同步提升。扎实推进卓越医生（中医）教育培养计划和中药类专业教育教学改革，健全完善中医药长学制教育，适度增加具有推免资格的中医药院校为“5+3”一体化招生院校。改革中医硕士专业学位研究生教育培养模式，推进研究生教育与中医住院医师规范化培训的深度融合。加强中医药院校信息化建设和跨区域、跨学科合作，促进中医药教育优质资源的开放与共享。

2. 优化中医药学科专业结构。围绕建设“世界一流大学和一流学科”的总体要求，加强中医药重点学科建设，打造一批世界一流的中医药名校和学科。围绕健康服务发展需求，构建服务生命全周期的中医药学科专业体系，加强中医护理人才培养力度，鼓励有条件的高校试办中医药健康服务学院，设立中医养生、中医康复、健康管理等专业，加大应用型中医药健康服务专门人才培养。以加强高层次中西医结合人才培养为重点，开展中西医结合教育改革，鼓励临床医学专业学生报考中医专业学位研究生和西医离职学习中医，建立更加完善的西医学习中医制度。大力发展民族医药教育，鼓励和扶持民族地区和高校开办民族医药专业，支持有条件的高校开展民族医药研究生教育。

3. 改革中医药课程体系。推进中医药课程内容整合与优化，构建以中医药传统文化与经典课程为根基，以提升中医药健康服务能力为导向的课程体系。加强基础与临床课程的贯通，实现理论与实践的充分融合。探索开展中医药经典能力等级考试等改革试点。鼓励高校开设适应中医药健康服务需求的创新课程。推动中医药人文社科振兴发展，促进中医药人文教育与专业教育的有机结合。推动中医药教材改革，推出一批符合中医药教育规律、适应中医药教育改革发展要求的优秀教材。

4. 加强中医药实践教学能力建设。进一步理顺中医药院校与其附属医院、教学医院的关系，明确并强化附属医院、教学医院临床教学主体职能，充分发挥中医药院校附属医院在中医药临床教学、住院医师规范化培训中的示范引领作用，建设一批集临床实践教学、住院医师规范化培训、继续教育为一体的中医药临床教育基地。制订完善各类中医临床教学基地标准和准入制度，开展临床教学基地认定审核工作，规范附属医院、教学医院、实习医院的认定与管理。将临床教学质量评价作为医院等级评审与综合考核、院校教育质量审核评估、专业认证等的核心内容，以及中医药院校附属医院专业技术职务评审与聘用的必要条件与重要依据。

5. 强化中医药师资队伍建设。建设若干国家中医药教师发展中心，实施高水平“双师型”师资和优秀教学团队发展计划，加强师承导师、学科带头人、中青年骨干教师培养。各中医药院校及其附属医院要建立以名老中医药专家、教学名师为核心的教师团队，支持中医课程教师从事中医临床工作，强化中医药经典理论教师、临床教师培养，鼓励名老中医药专家“上讲台”，中青年教师“做临床”，临床医师“授经典”。

6. 健全中医药教育质量保障体系。推进建立涵盖院校教育和毕业后教育的质量保障机制，充分发挥国家高等中医药教育质量监测中心作用，加强对中医药学科建设、专业建设、教学质量、需求与就业等的监测、分析、评价与信息发布，定期发布国家高等中医药教育质量监测年度报告。加快建立中医药专业认证制度。积极推进中医类别执业医师分阶段考试改革。

7. 加强中医药教育对外交流与合作。加快建立中医药教育国际标准体系，加大与国际组织、外国政府和地区以及高等学校之间的中医药国际教育交流与合作，鼓励中医药院校在境外开办中医孔子学院、中医药中心。大力发展各层次中医药留学生教育，努力提高中医药留学生教育质量。积极开展针对境外人员的短期中医药知识与技能培训。推进能够满足中医药“一带一路”建设、中医药服务贸易、中医药国际标准化等需要的中医药外向型复合型人才培养。进一步提高中医药教育服务质量，开发品牌教育产品，发挥教育在中医药对外交流与合作中的促进作用。

（二）建立健全毕业后教育制度，培养合格中医临床医师

1. 全面实施中医住院医师规范化培训。完善中医住院医师规范化培训相关政策机制，统筹兼顾中医类专业学生数量和培训基地培养能力，合理确定培训规模。加强中医住院医师规范化培训基地建设及师资培养，强化培训质量监测与评估，建设一批国家示范性中医住院医师规范化培训基地和师资培训基地。建立国家统一的结业考核专业理论题库，严格培训过程管理与考核，确保培训质量。

2. 探索开展中医医师专科规范化培训。在全面提高中医医师临床诊疗能力基础上，科学设定培训专科，开展中医医师专科规范化培训试点。充分发挥名老中医药专家作用，探索建立符合中医药自身特点的，以传承名老中医药专家学术思想与临床经验、提升中医医师专科诊疗能力与水平为主要内容的中医医师专科规范化培训模式。做好中医医师专科规范化培训与中医类别医师执业管理制度的衔接。

3. 积极推进中医类别全科医生（助理全科医生）培养。健全中医全科专业培训体系，鼓励中医药院校设立全科医学系，将中医全科作为中医住院医师规范化培训的急需紧缺专业进行重点招收培训。加大支持力度，提升中医全科岗位吸引力，鼓励和吸引中医类专业毕业生参加中医类别全科医生（助理全科医生）规范化培训，充分发挥中医类别全科医生在基层医疗卫生服务中的作用，提高基层中医药服务能力和水平。

（三）完善继续教育体系，提升中医药人才队伍整体素质

1. 扩大中医药继续教育覆盖面。

以满足中医药人员职业发展需求为导向，以岗位胜任能力为核心，以突出中医药特色优势为重点，广泛深入开展各种适宜有效的中医药继续教育活动，不断提升中医药人员的职业素质能力。着力推进基层中医药人才培养，开展中医适宜技术推广、在职在岗医药卫生人员中医药知识与技能培训等面向基层的中医药继续教育和人才培养专项。

2. 创新中医药继续教育模式。加强统筹管理，充分利用中医药院校、中医医疗机构等的教学资源，发挥中医药行业学术团体的优势和作用，创新中医药继续教育模式及管理方法，探索开展“互联网+”中医药继续教育，提高中医药继续教育的针对性、有效性和便捷性。

3. 健全中医药继续教育体系。加强中医药继续教育政策制度、组织管理、师资队伍、信息化建设和日常监管，鼓励优秀中医药人才承担继续教育教学工作。建立能够满足各级各类中医药人员培训需求的中医药继续教育基地，发挥基地的示范引领作用，提高中医药继续教育质量。

（四）加强师承教育，提高中医药传承创新能力

1. 逐步建立中医药师承教育制度。将师承教育贯穿于中医药人才培养全过程，发挥师承教育独特作用，总结师承教育规律，制定师承教育标准和相关政策措施，建立师承教育运行机制，完善师承教育考评和监管体系，推动师承教育全面发展。

2. 创新师承教育与院校教育、毕业后教育相结合的人才培养模式。鼓励有条件的中医药院校将师承教育全面覆盖中医药类专业学生，推动中医药研究生教育与师承教育的有机衔接，提高院校教育教学质量。将师承教育作为中医医师规范化培训的重要内容，提高中医医师临床诊疗水平。

3. 推进师承教育模式的人才培养专项建设。深入开展全国老中医药专家学术经验继承工作、名老中医药专家和中医学术流派传承工作室建设、中药特色技术传承人才培养等不同层次、不同类型的师承教育项目，吸引、鼓励名老中医药专家和长期服务基层的中医药专家通过师承模式培养多层次中医药骨干人才，充分发挥师承教育优势，强化中医药学术、技能传承，着力培养一批中医药传承领军人才、特色人才。

四、保障措施

（一）建立推进中医药教育改革与发展的政策保障机制

健全国家、省级教育行政部门和中医药管理部门之间的中医药教育工作协调机制，加强对中医药人才培养的宏观规划、政策保障、工作指导和质量监控，在专业设置、教学管理、模式创新、评价考核等方面给予高等学校更多自主权。建立中医药人才培养与中医药行业人才需求的供需平衡机制，各级中医药管理部门要根据中医药事业发展需要，研究提出全国和本地区不同层次、不同专业人才需求规划，并纳入国家和区域卫生计生人才发展规划；国家和各级教育行政部门积极支持高等医学院校，根据人才需求及中医药教育资源状况，合理确定中医药专业招生规模及结构。加大对中西部地区高等中医药院校的支持，在中西部高校基础能力建设专项等项目中优先纳入中西部中医药院校，缩小区域、院校和学科专业之间培养水平的差距。推进教育部、国家中医药管理局等与地方省级人民政府共建中医药院校工作，加大共建力度，发挥共建院校在中医药教育教学改革中的示范、引领作用。推动中医药教育协同创新，面向国家健康服务业和中医药事业发展的战略需求，支持中医药院校加强协同创新中心建设。支持建设国家级中医临床教学案例共享资源库和精品在线开放课程，开展中医药行业教学成果、优秀教材、教学名师等遴选建设工作。

（二）建立中医药教育投入保障机制

各级教育、中医药行政管理部门要积极协调发展改革、财政等部门，根据中医药人才培养的特点，进一步加大中医药教育财政补助，参照教育部直属高校医学类专业生均拨款标准，提高中医学类专业生均拨款。中医药院校要统筹加强中医药实践教学基地建设，切实加大对中医药实践教学基地的经费投入。国家重点支持建设一批中医药重点学科、专业和课程，重点建设一批中医临床教学基地、住院医师规范化培训基地和继续教育基地，重点补助基础设施建设、设备购置、教学实践活动等。实施中医药传承与创新“百千万”人才工程，建立骨干人才、优秀人才、领军人才有机衔接的中医药高层次人才队伍。

（三）建立完善中医药人才评价与激励机制

积极推动完善中医药专业技术职务评审考核机制，注重实践能力、工作绩效、职业素养的考评。健全符合中医药行业特点的中医药专业技术人员评价体系和绩效考核指标体系，坚持德才兼备，注重实绩和贡献，克服唯学历、唯职称、唯论文等倾向。探索建立国医大师、全国名中医、省级名中医等不同层级衔接，政府表彰和社会褒奖相结合的激励机制，促进优秀人才脱颖而出。

教育部

国家中医药管理局

2017 年 7 月 13 日

关于印发中药材产业扶贫行动计划（2017～2020年）的通知

国中医药规财发〔2017〕14号

河北省、山西省、内蒙古自治区、辽宁省、吉林省、黑龙江省、安徽省、福建省、江西省、山东省、河南省、湖北省、湖南省、广西壮族自治区、海南省、重庆市、四川省、贵州省、云南省、西藏自治区、陕西省、甘肃省、青海省、宁夏回族自治区、新疆维吾尔自治区、新疆生产建设兵团中医药局、扶贫办、工业和信息化主管部门、农业厅（局）、中国农业发展银行分行及总行营业部：

为贯彻落实党中央、国务院脱贫攻坚部署，充分发挥中药材产业扶贫优势，促进贫困地区增收脱贫，国家中医药管理局、国务院扶贫办、工业和信息化部、农业部和中国农业发展银行联合制定了《中药材产业扶贫行动计划（2017～2020年）》。现印发给你们，请认真组织实施。

国家中医药管理局
国务院扶贫办
工业和信息化部
农业部
中国农业发展银行
2017年8月1日

附　中药材产业扶贫行动计划（2017～2020年）

中药材是中医药事业传承和发展的物质基础，是关系国计民生的战略性资源。中药材广植于我国贫困地区，中药材种植是我国农村贫困人口收入的重要来源之一。建立以提高质量、促进增收脱贫为核心的中药材产业扶贫机制，是调整农业结构、增加农民收入、促进生态文明建设、打赢脱贫攻坚战的重要举措，是推动中医药振兴发展和健康中国建设的重要内容。

为深入贯彻党中央、国务院关于脱贫攻坚的决策部署，全面落实《中医药发展战略规划纲要（2016～2030年）》《中医药健康服务发展规划（2015～2020年）》《中药材保护和发展规划（2015～2020年）》，充分发挥中药材产业优势，凝聚多方力量推进精准扶贫、精准脱贫，制订本行动计划。

一、总体思路

深入贯彻习近平总书记系列重要讲话精神特别是关于扶贫开发重要指示，坚持精准扶贫精准脱贫基本方略，在贫困地区实施中药材产业扶贫行动，以建立切实有效的利益联结机制为重点，将中药材产业发展与建档立卡贫困人口的精准脱贫衔接起来，基本实现户户有增收项目、人人有脱贫门路，助力中药材产业扶贫对象如期“减贫摘帽”。

二、行动目标

通过引导百家药企在贫困地区建基地，发展百种大宗、道地药材种植、生产，带动农业转型升级，建立相对完善的中药材产业精准扶贫新模式。到2020年，贫困地区自我发展能力和脱贫造血功能持续增强，实现百万贫困户稳定增收脱贫。

三、重点任务

（一）打造一批药材基地，形成产业精准扶贫新格局

优化产业布局。编制贫困县大宗、道地药材种植推荐目录，指导贫困县因地制宜、科学布局中药材产业发展，促进道地药材向最佳生产区域集中。

建设示范基地。支持中药企业建设“中药材产业扶贫示范基地”，打造50个跨省（区、市）的中药材规模化共建共享基地。鼓励医药企业在贫困地区设立“扶贫车间”，多渠道开发就业岗位，吸纳贫困人口在家乡就地就近就业。

建立“定制药园”。开展“百企帮百县”活动，推动百家以上医药企业到贫困县设立“定制药园”作为原料药材供应基地。鼓励公立中医医院优先采购以“定制药园”中药材为主要原料的药品（含中药饮片）。

建设良繁基地。支持集中连片贫困地区建设区域性中药材良种繁育基地，加强良种繁育技术推广，培育质量稳定、供应充足的种子种苗，切实保障中药材种植贫困户优良种源供应。

（二）培育一批经营主体，提升产业精准扶贫成效

培育经营主体。支持发展规模适度的中药材种养大户。依法组建农民合作社联合社。鼓励农民以土地、林权、资金、劳动、技术、产品为纽带，开展多种形式的合作与联合。促进各类新型农业经营主体融合发展。

推动农企联结。完善订单带动、利润返还、股份合作等“中药企业+种植大户+农户”“中药企业+专业合作社+农户”的利益联结机制。鼓励地方将新型农业经营主体带动农户数量和成效作为相关财政

支农资金和项目审批、验收的重要参考依据。

引导股份合作。允许将财政资金特别是扶贫资金量化到农村集体经济组织和农户后，以自愿入股方式投入新型农业经营主体。推广“保底收益+按股分红”等模式，让农户共享发展收益。

（三）发展一批健康产业，推动扶贫成果有效增值

加强品牌建设。鼓励中药材企业加强道地药材品牌建设。开展道地药材、中药材商品规格等级、示范基地建设等标准规范的制定，不断提高中药材生产、产业化水平，强化中药材质量标准体系建设。

促进综合利用。推动以药食两用中药材为主要原料的健康类产品的产业化开发生产。支持企业开发中药材为主要原料的功能性食品、保健食品、化妆品、添加剂、日用品、植物提取物等产品，提高贫困地区中药材的综合利用率和附加值。鼓励对“传统非药用部位”、药材及饮片加工过程中下脚料等废弃物开展再生利用研究。

推动业态融合。开发一批具有地域特色的中医药健康旅游产品和线路，建设一批国家中医药健康旅游示范基地，推动中药材种植基地建设与乡村旅游、文化推广、生态建设、健康养老等产业深度融合。

（四）搭建一批服务平台，支撑扶贫产业可持续发展

建设综合服务平台。充分发挥农业服务中心、中药原料质量监测信息和技术服务中心（站）等服务机构的作用，为中药材产业精准扶贫提供服务。在贫困地区打造一批服务平台，构建种植、养殖、加工、研发、销售服务一体化的综合服务体系。

发展信息服务平台。鼓励贫困地区建立中药材产地电子交易中心，利用知名网络营销媒体，拓展中药材电商营销渠道。在中药材主产区建设一批中药材种植信息监测站，逐步构建贫困地区中药材种植溯源体系。

构建技术培训平台。对各级技术推广机构和技术人员开展培训，建立农技服务精准到户机制，确保中药材种植贫困户中至少有1名成员掌握规范化种植技术。鼓励中医药院校在贫困地区建立教学实验培训基地。

四、组织实施

（一）加强组织领导

国家中医药管理局、国务院扶贫办、工业和信息化部、农业部、中国农业发展银行建立工作协调机制，完善配套措施和办法，加强组织领导和督导检查，共同推进行动计划落实。贫困地区要按照省负总责、市县主体的工作原则，制定本省工作方案。各地各有关部门要加强协同配合，明确责任分工，落实年度任务，强化评估考核，切实推进中药材产业扶贫。

（二）落实优惠政策

按照国家税收法律及有关规定，全面落实扶贫捐赠税前扣除、税收减免等扶贫公益事业税收优惠政策，以及各类市场主体到贫困地区投资兴业、带动就业增收的相关支持政策。对积极参与扶贫开发、带动贫困群众脱贫致富、符合信贷条件的各类企业给予信贷支持，并按有关规定给予财政贴息等政策扶持，支持其利用多层次资本市场融资。鼓励有条件的企业自主设立扶贫公益基金。

（三）加强资金统筹

各地要按照国务院有关要求，结合地方实际情况，推进扶贫资金的统筹使用，盘活扶贫存量资金，以贷款贴息等形式增加中药材产业扶贫资金的有效供给。有关部门充分利用现有资金渠道，引导和支持“中药材产业扶贫示范基地”和中药材技术服务、信息服务平台。鼓励金融机构创新符合贫困地区中药材产业发展的金融产品和服务方式。农业政策性银行应发挥示范引领作用。鼓励保险机构和贫困地区开展中药材产品保险和扶贫小额贷款保证保险，探索开展价格保险试点。

（四）强化宣传推介

积极宣传推介贫困地区中药材产品，组织企业参加国内外各种中药博览会、药品展销会、中医药产业发展大会、主要产品文化节、中医药研讨会等活动。按照国家有关规定，对在中药材产业扶贫工作中做出突出贡献的单位和个人予以表彰。在主流媒体开辟专栏、专题节目，利用微信、微博等新媒体加强宣传推广，营造全社会共同关心和支持中药材产业精准扶贫的良好氛围。

中药材产业扶贫行动计划（2017～2020年）重点任务分工方案

序号	工作任务	负责单位	时间进度
1	编制贫困县药材种植推荐目录，指导贫困县因地制宜、科学布局中药材产业发展	中医药局、扶贫办、农业部（列第一位者为牵头单位，下同）	2017年8月底前完成编制
2	支持中药企业建设“中药材产业扶贫示范基地”	工业和信息化部、中医药局、扶贫办、农业部、中国农业发展银行分别负责	持续实施
3	开展“百企帮百县”活动，推动百家以上医药企业到贫困县设立“定制药园”作为原料药材供应基地	工业和信息化部、中医药局分别负责	持续实施

（续表）

序号	工作任务	负责单位	时间进度
4	公立中医医院优先采购以“定制药园”中药材为主要原料的药品（含中药饮片）	中医药局	持续实施
5	支持集中连片贫困地区建设区域性良种繁育基地	农业部、扶贫办、中医药局	持续实施
6	开展道地药材、中药材商品规格等级、示范基地建设等标准规范的制定	中医药局、扶贫办、工业和信息化部、农业部	持续实施
7	指导贫困地区开展道地药材品牌建设，开展“中药材产业扶贫示范基地”认定	中医药局、扶贫办、农业部、工业和信息化部	持续实施
8	开发一批具有地域特色的中医药健康旅游产品和线路，建设一批国家中医药健康旅游示范基地	中医药局	2017年12月底前完成
9	充分发挥农业服务中心、中药资源动态监测信息和技术服务体系等服务机构的作用	农业部、中医药局分别负责	持续实施
10	在中药材主产区建设一批中药材种植信息监测站点，逐步构建贫困地区中药材种植溯源体系	中医药局	持续实施
11	构建技术培训平台	农业部、中医药局分别负责	持续实施
12	鼓励金融机构创新符合贫困地区中药材产业发展的金融产品和服务方式	扶贫办、中国农业发展银行、农业部、中医药局	持续实施
13	农业政策性银行应发挥示范引领作用	中国农业发展银行	持续实施
14	积极宣传推介贫困地区中药材产品，组织企业参加国内外各种中药博览会、药品展销会、中医药产业发展大会、主要产品文化节、中医药研讨会等活动	中医药局、扶贫办、工业和信息化部、农业部、中国农业发展银行	持续实施
15	按照国家有关规定，对在中药材产业扶贫工作中做出突出贡献的单位和个人予以表彰	中医药局、扶贫办、工业和信息化部、农业部、中国农业发展银行	2020年底前

关于印发医疗机构临床路径管理指导原则的通知

国卫医发〔2017〕49号

各省、自治区、直辖市卫生计生委、中医药管理局，新疆生产建设兵团卫生局：

为贯彻落实全国卫生与健康大会精神和深化医药卫生体制改革有关要求，指导医疗机构加强临床路径管理工作，规范临床诊疗行为，提高医疗质量；同时，推进临床路径管理与医疗质量控制和绩效考核、与医疗服务费用调整、与支付方式改革、与医疗机构信息化建设等相结合，国家卫生计生委、国家中医药管理局组织对《临床路径管理指导原则（试行）》进行了修订，形成了《医疗机构临床路径管理指导原则》。现印发给你们（可从国家卫生计生委官方网站“医政医管”栏目下载），指导卫生计生行政部门（含中医药管理部门）和医疗机构加强临床路径管理工作。

国家卫生计生委
国家中医药管理局
2017年8月30日

附　医疗机构临床路径管理指导原则

第一章　总　则

第一条　为加强医疗机构临床路径管理，规范临床诊疗行为，提高医疗质量，保障医疗安全，制定本指导原则。

第二条　本指导原则适用于有关医疗机构临床路径管理工作。

第三条　国家卫生计生委、国家中医药局负责全国医疗机构临床路径的监督管理。

县级及以上地方卫生计生行政部门（含中医药管理部门、下同）负责本行政区域内医疗机构临床路径的监督管理。

第四条　推进临床路径管理应当遵循与医疗质量控制和绩效考核相结合、与医疗服务费用调整相结合、与支付方式改革相结合、与医疗机构信息化建设相结合的原则。

第二章　组织机构和职责

第五条　医疗机构主要负责人是临床路径管理的第一责任人。

第六条　医疗机构应当建立临床路径管理工作制度。

第七条　医疗机构应当成立临床路径管理工作体系，负责临床路径管理工作。

临床路径管理工作体系应当包括临床路径管理委员会、临床路径指导评价小组和临床路径实施小组（以下分别简称管理委员会、指导评价小组和实施小组）。

第八条　管理委员会由医疗机构主要负责人和分管医疗工作的负责人分别担任正、副主任，相关职能部门主要负责人和临床、护理、药学、医技等专家任成员。管理委员会是医疗机构开展临床路径管理的最高决策机构，应当定期组织会议，主要履行以下职责：

（一）审定本医疗机构开展临床路径管理的实施方案；

（二）审定本医疗机构临床路径管理中长期规划、年度计划和总结；

（三）审定本医疗机构开展临床路径管理的各项相关制度；

（四）审议指导评价小组提交的有关意见建议；

（五）协调解决临床路径管理过程中遇到的问题；

（六）审定本医疗机构中临床路径管理所需的关键数据、监测指标、考核指标。

（七）其他需要管理委员会承担的职责。

第九条　指导评价小组由医疗机构分管医疗工作的负责人任组长，相关职能部门负责人和临床、护理、药学、医技等专家任成员。指导评价小组是管理委员会的日常管理部门，应当设置在医疗管理部门，并指定专人负责。指导评价小组主要履行以下职责：

（一）落实管理委员会的各项决议；

（二）向管理委员会提交临床路径管理有关意见、建议，制度草案，规划、计划草案，评价结果或报告；

（三）对各实施小组的临床路径管理工作进行技术指导；

（四）审定各实施小组上报的开展临床路径管理的病种及文本，涉及伦理学问题的，按相关文件规定执行；

（五）组织开展临床路径相关培训工作；

（六）组织开展临床路径管理评价工作，并负责评价结果运用；

（七）临床路径管理过程中关键数据统计与汇总等数据和档案管理；

（八）其他需要指导评价小组承担的职责。

第十条　实施小组由实施临床路径的临床科室主任任组长，该临床科室医疗、护理人员和药学、医技等相关科室人员任成员，主要履行以下职责：

（一）在指导评价小组指导下，开展本科室临床路径管理工作；

（二）制定科室临床路径实施目标及方案，并督促落实；

（三）负责临床路径相关资料的收集、记录和整理；

（四）组织科室人员进行临床路径管理方面的培训；

（五）向指导评价小组提出本科室临床路径病种选择、调整及临床路径文本制修订的建议；

（六）分析变异的原因及提出解决或修正的方法；

（七）参与临床路径的实施过程和效果评价与分析，并对临床路径管理工作进行持续改进；

（八）其他需要实施小组承担的职责。

第三章　临床路径的选择与制定

第十一条　医疗机构应当按照以下原则选择实施临床路径管理的病种：

（一）常见病、多发病；

（二）诊断治疗方案明确，技术成熟，疾病诊疗过程中变异较少；

（三）优先选择国家卫生计生委、国家中医药局已经印发临床路径的病种。

第十二条　医疗机构可以以国家卫生计生委、国家中医药局印发的临床路径文本为基本框架，遵循循证医学原则，根据国家卫生计生委、国家中医药局发布或相关专业学会和临床标准组织制定的最新诊疗指南、临床技术操作规范及基本药物目录等对其进行细化完善，形成符合地方实际、具有可操作性的本地化临床路径。

第十三条　临床路径文本应当包括医师版、护理版和患者版，各版本应当相互关联，形成统一整体。患者版临床路径文本应具备诊疗流程告知和健康教育功能。

第十四条　医疗机构应当根据本单位实际情况，确定完成临床路径标准诊疗流程需要的时间，包括总时间和主要诊疗阶段的时间范围。

第四章　临床路径的实施

第十五条　临床路径实施前医疗机构应当对有关人员进行培训，内容主要包括：

（一）临床路径基础理论、管理方法和相关制度；

（二）临床路径主要内容、实施方法和评价制度；

（三）新的临床路径使用前的培训。

第十六条 拟进入临床路径的患者应先进行入径评估，满足以下条件方可进入临床路径：

（一）诊断明确；

（二）没有严重的合并症；

（三）预期能够按临床路径设计流程和时间完成诊疗项目。

第十七条 临床路径的实施应当参照国家卫生计生委、国家中医药局规定的流程进行。医疗机构可根据实际情况，对实施流程进行调整。

第十八条 进入临床路径的患者出现以下情况之一时，应当退出临床路径：

（一）患者出现严重并发症，需改变原治疗方案的；

（二）患者个人原因无法继续实施的；

（三）对入院第一诊断进行修正的；

（四）因合并症或检查发现其他疾病，需转科治疗的；

（五）其他严重影响临床路径实施的。

第十九条 医疗机构应当严格落实危急值管理制度。当患者在临床路径实施过程中出现危急值情况，应当立即组织专家进行评估，确定是否退出路径，确保患者安全。

第二十条 医疗机构应当做好临床路径变异的记录、分析、报告和讨论工作。对反复发生同一变异，可能影响此病种临床路径实施的，应及时、仔细查找原因，必要时通过修改临床路径等措施进行整改。

第二十一条 医疗机构应当积极配合物价管理和基本医疗保险管理部门，按照临床路径做好费用测算，推进单病种付费、疾病诊断相关分组（DRGs）付费等支付方式改革。

第五章 临床路径的信息化

第二十二条 鼓励医疗机构通过信息化开展临床路径管理工作。

第二十三条 医疗机构应当按照信息化建设的有关要求，推动临床路径管理信息化纳入医疗机构信息化整体建设，做到有机统一，互联互通。

第二十四条 开展临床路径信息化管理的医疗机构，应当将临床路径有关文本嵌入信息系统。

第二十五条 鼓励医疗机构将智能终端、物联网技术等，运用到临末路径信息化管理，减轻临床科室和管理部门相关人员工作负担，提高工作效率。

第二十六条 医疗机构应当通过信息化，对临床路径管理有关数据进行统计、分析，为提高医疗管理质量和水平提供依据。

第二十七条 医疗机构要对开展临床路径管理的临床科室和管理部门相关人员进行信息系统操作培训指导。

第六章 临床路径的监督与评价

第二十八条 各级卫生计生行政部门应进一步建立、完善临床路径管理质量控制、效果评价和绩效考核的具体制度与评价标准，并加强对本行政区域内医疗机构临床路径管理情况的监督与评价。

第二十九条 各级卫生计生行政部门应当将医疗机构临床路径管理情况纳入医疗机构考核指标体系，并作为医疗机构评审、评价的重要指标。

第三十条 各级卫生计生行政部门应不断总结和推广临床路径先进管理经验，组织临床路径管理工作开展较好的医疗机构交流先进经验和典型做法，充分发挥示范带头作用。对临床路径管理工作开展不到位的医疗机构，要进行通报批评，督促改进。

第三十一条 省级卫生计生行政部门应当以医疗机构为依托，建立省级临床路径管理培训机构，开展医疗机构临床路径实施、管理的培训工作。

第三十二条 医疗机构应当制订临床路径管理评价制度并将其纳入本单位绩效管理体系，由指导评价小组和绩效考核部门对临床科室和医务人员进行绩效考核。引导医疗机构和医务人员规范诊疗行为，控制不合理医疗费用，持续改进临床路径管理工作。

第七章 附 则

第三十三条 各级卫生计生行政部门及各医疗机构可根据本指导原则，结合当地实际情况制订实施细则。

第三十四条 本指导原则自发布之日起施行。原《临床路径管理指导原则（试行）》（卫医管发〔2009〕99号）同时废止。

2. 国家中医药管理局印发文件

国家中医药管理局关于印发2017年中医药工作要点的通知

国中医药办发〔2017〕3号

各省、自治区、直辖市卫生计生委、中医药管理局，新疆生产建设兵团卫生局，各国家中医药综合改革试验区，局机关各部门，局直属各单位：

现将《2017年中医药工作要点》印发给你们。请结合本地区、本单位实际，认真贯彻落实，并及时将工作进展情况报告我局。

国家中医药管理局

2017年1月19日

附　　2017年中医药工作要点

2017年中医药工作的总体要求是：全面贯彻党的十八大和十八届三中、四中、五中、六中全会精神及中央经济工作会议、全国卫生与健康大会精神，深入贯彻习近平总书记系列重要讲话精神和发展中医药的新思想新论断新要求，牢固树立新发展理念，以中医药振兴发展为主题，以实施中医药法和全面落实战略规划纲要为主线，更加注重狠抓工作落实，更加注重调查研究与经验总结，更加注重政策机制创新，更加注重健全服务体系，更加注重提升服务能力，巩固发展形势，厚植发展优势，充分发挥中医药在健康中国建设中的独特优势，以优异的成绩迎接党的十九大胜利召开。

一、确保中央重大决策部署在中医药系统落地生根

1. 推动实施《中医药法》。配合开展中医药法释义的研究、编纂及出版。开展中医药法宣贯活动，举办中医药法骨干培训班。组织制定中医药法配套文件。

2. 贯彻全国卫生与健康大会精神，落实《“健康中国2030”规划纲要》。深化专题研究，提出具体举措，做好项目实施。

3. 推进《中医药发展战略规划纲要（2016～2030年）》实施。重点对2016年已启动、2017年启动的重大工程和重点项目进展情况开展督导，制定贯彻实施绩效评估方案和指标体系。

4. 加快《中医药健康服务发展规划（2015～2020年）》实施。开展专项督查，研究制定中医药健康服务统计调查制度和促进新业态发展相关经济政策，启动统计调查试点工作。

5. 实施中医药发展“十三五”规划。启动一批重大工程、重大项目，开展核心发展指标和重点任务的监测评估研究。

6. 实施中医药传承创新工程。制定实施相关建设标准和规范，完成建设单位遴选工作，开展工程试点建设。

二、推进深化医改中医药工作，提升中医药服务能力

7. 参与分级诊疗制度建设。推动公立中医医院与基层医疗卫生机构建立多种形式的医疗资源纵向联合体，引导中医优质资源下沉和共享。在基层中医药服务体系不健全、能力较弱的地区，落实将中医医院中医门诊诊疗服务纳入首诊范围的政策要求。参与制订试点慢病分级诊疗服务中医技术方案。

8. 同步推进公立中医医院综合改革。所有公立中医医院参与综合改革，落实差别化的中医药政策措施，构建公立中医医院运行新机制。出台《关于开展公立医院薪酬制度改革试点工作的指导意见》。控制医疗费用不合理增长，强化中药饮片处方专项点评制度。推进局属（管）医院参加属地公立医院综合改革。加大“发挥中医药服务优势”医改经验的推广力度。完善国家综合医改试点省中医药改革工作联系机制。

9. 积极参与深化医保支付方式改革。贯彻《关于进一步深化基本医疗保险支付方式改革的指导意见》，探索符合中医药特点的支付方式。积极开展中医药参与疾病诊断相关分组（DRGs）付费研究并开展试点。逐步扩大纳入医保支付的医疗机构中药制剂和针灸、治疗性推拿等中医非药物诊疗技术范围。

10. 全面实施基层中医药服务能力提升工程“十三五”行动计划。做好基层中医药服务能力建设项目，加强县级中医医院建设，组织全国基层中医药工作先进单位创建。落实国家基本公共卫生中医药健康管理项目，组织中医药健康管理项目绩效考核，开展新增中医药基本公共卫生项目试点。

11. 实施中医临床优势培育工

程。深化中医专科专病防治体系建设，完成“十二五”国家中医重点专科验收，启动“十三五”国家临床重点培育专科（中医专业）建设，遴选建设区域中医（专科）诊疗中心。推进中医诊疗模式创新试点。制定实施《医疗机构中药配方颗粒使用管理规范》，继续组织开展医疗机构中药饮片管理抽查。制定实施《中医医院新入职护士培训大纲》。

12. 加快推进社会办中医。开展社会办中医试点。制定中医诊所备案管理办法。开展鼓励只提供传统中医药服务的中医门诊部和诊所连锁化、品牌化发展研究。

13. 完善中医医院评审评价机制。深化大型中医（中西医结合、民族医）医院巡查工作，完善巡查工作长效机制。修订二级中医医院评审标准，做好中医医院评审工作。制定县级中医医院综合服务能力基本标准和推荐标准，开展全国三级中医医院综合服务能力调查。

14. 提升中医医院服务能力。继续实施“进一步改善医疗服务行动计划”，开展第三方评估。加快推进中医药健康扶贫工作，深入开展“服务百姓健康行动”全国大型义诊活动周活动和三级医院对口帮扶贫困县县级中医医院工作。开展中医医院医疗质量控制体系建设研究，推动建立各级中药质控中心和中医病案首页质控中心。配合有关部门制定《医疗机构中药饮片炮制管理办法》《医疗机构中药制剂品种备案管理办法》。

15. 做好中医药应急和传染病防控工作。参与新发突发重大传染病防控和灾害事故等卫生应急工作。推进中医药治疗艾滋病工作，研究制定中西医综合治疗艾滋病专家共识，制定实施《癌症中医药防治“十三五”行动计划》。

16. 促进中西医协同协作。实施重大疑难疾病中西医临床协作试点。开展2017年综合医院、专科医院和妇幼保健院中医药工作示范单位创建活动。继续加强妇幼健康服务机构妇科儿科中医技术、中成药的合理使用培训。修订《中西医结合医院工作指南》。

17. 推进民族医药发展。召开第四届民族医药工作会议。出台《关于加强民族医药发展的若干意见》，贯彻《民族医药“十三五”科技发展规划纲要》。完成“十二五”民族医重点专科验收。制修订民族医优势病种诊疗方案，发布民族医医疗技术操作规范。

三、加快发展中医药健康服务，不断增加中医药健康服务供给

18. 促进中医药养生保健发展。推进中医治未病健康工程，完善医疗机构治未病科建设，制订特定人群中医治未病调理方案。制定中医养生保健服务规范。探索中医药特色社区健康管理模式，建设一批中医养生保健基地。

19. 发展中医药健康养老。印发实施《关于促进中医药健康养老服务发展的实施意见》，启动中医药特色医养结合示范基地建设，开展中医药健康养老试点。

20. 发展中医药健康旅游。探索以中医药文化传播和体验为主题，融中医疗养、康复、养生、文化传播等与旅游于一体的中医药健康旅游，建设一批国家中医药健康旅游示范区（基地、项目）。

21. 加快中药材产业扶贫。编制《中药材产业扶贫行动计划》，开展中药材产业扶贫工作试点，做好定点扶贫工作。

四、推进中医药继承创新，提高科技创新能力

22. 推进中医药科技体制改革。召开全国中医药科技创新工作会议。推进中医药科研项目管理专业机构建设，探索第三方评价评估机制。研究制定《中医医疗器械科技创新发展规划纲要》和《中医健康服务科技创新专项规划纲要》。

23. 加强中医药科技创新体系建设。深化国家中医临床研究基地建设，再遴选支持一批国家中医临床研究基地建设，支持开展省级中医药科研院所建设。推进中医药国家实验室和国家重点实验室培育工作，建设一批产学研结合的中医药重点研究室。做好重点研究室建设阶段评估，推进中医药科研伦理平台及数据中心、康复中心、治未病中心建设，推进国家中医临床研究中心建设。

24. 协调推进重点研发计划中医药项目。开展中医基础理论研究，开展重大疾病、重大传染病防治以及治未病的联合攻关和常见病、多发病、慢性病中医药防治研究，开展健康产品研发、制造和应用，研发基于中医理论的诊疗仪器与设备。遴选优势单位开展中药材质量保障与大品种深度开发研究。探索适合中药特点的新药开发模式，推动重大新药创制。继续做好在研973计划、支撑计划和行业专项项目管理。

25. 推进中医药传承。继续组织中医药古籍文献整理、发掘，协调推进《中华医藏》编纂，开展名老中医经验传承研究，深化传承服务平台建设。推进《古代经典名方目录》研究，完成首次中医药传统知识调查，开展构建防御性保护制度研究。加强国家、省、县三级中药炮制技术传承基地建设。

26. 加强中药材保护和利用。推进第四次全国中药资源普查。做好中药标准化项目实施，开展2017年度项目督导和阶段性总结。

五、深化人才体制改革，加强人才队伍建设

27. 完善中医药人才评价褒奖机制。评选表彰第三届“国医大师”“全国名中医”。完善中医药专业技术人员资格评审和考试工作，探索评聘制度改革，推动增加部分中级专业考试。

28. 医教协同深化院校教育教学改革。印发实施《关于医教协同深化中医药教育改革与发展的指导意见》。继续推进卓越医生（中医）教育培养计划。开展中医药高等学校教学名师先进事迹学习宣传。推进中医药教育质量监测与评价工作。建设区域国家中医药高等院校教师发展中心，实施中医药教师能力提升专项行动计划。推进省局共建中医药院校工作。加强中医药重点学科建设。

29. 深化中医住院医师规范化培

训。制定《关于在中医住院医师规范化培训中加强中医临床思维培养的指导意见》，完善中医住院医师规范化培训评估方案和指标体系，继续开展评估。加强中医住院医师规范化培训师资培养，推进结业理论考核题库建设。会同国务院学位办、国家卫生计生委进一步完善中医专业学位研究生教育与中医住院医师规范化培训衔接工作。

30. 加强高层次人才培养。实施中医药传承与创新“百千万”人才工程。推进第六批全国老中医药专家学术经验继承、全国名老中医药专家传承工作室、第四批全国优秀中医临床人才研修项目。举办中医医院职业化管理高级研修班，开展中医药管理干部治理能力培训。开展全国中药特色技术传承人才培训项目和中医护理骨干人才培训项目。举办第三期中医药行业会计领军人才班。

31. 深化基层人才培养。推进中医类别全科医生培养，继续实施农村订单定向免费医学生培养和全科医生特设岗位计划。新建一批全国基层名老中医药专家传承工作室。开展基层卫生技术人员中医药知识与技能培训项目。加强在职基层中医药人员学历教育。

32. 推动中医类别医师资格准入和执业管理制度改革。推进中医类别医师资格考试改革，创新中医类别医师资格考试模式。制定《中医师承和确有专长人员医师资格考核注册管理办法》。

六、弘扬中医药文化，提升人民群众健康素养

33. 挖掘中医药文化内涵。开展中医药健康养生文化内涵外延研究，梳理中医药健康养生文化的历史脉络、理论框架、实践体系，与现代健康理念相融合，推动中医药健康养生文化创造性转化、创新性发展。

34. 深化中医中药中国行活动。开展中医中药中国行——中医药健康文化推进行动，举办中医药健康文化知识大赛、征集推广中医药文化作品、中医药文化科普巡讲等活动。推广“中医药文化进校园”经验，推动中医药文化进校园、进课堂。发布2016年中国公民中医药健康文化素养调查数据。

35. 完善中医药文化传播体系。深化中医药文化宣传教育基地建设，开展中医药健康文化体验区建设，推动实现每个省（区、市）建有国家级基地。加强中医药文化科普人才队伍建设。发挥新媒体优势，建立多样化中医药文化传播平台。

36. 促进中医药文化产业发展。打造中医药文化品牌，创作中医药影视、动漫、图书等文化精品。开展中医药出版传媒体系构建研究，加强中医药文化影视资料库建设。

七、实施中医药“一带一路”规划，夯实国际合作基础

37. 推动中医药“一带一路”规划任务落实。继续实施一批中医药国际合作专项，扩大海外中医药中心、中医药国际合作基地布局。承办“一带一路”高峰论坛、金砖国家传统医药高级别会议等中医药专题活动。

38. 加强中医药国际合作。落实政府间中医药合作协议，深化与东盟、欧盟、上合组织、中东欧、金砖国家等在政策法规方面的交流，加强中医师准入和产品注册等领域的合作。与新加坡、马来西亚、韩国、乌克兰、加拿大等开展高级别会谈。

39. 深化两岸四地联系。支持香港建设首家中医医院和中药材检测中心，支持澳门以中医药为抓手促进经济适度多元发展，支持两岸开展中医药交流活动。

40. 加强中医药国际标准工作。开展传统医学国际疾病分类项目（ICTM）临床测试。参加ISO/TC 249第八次年会，制定我国参加国际标准化组织管理办法。研究制定国际针灸、推拿等基本规范。

41. 促进中医药服务贸易。完善发展中医药服务贸易政策措施，系统推动中医药服务贸易先行先试，参与中国－斐济、斯里兰卡、海合会、马尔代夫等中外自贸区谈判。

八、推进中医药法治，完善发展政策机制

42. 加强法律体系建设。加强基本医疗卫生法等中医药相关法律法规研究，积极参与相关立法工作。严格合法性审查，组织做好2017年规范性文件制修订工作。

43. 加快推进依法行政。建立法律顾问制度，组建法律顾问工作队伍。贯彻落实《法治政府建设实施纲要（2015～2020年）》实施方案。加强国家工作人员学法用法工作，组织编印学法用法笔记，开展学法用法工作人员培训，加强学法用法组织协调、指导和检查。全面贯彻落实中医药行业“七五”普法规划，继续开展法治专题宣传教育，组织开展各省法治工作负责人普法培训。

44. 加强中医药监督工作。贯彻《关于加强中医药监督管理工作的意见》，开展中医药监督体系摸底调查，做好中医药监督知识与能力培训，开展中医药监督师资培训和中医执法监督典型案例交流。制定中医药监督工作规范，加强中医药违法事件监测和查处。开展中医药健康服务认证工作相关问题研究和规范（标准）制修订，开展中医药百年老字号保护工作。

45. 推进中医药政策体系建设。印发《国家中医药政策研究项目管理办法》，编制中医药政策体系框架，建设10个国家中医药政策研究中心，实施20个中医药政策研究项目。开展《国务院关于扶持和促进中医药事业发展的若干意见》政策实施效果评估。

46. 深化中医药综合改革实践探索。做好中医药改革发展专家咨询委员会换届。加强国家中医药综合改革试验区建设，开展第三方评估，强化经验交流与推广。召开第六届国家中医药改革发展上海论坛。

47. 做好中央对地方转移支付中医药项目绩效评价。建立绩效评价专家库，编制绩效评价指标体系，加强绩效评价结果应用。

48. 完善中医药发展统筹协调机制。推动召开国务院中医药工作部际联席会议。加强完善中医药管理体制机制的研究。落实我局促进地方中医药（民族医药）事业发展文件以及局省合作协议，适时开展评估。

九、推进中医药信息化、标准化建设，构建发展支撑体系

49. 推进中医药信息化建设。实施全民健康保障信息化工程，建设国家级中医药数据中心和中医药业务信息系统。实施中医馆健康信息平台建设项目，实现国家、省级中医药信息平台互联互通，推动中医馆健康信息平台系统上线。组织制订中医药信息标准项目，推进“互联网+中医药”发展。

50. 全面加强中医药标准化建设。印发实施《中医药标准化行动计划（2017~2020年）》，启动中医药标准化工程。修订《中医药标准管理办法》，制定《中医药团体标准备案实施办法》和《中医药标准化项目管理办法》。加强重点领域标准的制定，开展中医（民族医）病症分类与代码和临床诊疗术语、中医病症诊断标准以及中医医疗技术标准等制修订工作。推进中医药标准化支撑体系建设，开展标准化研究中心建设，深化中医药标准研究推广基地建设，调整中医药标准化专家技术委员会，强化全国标准化技术委员会管理，加快中医药标准信息化建设。

十、推进全面从严治党，强化自身建设

51. 加强党的建设。抓好党的十九大精神的学习贯彻。继续推进“两学一做”学习教育，巩固成果。完善基层党组织“固本培元”工程，加强党务干部队伍建设，夯实组织基础。

52. 推进全面从严治党向纵深发展。切实抓好《关于新形势下党内政治生活的若干准则》和《中国共产党党内监督条例》的贯彻实施。严格落实两个责任，切实强化党内监督，加强党风廉政建设责任制和惩防体系建设。驰而不息纠正“四风”，持续深化作风建设。不断加强巡视工作，强化监督执纪问责，打造忠诚干净担当的纪检队伍。

53. 推进机关作风建设。深化学习型、服务型、创新型、和谐型、节约型机关创建活动。深化中医药改革发展重点难点问题专题调研，完善联系点制度。加大政务信息公开力度。

关于调整全国基层中医药工作先进单位建设标准部分指标的通知

国中医药办医政发〔2017〕8号

各省、自治区、直辖市卫生计生委、中医药管理局，新疆生产建设兵团卫生局：

随着《中医药发展战略规划纲要（2016~2030年）》《基层中医药服务能力提升工程“十三五”行动计划》等文件的颁布实施，对于基层中医药工作提出了新的更高的要求。根据《全国基层中医药工作先进单位评审命名管理办法》有关规定，为做好2016~2018周期全国基层中医药工作先进单位创建和评审工作，现对《全国基层中医药工作先进单位建设标准（2013年版）》（国中医药医政发〔2013〕49号）作如下调整。

一、增加指标

1. 县级妇幼健康服务机构要按照《关于妇幼健康服务机构标准化建设与规范化管理的指导意见》和《各级妇幼健康服务机构业务部门设置指南》等文件要求加强中医妇科和中医儿科建设。

2. 各地要认真贯彻落实《关于推进家庭医生签约服务的指导意见》，积极推进家庭医生签约服务，逐步实现每个家庭医生团队都有能够提供中医药服务的医师或乡村医生。

二、调整指标

1. 第十一条中的“80%以上的社区卫生服务站和75%以上的村卫生室配备针灸、火罐、刮痧板等基本器具以及TDP神灯等中医诊疗设备”调整为“100%的社区卫生服务站和75%以上的村卫生室配备针灸、火罐、刮痧板等基本器具以及TDP神灯等中医诊疗设备”。

2. 第十四条“80%的社区卫生服务站至少配备1名中医类别医师或能够提供中医药服务的临床类别医师”调整为“100%的社区卫生服务站至少配备1名中医类别医师或能够提供中医药服务的临床类别医师”。

3. 第十八条“社区卫生服务中心、乡镇卫生院能够运用6种以上中医药技术方法治疗基层常见病、多发病”和第二十一条中的“每个社区卫生服务中心、乡镇卫生院至少能够开展10项中医药适宜技术，每个社区卫生服务站、村卫生室至少开展5项中医药适宜技术”合并为“每个社区卫生服务中心、乡镇卫生院能够按照中医药技术操作规范开展6类以上中医药适宜技术，每个社区卫生服务站、70%以上的村卫生室能够按照中医药技术操作规范开展4类以上中医药适宜技术”。

请各地遵照执行。

国家中医药管理局办公室
2017年2月10日

国家中医药管理局关于进一步加强医疗机构中药饮片管理的通知

国中医药医政发〔2017〕22号

各省、自治区、直辖市卫生计生委、中医药管理局，新疆生产建设兵团卫生局，中国中医科学院，北京中医药大学：

为进一步加强医疗机构中药饮片管理，保证人民群众用药安全和中医临床疗效，现就有关事宜通知如下：

一、提高对加强中药饮片管理重要性的认识

医疗机构中药饮片管理是医疗机构药事管理的重要内容，直接关系到人民群众的用药安全和中医临床疗效。近年来，中药饮片管理水平有了较大提高，医疗机构中药饮片质量得到了较好保证，有效促进了中医药特色优势的发挥。但随着深化医药卫生体制改革的持续推进，人民群众对中医药的服务需求不断增长，中药饮片使用量大幅上升，中药饮片质量和用药安全面临着新的挑战。部分医疗机构中药饮片采购供应制度不完善、采购程序不符合相关规定、验收流于形式、养护不到位、煎药流程不符合要求、未建立处方专项点评制度等问题还较为突出。

各级中医药主管部门和医疗机构要从保障人民群众用药安全有效、促进中医药事业健康发展的高度，进一步提高对加强中药饮片管理重要意义的认识，严格按照我局的有关文件和规定，强化中药饮片使用管理，保证中药饮片质量和用药安全。

二、加强医疗机构中药饮片重点环节管理

针对当前医疗机构中药饮片管理的薄弱环节，各医疗机构要重点加强医疗机构中药饮片采购验收、养护、煎煮、处方点评等环节的管理。

（一）严格中药饮片采购验收管理

各医疗机构要按照《医院中药饮片管理规范》（国中医药医政发〔2007〕11号）等有关文件要求，建立完善采购、验收工作制度，严把供货渠道关，并定期对供应商进行评估；严格验收人员资质、验收程序管理，保证中药饮片质量，坚决杜绝不合格中药饮片进入医疗机构。有条件的医疗机构可探索建立中药饮片质检室。

（二）规范中药饮片养护保存管理

各医疗机构要设立独立的中药饮片库房，健全通风、调温、调湿、防潮、防虫、防鼠等条件及设施。要建立完善中药饮片储存管理制度，严格出入库记录管理，定期对库存中药饮片进行清理，加强日常养护，确保中药饮片的质量。

（三）强化中药饮片煎煮管理

各医疗机构要按照《医疗机构中药煎药室管理规范》等有关文件要求，加强中药饮片煎煮管理，建立煎药室工作制度和相关设备的标准化操作程序，严格煎药质量的全过程控制和监测，保证中药饮片煎煮质量。

（四）认真落实中药饮片处方点评

各医疗机构要按照《国家中医药管理局关于进一步加强中药饮片处方质量管理强化合理使用的通知》等有关要求，定期开展中药饮片处方点评工作，加强中药饮片处方点评的结果应用，将处方点评结果纳入绩效考核体系，与绩效工资、评优、评先、职称晋升等相挂钩，保证中药饮片的合理使用。

三、落实医疗机构中药饮片管理各项保障措施

（一）建设中药饮片质控中心

各省级中医药主管部门要探索建立中药饮片质控中心，完善医疗机构中药饮片质量监控体系，促进医疗机构中药饮片管理持续改进，为强化本地区中药饮片的质量控制提供组织保障。

（二）建立评估检查与结果发布机制

各省级中医药主管部门要切实落实中药饮片使用监督管理责任，应联合相关部门强化对医疗机构中药饮片管理的定期检查和专项抽查，重点加强对基层医疗机构、民营医疗机构、综合医院中药饮片管理的督导检查。要将检查结果以适当方式予以发布，督促医疗机构加强管理，保证饮片质量。

（三）加强中药人才队伍建设

各医疗机构要切实加强中药人才队伍建设，配足配强中药专业人才，严禁1人多岗，为提高中药饮片质量提供人才保障；要加强各岗位专业人员培训，定期开展对中药饮片管理相关规定、专业知识新进展、新方法、新技术的培训和考核，不断提升中药饮片管理水平。各级中医药主管部门要采取举办培训班等多种措施，加强中药人才培养，帮助各医疗机构建立一支素质高、业务强的中药药事管理队伍。

（四）完善医疗机构信息化建设

各医疗机构要不断完善信息化建设，充分运用信息化技术规范中药饮片采购、验收、储存、使用管理，加强中药饮片煎煮质量控制，保证中药饮片质量。

在中药饮片管理方面发现的好做法、好典型，各省级中医药主管部门要及时向我局报告。

国家中医药管理局

2017年9月16日

国家中医药管理局关于支持社会力量提供中医医疗和健康服务的意见

国中医药医政发〔2017〕23 号

各省、自治区、直辖市卫生计生委、中医药管理局，新疆生产建设兵团卫生局，局机关各部门：

为认真贯彻落实十九大精神，深入贯彻落实《中医药法》和《国务院关于印发中医药发展战略规划纲要(2016～2030 年) 的通知》(国发〔2016〕15 号)《国务院办公厅关于支持社会力量提供多层次多样化医疗服务的意见》(国办发〔2017〕44 号)《国务院办公厅关于印发中医药健康服务发展规划(2015～2020 年) 的通知》(国办发〔2015〕32 号) 等文件精神，更好地支持和促进社会力量提供中医医疗和健康服务，现提出以下实施意见。

一、高度重视支持社会力量提供中医医疗和健康服务

社会办中医作为社会办医的重要组成部分，包括中医药养生、保健、医疗、康复等服务，涉及健康养老、健康旅游等多个领域。推进社会办中医，支持社会力量提供中医医疗和健康服务，是中医药行业以人民健康为中心、扎实推进健康中国建设的重要推手，是贯彻落实《中医药法》、完善中医药服务体系、促进中医药健康服务发展的重要内容，是增加中医药资源供给、满足人民群众多层次多样化中医药健康服务需求的重要途径，是落实国务院“放管服”、稳增长、惠民生要求的具体举措，对于扩大内需、增加就业，打造大众创业、万众创新和增加公共产品、公共服务“双引擎”具有重要意义。新一轮医改以来特别是党的十八大以来，社会办中医呈现出蓬勃发展的良好态势，但与党中央、国务院的要求和人民群众的健康需求相比，社会力量提供的中医医疗和健康服务的规模、服务内容和模式有待进一步优化升级，仍然存在放宽准入不彻底、扶持政策不完善、监管机制不健全等问题。

各级中医药管理部门要充分认识推进社会办中医支持社会力量提供中医医疗和健康服务的重要意义，把思想认识统一到国务院推进社会办医、繁荣壮大健康产业、释放内需潜力、推动经济转型升级的部署上来，将支持社会办中医作为本地区中医药工作的重点工作，进一步拓展社会办中医内涵，放宽社会办中医市场，提升社会办中医水平，完善社会办中医政策，多种措施鼓励社会力量以名医、名药、名科、名术、名院为服务核心，提供流程优化、质量上乘的中医医疗、养生保健、康复、养老和健康旅游服务。力争到 2020 年，社会力量提供中医医疗和健康服务的能力明显增强，技术水平、服务品质、品牌美誉度显著提高，专业人才、医药技术等支撑进一步夯实，行业发展环境全面优化，非公立中医医疗机构提供的中医服务量达到 20%，打造形成一批有较强服务竞争力的社会办中医机构（包括社会办中医医疗机构和中医养生保健机构，下同)，形成若干具有影响力的中医药特色优势突出的健康服务产业集聚区，服务供给基本满足国内需求，逐步形成多层次多样化中医药健康服务新格局。

二、多种措施支持社会力量拓展中医药服务

（一）促进社会办中医医疗机构发展

采取多种举措促进有实力的社会办中医诊所和门诊部（中医馆、国医堂）等机构做大做强，推动实现跨省市连锁经营、规模发展。制定并贯彻落实《中医诊所备案管理暂行办法》，在中医药理论指导下运用中药和针灸、拔罐、推拿等非药物疗法开展诊疗服务，以及中药调剂、汤剂煎煮等中药药事服务的中医诊所，报所在地县级中医药管理部门备案后即可开展执业活动。允许和鼓励二级以上公立中医医院与社会办中医医疗机构在人才、管理、服务、技术、品牌等方面建立协议合作关系，支持社会力量办好多层次多样化中医药健康服务。积极支持社会办中医医疗机构发展中医药特色专科（专病)，打造服务品牌。允许和鼓励符合条件的中医诊所和门诊部的中医类别医师，牵头组建或者参与家庭医生签约服务团队，为居民提供中医药特色突出的医疗、公共卫生和健康管理等签约服务，在转诊、收付费、考核激励等方面与政府办医疗机构提供的签约服务享有同等待遇。鼓励社会办中医医疗机构根据本医疗机构临床用药需要配制和使用中药制剂。积极支持社会力量深入中医专科医疗等细分服务领域，优先举办儿科、妇科、外科、骨伤、肿瘤、肛肠等非营利中医专科医院，发展中医特色的康复医院、护理院，扩大服务有效供给，培育专业化优势，加快打造一批具有竞争力的品牌服务机构。允许公立中医医院根据规划和需求，与社会力量合作举办新的非营利性医疗机构。严格落实公立医院举办特需医疗有关规定，除保留合理部分外，逐步交由市场提供。

（二）大力发展中医养生保健服务

深入实施《国家中医药管理局关于促进中医养生保健服务发展的指导

意见》（国中医药医政发〔2016〕1号），支持社会力量举办规范的中医养生保健机构，为群众提供中医健康咨询评估、干预调理、随访管理等治未病服务，探索融健康文化、健康管理、健康保险于一体的中医健康保障模式。建设一批具有引领带动作用的中医养生保健基地，促进经营规范、服务优质、特色鲜明的中医养生保健机构发展，培育一批技术成熟、信誉良好的知名中医养生保健集团或连锁机构。中医养生保健机构可以根据国家制定的中医养生保健服务规范、标准，提供中医健康状态辨识与评估、咨询指导、健康干预、健康管理等服务，对服务人群进行健康干预时可以使用按摩、刮痧、拔罐、艾灸、熏洗等中医技术及以中医理论为指导的其他不具有创伤性、侵入性和高危险性的养生保健方法及产品等。允许中医医院、中医医师为中医养生保健机构提供保健咨询、调理和药膳等技术支持。鼓励保险公司开发中医养生保健、治未病保险产品，通过中医健康风险评估、风险干预等方式，提供与商业健康保险产品相结合的疾病预防、健康维护、慢性病管理等中医特色健康管理服务。支持中医养生保健机构走进机关、学校、企业、社区、乡村和家庭，推广普及中医养生保健知识和易于掌握的理疗、推拿等中医养生保健技术与方法。

（三）大力发展中医药健康养老服务

落实国家中医药管理局、全国老龄办等12部门《关于促进中医药健康养老服务发展的实施意见》（国中医药医政发〔2017〕2号），支持社会力量举办中医药健康养老服务提供机构，推动普遍性服务和个性化服务协同发展，满足多层次多样化的中医药健康养老服务需求。允许并支持公立中医医院通过特许经营等方式，以品牌、技术、人才、管理、服务等优势资源与社会资本等开展合作，新建、托管、协作举办非营利性中医药健康养老服务提供机构。鼓励社会资本新建以中医药健康养老为主的护理院、疗养院，探索设立中医药特色医养结合机构。鼓励有条件的养老机构申请开办以老年病和保健、康复、照护为主的中医医院、中医门诊部、中医诊所，其开办的医疗机构按照相关规定，享受社会办中医政策扶持。

（四）大力发展中医药健康旅游

深入实施国家卫生计生委等部门《关于促进健康旅游发展的指导意见》（国卫规划发〔2017〕30号）和国家旅游局、国家中医药管理局《关于促进中医药健康旅游发展的指导意见》（旅发〔2015〕244号），支持以社会力量为主，发挥中医药特色优势，推动中医药资源与旅游资源有效结合，形成体验性强、参与度广的中医药健康旅游产品体系。大力开发中医药观光旅游、中医药文化体验旅游、中医药特色医疗旅游、中医药疗养康复旅游等旅游产品，推进中医药健康旅游产品和项目的特色化、品牌化。到2020年，在全国建成一批中医药健康旅游示范区、中医药健康旅游示范企业（基地）和中医药健康旅游综合体，培育出一些具有国际知名度和市场竞争力的中医药健康旅游服务企业和知名品牌。

（五）探索发展中医药特色优势突出的健康服务产业集聚区

在国家中医药综合改革试验区等中医药资源和区位等基础条件较好的地方，相对集中设置只提供传统中医药服务的中医门诊部和中医诊所以及中医养生保健机构，探索医疗与养生、保健、康复、养老、旅游、健身休闲等业态融合发展，健康服务与医学教育、文化宣传协调发展，打造中医药文化氛围浓郁、特色鲜明、具有竞争力和影响力的健康服务产业集聚区，更好地满足国内外较高层次健康消费需求。坚决避免脱离实际、一哄而上、盲目重复建设。

三、进一步扩大中医药健康服务市场开放

（六）进一步放宽中医药市场准入，简化优化审批服务

各地在制定出台社会办医疗机构执业登记前跨部门全流程综合审批指引实施细则时，要对中医医疗机构分类指导，优化精简程序和环节，并及时向社会公布后实施。切实落实区域卫生规划和医疗机构设置规划对只提供传统中医药服务的中医门诊部和中医诊所不做布局限制的政策措施要求，不得以任何理由限制。严禁违反法定程序增减中医诊所备案条件和程序。

（七）提升中医药对外开放水平

继续深入实施商务部等14部门《关于促进中医药服务贸易发展的若干意见》（商服贸发〔2012〕64号）。鼓励社会力量成为提供中医药服务贸易的主体。会同商务部加强中医药服务贸易顶层设计，不断完善促进中医药服务贸易促进体系、政策。各地要因地制宜，不断完善配套政策，支持举办面向境外消费者的社会办中医机构，鼓励社会办中医机构开展中医药服务贸易业务，提供优质医疗保健服务，提升中医药服务贸易规模和质量，培育国际知名的中医药品牌和服务机构。积极发展入境中医药健康旅游，承接中医医疗服务外包，拓展远程医疗保健服务等新兴服务贸易模式，加强中医药服务贸易对外整体宣传和推介。支持开展中医药服务贸易规则和标准制定。支持社会力量积极参与中医药“一带一路”建设，推进与沿线民众共享优质中医药医疗保健服务。

四、严格中医药行业监管和行业自律

（八）完善中医药管理制度和标准

探索采取包容而有效的审慎监管方式，推动制修订中医药相关法律法规、规章、规范和标准，规范提高服务质量。健全中医医院评审评价体系，对社会办中医医院和公立中医医院的评审评价实行同等标准。鼓励行业协会等制定推广服务团体标准和企业标准，推行服务承诺和服务公约制度。鼓励社会办中医医疗机构取得医疗服务质量认证。拓宽公众参与监管的渠道，研究建立医疗服务社会监督员制度。加大知识产权保护力度，支持社会办中

医医疗机构开展创业创新。

（九）加强中医药行业监管

创新中医药监管方式，落实简政放权、放管结合、优化服务要求，大力推广随机抽查监管，切实加强事中事后监管，营造公平竞争的发展环境。依照法律法规制定中医药监督检查事项目录和负面清单目录，并定期向社会公布，法律法规没有规定的，一律不得擅自开展监督检查。加强中医药监督执法队伍建设，有条件的综合监督行政执法机构应设立独立的中医药监督科室，尚不具备条件的应指定专人负责中医药监督工作。加强对开展中医医疗服务的各级各类医疗机构的监督管理，重点加强医疗机构执业许可、诊疗科目设置、执业范围等情况的检查；监督医疗机构内部各项规章制度落实情况。加强对开展中医养生保健服务的各类机构经营活动的监督管理，重点加强对其是否使用具有创伤性、侵入性或者高危险性技术方法，是否开具药品处方，是否宣传治疗作用等情况的检查。严肃查处中医养生保健机构开展医疗服务行为。加强对中医药养生保健服务文化全媒体传播的监督管理。进一步强化中医医疗广告的审批制度，严格审查发布内容和发布形式。规范“网络问诊”和“微博问诊”等服务的内容和范围。联合工商管理部门重点查处在互联网上发布虚假违法中医医疗保健信息的行为。

（十）提高诚信经营水平

落实主体责任，引导社会办中医机构加强各环节自律，公开诊疗科目、服务内容、价格收费等服务信息，开展诚信承诺活动。建立健全中医机构及从业人员信用记录，纳入全国信用信息共享平台，其中涉及企业的相关记录纳入国家企业信用信息公示系统，并依法推进信息公开。对严重违规失信者依法采取惩戒措施，提高失信成本。鼓励行业协会等第三方开展医疗服务信用评价。各级中医药管理部门要定期公开中医医疗机构服务质量、违法违规行为查处情况，并通过国家中医药监督执法信息平台向社会公示相关行政许可、行政处罚、“黑名单”、抽查检查结果等信息，形成监管信息常态化披露制度。对进入“黑名单”的机构和人员依法依规严肃处理，情节严重的坚决曝光。

五、保障措施

（十一）加强组织实施

各级中医药管理部门要高度重视，把推进社会办中医、支持社会力量提供中医医疗和健康服务摆在重要位置，统筹协调，加大投入，创造良好的发展环境。各级中医药管理部门要结合实际制定具体的实施方案，明确任务分工和时限要求。要切实加强督查调研，对本地区社会办中医存在的问题进行认真研究，对发现的问题要逐项整改，切实打通政策落实“最后 1 公里”。要发扬基层首创精神，针对社会办中医“痛点”、难点问题，主动作为、勇于攻坚，创造积累经验，不断丰富完善促进社会办中医发展的政策措施。国家中医药管理局将不定期组织开展以支持社会办中医为主要内容的督查调研，确保社会办中医各项政策落地落实落细。

（十二）加强中医药人才培养

适应健康服务产业发展，鼓励中医药院校合理设置养老服务、健康管理等健康服务相关专业。鼓励建立中医药健康服务人员培训基地，开展面向健康服务行业人员的中医药技术培训；健全中医药健康服务职业技能鉴定评审机制，形成较系统的中医药健康服务人力资源培养、就业、准入体系。鼓励支持具备条件的院校、企业、社会办学机构建立中医药健康服务职业教育集团共同参与人才培养。以促进就业为导向，推进中医药健康服务业与教育培训产业相融合，大力开展中医药行业特有工种职业技能培训，着力培养中医预防保健、养生康复、健康养老、健康管理等领域中医药技术技能人才。引导中医药专业毕业生就业，填补中医药健康服务人力资源缺口。

（十三）促进中医药人才合理使用和流动

全面实行医师执业区域注册，中医类别医师个人以合同（协议）为依据，可在多个机构执业，促进医师有序流动和多点执业。鼓励公立中医医院建立完善医务人员全职、兼职制度，加强岗位管理，探索更加灵活的用人机制。中医类别医师可以按规定申请设置中医医疗机构，鼓励到基层开办中医诊所。鼓励中医类别医师利用业余时间、退休医师到基层医疗卫生机构执业或开设工作室。切实落实社会办医疗机构在科研、技术职称考评、人才培养等方面与公立医疗机构享受同等待遇相关政策。支持社会办医疗机构开展中医药继续教育活动和中医药学术经验传承工作。支持符合相关条件的在社会办医疗机构稳定执业的中医药专业技术人员按规定接受中医药继续教育，并可代表该机构参加各类学术活动，提高中医药学术水平和服务能力。加强中医药传统知识保护，鼓励和支持社会办医疗机构积极开展中医药传统知识的收集和整理工作。支持省级中医药管理部门将社会办医疗机构从业人员纳入中医药学术传承项目和传承人遴选范围。

（十四）推进中医药新技术新产品研发应用

积极支持社会力量参与中医药科学研究。加强对重大疑难疾病、重大传染病防治的联合攻关和对常见病、多发病、慢性病的中医药防治研究，形成一批防治重大疾病和治未病的重大产品和技术成果。继续推动建设产学研联合国家中医药管理局重点研究室，持续开展相关科学研究，在科研领域发挥重要的作用。提升产学研联合的科技创新能力，支撑产学研结合服务的稳定、快速、健康发展。

国家中医药管理局

2017 年 10 月 23 日

国家中医药管理局关于推进中医药健康服务与互联网融合发展的指导意见

国中医药规财发〔2017〕30号

各省、自治区、直辖市及计划单列市、副省级城市卫生计生委、中医药管理局，新疆生产建设兵团卫生局、局直属（管）各单位、局机关各部门：

中医药健康服务与互联网融合发展是将中医药养生、保健、医疗、康复、健康养老、中医药文化、健康旅游等中医药健康服务与互联网的创新成果深度融合，实现个性化、便捷化、共享化、精准化、智能化的中医药健康服务，对推进中医药供给侧结构性改革，激发创业创新活力，推动中医药传承发展，建设健康中国具有重要意义。为贯彻落实《中医药法》《中医药发展战略规划纲要（2016～2030年）》（国发〔2016〕15号）、《国务院关于积极推进"互联网＋"行动的指导意见》（国发〔2015〕40号）、《中医药健康服务发展规划（2015～2020年）》（国办发〔2015〕32号）和《国务院办公厅关于促进和规范健康医疗大数据应用发展的指导意见》（国办发〔2016〕47号），推进中医药健康服务与互联网融合发展，现提出以下意见。

一、总体要求

（一）指导思想

全面贯彻落实党的十九大精神，以习近平新时代中国特色社会主义思想为指导，围绕健康中国建设，统筹推进中医药事业传承发展，以实现人人基本享有中医药服务为出发点和落脚点，充分发挥中医药特色优势，大力拓展中医药健康服务与互联网融合的广度和深度，着力创新中医药健康服务模式，释放发展潜力和活力，为人民群众提供全方位全周期健康服务，为决胜全面建成小康社会、开启全面建设社会主义现代化国家新征程做出新贡献。

（二）基本原则

健康为本，便民惠民。以满足群众中医药健康服务需求为根本，着力发挥互联网融合中医药健康服务的技术优势和应用优势。整合存量、优化增量、提高质量，扩展中医药健康服务领域，提升服务能力和水平，提供安全、有效、便捷的中医药健康服务。

融合发展，拓展服务。树立互联网思维，促进理念融合与技术融合相统一，聚焦中医药健康服务需求，推动中医药健康服务与互联网全面融合，积极发挥中医药专家作用，推进政产学研用协同创新，充分发挥平台综合优势，拓展服务范围，开发和丰富多层次多样化个性化的服务内容，开放服务资源。

政府引导，市场驱动。发挥政府在制定规划、出台政策、引导投入、规范市场等方面的引导作用，发挥市场在资源配置中的决定性作用，积极营造平等参与、公平竞争的市场环境，激发大众创业、万众创新，不断增加中医药健康服务供给，提高服务质量和效率。

鼓励创新，安全可控。注重管理创新、产品创新和品牌创新，培育发展新业态。加强信息标准和网络安全建设，增强信息安全意识，妥善处理应用发展与保障安全的关系，有效保护国家利益、公共安全、商业秘密、个人隐私。

（三）发展目标

到2020年，中医药健康服务与互联网融合发展迈上新台阶，融合发展新模式广泛应用，服务内容不断丰富，领域不断拓展，水平加快提升，线上线下结合更加紧密，产业链逐步形成，治理能力现代化水平明显提升，健康服务能力明显增强，实现人人基本享有中医药服务。到2030年，以中医药理论为指导、互联网为依托、融入现代健康管理理念的中医药健康服务模式形成并加快发展，中医药在治未病中的主导作用、在重大疾病治疗中的协同作用、在疾病康复中的核心作用得到充分发挥，中国特色健康服务蓬勃发展，人民群众得到更多实惠。

二、主要任务

（一）深化中医医疗与互联网融合

优化中医医疗服务流程。以方便患者就医为根本，发挥优质医疗资源的引领作用，整合线上线下资源，建立更加规范、共享、安全的中医诊疗流程。鼓励利用互联网技术实施预约诊疗，提供分时段就诊、候诊提醒等多渠道的诊前服务，有效分流就诊患者。基于移动互联网、物联网开展划价缴费、报告查询、健康咨询、药品配送、随访等便捷服务。积极推行电子化支付方式，简化支付流程，实现即时结算、诊间结算。

创新中医医疗服务模式。依照国家有关法律法规，利用互联网、大数据等技术，规范开展互联网中医诊疗活动。基于中医重点专科专病建设，支持基于标准协议的满足中医临床要求、数据互联互通、高度共享的区域中医诊疗中心信息化建设。鼓励医疗机构发挥原创思维，研发体现中医药特色的信息系统。加快推动中医电子病历和电子健康档案的连续记录及医疗机构之间的信息共享，构建中医临床应用知识库和患者诊疗信息库。支持人工智能辅助诊断、多种生物特征识别、中医专家系统等建设，开展互联网延伸医嘱等服务应用。探索和推广“智慧药房”建设，提供包括中药饮片、配方颗粒、中药煎煮、膏方制作、药品配送、用药咨询等药事服务。鼓励医联体相关医院管理、医疗服务等信息平台建设，推进医联体内和同城同级中医医疗机构的检查检验结果互认，实现医联体内诊疗信息互联互通。加快基层医疗卫生机构中医诊疗区（中医馆）健康信息平台建设，探索移动终端、智能终端的研发与应用。

推进中医远程医疗服务。引导和鼓励中医医院运用信息化、智能化技术装备，向下级医院、基层医疗卫生机构提供远程会诊、影像诊断、病理诊断、心电诊断、中医体质辨识、中医“四诊”、中医经络诊断、宏观微观舌相诊断、远程教育等服务，提高优质中医医疗资源可及性和服务整体效率。研究中医远程医疗服务模式、运营机制和管理机制，深化中医远程医疗业务应用，扩大中医远程医疗服务范围。充分发挥移动互联网、大数据等技术在分级诊疗中的作用，促进中医医疗资源纵向流动。

（二）发展中医养生保健互联网服务

鼓励发展中医养生保健信息服务。鼓励中医养生保健机构构建中医养生保健信息服务平台，针对不同健康状态人群提供个性化的中医健康干预方案或指南（服务包）。鼓励应用“网上下单、实店消费”等O2O模式，研发中医养生保健服务应用程序。构建开发面向社区、居民的中医养生保健知识库、知识图谱，打造中医养生保健智慧云，提供融中医健康监测、咨询评估、养生调理、跟踪管理于一体的中医养生保健服务。积极利用新媒体技术，宣传中医养生保健服务的理念、方法与产品，主动推送中医养生保健知识。

推进中医特色健康管理智能化。打造中医健康云，构建开发具备中医健康体检、中医体质辨识、健康风险评估、健康干预、慢性病管理等功能的信息系统和移动终端，实现中医健康数据的采集、管理、应用和评估，建立个体中医健康档案。开展中医特色健康管理合作试点，制定信息共享和交换标准。发展第三方在线中医药健康市场调查、咨询评价、预防管理等应用服务。

加强中医特色康复信息服务。引导和鼓励社会资本进入中医康复服务领域，利用云计算、大数据、移动互联网等技术，提供康复评定、服务过程记录、效果分析、长期跟踪等中医特色康复信息服务。推动中医医疗机构建立康复数字化诊疗系统，提供中医特色康复医疗、训练指导、知识普及、康复护理等功能。推动中医医疗机构与社区康复机构的康复诊疗信息共享，提供远程康复诊疗、双向转诊、康复教育等服务。鼓励应用互联网、虚拟现实以及智能感知、模式识别、智能分析、智能控制等技术，研发具有中医特色的康复医疗服务信息系统和智能康复器械产品。

（三）推动中医药健康养老信息化

加快推进健康养老信息服务。鼓励中医医疗机构与养老机构探索基于互联网的医养结合新模式，逐步丰富和完善服务内容及方式，延伸提供社区和居家中医药健康养老服务。鼓励社区养老服务信息平台与区域人口健康信息平台、中医药信息平台对接。鼓励养老机构应用基于物联网、移动互联网的便携式体检、紧急呼叫监控等设备，向老年人提供中医药养生保健、医疗、康复、护理的线上商务、线下实体服务，采集、存储和管理老年人体征和行为监测、健康档案、慢病管理、中医养生保健等数据，推动中医特色养老服务信息化发展。

促进智慧健康养老产业发展。积极利用互联网，发展中医药健康养老服务，开发和运用智能硬件，发展老年人电子商务，重点推进老年人健康管理、紧急救援等服务。设计开发适合老年人的智能化产品、健康监测可穿戴设备、健康养老移动应用软件等。加强中医药健康养老信息化服务成果转化及适宜技术市场推广。推进中医药健康养老大数据分析与处理，挖掘中医药健康养老服务领域的创新潜能，研发具有中医药特点的健康养老信息服务产品。

（四）发掘中医药文化与健康旅游资源

发掘中医药文化资源。编制中医药文化数字资源总目录，建设中医药文化素材库和信息资源库。发展数字出版、互动新媒体、移动多媒体、动漫等新兴文化产业，引导开发一批适合移动新媒体传播的中医药文化精品佳作和科普作品，创作具有地方特色、民族特色的中医药文化数字产品。推动建设覆盖电视媒体、网络媒体、移动终端、平面媒体等的中医药文化传播平台和客户端。加强智慧型中医药博物馆、中医药健康文化体验场馆、文化宣传教育基地的数字化、智能化建设，创新交互体验应用。

打造智慧中医药健康旅游。利用中医药文化元素突出的中医医疗机构、中药企业、名胜古迹、博物馆、中华老字号名店、中药材种植基地、药用植物园等优势资源，搭建综合服务信息平台，开发线上线下融合发展的中医药观光旅游、中医药文化体验旅游、中医药特色医疗旅游、中医药疗养康复旅游等旅游项目和产品。利用虚拟现实、增强现实等技术，推广“网上虚拟感受、网下实体体验”的中医药健康旅游模式，实现线上线下即时互动，增强中医药健康旅游的科学性、娱乐性和趣味性。

（五）促进中医药服务贸易信息交流

加强国际国内、线上线下交融互动，有序推进中医药服务贸易公共信息平台建设，采集中医药政策法规、人员资质、产品注册、市场准入、质量监管等信息，为中医药服务贸易提供技术、人才、市场、投资及政策等咨询。支持建立中医药服务贸易统计体系。充分利用互联网技术开展中医药远程教育、医疗保健和认证等服务。将中医药服务贸易与中医药文化传播相结合，支持翻译出版数字化中医古籍，支持开发一批适合移动新媒体传播的海外中医药文化创意作品，促进中医药文化的国际推广和普及。

（六）规范中医药健康大数据应用

推动中医药健康大数据资源共享开放。加快建设和完善以中医电子病历、电子处方等为核心的基础数据库，鼓励中医医疗机构推进中医药健康大数据采集、存储，规范采集中医特色诊疗数据，畅通部门、区域、行业之间的数据资源共享通道。推进数字化中医健康辨识设备、可穿戴设备、健康医疗移动应用等产生的数据资源规范接入各级中医药信息平台。建立中医药健康大数据资源目录体系，有计划地稳步推动中医药健康大数据开放，充分释放数据红利。

推进中医临床和科研大数据应用。加强中医临床和科研数据资源整合共享，建设中医临床科研信息共享系统，构建中医药古籍数据库、名老中医传承知识库、中医临床诊疗数据库、具有中医特点的生物信息样本库等。推动科研资源共享与跨地区合作，搭建中医药大数据研究平台，整合数理统计、数据挖掘、人工智能等方法，突破中医药健康大数据应用的重点、难点和关键性技术问题，加快构建中医药健康服务大数据产业链。

推进中医药健康服务评估大数据应用。综合运用中医药健康服务大数据资源和信息技术手段，建立中医药健康服务评估体系，科学评价中医药健康服务。加强中医药健康服务对居民健康、国民经济的贡献情况等重要数据的精准计算和预测评价，强化中医药健康服务机构管理，建立健全对人员、场地、收入等变化趋势的监测机制。加强与征信机构合作，建立中医药健康服务统一信用信息平台。

三、保障措施

（一）加强中医药数据中心建设

建设国家人口健康数据中心中医药分中心，加快省级中医药数据中心建设，在部分条件较好的地市探索建设地市级中医药数据中心，实现中医药与卫生计生业务协同、信息互联互通，为中医药健康服务发展提供技术支撑。

（二）加强网络安全防护

落实《网络安全法》和信息安全等级保护制度，重视云计算、大数据、物联网、移动互联网、人工智能等技术应用带来的安全风险，加强信息基础设施安全防护，完善信息共享、数据利用等安全管理和技术措施。增强安全技术支撑能力，有效保护个人隐私和信息安全。开展信息安全测评和风险评估，加强抗毁灭及灾难恢复能力建设，提升信息安全和风险防范能力。

（三）加强中医药健康服务标准体系建设

建立中医药健康服务信息标准体系，制修订中医药术语标准、数据集标准等基础标准，加快制定中医药信息资源共享和交换、中医药与人口健康信息协同的信息标准，利用大数据推进中医病证分类与代码等应用。发挥学术团体、行业协会的作用，大力开展标准推广应用培训，推动标准有效实施。

（四）加强复合型人才队伍建设

开展中医药健康服务与互联网融合关键技术研究，强化中医药信息学科建设，鼓励中医药院校开设“互联网＋”相关课程，应用在线开放课程，培育高层次、复合型专业人才队伍。鼓励中医药机构与互联网企业建立信息咨询、人才交流等合作机制，促进中医药人才与互联网人才双向流动。

（五）营造开放包容环境

发挥政策引导和监督作用，增强市场创新动力，支持和鼓励中医药健康服务与互联网融合新技术新产品新模式新业态发展，研究探索破除限制发展的障碍，实施包容审慎监管，依法加强服务的事中事后监管，营造公平、开放、包容、透明的市场环境。

国家中医药管理局
2017年12月4日

（二）领导讲话

1. 国家卫生和计划生育委员会、国家中医药管理局领导讲话

国家卫生计生委主任、党组书记李斌在2017年全国中医药工作会议上的讲话

2017年1月9日

这次会议是在健康中国建设重大战略全面推进，《中医药法》即将实施，卫生与健康事业跨入改革发展新阶段的关键时刻召开的一次重要会议，对于总结经验，明确思路，继往开来，奋力开创中医药事业振

兴发展新局面具有重要意义。刘延东副总理对会议做出专门批示，充分肯定中医药工作取得的优异成绩，从战略和全局高度指明了中医药事业的前进方向，勉励广大中医药工作者紧紧抓住中医药振兴发展天时、地利、人和的大好时机，落实全国卫生与健康大会要求，着力推进中医药供给侧结构性改革，加快发展中医药健康服务，为全方位全周期维护人民健康做出新贡献。我们要认真学习领会，深入贯彻落实。

国家卫生计生委党组对中医药工作非常重视，专题听取中医药局党组的工作汇报，研究部署中医药工作，全国卫生计生工作会议已经对全年中医药工作做出了总体安排。下面，我重点讲3个问题。

一、充分肯定2016年中医药工作的显著成绩

一是中医药事业进入依法发展的新时期。历经33年锲而不舍的努力，《中医药法》获得十二届全国人大常委会审议通过，将于今年7月1日实施。这是中医药领域第一部专门法律，把党和国家关于中医药的方针政策以法律形式固定下来，对于推动中医药传承创新，促进中医药振兴发展提供了有力法律保障，也为制定基本医疗卫生法律打下了良好基础，提供了有益借鉴。

二是中医药规划和组织领导体系建设迈出重要步伐。国务院印发《中医药发展战略规划纲要（2016～2030年）》，对当前和今后一个时期中医药事业发展方向和重点任务做出明确部署，编制完成“十三五”中医药发展规划及若干专项规划，形成了比较完整的规划体系，大力推进规划落地。国务院建立中医药工作部际联席会议制度，在高层形成多部门协同推进机制，组织领导和统筹协调更加有力。

三是中医药深化改革取得新成效。中医药更加主动深入参与医改，深化国家中医药综合改革试验区建设，推进公立中医医院综合改革，强化内涵建设，开展中医药参与家庭医生签约服务试点，探索中医医保支付方式改革，创造了一批好经验好做法在全国复制推广。中医药的服务能力、可及性显著提升，人民群众对中医药服务的获得感不断增强。

四是中医药事业自身发展取得长足进步。实施基层中医药服务能力提升工程“十三五”行动计划，强化中医临床研究。召开中医药高等学校教学名师表彰大会，鼓励培养中医药人才。深化中医药科技体制改革、一批科技成果转化为健康新产品新技术。屠呦呦先生获得国家最高科学技术奖，这也是中医药的光荣。

五是中医药为经济社会文化外交发展贡献更多力量。中医药健康养老、健康旅游等新兴业态加速涌现，正在成为健康产业的新生力量。推进中药资源普查试点，启动中药标准化项目建设，做好中药材保护和利用。首次发表《中国的中医药》白皮书，系统介绍中医药发展脉络、科学价值和国家政策，以多个语种对外发行。成功举办第五届中医药现代化国际科技大会，建成一批海外中医药中心。

2016年的中医药工作按照习近平总书记在全国卫生与健康大会上提出的“四个建立健全”的要求，不断建立健全中医药法规，建立健全发展政策举措，建立健全管理体系，建立健全评价体系和标准体系，实现了从政策到法律、从理念到实践、从纲领到行动的升华，取得了一系列有标志性意义的成果。

二、牢牢把握中医药振兴发展的战略机遇

当前，中医药事业振兴发展内外部环境都十分有利，战略机遇前所未有。

首先，中医药振兴发展的指导思想日臻成熟。党中央、国务院历来高度重视中医药事业。党在不同历史时期的卫生工作指导方针，都始终强调注重团结中西医，中西医并重，促进共同发展。特别是党的十八大以来，以习近平同志为核心的党中央高度重视中医药工作，提出了一系列新思想新理念新论断，极大地提升了中医药振兴发展的思想高度，拓展了理论视野。始终强调把发展中医药事业，作为维护人民健康、推进健康中国建设、促进经济社会发展的重要内容，纳入“五位一体”总体布局和“四个全面”战略布局之中，统筹考虑，一体部署。始终强调中西医优势互补、协调发展，既不“以西律中”，也不“以古非今”，以兼收并蓄，开放包容的科学态度，指引中医药改革发展。

第二，中医药振兴发展的战略部署基本完备。《中医药法》对事业发展根本性、全局性和长期性问题做出了明确的法律规定。《“健康中国2030”规划纲要》《中医药发展战略规划纲要（2016～2030年）》，以及“十三五”卫生与健康规划、深化医改规划等，对今后5～15年中医药改革发展做出系统安排，从法律、规划、政策、措施等方面构建起一个比较完整的体系；形成了医疗、保健、科研、教育、产业、文化“六位一体”整体发展的互动格局，与全面建成小康社会高度契合，与履行“2030年可持续发展议程”国际承诺，实现“两个一百年”奋斗目标紧密衔接，战略性、引领性很强。要创造性地把“设计图”转化为“施工图”，以关键环节和重点领域的突破，带动中医药事业发展水平的全面提升。

第三，中医药振兴发展的实施路径已然清晰。振兴发展中医药事业是一项艰巨复杂的系统工程，必须重点把握好传承、创新、改革、服务4个关键环节。传承就是要以中医药文献古籍为源泉和基础，继承中医的本源和灵魂，秉承中医药的思想方法、学术传统和诊疗手段，弘扬中医药核心价值，从传统中不断汲取营养，积累完善，厚积薄发。创新就是要古为今用，始终保持一种开放的、活泼的态势，发扬中医药特色优势，充分利用现代科学技术和方法，推进中医药现代化进程，推进中医健康产业发展，不断形成新特色新优势。改革就是要不断完善中医药改革发展的体制机制和政策措施，正确处理深化医改与中医药发展的关系，激发提供中医药服务的积极性创造性。服务就是要将“以人民健康为中心”“大健康、大卫生”的理念贯穿到中医药工作全过程，发挥中医药在治未病中的主导作用、在重大疾病治疗中的协同作用、在疾病康复中的核心作用，进一步提升服务可及性和覆盖面，努力实现人人享有基本中医药服务，增强群众获得感。

第四，中医药振兴发展的国际环境不断优化。随着中国综合国力增强，对外开放的深化，中医药已经传播到世界180多个国家和地区，成为与各国开展人文交流、促进文明互鉴的重要内容。中医药的疗效得到认可，影响力不断扩大，国际声望不断提高，多数国家逐渐接受中医药、推崇中医药。世界卫生组织通过了我国提出的《传统医学决议》；国际标准化组织成立中医药技术委员会，发布了一批中医药国际标准；第9届健康促进大会《上海宣言》重申推动传统医学与现代医学优势互补，为维护人类健康做出新贡献。中医海外中心、中医孔子学院在“一带一路”沿线国家建成多所，中医药技术、药物、标准和服务贸易“走出去”迈出坚定步伐，成为中国国家形象的亮丽名片。

我们要倍加珍惜机遇，把握和用好机遇，攻坚克难、奋发有为，推动中医与西医互相交汇，切实把祖先留给我们的宝贵财富继承好、发展好、利用好，以实际行动谱写中医药振兴发展新篇章。

三、狠抓落实，确保完成2017年度各项任务

2017年全国中医药系统要坚持稳中求进工作总基调，把“抓落实”作为主旋律，找准中医药在健康中国建设中的着力点，把各种机遇和条件转化为实实在在的工作成效。

一要实施好中医药法律和规划。从现在起到正式实施《中医药法》，还有不到半年的时间，要全力做好法律实施各项准备工作，作为当前一项紧迫任务来抓。组织好学习宣传和普及工作，做好法律释义，制定相关配套制度。对现行相关法律法规内容进行梳理，进行必要的改、废、释，及时对有关规章和规范性文件进行清理，指导地方推动制定或修订相关规章条例，确保《中医药法》的统一性和权威性。要贯彻实施《中医药发展战略规划纲要（2016～2030年）》，研究制定重大政策、重大工程、重大项目。将远期目标细化为一个一个阶段性目标，步步深入、层层递进，一步一个脚印地向前迈。各级卫生计生部门在制定事业发展规划、部署工作中都要充分考虑中医药工作，推动法律规划落地见效。

二要为深化医改和卫生计生工作注入更多“中医药元素”。今年深化医改的主要任务是以五项基本医疗卫生制度建设为重点，基本完成立柱架梁的重大阶段性任务。中医院要根据总体部署，结合中医院的特点，推进中医院现代医院管理制度。深化药品供应保障制度改革，落实“两票制”，规范用药行为，加强医疗服务日常监管。继续实施改善医疗服务行动计划，改善患者就医体验，控制医疗费用不合理增长。大力推进健康促进，加强传染病、慢性病等重大疾病防控工作等，这些方面中医药都大有用武之地，要更加积极主动融入深化医改大局，让五项基本医疗卫生制度更多体现“中医药元素”。

三要加强中医药人才队伍建设。要深入贯彻落实刘延东副总理在中医药高等教育改革发展60周年座谈会上的重要讲话精神，遵循中医药人才培养规律，建立中医药师承教育培养体系，并全面融入院校教育、毕业后教育和继续教育。加强名老中医药专家传承工作室建设，多层次培养骨干人才，确保中医药薪火能相继、根脉有传承。改革传统医学师承和确有专长人员执业资格准入制度，允许取得乡村医生执业证书的中医药一技之长人员在乡镇和村开办中医诊所。做好第三届国医大师、全国名中医评选表彰，宣传他们胸怀悬壶济世理想，秉持大医精诚风范，潜心学术、兢兢业业、无私奉献的感人事迹，树立中医药行业学术标杆和人生楷模。同时，加快公立中医医院薪酬制度改革，使中医药工作者的收入与岗位职责、工作业绩、实际贡献结合起来，进一步调动积极性创造性，为人民提供安全有效方便价廉的中医药服务。

四要大力发展中医药产业。中医药工作要以满足人民群众多样化、差异化的健康需求为出发点和落脚点，着眼生命全周期、健康全过程，开展中医药特色健康管理，加快发展中医药健康养老、健康旅游等新业态。建立完善中医机构科技创新的利益分配和激励机制，综合运用现代科技手段，开发一批基于中医理论的诊疗仪器与设备。鼓励基于经典名方、医疗机构中药制剂等的中药新药研发，提高科研成果转化效率。大力促进中药一二三产业融合发展，加强中成药二次开发，形成一批具有国际竞争力的名方良药，努力把中医药产业打造成为国民经济与社会发展中具有独特优势和广阔市场前景的战略性产业。

中华文化历来强调健康养生、祛病健身，主张“道法自然”，“阴阳平衡、调和致中”，中医药文化理念易于接受，具有广泛的群众基础，对于引导群众树立健康意识，养成良好的行为和生活方式有重要作用和良好效果。同时，要加强对中医类养生保健节目、产品的监管，进一步规范健康咨询、讲座等，决不能让假中医砸了真中医的金字招牌，切实保护群众健康权益。

五要落实全面从严治党主体责任。要把深入学习贯彻落实六中全会精神和贯彻十八届中纪委七次全会精神作为全国卫生计生系统一项重要政治任务，强化党对卫生计生和中医药工作的领导，贯彻落实党纪党规，全面加强全系统思想政治、纪律、组织、队伍和作风建设，进一步严肃党内政治生活。加强中医院党建工作，健全党的基层组织功能。加强医德医风建设，引导广大医务人员坚定理想信念，恪守服务宗旨，强化行业自律。深入开展医药购销和医疗服务中不正之风专项治理活动，严格落实“九不准”，对医药购销领域的商业贿赂行为“零容忍”，要发现一起处理一起，推动党风政风行风持续好转。

中医药具有独特理论和技术方法，是中华民族哲学智慧、健康理念及其实践经验的结果，是我国卫生与健康事业的显著优势。中国有中医是人民健康的福音；中西医并重，应当给我国人民带来双重健康福祉。各级卫生计生部门要从大局出发，切实增强“四个意识”，在健康中国建设进程中，始终把中医药摆上重要日程，加强统筹协调配合，善做善成，久久为功，向人民群众交上一份满意答卷，以优异的成绩迎接党的十九大胜利召开。

推动中医药振兴发展　服务健康中国建设

——国家卫生计生委副主任、国家中医药管理局局长王国强在2017年全国中医药工作会议上的报告

2017年1月9日

这次全国中医药工作会议是在全面建成小康社会决胜阶段、加快推动中医药振兴发展、建设健康中国的重要时期召开的一次重要会议，主要任务是：深入贯彻党的十八大和十八届三中、四中、五中、六中全会以及全国卫生与健康大会、中央经济工作会议精神，学习贯彻习近平总书记系列重要讲话精神和发展中医药的新思想新论断新要求，全面落实党中央、国务院关于中医药工作的决策部署，回顾总结2016年工作，适应新形势新任务，研究部署2017年工作，着力推动中医药振兴发展，努力为人民群众提供全方位全周期的中医药服务，为健康中国建设做出应有贡献。

国务院对这次会议高度重视，刘延东副总理做出重要批示。指出，2016年，中医药系统凝心聚力、开拓进取，取得了新成绩，实现了“十三五”的良好开局，勉励中医药系统广大干部职工在新的一年全面落实党中央、国务院关于中医药工作的决策部署，着力推进中医药供给侧结构性改革，加快发展中医药健康服务，充分发挥“三个作用”，为全方位全周期保障人民健康做出新的更大贡献。中央领导同志的重要批示为我们指明了方向。刚才，李斌主任发表了重要讲话，充分肯定2016年的工作成绩，对做好今年工作提出明确要求。我们要认真学习领会，抓好贯彻落实。下面，我讲3个方面的意见。

一、2016年中医药工作取得重大进展

2016年是中医药发展史上具有里程碑意义的一年。全国中医药系统坚定不移贯彻落实中央决策部署，以习近平总书记系列重要讲话精神和发展中医药的新思想新论断新要求为统领，牢固树立新发展理念，观大势、谋发展，抓大事、勇担当，实现了“十三五”中医药工作的高点起步、高位开局。

一年来，在统筹推进各项工作的同时，着重抓了以下5件大事。

第一，贯彻落实全国卫生与健康大会精神和《中医药发展战略规划纲要（2016～2030年）》。党中央、国务院隆重召开新世纪以来的第一次全国卫生与健康大会，习近平总书记对卫生与健康工作做出重要指示，开启了健康中国建设的新征程，对推动中医药振兴发展、充分发挥中医药在健康中国建设中的独特优势提出明确要求。2016年2月，国务院印发《中医药发展战略规划纲要（2016～2030年）》，把中医药发展上升为国家战略，对新时期推进中医药事业发展做出系统部署。我们深入学习领会贯彻落实大会精神和战略规划纲要，举办专题培训班，动员部署，统一思想和行动。编制印发中医药发展“十三五”规划及文化建设、信息化建设、人才发展、科技创新、“一带一路”5个专项规划，细化目标任务，实化政策举措。推动在“健康中国2030”规划纲要、“十三五”卫生与健康规划、“十三五”深化医改规划等重点规划中对中医药工作提出任务要求。目前，河北、内蒙古、山西、吉林、广西、重庆、云南、宁夏等地出台了贯彻落实战略规划纲要的实施方案，已召开卫生与健康大会的14个省份都对中医药工作进行了部署。新遴选江西、广东深圳、北京丰台、河南南阳为国家中医药综合改革试验区，深化对中医药振兴发展政策机制的实践与探索。

第二，推动颁布《中医药法》。2015年底国务院常务会议通过《中医药法（草案）》并提交全国人大常委会审议后，我们全力配合和协调有关方面做好全国人大常委会审议的各项工作。全国人大常委会第二十五次会议审议通过《中医药法》并经国家主席习近平以第59号令签署颁布，将于今年7月1日起正式施行。这是我国第一次从法律层面明确了中医药的重要地位、发展方针和扶持措施，对解决多年来制约中医药发展的问题做出制度安排，对于促进中医药治理体系和治理能力现代化、保障中医药振兴发展、维护人民健康福祉具有划时代意义。

第三，推动发表《中国的中医

药》白皮书。国务院新闻办首次发表了《中国的中医药》白皮书。白皮书系统回顾了中医药发展的历史脉络，详细介绍了我国发展中医药的政策措施及成效，着重展示了中医药的文化内涵和科学价值，充分体现了国家对中医药这个中华民族瑰宝的高度重视，向世界宣告了中国坚定发展中医药的信心和决心，产生了广泛而热烈的社会反响。

第四，推动建立国务院中医药工作部际联席会议制度。2016 年 8 月，国务院批复同意建立中医药工作部际联席会议制度，由刘延东副总理亲自担任召集人。我们充分发挥联席会议制度作用，加强与成员单位的沟通协调，明确了贯彻落实战略规划纲要部门分工方案，推动出台了一批文件，形成了多部门合作、上下联动推动战略规划纲要落地落实的机制和氛围。与江西、海南签署了促进中医药发展合作协议，与 5 个省份共建中医药院校。河北、吉林、浙江、安徽、云南、青岛等地调整建立了中医药工作部门联席会议制度。

第五，推动召开中医药高等教育改革与发展座谈会。2016 年是新中国开启中医药高等教育 60 周年，为总结 60 年中医药高等教育的成功经验，促进新时期中医药高等教育的改革发展，我们组织开展了系列活动。与国家卫生计生委、教育部联合评选表彰了 60 名中医药高等学校教学名师。召开了中医药高等教育改革与发展座谈会，刘延东副总理亲自主持会议并发表重要讲话，充分肯定了中医药高等教育事业发展取得的巨大成就，对新形势下努力开创中医药高等教育新局面做出重要指示，为中医药高等教育改革发展、中医药人才培养指明了方向、提供了遵循。

一年来，不断激发中医药“五种资源”的潜力与活力，促进中医药医疗、保健、科研、教育、产业、文化以及对外合作与交流协调发展，并取得了新成效。

第一，以深化医改为动力，中医药服务能力持续提升。推动在深化医改大局中同步部署中医药改革工作，公立医院改革、家庭医生签约服务等政策充分体现中医药特点，国务院医改领导小组向全国推广加强基层中医馆建设、合理确定中医按病种支付标准、中医门诊诊疗服务纳入首诊范围、创新中医诊疗模式等经验。完善局领导联系推进国家综合医改试点省中医药改革工作机制，启动医改中医药工作监测。安排专项资金 69 亿元支持 250 所中医医院建设。“中医药传承创新工程”纳入《全民健康保障工程建设规划》并正式启动。制定实施推进公立中医医院综合改革工作方案，推动局属（管）医院参与北京市医改。推动分级诊疗制度建设，总结基层中医药服务能力提升工程“十二五”实施的经验并启动“十三五”行动计划，夯实分级诊疗基础；制订试点病种分级诊疗服务中医技术方案，明确分级诊疗技术要求。开展大型中医医院巡查、全国医疗机构中药饮片管理专项检查，促进了医疗质量持续改进和中医药特色优势的发挥。推进中医药应急、传染病防控和治疗艾滋病工作。各地创新工作思路，大胆探索实践，江苏试点公立中医院人员编制备案管理；河南 2 家中医医院入选全省重点建设的 6 个区域诊疗中心规划；湖北成立中药饮片和中医护理质控中心，强化内涵建设；湖南出台加强中医医疗机构护理队伍建设的意见，推进中医护理工作；云南总结推广绥江县中医药进家入户的经验；甘肃建立综合医院中医科与西医临床科室协作机制，重症监护室实施中西医联合抢救；新疆制定基本公共卫生服务维吾尔医健康管理项目实施方案。

第二，以增加供给为重点，中医药健康服务发展势头良好。深化“放管服”改革，以优化服务扩大供给为重点，加快推动中医药健康服务发展。深入实施中医治未病健康工程，印发促进中医养生保健服务发展的指导意见，规范中医师在养生保健机构提供保健咨询和调理等服务。促进社会办中医，开展中医药健康旅游示范区（基地、项目）遴选，中医药健康养老、健康旅游等新型业态正加快孕育。开展中医药健康服务发展规划专项督查，已有 23 个省份出台了本地区的发展规划，中医药健康服务已成为助推发展动能转化的有力抓手。北京启动中医药健康养老“身边”试点工程；天津实施医师区域注册制度；辽宁将全省中医药健康服务发展规划为 5 个功能区分类推进；上海探索中医适宜技术向服务产品转化和中医健康服务模式创新的技术路径。

第三，以体系建设为驱动，中医药科技创新成效显著。屠呦呦研究员荣获国家最高科学技术奖，一批中医药、中西医结合科研项目荣获国家科学技术进步奖。印发加强中医理论传承创新和加快中医药科技创新体系建设两个若干意见，出台民族医药“十三五”科技发展规划纲要，推进中医药科技管理专业机构建设，筹建中医药国家实验室、国家重点实验室，新增 11 个重点研究室。完成国家中医临床研究基地验收，启动第二批基地临床科研专项 314 项。协调推进“中医药现代化研究专项”。加强中药材保护和利用，推进中药资源普查试点，深化中药资源动态监测体系建设，启动中药标准化项目。广东颁布实施《广东省岭南中药材保护条例》，加强道地药材保护发展；福建、贵州、青海等地深入推进中药资源普查试点。

第四，以强化支撑为根本，中医药人才队伍建设不断加强。国家中医药管理局成立人才工作领导小组，印发进一步加强中医药人才工作的意见，启动中医药传承与创新“百千万”人才工程。启动第三届国医大师、全国名中医评选工作。举办第四期中医医院职业化管理高级研修班。成立中医住院医师规范化培训专家委员会，开展规范化培训评估，推动学位教育与规范化培训衔接。做好中医类别助理全科医生培养及全科医生特岗计划。继续推进名老中医药专家学术经验继承工作，第五批 1435 名继承人通过结业考核。培养了500名优秀中医临床人才及556名中医护理骨干。210个名老中医药专家传承工作室和64个中医学术流派传承工作室通过验收。新建122个名老中医药专家和102个基层名老中医药专家传承工作室，遴选578名中医护理骨干人才培养对象。山东实施中医药“三经传承”战略，推动学经典、用经方、传经验；陕西、黑龙江、新疆兵团、宁波大力推进基层中医药人才队伍建设。

第五，以拓展渠道为突破，中医药文化建设扎实推进。印发《中医中药中国行——中医药健康文化推进行动实施方案》，首次发布中国公民中医养生保健素养，推动中医药文化素养纳入《中国公民科学素质基准》。新增32个国家中医药文化宣传教育基地，开展基地建设督导。广泛开展中医药健康文化传播活动，组织中央国家机关科普巡讲活动12场，各地开展形式多样的文化科普活动300余场。支持创作了一批中医药文化精品力作，特别是《本草中国》的播出，产生很大的社会反响，促进了中医药文化产业发展。浙江编写《中医药与健康》小学教材，已获省中小学教材审定委员会审查通过；西藏推进藏医药申报联合国人类非物质文化遗产工作；大连广泛开展中医药文化巡讲活动。

第六，以合作共享为基础，中医药海外发展提速发力。中医药“一带一路”规划经国家推进“一带一路”建设工作领导小组审议后，已与发展改革委联合印发。实施第二批国际合作专项，统筹推进中医药海外发展布局。深化双边多边合作，加强与俄韩新意等国中医药合作对话，积极参与对外谈判。在第九届全球健康促进大会上充分展示了中医药在健康促进中的独特魅力，中医药展成功亮相第二届中国－中东欧国家卫生部长论坛，中医药国际化分论坛再次“发声”博鳌论坛，主办第五届中医药现代化国际科技大会，中医药在国际舞台上频繁亮相倍受关注。稳步推进中医药国际标准化工作，中医药服务贸易步伐加快。深化两岸四地中医药交流与合作，中医药惠侨工作温暖侨胞。四川与15个国家开展中医药合作，建成一批海外中医中心；厦门利用区位优势，深化对台交流合作。

第七，以主体责任为牛鼻子，全面从严治党深入推进。积极配合中央巡视组圆满完成专项巡视，把巡视整改作为重大政治任务紧紧抓在手上，制定方案、明确分工、压实责任，逐项列出问题清单、整改清单、责任清单，在“条条要整改、件件有着落”上集中发力，切实做到了组织到位、措施到位、整改到位。加强和改进局党组巡视工作，实现了对局直属单位巡视全覆盖。深入开展“两学一做”学习教育，认真贯彻落实党的十八届六中全会精神。中医药行风建设扎实推进。

一年来，以全方位全周期保障人民健康为出发点和落脚点，人民群众对中医药服务获得感不断增强。

人民群众获得中医药服务的途径更加丰富。以医疗机构为主体，养生保健机构和中医药健康旅游、健康养老等新业态共同发展的中医药服务供给体系已初步形成。

人民群众获得中医药服务的内容更加多样。更多的中医药服务纳入医保支付范围；更多的基层医疗卫生机构提供中医药健康管理项目，覆盖人群超过40%。

人民群众对中医药服务的利用进一步提高。2016年1～9月，中医类医疗卫生机构有48692个，比上年同期增加3189个；中医类医院诊疗量为441489.2万人次，比上年同期增加1428.8万人次，占总诊疗量的17.54%，中医类医院出院人数1845.1万人次，比上年同期增加127.6万人次，占总出院人数的14.91%，中医药总服务量呈现逐年上升态势。

人民群众获得中医药服务的满意率进一步提升。2016年1～9月，公立中医医院的次均费用和人均住院费用分别比公立医院的次均费用和人均费用低10.82%、23.54%，在减轻就医负担、控制医疗费用等方面发挥积极作用。基层中医药服务体系渐趋完善，人民群众就医可及性不断提高，目前，96.93%的社区卫生服务中心、92.97%的乡镇卫生院、80.97%的社区卫生服务站、60.28%的村卫生室能够提供中医药服务，基本满足了城乡居民的中医药服务需求。

这份沉甸甸的成绩单来之不易。中医药发展战略规划纲要、中医药法、中国的中医药白皮书，与2009年出台的国务院关于扶持和促进中医药事业发展的若干意见，共同构成了中医药事业发展顶层设计的规划与政策的框架，极大地提振了中医药行业的精气神，更加坚定了振兴发展中医药的信心和决心。这些成绩的取得，是以习近平同志为核心的党中央对发展中医药事业高度重视、大力支持和强有力推动的结果，离不开刘延东副总理的亲切关怀，离不开国家卫生计生委和李斌主任的精心指导，离不开各地各部门的密切配合，离不开全系统的奋勇拼搏。在此，我代表国家中医药管理局向各级领导、各相关部门和社会各界、向中医药系统的广大干部职工，表示衷心的感谢并致以崇高的敬意！

总结过去一年工作，我们更加深刻地认识到：一是必须始终坚持从全局出发谋划中医药发展，及时把中央决策部署转化为中医药的施工图，不断激发中医药“五种资源”的潜力与活力；二是必须始终坚持以人民健康为中心，丰富发展中医药服务供给，提高服务水平，增进人民群众健康福祉；三是必须始终坚持改革创新统筹协调，不断深化改革，完善中医药发展政策机制，构建横向协调、纵向联动的良好格局；四是必须始终坚持久久为功狠抓落实，保持发展定力，盯紧重点工作，发扬钉钉子精神，咬定青山不放松，真正做到踏石留印抓铁有痕。这些经验，必须长期坚持并不断发扬光大。

二、深入学习习近平总书记发展中医药的新思想新论断新要求，准确把握中医药振兴发展的新形势新要求新任务新挑战

党的十八大以来，以习近平同

志为核心的党中央从经济社会发展全局、健康中国建设大局着眼，把中医药振兴发展作为一项国家战略，做出了全面谋划和系统部署，为推动中医药振兴发展提供了强大思想武器和行动指南。

（一）准确认识和把握习近平总书记发展中医药的新思想新论断新要求的内涵要义。习近平总书记站在党和国家发展全局的高度，提出一系列发展中医药的新思想新论断新要求，作为习近平总书记治国理政新理念新思想新战略的重要组成部分，成为推动中医药振兴发展的根本遵循。要从以下 4 个方面认识和把握。

第一，深刻阐明了新的历史时期如何看待中医药的问题。习近平总书记站在实现“中国梦”的战略高度，以历史的眼光、当代的角度、未来的视野，深刻阐明了中医药的文化内涵、科学价值和历史方位。习近平总书记强调，中医药学是“中华民族的瑰宝”，是“中国古代科学的瑰宝”，是“打开中华文明宝库的钥匙”，“凝聚着深邃的哲学智慧”，把中医药与中华文化紧密联系在一起，凸显了中医药在中国文化中不可替代的重要地位，为发展中医药提供了源源不断文化自信的源泉，进一步深化了对“中医药是老祖宗留给我们的宝贵财富”的认识。习近平总书记强调，“中医药是我国各族人民在长期生产生活和同疾病做斗争中逐步形成并不断丰富发展的医学科学，是我国具有独特理论和技术方法的体系”，“中医药学凝聚着中华民族几千年的健康养生理念及其实践经验”，不仅充分肯定中医药学是我国独有的、原创的医学科学，更深刻指出了中医药学具有深厚的理论基础、实践基础、文化基础和群众基础，仍是当今推进健康中国建设的重要资源。同时，习近平总书记还从经济社会的大背景、时代发展的大潮流来研判中医药所处的历史方位和阶段特征，强调“中医药振兴发展迎来天时、地利、人和的大好时机”。这些重要论述，正本清源，拨云见日，把认识中医药提升到一个新的高度，充分体现了以习近平同志为核心的党中央发展中医药的高度自信和坚决态度，要求我们必须以更加坚定的文化自信和文化自觉来推动中医药振兴发展。

第二，深刻阐明了新的历史时期如何在卫生与健康工作方针和健康中国建设中定位中医药的问题。没有全民健康，就没有全面小康。习近平总书记强调，新形势下，我国卫生与健康工作方针是：以基层为重点，以改革创新为动力，预防为主，中西医并重，把健康融入所有政策，人民共建共享。这既从根本上确立了中医药在卫生与健康工作中的地位，也明晰了中医药与西医药之间的内在关系，还要求中医药发展也要以基层为重点、突出治未病、在卫生与健康政策中融入中医药内容、体现中医药特点、实现人民共建共享。习近平总书记强调，“坚持中西医并重，推动中医药与西医药相互补充、协调发展，是我国卫生与健康事业的显著优势”，深刻回答了什么是中国特色的卫生与健康发展之路。这就要求立足“相互补充、协调发展”的原则，把中医药、西医药摆到同等重要的位置，放到发展全局中一同谋划、一同部署，做到互学互鉴、各取所长，目标同向、措施一体。也要求我们要进一步采取力度更大、针对性更强、作用更直接的举措，推动“强筋壮骨”，实现与西医药协调发展，进一步放大这个“显著优势”，为全球卫生治理给出“中国答案”、提供“中国方案”。

第三，深刻阐明了新的历史时期如何发展中医药、发展为了谁的问题。当前，中医药在预防、治疗、养生、康复等方面的独特优势不断释放，越来越多的人渴望在生命全周期享受到优质的中医药服务。习近平总书记强调，要把人民健康放在优先发展的战略地位，努力全方位全周期保障人民健康，要树立大卫生、大健康观念，把以治病为中心转变为以人民健康为中心。这鲜明地提出了发展中医药必须遵循的根本宗旨，就是一切举措都要向“服务于人民健康”聚焦和发力。习近平总书记不仅强调要“深入发掘中医药宝库中的精华，充分发挥中医药的独特优势，推进中医药现代化，推动中医药走向世界”，“发挥中医药在治未病、重大疾病治疗、疾病康复中的重要作用”，“力争在重大疾病防治方面有所突破”；而且强调要“推进中医药科技创新”，“加强中医古籍、传统知识和诊疗技术的保护、抢救、整理”，“坚持古为今用，努力实现中医药健康养生文化的创造性转化、创新性发展，使之与现代健康理念相融相通，服务人民健康”。这些重要论述，明确指出了中医药振兴发展的目标任务、具体举措，具有极强的指导性、针对性和可操作性，贯穿了以人民为中心的发展思想，充分体现了党中央对中医药发展规律的深刻把握。这就要求我们必须把服务人民健康作为工作的出发点和落脚点，正确处理保护与继承、传承与创新、发展与利用的关系，从理论到实践回答创造性转化、创新性发展的时代命题，做到在继承中创新发展，在发展中服务人民。

第四，深刻阐明了新的历史时期如何保障中医药发展的问题。习近平总书记多次强调“要切实把中医药这一祖先留给我们的宝贵财富继承好、发展好、利用好”。在部署这个“过河”任务的同时，习近平总书记又指导我们如何解决“桥”或“船”的问题，强调要“建立健全中医药法规，建立健全中医药发展的政策举措，建立健全中医药管理体系，建立健全适合中医药发展的评价体系、标准体系”。这些重要论述，彰显了习近平总书记站在战略和全局的高度观察和处理问题的高超智慧，为保障中医药发展提供了现实答案和科学方法。这就要求我们必须以对历史负责、对事业负责、对党中央负责的态度，坚持“继承好、发展好、利用好”的主线，遵循中医药发展规律，突出问题意识，增强法治思维，全面深化改革，在建设健康中国的进程中不断激发中医药“五种资源”的潜力与活力。

同时，习近平总书记还在治国理政、全面从严治党中，经常运用中医药蕴含的哲学思想与智慧引导和启迪人们如何运用科学的思维方法去发现问题、认识问题、解决问题，为我们树立了运用哲学观点、辩证思维处理问题、解决矛盾的光辉典范。这就要求我们要善于从中医药理论中汲取哲学智慧，不断提升自身哲学素养，熟练掌握和善于运用马克思主义哲学的基本原理和方法，创新思维方式和工作思路，提高驾驭复杂局面和分析解决矛盾问题的能力。

习近平总书记发展中医药的新思想新论断新要求，深刻回答了一系列有关中医药的根本性、方向性问题，为新的历史时期推动中医药振兴发展指明了航向，这既是做好新时期中医药工作的根本遵循，更是必须坚持的马克思主义中国化的科学方法论。

（二）准确认识和把握中医药振兴发展的新形势新要求新任务新挑战。科学研判和准确把握中医药振兴发展的新形势新要求新任务新挑战，是我们赢得主动、做好各项工作的前提。

第一，准确把握中医药振兴发展面临的新形势。总体看，中医药振兴发展正处于天时、地利、人和的大好时机，向好面将长期保持并不断放大。一是中华民族伟大复兴的中国梦正引领中华文化的繁荣发展，带动中医药与中华文化同步振兴，人们对中医药更加认同和信赖，这为中医药振兴发展奠定了深厚基础。二是我国确立了适应经济发展新常态的经济政策框架，大力推进供给侧结构性改革，必将释放新需求、创造新供给，这为中医药健康产业带来了广阔空间。三是健康中国建设的稳步推进，大健康理念的确立与实践，必将促进卫生与健康发展模式的改革发展，同时随着疾病谱的变化和老龄化加快，我国将面临更加复杂多样的健康问题，健康需求也将呈现个性化、多样化、差异化特点，这为充分发挥中医药独特优势和作用提出了更高期望。四是创新驱动发展战略的深入推进，创新是引领发展第一动力的理念已深入人心，多个重要规划对中医药科技创新做出重要部署，这为充分释放中医药的原创优势营造了良好环境。五是随着“一带一路”倡议的深入实施以及国际社会对中医药价值越来越认可、越来越期待，这为中医药在世界范围内的运用与发展带来了重大机遇。

第二，充分认识中医药振兴发展的新要求。我国卫生与健康事业改革发展进入了新阶段，开启了健康中国建设新征程。我们要深刻把握全国卫生与健康大会的精神实质，更加自觉地推动由以治病为中心向以人民健康为中心转变、由注重治已病向既注重治已病更注重治未病转变、由疾病治疗向健康管理转变，以中医药供给侧结构性改革为主攻方向，向实现中医药健康养生文化的创造性转化、创新性发展聚焦和发力，全方位全周期保障人民健康。一要围绕发挥中医药在治未病、重大疾病、疾病康复中的重要作用，深化体制机制改革，优化要素配置和服务供给，建立健全中医药服务体系，拓宽中医药健康服务领域，提升中医药服务质量和效益，满足人们生命全周期健康全过程的中医药需求。二要推动中医药健康服务优化升级，推进中医药与养老、旅游、文化深度融合发展，有效开发中医药资源，产生一批适应市场与健康需求的新产品、新业态，创造新供给、引领新需求、释放新动能。三要按照体现时代性、把握规律性、富于创造性、重在实效性的总体要求，推动中医药健康养生文化顺应时代的变革，赋予新的内涵，进行创造性转化，进而融合新的健康理念，顺应新的健康目标，产生新的健康理论、实践和产品，实现创新性发展。

第三，牢牢把握中医药振兴发展的新任务。习近平总书记强调，人民群众不但要求看得上病、看得好病，更希望不得病、少得病，看病更舒心、服务更体贴，对政府保障人民健康、提供基本卫生与健康服务寄予更高期望。这就要求我们准确把握新时期卫生与健康工作的根本任务，把保障人民健康放在优先发展的战略地位。具体到中医药而言，就是要落实习近平总书记的要求，以推进“四个建立健全”来发挥好“三个作用”。

“四个建立健全”是“三个作用”能够充分发挥的重要保障。一要建立健全中医药法规，就是要以中医药法为纲，加快完善法律体系，推动中医药治理体系现代化，保障中医药健康发展。二要建立健全中医药发展的政策举措，就是要进一步改革创新，加快完善政策和机制，构建推动中医药振兴发展的政策体系。三要建立健全中医药管理体系，就是要建立健全国家、省、市、县中医药管理体系，完善管理职能，确保中医药工作有人抓、有人管，管得好、管到位，确保政策落地生根、开花结果。四要建立健全适合中医药发展的评价体系、标准体系，就是要改革中医药人才评价标准、科技评价标准，完善中医药人才发展和科技成果的评价与评审体系，建立保障中医药服务质量安全、促进中药产业发展的标准体系，并加快推进国内标准向国际标准转化，打造中国标准、中国品牌。

“三个作用”是满足人民群众健康需求的根本要求。一要在治未病中发挥主导作用，就是要坚持预防为主，实施中医治未病健康工程，加快构建技术体系和产业体系，在健康评估、预测、干预等方面提升核心竞争力，在疾病预防控制方面发挥骨干作用、龙头作用。二要在重大疾病治疗中发挥协同作用，就是一方面要努力提高中医药防治重大疾病的能力与特色，另一方面要强化中西医临床协作，开展联合攻关，形成中西医共同参与、独具特色的诊疗方案，提高防治重大疾病的水平。三要在疾病康复中发挥核心作用，就是要增加中医药康复服务供给，拓展服务范围，提升服务能力，使中医药成为疾病康复的首选和重要手段。

第四，清醒认识中医药振兴发展的新挑战。尽管机遇大于挑战，但我们要清醒地看到问题和不足，突出表现在：一是服务体系与日益增长的服务需求还不相适应，结构不合理、功能不完善、能力不均衡、政策落实不到位尤其基层服务薄弱等问题依然存在。二是发展方式与全方位全周期保障人民健康的要求还不相适应，亟需改革发展方式、创新体制机制，真正实现由以治病为中心向以人民健康为中心转变。三是人才队伍的结构和能力与健康中国建设的要求还不相适应，高层次人才缺乏、基层人员严重不足的问题仍较为突出。四是治理体系与治理能力与推动中医药振兴发展的要求还不相适应，日趋繁重的发展任务与管理体系不健全的矛盾迫切需要加快推动解决。同时，还存在传承创新驱动不够、支撑不足等问题。这些问题，固然有特定发展阶段的背景，也与我们思想认识不到位、改革创新不够有关，必须加以重视，下大力气逐一解决。

三、以良好的精神状态扎实做好2017年中医药工作

今年是推动《中医药法》和《中医药发展战略规划纲要（2016～2030年）》全面落实的重要一年，也是实施“十三五”规划的关键之年，我们党将召开十九大，做好中医药工作意义重大。今年工作的总体思路是：全面贯彻党的十八大和十八届三中、四中、五中、六中全会精神以及中央经济工作会议、全国卫生与健康大会精神，深入贯彻习近平总书记系列重要讲话精神和发展中医药的新思想新论断新要求，牢固树立新发展理念，以中医药振兴发展为主题，以实施中医药法和全面落实战略规划纲要为主线，更加注重狠抓工作落实，更加注重调查研究与经验总结，更加注重政策机制创新，更加注重健全服务体系，更加注重提升服务能力，巩固发展形势，厚植发展优势，充分发挥中医药在健康中国建设中的独特优势，以优异成绩迎接党的十九大胜利召开。

2017年的中医药工作要点已印发会议讨论。这里，我着重强调几点。

第一，广泛开展学习宣贯，着力推动中医药法贯彻实施。大家知道，这部法来之不易，当前要以推动这部法出台的恒心、耐力、韧劲来抓好法的实施。一要广泛开展学习宣传。要把中医药法作为行业“七五”普法的重中之重，配合有关部门做好法律释义，深入解读中医药法的立法背景、基本内容、主要制度。要加大中医药法的社会宣传，增强全社会学法、懂法、用法的自觉性。同时，要做好舆情监测，有针对性地释疑解惑、正确引导，为法的顺利实施营造良好的社会氛围。二要加强配套文件建设。这部法可以说是中医药的一部“母法”，要以此为根本，加强中医药法规体系建设。当前，要在今年7月1日正式施行前，抓紧研究制订中医诊所备案管理、师承和确有专长人员分类考核、经典名方注册、医疗机构中药饮片炮制及制剂备案管理、中医养生保健规范等配套法规制度，确保法律的各项规定得到全面落实。还要依据《中医药法》，对现行的规章制度进行全面清理。各地也要以此为依据，制定或修订地方性法规。三要推动修订或完善相关法律法规。这部法就卫生与健康法律体系而言，又是一部“特别法”。我们要善于运用这部法的有关规定，主动与有关方面沟通协调，在与中医药有关的法律法规的修订完善或起草中能够更好地反映中医药法的内容，体现中医药特点。

第二，保持战略定力，着力抓好战略规划纲要的贯彻落实。中医药振兴发展的蓝图已经绘就、任务已经明确，关键是要有序稳步抓好落实。一要明确任务分工。尽快协调印发落实规划纲要分工方案，分解重大任务，加强部门配合，联合出台并实施一批重大政策、重大工程、重大项目。二要加强专题研究。要把全国卫生与健康大会提出的新要求和战略规划纲要部署的新任务有机结合起来，深化专题研究，把“四个建立健全”“发挥三个作用”、产业发展、创新体系等新要求、新任务的实施策略搞明白、理清楚。三要实施“十三五”规划及重大项目。要努力争取中央和地方财政投入，实施好“十三五”规划和中医药传承创新工程、“百千万”人才工程，充分发挥重大工程和项目的引领带动作用。同时，要抓好项目库建设，加快实施一批利长远、打基础、惠民生、带全局的项目。四要健全落实机制。要推进省局共建、部局合作，加强部门沟通，强化上下联动，建立健全协调机制、督导机制，全面推进项目绩效评价，构建各尽其职、相互配合、协同推进抓落实的新格局。今年，要对各地贯彻落实情况进行督导，确保所有省出台并实施落实战略规划纲要的方案。

第三，提升服务能力和水平，着力优化中医医疗服务。一要纵深推进深化医改中医药工作。以参与五项基本医疗卫生制度建设为重点，同步融入深化医改大局，确保中医药不缺位、有特色、见成效。分级诊疗制度建设方面，要全面实施基层中医药服务能力提升工程“十三五”行动计划，创建一批全国基层中医药工作先进单位，筑牢基层中医药服务网底，发挥中医药在家庭医生签约服务制度建设中的作用，做实做细签约中医药服务包。现代医院管理制度建设方面，同步推进公立中医医院改革，落实差别化的政策措施，优化医院收入结构，推进薪酬制度改革，建立有利于中医药特色优势发挥的公立中医医院运行新机制和现代医院管理制度。全民医保制度建设方面，探索符合中医药特点的支付方式，总结推广安徽、山东威海等地的实践经验，推动医疗机构中药制剂以及针灸、治疗性推拿等更多非药物诊疗技术纳入医保支付范围。药品供应保障制度建设方面，推动公立中医医院实行“两票制”，压缩中间环节、减少层层加价、降低虚高价格。综合监管制度建设方面，落实好《关于加强中医药监督管理工作的意见》，加强中医药监督管理体系建设，进一步健全中医药监督执法工作机制，提升综合监管能力。强化中医医院监管，开展大型中医医院巡查、中医医院评审和中药饮片专项检查。二要提升中医药和中西医结合防治能力和水平。实施中医临床优势培育工程，深化中医专科专病防治体系建设，建设一批国家临床重点培育专科和区域中医（专科）诊疗中心，推进中医诊疗模式创新，提高中医药防治能力和水平。启动重大疑难疾病中西医临床协作试点，提高中西医结合临床疗效。三要发展民族医药。出台关于加强民族医药发展的若干意见，制定民族医优势病种诊疗方案，发布民族医医疗技术操作规范，支持民族地区、民族自治地方的县级区域优先设立民族医医院。四要推进中医药健康扶贫。相关项目、资金、政策要对贫困地区倾斜，深化三级医院对口帮扶工作，提升贫困地区中医药服务能力。

第四，增加供给提高质量，着力促进中医药健康服务发展。一要推进供给侧结构性改革。围绕充分发挥中医药“三个作用”，从供给侧入手，以需求为导向，制定面向青少年、妇女、老年人等重点人群的中医治未病健康服务包，着力建设覆盖全生命周期、内涵丰富、结构合理的中医药健康服务体系。出台促进中医药健康养老的指导意见，开展中医药健康养老试点，推动社会办中医，确定一批中医药健康旅游示范区（基地、项目），打造更多的中医药健康服务“百年老字号”。二要创新服务模式。实施中医治未病健康工程，探索融健康文化、健康管理、健康保险于一体的中医健康保障模式。实施中医药信息化“十三五”规划，推进互联网+中医药，开发中医数字化、远程医疗技术，推进中医药健康服务网络化、定制化，探索建立保障健康服务全过程的新模式，实现弯道超车。三要加强政策引导。放宽市场准入，创新监管方式，加强事中事后监管。鼓励社会资本、境外资本依法依规以多种形式投资中医药健康服务业，充分调动社会力量的积极性和创造性，使社会力量成为中医药健康服务业的“劲旅”。

第五，实施创新驱动，着力提升中医药科技创新能力。明天将召开全国中医药科技创新工作会议，全面部署中医药科技创新工作。这里，我强调几点。一要加快构建中医药科技创新体系。依托国家中医临床研究基地、高校、科研院所和企业，加快构建科技创新关键要素完备、运行协调高效的中医药科技创新体系，改革中医药科技成果评价、转化和激励机制，推动中医药科技创新和成果转化。二要推进中医药传承创新。加强中医古籍、老专家学术思想和传统诊疗技术的挖掘、整理和保护，推进《中华医藏》编纂，夯实中医药创新根基。推进重点研发计划，以加强重大疑难疾病、慢性病等中医药防治技术和新药研究为突破口，力争产出一批类似“青蒿素”的具有原创性、标志性的重大新药产品，催生更多的新技术、新产品、新服务。三要加强中药材保护和利用。协调开展第四次全国中药资源普查，深化动态监测体系建设，推进中药材规范化种植养殖。编制中药材产业扶贫行动计划，开展中药材产业扶贫试点。推进中药标准化项目，构建临床常用大宗中药饮片和大品种中成药生产全过程的标准体系。

第六，坚持高端引领，着力深化中医药人才队伍建设。一要深化教育综合改革。贯彻落实习近平总书记在全国高校思想政治工作会议上的重要讲话精神和刘延东副总理在中医药高等教育改革与发展座谈会上的重要讲话精神，印发实施深化中医药教育教学改革的指导意见，继续推进卓越医生（中医）教育培养计划，开展中医药长学制教育改革试点，协调推动中医药纳入国家“双一流”建设规划，加强中医药师资培养与临床实践能力建设，强化人文通识与经典理论教学，健全省局共建高校工作机制，推动中医药院校办出特色、办出水平。二要加强人才队伍建设。贯彻落实中央《关于深化人才发展体制机制改革的意见》，把中医药人才队伍建设特别是高层次人才队伍建设摆在发展全局的重要战略位置。完善中医住院医师规范化培训政策机制，扩大培训基地规模，加强中医临床思维培养，建立科学考核评估机制，提升规范化培训质量。加强中医药高层次人才培养，推进第六批全国老中医药专家学术经验继承工作，做好同等学力中医专业学位衔接工作。开展第四批全国优秀中医临床人才研修项目培养对象选拔及组织实施。新建一批全国名老中医药专家和基层名老中医药专家传承工作室，继续推进全国中药特色技术传承人才及中医护理骨干人才培训。三要改革人才评价褒奖机制。完善中医药专业技术人员资格评审和考试工作，探索评聘制度改革。评选表彰第三届国医大师、全国名中医，真正把秉持大医精诚风范、具有真才实学的大师、名医评选出来。同时，引导他们严以律己、力戒浮躁、淡泊名利，自觉维护国医大师、全国名中医称号的崇高与尊严。

第七，加大宣传普及力度，着力推进中医药文化建设。一要提升人民群众中医药健康素养。实施中医药文化建设“十三五”规划，开展中医中药中国行——中医药健康文化推进行动，推动中医药文化进校园、进课堂、进头脑，深入挖掘中医药健康养生文化的内涵，让藏在古籍、散在民间、融在生活、用在临床上的养生理念和方法鲜活起来推广开来，推进中医药健康养生文化的创造性转化、创新性发展。二要构建中医药文化传播体系。推进国家中医药博物馆建设，建设一批中医药健康文化和科普知识传播基地，重视人民群众的中医药文化体验，丰富传播手段，创新传播方式，构建传播体系。三要推进文化遗产保护。要站在保护文化主权的战略高度，全力配合有关方面做好藏医药申报非物质文化遗产工作，确保我国在藏医药方面的主导地位。

第八，深化合作交流，着力促进中医药海外发展。要聚焦政策沟通、贸易畅通、民心相通，推动中医药走出去。一要实施好中医药“一带一路”规划。强化政策引导和资金扶持力度，继续实施国际合作专项，加快并统筹好中医药海外中心在“一带一路”沿线国家布局，让更多的“中捷中医中心”由点成线，打造中医药健康“一带一路”。二要深化政府间合作对话。加强双边、多边中医药合作对话，深化与东盟、欧盟、上合组织、中东欧、金砖国家等在政策法规方面的交流，加强中医师准入和产品注册等领域的合作。集中力量与国家卫生计生委共同筹备好金砖国家传统医药高级别会议。三要加强国际标准化工作。开展传统医学国际疾病分类项目（ICTM）临床测试，参加ISO/TC 249第八次年会，强化参与国际化标准组织活动的管理，加快推进国内标准向国际标准转化。四要推动中医药服务贸易发展。完善政策措施，为中医药服务贸易发展提供更多支持。继续参与中外自贸区谈判工作，努力减少中医药海外发展的准入壁垒。

第九，落实管党治党主体责任，着力推动全面从严治党向纵深发展。一要落实全面从严治党主体责任。认真学习贯彻党的十八届六中全会精神，树立全面从严治党永远在路上的意识，增强严的定力，保持严的韧劲，落实好《准则》和《条例》，把全面从严的要求落实到每个党组织和每名党员，压实各级党组织的主体责任。巩固中央巡视和局党组巡视整改成果，建立健全落实全面从严治党要求的长效机制。二要继续深入开展“两学一做”学习教育。巩固和深化“两学一做”学习教育成果，自觉把“两学一做”学习教育的要求体现到向党中央看齐上来，体现到坚定正确的政治方向上来，体现到落实党中央的重大决策部署上来，体现到严格要求自己上来。三要加强行风建设。行风代表行业形象。药品回扣、天价中药处方，这一个个事件严重损害了行业的形象。要树立风险意识，增强预警防范能力，创造良好环境与氛围。要大力弘扬“大医精诚”的核心价值观，深入挖掘和弘扬传统医德的深刻内涵，强化正面典型的激励作用，发挥负面典型的警示作用，切实纠正医药购销和医疗服务中的不正之风，落实“九不准”要求，以良好的行业作风为中医药振兴发展保驾护航。

同志们，全面做好今年的工作责任重大、使命光荣。我们要更加紧密地团结在以习近平同志为核心的党中央周围，牢固树立“四个意识”特别是核心意识、看齐意识，把“以人民健康为中心”摆在更加突出的位置，坚定信心、乘势而上，撸起袖子加油干，走好新时期的长征路，奋力开创中医药工作的新局面，为推进健康中国建设做出新贡献，以良好的精神状态和优异的工作成绩迎接党的十九大胜利召开！

国家卫生计生委副主任、国家中医药管理局局长王国强在2017年全国中医药工作会议上的总结讲话

2017年1月10日

在大家的共同努力下，2017年全国中医药工作会议完成了各项议程，就要圆满结束了。中央领导同志对开好这次会议十分重视，李克强总理对全国卫生计生工作会议的批示中，肯定了振兴发展中医药取得的成绩；特别是，刘延东副总理专门做出批示，高度肯定中医药系统2016年的工作成绩，对做好2017年的工作提出明确要求。国家卫生计生委李斌主任在1月5日的全国卫生计生工作会议上对做好全年中医药工作做出总体安排，昨天又专程出席会议并发表重要讲话。这些为我们做好新一年的工作提供了有力指导和重要遵循。我在会上做了题为《推动中医药振兴发展，服务健康中国建设》的报告。8位同志进行了大会交流，23个单位进行了书面交流，展示了各地锐意改革、大胆探索的成功做法和鲜活经验，具有较强的可推广性和可复制性。与会代表还紧紧围绕实施中医药法、贯彻落实中医药发展战略规划纲要、健全中医药管理体系、充分发挥“三个作用”、深化医改中医药工作等进行了深入研讨，畅所欲言、相互切磋，讲得都很好，谈的意见很有建设性，提的建议富有针对性。这不仅反映出大家开会的精力更集中了、思考更深入了，把讨论的重点更多地放在思考问题、解决问题上，也反映出大家平时对工作中遇到问题的思考和工作的积累。可以说，会议开阔了思路、深化了认识、统一了思想，达到了预期目的。

大家一致认为，这次会议是在中医药系统认真学习贯彻党的十八届六中全会和十八届中央纪委七次全会精神，坚定不移推进全面从严治党的形势下召开的，具有十分重要的政治意义；这次会议是在中医药系统认真学习习近平总书记系列重要讲话精神和治国理政新理念新思想新战略，准确认识和把握习近平总书记发展中医药的新思想新论断新要求的形势下召开的，具有十分重要的理论意义；这次会议是在

贯彻落实中医药发展战略规划纲要刚刚起步、加快推进全面落实，以及《中医药法》即将施行的形势下召开的，具有十分重要的实践意义。大家一致表示，这次全国中医药工作会议，开得很成功，很有收获。具体体现在以下几个方面：

一是进一步增强了推动中医药振兴发展的信心决心。大家一致表示，刚刚过去的2016年，是中医药发展历程中具有重要里程碑意义的一年，必将对推动中医药振兴发展产生深远影响，以浓墨重彩的一笔载入中医药的史册。大家认为，在“十三五”开局之年取得的成绩令人瞩目、鼓舞人心、催人奋进。一件件具有标志性、引领性的大事件在2016年相继迸发异彩，并不是偶然的，也不是“天上掉下的馅饼”，而是以习近平同志为核心的党中央对中医药高度重视的结果，是我们多年来超前谋划、系统部署的结果，是我们坚持不懈、久久为功的结果，是我们齐心协力、奋勇拼搏的结果。这些成绩充分表明中医药不仅步入了发展的快车道，而且振兴发展中医药也迈出了坚实步伐。大家表示，只要我们坚定信心，增强发展自信，保持战略定力，就一定能够将中医药振兴发展的美好蓝图变成现实，让中医药“这一老祖宗留给我们的宝贵财富”在健康中国建设的进程中焕发出新的活力。

二是进一步理解了习近平总书记发展中医药的新思想新论断新要求的内涵要义。大家一致表示，习近平总书记站在党和国家全局的战略高度，提出了一系列发展中医药的新思想新论断新要求，深刻回答了新的历史时期怎么看中医药、怎么定位中医药、怎么发展中医药、如何保障中医药发展等一系列根本性、方向性问题，是对中医药发展规律的科学把握，是对发展中医药提出的更高要求，这些重要论述闪耀着马克思主义唯物辩证法的光辉，体现了宏观、中观、微观层面内涵的辩证统一，体现了保护与利用的辩证统一、传承与创新的辩证统一，既是我们新时期做好中医药工作的基本遵循，也是我们必须坚持的马克思主义中国化的科学方法论。大家表示，学习习近平总书记发展中医药的新思想新论断新要求，有助于增强道路自信、理论自信、制度自信、文化自信，有助于增强使命意识、担当意识、责任意识、看齐意识，要继续深入学习，切实做到真学真信真懂真用。

三是进一步把握了推动中医药振兴发展的形势要求。大家一致表示，成绩鼓舞人心，形势催人奋进。习近平主席签署颁布《中华人民共和国中医药法》、国务院印发《中医药发展战略规划纲要（2016～2030年）》、国务院新闻办发表《中国的中医药》白皮书等一个个在中医药发展历程中具有里程碑意义的大事，再一次充分印证了“中医药振兴发展迎来天时、地利、人和的大好时机”，中医药发展正处于难得的发展机遇期。大家一致认为，全国卫生与健康大会确立的“大卫生、大健康”的新理念，部署的“努力全方位、全周期保障人民健康”的新任务，提出的“以治病为中心向以人民健康为中心转变”的新要求，与中医药讲究的整体观念、重视的治未病高度契合，中医药在健康中国建设中大有可为，也必将大有作为。要在工作实践中，聚焦健康全过程生命全周期，进一步贯彻落实好中医药发展战略规划纲要，扎实推进中医药供给侧结构性改革，着力推动“四个建立健全”，使中医药在治未病中的主导作用、在重大疾病中的协同作用、在疾病康复中的核心作用得以充分发挥。

四是进一步明确了当前中医药工作的重点任务。大家纷纷表示，2017年是党和国家事业发展中具有重大意义的一年，是推动《中医药法》和《中医药发展战略规划纲要（2016～2030年）》全面落实的重要一年，也是实施“十三五”规划的关键之年。做好全年的工作，对于建设健康中国和经济社会发展都具有重要意义。大家一致认为，全年工作任务十分繁重，必须坚定不移贯彻中央决策部署，牢固树立目标导向，增强责任意识，把实施中医药法和全面落实战略规划纲要作为全年工作的主线，把握重点，突出亮点，破解难点，做到“五个更加”，即更加注重狠抓工作落实，更加注重调查研究与总结经验，更加注重政策机制创新，更加注重健全服务体系，更加注重提升服务能力，在健康中国建设中厚植新的发展优势、发挥更大作用。

大家在分组讨论中，都对中医药工作提出了很多很好的意见和建议，我们将认真研究梳理，吸纳到今后的工作中去。大家一致认为，中央关于中医药的方针政策已定，能不能抓住机遇，能不能抓好落实，能不能推动政策释放叠加效应，发生“催化反应”，是对我们整个行业，特别是管理部门的能力和水平的大考验。大家深感责任重大、担子很沉、任务艰巨。

毛泽东指出，“政治路线确定之后，干部就是决定的因素。”习近平总书记曾指出，干部不能仅仅是一个老黄牛，也不能只是一个空谈家，而要把远大目标和务实工作结合起来，既有老黄牛的品格，又有千里马的气势，既是一个有胆有识的战略家，又是一个脚踏实地的实干家。如何成为“战略家”和“实干家”呢？就是会运用科学的方法论去推动工作。党的十八大以来，习近平总书记多次提出领导干部要学习马克思主义哲学，掌握好科学世界观、方法论。科学方法论是中国共产党人所独有的“看家本领”，也是实现领导有方的无价之宝。借此机会，我结合工作体会，就如何运用科学的方法推动全年工作讲五点意见。

第一，善于吃透上情，把握中央决策部署的核心要义。我多次讲过，党的十八大以来，以习近平同志为核心的党中央高度重视中医药发展，把中医药作为一项国家重大战略，进行系统谋划、周密部署和高位推动，先后出台了中医药健康服务发展规划、中药材保护和发展规划、中医药发展战略规划纲要等规划，颁布了中医药法，在国民经济和社会发展第十三个五年规划纲要、健康中国“2030”规划纲要等国家重大规划中部署中医药发展，力度之大、规格之高、程度之密，都是前所未有的，集中体现了中央发展中医药的方针、政策和要求。向党的理论和路线方针政策看齐是政治纪律的根本要求，是每一个领导干部讲政治的基本要求。执行好这些方针政策，最关键的是要吃准吃透，真正把握中央精神的基本要求、核心要义。吃的不准，就抓不住重点、找不准目标，就容易生搬硬套、照本宣科式的抓执行，带来上下一般粗的问题。吃得不透，就可能断章取义、随意解释，就容易以偏概全、各行其是，带来“上有政策、下有对策”的问题。对中央的决策部署，各地要真正地“钻”进去，吃透政策、领会实质，找好上情与本地区的结合点，把中央精神与本地实际创造性地结合起来，研究制定科学的政策决策和工作举措，使好政策“叫座又叫好”，落得了地、生得了根、见得了效，转化为人民群众的获得感。

第二，善于武装头脑，深刻把握习近平总书记系列重要讲话精神中贯穿的科学思想方法和工作方法。习近平总书记系列重要讲话精神蕴含着实事求是的思想路线、历史唯物主义和辩证唯物主义的科学方法论，大力倡导并身体力行学习哲学、学习辩证法、掌握科学方法，善于运用中医药学凝聚的哲学思维和辩证智慧，为新时期运用马克思主义立场观点方法解决当代中国实际问题树立了典范。我们要坚持用习近平总书记系列重要讲话精神武装头脑，既要准确理解讲话提出的一系列治国理政新理念新思想新战略，更要深刻把握讲话贯穿的科学思想方法和工作方法，用辩证唯物主义、历史唯物主义，用中医药学中蕴涵的哲学智慧，去认识问题、分析问题、解决问题，做到坚持一切从客观实际出发，坚持实践第一的观点，坚持群众路线，积极面对和化解前进中遇到的矛盾，不断提高战略思维、历史思维、辩证思维、创新思维、底线思维能力。

第三，善于借势发力，运用已出台政策机制争取更多支持。“上不失天时，下不失地利，中得人和，而百事不废”。现在，中医药振兴发展正处于天时、地利、人和的大好时机，中央密集出台了促进中医药发展的系列政策，“含金量”很高，指导性和操作性很强。各地如何借中央的“势”去发展中医药，是摆在各位分管主任、各位局长面前的一个必须回答好、实践好的时代命题。比如，国务院印发了中医药发展战略规划纲要，明确提出各地要制定具体的实施方案，各地有没有借这个“势”来系统谋划和部署本地区的中医药工作呢？去年8月，党中央、国务院召开了全国卫生与健康大会，对中医药工作做出重要部署，各地有没有借这个“势”，主动跟进、协调推动在本地区部署中医药工作呢？国务院建立了中医药工作部际联席会议制度，各地有没有按照国务院的要求，建立本地区的中医药工作联席会议制度，争取省领导的支持呢？等等。事在人为，“势”也在人为。各地要借势谋事，在细化实化已出台的好政策上多花精力、多下功夫、多做文章，拿出切实可行的思路、决策和措施；要借势发力，推动本地区党委、政府更加重视发展中医药，在加强顶层设计、强化统筹协调、健全管理体系等方面给予更大力度的支持。

第四，善于抓住关键，以点带面推动工作落实。做好全年的工作要扭住重点、抓住关键。要以踏石留印、抓铁有痕的劲头，把以下几项重中之重的工作抓细抓实抓出成效。

一要抓好中医药法实施。法律的生命力在于实施，法律的权威也在于实施。制定一部法律不容易，实施好一部法律更不容易。大家在分组讨论中，对如何实施好这部法讨论得很热烈、意见也很集中，都表示要把中医药法的实施作为头等大事。有的谈到要尽快掀起学法的高潮，有的谈到要举办培训班强化培训，等等。我们的总体考虑是，学习好、贯彻好这部法首先是要用法中蕴含的核心要义、重大制度创新来凝聚共识，上下一个声音，同频同步推进，各地先不要急于搞培训、办培训班，更不要随便解读，各弹各的调，各谱各的曲，形成执行中的偏差，但可以先把学法的声势造出来。法监司要对什么时机搞培训拿出一个方案。在讨论的时候，有的谈到备案的问题，有的谈到一技之长的问题，担心放开了之后会不会乱了、会不会不好管了。对这些担心，我们要用发展的眼光来看待，这些重大制度创新瞄准的是大家多年来想呼吁解决的一些老问题，表面上看是放了，背后是放和管要结合起来，关键是要把制度设计好、制定好。我们不能没有法的时候千呼万唤，有了法之后弃置一边，甚至妄议中央的大政方针，这决不允许。对这一点，我们有信心，既要放得开，更要管得住。今年全系统推进法实施的重中之重就是抓好配套文件制定，要挂图作战，倒排工期，确保中医诊所备案管理、师承和确有专长人员分类考核、经典名方注册、医疗机构中药饮片炮制及制剂备案管理、中医养生保健规范等重大创新制度如期出台。各地要根据中医药法，推进地方性法规建设。已出台地方性法规的省份，要抓紧启动修订程序，及时进行修改完善，确保各项规定与中医药法保持一致。尚未出台中医药地方性法规的，要尽快与地方立法机关和有关方面沟通，推动中医药地方性法规的制定。

二要抓好战略规划纲要落实。去年是战略规划纲要的启动实施之年，今年是全面落实之年。当务之急、重中之重是抓好落实。今年的落实工作做好了，中医药振兴发展的局面就会进一步打开，中医药振兴发展的基础就会进一步牢固，我们就有了更为充分的条件和把握抓好“十三五”时期各项工作，抓好今后十几年的各项工作。各地要按照战略规划纲要提出的“结合实际制定本规划纲要具体实施方案”的要求，把制定本地区的战略规划纲要实施方案作为贯彻落实全国卫生与健康大会、推进健康省（区、市）建设的重要举措，积极借鉴已出台具体实施方案地区的经验，加快推动出台具体的实施方案，切实把战略规划纲要确定的全国性目标具体化为地方性目标，把战略规划纲要的思路细化为本地的政策措施，把别人的成功经验转化为本地的有效举措。同时，要按照国务院要求，建立由省领导任召集人的中医药发展统筹协调机制和工作机制，尽快建立或完善本地区的中医药工作联席会议制度，加强组织领导，强化统筹协调。出台的贯彻落实实施方案和建立部门联席会议机制的情况要及时向国家中医药管理局报告。

三要抓好深化医改中医药工作。今年深化医改的总体要求是以五项基本医疗卫生制度建设为重点，基本完成立柱架梁的重大阶段性任务。各地要坚持系统思维，注重改革的关联性和耦合性，紧紧围绕五项基本医疗卫生制度建设，紧紧扭住参与分级诊疗制度建设、推进公立中医医院改革、探索符合中医药特点的医保支付方式等重点工作，创新思路方法，完善政策机制，为深化医改注入源源不断的“中医药元素”、打造解决医改这个世界难题的“中国方案”。比如，在分级诊疗制度建设中，要巩固基层中医药服务能力提升工程“十二五”实施的好经验好做法，做好“十三五”行动计划的各项工作，把基层这个阵地夯实筑牢，使中医药成为提升基层服务能力的重要力量。比如，在城市公立医院改革中，推动建立现代公立医院管理制度的指导意见中体现中医药内容，参与制定公立医院章程试点、公立医院薪酬制度改革试点。同时，要认真落实中办、国办转发的《国务院深化医药卫生体制改革领导小组关于进一步推广深化医药卫生体制改革经验的若干意见》，坚定不移地推动成功经验的复制推广。综合医改试点省的中医药管理部门要发挥好示范带头作用，勇于实践，敢于探索，为全国推进深化医改贡献更多中医药智慧、创造更多中医药经验。

四要抓好中医药传承创新工程实施。2016年11月，国家发展改革委、国家卫生计生委、国家中医药管理局三部门联合印发实施了《全民健康保障工程建设规划》。中医药传承创新工程作为建设规划的六大工程之一，是迄今为止国家安排的最大的中医药建设专项，是贯彻全国卫生与健康大会和中医药发展战略规划纲要的重要举措。根据中央投资计划安排，今年这项工作的主要任务是完成建设单位的遴选，并适时开展试点。昨天晚上，我们专门召开了中医药传承创新工程建设备选项目编制工作部署会。近期，还要会同国家发展改革委印发《关于开展中医药传承创新工程建设备选项目编报工作的通知》，进一步对相关工作做出部署。各地要按照国家中医药管理局的统一安排，严格把握遴选标准和程序，严格执行工作纪律和要求，做好项目遴选、公示和申报等各个环节的工作，通过实施中医药传承创新工程，进一步完善本地区中医药服务体系，提升中医药服务能力。

五要抓好国医大师、全国名中医评选表彰工作。两项评选工作时间紧、环节多、任务重，中央重视、行业关注、社会关切。各地要按照国家中医药管理局的统一部署，紧扣时间节点，严把条件标准关，慎之又慎，优中选优，真正把那些德高望重、忠诚事业、医术精湛、奖掖后学的国家级大师、名医推选出来，确保推荐人选具有鲜明的旗帜性和代表性。今天是候选人推荐材料的上报日期，还没有上报的要抓紧上报。今后，我们要把规矩立起来，以后各地没有按照截止日期上报材料的，没有特殊原因一律不再接收，不能拖拖沓沓，影响全局各项工作的既定计划。需要说明的是，因为表彰名额有限，对各方面条件突出，未能进入候选人名单的专家，要耐心细致的做好解释工作。同时，各地也要参照国家中医药管理局的做法，做好本地区名医的评选工作，健全完善省级的褒奖机制。

六要抓好中医药高等教育。2016年年底，刘延东副总理亲切接见了中医药高等教学名师，并主持召开中医药高等教育改革与发展座谈会，发表了重要讲话。这是刘延东副总理连续3年参加中医药系统的重大活动，充分体现了刘延东副总理对中医药工作的高度重视和亲切关怀。事业发展的基础在人才，关键靠教育。各地要学习贯彻刘延东副总理的重要讲话精神，积极协调卫生计生部门、教育部门把中医药院校纳入本地区卫生计生和教育发展规划，指导中医药院校瞄准“新动力、主阵地、火车头、新高地、新名片”的奋斗目标，优化学科专业布局，创新人才培养模式，加强智库建设，努力办出“中国特色、国际水平”的中医药高等教育，为中医药振兴发展培养合格的建设者和可靠接班人。

七要抓好预算执行。在我们的多方努力和协调下，中央财政持续增加中医药事业发展专项资金。但从了解的情况看，各地预算执行进度却不尽人意。如何把财政拨款资金用好、用足，这不仅是预算执行本身的要求，也是中医药事业可持续发展的要求。大家要立足本地区实际，高度重视财政项目经费管理、预算执行管理，重视项目预算执行的时效性、规范性，细化资金分配方案，制定绩效考核目标，加快预算执行，消化存量资金，用好结转资金，抓好跟踪分析，防止形成新的沉淀，真正实现由重资金分配向重预算执行和绩效考核的转变。我们也将强化监管，完善对各省预算执行进度动态监测机制。这里，我强调一下，钱争取的不易，要花的干净、花的明白，决不能让财政的钱流进个人的口袋、“富了”个人的腰包，要严明财经纪律和廉洁纪律，确保财政资金的“好钢”切实用在推动中医药振兴发展的“刀刃”上。

八要抓好中医医院评审工作。今年将启动新一轮中医医院评审工作。各地要增强责任意识和担当意识，切实履行好中医医院评审职责，组织做好医院评审工作。要以评审为抓手，评出质量、评出内涵、评出水平，推动中医医院坚持中医为主的办院方向，提高中医药防治重大疾病的能力，在深化医改中探索完善有利于中医药特色优势发挥的公立中医医院运行新机制和现代医院管理制度。在评审工作中，各地要严格执行国家中医药管理局制定的评审标准，尤其是对新建中医医院、综合医院新变更中医医院、新增三级中医医院等进行评审时，要严格按照《全国医疗卫生服务体系规划纲要》的要求把好关，坚决制止盲目扩大规模、争上等级，确保中医医院的内涵质量，更好地发挥在区域医疗卫生服务中的应有作用。这里强调一下，各地可以依据局里的评审标准进行适当调整，但必须遵循“内容可增不减、标准可升不降”的原则，做到地方指标高于国家标准，所增内容和所提标准都要充分体现中医药服务能力。

第五，善于发挥优势，把全面从严治党的成果转化为推动工作的动力。党的十八届六中全会强调，办好中国的事情，关键在党，关键在党要管党、从严治党。习近平总书记在十八届中央纪委七次全会上强调，只有把党建设好，我们才能带领人民成功应对重大挑战、抵御重大风险、克服重大阻力、解决重大矛盾，不断从胜利走向新的胜利。要依靠文化自信坚定理想信念。领导干部要不忘初心、坚守正道，必须坚定文化自信。没有中华优秀传统文化、革命文化、社会主义先进文化的底蕴和滋养，信仰信念就难以深沉而执着。党员、干部要不断提升人文素养和精神境界，去庸俗、远低俗、不媚俗，做到修身慎行、怀德自重、清廉自守，永葆共产党人政治本色。具体而言，推动中医药振兴发展，关键在党，关键在党要管党、从严治党。我们要把坚持党的领导这个当代中国最重大的政治原则坚持好、贯彻好，时时刻刻向以习近平同志为核心的党中央看齐，在思想和行动上提高政治站位，从政治意识和大局意识中不断找到差距，牢固树立“四个意识”，切实维护党中央的权威。我们要抓住严肃党内政治生活这个根本，严明政治纪律和政治规矩，提高党内政治生活原则性和战斗性，不断强化中医药系统基层党组织的政治功能和战斗堡垒作用，夯实战斗力生成的基础。我们要把管党治党的政治责任落实到中医药系统的每一个基层党组织，通过全面从严治党落实好党中央、国务院关于中医药工作的决策部署，密切联系群众，不断增加人民群众的获得感，从而赢得民心。我们要树立全面从严治党永远在路上的意识，推动中医药系统的管党治党从宽松软走向严紧硬，打造一支敢于担当、善于传承、勇于创新的工作队伍，为中医药振兴发展提供组织保障和队伍保障。

会后，大家要及时向党委、政府以及卫生计生委党组汇报中央领导同志重要批示精神、李斌主任的讲话精神以及全国中医药工作会议精神，争取更高层面、更大力度的支持。要尽快召开本省（区、市）的中医药工作会议，传达全国中医药工作会议精神，部署2017年工作。贯彻落实情况要及时向国家中医药管理局报告。

同志们，没有真抓实干的作风，再好的机遇也会消失，再美的蓝图也难以实现，加快中医药振兴发展，关键要靠我们自身努力和奋斗。我们要以等不起的紧迫感、坐不住的责任感、慢不得的使命感，以勤奋务实的工作作风和奋发有为的工作状态，撸起袖子加油干，挽起裤腿往前赶，把中央的各项决策部署转化为实际行动，形成目标明确、路径清晰、责任分明、措施有力的行动方案，一步一个脚印地向着中医药振兴发展的目标迈进，做出无愧于历史和人民的业绩，以良好的工作状态和优异的工作成绩迎接党的十九大胜利召开。

同志们，再过2个多星期，就是新春佳节了。希望大家认真贯彻落实十八届中央纪委七次全会精神，把纪律和规矩挺在前面，持续深入落实中央八项规定精神，过一个平安、祥和、简朴的春节。我在这里提前祝大家新春快乐、事业有成、阖家幸福！

大力推进中医药科技创新　为健康中国建设做出更大贡献

——国家卫生计生委副主任、国家中医药管理局局长王国强在2017年全国中医药科技创新工作会议上的讲话

2017年1月10日

今天，我们在这里召开全国中医药科技创新工作会议，这是时隔10年，中医药行业召开的又一次全国科技创新盛会，是一次十分重要的会议。会议的主要任务是：全面贯彻落实习近平总书记系列重要讲话精神和全国科技创新大会、全国卫生与健康大会精神，把科技创新放在中医药事业全局的核心位置优先发展，动员和激励广大科技工作者和中医药人员发挥积极性、创造性，统一思想、凝聚共识，明确目

标、健全机制，增强自信、攻坚克难，为中医药事业振兴发展提供动力和支撑，为建设健康中国和创新型国家贡献力量。

习近平总书记深刻指出，创新是引领发展的第一动力。抓创新就是抓发展，谋创新就是谋未来。适应和引领我国经济发展新常态，关键是要依靠科技创新转换发展动力。李克强总理在对中国中医科学院成立60周年的重要批示中要求，广大中医药工作者要进一步增强使命感，勇担中医药振兴发展重任，适应群众健康需求日益增长的趋势，坚持中西医并重，突出中医药的特色与优势，借助现代技术，推动重大新药创制、重大传染病防治等取得新进展，在深入推进医改中发挥更大作用，培养更多优秀人才，提升中医药在世界上的影响力，做到在继承中创新发展，在发展中服务人民，为丰富祖国医学宝库、增进人民健康福祉、全面建成小康社会做出新贡献。2016年10月，刘延东副总理对全国卫生与健康科技创新工作会议做出重要批示，强调把科技创新放在卫生与健康事业的核心位置，坚持以人民健康为中心，以改革创新为动力，探索科卫协同机制，加快构建卫生与健康科技创新体系，加快科研成果转化应用，促进健康产业发展。这些要求，为新形势下进一步加强中医药科技创新明确了方向，提出了目标，我们要深入学习领会，抓好贯彻落实。

下面，我就加快推进中医药科技创新，讲3个方面的意见。

一、全面总结中医药科技创新的重大贡献

2006年1月，全国科技大会确定了“自主创新、重点跨越、支撑发展、引领未来”的科技工作方针，提出建设创新型国家的战略任务。我局认真贯彻大会精神，会同科技部等16个部门联合制定发布了《中医药创新发展规划纲要（2006～2020年）》，全面推进中医药科技创新工作。

10年来，在党中央、国务院的坚强领导下，在相关部委和全社会的关心支持下，广大中医药科技工作者团结协作、开拓创新、朝乾夕惕、攻坚克难，努力践行科技创新驱动战略，推动中医药事业快速发展，取得了突出的成就。屠呦呦研究员获得2015年诺贝尔生理学或医学奖，刚刚又获得2016年国家最高科学技术奖；陈香美、李大鹏、吴以岭、王广基、黄璐琦等新当选为中国科学院和中国工程院院士。“十二五”以来，中医药获得国家科技奖励54项，其中国家科技进步一等奖6项，国家自然科学奖和国家科技发明奖5项；国内期刊的中医药科技论文总量超过40万篇，国内中药及天然药物专利总数超过11万个，展现出前所未有的繁荣和进步。

过去的10年，是坚持自主创新，中医药原创优势更加凸显的10年。为加强和拓展中医药原创优势，国家有关部门和我局在名老中医学术经验传承、古籍保护传承、中医理论基础研究等领域加大部署力度，成效显著。

名老中医学术传承研究，首次对包括国医大师在内的200多位名老中医的临证经验和学术思想，进行了系统的传承研究，建立了基于典型医案大数据的名老中医传承国家服务平台和面向公众服务的中医智库。

古籍文献整理研究，实施中医药古籍保护与利用工程，整理出版《中国古医籍整理丛书》400余种和《中医孤本大全》《中医药古籍与方志》等，积极推进《中华医藏》的编纂，填补了中医药古籍出版的相关空白。组织开展民族医药文献整理和适宜技术筛选推广工作，完成150本重要民族医药文献整理和140项适宜技术的规范研究。

中医理论研究，依托国家重点基础研究发展计划（973计划）中医专题，对中医基础理论、中药理论、针灸经络理论和疗效评价理论等进行了全面布局。发展了中医脉络理论、体质理论等理论学说，推动了产、学、研、用的系统融合；开展肺与大肠相表里、肾藏精、肝藏血、脾主运化等中医脏象理论的研究，深化了对科学内涵的阐释，促进了中医学理论体系框架的进一步完善；研究证实了经穴的特异性，明确了针刺麻醉和灸法在临床的安全性和有效性，初步揭示了经络现象的特点；研究发现了中药药性的客观效应机制，建立组分配伍创制现代中药新方法，深化了对方药量效关系的认识；初步回答了“十八反”等中药毒性的基本问题，初步回答了“上火”等普遍现象的中医基本原理，初步回答了中医临床疗效评价阶梯递进的基本规律。此外，国家自然科学基金支持开展大量自由探索研究，为推动解决中医药科学问题提供了很好的基础。

这些基本中医原创理论问题和思维模式的阐释，进一步夯实了中医药的科学基础，推进了中医理论体系的丰富和发展，提高了对临床和生产实践的指导作用。正是基于中医药的源头和研究实践基础，屠呦呦研究员因发现青蒿素，先后获得诺贝尔奖和国家最高科学技术奖；陈竺教授团队因传统中药砷剂治疗急性早幼粒细胞白血病，先后获得圣捷尔吉癌症研究创新成就奖和美国欧尼斯特·博特勒奖。这些不仅是对科学家和研究团队的肯定和褒奖，也是对中医药长期以来在保障人民健康方面所做贡献的肯定与褒奖，更是对中医药宝库的原创优势和科技价值的肯定与褒奖。

过去的10年，是坚持科技支撑，中医药服务能力不断提升的10年。为促进和提高中医药服务能力，我局认真组织实施国家科技支撑计划、传染病重大专项和中医药行业科研专项，产出了一批有循证医学证据、能被国际认可和推广使用的临床研究成果。

重大疑难疾病防治方面，临床研究能力和疗效有了显著提高，中医药诊疗的相对优势进一步彰显。如，中医药活血解毒治疗冠心病可有效减少心血管事件、降低炎症因子。中西医综合方案治疗晚期非小细胞肺癌，可延长患者中位生存期，有效提高生活质量且无明显毒副反应，是一种经济、有效的治疗方案。

糖尿病和中风单元的中医药方案，纳入了中华医学会发布的临床指南。中医综合治疗方案对糖尿病视网膜病变疗效突出，能明显改善视功能、促进视网膜循环、减少渗出与出血，填补了中医药在这个治疗领域的空白。中医药治疗慢阻肺在降低急性期发作次数、改善临床主要症状、改善肺功能等方面疗效显著。中医药早期干预，可延缓无症状艾滋病毒感染者进入艾滋病发病期，增强免疫力并对病毒载量有稳定作用，提高了患者生存质量；藏医药治疗肝硬化研究也取得进展。中医药治疗多囊卵巢综合征提高活产率，研究结果摘要发表在《柳叶刀》杂志上。这些研究成果确证了中医药的临床优势，使中医药防治能力明显增强，潜力得到发掘，更重要的是提供了国内外学术界公认的疗效评价结果，成为支撑中医药临床应用和相关指南政策制定的重要前提和关键依据。

新发突发传染病应急科研方面，从防治非典到防治甲流，科技创新和临床救治同步，不仅促进了中医药的参与和协同，而且提供了安全有效的循证证据。在2009年甲流防治过程中，王永炎院士牵头的研究，第一次通过循证医学方法确证中医药治疗甲流是安全有效的，成为中医药防控传染病走向世界的里程碑，获得2014年国家科技进步一等奖。2011年8月，王辰院士牵头的研究成果发表在美国《内科学年鉴》，表明传统汤剂（麻杏石甘汤和银翘散加减方）治疗新型甲型H1N1流感，在缓解发热症状方面与达菲同样有效，成为证实中医药疗效高级别的学术证据之一；2016年，相应的中药新药获得国家新药证书和上市许可。

中医预防保健康复研究方面，我局正式发布了《中医预防保健（治未病）服务科技创新纲要（2013~2020年）》。《自然》系列杂志上发表了太极拳缓解骨关节炎慢性疼痛、改善慢性疾病患者生活质量和抑郁症、改善帕金森病患者的姿势控制等相关研究，引起国际学术界的广泛关注；体质辨识研究建立了理论和技术体系，进入了国家健康服务项目；治疗失眠、肥胖和亚健康等的30多项中医治未病技术得到规范和评价。建立了国家中医药管理局康复研究中心，不断完善中医康复理论和技术体系，并实施中医康复能力提升项目，在全国建立第一批34个省级中医康复示范基地。2016年9月，美国《内科学年鉴》发表了《针刺治疗慢性难治性功能性便秘随机对照试验》，刘保延研究员牵头的这一研究显示，单纯电针可明显提高慢性便秘患者完全自主排便次数，这是我国针灸临床研究成果首次在该刊发表，标志着国际学术界的认可。

过去的10年，是坚持重点跨越，中医药创新水平不断提高的10年。立足长远、服务需求，我们加强了对中医药科技创新条件的不断优化，组织优势资源集中力量办大事，在资源普查、产业发展、科研平台和体系建设等方面取得跨越发展。

中药资源保护与利用方面，组织开展了全国第四次中药资源普查试点工作，完成了全国31个省922个县的中药资源普查，结合长效机制，建成由1个中心平台、28个省级中心、65个监测站组成的国家基本药物中药原料资源动态监测和信息服务体系，布局建设了2个种质资源库。2014年7月，第四次中药资源普查试点已汇总得到15万余块样地，近1.4万种中药资源的种类和分布信息，50多万份标本实物，发现疑似新品种44个，收集了一万余条中医药传统知识，为全国第四次资源普查做好了技术准备、人才准备和组织模式准备。

中药产业科研方面，结合国家重大新药专项，科技创新推动了中药产业的快速发展，基本建立了以药材生产为基础、工业为主体、商业为纽带的现代中药产业体系。全国有2088家通过药品生产质量管理规范（GMP）认证的中成药生产企业，中药剂型也已从传统的丸散膏丹，发展到现在的片剂、滴丸、胶囊、巴布剂和注射剂等40多种，中药产品生产工艺水平有了很大提高。张伯礼院士牵头的“中成药二次开发核心技术体系创研及其产业化”研究2014年获得国家科技进步一等奖，项目技术已在全国19个省市推广，应用于近百家中药企业。据统计，截至“十二五”末，中药销售过10亿元的品种超过50个，中国制药工业百强榜上中药企业约占1/3，多个中药企业年销售超过100亿元。此外，热敏灸、四诊仪和远程医疗设备等中医仪器设备研究也取得可喜进步，研发了一批运用于临床、社区和家庭的诊疗设备。

中医药科技创新平台建设方面，我局创新性提出研究室和实验室分类管理，推动建立了25个国家中药现代化科技产业基地（包括4个国家中药材规范化种植基地），14个共建和筹建的国家重点实验室，4个国家工程技术研究中心，23个国家中医临床研究基地、144个国家中医药管理局重点研究室等中医药研究平台和基地，初步实现中医药科技创新的网络化布局。特别是国家中医临床研究基地建设，大大改善了中医药临床科研的基础条件，系统提升了中医药临床科研能力，建立了一批中医药临床科研支撑平台和方法学队伍，产出了一批国际认可的临床科研成果，创建了临床科研信息共享系统，探索中医药科研道路，提升保障科研质量，推动中医国际协作和竞争能力上了新台阶，使我国中医临床研究整体水平得到跨越发展。2013年12月，刘延东副总理指出，中医临床研究基地建设花小钱办大事，是中医药科研体制创新的有益尝试，成果令人欣慰，并要求相关部门加大支持力度，推动中医药事业取得大发展。

中医药科技创新体系建设方面，近年来坚持深化科技体制改革，一手抓计划项目，一手抓体系布局建设。国家对中医药科技创新的支持力度稳步增长，“十二五”期间国家科技计划均加大了对中医药科研工作的投入力度，国家科技支撑计划、973计划、863计划和行业科研专项等支持经费16.32亿元，“艾滋病和病毒性肝炎等重大传染病防治”科技重大专项支持经费2.58亿元，“重大新药创制”科技重大专项支持经费23.32亿元，国家自然科学基金支持经费28.27亿元。中医药科技体制改革顺利推进，我局积极参与国家科技计划改革，协同科技部等制定了国家重点研发计划“中医药现代化研究”专项实施方案，推动筹建中医药科研管理专业机构。经过这些年的努力，中医药科技创新体系初步形成，各类科技创新主体相互协作互动，知识创新、技术创新、制度创新、区域创新和科技中介服务体系相互支撑和联动，符合中医药特点的方法学体系、中医药科技创新平台建设以及人才队伍建设初具规模，举国体制办大事和计划项目引导相结合，科技创新对中医药事业发展、医疗保健与产业发展的引领、驱动作用日益显著。

过去的10年，是坚持引领未来，中医药核心竞争力不断增强的10年。面向未来、引领发展，中医药科技创新提前谋划、主动布局，在伦理认证、方法学探索、标准研究和走向国际等方面取得标志性成果，为未来的可持续发展和国际竞争奠定基础。

中医药研究伦理平台建设方面，我们积极主动应对国际科研伦理发展的挑战和机遇，研究提出中医药研究伦理审查的特殊性，率先制定《中医药科研伦理管理规范》，结合国家中医临床研究基地建设开展伦理平台建设与评估。2015年，我们主导建立的世界中联中医药研究伦理审查体系认证，正式批准成为国家认证项目（CAP认证），这不仅是我国中医药领域第一个国家认证项目，也是我国医学伦理领域第一个国家认证项目，更是国际传统医药领域唯一的认证体系。这个具有自主知识产权的平台，不仅很好体现了我国中医药研究和国情的特殊性，成为我们应对国际传统医药科研竞争的有效保障，也很好衔接了国际科研伦理审查领域的通则，得到了国内外的广泛好评。世界卫生组织也积极关注，正在推动制定国际传统医药研究伦理指南。

中医药科研方法学方面，在积极吸纳现代科学技术最新成果的同时，坚持中医药自身特点和发展规律，初步探索建立了中医药科技创新的一些方法和模式。建立真实世界中医临床研究范式，推动临床科研一体化，形成了符合中医药发展规律的临床科研新模式，拿出了一批基于大数据的中医药临床研究成果；发布《中医临床研究方案优化与实施设计》，全面促进了中医临床研究水平提高；建立名老中医学术思想传承研究的基本模式，指导提升了名老中医传承研究效率；制定《中医针灸临床研究管理规范》，有效规范中医针灸临床研究过程和结果；发布《中医诊疗技术研究工作指南》，明确提出了中医诊疗技术研究过程中特殊问题和难点问题的解决思路和方案，这些方法的建立和不断完善，为中医药科技创新坚持自身特点和主体发展，奠定了良好的方法学基础。

中医药标准体系建设方面，在中医药科技引领下发展迅猛。通过国家科技支撑计划项目研究，形成了相对独立完整的中医药标准体系框架，研究成果向国际、国家、行业标准转化，各项标准制定稳步有序推进；建立了国际标准化组织中医药技术委员会（ISO/TC 249），在健康信息技术委员会（ISO/TC 215）中建立传统医学任务组，TC 249已发布了7项中医药国际标准，占领了传统医学国标标准研制的主导权，形成了国际标准化组织传统医学中医药标准零的突破；在中医药行业专项的支持下，正在研制的国际疾病分类代码ICD11中，专门设立了传统医学的一章，这是自有ICD以来，传统医学首次进入了世界卫生组织的统计视野，这些都有力地推动了中医药现代化和国际化的发展。

中医药走向世界方面，随着中医药科研水平的提升，诸多国际化过程中面临的复杂疑难问题逐步有了对策和解决办法，取得了诸多标志性成果。一批企业在美国和欧盟组织开展中医药临床试验，中药欧盟注册首先在荷兰取得突破。中药饮片国际化进程也不断加快，取得了显著成绩。丹参等9个品种的27个质量标准已被《美国药典》正式采纳；地榆、红花等5个品种被欧洲药典收载，三七、杜仲等9个品种被法国药典收载。同时，我国与欧盟达成协议，共同研究起草《本草专论》，将是中药进入欧盟市场的有益支撑。在中医药科技创新成果的支持下，中医药在世界范围内得到了广泛传播，我国政府支持建立了10个中医药中心，中医药服务已经遍及五大洲的183个国家和地区。

回顾这10年，我们深切感受到，我国中医药科技整体实力持续攀升，创新平台跨越发展，创新环境不断优化，重大成果不断涌现，转化应用进程加快，自身特点不断彰显，创新人才快速成长，创新体系逐步形成，国际影响日益增强。中医药科技正在从填平补齐向体系建设转变，从单一模式向多学科协同转变，从主动接轨向主体发展转变，从广泛培育向重点突破转变，中医药现代化持续推进，中医药科技正在成为国际传统医药领域的“全面领跑者”，中医药走向世界更加自信。

回顾这10年，我们深切体会到，中医药科技创新一是必须坚决落实党中央、国务院重大决策部署，始终坚持创新驱动发展，为中医药事业发展提供不竭动力；二是必须始终坚持需求导向，全面服务于人民健康国家战略，为经济社会发展提供技术支撑；三是必须始终坚持自身特点和发展规律，积极吸纳现代科技最新成果，不断推进中医药现代化和走向世界；四是必须始终坚持把人才作为科技创新的第一资源和核心要素，充分激励中医药科技工作者无私奉献和求真务实的科学精神。这些成绩和启示来之不易，凝聚着广大科技工作者和中医药人员的智慧和心血，为今后一段时期加强中医药科技创新奠定了工作基础和组织经验。这里，我代表国家卫生计生委和国家中医药管理局向同志们致以崇高的敬意，向长期关心支持中医药科技创新工作的各级领导、相关部门和社会各界表示衷心的感谢。

当然，回顾这10年，我们也清醒地看到，相对于人民群众日益增长的健康需求、日新月异的现代科技和日趋严峻的国际竞争，中医药科技创新对中医药服务能力和产业发展的全面支撑尚有很大空间，中医药科技创新体系与能力建设仍显不足，创新主体作用有待强化，资源配置亟待进一步优化，科技创新平台建设尚需加强，创新型科技人才的选拔与培养机制、符合中医药特点和规律的科技评价机制、多学科多领域的协同创新机制、区域创新机制及管理机制等尚需不断探索，科技体制改革仍待进一步深化。特别对于中医药科技创新的重大作用和意义，一些同志尚认识不足；对于中医药科技创新取得的成果和效果，也还缺乏广泛宣传和共识。这些问题需要我们正确面对，认真研究，努力加以解决。

二、深刻认识新形势下加快中医药科技创新的重大意义

历史和现实都证明，科技创新是推动人类社会进步发展的重要力量，中医药科技创新不仅为中医药医疗、保健、教育、产业、文化和国际合作提供有力支撑，也是将中医药五种资源转化为现实生产力的重要保障。

2016年以来，国务院先后印发了《国家实施创新驱动发展战略纲要》《“十三五”国家科技创新规划》和《“健康中国2030”规划纲要》，对未来一段时期中医药科技创新做出系统部署。科技是国家赖之以强、企业赖之以赢、人民生活赖之以好的“国之利器”，创新是引领发展的第一动力。我们要深刻认识推进中医药科技创新，对于实现人民健康与经济社会协调发展、实现“两个一百年”奋斗目标的重大现实意义和深远历史意义，切实把思想和行动统一到党中央、国务院的决策部署上来，进一步增强加快中医药创新工作的自觉性积极性。

（一）加快中医药科技创新，是建设健康中国的战略要求

党的十八大以来，以习近平同志为核心的党中央把“健康中国”提升为国家战略。2016年8月，党中央国务院隆重召开新世纪第一次全国卫生与健康大会。习近平总书记发表重要讲话，对推进健康中国建设做出全面部署，并确定了新形势下党的卫生与健康工作方针。一方面，卫生与健康工作要由以治病为中心转变为以健康为中心，努力全方位、全周期保障人民健康；另一方面，明确提出“以改革创新为动力”，强调要全力推进理论创新、制度创新、管理创新和技术创新。

当前我国经济发展进入新常态，社会发展处于转型期，工业化、城镇化、人口老龄化进程加快，疾病谱、生态环境、生活方式不断变化，引发各种健康问题。环境污染、职业危害和食品药品安全问题等进一步突出，耐药菌问题已成为全球性战略议题。人民健康面临多重疾病威胁并存、多种健康影响因素交织的复杂局面。同时，随着经济社会发展水平和人民生活水平提高，人民群众更加重视生命质量和健康安全，健康需求更加多样化、差异化，早已不限于吃药看病，更希望维护好日常健康，看病更舒适便捷，诊疗更高效、经济、少痛苦，健康生活质量更高。

适应这一发展方式和重大需求的转变，要充分发挥中医药的固有优势，以中国式的方法解决中国人的健康问题，就必须推进以中医药科技创新为核心的全面创新，加大科研投入，集中组织攻关，解决中医药服务的重大理论问题和关键技术问题，进一步提升中医药服务的综合效果，进一步丰富中医药服务的技术方法，充分发挥科技创新的支撑引领作用，更好实现中医药在治未病中的主导作用、在重大疾病治疗中的协同作用、在疾病康复中的核心作用，为人民群众提供系统连续的覆盖生命全周期的中医药健康服务。

（二）加快中医药科技创新，是建设创新型国家的重要组成部分

党的十八大以来，党中央、国务院高度重视科技创新，深入实施创新驱动发展战略，做出了一系列重大决策部署。从“四个全面”战略布局和“五位一体”总体布局出发，明确了我国科技事业发展的目标，即“2020年进入创新型国家行列，2030年进入创新型国家前列，到新中国成立100年时成为世界科技强国”。实施创新驱动发展战略，是应对发展环境变化、把握发展自主权、提高核心竞争力的必然选择，是加快转变经济发展方式、破解经济发展深层次矛盾和问题的必然选择，是引领我国经济发展新常态、保持我国经济持续健康发展的必然选择。

2016年5月，党中央、国务院召开了全国科技创新大会，吹响了迈向创新型国家、建设世界科技强国的集结号。习近平总书记从战略和全局的高度，分析了我国科技创新所处的历史定位、时代定位和国际定位，阐述了中国特色科技创新道路的丰富内涵、目标任务及总体要求，为我们做好中医药科技创新工作、推进传承创新发展指明了方向。

当前，生命科学和医学科技创新已经成为一个国家科技创新水平的重要标志，卫生与健康领域正在成为世界科技竞争的主战场。中医药作为国际传统医药的代表，其整体观、个体化的辨证论治，突出治未病和注重平与和的健康思想，蕴含着宝贵的实践经验，具有明显的原创优势。加快中医药科技创新的步伐，才能在国际医学发展中占得先机，增强我国在生命科学和医学科技创新领域的竞争力，确保我国在国际传统医药领域的主导地位，对建设创新型国家具有重要意义。

（三）加快中医药科技创新，是发展健康服务业的不竭动力

随着我国经济社会改革逐步深入，经济发展模式由要素驱动向创新驱动转变，更多的地方政府在经济结构调整的过程中，寻求更加生

态更加可持续发展的产业模式，都把目光转向健康产业。健康产业不仅能够满足人民多样化健康需求和健康消费，增进人民的健康福祉，还能够拉动经济增长、扩大就业、促进社会发展。

当前，作为健康产业的重要组成部分，越来越多的中医药资源得到了有效开发，中医药与养老、旅游等行业融合发展的步伐加快，中医药养生、保健、康复等方面的潜力持续释放，一大批适应市场的新产品、新业态成为健康产业新的发展领域。同时，中药产业正逐步成为我国医药产业的支柱和国民经济新的增长点，2015年中药工业总产值达到7866亿元，是2005年950亿元的8.28倍，占医药产业规模的28.55%，并带动形成了超过万亿规模的中医药大健康产业。中药产品贸易额保持较快增长，2015年中药出口额达37.7亿元，显示出巨大的海外市场发展潜力。中医药健康产业逐渐成为国民经济与社会发展中具有独特优势和广阔市场前景的战略性产业。

产业的竞争核心是产业技术创新能力的竞争，不论是升级传统的中医药产业，还是发展新兴的中医药健康服务业，都需要依靠科技创新引领和推动。我们必须紧紧扭住科技创新这个“牛鼻子”，有效集成人才、资本、信息、技术等创新资源和要素，创新服务模式，创新融合途径，不断增加中医药健康服务供给，产出更多更好的能够促进人民群众健康的产品和技术，在保障人民群众健康的同时，为经济动能转换、发展升级做出贡献，提升中医药服务经济社会发展的贡献率和显示度。

（四）加快中医药科技创新，是落实中医药发展国家战略的必由之路

党中央、国务院历来高度重视中医药工作，党的十八大以来，党和政府把中医药摆上更加重要的位置，做出一系列重大决策部署。在全国卫生与健康大会上，习近平总书记强调，要“着力推动中医药振兴发展”。作为今后15年推进健康中国建设的行动纲领，《“健康中国2030”规划纲要》提出了一系列振兴中医药发展、服务健康中国建设的任务和举措。国务院印发《中医药发展战略规划纲要（2016～2030年）》把中医药发展上升为国家战略，对新时期推进中医药事业发展做出系统部署。2016年12月，中国政府首次发布了《中国的中医药》白皮书，体现了国家对中医药作为国家战略的高度重视，以及推动中医药振兴发展的决心。同月，《中医药法》正式颁布，这是中医药界企盼33年的大事，将为中医药事业发展提供良好的政策环境和法制保障。正如习近平总书记强调指出的，中医药振兴发展迎来了天时、地利、人和的大好时机。

与此同时，随着中医药海外发展步伐的加快，国际社会对中医药认可程度的不断提高，特别是屠呦呦研究员获得诺贝尔奖，国际医学界和生物医药界把发展的目光投向中医药，利用其资金、技术等方面的优势，积极开展中医药的研究和利用，加入中药新药研发的队列，逐步抢占中医药科研的高地，试图占领市场先机，对我国发展中医药形成倒逼之势。如果我们不识变、不应变、不求变，就可能陷入战略被动，丢失发展先机。

面临这“天时地利人和”的难得发展机遇期和国际社会严峻的倒逼态势，应加大统筹力度，深化创新举措，把外来的压力转变为推动科技创新的动力，充分发挥科技创新的引领作用，坚持面向增进和维护人民群众健康的主战场，坚持面向服务经济社会发展的主战场，着眼于激发和释放中医药“五种资源”的潜力和活力，不断提升中医药科技创新能力，做出更多原创发现，取得更多原创成果，始终掌握中医药科技创新的战略主动和领先地位，真正落实国家战略，使中医药事业进入新的历史发展时期，实现全面振兴中医药、加快医药卫生体制改革、构建中国特色医药卫生体系、推进健康中国建设的宏伟蓝图。

三、努力开创中医药科技创新发展的新局面

近一年多来，我们会同科技部、国家卫生计生委、国家民委和国家食药监总局等部门，就进一步发挥中医药科技创新的支撑与引领作用，落实国务院《中医药发展战略规划纲要（2016～2030年）》各项任务，推动中医药在经济社会发展中做出更大贡献，进行了认真研究谋划，制定发布了《关于加强中医理论传承创新的若干意见》《关于加快中医药科技创新体系建设的若干意见》《民族医药“十三五”科技发展规划纲要》和《“十三五”中医药科技创新专项规划》等文件，对“十三五”期间的中医药科技创新工作做出了系统部署。当前和今后一段时间关键就是抓好落实。

（一）把握方向，明确中医药科技创新的指导思想和基本原则

今后一段时期，中医药科技创新工作，要贯彻落实党的十八大和十八届三中、四中、五中、六中全会精神，深入实施创新驱动发展战略，坚持创新、协调、绿色、开放、共享的发展理念，遵循中医药发展规律，发挥中医药优势与特色，切实把科技创新摆在中医药发展全局的核心位置，坚持主体性发展、引领性发展。立足国情和中医药发展现状，深化改革、系统设计，完善中医药科技创新的政策环境与管理机制，着力抓好创新主体、资源配置、平台建设、管理机制、人才培养等中医科技创新的关键要素，面向临床需求、面向产业需求、面向健康需求、面向经济社会发展和面向重大科学问题，推动实现重大创新和重大突破，提升中医药科技创新效率与效益，将中医药原创优势转化为推动经济社会发展的新动力，进一步推进中医药现代化，推动中医药走向世界，提高中医药科技对经济社会发展和中医药事业发展的贡献率，让中医药科技创新成为引领中国迈向世界科技强国、推进健康中国建设的重要力量。

推进中医药科技创新工作，要

坚持以下几个基本原则：

一要坚持继承创新，遵循规律。要把继承创新贯穿中医药发展一切工作，传承中医药精髓，坚持中医药原创思维和理论自信，坚持发挥中医药优势和特色，坚持中医理论与临床、生产实践紧密结合，在实践中创新发展中医理论、技术、方法、服务与产品，全面增强自主创新能力。

二要坚持需求导向，人才优先。面向重大健康需求与重大科学问题，突出解决制约临床疗效与服务水平提升的关键问题，着力提升中医个体化诊疗技术、重大疾病防治能力和中药产业现代化水平，同时加强中医药科技创新领军人才和复合型人才培养，积极吸纳国际国内相关学科的优秀人才团队。

三要坚持开放协同，优化资源。大力加强开放创新和协同创新，融汇创新要素，汇聚全球智慧，海纳百川、兼容并蓄，加快中医药研究策略、方法、技术的原始创新、再创新和集成创新，促进中医药创新发展关键科学问题的新突破，同时在科技资源配置中充分发挥政府调节与市场导向两方面的作用。

四要坚持主体发展，统筹协调。积极抢占科技制高点，强化中医药技术、产品、服务和标准等方面的国际主导地位，打造好中国标准和中国品牌，提升国际影响力。同时深化中医药科技体制与创新机制改革，加强科技规划与计划项目、科技人才培养与基地建设等的统筹，改善中医药科技创新与成果转化的政策环境。

（二）求真务实，贯彻落实好中医药科技创新重点任务

未来一段时间，要认真围绕国务院和科技部、国家中医药管理局等部门发布的有关规划和意见，特别是明确提出的重点任务进行部署落实，集中精力抓大事，整合资源攻难关。

一是扎实推进中医药传承创新。加强中医药理论方法传承研究，全面系统继承名老中医专家学术思想和临床诊疗经验，继续做好中医古籍文献的系统整理和抢救。加强中医药传统知识保护与技术挖掘，建立中医药传统知识保护数据库、保护名录和保护制度等。

二是着力推进中医药实践创新。健全中医药协同创新体制机制，完善中医药领域科技布局，统筹利用国家和地方相关科技计划，支持中医药科技创新工作。深化中医药科学研究，组织加强中医药理论基础、临床诊疗、预防保健、仪器设备和新药研发等方面重大科研攻关。同时推动建立和完善符合中医药特点的科研评价标准和体系，研究完善有利于中医药创新的激励政策。

三是全面推进中药产业创新。加强中药资源保护利用，实施野生中药材资源保护工程，建立国家级药用动植物种质资源库，建立普查和动态监测相结合的中药材资源调查制度。推进中药材规范化种植养殖，制定中药材主产区种植区域规划。制定国家道地药材目录，加强道地药材良种繁育基地和规范化种植养殖基地建设。促进中药工业转型升级，推进中药工业数字化、网络化、智能化建设，加强技术集成和工艺创新，提升中药装备制造水平，提升中药工业知识产权运用能力，逐步形成大型中药企业集团和产业集群。同时制定中药材流通体系建设规划，构建现代中药材流通体系。

到2020年，着力解决一批制约中医药发展的关键科学问题，突破一批制约中医药发展的关键核心技术，加速推进中医药现代化和国际发展，切实提升中医药防治重大疾病与中医治未病的理论认识与临床疗效，中药资源保护利用与中药质量保障研究取得突破性成果，研发一批中药新药与健康服务产品，健全中医药标准化与科研方法学体系。

（三）协同创新，加快推进中医药科技创新体系建设

科技创新体系建设，是确保中医药科技创新能力可持续发展的基础。到2030年，要建成符合中医药自身发展规律和特点、适应我国经济社会发展和中医药事业发展需求、科技创新关键要素完备、运行协调高效的中医药科技创新体系。主要做好以下几个方面：

一是发挥创新主体优势，促进协同创新。根据中医理论创新、临床实践创新和产业技术创新等中医药科技创新领域的特点，在经费投入、运行机制和科技评价等方面针对不同创新主体制定不同的政策，分类指导，加强建设。加强多学科协同创新与医教研产协同创新，促进各创新领域之间的有效衔接与成果转化，推进中医药全链条创新，包括养生保健医疗康复全链条、资源种植炮制工业产业全链条，以及中医药继承创新全链条。一要充分发挥中医药科研院所和高等院校在中医理论创新中的主体作用和优势，建设一批多学科参与、具有稳定研究方向和较高研究水平的中医理论创新基地。二要充分发挥各级各类医疗卫生机构在中医临床实践创新中的主体作用和优势，尤其是国家中医临床研究基地的核心作用，支持建设一批国家中医临床医学研究中心、临床研究重点实验室和重点研究室。三要充分发挥企业在中医药技术创新、产品研发和科技成果产业化中的主体作用和优势，引导中医药企业增加研发力量，支持依托企业建设产品研发与技术创新中心，鼓励企业联合高等院校、科研院所与医疗卫生机构建立研发中心和产业技术创新联盟。

二是优化资源配置，加强中医药科技平台与体系建设。一要落实国家科技体制改革有关要求，加强科技投入的统筹协调，加强科技专项规划制定，统筹协调各类科技计划项目，提高资源利用效率。二要强化中医药科技创新平台建设，探索建立开放共享机制，深化中医药科研伦理平台体系建设。三要深化中医药科研体系能力建设，完善由多学科参与的中医药防治慢病和传染病临床研究体系，建立中医治未病与康复科研协作网络，推进中药产业链标准体系、中药种质资源保护体系与中药资源动态监测体系建

设，加快民族医临床医疗规范标准体系建设。四要推进科技资源和数据信息开放共享，加强中医药古籍与现代科技文献数据库、中医药科研信息数据库和生物样本信息库建设。促进中医药科技中介服务体系建设与成果转化，培育与壮大科技中介服务主体，创新科技服务模式，延展创新服务链。五要通过多种形式促进科技成果转化，使更多的科研成果更快更好的落地生根、开花结果，提升中医药科技创新的贡献率。

三是完善中医药科技创新机制，优化创新政策与环境。一要完善创新型人才引进、选拔、培养、使用、评价和激励机制，制定积极的人才政策，大力引进高层次科技创新人才及其他学科领域前沿优秀人才。促进多学科创新和科技合作，积极引进其他相关学科的前沿技术与成果，促进多学科、多领域、多团队集成创新。二要完善区域创新发展机制，完善相关政策，鼓励具有特色优势中医药科技资源的地区开展区域创新体制机制的改革试验，探索建立因地制宜的区域创新体系。三要创新中医药科技管理体制机制，完善符合中医药科技创新规律的第三方评价方式、资源配置方式、科研组织方式和运行管理机制，积极发挥企业的创新主体作用，进一步探索建立市场经济条件下的举国体制科研组织模式，推进科技项目管理改革。四要规范科研行为，加强科研诚信教育，鼓励科研人员弘扬科学精神，沉下心来搞研究，坚决打击学术不端行为，惩处学术腐败。

四是加强政府指导，完善落实保障政策措施。各级中医药管理部门一要高度重视中医药科技创新体系建设，加快推动政府职能从研发管理向创新服务转变，着重发挥政府在战略规划、完善机制、资源配置、统筹协调和引导投入等方面的作用，搭建好服务平台，形成完备的政府创新服务体系。二要加快推进创新驱动发展各项政策措施落实落地，结合实际情况制订本地区促进中医药科技创新体系建设的配套政策、实施细则与监督评估制度，着重完善和实行鼓励科技创新创业的管理政策、促进科技成果转化的激励政策和以增加知识价值为导向的分配政策，形成有利于中医药科技创新体系建设的政策环境。三要加强与相关部门的沟通协调，按照国家科技体制改革有关要求，通过联席会议或定期会商，建立多部门沟通协调机制，统筹解决创新体系建设中遇到的政策障碍和资金投入、制度保障难题。四要建立中医药科普知识传播体系，营造尊重人才、鼓励创新、开放包容、合作共享、协同推进的舆论环境，形成全社会共同支持中医药科技创新体系建设的良好氛围。科普工作既是中医药科技创新两翼中重要的一翼，也是中医药科技工作者的重要职责，科研课题和科研成果也要提前谋划科普应用的任务。我们要充分发挥学会、协会等社会团体与学术组织的作用，促进中医药科学普及和推广，努力实现中医药健康养生文化的创造性转化、创新性发展。

同志们，回顾过去，中医药科技创新成果丰硕，展望未来，中医药科技创新任重道远。在新的历史时期，让我们紧密团结在以习近平同志为核心的党中央周围，加快实施创新驱动发展战略和健康中国战略，坚定信心，迎难而上，切实把中医药继承好、发展好、利用好，努力开创中医药科技创新工作的新局面，为建设健康中国、全面建成小康社会、实现中华民族伟大复兴的中国梦，做出新的更大的贡献！

国家卫生计生委副主任、国家中医药管理局局长王国强在中医文化进校园研讨会上的讲话

2017年2月14日

很高兴受邀参加由创新人才教育研究会和中国妇幼保健协会联合主办的中医文化进校园校长研讨会。首先，我代表国家卫生计生委、国家中医药管理局对本次研讨会的召开表示热烈的祝贺！对长期以来关心支持中医药文化宣传和知识普及教育工作的有关部门和社会各界朋友们表示衷心的感谢！下面，结合这次研讨会的主题，我讲3点意见，供大家参考。

一、推动中医药文化进校园意义重大

今天与各位教育界的精英共同探讨推动中医药文化进校园，我既感到十分的高兴，又体会到责任之重大。敬教劝学，建国之大本；兴贤育才，为政之先务。作为民族的凝聚力和生命力的根本所在，中国传统文化是中华民族生生不息、代代传承的精神血脉。而教育则是此精神血脉得以延续的载体和先机。“蒙以养正”，民族文化传承的根基和希望在孩子，推动中医药文化进校园，既有培育人才的现实意义，更有弘扬中华文化的历史意义。

（一）推动中医药文化进校园，有助于增进青少年对中华优秀传统文化的了解与认同，增强学生的文化自信、民族自信

习近平总书记指出，中医药学凝聚着深邃的哲学智慧和中华民族几千年的健康养生理念及其实践经

验，是中国古代科学的瑰宝，也是打开中华文明宝库的钥匙。中医药文化具有丰富的人文精神和哲学内涵，其强调的“天人合一”“阴阳平衡”，体现了中华文化“道法自然”“和合致中”的核心哲学智慧，是中华优秀传统文化传承和传播的重要抓手和路径。基础教育是国家发展的基石，天然具有传承传统文化精粹的责任和义务。有针对性地开展中医药文化进校园活动，发挥其在儿童潜能开发、人格培养、道德塑造等方面潜在的巨大作用，有助于延续中华文化基因，培养青少年的民族自信心和自豪感，从根源上树立中华民族的文化自觉和文化自信，提升国民人文素质、文化修养和道德水平。

（二）推动中医药文化进校园，有助于帮助青少年提升健康素养，养成健康的行为方式和生活习惯，提升学生个人综合素质和能力

中医药根植于中国传统文化的沃土，通过不断吸收和融合各个时期的先进文化、科学技术，不断创新发展，积累了丰富的健康养生理念及其实践经验。比如，在疾病预防方面，倡导治未病，强调未病先防、既病防变、病后防复发；在健康促进方面，强调顺应自然、形神共养，根据生命发展的规律，采取调饮食、慎起居、适寒温、和喜怒等措施，从而达到保养身体、减少疾病、增进健康、延年益寿的目的。推动中医药文化进校园，可以帮助学生养成良好的健康意识和生活习惯，从而提高身体素质。据我所知，不少地区在推动中医药文化进校园方面，已经进行了有益的探索，比如北京市东城区大方家幼儿园在开展中医药文化进园活动1月后，不同年龄段的儿童出勤率平均高出10%。

二、开展中医药文化进校园恰逢其时

当前，党中央、国务院对继承发展中华优秀传统文化日益重视，坚定不移地推动中医药事业发展。今年2月，中共中央办公厅、国务院办公厅印发了《关于实施中华优秀传统文化传承发展工程的意见》，第一次以中央文件形式推动中华优秀传统文化传承发展，要求把优秀传统文化全方位融入国民教育各个领域、各个环节，把优秀传统文化价值深度嵌入百姓生活。2016年，全国人大常委会第二十五次会议审议通过《中医药法》并经国家主席习近平以第59号令签署颁布，第一次从法律层面明确了中医药的重要地位、发展方针和扶持措施，对解决多年来制约中医药发展的问题做出了制度安排。国务院新闻办发表了《中国的中医药》，第一次以白皮书的形式向世界宣告中国坚定发展中医药的信心和决心。同年，国务院发布了《中医药发展战略规划纲要（2016～2030年）》，第一次从战略层面系统部署中医药的振兴发展，要求积极营造良好的社会氛围，推动中医药进校园、进社区、进乡村、进家庭，将中医药基础知识纳入中小学传统文化、生理卫生课程，同时充分发挥社会组织作用，形成全社会“信中医、爱中医、用中医”的浓厚氛围和共同发展中医药的良好格局。

随着传统文化的振兴发展和对健康生活方式的追求，广大人民群众对传统文化的认识与思考更加理性。中医药文化蕴含的思维模式、认知方式、价值取向、行为习惯、审美情趣越来越得到社会大众的理解、认同和接受，民众对中医药知识和文化产品的需求日渐增强。因此，坚持依托传统，坚持立德树人，让成长中的广大青少年接受中医药文化熏陶教育，传递中医药文化核心内涵，积极引导他们认识中医药、热爱传统文化，增强他们的民族认同感及归属感，对传承弘扬中华优秀传统文化、培养一代又一代社会主义事业的合格建设者和可靠接班人，有着至关重要的积极作用。

三、实现中医药文化进校园前景美好

习近平总书记指出，要努力实现中医药健康养生文化的创造性转化、创新性发展，使之与现代健康理念相融相通，更好地服务人民健康。中医药文化进校园就是落实习近平总书记指示的重要举措和实际行动。在此我想提出几点希望和建议，供参考。

（一）要加强研究，积极做好中医药文化进校园的顶层设计

中医药文化进校园属于一项开创性工作，要想取得好的教育效果，离不开对各层面、各要素的统筹考虑，在工作伊始就做好顶层设计。要根据各地区实际情况、各阶段儿童特点以及不同的教学需求，开展中医药文化课程体系规划、教材编制、教学模式研究等工作，构建能听懂、有特色、重体验的中医药文化阶段课程体系。在工作推进中注重师资培训、强调辨才施教、重视课程设计，既要积极发挥教师的主导作用，也要明确学生的主体地位，同时还要重视教学活动的载体作用。要统筹调动多部门、多方面的力量，形成合力共同推动中医药文化进校园。

（二）要联系实际，合理确定中医药文化进校园培养目标

当前，推行中医药文化进校园，是基于国家基础教育和中医药发展的实情，为传承和发展中医药所做的一件大事、好事和实事，这绝不是一件小事，更不是多余的事。中医药文化进校园，主要目的并不在于培养未来的小郎中，而是要让这门国粹赢得广泛的受众基础，同时普及健康养生知识，提高祖国下一代的身心素质，使学生们终身受益。教育的目的，应该不仅是教给孩子知识，更要教会孩子生活和做人。中医药进校园的目的，应该是结合当下人们对健康和传统文化的兴趣需求，培养孩子从小建立起正确的生活习惯和方式，以及对中国传统文化的兴趣。课程内容的设置上，应该少一些过于高深的知识传授，多一些和孩子们的日常生活息息相关的东西，在培养健康生活方式的同时，提升中华传统文化的素养。

（三）要区分对象，精心设计中医药文化进校园的具体内容

开展中医药文化进校园活动，要根据不同阶段学生的特点和接受程度，设计恰当的中医药文化进校园模式。比如，学龄前儿童，可以

以兴趣吸引为主，通过设定不同健康教育主题，讲授中医药文化科普故事，创编健康养生小游戏，帮助幼儿养成健康的生活习惯。小学阶段，建议以接触体验为主，通过种植中草药、学习眼保健操等中医按摩方法和参与校本课程讲座，提高学生动手能力，养成观察意识，培养对我国传统文化的热爱。中学阶段，以探索思考为主，通过中医药文化专题讲座、研究性课程和社团实践，了解中医药文化内涵、扩展自身视野、提升道德修养。我了解到，人大附中在这方面做了不少探索，累积了丰富的经验，例如组织中医药课外兴趣小组，开展中医药讲座、体验活动等，学生们更自发创作了中医药的中英文双语宣传片，非常难得。建议还可以在学生中开展中医药知识大赛，如《黄帝内经》知识大赛，既可以学习先贤对生命、健康、疾病的认识与养生的知识，又可以学习其中的哲学思维和古汉语知识等。

（四）要开拓创新，努力探索中医药文化进校园的有效途径

推动中医药文化进校园，要积极开拓思路，采取不同的途径，将继承优秀传统文化、掌握中医药知识技能、培养健康学习生活方式有机地结合起来。可以编写适合青少年的中医药读本、中医药漫画等，丰富学生和教师的选择。也可以依托各级中医药文化宣传教育基地，如中医药博物馆、中药标本馆、国医馆、中医院等，组织开展形式多样的中医药文化科普教育活动；还可以通过青少年感兴趣的方式，开展丰富多彩的第二课堂活动，多种形式加强互动与体验，让青少年深入到实践中汲取中医药知识，感受中医药文化的博大精深。这次会议上提到的将中医药养生保健手法，特别是中医推拿手法作为中医药文化进校园的一个切入点和主要内容，我觉得是一个很好的选择。通过中医推拿手法的科学普及，让中小学生们从自己的角度出发，认识中国古老的推拿术，了解人体的一些常用穴位，以及如何应用简单的推拿操作手法来预防和解除诸如头痛、感冒等常见不适，在帮助中小学生学习文化知识的同时，还可以在学校里为同学服务，增进小伙伴之间的友谊；在家里为长辈保健，尽小辈的一份孝心，加深与家人的感情，使生活、学习的环境更加和睦，人际关系更加和谐。

习近平总书记在全国卫生与健康大会上深刻指出，中医药学是我国各族人民在长期生产生活和同疾病做斗争中逐步形成并不断丰富发展的医学科学，是我国具有独特理论和技术方法的体系，要努力实现中医药健康养生文化的创造性转化、创新性发展。让中医药文化知识走进校园、走进课堂、走进教材，既彰显了教育理念的理性回归，又阐释了传统文化的传承发展路径，也是贯彻落实习总书记讲话精神的重要举措。弘扬中医药文化，不仅要靠医务工作者的宣传和普及，同时更需要社会各界的大力支持与配合。国家中医药管理局高度重视中医药文化的传承和教育，将大力支持这项工作，做好中医药知识在校园中的推广，进一步提升青少年的国学素养和健康水平，同时推动中华优秀传统文化更好地传承和发展，不断发扬光大。

围绕中心　服务大局　推进国家中医药管理局直属机关全面从严治党工作向纵深发展

——国家卫生计生委副主任，国家中医药管理局党组书记、局长王国强在2017年党风廉政建设和反腐败工作会议上的讲话

2017年3月2日

今天，我们召开2017年党风廉政建设和反腐败工作会议，主要任务是深入学习贯彻习近平总书记系列重要讲话精神和十八届中央纪委七次全会精神，贯彻落实国家卫生计生委廉政工作领导小组会议暨党风廉政建设和反腐败工作会议精神，研究部署局直属机关2017年党风廉政建设和反腐败工作。

下面，我就做好2017年局直属机关党风廉政建设和反腐败工作，讲3点意见。

一、认真学习贯彻习近平总书记系列重要讲话精神和十八届中央纪委七次全会精神，坚定全面从严治党向纵深发展的决心和信心

党的十八大以来，习近平总书记站在时代发展和战略全局的高度，针对世情国情党情的深刻变化，坚持一切从实际出发研究和解决问题，主动认识新常态、适应新常态、引领新常态，围绕治党治国治军发表了一系列重要讲话，提出了许多新思想、新观点、新论断，形成了一系列符合客观实际、体现发展规律治国理政新理念新思想新战略，在全面推进社会主义经济建设、政治建设、文化建设、社会建设、生态文明建设和党的建设中，取得显著成果。

中央纪委七次全会是以习近平

同志为核心的党中央坚持全面从严治党、推动党风廉政建设和反腐败工作的一次重要会议，是深入贯彻落实党的十八届六中全会精神、推动全面从严治党向纵深发展的一次重要会议。习近平总书记在全会上的重要讲话，站在时代发展和战略全局的高度，深刻阐述全面从严治党的重要意义、总体要求和主要任务，讲话既直面问题，又充满自信，蕴含着质朴真挚的为民情怀、许党许国的担当精神，具有深刻的思想性和感染力，是对党的十八大以来管党治党规律认识的深化，丰富和发展了马克思主义党的建设思想理论宝库，对于新形势下坚持党的领导、加强党的建设、全面从严治党、推进党风廉政建设和反腐败斗争，具有极其重要的指导意义。

我们要认真学习、深入领会习近平总书记的重要讲话精神和七次全会精神，系统掌握习近平治国理政思想的基本内容，真正做到内化于心、外化于行，从而加强思想武装，提高政治觉悟和政治能力。

一是充分认识党风廉政建设和反腐败斗争取得的显著成效。党的十八大以来，以习近平同志为核心的党中央把全面从严治党纳入“四个全面”战略布局，着力从严从细管党治党，净化党内政治生态，从作风建设这个环节突破，真管真严、敢管敢严、长管长严，全面强化党内监督，遏制腐败滋生蔓延势头，增强人民群众获得感，推动全面从严治党不断向纵深发展。经过全党共同努力，不敢腐的目标初步实现，不能腐的制度日益完善，不想腐的堤坝正在构筑，反腐败斗争压倒性态势已经形成，党内政治生活呈现新的气象。

二是深刻理解深入推进全面从严治党的重大意义。办好中国的事情，关键在党。习近平总书记强调：“管党治党不仅关系党的前途命运，而且关系国家和民族前途命运，必须以更大的决心、更大的力气、更大的勇气抓紧抓好。”当前，我国已进入全面建成小康社会的决胜时期，中华民族正处于走向伟大复兴的关键时期，国内外形势更加错综复杂，只有把党建设好，我们才能带领人民成功应对重大挑战、抵御重大风险、克服重大阻力，解决重大矛盾，不断从胜利走向胜利。

三是准确把握当前全面从严治党的形势。习近平总书记在讲话中指出，全面从严治党依然任重道远，要求全党保持战略定力，继续在常和长、严和实、深和细上下功夫，坚持标本兼治、着力固本培元，坚持共产党人价值观，依靠文化自信坚定理想信念，强化党内监督，推进标本兼治，全面加强纪律建设，持之以恒抓好作风建设，把反腐败斗争引向深入，不断增强全面从严治党的系统性、创造性、实效性，坚决打赢反腐败这场正义之战。总书记关于全面从严治党形势的重要论述，坚定了全党同志完成全面从严治党伟大事业的必胜信心，他总结的“七个着力”重要举措、“四个统一”重要启示和“六个要”的工作重点，为继续做好全面从严治党工作提供了根本遵循。

四是切实增强把党风廉政建设和反腐败斗争引向深入的责任感使命感。习近平总书记指出，要以迎接和服务党的十九大为主线，切实抓好2017年党风廉政建设和反腐败斗争7项重点任务。局党组坚决拥护中央的决策和重大举措，制定了贯彻十八届中央纪委七次全会精神的实施意见，要求各部门各单位每一个党的组织、每一名党员干部都要把学习全会精神作为当前一项重要政治任务，提高政治站位，坚定政治方向，全面、科学、系统、准确地学习领会全会精神，用全会精神武装头脑，牢固树立“四个意识”，自觉同以习近平同志为核心的党中央保持高度一致。把全会提出的总体要求和工作任务转化为具体思路和工作举措，以担当诠释忠诚，切实担负起党风廉政建设主体责任，扎实推进局直属机关党风廉政建设和反腐败斗争走向深入。

二、以解决突出问题为突破口和主抓手，坚定不移推进直属机关党风廉政建设和反腐败工作

一年来，局直属机关管党治党工作坚持以习近平总书记系列重要讲话精神为统领，以落实全面从严治党为主线，以实施党风廉政建设责任制为抓手，围绕中心，服务大局，改革创新，积极作为，各方面工作取得新进展。

一是深入开展“两学一做”学习教育，扎实推进机关思想建设。局直属机关及时召开“两学一做”学习教育动员部署会，局党组和机关党委下发文件，要求各部门各单位认真组织学习五部党内法规，提高党员干部的政治觉悟、规则意识和制度意识，自觉把权力放在制度的笼子里。组织所属党员干部参加“党章党规在我心中——中央国家机关党章知识测试及竞赛活动”及问卷答题活动。邀请中纪委有关起草文件专家就《问责条例》在局党组学习中心组（扩大）2016年第5次集体学习会议上进行解读介绍，起草印发《国家中医药管理局贯彻〈中国共产党问责条例〉实施办法》。二是狠抓两个责任落实，扎实推进党风廉政建设。把党风廉政建设纳入到党组中心工作之中，落实到党组履职尽责全过程，党组成员认真落实“一岗双责”，在抓好业务工作同时，加强对分管单位落实主体责任的督促指导。制定执行《国家中医药管理局党风廉政建设责任制实施办法》《国家中医药管理局党风廉政建设责任追究实施办法》及《国家中医药管理局2016年党风廉政建设和反腐败工作分工意见表》，制定“权力明晰表”“权力运行流程图”，组织对局机关和直属单位2016年执行党风廉政建设责任制暨惩防体系建设情况进行检查考核，通报检查结果，推动各级党组织层层分解责任，推动“两个责任”落实。三是贯彻执行中央八项规定精神，坚持不懈改进作风。贯彻落实中央八项规定精神和“约法三章”有关要求，修订实施办法。开展中医药服务百姓健康推进行动，制定年度调研计划，建立局领导联系群众制度，畅通群众诉求渠道。抓好整改落实，党组带头示范，机关作风明显改善。四是坚持深化干部制度改革，严格把好选人用人关。坚持按照习近平总书记提出的“信念坚定、为民服务、勤政务实、敢于担当、清正廉洁”新时期好干部的标准和“三严三实”要求，建制度立规矩、严格选任程序，严防“带病提拔”和“带病上岗”，强化在岗综合培养和日常监督管理。五是持续用力正风肃纪，旗帜鲜明惩治腐败。完善纪检工作联系、日常谈话提醒等常规化监督制度，启动党风廉政信息季度报送工作，加强对部门纪检委员和直属单位纪检部门工作的日常指导、检查。践行监督执纪“四种形态”，坚持高标准和守底线相结合，严格执行廉洁自律准则和党纪处分条例。看住重要节点，聚焦“关键少数”，紧盯享乐奢靡和隐形变异的不正之风，对巡视、信访和执纪审查中发现的“四风”问题线索专项处置，对规避组织监督、顶风违纪的，不论职务高低一律从严查处、通报曝光。六是聚焦坚持党的领导，深化政治巡视。积极配合中央专项巡视，全力推进巡视整改落实，坚决做到真改、实改、限期改，在规定时限内保质保量完成各项整改任务，确保每项整改工作都达到中央规定要求。积极推进局党组巡视工作，起草制订《国家中医药管理局党组贯彻〈中国共产党巡视工作条例〉的实施办法（试行）》《国家中医药管理局党组2016年巡视工作计划》《国家中医药管理局2016年第一轮、第二轮巡视工作方案》，实现对直属单位的巡视全覆盖。

当前，我局良好政治生态虽然总体正在形成，但巩固发展的基础还不牢固，中央巡视、局党组巡视及惩防体系检查中发现，直属机关特别是直属单位党要管党、全面从严治党的任务依然艰巨，存在着党的领导弱化、贯彻中央决策部署和党的路线方针政策不力等问题。有的单位党建工作缺失，党组织建设虚化弱化，全面从严治党主体责任不落实，重业务轻党建，党员政治学习效果差，党员不按规定交纳党费、党组织换届不及时等问题；有的执行中央八项规定精神不严格，2016年还存在违规发放津补贴、公款购买发放购物卡等问题；此外领导干部兼职取酬、个人事项报告不实、重大事项不按规定报备等问题还时有发生等，各单位在主体责任落实及党风廉政建设工作方面发展不平衡。

2017年是实施“十三五”规划的关键一年，全面建成小康社会的重要一年、全面从严治党的深化之年，党的十九大将隆重召开，党风廉政建设和反腐败斗争任务艰巨。做好今年党风廉政建设和反腐败工作，要以深入学习贯彻习近平总书记治国理政新理念新思想新战略为引领，全面贯彻党的十八大和十八届三中、四中、五中、六中全会以及中央纪委七次全会精神，以解决存在的问题为导向，着力做好以下工作。

（一）大力加强思想政治建设，结合常态化推进“两学一做”学习教育

“欲事立，须是心立。”加强思想教育和理论武装，是党内政治生活的首要任务，是保证全党步调一致的前提，是始终保持党的先进性和纯洁性，不断增强党自我净化、自我完善、自我革新、自我提高能力的根本保证。我们将健全和规范“三会一课”等基本制度，要突出政治学习和教育，突出党性锻炼，充实内容、创新形式、细化规定，以适应新形势的要求，坚决防止思想政治工作表面化、形式化、娱乐化、庸俗化。要强化制度执行，坚持常态化、重创新、求实效，继续深入学习党章党规党纪，树立规矩意识，提高遵章守纪的自觉性，扭住严明纪律和从严执纪这个关键，推动管党治党从“宽松软”走向“严紧硬”。通过系统有效的“两学一做”学习教育，增强“四个意识”，坚定“四个自信”，提高政治觉悟和政治能力，做到牢固树立政治理想、正确把握政治方向、坚定站稳政治立场、严格遵守政治纪律，以适应党和人民提出的新要求，高标准高质量完成自己所承担的各项工作职责。

（二）树立正确用人导向，加强干部队伍建设

要深入贯彻习近平总书记选人用人重要思想，坚持党管干部、组织选人原则，坚持好干部标准和正确选人用人导向，推动干部交流轮岗，改进干部推荐考察办法，坚决防止干部带病提拔，推动干部能上能下。一是从严管理监督干部，切实加强纪律建设，严格遵守党的政治纪律和政治规矩，始终坚定政治立场、把牢政治方向、保持政治定力，以实际行动坚决维护党的团结统一。加强领导干部因私出国出境管理，按照新规定抓好个人有关事项报告工作，高度重视干部档案管理工作。二是积极运用提醒、函询、诫勉和谈心谈话等方式，做好干部日常监督。坚持干部选拔任用前听取纪检监察部门意见，新提任干部廉政承诺和个人有关事项核实制度。三是坚决治理干部民主推荐工作中的拉票行为，结合年度考核在直属单位开展“一报告两评议”。推进公务员平时考核工作。继续做好领导干部任中检查和离任经济责任审计工作。

（三）深入推进正风肃纪，始终保持惩治腐败高压态势

一是坚决落实中央八项规定精神，盯住“关键少数”，坚持抓常、抓细、抓长，严防“四风”反弹回潮。要把落实中央八项规定精神融入岗位职责和日常管理之中，紧盯“四风”新动向新问题，防范和查处各种隐形变异的“四风”问题，要把惩治侵害群众利益的不正之风和腐败问题作为重点工作，开展集中整治，强化立规执纪，研究治本之策，推动作风问题解决长效化。二是要运用好监督执纪“四种形态”，着力强化干部的日常监督管理，认真落实谈心谈话制度，函询、谈话、诫勉、惩处同向发力，惩前毖后、治病救人。三是加大案件查办力度，严格执行《中国共产党纪律检查机关监督执纪工作规则（试行）》，制订实施细则，科学处置举报线索，提高分析研判质量，加强对转办信件的核查和督办，做到“件件有落

实、事事有回音。”对党组巡视移交的问题线索，按要求查办、转办、督办，确保巡视成果有效落实。

（四）加强和规范党内政治生活，切实强化党内监督

全面强化党内监督，使积极开展监督、主动接受监督成为自觉行动。一是认真学习《关于新形势下党内政治生活的若干准则》《中国共产党党内监督条例》，在直属机关组织开展问卷答题等活动，有计划地开展干部轮训，督促党员干部坚定理想信念和树立规矩意识。二是以准则条例为尺子，加强对各级党组织贯彻执行情况的监督检查，严肃查处违反准则、条例的各种行为，以踏石留印、抓铁有痕的精神狠抓落实。三是做好党组巡视整改及开展“回头看”，突出政治性和政治纪律，体现党内监督的韧劲和严肃性，放大和延续震慑效应。四是要抓住“关键少数”，把领导机关、领导干部特别是主要领导干部作为重点，加快构建党委（党组）全面监督、纪委专责监督、党委部门职能监督、党员民主监督的党内监督体系。五是要充分发挥群众监督、舆论监督作用，畅通信访举报渠道，加强行政权力约束，规范公开运行平台建设，让腐败和“四风”问题无处藏身。

（五）加强纪检组织建设，打造忠诚干净担当的纪检队伍

一是持续深化三转，聚焦主责主业。进一步从事前事中过程监督向事后监督、履职监督转变，纪律审查从单纯“下猛药”“动手术”向抓早抓小、动辄则咎转变。二是严格落实局党组《关于进一步加强直属机关纪检组织的意见》，各单位要健全机构设置，配齐纪检干部，明确岗位职责任务。三是强化能力建设，举办纪检干部培训班，提高纪检干部思想政治水准和履职尽责能力，解决纪检干部不会查、不想查、不敢查的问题。四是强化自我监督。纪检组织在监督别人的同时，要把自己摆进去，自觉接受党内和社会监督，坚决防止发生“灯下黑”现象，在行业和直属机关内树立起严格自律的标杆。

三、加强组织领导，确保党风廉政建设和反腐败工作取得实效

习近平总书记指出做好党和国家各项工作，关键在求真务实、真抓实干，号召全党全军全国各族人民在中国共产党领导下，闻鸡起舞，登高望远，撸起袖子加油干，不忘初心，向着全面建成小康社会的奋斗目标和中华民族伟大复兴中国梦继续前行。我们一定要积极响应号召，认真学习习近平总书记关于中医药发展的新思想、新论断、新要求，围绕实施《中医药法》和全面落实《战略规划纲要》这个工作主线，把握重点、突出亮点，推动全面从严治党各项工作落地见效。

一要认真落实领导责任。各部门各单位要把抓党风廉政建设作为最大的政绩，牢牢树立不抓党风廉政建设是失职，抓不好是渎职的自觉意识，认真落实党组关于落实党风廉政建设主体责任的实施意见，党政一把手要切实负起第一责任人的职责，班子其他成员要坚持“一岗双责”，着力解决业务工作和党风廉政建设“两张皮”问题。党组成员要带头落实党风廉政建设责任制，带头遵守廉洁从政和改进作风的各项规定，带头接受组织和干部群众监督。对分管部门的党风廉政建设和业务工作同部署、同检查、同落实，定期听取党风廉政工作汇报，了解进展情况，及时指出问题、提出意见、限期改正。各部门各单位负责人要按照党风廉政建设责任制的要求，层层传导压力、上下贯通，把党风廉政建设各项任务落到实处。要认真执行《党风廉政建设责任制实施办法》和《责任追究实施办法》，并依此定期督促检查，做到责有人领、事有人办。纪委要全面履行监督责任，对失职、渎职行为坚决执纪问责。

二要加强监督执纪。我们要清醒地认识当前党风廉政建设和反腐败斗争的形势，准确把握当前党风廉政建设和反腐败斗争的主要任务，有针对性地制定出切实可行的具体举措，进一步坚定必胜的决心，狠抓落实，抓出成效。机关党委纪委要在局党组、国家机关纪工委和中纪委驻委纪检组直接领导下，做好日常执纪监督和巡视监督，充分发挥震慑作用，督促各级党组织切实担负起管党治党责任；继续以零容忍的态度做到有腐必惩、有贪必肃、有案必查、执纪必严，坚决遏制腐败蔓延，加快从不敢腐向不能腐、不想腐的转变。要深刻理解推进反腐倡廉制度建设的基本要求，坚持不懈地以深化改革推进反腐倡廉体制机制建设，形成合规、廉洁、高效的权力运行机制。

三要用好问责利器。落实“两个责任”，不仅要监督执纪，更要强化责任追究。习近平总书记反复强调，有权必有责，有责要担当，失责必追究。直属机关纪委及各部门各单位纪检组织要强化责任担当，敢于坚持原则，用好问责这个利器，推动失责必问、问责必严常态化，唤醒党员责任意识、激发干部担当精神，坚决扭转部分党员干部“为了不出事，宁可不干事，甚至对错误视而不见”，甘做“混事官”“太平官”“逍遥官”的错误倾向。要突出关键少数，紧盯各级党组织和党员领导干部特别是主要负责人，对党风廉政建设“两个责任”不落实、管党治党不力、发生突出问题的领导班子、领导干部，要依纪依规进行严肃问责。要严格落实“一案双查”制度，对违反中央八项规定精神，“四风”问题突出，发生顶风违纪问题的部门和单位，除追究直接人员责任外，实行责任倒查，追究单位领导班子及相关领导干部的责任。对不履职、不作为的纪检组织和纪检干部，如该发现问题没有发现、发现问题不能严格依纪依规报告和严肃处置、该问责不问责的，也要严肃问责。

四要围绕中心、服务大局。今年是推进健康中国建设夯基垒台的关键一年，实施《中医药法》和全面落实战略规划纲要是我们全年工作的主线，中央对包括中医药在内的卫生与健康事业改革发展的目标、任务和要求已经非常明确，关于中

医药的方针政策也已经确定，抓住机遇、抓好落实、推动政策释放叠加效应，是对中医药行业，特别是管理部门的能力和水平的重大考验。各部门各单位领导要牢固树立“四个意识”，提高政治站位和政治觉悟。“四个意识”是有机的整体，不能简单割裂认识，离开了政治意识和大局意识，核心意识和看齐意识就失去了基础。牢固树立“四个意识”，不仅要看表态，更要看行动，最终看成效。要牢牢记住我们的所有业务都是党领导下的具体工作，是贯彻党的路线方针政策的具体化，本身就是政治，不能把政治和业务割裂开来，没有离开政治的业务。要通过全面从严治党落实好党中央、国务院关于中医药工作的决策部署，改进工作作风和工作效率，提高服务水平和医德医风，不断增加人民群众的获得感，从而赢得民心。局党组将把各部门各单位中心工作完成情况作为衡量党组织履职和党员干部党性和觉悟的重要指标，对真抓实干的单位和干部，加大奖励支持力度，强化有为才有位、有位更有为、不为要问责的意识，消除庸政懒政怠政行为，大力营造积极向上、奋发有进取的良好气氛。各级纪检组织要紧密结合部门工作实际，监督检查党组织和党员干部落实党中央、国务院和局党组各项任务、贯彻落实中纪委各次全会精神等重大决策部署的情况，及时发现和解决问题，促进党中央、国务院及局党组重大决策部署有效落实。

同志们，全面从严治党永远在路上。让我们紧密团结在以习近平同志总书记为核心的党中央周围，不忘初心、继续前进，努力开创中医药工作新局面，以更大的决心、更实的作风，推进党风廉洁建设和反腐败工作取得新进展，以良好的精神状态和优异的工作成绩迎接党的十九大胜利召开。

国家卫生计生委副主任、国家中医药管理局局长王国强在2017年全国中医医政工作会议上的讲话

2017年3月27日

在全国上下深入学习贯彻和全力推进落实全国两会精神的关键时机，我们在京召开2017年全国中医医政工作会议。这是一次有特殊意义的重要会议，是全国卫生与健康大会召开之后，《“健康中国2030”规划纲要》《中医药法》颁布之后，国家中医药管理局贯彻落实党中央、国务院决策部署的重要举措。会前，局党组进行了专题研究和部署。主要任务是：深入贯彻党的十八大和十八届三中、四中、五中、六中全会精神，深入学习贯彻习近平总书记系列重要讲话精神和发展中医药的新思想新论断新要求，扎实推进《中医药法》和《中医药发展战略规划纲要（2016～2030年）》贯彻落实，回顾总结2016年中医医政工作，谋划部署2017年重点任务，聚精会神，攻坚克难，开拓创新，以优异成绩迎接党的十九大胜利召开。

一、充分肯定2016年中医医政工作取得的显著成绩和积极进展

2016年是中医药发展史上具有里程碑意义的一年，对中医药发展的推动力度前所未有。中医医政工作坚定不移地贯彻落实党中央、国务院的决策部署，深入贯彻落实全国卫生与健康大会精神，紧紧把握中医药振兴发展这个主题，在各个方面都取得了积极进展。

第一，突出顶层设计，在深化医改中更好发挥中医药作用的政策机制进一步完善。积极参与国务院“十三五”医改规划编制，着力让五项基本医疗卫生制度注入更多的“中医药元素”，更好地发挥中医药特色优势。“发挥中医药服务优势”作为医改经验在中办国办转发的推广医改经验文件中进行了专章部署，基层中医馆建设等做法和经验成为医改共识。在分级诊疗试点和家庭医生签约服务工作中，探索符合中医药特点的医保支付政策，鼓励中医药服务提供和使用的政策越来越细化、实化。注重强化政策落实，完善局领导联系推进制度和综合调研督导制度，与国家卫生计生委联合开展调研督查，通过医改中医药信息交流和监测加强情况通报和经验交流，多种措施推进各地中医药改革工作。安徽、山东全省推广中医优势病种付费方式改革经验。浙江全面开展“双下沉、两提升”，省级和地市级中医医院通过重点托管、学科帮扶、对口支援等形式，明显提升县级中医医院服务能力。各地普遍反映，医改对中医药发展推动力巨大，一些长期制约中医药特色优势发挥、影响中医药事业发展的关键问题得到一定程度的解决，中医药基础设施条件得到进一步改善，中医药在医改中惠民效果得到进一步显现和放大。

第二，强化医疗管理，中医药特色优势进一步发挥。围绕人民群众“看得上病、看得好病，看病更舒心、服务更体贴”，持续提升医疗质量，发挥中医药特色优势，改善医疗服务。继续开展大型中医医院巡查，完成24家省级医院巡查和6家医院巡查整改“回头看”，推动各地巡查向地市级和县级延伸，以查促改、以查促建，中医医院评价监管机制不断完善。开展医疗机构中药饮片管理专项检查，饮片质量安全管理进一步强化。制定区域中医（专科）诊疗中心遴选方案和标准，

专科建设顶层设计的思路和做法进一步明晰。扩大诊疗模式创新试点范围，推广成熟试点模式和经验，积极推动多专业联合诊疗、中医综合治疗模式创新，江苏省和南京市创新成效明显。与国家卫生计生委继续实施进一步改善医疗服务行动计划，加强中医系统行风建设，妥善处理"中药配方颗粒回扣门"等事件，不断改进医疗服务，推进"九不准"落实，构建和谐医患关系。

第三，注重强基固本，基层中医药服务能力进一步提升。提升工程"十二五"任务圆满完成，越来越多的群众能够就近看中医、用中药。会同国家卫生计生委等部门联合启动"十三五"行动计划，着手打造提升工程"升级版"。基层中医馆项目建设持续推进，制定发布建设指南，推动各地开展标准化建设，打造基层中医服务品牌。314家县级中医医院纳入三级医院对口帮扶贫困县医院范围，"服务百姓健康行动"全国大型义诊活动周覆盖所有重点贫困县，县级中医医院中医药服务能力进一步提升。基层中医药工作先进单位建设持续推进，新一周期创建工作启动，各地政府更加重视中医药发展。云南省绥江县打造贫困地区中医药健康服务模式新样板，开展了以"中医入户"为重点的农村预防保健服务体系建设，赢得了老百姓的广泛认可和积极响应。

第四，拓展服务领域，中医药健康服务发展进一步推进。围绕为人民群众提供全生命周期的中医药健康服务，持续实施治未病健康工程，推动促进中医养生保健服务发展的指导意见贯彻落实，推进中医医院治未病科室建设，支持社会力量举办规范的中医养生保健机构。会同11部门制订促进中医药健康养老服务发展的实施意见，推动中医药健康养老服务从医疗与养老结合向养生保健与养老结合延伸和拓展。开展社会办中医试点，制订试点任务清单，在政策和管理上力争有所创新。北京启动中医药健康养老"身边"试点工程。上海探索中医适宜技术向服务产品转化和中医健康服务模式创新的技术路径。中医药健康服务的范围和领域逐步拓展，发展势头良好，越来越受到地方党委政府的高度重视，成为助推中医药发展动能转化的有力抓手。

以上工作之所以取得进展，与国家卫生计生委等部门相关司局的大力支持分不开，与国家中医药管理局各司办的协同推进分不开，与省级中医药管理部门的共同努力分不开，尤其得益于中医医政工作始终坚持以人民健康为中心，始终坚持从全局出发，始终坚持以改革创新为动力，始终坚持落实落细党中央、国务院和国家卫生计生委、国家中医药管理局的各项决策部署。在此，我代表国家中医药管理局，向大家取得的成绩表示热烈的祝贺并致以崇高的敬意！

二、深入学习领会和贯彻落实习近平总书记发展中医药的新思想新论断新要求，牢牢把握中医医政工作新任务新要求

对此，我在2017年全国中医药工作会议上做了总结和阐述，对如何贯彻落实也提出了要求，希望大家认真学习和落实。在今年全国两会上，习近平总书记、李克强总理和张德江委员长都对中医药振兴发展做出重要指示。习近平总书记说"中医药大有可为，好好干！"李克强总理在政府工作报告中提出"依法支持中医药事业发展。"张德江委员长在人大常委会工作报告中提出"中医药是中华民族的瑰宝。常委会审议通过的中医药法明确规定，中医药是包括汉族和少数民族医药在内的我国各民族医药的统称，国家大力发展中医药事业，实行中西医并重的方针，建立符合中医药特点的管理制度，充分发挥中医药在我国医药卫生事业中的作用。"这些再次充分证明了党和国家对中医药的高度重视。党的十八大以来，以习近平同志为核心的党中央从经济社会发展全局、健康中国建设大局着眼，把振兴发展中医药作为一项国家战略，提出了一系列发展中医药的新思想新论断新要求，深刻阐明了在新的历史时期如何看待中医药、在卫生与健康工作方针和健康中国建设中如何定位中医药、如何发展中医药、发展为了谁以及如何保障中医药发展等问题，深刻回答了一系列有关中医药的根本性、方向性问题，为新的历史时期推动中医药振兴发展指明了航向，这是做好新时期中医药工作的根本遵循，也是做好中医医政工作的行动指南。

从事中医医政工作，首先要深入学习贯彻习近平总书记系列重要讲话精神和发展中医药的新思想新论断新要求，切实从思想上行动上统一到中央决策部署上来，真正把中医医政工作放到经济社会发展大局和健康中国建设、深化医改以及中医药振兴发展全局中去思考、去谋划、去推动、去落实。当前，健康中国建设的稳步推进，大健康理念的确立与实践，中医药振兴发展迎来的"天时、地利、人和"的大好形势，为中医医政工作提速升档驶入快车道创造了前提和条件，赋予了新的内涵，提出了新的要求。特别是习近平总书记提出的以人民健康为中心的新理念，迫切要求中医医政工作要从"以治病为中心"向"以人民健康为中心"转变，不断丰富中医药服务供给，逐步实现为人民群众提供全方位、全周期中医药健康服务的目标。《中医药法》的颁布实施，迫切要求中医医政工作要以《中医药法》为纲，不断创新中医医政管理制度和模式，不断提升依法加强中医医疗机构、人员、技术监管的能力。深化医改的纵深推进，迫切要求中医医政工作要以改革创新为动力，深度参与医改，将中医药融入所有医改政策，在助力医改的同时借力医改，向创新要动能，向改革要红利。中医药"三个作用"的发挥，迫切要求中医医政工作要加快推进中医药供给侧结构性改革，推动中医药健康服务加快优化升级。现代公立医院管理制度的加快探索建立，迫切要求中医医政工作要切实加强公立中医医院精细化管理，完善医疗质量安全管理制度，促进公立中医医院医疗质量持续改进。

三、扎实做好2017年中医医政各项重点工作

2017年是全面实施“十三五”规划的重要一年，是供给侧结构性改革的深化之年，是推进健康中国建设打基础、利长远的关键一年，也是推动《中医药法》和《中医药发展战略规划纲要（2016～2030年）》全面落实的重要一年，要把中医医政各项重点工作的路线图、时间表细化为施工图，全面抓好落实。

第一，全面贯彻落实《中医药法》，创新中医医政管理制度和模式。认真学习和贯彻实施好《中医药法》，是中医药行业当前的头等大事。我局已经对宣贯工作做出部署，大家要切实抓好落实，以推动这部法出台的恒心、耐力和韧劲来抓好法的实施。要充分认识《中医药法》作为中医药工作“母法”的重要地位，以此为根本，创新中医医政管理制度和模式。我局正在抓紧研究制定配套文件，将在7月1日前出台《中医诊所备案管理暂行办法》《中医医术确有专长人员医师资格考核注册管理暂行办法》，配合出台《医疗机构中药饮片炮制管理办法》《医疗机构中药制剂品种备案管理办法》，年底前出台《中医养生保健服务规范》。各地要积极配合做好配套文件起草工作和配套文件出台后的实施工作，确保《中医药法》各项规定按时得到全面落实，不能“延时”，不能“打折扣”。要充分认识《中医药法》作为一部“特别法”的重要作用，对照《中医药法》的相关规定，对其他法律法规包括地方性法规与之不相适应的规定进行梳理，主动与有关方面沟通协调，在相关法律法规的修订完善或起草中能够更好地反映中医药法的内容，体现中医药特点，使其他法律法规与《中医药法》更好地衔接起来。各地一定要切实增强看齐意识，要向《中医药法》看齐，向党中央、国务院振兴发展中医药的决策部署看齐。《中医药法》就是中央振兴发展中医药的决策部署。在贯彻落实过程中，一是不能自作主张地去解释法，二是在制定配套文件时贯彻落实好国务院“放管服”的要求，三是一定要在深入调研的基础上提出建议，“门槛”既不能过高也不能过低。

第二，持续推进供给侧结构性改革，加快发展中医药健康服务。围绕充分发挥中医药“三个作用”，以中医药供给侧结构性改革为主攻方向，优化要素配置和服务供给，推动中医药健康服务优化升级，在健康中国建设中发挥独特作用。启动实施中医临床优势培育工程，加强中医专科专病防治体系建设，开展中医专业区域（专科）诊疗中心遴选建设，推动建立结构更加合理、特色优势更加突出、辐射效应更加明显的国家中医重点专科体系。扎实做好中医药传承创新工程。启动实施好重大疑难疾病中西医临床协作试点。全面实施基层中医药服务能力提升工程“十三五”行动计划，继续加强基层国医馆建设，开展新一周期全国基层中医药工作先进单位评选，继续对期满先进单位进行复审，总结可复制、可推广的新模式和好经验。继续实施中医药健康管理服务项目，探索新增中医药基本公共卫生项目。深入推进中医治未病健康工程，贯彻落实促进中医养生保健服务发展的指导意见和促进中医药健康养老服务发展的指导意见，扎实做好社会办中医试点和中医药健康养老试点，建设一批中医养生保健基地和中医药特色医养结合示范基地，推进社会办中医，促进中医药与养老养生融合发展。同步推进民族医药发展，会同有关部门出台加强民族医药事业发展的若干意见，联合国家民委召开第四届全国民族医药工作会议，部署新时期民族医药工作，实现中医药改革发展成果各民族共享。

第三，扎实推进医改工作，不断完善充分发挥中医药作用的政策机制。习近平总书记在全国卫生与健康大会上明确指出，“医药卫生体制改革已进入深水区，到了啃硬骨头的攻坚期”，要求努力在分级诊疗制度、现代医院管理制度、全民医保制度、药品供应保障制度、综合监管制度5项基本医疗卫生制度建设上取得突破。今年深化医改的主要任务就是以这5项基本医疗卫生制度为重点，基本完成立柱架梁的重大阶段性任务。中医药作为深化医改的重要内容，一是要积极参与分级诊疗制度建设。李克强总理在政府工作报告中明确要求，“全面启动多种形式的医疗联合体建设试点，三级公立医院要全部参与并发挥引领作用”。各地要帮助和推动公立中医医院与基层医疗卫生机构建立多种形式的医疗联合体，引导中医优质资源下沉、提升基层中医药服务能力。探索将中医医院中医门诊诊疗服务纳入首诊范围的实现途径和政策支撑，切实发挥中医门诊服务百姓健康的优势。高度重视在家庭医生签约服务中发挥中医药作用，多种措施鼓励中医类别医师下沉基层提供签约服务。加强家庭医生签约团队中医药知识与技能培训。有条件的地区要研究制订适合家庭医生使用的中医基本医疗服务包和个性化中医治未病服务包。二是要积极推进公立中医医院综合改革。今年公立医院综合改革将全面推开。各地要强化落实差别化的中医药改革政策措施，持续探索建立有利于中医药特色优势发挥的公立中医医院运行新机制，合理提高中医医疗服务项目价格，不断优化公立中医医院收入结构。同步开展公立中医医院管理体制和薪酬制度等改革。中医药管理部门要转变职能，从直接管理公立中医医院转变为行业管理，强化政策法规、行业规划、标准规范的制定和监督指导职责，推动公立中医医院完善法人治理结构。需要强调的是，北京市医药分开综合改革将于4月8日正式实施，目前动员部署会议已经召开。局属局管医院要充分发挥“国家队”的带头示范作用，积极参与北京市医药分开综合改革，协同推进价格改革、支付改革、控费改革，确保实现同城同步、三医联动、改革与改善医疗服务相结合。三是积极探索符合中医药特点的医保支付方式。我局正在配合有关部门制订深化医保支付方式改革的文件，将明确提出探索符合中医药服务特点的支付方式。各地要紧紧抓住医保支付方式改革这个“牛鼻子”，在继续协调落实中医药服务鼓励政策基础上，积极探索多种形式的有利于中医药特色优势发挥的医保支付政策。今年我局将举办医改中医药工作培训班，开展政策培训，加强医改经验推广，继续开展并完善医改中医药工作监测和信息交流制度，强化调研督查，推动中医药改革政策落地生根。

第四，持续改善医疗服务提高医疗质量，不断提升人民群众中医药服务获得感。医疗服务事关人民群众切身利益，事关国计民生，事关医改成效。今年是第一个 3 年“改善医疗服务行动计划”的收官之年。要继续围绕人民群众看病就医最关心、最直接、最现实的问题，提出解决的方案并加以落实，切实提升人民群众中医药服务获得感。首先是切实提高医疗质量安全。一段时间以来，全国范围内发生多起重大医疗安全事件，中医医院也发生了因违规操作造成的重大医疗事故。这一事件社会影响大，教训十分深刻，必须引起足够的警醒。要充分认识到“院感无小事、医疗安全大于天”的极端重要性，按照国家卫生计生委和国家中医药管理局的总体部署，采取切实有效的措施，推动各级各类中医医院加快建立健全医疗安全管理组织架构，细化并严格遵守医疗质量安全核心制度，全面强化医疗质量安全管理。要牢固树立底线思维和“红线”意识，消除侥幸心理、麻痹思想和松懈情绪。我局将把强化医疗质量安全管理情况作为中医医院巡查主要内容和医院评审核心指标，对医院感染管理等涉及医疗质量安全方面出现的重大问题坚持“零容忍”，实行“一票否决”。二是积极推进中医诊疗模式创新，不断探索建立符合中医学术特点、有利于发挥中医特色优势和提高中医临床疗效、方便群众看病就医的中医综合治疗、多专业联合诊疗等模式。我局将继续开展试点，加强督导和分类指导，适时推广脑病等中医优势病种的多专业联合诊疗模式、针灸全科化模式，和中医药与现代技术相结合诊疗模式。三是针对群众反映的突出问题进一步探索新的举措，力求取得新的成效，鼓励各级各类中医医疗机构根据中医诊疗特点优化诊疗服务流程，缩短患者取药等环节等候时间；鼓励为患者提供中药个体化用药加工等个性化服务，以提高疗效，提升治疗的依从性。各地还要积极抓好中医药系统反腐倡廉工作。今天上午国家卫生计生委召开 2017 年全国卫生计生系统反腐倡廉工作会议，李斌主任在会上总结了 2016 年卫生计生系统反腐倡廉工作成效，安排部署了 2017 年党风廉政建设和反腐败重点工作。各级中医药管理部门要按照会议部署，抓党风带政风促行风，坚持标本兼治，着力构建中医药系统反腐倡廉长效机制，全面推进中医药行业作风建设。

四、加强党性修养和业务学习，提升自身队伍建设

毛泽东指出，“政治路线确定之后，干部就是决定的因素。”习近平总书记强调，本领恐慌在党内相当一个范围、相当一个时期都是存在的。面对新形势、新问题、新要求、新任务，每一位从事中医医政工作的干部都要问一问自己“本领够不够、知识够不够、能力够不够”。我们现在有些干部，不注重学习，上不了解国家政策，国家出台的各项政策措施文件不认真研读；下不了解基层实际，对基层出现的新情况新问题新需求不甚了了，而是习惯于用过去的思维定式、过去的经验和想象办事情、搞工作。这样不仅容易“事倍功半”，甚至有可能“南辕北辙”。本领恐慌、知识恐慌、能力恐慌不可怕，只要我们意识到“恐慌”，就是一种工作责任心的表现，因为对工作负责，才会觉得“恐慌”。我们所有的同志都要化“恐慌”为动力，切实增强学习的紧迫性，通过学习全面提升自己的本领和素质，克服我们的本领不足、本领恐慌、本领落后，努力成为政治家、专门家。既要向书本学习，学习党的理论、国家大政方针、具体政策举措以及业务知识等，也要向实践学习，把理论学习和工作实践、调查研究紧密结合起来，带着工作中的问题学，在学习中不断解决好工作问题，以知促行、以行促知。通过学习，切实增强“四个意识”，特别是核心意识和看齐意识，提高围绕中心、服务大局的能力。通过学习，切实提高我们的执行力，既认真学习国家政策文件精神吃透“上情”，又加强调查研究摸透“下情”，结合本地区实际对工作任务进行再分解、再细化，明确目标责任、明确时间节点、明确推进方法、明确考核内容。

同志们，习近平总书记在 2017 年 3 月 24 日中央全面深化改革领导小组第三十三次会议上强调，各级主要负责同志要自觉从全局高度谋划推进改革，做到实事求是、求真务实，善始善终、善作善成，把准方向、敢于担当，亲力亲为、抓实工作。总书记这 32 字改革方法论，就是我们推进工作的重要遵循和行动指南。我们要更加紧密地团结在以习近平同志为核心的党中央周围，勠力同心，狠抓落实，全面完成 2017 年中医医政各项工作任务，为振兴发展中医药、建设健康中国、全面建成小康社会做出新的更大的贡献，以优异成绩迎接党的十九大胜利召开！

国家卫生计生委副主任、国家中医药管理局局长王国强在“一带一路”国际合作高峰论坛“增进民心相通”平行主题会议上的发言

2017年5月14日

尊敬的各位来宾：

这是2015年6月，中国、捷克两国领导人为中医药中心揭幕的照片。中心开业两年来，已经累计治疗了近万名患者。据统计，中医药对95%的患者具有积极作用，1个疗程后，大部分患者能缓解50%左右的症状。

像这样的中医药海外中心，已经在“一带一路”沿线国家建设了16个，受到沿线民众的欢迎。目前，中医药已经传播到183个国家和地区，中外政府间已签署了86个专门的中医药合作协议。每年约1万3千名留学生来华学习中医药，约20万人次境外患者来华接受中医药服务。30多个国家和地区开办了数百所中医药院校，中国向近70个国家和地区派遣了医疗队，其中中医药人员约占总数的10%。此外，中医药在重大疾病防治方面，如青蒿素快速防治疟疾技术方案在东南亚、非洲等疟疾高发地区的应用，有效地降低了发病率，挽救了无数病人的生命；屠呦呦研究员因发现青蒿素而获得诺贝尔医学奖。中国政府支持世界卫生组织在第62届、67届世界卫生大会两次通过《传统医学决议》，带头贯彻实施世卫组织《传统医学全球战略（2014～2023年）》。中医针灸被联合会教科文组织列入世界非物质文化遗产目录，《黄帝内经》《本草纲目》被列入世界记忆名录。中医药已成为中国与各国开展人文交流、促进东西方文明互鉴的靓丽名片，成为中国与各国共同增进健康福祉、建设人类命运共同体的重要载体。

中国国家主席习近平指出，中医药凝聚着深邃的哲学智慧和中华民族几千年的健康养生理念及其实践经验，既是中华民族的瑰宝，也是打开中华文明宝库的钥匙。习主席还建议各国要“继承好、发展好、利用好传统医学，用开放包容的心态促进传统医学和现代医学更好融合”。为贯彻落实《中医药“一带一路”发展规划》，中国国家中医药管理局将努力推进以下工作：

一是与沿线国家合作建设30个中医药海外中心，从沿线最迫切的健康需求出发，为沿线民众提供高质量中医医疗保健服务。

二是在中国境内建设50家中医药合作示范基地，接待沿线民众来华接受中医药医疗保健、教育培训、健康旅游。

三是与沿线国家共同研究制定20项中医药国际标准和规范，合作建立符合中医药特点的国际标准研究和应用体系，以保障中医药服务品质和质量。

四是支持100种中药产品开展国际注册，为满足沿线民众健康服务需求提供多元化选择。

各位来宾，中医药是中国的，也是世界的。让我们携起手来，坚持共商、共建、共享，推动中医药“一带一路”发展，为增进民心相通、造福民众健康福祉做出更大的贡献！

国家卫生计生委副主任、国家中医药管理局局长王国强在第三届国医大师和首届全国名中医表彰会上的讲话

2017年6月29日

今天，人力资源社会保障部、国家卫生计生委和国家中医药管理局隆重召开大会，表彰第三届国医大师和首届全国名中医。这对于大力弘扬卫生计生、中医药系统的职业精神和优良传统，激励和鼓舞广大干部职工投身推动中医药振兴发展、建设健康中国的实践，具有十分重要的意义。受李斌主任委托，我代表评选表彰工作领导小组，代表国家卫生计生委、国家中医药管理局，向受到表彰的国医大师和全国名中医表示热烈的祝贺！并通过你们向全国中医药系统的广大干部职工致以诚挚的问候！

党中央、国务院对这次会议高度重视。刚才，中共中央政治局委员、国务院副总理刘延东在百忙之中，亲切接见国医大师和全国名中医代表并座谈，发表了重要讲话，充分肯定了党的十八大以来中医药

工作取得的显著成就，深刻分析了中医药振兴发展面临的新形势新要求，对做好当前和今后一段时期的重点工作做出全面部署。这充分体现了党中央、国务院对中医药工作的高度重视，对国医大师、全国名中医的关心关怀。我们要学习好、贯彻好、落实好。

党的十八大以来，以习近平同志为核心的党中央高度重视中医药发展，把中医药提升到国家战略高度、作为健康中国建设的重要组成部分加以统筹推进，做出一系列重大决策部署，出台了中医药法、印发了中医药发展战略规划纲要、建立了国务院中医药工作部际联席会议制度、发布了中国的中医药白皮书，认识高度、推进力度、实践深度都是前所未有的。习近平总书记在主持会议、发表讲话、考察调研、会见访问时，多次对中医药工作做出重要指示，提出了一系列发展中医药的新思想新论断新要求，特别是在去年全国卫生与健康大会上，对振兴发展中医药做出全面部署，反复强调要切实把老祖宗留给我们的中医药宝库保护好、传承好、发展好，为我们在新的历史起点上推动中医药振兴发展指明了方向、提供了遵循。李克强总理也多次对中医药工作做出重要指示批示，主持国务院常务会议审议中医药法草案和中医药发展战略规划纲要，在每年的政府工作报告中部署中医药发展任务。刘延东副总理多次出席中医药的重大活动，亲自指导、统筹协调和高位推动中医药发展。

党的十八大以来，在以习近平同志为核心的党中央坚强领导下，在国家卫生计生委大力支持下，在有关方面鼎力相助下，全国中医药系统广大干部职工“撸起袖子加油干”，推动中医药振兴发展迈出坚实步伐，涌现出一大批医德高尚、医术精湛、贡献突出的专家，今天受到表彰的国医大师、全国名中医就是其中的杰出代表。希望卫生计生和中医药系统的广大干部职工以他们为榜样，学习他们爱岗敬业、甘于奉献的优良作风，学习他们大医精诚、救死扶伤的高尚品德，学习他们精益求精、追求卓越的优秀品格，学习他们心系群众、大爱无疆的真情担当，学习他们善于继承、勇于创新的科学精神，学习他们甘为人梯、诲人不倦的无私情怀，凝聚起卫生计生、中医药系统的正能量，更加主动和自觉地投身推动中医药振兴发展、服务健康中国建设的伟大实践。

当前，党中央、国务院对中医药工作的要求十分明确。做好中医药工作，最根本、最关键的是要充分调动广大中医药工作者的积极性，把中央的要求特别是把习近平总书记发展中医药的指示要求不折不扣地落到实处。

第一，要在表彰先进、弘扬正气中凝聚推动中医药振兴发展的正能量。把中医药振兴发展的宏伟蓝图变成现实、愿景变成实景，比任何时候都需要依靠广大中医药工作者的强大力量，比任何时候都需要国医大师、全国名中医的榜样引领。大师们、名中医们的奋斗历程，既生动体现了我国传统医学历来强调大医精诚、道济天下的优秀传统，也忠诚践行了习近平总书记提出的“敬佑生命、救死扶伤、甘于奉献、大爱无疆”的职业精神。希望大家以国医大师、全国名中医为榜样，见贤思齐，对标赶超，大力弘扬职业精神，培育和践行社会主义核心价值观，恪守服务宗旨，增强服务意识，提高服务本领，不断提高自身素质，为人民群众提供更好的中医药服务。要以国医大师、全国名中医为榜样，切实增强政治意识、大局意识、核心意识、看齐意识，深入学习贯彻习近平总书记治国理政新理念新思想新战略，落实全国卫生与健康大会精神，更加紧密地团结在以习近平同志为核心的党中央周围，更加坚定地维护以习近平同志为核心的党中央的权威，更加自觉地在思想上政治上行动上同以习近平同志为核心的党中央保持高度一致，凝聚起推动中医药振兴发展的磅礴力量。

第二，要在深化医药卫生体制改革中发挥广大中医药工作者的主力军作用。习近平总书记强调，坚持中西医并重，推动中医药与西医药相互补充、协调发展，是我国卫生与健康事业的显著优势。包括广大中医药工作者在内的全体医务人员是人民健康的守护神、医药卫生体制改革的主力军。当前，医药卫生体制改革已进入深水区、攻坚期。改革必然涉及利益分配、利益关系、利益格局的调整。大家要胸怀全局、敢于担当，把思想和认识统一到中央的部署上来，把力量和智慧凝聚到实现人人享有基本医疗卫生服务的战略目标上来，牢固树立“大卫生”“大健康”理念，积极投身分级诊疗制度、现代医院管理制度、全民医保制度、药品供应保障制度、综合监管制度等5项基本医疗卫生制度的建设当中，想方设法为人民群众提供优质高效、方便快捷的预防、治疗、康复、健康促进等健康服务，推动卫生与健康事业从“以治病为中心”转到“以健康为中心”，从注重“治已病”向注重治未病转变。

第三，要在推动中医药振兴发展中敢于担当奋发有为。推动中医药振兴发展，是以习近平同志为核心的党中央赋予我们的时代命题，是对中医药系统广大干部职工的重大考验。我们要强化机遇意识，紧紧抓住“中医药振兴发展迎来天时、地利、人和的大好时机”，紧紧围绕健康中国建设的主题，以贯彻实施中医药法和中医药发展战略规划纲要为重点，坚定不移地挑起重担，踏踏实实地岗位建功。要坚持问题导向，要以辩证的观点，准确认识和把握推进中医药振兴发展的渐进性和飞跃性、前进性和曲折性。刚才在座谈会上，延东副总理指出了我们在推动中医药振兴发展过程面临的问题，精准而深刻，到位而透彻。我们要直面这些问题，从最紧迫的问题改起，从人民群众最关心的问题做起，运用法治思维和法治方式，用中医药法破障闯关、解决难题。要敢于担当有为，贯彻落实新发展理念，贯彻落实全国卫生与健康大会精神，聚焦推进“四个建立健全”、发挥“三个作用”等重点任务，充分发挥中医药特色优势，普及中医药健康生活，优化中医药健康服务，完善中医药健康保障，发展中医药健康产业，为人民群众提供覆盖全生命周期的中医药健康服务。

第四，要在推进传承中充分发挥国医大师、全国名中医的主体作用。发展好、利用好中医药，首先是要把中医药继承好。只有把中医药传承好，才能守住根和魂。要传承大师、名中医的学术。围绕贯彻实施中医药法，建立健全师承教育制度，加快形成以人才培养和传承学术为核心，贯穿中医药人才成长全过程的师承教育体系。在师承教育中高度重视发挥国医大师、全国名中医的主体作用，全面系统整理国医大师、全国名中医的学术思想、临床经验和技术专长，确保中医药的学术精华薪火相继、代代相传。要传承大师、名中医承载的健康文化。各位大师、名中医是中医药健康文化的传承者和活学活用的典范。要深入挖掘中医药健康养生文化的精髓，推动中华民族宝贵的养生理念和实践经验的创造性转化、创新性发展，多用人民群众听得懂、学得会、用得上的方式方法，普及中医药健康养生文化，用科学的中医药养生知识方法引导人民群众会养生、能养生、养好生，努力让人民群众少生病、不生病。

最后，希望各位大师、名中医珍惜荣誉、再接再厉，继续用“大医精诚、仁心仁术”的崇高品格鼓舞和激励广大卫生计生、中医药系统的干部职工，始终做信念坚定的表率、德术并举的表率、启古纳新的表率、爱岗敬业的表率、淡泊名利的表率，以自己模范的言行维护中医药系统的良好形象，带动行业永葆风清气正。

同志们，让我们更加紧密地团结在以习近平同志为核心的党中央周围，以延东副总理与国医大师、全国名中医代表座谈和这次表彰大会为新的起点，提振精气神，凝聚正能量，坚持干字当头，狠抓工作落实，为振兴发展中医药、建设健康中国而努力奋斗，以良好的精神风貌和优异的成绩迎接党的十九大胜利召开！

国家卫生计生委副主任、国家中医药管理局局长王国强在金砖国家卫生部长会暨传统医药高级别会议上的讲话

2017 年 7 月 6 日

尊敬的各位来宾、各位朋友、女士们、先生们：

大家好，很高兴和各位同事在美丽的天津会晤，我们这次传统医药高级别会议，是五国领导人共同倡议召开的。在此，我谨代表中国国家卫生计生委和国家中医药管理局，向会议的召开表示热烈的祝贺，向远道而来的海内外宾客表示热烈的欢迎。中国政府对开好这次会议高度重视，对金砖国家深化传统医学领域的合作充满了期待，为我们深化合作、实现共赢提供了遵循。一直以来，卫生合作是金砖国家合作的重要内容，在金砖国家合作第二个 10 年的开局之年，我们把传统医药作为卫生合作的重要内容和新的增长点，对于深化传统医药领域的合作，共同推动传统医学的振兴发展，让传统医学造福于各国人民，具有十分重要的意义。传统医学是世界文明的瑰宝，是金砖各国医学体系中不可或缺的重要内容。在护佑民族健康、传承民族文明、推动文明进步等方面发挥了不可替代的贡献。特别是对于各国妥善解决面临的多重疾病的威胁、多种健康因素影响交织的复杂局面，能够发挥独特而重要的作用。中国政府历来高度重视在医药卫生事业中充分发挥传统医学的作用，确立了“坚持中西医并重”的方针，实施了中医药法，印发了中医药发展战略规划纲要，构建了国家、省中医药管理体系，并且不断地激发和释放中医药五种资源的活力和潜力。坚持中西医并重，推动中医药、西医药相互补充、互相协调，是我国卫生与健康事业的显著优势。中国政府之所以在较短的时间内编织起全民基本医保网络，并且以较低的投入获得了较高的收益，为解决医改这个世界性的难题提供了“中国方案”，开出了“中国处方”，我认为一个很重要的方面，就是在于我们选择了一条坚持传统医学和现代医学并重的中国特色的卫生与健康道路。本次会议以“开放包容　互学互鉴　让传统医学造福人类健康”为主题，我认为很有现实性和针对性。在共同应对卫生与健康领域问题的时候，我们必须高度重视并充分发挥传统医学的作用。为此，我提出以下几点建议：第一，完善发展政策，把传统医学继承好、发展好、利用好，是金砖各国推动传统医学发展的共同使命。我们要切实把发展传统医学摆在更加重要的位置，纳入各国经济、社会发展的全局，作为各国医药卫生事业的重要组成部分，并且加以统筹谋划和大力推进。要在政策制定中充分遵循传统医学的规律，体现传统医学的特点，反映传统医学的要求，建立健全保障传统医学发展特色优势的法规体系、政策体系、管理体系、评价体系和标准体系，并推动各项政策向继承好、发展好、利用好传统医学来聚焦和发力。第二，推动互学互鉴。文明

因交流而多彩，因互鉴而丰富，传统医学根植于各自国家的历史传统沃土，是各国人民生产生活、防病治病智慧的结晶，是打开各国文明宝库的“钥匙”。我们要坚持相互尊重的原则，尊重各国彼此的文化传统，尊重传统医学的平等地位，尊重和照顾彼此国家传统医学蕴含的核心文化理念和价值观念，相互学习和借鉴各自传统医学在全生命周期保障人民健康的长处和优势，把传统医学打造成为深化卫生合作、增进民心相通的合作品牌和靓丽的名片。第三，开放融合发展。传统并不等于落后，更不代表着封闭僵化。我们要用开放、包容的心态，一方面要积极地吸收和借鉴现代科学技术的新成果、新技术、新方法，为传统医学所用，不断地丰富、发展和完善传统医学的理论、技术体系，促进其更好地全方位、全周期地保障人民健康。另一方面，要促进传统医学和现代医学的融合发展，我们要聚焦艾滋病等传染病的防控、慢性非传染性的疾病、结核病的防控、抗生素耐药防控等重大的健康问题，来充分发挥两种医学的各自优势，在重大疾病防治方面形成独特的、有特色的诊疗方案，不断提高重大疾病的防治水平。同时，我们要坚持古为今用，推动传统医学中蕴含的健康养生文化的创造型转变和创新性的发展，使之与现代健康理念相融相通，更好地服务于人类健康。第四，满足健康需求。随着金砖国家经济社会的快速发展，人民群众的健康需求也在快速释放，并呈现出了多样化、差异化、个性化的特征。我们要坚持创新引领，坚持政府引导和市场驱动两个“轮子”一起转，坚持健康事业与健康产业两个“翅膀”一起飞，充分释放传统医学在预防、养生、保健、康复等方面的活力，推动传统医学与养老、旅游、互联网、体育、食品等产业的有机融合，多渠道丰富健康服务和产品的供给。把以传统医学为重要内容的健康产业打造成为各自国家经济增长的新动力。第五，打造合作典范。金砖国家堪称新兴市场国家和发展中国家合作的典范，我们要发扬合作共赢的金砖精神，秉持共商、共建、共享的理念，坚持以改善民生为导向，以增进健康福祉为目标，加强政策协调和发展战略的对接，支持传统医学融入自身的医学体系，支持在各自国家建立别的国家的传统医学中心。加强传统医学之间的沟通交流，拓展合作范围，深化合作成果，健全合作机制，建立定期交流制度和合作的网络，把传统医学的合作推向更高的水平、更大的范围、更深的层次，成为新时期金砖国家的合作典范。各位同事，中国是传统医学的大国，走出了一条具有我国特色的传统医学发展道路，我们愿意与金砖国家分享我国发展传统医学的成果、做法和经验。让我们共同遵守《金砖国家加强传统医药合作联合宣言》，携手同行，合作共赢，推动传统医学的振兴发展，为促进人类健康，改善全球卫生治理，实现人人享有健康的美好愿景做出传统医学新的更大的贡献。最后，我期待再次与各位同事会晤，预祝会议取得圆满成功，谢谢大家！

国家卫生计生委副主任、国家中医药管理局局长王国强在《中医药法》实施专题培训班上的讲话

2017 年 8 月 25 日

这次专题培训班，是在中医药系统认真贯彻落实全国卫生与健康大会精神、扎实推进中医药法实施的关键时期，是在中医药振兴发展迈出坚实步伐、以优异成绩迎接党的十九大胜利召开的重要时刻举办的，是一次十分重要的培训班，主要任务是深入学习贯彻习近平总书记系列重要讲话精神和治国理政新理念新思想新战略，全面落实全国卫生与健康大会精神和“一法一纲要”，总结上半年工作进展，深入研讨中医药法贯彻实施举措，部署下半年重点工作，确保高质量完成全年既定的目标和任务。

下面，我讲 3 个方面的意见。

一、稳中求进，上半年中医药工作进展顺利

党中央、国务院高度重视中医药工作。今年以来，习近平总书记多次对中医药做出重要指示批示。习近平总书记历史性访问世界卫生组织并出席赠送针灸铜人雕塑仪式，强调要继承好、发展好、利用好传统医学，用开放包容的心态促进传统医学和现代医学更好融合；专门向金砖国家卫生部长会暨传统医药高级别会议发来贺信，指出传统医药是优秀传统文化的重要载体，在促进文明互鉴、维护人民健康等方面发挥着重要作用。中医药是其中的杰出代表，以其在疾病预防、治疗、康复等方面的独特优势受到许多国家民众广泛认可；在致第十九届国际植物学大会的贺信中指出，中医药学为人类健康做出重要贡献。李克强总理也高度重视中医药的发展，在今年的《政府工作报告》中部署了“依法支持中医药事业发展”的重点任务，在对全国医学教育改革发展工作会议的重要批示中强调要“坚持中西医并重”，还就提高我国中药制造水平、发展中医药健康服务等做出重要批示。刘延东副总理亲自审定中医药发展战略规划纲

要实施分工方案，亲切接见国医大师、全国名中医代表并召开座谈会发表重要讲话，在出席第三届中国－中东欧国家卫生部长论坛、金砖国家卫生部长会暨传统医药高级别会议、全国医学教育改革发展工作会议、全国爱国卫生工作座谈会等活动时，在《求是》杂志上发表署名文章时，都对中医药工作做出部署。特别是近日，习近平总书记、李克强总理分别对卫生计生工作做出重要指示和重要批示，中医药系统要认真领会、抓好贯彻落实。这些都为我们在新形势新阶段下推进中医药振兴发展进一步指明了方向、提供了遵循。

截至6月底，党中央、国务院领导同志关于中医药工作的重要批示达到55件，其中习近平总书记1件、李克强总理10件、俞正声主席2件、刘延东副总理40件。批示数量之多、范围之广、程度之密，都是空前的，充分说明了党中央、国务院对中医药工作的关心、重视和支持。

上半年，中医药系统坚决贯彻落实党中央、国务院决策部署，坚持稳中求进的工作总基调，按照全国中医药工作会议的部署，抓重点、办大事，齐心协力、开拓进取，各项工作取得积极成效。

第一，中医药法贯彻实施成效显著。全系统把贯彻实施中医药法作为今年的头等大事，深入开展中医药法的学习宣传、贯彻实施，呈现出上下联动、协同呼应、成效显著的特点，取得了良好的社会反响。一是宣传贯彻活动形式多、效果好。会同全国人大教科文卫委员会召开宣传贯彻中医药法座谈会，全国人大常委会副委员长王晨出席会议并发表重要讲话；会同国家卫生计生委对学习宣传贯彻中医药法做出专门部署，成立了局中医药法普法讲师团，起草了统一规范的宣讲材料。各级中医药管理部门普遍采取党组中心组学习、专题讲座、培训班和发放辅导材料、举办学习竞赛等形式开展学习宣传。各地的学习宣传活动，既有国家中医药局部署的“规定动作”，也有立足本地区实际的“自选动作”。21个省份启动了中医药法学习培训工作，9个省份开展了中医药法主题大型宣传月（周）活动，4个省份开展了中医药法主题大型义诊活动，这些活动形式灵活多样、现场有声有色、群众喜闻乐见，有力地增强了宣传效果。二是配套制度建设进展快、力度大。我们把配套制度建设作为贯彻实施中医药法的重中之重，制定了“路线图”，明确了“任务表”，大力协调国务院法制办、国家卫生计生委、国家食品药品监管总局等部门，有计划、有步骤、有重点地统筹推进行政法规、部门规章、规范性文件、政策性文件的立改废释工作。目前，《中医诊所备案管理暂行办法》已经国家卫生计生委主任会议审议通过，即将颁布实施；《中医医术确有专长人员医师资格考核注册管理暂行办法》已经国家卫生计生委主任会议两次审议，正进一步征求意见和修改完善；《关于对仅应用传统工艺配制的医疗机构中药制剂实施备案管理的公告》、古代经典名方目录及管理办法、中医药养生保健服务规范、师承教育制度等规范性、政策性文件的制定工作也蹄疾步稳地推进。三是地方法规建设跟得紧、势头好。会同国家卫生计生委印发了《关于加强中医药地方性法规及制度建设的通知》，对各地制修订中医药发展条例等提出明确要求。目前，已有19个省份开展了制修订中医药地方条例的相关工作。

第二，中医药发展战略规划纲要全面落实。经刘延东副总理同意，印发了中医药发展战略规划纲要实施分工方案，构建了多部门协同推进规划纲要落实的机制。充分发挥中医药工作部际联席会议制度的作用，协调有关部委出台了一批重大工程和重大政策。比如，会同国家发展改革委实施中医药传承创新工程，将99所中医医院、11所省级中医药科研院所纳入建设项目储备库，会同教育部印发了《关于医教协同深化中医药教育改革与发展的指导意见》，会同工业和信息化部、国务院扶贫办等5部门印发了《中药材产业扶贫行动计划（2017～2020年）》，会同科技部印发了《“十三五”中医药科技创新专项规划》，协调文化部将《中华医藏》纳入“十三五”全国古籍保护规划。各地把贯彻落实规划纲要摆在突出位置，已有25个省份出台了本地区贯彻落实规划纲要的实施方案或意见。

第三，深化医改中医药工作纵深推进。落实深化医改任务，在五项基本医疗卫生制度建设中体现中医药内容、发挥中医药作用，会同有关部门制定《关于进一步深化基本医疗保险支付方式改革的指导意见》《关于全面推开公立医院综合改革工作的通知》等政策文件，总结推广广东省中医院开展现代医院管理制度建设经验，指导局属（管）医院参与北京市医改。对公立医院综合改革中的一些苗头性问题及时约谈地方领导，并会同国家卫生计生委对依法依规设置中医医院提出明确要求，坚决防止在改革中撤销、合并或改制中医医院。推进基层中医药服务能力提升工程“十三五”行动计划，召开分片区调度督导会，已有30个省份制定了行动计划实施方案或意见，24个省份召开了启动会，19个省份出台了基层医疗卫生机构中医馆建设标准，共安排专项资金67.5亿元支持194所县级中医医院建设。深化中医诊疗模式创新，遴选重大疑难疾病中西医临床协作试点。修订完善中医医院评审标准，开展中医医疗质量和医疗安全管理专项检查，制定中医医疗技术相关性感染防控指南，妥善处置浙江省中医院重大医疗事故，持续推进改善医疗服务行动计划。截至2017年6月底，中医类医院4360个、床位887939张，分别比2016年底增加122个、10626张；中医医院诊疗量25301.8万人次，比去年同期增加4.2%，占全国医院总诊疗量的15.5%；中医医院出院人数1189.2万人，比去年同期增加7.7%，占全国医院总出院人数的13.3%；公立中医医院次均门诊费用、人均住院费用为225.6元、7193.0元，分别比公立医院低26.9元、2307.3元。

第四，中医药健康服务快速发展。深化中医药领域“放管服”改革，着力降低门槛、优化服务、加强监管，持续释放中医药在养生、保健、康复等方面的潜力活力，促进中医药与养老、旅游融合发展，会同12部门印发《关于促进中医药健康养老服务发展的实施意见》，遴选了15个首批国家中医药健康旅游示范区。起草《关于推进中医药健康服务互联网发展的指导意见》稿、《关于贯彻落实国办发44号文件促进社会办中医的实施意见》稿，启动全民健康保障信息化工程一期中医药项目建设。会同国家发展改革委、国家卫生计生委联合批复甘肃建设国家中医药产业发展综合试验区，探索中医药产业发展模式。

第五，中医药科技创新持续加强。召开全国中医药科技创新工作会议，总结近10年来中医药科技创新的成绩与经验，部署“十三五”时期中医药科技创新重点任务。编制“中医药现代化研究”重点专项申报指南，2017年确立启动6大任务19个研究方向。深化科研平台建设，完成国家中医临床研究基地综合验收评估，启动第二批国家中医临床研究基地遴选，协调推进国家实验室、国家重点实验室和国家中医临床研究中心建设。加大中药材资源保护与利用力度，做好第四次全国中药资源普查启动的筹备工作。持续推进中药标准化项目，开展工作督导，强化过程管理，有力地促进了中药产品提质升级。启动中药质量标准库、中药第三方质量检验机构建设。

第六，中医药人才队伍建设措施有力。评选表彰30名国医大师、100名全国名中医和一批卫生计生系统先进集体、先进工作者，选树了新典型，弘扬了正能量。会同教育部、国家卫生计生委召开全国医学教育改革发展工作会议，推动在国办印发的《关于深化医教协同进一步推进医学教育改革与发展的意见》中部署中医药教育工作，深化中医药教育改革发展。启动实施中医药传承与创新“百千万”人才工程（岐黄工程），落实专项经费9.83亿元，出台经费管理办法。组织开展第四批全国中医临床、中医基础优秀人才研修项目和第六批全国老中医药专家学术经验继承工作，深化全国名老中医药专家传承工作室建设，开展基层卫生技术人员中医药知识与技能培训。

第七，中医药海外发展步伐加快。中医药纳入“一带一路”国际合作高峰论坛成果清单，通过“增进民心相通”平行主题会议发布中医药“一带一路”建设成果。承办金砖国家传统医药高级别会议，发布了金砖国家加强传统医药合作联合宣言，提出了振兴发展传统医学的“中国方案”，展示了我国中医药发展的辉煌成就。推动第三届中国－中东欧国家卫生部长论坛把中医药作为重要议程，精心做好刘延东副总理出席中匈中医药教育合作系列活动的筹备工作。与肯尼亚共同举办“中非复方青蒿素消除疟疾研讨会”，为非洲重大疾病防治开出“中国处方”。加强与俄罗斯、乌克兰、新加坡及世界卫生组织、国际标准化组织等在中医药领域的合作，巩固和拓展中医药双边多边合作。主导国际标准化组织中医药技术委员会（ISO/TC249）第八次全体会议议程，8项中方提案获得会议高度认同，由我国主导制定的11项国际标准获得大会表彰。积极参与对外经贸谈判，深化与港澳台地区合作交流。

第八，其他重点工作统筹推进。成功举办中医中药中国行——中医药健康文化推进行动启动仪式，开展2016年中医药健康养生文化素养调查，协调构建“大宣传”工作格局，上半年中医药报道总量达23.9万篇次，比去年同期增长12%。大力推进中医药健康扶贫，组织东部7省（市）64所三级中医医院对贵州所有中医医院进行结对帮扶。深化中医药标准化改革，推进中医病证分类与代码和临床诊疗术语标准修订工作，组织部分病种中医病证诊断疗效标准示范性修订，推进中医药标准化中心建设。加强中医药监督体系建设，筹备中医医疗机构传染病防治监督执法专项检查，启动编制中医监督工作指南，持续开展中医药监督知识与能力培训。

第九，管党治党持续发力。中医药系统各级党组织持续巩固“三严三实”专题教育成果，扎实推进“两学一做”学习教育常态化制度化，深学笃用习近平总书记系列重要讲话精神，切实用习近平总书记发展中医药的新思想新论断新要求武装头脑、指导实践，各级党员干部“四个意识”得到进一步强化。健全社会组织党建工作管理体制，实现社会组织党的组织和党的工作全覆盖。坚持挺纪在前，认真贯彻党内政治生活的若干准则和党内监督条例，有效运用监督执纪“四种形态”，加强干部日常监督，发挥巡视“利剑”作用，组织开展巡视“回头看”。严格执行中央八项规定精神，持续深入开展大型中医医院巡查，严格落实“九不准”规定，行风建设成果凸显。

这些成绩的取得，是党中央、国务院坚强领导的结果，是各地党委、政府和有关方面大力支持的结果，是全系统广大干部职工苦干实干的结果。在此，我代表国家中医药管理局，向各地和有关方面、向全系统广大干部职工表示衷心的感谢并致以崇高的敬意！

二、尊法学法用法守法，切实提高运用法治思维和法治方式推动中医药振兴发展的能力

中医药法是我国中医药领域的一部综合性、全局性、基础性的重要法律，是一部具有鲜明中国特色、中国风格、反映社会主义制度优越性的重要法律，是实现中医药治理体系和治理能力现代化的重要保障。抓好中医药法的贯彻实施，必须抓住领导干部这个“关键少数”。我们中医药系统的各级“当家人”，要切实增强法治意识，深刻把握中医药法中蕴含的精神实质和基本内容，提高运用法治思维和法治方式的能力，以法治凝聚改革共识、规范发展行为、促进事业发展、增进人民福祉。

第一，要尊崇法治敬畏法律。法律是党的主张和国家意志的根本反映，不容任何人挑战和质疑，特别是我们中医药管理部门更要牢固树立“法律至上”的意识。中医药系统的各级领导干部都要深刻认识到，中医药法是中医药领域的根本大法，体现的是党中央坚定发展中医药的意志。维护中医药法的权威就是维护党中央的权威，保证中医药法的实施就是保证党中央发展中医药意志的实现。贯彻实施中医药法，首先要从思想上解决尊法的问题。正如习近平总书记所强调的，只有内心尊崇法治，才能行为遵守法律。只有铭刻在人们心中的法治，才是真正牢不可破的法治。中医药系统的各级领导干部特别是在座的“关键少数”，要切实增强政治意识、大局意识、核心意识、看齐意识，真正从内心深处尊崇中医药法、尊重中医药法、遵守中医药法，决不能在妄议中央大政方针这个方面栽跟头。

第二，要学法懂法把握精髓。学法懂法是用法守法的前提。中医药法基本建立了符合中医药特点的管理制度，从法律层面做出一系列重大制度设计和创新，为我们解决多年来一直想解决而没有办法解决的老问题提供了依据和途径，实现了“国粹”有“国法”保障。中医药法白纸黑字摆在那儿，要多学习、多琢磨，深学深悟法律中蕴含的精神实质、体现的改革精神，不能张嘴闭嘴还是老观念、旧思维。我们举办这个专题培训班，花这么大的精力、下这么大的气力，就是要帮助大家深刻理解和领会中医药法的立法精神、制度要义和基本内容。大家要把中医药法的内容学习好、把握好，把配套制度的内涵领会好、实践好，打牢依法发展中医药的理论基础和知识基础。只有把这些把握准了、掌握好了，开展工作才有依据，否则就不能在法治的轨道上推动中医药更稳更好地发展。

第三，要依法行政履职尽责。法律的生命力在于实施。如果有了中医药法而不实施，或者实施不力，搞得有法不依、执法不严、违法不究，那制定再多的中医药法律也无济于事。中医药系统的各级领导干部要做尊法学法守法用法的模范，谋划工作要运用法治思维，处理问题要运用法治方式，说话做事要先考虑一下是不是合法，把握不准的就去查一查中医药法是怎样规定的。总之，要努力提高运用法治思维和法治方式的能力，自觉做依法发展中医药的推动者、守护者和践行者。中医药法体现了“放管服”的改革精神，该放的我们一定要放足、放到位，该管的一定要管好、管到位。比如，中医诊所由行政审批改为备案管理、中医医术确有专长人员由考试改为考核，充分体现了“放”，降低了准入门槛，解决了人员出路，但考核程序不能松，考核标准不能降，监管力度不能减。在充分释放市场活力、有力促进中医药传承与发展的同时，要做好事中事后监管，加强监管风险监测研判，强化督查检查，推进中医药监管法治化、制度化、规范化。

三、认真学习、勤于思考，确保学习培训取得实效

这次培训主题鲜明，涵盖中医药法解读、配套文件介绍、地方经验交流等内容。希望大家倍加珍惜难得的学习机会，通过培训真正学有所获、学有所思、学有所用。

一要严守纪律。希望各位同志时刻绷紧纪律和规矩这根弦，遵守培训班的各项纪律要求，端正学习态度，弘扬良好学风，集中精力认真听课，敞开思路深入交流，不参加与培训班无关的活动，不做与培训班无关的事情，展示中医药系统干部的良好精神风貌。

二要学思践悟。学贵有思，重在于悟。希望各位同志聚焦中医药法的贯彻实施，深入研读、深刻领会、认真思考，发言直奔主题，不讲空话套话，真正把自己摆进去，紧密联系本地区贯彻实施的具体情况，在精髓领会上深入交流，在实践经验上相互借鉴，拓展抓好中医药法贯彻实施的思路。

三要学以致用。组织同志们参加这次培训，根本目的是增强法治意识、提升依法行政的能力和水平。希望各位同志坚持知行合一，立足本地区实际，把学习的着眼点聚焦到依法行政、依法履职上来，聚焦到在中医药法治的轨道上推动各项工作上来，聚焦到把握中医药发展规律、尊重中医药发展规律上来，在学习和实践中增长新本领、创造新经验，更好地推动中医药振兴发展。

同志们，中医药法的出台，为振兴发展中医药提供了制度保障和法律支撑。让我们共同努力，办好这次培训班，为更好地宣传贯彻实施好中医药法奠定更加坚实的基础。

国家卫生计生委副主任、国家中医药管理局局长王国强在《中医药法》实施专题培训班上的总结讲话

2017年8月26日

《中医药法》实施专题培训班今天就要结束了，我做个小结，讲几个方面的意见。

一、认真学习，深入讨论，培训班取得务实成效

这次培训班是在中医药系统深入贯彻落实全国卫生与健康大会精神、扎实推进中医药法贯彻实施、迎接党的十九大胜利召开的背景下举办的，是提高中医药系统领导干部运用法治思维和法治方式能力的重大举措，是对贯彻实施中医药法的思想再动员、工作再推进。会议还印发并组织学习了刘延东副总理在《求是》杂志上发表的题为《深化卫生与健康事业改革发展奋力开创健康中国建设新局面》的署名文章和与国医大师、全国名中医代表座谈时的讲话以及王晨副委员长在宣传贯彻中医药法座谈会上的讲话。同志们普遍认为，这次培训班办得很好、很成功，达到了预期目的。综合大家的反映，概括起来有这样3个特点：一是主题突出、内容集中。这次培训班的主题很鲜明，就是贯彻实施中医药法，各项内容都是围绕这个主题展开和部署的，既有专题辅导、又有文件解读，既有中央领导同志的重要讲话汇编，还有地方的经验交流，几个方面紧密联系、层层展开、相互呼应，讲清楚了怎么看中医药法、讲清楚了怎么把握中医药法、讲清楚了怎么落实中医药法，回答的都是当前最紧要、最现实的重大问题，回答的都是大家最关心、最关注的迫切问题。大家普遍认为，在贯彻实施中医药法的关键时刻，举办这次培训班很及时、很到位，也很有必要。二是交流深入、认识深化。大家普遍反映，这次培训班安排了两天时间，讨论交流比较充分，能够紧紧围绕贯彻落实中医药法的现实问题，紧密联系本地区贯彻实施的实际情况，敞开思想、深入交流、互学互鉴，既有对贯彻实施中医药法的理论思考，也有对贯彻实施工作的具体谋划，还有对从更高层面、更高水平贯彻实施中医药法的建议和打算。三是学风优良、会风端正。大家十分珍惜这次难得的学习机会，潜下心来学习思考，沉下心来领会中医药法的内涵要义，学习态度端正，讨论积极踊跃，发言直奔主题，弘扬了良好的学风，展现了良好的会风。大家还有很强的政治意识，严格遵守中央八项规定精神和各项纪律要求，遵守培训班的管理规定和要求，在严格自律方面做出表率。

总的看，通过这次学习讨论，大家进一步武装了头脑、凝聚了共识、明确了方向，增强了贯彻实施中医药法的自觉性坚定性，增强了推动中医药法落地落实的责任感紧迫感。概括大家的收获，主要体现在以下几个方面：

第一，对中医药法在中医药振兴发展中的关键作用有了更深刻的认识。大家一致认为，小智治事，中智治人，大智立法。中医药法是中医药领域的第一部法律，在中医药事业发展中具有综合性、全局性、基础性的地位和作用。大家认为，推进中医药治理体系和治理能力现代化，解决中医药发展面临的一系列重大问题，必须用好中医药法这个有力武器；坚持中西医并重的发展方针，坚定不移走符合中医药特点、遵循中医药规律的发展道路，必须把中医药法构建的符合中医药特点的管理制度一项一项地落实下去；推动中医药向着更高水平、更高层次发展，在健康中国建设中发挥更大作用、做出更大贡献，必须把中医药法贯彻好实施好，从法治上为中医药振兴发展提供制度化保障。

第二，对中医药法构建的符合中医药特点的管理制度有了更准确的把握。大家一致认为，通过这次专题培训，进一步理解了立法精神、把准了核心要义，增强了推进配套制度实施的紧迫感。大家认为，中医药法贯彻了习近平总书记发展中医药的新思想新论断新要求，实现了中央大政方针与中医药具体实际的相结合，实现了保护好、发展好、利用好中医药宝库的辩证统一；立足于解决中医药发展中的矛盾和问题的现实考量，着眼于长远发展的战略谋划，做出一系列重大制度创新和突破，体现了“破”与“立”、“放”与“管”的辩证统一；既在重大问题、重大方向上提出统一要求，又为地方结合实际开展地方性法规建设留出立法空间，实现了权威性和灵活性的辩证统一。

第三，对在实际工作中贯彻好实施好中医药法有了更主动的自觉。大家一致认为，中医药法是对我国特别是党的十八大以来中医药发展经验的深刻总结，是推动中医药振兴发展的根本保障。大家认为，贯彻实施中医药法，重点在基层，根本靠各级中医药管理部门的具体行动和生动实践。要进一步加大中医药法的宣传力度，通过喜闻乐见的形式宣传中医药法、普及中医药法，使各级领导干部和人民群众普遍知晓中医药法的基本内容；要进一步加大中医药法的贯彻力度，加快推进本地区中医药发展条例的制修订进程，构建本地区以条例为重点的

中医药法制体系；要通过对中医药法开展执法检查，推动各级政府落实发展中医药的主体责任，协调相关部门认真履职尽责，形成协同推进中医药振兴发展的合力。

二、深学细悟，把握精髓，切实把思想和行动统一到习近平总书记“7·26”重要讲话精神上来

学习贯彻习近平总书记“7·26”重要讲话精神，既是我们中医药系统开展理论武装工作的重要举措，也是中医药系统向党中央看齐、向习近平总书记看齐的具体行动，还是这次培训班一项十分重要的内容。对习近平总书记重要讲话精神的学习永远在路上，必须持之以恒地不断学、深入学，久久为功，固本铸魂。

第一，要充分认识讲话的重大意义。习近平总书记“7·26”重要讲话，科学分析了当前国际国内形势，深刻阐述了5年来党和国家事业发生的历史性变革，深刻阐述了新的历史条件下坚持和发展中国特色社会主义的一系列重大理论和实践问题，深刻阐明了未来一个时期党和国家事业发展的大政方针和行动纲领，提出了一系列新的重要思想、重要观点、重大判断、重大举措，具有很强的思想性、战略性、前瞻性、指导性，为党的十九大胜利召开奠定了重要的政治基础、思想基础、理论基础，是一篇马克思主义的纲领性文献。习近平总书记的重要讲话具有重大的政治意义，是统一思想、凝聚共识、汇集力量的政治宣示，是新的历史条件下坚持和发展中国特色社会主义的政治宣言，是激励全党全军全国各族人民朝着宏伟目标奋勇前进的政治动员；习近平总书记的重要讲话具有重大的理论意义，贯穿了辩证唯物主义和历史唯物主义的立场、观点、方法，提出了许多具有开创性、标志性的重大思想观点，进一步丰富和发展了党的理论创新成果，是指引我们决胜全面建成小康社会、进而实现第二个百年奋斗目标的强大思想武器；习近平总书记的重要讲话具有重大的实践意义，科学把握了当今世界和当代中国的发展大势，明确了党和国家未来发展的根本方向、战略部署和大政方针，是新的历史条件下推动实践新发展、夺取事业新胜利的行动指南。

第二，要深刻领会精神实质内涵要义。习近平总书记“7·26”重要讲话，高瞻远瞩、总揽全局，思想深刻、内涵丰富，深刻阐述和回答了一系列重大问题，必须深刻领会精神实质，深刻把握核心要义。习近平总书记的重要讲话深刻阐述和回答了如何提出具有全局性、战略性、前瞻性的行动纲领，明确宣示举什么旗、走什么路、以什么样的精神状态、担负什么样的历史使命、实现什么样的奋斗目标；深刻阐述和回答了如何对形势做出科学判断，为制定方针、描绘蓝图提供依据，做到从最坏处着眼，做最充分准备，朝好的方向努力，争取最好的结果；深刻阐述和回答了如何总结好党的十八大以来5年所取得的成绩，如何认识解决了许多长期想解决而没有解决的难题，办成了许多过去想办而没有办成的事情，如何全面把握“两个加强、七个坚定不移”；深刻阐述和回答了如何用唯物辩证法来分析以及根据人民对美好生活的向往来判断我国社会发展和人民群众的需求与期盼的特点；深刻阐述和回答了如何坚持辩证唯物主义和历史唯物主义的方法论，认识和把握我国社会发展的阶段性特征，更准确地把握我国社会主义初级阶段不断变化的特点；深刻阐述和回答了如何提高战略思维能力，不断增强工作的原则性、系统性、预见性、创造性，按照新要求制定党和国家大政方针；深刻阐述和回答了如何在坚持马克思主义基本原理的基础上，以更宽广的视野、更长远的眼光来思考和把握国家未来发展面临的一系列重大战略问题，在理论上不断拓展新视野做出新概括；深刻阐述和回答了如何在实现了2020年全面建成小康社会后，为实现第二个百年奋斗目标而努力，踏上建设社会主义现代化国家新征程；深刻阐述和回答了如何毫不动摇坚持和完善党的领导，毫不动摇推进党的建设新的伟大工程，把党建设得更加坚强有力；深刻阐述和回答了如何加强全面从严治党，如何认识全面从严治党永远在路上，要坚持问题导向、保持战略定力，把全面从严治党的思路举措搞得更加科学、更加严密、更加有效，确保党始终同人民想在一起、干在一起。

第三，要联系中医药实际切实贯彻落实。中医药系统广大干部职工要深刻认识到，党的十八大以来，以习近平同志为核心的党中央把发展中医药提升到国家战略高度、作为健康中国建设的重要内容，谋划和推进了一系列富有创新性、开拓性、长远性的工作，形成了系统的习近平总书记发展中医药的新思想新论断新要求，推动中医药从认识到实践发生了历史性、全局性的变化。党的十八大以来的这5年，是中医药工作力度最大、推进最快、成效最好的时期。这些成就的取得，最根本的就在于以习近平同志为核心的党中央的坚强领导，在于习近平总书记系列重要讲话精神和治国理政新理念新思想新战略的科学指引。要把学习习近平总书记“7·26”重要讲话同提高政治站位、政治觉悟和政治能力结合起来，不断强化政治意识、大局意识、核心意识、看齐意识，更加坚定自觉地维护党中央权威、维护习近平总书记的核心地位。要在发展中国特色社会主义事业的伟大征程中来审视和定位中医药的发展，深入学习贯彻习近平总书记发展中医药的新思想新论断新要求，以“更高水平的医疗卫生服务”为奋斗目标，以“保护好、发展好、利用好”中医药宝库为工作主线，以激发和释放中医药“五种资源”的潜力和活力为着力点和发力点，贯彻实施中医药法和中医药发展战略规划纲要，在健康中国建设中充分发挥中医药“三个作用”，努力完善中医药服务体系，优化中医药健康服务，发展中医药健康产业，让人民群众在中医药振兴发展的进程中共享中医药发展的成果，不断增强人民群众的健康福祉。

三、扭住关键，精准发力，确保高质量完成全年工作任务

做好今年下半年工作的总体要求是：深入学习贯彻习近平总书记系列重要讲话精神和治国理政新理念新思想新战略，深入学习贯彻习近平总书记发展中医药的新思想新论断新要求，坚持稳中求进工作总基调，牢牢把握迎接、学习、贯彻党的十九大这条主线，着眼于“更高水平的医疗卫生服务”这个目标，全面推进中医药法贯彻实施，全面推进中医药发展战略规划纲要落实，全面推进深化中医药改革，全面推进从严治党，扭住关键，精准发力，狠抓落实，以良好的精神状态和优异的工作业绩迎接党的十九大胜利召开。

第一，迎接好、学习好、贯彻好党的十九大。一要为十九大召开营造良好舆论氛围。要在治国理政新理念新思想新战略重大主题宣传活动、“砥砺奋进的五年”主题宣传活动中找准中医药宣传的定位和切入点，深入宣传阐释习近平总书记发展中医药的新思想新论断新要求，浓墨重彩地宣传党的十八大以来中医药发展取得的新成就，讲好中医药故事，传播好中医药声音，树立好中医药形象，凝聚起中医药系统广大干部职工喜迎党的十九大胜利召开的正能量。二要迅速掀起学习贯彻十九大精神的高潮。党的十九大召开后，要全方位、大力度宣传阐释大会精神，迅速在全系统形成规模、形成声势，营造学习宣传贯彻十九大精神的浓厚氛围，推动中医药系统广大党员、干部全面准确掌握大会精神，更加自觉地在思想上政治上行动上同以习近平同志为核心的党中央保持高度一致。三要提前谋划中医药工作。要着眼于贯彻落实十九大精神，站在“两个一百年”奋斗目标的交汇点上审视中医药工作，提前谋划党的十九大召开后及明年的工作重点，提出工作思路、谋实工作举措、推出创新之举，把十九大精神体现到中医药工作的方方面面。

第二，全面推进中医药法的贯彻实施。一要扎实推进配套制度制定。以我为主的，要周密论证、反复酝酿，确保制定的配套制度落得了地，具有很强的可操作性；以别的部门为主的，要依法依据、主动参与、全力协调，制度的核心点要据理力争、寸步不让，充分体现中医药法的立法宗旨和立法本意，充分体现中医药的自身特点、发展规律和发展要求。关于中医诊所备案管理暂行办法，正在报批即将印发，各地要做好组织落实工作。关于中医医术确有专长人员医师资格考核注册管理暂行办法，要进一步征求意见和修改完善，力争使办法更具有针对性和操作性，尽快按程序报批。确有专长人员的考核由各省具体组织实施，各地要及早谋划、及早动手，抓紧制定本地区的实施细则；关于经典名方目录及审批办法的制定，要力争目录制定和审批办法同步推进，充分反映立法本义，真正通过这一配套制度把我国古代经典名方打造成为精品和品牌，提升我国中药的国际市场竞争力；关于对仅应用传统工艺配制的医疗机构中药制剂实施备案管理的公告，要切实加大同食药监总局的协调力度，力争通过实施备案管理，进一步促进中药新药研发，推进中医重点专科建设和医院特色发展；关于中医养生保健服务规范，要在规范上下功夫，把服务内容、服务流程、医疗和非医疗的界限等讲清楚，为规范养生保健市场提供监管依据；关于建立健全中医药管理体系的意见，要从中央和地方两个层面入手，以完善职能、理顺关系、健全体系为重点，立足解决职能分散交叉、上下联动无力、责任难以落实等突出问题，尽快拿出我局的改革思路和意见，并协调国家卫生计生委、中央编办加以研究；关于深化中医药师承教育的指导意见，要深刻总结师承教育的经验教训，创新师承教育模式和内涵；关于中医药服务体系建设、促进和规范道地药材生产发展、中医药学术传承项目和传承人制度、建立中医药科技评价体系等意见，要尽快形成总体思路。二要全力抓好配套制度的落实。中医诊所备案管理暂行办法即将颁布，中医医术确有专长人员医师资格考核注册管理暂行办法也已很成熟，对这2个配套文件，要加强内容解读和实施培训，梳理风险点，制定应急预案，强化舆论引导，及时回应社会关切。在分组讨论中，一些同志担心，中医诊所备案管理和中医医术确有专长人员医师资格考核注册管理2个暂行办法实施后，会不会出现这样那样的一些情况，诸如“张悟本”之流会不会乘机混入中医的队伍，影响中医药的声誉。这些担心有一定道理，但我们决不能因为有这种担心而影响法律的实施，我们一定要坚持简政放权和加强事中事后监管2个轮子一起转，放要放到位，管要管到位，落实中医药法关于中医药主管部门开展监督检查的要求，该撤销的撤销，该关的就关，宁可把困难想得多一点、措施抓得再严一点，也要把2个配套制度执行好、实施好。三要加强地方性法规建设。这次我们专门邀请河北省人大的同志给大家介绍河北推进中医药地方性法规建设的做法，帮助大家拓展了视野、开阔了思路。各地要按照国家中医药局的部署，把制修订中医药地方性法规摆上重要议事日程，把立法调研、条例起草、征求意见、条例审议等各项工作搞扎实，不要照抄照搬国家的法律，搞成“上下一般粗”。在推进地方立法的进程中，既要充分体现中医药法的共性要求，又要统筹考虑中医药在健康中国建设中的作用、中医药“五种资源”的新定位、中医药“三种作用”的发挥，还要充分用好地方的立法权，有所创新和突破，把本地区发展中医药的宝贵经验凝练总结上升到法律层面固化下来。特别是民族区域自治地方，要充分利用好民族区域自治法和中医药法赋予的立法权，制定好本地区发展少数民族医药的法规。

第三，全面落实深化医改任务。一要扎实推进公立中医医院改革。

要深入总结北京、广东推进公立中医医院综合改革的经验，指导各地全面推进公立中医医院综合改革，取消药品加成，决不能在公立医院综合改革这场攻坚战中掉队。要扎实推进中医药系统的医联体建设，创新组织管理模式，完善运行机制和激励机制，着力构建服务、责任、利益和管理共同体，逐步实现医疗服务同质化管理、发展方式由以治病为中心向以健康为中心转变。二要全面参与五项基本医疗卫生制度建设。要认真落实现代医院管理制度建设的指导意见，推动公立中医医院参与薪酬制度改革试点，为深化中医医院分配制度改革做出探索。要开展中医家庭医生签约服务，探索以中医药人员为核心的家庭医生（团队）服务模式，设计好以中医药内容为主的家庭医生签约服务基础包和个性包。要深入总结山东威海、安徽、河北、上海等地推进医保支付方式改革的经验，拿出精准数据，改革支付方式，充分发挥中医药在控费中的显著优势。局有关部门和各地要加强对深化医改中医药工作的督促指导、典型培育、经验总结和推广复制，为深化医改中国式办法提供“中医方案”。三要做好第四届全国少数民族医药工作会议的筹备工作。与国家民委联合开好第四届全国少数民族医药工作会议是我们贯彻落实全国卫生与健康大会、中央民族工作会议精神的重要举措，也是贯彻落实刘延东副总理与国医大师、全国名中医代表座谈时的重要讲话精神的具体行动。要会同有关部门搞好调研，把近10年少数民族医药工作的成绩总结好、经验凝练好，把问题搞清楚、把举措谋扎实。

第四，全面推进中医药供给侧结构性改革。一方面要做大服务资源总量，既要落实政府办中医、不断增加投入的责任，又要充分释放社会办中医的潜力和活力，构建相互补充、有序竞争、多元办中医的格局。要深化中医类医院内涵建设，坚持中医类医院姓“中”这一定位，打好中医药特色优势牌，少办一些不符合中医院发展要求的事情。特别要强调的是，各地中医药管理部门要坚决纠正有些地方以改革之名、行削弱中医药之实的不良倾向，决不允许以改革为借口合并、撤销或改制中医医院。另一方面要优化服务质量和产品供给，要坚持创新引领，扩大有效供给，发展优质的中医养生保健服务，提升我国中药产品的质量和水平，推进中医药与养老、旅游、食品的融合发展，建设好首批15个国家中医药健康旅游示范区，开展中医药养生保健基地建设，推动中医药新技术、新产品、新业态蓬勃发展。同时，要会同有关部门加强监管，规范市场，杜绝“鱼龙混杂”，维护人民群众的健康权益。

第五，全面推进一系列重大工程的实施。一要会同发展改革委实施好中医药传承创新工程建设项目。按照“扶优扶强、传承创新、提质增效”原则，有序有效安排投资，建优扶强一批重点中医医院和中医药科研院所，将其打造成为提升中医药服务能力的“龙头”。二要实施好中医药传承与创新“百千万”人才工程（岐黄工程）。抓好各个具体项目的组织实施，力争在高层次人才培养上尽快实现突破，形成优秀人才脱颖而出、各类人才相互衔接的格局。三要实施好中医临床优势培育工程。遴选确定一批区域中医、民族医诊疗中心，提升优质中医医疗资源服务供给能力。四要全面推进第四次中药资源普查。衔接普查试点工作，抓好今年409个县的资源普查任务，把我国中药资源家底摸清楚，构建资源动态监测体系。五要实施好中医中药中国行——中医药健康文化推进行动。突出重点，加强督导，确保全面“开花”，引导人民群众树立健康意识，培育具有中医药特色的健康生活方式。六要实施好中医药国际合作专项。重点支持“一带一路”中医药海外中心、“一带一路”中医药国际合作基地、中医药国际标准体系构建、中医药国际文化传播等建设项目，协调推进中医药服务贸易、中医药健康旅游示范区（基地、项目）建设。七要深度参与健康扶贫工程。深化东西部扶贫协作，实施中药材产业扶贫行动计划，推动中医药在解决因病致贫、因病返贫以及脱贫增收中发挥重要作用。

第六，扎实推进全面从严治党向纵深发展。一要扎实推进“两学一做”学习教育常态化制度化。中医药系统各级党组织要不断用习近平总书记系列重要讲话精神和发展中医药的新思想新论断新要求武装头脑、指导实践、推动工作，坚持马克思主义知行统一观，坚持“学”与“做”的辩证统一，切实增强“四个意识”、坚定“四个自信”，把对党绝对忠诚、坚决维护党中央权威、坚决维护习近平总书记核心地位融入血脉、深入灵魂。二要牢固树立“全面从严治党永远在路上”的意识。要把党内政治生活的若干准则和党内监督条例作为为人处事的基准和底线，深入学习新修订的《中国共产党巡视工作条例》，强化党内监督，用好巡视“利剑”，坚持抓早抓小，持之以恒地贯彻中央八项规定精神，把全面从严治党的压力层层传导下去、责任层层衔接下去、任务层层延伸下去，营造中医药系统风清气正的政治生态。三要持续推进行风建设。大力弘扬大医精诚的优良传统，大力弘扬“敬佑生命，救死扶伤，甘于奉献，大爱无疆”的职业精神，激励中医药系统广大干部职工为人民群众提供更高水平、更加满意的中医药健康服务。

四、敢于担当，主动作为，以抓铁有痕和钉钉子的精神抓好工作落实

昨天上午，我们盘点对账了上半年的工作。在充分肯定成绩的同时，更要看到还存在一些问题，落而不实、抓而不实甚至不落实是最大的问题。工作实不实，关键看落实。比如，去年年初国务院印发了《中医药发展战略规划纲要（2016～2030年）》，明确要求各地“结合实际制定本规划纲要具体实施方案”，“健全中医药发展统筹协调机制和工作机制”，但一年半过去了，还有6个省份没有出台实施方案，6个省份没有建立跨部门的中医药工作协调机制；比如，基层中医药服务能力提升工程是一项系统内外纷纷叫好的事情，是一项惠及人民群众、增进健康福祉的好事，但截至目前，还有1个省份没有出台实施意见，还有不少的省份没有召开启动大会；又比如，要求各地9月26日之前举办中医中药中国行——中医药健康文化推进行动启动仪式，但到目前大多数省份仍然“雷打不动”。现在马上就要进入9月了，下半年的工作任务还很繁重。各地各部门各单位要认真对照年初的工作部署，聚焦重点、集中精力、挂图作战，确保各项工作落地落实、见到成效。

第一，要强化“四个意识”抓落实。中医药工作是健康中国建设的重要内容，健康中国是党中央向人民群众做出的一项庄严承诺。各地各部门各单位要把做好中医药工作提升到政治高度上来认识和考量，自觉把中医药发展纳入党和国家工作大局来定位，自觉把各项工作放到国家发展战略中来摆布，不断深化对“把老祖宗留给我们的中医药宝库保护好、传承好、发展好”这一时代命题的认识，不断深化对中医药工作发展使命、时代责任的认识，更加主动地服务于经济社会发展、服务于健康中国建设，确保中央的决策部署在中医药系统不折不扣落实、形成生动实践。

第二，要坚持问题导向抓落实。坚持问题导向，是以习近平同志为核心的党中央治国理政的一个鲜明特征。要坚持问题意识，强化问题导向，搞清楚工作任务为什么没有落实，弄明白落而不实的“痛点”和“堵点”在哪里，找准任务落实不了的关键点，分清主次、理出缓急，逐一予以解决。解决问题贵在敢于担当、难在持之以恒，推进工作落实不能躲、不能绕，要拿出老牛爬坡的拼劲、燕子垒窝的恒劲、蚂蚁啃骨的韧劲，一环扣一环地推进、一项一项地解决，干一件是一件，干一件成一件。没有跟进的工作要抓紧完成，正在推进的工作要加快落实，确保中医药系统的每一项工作都能同频共振、步调一致，不能出现大的缺口和“短板”。

第三，要加强督促检查抓落实。要充分发挥好督促检查在推进落实中的“利剑”作用。对年初部署的重点任务，我们将加强督查，瞪大眼睛、缩小光圈，哪里不落实就督哪里，哪里钉子钉不下去就敲哪里，哪里螺丝拧不上就紧哪里，该帮助找问题的找问题，该约谈的约谈，该通报的通报。今后，各地对国家中医药局工作部署的落实情况，要与中央转移支付、重大资金安排、重大工程计划立项等挂钩。

同志们，今年是我们工作的“落实年”，任务、目标、要求都已经十分明确。要拿出咬定青山不动摇的毅力和韧劲，把全部精力放在落实中央的决策部署上来，保持战略定力，埋头苦干实干，跑好全年工作的“下半程”。让我们更加紧密地团结在以习近平同志为核心的党中央周围，撸起袖子加油干，一以贯之抓落实，以良好的精神状态和优异的工作业绩迎接党的十九大胜利召开！

国家卫生计生委副主任、国家中医药管理局局长王国强在中药材产业扶贫行动启动仪式上的讲话

2017年9月1日

今天，国家中医药管理局、国务院扶贫办、工业和信息化部、农业部、农业发展银行等五部门联合在贵州六盘水盘州市举行中药材产业扶贫行动启动仪式，主要任务是认真学习习近平总书记在深度贫困地区脱贫攻坚座谈会上的重要讲话，深入贯彻习近平总书记关于扶贫开发、脱贫攻坚的重要战略思想和中央扶贫工作会议的精神，坚持精准扶贫精准脱贫的基本方略，动员方方面面的力量，扎扎实实推进中药材产业扶贫行动。

远坤省长介绍了贵州的省情和推进脱贫攻坚的做法及成效。我们这次启动仪式之所以在贵州召开，就在于近年来贵州把中药民族药产业作为着力打造的酒、茶、药、烟、食品“五张名片”之一，把中药材种植作为贵州省十大扶贫产业之一、作为贫困地区群众增收致富的富民产业。有资料显示，2016年贵州中药材种植面积达到600万亩，有42个县把中药材作为支柱产业，中药材种植区覆盖人数达到152.1万人，其中贫困人口超43.0万人，种植区农户人均收入超过3300元；全省中药民族药全产业链共实现产值883.7亿元，其中中成药工业总产值344.3亿元，占贵州省医药业总产值的81.3%。实践证明，贵州在推进中药材产业扶贫方面积累了宝贵的经验，给我们做出示范。今天上午大家参观了盘州市贫困地区中药材扶贫开发的典型案例，周荣书记做了很好的发言，我相信这些都给每个代表留下了深刻印象和重要启示，为我们互学互鉴提供了宝贵的经验。

在仪式上部分企业、部分医疗机构分别与贫困地区签署了共建中药材产业扶贫基地、扶贫定制药园的意向和协议，将为扶贫工作投入“真金白银”，充分体现了大家真扶贫、扶真贫的社会责任与担当；中国中药公司也做了很好的发言，并

做了庄严的承诺和表态。永富主任代表国务院扶贫办发表了重要讲话，传达了党中央、国务院和习近平总书记对扶贫开发、精准扶贫、扶贫攻坚的重要指示，阐述了国家扶贫开发、精准扶贫的国家战略和重大意义，给我们全面介绍了全国开展扶贫攻坚取得的成绩，并提出处理好“既要发展中药材产业，更要实现精准扶贫的目的”这个关系，这对于我们进一步了解全局，进一步坚定信心、增强自信，进一步推动中医药事业发展，对于我们更好地服务于扶贫攻坚、精准扶贫都起到了重要的指导作用。对永富主任的讲话，今天到会的各部门、各单位，特别是中医药系统同志，要认真学习领会、切实抓好贯彻落实。

下面，我着重围绕如何实施好中药材产业扶贫行动，讲3个方面的意见。

一、提高政治站位，统一思想认识，切实增强推进中药材产业扶贫行动计划的信心和决心

打赢脱贫攻坚战是党中央、国务院做出的重大战略部署，是党向全国人民做出的庄严承诺。党的十八大以来，习近平总书记走遍了14个集中连片特困地区，在超过25个重要场合对扶贫开发工作做出重要指示，他多次强调“发展产业是实现脱贫的根本之策，把培育产业作为脱贫攻坚的根本出路”。6月23日，习近平总书记在山西太原主持召开深度贫困地区脱贫攻坚座谈会上强调，“深度贫困地区要改善经济发展方式，重点发展贫困人口能够受益的产业，如特色产业、劳动密集型的加工业和服务等”。我们实施中药材产业扶贫行动，是坚持精准扶贫、推进产业扶贫的重要举措，也是我们践行“四个意识”的具体行动。

第一，实施中药材产业扶贫行动是落实精准扶贫精准脱贫基本方略的重要实践。习近平总书记指出，扶贫开发贵在精准，重在精准，成败之举在于精准。习近平总书记还强调，要把发展生产脱贫作为主攻方向，努力做到户户有增收项目、人人有脱贫门路。我们实施中药材产业扶贫行动，就是立足于中医药系统，聚焦“发展生产脱贫一批”这个重点，来辨证论治开出中医药方面的脱贫致富的“方子”，根本目的是立足贫困地区的资源禀赋，坚持因地制宜，突出精准发力，打好生态绿色牌，大力发展农业优势特色产业，优化调整农业种植结构，让青山绿水充分发挥经济社会效益，着力走出一条实现脱贫与巩固脱贫成果可持续、生态保护和经济发展相协调的新路子。

第二，实施中药材产业扶贫行动是激发贫困地区内生动力的重要手段。习近平总书记指出，扶贫不是慈善救济，而是要引导和支持所有有劳动能力的人，依靠自己的双手开创美好明天。贫困地区大多分布在山区、丘陵区和高原区，许多还是重要的生态保护区，且国家对于此类地区有碍于生态环境保护的经济开发活动进行了种种限制，仅靠生态补偿或传统农业难以脱贫致富。这些地区虽然生产生活条件恶劣，但是比较适宜中药材生长，通过中药资源普查试点工作，专家们初步分析14个集中连片贫困地区和832个国定贫困县都有适合种植的中药材品种。去年，我和永富主任就“如何推动中医药参与精准扶贫工作”交换了意见。永富主任给予了大力支持，并形成共同推进中药材产业扶贫工作的共识，这才有了我们今年中药材产业扶贫行动计划的出台。

我们实施中药材产业扶贫行动，就是要充分发挥中药材产业经济价值高、环境适应性强、产业链条长、带动就业广的特点，把精准扶贫的着力点放在培育贫困户的自我发展能力上，激发贫困群众的信心和斗志，让贫困群众心热起来、身动起来，真正靠自己双手最终摆脱贫困。

第三，实施中药材产业扶贫行动是夯实中医药产业基础的重要举措。据统计，2016年，我国中药工业规模以上企业主营收入超过8600亿元，占全国医药工业的近1/3，并且每年以20%的速度递增。随着人民群众健康意识的增强，越来越渴望在全生命周期的不同阶段、不同环节都享受到中医药健康服务。这些都对发展中药材产业提出了新的更高需求。我们实施中药材产业扶贫行动，就是要发挥政府规划引导、政策激励和组织协调作用，突出企业在中药材保护和发展中的主体作用，充分发挥农民种植中药材的主观能动作用，提高中药材生产规范化、规模化、产业化水平，确保中药材市场供应和质量，让人民群众能够吃得上中药、吃得上好中药，为中医药振兴发展提供重要物质基础和战略物资储备。

中医中药不分家，药为医所用，医因药而存。如果没有好中药，再好的医生、中医，哪怕是国医大师、全国名中医，他们经过辨证论治、理法方药开出再好的方子，但是抓不到好药，那也是没有用的。所以中药材是我们发展中医药重要的物质基础，具有战略意义，我们一定要重视中药材的质量。过去我们开的方子，几钱、几克是以野生药材的用量为依据。但目前绝大多数中药材都采取人工种植，且在种植过程中大量使用农药、化肥。这些药材，质量和疗效究竟如何，仍须研究。发展中医药必须要重视中药材质量、道地性，遵循中药材种植的规律，保证加工规范。有许多贫困地区都是道地药材种植的好地方，而且这些地方污染小、污染少或无污染，生态有机，对保证中药材的质量至关重要。今天来的这些中药企业希望规模化地发展种植基地来保证其药材供应，这无论对精准扶贫还是产业发展都有非常重要的意义。

二、突出工作重点，精准用劲发力，扎实推进中药材产业扶贫行动顺利实施

前不久，五部门联合印发了《中药材产业扶贫行动计划（2017～2020年）》，目标、任务、路径都已经十分明确了，关键是要抓好落实。中医药系统要按照行动计划的部署，采取更加有力、更加精准的措施，支持贫困地区走出一条优势特色产业发展之路。

第一，把握总体要求。中药材扶贫行动的时间周期是3年，确定这个时间节点主要考虑与全面建成小康社会保持同步，与打赢脱贫攻坚战保持同步。实施中药材扶贫行动的主要任务是聚焦建立切实有效的利益联结机制这个重点环节，聚焦建档立卡贫困人口这个重点人群，积极探索中药材种植生产和销售使用精准对接的模式。我们要一手通过产业规划、政策引导等措施，促进贫困地区种植中药材；一手通过健全机制、定点采购等方式，促进医疗机构、中药企业采购中药材，实现产销的无缝对接，从而实现“推进百种大宗、道地药材发展，引导百家药企建基地，带动百万贫困户增收脱贫”的“三百目标”，提升贫困地区的自我发展能力和脱贫的“造血”功能。

第二，明确主要任务。实施中药材产业扶贫行动，要从“四个一批”方面精准发力。一是打造一批药材基地。支持中药企业和医疗机构在贫困地区建设“中药材产业扶贫示范基地”“定制药园”，促进中药材连片化、规模化、集约化种植，着力把贫困地区打造成为企业和医院的“原料基地”。二是培育一批经营主体。中药材部分品种价格波动大，种植户很容易就陷入“一涨就种、一种就多、一多就跌”的怪圈。要支持发展规模适度的中药材种植大户，建立“中药企业＋种植大户＋农户”“中药企业＋专业合作社＋农户”的利益联结机构，体现优质优价，发展订单式采购，防止药贱伤农。三是发展一批健康产业。要坚持创新引领，加大中药材保护和利用力度，把人才、资金、科技等要素都集聚到中药材的深度开发上来，推动以药食两用中药材为主要原料的健康类产品的产业化开发生产，推出一批市场前景好、产业附加值高的功能性食品、保健食品、化妆品、日用品等健康产品。同时，要立足贫困地区的资源禀赋，推动中药材产业发展与旅游深度融合，打造一批中药材观赏、体验等为主要内容的中医药健康旅游基地。对此，国家中医药管理局和国家旅游局专门合作，在全国打造中医药健康旅游的示范区、示范基地和示范项目。我们也希望贫困地区的中药材产业扶贫基地能成为全国中医药健康旅游的目的地。四要搭建一批服务平台。要通过建立综合服务、信息服务和技术服务平台，建立中药材种植信息监测站，构建贫困地区中药材种植追溯体系，把中药材产业扶贫的各项工作保障好、落实好、服务好。

第三，突出技术指导。我们要发挥中医药系统的人才技术优势，把中药材种植全过程、全环节的技术指导摆在突出位置。因为我们种的不仅是农产品，更是特殊商品。因此在技术指导方面规范、指导种植、种好中药材至关重要。要围绕中药材种质选育，提供中药资源种质经济性、抗逆性和适应性的技术指导，加强良种繁育技术推广，培育质量稳定、供应充足的种子种苗，解决“好药育好苗”的问题。要围绕中药材的规范化种植，提供测土配方施肥、仿生栽培、病虫草害绿色防治等技术指导，帮助贫困地区开展规范化种植。要围绕中药材的品牌建设，开展道地药材、中药材商品规格等级、示范基地建设等标准规划制定，强化重要质量保准体系建设，确保贫困地区的中药材能够卖上好价格。要围绕中药材种植的全过程，对接全国第四次中药资源普查工作，建设一批中药材种植信息监测站，加强技术推广和培训，逐步构建贫困地区的中药材种植溯源体系，唱响“药材好，药才好；药材好，价格才好”的主旋律。

第四，突出精准帮扶。贫困地区脱贫攻坚涉及资源、区位、人口、文化等多种因素，情况千差万别、各有不同。中医药系统要坚持从实际出发，坚持精准脱贫精准扶贫的基本方略，一方面要突出规划引领，要尊重自然规律，立足资源禀赋，找准比较优势，指导贫困县因地制宜、科学布局中药材产业发展，搞清楚哪些地方适合种植中药材、哪些地方不适合种植中药材，种什么、怎么种等关键问题，不要“大呼隆”“一阵风”，要把中药材产业项目与贫困乡、贫困村和贫困户精准对接，努力实现村村有特色产业、户户有增收门路，真正帮助贫困地区把中药材种植转化为经济优势和后发优势，让山间地头的“花花草草”成为农民脱贫致富的“顶梁柱”。另一方面要落细精准理念。我们搞中药材产业扶贫不仅在于增加了多少亩的种植面积、生产了多少吨的中药材、增加了多少亿的产值，不能把它们作为唯一的衡量标准，更要牢记扶贫的初心，让产业发展效益真正落到贫困户身上，让他们有持续稳定的收入来源，有脱贫致富的发展能力，让贫困群众有实实在在的获得感。

第五，尊重产业规律。中药材产业扶贫是一项产业，是经济活动。一方面要尊重市场规律。既要重生产也要重市场、既要重数量也要重质量、既要重形式更要重结果，不能只是政府主导而忽略市场行为，要着眼于供给侧结构性的改革需求，生产适销对路的中药材。另一方面要尊重中药材生产规律。中药材不是普通的农产品，是治疗疾病的武器，关系着人民群众的健康，在种植、采收等方面有着独特的技术要求和规律。要尊重中药材的生产规律、采收规律，不能有“今天种下一棵苗，明天就收一车粮”的急功近利的想法，该种几年种几年，该什么时候采收就什么时候采收。这些农民也不一定知道，就需要技术指导，让农民掌握什么时候种、什么时候采以及什么时候能卖出好价钱。同时也不要盲目施肥，把人参种成“萝卜”，只片面追求数量而忽略了质量，降低了效果，更不能滥用农药甚至是剧毒农药，让中药成了“毒药”，危害人民群众的身体健康。最近刚颁布的《中医药法》专门对“中药材种植过程中使用剧毒农药”这一行为进行了规定，要严肃处理，罚款甚至追究刑事责任。

三、加强组织协调，建立相关机制，确保中药材产业扶贫取得实效

中医药系统要带着深厚感情，加大组织力量，强化协作配合，集中优势，真正使中药材产业扶贫获得群众认可、经得起实践和历史的检验。

第一，要加强组织协调。中药

材产业扶贫是一项系统工程、民心工程，涉及扶贫、农业、工信、中医药、金融等多个部门。各级中医药主管部门要切实把中药材产业扶贫作为中医药振兴发展的一件大事要事，加强与相关部门的政策沟通、政策协调、政策衔接，充分发挥中医药系统的技术人才优势，利用扶贫部门资金项目渠道，利用工信部门对中药材种植的扶贫政策，利用农业部门发展特色农业产业的政策，利用农业发展银行金融部门信贷政策，集众智、聚合力，切实把中药材产业扶贫行动抓实抓好。

第二，要健全利益共享。要厘清政府、企业、医院、贫困户等在中药材产业扶贫行动中的定位，通过利益联结，把贫困户"粘"在产业链上、"融"入产业发展全过程中，让他们分享中药材种植、销售、加工等所带来的增值收益。要总结推广订单帮扶、基地带动、一县一品等帮扶模式，使贫困户、村集体、企业、政府共同受益，画好最大同心圆。中药企业尤其是承担中药标准化项目的企业，要在扶贫工作中有担当、有境界，重点在连片的深度贫困地区和189个深度贫困县投资兴业，用社会责任反哺贫困农村。中医医院尤其是纳入中医药传承创新工程储备库的大型中医医院，要通过相关机制、相关机构在贫困地区设立"定制药园"，用实际行动体现我们中医药行业对贫困地区产业脱贫的具体支持。

第三，要抢抓政策机遇。习近平总书记在主持召开深度贫困地区脱贫攻坚座谈会时强调，新增脱贫攻坚资金主要用于深度贫困地区，新增脱贫攻坚项目主要布局于深度贫困地区，新增脱贫攻坚举措主要集中于深度贫困地区。今年中央1号文件也把中药材产业提档升级作为实施优势特色农业提质增效行动计划的重要内容。许多地方也把中药材作为推进脱贫攻坚的重要手段和主要内容。各级中医药主管部门要统筹用好用足这些政策，加快实施中药材产业扶贫行动，既让中药材绿了生态，又鼓了老乡腰包，使绿水青山成为贫困群众脱贫致富的金山银山。

最后，我再强调一下健康扶贫的问题。2个多月前，我们在贵州举办了援黔中医医院对口帮扶全覆盖启动大会，动员7个省市的64所三级甲等中医医院与贵州所有中医医院开展结对帮扶，走出了一条助推贫困地区健康扶贫发展的新路子。各地要在健康扶贫中充分发挥中医药的特色优势，创新发展模式，健全协作机制，完善帮扶关系，切实在解决因病致贫、因病返贫问题上做出我们中医药系统的应有贡献。

同志们，中药材产业扶贫是一项重大的政治任务和民心工程。党中央、国务院决策把我们召唤在一起，习近平总书记的重要指示把我们凝聚在一起，扶贫开发、脱贫攻坚的任务把我们协同在一起。让我们紧密团结在以习近平同志为核心的党中央周围，认真贯彻落实习近平总书记的系列重要讲话和党中央治国理政新理念新思想新战略，以及习近平总书记对扶贫攻坚、脱贫致富的重要指示精神。不忘初心，牢记使命，攻坚克难，务求实效，共同推进中药材产业扶贫工作迈上新的台阶，以优异成绩迎接党的十九大胜利召开！

充分发挥巡视利剑作用　纵深推进全面从严治党

——国家卫生计生委党组成员、副主任，国家中医药管理局党组书记、局长王国强在抓好巡视整改落实、推动全面从严治党工作会上的讲话

2017年9月29日

这次会议，是在喜迎党的十九大胜利召开之际，党组召开的一次十分重要的会议，主要任务是：深入学习贯彻习近平总书记关于巡视工作的重要思想，认真学习新修改的《中国共产党巡视工作条例》，把巡视工作紧紧抓在手上，以坚强的定力、创新的思路、务实的举措、扎实的作风，推动全面从严治党向纵深发展，为推动中医药振兴发展提供坚强政治保证。

刚才，树江同志传达学习了王岐山同志在人民日报发表的署名文章，4个单位介绍了工作经验，听了很受启发，也很有收获。各部门、各单位要认真学习中央关于巡视工作的文件精神，切实把思想和行动统一到中央的有关部署和要求上来，扎扎实实地把全面从严治党的各项任务落到实处。下面，我强调几点意见。

一、党的十八大以来局党组巡视工作成效明显

党的十八大以来，局党组坚决贯彻落实中央巡视工作方针，提高政治站位，强化组织领导，深化巡视工作，创新方式方法，强化巡视整改和成果运用，推动全面从严治党向纵深发展。主要成效体现在以下几个方面：

第一，提高政治站位。局党组把习近平总书记系列重要讲话精神作为思想武器和行动指南，自觉做到"三个系统"，即系统学习习近平总书记关于巡视工作的重要论述、系统学习习近平总书记在历次中纪委全会上的重要讲话、系统学习以

习近平同志为核心的党中央关于巡视工作的重要决策部署（比如，党内政治生活若干准则、党内监督条例、巡视工作条例，等等），坚持理论联系实际，把巡视工作作为局党组推进全面从严治党的战略部署、作为局党组管党治党的战略性制度安排，不断树牢“四个意识”、增强“四个自信”，不断深化巡视工作认识、把准巡视工作定位，自觉维护习近平总书记的核心地位，自觉同以习近平同志为核心的党中央保持高度一致。

第二，强化组织领导。局党组会议13次审议巡视相关工作，3次审议巡视工作计划、2次审议工作方案，成立巡视工作领导小组，由我任组长，党组成员、驻委纪检组领导任副组长，部分司、办领导任成员，并2次调整充实领导小组成员，下设办公室，建立健全了局党组巡视工作的领导体制和工作机制。局党组贯彻落实中央的决策部署和两次修订的《中国共产党巡视工作条例》，先后制定了《国家中医药管理局关于开展巡视工作的实施意见（试行）》《国家中医药管理局贯彻〈中国共产党巡视工作条例〉的实施办法（试行）》，规范了巡视的工作职责、方式权限、纪律要求等，细化39项工作流程，为开展好巡视工作提供了坚强制度保证。

第三，配合中央巡视。2016年3月至4月，中央第十五巡视组对局党组开展了专项巡视。局党组把配合中央专项巡视和完成巡视整改任务作为一项极其重要的政治任务，坚持问题导向，坚持严实标准，坚持领导带头，制定整改方案，细化整改措施，传导整改压力，真正把自己摆进去，在“条条要整改、件件要落实”上集中发力，做到了即知即改、立行立改，确保整改既有当下改的举措、又要有长久立的机制。巡视整改过程中，共制修订了28项规章制度，开展了5个方面的专项整治，统筹推进126项整改举措，向中央交出了一份合格的巡视整改答卷。

第四，实现巡视全覆盖。局党组从2015年起开展对局直属单位的巡视工作，以发现问题、形成震慑为工作着力点，从紧扣“六项纪律”到突出“政治巡视”，巡视的认识越来越深化，巡视的定位越来越精准，重点查找直属单位在党的领导、党的建设、全面从严治党方面存在的突出问题。局党组充分借鉴中央巡视的有关经验，创新巡视的组织制度和方式方法，实行“三个不固定”，巡视组长“一次一授权”，通过“轮动安排、压茬推进”开展了4轮专项巡视，实现了对9个局直属单位巡视的全覆盖，对直属单位开展一次全面的“政治体检”，共发现党的领导弱化问题23个、党的建设缺失问题27个、全面从严治党不力问题37个。今年6月，局党组还开展1轮巡视“回头看”，释放巡视不是“一阵风”的强烈信号，体现了局党组推进全面从严治党的坚定决心。

第五，推进标本兼治。发现问题是前提，整改落实是目的。局党组审议了11份专项报告，要求巡视组向被巡视的单位原原本本地反馈问题，督促被巡视单位落实整改责任，健全整改督查制度，强化巡视成果运用，确保既有治标之举、也有治本之措。9家直属单位共制定巡视整改措施333项，灵活运用“四种形态”处理干部9人次。通过巡视，唤醒了局直属单位各级党组织和党员干部的党的观念、党员意识，推动了中央八项规定精神落地生根，促进了领导班子和干部队伍建设，强化了管党治党的政治担当，增强了党的凝聚力、战斗力和领导力、号召力。

二、深刻把握巡视工作中发现的突出问题

在充分肯定成绩的同时，也要清醒地看到，多数单位对巡视工作是重视的，措施是具体的，整改是扎实的，但还存在一些不容忽视的问题。主要体现在以下几个方面：

（一）党的领导弱化

一是贯彻中央、局党组指示精神不及时不到位。有的单位组织学习会议次数少、时间短，结合实际工作研究部署不够，对党的卫生和中医药工作方针、战略部署宣传不够，对于医药卫生体制改革、中医药发展等行业重大事件的重视不够，结合工作实际贯彻落实不力，有效措施办法少，破解发展难题能力不足，改革创新意识不强，发展缺少长远期规划。二是存在学做“两张皮”现象。有的单位“以干带学”的错误思想盛行，重视业务绩效，关心课题项目，操心奖金工资，学习缺失积极性和主动性，不能认识到学习和教育的重要性，甚至有些领导班子错误和片面强调单位的“企业化”性质和管理的“特殊性”，工作中不能自觉与中央和局党组要求保持一致，存在有令不行、有禁不止、我行我素的情况。三是党的观念淡薄。部分党员领导干部政治站位不够高，“只见业务、不见党务”，“四个意识”不强，管党治党政治责任喊的多、做得少，有的党员领导干部组织观念淡漠，重大事项不请示不报告，出事找组织。四是领导班子群众意识不强。有的单位领导班子在工作中不能克服“见事不见人、见人不见己、见己不见拙”的倾向，没有做到真诚交心谈心，切实查摆班子作风建设方面存在的问题，单位存在不稳定因素。

（二）党的建设缺失

一是党建工作思想意识不强。有的单位基层党组织建设薄弱，存在党组织不健全、不能发挥作用等问题；主要领导存在重业务、轻党建倾向，工作流于形式。个别单位认为上级党组织要求的“规定”动作都做了，其效果好坏并无影响，甚至认为党建工作是“无中生有”、给日常工作添乱、影响正常业务工作安排；党建工作沦为“软指标”，党建工作考核的绩效，只体现在党内的推优评先上，对职工其他绩效考核无用。二是“三会一课”制度落实不到位。有的单位“三会一课”制度抓而不实，党支部很少集中学习、过组织生活，管理松散，缺乏凝聚力；党支部思想政治建设虚化，学归学、做归做，学而不用，学习成效和党的建设没有体现在凝心聚力于事业中，没有对本职工作起推进作用；有的单位党支部长期不开展工作，以党总支活动代替支部活动，以业务研讨等形式代替党的专题学习。三是党员发展不规范、发展迟缓。有的单位党员发展工作不力，没有及时将优秀人才吸纳到党员队伍中来。有的单位存在发展党员不规范现象，发展党员未严格遵守党章有关规定和发展党员工作细则，党支部发展新党员未进行公示、未进行票决，党支部审批预备党员不及时，超过审批规定时限，党支部审批意见填写不严肃、不认真。四是党费补缴工作未按规定执行。有的单位存在党费收缴不规范，未能足额缴纳，党费计算基数比党员的实际收入明显偏低，有的单位对于补缴党费工作不重视，督促核查不严。

（三）落实全面从严治党不力

一是组织人事监督不到位。有的单位对权力集中、自由裁量权过大的岗位和人员缺乏针对性的预防措施，没有建立有效监控机制；有的单位存在干部选拔不规范，选拔方案不成熟，选拔条件不严格、不统一，推荐范围狭窄，考察程序不严格，缺少征求纪检部门意见；有的单位缺少干部队伍培养规划，有的单位长期不轮岗，长期不调整分工，造成管理人才能力单一，领导层板结；有的单位人事档案填写不规范，个人申报事项不全。二是财务监督不严格。有的单位发现多个财务问题失察失管，财务流程和制度建设缺失，单位财务管理制度及相关规定不合理、不健全，部分规定违反了相关文件要求，会计核算不规范，违规私设“账外账”“小金库”，存在假发票入账现象；有的单位存在执行预算执行缓慢，结余资金冗余沉淀；有的单位存在财务报销审核不严格情况；有的单位国有资产处置不当问题。三是社会组织监督不力。现阶段社会组织管理存在多头问题，对其业务开展情况缺乏有效监督，社会组织利用行业资源和部门资源谋取利益的现象时有发生。四是重保护轻惩处依然存在。有的单位仅考虑到干部培养周期长，成本高，为了一些所谓“小事”处理干部实在可惜，对违规违纪往往搞“下不为例”，严查严办、以儆效尤的少。

（四）执行中央八项规定精神不严

一是存在违规发放津补贴、违规发放绩效工资问题。有的单位未经批准新设立、超标准、超范围发放多种名目津补贴，菜补、健身补助、电话补助、防暑降温费、保密费、过节费、车改补助等名目横生；有的单位为了做账入账方便，虚设款项套取财政经费，使用“劳保用品”“办公用品”“专家费”等方式入账；使用现金发放或违规购买购物卡，现金支付专家费、超标准支付专家费、对未列入专家名单的领导和工作人员违规发放专家费等。二是公车管理不严格。有的单位公车支出费用过高，公车私车混用，未参照《中央企事业单位公务用车改革实施意见》发放交通补贴，违规报销汽油费、维修费、过路费。三是违规现象频发。有的干部出差坐飞机头等舱、高铁一等座，公款报销景区船票，公款旅游，公款消费。

（五）“两个责任”落实不到位

一是从严治党主体责任意识淡薄。党风廉政建设主体责任和监督责任落实不够，思想认识不端正、主体责任不清晰、监督职责未落实、廉政教育开展不够、制度落实不力、检查考核不规范。二是配合巡视不认真。有的单位对巡视提供材料的工作督促不够，审查把关不严，以致提供给局党组巡视组的调阅材料编排混乱、内容缺失、目录与材料不对应、没有提供的材料也列入提供材料目录，催要的材料迟迟不能提供或者供非所要，表述失实。三是“三重一大”事项集体讨论制度落实不严。主要有违规决策、个人或者少数说了算、“三重一大”制度不完善、“会前不告知，会上先定调”等典型问题，同级纪委监督不到位，上级部门监督不力。四是各单位纪检干部队伍建设不到位。有的单位监督力量不足，相当一部分纪检机构人员短缺，有些只有一人的“光杆司令”，有些是兼职人员组成的“混编队伍”；有的纪检干部不敢担当，原则性不强，对违规问题不敢抓不敢管，喜欢当老好人，有些问题大事化小，小事化了；履职能力不足，业务能力偏弱，难以有效开展监督执纪问责工作。五是对中央狠抓作风建设不以为然。有的单位责任意识淡薄、监管责任落实不到位，对有些社会舆情事件关注度不够，处理不及时，对事中、事后监管的措施方法不多、手段落后、跟进不及时，给群众利益、生命健康造成隐患；有的单位对医德医风建设促进不足，在增强医务工作者的社会责任感和道德水平上宣传教育力度不够；有的单位主要领导对已出现问题不能深刻反思汲取教训，在出现新问题新情况时忘记自己领导干部的身份，处理不当，造成不良后果。

产生这些问题的原因主要是以下4点原因：

一是干部政治能力不足。没有加强政治历练，把讲政治贯穿党性锻炼全过程，在锤炼对党忠诚的政治品格，坚定理想信念，牢固树立“四个意识”，增强维护核心的思想自觉和行动自觉，在思想上政治上行动上同以习近平同志为核心的党中央保持高度一致方面缺乏足够的政治定力、政治觉悟；在提升马克思主义理论素养，深入学习领会习近平总书记系列重要讲话精神和治国理政新理念新思想新战略，提高运用科学理论分析解决实际问题的水平上存在欠缺；在自觉接受党内政治生活锻炼，严守党的政治纪律和政治规矩，增强政治洞察力判断力，弘扬良好的党内政治文化，在复杂斗争实践中增长才干方面缺乏政治自觉。

二是干部规矩意识薄弱。一些干部对中央从严治党的决心明显认识不足，规矩意识不强，在错误观念的支配下，对党的纪律和规矩不以为然，出现了各种不守纪律、不讲规矩的现象。党员干部做事不讲程序、不守章法，办事想当然，想怎么干就怎么干；一些干部法纪观念淡薄，不坚持民主集中制，“三重一大”制度落实不力。规矩意识是一个人的思维习惯，一种人格修养和人生态度，更是一种良好的政治品格。干部要做到守纪律、讲规矩，关键是要遵守党的纪律，把党纪国法作为一条红线遵守好贯彻好落实好。要坚持好各项制度和规定，依制度和程序办事，切实维护好制度的权威。要时刻对照警醒、高悬规矩戒尺，以规矩意识砥砺自身，不断提升规矩的认同感，把严守政治纪律和政治规矩视为生命、放在首位，把遵规守纪作为立身处世之本，作为一种责任、一种为人处世的基本准则，内化于心、外化于形。

三是领导班子能力不过硬。政绩观存在偏差，追求短期效应，急功近利，影响单位持续健康发展；存在决策有时脱离实际，一些项目和部署缺乏严格论证，造成严重浪费的事也有发生；存在实干作风不够过硬，重点工作抓得不实不狠，特别是在解决群众意见大的问题上成效不显著；基层观念比较薄弱，深入基层解决困难不够。

四是党建的自觉性缺失。一些领导干部对党建工作和业务工作的关系认识不清，认为自己是业务单位，党建工作无关紧要，常以业务工作繁忙为由，不愿在党建工作上投入太多时间；没有树立抓好党建是最大成绩、抓不好党建是严重失职、不抓党建是严重渎职的意识。有些领导干部缺乏终身学习的理念，没有把学习党章党规、习近平总书记系列重要讲话精神作为首要任务，缺乏对党的理论的系统研究和深刻理解，没有树立好正确的权力观、得失观、服务观。

三、习近平总书记关于巡视工作的重要讲话精神为管党治党提供了强大思想武器和行动指南

党的十八大以来，以习近平同志为核心的党中央高度重视巡视工作，中央政治局和中央政治局常委会共召开23次会议研究巡视工作，听取巡视汇报，审议巡视专题报告。习近平总书记率先垂范、亲力亲为，每次都发表重要讲话，深刻阐述巡视工作重大意义，指明巡视工作方向，明确巡视目标任务和工作重点，为巡视工作深化发展提供根本遵循。伴随着管党治党的不断深化，习近平总书记关于巡视工作的重要论述也不断丰富发展，这是治国理政新理念新思想新战略的重要组成部分，是中国特色社会主义党建理论创新的重大成果，为管党治党提供了强大思想武器和行动指南。结合我个人的学习体会，归纳来看，主要体现在以下5个方面：

第一，明确了巡视工作定位。习近平总书记指出，巡视是党章赋予的重要职责，是加强党的建设的重要举措，是从严治党、维护党纪的重要手段，是加强党内监督的重要形式。习近平总书记强调，巡视工作要明确职责定位，巡视内容不要太宽泛，要围绕党风廉政建设和反腐败斗争这个中心进行；如果什么都过问，回来主要报告经济社会发展等方面问题，党风廉政建设方面的内容反而成了陪衬，那指导思想就不明确了；牢牢把握巡视政治定位，聚焦全面从严治党，发现问题、形成震慑、倒逼改革、促进发展；中央巡视组是中央直接派的，要当好“钦差大臣”，善于发现问题、发挥震慑力。习近平总书记还指出，要切实加强对党组织领导班子及其成员特别是主要负责人的监督。无论是谁，都在巡视监督的范围之内，等等。总书记从遵循党章要求的高度，明确了巡视监督主体、监督职责、监督对象，科学界定了巡视工作的定位，明确了巡视权威根本上是党章赋予的，体现的是党的集中统一领导，为巡视工作深入开展定准了坐标、指明了方向。

第二，确立了巡视工作方针。习近平总书记指出，党的十八大以来，经过两年多的实践探索，逐步形成了中央巡视工作方针，就是：聚焦党风廉政建设和反腐败斗争这个中心，围绕“四个着力”，发现问题，形成震慑，做到巡视全覆盖，全国“一盘棋”（4句话40个字，可以从四个方面理解。首先，聚焦党风廉政建设和反腐败斗争这个中心，指向的是巡视的定位；其次，围绕“四个着力”，指向的是巡视的重点内容；再次，发现问题、形成震慑，指向的是巡视的主要任务。最后，做到巡视全覆盖、全国“一盘棋”，指向的是巡视的范围、格局）。习近平总书记还指出，推动巡视向纵深发展，根本在于贯彻中央巡视工作方针。要重点检查被巡视党组织是否党章权威、贯彻从严治党方针、执行党的路线方针政策和决议，是否存在党的领导弱化、主体责任缺失、从严治党不力等问题，督促其担负管党治党责任；中央巡视组是中央派的，必须在政治高度上突出党的领导，在政治要求上抓住党的建设，在政治定位上聚焦全面从严治党，等等。这些深刻阐述了新时期巡视工作“干什么”“怎么干”等重大问题，为做好巡视工作提出了总的要求。

第三，创新了巡视方式方法。习近平总书记指出，要抓好工作创新，在总结经验的基础上，适应形势发展，推动巡视内容、方式方法、制度建设等方面与时俱进，完善工作机制，增强巡视工作的针对性、实效性。习近平总书记还指出，专项巡视必须保持政治定力，不断探索创新，做足“专”的文章；要采取“点穴式”“巡查式”，就像110举报，哪有情况就去哪；对巡视过的地区可以随时杀个“回马枪”、来个“回头看”；巡视组不固定地区和部门，临时组建，临时派遣。不固定，激动灵活，可以更好开展工作，等等。习近平总书记这些重要论述，是马克思主义的哲学观和方法论在巡视工作中灵活运用，体现了标本兼治、系统运行的哲学思维，丰富了巡视工作的方式方法，为更加有效、更加有力地开展巡视工作开出了“辨证论治” “因地制宜”的处方。

第四，强化了巡视成果运用。习近平总书记指出，要善用巡视成果，立行立改，发挥巡视震慑遏制治本作用；巡视发现问题后不是束之高阁，而是有针对性地加以解决。刚开始发现这些问题、解决这些问题，有一个阵痛期，就像人过去不体检，实际上一身病，医生一检查，发现有病了，又是开刀又是用药，肯定很难受，这都很正常，是治病救人过程中的必然情况。习近平总书记还指出，如果巡视发现问题不了了之，就会损害巡视威慑力，必须件件有着落、事事有交代；巡视发现问题要深挖线索、顺藤摸瓜，既要叫板，也要叫真。习近平总书记的这些重要论述，贯穿着强烈的问题意识，体现着强烈的政治担当，彰显着以习近平同志为核心的党中央猛药去疴、重典治乱的政治决心，刮骨疗毒、壮士断腕的政治勇气。

第五，固化了巡视制度成果。习近平总书记指出，要通过修订条例认真总结实践经验，把实践证明有效的改革成果固定下来，加强党内法规制度建设，抓好贯彻落实，为全面从严治党提供有力制度保证；巡视条例是党内法规重要组成部分，要及时总结党的十八大以来巡视工作经验，把聚焦中心、坚持“四个着力”、发现问题形成震慑、创新组织制度和工作方式、善用巡视成果等写入条例，不断完善巡视制度，更好依纪依法巡视。习近平总书记还指出，要以贯彻执行巡视工作条例为契机，提高依规依纪巡视能力，推动巡视工作制度化、规范化；现在巡视开展起来了，有了这个条例，就要把这个制度坚持执行下去，相信一段时间后，会起到治本作用。习近平总书记的这些重要论述，充分体现了总书记保持和发扬马克思主义政党与时俱进的理论品格，高度重视在实践基础上的理论创新，是继承与创新、理论与实践的辩证统一，彰显了高度的理论自信和战略定力，为开展巡视工作注入了强大的思想动力。

四、充分发挥巡视利剑作用，纵深推进全面从严治党

做好当前和今后一个时期巡视工作，总的要求是：深入贯彻落实十九大精神，坚决贯彻落实中央巡视工作方针，坚决维护以习近平同志为核心的党中央权威和集中统一领导，以“四个意识”为政治标杆，以党章党规党纪为尺子，以“五位一体”总体布局和“四个全面”战略布局为统领，贯彻落实新发展理念，坚定“四个自信”，深化政治巡视，着力发挥从严治党利剑作用，聚焦坚持党的领导、全面从严治党，发现问题、形成震慑，推动改革、促进发展。

第一，切实把思想和行动统一到党中央的决策部署上来。习近平总书记“7·26”讲话指出，全面从严治党永远在路上。一个政党，一个政权，其前途命运取决于人心向背。对党的十八大以来全面从严治党取得的成果，人民群众给予了很高评价，成绩值得充分肯定，经验值得深入总结。但是，我们决不能因此而沾沾自喜、盲目乐观。全面从严治党依然任重道远。全党要坚持问题导向，保持战略定力，推动全面从严治党向纵深发展，把全面从严治党的思路举措搞得更加科学、更加严密、更加有效，确保党始终同人民想在一起、干在一起，引领承载着中国人民伟大梦想的航船破浪前进，胜利驶向光辉的彼岸。再过不到20天，党的十九大就要胜利召开了。十九大召开后，抓好十九大精神的学习贯彻是我们极其重要的政治任务。我们要把学习十九大精神同推进全面从严治党紧密结合起来，系统学习习近平总书记关于巡视工作的重要讲话精神，深入学习党的十九大对全面从严治党做出的战略部署，切实把思想和行动统一到中央的部署和要求上来。

第二，坚决维护党中央权威和集中统一领导。习近平总书记在听取十八届中央第九轮巡视情况汇报时的指出，这次集中巡视了32个中央部门（群团）党组织，发现了不少问题。从巡视看，“灯下黑”是一个明显特征，党的观念淡、组织涣散、纪律松弛。一是党组（党委）领导作用弱化。二是机关党建工作缺失。三是全面从严治党不力。这些问题在我们局也有体现。解决这些问题的最根本的途径就是旗帜鲜明讲政治，树牢“四个意识”，坚决维护党中央的权威和集中统一领导，坚决维护习近平总书记的核心地位。总书记系列重要讲话无论涉及哪个领域、哪项工作，从来都是既讲政治又讲业务，核心就是坚持党的领导这个中国特色社会主义最本质特征。我们讲政治、讲“四个意识”，是具体的，而不是抽象的。我们要善于从厚植党的政治基础的高度辨析问题、开展工作，顺应人民群众对更高水平的医疗卫生服务的新期待，推动习近平总书记发展中医药的新思想新论断新要求落地生根、形成生动实践，转化为人民群众看得见、摸得着、用得上的中医药健康福祉，切实把老祖宗留给我们的宝贵财富保护好、继承好、发展好，用实际行动维护以习近平同志为核心的党中央的权威和集中统一领导。

第三，进一步严肃党内政治生活。习近平总书记强调，党要管党必须从党内政治生活管起，从严治党必须从党内政治生活严起。要把贯彻党内政治生活若干准则和党内监督条例，同执行廉洁自律准则、党纪处分条例、巡视工作条例、问责条例等党内法规贯穿起来，把严肃党内政治生活摆在首要位置，坚定政治方向，提高政治能力，着力增强党内政治生活的政治性、时代性、原则性、战斗性。要时刻把政治纪律和政治规矩挺在前面，严格执行党的组织原则，认真贯彻民主集中制，坚持党的组织生活各项制度，用好批评和自我批评这个武器，形成发现问题、纠正偏差的有效机制，切实增强我局各级党组织的生机活力。

第四，持续落实中央八项规定精神。习近平总书记深刻指出，千里之堤，溃于蚁穴。一个人的腐化变质、违法，都是从小的生活问题、吃喝问题、违反八项规定开始的。我们要继续把落实中央八项规定精神作为全面从严治党的重要内容，把住重要节点，拧紧纪律发条，持之以恒地抓，久久为功地抓，对“四风”问题紧盯不放、寸步不让，推动中央八项规定精神内化于心、外化于行。要继续保持高压态势，坚持露头就打、执纪必严，对一些典型问题，要公开点名道姓，决不允许我局的任何一个党员和干部挑战中央的底线。

第五，推动巡视工作在坚持中深化、在深化中坚持。一是要抓好新修改的巡视工作条例的学习。习近平总书记指出，加强对巡视工作条例实施的组织领导，认真学习好、宣传好、贯彻好条例精神。今后一系列的条例、党规、党纪出台后，第一步就是学习好。如果对条例不明就里、不知所云，怎么能贯彻好？很多人犯了错误，还不知道自己的问题是个事，有的人是真不知道，有的人是装不知道。如果把学习抓在手上，还能说自己不知道吗？出了问题后想一言以蔽之，说不知道，实际是为自己开脱。机关纪委要会同有关部门制定详细的工作方案，组织我局广大党员干部深入学习新修改的巡视工作条例，做到主要内容、主要精神、主要规定入脑、入心，绷紧政治纪律这根弦。二是要组织巡视整改“回头看”。一方面要抓好中央巡视组反馈意见整改落实情况的“回头看”，重点看整改有没有到位、问题有没有反弹、责任有没有落实、制度有没有建立，确保“不贰过”。另一方面是要组织好直属单位巡视整改的“回头看”工作，强化对巡视成果的运用，督促局党组巡视组反馈的意见整改到位。要建立问责机制，对敷衍了事抓整改、弄虚作假搞应付的问题，要按照问责条例的有关规定，该怎么处分就怎么处分，决不允许巡视完了，问题依然存在，“青山不改”“涛声依旧”。三要创新巡视工作方法，推动巡视工作向纵深发展。未来的5年，我们要开展新一轮的巡视“全覆盖”。要坚持问题导向，突出政治巡视，把握好政治与业务的关系，创新巡视工作方式方法，灵活运用“四种形态”，通过开展巡视层层传达压力，督促各部门、各单位切实担负起管党治党的政治责任，切实把中央的重大决策部署和党组的要求贯彻落实到位。

近日中央国家机关纪工委印发了通知，通报了七起违反中央八项规定精神的典型案例。案例中有的违规使用“三公经费”，有的违规发放津补贴、过节费，有的超标准乘坐交通工具，有的接受服务对象吃请、安排旅游，通报中受到处理的党员干部明知中央有纪律要求，但仍然不收手、不知止，用公权、公款谋私利，触碰纪律红线，严重违反中央八项规定精神，受到了严肃处理。

2017年中秋、国庆佳节临近，四风问题易发多发。局直属机关党员领导干部要进一步强化纪律规矩意识，做到令行禁止，不折不扣落实中央八项规定精神。要严禁用公款购买赠送节礼；严禁违规收送礼品、礼金、消费卡等；严禁接受可能影响公正执行公务的宴请或者旅游、健身、娱乐等活动安排；严禁滥发津贴、补贴、奖金；严禁公款旅游或变相公款旅游；严禁公车私用或“私车公养”；严禁违规操办婚丧喜庆事宜。

各部门各单位党组织要切实履行全面从严治党主体责任，结合“两学一做”学习教育常态化制度化，牢固树立“四个意识”，把落实中央八项规定精神作为重要的政治任务，驰而不息正风肃纪。党组织主要负责同志要切实履行管党治党第一责任人职责，其他领导同志要履行“一岗双责”，以身作则、以上率下，带头深入学习贯彻党内法规，带头严守各项纪律规定，带头节俭文明、廉洁过节；通过各种形式对各种“节日病”早打招呼、早提醒、早预防，教育引导全体党员干部自觉树立廉洁意识，自觉抵制节日期间的不正之风。各级纪检组织要切实履行监督责任，进一步畅通监督渠道，对发现的违规违纪问题线索，综合运用监督执纪“四种形态”，发现一起、查处一起、通报曝光一起。

同志们，全面从严治党只有进行时，没有完成时。我们要紧密团结在以习近平同志为核心的党中央周围，继续在常和长、严和实、深和细上下功夫，推动我局全面从严治党工作再上新台阶，以良好精神状态和优异工作成绩迎接党的十九大胜利召开！

国家卫生计生委副主任、国家中医药管理局局长王国强在中医药国际合作专项暨“一带一路”发展规划落实工作座谈会上的讲话

2017年11月15日

欢迎大家参加今天下午的座谈会。中医药国际合作专项历经3年，已经取得了初步成果，衷心感谢大家为我们这个项目所付出的努力，我期待各位今后能更加重视，团结一致，大力推进，确保中医药国际合作专项持续发挥作用，为国家大战略，为人类命运共同体做出贡献。

今天的会议很成功。有很多同志各抒己见，信息量很大。会议成功的一个很重要的标志就是大家都参与其中，从中受益，受启迪。经

过3年的努力，大家贡献了智慧和力量，提供了建议，开发了思路，使每个同志都有所收获，这很难得。另外，今天会议的成功还在于它的主题，在于我们同炒一锅菜，各敬各的神，共同炒好中医药国际合作，“一带一路”中医药发展这锅菜，使各个部门都能从这锅菜里盛出一碗，实现共赢、多赢的战略。

中医药为国家公共大外交做出了贡献，我们现在讲的大外交、公共外交、元首外交中都有中医药的影子，曾有外国首脑亲自请习近平总书记帮助找中医看病。商务部推动的服务贸易，把中医药服务贸易作为第一位。吸引外国人来旅游，除了观赏风景名胜，还可以让他们在这里接受中医医疗服务。比如，俄罗斯有20万人接受中医养生保健治病的旅游，这些工作涉及商务部、旅游局等各部门。国家发改委在推动“一带一路”建设过程当中，印发的《中医药“一带一路”发展规划》是以领导小组名义发的。一个部门的一项工作能够作为国家的“一带一路”规划来落实，是因为它具有非常重要的作用和意义。实践证明，这个《规划》发得很好，对于推动工作起到了示范引领作用。

我们在推广汉语的过程中，设立了很多中医孔子学院。因为传播文化的过程当中，中医是中华文化的载体，如果中医能被大众接受，中华文化的普及就有了抓手。我们与国务院侨办签订的中医药惠侨计划在短短的几年间，进一步促进了中医药海外发展，成效显著，这是典型的双赢。

国家“一带一路”倡议提出后，各省省长、书记纷纷踊跃参与，积极思考以什么作为内容，发挥“一带一路”桥头堡、前沿阵地、中间环节以及中心城市的作用，亲自带队赴海外考察，看见自己省在海外建设的中医中心，为中医药“走出去”感到光荣。

今天的汇报非常成功，再次感谢大家积极参与，贡献智慧。相信各位有不同的感受，今后的支持力度也不一样，支持各位就是支持我们自己，就是合作共赢。心往一处想，成果才会越做越大，大家的合力越来越强，展示度和贡献力也就越来越大，这就是今天会议的成果。

其次，感谢大家为这个项目所做出的努力，恭喜各位取得的成果。3年的时间，申请经费八千万。八千万对于项目的成效和投入产出比来讲，是很少的。我们希望得到财政部和国家发改委的支持。中医“走出去”实际产生的效益、影响力、内涵外延很难估量，但是它“走出去”潜移默化就有很大的影响。

实施项目3年来，从无到有，从小到较大，管理从粗放到精细。上海中医药大学做出的这份数据分析说明我们的项目一开始就不是粗放的，而是精细的、有针对性的，是能够评估的，可以考核的。项目经费的管理非常严格，我们制定了一系列精细的管理制更重要的是项目不大，贡献不小，经费不多，成果不小，时间不长，成绩不小，人数不多，影响不小。出去的人少，影响很大。以捷克中医药中心为例，尽管中医大夫不多，但是捷克全国人民都知道有2个中医大夫在捷克看病，这就是影响力。

前天中午，我专门接待了捷克卫生部长，我们是老朋友。我到捷克访问的时候，他给我讲的全是捷克的中医药发展情况，告诉我他们议会专门通过的非职业医师法就是专门针对中医的。现在，中医在捷克是合法的，除了捷克，好几个国家都在探索中医药立法。

中医逐渐进入主流医学，纳入了社会医保，都是趋势，是我们这几年推动中医药“走出去”的成果。更重要的成果是，我们更深刻地体会到了有为才有位，有位更有为。国家中医药管理局是个副部级单位，不到100人。一个单位的大小不在于单位有多少人，关键在于是所干的事是不是真正摆到了国家的大局当中去。这些成果不能小看，不在于多少钱。

我们各省要对这个成果有很好的认识，必须清楚难免会遇到各种各样的问题，但是需要坚持下去，真正办好事，在省委省政府中产生的影响力，在本省的“一带一路”倡议里边的地位，是不言而喻的。这些经验成果非常宝贵，不仅值得我们很好地去总结，而且需要进一步巩固和发扬光大。咬定青山不动摇，持之以恒抓下去，坚定信心，看到希望，有了自觉性，就不一样了。

如果今天的会议能让大家信心满满抓好落实，能够互学互鉴，这个会就是成功的。确实今天展示的这几个单位只是项目的一部分，这是一件从无到有的事，从他们的展示来看，还是成果大于困难。10年前，曾有人联名要取缔中医药，现在却有很多外国人都羡慕我们。我们依旧面临很多问题，比如，中国人自己并没有多么重视中医药的发展，而国外要求我们“走出去”，我们中医越来越不姓“中”了，我们的中医大夫、中医药大学毕业生，自己都不信中医，就无法“走出去”。文化不自信，中医药不自信，就没有自尊自强，更无自觉可言，所以我们要信心满满。我衷心希望各有关部门、各省中医药管理部门、各项目单位、各大学、各医院，以及中医药局的直属单位和机关各司局高度重视，大力促进，坚定信心，砥砺前行，把这个项目做大做好做实，走好走远走实。今天的会议虽然已经开了3年，但是今年的召开在十九大之后，为我们提供了另外的思路，把这个思路放在全面建设小康社会，建设社会主义强国的战略目标，放在习近平新时代中国特色社会主义思想体系的落实当中考量落实，意义和作用很不一样。

现在我们一起学习总书记的讲话。这些话百学不厌，因为这是真理。习近平总书记指出，中国共产党是为中国人民谋幸福的政党，也是为人类进步事业而奋斗的政党，始终把为人类做出新的更大贡献作为自己的使命。中国将高举和平发展共赢的旗帜，恪守维护世界和平，促进共同发展外交政策宗旨，坚持和平发展道路，推进构建人类命运共同体。世界充满希望，也充满挑战，但是我们不能因现实复杂而放弃梦想，不能因为理想遥远而放弃追求。没有哪个国家能够独自应对人类命运的挑战，也没有哪个国家能够退回到自我封闭的孤岛，所以我们呼吁，全国各族人民同心协力构建人类命运共同体，建设持续和平普遍安全，共同繁荣开放包容清洁美丽的世界。

我们要尊重世界文明多样性，以文明交流超越文明隔阂，以文明互鉴超越文明冲突，以文明共存超越文明优越。积极发展全球伙伴关系，扩大同各国的利益交汇点，推进大国协调合作，构建总体稳定均衡发展的大国关系。按照亲、诚、惠、容的理念和与邻为善、以邻为伴的周边外交方针深化同周边国家关系，秉持正确义利观和真、实、亲、诚的理念，加强同其他国家的团结合作。我们要坚持对外开放的基本国策，坚持打开国门搞建设，积极促进“一带一路”国际合作，努力实现政策沟通。总书记讲了5个“沟通”，特别是注重民心沟通。我们的中医药国际合作专项，就是为人类命运共同体服务，体现共产党的胸怀，目的是为全人类谋幸福、谋健康。人类命运共同体和人类健康共同体紧密相连，有了健康共同体，才有了命运共同体，健康没有国界，要打造国际合作新平台，共同发展新动力。

社会主要矛盾转化成人民美好生活的需要，首先需要健康。很多国家都有人民美好生活的需要，但是共产党更把人民放在中心位置，能更好为人民服务。总的来讲，人民对生活和健康的追求是全人类的事。中医药能够为此做出贡献，体现的是总书记的胸怀和思想内涵，这就是新时代，新思想。

另外，总书记在十九大报告中讲到坚定的文化自信。文化是一个国家、一个民族的灵魂，文化兴国运兴，文化强民族强，没有高度的文化自信，没有文化的繁荣兴盛，就没有中华民族伟大复兴。中国特色社会主义源于中华民族五千多年文明历史所孕育的优秀传统文化。我们要坚持中国特色社会主义文化发展道路，激发全民族文化创新创造活力，建设社会主义文化强国。

要加强中外人文交流，以我为主兼收并蓄，推进国际传播能力，讲好中国故事，展现真实立体全面的中国，提高国家文化的软实力。中国共产党从成立之日起，既是中国先进文化的引领者和践行者，又是中华优秀传统文化的传承者和弘扬者。当代中国共产党人和中国人民一定能够担负起新的文化使命，在实践创造中进行文化创造，在历史进步中实现文化进步。中医药文化是优秀传统文化的组成部分，弘扬发展中医药文化，更好展示中华民族，这是文化自信的重要内容。学习总书记重要指示，坚定十九大精神，是指导思想，是开展各项工作的重要保障。

习近平总书记在致金砖国家卫生部长会暨传统医药高级别会议的贺信中指出，传统医药是优秀传统文化的重要载体，在促进文明互鉴，维护人民健康等方面发挥了重要作用。中医药是杰出代表，在疾病预防、治疗、康复等方面发挥了独特优势，受到许多国家民众的广泛认可，希望深化卫生健康领域交流合作，推进各方传统医学互学互鉴，携手应对公共卫生挑战，为保障人民健康做出贡献。

今年1月，习近平总书记在向世界卫生组织赠送针灸铜人的时候指出，我们要继承好，发展好，利用好传统医学，用开放包容的心态，促进传统医学和现代医学更好地融合。中国期待世界卫生组织为推动传统医学振兴发展发挥更大的作用，为促进人类健康，改善全球卫生治理，做出更大贡献，实现人人享有健康的美好愿景。

总书记把中医药发展放在了十九大报告当中作为党的中心工作来部署推动，我们就应该有信心把这项大有希望的事业做好，造福中国人民，造福世界人民。以和为贵是中华民族的价值观，中国看待处理一切问题的原则。实际上中医治疗疾病，养生保健的原则就是“和”，这个原则和中华文化是契合的。所以我们一定要有做好工作的定力和信心，一定要树立合作共赢的思想，希望在座各位一定高度重视，大家齐心协力把项目做好。

当然，大家都讲了很多现实的具体困难，但是如果站位再高一点，把它放到各部门的中心工作中，放到各省的中心工作中，这些困难不一定就是大问题，都是能够克服的。尽管3年下来，项目卓有成效，但久久为功的事，应该有长期的打算。接受一种文化需要很长时间。中医文化可能更神秘。给人讲阴阳五行、经络、穴位、脏腑之间相关，比如肝开窍于目，肾开窍于耳，按照现代医学来讲，耳朵跟肾、肝跟眼睛并没有直接关系。又如大肠和肺相表里，小肠和心相表里。要把这些中医理论讲明白不容易。

另外，中医医师、医疗器械和药品“走出去”，准入立法和相关法律会带来很多屏障。领导人希望中医进来的同时，卫生部门有很多规章制度。中医和西医之间有矛盾、有斗争。实现中西医融合发展有难处，我们走到今天不容易。随着时间的推移，随着我们中医的不断展示，百姓需求会慢慢增加。立法是双刃剑，如何让人们适应法律值得思考。中医治病是要纠偏，大寒体质就要用大热的药，大热体质就要用大寒的药，热药和寒药可能有相对毒性。所以需要思考如何向人们解释，让人们理解。克服这些障碍困难需要信心和耐心，我们要攻坚克难。

刚才听了很多很好的意见，我也走过很多国家，深刻地感受到，中医“走出去”要有策略，要有战略战术。另外，以包容的心态培养更多的本土医生。本土中医临床、教学、科研甚至产业都应该作为整个战略考虑的需要，中医才能最终在外国落地。我们需要思考，中国有多少土地做中药供国外用，考虑有哪些国家像巴西一样，有很多中药就是地道药材，但是对方需求较少，就要发展国外的当地药材。比如缅甸、尼泊尔等生物多样性好的周边国家，如何利用他们的资源，需要很好的思考。

另一方面是人才，以捷克中医药中心为例，上海曙光医院派去的几个大夫，带动了当地就业，中心里有百分之六七十都是当地学生和技工。当地人在语言沟通方面没有困难，有利于工作开展，这些需要我们好好谋划。总而言之，希望大家高度重视，希望各有关部门把中医药“一带一路”发展规划放到所在的部门，作为一项重点工作自觉予以关注，予以推动，予以支持，各相关部门配合好开展工作，这是合作共赢的重要方面。

我国地大物博，人口众多，希望各省、各大学、各项目单位充分发挥资源优势开展工作，加强彼此的交流沟通，及时汇报项目进展状况。尽管有困难，也要想办法克服，认认真真去做。做项目就是做示范，先行先试，要有这样的勇气，坚定不移地去探索。我也希望国际合作司能建立强有力的管理机制、考核机制和督办机制，保证项目更好地得到贯彻落实。

我们要有危机感和紧迫感，要能预见困难和风险。有人曾经说过50年以后，中国向外国学中医。这不是危言耸听，如果中国人自己不努力，走出去的大夫坚守中医，坚持用中医理论和中医思维，让国外的工作开展很好，而我们国内功课没有做好，是走不出去走不远的。我们要有这样的紧迫感和忧患意识，以外促内，用外国的项目，用外国中医研究，甚至外国的人才培养促国内的工作。别人的文明、文化以及别人在中医方面的推动，包括立法和评价体系，有好的方面值得我们学习借鉴。

有些国家对中医的研究很细，行政也是用中医理论，但是在数据掌握，临床、评价等方面有很多值得我们学习的地方，所以我们鼓励的是互相学习，互相帮助。希望通过这个项目，展示中医药风格，突出中医药特色，形成中医药气派，提供中医药智慧，弘扬中医药文化，讲好中医药故事，贡献中医药方案。不忘初心，牢记使命，砥砺奋进，坚定信心，服务大局，造福人类。我相信经过我们的努力，一定能把总书记对我们的要求落到实处，一定能够使我们中医药在“走出去”，在“一带一路”发展中取得新的更大成绩，做出新的更大贡献，再次谢谢大家！

国家卫生计生委副主任、国家中医药管理局局长王国强在第四届全国少数民族医药工作会议上的工作汇报

2017年11月21日

党的十八大以来，以习近平同志为核心的党中央高度重视中医药事业发展。国家颁布了《中医药法》，实施了一系列重要政策文件，建立了国务院中医药工作部际联席会议制度，发表了《中国的中医药》白皮书。在党中央的坚强领导下，在刘延东副总理的关怀推动下，在国家民委及相关部委的大力支持下，我们认真贯彻落实中央民族工作会议和全国卫生与健康大会精神，全面落实党中央、国务院关于中医药工作的决策部署，政策上予以倾斜、经费上加大投入、工作上重点扶持，少数民族医药工作取得了重大进展。

第一，凝聚政策合力，发展环境进一步优化。《中医药法》从法律层面明确了中医药是包括汉族和少数民族医药在内的我国各民族医药的统称。藏、蒙、维等5种少数民族药首次列入2012版国家基药目录。2017年版国家医保药品目录增加43个少数民族药品种，增幅达95%，远超整体目录17.1%的增幅。藏、蒙、维等7个少数民族医专业纳入国家医师资格考试。在中医药传承创新、区域诊疗中心等项目遴选中，对少数民族医药予以政策倾斜。各地党委、政府通过出台本区域发展少数民族医药的法律法规、政策规划等统筹推进少数民族医药医、教、研、产全面发展。

第二，提升服务能力，惠民效果进一步彰显。发展改革委大力支持少数民族医医院基础建设，财政部大力支持少数民族医医疗机构服务能力建设，加强国家级少数民族医重点专科建设。卫生计生委等五部门共同实施基层中医药服务能力提升工程。少数民族医医疗机构基础条件得到加强，就医环境极大改善，服务供给持续增加，服务能力显著提升。各级医院坚持正确的办院方向，发挥优势，突出特色，全国少数民族医医院门诊次均费用156.4元，人均住院费用4523.9元，远低于其他类医院，少数民族医药惠民效果得以彰显。

第三，创新培养模式，人才队伍进一步壮大。开设高等教育的少数民族医达到7个，开办少数民族医药专业教育的院校共43所。2016年少数民族医药专业在校生共13681人。教育部等七部门实施农村订单定向免费医学生培养项目，为基层培养了1000名少数民族医药骨干。大力推进少数民族医药重点学科建设，建立了97个全国少数民族医药专家传承工作室，初步形成院校教育与师承教育相结合的人才培育模式。全国共20839人取得少数民族医专业医师资格。

第四，注重挖掘整理，传承力度进一步加大。联合科技部出台《“十三五”中医药科技创新专项规划》，联合国家民委出台《民族医药“十三五”科技发展规划纲要》。通过科技支撑计划、重大科技专项，大力支持少数民族医药科研发展。编纂少数民族医药古籍目录，加强名老专家医技医法、临床经验及学术思想的传承研究，积极开展少数民族药资源调查及

保护利用研究。藏医药天文历算、彝医水膏药疗法、苗医药骨伤蛇伤疗法、张氏回医正骨疗法等列入国家非物质文化遗产名录，少数民族医药知识产权得到保护，学术得到传承，文化得到弘扬。

第五，助力经济发展，少数民族医药产业进一步振兴。各地充分运用民族地区优越的自然生态环境和独特的文化医药资源，探索开展少数民族医药特色健康服务。国家旅游局与我局签署中医药健康旅游发展合作协议，推动民族地区旅游业与少数民族医药融合发展。实施中药材产业扶贫行动，以农业为基础、工业为主体、商业为枢纽大力发展少数民族药产业，对推动地方经济发展、促进精准脱贫发挥了积极作用。

第六，服务对外开放，交流合作进一步深化。联合发展改革委印发中医药“一带一路”发展规划。借力东盟、湄公河次区域、中阿合作论坛等平台，打造少数民族医药对外交流与合作的国际桥梁与平台，有力推动了中医药参与“一带一路”建设。蒙医药、傣医药、哈萨克医药等边疆地区少数民族医药医疗外交优势突显，对促进文化传播、加强交流发挥了积极作用。

我们将以这次会议为契机，认真学习贯彻党的十九大精神，认真学习践行习近平新时代中国特色社会主义思想，落实党中央、国务院决策部署，统一思想，凝心聚力，不辱使命，切实做好以下几项工作。一是推进依法行政，贯彻实施中医药法和中医药发展战略规划纲要，制定印发《关于加强新时代少数民族医药工作发展的若干意见》。二是推进供给侧结构性改革，以为人民群众提供更加优质高效的医疗服务为核心，夯实少数民族医药发展基础，解决总量不足、配置失衡、供需不匹配问题。三是实施中医药传承与创新“百千万”人才工程，秉承人才兴业理念，发挥院校教育主渠道作用，促进人才队伍壮大和素质提升。四是坚持传承发展、科技创新，加强少数民族医药理论文献和特色诊疗技术方法的挖掘整理，积极推进少数民族医药服务能力提升关键技术研究。五是发展特色健康产业，充分利用中医药绿色生态资源，因地制宜、科学谋划、精准施策，为脱贫攻坚、改善民生做出贡献。六是发挥独特的区位优势，深入实施中医药“一带一路”发展规划，加强与沿线国家的交流合作，打造“健康丝绸之路”。七是健全少数民族医药发展统筹协调机制，完善政策，强化责任落实，奋力推进少数民族医药工作加快发展，取得新的更大成效。

国家卫生计生委副主任、国家中医药管理局局长王国强在第六届国家中医药改革发展上海论坛上的讲话

2017 年 12 月 9 日

（一）在开幕式上的讲话

年终岁末，各位专家、各位同事工作都很繁忙，仍抽出宝贵的时间，放弃周末休息，和我们齐聚沪上，共同召开第六届国家中医药改革发展上海论坛，这充分体现了大家对振兴发展中医药事业的关心和重视。首先，请允许我代表国家中医药管理局向与会的各位专家、各位同事、各界朋友表示热烈的欢迎和衷心的感谢！

国家中医药改革发展上海论坛是国家中医药管理局和上海市人民政府共同打造的高端对话平台，旨在为深化中医药改革出谋献策。过去五届的上海论坛，我们聚焦不同的主题，碰撞思想，前瞻思考，为中医药的改革发展注入源源不断的动力。

本届论坛的召开具有十分重要而特殊的意义。重要是时机重要，正值中医药系统深入贯彻落实党的十九大精神之际；特殊是意义特殊，我们既要总结好党的十八大以来中医药取得的历史性成就和基本经验，又要对标党的十九大开辟的新时代、提出的新思想、做出的新判断、启航的新征程，对新时代振兴发展中医药提出一些重要的思路和考虑。在这样的背景下，第六届上海论坛的主要任务就是学习好、贯彻好党的十九大精神，理解好、把握好新时代传承发展中医药事业的内涵和重点。

当前，深入学习贯彻党的十九大精神是全党全国首要的政治任务。我们要按照习近平总书记学懂、弄通、做实的重要要求，紧紧围绕习近平新时代中国特色社会主义思想这条主线，读原文、学原著、悟原理，筑灵魂、强党性、增本领，推动党的十九大精神在中医药系统落地生根、开花结果。

党的十九大深刻回答了新时代坚持和发展中国特色社会主义的一系列重大理论和实践问题，描绘了决胜全面建成小康社会、夺取新时代中国特色社会主义伟大胜利的宏伟蓝图，对中医药工作既有直接的、明确的任务，也有间接的、深层次的要求。

今年的上海论坛，我们既要聚焦中医药改革发展谋划新举措，更要着眼于围绕学习贯彻党的十九大精神，深入研讨进入新时代、学习

新思想、踏上新征程的大背景下，中国特色社会主义进入新的时代对中医药工作带来哪些新的形势，我国社会主要矛盾发生变化对中医药提出哪些新的要求，面向“两个一百年”和“两步走”战略安排对中医药提出哪些新的任务，实施健康中国战略对中医药提出哪些具体工作，坚定不移将改革推向深入又对中医药提出了哪些新的要求，这些都迫切需要我们从理论和实践上做出回答。

希望各位专家紧紧围绕“坚持中西医并重、传承发展中医药事业”的论坛主题，聚焦“新思想、新时代、新征程”的关键词，帮助我们共同为传承发展中医药事业想招，共同为推动中医药振兴发展出力。

（二）在闭幕式上的讲话

今天上午，我们开了一个很成功、很有收获的论坛。成功来自于各位专家的精心准备、精细思考，收获来自于各位专家的精彩观点、精辟论述。

借此机会，我和大家交流几点看法。

一、学习领会习近平总书记发展中医药的新思想新论断新要求的基本内涵

习近平总书记历来高度重视中医药工作，并身体力行推动中医药发展。特别是党的十八大以来，习近平总书记从实现中华民族伟大复兴、统筹推进“五位一体”总体布局、协调推进“四个全面”战略布局的高度出发，对中医药工作做出一系列重要指示批示，深刻回答了一系列带有方向性、根本性的重大问题。一是深刻指出了中医药的历史贡献和时代价值，强调中医药是中国古代科学的瑰宝，是打开中华文明宝库的钥匙，凝聚着深邃的哲学智慧和中华民族几千年的健康养生理念及其实践经验，必须增强民族自信，传承好、发展好、利用好祖先留给我们的这一宝贵财富，推动中医药健康养生文化的创造性转化、创新性发展。二是深刻指出了中医药的科学内涵，强调中医药学是我国各族人民在长期生产生活和同疾病做斗争中逐步形成并不断丰富发展的医学科学，是我国具有独特理论和技术方法的体系。三是深刻指出了中医药与西医药的关系，强调坚持中西医并重，推动中医药与西医药相互补充、协调发展，促进传统医药与现代医药融合发展。四是深刻指出了中医药发展所处的历史方位，强调中医药振兴发展迎来了天时、地利、人和的大好时机。五是深刻指出了中医药在全方位全周期保障人民健康中的作用，强调中医药副作用小、疗效好，不仅要在全民医保中发挥更大作用，还要充分发挥中医药在治未病、重大疾病治疗、疾病康复中的重要作用。六是深刻指出了中医药振兴发展的主要路径，强调要建立健全中医药法规，建立健全中医药发展的政策举措，建立健全中医药管理体系，建立健全适合中医药发展的评价体系、标准体系。七是深刻指出了中医药继承与创新的主要任务，强调既要深入发掘中医药宝库中的精华，加强古籍、传统知识和诊疗技术的保护、抢救和整理，也要推进中医药科技创新，推进中医药现代化，力争在重大疾病防治方面有所突破。八是深刻指出了中医药海外发展的新使命，强调中医药学为人类健康做出重要贡献，要推动中医药走向世界，推进各方传统医学互学互鉴，为促进人类健康、改善全球卫生治理做出更大贡献。九是深刻指出了中医药所蕴含的价值追求，指出大爱无疆，医者仁心，我国传统医学历来强调救死扶伤、道济天下的医德。

此外，习近平总书记还善于用中医药的理念和术语阐述治国理政的思维和方法，展现出中华优秀文化的独特魅力和深厚底蕴，给人以智慧的启迪。比如，习近平总书记讲，改革也要辨证论治，既要养血润燥，化瘀行血，又要固本培元，壮筋续骨，使各项改革发挥最大效能；还比如，习近平总书记阐述“四风”问题的时候，十分形象地指出，用中医的话来说，就是“肝风内动”“血虚生风”；还讲到，政法系统是国家的免疫系统，是营血卫气、祛邪扶正、保证社会肌体健康的重要力量，等等。这些重要论述，贯穿着宽广的历史视野、强烈的使命担当、真挚的为民情怀、科学的辩证思维、深沉的文化自信，标志着我们党对中医药工作规律的认识达到了新的高度。我认为，习近平总书记发展中医药的新思想新论断新要求，是习近平新时代中国特色社会主义思想的组成部分，是新时代推动中医药振兴发展的行动指南。

二、准确把握党的十九大对中医药工作提出的新要求

党的十九大是在全面建成小康社会决胜阶段、中国特色社会主义进入新时代的关键时期召开的一次十分重要的大会。大会为新时代举旗定向，以新思想指引航程，对于党和国家事业继往开来、对于中国特色社会主义前途命运、对于实现最广大人民根本利益，具有重大历史意义。党的十九大对中医药工作既有直接的、明确的任务，也有间接的、深层次的要求。

（一）牢牢把握党的十九大的主题，要求我们必须坚持以人民为中心的发展导向

中医药是我国卫生与健康事业的重要组成部分，直接影响着人民的获得感幸福感安全感。让人民群众有更多的中医药获得感没有终点，只有连续不断的新起点。我们要始终坚持以人民为中心的发展思想，以人民满意不满意为最高标准，采取针对性更强、覆盖面更大、作用更直接、效果更明显的举措，完善中医药服务体系、优化中医药健康服务、发展中医药健康产业，增强

人民的中医药获得感。

（二）中国特色社会主义进入新时代，要求我们必须不断激发和释放中医药“五种资源”的活力与潜力

中医药作为“五种资源”，已融入中国特色社会主义的总体布局之中，与党的事业同步进入了新时代。这就要求我们必须坚持以习近平新时代中国特色社会主义思想为指导，坚持新发展理念，在新的历史方位下谋划激发和释放中医药“五种资源”潜力和活力的内涵、任务和路径，积极主动顺应，锐意开拓进取，在奋力夺取新时代中国特色社会主义伟大胜利的进程中彰显中医药特色、形成中医药风格、展现中医药气派。

（三）我国社会主要矛盾发生变化，要求我们必须推动中医药更均衡更充分地发展

一方面要在“人民日益增长的美好生活需要”中找准人民对中医药有哪些新需求、摸清人民对中医药有哪些新期待，精准对接人民群众的需求，推进中医药充分发展；另一方面要在服务健康中国战略、乡村振兴战略、区域协调战略、京津冀协同发展中提出新的思路、新的战略、新的举措，着力解决影响中医药发展不平衡不充分的主要问题，努力实现更有质量、更有效率、更可持续、更有水平的发展。

（四）坚定不移将改革推向深入，要求我们必须统筹抓好中医药领域的各项改革

推动中医药振兴发展，深化改革是关键一招、必由之路。我们要深入学习贯彻习近平总书记关于全面深化改革的重要思想，着眼于推进中医药治理体系和治理能力现代化这个目标，坚持问题导向，坚持改革协同，统筹推进中医医疗、保健、科研、教育、产业、文化和对外交流等各个领域的改革，依靠改革着力解决影响中医药振兴发展的体制机制性难题。

（五）实施健康中国战略，要求我们必须充分发挥中医药的“三个作用”

要按照全国卫生与健康大会的部署，坚持新时期卫生与健康工作方针，充分发挥中医药在健康中国中的独特作用，充分发挥中医药在治未病中的主导作用、在重大疾病治疗中的协同作用、在疾病康复中的核心作用，努力为人民群众提供全周期的中医药服务，推动卫生与健康发展方式由以治病为中心向以健康为中心转变、由注重“治已病”向注重治未病转变、从疾病管理向健康管理转变。

（六）传承发展中医药事业，要求我们必须全力推进“四个建立健全”

中医药是老祖宗留给我们的宝贵财富，必须传承好、发展好、利用好，这是时代赋予我们的历史使命。我们要坚定文化自信，增强发展定力，建立健全中医药法规，建立健全中医药发展的政策举措，建立健全中医药管理体系，建立健全适合中医药发展的评价体系、标准体系，走出一条具有中国特色社会主义的中医药发展道路。

三、科学谋划新时代振兴发展中医药的新任务

进入新时代、踏上新征程、续写新篇章，必须坚定用习近平新时代中国特色社会主义思想指导中医药实践，坚定维护习近平总书记作为党中央的核心、全党的核心地位，坚定维护以习近平同志为核心的党中央权威和集中统一领导，始终在思想上政治上行动上同党中央保持高度一致。

（一）定好盘子、确立目标

对照实现社会主义现代化和中华民族伟大复兴的总任务以及分两步走的战略安排，在贯彻落实健康中国2030规划纲要和稳步实施中医药发展战略规划纲要的基础上，加强战略研究和宏观规划，进一步完善振兴发展中医药的战略目标和实施路径，确保中医药的发展目标任务与“两个一百年”的奋斗目标相一致、相协调。

（二）走好路子、明确任务

一要对照实施健康中国战略，一方面在完善国民健康政策中全面落实中西医并重的方针，推动从法规、规划、政策、项目等方面一体谋划中医、西医的发展，确保中医药不缺位、有作为、有特色；另一方面要聚焦普及健康生活、优化健康服务、完善健康保障、发展健康产业、建设健康环境等5个重点任务，充分发挥中医药的作用，推动中医药全方位全环节融入健康中国建设中。二要对照新时代我国社会主要矛盾的变化，坚持问题导向，既要把中医药这块蛋糕做大，又要顺应卫生与健康工作方式的转变，推动各类资源向促进中医药平衡发展、充分发展上来优化和布局；既要坚持抓重点，建优建强中医药服务的“龙头”，又要坚持补短板，全面提升基层中医药服务能力，缩小城乡中医药服务能力的差距；既要做强中医医疗服务，又要做大中医药健康服务，满足人民日益增长的中医药健康服务需求；既要促进中医医疗、保健、科研、教育、产业、文化和对外交流等各个领域的协调发展，又要促进中医药与经济社会发展相适应相协调。三要对照全面深化改革总目标，坚持党对深化中医药改革的领导，坚持以人民为中心的改革取向，深化中医药供给侧结构性改革，聚焦发挥“三个作用”、推进“四个建立健全”，蹄疾步稳地推进改革。同时，要协调推进党的十八届三中全会和党的十九大部署的与中医药有关的改革任务，在中医药系统不折不扣落地。四要对照“五位一体”总体布局和“四个全面”战略布局，进一步研究美丽中国、科教兴国、人才强国、创新驱动发展、深化供给侧结构性改革、脱贫攻坚、乡村振兴、区域协调发展、“一带一路”建设等国家战略部署对中医药的新要求，提出新的思路和举措，推动中医药更加主动地融入新时代中国特色社会主义伟大事业。五要对照新时代党的建设总要求，坚持党对中医药工作的领导，把政治建设摆在首位，全面推进党的政治建设、思想建设、组织建设、作风建设、纪律建设，把制度建设贯穿其中，深入推进反腐败斗争，推动中医药系统全面从严治党向纵深发展。

（三）撸起袖子、增强本领

习近平总书记在党的十九大报告中指出，中华民族伟大复兴，绝不是轻轻松松、敲锣打鼓就能实现的。中医药事业是干出来的，决不是喊出来的。我们要切实增强学习本领、政治领导本领、改革创新本领、科学发展本领、依法执政本领、群众工作本领、狠抓落实本领、驾驭风险本领等“八种本领”，坚持一张蓝图绘到底，一件事情接着一件事情办，一年接着一年干，撸起袖子加油干，就一定能够在实现中华民族伟大复兴的航程中推动中医药振兴发展，就一定能够把老祖宗留给我们的宝贵财富传承好、发展好、利用好，为推进健康中国建设，实现中华民族伟大复兴的中国梦，推动构建人类健康命运共同体做出我们中医药应有贡献！

国家卫生计生委副主任、国家中医药管理局局长、第二届中医药改革发展专家咨询委员会主任委员王国强在第二届中医药改革发展专家咨询委员会第一次全体会议上的讲话

2017年12月9日

专家咨询委员会是中医药的“第一智库”，是我们完全可以依赖和信任的“外脑”，给我们出了许多好的主意、建议和办法。在座的既有老朋友，也有新朋友。真诚地感谢老朋友和新朋友受邀担任第二届中医药改革发展专家咨询委员会的顾问和委员，这充分体现了大家对中医药局党组的支持，对中医药改革发展的支持。首先，我代表国家中医药管理局向大家表示衷心的感谢和崇高的敬意！

一、第一届专家咨询委员会为推动中医药振兴发展做出了重要贡献

2014年9月，国家中医药管理局成立了中医药改革发展专家咨询委员会，开启了中医药科学决策民主决策的新篇章。第一届专家咨询委员会成立以来，各位专家怀着对振兴发展中医药的感情、对增进人民健康福祉的责任，不负众望、不辞辛劳，为中医药发展提供了智力支持、实践支持和舆论支持，提出了大量咨询建议，开展了富有成效的工作，很好地发挥了参谋智囊作用。

一是积极建言，为中医药重大决策部署提供了智力支持。近3年，我们聚焦中医药发展战略规划纲要编制、中医药发展“十三五”规划编制、中医药发展战略规划纲要实施的策略选择等，召开了三次全体会议，充分听取各位专家委员的真知灼见。据统计，有近200人次参加了上海论坛和专家咨询委员会全体会议，有30余人次在专题咨询会上提出意见建议，陈凯先委员、张伯礼委员、张亮委员、王键委员、郑守曾委员、胡定旭委员、郭清委员、梁鸿委员等围绕中医药服务模式创新、中医药科技创新、中医药健康养生文化“两创”等作了精彩的报告，给我们以启发和鼓舞。大家的真知灼见，在中医药重大决策和重要部署中发挥了重要作用。

二是立足岗位，为推动中医药振兴发展提供了实践支持。各位专家委员充分发挥自身专业优势，立足工作实践，深入开展研究，提出新的观点和思想，开展新的探索和实践，推动中医药相关工作。比如，洪虎顾问、李慎明顾问、张伯礼委员作为人大常委和人大代表，参与中医药法的审议，为出台这部具有中国特色、中国气派的法律做出了贡献；比如，王新陆委员、闫希军委员、张其成委员等在参加全国“两会”时，提出不少促进中医药振兴发展的建议提案；比如，刘维忠委员在主持甘肃省卫生计生委工作期间，推动中医药全面融入甘肃经济社会发展大局，充分发挥中医药在深化医改中的独特作用，探索走出了一条欠发达地区发展中医药的新路子；比如，王宏广委员参与中医药发展战略研究的课题，为我们提出发挥中医药“三个作用”提供了决策依据，刘远立委员承担我们改善医疗服务行动计划的第三方评估，张亮委员参与国家中医药综合改革试验区的第三方评估；还比如，梁鸿委员参与并指导上海市长宁区治未病服务体系建设，帮助他们总结推广经验和做法，等等。这些都为我们推动中医药振兴发展提供了实践支撑。

三是笔耕不辍，为促进中医药改革发展提供了舆论支持。各位专家委员结合长期关心和持续研究的领域，通过发表文章、撰写评论、参加论坛、接受采访等形式，主动宣传党和国家的中医药政策，帮助社会各界理性看待中医药，及时澄清模糊认识，大胆发声，敢于直言，向党委政府提建议，为中医药改革鼓与呼。近3年，我们每年组织编辑《专家委员谈改革发展》，共收集60人次的152篇文章，这些文章或前瞻思考，或阐发学术，或解读政策，或宣传经验，体现了专家委员们推动中医药改革发展的思想、观点和智慧。

总之，大家尽心尽力投身到中医药改革发展的实践，展现出了令人敬佩的担当精神、敬业精神、奉献精神。再次向大家表示崇高的敬意。

二、党的十八大以来中医药振兴发展迈出坚实步伐，取得显著成效

党的十八大以来，以习近平同志为核心的党中央高度重视中医药

事业发展，提出了一系列发展中医药的新思想新论断新要求，实施了一系列振兴发展中医药的重大举措，中医药认识的高度、实践的深度、影响的广度前所未有，一个个标志性事件镌刻在中医药发展的历史丰碑上，为振兴发展中医药奠定了坚实基础。5年来的成就是历史性的、开创性的、全方位的，是过去5年党和国家取得历史性成就、发生历史性变革的组成部分。

（一）中医药战略地位跃上新高度

党中央、国务院印发《“健康中国2030”规划纲要》，提出一系列振兴发展中医药的重大举措。国务院印发《中医药发展战略规划纲要（2016～2030年）》，把中医药发展上升为国家战略。国务院建立了中医药工作部际联席会议制度，切实加强对中医药工作的统筹协调。中医药“五种资源”得到有关方面和各级党委政府的广泛认可。据不完全统计，党的十八大以来，有30多份中央层面的文件对中医药工作做出部署，涉及科技、教育、文化、农业、旅游、民族、产业、知识产权等多个领域，国务院办公厅还专门印发和转发了中医药健康服务发展规划、中药材保护和发展规划等2个专门规划，中医药工作已全面融入经济社会发展全局。发表中国的中医药白皮书，向世界宣告中国政府坚定不移发展中医药的信心与决心。

（二）中医药法治建设实现新跨越

经过几代中医药人的共同努力，2016年12月25日，习近平签署主席令颁布《中华人民共和国中医药法》，今年7月1日，这部法律正式实施。这是我国中医药领域的一部综合性、基础性法律，是推进全面依法治国战略在中医药领域的重要成果，在中医药发展史上具有里程碑意义。全国人大召开学习贯彻中医药法座谈会，王晨副委员长出席会议并讲话。推动出台了中医诊所备案管理暂行办法、中医医术确有专长人员医师资格考核注册管理暂行办法等配套制度，组织各地认真学习宣传贯彻中医药法，并对推进地方性中医药法规建设做出部署，河北省已率先修订了《河北省中医药发展条例》。

（三）中医药服务能力实现新提升

推动在深化医改的“四梁八柱”中同步部署中医药工作，深化公立中医医院改革，实施基层中医药服务能力提升工程，中医药以较少资源总量提供了较多服务份额，放大了医改惠民效果。截至2016年底，中医类医院有4238个，比2012年底增加841个，增长24.76%；中医类医院诊疗量为5.77亿人次，比2012年底增加1.26亿人次，增长27.81%；中医类医院出院人数2556.73万人次，比2012年增加757.79万人次，增长42.12%。2016年，每万人口卫生机构中医执业（助理）医师数达到3.48人，比2012年增加0.85，增长32.32%；97.5%的社区卫生服务中心、94.3%的乡镇卫生院、83.3%的社区卫生服务站和62.8%的村卫生室能够提供中医药服务，与基层中医药服务能力实施工程前相比，分别提高了21.9%、27.8%、31.7%、5.3%。

（四）中医药科技创新取得新突破

屠呦呦研究员获得2015年诺贝尔生理学或医学奖、2016年度国家最高科学技术奖。建设了以23个国家中医临床研究基地为重点平台的临床科研体系，14类重大疾病中医药防治疗效获得循证依据，完善了中医药防治传染病和慢病的临床科研网络，建立了符合中医药发展规律的临床科研一体化新模式，建设了一批国家工程（技术）研究中心、工程实验室和企业技术中心，一批科研成果转化为诊疗规范或中药新药，400本中医古籍整理取得重大阶段性成果。党的十八大以来，中医药领域荣获国家科技奖励36项、其中国家科技进步一等奖6项。开展全国第四次中药资源普查试点，基本摸清了31个省份922个县中药资源“家底”，实施中药标准化项目，支持59个中成药大品种和101种中药饮片产品优化生产关键环节的技术规范，提升全过程质量控制水平。实施中药材产业扶贫行动计划，据统计，全国中药材种植面积已超过5000万亩，成为农村特色产业和农民收入的重要来源。2016年，我国中药工业规模以上企业实现主营业务收入超过8600亿元，比2012年增长70.1%。

（五）中医药队伍建设呈现新局面

评选表彰两届60名国医大师和首届100名全国名中医，刘延东副总理两次出席会议与专家座谈并发表重要讲话，中医药系统深受鼓舞和激励。实施中医药传承与创新“百千万”人才工程，统筹推进老中医药专家学术经验继承、优秀中医临床人才、学术流派工作室等人才培养项目。深化医教协同，深化中医药高等教育教学改革，42所高校开展了卓越医生（中医）教育培养计划改革试点，建设794个中医药重点学科，评选表彰60名中医药高校教学名师，推进中医住院医师规范化培训，省局共建高校10所。6所中医药院校入选一流学科建设高校。

（六）中医药文化发展迈上新台阶

深化中医中药中国行活动，实施中医药健康文化素养提升工程和中医药健康文化推进行动，推动中医药进乡村、进社区、进家庭，开展公民中医养生保健素养调查，中医药科普率达到84.02%。深化国家中医药文化宣传教育基地建设，收藏展出中医药文物和中医药实物10万余件。支持创作了一批以《本草中国》等为代表的精品力作，编辑制作图书、音像、影视、动漫等中医药文化科普作品1500余种，产生良好的社会反响。

（七）中医药海外发展书写新篇章

会同发展改革委印发《中医药“一带一路”发展规划（2016～2020年）》，推动中医药融入“一带一路”建设大局，勾画共筑中医药健康丝绸之路的蓝图。中医药已传播到183个国家和地区，我国已同外国政府、地区主管机构和国际组织签署了86个中医药合作协议。国际标准化组织（ISO）成立中医药技术委员会（ISO/TC 249），并陆续制定颁布10余项中医药国际标准。以中医药为代表的传统医学首次纳入世界卫生组织国际疾病分类代码（ICD－11），中医药作为国际医学体系的重要组成部分。中医药频频亮相第九届健康促进大会、金砖国家传统医药高级别会议、中国－中东欧卫生部长论坛等国际会议，日益走进世界传统医学舞台中央。

（八）全面从严治党焕发新气象

切实加强党对中医药工作的领导，坚决维护党中央权威和集中统一领导，坚决维护习近平总书记核心地位。深入开展党的群众路线教育实践活动、“三严三实”专题教育，扎实推进“两学一做”学习教育常态化制度化，用习近平总书记系列重要讲话精神武装头脑、指导实践。全面落实“两个责任”，严明党的政治纪律和政治规矩，严肃党内政治生活，积极配合中央巡视组圆满完成专项巡视并抓好巡视整改，发挥巡视利剑作用，实现对直属单位巡视全覆盖，探索巡视“回头看”新机制。

三、新时代推进中医药振兴发展，需要各位专家委员再接再厉、同心协力、共同参与

党的十八大以来，习近平总书记多次就加强中国特色新型智库建设做出重要论述。关于建设什么样的智库，习近平总书记明确强调，建设中国特色新型智库，要坚持党的领导，把握正确导向，充分体现中国特色、中国风格、中国气派。关于智库建设如何发挥作用，习近平总书记强调，智库建设要把重点放在提高研究质量、推动内容创新上。要加强决策部门同智库的信息共享和互动交流，把党政部门政策研究同智库对策研究紧密结合起来，引导和推动智库建设健康发展、更好发挥作用。习近平总书记还强调，智力资源是一个国家、一个民族最宝贵的资源。我们进行治国理政，必须善于集中各方面智慧、凝聚最广泛力量。这些重要论述，为我们在新时代推进中医药改革发展专家咨询委员会建设提供了重要遵循和行动指南。

当前和今后一段时期，我们要深入学习贯彻党的十九大精神，深入学习贯彻习近平新时代中国特色社会主义思想，深入学习贯彻习近平总书记发展中医药的新思想新论断新要求，聚焦推进中医药治理体系和治理能力现代化这个目标，扭住关键、精准发力，扎实推进中医药振兴发展。

（一）希望聚焦重点精准发力，全面参与中医药的深化改革

党的十九大继续吹响了“将改革进行到底的”进军号。前几天，十九届中央深改领导小组还专门印发通知，对坚定不移将改革推向深入做出全面部署。新时代意味着新起点新要求。推动新时代中医药振兴发展，关键是要依靠改革增添新动力。建立健全中医药法规，建立健全中医药发展的政策举措，建立健全中医药管理体系，建立健全适合中医药发展的评价体系、标准体系，充分发挥中医药在治未病中的主导作用、在重大疾病治疗中的协同作用和在疾病康复中的核心作用，这“四个建立健全”“三个作用”事关全局，是我们当前和今后一段时期深化中医药改革的重点任务。正如习近平总书记所强调的，改革发展任务越是艰巨繁重，越需要强大的智力支持。希望各位委员重点围绕“四个建立健全”、发挥“三个作用”，深入调查研究，积极参与咨询，提出更多专业化、建设性、操作性强的政策建议，帮助我们更好地透过现象看本质，找准问题症结，辨证处方、对症下药、精准发力，实现认识的新提升、理论的新突破、实践的新发展。

（二）希望发挥身份优势和专长优势，为推动中医药振兴发展提供更多支撑

中医药改革发展专家咨询委员会的一个特点就是汇聚各领域的人才，既有大专家、大学者，还有行业外的翘楚精英、产业领域的精英人才，更有具有宏观视野和丰富管理经验的老领导、老同志。大家社会声望高、身份相对超脱、说话分量重、业内外影响大。一方面希望大家发挥身份优势，通过多种形式、多种渠道，秉笔直书、仗义执言，为中医药改革发展鼓与呼，正确引导舆论，引导合理预期，凝聚推动中医药改革发展的力量。另一方面希望大家发挥好专长优势，“跳出中医药看中医药”“立足全局看中医药”“着眼发展看中医药”，牢牢把握传承好、发展好、利用好中医药这一祖先留给我们的宝贵财富这个要求，提出更多具有前瞻性、针对性和可操作性的意见建议，为推动中医药改革发展提供支撑。

（三）希望加强学习联系实践，提高决策咨询质量

当前，中医药事业发展的环境发生深刻变化，既上升为国家战略，迎来了天时、地利、人和的大好时机，但也面临着发展不平衡不充分的时代挑战。中医药服务的领域也在不断拓展，人民群众的中医药健康服务需求加速释放，不仅要求能看得上中医，更希望看得上好中医，还希望全生命周期的不同阶段都能享受到优质的中医药服务。地位提升、环境变化、人民期待，都对我们加强学习提出了新要求。希望各位专家深入学习习近平新时代中国特色社会主义思想和发展中医药的新思想新论断新要求，把中央决策部署与中医药实践结合起来，提出更多需要发展的新思想、需要做出的新判断、需要凝练的新观点、需要推出的新举措。同时，还希望各位专家委员加强协同攻关、优势互补，力争产出一批更高水平的咨询建议。

各地、各试验区和局机关各部门要充分利用好专家咨询委员会这个平台，就重大问题邀请专家深入调研、听取意见、把关指导，提高决策的科学化民主化水平。

不少专家委员年事已高，希望大家注意身体、多多保重。中医药改革发展专家咨询委员会秘书处和有关方面要积极做好服务，完善沟通联系机制，重要情况及时通报，重大决策和重大问题及时沟通，为各位专家委员在工作上、学习上、生活上提供力所能及的帮助。

国家中医药管理局副局长于文明在2017博鳌健康论坛开幕式上的讲话

2017年3月24日

非常高兴受邀参加2017·博鳌健康论坛，此次论坛聚焦健康中国建设，围绕用新理念新思想新战略推动健康战略的实施，这将为维护和增进人类健康带来新的政策启迪和经验交流。它将对进一步推进国家《“健康中国2030”规划纲要》、国家《中医药发展战略规划纲要（2016～2030年）》、国家《中医药“一带一路”发展规划（2016～2020年）》的贯彻落实，进一步深化医改、促进健康中国建设以及与世界各地交流合作，探讨保障人类健康政策经验，具有十分重要的意义。借此机会，我代表国家中医药管理局对本次论坛的召开表示祝贺！向长期以来关心、支持中医药事业发展的各位专家、各位来宾、新闻界的朋友们及社会各界表示衷心的感谢！

海南省作为中国最大的经济特区和我国首个国际医疗旅游先行区，有着天然的地域优势和潜力巨大的发展空间。海南省委省政府高度重视医药卫生和中医药事业发展，将中医药发展纳入全省经济社会全局和卫生计生工作大局，积极发挥中医药在深化医疗卫生体制改革中的独特作用，推动中医医疗、保健、科研、教育、产业、文化以及对外交流合作协调发展。特别是海南省在拓宽中医药健康服务领域，大力发展中医养生保健服务，探索特色健康疗养新模式等方面，取得了可喜成绩，为各地推动中医药健康服务发展提供了经验和借鉴。

去年8月，党中央、国务院召开了新世纪以来第一次全国卫生与健康大会，提出了新形势下我国的卫生与健康工作方针：以基层为重点，以改革创新为动力，预防为主，中西医并重，将健康融入所有政策，人民共建共享。同时，印发了《“健康中国2030”规划纲要》，对未来15年卫生与健康事业发展做出了系统安排，绘制了健康中国建设的“路线图”，这充分表明了党和国家把人民健康放在优先发展的战略地位，努力全方位、全周期保障人民健康，充分彰显了维护人民健康的坚定决心，标志着对健康重大价值的认识达到了前所未有的新高度。同时，明确了中西医并重发展的卫生方针，强调要着力推动中医药振兴发展，坚持中西医并重，推动中医药和西医药相互补充、协调发展，努力实现中医药健康养生文化的创造性转化、创新性发展。

新一届党中央和国务院高度重视关心中医药的发展，加强中医药发展的顶层设计和制度安排，党的十八大提出“扶持促进中医药和民族医药发展”，党的十八届三中全会提出的“完善中医药事业发展政策机制”，去年2月、12月，国家出台了《中医药发展战略规划纲要（2016～2030年）》《中医药“一带一路”发展规划（2016～2020年）》，特别是去年12月，全国人大通过了《中医药法》，国家主席习近平签署正式颁布，今年7月1日正式实施；国务院又建立了中医药工作部际联席会议制度，这标志着党中央、国务院将中医药放在党和国家改革发展全局的战略高度来安排部署。特别是习近平总书记多次对中医药改革发展做出重要批示和指示，也多次在重要讲话中运用中医药的理念和术语来阐述治国理政的思想观点。2017年1月18日，又在日内瓦会见世界卫生组织总干事陈冯富珍时，赠送了中国针灸铜人雕塑，并强调指出：要继承好、发展好、利用好传统医学，用开放包容的心态促进传统医学和现在医学更好融合，为促进人类健康、改善全球卫生治理做出更大贡献。李克强总理在每年政府工作报告都有支持中医药发展的战略部署要求，今年政府工作报告又强调“依法支持中医药事业发展”。刘延东副总理更是多次亲自协调解决事关中医药改革发展的关键问题，并深刻阐述了中医药作为独具特色的卫生资源、潜力巨大的经济资源、具有原创优势的科技资源、优秀的文化资源和重要的生态资源的特殊作用。今年她又寄语全国中医药工作会议，并做出重要批示，从战略和全局高度指明了中医药事业的前进方向，希望中医药系统要紧紧抓住中医药振兴发展天时、地利、人和的大好时机，落实全国卫生与健康大会要求，着力推进中医药供给侧结构性改革，加快发展中医药健康服务，为全方位全周期维护人民健康做出新贡献。

随着改革的不断深入和经济社会快速发展，医改正向纵深推进，同时，也随着人们生活水平的提高、健康意识的增强、医学目的调整、医学模式的转变以及人民生活方式的改变和服务需求的变化，中医药迎来了新的发展战略机遇期。一是从中央的要求看，“促进中医药发展”已列入2017年中央政治局常委要点，这也是历史上难得的大好形势机遇。二是从消费需求看，人们对中医药服务无论是量和质都产生了“井喷式”的需求，多元化、个性化特征日益明显。三是从服务领域看，中医药服务正由主要提供医疗服务向提供融医疗、预防、保健、养生、康复于一体、全链条服务的方向发展。四是从服务能力看，中医药不仅在慢性疾病防治和治未病方面有特色优势，而且在重大传染疾病、重大疑难疾病防治上也有突出成果。五是从治理能力看，《中医药法》和《中医药发展战略规划》要求“建立健全国家省、市、县中医药管理体制”的目标，这将对中医药发展带来良好的促进作用。六是从统筹国家内外发展大局来看，多学科及生命科学领域越来越认可中医药的效果和服务，中医药在国际社会受到前所未有的关注与欢迎，越来越多的国家和地区重视中医药的开发和应用。

各位来宾，各位同仁，博鳌健康论坛是非常好的一个交流、合作平台，借此机会，我讲三点意见，与大家分享我的观点，请批评指正。

（一）进一步完善中医药发展政策机制，推动中医药振兴发展

中医药学凝聚着中华民族的健康养生理念及其实践经验，加快推进健康中国建设，迫切需要在构建中国特色基本医疗制度，进一步发挥中医药独特作用，我们将要按照《“健康中国2030”规划纲要》提出的要求，进一步发挥中医药在慢病防治，重大疾病防治、疾病康复及治未病中的作用；我们将进一步发挥中医药在医改中的作用，为解决医改世界性难题开出“中国处方”；要进一步建立健全中医药法规、中医药发展政策举措、中医药管理体系；要进一步建立适合中医药发展的评价体系、标准体系，力争在慢病防治和重大疾病防治方面有所突破；要进一步积极推动中医药健康养生文化创造性转化、创新性发展，使之与现代健康理念相融相通，服务于人类健康。

（二）将中西医并重方针融入所有健康政策，促进健康中国建设

新中国成立伊始，国家就提出“团结中西医”，1996年的卫生工作大会上，首次提出“中西医并重”工作方针，为我国医药卫生发展和保障人民群众健康做出了积极的贡献。新时期，新一届党中央、国务院又再次强调“中西医并重”工作方针，这充分表明了中西医并重方针是我们的国策，是符合我国国情的，而且是长期以来实践证明行之有效的方针政策。各级政府要加强统筹协调，要把中西医并重方针融入所有健康政策中，同时，要促进中医、西医结合，要促进中医西医相互取长补短，发挥各自优势，提高临床服务能力和防病治病水平。中西医并重是国家卫生工作方针，中西医结合是我们用2个专业、2个办法，提高临床医疗保健服务能力和水平的战术策略。

（三）发挥中医药独特资源优势，助力国家“一带一路”建设

国家“一带一路”倡议的实施标志着我国对外开放实现战略转变，中医药作为与“一带一路”沿线国家交流合作的独特资源和重要内容。中医药将积极助力国家“一带一路”建设，服务“一带一路”国家民众健康。另一方面，中医药也借助国家“一带一路”倡议实施，加快与“一带一路”国家的交流与合作，推动中医药发展，更好的服务人类健康。

各位来宾，各位朋友：中医药是中国的，也是世界的。是传统的，也是现代的。让我们携起手来，不断发掘利用人类文明成果，共促经济社会发展，共促人类健康事业发展，服务世界人民福祉！

国家中医药管理局副局长马建中
在全国中医药系统办公室主任会议暨宣传文化工作座谈会上的讲话

2017年4月21日

这次全国中医药系统办公室主任会议暨宣传文化工作座谈会，是在即将迎来习近平总书记2014年5月8日到中办视察工作时的重要讲话发表三周年之际，是在加快推进中医药振兴发展、办公室工作面临新的形势任务背景下，经局党组批准召开的一次重要会议。会议的主要任务是：深入贯彻党的十八大和十八届三中、四中、五中、六中全会以及全国卫生与健康大会精神，深入学习贯彻习近平总书记系列重要讲话精神和发展中医药的新思想新论断新要求，适应新形势，明确新要求，把握新任务，全面提升中医药系统办公室工作的科学化、规范化水平。

这里，我就如何在新形势下做好办公室工作，讲几点意见。

一、充分肯定近年来办公室工作取得的成绩

近年来，办公室按照习近平总书记“五个坚持”的指示和李克强总理“三个定位”的要求，紧紧围绕党中央、国务院决策部署和中医药重点工作，充分发挥参谋助手、统筹协调、督查督办、新闻宣传和服务各方的职能作用，持续优化服务、提高效能、狠抓落实，各项工作都取得了新的进展和成效，主要体现在：

一是服务大局更加有为。紧紧围绕中央部署的中医药发展任务和局党组确定的重点任务，积极出谋划策，当好“参谋助手”和“智囊”。完成全国卫生与健康大会中央

领导同志讲话稿中医药素材部分以及中央领导同志出席中医药系统重大活动讲话稿的撰写，把握和创新了中医药发展的历史方位、目标定位和总体要求，为形成指导中医药事业发展的新思想新论断新要求做出了贡献。组织开展局领导综合调研，了解群众需求，发现培育亮点，总结凝练经验，形成了不少高质量的调研报告，为科学决策提供了依据。认真做好人大代表、政协委员建议提案办理工作，实现了沟通联系和办复满意率的双100%。

二是协调运转更加高效。推动建立国务院中医药工作部际联席会议制度，为从更高层次、更广层面统筹协调推进中医药工作搭建了“高平台”。积极发挥运转中枢、桥梁纽带作用，优化服务流程，推行电子政务内网，提高工作效能，切实做好会议活动、文电运转、应急值守、机要通信、安全保密、档案管理等工作，巩固办公室日常运转的“基本盘”，不断提升办文、办会、办事水平，为中医药系统运转提供全方位、全链条服务。聚焦全面从严治党，在局党组接受中央巡视组专项巡视、推进巡视整改过程中，统筹协调局机关各部门，圆满完成了党组交办的各项工作。

三是督促落实更加有力。聚焦落实《政府工作报告》有关重点工作、年度重点任务和改革任务，充分利用每周要情、司秘例会、改革办会、局务会等形式和渠道，定期通报工作进展、汇总领导批示办理情况，形成了双周督促、每月汇总、季度通报的抓督促落实的工作机制。

四是文化宣传更加有声。推动国务院新闻办发布中医药系统的第一部白皮书《中国的中医药》，取得了良好的社会反响。强化与中央媒体的沟通协调，推出了一批有价值、有分量、有影响的新闻报道，全方位展示中医药改革发展的成绩。深化中医中药中国行活动，在全国开展公民中医养生保健素养调查和中医药知识普及率调查，推进国家中医药文化宣传教育基地建设。加强对文化传播企业的指导，推动制作了一批以《本草中国》为代表的中医药文化精品。

五是推进改革更加扎实。坚持抓谋划、抓统筹、抓试点、抓督促，推动深化改革领导小组蹄疾步稳地抓好深化中医药改革。把国家中医药综合改革试验区作为改革的重要抓手，遴选布局了两批新试验区，试验主题、区域层级更加完善和丰富。办好中医药改革发展上海论坛，发挥好中医药改革发展专家咨询委员会的智库作用，推出了一批可复制、可推广的改革经验。中央深改办《改革情况交流》刊登中医药内容的简报3期。

各地、各单位办公室的同志们把中央的要求、国家中医药局的部署同本地区、本单位的工作实践紧密结合起来，在推动中医药发展战略规划纲要落地、编制“十三五”规划、建立省级中医药工作联席会议制度等方面做了大量而卓有成效的工作，为推动本地区中医药工作乃至全国的中医药工作做出了重要贡献。可以说，中医药改革发展取得的成绩中都包含着办公室系统同志们的辛勤付出，处处体现着同志们敬业担当、默默奉献、细致负责的优良作风。对办公室系统的工作，局党组是满意的，也是充分肯定的。实践证明，办公室系统这支队伍是靠得住、顶得上、干得实、打得赢的队伍。我代表国家中医药管理局，向办公室系统的同志们道一声辛苦，并向大家表示衷心的感谢和崇高的敬意！

二、准确把握办公室工作面临的新形势

办公室是综合办事机构，位处中枢，承上启下，协调左右，统筹各方，在中医药工作中具有特殊重要的地位和作用。中医药系统办公室的工作水平和运转效率，是中医药治理体系和治理能力现代化的重要组成部分，直接影响着中医药系统的有序运转、影响着中医药振兴发展的大局。

一要深刻领会新要求。习近平总书记对办公室工作高度重视，做出一系列重要指示批示。特别是在“5·8”讲话中提出中办要做党中央放心的“坚强前哨”和“巩固后院”，要增强“六个意识”、做好“五个坚持”、做好“两个表率”，要打造“守纪律、讲规矩”的模范机关，要把推动中央精神落实作为基本职能，这些重要指示批示科学阐释了办公厅（室）“是什么”“为什么”“干什么”“怎么干”这“四个具体问题”，对加强办公室系统队伍建设、做好办公室工作有很强的现实针对性和普遍指导意义。李克强总理也高度重视办公室工作。2015年在接见全国政府秘书长和办公厅会议代表时指出，办公厅要当好政府工作的“第一参谋助手”“大服务员”和“高效督办员”，深刻阐述了办公室工作的职责定位，是新时期做好办公室工作的重要遵循和行动指南。我们要深刻学习领会习近平总书记、李克强总理的重要指示精神，切实抓好贯彻落实。

二要准确把握新定位。习近平总书记指出，中办要不断提高“三服务”工作质量和水平。“三服务”即“为中央服务、为部门和地方服务、为人民服务”。李克强总理强调，政府办公厅要带头转职能、提效能，要聚焦党中央、国务院重大决策部署，以更大力度、更有效的方式推动各项政策措施落到实处。可以说，办公室既是政务处理中心、运转调度中心、信息情报中心、协调服务中心和督办落实中心，也是科学决策的参谋部、实施决策的司令部、推动工作的督导部、确保高效运转的后勤部。具体而言，国家局办公室和地方局办公室的具体任务虽然不同，但最基本的职能、最根本的任务是相通的，就是要坚持“三服务”，落实“三项职能”，做到“四个高”。“三服务”是服务领导、服务机关、服务基层；“三项职能”是参与政务、管理事务、搞好服务；“四个高”是高水平参谋服务、高效率统筹协调、高质量督促检查、高标准运行保障。这是新时期做好中医药系统办公室工作要把握的职责定位，也是局党组对办公室工作的新期望。

三要主动适应新形势。办公室职能综合，工作涉及从决策“最先1公里”到落实“最后1公里”的全链条、全过程。这就要求办公室主动适应新形势新任务，自觉把办公室的各项工作摆到中医药改革发展全局中来谋划和推进，进一步转变观念、思路和方式，进一步探索规律、特点和方法，全方位提升工作水平。党的十八大以来，以习近平同志为核心的党中央把中医药发展提升到国家战略高度，做出系统谋划和周密部署，提出了一系列发展中医药的新思想新论断新要求，出台了一系列支持力度大、含金量高的政策。在推动中医药振兴发展中，办公室肩负着新的历史担当和责任。推动中医药振兴发展的许多决策需要大家去参谋、许多措施需要大家去督查、许多改革需要大家去推进、许多工作需要大家来协调、许多经验需要大家去挖掘、许多典型需要大家去宣传。办公室要围绕大局找定位，聚焦职能再发力，在忠诚履职上下功夫，在参谋服务上下功夫，切实成为中医药系统的“坚强前哨”和“巩固后院”，全力推动中央和国家局各项决策部署的贯彻落实。

三、全面提升中医药系统办公室工作的科学化、规范化水平

新要求、新定位、新形势，既为中医药系统办公室工作带来了机遇，也对全面提升工作的科学化、规范化水平提出了新的更高的要求。要从推进中医药振兴发展、建设健康中国的战略高度，统一思想，深化认识，按照“谋划于早、带头于先、行动于快、检查于细、督查于紧、落实于实”的要求，忠实履行职责，更好发挥“坚强前哨”和“巩固后院”作用，不断提升“三服务”质量和水平。

第一，在高水平参谋服务上下功夫。办公室工作虽然不是中心，但影响中心。办公室要善于谋全局、议大事，紧紧围绕中心工作，当好“第一参谋助手”，做到“身在兵位、胸为帅谋”“参之有度、谋之有方”。一要强化谋的意识。紧紧围绕贯彻落实新发展理念，立足服务健康中国建设，把中央的大政方针和中医药的工作实践相结合，准确把握规律性、灵活性和前瞻性，谋思路与局领导决策一致、出主意与中央要求吻合、定方案与重点工作合拍，为局领导决策和部署工作提供更多更好的参考意见，真正参到点子上、谋到关键处。二要加强调查研究。要坚持把调研作为服务决策的重要途径，聚焦中央关心、领导关注和群众关切的重点难点问题，眼睛往下看，脚步往下走，身子往下沉，把基层的实情搞清楚，把存在的问题拎上来，把解决的办法找出来，充分发挥“千里眼”和“顺风耳”的作用。三要注重以文辅政。发挥好文字在表达领导意图、安排部署工作、总结基层经验等方面的作用。文稿起草要本着“要管用”“少而精”的原则，秉持开门见山、言之有物、清新朴实的文风。要站位高、立意新、谋划远、举措实，不要搞文字游戏、繁琐哲学，力戒文牍主义。

第二，在高效率统筹协调上下功夫。统筹协调既是办公室的看家本领，也是局党组“总揽全局、协调各方”的基础和保障。一要加强纵向协调。一方面“眼睛”要往上看，主动与中办、国办和国家卫生计生委等部门沟通联系，了解中央的重大部署，做好重要工作、重大活动的对接，积极争取上级部门更多的支持。比如，今年5月要举办“一带一路”高峰论坛、7月要举办金砖国家传统医药高级别会议，我们要及时跟进、主动参与。另一方面“重心”也要向下移，加强对各地办公室工作的关心和指导，掌握工作进展和政策执行情况，在中医药系统形成上下贯通、步调一致、同频共振的工作格局。二要加强横向协调。办公室要加强与机关各部门的协调，讲究工作方式方法和艺术，既要有原则性，也要兼顾灵活性，摆正主动性与辅助性的关系，上传下达准确无误，沟通情况快捷高效，衔接联系环环相扣，充分发挥联系左右的枢纽作用，充分调动各部门、各单位的工作积极性，做到参与不干预、到位不越位、管家不当家。三要加强内部协调。办公室内部是一个整体，要分工不分家，既责任明确又相互协作，切实把各项事务摆布好、把各类资源整合好、把各种关系处理好，形成服务发展、服务决策、服务落实的整体合力，画好最大同心圆。

第三，在高质量督促检查上下功夫。习近平总书记明确提出，党委办公厅（室）的基本职能是推动中央精神的贯彻落实。中办栗战书主任也强调指出，推动中央决策部署贯彻落实是全党共同的责任，更是党委办公厅（室）工作的核心职责。要把督促检查这把“利器”用足用好，促进中央、局党组决策部署的落地。一方面突出重点抓督查。中央的决策部署、领导同志的批示、中医药法的规定、国家局确定的事项，都是抓落实的重点，也是督查的重点。比如，去年国家局发通知，明确要求各地在年底前出台本地区贯彻落实中医药发展战略规划纲要的实施方案，现在有的省份还没有出台，中央的部署都不贯彻落实、落不了地，这不允许，要加大督查力度，确保中央和局党组的政令畅通。另一方面要完善机制抓督查。要建立健全“周台账、月通报、季上报、半年总结梳理”的工作机制，细化“分解立项、建立台账、落实责任、明确时限、预警提示、延期申办、办结销号”的完整督查流程，严格实行全流程闭环管理，确保部署件件落实、决策件件算数。要督促各地各部门把报告制度作为一项组织制度和政治纪律来落实，及时汇报决策部署的贯彻落实情况。现在有一种情况不好，局办公室发个通知，让各地各部门报一下情况，拖拖拉拉，严重影响国家局的工作进度和工作质量。这种情况不允许。下一次再有类似情况，要进行通报批评。

第四，在高标准运行保障上下功夫。办公室工作琐事多、急事多、大事多、难事多，既有主动工作的事，也有被动工作的事。要把握好主动和被动的辩证关系，在主动中把握有序，在被动中把握主动。一要流程再造优化。要聚焦“办文、办会、办事”的常规办事流程，创新方式方法，把每个岗位、每个流程、每个环节进行优化和再造，规范工作流程，提高工作标准，完善工作环节，以图表方式予以明确，真正使办公室的日常工作、每个环节都有序可循、有规可依、有据可查。二要提高工作效率。要大兴“马上就办”之风，对定下来的事情说干就干、立说立行，快节奏，高效率，急事急办，特事特办，今日事今日毕，做到“案无积卷、事不过夜”。只有办公室的效率提高了，局机关的效率才会高，推进中医药振兴发展的步伐才能快。三要推行电子政务。电子政务已成为各级政府平稳运转和高效履职不可或缺的重要手段。中央政府正在大力推进电子政务建设。举个例子，现在国办通知开常务会议，会议议程、参会人员报名都是从电子政务系统上进行。我们今天开个办公室主任会，发个通知、报个名，还得靠打电话、发传真，工作效率不高。局办要加强局机关的电子政务建设，实现公文报批、信息报送、督查督办、应急值班等工作都上线运行。

四、扎实做好今年的宣传文化工作

做好中医药系统的宣传文化工作，对于凝聚共识、统一思想、振奋精神、推动发展，具有十分重要的意义。要把握中央对宣传思想文化工作的总体要求，着力加强舆论宣传引导，推进中医药健康文化“两创”，为中医药振兴发展提供有力的思想舆论保障，为推进健康中国建设提供有效的中医药健康文化产品供给。

一要突出宣传重点。迎接、宣传、贯彻党的十九大，是贯穿今年党和国家全局工作的主线，也是做好中医药宣传工作必须把握的出发点和落脚点。要把握 2 个方面的宣传重点，一方面，要始终把宣传学习习近平总书记发展中医药的新思想新论断新要求贯穿工作始终，不断收集整理习近平总书记对中医药工作的重要论述，深化学习研究宣传，把其中蕴含的精神实质讲准、把重大思想观点讲透、把各地贯彻落实讲实。另一方面，要紧紧围绕十九大来谋划和部署宣传工作，十九大召开前，注重运用多种形式的宣传方法、生动鲜活的典型事例，宣传党的十八大以来中医药工作取得的成绩，充分展示习近平同志治国理政新理念新思想新战略在中医药系统的展开和实践。十九大召开后，要按照中央要求，深入宣传十九大的精神实质和内涵，宣传中医药系统贯彻落实十九大精神的工作动态和具体做法。在宣传中，大家要注意，中医药系统规模不大、宣传资源不多，要在充分挖掘系统所属媒体资源的同时，强化与中央和地方媒体的合作，借嘴说话、借筒传声、借台唱戏，发出中医药系统的“好声音”，宣传中医药系统的“正能量”。

二要全力推进“两创”。习近平总书记在全国卫生与健康大会上指出，要坚持古为今用，推进中医药健康养生文化的创造性转化和创新性发展，使之与现代健康理念相融相通，服务于人民健康。这深刻阐述了中医药健康养生文化“从哪里来、向哪里去”“怎样传承、如何传承”等现实问题。可以说，“两创”是中医药健康养生文化发展的路径和方法。一方面，要坚持“扬弃继承、创新发展”的原则，组织专家力量深入挖掘、系统整理中医药健康养生文化的内涵，把中医药健康养生文化的历史脉络、框架结构、技术方法等理清楚、搞明白，并用现代语言进行精准阐释，让其更好地融入国民教育、融入生产生活，推出更多人民群众听得懂、用得上的健康文化产品。去年年底，国家局印发了中医中药中国行——中医药健康文化推进行动实施方案，部署了一些推进“两创”的重点工作，各地要抓好贯彻落实，并结合当地人民群众的生活实践，唱好“地方戏”、讲好“地方话”。另一方面，要学会搭船出海、乘势而为，主动跟进、参与和融入中央正在大力推进的中华优秀传统文化传承发展工程中，用别人的台唱我们的戏，用我们的戏点亮别人的台，各取所需、合作共赢。

三要稳妥处置舆情。近几年，中医药舆情呈现数量增多、结构变化的趋势，中医药频频被“点名”。总体看，反对中医、唱空中医的声音弱了，关注发展的多了。一些问题是我们行业内存在的问题，一些问题是中医药的但职能不在我们这里，比如中药材质量问题、中药材种植问题，等等。我们要更加重视政策解读和舆论引导工作，通过召开新闻发布会、接受采访、发表文章等方式，主动权威发声，占领主渠道，把政策解读清楚和透彻，增信释疑。要加强舆情研判，建立健全舆情处置机制，完善与新闻宣传、网信部门的沟通机制，对苗头性、倾向性舆情坚持早发现、早回应、早处理，对重大舆情要快速反应、迅速处置。同时，要积极主动配合有关部门做好对涉及中医药舆情的处置工作。

最后，我再强调一下办公室自身建设。近年来，办公室的工作职能在不断拓展，工作任务在不断增加，统筹协调的任务越来越重，推进改革的压力越来越大，工作质量的要求也越来越高。做好新时期办公室工作，要提高政治站位，在增强“四个意识”上走在前、做在先，深入学习习近平总书记系列重要讲话精神，特别是深入学习习近平总书记“5·8”重要讲话和发展中医药的新思想新论断新要求，把增强政治意识放在首要位置，把增强大局意识作为责任担当，把增强核心意识铭刻在思想深处，把增强看齐意识作为行动自觉，始终做到政治立场坚如磐石、绝不动摇。要严守纪律规矩，贯彻落实全面从严治党的要求，带头执行中央八项规定，认真践行“三严三实”，严守纪律红线，严格权力底线，模范遵守廉洁自律的各项规定，干净干事、清白做人。要加强制度建设，做到以制度管人管事。根据不同时期、不同阶段的新情况和新问题，审时度势，及时总结办公室工作中的好经验、好做法，不断完善具有针对性和实效性的管理制度。要提升综合素质，进一步抓好学习培训，结合创建学习型机关活动，加强办公室干部的政治理论、政策法规、业务知识、现代科技管理知识等方面的培训，鼓励机关干部把有限的时间和精力用于理论学习、思考问题、干好工作。

同志们，做好新时期办公室工作，责任重大，使命光荣。让我们更加紧密地团结在以习近平同志为核心的党中央周围，紧紧围绕中央和局党组的决策部署，撸起袖子加油干，始终保持昂扬向上、奋发有为的精神状态，以抓铁有痕、踏石留印的工作干劲，履职尽责，勇挑重担，为推动中医药振兴发展做出新贡献！

国家中医药管理局副局长、国家中医药管理局深化改革领导小组副组长马建中在国家中医药综合改革试验区建设经验交流会上的讲话

2017年12月10日

一、充分肯定今年试验区建设的成效

2017年，各试验区聚焦试验主题，敢于改、勇于试，在一些领域取得积极进展和突破，有力地带动了本地区中医药事业的发展。

一是深化建设有新举措。江苏泰州、广东深圳召开试验区建设推进会，许昌市委常委会、南阳政府常务会专题研究试验区建设方案，北京东城、河北石家庄在党代会报告或政府工作报告中部署试验区建设任务，上海浦东制定试验区建设五年行动方案，这些为推进试验区建设提供了重要支撑。同时，试验区建设工作也得到各级领导的重视和关怀，时任江苏省委书记李强对江苏泰州做出批示，强调要关注试验区建设。

二是锐意改革有新探索。北京东城总结改革经验，“中医药文化进校园”机制已向北京市各托幼园所及中小学推广。北京丰台开展中医药健康养老“身边工程”，制定试点方案，探索中医药健康养老机制和模式；河北石家庄印发《深化中医药事业改革发展的若干政策》，打出深化中医药改革的“组合拳”；上海浦东成立中医药创新促进中心，完善理事会结构和决策机制，为中医药科技成果转化提供平台支撑；江苏泰州成立中医药健康服务协会，引导和规范中医药健康服务业健康发展；福建三明完善康复体系建设，扩大中医康复医保支付范围，为发挥中医药在康复中的核心作用做出实践探索；江西推进中国（南昌）中医药科创新城建设，搭建智慧健康创客平台，探索中医药产业绿色发展；山东青岛建立协调联动机制，实施中医药+，拓宽中医药服务领域，培育新的业态；山东威海“三医”联动，推进中医优势病种支付方式改革，实现“四方共赢”；河南许昌统筹推进中药材加工贸易基地、养老基地、产学研一体化基地建设，推动中医药产业集群化发展；河南南阳大胆改革，实现管理体制、健康旅游、养生保健机构连锁化发展、艾草发展上的“四突破”；广东深圳坚持放管并举，推出一系列创新举措，促进社会办中医的规范管理水平和服务能力的双提升；重庆垫江在深化“县管乡用”轮换派驻机制的基础上，积极探索“乡聘村用”机制，促进人才逐级下沉；四川成都新都在推进中医治未病项目纳入基本医保的同时，与商业保险公司合作开发新的保险产品；甘肃大力推进中医药产业发展，获批国家中医药产业发展综合试验区。

三是推广典型有新成果。国务院医改领导小组编发简报推广山东威海中医优势病种支付方式改革的经验。局改革办发文推广试验区前期探索的10个典型经验做法并汇编改革案例。组织第三方评估组到5个试验区开展评估，凝练了一批可推广、可复制的改革经验。

二、深入贯彻党的十九大精神，准确把握试验区建设的新要求

党的十九大围绕党和国家事业发展新要求，对全面深化改革做出重大部署，把坚持全面深化改革作为一项基本方略，明确新时代坚持和发展中国特色社会主义，根本动力仍然是全面深化改革。我们要深入学习贯彻党的十九大精神，深入学习习近平新时代中国特色社会主义思想，特别是全面深化改革的重要思想，坚定改革方向，把握改革要求，进一步坚定推进试验区建设的决心和信心。

第一，牢牢把握中央对深化改革的根本要求。习近平总书记在十九届中央全面深化改革领导小组第一次会议上强调，无论改什么、改到哪一步，坚持党对改革的集中统一领导不能变，完善和发展中国特色社会主义制度、推进国家治理体系和治理能力现代化的总目标不能变，坚持以人民为中心的改革价值取向不能变。这就要求我们推进试验区建设，要准确把握这“三个不能变”的基本要求，坚持以人民为中心来谋划改革、推动改革、落实改革，各项改革既要向增强中医药发展动力上来聚焦，也要向中医药治理体系和治理能力现代化上来

推进。

第二，牢牢把握深化中医药改革对试验区建设提出的重点任务。党的十九大提出，坚持中西医并重，传承发展中医药事业。传承好、发展好、利用好中医药这一祖先留给我们的宝贵财富，根本还要靠深化改革来驱动。党的十八大以来，以习近平同志为核心的党中央高度重视中医药发展，提出了一系列深化中医药改革的重大举措，强调要建立健全中医药法规，建立健全中医药发展的政策举措，建立健全中医药管理体系，建立健全适合中医药发展的评价体系、标准体系。这就要求我们试验区要牢固树立全国一盘棋的思想，对标这些改革重大举措，不等不靠，先行先试，在“四个建立健全”的改革探索上下功夫，为深化中医药改革全局提供改革实践和有益经验。

第三，牢牢把握试验区建设的自身要求。党的十九大提出，不忘初心，方得始终。中国共产党人的初心和使命，就是为中国人民谋幸福，为中华民族谋复兴。对试验区建设而言，无论什么时候，无论怎么改，走到哪一步，都不要忘了这个“初心”。这个“初心”就是完善中医药事业发展政策机制、进一步激发中医药发展活力潜力。这要求我们在推进试验区建设中，要坚持问题导向，坚持目标导向，坚持以改革为动力，在中医药发展的重点领域和关键环节开展探索试验和制度创新，为全国深化中医药改革探索新的路子，为促进中医药发展注入新的动力，为制定完善有关政策法规提供新的依据，为增进人民健康福祉做出新的贡献。

三、主动作为，大胆改革，努力开创国家中医药综合改革试验区建设新局面

试验区建设已经进入了一个新的阶段。各试验区要强化政治担当，保持改革定力，保持工作的连续性和前瞻性，按照既定的时间表、路线图，统筹推进各项改革任务。

第一，要加强领导统筹。国务院印发的《中医药发展战略规划纲要（2016～2030年）》明确提出，“规划建设一批国家中医药综合改革试验区”，这标志着试验区建设已上升为国家战略，对试验区提出了新的更高要求。试验区所在地的人民政府在试验区建设中承担主体责任，要从政府层面加强对试验区建设的统筹，定期召开会议研究试验区工作，协调解决试验区工作中的困难和问题，落实保障措施，擦亮试验区建设这个“金字招牌”。重庆垫江在推进试验区建设的一个很重要经验，就是梅时雨县长亲自抓，把方向、促落实，扑下身子、亲力亲为。同时，局机关试验区的联系部门、试验区所在地的省级中医药管理部门要加强与试验区的联系，强化统筹，形成合力。

第二，要加强改革协同。刚才，第三方评估报告提到了，试验区建设要抓住重点、对准焦距，增强改革的协同性。我们确定各个试验区的建设主题，是有统筹和考虑的，既基于国家层面的需求，迫切希望各地在某些领域、某些方面做出探索和实践，又基于各试验区的中医药工作基础和前期的改革探索。各试验区一方面要进一步聚焦试验主题，坚持问题导向，正确处理好改革与发展的关系，精准发力，精准对焦，在机制创新和破解难题上取得突破。另一方面要综合施策，推动各项政策、各部门力量都向试验主题方面集成和摆布，不断增强改革的协同性、系统性和整体性。山东威海推进中医优势病种支付方式改革就是一个很好的例子，之所以能够成功，就在于各部门的力量、各项改革举措都向支付方式改革这个试验主题来聚集，所以威海的经验能得到国务院医改领导小组的肯定。

第三，要加强总结推广。刘延东副总理对试验区做出重要批示，强调要抓紧形成可复制、可推广的经验。各试验区既要真刀真枪地推进改革，也要加强对改革成果和改革成效的宣传。要深入总结各自探索的好的改革经验和做法，讲清楚改革的初衷，讲清楚改革的路径，讲清楚改革的创新点，讲清楚改革的成效。试验区所在地的省级中医药管理部门要“近水楼台先得月”，把试验区探索的好经验先在本省推广复制。局改革办和局机关联系部门要加强对试验区建设的指导，通过调研、第三方评估等方式，去培育经验总结做法，进而在更大范围推广复制。

新时代意味着新起点新要求，新时代呼唤着新气象新作为。我们要深入贯彻党的十九大精神，牢固树立“四个意识”，深刻认识到“改革开放只有进行时，没有完成时”，坚定改革信心，发扬严实作风，以先行先试的勇气、永不懈怠的精神、奋发有为的状态，不断深化国家中医药综合改革试验区建设，将全面深化中医药改革进行到底，为改革开放40周年献礼。

不忘初心　砥砺前行　迈向中医药科技创新新目标

——国家中医药管理局副局长王志勇在全国中医药科技创新工作会议上的总结讲话

2017年1月11日

经过大家的共同努力，全国中医药科技创新工作会议已圆满完成各项议程，就要胜利闭幕了。这次会议是中医药事业发展面临“天时、地利、人和”大好历史机遇，积极响应党中央国务院建设健康中国和世界科技强国号召，全面落实习近平总书记系列重要讲话精神和全国科技创新大会、全国卫生与健康大会精神召开的一次重要会议，对于加快中医药科技创新，振兴发展中医药事业具有重大而深远的意义。

会议期间，国家中医药管理局通报表扬了“十二五”以来对中医药科技创新工作做出突出贡献的科学家团队，弘扬了中医药科技人才勇于奉献、敢于担当的精神，进一步激发了老中青科技人才精勤钻研、传承接力的活力。同志们聆听了王国强局长《大力推进中医药科技创新，为健康中国建设做出更大贡献》的重要讲话。国强局长的讲话从战略和全局的高度，系统回顾了过去10年中医药科技创新工作所取得的成绩和经验，客观分析了新形势下中医药科技创新的重大意义和关键作用，进一步强调要把握方向，明确中医药科技创新工作的指导思想和基本原则，贯彻落实好中医药科技创新的重点任务，完善中医药科技体制机制，加快推进中医药科技创新体系建设。同志们还听取了诺贝尔奖和国家最高科技奖团队的专题报告、科技部吴远彬司长关于“十三五”中医药科技创新专项的解读以及工业和信息化部吴海东副司长关于全面推进《中药材保护和发展规划》的实践与思考。刚才，北京市中医管理局、江苏省中医院和江中集团等7家单位代表结合各自中医药科技创新工作实际，交流了经验、做法和成效。这些报告内容丰富、重点突出，针对性和指导性非常强，李昱司长也做了非常精准的点评，相信一定会对中医药行业深入推进科技创新工作带来深刻的启迪。

大家普遍反映本次会议开得很好：一是时机关键。这次中医药科技创新工作会议的召开，距离上一次中医药科技创新会议已相隔10年。这10年，是坚持自主创新、中医药原创优势更加凸显的10年，是坚持科技支撑、中医药服务能力不断提升的10年，是坚持重点跨越、中医药创新水平不断提高的10年，是坚持引领未来、中医药核心竞争力不断增强的10年。在2017年全国中医药工作会议刚闭幕，就及时地召开中医药科技创新工作会议，充分体现了我局以创新驱动发展的基本理念。借科技创新的春风，进一步把握发展形势，理清发展思路，明确发展任务，加快中医药振兴发展是我局今年的工作重点。

二是议题重大。这次会议全面总结中医药科技创新的卓越贡献，深刻认识中医药科技创新的重大作用；统一思想、凝聚共识，强调了把科技创新放在中医药事业全局的核心位置优先发展；研究部署当前和今后一个时期的中医药科技创新工作的新目标、新要求、新任务；动员和激励广大科技工作者和中医药人员发挥积极性、创造性，增强自信、攻坚克难。会议用五大发展理念引领中医药科技创新发展，对中医药传承创新各项重点工作做出全面安排。

三是务实简朴。这次会议时间紧、任务重、强度大；短短一天的会议，安排紧凑，内容丰富，简朴隆重；议程严谨有序，会风清新朴实；整个会议洋溢着求真务实的气氛，激荡着砥砺前行的信心。这充分反映了中医药系统作风的持续改进，也是我局落实中央巡视整改意见，扎实开展“两学一做”教育成效的具体体现。

二、贯彻会议精神，不忘初心、砥砺前行，切实抓好中医药科技创新工作

国强局长在工作报告中指出，加快中医药科技创新，对于建设健康中国、建设创新型国家、落实中医药发展国家战略、发展健康服务业，实现人民健康与经济社会协调发展、实现“两个一百年”奋斗目标的重大现实意义和深远历史意义。必须始终坚持创新驱动发展；始终坚持需求导向；始终坚持自身特点和发展规律；始终坚持把人才作为科技创新的第一资源和核心要素。这是国强局长和局党组对中医药科技创新工作的深刻思考和准确判断，我们要不断学习领会，并在实践中加深理解。

下面我就贯彻落实好会议精神谈4点意见，供大家参考。

第一，深刻认识中医药科技创新面临的新机遇、新使命和新挑战。

一是科技创新被摆在前所未有的重要位置。党的十八大以来，创新驱动发展战略成为国家的主体战略。习近平总书记就科技创新发表了多次重要讲话。在十八届五中全会上，总书记提出五大新的发展理念，创新发展摆在首位，强调指出创新是引领发展的第一驱动力，人才是支撑发展的第一资源，同时也要把创新摆在发展全局的核心地位。

二是满足人民群众的健康需求必须加强中医药科技创新的供给和支撑。随着社会经济的发展以及人口老龄化进程加快，人民健康面临多重疾病威胁、多种健康影响因素交织的复杂局面，人民群众健康需求也更加多样化、差异化。从目前情况看，中医药科技创新的供给力、支撑力还远远不够，满足不了对人民群众健康服务能力的供给，支撑不了健康服务业以及中药产业的可持续发展。怎样适应这个需求？这是摆在我们面前的一个新课题。

三是党中央、国务院赋予了中医药重要使命。2016 年 12 月 25 日，《中医药法》作为第一部全面、系统体现中医药特点的综合性法律正式颁布，将党和国家关于发展中医药的方针政策用法律的形式固定下来，将人民群众对中医药的期盼和要求用法律的形式体现出来。这是党中央、国务院对中医药事业高度重视的体现，更是自十八大以来以习近平同志为核心的党中央高度重视中医药发展、关注人民健康福祉的重大举措。《中医药法》明确了中医药事业的重要地位和发展方针，也强调了中医药事业应承担更为重要的历史使命。

四是要清醒地认识到中医药科技创新机制体制等不适应的问题还比较突出。这一点国强局长的讲话中已进行了明确阐述。有关中医药科技创新主体作用强化、资源配置优化、优秀人才选拔激励机制完善、符合中医药特点和规律的科技评价机制探索等等，都是值得我们仔细调研、认真研究的问题，对于这些问题我们要有清醒认识。

第二、不断强化中医药科技创新的责任与担当。

中医药科技创新是国家创新体系建设的重要内容，承担独特的使命，要承担起这个责任，整体工作都要开拓提升，深化进取。

一是强化积极主动服务大局的意识。要围绕党和政府的工作重心、围绕卫生健康事业全局，找准中医药科技创新的立足点、聚焦点和着力点，打造硬的抓手，取得务实成效，为“健康中国”战略服务，为深化医改做贡献，在创新驱动发展的国家大战略中彰显中医药的独特优势。

二是强化在健康服务主战场上奋发有为的担当。中医药在健康服务主战场和全过程中大有可为已是大家的共识，更是人民群众的期盼。当年毛主席亲笔指示：“中国医药学是一个伟大的宝库，应当努力发掘、加以提高。”我们要通过科学的方法和不懈的努力，把宝库的潜力充分挖掘出来，“继承好、发展好、利用好”。在预防保健、临床治疗和康复提升等各个健康环节上发挥效用，有所担当。

三是强化团结凝聚中医药科技工作者的政治责任。广大中医药科技工作者长期以来一直以无私奉献的科学精神，围绕国家的中医药总体事业布局兢兢业业，在思想上政治上行动上与党中央保持一致，在人民健康需要时挺身而出。这种优良的工作作风和政治责任感，是我们中医药科技创新事业发展不息的内生动力，我们要加倍继续凝聚好、弘扬好、传承好。

第三、切实抓好重点任务，迈出中医药科技创新更大步伐。

中医药科技创新重点任务已经明确，工作谋划、顶层设计基本完善，下一步我们要围绕贯彻国务院《中医药发展战略规划纲要（2016～2030 年）》，落实《国家中医药管理局关于加强中医理论传承创新的若干意见》《国家中医药管理局关于加快中医药科技创新体系建设的若干意见》《民族医药“十三五”科技发展规划纲要》和《“十三五”中医药科技创新专项规划》各项具体任务，探新路、创特色、强优势、抓成效。

一要传承、丰富与发展中医理论体系，提高中医药防治重大疑难疾病能力。重点阐明若干中医核心理论的现代科学内涵，系统整理、挖掘和传承一批知名中医专家的学术经验；整理、研究和出版一批中医药重点古籍；提高 3～5 种疑难病的临床疗效；研发一批新设备、新方药；同时完善多学科交叉融合的中医药科技创新平台和协同创新网络建设。

二要健全中医治未病与中医康复技术与服务体系，创新服务模式。继承创新中医治未病理论，优化创新中医健康状态辨识、疾病风险预警与健康状态干预的方法与技术；加强中医康复技术、临床路径以及仪器设备的研究和研发；促进中医药服务与移动医疗、智慧医疗、互联网 + 相结合，开创中医药服务的新途径、新方法、新模式，切实支撑中医药在治未病中的主导地位和疾病康复中的核心地位。

三要提高中药资源保障水平和中药新药研发能力，提升中药全产业链质量保障。全面推进第四次全国中药资源普查，攻克中药材种植（养殖）、加工、质量控制相关技术难题，提升大宗常用中药材种植（养殖）技术水平，保障中药品质；突破中药新药创制的核心技术瓶颈，加强产品深度综合开发，打造中药材大健康产业链。

四要完善中医药标准体系，支撑和引领中医药现代化和国际发展。制修订一批中医国际标准，一批针对疾病和症状改善的针灸临床实践指南；实现 20～30 个中成药品种在欧盟药监局（EMA）或其成员国作为传统药物成功注册，完成 5～10 个中药大品种在欧美等发达国家作为药品注册；加强与“一带一路”沿线国家的科技合作等等。

五要推动民族医药保护、继承与发展。加强民族医特色诊疗技术方法研究，推动民族医临床医疗规范化与标准化；保障民族药资源与适生生态环境安全、确保民族医临床用药供给，建立一批濒危民族药的适宜种植技术和生态保护示范基地；大力开发民族药健康相关产品，促进民族药产业技术进步。

第四、深化改革治理，进一步营造中医药科技创新的优良环境。

习近平总书记强调，科技创新、制度创新要协同发挥作用，2 个轮子一起转。要以推动科技创新为核心，引领科技体制及其相关体制深刻变革，最大限度释放创新活力。一要创新科技管理机制。进一步简政放权，改进政府科技管理方式，推动政府科技管理职能重点向科技发展战略、规划、政策、布局和监管服务转变。进一步为科研人员松绑助力，让中医药高校、中医药科研院所在选人用人、科研立项、成果处置、职称评审、薪酬分配等方面有更多的自主权。凡是不违背法律法规，有利于激发创新创业活力的政策措施，都可以积极探索、大胆实践。二要创新科技资源配置机制。在新形势下，要充分发挥市场配置创新资源的作用，改革科研项目和资金管理方式，解决简单套用行政预算和财务管理的方法管理科技资源等问题。促进科技与金融相融合，大力发展风险投资、科技担保、知识产权质押贷款等有效方式，引导社会资金参与科技创新创业，支持科技型企业发展。三要创新科技评价机制。长期以来，唯论文为导向成为科研考评机制的一大痼疾，鼓励成果转化和创新创业不够，导致科研与实践“两张皮”。要把技术转移、成果转化作为重要评价标尺，建立以科技创新质量、贡献、绩效为导向的分类评价体系，准确评价科技创新成果的科学价值、技术价值、经济价值、社会价值、文化价值，为科研人员潜心研究、安心创业创造良好条件。四要创新科技合作机制。我们强调自主创新，绝不是关起门来搞创新。要加强与国际国内、产学研用的创新合作，积极鼓励中医药企业与科研院所、高等院校开展创新合作，大力推进科技资源开放共享，不断提高科技资源的利用效率。

同志们，蓝图描绘不容易，施工建设更不容易。习近平总书记说过“一分部署，九分落实”。大家回去后要及时汇报、传达中央领导同志重要指示精神、本次会议精神以及国强局长的讲话精神，部署好各地的中医药科技创新工作。要加强统筹协调，让中医药科技创新事业成为大家共同的关注点和聚力点。让我们紧密团结在以习近平同志为核心的党中央周围，以党的十八大和十八届三中、四中、五中、六中全会精神为指导，牢记使命，勇挑重担，坚定信心，团结协作，真抓实干，努力开创中医药科技创新发展新局面，为建设健康中国、全面建成小康社会做出新贡献！以优异的成绩迎接党的十九大胜利召开。

提高认识　总结经验　凝聚力量
扎实推进中医住院医师规范化培训工作

——国家中医药管理局副局长王志勇
在中医住院医师规范化培训工作推进会上的讲话

2017年9月15日

今天我们在这里召开会议，研究部署中医住院医师规范化培训推进工作，这是经局党组研究决定召开的一次重要会议。首先，我代表国家中医药管理局向各位领导、各位专家百忙中抽出宝贵时间参加会议表示热烈欢迎！向中国医师协会和专家委员会为此次会议和中医住培工作做出的卓有成效的努力表示衷心感谢！

刚才，中国医师协会通报了2016年中医住培评估工作情况，5个单位分别介绍了中医住培工作中的好做法、好经验，讲得都非常好，给大家很多启发。借此机会，我讲几点意见，供同志们研究参考。

一、深刻认识中医住培制度建设的重要意义

党的十八大以来，以习近平同志为核心的党中央高度重视中医药在国计民生、国际合作交流和中华民族伟大复兴进程中的重大作用，将发展中医药事业纳入国家战略，做出系统谋划和周密部署。习近平总书记多次对发展中医药做出重要指示，提出一系列振兴发展中医药的新思想新论断新要求，深刻阐述了在新的历史时期下“怎么看中医药、怎么定位中医药、怎么发展中医药、如何保障中医药发展”的一系列重大问题，明确了中医药在建设“健康中国”的地位与作用，而且在系列讲话中融入中医观，使之成为治国理政的新理念新思想新战略的重要组成部分，成为推动中医药振兴发展的根本遵循，也为我们开展中医药人才培养工作指明了方向。

最近，在全国卫生计生系统表彰大会上，习近平总书记和李克强总理分别对卫生计生工作做出重要指示和重要批示。习近平总书记强调，党和国家始终高度重视发展卫生和健康事业、增进人民健康福祉。全国卫生计生系统认真贯彻党中央关于卫生和健康工作的决策部署，积极推进公共卫生和基本医疗服务各项工作，为保障人民健康做出重要贡献。并且强调指出，广大卫生计生工作者恪守宗旨、辛勤工作，以实际行动培育了“敬佑生命，救死扶伤，甘于奉献，大爱无疆”的崇高精神。希望同志们继续满腔热情为人民服务，钻研技术，弘扬医德，为人民群众提供更高水平、更加满意的卫生和健康服务。各级党委和政府要关心关怀广大卫生计生工作者，采取切实措施帮助他们改善工作生活条件，推动全社会形成尊医重卫的良好氛围，加快建立中国特色基本医疗卫生制度，努力开创我国卫生和健康事业新局面。李克强总理强调，推进卫生计生事业改革发展，关系人民群众身心健康，关系全面建成小康社会。近年来，卫生计生系统着力深化医药卫生体制改革，扎实推进健康中国建设，各方面工作取得显著成效。卫生计生系统要在以习近平同志为核心的党中央坚强领导下，认真落实“以人民为中心”的发展思想，按照全国卫生与健康大会精神，持续打好医改攻坚战，加快基本医疗卫生制度建设，不断提高基本医疗卫生服务水平。希望广大卫生计生工作者秉承医者仁心传统，爱岗敬业，精钻技术，围绕人民群众的所需所急提供更好的医疗健康服务，为把我国早日建成健康强国做出新贡献。因此，培养中医药人才、发展中医药事业，是党中央交给我们的任务，是新时代中医人应有的历史责任和使命担当。

人才培养，是事业生存和发展的核心工程。中医药人才，是中医药振兴发展的基础和保障，也是中医药传承与创新的第一资源。要把中医药这一祖先留给我们的宝贵财富继承好、发展好、利用好，建设一支强有力的中医药人才队伍就是关键所在、重点所在。当前，住院医师规范化培训已经上升为国家制度，医教协同推进中医药人才培养已经成为共识。中医住院医师规范化培训既是制度的要求，也是医教协同的重要载体。我们要不断提高对做好这项工作重要意义的认识，切实增强积极性、主动性，把工作做得更细致、更扎实、更有成效。

一是要深刻认识中医住培在全面建成小康社会、推进健康中国建设中的重要作用。习近平总书记深刻指出，“没有全民健康，就没有全面小康”。2016年党中央、国务院召开了全国卫生与健康大会，印发实施《“健康中国2030”规划纲要》，把发展中医药事业作为全面建成小康社会、建设“健康中国”的重要内容。随着“健康中国”建设的不断推进，大健康理念的确立与实践，必将促进卫生与健康发展模式的改革与发展。中医药工作要更加自觉地推动由治病为中心向以人民健康为中心转变、由疾病治疗向健康管理转变，并以中医药供给侧结构性改革为主攻方向，实现中医药健康养生文化的创造性转化、创新性发展，从而更好地发挥中医药在治未病中的主导作用、在重大疾病治疗中的协同作用、在疾病康复中的核心作用。全面实施中医住培制度，是中医服务人民健康的治本之策，就是要不断探索完善适应临床需要的培养体系，完善人才知识结构与服务模式，源源不断地为中医药事业发展培养合格的中医临床人才，充分发挥中医药特色优势，从根本上解决群众看病就医困难，长久惠及人民健康。

二是要深刻认识中医住培在深化医药卫生体制改革和医学教育改革中的重要作用。随着医药卫生体制改革不断向纵深推进，医药卫生人才的决定性地位和作用更加凸显。医药卫生人才队伍特别是临床医师队伍总量不足、素质能力不高、结构分布不合理等问题突出，已成为阻碍医改深化的“瓶颈”难题。为此，近年来，我局会同教育部、国家卫生计生委积极加强医教协同，推进医学教育改革。刘延东副总理在全国医学教育改革发展工作会议上指出“住院医师规范化培训制度是本届政府推进医改的一项重大制度创新”，要“落实并加快完善住院医师规范化培训制度，逐步建立统一规范的毕业后医学教育制度。”全面实施中医住培制度，就是要立足当前、着眼长远，以中医临床医师培养为重点和突破口，推动建立完善符合中医药特点的中医临床人才培养体系。

三是要深刻认识中医住培在遵循中医药规律、培养合格中医临床人才中的重要作用。中医学是一门实践性很强的医学科学。目前，受医疗环境、就业岗位等多方面因素影响，多数中医药院校医学生培养期间接触临床较少，临床技能不扎实，中医思维难以形成，导致在实际工作中成长为合格的中医临床医师还要经过若干年的培训和实践。中医住培作为衔接院校教育和继续教育的桥梁，采取“2+1”（即2年的内、外、妇、儿、针推、骨伤等各科轮训加一年的二级学科强化培训）的通科培训、强化跟师学习和门诊教学等多种措施，目的就是着力培养中医思维稳固、中医基本知识与技能扎实、中医临床诊疗能力较强的合格中医住院医师。

二、充分肯定中医住培工作取得的成绩和经验

中医住培工作自2014年实施以来，在国家卫生计生委、国家中医药局的高度重视、大力推进下，在各地党委政府大力支持下，在中国医师协会和各省中医药局、培训基地共同努力下，经过3年多的推进实施，培养了一批高素质中医住院医师，取得了良好效果。

一是组织机构基本建立。各地对中医住培工作普遍比较重视，初步建立了中医住培管理体系。在省级层面，30个省市成立了由省市政府分管领导担任负责人、卫生计生部门牵头抓总的工作领导小组或联席会议制度，与教育、发展改革、财政、人力资源社会保障等部门共同研究制定相关政策，协调解决工作中的难题，凝聚共识，形成合力；在基地层面，各培训基地均成立以院长为主要负责人的中医住培工作管理机构，设有专门职能部门，配备一定的工作力量，确保中医住培工作落到实处。同时，部分省还成立了专家委员会或将中医住培日常管理工作委托给省级行业协会。这些都为中医住培工作开展提供了组织保证。

二是政策标准逐步健全。国家中医药管理局联合国家卫生计生委、教育部先后印发了《中医住院医师规范化培训实施办法（试行）》《中医住院医师规范化培训标准（试行)》《中医住院医师规范化培训基地认定标准（试行)》等政策文件，对中医住培的组织管理、培训模式、培训基地、培训方法等做出具体要求，形成了中医住培政策标准体系。各省也在此基础上，出台了符合本省实际情况的中医住培管理办法、实施细则等，有力推动了中医住培工作。同时，我局在江西中医药大学开展了中医住培改革试点，着力推动中医住培与中医专硕研究生培养有机衔接，健全中医住培培训标准，创新培训模式。

三是培训规模不断扩大。中医住培相比西医启动较晚，规模较小。在推进实施过程中，逐步统一了思想，由最初“中医要不要搞住培”的疑问，逐步形成“中医要抓好住培”的共识；从最初下达5000名的招生计划，逐步增加到近1万名；从最初招收的6000多人，到现在年招收1.2万人以上，下达计划和招收人数实现了“双翻倍”，培训规模不断扩大。目前，在培的中医住培学员共48040人（含在校研究生），其中中医全科专业达到3531人。

四是中医特色不断凸显。中医住院医师规范化培训的目标是培养合格的中医住院医师，而不是中医内科、外科、妇科、儿科等专科医师。因此，在制定培训标准时，采取“2+1”模式，注重中医整体思维培养。各地在培训实施过程中，能够按照培训标准要求，侧重中医思维养成。同时，将师承教育融入住培全过程，采取跟师学习方式，学习指导老师的学术思想和临床经验，并通过指导老师的言传身教，更好地掌握和融会贯通所培训内容，提高中医临床思维能力，形成自己相对完整的中医临床诊疗知识与技能体系。各地还结合实际，组织开展“经典回归临床”“百日背诵伤寒”“学经典、做临床”等活动，注重中医经典教学，传承中医理论精华。

五是培训质量不断提升。各地注重加强培训基地条件建设，认真使用中央财政建设经费，提升基地硬件条件。部分省和基地制订师资培训规划与计划，遴选优秀人才承担教学任务，制定带教激励机制，激发带教师资的积极性、主动性。加强培训过程管理，注重案例教学、临证教学，认真开展病例讨论，严格科室考勤考核，抓好学生的日常教学和管理。2016年我局委托中国医师协会开展了中医住培评估，同时各省、各基地也定期组织开展了自查自纠、交叉督查等工作，促进了培训质量的提升。

在肯定成绩的同时，我们也要清晰认识到，中医住培工作才刚刚起步，还存在一些发展中的问题和困难。一是重视程度有待提升。部分省市和基地领导对中医住培重视不够，过问不多，管理人员配备不够，力量不足。二是过程管理有待规范。临床带教、临证教学、门诊教学、教学查房等欠规范；出科考核、年度考核、师承考核容易流于形式；学员招录、管理还需加强。三是内涵建设有待强化。住培基地普遍存在师资队伍建设薄弱，缺乏带教师资准入和激励政策；中医临床思维培养不强，师承教育与住培结合不紧密；实训基地利用率低，成效不明显等。四是投入机制有待完善。部分省市和基地配套经费不到位，学员待遇偏低，不同身份学员待遇偏差较大。上述这些问题，需要我们着重抓紧研究，加以解决。

三、深入推进中医住院医师规范化培训工作

目前，中医住培制度只是初步建立，今后的工作任务更重，要求更高，责任更大。我们要认真贯彻落实全国卫生与健康大会和全国医学教育改革发展工作会议精神，紧紧抓住中医住培工作的关键，进一步深化改革、精细管理、强化责任、狠抓落实，推动工作爬坡过坎，再上新台阶。要在前期工作基础上，重点做好以下工作。

一要进一步强化组织领导。中医住培工作政策性强，涉及部门多，社会关注，行业关心，是一项复杂的系统工程，尤其需要当地政府统一领导，部门加强协同，形成合力，共同推进。要进一步提高对中医住培工作的思想认识，从推进“健康中国”建设、全面实现小康社会的高度，深刻认识做好住院医师规范化培训工作的必要性和重要性，切实增强推进中医住培工作的责任感和紧迫感。要进一步强化组织领导，从省、市到基地，都要成立组织领导机构，配强工作班子，明确工作责任，细化工作任务，推动工作落实。各省中医药管理局分管中医住培工作的领导和负责同志，要加强对中医住培有关政策的学习，提高思想认识，提升管理能力和水平，抓好、抓实中医住培工作，确保中医住培各项政策的落实。

二要进一步健全配套政策。近期，国务院办公厅印发了《关于深化医教协同进一步推进医学教育改革与发展的意见》，教育部、国家中医药局联合印发了《关于医教协同深化中医药教育改革与发展的指导意见》，作为贯彻落实全国医学教育改革发展工作会议的重要文件，各地各单位要认真学习领会，把握精神实质和具体要求，进一步健全完善医教协同推进中医药人才培养的政策体系，尤其是研究生教育与中医住培衔接的配套政策，出台加强中医临床思维培养的意见，进一步完善与中医住培相关的政策体系。各省要积极创新，围绕培养高素质中医住院医师这个目标，针对本地住培工作中存在的问题，创新性地开展相关试点探索，为破解住培工作难题积累经验。

三要进一步加大投入力度。国家层面，我局将会同国家卫生计生委积极争取财政投入，协调住培基地建设经费，扩大中医住培招收规模，增加中央财政投入资金额度。各省级中医药管理部门也要积极协调地方财政部门，在基地条件建设、学员待遇补助、带教师资培训与激励等方面，争取相应的配套资金和项目投入。各培训基地要在用好中央、省级财政经费的同时，加大基地经费支持力度，按照“住培学员待遇不低于基地同等条件住院医师工资水平”的要求，保障学员待遇水平。同时，非培训基地的医院，要支持未参加住培的新招录人员参加培训，为新员工提高临床能力创造良好的氛围和条件。

四要进一步加强内涵建设。要把握提升培训质量这个核心任务，千方百计加强内涵建设，保证培训质量。要强化中医药师资队伍建设，国家中医药局将联合教育部设立若干中医药师资培训中心，有针对性地开展中医药骨干师资培训。各地也要制定相应的培训规划计划，对承担带教任务的师资进行轮训，提升带教能力和水平。要强化过程管理，严格培训标准，落实培训任务，坚决防止和杜绝“纸上培训，本上轮转”“不到科室不见人”等现象，突出中医临床思维培养，彰显中医特色。要严格出科考核、年度考核、师承考核和结业考核。结业考核将逐步实现全国统考，切实把好出口关，用好考核结果。

五要进一步发挥行业组织作用。中国医师协会作为负责中医住培日常管理工作的行业组织，希望能够进一步加强力量配备，在培训标准、培训模式、培训评估与考核等方面，加强研究与组织实施，不断提高专业化管理水平。希望中医住培专家委员会的专家能够积极参与到中医住培各项工作之中，发挥好专家指导、咨询作用。各地也要充分发挥本省有关行业组织、单位及其专家委员会的作用，整合各方资源，共同做好中医住培工作。

另外，我想再强调几点：

一是要进一步落实“一把手”负责制。《住院医师规范化培训管理办法》明确规定，“培训基地主要行政负责人作为培训工作的第一责任人全面负责基地的培训工作，分管院领导具体负责住院医师规范化培训工作”。各省要强化并落实基地“一把手”负责制，完善领导决策、专家咨询、职能管理、支撑保障、激励问责等系统机制，不断健全培训管理体系。希望今天不是院长参会的单位，要把会议精神原原本本的报告给院长，切实重视并履行好“一把手”负责制。

二是要探索建立带教师资准入制度。各省级中医药管理部门和住培基地要严格师资遴选准入，探索建立师资持证上岗制度，加快建立专业化临床带教师资队伍。特别是承担师承教育的指导老师，要有明确的准入、激励和考评办法，切实把跟师带教工作落到实处，见到实效。

三是要着力培养住培学员中医临床思维。中医临床思维培养是中医住培工作的核心和灵魂。各省、各住培基地要将中医临床思维培养贯穿于住培全过程，采取强化中医经典学习、跟师抄方、开设教学门诊等多种形式，着力培养住培学员的中医临床思维。

四是要切实落实住培学员待遇。目前，国家已经初步建立健全了中央财政补助为主的多元化、可持续经费投入机制，但在实际推进过程中还存在省级财政补贴不到位、委派单位和住培基地投入不落实、不同身份住培学员待遇不一致等问题。各省、各住培基地以及委派单位应按照国家政策规定，切实落实投入责任，统筹使用好中央财政、地方财政、住培基地补贴等专项经费，保障不同身份住院医师同等条件同等待遇。

五是要充分发挥住培评估作用。去年中国医师协会组织的中医住培评估工作发挥了很好的“以评促建、以评促改”的作用。下一步，中国医师协会应进一步完善培训质量评价体系，开展好培训基地常态监测和评估认定工作。各地也要加强省域内培训基地的监测评估。此外，国家将逐步建立预警和退出机制，对培训基地实施动态管理，对评估不合格的基地限期整改，整改后不达标者，取消基地资格。

总之，中医住培工作始终要牢牢抓住“一条主线、五个关键元素”。“一条主线”就是中医临床思维培训；“五个关键元素”就是政策制度、资源整合、基地建设、遴选方法、质量考评。

利用今天的会议，我也想再次提醒并督促大家，认真学习贯彻好《中医药法》。这部法律来之不易，是全行业多年的期盼，是中医药领域的根本大法，从法律层面做出了一系列重大制度设计和创新，为我们解决多年来一直想解决而没有办法解决的老问题提供了依据和途径。希望大家深刻理解和领会中医药法的立法精神、制度要义和基本内容，尊法、学法、用法，以敢于担当的勇气，依法推动中医药事业的振兴发展。

同志们，中医药振兴发展的蓝图已经绘就，中医药人才队伍建设任重而道远。我们要以高度的使命感、责任感，认真落实党中央、国务院关于中医药振兴发展的决策部署，坚持医教协同深化中医药教育改革，遵循中医药人才成长规律，扎实推进中医住院医师规范化培训工作，为深化医药卫生体制改革、健康中国建设和中医药振兴发展提供坚强的人才保障，以优异成绩迎接党的十九大胜利召开。

国家中医药管理局副局长闫树江在2017年部门预算管理工作会议上的讲话

2017年5月5日

按照财政部关于中央部门预算工作的有关要求，今天召开国家中医药管理局2017年部门预算管理工作会议，总结回顾2016年取得的成绩和存在的问题，动员部署2017年部门预算管理工作。预算管理十分重要，国强副主任对此非常重视，多次做了批示和指示，要求我们把预算管理工作做好。下面我讲几点意见，供大家参考。

一、2016年预算管理工作取得成效

2016年预算管理工作在大家的共同努力下，取得了良好的成效，主要反映在以下5个方面：

（一）严控一般性支出，保障重点支出

我局认真贯彻《党政机关厉行节约反对浪费条例》，执行中央八项规定精神和国务院“约法三章”要求，“三公经费”继续保持零增长。各单位按照勤俭节约原则，预算编制和执行以保障工作基本需求为主，不贪大求全，不铺张浪费，严格会议、差旅、出国、招待等经费审批管理，从严控制支出规模。

（二）深化改革创新，推进绩效管理

按照“放、管、服”改革要求，我局预算管理立足“顶层设计”，区分中央和地方事权，充分履行对局机关、直属（管）单位的管理责任，以及对全行业指导的政府职能，强化统筹力度，开展专项预算细化工作，做到预算管理有法可依、有章可循。

作为财政部第一批绩效评价试点单位，我局高度重视过程管理和后期评估。经多年探索，逐步形成覆盖全面、前后衔接、较为规范的绩效管理程序和制度。2016年，我局立足现有基础，积极主动探索，借助第三方专业优势，绩效管理工作呈现“绩效自评100%全覆盖”“绩效评价项目扩点增面”“开展整体支出绩效评价试点”三大亮点，有关工作获财政部预算司表扬，并连续4年获财政部优秀表彰。

（三）推进预算执行，盘活存量资金

2016年我局继续实施预算执行管理六项有力措施，即：预算执行目标责任制、单位定期报送预算执行、预算执行按月通报、预算执行与预算统筹安排相挂钩、预算执行约谈、年末预算执行考评。在局机关各部门、直属（管）各单位共同努力下，我局当年预算执行率在财政部社保司主管的8个中央单位中排名第三。同时，我局主动作为、积极盘活存量资金并通过调整沉淀资金弥补其他项目经费缺口等方式，避免结转资金被国库收回。

（四）强化制度建设，推进政府购买服务

根据中央第15巡视组整改工作要求，我局认真研究，进一步强化预算财务制度建设。一是制定10项财务规范性要求，涉及国有资产、会计从业资格、医院财务职能、国库集中支付、公务卡、银行账户、内部控制、机关财务等8方面；二是印发《国家中医药管理局机关财务管理制度汇编（手册）》，收录差旅费、会议费、委托办事、出国费、接待费、培训费、劳务费、公务卡、财务报销、资产管理、财务资本监管等11方面30个制度文件。

按照国务院办公厅《关于政府向社会力量购买服务的指导意见》精神和财政部的有关要求，我局研究制定《国家中医药管理局政府购买服务实施办法（暂行）》，突出了专业性、技术性，更加科学规范、注重实效。

（五）严肃财经纪律，提升专业素质

2016年我局花大力气开展了预算财务专项检查。根据中央巡视组和财政部的有关要求，3～5月组织开展财务规范性和预算执行情况督查，对直属（管）单位2013～2015年财务收支、重点预算执行、结转和结余、资金规范使用、基建竣工决算等进行专项检查。11～12月组织开展财经纪律执行情况自查自纠，并委托中国中医科学院牵头抽取7个所属单位开展重点检查，从预算编制、预算执行、内部财务管理、内控和监管等4部分27个方面提出规范要求。相关结果已正式反馈各单位，要求限期整改。

同时，我局积极开展财务人员素质提升建设。7月底委托北京国家会计学院组织对局直属（管）单位相关负责人和财务人员进行财经法规、财经纪律、内控管理等培训，取得了良好成效。

二、2016年预算管理工作存在不足

在看到成绩的同时，我们也要清醒地认识到在深化预算改革过程中，我们存在以下不足：

（一）预算执行进度有待提高

2016年我局当年预算执行进度为85.22%，比财政部100%的序时进度要求低了14.78个百分点，整体有待提高。具体来看，根据分月执行情况，前3个季度执行较为缓慢，第4季度明显加快，尤其是12月（比11月提高19.71个百分点），反映出预算执行不够均衡，存在年底突击花钱的情况；分单位而言，中

医临床基础医学研究所、中医师资格认证中心执行进度100%，共有8个单位达到95%以上；执行进度最缓慢的是医学实验中心，执行进度仅为47.69%。分科目而言，“外交”“社会保障和就业”“住房保障支出”执行较快，均达到95%以上；“科学技术”“文化体育与传媒”，“医疗卫生与计划生育支出”预算进度缓慢，尤其是“医疗卫生与计划生育支出”，这个科目体现了我局业务特色，也是财政部关注的重点科目，资金比重最大，执行进度却最为缓慢，仅为71.07%。分项目而言，基建项目平均执行进度25.01%，严重滞后；此外，还有部分预算执行进度低于30%甚至为0，这些项目已经引起了审计和财政的高度关注，项目所在单位必须认真分析、严肃对待。下一步我局将对其中部分项目提出统筹调整方案。

（二）存量资金规模过大

我局当前存量资金规模过大。根据新修订的《中央部门结转和结余资金管理办法》（财预〔2016〕18号）有关“实施周期内，连续两年未用完的项目支出预算资金”被认定为“结余资金”的规定，财政部将“及时发文收回结余资金”。大量的存量资金面临着被财政收回的风险。目前我局正在积极与财政部协调。

（三）审计、财务大检查等反映的问题

审计署卫生药品审计局于2016年12月至2017年4月对我局进行2016年度预算执行审计。根据审计署提供的《审计报告》（征求意见稿），在预算执行方面，个别单位存在会议费管理使用问题、非税收入未及时上缴财政账户、违规收取培训费用等；在决算草案方面，个别单位存在以拨作支导致支出不实，部分收支未纳入预决算管理等；在其他财政收支方面，个别单位存在房屋出租未履行报批手续、擅自改变房屋用途（用于对外经营）、对外投资反映不实、少计资产、基本建设项目未及时办理竣工财务决算、未经批准购买理财产品等。

财务大检查专家组在报告中提出：部分单位违规发放津补贴、部分单位国有资产管理存在较大风险、部分单位财务监管存在漏洞，以及其他相关问题。以上均有待进一步整改完善。

（四）内部控制基础性评价复核反映的问题

2016年我局委托第三方对局机关、局直属（管）单位内部控制进行基础性评价复核。预算管理属于内控六大业务领域，事务所按照规范程序进行重点复核，提出以下问题：一是大部分单位尚未实现全面预算管理，尚未实现全流程管理，导致预算编制与执行差异较大；二是个别单位未能将批复预算分解至各部门或各项目及经济类科目；三是部分单位未设置预算绩效评价岗位或机制，未开展预算绩效评价。

三、2017年预算管理工作有关要求

在当前财政形势严峻，收支矛盾凸显，中央财政严格控制各项支出的大背景下，我局2017年预算批复数比2016年增长13.77%，实属不易，充分体现了中央财政对中医药事业的大力支持。我们更应该用好用足财政资金，努力完成2017年部门预算收支任务。

按照中央财政工作总体部署，2017年财政部将围绕财税体制改革要求，进一步深化部门预算改革，加强项目库特别是储备项目建设；强化预算执行管理，优化支出结构，保障重点领域支出；推进预算绩效管理改革，提高预算执行的均衡性和规范性。我们应该准确把握、认真落实，围绕中医药事业发展，重点从4个方面全力做好2017年部门预算管理。

（一）做实项目库，加强项目评审，在推进预算改革上下功夫

要充分认识项目库重要意义，加大项目精简、整合力度，提高项目设置合理性，贯彻进入退出机制。关于入库项目，一是立项有依据，加强立项管理；二是职责有区分，区分中央和地方事权；三是细化有标准，严格测算标准。要健全项目评审机制，进一步推进项目评审常态化、规范化，把评审结果作为预算安排的重要依据。关于预算审核，主要关注完整性、必要性、可行性和合理性。各部门、各单位可提前启动2018年项目入库预审工作，建立完善本部门、本单位项目库，为2018年部门预算编制做好准备。

（二）加快预算执行，盘活存量资金，在提高资金效益上下功夫

要牢固树立“抓预算执行就是抓事业发展”的意识，把预算执行管理作为年度工作重中之重，着力“抓早、抓细、抓实、抓好”。一是强化一把手工作责任，健全全面预算管理体系。各部门、各单位负责同志要高度重视预算管理工作，落实领导责任，采取有效措施，切实推进预算执行进度。二是重点关注2016年预算执行滞后的月份、单位、科目、项目，有的放矢、精准提高预算执行均衡性。三是着力盘活“沉睡”的财政资金，在预算编制环节，把当年预算和结转资金视为整体，统筹规划；在预算执行环节，高度关注结转资金执行进度，避免来之不易的财政资金因为执行问题被国库收回。四是提前谋划，预计年底将形成结转资金的部分，在7月底前向我局提出预算调减或调剂申请，避免当年预算形成新的存量资金。五是继续狠抓落实预算执行六项有力措施，确保预算执行的序时、均衡、安全和有效。

（三）推进绩效管理，强化结果应用，在提高预算有效性上下功夫

在以前年度良好工作基础上，2017年要继续做好绩效目标申报、绩效运行监测、绩效自评和试点评价、绩效结果应用工作。关于刚才通报绩效评价结果，相关部门和单位要认真对照整改，请规财司牵头对整改情况进行追踪。

2017年，在完成财政部绩效管理既定工作任务基础上，我局还将重点做好以下3项工作：一是借助第三方专业优势，规范2018年预算项目绩效目标申报；二是通过政府购买服务，制定单位整体支出绩效评价指标体系；三是探索建立评价

结果与预算安排相挂钩机制，强化绩效结果应用，增强绩效管理“指挥棒”功能，将绩效评价结果作为项目所在单位以后年度安排预算的重要依据，落实绩效优则奖、差则罚，倒逼单位奋勇争先。

（四）落实审计整改，严肃财经纪律，在保障资金使用规范性上下功夫

要严格执行中央八项规定精神，严格控制并管理“三公”经费、会议费、培训费、差旅费、宣传费、咨询费、软课题经费等一般性支出。根据审计要求，在支出经费时必须“有依据、讲规矩、留证据”。不得擅自提高开支标准、扩大开支范围，不得开支未列入预算的支出，坚决杜绝挤占、挪用财政资金的现象，杜绝转移、套取、冒领财政资金等行为，确保预算资金支出安全有效。

要严格落实2017年度预算执行等情况审计整改工作，2017年我局将继续组织财务大检查，重点关注国有资产动态监控和风险防范；此外，我局将严格按照内部控制规范等要求，继续推进内部控制管理体系建设。

同志们，部门预算管理是行政事业的单位一项重要的管理工作，能够反映出一个单位的管理水平和活动效率。大家一定要立足中医药发展的战略高度，观大势、谋大事，深刻认识预算管理的重要性，将其纳入各单位全局工作统筹考虑，精心组织，周密部署，多措并举，全力推进预算改革和管理工作再上新台阶。

国家民族事务委员会副主任李昌平在第四届全国少数民族医药工作会议上的总结讲话

2017年11月21日

在大家的共同努力下，第四届全国少数民族医药工作会议顺利完成各项议程，即将圆满结束。根据会议安排，我代表国家民委和国家中医药管理局两家主办单位作会议总结。

这次会议是在重要时间节点召开的重要会议。党的十九大刚刚胜利闭幕、全面建成小康社会和扶贫攻坚进入决胜阶段、《中华人民共和国中医药法》颁布施行不久、健康中国战略正在全面深入推进。在这样的历史性时刻，在时隔11年之后，召开第四届全国少数民族医药工作会议，从国家层面、战略高度全面部署少数民族医药改革发展工作，对于推动新时代少数民族医药改革发展具有重要意义。

国务院副总理刘延东同志在与会议代表座谈时发表了重要讲话。讲话站在党和国家事业发展全局高度，以学习贯彻党的十九大精神为主线，回顾总结了11年来特别是党的十八大以来少数民族医药工作改革发展情况，充分肯定了少数民族医药工作取得的成就和积累的经验，深入分析了新时代少数民族医药工作发展面临的新形势和新任务，全面阐释了发展少数民族医药工作的战略意义和现实意义，为新时代少数民族医药工作发展提供了基本遵循。大家认为，这次会议对于推动少数民族医药工作改革发展必将产生积极而深远的影响。

这次会议得到了国家有关部门的积极配合，特别是国务院中医药工作部际联席会议成员单位全力支持会议召开，参与了《关于加强新时代少数民族医药工作发展的若干意见》的研究起草。有关地区和部门积极响应，为会议筹备提供了大量情况资料。少数民族医药战线的同志们热切期待会议召开。与会代表认真学习了国务院副总理刘延东同志的重要讲话，认真听取了王国强同志向大会所做的工作汇报，认真讨论、相互交流，分析问题、研究对策，对《关于加强新时代少数民族医药工作发展的若干意见》（讨论稿）提出了很多建设性意见。会后，我们将抓紧修改完善并争取尽快出台。

大家认为，这次会议主题突出、任务明确、时机很好，统一了思想、振奋了精神、明确了方向，取得了预期成果。接下来，关键就是贯彻落实好会议精神。

下面，我就贯彻落实会议精神讲3点意见。

一、把贯彻落实会议精神与贯彻落实党的十九大精神结合起来

党的十九大报告做出了“坚持中西医并重，传承发展中医药事业”的战略部署，充分体现了党中央对中医药工作的新思路和新期待，明确赋予了我们新的历史使命。深入学习和贯彻落实好党的十九大精神，是当前和今后一个时期的首要政治任务。要进一步学习领会党的十九大精神和习近平总书记系列重要讲话精神，特别是关于民族工作和中医药工作的新理念新思想新战略，切实把思想和行动统一到党中央的决策部署上来。要深刻领会国务院副总理刘延东同志讲话中提出的发展少数民族医药工作是“三个必然要求”，即发展少数民族医药工作是满足人民日益增长的美好生活需要、传承发展中医药事业、促进民族地区边疆地区加快发展的必然要求。要从战略高度提高对少数民族医药工作的认识，主动对标党的十九大精神，切实做到国务院副总理刘延东同志在讲话中提出的四个“对标”，即对标十九大确定的战略目标、对标实施健康中国战略、对标中西医并重这一方针、对标党的民族政策。不断增强新时代做好少数

民族医药工作的紧迫感、责任感和使命感，推动少数民族医药工作发展迈上新台阶。

二、坚持问题导向，突出特色优势，聚焦工作重点，着力解决现实问题

国务院副总理刘延东同志在讲话中提出，少数民族医药工作呈现五“新”，即事业发展迎来新机遇、服务能力实现新提升、人才发展呈现新面貌、传承创新迈上新台阶、产业发展取得新成效。讲话既充分肯定了少数民族医药工作取得的成绩，同时指出了当前面临的问题。王国强同志在工作汇报中也指出了当前少数民族医药工作面临的主要问题，即少数民族医药服务能力薄弱、人才匮乏、传统医药技艺濒临失传、少数民族医药产业发展滞后等。

要坚持问题导向。常言道，一把钥匙开一把锁，某方面的问题要有某方面的措施来解决。要根据这次会议精神，结合实施《中医药法》，研究制定更有针对性的政策措施。会后将出台《关于加强新时代少数民族医药工作发展的若干意见》，各地也要相应制定相关支持政策。

要突出特色优势。国务院副总理刘延东同志在讲话中指出，少数民族医药以鲜明的特色疗效、简便验廉的特点，为各族人民的繁衍生息发挥了重要作用，是我国医疗卫生事业的一大特色和优势。发挥少数民族医药的特色优势，是我们工作的切入点和立足点。要不忘本根、守正开新、传承发展、提升能力，充分发挥少数民族医药的独特优势和独特作用。

要突出工作重点。要抓好国务院副总理刘延东同志讲话中强调的重点工作的落地落实，推动少数民族医药工作纳入国家重大战略部署，提高少数民族医药发展能力，积极服务民族地区扶贫攻坚，激发少数民族医药发展活力。关于工作重点，本来上午国强同志要详细部署，但因时间关系没有完全展开，根据国强同志的意思，我再强调以下几个方面：

一是要全面加强党的领导。全面加强党的领导是做好少数民族医药工作的根本保证，要进一步增强政治意识、大局意识、核心意识、看齐意识，坚决维护新一届党中央权威和集中统一领导，始终在思想上政治上行动上同以习近平同志为核心的党中央保持高度一致，确保党始终总揽全局、协调各方。要牢牢把握中医药迎来天时、地利、人和的大好时机，从政治的高度、用战略的眼光来审视和完善少数民族医药的各项发展举措，自觉运用理论指导实践，确保少数民族医药工作与党和国家的中心工作步调一致、目标明确、战略协调。不断增强新时代做好少数民族医药工作的紧迫感、责任感和使命感，推动少数民族医药工作发展迈上新台阶。

二是要增强依法治理能力。完善的政策法规体系是推动少数民族医药在法制化、规范化轨道上发展的有力保障。今年7月1日实施的《中医药法》是中医药领域的根本大法，特别规定了少数民族医药的专门性条款，即“国家采取措施，加大对少数民族医药传承创新、应用发展和人才培养的扶持力度，加强少数民族医医疗机构和医师队伍建设，促进和规范少数民族医药工作发展”。要深入学习、广泛宣传，积极推动政府、有关部门和社会各界及时了解法律精神和相关规定，为保障法律得到切实遵守和执行创造条件。要坚持扶持与规范并重的原则，认真履职、严格执法、加强监管，让政策真正在民族地区生根开花，造福各族人民。民族自治地方也要以《中医药法》为依据，做好相关地方性法规制修订工作，及相关配套文件制定工作，确保法律不“延时”“打折扣”。这里，特别需要说明的是，《中医药法》中除了针对少数民族医药的专门性条款外，其他规定同样适用于少数民族医药。

三是要加强传承与利用。少数民族医药要以传承为重点，稳步推进创新，把具有原创优势的科技资源挖掘好。要深入推进少数民族医药文献发掘整理与系统研究，对前期已整理、理论体系较完善的经典文献促进其成果转化应用，对尚未系统发掘整理的少数民族医药加强记录并保存下来。要积极推进少数民族医药科研能力建设，扶持建立一批少数民族医药传承工作室、重点研究室、实验室、特色技术和方药筛选评价中心等。要增强少数民族医药知识产权保护意识，鼓励创新主体充分利用现有知识产权制度保护少数民族医药及其创新成果。要完善少数民族医药名老专家传承人制度、强化少数民族医药师承教育方式，发挥高等院校、职业学校、社会机构等优势，建立住院医师规范化培训基地和少数民族医药专业实训基地，并为传承活动提供必要的条件。

四是要积极开展交流互鉴。《中医药法》明确，中医药是包括汉族和少数民族医药在内的我国各民族医药的统称，中医药是广义概念，是整个中华民族医药的统称。中医药和少数民族医药的关系，是大家庭和家庭成员的关系，少数民族医药是中医药不可分割的一部分，传承发展中医药、推进健康中国建设是我国各民族医药工作者共同的历史使命。要推动少数民族医药整体繁荣发展，不同民族、不同地区之间要相互学习、相互借鉴好的经验、好的做法。要以满足人民群众健康服务需要为出发点和落脚点，支持、引导各民族医药交流互鉴、取长补短，不断提升做好少数民族医药工作的能力水平，更好地为各族群众服务。

五是要推进少数民族医药产业发展。民族地区是我国重要生态屏障区，也是贫困地区，是全国扶贫攻坚的硬骨头和主战场。坚决打赢脱贫攻坚战，让少数民族和民族地区同全国一道同步全面建成小康社会是我们党的庄严承诺。要充分利用民族地区自然资源丰富的优势，指导民族地区因地制宜、科学布局药材产业发展，引导贫困户以多种方式参与药材种植养殖，让山间地头的“花草树木”成为农民脱贫致富的“顶梁柱”。要主动顺应人民群众对健康服务的多元化需求，依托民族地区优越的生态环境和独特的地理景观，因地制宜，因势而为，加强引导和支持，推动养生保健、健康养老、健康旅游等特色健康服务业加快发展，把潜力巨大的经济资源发挥好、利用好，实现为人民群众提供全方位全周期健康服务的远大目标。

六是要推动少数民族医药走出去。民族地区大多与我国周边国家接壤，具有对外开放的有利条件。国家提出建设丝绸之路经济带和21世纪海上丝绸之路，着眼点是欧亚大舞台、世界大棋局，这对民族地区特别是边疆地区是个大利好。要抓住“一带一路”发展机遇，发挥民族地区区位优势，以服务对外开放大局为重要使命，深入实施中医药“一带一路”发展规划。支持边境地区建设少数民族医药产业带产业园，提升少数民族医药医疗、保健、健康旅游、服务贸易等综合健康服务能力。要鼓励民族地区特别是沿边地区少数民族医药机构面向沿线国家开展入境健康服务，加强与周边国家的交流与合作，积极推动与沿线国家合作建设海外中心，大力发展少数民族医药服务贸易，打造“健康丝绸之路”。同时，要树立兼容并蓄、开放多元的理念，将弘扬优秀少数民族医药文化与推动少数民族医药“走出去”相结合，成为传播中华优秀传统文化的有效载体，促进中华文化走向世界，提升中华民族国家软实力。

三、加强协调配合，形成工作合力，推动少数民族医药工作取得新成效

与会同志回去后，要尽快向当地党委、政府汇报好会议精神，特别是国务院副总理刘延东同志讲话精神。要积极争取将少数民族医药工作发展纳入当地经济社会发展规划，建立党委统一领导、党政齐抓共管的工作格局，健全少数民族医药发展统筹协调机制，在城乡规划中统筹考虑少数民族医药发展需要，落实对少数民族医药的投入政策，为少数民族医药工作发展提供必要的物质条件。各有关部门要坚持从实际出发，研究提出本地区推进少数民族医药工作的具体举措，强化责任担当，主动发挥积极性、创造性，加强部门间沟通协调，努力营造良好氛围，统筹推进少数民族医药各项决策部署落地生根。国务院中医药工作部际联席会议对合力推进中医药事业发展，包括少数民族医药工作发展发挥了统筹协调和指导作用。希望联席会议各成员单位按照国务院领导的要求，进一步加强这方面的工作，在各领域共同推进新时代少数民族医药工作健康发展。

同志们，在第四届全国少数民族医药工作会议结束之际，我代表会议主办单位向全体与会同志表示衷心的感谢，向一直关心支持少数民族医药工作的各界朋友表示衷心的感谢，向为大会圆满举办付出辛勤劳动的工作人员表示衷心的感谢！让我们紧密团结在以习近平同志为核心的党中央周围，奋力推进少数民族医药工作改革发展，为民族团结进步事业和全民健康事业，为实现中华民族伟大复兴中国梦做出新的贡献！民族医药工作的新闻界朋友们表示衷心的感谢！

2. 2018年全国中医药工作会议报告

全面贯彻落实党的十九大精神　奋力开创新时代中医药工作新局面

——国家卫生计生委副主任、国家中医药管理局局长王国强在2018年全国中医药工作会议上的报告

2018年1月15日

这次会议是在中医药系统深入学习贯彻党的十九大精神关键时期召开的一次重要会议。主要任务是，全面贯彻落实党的十九大精神，以习近平新时代中国特色社会主义思想为指导，认真贯彻中央经济工作会议和全国卫生与健康大会精神，落实全国卫生计生工作会议部署，回顾总结2017年工作和党的十八大以来取得的成绩，研究部署2018年重点任务，奋力开创新时代中医药工作新局面。

党中央、国务院对开好这次会议高度重视。李克强总理专门做出重要批示，充分肯定党的十八大以来中医药系统围绕促进中医药发展、提升中医药服务能力等做了大量扎实有效的工作，勉励我们在新的一年要全面深入贯彻党的十九大精神，以习近平新时代中国特色社会主义思想为指导，认真落实全国卫生与健康大会部署，坚持中西医并重，充分发挥中医药独特优势，传承中医药宝库精髓，进一步完善中医药服务体系，积极应用现代化技术大力发展中医药，推动在重大疾病防治、重大新药创制、重大技术攻关

等方面取得突破，大力培养中医药人才，推动中医药发展升级，助力脱贫攻坚和乡村振兴，为建设健康中国、保障人民健康做出更大贡献。刘延东副总理也做出重要批示，高度肯定党的十八大以来中医药系统凝心聚力、开拓进取，推动中医药战略地位显著提升，法治建设取得突破性进展，服务能力、传承创新、国际影响长足进步，振兴发展迈出坚实步伐。勉励我们要深入调查研究，坚持问题导向，坚定不移深化中医药改革，力争在发挥中医药“三个作用”、推进“四个建立健全”、激发和释放中医药“五种资源”潜力和活力上有更大作为，传承发展祖国医学财富，努力实现创造性转化、创新性发展。李克强总理和刘延东副总理的重要批示，为我们做好当前和今后一个时期的中医药工作指明了方向、提供了遵循。刚才，李斌主任发表了重要讲话。我们要认真学习，全面落实。

下面，我讲4个方面的意见。

一、2017年工作取得显著成绩

刚刚过去的一年，在以习近平同志为核心的党中央坚强领导下，我们深入学习贯彻党的十九大精神，坚决贯彻党中央、国务院决策部署，狠抓落实，开拓进取，圆满完成既定任务，中医药振兴发展迈出坚实的一大步。

（一）以实施“一法一纲要”为重点，贯彻中央决策部署更加有力

我们把贯彻落实党中央发展中医药的重大决策部署作为树牢“四个意识”的重要体现。配合全国人大常委会召开宣传贯彻中医药法座谈会，组织开展形式多样的学习宣传活动，仅省级层面开展的培训就达80多次、培训1.8万余人，中医药法核心要义入心入脑。推进中医药法配套制度建设，《中医诊所备案管理暂行办法》《中医医术确有专长人员医师资格考核注册管理暂行办法》经国家卫生计生委审议后颁布实施，已有21个省份备案了129个中医诊所。各地加强中医药地方性法规建设，河北率先修订中医药条例并正式实施。中医药发展战略规划纲要实施的部门联动、上下协同机制基本建立，编制了中医药科技创新专项规划等重要规划，实施了中医药传承创新工程等重大项目，推进了《中华医藏》编撰等重点工程，开展了中医中药中国行——中医药健康文化推进行动等重大活动，28个省份出台了实施意见。在推进健康扶贫打赢脱贫攻坚战中主动作为，会同有关部门启动中药材产业扶贫行动计划，组织234所三级中医医院对口帮扶407个贫困县的医疗机构，东部64所中医医院对贵州所有中医医院进行帮扶实现全覆盖。

（二）以推进深化医改中医药工作为关键，中医药服务能力更加突显

我们把参与中国特色基本医疗卫生制度建设作为深化医改中医药工作的主攻方向。参与26份医改文件的制定，助力医改完成立柱架梁的基本任务。举办医改中医药工作培训班，开展督导推动政策落地，涌现一批鲜活经验。深化公立中医医院综合改革，推进中医医院医联体建设，全面破除以药养医（中药饮片除外）的机制，总结推广广东省中医院开展现代医院管理制度建设的经验，公立中医医院的运行新机制正逐步建立、公益性明显强化、特色优势不断彰显。实施改善医疗服务行动计划，推动中医药积极参与家庭医生签约服务制度建设。修订三级中医类医院评审标准，开展大型中医医院巡查和中药饮片管理督查。召开第四届全国少数民族医药工作会议，对新时代少数民族医药工作做出部署。全面实施基层中医药服务能力提升工程“十三五”行动计划，67%的乡镇卫生院和社区卫生服务中心建设了中医馆，总数超过3万个。截至2017年9月，中医类医院诊疗量为4.38亿人次，占全国医院总诊疗量的17.5%；中医类医院出院人数为2037.7万人次，占全国医院总出院人数的15.0%。

（三）以促进融合发展为突破，中医药健康服务供给更加多元

我们把发展中医药健康服务作为推进中医药供给侧结构性改革的重大举措。经国务院同意，会同国家发展改革委、国家卫生计生委批复甘肃省建设国家中医药产业发展综合试验区。会同12部门印发《关于促进中医药健康养老服务发展的实施意见》，制定支持社会力量提供中医医疗和健康服务、推进中医药健康服务与互联网融合发展等指导意见。支持社会办中医，制定《中医诊所基本标准》《中医（综合）诊所基本标准》，截至2017年9月，中医类诊所已达4.58万个。会同国家旅游局遴选首批15个国家中医药健康旅游示范区。中医药健康养老、健康旅游、“互联网+”等新业态快速发展，持续释放新需求、优化新供给、激发新动能。

（四）以提升科技创新能力为支撑，创新驱动发展的成效更加明显

我们把传承创新作为推动中医药振兴发展的重要动力。屠呦呦研究员荣获国家最高科学技术奖。召开2017年全国中医药科技创新工作会议，部署“十三五”时期重点任务。强化以23个国家中医临床研究基地为主体的临床科研体系建设，优化重点研究室布局，推进中医药康复科研体系建设，实施重点研发计划“中医药现代化”专项。全面启动第四次全国中药资源普查，新增410个普查县。实施中药标准化项目，着力构建临床大宗常用中药饮片和中成药大品种的全过程质量监控体系。

（五）以人才队伍建设为基础，人才脱颖而出的局面更加生动

我们把人才队伍建设作为事业发展的重要支撑。评选表彰30名国医大师和100名全国名中医。启动中医药传承与创新“百千万”人才工程，推进第六批师承以及中医、中药、中医护理等人才项目，中央财政资助培训4700余人，队伍结构进一步优化。联合教育部、国家卫生计生委召开全国医学教育改革发展工作会议，会同教育部印发《关于医教协同深化中医药教育改革与发展的指导意见》，6所中医药院校入选国家一流学科建设高校，推进中医住院医师规范化培训工作，中医药教育改革成效显现。

（六）以服务“一带一路”建设为导向，中医药“走出去”的步伐更加稳健

我们把大力推动中医药纳入国家全方位对外开放新格局作为重要任务。会同国家卫生计生委成功举办金砖国家卫生部长会暨传统医药高级别会议，习近平主席向会议发了贺信，发布《金砖国家加强传统医药合作联合宣言》，开创金砖国家传统医药合作的新模式。中医药列入“一带一路”合作成果清单，中医药交流合作纳入《中国－中东欧国家合作布达佩斯纲要》《中匈关于建立全面战略伙伴关系的联合声明》。实施国际合作专项，支持建立了15个中医药海外中心、21个中医药国际合作基地。

（七）以迎接学习贯彻党的十九大精神为主线，推进全面从严治党更加有力

我们把加强党的建设作为推动各项工作的政治保障。积极参与“砥砺奋进的五年”成就展布展，中央主流媒体宣传报道中医药的数量和质量全面提升，在中医药系统营造迎接十九大召开的良好氛围。全方位传达学习贯彻党的十九大精神，按照学懂弄通做实的要求，层层动员部署，抓好学习培训，集中组织宣讲，将学习成效转化为推动传承发展中医药事业的实际行动。扎实推进“两学一做”学习教育常态化制度化，全系统广大党员干部在学上下功夫、在做上见成效，思想信念之魂得到锤炼，尊崇党章之心更加坚定。发挥巡视利剑作用，突出政治巡视，积极推进整改，全面从严治党的螺丝越拧越紧、责任越压越实。

二、党的十八大以来中医药事业取得历史性成就

5年来，习近平总书记多次对卫生与健康工作做出重要指示，其中涉及中医药的就有近20次。李克强总理多次主持会议审议中医药重要政策文件并做出重要批示。刘延东副总理多次出席中医药重大活动，协调推动中医药工作。可以说，中医药的认识高度、实践深度、影响广度前所未有，取得了历史性成就。

（一）中医药战略地位跃上新高度

党中央、国务院印发《“健康中国2030”规划纲要》，提出了在健康中国建设中发挥中医药作用的一系列重要任务和重大举措。国务院印发《中医药发展战略规划纲要（2016～2030年）》，建立中医药工作部际联席会议制度，把发展中医药上升为国家战略。国务院办公厅印发转发中医药健康服务发展规划、中药材保护和发展规划2个专项规划。国务院新闻办发布《中国的中医药》白皮书。经初步梳理，5年来中央层面的文件中涉及中医药的有80余份，31个省份出台促进中医药发展的专门文件达110多份，充分表明中医药“五种资源”的定位得到广泛认可，全面融入了“五位一体”总体布局。

（二）中医药法治建设实现新跨越

我国首部中医药专门法律《中华人民共和国中医药法》颁布实施，开启了依法发展中医药的新征程。印发《关于全面推进中医药法治建设的指导意见》，制定《完善中医药政策体系建设规划（2015～2020年）》，组建中医药改革发展专家咨询委员会，建立法律顾问制度，深化中医药标准体系建设，印发《关于加强中医药监督管理工作的意见》，编制《中医药监督工作指南》，中医药法治体系初步建立。

（三）中医药服务能力有了新提升

充分发挥中医药独特优势，以较少的资源总量提供了较多的服务份额，放大了医改惠民效果。中央财政投资399亿元支持中医药系统基础设施和服务能力建设，截至2016年，中医类医院达4238所、实有床位87.73万张，分别比2012年增长24.76%、42.97%；中医类医院诊疗量和出院人数分别为5.77亿人次、2556.73万人次，分别比2012年增长27.81%、42.12%；97.5%的社区卫生服务中心、94.3%的乡镇卫生院、83.3%的社区卫生服务站和62.8%的村卫生室能够提供中医药服务，与基层服务能力提升工程实施前相比，分别提高了21.9%、27.8%、31.7%、5.3%，中医药服务的可及性显著增强。深化“放管服”改革，大力发展中医药健康服务，中医药与养老、旅游、体育、食品、互联网等融合发展的趋势更加凸显、潜力持续释放。

（四）中医药科技创新取得新突破

屠呦呦研究员获得诺贝尔生理学或医学奖、国家最高科学技术奖。中医药领域荣获国家科技奖励41项，其中国家科技进步一等奖6项。14类重大疾病中医药防治疗效获得循证依据，完善了中医药防治传染病和慢病临床科研网络，建立了符合中医药发展规律的临床科研一体化新模式，建设了一批国家工程（技术）研究中心、工程实验室和企业技术中心，一批科研成果转化为诊疗规范和中药新药，400余本中医古籍全部完成校注整理出版。对1332个县开展中药资源普查，基本建立中药资源动态监测和种质资源保护体系。

（五）中医药人才队伍建设呈现新局面

完善人才褒奖激励机制，评选表彰60名国医大师、100名全国名中医和60名中医药高校教学名师。优化中医药学科结构，推进院校教育与师承教育相结合的改革实践，中医药特色医学教育模式逐步健全，44所高校实施卓越医生（中医）教育培养计划，14所中医药院校开展省（部）局共建，建设185个国家中医住院医师规范化培训基地、1741个名老中医药专家传承工作室、794个中医药重点学科。截至2016年，中医执业（助理）医师数48.16万人，比2012年增长34.98%；每万人口卫生机构中医执业（助理）医师数达到3.48人，比2012年增长32.32%，人才支撑事业发展的作用更加突显。

（六）中医药文化发展迈上新台阶

实施中医药健康文化素养提升

工程和中医药健康文化推进行动，推动中医药进乡村、进社区、进家庭，开展公民中医养生保健素养调查，中医药科普率达到91.86%。深化中医药文化宣传教育基地建设，收藏展出中医药文物和展品10万余件。支持创作一批以《本草中国》为代表的精品力作，出版制作中医药文化科普作品1500余部，中医药文化产业蓬勃发展。

（七）中医药海外发展书写新篇章

中医药传播到183个国家和地区，签署88个中医药对外合作协议，布局建设32个中医药海外中心，成为卫生与健康领域国际交流合作的新亮点。主动服务国家外交大局，成为“一带一路”国际合作高峰论坛、第九届全球健康促进大会、金砖国家卫生部长会暨传统医药高级别会议、中国－中东欧卫生部长论坛的重要议题。以中医药为代表的传统医学纳入世界卫生组织国际疾病分类代码（ICD－11），ISO/TC 249正式命名为国际标准化组织中医药技术委员会，已颁布22项中医药国际标准。参与14个中外自贸区谈判，中医药服务贸易连年增长。中医关怀计划列入惠侨工程，走进11个国家，惠及万余侨胞。

（八）全面从严治党焕发新气象

全系统旗帜鲜明讲政治，坚决维护党中央权威和集中统一领导，牢固树立“四个意识”，坚定“四个自信”，自觉在思想上政治上行动上同以习近平同志为核心的党中央保持高度一致。加强党的建设，以政治建设为统领，扎实开展党的群众路线教育实践活动、“三严三实”专题教育和“两学一做”学习教育，认真践行“大医精诚”的优良传统，大力弘扬敬佑生命、救死扶伤、甘于奉献、大爱无疆的职业精神，深入开展向全国优秀共产党员屠呦呦同志学习活动，宗旨意识得到增强、工作作风明显改进、服务水平不断提高。认真履行管党治党主体责任，从改文风、转会风、抓调研、盯节点等一件件事情做起，锲而不舍落实中央八项规定精神，扎实有力推进巡视整改，综合运用监督执纪“四种形态”，努力营造中医药系统风清气正的政治生态。

5年来，我们从政治上认识中医药、从大势上谋划中医药、从大局上推进中医药，把握“五种资源”定位，落实新发展理念，推动发展方式转变，在探索医改“中国方案”、推动健康产业发展、发掘自主创新潜力、弘扬优秀传统文化、促进美丽中国建设中发挥了独特优势，对经济社会发展的贡献率和显示度明显提升。这5年，是党中央高度重视、政策密集出台、实践创新发展的5年，是深度融入大局、全面深化改革、持续激发活力的5年，是发展提速加力、能力大幅提升、优势不断彰显的5年，是人民获得感和行业自豪感显著增强的5年，是中医药发展极不平凡的5年。这些成绩来之不易，是以习近平同志为核心的党中央坚强领导的结果，是中医药工作部际联席会议成员等单位、各级党委政府和社会各界支持帮助的结果，是中医药系统全体干部职工奋力拼搏的结果。在此，我代表国家中医药管理局，向大家表示衷心的感谢并致以崇高的敬意！

走过砥砺奋进的5年，我们深深感到，中医药事业之所以取得这些历史性成就，最根本的是在于习近平新时代中国特色社会主义思想的指引，在于以习近平同志为核心的党中央的坚强领导，在于英明领袖习近平总书记的亲切关怀和大力推进。5年来的实践充分证明，推动中医药事业振兴发展，必须始终坚持和加强党对中医药工作的领导，坚决维护党中央权威和集中统一领导，牢固树立“四个意识”，坚持新时代卫生与健康工作方针，深入学习贯彻习近平总书记发展中医药的新思想新论断新要求，自觉在思想上政治上行动上同以习近平同志为核心的党中央保持高度一致；必须始终坚持服务服从大局，把准中医药工作的方向定位，做到在大局下思考、在大局下行动，因势而谋、顺势而为、乘势而上，自觉融入“五位一体”总体布局；必须始终坚持以人民为中心的发展思想，把维护和增进人民健康作为一切工作的出发点和落脚点，坚持中医药事业公益性，全方位全周期保障人民健康；必须始终坚持深化改革不动摇，强化问题导向，坚持试点先行，创新体制机制，激发发展活力，推进中医药治理体系和治理能力现代化；必须始终坚持正确的工作策略方法，坚持稳中求进工作总基调，深化“三观互动”的工作机制，保持战略定力，发扬钉钉子精神，坚持一张蓝图绘到底，锲而不舍抓落实；必须始终坚持奋发有为的精神状态，抢抓难得机遇，增强忧患意识，勇于担当作为，撸起袖子加油干，在破解发展难题中砥砺前行；必须始终坚持全面从严治党，更好地担当起管党治党的政治责任，始终保持赶考姿态，锻造自我革新的品格，夯实勇往直前的底气，形成正气充盈的政治生态。这些实践中积累的经验弥足珍贵，我们要倍加珍惜、长期坚持。

三、深入学习贯彻习近平新时代中国特色社会主义思想和党的十九大精神，准确把握新时代中医药工作的新任务新要求

党的十九大做出的一个重大的政治判断，就是中国特色社会主义进入新时代。党的十九大一个重大的历史贡献，就是把习近平新时代中国特色社会主义思想确立为我们党必须长期坚持的指导思想，并写入党章。党的十九大对中医药工作做出的重点部署，就是“坚持中西医并重，传承发展中医药事业”。我们要深入学习贯彻习近平新时代中国特色社会主义思想和党的十九大精神，真正做到学懂弄通做实，奋力开创新时代中医药工作新局面。

（一）学深悟透习近平总书记发展中医药的新思想新论断新要求

习近平新时代中国特色社会主义思想内涵十分丰富，涵盖治国理政的方方面面。具体到中医药领域，就是把马克思主义基本原理同中医药工作实践相结合，把中医药放在5000多年中华文明传承发展的历史长河中来审视，紧紧围绕怎么看中医药、发展什么样的中医药、怎么发展中医药等重大理论和实践问题，提出了一系列新思想新论断新要求，是中医药工作最直接、最管用的行动指南，是传承发展中医药事业的根本遵循。

一要深刻认识和把握习近平总书记发展中医药的新思想。习近平总书记以宽广的历史视野、强烈的使命担当、真挚的为民情怀、科学的辩证思维、长远的战略考量，提出了一系列振兴发展中医药的新思想。一是鲜明提出了中医药发展的总体任务，强调要切实把老祖宗留给我们的宝贵财富传承好、发展好、利用好，着力推动中医药振兴发展。二是高度肯定了中医药蕴含的道德规范，指出我国传统医学历来强调救死扶伤、道济天下的医德。三是精准划定了中医药所处的时代坐标，指出当前中医药振兴发展迎来了天时、地利、人和的大好时机。四是深刻论述了中医药的独特优势，强调中医药副作用小、疗效好，要在全民医保中发挥更大作用；充分发挥中医药在治未病、重大疾病治疗、疾病康复中的重要作用；要坚持古为今用，推动中医药健康养生文化的创造性转化、创新性发展，使之与现代健康理念相融相通，服务于人民健康。五是精辟阐明了中医药和西医药的辩证关系，强调坚持中西医并重，推动中医药与西医药相互补充、协调发展，是我国卫生与健康事业的显著优势；促进传统医药与现代医药融合发展，促进中西医结合。这些新思想，既从历史进程中把握发展趋势，又从现实逻辑中确定历史方位，还从时空角度明确方向目标，体现了我们党对中医药发展规律的深刻把握，回答了事关中医药发展最紧要、最现实的重大理论和实践问题。

二要深刻认识和把握习近平总书记发展中医药的新论断。习近平总书记从历史和现实、理论和实践的结合上要求我们正确认识中医药，深刻指出中医药是中国古代科学的瑰宝，是打开中华文明宝库的钥匙，凝聚着深邃的哲学智慧和中华民族几千年的健康养生理念及其实践经验。强调中医药学是我国各族人民在长期生产生活和同疾病做斗争中逐步形成并不断丰富发展的医学科学，是我国具有独特理论和技术方法的体系。指出传统医药是优秀传统文化的重要载体，在促进文明互鉴、维护人民健康等方面发挥着重要作用。中医药是其中的杰出代表，以其在疾病预防、治疗、康复等方面的独特优势受到许多国家民众广泛认可，中医药学为人类健康做出了重要贡献。这些重要论断，充分肯定了中医药的历史地位和时代价值，彰显了深沉的文化自信，体现了我们党对中医药的认识达到了新的高度，回答了一系列事关中医药发展的根本性、长远性的重大问题。

三要深刻认识和把握习近平总书记发展中医药的新要求。习近平总书记坚持鲜明的实践导向，既部署了任务，又明确了举措。一是在传承发展方面，强调既要深入发掘中医药宝库中的精华，加强中医古籍、传统知识和诊疗技术的保护、抢救、整理；也要增强民族自信，勇攀医学高峰，推进中医药现代化，推进中医药科技创新，力争在重大疾病防治方面有所突破，在建设健康中国、实现中国梦的伟大征程中谱写新的篇章。二是在保障发展方面，强调要建立健全中医药法规，建立健全中医药发展的政策举措，建立健全中医药管理体系，建立健全适合中医药发展的评价体系、标准体系。三是在海外发展方面，强调传统医学是各方合作的新领域，中方愿同各国合作建设中医医疗机构，充分利用传统医学资源为各国人民健康服务；提出加强中医药对外交流合作，推进各方传统医药互学互鉴，推动中医药走向世界；倡导世界卫生组织为促进传统医学振兴发展发挥更大作用，为促进人类健康、改善全球卫生治理做出更大贡献，实现人人享有健康的美好愿景。这些新要求，坚持两点论和重点论的统一，坚持具体问题具体分析，为振兴发展中医药指明了方向。充分表明我们党不仅有信心、有能力传承好、发展好、利用好祖国的医学宝库，而且有信心、有能力同世界各国一道，推动中医药造福人类健康。

（二）准确把握新时代中医药工作的新使命新任务

中国特色社会主义进入新时代。进入新时代，我们要牢牢把握我国发展新的历史方位，从新的发展阶段、新的时代坐标来思考和谋划中医药工作，更加全方位地融入“五位一体”总体布局，激发和释放中医药“五种资源”潜力和活力，谱写中国特色社会主义的中医药新篇章。

进入新时代，我们要紧扣我国社会主要矛盾的变化，找准中医药发展不平衡不充分的症结，提出解决的新思路、新策略、新举措，辨证施治、遣方用药，推动中医药高质量发展，不断满足人民日益增长的中医药服务需求。

进入新时代，我们要坚持以人民为中心的发展思想，不忘初心，牢记使命，以维护和增进人民健康福祉为出发点和落脚点，以人民满意不满意、幸福不幸福为最高标准，为人民群众提供全方位全周期的中医药健康保障。

进入新时代，我们要在实施健康中国战略中发挥中医药独特优势，推动中医药瞄准普及健康生活、优化健康服务、完善健康保障、建设健康环境、发展健康产业等重点领域用劲发力，协同推动卫生与健康发展方式转变，促进共建共享、全民健康。

进入新时代，我们要在乡村振兴战略中有位有为，把握总要求，找准着力点，提升基层中医药服务能力，助推农业供给侧结构性改革，助力打赢脱贫攻坚战，让亿万农民有更多的获得感、幸福感。

进入新时代，我们要坚定不移地深化中医药改革，着眼实现中医药治理体系和治理能力现代化，统筹把握中医药发挥“三个作用”、推进“四个建立健全”等重点改革任务，深化国家中医药综合改革试验区建设等改革试点，激发中医药发展活力，将改革进行到底。

进入新时代，我们更要清醒地看到，中医药传承发展还存在不平衡不充分的问题，主要表现在：一是宝库精华传承挖掘不足，科技创新引领不强，与事业发展要求和社会各方期待还不相适应；二是服务体系还不完善，与转变发展方式、创新服务业态模式还不相适应；三是服务提供还不均衡，结构不均衡、区域不均衡等问题比较突出，特别是基层中医药服务能力还比较薄弱，与人民群众多层次多元化的中医药服务需求还不相适应；四是治理体系还不健全，治理能力尤其是抓落实的能力与中医药振兴发展的要求还不相适应。这就要求我们要从注重量向更加注重质转变，实现从“有没有”到“好不好”的转变，推动中医药高质量发展。

四、扎实落实今年中医药工作的重点任务

2018年是全面贯彻落实党的十九大精神的开局之年，是改革开放40周年，是决胜全面建成小康社会、实施“十三五”规划承上启下的关键一年。做好今年中医药工作的总体要求是全面贯彻落实党的十九大精神，以习近平新时代中国特色社会主义思想为指导，以坚持中西医并重、传承发展中医药事业为统领，坚持稳中求进工作总基调，坚持新时代卫生与健康工作方针，深入贯彻实施中医药法和中医药发展战略规划纲要，全面落实中医药发展“十三五”规划，加快推进深化中医药改革，加快推进中医药发展方式转变，加快推进中医药治理体系和治理能力现代化，着力提高发展质量和效益，着力提高服务能力和水平，为实施健康中国战略、决胜全面建成小康社会做出新贡献。

坚持稳中求进工作总基调，是我们党治国理政的重要原则。“稳”和“进”是辩证统一的，要作为一个整体来把握。中医药工作要坚持正确方法论，既保持战略定力的“稳”，做到尽力而为、量力而行，又要在求进上奋发有为，把握好工作力度、发展速度和社会承受度的关系，坚持从实际出发，把握发展规律，正确处理好改革与发展、近期与远期、量变与质变的辩证关系，既不盲目冒进也不裹足不前，既不求稳守成也不急功近利，坚持久久为功，积小胜为大胜，一步一个脚印地推动中医药高质量发展。

2018年的中医药工作要点已印发会议讨论，这里我着重强调几点。

第一，在学懂弄通做实上下功夫，进一步把学习贯彻习近平新时代中国特色社会主义思想和党的十九大精神引向深入。这是首要的政治任务，必须不折不扣地落实。一要深入学习贯彻习近平新时代中国特色社会主义思想。这一思想是党的十九大精神的灵魂、纲领和旗帜。要按照党中央部署，开展好“不忘初心　牢记使命”主题教育，用习近平新时代中国特色社会主义思想武装头脑、指导实践、推动工作，准确把握基本观点、精神实质、核心要义，把学习成效转化为坚决维护习近平总书记在党中央和全党核心地位的政治自觉，转化为改造主观世界、坚定理想信念、锤炼坚强党性的思想自觉，转化为指导工作实践、推动事业发展的行动自觉。

二要坚持和加强党对中医药工作的领导。做好新时代中医药工作，必须坚持和加强党的领导。要推动把中医药工作摆上各级党委政府的重要议事日程，及时研究解决重大问题，巩固发展全党全社会关心支持中医药工作的良好局面。要用好国务院中医药工作部际联席会议制度和省级跨部门协调机制这个重要平台，把方方面面的积极性调动起来，把上下左右的力量凝聚起来。

三要对标党的十九大精神完善中医药的发展战略。要对照“两步走”战略安排，完善中医药发展思路、目标、任务和路径，推动中医药事业踏上新征程。到2020年，人人基本享有中医药服务，中医医疗、保健、科研、教育、产业、文化各领域得到全面协调发展，中医药标准化、信息化、产业化、现代化水平不断提高；中医药健康服务能力明显增强，服务领域进一步拓宽，中医医疗服务体系进一步完善；符合中医药发展规律的法律体系、标准体系、监督体系和政策体系基本建立，中医药管理体制更加健全。在此基础上，从2020年到2035年，中医药振兴取得决定性进展，人人享有中医药服务，基本实现中医药治理体系和治理能力现代化；中医药服务领域实现全覆盖，中医药健康服务能力显著增强，在治未病中的主导作用、在重大疾病治疗中的协同作用、在疾病康复中的核心作用得到充分发挥；实现中医药继承创新发展、统筹协调发展、生态绿色发展、包容开放发展和人民共享发展，为健康中国建设奠定坚实基础。到21世纪中叶，中医药全面振兴，人人享有优质的中医药服务，实现中医药治理体系和治理能力现代化。

第二，在持续统筹推进上下功夫，进一步贯彻实施中医药法和中医药发展战略规划纲要。“一法一纲要”集中体现了党中央、国务院发展中医药的战略部署，是中医药振兴发展的双驱动。要继续贯彻实施好中医药法。既要抓配套制度建设不松劲，扎实推进中医药传统知识保护条例、医疗机构中药制剂备案、中医养生保健服务规范、师承教育制度、经典名方目录及注册等法规政策制定，尽快形成支撑中医药法落地的制度体系。又要抓法的贯彻实施不畏难，诊所备案、确有专长人员医师考核注册等法规，各地要切实抓紧落实到位。要坚持底线思维，把风险想得多一点，把措施做得细一点，把监督跟得紧一点，确保法律法规有力有序有效实施。要强化法治思维，坚持放管结合，运用法治手段，履行监管职责，建立健全适合中医药特点的监督管理体系，依法发展中医药。各地要结合当地实际，抓紧推进中医药地方性法规建设，既要与上位法保持一致，更要突出地域特色、注重可操作性，不能搞成上下一般粗、左右一个样。

要继续贯彻实施好中医药发展战略规划纲要。实施战略规划纲要是一个系统工程。各地相继制定了落实规划纲要的实施意见，要调动各方面的积极性，形成科学的协同机制，强化督促检查，合力攻坚克难，确保各项任务按时保质落到实处。要统筹近期、中期、长期的阶段任务，把战略规划纲要的总体部署分解为年度可操作、可量化、可评估的工作任务，转化为具有基础性、引领性、标志性的重大政策、重大工程、重大项目，并做好年度实施监测，及时发现实施中存在的难点和不足，及时总结好做法好经验。已经启动实施的中医药传承创新工程、岐黄工程等要抓好深耕细作，尽快产出成果。尚未启动的工程，要尽快动起来，画好施工图，制定好目标，落实好经费，设计好路径，取得好成效。

第三，在激发发展活力上下功夫，进一步深化中医药改革。深化中医药改革已具备了坚实的基础，但一些改革部署和重大政策措施还需要进一步落实，任务仍然艰巨而繁重。我们要坚持正确的改革方向，锲而不舍推进中医药各领域改革。

一要纵深推进深化医改中医药工作。要推动中医药在中国特色基本医疗卫生制度、医疗保障制度和优质高效的医疗卫生服务体系中发挥更大作用，不断增强深化医改中医药工作的整体性、系统性、协同性。在服务体系建设中，要落实中医药法和《全国医疗卫生服务体系规划纲要（2015～2020年）》的有关要求，扶持有中医药特色和优势的医疗机构发展，力争每个县至少有1个公立的中医类医院，建立功能布局合理、满足人民需要的中医药服务体系。在分级诊疗制度建设中，中医医院全部参与医联体建设，注意总结中医医联体建设经验，完善医联体内部管理措施和考核机制，推动区域内中医医疗资源有序流动、有效共享。研究制定家庭医生签约服务的中医药健康服务包，深化中医药参与家庭医生签约服务制度的机制。在现代医院管理制度建设中，推进公立中医医院章程制定，形成维护公益性、调动积极性、保障可持续的公立中医医院运行新机制，建立鼓励中医药使用的绩效考核机制，推动中医医院内部管理规范化、精细化、科学化，促进中医医院治理体系和管理能力现代化。扩大公立中医医院薪酬制度改革试点，落实习近平总书记“两个允许”的要求，推动建立多劳多得、优绩优酬激励机制。在全民医保制度建设中，探索符合中医药特点的医保支付方式，推进中医优势病种收付费方式改革，实施新修订的100个中医临床路径，鼓励中医药服务提供和使用。在药品供应保障制度建设中，巩固药品购销“两票制”，落实改革完善高值医用耗材生产流通使用政策的若干意见，挤掉虚高的水分，强化医疗机构中药饮片管理，让老百姓看中医更安全、更有获得感。在综合监管制度建设中，要参与制定《关于改革完善医疗卫生行业综合监管制度的指导意见》，提出符合中医药特点的思路和举措，并抓好组织实施。对各地推进深化医改中医药工作中的探索，只要符合中医药特点和规律，只要有利于传承发展中医药事业，就要给予支持，鼓励试、激励改。

二要深化中医药科技体制改革。推进中医药科技创新，要确保原创思维不能丢，丢了就丧失了根本。要建立更加协同、高效、开放的中医药科技创新体系，改革中医药科技创新评价机制，培育国家实验室、国家重点实验室，推进国家中医临床医学研究中心、国家中医临床研究基地、重点研究室等平台建设，推动各类创新要素聚焦中医药防病治病水平的提高来布局和优化。深入发掘中医药宝库精华，协调推进《中华医藏》编纂工作，加强传统知识产权保护，构建中医药传承创新技术服务平台，实现学术传承与产权保护双提升。坚持互学互鉴、开放包容，实施好重点研发计划“中医药现代化”专项，吸收融合系统生物学、大数据、人工智能等多学科前沿技术，在重大疾病防治、重大新药创制、重大技术攻关等方面实现突破。实施好第四次全国中药资源普查、中药标准化等重大项目，既摸清中药材这一关系国计民生重要资源的家底，又促进规模化、规范化种植养殖，建立严格的质量控制标准，实现中药资源保护和利用相统一。

三要促进中医药健康服务发展。深化“放管服”改革，推进中医药供给侧结构性改革，发挥市场在资源配置中的决定性作用，优化中医药服务供给，提高服务质量和水平。进一步促进中医药与养老、旅游、食品、体育、互联网融合发展，深化国家中医药健康旅游示范区、示范基地、示范项目建设，建设一批中医药特色健康养老示范基地，引导社会办中医连锁化、规模化发展。需要强调的是，人民群众个性化、多样化和不断升级的中医药服务需求，必然催生新业态、新模式，在这方面社会力量已经并将继续发挥不可替代的重要作用。我们要满腔热情大力支持并引导社会力量有序发展中医药健康服务，要探索包容有效审慎的监管模式。对借中医之名行损中医之实、危害人民健康的违法行为，我们必须坚决予以打击。

四要深化中医药人才发展机制改革。振兴发展中医药事业，最核心最关键还要靠人才。要把中医药人才工作摆在更加突出的位置，进一步完善人才发展机制，改革人才评价体系。全面实施中医药传承与创新“百千万”人才工程，实施好国家中医药领军人才支持计划，发挥领军人才的“头雁效应”。各地要统筹做好中医优秀临床人才、中药优势特色技术传承人才、中医护理骨干、中医药行业会计领军人才等各类人才项目实施和中医住院医师规范化培训工作，把人才队伍的中坚群体培养好建设好。要促进优秀人才向基层流动，建设一支下得去、留得住、干得好的队伍。要坚持医教协同，深化中医药教育改革，加强重点学科建设，发挥中医药院校人才培养的主渠道作用，引导中医药院校办出中医药特色、展示中医药风格、形成中医药气派，创新中医药模式。稳妥推进中医类别医师资格考试改革，制定《少数民族医医师资格考试开考标准》，完善符合中医药特点的执业医师准入制度。

五要推进中医药文化创造性转化、创新性发展。中医药蕴含着中华民族几千年的养生实践及经验，要坚持古为今用、推陈出新，聚焦找出来、用起来、活起来，让藏在古籍、用在临床、融入生活、散在民间的中医药健康养生文化，更好地与现代健康理念相融相通，形成完善的理论体系，转化为可学的知识和可及的服务。持续开展中医药健康文化推进行动，完善传播体系，创新传播方式，拓展传播平台，推出精品力作，努力把中医药的历史、文化、作用说清楚讲明白，不虚化不神化，引导人民群众理性认识、科学使用。

六要健全中医药“走出去”行稳致远的机制。中医药是民族的，也是世界的，是人类共同拥有的宝贵财富。要把《中医药“一带一路”发展规划（2016～2020年）》这幅“写意图”，通过实施国际合作专项等重点项目，画成“工笔画”，尤其要优化中医药海外中心布局，健全运行机制，让每个中心运营可持续、发展有保障、影响有提升。要顺应主场外交的新要求，举办好世界传统医药大会，把中医药打造为中外合作共建人类健康命运共同体的创新品牌和民心工程，增强中医药国际影响，展示中华文明魅力。

第四，在建高地筑网底拓空间促协调上下功夫，进一步提升中医药的发展质量和水平。有为才有位，有位更有为。历史和现实告诉我们，决定中医药地位的，归根到底是在促进经济社会发展和维护人民健康中所发挥的作用。一要建高地。“疗效”是中医药赖以生存发展的生命线，发挥中医药特色优势，任何时候任何情况都不能离开这个核心要求。要建优扶强110个中医医疗和科研高地，布局建设一批区域中医（专科）诊疗中心、重大疑难疾病中西医临床协作试点，提升中医药防病治病能力，力争在重大疾病防治方面有所突破。

二要筑网底。强基层是我们必须牢牢把握始终坚持的重点。实施基层中医药服务能力提升工程，夯实了中医药的发展根基，得到了各方面的充分肯定，广大人民群众的获得感和满意度明显提升。我们要继续扭住“十三五”行动计划这个关键，开展中期督导，修订完善相关制度规范，从广覆盖转向强能力，从数量增长转向提高质量，促进基层中医药服务能力换挡升级，补齐基层服务这块短板，让人民群众在家门口就能看上好中医、吃上好中药。

三要拓空间。要适应信息技术和人类生产生活交汇融合，网络购物、移动支付等数字经济蓬勃发展的趋势，大力发展“互联网+”中医药，完善信息基础设施和信息资源建设，强化省级中医药数据中心建设，推进全民健康保障信息化工程中医药项目建设，努力做到数据共享、数据融合、流程优化、模式创新、管理智能，提升中医药服务的均等化、普惠化、便捷化水平，让百姓看中医少跑路、更方便。

四要促协调。要鼓励中医西医相互学习，相互补充，协调发展，发挥各自优势，培养高层次中西医结合人才，加强中西医结合研究，促进中西医结合；要做好新时代少数民族医药工作，加强顶层设计，完善政策举措，给予倾斜支持，推动少数民族医药在健康中国建设和融入脱贫攻坚、区域协调、乡村振兴、兴边富农等重大战略中加快发展；要着眼于打赢脱贫攻坚战，积极参与健康扶贫工程，实施好中药材产业扶贫行动计划，在精准扶贫中担当有为；要着眼于京津冀协同发展，实施京津冀中医药协同发展行动计划，走出中医药协同发展的新路子；要着眼于区域协调、乡村振兴等重大战略，找准中医药的切入点和着力点，缩小中医药发展的区域差距、城乡差距。

第五，在加强党的政治建设上下功夫，进一步推进全面从严治党。要把党的政治建设摆在首位。党的政治建设是党的根本性建设，决定党的建设方向和效果。一要旗帜鲜明讲政治。必须提高政治站位，树牢“四个意识”，坚定“四个自信”，严守党的政治纪律和政治规矩，知敬畏、存戒惧、守底线，自觉尊崇党章、模范践行党章、忠诚捍卫党章，严格执行新形势下党内政治生活若干准则，坚决维护习近平总书记在党中央和全党的核心地位，坚决维护党中央权威和集中统一领导，在政治立场、政治方向、政治原则、政治道路上同以习近平同志为核心的党中央保持高度一致，始终做政治上的明白人。

二要增强八种本领。传承发展中医药事业，既要政治过硬，也要本领高强。要加强中医药系统干部队伍建设，全面增强学习本领、政治领导本领、改革创新本领、科学发展本领、依法执政本领、群众工作本领、狠抓落实本领、驾驭风险本领，努力建设高素质专业化干部队伍，努力做到善于抓改革促发展、善于化解矛盾解决问题、善于谋事干事成事，真正成为推动事业发展政治强业务精的行家里手。

三要全面从严治党。按照新时代党的建设总要求，贯彻落实十九届中央纪委二次全会精神，坚决扛起全面从严治党的政治责任，以永远在路上的执着把全面从严治党引向深入。要加强制度建设和纪律建设，增强全面从严治党的系统性、创造性、时效性，构建不敢腐、不能腐、不想腐的有效机制。严格遵守中央八项规定精神，继续在常和长、严和实、深和细上下功夫，坚决反对“四风”，重点纠正形式主义、官僚主义。强化监督执纪问责，有效运用“四种形态”，发挥巡视利剑作用，加强权力监督制约。切实加强行业作风建设，严格执行“九不准”的规定，大力弘扬“大医精诚”传统美德。

同志们，新时代开启新征程，新时代呼唤新作为。让我们更加紧密团结在以习近平同志为核心的党中央周围，深入学习贯彻党的十九大精神和习近平总书记发展中医药的新思想新论断新要求，锐意进取、埋头苦干，奋力开创新时代中医药振兴发展的新局面，为建设健康中国、决胜全面建成小康社会、夺取新时代中国特色社会主义伟大胜利、实现中华民族伟大复兴的中国梦、实现人民对美好生活的向往做出新的更大贡献！

四、专　论

深化卫生与健康事业改革发展　奋力开创健康中国建设新局面

——中共中央政治局委员、国务院副总理刘延东在《求是》杂志上发表的署名文章

健康是人民幸福和社会发展的基础，是全国人民对美好生活的共同追求。党的十八大以来，以习近平同志为核心的党中央，从“五位一体”总体布局、“四个全面”战略布局出发，做出了推进健康中国建设的决策部署。2016 年，党中央、国务院召开了新世纪以来第一次全国卫生与健康大会，习近平总书记发表重要讲话。随后，党中央、国务院颁布实施《“健康中国 2030”规划纲要》（以下简称《规划纲要》），勾画了打造健康中国的美好蓝图。这是我国卫生与健康事业发展的重要里程碑，对于全面提升中华民族健康素质、实现“两个一百年”奋斗目标具有重大的现实意义和深远的历史意义。各地各有关部门要认真学习贯彻习近平总书记关于卫生与健康事业的新理念新思想新战略，深入落实好全国卫生与健康大会精神，扎实工作，奋发有为，推动党中央、国务院决策部署落地生根，为建成健康中国而努力奋斗。

一、准确把握新形势，进一步增强推进健康中国建设的责任感和紧迫感

党和政府历来高度重视保障人民健康。新中国成立后，大力发展医药卫生事业，坚持把重点放在农村，创建了城乡三级医疗卫生服务网、农村合作医疗、赤脚医生等具有中国特色的初级卫生保健制度，注重发挥中医药“一根针、一把草”简便验廉独特优势，切实解决群众看病就医问题。同时，以“发展体育运动、增强人民体质”为宗旨，广泛开展群众性体育健身运动，发挥其对健康的促进作用。在党中央、国务院坚强领导下，依靠广大医务人员奋力拼搏，依靠广大人民群众轰轰烈烈开展爱国卫生运动，以“纸船明烛照天烧”的气魄，迅速提高了人民健康水平，一举摘掉了“东亚病夫”的帽子，被世界卫生组织誉为“发展中国家的典范”，中华民族开始以强健的姿态屹立于世界民族之林。

改革开放以来，我国卫生与健康事业加快发展，取得了举世瞩目的伟大成就。2009 年，在总结抗击非典经验基础上，启动实施了新一轮医药卫生体制改革，明确了保基本、强基层、建机制的基本原则和实现人人享有基本医疗卫生服务的目标。特别是党的十八大以来，以习近平同志为核心的党中央，面对深化改革攻坚期的新特点和群众新期待，提出了以人民为中心的发展思想，把维护人民健康作为治国理政的基本要务，统揽全局、系统谋划、突出重点、立柱架梁，实施一系列利当前、惠长远的重大举措，推动医药卫生体制改革由易到难渐次突破，蹄疾步稳不断深化，取得了重大阶段性成效，我国卫生与健康事业发展跨上了崭新台阶。

一是织起了全世界最大的全民基本医保网。我们从保基本起步，完善城镇职工医保制度，扩大新农合和城镇居民医保覆盖面，建立大病保险制度、疾病应急救治制度，健全医疗救助制度，形成了覆盖城乡、相互衔接、多层次的基本医疗保障网。城乡居民参保率稳定在 95% 以上，保障水平大幅提升，政府补助标准从 2009 年的每人每年 80 元增加到 2017 年的 450 元，居民住院费用政策范围内报销比例稳步提高，为实现人人病有所医提供了坚实的制度保障。

二是完善了覆盖城乡的医疗卫生服务体系。我们从强基层抓起，加强农村三级基本医疗卫生服务网络和城市社区卫生服务中心建设，全面实施国家基本药物制度，深化基层医疗卫生机构综合改革，加快全科医生培养，有序推进分级诊疗，使更多的城乡居民拥有了家庭医生。全面启动县级公立医院综合改革，全面推开城市公立医院改革试点，探索建立维护公益性、调动积极性、保障可持续的运行新机制。积极推动社会力量办医，民营医院数量占总数的比例已经超过 56%，多元办医格局初步形成，人民群众多元化、多样化健康需求不断得到满足。

三是筑牢了严密的公共卫生安全防控屏障。我们坚持预防为主，加强突发公共卫生事件应急处置能力，建成了全球最大的传染病疫情和突发公共卫生事件监测网，组建了一支平战结合、反应迅速、能打胜仗的应急防控队伍，能够有效应对各种重大突发疫情，特别是经受住了 2015 年防控埃博拉出血热特大传染病疫情的严峻考验，实现了国内“严防控、零输入”和援非抗疫

“打胜仗、零感染”双重胜利。我国公共卫生整体实力和疾病防控能力上了一个大台阶，卫生应急救援水平走在了世界前列。

四是提升了人民群众的健康福祉。我们把人民群众得实惠作为卫生与健康事业发展的最终目标，努力让人民有更多的健康获得感。居民看病就医负担明显减轻，个人卫生支出占卫生总费用比重降到30%以下，为近20年来最低水平。基本公共卫生服务项目均等化水平明显提高，免费向城乡居民提供12类国家基本公共卫生服务，财政投入由2009年的人均15元提高到今年的50元，重大公共卫生服务惠及千万家庭。全面实施两孩政策及其配套措施，努力保障每个家庭生得起、生得好。我国人均期望寿命从2009年的74.8岁提高到2015年的76.3岁，孕产妇死亡率从31.9/10万降为20.1/10万，婴儿死亡率从13.8‰降为8.1‰。居民主要健康指标优于中高收入国家平均水平，提前实现联合国千年发展目标。这是用8年左右时间，以人均不到500美元的费用支出取得的，充分体现了我国基本医疗卫生制度的优越性。

总之，党的十八大以来的5年，是我国卫生与健康事业投入力度大、发展速度快、人民群众获得实惠多、国内外影响力空前提升的时期，是卫生与健康事业发展的又一个黄金期，特别是党中央、国务院开展了卓有成效的理论创新、制度创新和实践创新，出台了一系列具有里程碑意义的新政策新举措，初步搭建起保障人人享有基本医疗卫生服务的制度框架，基本构建起与经济社会发展水平相适应的卫生与健康事业发展的政策体系，为推进健康中国建设打下了坚实基础。世界银行、世界卫生组织等国际组织认为，中国以史无前例的速度，只用了富裕国家一半的时间，实现了全民健康覆盖，成就令人瞩目。实践证明，我国卫生与健康事业改革发展的基本方向、总体思路和重大举措是正确的，成效是显著的，有力地保障和改善了民生，促进了经济发展和社会公平。在医改这个世界性难题上，逐步探索出中国式解决办法。这些都是我国改革开放和社会主义现代化建设重大成就的重要组成部分。成绩来之不易，应倍加珍惜。

“人生天地间，长路有险夷”。要清醒地看到，在我们这样一个有着13亿多人口的发展中大国，推进健康中国建设任重道远，还存在不少困难和挑战，特别是党中央、国务院对卫生与健康事业改革发展提出了新的更高要求，人民群众对健康服务有了新的更高期盼，医药卫生领域正在发生前所未有的深刻变革，需要从全局高度认识、把握建设健康中国面临的新形势。

推进健康中国建设是实现国家发展战略的重大决策部署。我们正在朝着实现“两个一百年”奋斗目标、建设社会主义现代化国家、实现中华民族伟大复兴的中国梦奋勇阔步向前。健康梦是中国梦的重要组成部分，特别是2020年全面建成小康社会奋斗目标，把建立覆盖全民的基本医疗卫生制度和人均期望寿命在原有基础上再提高1岁作为重要指标。实现这些目标面临着多重因素交织叠加的复杂局面，工业化、城镇化、人口老龄化不断加快，疾病谱、生态环境、生活方式不断变化。我国60岁以上人口已达2.3亿，2030年将达3.7亿，2050年将达4.87亿，人口老龄化不仅带来赡养问题，而且带来医疗、照护、精神生活等方面的健康问题。我国高血压患者超过2.5亿，糖尿病患者超过9700万，心脑血管疾病、癌症等慢性非传染性疾病导致的死亡占总死亡人数的85%左右，成为危及人民健康的第一“杀手”。我们还面临着生态环境污染和破坏的严峻形势，食品药品安全、饮水安全、职业安全隐患犹存，煤矿、交通等领域安全生产事故屡有发生，这些都严重威胁着人民群众的身体健康，需要采取果断有力的措施，更加积极主动加以解决。

推进健康中国建设是我们党努力满足人民健康新期盼的一项迫切任务。一方面，随着经济社会发展和人民收入水平的不断提高，人民群众健康理念的普及和健康意识的增强，更加重视生命质量和健康安全，不仅要求看得上病、看得好病，更希望不得病、少得病，看病更舒心、服务更体贴，对政府保障人民健康、提供基本卫生与健康服务寄予更高的期望，多层次、多样化的健康需求不断释放。2016年全国医疗机构总诊疗人次接近80亿，比新医改初期2009年的49亿人次增加了63%。另一方面，部分群众对医学的局限性、复杂性、风险性认识不足，存在健康管理意识不强、看病预期过高等问题。由于多种原因，医患纠纷时有发生，影响了我国医疗卫生事业的发展，也影响了社会和谐稳定。健康问题不仅是重大的民生问题，也是重大的社会问题、政治问题。

推进健康中国建设是深化医改、促进卫生与健康事业协调发展的内在要求。我国卫生与健康领域面临着老问题与新情况叠加、发展问题与改革任务交织、巩固已有改革成果与拓展深化新领域改革并重的复杂局面。医药卫生事业发展还存在不少短板，供给服务质量偏低、资源总量不足、资源配置不合理、人员结构不平衡、基层服务能力薄弱、老少边穷地区发展滞后。深化医改进入深水区和攻坚期，触及更多的深层次矛盾和问题，面临的都是更难啃的“硬骨头”。公立医院的逐利机制尚未消除，大处方、过度检查等问题仍然存在。城乡居民医保筹资标准偏低，医保在控制费用、发挥对医疗行为的有效激励约束方面亟待完善。药品流通秩序不规范，药价虚高问题突出。我们要坚持以问题为导向，直面挑战，敢于担当，全力以赴破解这些难题。

推进健康中国建设是适应全球健康治理变革、更好履行国际责任的必然要求。全球卫生与健康体系正处于发展变革的重要时期。联合国2030年可持续发展议程，把健康放在了更加突出位置。世界各国都在积极推进卫生与健康改革，不少国家都制定健康规划，确保国民健康水平与经济发展同步提高。此外，随着全球化进程加快，传染病疫情、生物恐怖安全、抗生素耐药等跨国播散的公共安全威胁日益严峻。近年来在一些国家爆发的埃博拉出血热、中东呼吸综合征等新发传染病已经成为各国共同应对的重大公共卫生问题。还要看到，全球健康发展的不平衡、不平等问题比较突出。健康是人类共同的事业，是国际社会共同的责任，我们要积极主动地推进全球卫生与健康治理改革，促进建立更加公正合理的国际健康新秩序。

总之，卫生与健康事业改革发展到了攻坚克难的关键时期，也面临翻开新篇章的重大机遇。有以习近平同志为核心的党中央的坚强领导，有社会主义制度的优越性，有综合国力的持续提升，有多年来卫生与健康事业改革发展打下的坚实基础，只要我们团结一心，开拓进取，抢抓机遇，破障闯关，就一定能够把健康中国建设的美好蓝图变为现实。

二、进一步凝聚共识，科学把握推进健康中国建设的基本思路和要求

推进健康中国建设，是全面建成小康社会、实现社会主义现代化的一项重大任务。习近平总书记系列重要讲话和在全国卫生与健康大会上发表的重要讲话，为建设健康中国指明了方向、提供了遵循。我们一定要深刻学习领会习近平总书记系列重要讲话精神和治国理政新理念新思想新战略，准确理解和深刻把握推进卫生与健康事业改革发展的方向和思路。

第一，坚持把人民健康放在优先发展的战略位置。党的十八届五中全会提出，坚持以人民为中心的发展思想，把增进人民福祉、促进人的全面发展作为发展的出发点和落脚点。健康是人生幸福的起点，一人之健康是立身之本，人民之健康是立国之基。推进健康中国建设，必须把保障好人民群众基本健康权益放在首位，按照人人参与、人人尽力、人人享有的要求，做出更有效的制度安排，既要保障好人民群众基本健康权益，坚守民生底线，增强全民健康的公平性和普惠性，又要激发亿万群众的积极性和创造力，提升全民健康的质量和水平，把卫生与健康事业改革发展的新成效更多地体现在增进人民的健康福祉上。

第二，坚持正确的卫生与健康工作方针。卫生与健康工作方针是我们党在各个历史时期，全面做好卫生与健康工作的重要指导思想。新中国成立之初，卫生工作的首要任务是预防和消除威胁人民群众健康的重大传染病，党和政府提出了“面向工农兵，预防为主，团结中西医，卫生工作与群众运动相结合”的方针。1996年，适应改革开放的要求，我们党提出了“以农村为重点，预防为主、中西医并重，依靠科技与教育，动员全社会参与，为人民健康服务，为社会主义现代化建设服务”的方针，着力解决农村缺医少药、卫生事业发展整体水平滞后、活力不强等突出问题。新形势下又与时俱进地提出了“以基层为重点，以改革创新为动力，预防为主，中西医并重，将健康融入所有政策，人民共建共享”的方针，强调“以基层为重点”“将健康融入所有政策”“人民共建共享”等。新的卫生与健康工作方针，既体现对传统的继承，又丰富和拓展了新的内涵，是在深刻总结经验和深刻分析国内外发展大势的基础上形成的，是在创新、协调、绿色、开放、共享的发展理念指导下提出的，集中反映了我们党对新时期卫生与健康发展规律的认识。各地各部门要把思想和观念统一到新的方针上来，不断开拓中国特色卫生与健康发展道路新局面。

第三，坚持“大健康”发展理念。健康不仅是身体无病，而且是心理、精神、社会的全面健康，涉及医药卫生、社会服务、环境建设、宣传倡导等各个方面，大大超越了传统的疾病防治范畴。卫生与健康事业发展要顺应新的时代要求，树立大健康、大卫生观念，加快转变卫生与健康发展方式，从“以治病为中心”转到“以健康为中心”，突出预防为主，坚持政府、社会和个人共同参与，积极创造良好的生态生产生活环境，促进健康政策融入全局、健康服务贯穿全程、健康福祉惠及全民。

第四，坚持卫生与健康事业公益性。“人命至重，有贵千金。”人最宝贵的是生命。卫生与健康事业涉及每个人的生命安全和千家万户的幸福安康，承担着治病救人、护佑生命的光荣使命，是一项崇高而特殊的伟大事业。在新的时期，坚持卫生与健康事业公益性，是我们党全心全意为人民服务宗旨的具体体现，是把基本医疗卫生制度作为公共产品向全民提供的具体实践。我们要毫不动摇地把公益性写在基本医疗卫生事业的旗帜上，牢牢守住这条底线，贯穿于改革发展全过程。

第五，坚持保基本补短板兜底线原则。卫生与健康需求有基本和非基本之分。发展卫生与健康事业，政府的主要职责是把基本需求保障好、把底线兜住，确保人人享有基本医疗保障、基本医疗服务和公共卫生服务。目前，我国仍有8500多万残疾人、近4000万失能老人，5500多万贫困人口中，因病致贫返贫占到不小比重。这些都是卫生与健康事业发展的“短板”，要下更大力气，加快推进基础性、关键性改革，把基本卫生与健康服务的底线织密织牢，努力使社会公平与发展的阳光普照每一个人。

第六，坚持以改革创新为根本动力。改革创新是引领卫生与健康事业实现新跨越、用中国式办法破解医改这个世界性难题的动力源泉。目前，我国卫生与健康领域资源供给不足，配置结构仍然失衡，优质资源大都集中在大城市大医院，不少中高端医疗器械、高值医用耗材以及药品严重依赖进口。解决这些问题，必须创新体制机制，正确处理好政府和市场的关系，大力推进卫生与健康领域的供给侧结构性改革，用改革的办法推进结构调整，增强创新能力，同时适当引入市场竞争机制，提高健康供给需求变化的适应性和灵活性，为人民群众提供更高质量、更加普惠、更有效率的健康服务。

三、聚焦重点任务和关键环节，开创健康中国建设新局面

《规划纲要》提出建设健康中国“三步走”的目标，即到2020年，建立覆盖城乡居民的中国特色基本医疗卫生制度，主要健康指标居于中高收入国家前列；到2030年，促进全民健康的制度体系更加完善，主要健康指标进入高收入国家行列；到2050年，建成与社会主义现代化国家相适应的健康国家。这些目标与全面建成小康社会、实现社会主义现代化高度契合。我们要全面贯彻落实党中央、国务院关于健康中国建设的一系列部署，紧扣《规划纲要》提出的战略目标和战略构想，突出目标和问题双导向，注重前瞻性、综合性和创新性，锲而不舍、久久为功，奋力推动卫生与健康事业全面发展。

第一，加强预防保健，构建全程健康促进体系。

人从出生到生命的终点，健康影响因素众多。世界卫生组织发布的健康公式显示，100%健康等于60%生活方式、17%环境、15%遗传和8%卫生服务。建设健康中国，既要靠医疗卫生服务的“小处方”，更要靠社会整体联动的“大处方”，要针对全人群、围绕全生命周期，加大干预力度，将健康融入所有政策，融入百姓生活。

一要加强预防为主。建设健康中国，要“防”字当头，关口前移。中医基本理念是“上工治未病，不治已病”。西医强调“一盎司的预防胜过一磅的治疗”。现在，很多群众缺乏保护健康所需要的基本医疗卫生知识，不少人有吸烟酗酒、久坐不动、长期缺乏锻炼等不良生活习惯，成为诱发疾病甚至猝死的主要危险因素。世界卫生组织和联合国开发计划署发布报告显示，中国每年有100多万人因吸烟导致相关疾病而死亡，经济损失超过3500亿元。要大力普及健康知识与技能，将维护健康的“金钥匙”交到群众手中，让群众成为自己健康的主人。要实施国民营养计划，积极开展减油、减盐、减糖，健康体重、健康骨骼、健康口腔“三减三健”行动，大力推进公共场所控烟，大力开展健康教育，用民众听得到、听得懂、听得进的途径和方法普及健康知识与技能，把健康故事讲好讲精彩，让健康知识潜移默化地植入人心，在全社会形成良好的健康新生态。

二要加强重大疾病防治。这是解决当前国民健康问题的关键一环。我国面临着重大传染病和各种慢性疾病的双重威胁。2016年，全国报告的传染病种类有45种，病例数超过690万。慢性病防控形势非常严峻，心血管病、肿瘤、糖尿病、呼吸系统疾病负担已占总疾病负担的70%以上，成为影响国家经济社会发展的重大公共卫生问题。要制定实施重大疾病防控规划，强化监测预警，强化疫苗接种，强化联防联控，力争用5～15年时间，坚决消除血吸虫病、疟疾、麻风病等传染病以及克山病、大骨节病等重点地方病，坚决遏制艾滋病、结核病、包虫病等重点传染病的流行，坚决管控好高血压、糖尿病、重症精神障碍等重大疾病，努力让广大群众远离疾病，健康幸福地生活。

三要加强重点人群卫生与健康工作。让人人享有健康是建设健康中国的最终目标。联合国2030年可持续发展议程明确提出要“确保各年龄的人群享有健康生活、促进健康福祉”。要围绕重点人群的健康需求，采取有针对性的干预措施。要强化老年人健康管理，加强老年常见病、慢性病的健康指导和综合干预。重视维护好残疾人的健康，完善康复服务体系，加大低收入残疾人医疗和康复的救助力度，努力实现残疾人“人人享有康复服务”的目标。要切实解决好“3个1亿人”健康问题，加强政策衔接和制度协调，拆除藩篱、弥合鸿沟，实现基本医疗卫生服务均等化全覆盖。实施健康扶贫工程，精准到户、到人、到病，多做雪中送炭工作，决不能让群众因为健康问题在全面建成小康社会的征程中掉队。这是一项重大的政治任务。

四要加强爱国卫生运动。良好的生态环境是人类生存与健康的基础。当前，我国农村不少地方的垃圾和污水没有得到处理，一些城市城乡接合部脏、乱、差现象比较突出，严重影响了人民群众的健康。爱国卫生运动是党和政府把群众路线运用于维护人民健康的伟大创举。今年是爱国卫生运动65周年，要抓住契机，创新性地用好这把“利器”，启动城乡环境卫生整洁行动，加强农村垃圾和生活污水治理，深入开展“厕所革命”，实施饮水安全巩固提升工程，下决心把农村建设成为人居环境干净整洁、适合居民生活养老的美丽家园。要积极推进健康城市和健康村镇建设，将健康理念引入社区、单位和家庭，培育发展千千万万个“健康细胞”，筑牢保障人民群众健康的“防疫大堤”。

五要加强全民健身行动。体育不仅仅是一种身体运动，还是一种生活方式，是培养健康体魄、塑造健全人格、促进全面发展、提升生活品质的有效途径。邓小平同志指出：“体育运动搞得好不好，影响太大了，是一个国家经济、文明的表现。”要普及科学健身知识和方法，健全全民体育健身服务体系，发展群众健身休闲项目，建设健康步道、健康广场、健康主题公园等，推进全民健身生活化，让体育健身成为群众生活的重要内容，成为提升人民健康素质的重要依托。要实施青少年体育促进计划，开展校园足球等有益身心的活动，确保学生学校内每天体育活动时间不少于1小时。推动实施老年人、职业群体及残疾人等特殊群体的体育健康干预计划。推进公共体育设施开放，鼓励社区、学校、机关、企事业单位的体育设施向公众开放，让健康中国“动”起来。

第二，抓好“三医”联动改革，全力推动五项制度建设。

制度建设更带有根本性、全局

性、稳定性、长期性。2009年，中央对深化医改提出了“四梁八柱”的总体架构。习近平总书记在全国卫生与健康大会上明确要求，深化医改要重点抓好分级诊疗、现代医院管理、全民基本医保、药品供应保障、综合监管等五项制度建设。贯彻落实好习近平总书记的重要讲话精神，必须更加注重医疗、医保、医药“三医”联动改革，把制度建设贯穿医改全程。医疗是根本，是深化医改的“前沿阵地”。我国药品80%以上在医疗机构使用，医疗改革在一定程度上决定着医药产业发展的方向。医保是基础，一头连着“需方”，一头牵着“供方”。医保改革既可规范医疗服务行为，还能调控医药价格，推动药品流通秩序改革，起到“一子落下，满盘皆活”的作用。医药是关键，是深化医改的重要“突破口”。目前，药价虚高及不合理用药摊薄了医保的成效，影响医保基金可持续，加重了患者负担。医药价格改革不到位，医疗服务价格调整就没有空间，医生收入也很难提高。打好医改攻坚战，需要把“三医”联动改革和五项制度建设结合起来，夯基垒台、立柱架梁，使中国特色基本医疗卫生制度更加成熟更加定型。

一是推进分级诊疗制度建设。我国城乡和区域发展不平衡，优质医疗卫生资源集中在城市，农村、基层和边远地区相对匮乏，约有一半以上的患者去了城市三级医院，造成城市大医院“战时状态”、人满为患，一些基层医疗机构业务萎缩，既影响优质医疗资源发挥最佳效益，也影响服务体系的整体效率，推高了医疗费用，加重了患者负担。分级诊疗制度是优化就医秩序、推进医疗卫生服务供给侧结构性改革的重大举措，事关整个医改成败。要按照“群众自愿、基层首诊、政策引导、创新机制”的原则，积极有序推进，形成“基层首诊、双向转诊、急慢分治、上下联动”的就医新秩序。建立中国特色的分级诊疗制度，目的是保基本，关键要强基层，保障在建机制，是保基本、强基层、建机制改革的拓展深化。要多措并举把更多的人才技术引向基层、财力物力投向基层、优惠政策倾斜基层，促进基层“软件”和“硬件”“双提升”，卫生工作重心和优质医疗资源“双下沉”。当前要重点做到两手抓。一手抓医疗联合体建设。这是推进区域内医疗资源结构和布局调整，发挥大型公立医院辐射带动作用、下沉医疗资源的重要举措。要深化体制机制改革，破除行政区划、医保支付、人事管理、财政投入等壁垒，探索建立城市医疗集团、县域医疗共同体、区域专科联盟、远程医疗协作等多种形式的医疗联合体。要明确各级各类医疗卫生机构的功能定位，充分调动中央、地方、军队、社会各级各类医疗卫生机构的积极性。今年要全面启动多种形式医疗联合体建设试点，三级公立医院要全部参与并发挥引领作用，各级各类医疗卫生机构要建立分工协作机制，为居民提供一体化、连续性的健康管理和基本医疗服务。一手抓家庭医生签约服务制度。家庭医生签约服务具有贴近群众、贴近家庭、贴近基层的优势，既是守护群众健康的第一道防线，也是党和政府密切联系群众的桥梁和“窗口”。一些地方实践证明，这项制度建设对缓解看病难、看病贵和促进医患关系和谐具有重要作用。要优先覆盖老年人、孕产妇、儿童、残疾人等人群，以及高血压、糖尿病、结核病等慢性病和严重精神障碍患者。签约服务要以健康需求为导向，加强医院和基层医疗机构对接，组建家庭医生签约团队。要完善签约服务筹资、支付和分配机制，调动医务人员签约服务的积极性。今年家庭医生签约服务要覆盖85%以上地市，2018年初步搭建起分级诊疗的制度框架。

二是建立中国特色现代医院管理制度。深化各级各类医院包括公立医院改革的最终目标，是建立现代医院管理制度。这也是破解当前医改这个世界性难题中最难啃的“硬骨头”。经过60多年的发展，我国建立了以公立医院为主导的医疗卫生服务体系。目前，公立医院数量超过了1.3万家，承担着国家应急救援、危重疑难杂症诊疗、医学人才培养培训以及引领我国医学科技水平等重大任务，在改善和提升人民群众健康方面发挥着主力军作用。改革公立医院，不是要削弱其地位和作用，而是要提升公立医院治理能力和水平，促进其更好地适应信息化时代、医学科技进步以及专业结构和组织分工日趋复杂的新形势，更好地满足人们渴望获得更高医疗服务质量和效率的新期待。

今年4月，习近平总书记主持召开中央全面深化改革领导小组第34次会议，研究审议了建立现代医院管理制度指导意见，提出到2020年，基本建立权责清晰、管理科学、治理完善、运行高效、监督有力的现代医院管理制度的目标，明确了20项任务。要坚持“四个有利于”的原则：有利于破除公立医院逐利机制，切实维护公立医院的公益性；有利于实现以病人为中心，为人民群众提供安全有效方便价廉的服务；有利于调动广大医务人员积极性，实现公立医院民主管理、科学决策；有利于发挥好公立医院的引领带动作用，提升医疗服务体系的整体质量和效率。重点抓好3方面工作：一要强化医院管理制度建设。各级各类医院都要制定章程，明确办院宗旨和方向。要健全医院决策、民主管理、人力资源开发、绩效考核、人才培养培训、科研管理等制度，激发广大医务人员参与医院管理、服务人民健康、促进医学事业发展的积极性和主动性。要加强医疗质量安全、信息化建设、医院文化建设和便民惠民措施，让人民群众尽快感受到深化医改的新变化新成效。二要落实政府办医职责。深化“放管服”改革，推进政事分开、管办分开，进一步明确政府办医职责，强化监督管理，落实公立医院经营管理自主权。三要加强医院党建，充分发挥公立医院党委领导的核心作用，全面加强基层党建工作，把医院党建与各项制度建设紧密结合，强化对医院工作的政治、思想和组织领导，确保改革发展方向，建设患者放心、人民满意的现代医院管理制度。

三是改革全民医保制度。全民医保是基本医疗卫生制度的基础，也是一项基本的社会经济制度。世界上130多个国家建立了医保制度。我国已经建立了保基本、全覆盖的全民医保制度框架，但仍面临筹资机制尚不完善、管理运行效率不高、保障兜底能力弱化等问题，特别是支付方式改革滞后，制约了医保在引导就医服务行为、理顺医药价格、控制医疗费用、改善医疗质量等诸多方面作用的发挥。我们推动全民医保制度从扩面提标向提质增效转变，必须做好医保支付方式改革这篇大文章。抓住了这个“牛鼻子”，就能撬动医疗服务、分级诊疗、医联体建设、药品流通等各项改革。今年公立医院改革试点城市全面推行按病种付费，实施的病种不得低于100个，综合医改试点省份要选择1~2个地市全面实施支付方式改革。要同步推进临床路径管理，确保既控医疗费用过快增长，又保障好服务质量。同时，还要加快完善医保筹资和待遇调整机制，继续加大财政投入，强化个人参保意识。要实施好城乡居民基本医保“六统一”政策，理顺医保管理机制，鼓励开展设立医保基金管理中心试点。要加快建立异地就医直接结算机制，今年底要实现基本医保全国联网和异地就医直接结算，方便群众看病结算。要全面落实商业保险机构承办大病保险，鼓励和支持其参与基本医保经办服务，推动形成多元化竞争格局。

四是实施药品供应保障制度改革。目前，医药领域涉及利益主体多，生产流通环节复杂，总体发展水平不高，关键技术受制于人，低水平重复问题突出，呈现出“多小散乱”的局面。全国有4700多家生产企业、1.3万家批发企业、16万多个药品批准文号，有的药品有几百个厂家生产，恶性竞争难以杜绝。批发企业乱象丛生，一些批发企业不卖药只倒票，导致药价虚高，加剧看病贵。彻底整治医药领域的各种乱象，必须从药品生产、流通、使用全流程发力，严把3道关口：一要狠抓供应保障。改革完善审评审批制度，推动仿制药质量一致性评价，确保药品安全有效。短缺药品供应保障事关人民健康福祉。要强化政府责任，完善监测预警和清单管理制度，采取定点生产、协调应急生产和进口以及健全药品储备制度等措施，切实保障人民群众的用药需求。二要理顺药品价格。要完善药品招标采购，积极推进专利药品和独家生产药品价格谈判，扩大谈判采购的品种和数量，挤压虚高药价水分，扩大群众受益面。要以“两票制”为抓手推动流通环节改革。今年，综合医改试点省份和前四批200个公立医院综合改革试点城市的所有公立医疗机构要全面推行“两票制”，其他地区也要加快推进，扩大实施范围，降低流通费用，控制虚高价格。理顺药品价格要标本兼治，既逐步完善体制机制，又严格执行有关法律和规定，对价格虚高药品，必须依法依规严肃惩处相关人员和机构。三要加强全程监管。严厉打击制售假劣药品的违法犯罪行为，保障药品质量。建立完善药品信息追溯体系，努力做到药品从出厂到患者每一个环节处于来源可溯、去向可查的状态。同时要加强药品特别是抗菌药物的临床使用管理，严控“大处方”，规范用药行为。总之，要对药品流通领域改革情况之复杂、难度之大有充分的估计，下决心打好这场攻坚战，让人民群众用上安全有效、质优价廉的药品。

五是健全综合监管制度。医疗卫生行业攸关人民生命安全，任何时候都必须严格监管。医改中出现的问题，有不少是监管不到位造成的。有的部门习惯了行政审批，但疏于事中事后监管，不会管、不想管、不敢管，造成一些政策“空转”甚至变形。要实现医药卫生事业又好又快发展，必须构建起政府主导、第三方参与、医药卫生机构自我管理和社会监督为补充的多元化综合监管体系。要按照简政放权、放管结合、优化服务的要求，推动监管重心由注重行政审批转向加强事中事后监管，严厉打击违法违规行为，堵塞漏洞、消除隐患。要引导和规范医药卫生机构建立内审制度，加强自查自纠。要加强信息公开，最大限度保障人民的知情权、监督权，主动接受社会团体和群众个人监督。加快推进健康立法，健全各类行业准入、技术规范、质量控制等方面的标准体系，加强全社会法治意识，强化医务人员依法执业、患者依法就医、医患纠纷依法处理，坚决打击涉医违法犯罪活动，对医闹、暴力伤医“零容忍”，促进医患和谐。

第三，强化人才队伍建设，着力打造守护人民健康的忠诚卫士。

加强医学人才队伍建设，是提高医疗服务水平的基础性工程，是推进健康中国建设的重要保障。当前，我国医疗卫生服务总体供给不足，主要是优质医疗资源特别是优秀的医务人员短缺。2016年，每千人口执业（含助理）医师2.2人、注册护士2.4人，全科医生每万人口1.4人，而经合组织国家分别是3.3人、9.1人、7.1人。此外，随着医养结合、医疗旅游、康复护理、体育健身等新兴产业的蓬勃发展，亟须培养培训养老护理、康复治疗、心理咨询、体育指导以及食品药品监管、环境治理等“大健康”相关领域的专业化复合型人才和管理人才。要加强医教协同，制定实施卫生人才培育培训规划，健全住院医师规范化培训和继续教育制度，加强全科、儿科、产科、精神科、护理等紧缺人才培养，力争到2020年每千人口执业（含助理）医师数提高到2.5人，每千人口护士数提高到3.14人，每万人口全科医生数提高到2.0人。要适应健康产业发展需要，加大康复照顾、心理咨询、健身指导等复合型人才培养培训力度，为健康产业发展提供重要支撑。要推进医疗卫生行业薪酬制度改革，体现医疗卫生行业特点，体现以知识价值为导向，让广大医务人员凭靠自己的聪明才智和辛勤付出，获得合理合法报酬。要改革人才使用和评价办法，完善有利于人才下基层的政策，保障乡村医生合理待遇，搭建留得住、能发展、有保障的舞台。要加强医德医风建设。医乃仁术。广大医务人员是人民健康的守护神，既要苦练内功，提高专业技能，增强为人民服务的本领，更要注重医德修养，弘扬大医精诚、大爱无疆的优秀医德医风，自觉珍惜职业价值，塑造行业清风正气，全心全意为人民看好病、服好务。

第四，注重中西医并重，加快推动中医药健康发展。

中医药是我国各族人民在几千年生产生活和在与疾病做斗争中逐步形成并不断丰富发展的医学科学，是具有独特理论和技术方法的体系。新中国成立以来，一代代中医人，以仁心仁术刻苦钻研，推动了中医药事业的发展。我国科学家屠呦呦根据中药方剂研究提取了青蒿素，挽救了数百万人的生命，为造福全人类健康做出了重要贡献，2015年获得了诺贝尔生理学或医学奖，使中医药得到更广泛的国际认可。当前，中医药振兴发展迎来天时、地利、人和的大好时机，我们有责任把祖先留给我们的中医药宝库保护好、传承好、发展好，进一步激发中医药的潜力与活力。

要建设好中医医疗服务体系，加大投入，实施好基层中医药服务能力提升工程和中医治未病健康工程，健全服务网络，力争到2020年，所有社区卫生服务机构、乡镇卫生院和70%的村卫生室具备中医药服务能力。要加强政策扶持，将更多成本合理的中医药服务项目纳入基本公共卫生服务，更好发挥中医在预防、治疗和康复中的独特作用。要传承创新中医药，建立多学科、跨部门的中医药协同创新体制机制和创新合作平台，加大中医药传承工程实施力度，加强传统知识和诊疗技术的保护、抢救和整理，建立中医古籍数据库和知识库。要建立健全中医药管理体系和评价体系、标准体系，运用现代技术加强中医药机理研究，加强重大疑难疾病、慢性病等中医药防治技术和新药研发，力争产出一批类似“青蒿素”的具有原创性、标志性的重大新药产品。要探索形成具有中国特色的健康文化。中医药学凝聚着深邃的哲学智慧和中华民族几千年的健康养生理念及其实践经验。要坚持古为今用，努力实现中医药健康养生文化的创造性转化、创新性发展，使之与现代健康理念相融相通，形成具有中国特色的健康文化。要加快推进中医药“走出去”战略，扩大传统医药领域国际合作，推动中西医结合及中医药在海外发展，促进中医药服务于全人类健康。

第五，立足满足群众多样化健康需求，加快发展健康产业。

随着生活水平提高和健康观念的增强，人民群众对健康产品和服务的需求持续增长，并呈现多层次、多元化、个性化的特征。在多数发达国家，健康产业已经成为国民经济的支柱产业。据世界卫生组织预测，到2020年健康产业将成为全球最大的产业。我国拥有世界上最多的人口，已进入中高收入国家行列，市场空间广阔，完全有可能培育出世界上最大规模的健康产业。发展健康产业，需要政府和市场协同发力，政府的主要职责是保基本、兜底线，非基本的多元化健康需求应充分发挥市场机制作用，调动社会力量增加健康产品和服务供给的积极性，并强化监管和把关，为群众提供更加多元、安全、高质量的健康产品。要大力发展医药、医疗设备等先进制造业，通过兼并重组，做大做强一批具有较强国际竞争力的大型企业，打造核心竞争力强的医药产业体系。要以创新引领健康产业发展，推动健康领域的大众创业、万众创新，实施“互联网+健康行动”，促进健康与养老、旅游、互联网、健身休闲、食品等产业融合发展，促进健康新产业、新业态、新模式成长壮大。

第六，加强国际交流合作，统筹好国内国际两个大局。

全球化是人类社会发展进程中不可阻挡的潮流。中国在履行国际义务，参与全球健康治理方面取得了重要发展和进步。从20世纪60年代开始，毛泽东、周恩来等老一辈领导人，从我国外交战略全局出发，应第三世界国家要求，做出派遣医疗队的决策。半个多世纪以来，先后向67个国家和地区派遣了2万多名医护人员，救治患者超过2.6亿人次。这是非常了不起的成绩，全面展示了我国国际人道主义和负责任大国形象。党的十八大以来，以习近平同志为核心的党中央，着眼世界政治经济格局的深刻变化，深入参与全球治理进程，积极提供解决全球性和地区热点问题的中国方案，积极推进人类命运共同体建设。我们要从新的高度，充分认识和发挥好卫生与健康外交在构建新型大国外交战略中的使命。一要加强与各国的互学互鉴。积极吸收借鉴国际先进理念、经验和管理，引进资金、人才、技术，搭建人才培养、科研攻关、政策交流等合作平台。加强与“一带一路”沿线国家卫生与健康合作，深化中外人文交流，发挥卫生与健康在服务外交大局中的独特作用。二要有效防范重大传染病输入。强化与世界卫生组织以及境外疫情发生地的合作，完善联防联控机制，筑牢疫情输入防线。三要积极参与全球健康治理。主动参与健康领域国际标准、规范、指南、协议的研究与制定，提升我国在全球卫生外交领域的影响力和话语权。按照“真实亲诚”的对非政策理念，落实中非公共卫生合作计划，参与公共卫生防控体系和能力建设，使卫生与健康合作惠及更多发展中国家。

百舸争流，奋楫者先。推进健康中国建设，是摆在我们面前的一项重大历史使命。各地各部门要牢固树立“四个意识”，把卫生与健康改革发展放在重要位置，健全领导体制和工作机制。各级领导干部要敢于担当，亲力亲为，加强调研，用创新的思维、扎实的举措、深入的作风，狠抓推动落实，确保政策落地见效。要鼓励各地探索创新，特别是国家医改综合试点省份要敢闯敢试，当好改革的“探路者”“先锋官”，努力探索推进卫生与健康事业改革发展的新路子。要加强舆论引导和监督，大力推动群众性健康运动，动员全社会积极参与，倾力打造健康中国。

推进健康中国建设，是造福于13亿多人口的伟大事业。我们要紧密团结在以习近平同志为核心的党中央周围，齐心协力、奋力进取，推进健康中国建设，为实现“两个一百年”奋斗目标和中华民族伟大复兴的中国梦筑牢健康根基，以优异的成绩迎接党的十九大胜利召开。

以高度文化自信推动中医药振兴发展

——国家卫生计生委副主任、国家中医药管理局局长王国强在《人民日报》上发表的署名文章

党的十八大以来，以习近平同志为核心的党中央高度重视中华优秀传统医药文化的传承发展，明确提出“着力推动中医药振兴发展”，并从国家战略的高度对中医药发展进行全面谋划和系统部署，明确了新形势下发展中医药事业的指导思想和目标任务，为推动中医药振兴发展指明了方向、提供了遵循。我们要以高度文化自信推动中医药振兴发展，推进健康中国建设，助力中华民族伟大复兴中国梦的实现。

中医药学是中华民族的瑰宝

习近平同志指出，中医药学是“祖先留给我们的宝贵财富”，是“中华民族的瑰宝”，是“打开中华文明宝库的钥匙”“凝聚着深邃的哲学智慧和中华民族几千年的健康养生理念及其实践经验”。这些重要论述，凸显了中医药学在中华优秀传统文化中不可替代的重要地位。

中医药学在理论层面强调“天人合一”“阴阳五行”，体现了中华文化道法自然、和合致中的哲学智慧；提倡“三因制宜”“辨证论治”，体现了中华民族因时而变、立象尽意的特有思维方式；倡导“大医精诚”“仁心仁术”，体现了中华民族生命至重、厚德载物的人文精神。中医药学不仅为中华优秀传统文化的形成和发展做出卓越贡献，而且为中华民族认识和改造世界提供了有益启迪，成为中华民族的重要标识。

中医药学在实践层面强调养生治未病，并在长期发展中积累了丰富的养生理念和方法，形成了独具特色的健康养生文化，深深融入中国人的日常生活。比如，强调人与自然、社会和谐相处，认为“人与天地相参也，与日月相应也”；强调生活方式与健康密切相关，讲究“食饮有节，起居有常，不妄作劳”；强调养德养生，“仁者寿”“善养生者，当以德行为主，而以调养为佐”；强调“身心合一”，注重养形、养气、养神的统一；等等。

中医药学在理论层面与中华文化的同构性及其在实践层面体现的群众性，使其成为我国独特而优秀的文化资源。从这个意义上讲，发展中医药就是传承和弘扬中华优秀传统文化，传承和弘扬中华优秀传统文化必须发展中医药。推动中医药健康养生文化的创造性转化、创新性发展，重在实践和养成相结合，达到外化中医健康养生理念于行、内化中华文化价值于心的效果。要处理好古与今的关系，使中医药健康养生文化与现代社会生产生活相协调，将其以人们喜闻乐见、具有广泛参与性的形式转化为人民群众的健康行为和生活方式；处理好中与外的关系，坚持中西医健康理念和方法优势互补、融合利用，使中医药健康养生文化与现代健康理念相融相通，让中国人民乃至世界人民享受中医药健康养生的益处。当前，因其独特的养生保健方式易于被国外民众接受，中医药已成为中华文化软实力的重要代表。要善用中医药这一有形载体，使其润物无声地传播中华优秀传统文化，弘扬中国精神、传递中国价值。

中医药学是不断丰富发展的医学科学

习近平同志指出，中医药学是“中国古代科学的瑰宝”“深入研究和科学总结中医药学对丰富世界医学事业、推进生命科学研究具有积极意义”。这些重要论述，不仅充分肯定中医药学是我国独有且富有价值的医学科学，更深刻指出了中医药学具有深厚的理论沉淀和实践积累，对人类文明的丰富和发展具有重要意义。

英国学者李约瑟在《中国科学技术史》一书中提出：尽管中国古代对人类科技发展做出重要贡献，但为什么科学和工业革命没有在近代的中国发生？事实上，科学并非只有一种表现形式，中国的科学并不等同于西方的科学，西方科学采用的方法也不是获取科学知识的唯一方法，不能把西方科学当作衡量科学的唯一标准。中国有自己的科学传统，中医药就是中国传统科学最具代表性的门类之一。与其他中国本土科学一样，中医药学在发展过程中逐步融汇道、气、阴阳、五行等中国哲学思想，逐渐构建了阴阳五行、五运六气、藏象经络、气血津液、辨证论治、性味归经等一套完整的理论体系，实现了独具特色的医学与哲学、自然科学与人文科学的融合和统一，在几千年实践中形成了全球范围独树一帜、疗效确切、覆盖人生命全周期的医学

科学。

中医药学作为中华民族原创的医学科学，注重时间演进、整体认知，从宏观、系统的角度揭示人的健康和疾病的发生发展规律，深刻体现了中华民族的世界观、价值观和认识论，成为人们治病祛疾、强身健体、延年益寿的重要手段。历史上，中华民族屡遭天灾、战乱和瘟疫，却能一次次转危为安，人口不断增加、文明得以传承，中医药功不可没。当前，对于人类健康面临的诸多问题和困境，中医药越来越显示出独特价值和先进性。比如，中医突出治未病，注重“未病先防、既病防变、瘥后防复”，体现了“预防为主”的思想；对一些严重威胁人类健康的重大疾病如肿瘤、艾滋病等，中医药或中西医结合治疗往往能取得较好效果；中医使用方法简便，不依赖各种复杂的仪器设备，能更好地解决基层群众的医疗问题；中医将药物疗法和非药物疗法相结合，成本相对低廉，更能有效节约卫生资源；等等。

百余年前，西医传入中国，中西医科学之争、中医存废之争一直延续至今。在坚定中华文化自信的基础上，我们要有坚定的科学自信，明了中医的独特价值，破除对西医的迷信，从认识论上厘清中国与西方、中医与西医的差异，处理好中医与西医的关系，用开放包容的心态促进传统医学和现代医学更好融合，坚持中西医互学互鉴、携手造福人类。中医药是中华文化在生命科学领域结出的瑰丽果实，中医药的发展和突破必将对中华文化和世界文明的未来发展产生巨大的积极作用。

把握推动中医药振兴发展的重点任务

习近平同志指出，当前，中医药振兴发展迎来天时、地利、人和的大好时机，希望广大中医药工作者增强民族自信，勇攀医学高峰，深入发掘中医药宝库中的精华，充分发挥中医药的独特优势，推进中医药现代化，推动中医药走向世界，切实把中医药这一祖先留给我们的宝贵财富继承好、发展好、利用好，在建设健康中国、实现中国梦的伟大征程中谱写新的篇章。深入学习贯彻习近平同志关于振兴发展中医药的新思想新论断新要求，必须充分发挥中医药的独特优势，以推进继承创新为主题，以增进和维护人民群众健康为目标，以促进中医药医疗、保健、科研、教育、产业、文化协调发展为重点，以提高中医药防病治病能力和学术水平为核心，推进中医药现代化和国际化。尤其要着力把握好下面四项重点任务。

发挥中医药独特优势，在勇攀医学高峰上有所作为。围绕我国乃至全球面临的重大卫生和健康问题，加强科研联合攻关，形成一批原创性、引领性、前沿性的重大科技成果，打造新的特色优势。建立健全中医药服务体系，拓宽中医药健康服务领域，提升中医药防病、治病能力和服务质量，努力发挥中医药在治未病中的主导作用、在重大疾病治疗中的协同作用、在疾病康复中的核心作用，满足人们生命全周期、健康全过程的中医药需求，并与西医药相互补充、协调发展，构建中国特色卫生与健康服务体系。

坚持创造性转化、创新性发展，在中医药文化传承发展上有所作为。遵循融通中西、返本开新的文化发展规律，按照体现时代性、把握规律性、富于创造性、重在实效性的要求，推动中医药健康养生文化顺应时代变化和社会需求，注重生活方式养成，广泛传播中医药文化知识，使记载在古籍、融入生活、应用于临床的中医药健康养生智慧、健康理念和知识方法生动起来、推广开来，增进人民群众健康福祉，助力传承发展中华优秀传统文化。

发展中医药健康产业，在推进供给侧结构性改革上有所作为。推动中医药健康服务优化升级，推进中医药与养老、旅游、文化、扶贫深度融合发展，有效开发中医药资源，产生一批适应市场与健康需求的新产品、新业态，开发一批有中医特色的诊疗仪器和设备，创造新供给、引领新需求、释放新动能。发掘贫困地区的中医药资源，结合当地实际，实施中药材产业化、中医药健康旅游等精准扶贫举措。

推动中医药海外发展，在服务“一带一路”建设上有所作为。发挥中医药在密切人文交流、服务外交、促进民生等方面的独特作用，加强与“一带一路”沿线国家的中医药交流与合作，开创中医药全方位对外开放新格局，不仅提供诊疗服务、发展中医药服务贸易，而且讲好中国故事、展示中华文化魅力和当代中国活力。坚持政策沟通，完善政府间交流与合作机制；坚持资源互通，与沿线国家共享中医药服务；坚持民心相通，加强与沿线国家的人文交流；坚持科技联通，推动中医药传承创新；坚持贸易畅通，发展中医药健康服务业，把中医药打造成亮丽的“中国名片”。

当前，中医药在经济社会发展中的地位和作用越来越重要，已成为独特的卫生资源、潜力巨大的经济资源、具有原创优势的科技资源、优秀的文化资源和重要的生态资源。我们要坚持以人民为中心的发展思想，紧紧把握天时、地利、人和的历史性机遇，切实把中医药继承好、发展好、利用好，到2020年实现人人基本享有中医药服务，到2030年实现中医药服务领域全覆盖，为中华民族伟大复兴和世界文明进步做出更大贡献。

心理健康助力全面小康

——国家卫生计生委副主任、国家中医药管理局局长王国强在《人民日报》上发表的署名文章

没有全民健康，就没有全面小康。心理健康是健康的重要组成部分，是指人在成长和发展过程中认知合理、情绪稳定、行为适当、人际和谐、适应变化的一种良好状态。党的十八大以来，以习近平同志为核心的党中央高度重视心理健康问题，明确提出加强心理健康服务。新的发展阶段，我们要大力加强心理健康服务，不断提升国民心理健康素养，培育自尊自信、理性平和、积极向上的社会心态，助力实现“两个一百年”奋斗目标和中华民族伟大复兴的中国梦。

全面认识重大意义。改革开放以来，经济快速发展、社会巨大变化对国民心理产生了重要影响，而国民心理健康状况又深刻影响经济发展和社会和谐。在我国工业化、现代化快速推进过程中，一些人在应对多样化的社会价值观念、复杂的社会关系变化等方面明显心理准备不足，心理健康问题日益凸显，极端情绪引发的突发事件时有发生，对经济发展和社会和谐产生了负面影响。在我国改革进入攻坚期、全面建成小康社会进入决胜期的新形势下，加强心理健康服务是建设健康中国、平安中国、法治中国的重要内容，是培养良好道德风尚、培育和践行社会主义核心价值观的内在要求，也是实现国家长治久安的一项源头性、基础性工作。习近平同志在全国卫生与健康大会上指出，要加大心理健康问题基础性研究，做好心理健康知识和心理疾病科普工作，规范发展心理治疗、心理咨询等心理健康服务。国民经济和社会发展第十三个五年规划纲要、《“健康中国2030”规划纲要》都对加强心理健康服务提出了明确要求。为贯彻落实中央决策部署，国家卫生计生委、中组部等22个部门联合印发《关于加强心理健康服务的指导意见》，对加强心理健康服务提出具体要求。

深入把握问题挑战。目前，社会上对心理健康的重要性认识不足，心理健康科普工作亟待加强。社会公众大多缺乏心理健康知识，对心理健康服务的有效性、专业性认识不够，忽视心理因素对健康的影响、歧视心理行为问题人群和精神障碍患者的情况仍较为普遍。同时，心理健康服务体系还不完善，专业人员严重不足。社会化心理健康服务体系尚未建立，大部分领域（行业）尚未开展心理健康服务。截至2015年底，我国有精神科医师2.77万人，心理治疗师5000余人，能够提供专业心理咨询服务的心理咨询师不到3万人。国家心理咨询师职业资格鉴定要求偏低，缺乏实际操作技能考核，也缺乏获证后的继续教育和督导，造成大多数获证人员不具备实际开展心理咨询的能力。高等院校心理健康专业学科建设和学历教育体系有待完善，人才培养模式有待改进。此外，我国心理学理论、方法和技术很多是从西方国家引入的，缺乏本土化理论、方法和技术。总体来看，我国心理健康服务起步较晚，适合我国国情和国民心理状态的服务模式、服务技术等仍处于探索阶段，社会实践不充分。这些问题相互影响，制约着我国心理健康服务行业的发展。

着力抓好重点工作。一是将心理建设纳入国家治理体系。在重大政策制定过程中准确把握各类群体的实际需求和心理诉求，在社会治理中多听取各方意见，注意疏导不公平感，从源头上预防和化解矛盾。用心理学技术加强精细化治理，针对容易出现的心理行为问题采取有效干预措施，营造友好互信的人际关系和积极向上的社会氛围。二是提升公众心理健康素养。加强心理健康知识科普宣传，引导公众培育积极心态、预防不良心态，引导全社会科学、理性地对待心理行为问题人群和精神障碍患者。加强学校心理健康教育，培养学生积极乐观、健康向上的心理品质。将心理健康教育作为各级各类干部教育培训的重要内容，全面提升干部的心理素质。三是加强心理健康服务体系建设。建立健全心理健康服务网络，各单位可以依托工会等现有资源建立心理健康辅导室，公安、司法行政等部门可以普遍设立心理服务机构；构建基层心理健康服务平台，依托城乡社区综合服务设施或综治中心建立心理咨询（辅导）室或社会工作室（站）；鼓励创办社会心理服务机构，培育专业化、规范化心理咨询、辅导机构；增强医疗机构心理健康服务能力，各级医疗卫生机构应普及心理咨询和治疗技术在临床诊疗中的应用。四是加强法制化、规范化建设。研究制定心理健康服务工作制度和管理办法，加强心理咨询师职业资格鉴定的管理，逐步将心理健康服务专业人员和机构纳入法制化管理。五是发挥中华优秀传统文化和中医药的作用。推动中华优秀传统文化与心理学理论及技术融合发展，为公众提供符合我国国情、文化特点和价值观的心理健康技术。充分发挥中医药在心理健康服务中的作用，加强中医院相关科室建设和人才培养，促进中医心理学发展。

“中国传统医药献给人类的礼物”是怎么发现的

——中国中医科学院终身研究员、青蒿素研究中心主任屠呦呦致信新华社记者

新华社记者同志：

各位好！

20世纪60年代，在氯喹抗疟失效、人类饱受疟疾之害的情况下，我接受了“523”办公室的抗疟研究任务。我首先收集整理中医药典籍、走访名老中医，汇集了640余种治疗疟疾的中药单秘验方。这些方药指引了我们团队后来的中草药的提取分离研究。在青蒿提取物实验药效不稳定的困境中，东晋葛洪《肘后备急方》有关青蒿截疟的记载启迪了我们的研究思路，我们改进了提取工艺，富集了青蒿的抗疟成分，并最终于1972年发现了青蒿素。

历史的机缘让我有幸参与了抗疟药物的研发，青蒿素的发现是人类征服疟疾进程中的一小步，也是中国传统医药献给人类的一份礼物。研究过程中的艰辛勿需多说，更值得一提的是，当年全国“523”团队对于国家使命的责任与担当，正是这一精神力量，才有了奋斗与奉献，才有了团结与协作，才有了创新与发展，才使得青蒿素联合疗法挽救了众多疟疾患者的生命。

中医药学是一个丰富的宝库，从神农尝百草开始，中医药传承几千年，先辈们为我们揭示了植物、动物甚至矿产等自然资源与人类健康的关系和秘密；中医药凝聚了中国人几千年来防病治病和养生保健的智慧。青蒿素的发现只是发掘中医药宝库的一种模式，继承与发扬中医药有多种模式和途径，需要中医药工作者努力探索，创新前进。作为中医药科学工作者，我感谢各位对中医药进展的关注和报道，这顺应了中医药的现代发展趋势！

感谢社会各界对中国科研工作的关注、鼓励和支持。也许很多朋友并不了解，疟疾对于世界公共卫生依然是个严重挑战，时至2016年，全球约半数人口，包括91个国家和地区的人口仍在遭遇疟疾的威胁。2016年全球疟疾患者约2.12亿，非洲地区5岁以下儿童患者的死亡率依然居高不下。世界卫生组织已经提出消除疟疾的宏伟战略目标。为此，我们青蒿素研究中心将竭尽全力，继续为人类的健康事业，为中医药的壮大和发展而努力。

屠呦呦

2017年6月

试论中医药学的科学性及其现代创新

——中国工程院院士、中央文史馆馆员王永炎在《光明日报》上发表的署名文章

中医学体现了中国哲学“天道自然”的观念，治未病与辨证论治是其重要的内容。它既重视临床医学实践的理论总结，也强调理论对临床诊疗指导。其理念的本质是整体的、具体的、辩证的，也是变化的、更新的、发展的。中医药自身历史发展的过程，充满了融合、互动和协调，经历了多重对立面的相互转化和吸收整合。

近300年西学东渐，很多人以西方科学主义为标准，认为中国有“学”而未有科学，否定中医药的科学性。而今，中医药法业已正式实施，科技部与国务院学位委员会的学科目录中，将中医学和中药学列为医学门类的一级学科。依通常的学科标准：高等教育有教席，医、教、研、产有团队和机构，拥有各分支学科的学术刊物，国家政策支持、科学家首肯、广大民众拥戴的中医药学学科体系也已完成。尽管如此，仍有人提出中医有用但不科学，不具备科学主义的诸因素等话题。由此可见，在变化的环境中，如何认知中医药学的科学性及其现代创新确有必要做一探讨。

一、科学与人文的融合

医学是人学，无分中西。

中医药学的理论体系缘于阴阳五行，天人合德尚一之道，又离不开临床经验的积淀和体现整体性与辨证论治的理论指导。因此，中医药学具有科学与人文的双重属性。

当今，医学科技进步了，数理化学的成果推动了医学技术的进步。20世纪，人类防治传染病和感染性疾病取得重大成就，器官移植带来生命延续……但医学人文伦

理的淡化异化，成了新的问题。中医亦然。

医患矛盾的根源，是利益冲突演变成买方与卖方的关系。医者与患者本应是“尚一”的共同体，而现实情况却是，医患关系一度紧张，甚至伤医事件频频发生。其中日益凸显的伦理、法律与社会问题，激发了医学界与社会各界对医学人文的广泛关注。医学人文，就是一种人文的医学，其基础包括哲学、文学、历史、艺术、政治、经济、人类学等。这些人文学科在医学中具有重要价值，是医务工作者服务患者，谨慎和正确决策中必备的基本素质，也体现医护人员的人格教养。21 世纪叙事医学的诞生，是为了保证在任何语言环境、任何地点，医务工作者与患者相遇时，都能全面地认识、理解和尊重患者的苦痛，懂得关注、聆听、建立患者的归属感。

中医药学具有敦实深厚的国学积淀，尤其是融入了儒家“仁”的思想内涵，“仁者爱人”“礼归于人”“人之受命于天也，取仁于天而仁也”。这里的“仁”，蕴意公正、自由与力量；“礼”，除礼节祭礼之外，还有调节、和合与协调之意；“天”的定位当是整体的大自然。

《黄帝内经·素问》撰有疏五过论与徵四失论两篇，明示医者的过失作为戒律，为生民疗疾愈病者自当警觉慎行。其理念敬顺自然之德气。德气为道之用，生之主，必当敬顺之。在西学传入后，西医逐渐占主流位置，中医学人中有失对自身规律坚守者，不论病情需要与否，一概中药加西药，凡遇感染，一律清热解毒加抗生素，而识证立法遣方用药日趋淡化，多用中成药而少了辨证论治用汤剂。至于坚持科学人文双重属性，尤其读过《十三经注疏》者，更是凤毛麟角。人文哲学对中医学人而言，也已面临断代的危险。

二、象思维与概念思维的互动

象思维是从中国传统文化的内涵和特征中提出的，是几千年来中国人思维模式的主流。它具有非实体性特性，是中华民族文化最高理念“道”“太极”“无”“一”“自性”等观念的表达。

象分属原象、具象、表象、意象等不同层次，体认原象是“体”“观”“悟”深化诠释的过程。近三百年来，西学东渐，随着现代科技的发展，概念思维、逻辑思维推动了人类科技进步和社会发展，而还原论的简化、僵化，压抑了象思维，使象思维为人所生疏乃至被忘却了。

从学理上讲，象思维是非概念思维，但与概念思维并非相互排斥，绝对不是水火不相容的关系。事实上，人类解决问题时，象思维，尤其是具象与概念思维是互动的。而论及中医药学的藏象学说、证候体系、方剂潜能等，也都有象思维与概念相链接的研究。关于气、精、神，经络学说，许多心理、禀赋的研究等，都离不开太虚原象的思维。但受西方中心论的影响，象思维的研究一度几乎被完全忽视或回避了。而今，在格外重视创新的背景下，对象思维的重新反思和试图复兴也是时代的必然。

原象是象思维的高理念、高境界，是老子所说大象无形之象，是精神之象，是回归心性开悟之象。象思维之原象，不是西方形而上学之“实体”，而是太虚之象，其原象并非真空而蕴有中和之气，乃是“有生于无”的有，从而是原发创生之象，生生不已动态整体之象。

象思维的兴起，与外部世界的变异相关联。自 19 世纪中叶始，科学标准逐渐成为衡量一切的唯一标准，把凡是不能概念化、公式化的事物，均排除在“真”之外。应当承认，概念化、公式化是一种还原分析不可少的抽象力量，是人类破解、把握科学问题所必需的，但其抽象化本身，也有着简化和僵化的潜在危险。因此，单纯靠这种思维方式，不可能把握事物活生生的有机变化的整体。

与此相对照，中医药所基于的象思维，则强调对人与自然流转变化的整体把握。比如，中医学的临床诊疗程序，首先是“观象”，通过医者的视听嗅触味，视舌象、候脉象及征象、病象、药材法相等，从“象”开端，以“象”为主，识证治病。

三、学科方向的变革与创新

随着“以人为本”健康理念的形成，中医药的学科方向必须变革，以适应大环境的变迁、服务大卫生的需求，这也是当代中医药学人的历史责任。

因此，要将人放在天地之间来看人的健康和疾病。完善以整体观、辨证论治为主体的诊疗体系框架，获得共识性循证与叙事医学的疗效，基础理论概念的诠释与深化研究，治未病理念与方法的普及推广，研究思维由“还原分析”朝向“系统化研究”转变的探索，强化建立规范的中医药国内外通行的标准，不断提升中医药学国际学术影响力。

对于学科的属性，必须有清晰明了的认识：一是以大科学为指导，充分开放多学科参与中医学术研究，同时要重视基础理论研究，回归原创之思，整理哲学原理对中医的指导作用。二是要研究复杂系统的相关性，要敢于突破原有学科的边界，提倡整合。三是对不同民族、地域的优秀文化中的科学概念，进行诠释、吸纳和推广。

近十数年间，笔者一直在体认医学方向的变化。新的趋势指明，中西医学有可能朝着整合方向迈进。

中医药学历来以临床医学为核心，其辨证论治具有原创优势并与个体化医学相吻合。中医对方剂的研究，组建了多学科的研究团队，不仅有中西医药专家，还广泛吸收了化学、物理学等专家参加与指导。中医方剂有中药配伍组合的物质基础，又体现治疗效应，是中医理论的载体。笔者提出“方剂的潜能蕴藏在整合之中，不同饮片、不同组分、不同化合物的不同配伍具有不同的效应，诠释多组分与多靶点的相关性，针对全息的病证，融合对抗、补充、调节于一体，发挥增效减毒与减毒增效的和谐效应”。整合效应包括药效物质与生物效应的整合、药物实体与表征信息的整合、药物功效与人体功能的整合。

通过实验认识到，“网络”可以作为整体，是系统的构建基础和关键技术。比如，“网络药理学”在宏观与微观的基因组、转录组、蛋白组、代谢组、表型等不同层次，有基因调控网络、蛋白质互相作用网络、信息传导网络、代谢网络、表型网络等各种生物网络作为复杂系统分析的关键，代表了一种符合中医药整体特色的研究新理念与新方法。

我国学者无分中西展开的复方网络药理学研究，与国际基本同步，有望使中药方药研究跻身当代科技前沿，为源头创新提供强有力支撑。比如，我国首次成功防控人禽甲型流感，在综合集成创新过程中，中医药依据明清温病卫气营血辨证诊治，研发出金花清感方，运用标准汤剂，在预防和治疗中均获得显著效果，论文发表在美国内科学年鉴上，世界卫生组织也建议推广中医药防治人禽甲型流感的经验，提高了中医药学的国际影响力。

目前，医学发展的总趋势，是实施个体化医学、预防医学、预测医学、转化医学和参与医学。这恰恰为中医药学发挥原创优势提供了良好机遇。比如，中医诊疗从整体出发，对同一种病，因遗传背景禀赋体质等差异，证候不同而治疗方药剂量也不同，在医学模式中，强调生理、心理与自然、社会环境的变化相适应，这些都体现了个体化医学的特点。未病先防、既病防变的思想，各种中医保健方法的推介，则践行了预防医学的真谛。中医以五运六气学说为代表，积极辨识体质健康状态及演变趋势，适应各种气候、物候环境的变化，则是现代医学所强调的，将重点放在病前的早期监测。

转化医学作为重点变革之一，更能凸现中医药的优势。中医讲转化医学，是从临床实践中凝聚科学问题，再做基础研究与新复方的开发研究，将基础科研成果转向临床应用，进而提高维护健康与防治疾病的水平。因而，转化医学的研究模式，必须是多学科联合体的密切合作，医院向院前社区乡镇转化、成熟技术向产业研发转化、科技成果向效益民生转化、面向基层医教研产向人才培养转化。

当今的中医学与西医学，能以互补互动向趋同方向发展，能为构建统一的新医药学奠基吗？产生于西方工业文明基础上的西医学，曾在一段时期内，将诊疗目标侧重于病人之“病”，追求的是生物学指标，重技术重实证，强调必须可重复可复制。在还原论盛行的 20 世纪，这对医学进步有一定积极意义，但从长远来看，有本末倒置之嫌。而中医学的诊疗目标则侧重在病人之“人”，中医学作为整体系统医学有明确的内在标准，如“气脉常道”“积精全神”“阴平阳秘”等。在具体干预方法上，中医强调饮食有节、法于阴阳，倡导每个人主动参加到对自身健康的认知和维护健康的全过程中去，做到正气存内，邪不可干。这与现代健康管理的观念同样不谋而合。

因此，我们在推动转化医学与运用网络医学作为调整改革的重点时，面对多因素、多变量、多组织器官复杂性现代难治病诊疗过程中，充分体悟还原论与系统论的思想精髓，中医学与西医学基础整合继而生发出新的创新创造的可能性是存在的。

中医药发展迎来前所未有机遇

——中国工程院院士、中国中医科学院常务副院长黄璐琦在《学习时报》上发表的署名文章

2016 年，第十二届全国人民代表大会常务委员会表决通过《中华人民共和国中医药法》，为推动中医药保护和发展提供了法律保障。2017 年 3 月 17 日，国务院新闻办公室举行解读《政府工作报告》修订情况吹风会，其中，将“支持中医药、民族医药事业发展”修订为“依法支持中医药事业发展”。“依法支持”体现中医药事业迈入在中医药法指导下规范、健康发展的新阶段，中医药发展迎来前所未有的机遇。我们要把握这个机遇，继承、发展和利用好中医药。

壹

中医药的发展历程并非一帆风顺。在远古至清代的漫长历史过程中，中医药始终维护着中华民族的繁衍生息。鸦片战争后，西方医学传入中国，中医药的主导地位受到挑战。1912 年，政府颁布的医学、药学专门学校规程，都没有中医药学内容，完全将中医药学排斥在医学教育系统之外。1929 年，政府甚至颁布了废止中医案，对中医药发展造成严重伤害。抗战胜利后，在抗战中发挥巨大作用的中医药学受压迫的状况仍无改观，中医药在教育、经营上仍受到严重歧视。

新中国成立后，中医药受歧视的情况得到有效纠正。一是设立专门部门推动中医药健康发展。1952 年在原卫生部医政局设立管理中医的中医科，1954 年在原卫生部设立中医司，1988 年设立国家中医药管理局，中医药管理体系逐步完善。二是大力发展中医药教育，培养中医药人才。1951 年原卫生部就颁发了关于组织中医进修学校及进修班的规定，如今全国多数省份都已建立中医药大学（个别省份为中医学院），为中医药长期发展奠定了人才

基础。三是加强中医医疗机构建设。目前，全国有中医医院3966所，中医门诊部和诊所42528个，中医类别执业（助理）医师45.2万人。

党的十八大以来，以习近平同志为核心的党中央坚持中西医并重，把中医药发展上升到国家发展战略高度。2016年，习近平总书记在全国卫生与健康大会上的讲话中，强调“要着力推动中医药振兴发展”，“努力实现中医药健康养生文化的创造性转化、创新性发展”。中医药事业迎来了“天时、地利、人和”的大好时机，国家出台一系列政策法规，推进中医药发展。2015年，国家出台《中医药健康服务发展规划（2015~2020年）》和《中药材保护和发展规划（2015~2020年）》；2016年，国务院印发《中医药发展战略规划纲要（2016~2030年）》，国务院新闻办发布《中国的中医药》白皮书。所有这些都说明，中医药已在国家战略中占有重要地位。

贰

在党和政府的关怀下，中医药在卫生保健系统的地位进一步得到巩固，使用中医药理论防病治病已成为群众的自发性选择。中医药除在常见病、多发病、疑难杂症的防治中贡献力量外，在重大疫情防治和突发公共事件医疗救治中也发挥了重要作用。中医、中西医结合治疗传染性非典型肺炎，疗效得到世界卫生组织肯定。中医治疗甲型H1N1流感，取得良好效果，成果引起国际社会关注。中医药在防治艾滋病、手足口病、人感染H7N9禽流感等传染病，以及四川汶川特大地震、甘肃舟曲特大泥石流等突发公共事件医疗救治中，都发挥了独特作用。

中药研究开发也取得了喜人成效，屠呦呦因发现“青蒿素——一种用于治疗疟疾的药物”，荣获2015年诺贝尔生理学或医学奖。因将传统中药与西药结合治疗急性早幼粒细胞白血病取得明显疗效，王振义、陈竺获得第七届圣捷尔吉癌症研究创新成就奖。全国有2088家通过药品生产质量管理规范认证的制药企业生产中成药，中药产品生产工艺水平有了很大提高，基本建立了现代中药产业体系。中药材种植成为农村产业结构调整、生态环境改善、脱贫攻坚的重要举措。中药产品贸易额保持较快增长，2015年中药出口额达37.2亿美元，显示出巨大的海外市场发展潜力。中药产业逐渐成为国民经济与社会发展中具有独特优势和广阔市场前景的产业。

中医药已传播到183个国家和地区。据世界卫生组织统计，目前103个会员国认可使用针灸，其中29个制定了传统医学的法律法规，18个将针灸纳入医疗保险体系。中药逐步进入国际医药体系，已在俄罗斯、古巴、越南、新加坡和阿联酋等国以药品形式注册。有30多个国家和地区开办了数百所中医药院校，培养本土化中医药人才。总部设在中国的世界针灸学会联合会有53个国家和地区的194个会员团体，世界中医药学会联合会有67个国家和地区的251个会员团体。

在中医药保护和发展取得一定成绩的同时，中医药也遇到了一些问题：中医药在理论和临床实践方面的特色与优势未能得到有效发挥与传承；一些中医药院校设置了过多的西医药课程，在授课过程中缺乏对中医药原创思维的教育和传承；难以找到中医药技术与现代科学技术的契合点，技术升级较为缓慢；中医药知识产权保护制度欠缺。迫切需要解决这些问题，才能使中医药再续辉煌，取得更大成就。

叁

做好中医药的继承工作。随着我国进入全面建成小康社会的决胜阶段，人民生活水平不断提高，健康意识和理念不断增强，人民群众对中医药服务提出了新的要求和新的需求，这就要求我们必须加强中医药的继承与创新。正确看待和处理好继承和创新的问题，既不能一讲到中医药的继承，就一概排斥现代科学技术和方法；也不能一讲到创新，就完全舍弃中医药的科学内涵和学术本质。必须充分遵循中医药的自身特点和发展规律，掌握和运用现代科学技术，将现代先进的诊疗方法与内容纳入中医运用过程中，站在现代科技肩膀上，争取中医药最大突破。

做好中医药的发展工作。做好中医药的发展需要以开放的态度和包容的精神接纳现代科学与技术，不断提高中医药创新发展能力。形成符合中医药特点的科研思路与方法，运用现代科学技术和传统中医药研究方法深化中医基础理论研究，建立概念明确、结构合理的理论体系，完成好传统中医药向现代中医药的转变。在既尊重传统中医的科学理论又尊重现代医学要求的基础上，采用公认的科学检验标准和现代医学方法研究中医，将中医药融入现代医学并变成现代医学的一部分。创新中医药服务模式，从单一的中医药治疗模式转变为融治疗、预防、保健、养生、康复为一体的多元化中医药服务模式，不断满足人民群众多层次中医服务需求。通过实施治未病健康工程，拓展中医药服务领域。建立符合中医药特点的疗效评价体系，将临床实际疗效、科研成果、学术论文等对未来中医药发展的长期影响作为考核重点。建立完善符合中医药特点的中医药疗效评价指标体系与方法学体系，不断提高中医药科研成果转化率。

做好中医药的利用工作。中医药是具有完整的理论体系和确切的临床疗效的医学科学，对人类的文明进步起到了积极的作用。在新的历史时期，要充分认识和发挥中医药在理论与实践方面的独到之处，积极发挥中医药在防治慢性非传染性疾病、突发流行性疾病等方面的优势和作用。全面开展中医药养生保健方法和技术研究，全面推广普及中医药养生保健知识，积极构建中医药养生保健服务体系。制定中医药服务进农村、进社区、进家庭的激励政策，大力推进中医药在新型农村合作医疗及社区卫生服务中的应用。发挥中医药原创优势，大力推进中医药自主创新，促使中医药在社会医疗服务体系中发挥更加积极的作用。推进中医药行业内外、境内外交流合作，提高对外开放水平，拓展合作领域，形成中医药包容开放的发展新格局。坚持“先内后外，以外促内”，先在国内做好科研、临床方面的研究，制定好相应的规范标准；坚持“先药后医，医药并举”，推动一批确有疗效、国际使用广泛的中药产品先走向世界，用疗效展示中医的科学成效；坚持“先易后难，循序渐进”，通过先推广针灸、推拿等非药物疗法，开展多形式、多途径的中医药海外文化传播，进一步提升中医药文化和学术的国际影响力，让世界人民了解和接受中医药，提升国际医学界对中医药理论及其科学性的理解和认同；坚持“促进交流，互利共赢”，深化与各国政府和国际组织的交流合作，积极参与国际规则的制定，推动全球传统医药治理体系的改革完善，推进中医药在世界范围的创新发展。积极参与“一带一路”建设，推进与沿线国家合作，扩大中医药的应用范围。

新时代如何传承发展好中医药

——国医大师孙光荣在国家中医药改革发展上海论坛上的专题发言（节选）

党的十九大报告指出：实施“健康中国”战略，坚持中西医并重，传承发展中医药事业。那么，在中国发展已经步入新时代的大背景下，如何才能传承好、发展好中医药？

方向：继承好、发展好、利用好。

这对中医人提出了四点要求。一是要“增强民族自信”，不要崇洋媚外，不要数典忘祖，任何民族虚无主义都不利于中医药事业的发展。二是要“勇攀医学高峰”，不要徘徊观望，不要畏葸不前。中医药学是中国古代的智慧和经验的结晶，有的理论甚至是超前的、领先的，对医学高峰要有勇气攀登。三是要“深入发掘中医药宝库中的精华，充分发挥中医药的独特优势”。要重在继承，从中医药经典、老中医经验中吸取精华；重在发挥优势，不要西化、虚化、玄化、庸俗化，不要把具有特色优势的养生治未病、诊断、治疗、护理的理论和技术等老祖先的“传家宝”丢掉了。四是要“推进中医药现代化，推动中医药走向世界”，要在继承的基础上创新，要吸收现代科学技术，不要故步自封，不要墨守成规。总之，要对得起祖先，要做到“三好”，切实把中医药这一祖先留给我们的宝贵财富继承好、发展好、利用好。

继承好：中医药经典理论和老中医药专家学术经验，必须原原本本继承，这是学术进步和事业发展的基础。常言“基础不牢，地动山摇”，应当切忌用一些似是而非的所谓现代理论诠释、曲解、装饰中医药学，应当极力避免中医药理论的碎片化、空心化、边缘化。

发展好：自觉、自信、自主、自强，才能发展好。中医看病侧重于功能、动态、整体、宏观，西医看病侧重于结构、静态、局部、微观，各有各的特色和优势。中医如果模仿、套用西医的学术规范和标准，就势必弱化自身的特色优势，就不能很好地发挥在治未病中的主导作用、在治疗重大疾病中的协同作用、在康复治疗中的核心作用。我们必须自主研发和制定中医的学术规范和标准。

利用好：中医药学既是具有中国特色的医药学，更是包含中华文化元素的宝库，可以多层次、宽领域、广覆盖得加以利用。既可用以救死扶伤，又可用以养生防病；既可用以美容健身，又可用以养老长寿；既可用以健康旅游，又可用以扶贫脱困；既可用以传道授业解惑，又可用以科研开发；既可用以新兴产业，又可用以生态建设；既可用以文化传播，又可用以国际交流等等。

方针：坚持中西医并重，传承发展中医药事业。

党的十九大报告突出建设健康中国的方针重点是：“坚持中西医并重，传承发展中医药事业”。

前面一句是针对现状而言。因为，“中西医并重”虽然提出多年了，但由于多种因素的制约，实际现状是并没有达到“并重”，无论在体系建设、机构规模、资金投入、人才培养、服务范围、服务层级等各个方面，都是西医为主、中医为辅。所以，首先必须真正做到“中西医并重”，而且要求“坚持”，也就是不能一时“并重”、一时又不“并重”；在这方面“并重”，在另一方面又不“并重”，而是必须一视同仁、平等对待。我们再回头看，进一步分析，就清晰地看到对中医的历史欠账太久、太多。正因如此，现阶段在政策制定、资金投入等方面就需要给予中医药必要的倾斜，这也就是中医药法颁布实施和国务院连续发布相关发展中医药若干重要文件的重要原因之一。

后面一句是针对未来而言。因为，中医药是国产的，从保有中华文化基因、凸显中医药特色优势、充分利用生态资源、构建简验便廉医疗保健体系、保障人民健康等各方面而言，国家都需要传承发展中医药事业。

我们既要尊重、学习、借鉴西医，在认识上做到“中西医并重”，更要自重、自信、自立、自强，“传承发展中医药事业”，用行动和效果证明“中西医并重”。

原则：创造性转化、创新性

发展。

中医药应如何发展才能成为具有中国特色的新时代医药学？去年举行的全国卫生与健康大会强调，“要努力实现中医药健康养生文化的创造性转化、创新性发展”。这就确立了中医药事业发展的基本原则。

创造性转化：动力是“创造”，目的是“转化”，以期适应新时代的新要求。中医药的创造性转化的主要范畴：一是服务精神的转化，实现“大医精诚”传统精神对现代医疗服务行为的灌注，建立中医的《医师规》，以强化中医执业人员的自律和人民群众对恢复中医人文关怀传统的需求；二是服务理念的转化，实现“以疾病治疗为中心”向“以健康促进为中心”的重大转变，以适应新医改“战略前移”“重心下移”的需求；三是服务模式的转化，由医院单向服务模式向共建共享服务模式转变，以适应“生长壮老已”全周期、广覆盖的养生防病、治病康复的全民健康需求；四是服务措施的转化，实现以内服汤剂为主向内治与外治相结合的口服、针推、药浴、导引等综合治疗转变，以适应对中医优势病种防治的需求，减少创伤、降低毒副作用，彰显中医药的特色优势。

创新性发展：动力是“创新”，目的是“发展”，以符合新时代的新目标。中医药创新性发展的主要范畴有 5 个。一是中医药理论创新，在继承经典理论的基础上，结合当代人类生存与生活的社会状况、生态环境、生活方式、病种演变等，基于“天人合一”“形神合一”的原理创新中医药辨证论治理论和规范辨治程式。二是中医药技术创新，在望闻问切的传统诊断技术和汤膏丹丸散酒的传统治疗手段的基础上，结合现代科学技术，创新诊断方式和治疗手段。三是中医药人才培养模式创新，在以学校教育为主的基础上，尊重中医人才成长的规律，建立中医人才评价标准，结合现代信息技术，针对“准入”后的执业人员创新以师承 + 研修为主、不同层级的中医药人才培养模式。四是中医药科学研究模式创新，尊重中医以理论指导和临床实践积累为基础的科研传统，建立中医药科研成果评价标准，联合各界专业力量，结合大数据、云计算等现代信息技术，创新中医药科学研究模式；五是中医药文化传播方式创新，在成功开展中医中药中国行的基础上，培训专业队伍，搭建专门平台，加强基地建设，联合传统和新兴媒体，以基层、农村、社区、单位和一带一路沿线为主要阵地，创新中医药文化传播模式，不断增强中医药在中华文化传承领域和在全球传统医药领域的引领地位。

会议与活动篇

【2017 年全国中医药工作会议】
2017 年 1 月 9 ~ 10 日，由国家中医药管理局主办的 2017 年全国中医药工作会议在北京召开。会议总结 2016 年中医药工作，部署 2017 年各项任务。会议传达了中共中央政治局常委、国务院总理李克强，中共中央政治局委员、国务院副总理刘延东对全国卫生计生工作会议做出的重要批示。国家卫生计生委主任李斌出席会议并讲话。国家卫生计生委副主任、国家中医药管理局局长王国强作了题为《推动中医药振兴发展　服务健康中国建设》的工作报告。各省、自治区、直辖市、计划单列市卫生计生委、新疆生产建设兵团卫生局分管中医药工作的负责同志和中医药管理局负责同志，国家中医药管理局老领导、局机关各部门负责同志及局直属单位负责同志参加会议。（栗　征）

【全国中医药科技创新工作会议】
2017 年 1 月 10 日，由国家中医药管理局主办的全国中医药科技创新工作会议在北京召开。国家卫生计生委副主任、国家中医药管理局局长王国强出席会议并讲话。国家中医药管理局副局长于文明宣读《关于通报表彰“十二五”以来中医药领域获得国家科学技术奖励项目团队的决定》，对获得国家最高科学技术奖的屠呦呦研究员和获得国家科技进步奖、自然科学奖、技术发明奖的 53 个项目团队进行通报表扬。屠呦呦研究团队代表、科技部社会发展科技司司长吴远彬、工信部消费品工业司副司长吴海东作大会报告。国家中医药管理局副局长王志勇主持会议。中央军委后勤保障部卫生局副局长季建华，国家中医药管理局副局长马建中、闫树江出席会议。（栗　征）

【2017 博鳌健康论坛】　2017 年 3 月 24 日，由国家卫生计生委、国家中医药管理局、海南省人民政府共同主办的 2017 博鳌健康论坛在海南博鳌召开。国家卫生计生委副主任曾益新、国家中医药管理局副局长于文明和海南省人民政府副省长王路共同出席论坛并讲话。论坛以“健康中国——新理念、新经济、新未来”为主题，聚焦健康中国 2030 规划、中医药发展与国际化等议题，从健康中国解读、院士报告、新经济健康产业、对话沙龙 4 大版块展开深入探讨。中国工程院院士詹启敏、郝希山，诺贝尔奖获得者阿龙·切哈诺沃、理查·罗伯茨在论坛上做交流分享。

于文明在论坛上系统分析了中医药在推动建设“健康中国”面临的新的发展机遇。一是从中央的要求看，“促进中医药发展”已列入 2017 年中央政治局常委工作要点。二是从消费需求看，人们对中医药服务无论是量和质都产生“井喷式”的需求。三是从服务领域看，中医药服务正向提供融医疗、预防、保健、养生、康复于一体，全链条服务的方向发展。四是从服务能力看，中医药不仅在慢性疾病防治和治未病方面有特色优势，而且在重大传染疾病、重大疑难疾病防治上也有突出成果。五是从治理能力看，《中医药法》和《中医药发展战略规划》要求“建立健全国家省、市、县中医药管理体制”的目标，这将对中医药发展带来良好的促进作用。六是从统筹国家内外发展大局来看，中医药在国际社会受到前所未有的关注与欢迎，越来越多的国家和地区重视中医药的普及和应用。于文明建议，一是进一步完善中医药发展政策机制，推动中医药振兴发展；二是将中西医并重方针融入所有健康政策，发挥中医药独特资源优势，促进健康中国建设；三是助力国家“一带一路”建设，共促人类健康事业发展。（马宁慧）

【2017 年全国中医医政工作会议】
2017 年 3 月 27 日，由国家中医药管理局主办的 2017 年全国中医医政工作会议在北京召开。国家卫生计生委副主任、国家中医药管理局局长王国强出席会议并讲话。国家中医药管理局副局长马建中主持会议。国家中医药管理局医政司从贯彻落实中医药法、加强中医医院管理、深化医改中医药工作和推进基层中医药工作等方面，部署 2017 年中医医政工作的重点任务。国家卫生计生委相关司局负责人，中央军委后勤保障部卫生局和武警后勤部卫生局负责人应邀出席，各省级中医药管理局局长、医政处处长，部分国家中医药综合改革试验区卫生计生委负责人及国家中医药管理局机关各司办负责人、部分直属单位负责人参加会议。（黄　蓓）

【中非复方青蒿素清除疟疾研讨会】
2017 年 4 月 20 日，中国国家中医药管理局、肯尼亚卫生部在内罗毕召开中非复方青蒿素清除疟疾研讨会，国家卫生计生委副主任、国家中医药管理局局长王国强，科摩罗前副总统福阿德·穆哈吉，肯尼亚卫生部长克莱奥法斯·马伊卢和驻肯尼亚大使刘显法出席会议。来自中国、肯尼亚、多哥、马拉维和科摩罗的 100 多名卫生管理部门官员和专家参加了会议，代表们共同交流了复方青蒿素清除疟疾方案及其在非洲国家的实施情况，提出了在非洲国家逐步清除疟疾的意见和建议。

王国强指出，青蒿素是中国中医药献给人类的礼物。在中国政府主持开展的国家抗疟研究项目中，中国科学家屠呦呦根据中医药文献，研究发现了青蒿素。近半个世纪以来，以青蒿素为基础的抗疟药物及预防、治疗技术不断取得新发展。中国的广州中医药大学采用以复方青蒿素全民服药、群防群治为特点的，具有鲜明中国特色的快速清除疟疾方案，先后在亚洲和非洲部分国家实施，取得了瞩目的成绩，为全球最终消除疟疾的目标做出了积极贡献。（马宁慧）

【全国中医药系统办公室主任会议暨宣传文化工作座谈会】　2017 年 4 月 21 日，由国家中医药管理局主办、广东省中医药局协办的全国中医药系统办公室主任会议暨宣传文化工作座谈会在广东广州召开。会议主要任务是总结近3年来中医药系统办公室工作，部署2017年重点工作；重点围绕新形势下督查督办、信息报送和新闻宣传等工作，交流总结，深入研讨，进一步提升中医药系统办公室工作科学化、规范化水平。国家中医药管理局副局长马建中出席会议并讲话。中国中医科学院及吉林、广东、四川、云南、青岛中医药管理部门6家单位作会议交流。与会同志还围绕在中医药振兴发展新形势下，进一步加强和改进中医药督查督办、信息报送和新闻宣传等工作，更好地发挥办公室工作综合协调、参谋助手作用进行深入研讨，并对《国家中医药管理局办公室关于进一步加强中医药信息报送工作的通知（征求意见稿）》提出意见建议。各省、自治区、直辖市、副省级市中医药管理部门和新疆生产建设兵团卫生局办公室（综合处）主要负责人，局直属各单位、中国中医科学院二级院所办公室主要负责人，局机关各部门司秘，局办公室负责人及相关人员，以及全国中医药高等教育学会校务工作研究会负责人等参加会议。　（李　恒）

【第594次香山科学会议】　2017年4月26～27日，由科技部主办，以“中医临床原创思维的科学内涵及应用”为主题的第594次香山科学会议在北京召开。会议为明确中医临床思维的科学内涵，针对中医临床思维培养存在的共性问题探讨解决对策，确定“十三五”乃至中长期中医临床人才培养的战略重点与布局，并对建设相应的体制、机制提出政策性建议。会议初步形成共识：中医临床原创思维包括天人相应、形神一体、系统整体、恒动变易、中和平衡的指导原则，以象数类比、司外揣内为主要思维方式，以辨证论治为主要体现形式，以及贯穿于临床疾病诊疗过程中的具体思维方法。中医临床原创思维是保持和提高中医药临床疗效优势的关键，是中医药传承发展和应用的基石。国家中医药管理局副局长王志勇出席并讲话，中国中医科学院院长张伯礼院士，国医大师晁恩祥、王琦、孙光荣，国家中医药管理局、北京市中医管理局相关人员出席会议，17位专家做专题报告。

（胡镜清）

【金砖国家卫生部长会暨传统医药高级别会议】　2017年7月6～7日，金砖国家卫生部长会暨传统医药高级别会议在天津召开。金砖国家卫生部长会的主题为“加强卫生体系建设　促进实现健康相关的可持续发展目标”，传统医药高级别会议主题为“开放包容　互学互鉴　让传统医学造福人类”。金砖国家卫生部长及代表团，围绕会议主题展开热烈讨论。作为今年的金砖国家轮值主席国，中国政府主办了此次盛会。国家主席习近平发来贺信。国务院副总理刘延东在开幕式上宣读了习近平的贺信并发表主旨演讲。会议通过《天津公报》及《金砖国家加强传统医药合作联合宣言》。

《天津公报》强调金砖国家将积极分享改善卫生体系、提高卫生服务质量的有益经验；支持金砖国家监管机构开展合作，同意共同促进创新医疗产品的研究与开发；同意建立结核病研究网络；认识到实现儿童生存权的重要性；认识到国际社会始终警惕疾病暴发的威胁并准备做出反应的重要性；认识到抗菌药物耐药问题严重威胁公共健康和经济增长；承诺在全球艾滋病防治方面采取集体行动和保持领导力；认识到需要在卫生服务中更多利用信息和通信技术，以提高医疗服务可及性。

《金砖国家加强传统医药合作联合宣言》提出5项基本合作原则：一是共同加强传统医学作为重要资源融入本国卫生保健体系的必要性，积极推动鼓励传统医学教育实践、治疗手段及执业人员培训，系统地提高健康服务的质量和范围。二是尊重、保护、促进并且适当地传播传统医学知识，深化对传统医药作为有利资源应用的安全性、有效性与服务质量的理解，发挥传统医药在疾病预防、治疗和预后方面的优势。三是共同规范传统医药产品生产，推进2016年12月新德里传统医学高级别会议的成果。四是科学探索传统医学知识经验，创新传统医药研发和保健。五是金砖各国应采取公平和谐的措施，促进各国现代医学和传统医学从业人员间知识、经验和技术的有效交流。在5项基本合作原则的基础上，金砖国家传统医药高级别会议与会者提出3点倡议：请世界卫生组织继续为金砖国家落实《世界卫生组织传统医学战略（2014～2023）》及其与世界卫生组织各成员国开展合作提供帮助；共同深化金砖国家政府部门及民间机构在传统医药领域的合作，促进在知识技术、科研经验、能力建设和研发项目等方面的进一步交流与合作；欢迎并积极邀请其他感兴趣的国家政府部门或专业机构加入上述传统医药领域的合作对话。

金砖国家卫生部长、传统医药部长及高级别代表，部分其他国家卫生部长，世界卫生组织等有关国际组织代表，天津友好城市和侨界友人代表，以及来自国内相关部委、各省（自治区、直辖市）卫生计生委和中医药行政部门代表，港澳代表，名老中医、院士，中医药高校、科研机构和企业代表参会。

（赵维婷）

【全国医学教育改革发展工作会议】　2017年7月10日，由国家卫生计生委、教育部、国家中医药管理局共同在北京召开全国医学教育改革发展工作会议。国务院总理李克强做出重要批示。国务院副总理刘延东出席会并讲话。会议由国家卫生计生委副主任、国家中医药管理局局长王国强主持。国家卫生计生委主任李斌、教育部部长陈宝贵作主旨发言。上海市卫生计生委、贵州省卫生计生委、安徽省教育厅、北京协和医院、上海交通大学医学院、广州中医药大学、温州医科大学就医学教育改革经验作交流发言。中共中央组织部副部长周祖翼、中央编办副主任牛占华、国家发展改革委副主任王晓涛、财政部副部长余蔚平、中央军委后勤保障部卫生局副局长季建华、国家中医药管理局副局长王志勇等出席会议。各省（区、市）、新疆生产建设兵团卫生计生、教育、中医药行政部门的负责同志；部分高校、医疗卫生机构主要负责同志，以及有关医学教育专家、学会协会等有关单位的代表参加会议。（林晓斐）

【国际中医药肿瘤联盟研讨会早餐会】 2017年8月18日，国家卫生计生委副主任、国家中医药管理局局长王国强在广东广州出席国际中医药肿瘤联盟研讨会早餐会，与国内外肿瘤专家进行座谈，介绍中美中医药防治肿瘤领域合作进展，转达国务院副总理刘延东对此项工作的重要指示精神。来自美国、新加坡、澳大利亚及中国等地活跃在一线的专家学者交流了在中医药肿瘤研究领域的最新进展，并围绕中医药防治肿瘤教育、临床研究、人才培养等主题展开深入讨论，谋划中医药国际化发展。

刘延东强调，传统医学和现代医学在防治重大疾病方面各有所长、互有优势，要积极推动中医药交流合作和协同创新，促进中医药与现代医学互学互鉴、融合发展，创新肿瘤防治模式，提高临床诊疗效果，充分发挥中医药在防治重大疾病、应对全球卫生挑战中的作用，推动中医药“走出去”，让民族瑰宝更好地造福人类健康。王国强建议，一是开放包容，推动中医药与西医药融合发展；二是坚持原创，研发代表大国水平的健康产品；三是人才为先，合理培育高素质中医药人才；四是完善机制，打造高水平对话交流平台；五是文化交流，促进科研与文化的融合。（马宁慧）

【第16届中药全球化联盟会议】 2017年8月18日，第16届中药全球化联盟会议在广东广州召开。国家卫生计生委副主任、国家中医药管理局局长王国强，广东省政府党组成员陈云贤出席并讲话。中药全球化联盟主席郑永齐，中国工程院院士姚新生，美国国立癌症研究所教授杰弗瑞D·怀特，中国中医科学院院长张伯礼，广东省中医药学会会长、广东省中医院名誉院长吕玉波等出席大会并做主旨发言。会议由中药全球化联盟（CGCM）主办，广东省中医院、广东省中医药学会承办。来自10个国家和地区的大学、研究机构、学术组织和企业界约600名代表参加本次活动。（胡　楠）

【第七届中国中医药发展大会】 2017年9月28～29日，国家中医药管理局、河南省人民政府指导，《中国中医药报》社、河南省中医药管理局、南阳市人民政府主办的第七届中国中医药发展大会在河南南阳召开。会议主题“贯彻实施中医药法　依法发展中医药”，就中医药法实施的策略与路径展开深入研讨。大会设第五届仲景论坛、公立医院改革与社会办医中医管理论坛、中药资源保护与产业创新论坛、医教协同与人才培养论坛、推进“一带一路”发展论坛、中医药舆情大数据论坛、中医药健康旅游论坛7个分论坛。中医中药中国行——河南省中医药健康文化推进行动和南阳第十三届张仲景医药文化节同期启动开幕式上，国家中医药管理局办公室主任查德忠宣读国家卫生计生委副主任、国家中医药管理局局长王国强的书面致辞。河南省政协副主席、农工党河南省委主任委员高体健，中共南阳市委书记张文，中国中药协会会长房书亭，中国中医科学院院长张伯礼，南阳市人民政府市长霍好胜，山东省、河南省、湖南省、四川省中医药管理局相关人员出席开幕式。（黄　蓓）

【第四届中医科学大会】 2017年12月6日，由农工党中央主办的第四届中医科学大会在福建平潭召开。农工党十六届中央专职副主席兼秘书长曲凤宏主持会议，农工党十六届中央专职副主席龚建明致开幕词，全国政协常委、福建省政协副主席陈绍军受中共福建省委常委、省委统战部部长雷春美委托，代表中共福建省委统战部致辞。农工党十六届中央专职副主席、国家中医药管理局副局长于文明受国家卫生计生委副主任、国家中医药管理局局长王国强委托，代表国家中医药管理局致辞。诺贝尔奖获得者布鲁斯·博伊特勒、世界卫生组织前总干事陈冯富珍、中国中医科学院院长张伯礼、国医大师周岱翰、北京中医药大学教授徐安龙、中国中医科学院广安门医院教授姜泉等做主题发言。1位诺贝尔奖获得者、6位院士、4位国医大师及部分长江学者、杰出青年和中医药领域的知名专家出席会议。农工党中央有关部门，国家卫生计生委，农工党30个省级组织，福建省中医药管理局，各中医药知名院校、科研院所、企业的专家学者和负责人等700人出席会议。闭幕式上，全国人大常委会副委员长、农工党中央主席陈竺，全国政协常委、农工党十六届中央专职副主席于文明分别为“海峡两岸国医馆”和“中国农工民主党医疗卫生专家平潭工作站”授牌。大会还举行“杏林春雨行动”公益分论坛。（马晓慧）

【2017中国－东盟传统医药健康旅游国际论坛】 2017年12月7～8日，由国家中医药管理局、国家旅游局和广西壮族自治区人民政府共同主办的“巴马论坛——2017中国－东盟传统医药健康旅游国际论坛”在广西巴马瑶族自治县举行。广西壮族自治区副主席张晓钦、国家旅游局副局长王晓峰出席开幕式并致辞，国家中医药管理局国际合作司副司长朱海东主持大会开幕式并做主旨演讲。来自联合国开发计划署、世界旅游组织、世界中医药学会联合会、世界针灸学会联合会、中国－东盟中心等共计350多人出席论坛。

本届论坛是中国－东盟博览会系列国际性论坛之一，以建设“健康中国”为宗旨，以“大健康·大旅游”为主题，围绕医疗保健机构与旅游服务企业的合作、中医药健康旅游示范区建设、“一带一路”建设推动传统医药健康旅游产业发展合作、国际大健康产业发展趋势及启示等相关议题分主论坛和分论坛展开国际性交流探讨，进一步探索中医药健康旅游新模式、新路径、新方法。在推动传统医药与现代旅游深度结合上具有重要意义。

（中国新闻网）

【第六届国家中医药改革发展上海论坛】 2017年12月9日，第六届国家中医药改革发展上海论坛在上海举行，论坛主题“贯彻党的十九大精神　传承发展中医药事业”。国家卫生计生委副主任、国家中医药管理局局长王国强出席会议并讲话。6位专家围绕“新思想”“新时代”“新征程”3个专题发言。国家中医药管理局中医药改革发展专家咨询委员会委员、国家卫生计生委有关部门负责人、国家中医药管理局机关各部门负责人、各省（区、市）中医药管理部门负责人、国家中医药综合改革试验区所在地有关负责人出席会议。（李希贤、陈　锐）

【国家中医药管理局第二届中医药改革发展专家咨询委员会第一次全体会议】 2017年12月9日，国家中医药管理局第二届中医药改革发展专家咨询委员会第一次全体会议在上海召开。会议举行了第二届中医药改革发展专家咨询委员会委员聘任仪式，回顾了第一届专家咨询委员会的工作，通报了党的十八大以来中医药取得的历史性成就，对做好第二届专家咨询委员会工作作出部署。会议还就“建立健全中医药管理体系，推进中医药治理体系和治理能力现代化”开展专题咨询。国家卫生计生委副主任、国家中医药管理局局长、第二届中医药改革发展专家咨询委员会主任委员王国强出席会议并讲话。国家中医药管理局副局长、第二届中医药改革发展专家咨询委员会副主任委员马建中，上海中医药大学校长、第二届中医药改革发展专家咨询委员会副主任委员徐建光，吉林省原省长、第二届中医药改革发展专家咨询委员会顾问洪虎，中共中央党校原校委委员、第二届中医药改革发展专家咨询委员会顾问王瑞璞，光明日报社原总编辑、第二届中医药改革发展专家咨询委员会顾问苟天林出席会议，中医药改革发展专家咨询委员会委员、各省（区、市）中医药管理部门负责同志、国家中医药管理局机关各部门负责同志参加会议。（李希贤、陈　锐）

【2017年全国职业院校技能大赛中药传统技能赛项】 2017年5～6月，由教育部联合工信部、人力资源社会保障部、财政部、国家卫生计生委、国家中医药管理等37个部门共同举办的2017年全国职业院校技能大赛以天津为主赛区，吉林、江苏、浙江、安徽、福建、江西、山东、河南、湖北、湖南、广东、广西、重庆、四川、贵州、云南、陕西及青岛为分赛区举行。6月2～4日，2017年全国职业院校技能大赛——中药传统技能赛项在江苏连云港举办。来自25个省（区、市）的120名选手通过中药性状与真伪鉴别、中药显微鉴定、中药调剂（含审方）、中药炮制4个项目展开个人赛。竞赛评选出一等奖12名、二等奖24名、三等奖36名和12名优秀指导老师。（周景玉　陈令轩）

【全国中医药职业教育技能大赛中医护理技能大赛】 2017年7月6～8日，由全国中医药职业教育教学指导委员会、全国中医药职业技术教育学会主办的“天堰杯”全国中医药职业教育技能大赛中医护理技能大赛在广西中医学校举办，来自全国20所中医药职业院校的96名选手组建24支参赛队。大赛设置拔火罐、耳穴贴压技术、单人徒手心肺复苏（成人）和无菌技术操作4个赛项，高职组增加理论知识测试。大赛产生个人单项、全能和团体一二三等奖及优秀指导老师奖。

（周景玉、陈令轩）

【全国《黄帝内经》知识大赛】 2017年12月24日，由教育部、国家中医药管理局指导，教育部高等学校中医学类专业教学指导委员会、中华中医药学会、中国健康管理协会、全国中医药高等教育学会、全国青少年中医药文化传播与身心健康发展中心、世界中医药学会联合会、中国教育网络电视台健康台联合主办的广誉远国药杯全国《黄帝内经》知识大赛总决赛在北京举办。山东中医药大学获得冠军，北京中医药大学东方医院和辽宁中医药大学杏林学院分列第二和第三名。大赛于2017年6月10日正式启动，以“传播中医经典　传承中医技艺　发掘中医人才　弘扬中医文化”为宗旨。本届大赛共有200余支高校队伍、500余家医院参赛。与上届大赛相比，此次新增全国社会组，该组队伍来自全国各大中医院、医馆、企业。决赛采取淘汰赛制，设有必答题、快问快答题等多种题型，题目内容均来自《黄帝内经》经典理论。国家卫生计生委副主任、国家中医药管理局局长王国强出席总决赛并致辞。第十一届全国人大常委会副委员长陈至立，共青团中央书记处书记傅振邦，中国中医科学院院长张伯礼，国医大师孙光荣、熊继柏等出席总决赛。（黄　蓓）

【其他会议与活动】 《中华人民共和国中医药法》实施相关会议、中医中药中国行、国医大师和全国名中医表彰大会暨座谈会、第三届国医大师和首届全国名中医代表座谈会、中药材产业扶贫行动启动仪式、全国中药资源普查相关会议与活动、2017年中医药国际合作专项暨中医药“一带一路”发展规划落实工作座谈会、国家中医药综合改革试验区建设工作经验交流会见专题篇。

专题篇

一、《中华人民共和国中医药法》实施

【《中华人民共和国中医药法》配套法律法规制定工作】 国家中医药管理局成立《中华人民共和国中医药法》配套制度起草制定工作领导小组，提出配套制度起草制订计划，制定印发《国家中医药管理局办公室关于印发中医药法配套制度起草制定工作组织机构名单及工作计划的通知》，并协调国家卫生计生委、国家食品药品监管总局等部门落实。组织起草并提交国家卫生计生委审议发布《中医诊所备案管理暂行办法》《中医医术确有专长人员医师资格考核注册管理暂行办法》2 部规章。国家中医药管理局协调国家食品药品监管总局推动医疗机构中药饮片炮制管理、医疗机构中药制剂品种备案管理、中药经典名方审批管理等配套制度起草工作。积极推进中医药传统知识保护条例、中药经典名方目录、中医养生保健服务规范等配套制度起草工作。

（任　艳）

【《中华人民共和国中医药法》实施相关会议与活动】 深入学习贯彻落实《中华人民共和国中医药法》专家座谈会。2017 年 1 月 14 日，中华中医药学会深入学习贯彻落实《中华人民共和国中医药法》（以下简称《中医药法》）专家座谈会在北京召开。国家卫生计生委副主任、国家中医药管理局局长王国强要求充分认识学习宣传贯彻《中医药法》的重要意义，全面准确把握《中医药法》的精神实质和基本内容，充分发挥学术团体作用，推动《中医药法》实施。国家中医药管理局政策法规与监督司副司长麻颖介绍《中医药法》出台背景。全国人大常委会委员、全国人大内务司法委员会副主任委员李慎明，国医大师王琦、孙光荣，中国中医科学院常务副院长黄璐琦，中华中医药学会副会长吴以岭、屠志涛、王阶、闫希军，世界针灸学会联合会主席、中国针灸学会会长刘保延等分别就如何更好地贯彻落实《中医药法》，振兴中医药事业，造福人民群众，进行主题发言。国家中医药管理局人事教育司司长卢国慧、政策法规与监督司司长李昱，中华中医药学会秘书长王国辰等出席。

《中华人民共和国中医药法释义》出版。2017 年 2 月，全国人大常委法工委、国务院法制办和国家中医药管理局联合编纂出版《中华人民共和国中医药法释义》，引导各地正确学习和理解掌握《中医药法》。

国家中医药管理局党组理论学习中心组（扩大）2017 年第三次集体学习会议。2017 年 4 月 27 日，国家中医药管理局组织召开党组理论学习中心组（扩大）2017 年第三次集体学习会议，旨在通过学习培训，全面准确了解、把握《中医药法》精神实质和基本内容，推动《中医药法》的宣传贯彻执行。王国强主持会议并强调，精准把握《中医药法》的制度创新，抓紧抓好配套制度建设，确保中医诊所备案管理等重大创新制度如期出台。国家中医药管理局党组成员、副局长马建中、王志勇出席会议。全国人大常委会法工委行政法室副主任黄薇专题授课，讲解《中医药法》的立法背景、过程、总体思路、主要内容和执法注意事项。国家中医药管理局人事教育司、政策法规与监督司、医政司、科技司及《中国中医药报》社主要负责人员交流发言。

宣传贯彻《中医药法》座谈会。2017 年 6 月 21 日，国家中医药管理局配合全国人大教科文卫委员会召开宣传贯彻《中医药法》座谈会，全国人大常委会副委员长兼秘书长王晨出席会议，对学习宣传贯彻《中医药法》作重要讲话。全国人大常委会法工委、国家中医药管理局、教育部、科技部、工信部、国务院法制办、国家食品药品监管总局等部门负责人员和有关专家学者出席会议并就贯彻落实《中医药法》提出思路和举措。

《中医药法》专题宣传。2017 年 7 月，国家中医药管理局协调央视对话栏目及央视新闻对《中医药法》进行专题宣传。国家卫生计生委副主任、国家中医药管理局局长王国强，国家中医药管理局副局长于文明分别参与节目录制，对《中医药法》进行宣传。

《中医药法》实施专题培训班。2017 年 8 月 25 ~ 26 日，由国家中医药管理局主办的《中医药法》实施专题培训班在宁夏银川召开。王国强出席并强调要切实把思想和行动统一到习近平总书记“7 · 26”重要讲话精神上来，全面推进《中医药法》贯彻实施，以良好的精神状态和优异的工作业绩迎接党的十九大胜利召开。宁夏回族自治区副主席王和山出席开班式并致辞，国家中医药管理局副局长于文明、王志勇、闫树江参加培训。全国人大常委会法工委行政法室副主任黄薇全面解读《中医药法》，国家中医药管理局医政司司长蒋健介绍《中医诊所备案管理暂行办法》《中医医术确有专长人员医师资格考核注册管理暂行办法》重点内容，国家中医药管理局科技司司长李昱介绍中医经典名方目录制定工作进展，河北省人大常委会教科文卫工委副主任郑爱军介绍河北省落实《中医药法》、推动《河北省中医药条例》制修订情况。各地方卫生计生委分管中医药工作负责人员、中医药主管部门负责人等参加培训。

《中医药法》知识竞赛。2017 年 12 月 25 日，为纪念《中医药法》颁布 1 周年，国家中医药管理局面向全国开展《中医药法》知识竞赛。《中医药法》知识竞赛以《中医药法》及中医诊所备案、中医医术确有专长人员医师资格考核等配套规章为主要内容设计答题，通过国家中医药管理局和《中国中医药报》社官网、微信答题，《中国中医药报》报纸答题等方式开展，各省中医药主管部门积极组织各方参加，全国共有 18.26 万人参与竞赛答题。

2017 年，国家中医药管理局广泛组织开展《中医药法》实施培训，

指导省级层面开展培训80余次，培训1.8万余人。（任　艳）

【各地《中华人民共和国中医药法》相关配套法律法规制修订工作】

国家中医药管理局与国家卫生计生委联合印发《关于加强中医药地方性法规及制度建设的通知》，并为各地制修订条例做好服务和指导。29省组织开展地方条例制修订相关工作，其中河北率先完成地方中医药条例修订，于2017年12月1日正式公布。

◆　**北京市**

2017年，北京市大力推动《中华人民共和国中医药法》（以下简称《中医药法》）配套制度建设，建立信息化平台，启动实施中医诊所备案制，并针对中医诊所监督管理所面临的挑战，突出“宽准入、严监管”的原则，实施“三限制”“四明示”“五统一”等举措，对中医诊所执业行为进行严格监管，确保中医医疗市场良好秩序。其中“三限制”即指对执业范围的限制，不得开展超出中医诊所检查诊断能力的疾病诊断，不得开展西医西药诊疗服务，不得开展中药注射剂、穴位注射、中医微创类技术等诊疗服务。“四明示”即指备案证明示、人员资质明示、药品价格明示、诊疗病种明示。“五统一”即统一招牌标识、统一风险防控、统一分级分类管理、统一不良行为积分制度、统一诚信指标体系。北京市中医管理局根据《中医医术确有专长人员医师资格考核注册管理暂行办法》，起草中医医术确有专长人员考核管理的北京市实施细则。北京市中医管理局成立条例修订工作领导小组，加快推进《北京市发展中医条例》修订工作，组建专家课题组，开展系列调研工作，形成立项论证报告。（高　彬）

◆　**天津市**

组织普法培训。2017年，为宣传贯彻《中医药法》，天津市印发《天津市学习宣传贯彻中医药法工作方案》，组织天津市学习宣传贯彻《中医药法》培训班，全市中医药行业100余人参加培训。培训内容包括《中医药法立法背景及制度创新》《中医药法解读》。整理印制《天津市卫生计生管理部门领导干部学习贯彻〈中医药法〉材料汇编》，组织天津市卫生计生委领导班子集中学习，同时发各区卫生计生委、三级中医医疗机构领导班子学习。

地方性条例制定情况。天津市召开中医医术确有专长人员医师资格考核专题研讨会，结合天津市实际情况及专家意见，初拟《天津市中医医术确有专长人员医师资格考核注册管理暂行办法实施细则（初拟稿）》。成立《天津市中医药条例》立法工作领导小组及办公室，组建咨询专家团队，制订立法调研工作方案。

普法宣传活动。2017年9月24日~10月29日，天津市举办《中医药法》普法宣传活动，在天津中医药大学第二附属医院进行《中医药法》展览展示。（杨　仰）

◆　**河北省**

2017年12月1日，河北省第十二届人大常委会第三十三次会议表决通过《河北省中医药条例》，自2018年1月1日起施行。《河北省中医药条例》共分总则、中医药服务、中药保护与产业发展、中医药传承与创新、保障措施、法律责任、附则7章，49条，特别是在以下方面取得突破：一是确立中医类别医师在非中医类医疗机构执业的合法身份，明确经考试取得医师资格的中医医师可以在综合医院、专科医院、妇幼保健机构等医疗机构临床科室执业，按照所注册专业开展诊疗活动；二是为医疗机构中药制剂真正“松绑”，明确经河北省人民政府药品监督管理部门批准，列入调剂目录的医疗机构中药制剂，可以在省内医疗机构调剂使用，并增加不作为中药制剂管理的内容，明确实行中医医院与同级综合医院病种定额标准相同的支付政策，充分体现医保政策对中医药的倾斜保护；三是明确建立中医药管理体系的要求，提出县级以上人民政府应当明确中医药管理的机构和人员，为中医药事业发展提供政策支持和条件保障；四是明确县级以上人民政府发展中医药的责任，要求建立发展中医药工作联席会议制度，将中医医疗机构建设纳入区域卫生发展规划和医疗机构设置规划，举办符合规定标准的中医医院等。《河北省中医药条例》在中医医疗机构管理、中医药执法监督、西医学习中医药、中药保护与产业发展、中医药广告管理等方面，都做出比较具体的规定。

（王艳波）

◆　**吉林省**

2017年，吉林省中医药管理局党组多次召开会议，要求将学习宣传贯彻《中医药法》作为2017年全省中医药工作的重点任务。为保障宣传贯彻效果，吉林省召开全省中医药法治工作会暨“七五”普法启动会，进行专题工作部署。先后投入经费30余万元，为省内各中医药单位购置《中华人民共和国中医药法释义》，制作宣传资料及宣传品，面向全省发放。

推动中医药地方性立法，保障《中医药法》得到有效落实。吉林省中医药管理局形成《〈吉林省中医药条例〉制定工作方案》，成立组织机构，召开工作部署会。为充分学习外省经验，掌握省内中医药现状，组成专项考察组，赴浙江、甘肃和青海开展立法考察，并赴吉林省内多地调研。《吉林省中医药条例》初稿已形成。

加强《中医药法》学习培训，提升中医药人员法治意识。吉林省中医药管理局举办贯彻落实《中医药法》培训班和中医药监督知识与能力师资培训班，邀请省内外专家对全省县级以上中医药主管部门和中医医疗机构领导及卫生监督执法人员570余人进行《中医药法》专题培训。各市县也分别组织《中医药法》相关培训，累计培训8000余人次。组织各市州中医药主管部门和中医医疗机构人员参加《中医药法》答题活动和知识竞赛，累计参与人数13499人，其中网络答题

12638人。

开展《中医药法》系列宣传活动，营造中医药发展良好氛围。一是召开专题新闻发布会。吉林省中医药管理局局长邱德亮就《中医药法》实施的重要意义、主要内容和规范的重点向媒体和全社会进行广泛宣传，并对全省学习贯彻落实《中医药法》做出具体部署。吉林日报、吉林新闻网等省内多家主流媒体进行宣传报道。二是开展《中医药法》宣传义诊活动。各市州组织本地区中医医疗机构通过多种方式宣传《中医药法》，累计接受群众咨询9000余人次，义诊13000余人次，发放宣传资料及科普手册11万余册。三是实施中药质量提升宣传周活动。各地区利用各种场所和媒体，充分展示吉林省中医药发展成就，开放中药服务场所，接待5000余人参观。吉林省中医药管理局组织中医药知识普及、健康养生讲座，对贫困人群实施医疗救助，捐赠发放药品19万余元。宣传周活动期间，吉林省内13家主流媒体全程跟踪报道，社会影响广泛。（绍　鑫）

◆ 黑龙江省

2017年，黑龙江省将学习贯彻《中医药法》列入全省卫生计生系统“七五”普法规划，举办1期《中医药法》培训班，在“龙江中医药”微信公众号上发布解读文章40篇，在行业内培育了学法、守法、用法的良好风尚。黑龙江省中医药管理局印发《省中医药管理局关于做好中医诊所备案管理工作的通知》，对全省中医诊所备案管理工作进行部署，着手起草《中医医术确有专长人员医师资格考核注册管理暂行办法》全省实施细则，进一步完善《中医药法》实施的配套政策。2017年底，黑龙江省人大已将全省重新制定《黑龙江省发展中医药条例》工作列入立法预备项目，计划根据《中医药法》和全省中医药事业实际，吸收最新的扶持中医药事业发展的政策，重新制定《发展中医药条例》，以全面优化全省中医药事业发展的法制环境。（曲　峰）

◆ 上海市

2017年，上海市启动修订《上海市发展中医条例》研究，并向上海市人大申报列入《上海市五年立法规划（2018～2022年）》和2018年度立法计划。制定印发《上海市中医诊所备案办事指南（试行）》和《上海市中医诊所备案业务手册（试行）》模板，围绕中医诊所备案关键环节和要求，指导布置全市积极稳妥做好各区中医诊所备案的受理工作。组织启动中医医术确有专长人员医师资格考核注册标准制定。

上海市卫生计生委印发《关于学习宣传贯彻落实〈中医药法〉的意见》，谋划贯彻落实整体工作，于7月、8月、11月开展4次市级普法培训，组织上海市卫生计生、卫生监督及相关行业开展培训。上海市卫生计生委、中医药发展办公室主要领导分别在《中国上海》《新民周刊》等接受专访介绍《中医药法》出台背景、重大意义及上海中医药工作情况。组织各级中医医疗机构开展义诊等大型宣传活动，国医大师、全国名中医和上海市名中医积极参与。（王　翀）

◆ 江苏省

及时部署《中医药法》学习贯彻工作。《中医药法》实施后，江苏省中医药局通过电子显示屏、横幅等形式，第一时间在办公场地及周边庆贺和宣传《中医药法》正式实施。江苏省卫生计生委、江苏省中医药局及时印发关于学习宣传贯彻《中医药法》的通知，对全省卫生计生系统贯彻落实《中医药法》做出计划、提出明确要求。2017年6月27日，《中医药法》实施前夕，江苏中医药界集会祝贺《中医药法》施行。国医大师周仲瑛、夏桂成分别对《中医药法》的实施表示祝贺。江苏省中医药发展研究中心、《江苏中医药》编辑部以周仲瑛、徐景藩、朱良春、干祖望、夏桂成5位国医大师在《江苏中医药》杂志创刊60年来发表的论文为主，出版《江苏国医大师文集》，并在活动中首发，以匠心之作喜迎《中医药法》实施。

推进地方性中医药条例修订工作。江苏省卫生计生委、江苏省中医药局将修订《江苏省发展中医条例》作为5年立法规划卫生计生立法建议项目之一上报江苏省人民政府、江苏省人大常委会办公厅，列入2018年省人大地方立法调研项目。

开展《中医药法》学习宣传活动。2017年7月、9月，江苏省中医药局分别组织宣讲组深入基层，先后来到常熟市、仪征市、扬州市江都区、淮安市淮安区、涟水县、邳州市、徐州市贾汪区等地，举办《中医药法》专题宣讲8场次。江苏省卫生计生委“健康江苏”微信公众号推出《中医药法》宣传解读专题，对《中医药法》主要内容、重要规定等进行宣传介绍。江苏省中医药局及时在专题网站上转载《中医药法》释义系列60期，并对《中医诊所备案管理暂行办法》《中医医术确有专长人员医师资格考核注册管理暂行办法》进行宣传。江苏省各中医单位积极主动在微信公众号上就《中医药法》专题做重点推送，扩大宣传受众范围。举办《中医药法》知识竞赛，进一步在全省掀起学习宣传贯彻《中医药法》的热潮。全省共开展各级各类《中医药法》学习培训活动438场次，培训人数约40826人次。（张小凡）

◆ 安徽省

2017年8月2日，安徽省人大常委会在合肥召开宣传贯彻《中医药法》座谈会，安徽省人大常委会副主任梁卫国出席会议并讲话，省人大常委会教科文卫工委主任杨果主持会议，省人大常委会法工委、人民政府法制办、卫生计生委、中医药管理局、编制办公室、发展改革委、教育厅、科技厅、财政厅、人社厅、食品药品监管局及亳州市人民政府负责人员、中医药机构和专家代表发言，安徽省卫生计生委主任于德志、副主任董明培及有关处室负责人员参加会议。梁卫国强调，各级政府要严格依法履行职责，落实《中医药法》的相关规定，建立健全中医药管理体系，为中医药事业发展提供政策支持和条件保障；各有关部门是贯彻实施《中医药法》的主体，要按照各自的职责分工履行管理责任；安徽省人大常委会将加强监督，在适当的时候就《中医药法》的实施情况开展执法调研或执法检查，推动严格执法；各有关部门和单位要结合省情，出台配套法规政策；安徽省人大常委会有关机构要积极支持配合，做好《安徽省发展中医条例》的修订工作；安徽省有关部门要对有关中医药方面的政策规定进行梳理，使相关的配套政策措施能够与时俱进。

（王继学）

◆　山东省

做好《中医药法》宣传贯彻。2017年，山东省中医药管理局成立《中医药法》学习宣传领导小组，明确学习的重点内容、步骤安排和工作要求，将工作责任落实到各市、各单位。山东省中医药管理局为省卫生计生委机关工作人员征订300余套《中华人民共和国中医药法释义》，组织系统学习。2017年5月，在山东中医药高等专科学校举办山东省《中医药法》骨干培训班，山东省各市中医药管理局、卫生计生委中医科和各市、县中医医疗机构法制工作负责人员共300余人参加。创新载体营造宣传氛围，充分利用广播电视、报刊、显示屏等传统媒体开展《中医药法》宣传教育，借助微信平台组织《中医药法》和中医药文化有奖知识竞赛活动，6万多人次参与，在全国竞赛活动中获得优秀组织奖。

完善山东省《中医药法》配套政策。山东省中医药管理局充实《中医药法》各项配套政策，研究起草《山东省中医药条例（草案征求意见稿）》，成立《山东省中医药条例（草案）》制修订工作领导小组，深入山东枣庄、济宁、临沂等9个市开展立法调研工作，多次召开专家研讨会，征求各市中医药管理局、中医药高等院校、相关中医医疗机构及委机关处室意见建议，与相关部门沟通协调，做好立法筹备工作。起草扶持中医药事业发展的政策措施被纳入山东省委深化医改文件，指导各市做好中医诊所备案管理，研究起草《中医医术确有专长人员医师资格考核注册管理暂行办法实施细则（试行）》配套政策等，省内各项《中医药法》配套政策落实工作有序推进。

（方传武）

◆　湖北省

湖北省在2017年全省中医药工作会议上进行《中医药法》培训，邀请中国民间中医医药研究开发协会会长陈珞珈宣传讲解《中医药法》。荆州市卫生计生委等单位广泛开展《中医药法》宣传工作。2017年8月，湖北省委常委、常务副省长黄楚平赴湖北省中医院专题调研中医药工作，召开中医药工作座谈会，部署实施中医药强省战略。

（芦　妤）

◆　湖南省

2017年，湖南省连续举办3轮《中医药法》普法教育培训班，邀请全国人大法工委、国家中医药管理局政策法规与监督司领导和国医大师来湖南省授课，参训人员达600多人次，培训对象覆盖省、市、县三级卫生计生和中医药单位负责人员。全省各中医药单位也积极开展各种形式的宣传活动，通过召开新闻发布会、制作宣传展板、信息发送、微信推送，宣讲《中医药法》。据不完全统计，仅2017年7月1日《中医药法》实施当天，全省悬挂宣传标语横幅2850条、展板5000余块，发送宣传信息100万条，专家义诊200余场次，免费义诊人数近30000人。（王文雄）

◆　广东省

2017年，广东省中医药局举办广东省《中医药法》专项培训班，培训至县级中医药机构。在广东省中医药局官方网站、微信公众号开设普法专栏，并开展《中医药法》知识竞赛。广东省将《中医药法》贯彻落实情况分别纳入广东省人大监督体系和卫生计生考核项目。《广东省发展中医条例》修订工作启动。广东省于2017年3月1日起实施《广东省岭南中药材保护条例》，组织编写《广东省岭南中药材保护条例释义》，在全国率先立法保护道地中药材资源。制定《广东省卫生计生委、广东省中医药局连锁中医医疗机构管理试行办法》及《广东省卫生计生委、广东省中医药局连锁中医医疗机构基本标准（试行）》，支持社会办中医。广东省中医药强省建设联席会议制度更加健全，由常务副省长担任总召集人，分管副省长任召集人。广东省中医药局局长以《中医药法》实施为契机，致信各地级市委书记、市长，推动中医药管理体系和服务体系不断完善。

（汪洪滨）

◆　重庆市

一是积极动员科学谋划。2017年，重庆市印发全市学习宣传贯彻《中医药法》工作方案，召开全市宣传贯彻《中医药法》工作会，明确学习宣传贯彻《中医药法》的目标、主要任务及保障措施。二是推动相关地方性法规建设。启动《重庆市中医药条例》制定工作，组建工作小组，确定立法方案，加强部门沟通，条例制定工作被纳入重庆市人大2018年立法调研项目和2019年立法审定项目。三是开展学习培训活动。重庆市组织开展多层次学习培训活动，分别对全市各区县卫生计生委中医药管理人员、中医医院管理人员、中医监督执法人员等420余人次进行培训，对《中医药法》的立法背景、立法过程、重点内容、重庆市中医医疗服务监督管理的形势及任务等内容进行培训和解读。四是开展《中医药法》主题宣传月活动。在观音桥步行街举办重庆市宣传贯彻《中医药法》大型启动仪式，各相关部门和单位共计900余人参加启动仪式。启动仪式现场开展中医药文化表演等形式多样、内容丰富的中医药宣传及惠民活动，现场参与人数近10万人。各区（县）积极组织开展《中医药法》学习宣传活动，全市累计开展《中医药法》学习讨论活动

700余场次，组织征文活动20余次，举办中医药健康讲座720余场次，开展中医药健康服务体验活动600余场次、中医专家义诊440余场次、演讲比赛20场次，印发《中医药法》宣传资料73万余份，约10万人参加《中医药法》网络知识竞赛。（唐丽灵）

◆ 四川省

科学研究部署。《中医药法》通过后第四天，四川省中医药管理局党组书记、局长田兴军对局机关全体干部职工进行辅导授课，并就全省如何学习宣传贯彻《中医药法》进行安排部署，提出具体要求。根据国家中医药管理局相关通知精神，及时研究，印发《四川省中医药管理局关于进一步扎实抓好〈中医药法〉宣传贯彻工作的通知》。对市州中医药发展和《中医药法》学习宣传贯彻工作等情况进行指导。积极争取中央财政和省财政资金保障全省学习宣传贯彻《中医药法》。

推动地方性法规修订工作。四川省中医药管理局成立由局长为组长的条例修订工作领导小组，积极加强与四川省人大教科文卫委、省政府法制办等部门沟通协调，推动《四川省中医药条例》修订工作纳入省人大2018年立法计划。重点从医疗、保健、科研、教育、文化、对外交流和中医药一、二、三产业等方面，梳理历年来国家和省级有关部门已出台并还在施行的涉及中医药发展的法律法规、政策措施。四川省中医药管理局会同省人大教科文卫委6次赴省内外进行调研，考察中医药基层服务体系建设、社会办医、中药质量管理和中药材电子商务等方面情况，掌握各地中医药发展基本情况和学习省外中医药发展先进经验。邀请相关领域专家、民主党派专家、局属单位及部分中药企业单位负责人召开8次座谈会，听取各界对条例修订工作的意见。

深入学习宣传。2017年10月，四川省中医药管理局承办由国家中医药管理局政策法规与监督司主办的全国宣传贯彻《中医药法》培训班。局领导和政策法规处负责人在相关厅局和部分市州开展《中医药法》专题宣讲。推动省发展改革、教育、科技、财政、人社等相关部门学习宣传贯彻，主动赠阅《中医药法》及《中华人民共和国中医药法释义》读本。推动各市州将《中医药法》学习纳入年度学法计划和绩效目标考核。各级各类中医医疗机构通过班子会、职工会、座谈会、知识竞赛、卫生健康宣传日、中医中药中国行主题活动、户外主题宣传、微信微博报纸等新旧媒体融合宣传等形式开展学习宣传。举办各类学习宣传3000余场次，学习宣传普及30万余人次，覆盖党政机关、医疗、教育、科研、中药材种植、生产加工、商贸、养老、养生保健等中医药相关行业。（苏晓川）

◆ 甘肃省

2017年，甘肃省组织召开主题为“贯彻落实《中医药法》 促进中医药学术发展”的甘肃省中医药学会2017年学术年会。甘肃省各市州卫生计生委主管中医工作的领导、中医科科长，各级中医、中西医结合、民族医医院院长，省中医药学会副会长、常务理事、理事及中医药专家学者代表共280多人参加会议。甘肃省中医药管理局邀请甘肃中医药大学经贸与管理学院院长、法学博士云立新对《中医药法》从立法背景、立法目的、重要意义和立法亮点进行逐条解读，参会人员进行学习讨论。甘肃省中医药管理局筹集资金统一订购《中华人民共和国中医药法释义》，向省卫生计生委机关各处室进行配发，各市州卫生计生委、各中医药单位进行订购配发。（刘正锁）

◆ 新疆维吾尔自治区

积极推动《中医药法》贯彻实施。2017年，新疆维吾尔自治区中医民族医药管理局举办全区宣传贯彻《中医药法》培训班，邀请国家中医药管理局的有关领导全面解读《中医药法》及配套制度，全区地县级卫生计生委负责人员等150余人参加培训班。新疆维吾尔自治区中医民族医药管理局高度重视《中医药法》的学习贯彻，组织局机关全体干部带头学习，认真贯彻落实《中医药法》，全体干部配发《中医药法》，统一思想认识，进一步坚定发展中医药事业的信心。发挥自治区中医药学会等社会团体作用，在新疆克拉玛依举办《中医药法》培训班，200余人参加培训。

积极推动地方性法规起草工作。在前期起草《新疆维吾尔自治区中医民族医药发展条例（草拟稿）》基础上，继续开展调研论证工作。根据《中医药法》进一步修改完善，新疆维吾尔自治区中医民族医药管理局于2017年9月组织全区各地教育、医疗和科研单位领导、专家召开立法座谈会，广泛征求各级各单位意见建议，为进一步修改完善及制定相关配套文件奠定基础。

（殷学静）

◆ 长春市

2017年，长春市卫生计生委领导对《中医药法》宣传活动高度重视，明确主要目标和任务，进一步推动中医药系统人员学习《中医药法》良好氛围，从振兴中医药事业发展要求、提高群众知晓度出发，组织各地认真学习《中医药法》宣传活动。依据长春市实际情况，对《中医药法》宣传活动场所、形式和内容进行详细部署，制订实效可行的操作方案。以落实《中医药法》为主线，向社会做好《中医药法》的宣传及释义工作，营造中医药事业振兴发展良好氛围，推动《中医药法》在长春市得到有效贯彻。为了使《中医药法》学习宣传活动切实有效开展，长春市中医药管理局制订《中医药法》宣传活动方案，成立宣传《中医药法》工作领导小组；各地、各单位分别成立宣传《中医药法》工作领导小组，明确职责，并根据各地各单位实际情况制订实际有效的宣传活动方案，使学习宣传活动真正落到实处。

一是长春市各地各单位制订具

体的宣传工作计划，通过报纸、广播、网站、微信等媒体，以及长春市各中医药单位的电子宣传屏滚动播放《中医药法》宣传口号，在大厅张贴《中医药法》宣传画等开展有声势、多形式的宣传活动，扩大《中医药法》的影响力，使《中医药法》家喻户晓、人人皆知。二是长春市中医药管理局组织中医药管理人员和中医药监督人员参加吉林省中医药管理局组织的中医药监督知识与能力培训班；2017年9月，长春市举办《中医药法》培训班，有150余名中医药管理人员和中医药监督人员参加培训，通过培训进一步提升中医药管理人员和中医药监督人员的法律意识和执法水平。三是组织长春市各中医药单位系统学习《中医药法》，长春市各医疗机构共举办中医药健康大讲堂8次，受益人群500余人，通过授课传播健康知识和法律知识，使百姓熟悉了解《中医药法》，提高广大人民群众中医药法律意识，熟悉了解适用的中医药健康生活和专科防病常识，培养正确运用中医药的就医和用药理念。四是组织长春市各地各单位参加国家中医药管理局主办的《中医药法》全国知识竞赛和吉林省中医药管理局组织的《中医药法》答题活动。长春市各县（市）区中医药管理局、各医疗机构组织参加国家中医药管理局主办的《中医药法》全国知识竞赛答题2375人次；参加吉林省中医药管理局组织的《中医药法》答题活动77份。五是组织长春市中医院、长春恒康中医医院、长春生修堂中医院参加吉林省中药质量提升宣传周活动，在宣传周活动中共接待群众800人。长春市中医院组织专家义诊活动，参与义诊专家达40余人，为附近居民量血压、测血糖、问诊、把脉、开具中药处方，对群众提出的问题进行讲解并给予养生建议，使其了解自己的身体状况及相关疾病的预防。通过集中宣传和义诊活动，对帮助和引导广大群众有效地认识中医药，了解中医药，使用中医药起到促进作用，推动《中医药法》的贯彻实施。长春恒康中医医院为150名市民送上包含肝功、肾功、血糖、血脂、血尿常规、风湿四项等价值560元的免费体检，赠送“冬病夏治”三伏贴免费贴敷300余份。六是组织长春市中医医疗机构开展义诊宣传活动。在每个义诊活动场所都设置咨询台，悬挂宣传条幅，摆放宣传板，给过往群众发放由吉林省中医药管理局统一印制的《中医药法》折页宣传册、中医药科普宣传资料、中医药养生保健等健康教育宣传资料等20000余册，重点向居民宣传《中医药法》，中医药常见病、多发病的预防保健常识，老年人如何运动及中药食疗等相关知识。　（何勇健）

◆ 厦门市

发放《中医药法》宣传资料。2017年，厦门市积极订购《中医药法》《中华人民共和国中医药法释义》等宣传资料，并将有关宣传资料分送至各区卫生计生局和各医疗机构，引导各级卫生行政人员和广大医务工作者正确学习和理解掌握《中医药法》。

开展基层《中医药法》宣传。厦门市组织各级中医院、综合医院中医科、社区卫生服务中心制作《中医药法》宣传展板和中医药科普宣传折页，切实将《中医药法》精神传达给广大群众。为儿童家长开展儿童中医药保健讲座，进行中医饮食起居指导，传授中医穴位按揉方法。

开展《中医药法》专题讲座。厦门市邀请国家中医药管理局政策法规与监督司原司长、世界中医药学会联合会秘书长桑滨生开展《中医药法》专题讲座，对《中医药法》的立法背景、立法过程、立法思路、立法亮点等内容进行深入讲解，共有400余名中医药从业及管理人员聆听专题报告。各区卫生计生局、各医疗机构也举办多场《中医药法》讲座，引导广大干部职工学习好《中医药法》，更好地推动中医药事业发展。

开展《中医药法》宣传义诊活动。2017年7月16日，厦门市卫生计生委邀请15位知名中医药专家进行现场《中医药法》宣传义诊活动。活动现场分别设立《中医药法》知识宣传区、名中医义诊健康咨询区、中药真伪鉴别现场展示区、中医药体验区。医务工作者通过宣讲、义诊、中草药鉴别、发放凉茶等形式，为前来咨询、义诊的200余名群众提供多种形式的中医药健康服务，现场发放凉茶300余份。各区卫生计生局、各医疗机构也采取形式多样的《中医药法》宣传义诊活动，有效激发民众对中医药的热情。

推广中医适宜技术，营造浓厚中医氛围。为了推动中医药领域“放管服”，把优化中医药服务作为工作的着力点和发力点，2017年厦门市开展2期中医适宜技术培训班，共有500余名基层医务工作者参加中医适宜技术培训。　（陈艳丰）

◆ 青岛市

为推动《中医药法》实施，2017年7月，青岛市举办《中医药法》大宣讲活动，青岛市中医药管理局专职副局长赵国磊、青岛市科协副主席刘刚出席启动仪式。活动期间开展《中医药法》专题培训，全市卫生计生系统中医药行政管理人员、综合监督执法人员和医疗机构管理人员共100余人参加培训。开展《中医药法》学法考法活动。青岛市有3000余名卫生计生人员参加普法考试。开展《中医药法》网络在线问政活动，围绕实施《中医药法》等相关工作进行专题解读和宣传。青岛市中医药管理局联合大众网开展《中医药法》局长院长访谈录活动，青岛市中医药管理局专职副局长赵国磊、青岛市中医医院院长刘宏、山东青岛中西医结合医院院长丁文龙参加访谈，分别围绕社会各界关注的法律条款、群众关心的热点问题进行重点解读和阐释，回应社会关切，营造重视、关心、参与和支持中医药振兴发展的良好氛围。贯彻落实《中医诊所备案管理暂行办法》和《中医诊所基本标准和中医（综合）诊所基本标准》，在山东省率先实施中医诊所备案。

（范存亮）

二、中医药事业发展规划、政策和机制建设

【《"十三五"全国卫生计生人才发展规划》印发】 2017年1月4日，国家卫生计生委印发《"十三五"全国卫生计生人才发展规划》（以下简称《规划》），其中明确"统筹发展，加强中医药人才队伍建设"为主要任务之一。《规划》提出，到2020年，全国卫生计生人员总量达到1255万人，全科医生达到30万人以上，每千人口执业（助理）医师达到2.50人以上、注册护士达到3.14人以上、专业公共卫生机构人员达到0.83人以上的主要指标。在7项主要任务中重点强调要统筹发展，加强中医药人才队伍建设。要积极推动中医药院校教育改革，加强中医临床教学基地建设，重点支持建设一批中医药重点学科、专业和课程。全面推进中医住院医师规范化培训，试点开展中医医师专科规范化培训，加强中医类别全科医师培养，加强中医药继续教育，加强高层次、实用型、复合型人才培养。启动中医药传承与创新"百千万"人才工程，选拔造就百名中医药领军人才，遴选培养千名中医药优秀人才和万名骨干人才，建设一批中医药传承与创新人才培养基地。完善中医药师承教育制度，探索不同层次、不同类型的师承教育模式。继续做好全国名老中医传承工作室、学术流派传承工作室建设，以及全国老中医药专家学术经验继承工作、优秀中医临床人才研修项目等。加强基层中医药人才培养，发展中医药继续教育。《规划》要求，逐步建立符合中医药不同岗位要求的人才标准，完善体现中医药特点的专业技术人才评价体系。建立健全国医大师、全国名中医、省级名中医等评选表彰制度，构建不同层级相互衔接、政府表彰和社会褒奖相结合的激励机制。建立名老中医药专家学术传承保障机制，加大中医药青年人才培养支持力度，促进中医药优秀人才脱颖而出。《规划》还要求加强基层中医药人才队伍建设，统筹农村、社区中医药人才培养。围绕健康服务业发展需求，逐步健全中医药健康服务人才岗位设置，建立适应中医药健康服务发展的职业技能鉴定体系，加快培养中医养生保健、康复、养老、健康管理等技能人才。（魏　敏）

【《"十三五"全国结核病防治规划》印发】 2017年2月1日，国务院办公厅印发《"十三五"全国结核病防治规划》（以下简称《规划》），提出注重发挥中医药在结核病治疗、康复中的作用。以深化医药卫生体制改革为动力，强化结核病患者发现报告、诊断治疗和随访服务等全环节管理，全面推进结核病防治工作。《规划》提出，完善防治服务体系，多途径发现患者，规范诊疗行为，做好患者健康管理服务，做好医疗保险和关怀救助工作，加强重点人群结核病防治，保障抗结核药品供应和提高信息化管理水平8项措施。在规范诊疗行为中指出，实施结核病诊疗规范。注重发挥中医药在结核病治疗、康复中的作用。《规划》明确，国家中医药管理局负责指导各地区运用中医药技术方法在结核病诊疗中发挥作用，组织开展中医药防治结核病研究，发挥中医药在防治耐多药肺结核等方面的优势。加强科研与国际合作。支持结核病防治研究，在结核病新型诊断试剂、疫苗和药物研发，中医药防治方案及耐多药肺结核优化治疗方案等方面给予重点支持。加强结核病防治工作国际交流与合作，及时总结推广科研成果和国际合作经验，为我国结核病防治工作提供技术支撑。（林晓斐）

【《"十三五"国家药品安全规划》印发】 2017年2月14日，国务院印发《"十三五"国家药品安全规划》（以下简称《规划》），明确我国"十三五"时期药品安全工作的指导思想、基本原则、发展目标和主要任务。《规划》提出，制修订国家中药民族药标准1100个，使中药（材）标准处于国际主导地位。《规划》指出，保障药品安全是建设健康中国、增进人民福祉的重要内容，是以人民为中心发展思想的具体体现，要求到2020年，药品质量安全水平、药品安全治理能力、医药产业发展水平和人民群众满意度明显提升。

《规划》明确5项主要任务。一是加快推进仿制药质量和疗效一致性评价。二是深化药品医疗器械审评审批制度改革。三是健全法规标准体系，对照国际先进水平编制《中华人民共和国药典（2020年版）》，化学药品标准达到国际先进水平，生物制品标准接近国际先进水平，中药（材）标准处于国际主导地位。提高药用辅料、药包材标准整体水平，扩大品种覆盖面，稳步提高民族药（材）标准。实施药品标准提高行动计划。制修订国家药品标准3050个，包括中药民族药标准1100个、化学药品标准1500个、生物制品标准150个、药用辅料标准200个、药包材标准100个。研制中药民族药和天然药物标准物质，包括化学对照品200种、对照药材150种、对照提取物100种。四是加强全过程监管，全面实施药品生产质量管理规范、中药材生产质量管理规范和中药饮片炮制规范、医疗器械生产质量管理规范。五是全面加强能力建设，从加强政策保障、合理保障经费、深化国际合作、加强组织领导等方面提出保障措施。（相关中医药内容原文见文献篇）（秉　征）

【《"十三五"国家老龄事业发展和养老体系建设规划》印发】 2017年2月28日，国务院印发《"十三五"国家老龄事业发展和养老体系建设规划》（以下简称《规划》），提出大力开发中医药与养老服务相结合的系列服务产品，鼓励社会力量举办以中医药健康养老为主的护理院、疗养院，建设一批中医药特色医养结合示范基地。《规划》提出，到

2020年，老龄事业发展整体水平明显提升，养老体系更加健全完善，及时应对、科学应对、综合应对人口老龄化的社会基础更加牢固；多支柱、全覆盖、更加公平、更可持续的社会保障体系更加完善。《规划》明确，要研究推广老年病防治适宜技术，及时发现健康风险因素，促进老年病早发现、早诊断、早治疗。面向老年人开展中医药健康管理服务项目。加强老年严重精神障碍患者的社区管理和康复服务；大力开发中医药与养老服务相结合的系列服务产品，鼓励社会力量举办以中医药健康养老为主的护理院、疗养院，建设一批中医药特色医养结合示范基地；支持养老机构开展医疗服务。鼓励执业医师到养老机构设置的医疗机构多点执业，支持有相关专业特长的医师及专业人员在养老机构开展疾病预防、营养、中医养生等非诊疗性健康服务。（相关中医药内容原文见文献篇）

（刘 越）

【《"十三五"健康老龄化规划》印发】 2017年3月9日，国家卫生计生委等13部委联合印发《"十三五"健康老龄化规划》（以下简称《规划》），大力推进老年健康服务供给侧结构性改革，实现发展方式由以治病为中心转变为以人民健康为中心，服务体系由以提高老年疾病诊疗能力为主向以生命全周期、健康服务全覆盖为主转变，并要求发挥中医药（民族医药）特色，提供老年健康多元化服务。推动二级以上中医医院开设老年病科，增加老年病床数量，开展老年病、慢性病防治和康复护理，为老年人就医提供优先优惠服务。《规划》提出9项主要任务。在发挥中医药（民族医药）特色，提供老年健康多元化服务中提出，开展老年人中医药（民族医药）健康管理服务项目。扩大中医药健康管理服务项目的覆盖广度和服务深度，不断丰富老年人中医健康指导的内容，推广老年中医体质辨识服务，根据老年人不同体质和健康状态提供更多中医养生保健、疾病防治等健康指导。推动发展中医药（民族医药）特色医养结合服务。鼓励新建以中医药健康养老为主的护理院、疗养院，有条件的养老机构设置以老年病、慢性病防治为主的中医诊室。推动中医医院与老年护理院、康复疗养机构等开展合作。促进中医医疗资源进入养老机构、社区和居民家庭。支持养老机构开展融合中医特色的老年人养生保健、医疗、康复、护理服务。支持养老机构与中医医疗机构合作。鼓励社会资本进入（新建）以中医药健康养老为主的护理院、疗养院，探索建立一批中医药特色医养结合服务示范基地。在推进老年健康促进与教育工作，提升老年人健康素养中要求，积极宣传适宜老年人的中医养生保健方法。在积极推动医养结合服务，提高社会资源的配置和利用效率中提出，支持有条件的养老机构按相关规定申请开办康复医院、护理院、中医医院、安宁疗护机构或医务室、护理站等，重点为失能、失智老人提供所需的医疗护理和生活照护服务。

（赵维婷）

【《"十三五"中医药科技创新专项规划》印发】 2017年5月12日，科技部、国家中医药管理局组织制订并联合印发《"十三五"中医药科技创新专项规划》（以下简称《规划》），对"十三五"中医药科技创新工作进行科学规划与部署。《规划》提出到2020年，建立更加协同、高效、开放的中医药科技创新体系，解决一批制约中医药发展的关键科学问题，突破一批制约中医药发展的关键核心技术，加速推进中医药现代化和国际化发展，构建更加符合中医药传承与创新特点的研究模式和技术体系，显著增强中医药科技创新能力，进一步提升中医药防治重大疑难疾病的能力和中医治未病的优势，为提高全民健康水平、加快健康产业发展、助推健康中国建设提供坚实的科技支撑。《规划》在总结中医药现代化发展成绩与成果的基础上，分析"十三五"时期中医药科技发展面临的国际国内形势与发展需求，明确中医药科技创新的基本思路、发展目标与指标体系，提出坚持"继承创新"、坚持"需求导向"、坚持"开放协同"和坚持"主导发展"4项基本原则，部署发展前沿关键技术与创新方法、深化中医药理论传承与创新、提升中医药防治重大疾病水平、发展中医药健康服务技术、促进中药资源保障与价值提升、加强中药研发技术和产品开发、推进中医药标准化与国际化、加强民族医药传承与创新、构建中医药创新网络与支撑体系9项重点任务，从"统筹协调，多元投入""完善政策，构建体系"和"人才培养，学科融合"3方面提出政策保障措施。（《规划》原文见文献篇）

（贺晓路）

【《"十三五"卫生与健康科技创新专项规划》印发】 2017年5月16日，国家中医药管理局与科技部、国家卫生计生委、国家体育总局、国家食品药品监管总局、中央军委后勤保障部联合发布《"十三五"卫生与健康科技创新专项规划》（以下简称《规划》）。《规划》提出到2020年，建立更加协同、高效、开放的国家卫生与健康方面科技创新体系，部分重点领域的基础前沿研究取得重要进展，针对重点人群和重大疾病的防控技术获得重要突破，卫生与健康科技创新能力显著增强，医疗服务供给质量明显改善，健康保障模式转型发展，中医药特色优势进一步发挥，为提高全民健康水平、加快健康产业发展、助推健康中国建设提供坚实的科技支撑。

《规划》回顾总结"十二五"以来我国在卫生与健康方面的科技进展和主要成效，分析新时期推进卫生与健康科技发展的重大意义和战略需求，明确卫生与健康科技工作的指导思想和发展目标，提出创新引领、需求导向、开放整合、机制创新4项基本原则，部署5个方面12项重点任务：一是加强创新引领，包括应用基础研究、前沿技术创新2项重点任务；二是坚持需求导向，包括重大疾病防控、重点人群健康保障、医药健康产品3项重点任务；三是向以健康为中心转变，包括新型健康服务技术、健康风险因素控制、科学技术普及3项研究任务；四是坚持中西医并重，部署中医药现代化研究；五是注重体制机制创新，包括创新基地平台、成果转移转化、国际合作3项重点任务。此外，提出强化部门协同机制建设、推进科技管理体制改革、构建多渠道科技投入体系、加快创新人才队伍建设4个方面具体措施，为《规划》实施提供有力保障。（《规划》原文见文献篇） （贺晓路）

【《中医药健康服务发展规划（2015～2020年）》实施工作】 2017年，国家中医药管理局继续推进《中医药健康服务发展规划（2015～2020年）》全面实施，结合中医药部门公共卫生服务补助资金项目及部门预算“中医药健康服务发展规划实施专项”，一方面强化业务部署实施，协调推进中医药养生保健、医疗、特色康复、健康养老、健康旅游、服务贸易等发展，另一方面加强研究支撑，组织开展健康服务信用信息平台建设、规范及标准研究、健康服务统计调查制度研究和试点、健康服务新业态经济政策研究，总结区域中医药健康服务发展典型案例与模式创新经验，统筹推进中医药健康服务发展。 （李天伟）

【《关于推进中医药健康服务与互联网融合发展的指导意见》印发】 2017年12月4日，国家中医药管理局印发《关于推进中医药健康服务与互联网融合发展的指导意见》（以下简称《意见》），明确推进中医药健康服务与互联网融合发展指导思想、基本原则、发展目标、重点任务和保障措施。《意见》指出，中医药健康服务与互联网融合发展是将中医药养生、保健、医疗、康复、健康养老、中医药文化、健康旅游等中医药健康服务与互联网的创新成果深度融合，实现个性化、便捷化、共享化、精准化、智能化的中医药健康服务，对推进中医药供给侧结构性改革，激发创业创新活力，推动中医药传承发展，建设健康中国具有重要意义。到2020年，中医药健康服务与互联网融合发展迈上新台阶，融合发展新模式广泛应用，服务内容不断丰富，领域不断拓展，水平加快提升，线上线下结合更加紧密，产业链逐步形成，治理能力现代化水平明显提升，健康服务能力明显增强，实现人人基本享有中医药服务。到2030年，以中医药理论为指导、互联网为依托、融入现代健康管理理念的中医药健康服务模式形成并加快发展，中医药在治未病中的主导作用、在重大疾病治疗中的协同作用、在疾病康复中的核心作用得到充分发挥，中国特色健康服务蓬勃发展，人民群众得到更多实惠。

《意见》明确6项主要任务：一是深化中医医疗与互联网融合，优化中医医疗服务流程，创新中医医疗服务模式，推进中医远程医疗服务；二是发展中医养生保健互联网服务，鼓励发展中医养生保健信息服务，推进中医特色健康管理智能化，加强中医特色康复信息服务；三是推动中医药健康养老信息化，加快推进健康养老信息服务，促进智慧健康养老产业发展；四是发掘中医药文化与健康旅游资源，发掘中医药文化资源，打造智慧中医健康旅游；五是促进中医药服务贸易信息交流；六是规范中医药健康大数据应用，推动中医药健康大数据资源共享开放，推进中医临床和科研大数据应用，推进中医药健康服务评估大数据应用。《意见》提出5项保障措施：一是加强中医药数据中心建设；二是加强网络安全防护；三是加强中医药健康服务标准体系建设；四是加强复合型人才队伍建设；五是营造开放包容环境。（《意见》原文见文献篇） （李天伟）

【各地中医药事业发展规划、政策和机制建设情况】

◆ **北京市**

2017年2月7日，北京市人民政府印发《北京市人民政府关于支持中医药振兴发展的意见》（京政发〔2017〕9号，以下简称《意见》）。《意见》以建立符合首都中医药特点的法规体系、政策体系、标准体系、评价体系、监管体系为着力点，对如何推动首都中医药的振兴发展进行顶层设计。一要推进中医药卫生资源服务体系的完善和提升，进一步拓宽中医药服务领域，推进优质中医药资源下沉基层，促进中医药资源提质增效。二要推进中医药文化资源的创造性转化，建立中医药文化传承传播、资源保护制度，着力推进中医药文化产业发展，提升广大人民群众的健康素养，在北京创建全国文化中心中做出更大贡献。三要推进中医药原创科技资源的创新引领，建立中医药科技创新、中医药传承制度，着力完善中医药人才体系，强化中医药科研布局，在北京创建全国科技创新中心中挖掘更大潜力，提升中医药科技创新能力。四要推进中医药特色经济资源的跨界融合发展，搭建中医药产业公共服务平台，大力发展中医药养生保健和中医药服务贸易，推进中医药与产业的深度融合，在北京经济转型升级、供给侧改革、提质增效中有更大作为。五要推进中医药生态资源的集约优化，推动中药技术创新，加快形成中药产业发展链条，在北京建设生态文明中发挥独特优势，促进中医药产业持续发展与生态环境保护的良性互动。六要推进中医药治理能力现代化，建立区域发展评价和行业诚信制度，提升信息化支撑水平，加强中医药标准建设，建立符合中医药发展规律的法律体系、标准体系、监管体系、政策体系。 （高 彬）

◆ **天津市**

印发《天津市贯彻中医药发展战略规划纲要（2016～2030年）实施方案》。2017年1月19日，天津市为贯彻落实全国卫生和健康大会和《国务院关于印发〈中医药发展战略规划纲要（2016～2030年）〉的通知》精神，充分发挥中医药在深化医药卫生体制改革中的作用，促进天津市中医药事业健康发展，制订《天津市贯彻〈中医药发展战略规划纲要（2016～2030 年）〉实施方案》，以市人民政府名义转发。

完善中医药顶层设计和统筹协调机制。为充分发挥中医药特色优势，协调推进中医药在医疗、教育、科研、健康服务、产业、文化、对外交流等领域的发展，参照国务院中医药部际联席会议制度，天津市人民政府建立中医药工作联席会议制度。联席会议由分管中医药工作的天津市领导任组长，由天津市委宣传部、发展改革委、民政局等 20 个部门和单位组成，天津市卫生计生委中医一处为联席会议办公室。

（杨　仰）

◆ 河北省

河北省中医药强县建设。2017 年 3 月 24 日，根据《河北省人民政府关于印发河北省贯彻〈中医药发展战略规划纲要（2016～2030 年）〉实施方案的通知》（冀政发〔2016〕21 号），河北省人民政府办公厅印发《河北省中医药强县建设方案》（以下简称《方案》），《方案》提出到“十三五”末，建成 100 个“河北省中医药强县”，成为 2030 年全面建成中医药强省的重要支撑。《方案》对中医药强县的建设任务进行部署，涉及顶层设计、服务体系、人才培养、产业发展和政策环境等多个方面，提出着力推动建立起与经济社会发展相适应，有利于实现中医药医疗、保健、科研、教育、产业、文化“六位一体”全面协调发展的机制。《方案》明确，将中医药工作纳入县（市、区）域经济社会发展规划、卫生与健康规划和县政府年度工作目标，提高中医药在经济社会发展中的贡献率。县级公立中医医院通过二级甲等评审并持续改进；县级综合医院中医科编制床位占医院编制床位的比例不低于 5%，县级妇幼机构应设立中医科，为孕产妇和儿童提供中医药服务。建成“国医堂”的乡镇卫生院和社区卫生服务中心分别不低于 75%、90%，所有社区卫生服务站和 70% 以上的村卫生室能够提供中医药服务。每个家庭医生签约团队中，至少有 1 名提供中医药服务的医师或乡村医生。95% 以上的社区卫生服务中心、90% 以上的乡镇卫生院中医类别执业医师（含多点执业）占本机构医师总数的比例达到 20% 以上。80% 以上的社区卫生服务站至少配备 1 名中医类别执业医师，或能够提供中医药服务的临床类别医师；70% 以上的村卫生室至少配备 1 名以中医药服务为主的乡村医生或能中会西的乡村医生。结合当地资源优势和区位特点，扶持中医药产业成为当地新的经济增长点。《方案》强调，各地要加大对中医药事业投入，对公立中医医院基础设施、信息化与重点专科建设、人才引进培养、基本设备购置、政策性亏损等方面予以倾斜。不取消中药饮片加成。将符合规定的中医药适宜诊疗技术和治疗性医疗机构中药制剂纳入基本医疗保险支付范围，逐步提高住院患者使用目录内中医药技术和中药饮片的报销比例，可将中医医院的医保报销起付线执行与当地同级综合医院下浮一级的标准。中医药强县创建工作由河北省中医药管理局组织实施，县级政府开展建设并自评，设区市人民政府初评后报省中医药管理局验收，验收合格并公示后，由河北省人民政府授予河北省中医药强县称号。

医疗机构中药制剂调剂使用。2017 年 4 月 25 日和 12 月 14 日，河北省食品药品监管局公布 2 批 576 种医疗机构中药制剂调剂目录，并明确要求：取得制剂文号的医疗机构对调剂使用的医疗机构制剂的质量负责，在调剂使用前向使用制剂的医疗机构就使用方法和注意事项进行培训并记录；接受调剂的医疗机构严格按照制剂的说明书使用制剂，并对超范围使用或者使用不当造成的不良后果承担责任；每次批准调剂使用期限不超过 12 个月，到期如需继续调剂使用的，提前再次提交申请。

河北省中医优势病种收付费方式改革试点。2017 年 11 月 17 日，河北省中医药管理局、卫生计生委、物价局、人力资源社会保障厅联合印发《河北省中医优势病种收付费方式改革试点工作方案》（以下简称《方案》），启动中医优势病种收付费方式改革试点工作。根据河北省各地中医药事业发展情况，《方案》确定石家庄、唐山、保定、邯郸、沧州 5 个市为试点城市，并选择河北省中医院、沧州中西医结合医院、唐山市第二医院、保定市第一中医院、大名县中医院、馆陶县中医院 6 家医疗机构为试点医院。按照中医药优势突出，临床路径明确，诊疗方案成熟，临床疗效确切，治疗费用稳定，治疗风险可控，中医药治疗费用低廉，疗效与西医药疗效相近或优于西医药疗效的原则，河北省在组织相关专家论证的基础上，遴选确定桡骨远端骨折、锁骨骨折、跟骨骨折、胫腓骨骨折、肱骨髁上骨折、肱骨外科颈骨折、孟氏骨折 7 个病种，作为试点中医优势病种。根据《方案》，试点城市和试点医院围绕确定试点病种收费标准、合理确定医保基金支付标准、完善相关配套措施、建立评价体系和监督机制等，在 12 月底制订出试点实施方案。试点城市按照“合理补偿成本、兼顾群众和基本医疗保障承受能力”“有约束、有激励”的原则，参考同一病种在同级别中医医院、综合医院按中医和西医诊疗的费用情况，合理制定试点病种收费标准。试点病种收费标准以补偿医疗服务合理成本为基础，充分体现医疗技术和医务人员劳务价值，包含患者住院期间所发生的诊断与治疗等全部费用。合理确定医保基金支付标准，对试点病种实行单病种付费。试点城市还将强化对医疗机构的监管，制定严格的审核、诊疗及报销程序，实时监测试点工作开展情况，定期开展评估工作，以便及时发现问题，完善措施。试点城市可根据本地实际，自行扩大试点医院数量。鼓励未列入试点城市的市（含定州、辛集市），选择部分中医特色优势突出、试点病种中医治疗基础较好的医疗机构探索开展试点工作。

（王艳波）

◆ 吉林省

在国家《中医药发展“十三五”规划》印发后，吉林省中医药管理局结合全省实际情况，根据相关部署及要求，研究起草《吉林省中医药发展“十三五”规划》（以下简称《规划》）。2017年2月16日，《规划》在吉林省人民政府常务会议上获得通过，并以吉林省人民政府文件形式印发执行。《规划》提出，到2020年，实现人人基本享有中医药服务。中医药发展的政策与机制更加完善，中医药管理体系和依法治理体系得到巩固和加强；中医药服务网络进一步完善，中医药服务可得性和可及性明显提高；中医药学科建设、专科（病）建设水平得到巩固与发展，中医药健康服务水平和能力明显提升；中医药人才队伍建设进一步加强，中医药人员的中医药文化素养和健康服务能力明显提升；中医药协同创新成效显著，中医药在健康服务业中的主导作用进一步凸显；形成有吉林特色的中医药资源、中医药教育、中医药文化、中医药旅游等多种中医药品牌，中医药服务地方经济和社会发展的能力明显提高，中医药发展走在全国前列。《规划》明确9个方面19项主要任务，即大力发展中医医疗服务、加快发展中医养生保健服务、推进中医药继承创新、加强人才队伍建设、弘扬中医药文化、推进中药保护和发展、拓展中医药服务新业态、推进治理体系和治理能力现代化、积极推动中医药海外发展。

《规划》的主要特点。一是明确发展方向。深入贯彻习近平总书记系列重要讲话精神，以“四个全面”战略布局为引领，以“创新、协调、绿色、开放、共享”为发展理念，坚持中西医并重，充分遵循中医药自身发展规律，推动吉林省中医药振兴发展，提升中医药对经济社会发展的贡献率，为健康吉林建设做出新贡献。二是确定实施路径。即坚持继承创新，增强发展实力；坚持统筹协调，凝聚发展力量；坚持深化改革，增强发展动力；坚持特色优势，提升发展质量；坚持以人为本，共享发展成果。2017年10月，吉林省中医药管理局协调召开吉林省中医药工作联席会议第一次工作会议，对《规划》进行任务分解，结合《吉林省人民政府关于加快推进全省中医药发展的意见》，明确各厅局关于推动中医药工作发展的职责任务。

（孟　姝）

◆ 黑龙江省

为贯彻落实《中医药战略发展规划纲要》，2017年，黑龙江省人民政府印发《黑龙江省发展中医药“十三五”规划》（以下简称《规划》）。《规划》要求到“十三五”期末，黑龙江省每千人口公立中医类医院床位数达到0.6张，90%的县级中医医院达到二级甲等中医医院水平。二级以上综合医院和50%的县级妇幼保健院要按照国家标准设置中医科和中药房。全部社区卫生服务机构、乡镇卫生院和70%的村卫生室具备中医药服务能力。为实现上述工作目标，《规划》明确加强基层中医药服务能力建设、推进中医预防保健服务体系建设、提高中医药继承创新能力、加强中医药人才培养和队伍建设、提升中医医疗服务能力、加强中医药对外合作交流、大力拓展中医药服务新业态、促进中药产业健康发展8项重点任务。

（曲　峰）

◆ 上海市

2017年4月26日，上海市卫生计生委、上海市中医药发展办公室联合印发《上海市中医药事业发展“十三五”规划》（以下简称《规划》）。《规划》对今后5年上海市中医药事业发展的目标和任务进行确立和部署，明确“十三五”期间上海中医药发展的指导思想、目标、任务和考核指标，是指导上海市“十三五”期间中医药事业发展的重要文件。

《规划》总体目标。到2020年，全市中医药医疗、保健、教育、科研、产业、文化全面协调发展，中医药服务、传承创新、文化传播、国际化发展水平显著提升，中医药对健康服务发展和提高居民健康水平中的贡献度进一步凸显，在建设健康城市中发挥积极作用，建立中医药事业发展高地。《规划》还明确“十三五”上海市中医药事业发展的指标体系。

《规划》基本原则。坚持以人为本、坚持继承创新、坚持深化改革。具体体现在：一是把提升群众健康素质作为中医药健康服务发展的根本出发点和落脚点，统筹城乡、区域中医药健康服务资源配置，促进均衡发展；二是遵循中医药发展规律，坚持中医药原创思维，积极应用现代科学技术，提升中医药健康服务能力，彰显中医药特色优势；三是强化政府在制度建设、政策引导及行业监管等方面的职责，发挥市场在资源配置中的决定性作用，调动社会资本，增加中医药健康服务供给，提高服务质量和效率；四是充分利用上海中医药健康服务优势资源，发挥科技创新的支撑引领作用，加快科技转化，拓展服务范围，创新服务模式，建立激发活力、持续发展的中医药健康服务体制机制。

《规划》重点任务。一是大力发展中医医疗服务，健全中医医疗服务体系，创新中医医疗服务模式。二是加快发展中医养生保健服务，建立中医养生保健服务体系，规范中医养生保健服务，开展中医特色健康管理服务。三是支持发展中医特色康复和养老服务，完善中医特色康复服务体系，提升中医康复服务能力；加强中医药特色养老机构建设，提高中医药养老服务能力。四是培育发展中医药文化产业，发展中医药健康旅游产业。五是大力推进中医药服务贸易，支持市内中医药机构与其他国家和地区开展中医药交流合作。六是积极促进中医药健康服务相关支撑产业发展，支持相关健康产品研发、制造和应用，发展第三方服务。七是探索中医药健康服务技术与模式创新。

《规划》主要特点。一是突出中医药医疗和养生保健服务能力提升，应用推广中医药临床特色技术，以及针灸推拿等非药物疗法，全面推进中医药在基层的健康服务工作，将中医药服务融入家庭医生健康管理工作中。二是发挥中医药优势，从注重疾病治疗向注重健康维护转移，发挥中医药在养生保健、特色健康管理、康复和养老服务中的作用，为上海市健康服务发展做出贡献。三是发挥海派中医优势，注重继承各流派与名老中医药专家学术理论和临床经验；围绕上海中医药事业发展的重点工作，促进多学科协同创新。建设融中医药医疗、保健、科研、教育、文化、产业为一体的继承和创新体系。四是结合国家和上海市文化发展、健康旅游和服务贸易的战略规划，大力推进中医药在相关领域发展，提升中医药对服务业贡献率。五是重视中医药国际标准化建设，加强与 WHO、ISO 等国际组织合作，建设中医药国际化高地。六是依托现代信息技术、互联网技术和生物工程技术，推动中医药健康服务技术的提升和服务模式的创新。七是充分发挥政府引导和协调、市场调节和配置，健全监管和行业自律，为中医药健康服务业的健康发展奠定基础。（王　翀）

◆ 江苏省

2017 年 3 月 26 日，江苏省人民政府办公厅印发《江苏省中医药发展战略规划（2016～2030 年）》（以下简称《规划》）。《规划》明确江苏省 2016～2030 年中医药事业发展指导思想、基本原则，提出发展目标。到 2020 年，实现人人基本享有中医药服务，中医药医疗、保健、科研、教育、产业、文化全面协调发展，江苏中医药整体实力迈上新台阶，继续在全国保持领先地位。到 2030 年，全面建成规模效益与经济社会发展相适应的现代中医药服务体系；中医药医疗优势明显，中医药健康服务功能健全，基本实现生命周期全覆盖；中医药人才培养和学术传承体系完备，学术繁荣发展；中医药自主创新和协同创新取得重大成果，中医药产业蓬勃发展，全行业监管体系进一步健全；中医药信息化建设取得明显成效，中医药文化和对外合作交流取得积极影响；中医药高峰建设卓有成效，在全国形成具有影响力和代表性的江苏中医药品牌和具有示范引领作用的中医药发展高地。《规划》明确主要任务。一是构建现代中医药服务体系，提升中医医疗服务能力；二是发展中医药养生保健，拓宽中医药健康服务领域；三是推进中医药继承创新，加快中医药科技进步；四是大力培养中医药人才，增强中医药事业发展后劲；五是推进中药材保护和发展，促进中药产业转型升级；六是推动“互联网＋”中医药，提升中医药信息化水平；七是繁荣发展中医药文化，提升全民中医药健康素养；八是拓展中医药合作交流，扩大江苏中医药影响力。《规划》提出强化组织领导、健全法制保障、加大政策扶持、推进改革创新 4 项中医药工作保障措施。

2017 年 6 月 26 日，江苏省人民政府办公厅印发《江苏省“十三五”中医药健康服务发展规划》（以下简称《规划》）。《规划》对江苏省“十三五”时期推进中医药健康服务发展提出总体要求，明确指导思想、基本原则。《规划》提出到 2020 年，基本建成覆盖全生命周期、内涵丰富、优势突出、与城乡居民需求相适应的中医药健康服务体系，形成较为完整的中医药产业链，中医药健康服务成为新常态下推动全省经济社会转型发展的重要力量，人民群众中医药健康服务的可得性、可及性和获得感更强。《规划》明确大力发展中医养生保健服务、加快发展中医医疗服务、支持发展中医特色康复服务、积极发展中医药健康养老服务、培育发展中医药文化和健康旅游产业、积极促进中医药健康服务相关支撑产业发展、大力推进中医药服务贸易 7 项重点任务。《规划》提出放宽市场准入、加强用地保障、加大金融支持、完善投入补偿支持中医药健康服务发展 4 项政策。《规划》要求强化保障，加强组织实施，加快人才培养，促进科技创新，强化监督管理，营造良好氛围。（张小凡）

◆ 安徽省

《安徽省基层中医药服务能力提升工程“十三五”行动计划》印发。2017 年 3 月 15 日，安徽省卫生计生委、中医药管理局、人力资源社会保障厅、食品药品监管局、军区后勤部联合印发《安徽省基层中医药服务能力提升工程“十三五”行动计划》（以下简称《计划》），并于 3 月 29 日召开提升工程“十三五”行动计划推进电视电话会，对实施提升工程进行再动员再部署，着力打造提升工程“升级版”。《计划》提出到 2020 年，安徽省所有社区卫生服务机构、乡镇卫生院和 70% 的村卫生室具备中医药服务能力；85% 以上的社区卫生服务中心和 70% 以上的乡镇卫生院设立中医馆；基层医疗卫生机构中医诊疗量在“十三五”期间有明显提升，占基层医疗卫生机构诊疗总量比例力争达到 30%。为保障提升工程目标任务的落实，安徽省人民政府要求将提升工程主要指标纳入政府综合医改重要内容进行考核。

《安徽省“十三五”中药产业发展规划》印发。2017 年 1 月 26 日，安徽省人民政府办公厅印发《安徽省“十三五”中药产业发展规划》（以下简称《规划》），这是首个由安徽省卫生计生委、中医药管理局牵头起草的中药产业发展规划。《规划》提出，到 2020 年，安徽省中药全产业链总产值达到 3000 亿元，成为安徽省新兴主导产业，进入全国中药产业前十强。《规划》确定 4 项发展任务：一是加快发展中药农业，倾力打造十大皖药和绿色道地品牌；二是壮大升级中药工业，把饮片做优、成药做大、延伸产品做深；三是创新拓展中药商业，建立完善高效、畅通、安全、有序的中药流通及其服务体系；四是融合发展中药大健康服务业，推动中药与养老、文化、旅游、休闲、饮食和互联网等深度融合。《规划》要求优先保障中药产业发展中重大项目用地需求，加大投融资扶持力度，加大中药企业上市工作培育力度，安徽省产业发展基金要把中药产业发展作为重要投向，加大安徽省创新型省份建设专项资金对中药产业发展的支持力度，落实创新型省份建设财税政策和高新技术企业优惠政策。对中药材加工企业、招商引资企业等符合条件的企业落实税收优惠等政策。各级政府和有关部门在安徽省中医药工作厅际联席会议统一领导下，统筹协调，整合资源，完善相关扶持政策，为中药产业发展创造良好环境。（王继学）

◆ 江西省

2017年4月5日，江西省人民政府办公厅印发《江西省"十三五"卫生与健康规划》（以下简称《规划》），提出要推进中医药健康服务发展，推进中医药特色医疗与旅游业融合发展。《规划》提出，推进中医药特色医疗与旅游业融合发展。推动中医药健康服务与重点生态旅游资源有机结合，探索建立医疗保健游、养生康复游、休闲调理游、文化体验游、康体运动游等中医药健康旅游发展模式。积极打造一批具有江西特色的中医药健康旅游示范区（基地、项目）。"十三五"期间，江西将实施3个健康服务业重点工程，包括中医药健康旅游示范工程、开发健康旅游精品路线和商品及樟树中医健康旅游综合体。

《规划》要求，加强中医药传承创新。完善以中医医院为主体，综合医院等其他类别医院中医药科室为骨干，基层医疗卫生机构为基础，中医门诊部和诊所为补充，覆盖城乡的中医医疗服务体系，到2020年全省每个县级区域内原则上要设置1个政府举办的县级中医类医院（含中医、中西医结合），二级以上中医医院设立国医堂（馆、院）、治未病中心，100%的社区卫生服务机构、90%的乡镇卫生院设立中医药诊疗区（中医馆），70%以上的村卫生室具备中医药服务能力。《规划》明确，实施中医临床优势培育工程，加强专科专病防治体系建设。支持全省中医康复（热敏灸）联盟发展壮大，积极实施热敏灸省外、海外推广计划。强化中医理论基础研究。加强名老中医传承工作室、研究室建设。弘扬中医药文化精髓，推进中医药文化宣传教育基地建设。加强中药资源保护、研究开发和合理利用，推进质量认证和标准建设。推进中西医协同发展。（徐　湖）

◆ 山东省

2017年2月7日，山东省印发《山东省人民政府办公厅关于建立山东省中医药工作联席会议制度的通知》（鲁政办字〔2017〕26号），主要职责是研究提出促进中医药事业改革发展的政策措施，协调解决中医药事业改革发展中的重大问题，指导、督促和检查有关政策的落实。

2017年3月30日，山东省出台《山东省人民政府关于贯彻落实国家中医药发展战略规划纲要（2016～2030年）的实施方案》（鲁政发〔2017〕9号），全文规划完成23项工作任务，在提高中医医疗服务能力方面有6项任务，在发展中医养生保健服务方面有17项任务。方案还提出到2020年和2030年的发展目标及4项措施，有关工作任务、保障措施和组织实施的要求均具体责任到省各相关部门、单位。

2017年4月21日，山东省印发《山东省基层中医药服务能力提升工程"十三五"行动计划》（鲁卫发〔2017〕20号），计划提出到2020年提升基层服务能力的主要指标，明确加强基层中医药服务网络建设等8个方面共25项工作任务，在保障措施方面提出6项要求。

2017年12月4日，山东省印发《关于公布山东省中医药政策与管理咨询专家库专家的通知》（鲁卫中发展字〔2017〕10号），公布60名来自省内行政管理、高校科研院所、医疗机构及其他领域中医药政策与管理咨询专家库专家名单。

2017年12月19日，山东省印发《关于印发〈山东省高等学校中医临床教学基地建设管理办法〉〈山东省高等学校中医临床教学基地教学工作水平评估指标体系与标准〉的通知》（鲁卫中发展字〔2017〕6号），其中《山东省高等学校中医临床教学基地建设管理办法》共9章，主要是对中医临床教学基地的类型、认定、责任、教学、实习等具体管理进行规范；《山东省高等学校中医临床教学基地教学工作水平评估指标体系与标准》为评价高等学校中医临床教学基地教学工作水平的评估指标体系，涉及教学地位、教学管理等8个方面的内容。（方传武）

◆ 湖北省

2017年2月24日，湖北省为贯彻落实《国务院办公厅关于印发中医药健康服务发展规划（2015～2020年）的通知》（国办发〔2015〕32号）和《湖北省人民政府关于促进健康服务业发展的实施意见（鄂政发〔2014〕54号）》要求，加快推进湖北省中医药健康服务发展，制订《湖北省人民政府办公厅关于印发湖北省中医药健康服务"十三五"发展规划的通知》（鄂政办发〔2017〕13号，以下简称《规划》）。《规划》共分4个部分。一是总体要求。明确提出未来4年湖北省中医药健康服务业发展的指导思想、基本原则。发展目标是到2020年，基本建立湖北省覆盖全生命周期、内涵丰富、优势突出、结构合理的中医药健康服务体系。以中医药养生保健、医疗服务、康复养老、健康旅游、文化创意等为重点，建设一批中医药健康服务示范基地，形成一批中医药健康服务产业集群，打造一批中医药健康服务知名品牌。中医药服务能力明显提升，中医药健康服务产业规模不断扩大，形成完整的中医药产业链，中医药健康服务总规模超过2000亿元产值，成为湖北省推动经济社会转型发展的重要力量。二是7项主要任务。中医药养生保健服务，主要包括发展养生保健机构，规范养生保健服务，开展中医特色健康管理；中医医疗服务，主要包括在确保基本医疗基础上，鼓励社会力量提供中医医疗服务，创新中医医疗机构服务模式；中医特色康复服务，主要包括加强中医特色康复服务机构建设，拓展中医特色康复服务能力；中医药养老服务，主要包括加强中医药特色养老机构建设，推动中医药与养老服务结合；中医药文化和健康旅游产业，主要包括发展中医药文化产业，推动以中医药健康为主题的旅游；健康服务相关产业，主要包括扩大健康产业规模，加强中药资源动态监测，大力发展第三方服务；中医药服务贸易，主要包括吸引境外来华消费，推动中医药健康服务走出去。三是完善政策。提出要完善市场准入、用地保障、投融资、财税价格 4 个方面的政策。四是保障措施。提出明确政府责任、发挥社会团体作用、制定推广标准、加快人才培养、营造良好氛围 5 个方面的保障措施。《规划》中 7 项任务分别以 7 个项目专栏的方式确定 17 个专项落实。保障措施中的标准建设和人才培养，通过 2 个专栏的 6 个专项落实。所有专项实施分 3 类：引导社会力量投入；在有关部门职责范围内通过已有专项渠道落实；公益类的基础设施建设由中央财政或地方财政新增投入。

2017 年，湖北省为贯彻落实《国家中医药事业发展“十三五”规划》和《省人民政府关于全面推进中医药发展的实施意见》，加快推进湖北省中医药发展，编制《湖北省卫生计生委关于印发湖北省中医药事业“十三五”发展规划的通知》（鄂卫生计生发〔2017〕7 号，以下简称《规划》），《规划》包括 5 部分。一是面临的形势。系统总结“十二五”时期中医药事业取得的显著成就，客观分析“十三五”时期中医药事业面临的发展机遇和挑战。二是指导思想和主要目标。站位服务全省经济社会发展大局，对湖北省“十三五”时期中医药改革发展任务确定目标，并明确在 2020 年，中医药投入指标、中医区域规划指标、中医医疗资源指标、中医医疗服务指标、中医药健康服务业指标、中医药科技指标、中药产业指标 7 大主要指标达到一定水平。三是重点任务。提出充分发挥中医药在深化医改中的作用、切实提高中医药医疗服务能力、大力发展中医药健康服务、全面推进中医药传承创新、切实加强中医药人才培养、繁荣发展中医药文化、大力发展中药产业、全面提升中医药信息化水平、推动中医药海外发展 9 大重点任务。四是重大项目安排。根据国家中医药管理局的总体安排，结合湖北省实际，确定湖北省“十三五”时期要完成的 10 类重大项目。五是保障措施。从完善中医药法规、切实加强组织领导、加大政策扶持力度、营造良好发展环境 4 个方面提出具体的保障措施和促进中医药发展的相关政策。湖北省人大常委会启动《湖北省发展中医条例》修订工作。湖北省人民政府出台《关于全面推进中医药发展的实施意见》《湖北省中医药健康服务“十三五”发展规划》，湖北省卫生计生委出台《湖北省中医药事业发展“十三五”规划》等重要文件，把发展中医药列为省级发展战略，确立建设中医药强省的目标任务。

2017 年 12 月 8 日，湖北省人民政府批准建立湖北省中医药工作厅际联席会议制度。联席会议由黄楚平常务副省长担任召集人，湖北省委宣传部等 32 个部门和单位组成，省卫生计生委为牵头单位，在省人民政府领导下，统筹协调中医药工作。

2017 年 5 月 24 日，湖北省政协主席张昌尔主持召开促进中医药发展，助推健康湖北建设月度协商会议。相关民主党派、政协委员提交 24 个关于中医药相关领域的调研报告，会后湖北省政协向省委省人民政府提交《关于促进中医药发展助推健康湖北建设的建议》。（芦　好）

◆ 广东省

2017 年 3 月 1 日起，广东省实施《广东省岭南中药材保护条例》，组织编写《广东省岭南中药材保护条例释义》，在全国率先立法保护道地中药材资源。制定《广东省卫生计生委、广东省中医药局连锁中医医疗机构管理试行办法》及《广东省卫生计生委、广东省中医药局连锁中医医疗机构基本标准（试行）》，支持社会力量办中医。中医药强省建设联席会议制度更加健全，由广东省常务副省长担任总召集人，分管副省长任召集人。广东省中医药局局长以《中医药法》实施为契机，致信各地级市委书记、市长，推动中医药管理体系和服务体系不断完善。（汪洪滨）

◆ 四川省

完善发展政策。作为《四川省传承发展中华传统文化的实施意见》的重点内容，四川省人民政府印发《四川省贯彻中医药发展战略规划纲要（2016 ~ 2030 年）实施方案》《四川省中医药大健康产业“十三五”发展规划》，四川省医改领导小组办公室印发《四川省充分发挥中医药特色服务作用实施方案》，四川省中医药管理局等 5 部门联合印发《四川省基层中医药服务能力提升工程“十三五”行动计划实施意见》，四川省中医药管理局印发《四川省中医药发展“十三五”规划》《四川省中医药人才发展“十三五”规划》《关于贯彻落实中医药“一带一路”发展规划（2016 ~ 2020）的实施意见》等，确定“充分遵循中医药自身发展规律，完善符合中医药特点的管理体制和政策机制，坚持兴医兴药并举的方针，中医药事业和产业发展双轮驱动，推进传承创新，发挥中医药特色服务作用，拓展中医药服务新领域、新业态，加快由中医药大省向中医药强省转变”的总体思路。提出到 2020 年和 2030 年的具体目标，明确推进中药产业发展、推进中医药健康服务业发展、提高中医医疗服务能力、努力推进中医药传承、切实推进中医药创新、切实弘扬中医药文化、积极推进中医药国际合作 7 个重点任务，在财政投入、财税价格、要素供应、投融资信贷、市场准入、生产推广和标准体系等方面予以政策支撑。

健全发展机制。2017 年，四川省人民政府召开四川省中医药发展大会、四川省中医药健康产业推进大会，强化地方政府和省直有关部门发展中医药的主体责任，强化中医药优势资源转化，转变发展方式，培育战略新兴产业。四川省政府与国家中医药管理局签署合作框架协议，集聚全国资源共建共享。四川省中医药管理局与 12 个市（州）、3 个县（区）建立合作关系助推地方中医药全面发展，与四川省发展改革委、省经济和信息化委、财政厅等 10 余个省级部门建立协作关系，推动将中医药特色优势产业融入“十大行动”和“四区四基地”建设，在专项资金、标准体系、统计制度、健康旅游等方面形成发展合力，全局全域推动中医药发展。

（苏晓川）

◆ 陕西省

2017 年 4 月 5 日，陕西省人民政府审议通过并印发《陕西省中医药发展战略规划（2017 ~ 2030 年）》（陕政发〔2017〕15 号，以下简称《规划》）。《规划》分为指导思想、发展目标、重点任务、保障措施、组织实施 5 个部分。《规划》提出，到 2020 年，基本建成中医药强省，实现人人基本享有中医药服务。中医医疗、保健、科研、教育、产业、文化各领域得到全面协调发展，中医药标准化、信息化、产业化、现代化水平不断提高，中医药在经济社会发展全局中的地位和作用进一步凸显。中医药服务网络更加健全，中医药健康服务能力明显增强，服务领域不断拓宽，中医医疗服务体系进一步完善，每千人口公立中医类医院床位数达到 0.80 张，每千人口卫生机构中医执业（助理）医师数达到 0.40 人，中医药服务可得性、可及性明显改善，有效减轻群众医疗负担。到 2030 年，全面建成中医药强省，实现人人共享中医药发展成果。中医药治理体系和治理能力现代化水平显著提升，中医药服务领域实现全覆盖，创建 50 个中医药养生康复、医养结合、健康旅游示范基地。中医药在治未病中的主导作用、在重大疾病治疗中的协同作用、在疾病康复中的核心作用得到充分发挥，中医医疗服务占到基层医疗服务总量的 30% 以上，每千人口公立中医类医院床位数达到 0.85 张。中医药科研能力不断增强，建立多学科、跨部门、社会力量共同参与的中医药协同创新体制机制，对 50 个重大疑难疾病开展中西医联合攻关。中医药人才队伍结构更加合理，国医大师、中医名师引领作用更加显著，每千人口卫生机构中医执业（助理）医师数达到 0.50 人，每万人口卫生机构中医类别全科医师达到 0.45 人。中药产业现代化水平迈上新台阶，对社会经济发展的贡献率稳步提高，中药材种植面积达到 1000 万亩，中药产业产值达到 1000 亿元。中医药文化氛围更加浓厚，中医药健康文化实现创造性转化、创新性发展，公民中医健康文化素养达到 20% 以上。《规划》重点任务共 6 个方面、21 项。一是切实提高中医医疗服务能力。进一步健全中医医疗服务网络，提高中医药防病治病能力，促进中西医结合发展，放宽中医药服务准入，推动“互联网 +”中医医疗。二是大力发展中医药健康服务。进一步健全中医养生保健服务体系、拓展中医特色康复服务、发展中医药健康养老服务、发展中医药健康旅游。三是扎实推进中医药继承。进一步加强中医药理论方法继承，加强中医药传统知识保护与挖掘，加强中医药师承教育。四是着力推进中医药创新。进一步健全中医药协同创新体系，推进中医药科学研究，通过平台建设、重大病种研究、知识产权转化，提升陕西省中医药科研创新水平。五是提升中药产业发展水平。针对陕西省中药资源大省、产业小省的现状，进一步加强中药资源保护利用，推进中药材规范化种植养殖，促进中药工业转型升级，构建现代中药材流通体系，加快推进陕西省实现中医药强省目标。六是推进中医药文化传播与海外发展。进一步繁荣发展中医药文化，发展中医药文化产业，推动中医药海外发展。

2017 年 5 月 26 日，为贯彻落实《中医药发展战略规划纲要（2016 ~ 2030 年）》和《陕西省中医药发展战略规划（2017 ~ 2030 年）》，进一步加强对中医药工作的组织领导，强化省级部门间协调配合，统筹做好全省中医药工作，陕西省人民政府建立以副省长魏增军为召集人，省人民政府副秘书长张小宁、卫生计生委主任刘宝琴为副召集人，省编办、发展改革委、教育厅、科技厅、工业和信息化厅、民政厅、财政厅、人力资源社会保障厅、中医药管理局等 34 个部门和单位负责人员为联席会议成员的陕西省中医药工作联席会议制度。联席会议办公室设在陕西省中医药管理局，承担联席会议日常工作，陕西省中医药管理局局长马光辉兼任办公室主任。

（余 晴）

◆ 甘肃省

2017 年 7 月 13 日，甘肃省人民政府印发《甘肃省贯彻中医药发展战略规划纲要（2016 ~ 2030 年）实施方案》，明确今后一个时期甘肃中医药发展的重点任务。一是提高中医医疗服务能力，完善覆盖城乡的中医医疗服务网络，提高中医药防病治病能力，促进中西医结合和民族医药发展，鼓励社会办中医，推动“互联网 +”中医医疗。二是大力发展中医养生保健服务，加快服务体系建设，提升服务能力，促进中医药与健康养老、旅游产业等融合发展。三是扎实推进中医药继承创新，加强中医药理论方法继承和传统知识保护与利用，强化中医药师承教育，完善中医药科技创新体系和科研评价体系，加强中医药科学研究。四是全面提升中药产业发展水平，加强中药资源保护和开发利用，推进中药材规范化种植养殖，促进中药工业转型升级，构建现代中药材流通体系。五是大力弘扬中医药文化，发展中医药文化产业。

六是积极推动中医药对外交流合作，扩大中医药国际贸易。 （刘正锁）

◆ 新疆维吾尔自治区

2017年5月9日，新疆维吾尔自治区中医民族医药管理局联合自治区卫生计生委、自治区人社厅等5部门印发《新疆维吾尔自治区基层中医民族医药服务能力提升工程“十三五”行动计划实施方案》（新中民医药发〔2017〕6号，以下简称《方案》）。《方案》明确进一步加强基层中医药服务网络建设等8个方面22项重点任务，提出到2020年，所有社区卫生服务机构、乡镇卫生院和70%的村卫生室具备中医药服务能力；85%以上的社区卫生服务中心和70%以上的乡镇卫生院设立中医馆为主的中医综合服务区；基层医疗卫生机构中医诊疗量在“十三五”期间有明显提升，占基层医疗卫生机构总量比例力争达到30%。

2017年6月15日，新疆维吾尔自治区人民政府办公厅印发《自治区中医民族医药健康服务“十三五”发展规划》（新政办发〔2017〕123号，以下简称《规划》）。《规划》共分为总体要求、重点任务、完善政策、保障措施4大部分。第一部分明确《规划》的指导思想、基本原则和发展目标。提出到2020年，初步建立全区中医药健康服务体系，60%的现有地（州、市）级中医类医院达到三级甲等医院标准，70%的县级中医类医院达到二级甲等医院标准，全区所有社区卫生服务机构、乡镇卫生院和70%的村卫生室具备中医药服务能力等。第二部分明确8个方面的具体工作任务：一是大力发展中医养生保健服务，提出支持中医养生保健机构发展、规范中医养生保健服务、开展中医特色健康管理等任务；二是加快发展中医医疗服务，提出巩固公立中医类医院提供基本中医医疗服务的主导地位、支持社会力量举办中医类医疗服务机构、创新中医类医疗机构服务模式等任务；三是支持发展中医特色康复服务，提出促进中医特色康复服务机构发展、提升中医特色康复服务能力等任务；四是积极发展中医药健康养老服务，提出发展中医药特色养老机构、促进中医药与养老服务结合等任务；五是发展中医药文化和健康旅游，提出加强中医药文化建设、加快推进中医药健康旅游发展等任务；六是积极促进中医药健康服务相关支撑产业发展，提出探索建立科学规范的中医药对外健康服务模式、促进中药健康产品研发和应用、促进资源保护和可持续发展等任务；七是大力推进中医药服务贸易，提出推动中医药健康服务“走出去”、扩大中药民族药药材和产品进出口贸易等任务；八是加大中医药健康服务专业人才培养力度，提出推动高校设立中医药健康服务相关的康复、健康养生专业等任务。第三部分提出5个方面的要求：一是放宽市场准入；二是加强用地保障；三是加大投融资引导力度；四是完善财税价格政策；五是丰富商业健康保险产品。第四部分提出5个方面的措施：一是加强组织实施；二是发挥行业组织作用；三是完善行业标准；四是健全监管机制；五是强化舆论引导。

2017年8月2日，新疆维吾尔自治区人民政府办公厅印发《自治区中医民族医药工作厅际联席会议制度》（新政办函〔2017〕198号，以下简称《制度》）。《制度》明确由自治区人民政府分管中医药工作的领导担任联席会议召集人，协助分管中医药工作的自治区人民政府副秘书长和自治区卫生计生委、中医民族医药管理局主要负责人员担任副召集人，自治区发展改革委、财政厅等36个部门和单位有关负责人员为联席会议成员。主要职责是在自治区人民政府的领导下，统筹协调中医药工作，对全区中医药工作进行宏观指导；研究拟订促进中医药事业改革发展的政策、意见和办法；指导、督促、检查有关政策措施的落实；研究协调中医药事业改革发展中的重大问题。

2017年11月28日，新疆维吾尔自治区人民政府办公厅印发《自治区贯彻落实〈国家中医药发展战略规划纲要（2016～2030年）〉实施方案》（新政办发〔2017〕207号，以下简称《方案》）。《方案》共分为5个部分。第一部分结合党的十九大等相关精神，提出发展中医药的指导思想，强调要充分遵循中医药自身发展规律，以推进中医药传承发展为主题，以提高中医药发展水平为中心，以完善符合中医药特点的管理体制和政策机制为重点，以增进和维护人民群众健康为目标，全面提高中医药发展水平。第二部分根据国家部署要求和自治区实际，分别提出到2020年、2030年2个阶段的中医药发展目标，并对一些具体指标进行量化。第三部分为振兴发展自治区中医药的重点任务，主要为提高中医医疗服务能力、发展中医养生保健服务、推进中医药传承保护、加快中医药创新发展、全面提升中药产业发展水平、大力弘扬中医药文化、积极推动对外交流合作7个方面23项工作任务。第四部分为促进中医药发展规划落实的保障措施，包括强化中医药法制化建设、完善中医药标准体系、加大中医药政策扶持力度、加强中医药人才队伍建设、推进中医药信息化建设5个方面措施。第五部分对组织实施做了进一步明确和要求，包括加强组织领导、建立完善督导考核机制、营造良好社会氛围3个方面。 （殷学静）

◆ 宁波市

2017年，宁波市出台《宁波市中医药发展“十三五”规划》。提出到2020年，宁波市人人基本享有中医药服务，中医药实力跻身全国第一方队。到2020年，每个区县（市）建好1家区县（市）办中医类医院，每千人口中医类别执业（助理）医师数达到0.5人。全市80.0%的区（县、市）创建成为全国基层中医药工作先进单位，宁波市创建成为地市级全国基层中医药工作先进市。创建市级医疗机构中西医结合工作示范单位20家以上。建设区域中医诊疗中心，推行中医综合诊疗和多学科一体化诊疗服务。基本建成市、县（区）、乡镇（街道）、社区（村）“四级”中医药治未病服务网络，鼓励开设经络馆、太极运动馆、药膳馆等各类中医药养生保健机构。开展全市中医古籍文献整理挖掘与保护，形成具有宁波特色的中医药学术流派。恢复中医药传统丸、散、膏、丹等剂型的制作。力争宁波市中医院被纳入国家中医药传承创新工程项目储备库。基层医疗机构设置云诊室开展中医药远程医疗服务达到100家。扩大人才资源有效供给，培养出省级名中医20人、市级名中医50～60人、市级中青年名中医90人左右和市级基层名中医50～60人、高级中医护理骨干20人以上。推进中医药健康素养工程，建成宁波市中医药文化博物馆并启动运行；二级以上公立综合医院和60.0%的妇幼保健机构、90.0%的社区及乡镇卫生机构设置中医药文化宣传专栏。筹建宁波市中药材资源综合监测服务平台，鼓励和支持药食两用健康产品研发。拓展中医药健康服务新业态，创建中医药健康养生服务为主体的护理院、疗养院；加强中医特色老年病医院和二级以上中医院老年病科建设；社区卫生服务中心和乡镇卫生院开展中医康复服务的机构覆盖率达到70.0%以上。 （褚小翠）

◆ **青岛市**

2017年，青岛市人民政府成立由分管副市长为总召集人、19个市直部门和10个区、市人民政府分管领导组成的中医药工作（中医药健康服务业发展）联席会议制度（“1”），建立卫生计生（中医药）与其他部门的双边协作联动运行机制（“2”），以及社会参与、市场驱动的多边多平台协作运行机制（“X”），逐步构建起政府引导、市场驱动的组织协调运行机制（1+2+X）。同时，2017年，青岛市委深化改革委员会将中医药综合改革试验区建设纳入工作重点，进而形成市委深化改革委员会宏观统筹协同、市人民政府联席会议具体推进工作的协同机制。

坚持统筹规划、突出重点的原则，青岛市以市人民政府的名义出台《青岛市贯彻落实中医药发展战略规划纲要（2016～2030年）实施方案》。将中医事业发展专项资金提高到1000万元，用于公立中医医院改革中差异化财政补偿及中医药学科建设与重大项目研究。将中医药健康文化素养纳入区、市党委政府人口与计划生育目标责任制考核，在国内率先开展中医药健康文化素养全域调查。在市疾病预防控制中心设立中医防病科，配备中医药专职人员。督导胶州市人民政府成立胶州市中医医院筹备组，推进胶州市中医医院恢复重建步伐。青岛市印发《青岛市促进社会办中医试点工作方案》，开展社会办中医试点。开展中医药综合改革先行区（市）遴选工作，遴选3个中医药综合改革先行区（市），李沧区建成中医药文化主题公园，市北区启动以中医药为特色的大健康产业园，崂山区以公助民办的方式建立1所公益性的民营中医医院。树立“大中医”理念，整合中医药资源，组建由37家单位组成的青岛市中医药发展集团。 （范存亮）

三、中医药健康服务发展

【基层中医药服务能力提升工程】
国家中医药管理局与国家卫生计生委、人力资源社会保障部、国家食品药品监管总局、中央军委后勤保障部联合印发《基层中医药服务能力提升工程“十三五”行动计划》以来，30个省（区、市）陆续制订行动计划实施方案和实施细则，24个省（区、市）召开启动会，进行动员部署，提升工程“十三五”行动计划在各地深入推进。

一是积极开展全国基层中医药工作先进单位创建活动，树立基层中医药服务能力提升典型，发挥示范引领作用。国家中医药管理局组织对2016～2018年创建周期申报全国基层中医药工作先进单位的地区开展评审，并委托各省对138个期满先进单位进行复审，超过300个县（市、区）将基层中医药工作纳入政府年度工作目标，举全县之力推进先进单位建设工作，涌现出一批基层中医药工作可复制、可推广的好经验和新模式。二是充分发挥中医药在维护城乡居民健康中的作用。国家中医药管理局与财政部、国家卫生计生委联合印发《关于做好2017年国家基本公共卫生服务项目工作的通知》，将中医药健康管理率从40%提高到45%，在中央财政支持下每年增加240万0～3岁儿童、650万65岁以上老年人免费享受中医药健康管理服务。三是继续加强基层中医馆建设，彰显中医药的特色优势，就近就便服务城乡居民。国家中医药管理局指导督促各地持续开展乡镇卫生院、社区卫生服务中心中医馆标准化建设，19个省出台统一的省级标准，用于指导、考核本地建设工作。吉林、安徽、重庆等省（市）在中医馆达标建设基础上开展“精品中医馆”建设，推动提档升级，发挥示范引领作用。2017年各地利用中央转移支付资金建设4170个基层中医馆，全国建设完成3万余个，占乡镇卫生院和社区卫生服务中心总数的67%，比2016年提高9个百分点。 （程 强）

【中医治未病健康工程实施工作】
2017年，国家中医药管理局推动中医医院完善治未病科建设，完成“十二五”治未病重点专科建设验收，全国84.37%的县级以上公立中医类医院建立治未病科室，每年为群众提供1475.70万人次服务，引导中医医院逐步由“重治疗”向“防治并重”转变，中医药在养生保健方面的优势不断挖掘，治未病学术水平不断提升，服务方式和内容不断拓展丰富。落实全国卫生与健康大会精神，开展“发挥中医药在治未病中的主导作用”重点专题研究，围绕治未病的主要范畴、主导作用的主要内涵与具体体现、发挥中医药在治未病中主导作用的主要策略与措施等重点内容，完成研究报告初稿起草工作。国家中医药管理局组织专家研讨现阶段中医治未病健康工程的目标和重点任务，编制中医治未病健康工程实施方案。在前期工作基础上，为进一步发挥示范引领作用，促进中医养生保健服务规范化、专业化、规模化发展，对各地中医养生保健服务创新模式及成熟经验进行摸底调查，围绕中医养生保健基地申报条件、建设要求等开展深入研究。（李　素）

【中医中药中国行】　2017 年 7 月 1 日，国家中医药管理局与全国人大教科文卫委员会、全国政协教科文卫体委员会等 24 部门共同启动主题为“传播中医药健康文化　提升民众健康素养”的中医中药中国行第三阶段活动——中医药健康文化推进行动。全国政协副主席、农工党中央常务副主席刘晓峰宣布推进行动启动。国家卫生计生委副主任、国家中医药管理局局长王国强出席启动仪式并讲话。国家中医药管理局副局长马建中主持启动仪式，全国政协教科文卫体委员会驻会副主任丛兵，环境保护部副部长黄润秋，中央军委后勤保障部卫生局副局长季建华，国家中医药管理局副局长于文明、王志勇、闫树江，中医中药中国行组委成员单位有关领导，各省中医药管理局相关负责人等出席启动仪式。通过专家义诊咨询、现场体验、图文宣传、发放资料等，让民众了解中医药历史文化、当地中医药及常用养生保健知识等宣传内容，提高百姓用中医药自我养生、防病、治病的意识。同时在全国范围内组织开展中医药健康文化作品征集活动、第四届悦读中医活动。30 个省（区、市）陆续在当地启动中医药健康文化推进行动。

中医中药中国行自 2007 年正式启动以来，已经走过 10 年征程。2007～2010 年为活动第一阶段，以城市大型现场公益活动为主，主办方先后奔赴 120 多个活动点，总行程超过 10 万公里。2010 年起，中医中药中国行进入第二阶段，立足让基层人民群众得实惠，将活动重心下移，把中医药进乡村、进社区、进家庭作为主要工作。10 年来，中医中药中国行活动走遍 31 个省（区、市）、新疆生产建设兵团和香港、澳门、台湾地区，走进军营，共举办 366 场，直接参加现场活动的群众达 160 多万人，成为由我国政府部门举办的规格最高、规模最大、影响最广、百姓欢迎的大型中医药科普宣传活动。

（吴潇湘、赵瑶琴）

【中医药健康文化素养调查】　2017 年 12 月 28 日，国家中医药管理局召开新闻发布会，发布 2016 年度中医药健康文化素养调查报告。2016 年全国中医药健康文化知识普及率为 91.86%，中国公民中医药健康文化素养水平为 12.85%，即每 100 个 15～69 岁的人群中，超过 12 人具备基本的中医药健康文化素养。2016 年，国家中医药管理局联合国家卫生计生委在全国 31 个省（区、市）336 个区（县）内开展全国中医药健康文化素养调查工作，发放调查问卷近 10 万份，为摸清我国公民中医药健康文化素养水平和中医药文化科普工作覆盖率，为下阶段工作政策研究提供数据支持。

（吴潇湘、赵瑶琴）

【全国中医药文化宣传教育基地建设】　2017 年 11 月 1～2 日，国家中医药管理局在云南昆明开展全国中医药文化宣传教育基地建设督导工作，对全国已建成的 69 家国家级中医药文化宣传教育基地建设情况进行督导，推动各项基地任务的落实。国家中医药管理局组织专家对浙江、山省、山西推荐的基地申报单位进行评估验收。截至 2017 年底，基地建设已覆盖除新疆、海南外的 30 个省（区、市）。2017 年，举办中医药健康知识讲座等各类活动 7000 余次，接待海内外参观者 400 余万人次，在弘扬、宣传、保护中医药文化方面发挥十分重要的作用。（吴潇湘、赵瑶琴）

【中医药文化传播新媒体平台建设】　2017 年，国家中医药管理局依托官方微信“中国中医”、局政府网站，发挥新媒体传播便捷快速的优势，传播推广中医药科普知识。截至 11 月 14 日，中国中医共发送 239 期微信，956 条图文。粉丝数为 227137 人，2017 年总阅读量次数为 6114826 次，总阅读人次为 4105431 人。单条最高阅读量为 214377 次。《一图读懂中医药法》在中医药法颁布当天推出，图文并茂展现 63 条法律条文，传播广泛，影响较大。在中医中药中国行活动中，民众通过中国中医微信就能预约现场的专家义诊，提前了解到场专家，也为活动宣传营造了声势。《一图读懂中医药发展新成就》梳理十八大以来中医药在医疗、保健、科研等多个领域取得的成绩，通过数字和图片形式更能让人们直观看到中医药的发展，简单易懂，在十九大召开前为中医药发展营造了良好的舆论氛围。

（吴潇湘、赵瑶琴）

【中医药文化科普作品】　2017 年，国家中医药管理局继续推动对中医药文化科普作品的规范引导，指导拍摄一批中医药文化科普精品。积极支持纪录片《本草中国》《千年国医》《悬壶岭南》，动漫《本草药灵》等中医药文化作品的制作与传播，向社会推出一批中医药文化传播精品。（吴潇湘、赵瑶琴）

【“砥砺奋进的五年”成就展中医药事业展区】　经党中央批准，2017 年 9 月 25 日，由中共中央宣传部、国家发展改革委、中央军委政治工作部、中共北京市委联合主办的“砥砺奋进的五年”大型成就展在北京展览馆开幕。按照分工要求，国家中医药管理局承担第五展区第五部分“中医药事业蓬勃发展”筹备工作，通过图文介绍、实物展示、现场体验等形式，展现十八大以来中医药系统围绕促进中医药发展、提升中医药服务能力取得的系列成就。同时，在国家中医药管理局一楼大厅宣传展示“砥砺奋进的五

年——党的十八大以来中医药发展巡礼”展板，营造良好的事业发展氛围。（吴潇湘、赵瑶琴）

【首批国家中医药健康旅游示范区创建单位】 2017年9月19日，国家旅游局和国家中医药管理局公布首批15家国家中医药健康旅游示范区创建单位。为深入贯彻落实国务院《关于促进旅游业改革发展的若干意见》和《中医药发展战略规划纲要（2016～2030年）》等部署，根据国家旅游局和国家中医药管理局《关于促进中医药健康旅游发展的指导意见》和《关于开展“国家中医药健康旅游示范区（基地、项目）”创建工作的通知》，经过单位申请、地方初审推荐、专家评审、实地检查、公示等环节，确定北京东城、河北安国、山西平顺、吉林通化、上海浦东、江苏省泰州市、安徽亳州、江西上饶、山东日照、湖北蕲春、广西南宁、重庆南川、四川都江堰、贵州黔东南、陕西铜川15家单位为首批国家中医药健康旅游示范区创建单位。（焱　飞）

【各地中医药健康服务发展情况】

◆ **北京市**

养生保健治未病服务。北京市中医管理局在北京市朝阳区、昌平区、房山区试点实施推进中医药健康养老身边工程，开展中医药健康养老服务模式探索，深化中医药与养老事业深入融合。实施北京中医治未病健康促进工程，进行中医治未病学术模式、服务模式、管理模式改革，推动健康北京建设。一是2017年，北京市中医管理局承担北京市人民政府为民办实事项目（北京中医治未病健康促进工程），在北京市东城区、西城区、朝阳区、海淀区、丰台区、石景山区、通州区7个区试点实施中医治未病健康促进工程。遴选10万名慢性病患者（高血压、糖尿病等重点人群），推广使用中医药治未病服务，推广中医养生保健方法，提高群众健康水平。二是北京市中医管理局落实全国和北京市卫生与健康大会精神，创新开展北京中医治未病健康促进工程，坚持、继承和发展中医药“天人合一、形神合一”的健康观、养生观和防病观，将互联网思维、大数据思维和中医思维有机结合，推动实现医疗卫生服务从以疾病为中心向以健康为中心转变。将中医治未病优势和特色与健康北京建设大局紧密结合，关注未病、关注百姓、关注实效，利用互联网技术与模式，通过线上线下结合，实施北京大人群（慢性病患者等重点人群）的中医治未病服务管理，实现广大人民群众对中医药治未病真关注、真参与、真知晓、真行动、真受益。三是把中医治未病服务模式放在创新的核心位置，把治未病理念融入生命全周期，将饮食调养、心神调养、修身健体、非药物疗法四法合一，在全国建立首个中医治未病网络平台，培育治未病服务团队、建设治未病科普知识库、完善治未病政策机制。北京市中医管理局落实治未病服务的“两联四即”：专家团队和服务团队协同互联、医生和患者线上线下服务互联；个人服务即时提供、服务情况即时展现、社区诊断即时预测、指数变化即时更新。突出治未病管理和干预，推进线上线下服务的有机结合，利用互联网放大中医治未病的覆盖范围和服务效率，拓展中医治未病服务大群体的整体观念，将治未病服务送到群众身边。建立中医治未病精准服务机制，使中医治未病信息能连、服务能及、数据能算、知识能普、结果能显。四是发挥群众主体作用，立足百姓实际需求，尊重百姓意愿，提高百姓协作程度，激发百姓对中医治未病的多样化需求，不断增强百姓应用中医治未病服务的主动性，使北京群众享有更多的中医药服务获得感、幸福感。创新健康主体责任的治未病服务理念，创新中医药服务重点人群、重点病种的治未病管理方法，创新中医治未病服务的评价指标和服务指数，实现北京中医治未病新5有：有人给你讲、有人帮你测、有人带你做、有人跟你比、有人发你奖，培养广大群众健康文明生活方式。建立激发家庭健康守护者服务的机制。设立“家庭健康守护者”角色，通过各种宣传途径，充分挖掘家庭女主人存量资源，激励家庭用户转化为“家庭健康守护者”学员，学习中医药治未病知识，提高健康管理基本技能，在家庭中开展中医药健康管理工作，构建治未病中心－治未病科－治未病指导室－家庭－个人中医药治未病健康管理模式。五是实施中医药治未病“政府搭台、市场运行”战略，明确市、区、平台、医生团队责任，建立健全市场参与中医药治未病的激励约束机制，畅通中医治未病服务渠道，引导和带动广大群众理性选择中医治未病服务。建立治未病平台精准传播机制。强化对北京中医治未病微信平台的公众科普信息的发布管理，精准开展中医药治未病科普信息的推送和发布；建立中医药治未病科普信息的层级审核制度，严格中医治未病科普信息发布的审核，实施层级推送审核管理，逐级完成审核后信息方可在平台推送和发布；建立中医药治未病科普信息分级制度，按照分级分类分工原则分别明确中医治未病科普信息发布的范围和内容；建立中医药治未病科普信息发布平台，实施对中医治未病科普信息发布的分类管理，干预类信息应在医患群内每日审核发布，预测类信息应于预测时间点前1周内发布（如节气、四季等），普适性信息经审核后随时发布，使百姓及时便捷地得到科学规范权威的中医治未病知识。六是北京市中医管理局推动落实9项精准化服务管理，即政府要组织精准、政策精准、监管精准；服务单元要团队精准、服务精准、数据精准；个人要需求精准、评价精准、效果精准，构建信息化、精细化、整体化的中医药治未病服务体系。探索建立精细化管理机制，实现智能化“五化”。创新“互联网＋”“大数据＋”中医药的治未病服务模式，集健康养生文化创造性转化、健康观转变、服务模式改革、治未病科技创新、治未病智慧监管于一体，形成治未病“五化”：数据化、可视化、清单化、痕迹化、责任化，使北京中医治未病成为健康北京建设的重要实践。截至 2017 年 12 月 26 日，北京中医治未病网络管理平台显示，中医治未病管理人数为 134746 人，惠及人数为 316642 人，管理人数和惠及人数仍在持续增长中。

中医药健康服务发展情况。一是推进中医药服务贸易试点区建设。北京市朝阳区积极利用其使馆区和 CBD 金融区的优势，开展丰富多样的中医药服务贸易工作，如中医药服务贸易试点工作研讨会、外籍人士中医养生讲座等。辖区内外籍患者接受中医药服务的人次和消费额逐年增加，根据朝阳区《中医药服务贸易数据上报系统》最新统计数据，2016 年 12 月至 2017 年 10 月 31 日，仅朝阳区就有中医药涉外服务 9150 人次，消费金额 873.8 万元。二是开展北京中医药国际医疗服务包建设。北京中医国际医疗旅游研究中心成立 1 年多来，承担的北京中医药国际医疗服务包建设有关工作取得一定成绩。启用北京中医药外语服务热线 86 - 10 - 88001800，提供中医咨询及分诊服务；北京市中医管理局与北京公共卫生热线 12320 形成业务对接，承接中医英文咨询任务。通过各种方式在国内外媒体平台对该项目进行宣传。2017 年组织服务包单位赴加拿大、德国举行推介活动。2017 年 5 月，携程网与 4 个建设成果较好的服务包单位开展中医药国际医疗旅游线路体验活动，上述线路已在携程网正式上线。2017 年 7 月，首批服务包建设期满，北京市中医管理局组织考核验收，并开始第二批服务包申报工作。三是利用京交会及 2017 北京国际服务贸易交易会等平台开展宣传推介。2017 年北京市启动“海外华人华侨中医药百人百项工程”，在北京建立海外华侨华人中医药培训基地，拟在下一步工作中推选出百名在中医药领域确有专长的华人华侨、推广出百项确有疗效的中医药传统特色技术，并开展产权保护、深入研究和传承推广工作。四是建设中国 - 西班牙中医药中心。2017 年 5 月，在“一带一路”国际合作高峰论坛——“加强政策沟通和战略对接”平行主题会议上，北京市中医管理局与西班牙加泰罗尼亚自治区知识商务部签订《欧洲中医药发展促进中心产业园合作协议》，建成后，产业园将拥有包括中医诊疗与健康管理中心、中医教育培训中心、中医药文化中心、中医药科研中心、中医药产业中心等在内的一系列设施，能够承担落实《欧洲中医药发展和促进中心合作框架协议》内容的工作任务。五是中医药对外教育与科研持续提升。为进一步推广中医药在海外认知度，充分发挥人才本土化作用，由北京中医药大学、巴塞罗那大学和庞培法布拉大学合作承担的欧盟唯一获得官方承认的中医学硕士教育项目第一期于 2016 年 10 月开班，第二期课程也于 2017 年 10 月开课。　（高　彬）

◆ 天津市

养生保健治未病服务。为贯彻《国务院关于扶持和促进中医药事业发展的若干意见》，做好中医治未病工作，天津市卫生计生委出台《市卫生计生委关于印发 2017 年治未病科规范化建设项目工作方案的通知》（津卫中〔2017〕277 号），并组织召开治未病科主任工作会议，讲解《中医医院治未病科建设与管理指南》，对建设规范中医治未病科提出具体要求。2017 年 9 月，天津市卫生计生委组织专家对 2016 年中医治未病服务能力建设项目进行验收。经过建设，5 家项目单位共购置诊疗设备 121 台件；制定并实施高危人群病前状态中医预防保健服务技术指南 12 个；研发治未病产品共 5 个系列 17 种；为 13000 余人进行中医体质辨识，并对 2100 余人进行中医健康干预，建立中医健康档案 1769 份。开展季节养生、体质养生等健康宣教，制作光盘 12 个，编制治未病专业书籍 5 部，宣传彩页折页若干。开展治未病讲座 140 余次，受益人数万余人。

基层中医药服务能力提升工程。一是启动“十三五”基层中医药服务能力提升行动计划。天津市卫生计生委、人力社保局、市场监管委印发《市卫生计生委、市人力社保局、市市场监管委关于印发天津市基层中医药服务能力提升工程“十三五”行动计划实施意见的通知》（津卫中〔2017〕136 号）。天津市卫生计生委联合天津市人力社保局、市场监管委召开天津市基层中医药服务能力提升工程“十三五”行动计划启动会议。二是实施基层中医药服务能力建设项目。天津市卫生计生委印发《市卫生计生委关于印发 2017 年基层中医药适宜技术服务能力建设项目工作方案的通知》（津卫中〔2017〕157 号）。确定天津蓟州、宁河、东丽 3 个区中医医院为基层中医药服务能力建设项目单位，提升基层中医药适宜技术在基层的推广能力。2017 年，3 家中医医院制订各单位实施方案，依据国家中医药管理局文件要求，购置设备、开展培训共 7 次，培训 310 人次，项目经费平均使用 40% 以上。

中医中药中国行。天津市印发《天津市中医中药中国行——中医药健康文化推进行动实施方案（2016 ~ 2020 年）》，以“传播中医药健康文化　提升民众健康素养”为主题，开展系列中医药健康文化和科普知识普及项目。同时要求各区制订区级实施方案并进一步落实。2017 年 9 月 24 日，天津市在天津中医药大学第二附属医院召开中医中药中国行——中医药健康文化推进行动天津市启动仪式，依次在 4 所中医医院各开展为期一周的展览、科普宣传、义诊、讲座、中医药体验等活动。活动期间共举办义诊咨询 39 场次，参与义诊专家 424 人，举办中医药科普讲座 30 场、中医药普法讲座 5 场、发放科普宣传材料 1.3 万余份。

中医养生保健素养调查。天津市根据《2017 年中国公民中医药健康文化素养调查工作方案》，完成对天津市和平区、河东区、河西区、红桥区、西青区、津南区、宝坻区、滨海新区8个区2160名15～69岁城乡常住居民的中医药健康文化素养监测。该监测采用问卷调查方式，主要内容包括中医药学科理念和知识、中医药文化常识、中医药健康生活方式、中医药家庭适宜方法4个方面。所有监测数据均已上报国家级项目主管部门。

中医药文化科普巡讲。天津市中医药管理局联合天津市教委在首批16家试点学校开展中医药进校园活动。组织校园中医药讲座、中医药夏令营等活动。开展中医药科普宣传人才培训，全市163位健康教育和中医科普宣传人才参加培训。2017年组织2次市级中医药健康大讲堂和16次区中医药健康大讲堂活动。

全国中医药文化宣传教育基地建设。天津市乐家老铺沽上药酒工坊开展系统性藏品普查工作。经社会捐赠，引入一对明清代苏门答腊双犀标本，2017年累计接待200余个单位，近2000人次的参观。“津门医粹”中医药博物馆定期组织中医药文化知识讲解员培训。编写“津门医粹”中医药博物馆宣传册。接待荷兰、波兰、捷克、澳大利亚及中国台湾的医药团体参观。参与筹备金砖国家卫生部长会暨传统医药高级别会议，为会议现场的传统医药展览提供药用植物标本98种、中医药文物展品200余件、古籍文献100余册。武清区中医医院依托陈宝贵名中医工作室将学派传承知识、研究成果和出版刊物在中医药文化长廊中展出；在电视台开办专题中医文化宣传栏目《杏林之声》，利用新媒体传播养生知识；与武清区图书馆合作，以《潞河讲堂》栏目为载体，陆续派遣20余名院内中医养生保健专家进行讲座，面向全区广大市民，受益群众达10余万人。组建10名中医专家讲师队伍在老年大学讲座。

中医药健康旅游。为做好中医药和健康旅游融合发展，天津市卫生计生委联合天津市旅游局共同遴选推荐11个中医药健康旅游示范区（基地、项目）上报国家中医药管理局和国家旅游局。为加强医疗机构健康旅游工作，天津市卫生计生委邀请天津市旅游局及旅游管理专家召开座谈会，研讨中医药健康旅游工作措施，并实地对天津中医药大学第一附属医院进行调研，从加强组织机构建设、加大旅游产品开发力度、丰富健康体验项目、完善技术服务标准和加强配套设施建设等方面提出意见建议。（杨　仰）

◆ 河北省

基层中医药服务能力提升工程。2017年4月27日，河北省卫生计生委、财政厅、人力资源社会保障厅、教育厅、食品药品监管局、中医药管理局联合印发《河北省基层中医药服务能力提升工程“十三五”行动方案》，并于4月28日召开基层中医药服务能力提升工程“十三五”行动计划启动视频会议。会议要求，“十三五”期间，以问题和目标为导向，重点打造提升工程的“升级版”。要加强基层中医药基础设施建设，强化县级中医医院的基础设施建设和基层医疗卫生机构中医综合服务区建设。加强人才队伍建设，强化以全科医生为重点的基层中医药人才队伍建设，充实基层中医药人才队伍，提高人员素质。要提升基层中医药服务能力，各地要通过县乡一体化、医师多点执业、开展对口支援等方式，全面加强基层医疗卫生机构中医药医疗、预防、保健、康复等服务能力建设。要统筹推进基层中医药信息化建设，促进基层中医药工作科学化、规范化、制度化管理，有效提升服务的质量和效率。要深入开展中医药健康文化推进行动，不断提升城乡居民中医药健康文化素养。

中医中药中国行。2017年9月9日，中医中药中国行——中医药健康文化推进行动河北启动仪式在保定市涞源县滨湖广场举行。国家卫生计生委副主任、国家中医药管理局局长王国强和河北省人民政府副省长徐建培出席启动仪式并讲话。北京大学第一医院和中国中医科学院西苑医院共计12位专家组成的国家医疗队与河北省、市、县级医院的70余名中、西医临床专家、教授共同为当地群众进行义诊、查体和健康宣教，活动现场共义诊群众6000余人次，发放宣传材料5000余份。启动仪式还安排中医养生功法展示和鲜药切制、制丸、搓艾、祁州四绝等展示。现场群众不仅可以通过展板和发放的宣传折页详细了解常见病疾病诊疗知识和《中华人民共和国中医药法》（以下简称《中医药法》）相关政策，还可以通过临床专家和名中医义诊，现场体验中医推拿、耳穴埋豆等中医适宜技术，观看药食两用品种、河北道地药材标本、传统制药技艺、炮制技术等，深入参与到活动当中。中医中药中国行自2007年正式启动，走过10年征程。10年来，河北省以百院千场健康大讲堂、中医药文化嘉年华等活动为载体，共举办366场义诊，深入开展中医药文化知识科普工作，160多万人受益。

中医药健康旅游。2017年5月2日，河北省旅游发展委员会、中医药管理局印发《关于促进中医药健康旅游发展的实施意见》（以下简称《意见》），明确促进旅游与中医药融合，开创中医药健康旅游新业态，打造河北中医药健康旅游品牌，推进旅游业的转型升级，提升旅游和中医药对全省经济和社会发展的贡献率，满足人民群众多层次多样化中医药健康服务需求。《意见》提出，到2020年，中医药健康旅游基础设施和配套服务设施不断完善，中医药健康旅游发展环境进一步优化，初步形成中医药健康旅游产业体系。中医药健康旅游人数达到旅游总人数的3%，中医药健康旅游收入达100亿元；在全省创建4个中医药健康旅游示范区，15个中医药健康旅游示范基地、30个中医药健康旅游示范项目，培育出具有国内影响力、国际知名度和市场竞争力的中医药健康旅游服务企业和知名品牌。到2025年，中医药健康旅游收入达200亿元，培育打造出国内影响力大、国际知名度高和市场竞争力强的中医药健康旅游服务企业和知名品牌。河北省中医药健康旅游工作将重点围绕“一品两产三示范”，打造品牌，开发产品，壮大产业。一品即利用该省丰富的中医药健康旅游资源，打造中医药健康旅游品牌；两产即开发中医药健康旅游产品，壮大中医药健康旅游产业；三示范即开展中医药健康旅游示范区、示范基地和示范项目，鼓励保定安国、邢台内丘、邢台巨鹿、承德滦平等有一定中医药健康旅游产业集群的地区，整合资源、发挥优势，建设中医药健康旅游示范区。

（王艳波）

◆ 内蒙古自治区

2017年，内蒙古自治区蒙中医药管理局为落实《自治区蒙医药中医药健康服务发展规划（2016～2020年）》任务和自治区卫生计生委《关于促进蒙医中医养生保健服务发展的实施意见》，开展蒙医药中医药健康服务调查，印发《进一步推进蒙医药中医药健康服务工作的通知》，从完善政策措施、规范治未病科建设、推进医养结合、提升康复能力、开展对口支援、加大宣传力度等方面提出具体举措，推进蒙医药中医药健康服务发展。（岳红娟）

◆ 吉林省

2017年，吉林省积极推动中医药健康服务，助力健康吉林建设。通过中医药特色老年健康中心项目建设、中医药区域健康服务管理指导中心项目建设、中医药服务健康城市试点工作、创建国家中医药健康旅游示范区等多项工作大力推进中医药健康养老、健康旅游、健康文化等新兴业态快速发展，健康服务供给更加多元。

持续建设中医药特色老年健康中心。2017年，吉林省在2016年建设6家中医药特色老年健康中心的基础上，继续提升中医医疗机构老年病科服务能力，将此项工作纳入2017年吉林省人民政府民生实事，投入省级专项经费900万元，遴选确定长春榆树市中医院等6个县级中医院为2017年中医药特色老年健康中心建设项目单位。截至2017年11月底，6个项目单位已完成老年健康中心基本建设并投入使用。门诊诊疗人次累计达到32.0万人次，出院病人累计达到1.6万人次。加强人员队伍建设，累计送出培养44人。扩大中医药服务范围，积极开展中医药健康教育讲座61次。6家项目单位与区域内32家养老机构建立协作关系，为养老机构提供专业的人员和技术支撑，全面提升老年人身心健康水平和生活质量，有效推动中医院与区域内养老机构合作，建立中医药特色医养结合新模式。

建设中医药区域健康服务管理指导中心。2017年，中央财政安排900万元专项资金，遴选确定长春市中医院等6家项目单位，提高中医药健康管理能力和水平，带动治未病中心建设、公共卫生项目等工作的实施。吉林省中医药管理局为辖区内各级各类预防保健机构、基层医疗机构及社会性非医疗性养生保健机构提供体质辨识、健康评估、干预等中医药健康管理服务技术支撑，发放治未病和养生保健知识手册1.8万本，受益群众累计2.3万人次。开展中医预防保健知识和技能培训96次，培训4380人，提高健康管理人员的服务能力和水平。同时，拓展中医药健康管理服务领域，建立中医药区域健康服务管理医联体新模式。

试点中医药服务健康城市建设。为大力推动吉林省中医药服务健康城市工作开展，服务人民群众健康，2017年初，吉林省中医药管理局与公主岭市、通化县、乾安县人民政府签订中医药服务健康城市框架协议，投入专项资金300万元。试点城市积极打造中医药主题公园、广场6个，借助中医药公益广告、宣传片、微信平台，进行中医药文化科普知识宣讲，推广中医适宜技术，不断提高群众对中医药文化的知晓率、认可度，充分发挥中医药在保障人民群众身体健康中的作用，中医药服务居民健康贡献率明显增强。

积极创建国家中医药健康旅游示范区。根据《国家旅游局、国家中医药管理局关于开展国家中医药健康旅游示范区（基地、项目）创建工作的通知》，2016年8月开始，吉林省中医药管理局与吉林省旅游发展委按照申报程序，积极组织各地区和单位开展创建工作，经过各地区初审推荐、省级专家评审、国家2部门实地检查验收、公示等环节，吉林省通化市创建首批国家中医药健康旅游示范区。

（李欣欣、哈恩忠）

◆ 黑龙江省

制订《健康龙江2030规划》。2017年2月，黑龙江省委省人民政府印发《健康龙江2030规划》，要求提高中医药服务能力，实施中医临床优势专科培育工程，提高重大疑难病、急危重症临床疗效。加强中医药重点专科建设，加强各级重点专科间的协作，促进城乡中医药重大疑难病诊疗服务均等化。大力发展中医非药物疗法，进一步完善基层中医药适宜技术推广网络。发展中医特色康复服务。健全覆盖城乡的中医医疗保健服务体系。发展中医治未病服务，在疾病预防与控制中积极运用中医药方法与技术，扩大中医养生保健服务供给。推进中医药继承创新，实施中医药传承创新工程。建立中医药传统知识保护制度，发展中医药服务贸易。保护重要中药资源和生物多样性，开展中药资源普查及动态监测。

积极开展中医药健康服务。一是以“南病北治，北药南用”为切入点，中医药健康服务与养老、旅游等产业融合发展。2017年，建设能够提供“南病北治，北药南用”服务的中医药健康旅居养老基地被黑龙江省人民政府列入重点工作，由黑龙江省民政厅牵头，联合省旅游委，制订创建方案。黑龙江省科技厅申请3000万专项研究资金用于资助开展“南病北治，北药南用”相关科技创新平台、中药材种植基地、服务机构建设和特色保健品研发。以此为带动，全省中医药健康养老服务发展迅速，黑龙江省卫生计生委参加省人民政府养老产业推介团赴重庆、成都推介全省“南病北治、北药南用”服务。到2017年底，全省县级以上中医医院已与138所养老机构建立合作关系，建立合作关系的养老机构床位共9987张，全年为机构中老年人服务23898人次，举办讲座229场。二是以项目引导，中医药对外交流取得新成绩。黑龙江中医药大学再次被列入国家中医药管理局中医药国际合作专项2017年度项目，黑龙江中医药大学与匈牙利合建的中国－中东欧中医医疗培训中心升级为中国－中东欧中医医疗中心。中医药涉外工作被黑龙江省委宣传部纳入全省《关于进一步加强和改进中华文化走出去工作的实施意见》，并设立专章。三是以公立中医医院康复、治未病能力建设为示范引领，积极推动中医药健康服务发展。2017年，黑龙江省持续推进中医治未病工作，全省县级以上中医医院已有82所建立治未病科（治未病中心）。共有医师358人（省级48人，市级82人，县级228人），副高级职称以上154人（省级13人，市级42人，县级99人），护士198人。日均门诊人次省级中医医疗机构48人次，市级中医医疗机构41人次，县级中医医疗机构14人次。治未病科平均使用面积228.82平方米，平均应用中医干预技术8～10项。开展中医药康复能力建设。制订全省三级甲等中医院和二级中医院建设康复重点专科和康复中心工作目标。确定哈尔滨市中医医院等46所中医医院康复科为黑龙江省第一批二级以上中医医院康复能力建设项目单位，建设周期为2年。（曲　峰）

◆ **上海市**

2017年，上海市根据国家《关于推进家庭医生签约服务的指导意见》《中医药健康服务发展规划（2015～2020年）》及上海市《关于进一步推进本市社区卫生服务综合改革与发展的指导意见》《关于完善本市家庭医生制度的实施意见》等文件精神，遴选2批共50项“家庭医生中医药服务示范岗”项目，围绕现有社区中医药服务要求，通过优化家庭医生服务流程和方式，强化中医药技术和方法在家庭医生签约服务中的综合利用，探索不同资源配置下中医药服务均衡提供方式，形成一批可复制推广的家庭医生制度下中医药服务模式，满足居民社区卫生服务需求。（王　翀）

◆ **江苏省**

基层中医药服务能力提升工程。2017年，江苏省中医药局启动并实施基层中医药服务能力提升工程“十三五”行动计划。工程紧紧围绕深化医改中心任务，强化部门协同，狠抓对标看齐，加大基层投入，推进人才培养，创新服务模式，引领创先争优，基层中医药服务能力得到进一步提升。一是强化部门协同，有序推进工作。江苏省高度重视基层中医药服务能力提升，切实抓好国家基层中医药服务能力提升工程“十三五”行动计划贯彻落实，把行动计划列入2017年度省人民政府十大主要任务百项重点工作。江苏省发展改革委、财政厅等6部门联合印发《江苏省基层中医药服务能力提升工程“十三五”行动计划实施方案》，召开启动工作电视电话会议，强化任务部署、细化工作分工、加强部门协同，赴江苏无锡、镇江、泰州、淮安等地检查，督导工程有序推进。二是狠抓对标看齐，夯实硬件基础。江苏省印发《江苏省乡镇卫生院、社区卫生服务中心中医综合服务区（中医馆）建设标准与评分细则》《江苏省村卫生室、社区卫生服务站中医综合服务区建设指南》，推动基层医疗卫生机构中医馆标准化建设。全省78.1%的乡镇卫生院、社区卫生服务中心按照标准建设中医馆，较2016年提高11个百分点。2017年，新遴选中医馆建设项目247个，获中央财政支持的基层医疗卫生机构中医综合服务区（中医馆）建设项目669个，列入2018年度建设项目264个。在东台市、海安县等部分地区村卫生室、社区卫生服务站开展“中医阁”建设，进一步将中医药工作向网底延伸。三是加大基层投入，建强基层中医。安排基层中医药服务能力提升工程预算经费1330万元。启动实施全面提升县级中医医院临床专科服务能力建设项目，按照“填平补齐、突出特色、整体提升”的原则，对36家县级中医医院180个中医特色优势专科（专病）和临床薄弱专科重点扶持，每个科室资助30万元。在县级中医院遴选基层中医药特色专科建设项目25个，每个项目资助25万元。3所县级中医医院升格为三级乙等中医医院。12所县级中医医院通过三级乙等复核。江苏省昆山市、江阴市、张家港市中医医院继续位居香港艾力彼县级医院排名中医前三强。继续鼓励社会办中医医疗机构，完成2所中外合资门诊部设置审批。四是推进人才培养，提升服务能力。强化中医类别全科医生规范化培训工作，招录中医全科学员208人、中医助理全科学员15人。启动基层卫生技术人员中医药知识与技能培训项目，组织编写培训教材，构建网络学习平台。新建全国基层名老中医药专家传承工作室19个。启动新一期西学中高级人才研修班，招收学员100名。8个设区市社区卫生服务中心和乡镇卫生院中医类别医师占同类机构医师总数比例达20%以上，10个设区市实现100%的社区卫生服务站至少配备1名中医类别医师或能够提供中医药服务的临床类别医师要求，8个设区市95%以上的村卫生室至少配备1名能够提供中医药服务的乡村医生或中医类别（临床类别）医师或乡村全科执业助理医师。印发《关于进一步加强中医药适宜技术培训推广基地建设的通知》，积极推广基层中医药适宜技术，建设培训推广基地。分层分类设置推广基地，在江苏省中医院设省级基地，各市、县（市、区）级中医医院设市、县（市、区）级基地，县级基地能够按照中医药技术操作规范开展45项以上中医药适宜技术培训。16所市级中医医院、66所二级中医医院开展对口支援工作，受援中心卫生院100所，受援一般乡镇卫生院384所，二级以上中医医院对口支援乡镇卫生院基本实现全覆盖。全省34所二级以上公立中医医院共108名技术骨干在基层担任业务副院长或科室负责人员。五是创新服务模式，推动末端融入。江苏省中医药局起草《关于进一步做好治未病健康工程实施的通知》，推进家庭医生中医药工作签约服务，推动建立融入中医药内容的社区健康管理模式。开展高危人群中医药健康干预，提高孕产妇、亚健康人群和高血压、糖尿病等重点人群和慢性病患者中医药健康管理率。65岁以上老人和0～36个月儿童中医药健康服务管理率分别为66.7%和67.2%。江苏省中医药局会同其他职能部门制定《江苏省家庭医生签约服务项目库》，组织开展基本公共卫生服务中医药项目培训。六是引领创先争优，促进整体提升。积极引领“全国基层中医药工作先进单位”创建。江苏省中医药局开展泰州市（地级市）、金湖县等8个地区（县）全国基层中医药工作先进单位复审工作。组织2017年度申报全国基层中医药工作先进单位的15个县（市、区）省级评审。对评审中发现问题的地区和单位，进行个别约谈，召开专题整改推进会，分析通报问题，学习国家新修订的标准，督导相关地区、单位整改，并组织专家进行二次复核，有效推动该地区基层中医药工作水平整体提升。15个县（市、区）均已接受国家中医药管理局实地评审。

中医中药中国行。2017年9月24日，中医中药中国行——江苏省中医药健康文化推进行动暨江苏省岐黄校园行活动在南京启动。活动由江苏省卫生计生委、江苏省中医药局主办，旨在集中宣传中医药健康知识，传播中医药健康理念，进一步引导大众走进中医药、了解中医药，支持中医药，努力提高全民中医药健康素养。江苏省卫生计生委党组成员、中医科教处处长朱岷在启动仪式上致辞并宣布活动启动。活动得到江苏省教育厅、科技厅、商务厅、国资委、物价局、知识产权局等部门的大力支持，多家部门共同参与启动仪式现场活动，并表示将在今后的工作中共同努力，继续支持中医药事业发展，弘扬中医药文化，让中医药为维护和增进全省人民健康做出更大贡献。为积极引导广大青少年认识中医药、了解中医药，让孩子们接受中医药文化熏陶教育，传承弘扬中华优秀传统文化，江苏省中医药局在全省范围组织开展岐黄校园行活动，通过中医药文化讲座、参观中医药文化场馆、加深中医药文化体验等多种活动形式，逐步推动中医药进校园、进课堂，让中医药的“种子”在孩子们的心里生根发芽。针对学生和教师2个群体的特点，江苏省中医药局组织中医药文化科普专家分别研究编撰《中医药就在你身边》学生中医药文化读本和教育工作者健康读本，一是让广大青少年了解学习中医药文化，二是帮助教师群体预防职业病，改善亚健康状况，进一步提高健康素养。启动仪式上，江苏省卫生计生委、江苏省中医药局分别向南京市南湖第一小学、金陵小学、成贤街小学、小营小学等学校赠送中医药健康文化读本。启动仪式结束后，现场举行大型公益性中医药文化科普惠民服务活动。由江苏省中医药局主编的《江苏省中医名医名科简介》《中医药就在你身边》中医药文化科普丛书免费向现场市民发放，方便大家查询各地中医名医名科信息，了解中医药健康文化知识，赢得市民们的普遍好评。在义诊区内，数十名来自在宁省市中医医疗机构的中医药专家为市民义务问诊，解答他们的健康咨询。在中医药特色服务体验区，中医志愿者为市民提供推拿、耳穴埋籽、真假中药辨识、中药猜谜、品尝药茶等服务，并现场教授太极拳、糖尿病中医保健操等中医养生方法及心脏复苏术演示，吸引众多市民参与体验，领略中医药文化的独特魅力。

中医药进边防活动。2017年11月15日，江苏省中医药局联合武警江苏省边防总队走进武警连云港市前三岛边防大队开展中医药进边防活动，由中医药专家、武警医务人员组成的工作小组登上车牛山岛、达山岛、平山岛，为守岛官兵送医送药，提供中医药健康服务，并宣讲《中医药法》。车牛山岛、达山岛、平山岛是黄海海域中的3座小岛，俗称“前三岛”，总面积不足0.3平方千米。海岛远离陆地，随着冬令时节的深入，岛上天气十分寒冷。车牛山岛边防派出所教导员孙龙魁介绍，海岛气候环境恶劣，多风、多雾、多虫，岛上官兵大多患有不同程度的皮肤病、风湿病。针对这一情况，中医药专家为守岛官兵现场义诊，为每一位官兵把脉问诊，解答他们的健康问题，并教授官兵使用艾灸灯、雷火棒等中医治疗设备，同时为部分颈椎腰椎不适、有训练后伤痛的官兵进行针灸、推拿治疗，缓解官兵的伤病疼痛。江苏省中医药局、武警江苏省边防总队将研究建立中医药进边防活动的长效工作机制，发挥警地优质医疗资源的作用，不断推动中医药进边防、进军营，利用中医药特色优势，护卫人民子弟兵的健康。

（毕　磊、张小凡）

◆ 浙江省

“互联网+中医药”浙江模式。2017年12月14日，国家卫生计生委副主任、国家中医药管理局局长王国强调研组一行赴浙江省深入调研中医药健康服务与互联网融合发展情况，并到微医乌镇互联网医院、乌镇互联网国医馆考察。11月25日，全国首家互联网中医馆——乌镇互联网国医馆诞生。国医馆以“中医药+互联网+人工智能”为创新主题，内设“国医、国药、国技、国礼”四大服务体验区，提供互联网中医诊疗、在线体质辨识、智能药品配送、现代膏方制作、在线中医远程教育等服务。开馆不足1月，浙江省委副书记、省长袁家军，腾讯董事局主席马化腾，“互联网之父”罗伯特·卡恩等先后到国医馆考察。王国强表示，乌镇互联网国医馆打破了传统运作模式，是“互联网+中医药”的创新代表，浙江经验值得借鉴、推广。

全国首套中医药课本走进浙江小学。2017年4月8日，《中医药与健康》小学教材首发仪式在浙江杭州举行。国家卫生计生委副主任、中医药管理局局长王国强，浙江省人民政府副省长成岳冲出席首发仪式并讲话。这套由浙江省中医药管理局主导编印的小学中医药教材分为上、下2册，共36课时。采用每课时1个故事，通过36个有趣的小故事，和相关知识拓展、实践活动，传递丰富的中医药知识，展示浓厚的中医药文化内涵。通过课程学习，使孩子们了解中医药常识，增强对中医药的认知和兴趣，培养良好的健康意识，养成正确的生活习惯和方式，并乐于接受中医非药物调理和治疗的手段。2017年秋季教材进入浙江省小学5年级课堂。这标志着浙江成为全国首个将中医药知识纳入中小学地方课程的省份。（陈良敏）

◆ 安徽省

2017年8月5日，由安徽省卫生计生委、安徽省中医药管理局、合肥市卫生计生委主办，安徽省中医药学会、合肥市包河区卫生计生局承办的中医中药中国行——安徽省暨合肥市中医药健康文化推进专场活动在安徽省体育馆举行。安徽省卫生计生委副主任、省中医药管理局副局长董明培出席并讲话，国医大师李业甫代表专家致辞，省中医药学会理事长王键向安徽广播电视台交通频率主持人王娟娟颁发聘任其为安徽省中医药健康文化宣传大使的证书。国医大师唐祖宣、张大宁、陈可冀、李业甫，安徽省中医药科学院专职副院长李泽庚及合肥市卫生计生委、合肥市包河区政府、省直中医医院负责人员等出席。这次活动的主题是“贯彻实施中医药法　中医药健康你我他”。本次活动组织大型中医义诊活动，部分国医大师、全国名中医、国医名师、省名中医及合肥市名中医等约100名专家参加义诊，现场为群众提供诊疗和咨询服务。现场设有中医药体验区，市民在现场体验中医体质辨识、针灸推拿、中药材鉴别互动等；活动现场展示《中医药法》、中医药历史、安徽中医药、常用养生保健知识等宣传内容，发放中医药健康养生宣传资料，使市民了解《中医药法》，提高百姓自我养生、防病、治病的意识。现场还举行五禽戏、八段锦等表演，并向市民发放香囊、扇子等小礼品和风油精、十滴水、酸梅汤等防暑降温品。（王继学）

◆ 福建省

中医中药中国行。福建省制订印发《福建省中医中药中国行——中医药健康文化推进行动实施方案》。2017年10月26日，在福建省泉州晋江市举办中医中药中国行福建省启动仪式，通过组织义诊和健康咨询、中医药健康文化知识展览展示、中医药体育活动表演、中医药健康服务体验、中医药科普巡讲、中医药文化产品展示等现场活动，推广中医药的理念、知识、方法和产品，提升群众获得感，为推进全省中医药健康文化行动造势，为福建中医药事业发展营造良好氛围。

中医养生保健素养调查。福建省印发《福建省2017年中国公民中医药健康文化素养调查工作实施方案》，成立调查工作指导组，明确分工职责，确保调查保质保量完成。2017年9月20～22日，福建省中医药管理局举办福建省中国公民中医药健康文化素养调查培训班。福建省疾控中心健教科、福建省中医药研究院技术人员为全省10个调查点相关人员近130人进行入户前技术指导。到12月底，各调查点基本完成入户调查工作。

中医药文化科普巡讲专家培训。2017年11月30日～12月2日，福建省中医药管理局举办2017年福建省中医药健康知识科普人员培训班。福建省各县市级中医医院负责中医科普人员，福建省全国中医药文化宣传教育基地、省级中医药文化宣传教育基地宣教人员，福建省中医药学会、福建省中西医结合学会、福建省针灸学会近80人参加培训。

全国中医药文化宣传教育基地建设。福建省中医药管理局联合福建省文化厅印发《关于开展中医药文化宣传教育基地建设的通知》，到“十三五”末，在福建省内现有的1个国家级、4个省级的中医药文化宣传教育基地基础上，新建2个国家级、若干个省级中医药文化宣传教育基地。

中医药健康旅游。福建省卫生计生委和福建省旅游发展委联合制定《福建省养生旅游休闲基地建设与服务规范（试行）》（闽旅产〔2016〕220号），组织在全省范围内遴选申报一批福建省养生旅游休闲基地创建单位。2017年10月，福建省卫生计生委会同省旅游发展委员会组织专家，对申报创建养生休闲基地的单位进行综合评审，重点突出最具福建特色的茶和温泉2类养生元素，共有12家单位被评审为第一批养生旅游休闲基地示范单位。（姚　鹏）

◆ 山东省

中医中药中国行。开展中医中药中国行——中医药健康文化推进行动，山东省组织各市、县举办基层医生培训、义诊和科普宣传活动100余场，培训基层中医药技术人员1万余人，义诊群众4万余人次，发放宣传材料10万余份。开展2017年中医中药中国行——齐鲁名中医巡讲活动，组织基层医生培训34场，中医药科普讲座200余场，传播中医养生保健基本理念、知识和技能，弘扬中医药文化。

中医药文化宣传项目。山东省中医药管理局组织开展省级中医药文化宣传教育基地和中医药文化建设示范单位评选工作，8个基地和44个单位评审入选。规范中医药科普巡讲专家管理，开展中医药科普巡讲活动。建立中医药信息交流机制，在《中国中医药报》等行业主流报刊刊发开展山东省中医药工作动态，编发《山东中医药工作动态》8期。打造齐鲁中医药文化品牌，制作《中医说》《节气与养生》等百姓喜闻乐见的电视节目，举办国家级、省级中医药文化宣传教育基地等评选活动。

养生保健治未病服务。推进中医药健康服务发展，扩大中医养生保健惠及面，山东省中医药管理局组织开展山东省中医药“服务百姓健康行动”之膏方推广活动，举办膏方临床应用及制备培训班，培训业务骨干200余人。举办山东省中医五运六气理论指导临床应用培训班7期，培养中医临床骨干800余人。

基层中医药服务能力提升工程。山东省中医药管理局启动基层中医药服务能力提升“十三五”计划，明确8个方面25项重点任务，建立联络员工作制度，定期调度工作进展。完成12个全国基层中医药工作先进单位省级复审，指导有关县区完成国家级基层中医药工作先进单位创建现场评估。加强基层中医药综合服务区建设，建成高标准中医馆332个、国医堂140个，山东省累计建成基层中医药综合服务区1792个，社区卫生服务中心及乡镇卫生院设置率分别达到74.6%和86.5%。支持新建基层医疗机构中医药综合服务区265个，实现有建设条件的基层医疗机构全覆盖，开展中医馆项目第三方评估，完成山东省国医堂项目年度考核及终期验收。积极推广基层中医药适宜技术，建成17个县级基层中医适宜技术培训基地，完成83期乡村医生中医药适宜技术培训班培训2.3万余人。组织山东省基层中医药适宜技术竞赛活动，带动60%以上的山东省基层中医药人员积极参与，提升基层中医药人员技术水平。推进国家基层中医药工作先进单位建设，指导33个复审及新创建单位，通过国家中医药管理局现场评估，山东省先进单位数量达到88个，居全国前列。

中医药旅游与养老等产业发展情况。一是推动日照市中医药健康旅游示范区成为国家首批中医药健康旅游示范区，提升中医药健康旅游服务标准化和专业化程度，山东省中医药管理局联合省旅游发展委公布山东省首批中医药健康旅游示范区1个、示范基地11个、示范项目58个。二是鼓励有条件医疗机构与养老机构开展深度合作，以山东省人民政府办公厅《关于贯彻国办发〔2016〕91号文件全面放开养老服务市场提升养老服务质量的实施意见》（鲁政办发〔2017〕52号）为契机，推动省级中医药特色医养结合示范基地建设。

中医药文化发展与对外交流。山东省中医药管理局依托第八届世界儒学大会儒家思想与中医药文化论坛，举办国际孔子文化节儒医高峰论坛、第二届山东传统医药创新发展国际研讨会。参与“一带一路”项目，验收泰安市中医医院承担的中国－尼泊尔中医药中心项目。做好与中东欧国家医药卫生领域的交流和合作，参加第三届中国－中东欧国家卫生部长论坛，山东中医药大学与塞梅尔维斯大学签署合作备忘录等。（方传武）

◆ 湖南省

中医养生保健服务。一是普及中医养生保健知识。湖南省成立省中医药文化科普巡讲团，积极借助《湖南日报》、湖南卫视、《大众卫生报》、湖湘中医大讲堂等主流媒体及平台和腾讯·大湘网、健康微湖南、各级中医医院微信公众号等新媒体传播中医药养生保健知识，普及情志调摄、饮食调养、起居调摄、运动健体、穴位按摩等中医养生方法。湖南中医药大学第一附属医院、湖南省中医药研究院附属医院、长沙市中医医院、醴陵市中医医院等一批医院定期向病人及其家属推广普及太极拳、五禽戏、六段功、八段锦、导引等中医传统保健养生运动，引导群众自觉培养运用中医养生保健知识，促进健康的行为习惯。二是鼓励社会力量举办中医养生保健机构。长沙市按摩医院、颐而康保健连锁公司、优儿帮社区公益服务机构、天之道足浴、九芝堂中医馆、见康道莱、索菲亚保健等一批在行业内有重要影响的中医养生保健机构与企业实现规模化经营和生产。三是规范中医养生保健服务。加强行业自律，湖南省成立湖南省足浴按摩行业协会，马王堆导引术养生协会，马王堆养生气功研究会等养生保健协会和研究会、学会。注重标准引领，2017年湖南省中医药管理局组织湖南中医药大学、湖南省中医药研究院起草编制《中医健康管理服务规范》《药食同源药膳标准通则》2项团体标准，由中华中医药学会发布，为行业服务及时提供技术操作规范。四是探索开展中医特色健康管理。将中医药健康管理服务纳入公共卫生管理，组织基层医疗卫生机构每年为辖区内0～3岁儿童的家长进行儿童中医饮食调养、起居活动指导，为65岁及以上的老年人提供中医体质辨识和中医药保健指导。全省0～3岁儿童中医健康管理覆盖率达到45.2%，65岁以上老年人中医健康管理覆盖率达45.2%。

基层中医药服务能力提升工程。推进实施基层中医药服务能力提升工程“十三五”行动计划，开展乡镇卫生院和社区卫生服务中心中医综合服务区建设。60%以上的社区卫生服务中心和70%以上的乡镇卫生院设立中医综合服务区（中医馆），中医医疗服务约占全部医疗服务的诊疗量占诊疗总量的比例达到30%，推动中医药服务纳入公共卫生管理，全省0～3岁儿童中医健康管理覆盖率达到45.2%，65岁以上老年人中医健康管理覆盖率达45.2%。

中医中药中国行。2017年9月26日，在株洲炎帝广场举行中医中药中国行湖南站暨中医药健康文化推进行动启动仪式，湖南省政协副主席欧阳斌，国医大师孙光荣等出席活动。现场吸引参与活动的市民近千人。活动现场还开展《中医药法》宣传、中医药文化展示、中医中药保健手册进万家、中医专家义诊、中医中药健康知识讲座、中医进校园等内容。10余家健康养生企业现场展示产品，100多名省市名老中医药专家现场义诊，20多家省市媒体专题报道，社会反响强烈。

中医药健康旅游。2017年，湖南省中医药管理局组织湖南龙山康养基地涟源龙山国家森林公园管理处、永州异蛇生态文化产业园异蛇科技实业有限公司、湖南九芝堂中医药养生及文化科普基地九芝堂股份有限公司3家单位申报第一批国家中医药健康旅游示范基地创建单位。（王文雄）

◆ 广东省

养生保健治未病服务。广东省中医药局会同12个部门制订《关于广东省促进中医药健康养老服务发展的实施方案》。新增投入建设4个省级中医治未病指导中心和28个县区级中医治未病平台。全年为基层培训1000余名技术骨干。成立“岭南治未病联盟”“岭南膏方联盟”，增强区域辐射影响力。

基层中医药服务能力提升工程。广东省实施基层中医药服务能力提升工程“十三五”行动计划，2017年开工17家县级中医医院升级建设项目，23家开展设备配置。全国基层中医药工作先进单位创建工作稳步开展，新增4个先进单位，6个先进单位通过复审。600个基层中医馆项目建设完成。

中医中药中国行。2017年9月3日，中医中药中国行——广东省中医药健康文化推进行动启动仪式在广州英雄广场举行。广东省人大常委会委员、省人大教科文卫委副主任委员温捷香，省卫生计生委副主任、省中医药局局长徐庆锋，国医大师禤国维、周岱翰，全国名中医林毅等出席启动仪式。广东省建设中医药强省联席会议各成员单位代表、省属中医院主要领导、全省各地级以上市卫生计生局分管领导、省名中医代表等参加启动仪式。启动仪式当天，参加义诊群众750多人，在现场体验中医药特色疗法、智慧药房服务，参与中医药文化、普法和中医药健康旅游互动的人数超1000人。第二届国医大师禤国维、第三届国医大师周岱翰、首届全国名中医林毅和部分省名中医代表共约50位知名中医专家现场为群众义诊，吸引大批群众慕名而来。活动现场展出《中医药法》《广东省发展中医条例》《广东省岭南中药材保护条例》等普法知识，系统介绍中医药文化素养知识，展示广东省中医药文化宣传教育基地风采，广东中医药博物馆、神农草堂、陈李济博物馆、岭南中医药文化博览园等机构派出专家在现场与群众互动。

（汪洪滨）

◆ 重庆市

一、基层中医药服务能力提升工程

出台文件，强化政策保障。重庆市中医管理局与市人力社保局、市食品药品监管局联合印发《重庆市基层中医药服务能力提升工程“十三五”行动计划实施方案》，明确5大具体目标，8大重点任务22项具体工作。结合重庆市实际，创造性提出打造“精品中医馆”，开展“县管乡用、乡管村用”的中医药人才队伍建设试点工作。39个区县制订本辖区提升工程行动计划实施方案，占比97.5%。

全面部署，发挥带动效应。2017年4月，重庆市中医管理局在重庆市渝北区召开全市基层中医药服务能力提升工程“十三五”行动计划启动会议，部署任务、树立典型、以点带面，激发各地发展基层中医工作的热情。现场组织参观渝北区龙山社区卫生服务中心精品中医馆，进一步提出精品中医馆建设要求，解决精品中医馆建设难题。39个区县召开本辖区提升工程行动计划启动会议，占比97.5%。

加大投入，重点向贫困地区倾斜。“十三五”以来，重庆市安排中央和市级中医经费9395万元，14个贫困区县占比达到50.4%，地方财政投入37798.4万元。其中，中医馆建设经费2739万元，基层中医馆信息化建设经费4000万元，中医馆中医特色专科建设经费420万元，主要用于乡镇卫生院、社区卫生服务中心新建和改扩建精品特色中医馆、基层中医馆信息化建设和中医特色专科建设。各区县积极争取地方财政支持，多方筹资发展基层中医药。

巩固和加强基层中医药服务网络建设。一是加强区县中医医院和综合医院中医科建设。将长寿、綦江、渝北、云阳、酉阳、潼南6个区县中医院的改扩建项目纳入2017年度中央投资计划支持的卫生项目，计划中央投资2.8亿元，地方配套3.6亿元，建设业务用房15.6万平方米。沙坪坝区人民医院、永川区妇幼保健院、潼南区妇幼保健院3所医院通过创建全国综合医院中医药工作示范单位评审，区县全国综合医院中医药工作示范单位达18个。81%的综合性医院、46%的妇幼保健机构设置中医科，能够为群众提供中医药服务。二是加强基层医疗卫生机构中医药科室建设。重庆市有社区卫生服务中心199所，乡镇卫生院830所，100%的社区卫生服务中心、99%的乡镇卫生院设置中医科。建设中医馆、国医堂等中医药文化氛围浓厚的中医综合服务区965个，占比达94.0%；建设精品中医馆209个，占比达21.7%。全市有村卫生室10867所，社区卫生服务站383所，92%的社区卫生服务站、86%的村卫生室能够开展常见病多发病中医基本医疗和预防保健服务。三是大力发展社会办中医。重庆市制订《支持社会力量提供中医医疗和健康服务工作实施方案》，进一步明确支持社会办中医的各项政策措施。垫江县被国家中医药管理局确定为社会办中医试点地区，成立试点工作组织机构，制订试点工作方案，全面启动试点，探索鼓励社会办中医和发展相关中医药产业的有效途径。全市新增民营中医医疗机构194个，民营中医医疗机构达到2282个。

稳定和壮大基层中医药人才队伍。重庆市采取中医药传承、中医临床骨干培训、中医药人员归队等多种措施培养和壮大基层中医药人才队伍。举办中医临床、中药等各类短期培训班10余次，培训学员600余人次，实施11项国家级和320项市级中医药继教项目，进一步激发中医药人员学中医用中医的积极性。截至2017年底，基层医疗卫生机构中医类别医师占医师总数比例35.9%，中医类别全科医生占比

34.4%，社区卫生服务中心和乡镇卫生院中医类别医师占执业医师比例分别达到32.7%、36.1%，社区卫生服务站和村卫生室配备中医类别医师中能够提供中医药服务的临床医生或能中会西的乡村医生的比例分别为88.8%、78.9%。

强化和提升基层中医药服务能力。2016年以来，新增二级甲等中医院3所，二级甲等以上中医医院34所，占79%，92%的县级中医医院为二级甲等中医医院，新建成28个国家中医重点专科和32个市级中医重点专科并通过评估验收。全市建设基层医疗卫生机构市级中医特色专科42个，98%的社区卫生服务中心、乡镇卫生院，配有开展中医药服务必备的中医诊疗设备，并能运用中药饮片、针灸等6类以上中医药技术方法，85%的社区卫生服务站、77%的村卫生室能运用4类以上中医药技术方法，基层医疗卫生机构中医诊疗量占同类机构诊疗总量的34.6%。

拓展中医药健康服务。一是扎实开展中医药健康管理服务。全市65岁以上老年人和0~36个月儿童中医药健康管理率分别为54.0%、61.4%，超过国家指标。全市41所公立中医医院与293个社区卫生服务中心和乡镇卫生院建立医联体，重点开展中医药业务指导及中医药健康管理工作。二是大力发展中医治未病和健康养老服务。全市40个二级以上中医院全部设置治未病科，2016年，公立中医医院中医治未病科门诊诊疗人次41.73万人次，占总门诊人次的3.5%。重庆市中医管理局与市老龄办、市发展改革委、市民政局等10部门联合印发《关于促进中医药健康养老服务发展的实施意见》，按照突出特色、开发发展、创新服务的原则，推进全市中医健康养老服务工作进一步发展。全市10所中医医院中医老年养护中心建设被纳入政府规划。三是推进中医家庭医生签约服务。出台《关于进一步推进家庭医生签约中医药服务的通知》，将中医辨证论治、小儿常见病等16个病种8类中医治疗方法纳入《重庆市家庭医生签约服务参考服务项目》，全市家庭签约团队6852个，含中医师的家庭医生签约团队占50%，区县中医院参与签约的医师数占二级以上医院参与签约医师总数的41.5%，签约服务内容中医覆盖率100%，签约中医药服务付费项目占签约居民总数的3.7%。重庆市在全国专题会上作交流发言，国家《关于组织编写医改中医药工作典型案例通知》，指定上海、重庆报送中医家庭医生签约服务专项材料。

二、中医药健康文化素养调查

一是印发工作方案。重庆市中医管理局根据国家中医药管理局中医药健康文化素养调查工作要求，结合全市工作实际拟订《2017年重庆市中医药健康文化素养调查工作方案》，组织开展覆盖沙坪坝区等8个区县的中医药健康文化素养调查。二是开展调查培训。2017年10月13日，重庆市卫生计生委举办2017年重庆市中医药健康文化素养调查工作培训班，培训内容包括工作方案、问卷说明等，并对调查工作的质量控制、经费使用等提出要求。8个被纳入调查的区（县）相关工作人员30余人参训。三是开展入户调查。根据工作方案要求，重庆市中医管理局完成8个调查点共计48个居委会（村）的绘图列表工作，并根据国家抽样结果开展入户调查，截至12月全市共完成有效调查问卷2160份，预计2018年初完成资料的审核和上报工作。

三、中医药健康旅游

重庆市中医药健康旅游工作开展情况。一是加强调查研究，科学制订规划。重庆市中医管理局领导带队，开展全市中医健康服务业、中医药健康旅游资源的调研和基线调查，摸清发展现状，针对重点区县、重点地区一个一个项目实地调研，指导各区县积极争取当地党委、政府的支持，科学制订中医药健康旅游规划。2017年2月，重庆市中医管理局会同市发展改革委制订印发《重庆市中医事业发展“十三五”规划》，其中把发展中医药健康旅游服务纳入“十三五”规划，力争到2020年，打造和建成1~2个国家级中医药健康旅游示范区，6~8个国家级中医药健康旅游示范基地，10~20个国家级中医药健康旅游示范项目。二是及时出台相关政策。把发展中医药健康旅游写入《健康重庆2030规划》，作为健康中国战略重庆实践的重要内容。在反复调研的基础上，制订印发《重庆市人民政府办公厅关于贯彻落实国家中医药健康服务发展规划（2015~2020年）的实施意见》（渝府办发〔2016〕169号），其中要求着力培育中医健康旅游产业，开发一批中医药特色旅游路线，建设一批中医药特色旅游城镇、度假区、文化街、主题酒店，形成一批与中药科技农业、名贵中药材种植、田园风情生态休闲旅游结合的养生体验和观赏基地。三是争创中医药健康旅游示范区。重庆市相关区县以当地优质医疗资源、中医药资源为依托，积极制订相关规划，出台政策，吸引社会力量参与，争创中医药健康旅游示范区、示范基地和示范项目。重庆市卫生计生委会同市旅游局向国家旅游局、国家中医药管理局推荐重庆市国家中医药健康旅游示范区2个、示范基地10个、示范项目16个。9月，南川区被国家旅游局、国家中医药管理局确定为首批国家中医药健康旅游示范区创建单位。

南川区创建国家中医药健康旅游示范区工作情况。重庆市南川区委、区政府明确将中医药产业作为全区战略性新兴支柱产业，成立以区政府主要领导为组长的中医药健康旅游领导小组，将中医药健康服务业与旅游业深度融合，积极推动中医药健康旅游发展，2017年成为首批国家级中医药健康旅游示范区创建单位。近5年，南川区财政整合涉农、涉旅、涉医、涉药相关政策和项目资金，投入中医药及健康旅游专项经费14.1亿元，引导和撬动社会资本逾100亿元。一是高规格规划，推出中医药健康旅游主题线路。重庆市南川区委托专业机构编制《南川区中医药健康旅游发展专项规划》，规划形成南、北、中3大旅游环线。南部金佛山环线，重点打造中医药科普和养生度假旅游；北部大观园环线，侧重乡村观光体验健康旅游和中医药科技展示游览；中部以凤嘴江、半溪河为纽带突出花城建设，突出休闲旅游和保健、康复、养老等健康旅游。制定到2019年实现中医药健康旅游167万人次、综合收入13亿元，到2030年实现中医药健康旅游418万人次、综合收入48亿元的目标。二是高强度投入，全力打造中医药健康旅游品牌。打造金佛山西坡天星国际温泉城、金佛山北坡金三泉温泉养生项目、大观温泉疗养基地等养生养心疗养温泉集群品牌。打造金佛寺、金佛山药用植物博览园、神龙门、时珍长廊、思邈广场、智能温室“本草苑”等中医药文化旅游精品。打造大观片区中医药乡村旅游文化节中医药为特色的节庆日。三是突出地方特色，壮大中医药健康旅游产业。重庆市南川区依托金佛山道地中药材，以中药材种植基地和观赏项目为重点，打造重庆市级（大观）中医药科技产业园。积极推进大观健康城建设，规划设计2平方千米，布局医疗、养老、康复、市民农庄等业态。建立中药材繁育及种植基地，开发以“常山”为主的用于医治战伤的中药，研发活麝取香技术（国内处于领先水平），玄参总产量占全国60%，基本形成环金佛山中药材产业带。打造名特产品、特色餐饮等中医药健康旅游商品生产基地。四是更新观念，发展中医养生保健服务。重庆市南川区大力开展中医药治未病服务，推进全区中医适宜技术推广和医疗机构中医综合服务区建设，中医药综合服务能力明显提升。以慢病管理为重点，在景区、公园、酒店、农家乐等地开展慢病宣传教育，创新中医药健康旅游服务模式，增强游客对慢病防治的健康意识。医疗机构将中医药综合服务向中高级酒店宾馆延伸，积极推广和建立药膳连锁店，推动中医药医疗机构与各级旅游机构的全面深度合作。（唐丽灵）

◆ 四川省

养生保健治未病服务。一是四川省积极参与中医医养结合工作相关文件的制定。结合四川省中医药发展实际，对四川省卫生计生委《四川省医疗卫生与养老服务相结合发展规划（2017～2025年）（征求意见版）》提出修改意见。参与《四川省人民政府关于印发四川省贯彻中医药发展战略规划纲要（2016～2030年）实施方案的通知》《四川省人民政府办公室关于印发四川省中医药大健康产业“十三五”发展规划的通知》等文件的制定，明确提出要发展中医药健康养老服务，建立健全医疗机构与养老机构之间的康养协作机制。二是做好中医医养结合项目建设。四川省中医药管理局会同四川省卫生计生委遴选2017年省级财政补助健康服务业建设项目，重点支持中医医养结合相关项目，督促各市州将中医药医养结合项目纳入医养结合示范机构和示范点项目统筹安排。组织四川省中医药管理局直属中医医疗机构对2016年中医药健康服务业建设项目开展绩效评价，重点对省中西医结合医院中医药健康服务医养结合示范区、成都中医药大学附属医院省治未病中心等项目进行总结评价。推动成都中医药大学附属医院等5家中医医疗机构相关项目纳入中医药传承创新工程重点中医医院建设储备项目库。三是推进开展中医药健康服务。四川省中医药管理局按照国家中医药管理局医政司《关于对中医养生保健服务工作开展情况进行调查摸底的通知》要求，一方面，对全省各地各有关单位中医治未病健康工程进展情况进行总结，另一方面，根据各地各有关单位相关材料，向国家中医药管理局医政司推荐洪雅县等10个中医养生保健服务发展典型。四川省中医药管理局制定《四川省全国基层中医药工作先进单位产业建设补充标准（试行）》及《四川省全国基层中医药工作先进单位产业建设补充标准评审细则（试行）》，被纳入2017年全省全国基层中医药工作先进单位省级初评及期满复审实地评估内容，并于5月22日启动第一批实地评估工作。贯彻落实全省《关于促进中医药健康养老服务发展的实施意见》，研究修订中医药健康服务业统计指标，开展中药院内制剂摸底调查，对2016年省财政补助健康服务业局直属机构重点项目进行绩效评价，报送2017年前3季度中医药健康发展相关数据。起草《三级中医医院等级评审省级附加评审指标》，将“开展中医药健康服务”作为重要内容纳入指标内容。四是做好人才培养工作。四川省中医药管理局在全省2017年国家基本公共卫生服务规范（第三版）培训班上，为100余名学员讲解65岁以上老年人中医药健康管理等中医药基本公共卫生服务项目。举办2017年四川省基层中医药人员健康服务讲习班，培训来自全省21个市（州）社区卫生服务中心的160余名学员。

基层中医药服务能力提升工程。四川省中医药管理局正式启动四川省基层中医药服务能力提升工程“十三五”行动计划，依托四川省卫生计生信息中心建立基层中医药服务季报、年报监测机制。开展基层中医药工作先进单位创建工作。制定《四川省全国基层中医药工作先进单位产业建设补充标准（试行）》及《四川省全国基层中医药工作先进单位产业建设补充标准评审细则（试行）》，纳入2017年全省全国基层中医药工作先进单位省级初评及期满复审实地评估内容。完成9个县（区）全国基层中医药工作先进单位复审评估和22个县（市、区）全国基层中医药工作先进单位国家级评审。全省共创建“全国基层中医药工作先进单位”72个，居全国前列。基层医疗卫生机构中医馆和中医角建设。四川省争取中央和省级财政资金4590万元开展基层医疗卫生机构中医馆和中医角建设，建成403个中医馆。自2012年以来全省通过中央、省级财政资金共建成1682个中医馆。截至2017年，四川省100%的乡镇（中心）卫生院，100%的社区卫生服务中心能够开展中药饮片、敷贴、针刺、灸疗、按摩、刮痧、火罐 6 大类以上中医药适宜技术，75% 以上的村卫生室和社区卫生服务站能够开展 4 类以上中医药适宜技术，基层中医药服务量达 43.5% 以上。

中医中药中国行。根据国家中医药管理局《中医中药中国行——中医药健康文化推进行动实施方案（2016～2020 年）》要求，2017 年 9 月 6 日，中医中药中国行——四川省中医药健康文化推进行动启动仪式在四川成都举行。中医中药中国行组委会办公室副主任、《中国中医药报》社副社长兼副总编辑罗会斌受邀参加并致辞。四川省中医药管理局党组书记、局长田兴军宣布中医中药中国行——四川省中医药健康文化推进行动正式启动并讲话，四川省中医药管理局党组成员、副局长罗建主持仪式。21 个市（州）卫生计生委副主任、中医科长，四川省中医药管理局直属单位和注册医疗机构分管负责人员，局机关各处室负责人员，部分县（市、区）卫生计生局、中医医疗机构和成都中医药大学相关人员共 140 余人参加启动仪式。开展中医中药中国行——四川省中医药健康文化推进行动，要瞄准四川省委正在实施的中华优秀传统文化传承发展工程，发挥中医药资源优势，因人而异、因地制宜设计不同的中医药健康养生文化内容和载体，深入推进"六进"和中医药健康养生文化"两创"活动，采取组织义诊、专家讲座、群众体验等方式，向各级政府、各地群众宣传中医药，引导人们提升中医药健康素养，养成良好的行为和生活方式，增进社会对中医药核心价值理念的认知、认同，营造全社会更加关心支持中医药事业发展的良好氛围。省级启动仪式后，全省各地按照要求推进活动开展。

中国公民（四川）中医药健康文化素养调查。为进一步摸底四川省公民中医药健康文化素养水平变化趋势，为制定中医药健康文化知识普及相关政策提供科学依据，2017 年 1～8 月四川省组织开展 2016 年国家中医药管理局下达的 14 个监测点的中国公民（四川）中医药健康文化素养调查现场调查工作，按照要求收集调查问卷 3780 份并完成资料上报工作。9 月，四川省启动 2017 年国家中医药管理局下达的 14 个监测点的中国公民（四川）中医药健康文化素养调查现场调查工作，下拨调查经费 56 万元。

全国中医药文化宣传教育基地建设。四川省中医药管理局根据国家中医药管理局办公室关于《开展中医药文化宣传教育基地建设工作的通知》精神，为提高公众对中医药的了解，弘扬中华优秀传统文化，保护、宣传中医药文化，2017 年四川省级财政安排资金 95 万元支持 6 个市开展省级中医药文化宣传教育基地创建工作、4 个市（州）开展中医药文化示范区建设，10 万元支持成都中医药大学博物馆建设。2016 年 12 月，四川省巴中市通江县王坪村红四方面军总医院旧址被国家中医药管理局命名为全国中医药文化宣传教育基地，是全国第二批入选的 15 个基地之一。2017 年 7 月 17 日，四川省中医药管理局党组成员、直属机关党委书记方清和通江县人民政府副县长蒋道成共同为该基地揭牌。

中医药健康旅游。2017 年 3 月，四川省中医药管理局与四川省旅游发展委员会签订《关于推进中医药健康旅游发展的合作框架协议》（以下简称《框架协议》），2 部门举行中医药健康旅游推进工作洽谈会，围绕双方前期签订的《框架协议》具体问题深入交换意见，对 2017 年中医药健康旅游重点工作进行安排部署。加强中医药健康旅游专项资金扶持引导，下拨专项经费支持成都、乐山、眉山、攀枝花等 14 个市（州）建设一批精品示范点，鼓励先行先试。9 月 12 日，国家旅游局、国家中医药管理局联合公布都江堰市为首批国家中医药健康旅游示范区创建单位。（苏晓川）

◆ 西藏自治区

西藏基层藏医药服务能力提升工程"十三五"行动计划启动会。2017 年 4 月 10 日，西藏基层藏医药服务能力提升工程"十三五"行动计划启动会在西藏拉萨召开，会议回顾总结"十二五"时期基层藏医药服务能力提升工程工作，安排部署西藏基层藏医药服务能力提升工程"十三五"行动计划目标任务。西藏自治区卫生计生委主任王云亭出席启动会并讲话。王云亭充分肯定"十二五"时期基层藏医药服务能力提升工程取得的显著成绩和 2016 年藏医药事业发展进展。截至 2016 年底，西藏全区县级藏医院从 2012 年的 20 家增加到 42 家，林芝市和那曲地区实现县级藏医院单设，昌都市逐步推进县级藏医院的单设；乡镇卫生院和村卫生室藏医药覆盖率分别从 2012 年的 71%、15% 提高到 89% 和 30%；县、乡、村藏医药诊疗人次从 2012 年 35.9 万、23.6 万、3.5 万增加到 59.0 万、41.2 万、9.3 万，分别增长 64.3%、74.6%、165.7%。

中医中药中国行——藏医药健康文化推进行动。2017 年 12 月 16 日，由西藏自治区卫生计生委主办，自治区藏医药管理局、拉萨市卫生计生委承办的"学习宣传中医药法　传播藏医药健康文化　提升民众健康素养"为主题的中医中药中国行——藏医药健康文化推进行动西藏活动启动。西藏自治区卫生计生委党组副书记、主任王云亭在启动会上致辞，国医大师占堆宣布中医中药中国行西藏活动启动。王云亭主任在致辞中提到：开展藏医药健康文化推进行动，是弘扬好藏医药文化、普及藏医药知识、提高民众健康素养的一个重要载体。要通过这一活动的开展，让人民群众感受到党和政府对群众健康的关心和重视；认真学习宣传贯彻《中医药法》，提高运用法治思维和法治方式推进藏医药事业发展的能力，更好地传承和弘扬藏医药健康文化。西藏 7 地（市）通过开展藏医药健康教育、义诊宣传及科普巡讲活动，普及藏医药知识，让群众了解藏医药、热爱藏医药、感受藏医药，提

升群众健康素养。（刘伟伟）

◆ 甘肃省

2017年9月26~27日，由国家卫生计生委、国家中医药管理局和甘肃省人民政府共同主办，甘肃省商务厅、省卫生计生委、省发展改革委和定西市政府承办的2017甘肃省中医药产业博览会在甘肃省定西市陇西县举行。本次博览会主题为“开放、合作、绿色、健康”。2017甘肃省中医药产业博览会精心设计中医药产业招商大会、中医药事业产业发展高层论坛、展览展销、实地考察等活动，面向国家部委、兄弟省份、国内外中医药组织和相关企业、专家学者、新闻媒体等，共发出邀请函500余份，实际报到参会嘉宾1751人，其中国家部委代表17人、专家学者24人，中国工程院院士、中国中医科学院常务副院长黄璐琦受聘为甘肃省建设国家中医药产业发展综合试验区首席顾问，药博会共签约项目24个，签约金额35.7亿元。

甘肃省制订印发《中医中药中国行——中医药健康文化推进行动甘肃省实施方案（2017~2020年）》，并于2017甘肃省中医药产业博览会期间启动甘肃中医中药中国行——中医药健康文化推进行动。甘肃省中医药管理局制订《甘肃省社会办中医试点工作方案》，规定社会资本可以在甘肃省中心城区、各县区（包括县城、乡镇和行政村）兴办各类中医医疗机构（包括民营中医医院、中医专科医院、中医门诊部、中医诊所和以提供中医药服务为主的卫生所、卫生室、医务室等）。继续推进中医药在“一带一路”沿线国家发展。投入资金500万元，在白俄罗斯新建中医中心，甘肃省省长唐仁健参加中医中心揭牌仪式。（刘正锁）

◆ 新疆维吾尔自治区

开展中医治未病服务能力建设项目。2017年，新疆维吾尔自治区中医民族医药管理局支持阿克苏地区维吾尔医医院开展中医治未病服务能力项目建设，通过完善中医治未病服务平台建设、开展业务指导、加强队伍建设、开展创新研究等工作，阿克苏地区中医治未病服务的整体水平不断提升，初步构建区域中医治未病服务体系。

推进中医医养结合工作。2017年，新疆维吾尔自治区中医民族医药管理局认真落实自治区人民政府办公厅印发的《自治区中医民族医药健康服务“十三五”发展规划》（新政办发〔2017〕123号）要求，加强中医类医院老年病科建设，二级以上中医医院均与养老机构开展不同形式的合作，有条件的开设老年病科，增加老年病床数量，开展老年病、慢性病防治和康复护理，为老年人就医提供优先优惠服务。

（殷学静）

◆ 青岛市

实施中医药服务能力提升工程“十三五”行动计划。2017年，青岛市加强中医药服务网络建设，督导胶州市人民政府成立“胶州市中医医院筹备组”，推进胶州市中医医院恢复重建步伐。深化基层中医药人才培养，9人新晋省级基层名中医，建立1个国家级、13个市级中医药适宜技术培训推广基地、1个国家级基层名中医工作室。青岛市累计建成全国基层中医药工作先进单位4个、国医馆114个、高龄夫妇孕育调养指导门诊16个，中医专病（专技）特色门诊152个，全市100%的社区卫生服务中心、100%的镇卫生院、85.2%的社区卫生服务站、70.2%的村卫生室能够提供中医药服务，有3个区率先实现中医药服务全覆盖，中医药服务能力明显提升。

加强养生保健知识宣传，开展第二届三伏养生节。2017年，青岛市遴选200场中医科普养生大讲堂活动，青岛市养生保健“五进”（进乡村·进社区·进家庭·进机关·进学校）活动有声有色。举办2017青岛养生节活动，青岛市中医药管理局联合青岛早报出版《健生活》专刊，向市民推介中医养生机构、中医养生专家寄语、中医养生方法绝活。创新中医药扶持政策，将中医药健康文化素养列入区、市党委政府人口计划生育目标责任考核，在国内率先开展中医药健康文化素养全域调查，收集有效问卷4000余份。

发挥岛城海洋、旅游的特色，建立5个中医药旅游基地，打造4条中医旅游线（点）。在国家中医药管理局等5局（部、委）公布的首批13家健康旅游示范基地中，青岛崂山湾国际生态健康城榜上有名，城内将建设一所高水平的二级中医医院，提供集医疗康复、养生保健、旅游度假、观光休闲于一体的健康旅游服务。开展3000亩黄芩、6000亩玫瑰、29000亩崂山茶、18000亩海青茶等的规范化种植和观光农业，启动中医药文化特色小镇建设项目，建立海青茶、玫瑰小镇等特色小镇。

鼓励中医医疗机构与养老机构的横向联合，建成5家中医医养结合医院，总建筑面积5.8万平方米、投资4.4亿元的青岛中西医结合医养结合项目正式立项。2017年，青岛市依托现有资源，引入中医药文化和健康理念，青岛市中医药管理局联合成立北京中医药大学中成书院青岛分院。建立国风炎黄易医园等7个融健康养生知识普及、养生保健体验、健康娱乐于一体的中医药文化宣传教育基地。海军青岛第一疗养院入选山东省中医药文化宣传教育基地，青岛市中医医院等4家单位入选山东省中医药文化建设示范单位。（范存亮）

四、第三届国医大师和全国名中医评选表彰

【概述】 2016年12月，经中央批准，人力资源社会保障部、国家卫生计生委和国家中医药管理局共同印发通知，正式启动第三届国医大师、首届全国名中医评选表彰工作。经基层推荐、省级申报、初审、复审、三级公示等评选程序，3部门于

2017年5月共同印发表彰决定，对当选的30名国医大师和100名全国名中医进行联合表彰。

（宋丽娟、陶　赟）

【评选背景】　根据国务院副总理刘延东在第二届国医大师座谈会上的重要讲话精神，为加快建立完善符合中医药行业特点的人才激励机制，逐步形成全国范围内各层级健全的中医药人才选拔体系，人力资源社会保障部、国家卫生计生委、国家中医药管理局3部门积极协调，向中央提出适当缩短国医大师评选周期，同时开展首届全国名中医评选表彰的申请。2016年8月，全国评比达标表彰工作协调小组批复同意开展第三届国医大师、首届全国名中医评选工作。（宋丽娟、陶　赟）

【第三届国医大师和首届全国名中医评审工作】　2016年12月，人力资源社会保障部、国家卫生计生委和国家中医药管理局联合成立国医大师、全国名中医评选表彰工作领导小组及办公室，制订评选表彰办法和评审工作方案，经自下而上、逐级推荐、材料初审，共确定国医大师有效候选人68人，全国名中医有效候选人110人。经组织专家评审会无记名投票，确定30名国医大师和100名全国名中医拟表彰人选，在所在单位、省级推荐单位及3部门网站进行公示。2017年5月，3部门共同印发表彰决定，授予王世民等30人国医大师荣誉称号，享受省部级先进工作者和劳动模范待遇；授予丁书文等99人全国名中医荣誉称号，追授高上林全国名中医荣誉称号。（宋丽娟、陶　赟）

【国医大师、全国名中医表彰大会暨座谈会】　2017年6月29日，国医大师、全国名中医表彰大会暨座谈会在北京京西宾馆举行，国务院副总理刘延东出席座谈会并做重要讲话。人力资源社会保障部、国家卫生计生委和国家中医药管理局有关领导出席表彰大会，为第三届国医大师和首届全国名中医获得者颁发奖牌和荣誉证书。

（宋丽娟、陶　赟）

【中共中央政治局委员、国务院副总理刘延东与国医大师和全国名中医代表座谈时的讲话】　中共中央政治局委员、国务院副总理刘延东与国医大师和全国名中医代表座谈时的讲话见文献篇。（陶　赟）

五、中医药传承与创新“百千万”人才工程

【概述】　为深入贯彻落实《中医药发展战略规划纲要（2016～2030年）》《中医药人才发展“十三五”规划》，科学谋划“十三五”中医药人才工作，加强中医药人才队伍建设，2017年3月，国家中医药管理局印发《中医药传承与创新“百千万”人才工程（岐黄工程）实施方案》，启动中医药传承与创新“百千万”人才工程（岐黄工程）。该工程定位于培养造就中医药高层次人才，搭建高层次人才成长平台，形成高层次人才发展梯队。按照分层分类培养人才的原则，分为领军人才第一层次、优秀人才第二层次、骨干人才第三层次，以中医、中药高层次人才为重点，兼顾少数民族医药、西学中高层次人才培养。计划到2020年，选拔造就百名中医药领军人才，遴选培养近千名中医药优秀人才，培养培训近万名中青年中医药骨干人才，建设一批中医药传承与创新人才培养平台。

工程主要任务一是选拔造就百名中医药领军人才。选拔100名“岐黄学者”，造就一批在中医、中药、民族医药、中西医结合等领域具有突出学术经验传承或科技创新能力，并做出重要业绩，对推动中医药发展发挥引领和带动作用的中医药领军人才；选拔10名左右具有国际视野、世界学术影响力和卓越贡献的“中医药首席科学家”。二是遴选培养千名中医药优秀人才。培养近1000名在中医、中药、民族医药、中西医结合等领域具有较强的学术经验传承或科技创新能力，并取得突出成绩、在全国有较大学术影响力的中医药优秀人才。三是遴选培养万名中青年中医药骨干人才。培养培训近10000名左右在中医、中药、民族医药、中西医结合等领域具有较好的学术经验传承或科技创新能力，并做出一定成绩的中医药骨干人才。四是建设一批中医药传承与创新人才培养平台。以中医医疗机构、高等院校、科研院所为依托，建设国家中医药人才培训中心、名老中医药专家及学术流派传承工作室、国家中医药高层次人才培养基地，形成一批支撑岐黄工程建设的中医药传承与创新人才培养平台。

（张欣霞、曾兴水）

【第四批全国中医（临床、基础）优秀人才研修项目】　通过全国统一考试，严格按成绩排名录取400名临床、基础培养对象，国家中医药管理局于2017年12月25日启动中医药传承与创新“百千万”人才工程（岐黄工程）并举办第四批全国中医（临床、基础）优秀人才研修项目第一期中医药经典理论培训班。国家卫生计生委副主任、国家中医药管理局局长王国强出席启动仪式并讲话。

附：第四批全国中医（临床、基础）优秀人才研修项目培养对象名单

一、中医临床优秀人才研修项目

北京市（25人）

孙敬青、王桂玲、王亚红、李玉峰、张　厂、罗　斌、彭冬青、张　苍、赵文景、姜　琳、曲　森、杨华升、吴　俊、任文英、孟　捷、崔　霞、方晓磊、曹克刚、洪永波、冯淬灵、周　滔、李　柏、耿　昌、王世东、郑爱军

天津市（9人）

李桂伟、林　燕、徐　强、吕　妍、刘恩顺、汪　涛、郑昆仑、韩金凤、曹　云

河北省（19人）

宋红莉、段红莉、王绍臣、牛广斌、

白正学、李建军、徐江红、吴范武、宫春明、扈有芹、米庆海、陈小华、郭大江、王振强、李利军、赵会承、郑桂玲、邢筱华、陈　潍
山西省（4人）
刘竺华、魏峰明、缑玉玲、田佩洲
内蒙古自治区（3人）
高　原、张亚军、李　峰
辽宁省（23人）
张　泽、王　东、海　英、于　静、刘　芳、杨　莺、张晓霞、姚　岚、张　阳、于　睿、贾爱明、吴振起、周天羽、汤立东、王翠霞、陈　霞、鞠庆波、李大勇、王　莉、车　戬、白　光、吕冠华、黄　伟
吉林省（8人）
贾秋颖、孙　鹏、南红梅、冷　炎、张春玲、孙　莉、郭家娟、姜彩霞
黑龙江（10人）
刘　丹、刘　征、项聿华、张春芳、陈会君、马国庆、王　海、肖海涛、尹洪娜、李淑菊
上海市（13人）
安红梅、鲍春龄、周静冬、张少军、崔花顺、龚学忠、霍莉莉、沈　琳、张　焱、邵命海、张　磊、孙学华、李　莹
江苏省（32人）
方　勇、沈　佳、仲　昱、刁金囡、倪海雯、陈玉超、刘红权、毛国庆、彭海燕、任青玲、谢立群、周定华、郭乃刚、董　筠、常　诚、陈巨鹏、朱超林、刘兰英、孙化萍、王东旭、李乐军、蒋进广、池　雷、徐　艺、易　岚、顾小琼、奚肇宏、王　挺、郑开明、张文曦、陈　波、卢子杰
浙江省（23人）
刘　强、关新军、朱文宗、董飞侠、朱小区、吴国琳、陈永堂、余　锟、丁红生、欧阳钦、冯丽梅、姜　波、陈启兰、汪亚群、叶　蔚、喻剑华、郑文龙、周天梅、桑　杲、曾慧莲、陈　荣、赵宏利、曾耀明
安徽省（8人）
周劲勇、李学军、孙　奎、施卫兵、孙　钰、程玉峰、吕　勇、王艳昕
福建省（6人）
郭进建、原　丹、陈联发、姚木铭、陈　丰、李　红
江西省（8人）
付　勇、彭红星、李华南、伍建光、兰智慧、吴国庆、薛汉荣、曾英坚
山东省（16人）
李春红、姜　萍、魏陵博、马宏博、郑　一、孙建光、黄庆田、谷万里、徐向青、陈拥军、刘　政、杨文军、张永臣、宋立公、李　勇、井夫杰
河南省（16人）
郑志广、闫永彬、郑　宏、彭仁通、胡仕祥、续海卿、张明利、李林运、郭泉滢、刘培民、金　杰、翟凤霞、宋纯东、刘怀民、高　翔、孙宏新
湖北省（15人）
周海旺、陈　锋、韦　丹、邹银水、周　利、孟　彪、周承志、陈　瑞、丁德光、付大清、许树才、闵晓俊、徐文华、高立珍、程铁兵
湖南省（4人）
刘未艾、郑爱华、游柏稳、谭海彦
广东省（19人）
老膺荣、马　民、彭剑虹、李　芳、吴　辉、徐国峰、杨京华、黄　梅、王文英、闵存云、吴薏婷、刘　星、范　萍、刘文刚、贺松其、赵益业、邵　敏、王海燕、洪　敏
广西壮族自治区（3人）
粟胜勇、张　涛、凌江红
重庆市（4人）
王　辉、何本阳、刘　毅、郭　云
四川省（16人）
唐文富、缪奇祥、申　涛、刘　铭、刘　磊、谢　慧、李玉梅、张志华、冉志玲、张天鹰、卢　云、唐友琴、叶河江、罗孝全、李传芬、向生霞
贵州省（2人）
李　逊、岳太绘
云南省（4人）
杜义斌、李　军、欧阳晓勇、范孝叁
陕西省（3人）
李小会、张军茹、于小勇
甘肃省（3人）
罗向霞、张武德、薛国忠
青海省（3人）
杨如意、冯学祯、蒲蔚荣
宁夏回族自治区（3人）
王　晶、齐玉珍、赵宁建
中国中医科学院（8人）
董国菊、刘龙涛、苗　青、张　晋、李　军、王培利、刘新敏、刘征堂

二、中医基础优秀人才研修项目

北京市（4人）
赵　琰、王　蕾、刘晓燕、李冬华
河北省（5人）
佘延芬、白海燕、罗亚萍、潘利敏、吴中秋
山西省（2人）
李艳彦、何丽清
内蒙古自治区（4人）
刘春慧、任存霞、师建平、钱占红
辽宁省（4人）
王树鹏、谷　峰、李海波、朱爱松
吉林省（3人）
熊丽辉、张文风、王朝辉
上海市（7人）
杨爱东、都广礼、孙明瑜、韩向东、刘国萍、倪红梅、潘志强
江苏省（1人）
张建斌
浙江省（2人）
曹灵勇、郑　洪
安徽省（3人）
方向明、胡建鹏、唐　巍
福建省（3人）
陈少东、李西海、王常松
江西省（3人）
查青林、程绍民、胡素敏
山东省（2人）
宋咏梅、郭　栋
河南省（6人）
陈玉龙、肖跃红、卞　华、张　瑞、周小琳、王上增
湖北省（5人）
刘　林、戴　红、马作峰、曹继刚、梁凤霞
湖南省（3人）
孙贵香、胡方林、肖碧跃
广东省（5人）
刘亚梅、敖海清、张竞之、高　洁、胡旭光
海南省（1人）
尹德辉
重庆市（1人）
李勇华
四川省（5人）
刘　渊、敖素华、李　志、张天娥、杨金蓉
贵州省（5人）
杨传经、陈云志、杨　硕、叶　瑜、

李秀军
陕西省（4 人）
文颖娟、李翠娟、郑旭锐、卫培峰
甘肃省（4 人）
梁永林、姜劲挺、吴玉泓、万生芳
青海省（2 人）
洒玉萍、曹昌霞
宁夏回族自治区（1 人）
梁　岩
新疆维吾尔自治区（2 人）
胡　浩、吕光耀
中国中医科学院（3 人）
武晓冬、马晓北、岳广欣

（张欣霞、曾兴水）

【第六批全国老中医药专家学术经验继承工作】 2017 年 6 月 22 日，国家中医药管理局办公室印发《第六批全国老中医药专家学术经验继承工作实施方案》，遴选 973 名指导老师和 1946 名继承人。

附：第六批全国老中医药专家学术经验继承工作指导老师及继承人名单

一、指导老师名单

北京市（56 人）
于增瑞、许彭龄、王友仁、高　利、冯建春、王彦恒、李文泉、刘大新、臧福科、王庆国、田德禄、王　琦、吕仁和、张　冰、郭志强、孙呈祥、李乃卿、郭维琴、陈淑长、肖承悰、姜良铎、尉中民、武维屏、牛建昭、郝万山、宋乃光、刘景源、韦企平、岳沛芬、王　珂、王少杰、钱　英、栗德林、闫慧敏、吕培文、黄丽娟、李乾构、许　昕、程海英、佘继林、王麟鹏、毛克臣、陈彤云、高才达、崔德成、王融冰、崔述生、王文友、孙光荣、王京奇、李世增、王鸿谟、高彦彬、支　楠、李萍萍、王　煦
天津市（32 人）
石学敏、张大宁、黄文政、张伯礼、武连仲、马　融、石建华、韩景献、曹克光、曹式丽、邵祖燕、李永成、于志强、栗锦迁、张曾譻、毛静远、杨洪涛、杜武勋、吴深涛、贾建伟、刘　维、任　勤、王耀光、方文岩、张春红、李　军、张智龙、王　军、王保和、贾英杰、邹爱英、唐　方
河北省（34 人）
郭光业、刘　真、赵振兴、潘树和、杨宝元、刘玉洁、段光堂、杨淑莲、范新发、苏秀海、马艳东、解庆凡、高社光、刘建设、王长垠、张子明、高　慧、薛　芳、刘保和、杜惠兰、阎艳丽、贾春生、刘亚娴、吴以岭、裴　林、李佃贵、刘启泉、董燕平、孙宝惠、方朝义、王韶军、李淑荣、陈志强、梅建强
山西省（23 人）
吕景山、王世民、王晞星、贾六金、李　晶、刘光珍、焦黎明、宋明锁、李玉兰、杜秀娟、门九章、贾跃进、赵　杰、张晋峰、李建仲、文　洪、侯丽萍、梁瑞敏、尹翠梅、张永康、王金权、刘丽坤、吕国泰
内蒙古自治区（20 人）
吉格木德、包金山、查　干、琪格其图、阿古拉、金　玉、奥·乌力吉、布仁达来、斯　琴、苏　和、黄志刚、苏木亚、宋一亭、牛兴东、常　虹、温启宗、王生义、米子良、张　铎、朱宗元
辽宁省（41 人）
魏　棣、张玉琴、白长川、张天文、石志超、尹小星、李　铁、罗　艳、白彦满都拉、周学文、张静生、于世家、王垂杰、王秀云、王雪峰、王　健、李敬林、卢秉久、姜树民、殷东风、金明秀、徐艳玲、张　君、王凤荣、孙海波、何学红、高明利、马晓燕、张明雪、侯德才、陈以国、庞　敏、杨秀炜、王世轩、郑洪新、陈苏宁、陈　莹、张　兰、张　艳、徐月英、尹远平
吉林省（29 人）
王　烈、黄永生、南　征、纪青山、张文泰、刘铁军、宫晓燕、赵文海、赵建军、刘玉书、王之虹、王富春、苏　颖、王　玉、李　莹、李立新、项　颗、蔡鸿彦、刘大同、曲　生、赵继福、李吉平、高鹏翔、赵树华、吴　铁、李景华、邓　悦、荣大奇、周建华
黑龙江省（40 人）
匡海学、段富津、姜德友、周亚滨、李敬孝、韩延华、李　冀、孙伟正、孙　河、谢晶日、李　延、孙申田、高维滨、孙忠人、孙远征、张晓峰、唐　强、张　琪、张　缙、郭文勤、吴秉纯、王铁良、张佩青、滕义和、隋淑梅、杨质秀、赵永厚、卢　芳、苏恩亮、杜　萍、郑庆瑞、李维民、徐金星、侯丽辉、宋立群、李令根、张金良、潘　洋、张雅丽、徐惠梅
上海市（39 人）
蔡　淦、曹烨民、陈建杰、陈军力、陈以平、东贵荣、何立人、胡国华、黄素英、蒋　健、蒋梅先、李飞跃、李祥云、林水淼、刘嘉湘、刘鲁明、陆金根、马绍尧、施　杞、石印玉、时毓民、唐汉钧、王灵台、王庆其、王文健、吴银根、夏　翔、徐振晔、严隽陶、严世芸、颜乾麟、杨　巍、虞坚尔、詹红生、张　仁、张增良、张重华、周永明、朱生樑
江苏省（53 人）
汪受传、蔡宝昌、杨　进、吴承玉、吴勉华、谈　勇、潘立群、黄桂成、刘延庆、顾奎兴、夏桂成、邹燕勤、徐福松、刘沈林、周　珉、单兆伟、许芝银、唐蜀华、李七一、朱秉宜、吴　旭、朱永康、盛灿若、周福贻、王育良、符为民、沈　洪、杨桂云、朱启勇、王佩娟、顾兆军、丁义江、陈　霞、王业皇、钮晓红、顾植山、陆　曙、徐　侠、张　琪、龚正丰、何焕荣、邵荣世、夏治平、赵化南、丰广魁、汪再舫、严　冰、曾学文、李乃庚、朱新太、任南新、王　靖、石志乔
浙江省（43 人）
柴可群、陈永灿、史奎钧、葛琳仪、陈　意、宣丽华、俞景茂、楼丽华、郭　勇、徐志瑛、王坤根、罗秀素、潘智敏、范永升、蔡宛如、施维群、姚新苗、何若苹、连建伟、范炳华、方剑乔、陈学奇、金肖青、王永钧、何嘉琳、朱彩凤、章　勤、张志娣、陶筱娟、张玉柱、崔　云、王建康、马伟明、程锦国、马大正、程　泾、傅瑞阳、陈　峰、沈钦荣、李飞泽、傅晓骏、牟重临、叶一萍
安徽省（30 人）
徐经世、韩明向、于庆生、李伟莉、杨文明、杨　骏、张国梁、尚莉丽、郑日新、马　骏、蔡圣朝、田丽颖、张闻东、曹　奕、储浩然、李业甫、王　键、李　平、周　兰、李　艳、杨从鑫、于其华、何　镔、杨言府、罗玉环、范绍荣、陈先进、顾敏勇、

吴福宁、刘　苏

福建省（30人）

郑　健、李灿东、阮诗玮、李学麟、郑则敏、陈民藩、杨春波、张喜奎、魏仲南、杜　建、王和鸣、黄俊山、陈金水、严晓华、吴　熙、邓正明、杨叔禹、吴耀南、宋纬文、余天泰、潘丽贞、章浩军、孙家敏、苏　寅、崔闽鲁、周来兴、肖诏玮、叶　玲、张敏建、黄熙理

江西省（29人）

伍炳彩、皮持衡、张小萍、陈日新、蒋小敏、刘中勇、谢　强、万小明、江一平、杨凤云、周士源、喻文球、胡　珂、贺支支、赵纪生、甘　淳、梁瑞宁、刘　巧、龚千锋、范崔生、陈建章、胡丽莎、曹正柳、熊　燕、付　义、林家坤、邹卫兵、邱家廷、康　勇

山东省（38人）

迟华基、姜建国、丁元庆、丁书文、陈柏楠、徐展望、钱秋海、张　伟、宋爱莉、王兴臣、董建文、金　伟、陶　凯、张继东、刘向红、李长生、王　锋、张红星、谢旭善、刘立安、李　勇、梁继荣、张万义、赵锡堂、张伦忠、马　胜、杜纪鸣、张树泉、杨茂清、解乐业、任绪东、左振素、高树迎、秦俊岭、谷越涛、高宝海、李　峰、王德敬

河南省（36人）

丁　樱、马云枝、王丽娜、王宝亮、刘　霞、李建生、邵　静、郑玉玲、郑启仲、赵　坤、王松龄、毛德西、邓素玲、李　鲜、何　华、党中勤、冯明清、李庆海、李郑生、庞玉琴、崔应民、刘道清、范军铭、毛书歌、鲍铁周、王晓燕、陈五一、庞国明、吴　标、李光荣、康进忠、马立人、韩文朝、赵青春、吕　哲、唐祖宣

湖北省（35人）

王　华、陈科力、陈如泉、王伯祥、巴元明、何承建、甘爱萍、向希雄、盛国光、黄光英、陆付耳、沈　霖、宋恩峰、张莹雯、金志春、张迎春、叶　松、王　平、李家庚、刘合钢、张唐法、张介眉、张荒生、崔金涛、董晓俊、薛　莎、何功明、朱学明、严光俊、周祖山、段砚方、梅和平、赵和平、黎志远、张德忠

湖南省（33人）

常小荣、熊继柏、王行宽、陈新宇、胡国恒、陈其华、卢　敏、王孟清、朱　莹、杨志波、田心义、吴清明、王　萍、朱克俭、蒋益兰、柏正平、卜献春、潘敏求、刘祖贻、袁　力、戴　娟、丁建国、蔡　进、姜升平、曹芳洪、刘弟贵、谭晓文、谢　钢、袁尚锋、曹国立、贺新民、刘志军、黄瑞群

广东省（47人）

邱健行、王清海、刘志龙、李俊雄、杨宏志、张　蓓、沈英森、杨钦河、周福生、周岱翰、陈镜合、冼绍祥、李赛美、崔学教、罗颂平、樊粤光、刘金文、李云英、陈志强、池晓玲、陈达灿、黄健玲、彭　康、吕志平、洪杰斐、傅南琳、郭　姣、邱志楠、潘俊辉、杨群玉、黄德弘、杨卓欣、蔡立民、缪英年、伍劲华、梁宏正、黄　枫、周路山、王昌俊、曹　晖、沈坚华、蒋开平、肖　波、丘元强、李一明、刘月婵、孙晓生

广西壮族自治区（18人）

韦贵康、黄瑾明、陈慧侬、刘燕平、邓家刚、唐　农、庞宇舟、罗伟生、王力宁、林寿宁、关建国、吕亚南、黄瑞松、文黛薇、韦立富、蒙木荣、黄智芬、肖振球

海南省（12人）

张永杰、林天东、戴海青、张汉洪、周学林、陆江涛、韩　平、林月华、萨　仁、谈　平、吕志杰、闫兆东

重庆市（22人）

段亚亭、张西俭、王毅刚、曾定伦、王仁强、文仲渝、张嗣兰、李配富、朱　丹、王辉武、郑邦本、郭剑华、刘兴文、周天寒、夏　斌、马有度、罗　玲、王竹行、曹文富、杨国汉、曾朝芬、杨德钱

四川省（41人）

刘敏如、廖品正、陈绍宏、张发荣、艾儒棣、马烈光、梁繁荣、邓中甲、陆　华、熊大经、罗才贵、杨仁旭、亓鲁光、祝之友、杨向东、王　超、刘福友、张晓云、田　理、降拥四郎、虞亚明、杨　宇、魏绍斌、陈学忠、吴　节、袁秀丽、周建伟、常　克、钟以泽、刘方柏、王明杰、舒光明、汤一新、杨文信、陈世国、张　毅、吴　巍、沈其霖、张蜀武、王晓东、张　虹

贵州省（17人）

刘尚义、何成瑶、戴永生、吴光炯、彭　玉、丁丽仙、符中柱、李宗智、董湘玉、贾　敏、袁金声、凌湘力、王玉林、黄恺行、龙运光、朱祝生、文明昌

云南省（24人）

秦　竹、张良英、赵　淳、管遵惠、彭江云、吕光荣、夏惠明、陈乔林、郑　进、沈家骥、熊　磊、秦国政、陆家龙、赵永祥、叶建州、王光鼎、李　雷、帅　焘、钟传华、张　超、林忆平、严继林、朱勉生、郭兆刚

西藏自治区（14人）

占　堆、米　玛、索朗欧珠、洛桑多吉、格桑巴珠、旺　堆、格桑平措、朗　嘉、旦松扎巴、向巴格来、扎　加、扎西次仁、尼玛次仁、多　吉

陕西省（26人）

杨　震、姚树锦、黄雅慧、周志杰、仝俐功、杭共存、张学文、刘智斌、沈舒文、周永学、杨鉴冰、李　军、贺丰杰、闫咏梅、常占杰、殷克敬、米烈汉、雷忠义、刘华为、阎晓萍、韩祖成、王素芝、宋虎杰、吉海旺、刘永惠、刘艳巧

甘肃省（22人）

王自立、廖志峰、刘国安、李盛华、李妍怡、孙其斌、何天有、李应东、王道坤、张晓刚、杨锡仓、裴正学、李树君、刘宝厚、张士卿、谢君国、王志刚、李永寿、贾　斌、郭宪章、曹玉山、李顺保

青海省（12人）

李　萍、邓尔禄、吕　华、张光茹、郑秋惠、祁培宏、久　美、多　加、桑　杰、万玛昂智、万玛太、杨本扎西

宁夏回族自治区（15人）

高如宏、马玉宝、张凤武、李晓龙、李培润、童安荣、王晓红、杨学信、马浩亮、杨　东、刘建平、牛　阳、杨仓良、孙　健、张万昌

新疆维吾尔自治区（13人）

沈宝藩、周铭心、买买提艾力·阿木提、张星平、许公平、刘红霞、艾则孜·坎吉、如则巴柯·阿卜杜瓦伊

提、毛依丁·阿帕尔、吕书勤、胡晓灵、何复东、吐尔逊·吾甫尔

新疆生产建设兵团（4 人）

袁今奇、孙良佐、蔡　钢、何念善

中国中医科学院（33 人）

路志正、刘志明、薛伯寿、朴炳奎、孙树椿、余瀛鳌、翁维良、仝小林、许家松、李连达、王　阶、姚乃礼、林　兰、高健生、庄曾渊、唐旭东、史大卓、麻　柔、房定亚、安效先、冯兴华、朱立国、胡荫奇、肖永庆、徐凤芹、林洪生、薛清录、谢雁鸣、杨金洪、魏雅川、宋　军、杨国华、安阿玥

国家卫生计生委直属单位（12 人）

张　剑、晁恩祥、李佩文、姚树坤、阎小萍、张洪春、史载祥、白彦萍、李　平、金　明、梁晓春、张铁忠

二、继承人名单

北京市（112 人）

刘惠杰、王晓莉、解琳莉、张文娜、邱丽漪、王海龙、黄礼媛、董致郅、骞　芳、曾　莉、刘　杰、袁海宁、解晓静、朱宏勋、姜　辉、丁　雷、王　宾、李多多、刘　敏、马小娜、张　良、王凤磊、王　济、赵永烈、肖永华、傅　强、刘　欣、石　琳、张玉立、张　丽、赵环宇、李建军、汪唐顺、陈振宙、朱海燕、孟　伟、赵　欣、刘　莺、汤　玲、王春梅、刘　涓、郑晓鹏、李鹏英、张军领、任传云、高　伟、李　彧、何军琴、周培培、姜　敏、马利荣、禄　颖、张小勇、姜晓维、曹京源、苏　艳、刘建桥、董宝杰、王　亮、窦金娟、杜　欣、段振静、关　伟、李　丽、李　婧、李鹤白、何　强、赵　骞、王　雨、付　娜、谢　晶、贾淑红、刘　赓、肖　旸、徐鸿燕、张雅冬、李伯华、王　鹏、程五中、刘玉超、王燕丽、温雅丽、黄　健、赵小伟、姜　希、徐　佳、仇　军、毛　燕、高　原、郭宏杰、张　伟、周　洋、孙　波、卢国明、乔会秀、王晓希、马金辉、刘应科、柳贵容、张　静、姜　岳、谢　璇、马　贇、杜正光、孟　元、张涛静、廉海红、段　颖、王　薇、李占东、王　坦、段冬梅

天津市（64 人）

满　斌、赵　琦、樊威伟、赵　亚、任　桐、雷洋洋、张俊华、崔远武、张　旸、李　隽、戎　萍、刘　璇、权沛沛、王　雷、陈晓鸥、董　桦、刘湘玲、张光磊、支　勇、赵　巍、宋清武、赵双梅、安伟伟、高　望、朱林平、祁向争、陈　玲、谢艳秋、范　军、张　铎、王贤良、赵志强、杨　波、姜　晨、朱明丹、袁宏伟、王　斌、周　静、苗　静、王　静、张　磊、刘晓亚、张　圆、刘　园、赵景峰、张诗元、赵　成、陈　亮、冀健民、田忠惠、包红霞、王慧君、张　萍、侯春光、徐　阳、王　刚、谷旭放、张　真、李小江、张　莹、高利兴、何　颖、张桐茂、李　静

河北省（68 人）

封艳琴、张少坡、付　达、孟云辉、邢峰丽、刘伟花、王庆武、陈会茹、冯　伟、董印宏、李凤娥、王雅娟、王慧敏、许治国、王茂生、孙长勇、陈会娟、任雪梅、吕树泉、王　猛、高福顺、赵龙辉、郭文平、赵云涛、李雪梅、王光恩、连玲霞、刘　娜、张　敏、崔娅晖、于俊峰、李玉明、刘玉兰、王东华、方　诺、邸海侠、张　乾、刘洪敏、张拴成、刘艳芹、宋晓宇、张莉芳、刘淑彦、侯献兵、赵　莉、贾海波、张志慧、高积粮、刘京芳、张金虎、刘小发、郭　洁、吴春晓、沈正先、梁晓香、张凌伟、王振江、相聪坤、李　刚、王旭璞、马跃飞、李小兰、王文刚、刘秀艳、潘永梅、李瑞杰、张晓艳、王　鹏

山西省（46 人）

段永峰、朱建华、刘必旺、赵　换、高晋生、郝淑兰、曹　霞、贺文彬、赵　勇、关　伟、刘志勇、牛晨媛、张凌云、刘建峰、孟亚静、王　平、白　斌、韩　娟、李　燕、关　炜、程生辉、王智深、王　艳、任剑锋、李跃进、杨　栋、王瑞霞、康岩芳、贾希瑞、马红青、曹玉霞、张　琳、李蓉芳、王雅萍、郭　佳、张锦峰、樊晓红、杜桂营、霍华英、闫晓瑞、王坤芳、梁晓崴、李晓丽、汪欣文、张晓艳、郝海蓉

内蒙古自治区（40 人）

伊乐泰、额定巴雅尔、苏亚拉吐、孟克布和、张春花、邢萨茹拉、白桂芝、何春梅、乌兰图雅、敖其尔、包龙堂、代招弟、吴国华、乌查日拉图、朝鲁门、查干布拉格、其其格玛、秀　兰、满　达、满都日娃、巴彦那木拉、乌日嘎、青格勒、萨如拉、赵丽萍、武慧强、任国华、张瑞芬、包　芸、刘　岩、李晓庆、刘晶波、莫日根、王　丽、史圣华、张志芳、李国华、梁秀文、张　锁、郝　华

辽宁省（82 人）

马　翔、李东升、王　迅、刘剑明、王宝成、李翌萌、刘　波、王　洁、王冬阳、刘涌涛、张　秋、穆晓静、周正国、汪　莉、王　刚、黄　晓、文　钢、胡日查、刘　宁、庞立健、冷锦红、张会永、郑曙琴、霍晶晶、姜　巍、李玉锋、张国华、梁　卓、张　程、张秀英、李英南、刘光辉、于　秀、依秋霞、付　博、王学良、王　哲、孙明祎、高　宏、唐广义、刘海云、岳　月、赵克明、隋艾凤、张少卿、马立明、田　苗、郑　娴、王爱平、曲汝鹏、郭　玲、张世涛、刘东武、王丽敏、回世洋、宫成军、游　洋、陈　韦、张锡玮、于冬冬、黄丽霞、孙　巍、李　琳、马跃海、周　微、李丁蕾、赵双利、宫云昭、杨　硕、赵云清、张　博、宋海英、田　璐、孙　晶、齐　月、伊桐凝、闫海慧、杜　丹、刘　桑、付　冰、王传舫、姚　祈

吉林省（58 人）

段晓征、丁利忠、牟宗毅、靳宏光、李瑞恩、李金博、徐立光、矫俊东、邓　伟、韩继成、张丽秀、舒遵华、王泽玉、田　琳、赵长伟、赵长华、马　春、常立萍、蒋　锴、郭亦男、郑　鹏、商强强、刘成禹、董国娟、聂金娜、张学兵、张彦峰、项柏冬、李秀玲、李玉春、梁　雪、仇志锴、王晓燕、赵丽华、席中原、田雪秋、赵　兵、刘俊峰、何　威、李　戈、代　娜、包　扬、李　波、王　岩、杨　光、庄　军、薛均来、刘明晖、闫宏胜、郭　锋、蔡丽威、李　想、张旭东、刘　成、栗洪波、聂大庆、赵景明、石　冲

黑龙江省（80 人）

张妍妍、方东军、赵雪莹、金　娟、谢春郁、韩宇潇、王欣波、王　颖、

王冰梅、王莹威、张跃辉、匡洪影、
朴圣爱、韩 威、郝 晶、赵 伟、
王佳娣、滕晓明、王海强、蔡宏波、
赵大鹏、熊伟南、王 景、张 禹、
张庆江、孙兴华、王春英、张 茗、
田 源、王琳晶、徐西林、包 瑞、
杨善军、李 季、尚国旗、苑天彤、
马政涛、胡丙成、李 龙、刘春光、
白海玉、韩德强、吕 波、李 莹、
刘 娜、于 卓、桑 鹏、刘 军、
张碧海、孔 晶、段江涛、高旭阳、
徐 飞、贺 苏、孙 奇、朴勇洙、
郭 凯、宋 琦、温玉玲、马传贞、
刘国明、张绪峰、沈 萍、李秀典、
徐 鑫、梁 巍、李慕白、任 那、
陈洪琳、刘 潇、高利权、刘丕弘、
黄秋思、郭丹丹、吴屹波、房莹莹、
战晶玉、张岩岩、李 成、路瑞华

上海市（78人）

丛 军、韩 力、赵 诚、张洁颖、
凌琪华、麦静愔、张 雪、胡 怡、
徐 旻、姜 威、马 文、牛燕霞、
周 苗、徐燎宇、倪晓容、毕丽娟、
张 利、周 琦、张 涛、张 烨、
姚成增、李 颖、谢贤斐、刘光明、
王珍贞、贾丽娜、肖姝雲、岑 怡、
周之毅、汤 诺、宋利斌、潘传芳、
梁宏涛、金 炜、李燕娜、傅燕华、
马迎辉、李 伟、王 翔、顾钧青、
和婧伟、徐海霞、单 玮、廖明娟、
聂红明、范兴良、戴彦成、卢 嫣、
石 云、徐隽斐、曹 敏、周 锴、
陈敬贤、陈子洁、盖 云、史海霞、
严 振、陈 峰、秦保锋、盛昭园、
费鸿翔、刘爱华、陆宏钟、盛 兰、
吴 杰、秦丽萍、陈元川、苟海昕、
朱博畅、梁永瑛、毕琳丽、朱光明、
李艳青、马胜民、鲍计章、梁 芳、
王宏伟、郑新春

江苏省（106人）

戴启刚、曾智凤、李 林、陈志鹏、
魏凯峰、朱 平、徐 征、骆文斌、
李 黎、卢 伟、周 阁、郭银华、
郭 顺、李 铭、闵 文、康 然、
戴小军、陆清韵、包玉花、程 晔、
胡荣魁、王 静、高 坤、王跃娟、
周玉春、黄卫周、张其德、陆 原、
万凌峰、蒋 华、刘增巍、肖 君、
宋波洋、陈 晨、刘 宁、王 石、
司 亮、魏 瑜、徐民民、竺 平、
彭拥军、李彦彩、陈德轩、朱 宏、
傅海洋、耿 昊、茆 军、刘 军、
李 凯、林 琳、仓志兰、杨德富、
郑 凯、刘亚军、徐文娟、何荣荣、
肖庆龄、孙航成、卢 燕、叶宇齐、
马 辉、李传游、谭妍妍、丁曙晴、
詹 群、许 玢、王小峰、倪 敏、
高金辉、傅良杰、赵梓羽、范先靖、
夏成霞、陶国水、周 艳、徐晓庆、
曹 震、季海刚、尤君怡、沈晓峰、
彭贵清、章懿婷、王 峰、周晓明、
练剑锋、李佩鲜、霍长亮、陈 静、
马先军、杜 青、乙 伶、李 鹤、
严晓枫、王素芹、倪其猛、陈芹梅、
袁 洋、张 妍、高 慧、戴岳敏、
郑文静、吴绍波、缪文雄、单亚娟、
倪福林、李守山

浙江省（86人）

余志红、徐国暑、许 琳、任 莉、
韦巧玲、徐 缨、姜 宁、袁 晓、
叶 菁、孙海燕、吴 翔、毕 颖、
任 昱、许先科、沃立科、顾锡冬、
谷建钟、朱红叶、苏建明、张 艳、
黄立权、蔡利军、庄海峰、成 志、
宋文蔚、杨 珺、李正富、钱 康、
钟继红、董 雷、倪 伟、陆增生、
陈铁武、唐 晶、王 洁、桑 怡、
张 莺、连暐暐、姚本顺、应晓明、
王晨瑶、刘 芳、王 璐、林运霞、
诸剑芳、李立红、杨亚珍、袁博寒、
周倩茹、方晓红、包自阳、殷佳珍、
高 涛、徐新亚、傅晓青、杨雪飞、
郑红霞、汪 卫、胡柏松、柴君雷、
冯 奕、郑军状、鲍平波、沈秀伟、
姜宏伟、岑迎东、陈念昭、袁拯忠、
卢亦彬、陈祥艳、程 蕾、戴春秀、
王娅玲、成一星、张爱军、罗开涛、
胡松峰、孟永久、陈 琳、李 洁、
钱 璐、周华虹、鲍建敏、吕 萍、
陈光盛、陈金娇

安徽省（60人）

张进军、陈际连、丁小娟、汪美霞、
沈 毅、张 琦、张 红、冯英培、
汪 瀚、金 珊、唐友斌、邵 俊、
刘丽丽、杨小军、徐朝晖、沈克彦、
朱 玲、周宿迪、王 震、汪 瑛、
李 飞、贺成功、王友刚、解伟华、
丁 丽、吴灵芝、谢宗亮、吴生兵、
陈亮亮、许 海、刘存斌、胡修强、
胡仁全、李 帅、张锋利、杨 勇、
孙 涛、陈 莉、王传博、舒 春、
程玉峰、胡秋伟、黄向春、李绍营、
潘 军、陆玲玲、孙 平、洪 亮、
王 华、储杨敏、任 蕾、刘允富、
杨礼跃、钱 辉、尚 扬、胡旭升、
李振前、朱新汉、雷明志、沈 伟

福建省（60人）

艾 斯、王菊霞、陈淑娇、罗 斌、
赵爱萍、吴 艺、赖长沙、闫 超、
王世军、陈怀宇、王 菁、单苏圆、
骆云丰、任 彦、吴起浩、高丽丽、
黄丽丽、郑登勇、黄武松、杜思哲、
杨文亮、陈开珍、张 娅、李璟怡、
黄檀槟、童伽烯、金一顺、卓旭尘、
廖 越、李 健、陈 峰、柯敏辉、
赵能江、陈弼沧、梁惠卿、黄墩煌、
陈 源、汤期辉、朱智宇、吴慧毅、
吕丽芳、刘文娟、余裕昌、林 麟、
黄丽芳、林 媛、邢海清、陈兴坤、
谢传钞、李春香、陈锦东、陈文鑫、
李君君、施志强、黄 璇、陈 勇、
程宛钧、史亚磊、邱 峰、沈燕慧

江西省（58人）

余建玮、章 莹、罗学文、徐卫东、
邓永文、沈建丽、迟振海、黄国民、
杨 阳、王根发、唐娜娜、邓 鹏、
李 芳、胡启煜、余兆仲、况 君、
熊雯雯、徐如龙、王丽华、梅 鸥、
吴飞华、刘 静、张全辉、吴允波、
洪 婷、王 飞、熊建华、刘 凡、
李庆珍、范 伟、严 新、谢庆斌、
范 培、李冬兰、黄 港、严张仁、
易炳学、颜干明、吴志瑰、柯 瑜、
万 军、包奇昌、王慧民、陈凌燕、
彭中娟、罗来武、贺志力、涂颖廷、
王 莹、刘永芳、赵 义、林 俊、
付小刚、徐 磊、张时文、吴 鹏、
彭海民、周敏军

山东省（76人）

王 健、王玉芳、姜 璐、郭良清、
吴建林、高振梅、焦华琛、张珊珊、
张大伟、许永楷、李念虎、马 良、
阴永辉、刘显涛、何 荣、王立娟、
刘晓菲、朱建敏、姬 琳、李雅慧、
刘文斌、王 磊、钟 华、辛 超、
丛 茜、任 雪、梁 粟、程志鹏、
郝永龙、安 然、师 冉、杨晓妮、
刘卫玲、刘艳芍、王 霞、许 旻、
王 琳、刘晓燕、曲宪双、孙 炜、
张 轶、王雁慧、崔 玲、宋 堃、

潘继波、高兆佐、王　利、邵　丽、邹云涛、张兰起、扈培增、张晓速、王建明、刘志华、王小亮、林　枫、于满秋、张　蕾、卫　敏、毕媛媛、李　莉、段晓丽、赵文毅、迟金亭、田象菊、刘晓艳、曹旺波、林　丽、谷右天、王　冬、张德全、周尊奎、李　健、曹广尚、孙雪萍、申芳芳

河南省（72人）

李向峰、陈文霞、张　铭、张培丽、李淑荣、郭　森、关运祥、张志军、李　晶、陈团营、周素贞、王丁超、王湘雨、耿振平、臧云彩、典迎彬、冯　刚、葛国岚、于素平、张　岩、周红霞、张社峰、曾垂义、牛琳琳、韩小飞、杜旭召、刘高仁、吴秀霞、周生花、郭　健、梁慕华、姚自凤、谷　宁、辛　凯、李　琳、张志国、李志刚、王雷生、卫向龙、胡孝刚、郑明常、曹　珊、王素花、杜文森、董永书、田中华、李志强、李道通、王　冲、田江波、孔令霞、张艳梅、王　强、李义松、谢卫平、武　楠、贾　奎、张小强、张　娜、索素兰、周建峰、郭凤霞、韩培贤、边建召、王晓冰、张玉民、袁　兵、庞建国、赵平丽、张永晨、唐静雯、吕沛宛

湖北省（70人）

唐宏图、吴　松、李　娟、刘大会、裴　迅、周亚娜、罗保平、黄大伟、盛　磊、李成银、李　浩、曾俊华、陈宏慈、张　萌、王文广、李　卉、李恒飞、肖明中、熊　繁、龚　萍、董　慧、陈　广、廖　奕、卢芙蓉、项　琼、莫郑波、叶太生、彭艳芳、尹　燕、杨雅琴、张　花、姚国晋、付勇刚、赵易平、孔明望、石和元、樊　讯、蒋跃文、汪文杰、胡志刚、乐　薇、邹　燃、吴家顺、关江锋、李　勇、王进军、卢丽君、张　军、谢　添、覃　剑、凌家艳、李雪松、潘勇军、丰　平、付　烊、熊襄波、李　洁、张　维、游济州、周艳华、贺友建、苗　青、徐　峰、胡慧泉、裴久国、张　平、黎　慧、黄晓艳、蔡　昂、许　丹

湖南省（66人）

艾　坤、余兆安、谭　超、曹　晖、曹东波、范建民、王　敏、刘越美、赵四林、余文运、周忠志、胡金辉、龚志贤、聂　颖、黄　婷、李　英、陶灵霞、胡剑卓、王　畅、林奕涛、黄　臻、李冬春、付　磊、叶海敏、刘奇英、贺　冰、黄　上、蔡　昱、陈四明、蒋盛昶、龙华君、程晓燕、袁春云、陈　琪、宁鹤丽、傅剑锋、刘　芳、蒋军林、许梦君、朱现丽、龙　丹、廖周旭、陈　敏、刘海泉、杨金颖、刘振学、孙　飞、谢　进、胡　冰、李　红、胡大勇、覃菊华、杨　新、黄　佳、郑晓黎、张　群、彭真灵、雷桂平、周博驰、黄向春、袁翀飞、李小伟、常　峥、陈竹明、窦乘华、谷金古

广东省（94人）

邱剑鸣、范　明、黄培红、李　敏、吴小秋、李　俊、李国岩、邹光锋、戴　敏、王凤林、戎煜明、于礼建、薛飞飞、彭景钦、金　玲、程善廷、何婉婉、吴文江、张恩欣、蒋　梅、林永杰、刘诗怡、詹少锋、叶桃春、刘树林、侯晓亮、童彩玲、王志刚、冯倩怡、宁　艳、曾建春、林梓凌、杨伟毅、罗明辉、孔　喆、李松键、古炽明、吕立国、萧焕明、蔡高术、邓家侵、刘　维、陈志霞、胡晓霞、王春燕、罗晓君、安海燕、庞　杰、罗磊玲、叶秋丽、曾垂魁、员凤英、金英花、戴汉源、任培华、宋兴华、王　鹏、黄婉怡、刘　华、周颖芳、许幸仪、翁旭亮、刘远声、闫　兵、黄祖辉、谢尚能、周岁峰、陈华琼、范发才、马春成、娄　勍、张晓娟、崔邦胜、黄文庭、陈俊禧、朱家辉、黄旭晖、林举择、张　英、孟　江、张　艺、曾　岚、莫小艾、李　婷、曾韵萍、朱　莎、刘伟明、张　浩、潘力弢、邹　燕、张双伟、曹明满、邝秀英、王　凯

广西壮族自治区（36人）

韩　杰、唐宏亮、王开龙、韩海涛、逯克娜、余丽梅、李永亮、黄龙坚、施学丽、范丽丽、林　琳、宁世猛、李仁锋、陈延强、李　敏、赵一娜、王广青、刘　含、姜俊玲、刘　强、赵先锋、张大成、王　程、刘朝锋、雷沛霖、李耀华、包仲明、陆品刚、吴海标、莫智珍、蒙宇华、龙　韵、谭志强、袁　颖、黄　艳、邓松华

海南省（24人）

程亚伟、陈学武、王秀兰、周明萍、田　丹、潘惠兰、杜永明、董金莉、刘怀智、周海娟、孔珍珍、刘春保、刘洪波、廖兴富、李国政、王国臣、刘道龙、郑全成、王转转、林冬晶、及　孟、惠　慧、黄　健、周利民

重庆市（44人）

张利梅、王彩霞、朱丹平、崔世奎、樊　艺、应　坚、宋　翊、舒建中、罗　艳、刘　薇、余　瑜、熊　霖、罗朝熙、刘绍凡、李龙丽、王　维、杨晓全、陈　兵、江　望、李慧丽、牟方政、胡江华、杨瑞勇、雷　鸣、李　波、刘　骏、张作文、冉　靖、秦　莉、蔡　霞、黄学宽、邹洪宇、陶　劲、任　毅、刘晓熹、范正鹏、储　俐、刘　芳、杜　磊、徐萍利、李国俊、寇琳琳、陈彬涌、李艳景

四川省（82人）

胡　翔、文　怡、张富文、周春阳、金　伟、阳　勇、廖婷婷、林　垦、郝平生、肖　敏、夏丽娜、张　弛、李德华、任玉兰、张晓丹、叶俏波、胡心伟、陈福月、谢　艳、刘小刚、钱俊辉、朱德良、任　强、彭　波、龚光明、龙　鑫、周秋灵、李玉莹、袁学刚、李　俊、皮　燕、张云飞、张　亚、郭文利、谢　荃、张　怡、邓建洪、周　立、泽翁拥忠、德　洛、何　栩、黄美州、王浩中、金　钊、季晓黎、王　妍、李明秀、杨　霞、丰　芬、许　婧、周祖刚、董晓夫、王天宝、李春雨、向　红、张丰华、李　煜、伍景平、李吉洪、陈海燕、江　花、王　倩、陈铁柱、周先建、傅滟茹、冯培民、杨春艳、姚丽萍、盛　丹、罗　钢、曾　真、杜艾媛、刘　真、许　东、冀　亮、余德海、蔡　剑、曾文彤、许　娟、王　雨、杨慎峭、余　阳

贵州省（34人）

吴文宇、苏学旭、张向华、冷安明、郭　蕾、郭银雪、黄瑞峰、游绍伟、陈　竹、杨见辉、翟婷婷、蒲　霞、李　志、刘　强、陈　杨、陈　梅、黄　丹、赵　琦、龙兴震、吴　然、王文佳、胡　芳、田　杰、冷　丽、李正胜、安　阳、娄金波、刘　炜、陈　涛、赵　伟、唐桂华、龚文伟、

孙艳怡、陈　军

云南省（48人）

张顺贞、苏玉杰、杨　岚、张京晶、柳　尧、宋欠红、王艳梅、车艳华、祁向荣、周唯践、李焱风、罗　诚、胡　鸾、邵长丽、王志祥、李云华、王雪梅、蔡碧波、沈宇明、李　琴、尹蔚萍、杨若俊、丁世霖、张富刚、张爱华、郑　玉、周汝寿、耿春梅、伍　迪、林　燕、邓星佑、李剑峰、高启龙、张　俊、瞿广城、杨绍春、王晓岚、陈艾丽、陈清华、杨彦斌、晋延玲、杨静芳、聂　坚、杨绍丽、姚　岚、段　练、张建英、秦　琼

西藏自治区（28人）

次仁德吉、桑　罗、普　琼、嘎登尼玛、次旦朗杰、扎西罗布、拉　珍、尼玛次仁、德吉措姆、次仁多吉、次　仁、白玛央吉、强白西绕、查果卓玛、旺　堆、拉　珠、达瓦欧珠、旦增加布、江永仁青、扎西巴姆、斯朗次仁、美朵加措、白玛次仁、达瓦桑珠、强巴卓嘎、支文秀、嘎玛曲杰、洛桑党觉

陕西省（52人）

袁　超、石　磊、陈顺合、张扶莉、刘越洋、宋媛媛、陆　鹤、赵卫锋、李宝纪、侯　强、惠　桃、张广飞、白海侠、董　斌、王卫刚、金　兰、叶峥嵘、胡亚莉、周晓燕、喻　敏、张　兰、王芙蓉、贾　妮、李德帅、庞苗苗、刘小利、徐　冰、张　慧、魏海梁、李淑芳、闫昱江、丁天红、肖　洋、魏　钢、周岩芬、侯杰军、刘莉君、鱼麦侠、程红卫、成晓萍、王　翠、洪登攀、任宝娣、白　琳、杜晓刚、李召辉、王清峰、张艳萍、孙　烨、陈香妮、党慧敏、安　鹏

甘肃省（44人）

杨阿妮、康开彪、武正权、陈有源、孙　涛、张华丽、邢　涛、柳　直、蒋　花、张慧君、陈国栋、李艳萍、王银平、文　新、张旭辉、蒙占权、安小平、刘俊宏、郭成龙、张虎林、宋治荣、赵海鹰、张桂琼、黄邦荣、张玉琴、郭有雷、孔玉科、赵　敏、张　毅、王正平、于小芸、孙　林、李巧霞、张津怀、张宗权、杨　敏、殷世鹏、赵高斯、王临青、王浩俭、寇宗莉、刘敏科、庞　琪、朱　燕

青海省（24人）

王延玉、白生霖、王　玲、韩　斌、星海霞、严廷巍、王新春、宫　圣、王淑萍、王春安、董雪莲、张　乾、才　吾、成列尖措、索南扎西、义西才仁、完玛仁青、拉浪多杰、关却才让、叶见项欠、吉先才让、卓玛才让、完么安建、闹　增

宁夏回族自治区（30人）

朱　静、杨占录、李卫强、韩金荣、王惠敏、刘　江、王　亮、宁小菊、申艳慧、康菊英、张常喜、徐创龙、肖　波、潘朝云、杨志刚、师常喜、田　强、董朝侠、王　键、王炎杰、余　军、范娴娴、周　波、南　一、高应兵、魏　齐、张　涛、邓月霞、孙　明、袁玉福

新疆维吾尔自治区（26人）

渠　乐、省格丽、孙红友、罗世坤、古力娜尔·阿布都克由木、故丽结克热·阿布都克力、刘　新、肖春霞、何　慧、许馨予、魏建华、丰　靓、阿依古力·艾麦提、帕提姑·托合提、阿卜力孜·阿卜杜喀迪尔、阿卜杜凯尤木·图拉、茹克亚·吐尔洪、艾则孜·阿不拉、李晶洁、白　钰、胡金霞、王洪霞、严兴海、刘　美、阿不都外力·艾尼、利提皮江·艾比布拉

新疆生产建设兵团（8人）

邹　楠、甘　霞、张　莉、韩国征、杨军用、张志刚、周豫昆、李　凯

中国中医科学院（66人）

焦　娟、杨惠卿、刘金凤、匡　武、李　军、栾相佳、周雍明、张　英、闫　安、温鑫柱、刘学春、谢　琪、肖　宁、洪　霞、王　蕾、吴　皓、辛雪艳、杨丛旭、李贻奎、李玉娟、张振鹏、邢雁伟、刘慧敏、王少丽、陈　岩、包银兰、郭欣璐、王建伟、魏春秀、潘红丽、苏　博、王凤云、杜健鹏、段文慧、郭仁真、付中学、王　鑫、杜丽研、芮　娜、何　沂、贾　莉、葛　琳、于　杰、冯敏山、王宏莉、赵　敏、李　丽、于定荣、曾文颖、王海云、刘　硕、关念波、李鸿涛、张伟娜、刘光宇、谢振年、王莹莹、韩　颖、刘理想、李志更、代金刚、雷洪涛、李金宝、王　芳、冯月宁、王春晖

国家卫生计生委直属单位（24人）

孙　晔、杨家蕾、李得民、李　颖、田　鑫、祁志荣、许卫华、杨志云、靖卫霞、张　楠、张　巍、卢　桐、顾　焕、李　进、徐景娜、周　涛、武曦蔼、刘宝利、宋海姣、王晓娟、吴群励、杨　丹、任在方、王春苹

（张欣霞、曾兴水）

【全国中药特色技术传承人才培训项目】　2017年，国家中医药管理局组织630名全国中药特色技术传承人才培训项目培养对象进行游学轮转学习。（张欣霞、曾兴水）

【全国中医护理骨干人才培训项目】　2017年，国家中医药管理局组织478名全国中医护理骨干人才培训项目培养对象进行游学轮转学习，并开展结业考核工作。

（张欣霞、曾兴水）

【全国名老中医药专家传承工作室建设】　2017年，国家中医药管理局完成144个2013年全国名老中医药专家传承工作室验收工作。新增建设303个2017年全国基层名老中医药专家传承工作室建设项目。

（张欣霞、曾兴水）

【国家中医药优势特色教育培训基地建设】　2017年，国家中医药管理局对国家中医药优势特色教育培训基地（中药）2015年培训情况进行通报，并开展国家中医药优势特色教育培训基地（中药）中期检查，加强培训基地培训质量管理。

（张欣霞、曾兴水）

六、第四届全国少数民族医药工作会议

【概述】　2017年11月21日，由国家民委和国家中医药管理局主办的第四届全国少数民族医药工作会议在北京召开。国务院副总理刘延东

与会议代表进行座谈。会议对在少数民族医药事业发展中表现突出的60个集体和199名个人予以通报表扬。会议由国家民委主任巴特尔主持，国家卫生计生委副主任、国家中医药管理局局长王国强部署下一步工作，国家民委副主任李昌平做总结讲话。国家发展改革委、教育部、科技部、财政部、人力资源社会保障部、商务部、国家食品药品监管总局、国家知识产权局、国家旅游局等相关部门负责同志，国家民委、国家中医药管理局有关部门负责同志，全国19个省（区、市）民族工作部门、卫生计生和中医药工作部门同志，以及相关医疗、科研、教育机构和协会、企业的同志参加会议。（李　素）

【近年来全国少数民族医药工作概况】　党的十八大以来，以习近平为核心的党中央高度重视中医药事业发展。国家颁布《中华人民共和国中医药法》（以下简称《中医药法》），实施一系列重要政策文件，建立国务院中医药工作部际联席会议制度，发表《中国的中医药》白皮书。各地区各部门和有关方面认真贯彻党中央、国务院决策部署，政策上予以倾斜、经费上加大投入、工作上重点扶持，推动包括少数民族医药在内的中医药事业发展取得明显成效。

事业发展迎来新机遇。党和国家出台一系列支持少数民族医药事业发展的法律、法规和政策。2017年7月1日，《中医药法》正式施行，从法律层面明确中医药是包括汉族和少数民族医药在内的我国各民族医药的统称，明确中医药的重要地位、发展方针和扶持措施，还对依法促进和规范少数民族医药发展做出具体规定。《中医药发展战略规划纲要（2016～2030年）》《“十三五”促进民族地区和人口较少民族发展规划》《中医药发展“十三五”规划》等将发展少数民族医药列为重点任务。2012版《国家基本药物目录》首次将藏、蒙、维等5种少数民族药列入国家基药目录。根据国家基本药物制度对民族地区的特殊规定，西藏增补藏成药352种、卡擦药128种，内蒙古增补蒙成药122种，青海增补藏成药60种，新疆增补维药25种。2017年版国家医保药品目录增加43个少数民族药品种，增幅达95.0%，远超整体药品目录17.1%的增幅。民族地区增补的少数民族药品种数量不受乙类药品调整比例的限制。藏、蒙、维等7种少数民族医专业被纳入国家医师资格考试。医保目录制定、医院评审等工作中坚持同行评议原则。在中医药传承创新工程、区域诊疗中心等项目遴选中，对少数民族医药予以政策倾斜，共有9所少数民族医医院、1所少数民族医药科研机构被纳入中医药传承创新工程项目储备库，21所少数民族医医院被纳入区域中医诊疗中心项目库。各地党委、政府通过出台本区域发展少数民族医药的法律法规、政策规划等统筹推进少数民族医药医、教、研、产全面发展。

服务能力实现新提升。中央安排投资37亿元，支持少数民族医医疗机构建设。国家卫生计生委、人力资源社会保障部、国家食品药品监管总局、中央军委后勤保障部卫生局、国家中医药管理局共同实施基层中医药服务能力提升工程，加强民族地区基层医疗机构少数民族医药综合服务区建设。国家中医药管理局联合中华慈善总会开展数期“慈善医疗济困行动”，向民族地区中医类医院捐助捐赠各类医疗设备。2016年全国少数民族医医院共266所、实有床位26484张、全年门诊人次908.5万、出院人次58.8万，分别比2012年增长33.7%、77.0%、47.0%、75.0%。无论规模数量、基础设施，还是装备水平、服务能力，都实现跨越式发展。通过医院管理年及持续改进、医院评审、大型医院巡查等活动，引导、督促医院坚持少数民族医为主的办院方向。打造少数民族医药特色专科，“十一五”期间确定48个国家级重点专科，“十二五”期间新增69个。少数民族医药以鲜明的诊疗特色和相对低廉的服务价格，受到民族地区广大群众的欢迎，在非民族地区也得到一定程度的认可，惠民效果逐步显现。2016年全国少数民族医医院门诊次均费用156.4元（中医医院208.3元，综合医院233.9元），住院人均费用4523.9元（中医医院6715.9元，综合医院7127.5元），远远低于其他类医院。

人才发展呈现新面貌。医教协同推动少数民族医药人才队伍建设，新增傣医学、壮医学、哈萨克医学、藏药学、蒙药学、回医学等少数民族医药专业，建设52个少数民族医药重点学科。开设院校教育的少数民族医达到7个，开办少数民族医药专业教育的院校共43所，2016年少数民族医药专业在校生共13681人。建立97个全国少数民族医药专家传承工作室，144名第五、六批全国老中医药专家学术继承人通过出师考核。加大基层少数民族医临床技术骨干培养力度，持续开展乡村医生少数民族医药知识与技能培训，通过教育部、国家卫生计生委等7部门实施的农村订单定向免费医学生培养项目，培养1000名少数民族医药骨干。在人才褒奖项目中，注重评选少数民族医药人员，共有7名少数民族医药专家被授予国医大师荣誉称号，10名少数民族医药专家被评为全国名中医。全国共20839人取得少数民族医专业医师资格，比2012年增长53.2%。

传承创新迈上新台阶。国家中医药管理局联合科技部印发《“十三五”中医药科技创新专项规划》，围绕少数民族医药传承发展的关键技术问题，系统部署少数民族医药科技发展工作。国家中医药管理局联合国家民委印发《民族医药“十三五”科技发展规划纲要》，明确“十三五”少数民族医药科技工作的思路目标和重点任务。通过科技支撑计划、重大科技专项等，投入近2亿元对少数民族医药临床诊疗关键技术、新药研发、科研平台建设等予以支持，培养少数民族医药科研人才1238名。投入7480万元实施

"民族医药文献整理及适宜技术筛选推广"项目，覆盖11个省（区），涉及28个少数民族，系统整理160余部少数民族医药重要文献，编纂1864部少数民族医药古籍目录，筛选140项少数民族医药适宜技术并推广应用，并培训基层医务人员1.7万人次，服务患者23.8万人次。以少数民族医药为研究方向建设1个国家中医临床研究基地和5个局重点研究室。加强名老专家医技医法、临床经验及学术思想的传承研究，积极开展少数民族药资源调查及保护利用研究等工作。完成第一次中医药传统知识调查，共登记少数民族医药项目273项，涉及15个民族。藏医药天文历算、蒙医药治疗血衰症、傣医药睡药疗法、彝医水膏药疗法、苗医药骨伤蛇伤疗法、张氏回医正骨疗法等列入国家非物质文化遗产名录，少数民族医药知识产权得到保护，学术得到传承，文化得到弘扬。

产业发展取得新成效。各地充分运用民族地区优越的自然生态环境和独特的文化医药资源，探索开展少数民族医药特色健康服务。国家旅游局与国家中医药管理局签署中医药健康旅游发展合作协议，推动民族地区旅游业与少数民族医药融合发展，促进产业结构调整，带动服务业发展。国家中医药管理局联合国务院扶贫办等部门共同实施中药材产业扶贫行动，以农业为基础、工业为主体、商业为枢纽发展少数民族药产业，对推动地方经济发展、促进精准脱贫发挥积极作用。30多种大宗少数民族药材实现规模化种植养殖，培育打造一批医药企业，有力带动当地的就业和脱贫。贵州2016年中药材种植面积近600万亩，全产业链产值达883.8亿元，单品种销售上亿药品48个。云南形成了云南白药、三七等产业规模和市场影响较大的传统少数民族药产品，中药工业总产值占云南医药总产值80.0%以上，云南白药集团全年实现营业收入224亿元。宁夏从种植、产品开发到市场营销等全环节发展枸杞产业，带动上下游形成特色产业链。

国际交流呈现新亮点。国家中医药管理局联合国家发展改革委印发《中医药"一带一路"发展规划（2016～2020年）》，通过国际合作专项积极支持民族地区参与海外中心和国内基地建设。广西、云南、宁夏等省区借力东盟、湄公河次区域、中阿合作论坛等平台，打造少数民族医药对外交流与合作的国际桥梁与平台，有力推动中医药参与"一带一路"建设。蒙医药、傣医药、哈萨克医药等边疆地区少数民族医药医疗外交优势突显，对促进文化传播、加强交流发挥积极作用。

（李　素）

【第四届全国少数民族医药工作会议经验交流材料】

◆　内蒙古自治区蒙中医药管理局

强化政策扶持，依法完善蒙医药服务体系。内蒙古自治区蒙中医药管理局修订颁布《内蒙古自治区蒙医药中医药条例》，出台《振兴蒙医药行动计划》等一系列扶持促进蒙医药事业发展的政策性文件。强调每个行政区划要设置一所蒙医或蒙医中医医院，基层要设置蒙医科室或提供蒙医药服务，公立蒙医医院不撤销、不合并、不削弱、不转型。截至2017年底，公立蒙医、蒙医中医医院达到97所，形成以自治区级为龙头、盟市级为骨干、旗县级为基础、基层蒙医药科室为网底、其他蒙医药服务为补充的蒙医药服务体系。

加大投入倾斜，改善蒙医药服务体系综合能力。内蒙古自治区蒙中医药管理局在《健康内蒙古2030》和区域卫生规划中，明确蒙医中医床位数要达到每千人口1张。自治区政府投资16亿元建设内蒙古国际蒙医医院，内蒙古民族大学附属医院和盟市、旗县蒙医医院改扩建逐步实施，2015年又将55所旗县蒙医医院建设纳入自治区成立70周年重大项目，总投资21亿元。截至2017年底，全区每千人口床位数已达0.9张。自治区每年投入2000多万元支持蒙医医院制剂、专科专病、标准化建设和学术继承等，不断提升服务能力。

发挥特色优势，提升蒙医药服务体系影响力。自治区从挖掘整理特色诊疗技术、院内制剂和专科专病入手，充分发挥蒙医药特色优势。打造国家和自治区重点专科80多个，制定150个蒙医优势病种诊疗指南和58个病种临床路径，完成9项蒙医药标准，研制"蒙医银帽针""五疗灯"等仪器设备，研发蒙医医院信息管理系统，打造基层"蒙医馆"，推广蒙医药特色适宜技术等。蒙医五疗、血液、整骨、心身医学、点穴、捶正等方法疗效显著，深受广大农牧区群众欢迎。2012年内蒙古自治区蒙中医药管理局受邀在联合国总部会议上介绍蒙医药。

细化鼓励措施，在医改中充分发挥蒙医药作用。内蒙古自治区蒙中医药管理局同步推进公立蒙医医院综合改革，在编人员经费全额补助，保留蒙药制剂加成并不计入药占比，提高387个蒙医医疗服务项目价格，蒙医传统疗法和蒙药列入医保支付目录，蒙药执行甲类药品报销政策，蒙药制剂可在区内调剂使用。组建全区蒙医医联体和远程医疗协作网，开展蒙医药县乡村一体化管理，编写蒙医药适宜技术推广手册和分级诊疗技术方案，健康小药箱中加入蒙药等，构建蒙医药与养生、养老、康复、旅游等相结合的健康服务体系。

◆　贵州省卫生计生委

贵州省卫生计生委遵照习近平总书记关于发展中医药及贵州要守住发展和生态2条底线等重要指示精神，落实国务院关于进一步促进贵州经济社会又好又快发展的部署要求，省委、省人民政府将少数民族医药融入大扶贫、大数据、大生态三大战略行动，出台《关于支持苗药做大做强若干政策措施的通知》《贵州省新医药产业发展规划》等文件，成立大健康医药产业发展领导小组，统筹整合资金和政策，推动少数民族医药快速健康发展。

抓好少数民族药材产业保护和

发展工作。贵州省卫生计生委结合丰富的少数民族药材资源、独特的地理环境，出台贵州省中医药保护发展及中药材产业扶贫相关规划和行动计划，将少数民族药材产业作为十大精准扶贫产业之一。截至2016年，贵州省少数民族药材种植面积达599万亩，居全国第2位，产量166万吨，产值超过百亿元，覆盖贫困人口66万，农户药材种植人均收入4614元。

抓好少数民族医药制造业扩量提质。贵州省卫生计生委一是建设一批大园区。围绕"一个核心、七个重点"规划布局，重点打造"贵阳新医药产业圈"核心聚集区，对具备资源优势和产业发展基础的7个地区集中力量重点支持。二是实施差别化、特色化、精准化政策。指导10亿元以上级7家少数民族制药企业制订"一企一策、精准施策"方案，把年销售额1亿元以上的48个品种列为重点培育对象。为全省少数民族药企业搭建科研平台，培育具有独立自主知识产权的苗药品种154个。三是大力扶持企业之间整合，形成大企业、龙头企业、大园区的集聚。截至2016年，贵州省少数民族医药制造业总产值366亿元，年均增速16.1%。

加大少数民族医药产业招商引资和引才引智的开放吸纳力度。贵州省人民政府组队到省外重点医药地区和百强药企开展招商推介；多次举办贵州·北京大健康医药产业招商推介会和贵州省苗医药发展国际论坛；建设国家苗药工程技术研究中心等苗药科研平台；引进国内医药工业百强企业投资苗药产业，落地项目158个，总投资530亿元。

◆ 西藏自治区卫生计生委

大力加强院校教育。西藏藏医学院是全国唯一单独设置的藏医药高等院校。截至2017年底，藏医药本科及以上年级招生人数和在校生分别是建校初期的9倍和5倍，近10年共培养本专科生2000余人、硕士研究生176人、博士研究生28人，办学规模逐步扩大。经多次专业设置调整，基本形成符合藏医药实际的专业体系，专业结构不断优化。涵盖博士、硕士、本科、专科教育，办学层次日趋合理。新增国家中医药管理局重点学科4个，省级重点学科10个。共有85项科研课题立项，获国家教学成果二等奖、自治区科技一等奖、藏学"珠峰藏学奖"特等奖等奖励10余项。2014年以来，共招收农村订单定向免费医学生220人，为全区医疗单位不断输送藏医药各类人才的同时，也为基层输送留得住、用得上的藏医专业人才。全区各级职业技术学院（校）加大藏医药人才培养力度。6个职业技术学校共培养4149名藏医药专业人员，有效缓解基层藏医药技术人员短缺问题。

大力实施继续教育项目。2014年西藏自治区与全国同步实施藏医住院医师规范化培训工作，结合藏医药实际，制定藏医住院医师规范化培训管理办法、培训标准和培训大纲，在重点加强自治区藏医院藏医住院医师规范化培训基地建设的同时将山南市藏医院纳入住院医师规范化培训基地协同医院，共招收住院医师规范化培训学员164人。10年来，西藏各级藏医机构借助国家、自治区和地市中医药（藏医药）继续教育项目和名老藏医药专家传承工作室建设项目，培训全区1.2万余名藏医药专业人员，共建有名老藏医药专家传承工作室35个（国家级25个、自治区级10个）。

积极开展师承教育。10年来，西藏自治区通过实施全国中医药专家学术经验继承工作，共36名继承人出师，其中取得博士学位5人、硕士学位13人。在全区范围内对无学历藏医专业技术人员分批进行为期3年的跟师学习和中等学历教育，已有843名师承人员和931名无学历人员分别取得《师承出师证书》和《中专毕业证书》。全区有2名藏医医师被授予国医大师荣誉称号，3名藏医医师被评为全国名中医。全区在编藏医药专业人员发展到2600余人，还有近千名民间藏医在基层个体行医。藏医药人才培养体系基本健全、人才梯队趋于合理。

◆ 云南省绥江县

建立"一套机制"。云南省绥江县在管理体系上，县设中医办（中医药推广应用办公室）、镇建一中心（预防保健及治未病管理中心）、村配宣传员、小组育骨干，确保层层有人抓、中医入到户。送好"两本图册"。云南省绥江县将常用中草药的形态特征、功能功效编印成《常见中草药识别挂图》，广泛收集彝医、苗医、民间医药验方，结合中医常见病防治处方，编印成《中医保健手册》，发放到每家每户，方便群众挂图识别、凭册应用。建好"两个示范"。县镇建好中草药示范园、村组建好中草药示范户，实现"样板在身边、药柜在田间"。全县共创建7个示范园、1481户示范户，方便机关干部、小组骨干和群众进行鲜药识别、就近用药。通过"一户带四户"方式，发展中草药种植户6052户，辐射带动全县群众识别应用中草药。做实"三项保障"。一是体系保障。在距村卫生室5千米以上、覆盖800人或200户以上的片区增设卫生所，配齐中医和中药柜，其他片区设立中医咨询点；在苗族聚居区设立苗医咨询点，方便群众咨询就诊。县级医院强化中医特色专科建设；镇级医院严格按照"一站一区一馆一中心"标准，规范建设中医馆；村、片区卫生室全面配备"一室一柜一中医"。二是政策保障。将中药报销比例从60%提高到95%，中医诊疗费从6元提高到9元，中医理疗被纳入报销范围；对种植40种以上中草药的农户每户奖励200元；对应届高中毕业生进行中医专业定向培养。三是培训保障。采取"医生教骨干、骨干带群众"方式开展中草药识别应用培训。对少数民族村组骨干，特别增加少数民族医药知识培训内容。每个单位至少有1名干部、每个村至少有1名村医、每个小组至少有1名群众、每所学校至少有1名教师会中医，推动"全民学中医、小病能自治"。搞好"一项体检"。云南省绥江县全面开展免费健康体检和中医体质辨识，一人一档建立个人健康档案，教会群众根据体检结果预防和治疗疾病，根据体质进行调摄，做到有病早知、未病先防。

◆ 青海金诃藏医药集团有限公司

青海金诃藏医药集团有限公司成立于1999年，由青海省藏医院、青海省藏医药研究院、青海大学藏医学院、中国藏医药文化博物馆、金诃藏药股份有限公司5大核心板块构成。通过资源的有效整合，相互融合，优化配置和高度共享，形成以医疗为基础、科研为先导、教育为根本、产业为主体、文化为依托、大健康为方向、国际化为目标的“七位一体”发展模式。

医疗方面，青海金诃藏医药集团有限公司坚持藏医药特色优势，突出重点项目，加强专病专科专药建设。创建全国三级甲等民族医医院和国家药物临床试验机构，推广藏医尿诊、药浴等60余种传统诊疗技术，为国家级重点专科最多的藏医院。科研方面，公司坚持传承与创新并重，加大科技成果转化力度。建设藏药研发国家重点实验室和国家藏医药产业技术创新服务平台。承担国家和省部级科研项目50余项，获得国家和省部级科技奖励10余项。编纂出版《藏医药大典》（60卷）、《四部医典曼唐大详解（藏汉）》（6卷）、《藏医药经典文献集成丛书》（105部），研发25种藏药新药。教育方面，公司坚持以藏医药为主、藏西医结合的教学指导思想，确立传统+现代、产学研结合人才培养模式。开展高等院校教育，累计培养藏医药人才3000余人。编写出版近80种藏医学专业统编教材，实现藏医药留学生零的突破。产业方面，公司坚持以质量求生存，着力打造“金诃”品牌，藏药产业不断做大做强。具备规模生产8大剂型58个品种的能力，产销量在同行业中名列前茅。文化方面，公司坚持依托深厚的藏医药文化底蕴，加快藏医药文化产业发展。开设藏医药文化主题博物馆，馆藏文物达2.5万余件，累计接待国内外观众250万人次，成为传统文化重要的宣传教育基地。养生保健方面，公司坚持秉承藏医养生学原理，以藏医健康养生特色优势为依托，组织开展全面系统的藏医养生学理论与应用研究。设立藏医养生保健专科，编纂出版《藏医养生保健学》，研发30多种藏医养生保健产品。对外交流方面，公司坚持以藏医药国际交流与合作为平台，加快藏医药健康产业在国外的发展。公司在美国、日本建立藏医药研究机构，首次在美国弗吉尼亚大学开设藏医药学选修课程，推动藏医药走出去。

◆ 湖南省湘西州政府

打好民族自治牌，优化土家医药苗医药发展环境。一是自治立法强保障。湖南省湘西州政府颁布实施《湘西土家族苗族自治州土家医药苗医药保护条例》，通过立法对土家医药苗医药进行保护，使土家医药苗医药发展上升到“法治”高度。二是配套政策夯基础。出台全州土家医苗医奖补扶持政策，积极推进土家医苗医标准体系建设。制定土家医药名词术语300余条，土家医优势病种诊疗指南、诊疗规范及护理技术规范24种，编写出版《土家医药双语汇》，为土家医药标准研究提供土家语文献资料。三是加大投入筑平台。设立土家医药苗医药专项发展基金，建设国家土家医药标准研究推广基地、国家中药现代化技术中心土家医药分中心、湖南省民族中医院等平台。建设10万平方米的土家苗医博物馆、土家苗医特色一条街、土家医苗医实训基地，建立万亩黄柏、万亩百合等土家医苗医名贵药材种植基地，扶持发展少数民族药加工生产企业15家。

打好资源优势牌，铸造土家医药苗医药发展品牌。一是多部专著填补空白。先后整理出版40余部土家族和苗族医药著作。《土家族医药学》《土家族医学史》《土家医方剂学》《中国苗医史》《苗医药发展史》5部学术著作填补国内研究空白，3部学术著作获首届中国民族医药学会学术著作奖。二是多项科研国内领先。取得土家医药苗医药科技成果30余项，获得各级科技奖励20余项次，其中“苗药九木香防治老年性慢性支气管炎”获原卫生部科技奖励，“土家医诊断与治疗方法研究”获国家中医药管理局科技奖励。湖南省有州级以上土家医药苗医药非物质文化遗产项目26项，代表性传承人17人。三是多个品牌惠及民生。青蒿素年生产能力已达83吨，位居全球第一。妇炎康片、肠康片为国家中药二级保护品种，皂素和双烯属湖南省独家生产产品，茶多酚、桐叶烧伤油等产品在国内外具有广泛影响。

打好人才队伍牌，增强土家医药苗医药发展后劲。一是创新考试考核。2016年，湘西自治州组织对民间土家医苗医人员开展从业资格考试考核，合格后颁发从业资格证书，定从业地点、从业范围。2年来，共有635人通过考试考核取得从业资格，为民间医生合法合规行医探索有益经验。二是加强储备交流。积极建立土家医苗医人才库，将土家医苗医重点人才、特殊人才纳入国培、省培和州培计划，将有一技之长并获得土家医苗医从业资格的人员纳入乡村医生一体化管理。每年定期召开土家医药苗医药专家座谈会和学术经验交流会，建立土家医药苗医药联席会议制度。三是拓宽培养渠道。依托吉首大学、湘西州民族医药研究所、湘西州民族中医院设立少数民族医药继续教育基地，做好名老专家学术继承和优秀临床人才培养工作，积极筹备开办少数民族医药方向的临床医学专科教育，高层次、高起点培养湘西州新一代土家医药苗医药人员。

◆ 广西壮族自治区卫生计生委

顶层谋划护航壮瑶医药。广西壮族自治区人民政府出台《关于加快中医药民族医药发展的决定》《壮瑶医药振兴计划（2011～2020年）》《广西壮族自治区药用野生植物资源保护办法》等政策措施，成立领导小组，明确卫生、发改、财政等25家成员单位职责，不断推进自治区、市两级中医药发展领导小组工作机制的有效运行，贯彻落实《中医药法》及相关政策，促进壮瑶医药快速发展。

构建医疗体系服务民生。“十二五”期间，中央和自治区财政累计投入资金23亿元，将基层医疗卫生机构中医壮瑶医科建设项目纳入为民办实事项目，重点推进市、县级中医壮瑶医医院基础设施建设。中医药（含壮瑶医药）资源持续增加，全区现有中医类医院115所，与“十一五”末相比增加19所，增幅达19.8%。全区100%的社区卫生服务机构、99.8%的乡镇卫生院和82.8%的村卫生室能够提供中医药服务。投资14亿元建设广西国际壮医医院，促进自治区壮瑶医药资源的整合和事业发展。

完善培养体系提升队伍素质。通过院校教育、毕业后教育、继续教育有机衔接，师承教育贯穿始终，广西壮族自治区初步建立具有广西特色、符合中医药人才成长规律的培养机制。广西中医药大学、右江民族医学院等开展不同层次的中医药（含壮医药）教育，在校生规模达2万余人。2010年中医类别壮医专业正式被纳入国家医师资格考试，近千人取得壮医医师资格。通过建设名老中医药专家传承工作室、名老中医基层工作站，开展中医住院医师规范化培训，实施中医名医名家走基层行动计划等，多渠道大范围培养人才。截至2017年底，自治区共有国医大师2名（已故1名），全国名中医2名，全国老中医药专家学术经验继承工作指导老师39名，广西名老中医39名，广西名中医97名，广西乡村名中医109名。

加强传承创新促进产业发展。广西壮族自治区开展少数民族医药文献、民间医药技术挖掘整理工作，共完成15部少数民族医药文献整理和3部壮瑶医药诊疗规范编写工作，出版一批壮瑶医药学术专著和教材。整理出版《中医壮医临床适宜技术》，并在全区推广应用。“十二五”以来，开展各级各类少数民族医药科研课题约800多项，取得各类科研成果50多项，编印出版《广西壮药质量标准》《广西瑶药材质量标准》等。筹措资金支持广西药用植物园升级改造，建设西南濒危药材资源开发国家工程实验室、示范药用标本馆等。玉林市打造“中国南方药都”，桂林市“崇华中医街”打造中医药文化与健康旅游相结合的典范，成为桂林旅游转型升级的新标杆。

深化交流合作扩大少数民族医药影响力。广西壮族自治区不断深化与东盟国家、港澳地区交流合作，服务“一带一路”建设。举办4届中国－东盟传统医药高峰论坛、1届中国－东盟传统医药健康旅游国际论坛（巴马论坛）。作为国家首批中医药服务贸易先行先试重点区域，积极探索中医药服务贸易发展模式。开展对老挝、柬埔寨、缅甸等国家传统医药人员培训、种质资源交换和科研合作。

◆ 宁夏张氏回医正骨医院

宁夏张氏回医正骨医院是一所集医疗、教学、科研、人才培训、养生保健、非物质文化遗产传承保护及回医药文化展示为一体的民营骨伤医院，是国家中医药管理局第一批全国优秀民营中医医院、第一批全国中医学术流派传承工作室、第二批全国重点民族医医院建设单位、银川市唯一一所少数民族流动人口医疗服务定点医院、国家临床重点专科（中医专业）及国家中医药管理局少数民族医重点专科建设单位。2008年6月“回族医药·张氏回医正骨疗法”被列入国家级非物质文化遗产。

近年来，党和国家高度重视并支持社会力量提供中医医疗和健康服务，采取多种措施鼓励社会力量举办中医医疗机构，支持发展特色专科（专病），打造服务品牌。在各级党委、政府大力支持下，宁夏张氏回医正骨医院作为民营回医专科医院，在专科建设、收付费、转诊、考核激励等方面享受到和公立医疗机构同等待遇，对完善中医药服务体系、促进中医药健康服务发展、满足人民群众多层次多样化中医药健康服务需求贡献力量。

张氏回医正骨技术以中医药（含回医药）理论为基础，以家传回医正骨方法为特色，博采中医正骨各家精粹，结合现代医学科学技术，反复实践、总结，形成张氏回医治伤接骨技术，以“整体辨证、手法整复、软硬夹板固定、回药内外兼治、骨筋并重、动静结合、功能锻炼”等为独特优势。在治疗各类骨折、筋伤、脱位、骨迟缓、骨不愈合、颈肩腰腿痛、骨关节炎、骨髓炎等疾病方面疗效显著，方法简便、易操作、无创伤，深受区内外患者信赖和同行认可，在群众中拥有良好的声誉。

张氏家传验方外治法是医院独具回医特色的优势技术，其中具有代表性的回药制剂有：活血化瘀回药膏、接骨续筋回药膏、骨刺康回药膏、壮骨强筋回药膏、烧伤回药膏、生肌回药膏等，形成专科、专病、专药、专家的“四专”发展模式，带动医院和专科的发展创新。在治疗骨折、筋伤、骨病、骨迟缓、骨不愈合、骨坏死、骨髓炎、烧伤、疮疡等疾病方面，具有用药安全、使用方便、价格低廉、疗效可靠等优势，得到广大患者的认可和好评。2011年，活血化瘀回药膏和接骨续筋回药膏在全区各级中医院调剂使用；2014年11月，经自治区人社厅、卫生计生委批准，上述2种制剂被纳入自治区医保乙类药品支付范围；2015年，骨刺康回药膏和滑膜炎回药膏获得2项国家发明专利。

医院除了积极做好少数民族医药的传承和创新等工作，还通过各种平台宣传展示少数民族医药工作成果。医院受邀参加2008年北京奥运会、2010年上海世博会、广州科交会、中阿博览会、全国民族医药博览会、非遗博览会、2016年联合国总部“一带一路”与联合国可持续发展目标高峰论坛等。

◆ 新疆维吾尔自治区维吾尔医药研究所

在党的民族政策指引下，新疆维吾尔自治区维吾尔医药研究所涌现出一批国家和自治区突出贡献专家、劳动模范、先进个人和优秀青年科技人才。近10年承担完成国家和省部级科技专项30余项，获得国家科技进步二等奖1项、自治区科技进步奖6项、国家一级学会科技奖10余项、发明专利32项、软件著作权7项；制定国家级学会标准14项、地方标准205项；获得新药证书7项；培养硕博研究生60余名、维医维药专业人才100余人。

以维医文献整理研究为抓手，夯实维医药发展基础。新疆维吾尔自治区维吾尔医药研究所主持撰写出版《百科全书维吾尔医分册》维文卷7册、汉文卷1册及《本草纲目维吾尔医分卷》维汉文版各1册。主持完成维医、哈医、柯尔克孜医、塔塔尔医、塔吉克医等20部古籍的整理和出版。编纂出版《中国新疆维医药学》等工具书13部、专病专科专著7部。研究维医基础理论、疾病诊治、理法方药等，为医疗、教学、科研和医药企业提供维医药知识资源库。

以加大平台建设为基础，增强维医药科技创新能力。新疆维吾尔自治区维吾尔医药研究所取得非物质文化遗产维医药保护单位（文化部、自治区人民政府），药物非临床安全性评价（GLP）中心（国家食品药品监管总局），维医药细胞与分子生物学实验室（国家中医药管理局），维医药文献学、维医方剂学重点实验室（自治区人民政府），维药重点实验室（乌鲁木齐市人民政府）等研究平台，为医疗、教学、科研和药品保健品生产企业提供技术服务。

以大联合为入手，大力促进维医药成果转化工作。新疆维吾尔自治区维吾尔医药研究所一是加强维医标准化研究。依托“标准化研究”和“民族医药发展关键技术示范研究”项目，联合区内医疗、教学、科研单位围绕白癜风等12种维医优势病种，研究治疗方案、治疗制剂及技术等，提高临床疗效。发布14项维医技术标准，在全疆43家维医医院推广使用，规范诊断、辨证和治疗，受益患者大幅增加。二是促进维药产品升级。联合区内外19家医疗、教学、科研和生产企业完成国家“维医药现代化研究与产业化示范”项目，为维药生产企业解决一批关键技术，形成成果28项，获得发明专利23项、科技进步奖10项，培养研究生80余名，培育研发人才队伍1支。三是院内制剂规范化。研究所联合区内维吾尔医医疗机构，开展院内制剂规范化研究，协助自治区药检所制定发布204种维医医疗机构制剂标准，为维医院内制剂生产、质量控制、监督管理提供法定依据，为维药新药研究与开发奠定基础。四是新药研究与转化。研究所与企业联合创建维药制药公司，为企业研发7个维药产品并实现成果转化，其中2个入选国家基本药物目录，2个入选国家中药保护品种目录。截至2017年底，有6个新药品种正在研究。 （李　素）

【第四届全国少数民族医药工作会议领导讲话】 国家卫生计生委副主任、国家中医药管理局局长王国强在第四届全国少数民族医药工作会议上的工作汇报，国家民族事务委员会副主任李昌平在第四届全国少数民族医药工作会议上的总结讲话见文献篇。 （李　素）

【全国少数民族医药工作表现突出的集体和个人】 2017年11月3日，国家中医药管理局、国家民族事务委员会印发《关于对全国少数民族医药工作表现突出的集体和个人进行通报表扬的通知》（国中医药医政发〔2017〕25号），对在少数民族医药事业发展中表现突出的60个集体和199名个人予以通报表扬。

附：全国少数民族医药工作表现突出的集体和个人名单

一、全国少数民族医药工作表现突出的集体名单

北京市

中国民族医药学会

北京市回民医院

内蒙古自治区

内蒙古国际蒙医医院

内蒙古医科大学蒙医药学院

内蒙古民族大学附属医院

巴林右旗蒙医医院

通辽市蒙医整骨医院

乌拉特后旗蒙医医院

辽宁省

辽宁省阜新蒙医药研究所

丹东药业集团有限公司

吉林省

延边朝医医院（延边朝鲜族自治州民族医药研究所）

前郭尔罗斯蒙古族自治县中医院

黑龙江省

大庆德坤瑶医特色医院

浙江省

丽水市畲族医药研究所

福建省

福安市畲医药研究发展中心

湖北省

恩施土家族苗族自治州民族医院

咸丰县中医医院

湖南省

湘西土家族苗族自治州民族医药研究所

湖南正清制药集团股份有限公司

广西壮族自治区

广西中医药大学

广西壮族自治区民族医药研究院

贺州市中医医院

金秀瑶族自治县瑶医医院

海南省

白沙黎族自治县人民医院中医科

四川省

四川省中医药科学院民族医药研究所

阿坝藏族羌族自治州藏医院（阿坝藏族羌族自治州藏医药研究所）

甘孜藏族自治州藏医院

凉山彝族自治州中西医结合医院（凉山彝族自治州彝医医院）

贵州省

贵阳中医学院药学院

黔东南苗族侗族自治州民族医药研究院

贵州百灵企业集团制药股份有限公司

国药集团同济堂（贵州）制药有限公司

云南省

普洱市民族传统医药研究所

楚雄彝族自治州中医医院（云南省彝医医院）
西双版纳傣族自治州傣医医院
迪庆藏族自治州藏医院
云南白药集团股份有限公司

西藏自治区

西藏藏医学院
西藏自治区藏医院
拉萨市城关区塔玛社区卫生服务中心藏医科
山南市藏医医院
索县藏医院
西藏奇正藏药股份有限公司

甘肃省

天祝藏族自治县藏医院
甘南藏族自治州藏医医院

青海省

青海省藏医院
海北藏族自治州藏医院
玉树藏族自治州藏医院
都兰县蒙藏医医院
青海久美藏药药业有限公司

宁夏回族自治区

宁夏医科大学中医学院
宁夏回族医药研究所
宁夏张氏回医正骨医院
中国民族医药学会回医药分会

新疆维吾尔自治区

新疆维吾尔自治区维吾尔医医院
新疆维吾尔自治区维吾尔医药研究所
新疆维吾尔医学专科学校
阿克苏地区维吾尔医医院
阿勒泰地区哈萨克医医院
新疆维吾尔药业有限责任公司

二、全国少数民族医药工作表现突出的个人名单

北京市

庞宗然　中央民族大学中国少数民族传统医学研究院
任小巧　北京中医药大学民族医药学研究所
仲格嘉（藏）　中国藏学研究中心北京藏医院
覃迅云（瑶）　北京瑶医医院

内蒙古自治区

乌　兰（蒙古）　内蒙古自治区卫生计生委
石海燕　内蒙古自治区蒙中医药管理局
岳红娟　内蒙古自治区蒙中医药管理局
毕力格（蒙古）　内蒙古国际蒙医医院
陈英松（蒙古）　内蒙古医科大学蒙医药学院
拉喜那木吉拉（蒙古）　内蒙古民族大学蒙医药学院
巴图德力根（蒙古）　内蒙古民族大学附属医院
特木其勒（蒙古）　呼和浩特市蒙医中医医院
花　日（蒙古）　包头市蒙医中医医院
黄脑日布（蒙古）　乌海市蒙中医院
海　棠（蒙古）　赤峰市蒙医中医医院
石太平（蒙古）　科尔沁右翼中旗蒙医医院
胡日查（蒙古）　库伦旗蒙医医院
孟克那顺（蒙古）　乌审旗蒙医医院
德格吉日呼（蒙古）　呼伦贝尔市蒙医医院
其其格（蒙古）　巴彦淖尔市蒙医医院
刘树泽　凉城县中蒙医院
白全龙（蒙古）　兴安盟蒙医院
斯琴巴特尔（蒙古）　锡林郭勒盟蒙医医院
陈苏依勒（蒙古）　阿拉善盟蒙医医院

辽宁省

刘宏生　辽宁大学科学技术研究院
胡文忠　大连民族大学生命科学学院
陶淑霞（蒙古）　辽宁省阜新蒙医药研究所
尚国祥　喀喇沁左翼蒙古族自治县蒙医医院

吉林省

王　薇　伊通满族自治县民族医院
古怀明（满）　延边朝鲜族自治州卫生计生委
李根培（朝鲜）　延边大学中医学院
林长青（朝鲜）　延边大学中医学院
李福子（朝鲜）　延边朝医医院（延边朝鲜族自治州民族医药研究所）
李世明（朝鲜）　延边中医医院延吉市中医医院

黑龙江省

四朗青佩（藏）　哈尔滨德格藏医医院
张宏春（蒙古）　杜尔伯特蒙古族自治县卫生计生局

浙江省

雷后兴（畲）　丽水市中医院
雷建光（畲）　景宁雷建光骨伤科诊所

福建省

胡　娟（土家）　福建省中医药研究院
宋纬文　三明市中西医结合医院

湖北省

田先彩（土家）　恩施市中心医院
范长秋（苗）　利川市民族中医院
张　健（土家）　建始县中医医院
谭宗和（土家）　宣恩县民族医院
胡德俊（土家）　咸丰县中医医院

湖南省

戴湘平　城步苗族自治县中医医院
侯启年（土家）　张家界市中医医院
吴小华　江华瑶族自治县民族中医院
田华咏（土家）　湘西土家族苗族自治州民族医药研究所
张在其　侗医药研究湖南省重点实验室

广西壮族自治区

庞宇舟　广西中医药大学
韩海涛　广西中医药大学第一附属医院
李　彤（瑶）　广西中医药大学瑶医药学院
覃裕旺（仫佬）　广西国际壮医医院
曾秋潮　南宁市武鸣区中医医院
黄汉儒（壮）　广西民族医药协会
农东新（壮）　广西壮族自治区

药用植物园
易新平 柳州市中医医院
罗文君（壮） 龙胜各族自治县中医医院
陈建武 恭城瑶族自治县莲花镇中心卫生院
罗世东 梧州市中医医院
黄永光（京） 防城港市中医医院
甘军勇（壮） 贵港市港北区港城镇猫儿山村卫生室
罗试计（壮） 百色市中医医院
梁琼平（壮） 金秀瑶族自治县瑶医医院
王贵成（壮） 崇左市中医壮医医院
林 文（壮） 天等县中医医院

海南省
张连帅 海南省中医药管理局
张俊清 海南医学院药学院

四川省
顾 健 西南民族大学药学院
刘 圆 西南民族大学青藏高原研究院
张 艺 成都中医药大学民族医药学院
朱 伟 北川羌族自治县中羌医医院
罗尔吾（藏） 阿坝藏族羌族自治州藏医院（阿坝藏族羌族自治州藏医药研究所）
董群凤（羌） 茂县中医院（茂县羌医医院）
雷 勇（藏） 若尔盖县藏医院
张静波 宇妥藏药股份有限公司
曲 梅（藏） 甘孜藏族自治州卫生计生委（甘孜藏族自治州中藏医药管理局）
降 措（藏） 四川省藏文学校
江吉村（藏） 甘孜藏族自治州藏医院
雄 呷（藏） 德格县藏医院（藏医药研究所）
邓 珠（藏） 石渠县藏医院
罗德英 凉山彝族自治州卫生计生委
沙学忠（彝） 凉山彝族自治州中西医结合医院（凉山州彝医医院）
彭 莉（藏） 木里藏族自治县中藏医院

贵州省
杨小翔 贵州省扶贫开发办公室
吴立刚（苗） 贵州省科学技术厅
王海宁 贵州省食品药品监督管理局
张小华 贵州省经济和信息化委员会
吕兴政 贵州省中医药管理局
马武开（回） 贵阳中医学院
梁 斌 贵州威门药业股份有限公司
朱明星 六盘水市水城县发耳镇卫生院
姜 伟 贵州百灵企业集团制药股份有限公司
秦应娟（苗） 毕节市中医院
唐海华（苗） 松桃苗族自治县民族中医院
何正义（布依） 黔西南布依族苗族自治州卫生计生委
王 政 凯里市中医医院
尹旺旭 黔南州中医医院

云南省
王凤岐 云南省民族宗教事务委员会
郑 进 云南省卫生计生委（云南省中医药管理局）
赵荣华 云南中医学院
倪 凯 云南省中医中药研究院
张 超 云南省民族民间医药学会
李 勇（彝） 禄劝彝族苗族自治县中医院
龙启顺 玉溪市中医医院
和德绍（纳西） 丽江市民族医药协会
付开聪（哈尼） 普洱市民族传统医药研究所
刘宝林 沧源佤族自治县佤医佤药研究所
普联珊（彝） 楚雄彝族自治州卫生计生委
陶 道（苗） 个旧苗彝象形诊所
郑玉华 文山郑保骨伤科医院
王肖飞 西双版纳傣族自治州傣医医院
贺朝贵（彝） 大理白族自治州民族民间医药学会
张益俊（阿昌） 德宏州人民医院
李春恒（白） 兰坪白族普米族自治县中医医院
卓玛永初（藏） 德钦县人民医院

西藏自治区
白 玛（藏） 西藏自治区藏医院
达 娃（藏） 西藏自治区藏医院
赤来多吉（藏） 拉萨市城关区嘎玛贡桑社区卫生服务中心
次旦顿珠（藏） 拉萨市墨竹工卡县人民医院
索朗加布（藏） 日喀则市藏医院
格 旺（藏） 南木林县卫生服务中心
扎西多吉（藏） 江孜县人民医院
索 旺（藏） 萨迦县卫生服务中心
尼玛次仁（藏） 西藏神猴药业有限责任公司
旦正才郎（藏） 昌都市卫生计生委
纲 组（藏） 昌都市藏医医院
旦增罗多（藏） 昌都市洛隆县腊久乡卫生院
仓 决（藏） 林芝市藏医院
益 西（藏） 朗县藏医院
查 色（藏） 山南市藏医医院
丹增多吉（藏） 扎囊县人民医院
达 娃（藏） 山南措美县藏医院
索朗巴珠（藏） 嘉黎县藏医院
多 垛（藏） 阿里地区札达县卫生服务中心
加央顿珠（藏） 改则县卫生服务中心

甘肃省
杨 乐（藏） 甘肃中医药大学藏医学院
侯红兵 甘肃奇正藏药有限公司

朵德祥（藏）　天祝藏族自治县藏医药开发研究所
刁红涛（回）　临夏市回医中医医院
古　云（回）　临夏市中和堂医院
尕藏久美（藏）　甘南藏族自治州藏医医院
阿　胜（藏）　迭部县藏医院
看照加（藏）　碌曲县藏医院
桑　老（藏）　夏河县藏医医院

青海省

华旦诺尔桑（藏）　青海省中藏医药管理局
华欠桑多（藏）　青海大学藏医学院
洛桑东智（藏）　青海大学藏医学院
多杰才让（藏）　青海省藏医院
李先加（藏）　青海省藏医院
多杰拉旦（藏）　青海省藏医药研究院
卡着杰（藏）　青海省藏医药研究院
索南才让（藏）　金诃藏药股份有限公司
久美彭措（藏）　青海久美藏药药业有限公司
项　杰（藏）　湟中县藏医院
洛　桑（藏）　海东市乐都藏医院
马脑武（藏）　祁连县藏医院
多杰才让（藏）　黄南藏族自治州藏医院
扎西才华（蒙古）　河南蒙古族自治县蒙藏医院
泽珍达日杰（藏）　青海果洛雪域大吉利众藏医药学校
周文生（藏）　称多县藏医院
尕玛扎西（藏）　囊谦县藏医院
项曲卓玛（藏）　天峻县藏医医院

宁夏回族自治区

马惠昇（回）　宁夏医科大学中医学院
马英锋（回）　宁夏医科大学中医学院
牛　阳　宁夏医科大学中医学院
马　科（回）　宁夏医科大学附属回医中医医院
唐立洪　宁夏医科大学附属回医中医医院
尤桂英（回）　宁夏医科大学附属回医中医医院
陈卫川（回）　宁夏回族自治区中医医院暨中医研究院
冶尕西（回）　宁夏回族自治区中医医院暨中医研究院
高如宏　宁夏回族医药研究所
张宝玉（回）　宁夏张氏回医正骨医院
单于德（回）　宁夏张氏回医正骨医院
贾孟辉　银川市第一人民医院
胡旭珍　银川市中医医院
李国徽（回）　银川市中医医院
杨华祥（回）　宁夏汤瓶八诊文化产业发展有限公司

新疆维吾尔自治区

陈　阳（回）　新疆医科大学
阿衣努尔 · 买提斯迪克（维吾尔）　新疆医科大学维吾尔医学院
吾布力 · 吐尔地（维吾尔）　新疆维吾尔医学专科学校
尼罗法 · 赛提瓦尔地（乌孜别克）　新疆维吾尔自治区维吾尔医医院
李治建　新疆维吾尔自治区维吾尔医药研究所
邢建国　新疆维吾尔自治区药物研究所
希尔艾力 · 吐尔逊（维吾尔）　新疆维吾尔自治区民族医药学会
韩祥志　新疆维吾尔药业有限责任公司
李　俊　新疆银朵兰维药股份有限公司
陈金成　新疆奇康哈博维药股份有限公司
买明 · 阿布都热合曼（维吾尔）　鄯善县维吾尔医医院
阿不都热衣木 · 阿克苏木（维吾尔）　伊州区五堡镇卫生院
吐尔孙江 · 托合逊（维吾尔）　阿克苏地区维吾尔医医院
阿迪力 · 艾斯托拉（维吾尔）　和田地区维吾尔医药研究所
帕　瓦（蒙古）　博尔塔拉蒙古自治州蒙医医院
努尔买买提 · 吾守尔（维吾尔）　克孜勒苏柯尔克孜自治州维吾尔医医院
叶尔肯 · 努尔旦别克（哈萨克）　伊犁哈萨克自治州中医医院（伊利哈萨克自治州哈医药研究所）
阿孜古力 · 伊利亚斯（维吾尔）　伊宁市维吾尔医医院
库力木汗 · 铁留汗（哈萨克）　阿勒泰地区哈萨克医医院
玉苏普江 · 麦麦提（维吾尔）　新疆生产建设兵团第十四师皮山农场医院

（胡　楠）

七、国家中医临床研究基地建设

【概述】　2008 年 12 月，国家发展改革委和国家中医药管理局共同启动实施基地建设项目，遴选 16 家三级甲等中医医院作为基地建设单位（国家中医药管理局直属直管医院和上海中医药大学附属曙光医院共 7 家单位参与建设）。总体目的是通过加大投入，改善条件，深化改革，创新机制，创建一批分布合理、具有较强辐射带动作用的临床科研创新体制，在中医药理论研究、重大疾病防治和健康维护方面取得突破性进展的科研创新平台。2014 年 1 月，国务院副总理刘延东就国家中医临床研究基地建设情况做出批示："中医临床研究基地建设投小钱、办大事，是中药科研体制创新的有益尝试，成果与经验令人欣慰，请科技部、国家发展改革委、国家卫生计生委、人力资源社会保障部加大支持力度，推动中医药事业取得更大发展"。基地建设作为中医药领域国家财政投入最大、重视程度最高的一项基础性建设项目，是振兴和发展中医药的重大战略举措，在中医药事业发展史上具有里程碑式的意义。截至 2017 年底，23 家基地建设单位已完成2个阶段的建设任务，并于2016年下半年全面开展验收工作，2017年5月正式被确认为国家中医临床研究基地。

根据2017年全国中医药科技创新工作会议精神和《2017年中医药工作要点》，结合23家国家中医临床研究基地（其中基地建设单位16家，参与建设单位7家）建设进展，国家中医药管理局科技司认真贯彻落实基地建设各项任务，扎实推进基地建设各项工作。一是系统性总结基地启动建设以来取得的成果。按照国家中医临床研究基地建设的总体部署和要求，依据《国家中医临床研究基地建设验收工作方案》，国家中医药管理局科技司组织对23家基地建设单位进行验收。验收分4个阶段进行，分别是中医药研究伦理审查体系（CAP）认证、中医医疗与临床科研信息共享系统验收、重点病种集中验收和综合验收。各基地完成2个阶段的建设任务，全部通过验收，实现预期目标，取得突出的成果。

二是完成2012年度基地业务建设科研专项验收工作。2017年4月，根据国家中医临床研究基地业务建设的统一部署，按照《国家中医临床研究基地业务建设科研专项管理办法》要求，国家中医药管理局科技司组织各相关省级中医药部门对2012年度国家中医临床研究基地业务建设科研专项课题进行验收。各基地均按照基地科研专项管理办法拨付所有专项经费，参与验收的182项课题基本按照任务书的研究目标和内容完成相关研究工作，其中174项课题通过验收，7项课题择期复评，1项课题予以撤销。

三是部署进一步深化推进基地建设。为贯彻落实《中医药发展战略规划纲要（2016～2030年）》，按照国家中医临床研究基地建设总体部署，国家中医药管理局办公室于2017年5月22日正式印发《国家中医药管理局办公室关于深化推进国家中医临床研究基地建设的通知》，正式确定第一批国家中医临床研究基地，并于6月在广东广州举行关于深化重点病种研究会议，就进一步深化推进基地建设的有关事项提出明确要求。要求各基地进一步深化基地重点病种和拓展病种研究，加强基地科研平台和团队建设，推进基地常态化运行管理，为下一阶段基地建设打下坚实基础。

四是启动第二批基地建设项目遴选工作。为贯彻落实党的十九大会议精神和《中医药发展战略规划纲要（2016～2030年）》任务，国家中医药管理局科技司参照第一批基地建设的成熟经验和模式，启动第二批基地建设单位遴选工作。通过扩大基地布局范围，优化中医药防治优势病种研究整体布局，进一步提升我国中医药临床科研基本条件，加强疑难重大疾病和临床诊疗有明显中医药特色和优势的重点病种研究，促进中医药学术思想、诊疗技术的传承与创新，加强相关科研平台和人才队伍建设，推动医院科研管理机制创新，提高中医药防病治病能力和自主创新能力，增强基地单位对地区中医药事业发展起到引领、示范和带动作用，为中医药传承创新提供有力支撑。

（邱　岳、孔勇杰）

【第一批国家中医临床研究基地验收工作总结】 国家中医临床研究基地建设项目自2008年启动实施以来，23家建设单位坚持“打基础、建机制、谋长远、见成效”的基本思路，创新机制，整合资源，搭建平台，已完成2个阶段的建设任务。

一、国家中医临床研究基地验收基本情况

2016年下半年，国家中医药管理局科技司本着全面考核、系统评价、凝练成效、总结经验的基本原则，组织对23家建设单位的建设工作分4个阶段进行验收。2016年9月前，23家建设单位相继完成CAP认证；2016年9月，组织专家组对建设单位信息共享系统建设工作进行集中评估验收；2016年11月，组织基地业务建设专家指导组、督导组及相关领域专家，分2组对建设单位共37个重点病种进行集中评估验收；2016年12月，国家中医药管理局科技司联合规划财务司、医政司等部门，组织各基地业务建设专家指导组、督导组及相关领域专家，分6组对所有基地建设单位建设总体情况进行评估验收。23家基地建设单位基本完成建设任务，取得阶段性成果，均通过验收，并正式确认为国家中医临床研究基地。

二、国家中医临床研究基地建设经验

各基地督导组专家组成员、省级中医药主管部门就验收情况进行讨论和反馈，国家中医临床研究基地建设能够开展并通过验收，主要建设经验体现在以下3个方面：一是国家中医药管理局将基地建设作为中医药继承创新的重要战略抓手，顶层设计，统筹规划，建立相对完善的组织领导体系，形成国家中医药管理局、省级中医药主管部门、专家组和各建设单位之间良好的联动互动运行机制；二是通过国家和地方的共同投入和管理，基地建设实现预期目标，夯实临床科研的基本条件和设施，整合完善科研平台资源，显著提高重点病种临床疗效水平，探索创新了临床科研模式和机制，大幅提升医院综合服务能力；三是基地建设很好地体现和推进中医药国家战略，探索开拓出一条遵循中医药自身规律、符合中医药自身特点、符合中医药行业需求、符合各地实际情况的中医临床科研道路，基地建设组织模式值得进一步推广。

三、下一步国家中医临床研究基地建设工作

积极推进基地“十三五”建设工作。一是结合中医药传承创新工程，积极支持基地新一轮建设与发展。二是继续争取更多基地申报国家临床医学研究中心（中医类），进入国家临床医学研究中心建设序列，不断提升基地的临床科研能力与示范辐射能力。

继续深化基地重点病种研究。一是引导基地积极组织申报“十三五”国家重点研发计划，争取获得重大项目支持，对重点病种开展系统研究，逐步形成全面解决相关病种中医药防治的系列技术、方法、方药和方案。二是做好第三批基地业务建设科研专项组织工作，进一步解决制约重点病种临床疗效提高的关键问题。三是推进基地成果共享、转化与推广应用体系建设，定期组织重点病种研究进展交流，探索完善中医药科技成果转化与推广应用模式，试点开展第三方专业机构成果评价，加强产、学、研、企合作，加快科技成果的转化，促进科技成果推广应用。四是培育和熟化标志性成果，引导基地聚焦重大疑难疾病和中医特色优势病种深入研究，支持鼓励基地与国内外一流临床研究机构开展合作，加速国家中医药数据中心和分中心建设，努力提升成果的标准化、国际化和行业认可度。

加强基地平台和团队建设。一是加强基地科研协作网络平台建设，适时再遴选一批高水平相关临床科研机构作为基地科研协作单位。二是健全符合中医药发展特点和规律的临床科研模式，定期组织基地开展专题交流，针对基地生物样本库和研究型门诊、病房建设进程不一的问题，加强相关建设标准规范的落实。三是引导基地优化信息共享系统，针对基地间信息共享系统建设差距较大的问题，督促基地加快系统升级，扩大应用病种，加强数据管理与分析，实现各基地之间临床科研信息共享，力争产出高水平研究成果。四是结合中共中央组织部办公厅国家海外高层次人才引进计划、国家高层次人才特殊支持计划，人力资源社会保障部百千万人才工程和国家中医药管理局中医药传承与创新“百千万”人才工程，打造一批在全国范围内有较大影响的中医药领军人才和创新团队，不断提升基地科研创新能力和竞争实力。

推进基地常态化运行管理。一是强化省级中医药主管部门的督导作用，完善国家、地方和基地的三级联动长效管理机制，借鉴基地专家督导的模式和经验，委托省级中医药主管部门每年定期督导基地工作。二是指导基地进一步建立健全适应基地长期发展需求的内部管理组织架构，完善管理制度、创新运行机制和协作机制。三是健全基地建设评价机制，建立基地常态化运行评估方法和绩效评价指标，基地自评估与第三方评价相结合，充分发挥基地领导小组和专职管理部门的主观能动性，确保基地可持续建设与发展。　　（邱　岳、孔勇杰）

【国家中医临床研究基地深化重点病种研究工作会议】　2017年6月14日，国家中医临床研究基地深化重点病种研究工作会议在广东广州召开。国家中医药管理局科技司司长李昱、人事教育司司长卢国慧、医政司副巡视员孟庆彬、世界中医药学会联合会秘书长李振吉及国家中医临床研究基地业务建设督导组专家出席会议。各相关省中医药主管部门负责人、基地负责人、重点病种负责人和基地办公室负责人参加会议。

李昱高度肯定基地建设所取得的成效和对我国中医药事业发展的促进作用，要求各基地持之以恒地推进基地建设工作，围绕基地建设总体要求和重点病种研究思路，做好中长期发展规划，深化推进重点病种研究，加强平台和机制建设，进一步推动基地建设可持续发展；卢国慧、孟庆彬分别就中医药传承与创新“百千万”人才工程、国家中医重点专科体系做专题报告；李振吉详细介绍中医药现代化研究实施方案与框架；23家基地汇报重点病种研究思路和研究方向，督导组专家对各重点病种研究思路和下一步研究计划进行评议，提出相关研究工作建议。

会议要求各省局、基地相关负责人要认真学习会议精神，贯彻落实深化推进基地建设文件要求。一是各省局应参照基地督导组的模式和经验，制定基地督导管理办法，对基地建设给予指导和支持；二是各基地需立足于基地建设的现状和发展方向，建立适应基地发展需求的长效发展、常态化运行机制；三是制订重点病种中长期发展规划，做好科技支撑计划、行业专项、基地科研专项等项目验收工作，解决制约重点病种临床疗效提高的重点问题和关键技术；四是积极推进中医药传承与创新“百千万”人才工程、区域诊疗中心和国家中医重点专科建设，提升基地区域影响力；五是及时关注国家重点研发计划申报动向，积极牵头进行项目申报；六是积极参与国家医学临床研究中心申报工作，争取进入国家医学临床研究中心建设序列。

（邱　岳、孔勇杰）

【各地国家中医临床研究基地建设情况概述】　23家国家中医临床研究基地根据《中医临床研究基地建设指导意见》，围绕国家中医临床研究基地建设的总体目标与要求，以重点病种研究为核心，在组织领导、组织保障、经费保障、科研人员编制、基础建设方面加强建设，为基地建设奠定基础。经过2个阶段的基地建设，各基地临床实践能力得到提升，科研人才队伍不断壮大，临床科研平台建设得到完善，中医药在重大疑难疾病诊疗方面的特色优势得以凸显，很好地体现和推进中医药国家战略，并探索开拓出一条遵循中医药自身规律、符合中医药自身特点、符合中医药行业需求、符合各地实际情况的中医临床科研道路。

中医药疗效水平显著提升，获得循证医学证据级别不断提高。一是部分重点病种的诊疗水平有较大提高，在某些关键疗效指标上明确了中医药的相对优势和特色，如芪参益气滴丸在心肌梗死二级预防方面与肠溶阿司匹林疗效相当，且无明显副作用，适用于阿司匹林抵抗或禁忌的患者；芪明颗粒治疗糖尿病微血管病变3个月总有效率较西药导升明高14.8%，填补中药在这个治疗领域的空白；中西医结合治疗方案较单纯西医治疗可延长中晚期非小细胞肺癌患者中位生存期3.47个月。二是部分重点病种研究结果取得高级别证据，获得国际、国内认可，如黄连素联合来曲唑治疗多囊卵巢综合征较一线促排卵西药克罗米芬6个月活产率提高12.0%，研究结果摘要在国际著名医学杂志《柳叶刀》发表；单纯电针可明显提高慢性便秘患者完全自主排便次数，研究结果在美国《内科年鉴》发表。三是重点病种开展国家级和省部级临床研究项目189项，制定的专家共识、临床指南、标准规范、临床路径和诊疗方案，进一步得到行业内认可，167项已由政府或国家级学会发布，系统提升重点病种的临床服务、成果转化和技术辐射能力。

中医药科研实力不断增强，获得多项科研成果。一是研究成果获多项国家级、省部级科技奖励，其中国家级科技进步奖21项，省部级特等奖和一等奖79项。二是研究水平大大提升，发表SCI论文3141篇，其中影响因子大于5的133篇，重点病种研究相关国家级科研立项427项，出版著作、教材519部。三是研发一批新药和院内制剂，重点病种相关药物5种获新药证书，5种获药物临床试验批件，67种获院内制剂批文。四是研究成果转化推广加速，转让重点病种相关药物临床试验批件8个、院内制剂3个，完成15个心血管中成药品种二次开发，累计销售额超过100亿元。

探索符合中医药发展特点和规律的临床科研模式和机制。一是形成以信息共享系统为基础，符合中医药发展规律的真实世界临床研究科研模式，23家建设单位有82个临床病种进入信息共享系统，病例数量超过100万例。二是形成中医临床科研协作网络，49家国内外高水平临床科研机构作为基地科研协作单位共同开展中医临床研究，建立防治肝病、糖尿病、血液病等临床研究联盟，重点病种与37个国家或地区开展国际合作研究项目210项，涵盖国际合作单位172个，在ISO标准化、针灸规范和伦理评估等方面达到国际领先水平。三是实施基地科研专项协同创新，改革科技组织模式，吸引高水平科研团队共同参与，引导建设单位及相关单位投入科研经费1.2亿元。四是各建设单位探索提出中医药科研组织的“十大模式”，包括联盟模式、一体化模式和联动模式等。五是构建国际传统医药领域首个“中医药研究伦理审查体系认证”平台，截至2017年底，通过CAP认证的机构达27家，覆盖23家建设单位，为中医药临床研究走向世界提供有力支撑。

中医临床科研领军人才和优秀团队培育取得突出成效。一是科技人才储备逐步强化，各建设单位共新增专职科研编制943人，临床方法学人员426人。二是科研队伍素质大幅提高，拥有全国优秀中医临床人才研修项目指导老师208人，全国老中医药专家学术经验继承工作指导老师327人、继承人835人。三是科研领军人才影响力增强，重点病种研究领军人才包括两院院士4人、国医大师9人、“973”首席科学家4人、国家杰出青年科学基金获得者5人、国家海外高层次人才引进计划4人、国家高层次人才特殊支持计划3人、国家级名老中医51人。四是部分重点病种研究团队跻身部级创新团队，冠心病、中风病、慢性阻塞性肺病和骨退行性病变4个重点病种研究团队成为教育部创新团队。

各地对中医药工作的支持不断加大，中医药整体实力大幅提升。国家和地方齐抓共管、共同建设，将基地建设纳入地方政府国民经济与社会发展规划的重点任务，将中医药事业作为地方医疗卫生事业发展的战略重点。总体投入共63.6亿元人民币，其中中央财政11.4亿，地方财政28.3亿，基地建设单位自筹23.9亿。在国家与地方的大力支持下，23家建设单位的医疗和科研条件得到显著改善，共新增建筑面积159.4万平方米，2015年实有床位数35977张，较2009年增长76.1%；医院临床服务能力明显增强，2015年出院人数约102万人次，较2009年增长102.7%；年门急诊总量超过5233万人次，较2009年增长73.1%。 （邱　岳、孔勇杰）

◆ 天津市

天津中医药大学第一附属医院基地通过国家中医药管理局综合验收，成为国家中医临床研究基地。天津市召开2012年度国家中医临床研究基地业务建设科研专项课题验收工作会议，对21项基地专项进行验收，其中19项通过验收，2项需要复议。 （杨　仰）

◆ 吉林省

2016年12月，吉林省国家中医临床研究基地（长春中医药大学附属医院）通过国家中医药管理局组织的阶段验收，并于2017年5月正式挂牌。长春中医药大学附属医院围绕贯彻落实《中医药发展战略规划纲要（2016～2030年）》及《吉林省人民政府关于加快推进全省中医药发展的意见》精神，按照国家中医药管理局要求，积极推进基地建设工作，取得良好成效。

深化重点病种研究。吉林省在已取得重点病种中风病、冠心病研究进展基础上，稳步推进基地拓展病种骨病、儿科疾病研究，获得国家重点研发计划项目1项、课题1项，其中“中医药减少儿童细菌感染性疾病抗生素应用的示范研究”项目获经费986万元、“面向青年中医的传承辅助教学平台研发”课题获经费98万元。在吉林省中医药管理局的组织下，完成第一批基地科研专项验收，6项课题全部通过验收。启动第二批科研专项10项课题，投入经费300万元。

临床能力大幅上升。2017年，长春中医药大学附属医院医疗总收入9.7亿元，相较2016年同比增长9.5%；门诊就诊患者209.6万人次，同比增长5.3%，日均门诊患者5741人次；入院患者达42008人次，同比增长4.5%。

科研能力稳步提高。吉林省立项纵向科研项目134项，到账科研经费809万元。获得省部级科技奖励11项，其中获吉林省科技进步一等奖1项、二等奖4项、三等奖4项，获中华中医药学会科学技术二等奖1项，获中国中西医结合学会科学技术三等奖1项。中医药传承创新工程项目入选国家项目储备库，国家规划投资1亿元。6个院内制剂获得医疗机构制剂批准文号。完成小儿咳嗽变异性哮喘、重症肌无力中医临床诊疗指南的制修订工作，其中《小儿咳嗽变异性哮喘中医临床诊疗指南》已通过专家总指导组审议。

完善科研平台建设。优化中医临床科研信息共享系统建设，推进共享系统升级互联。依托中医药传承创新工程项目，改造生物样本库、研究型门诊及研究型病房。吉林省科技厅批准建设的首批吉林省临床医学研究中心落户长春中医药大学附属医院，其中吉林省中医骨病临床医学研究中心列入批准建设中心，建设经费100万元。吉林省中医儿科临床医学研究中心列入筹建中心。

加强人才队伍建设。王烈教授获评第三届国医大师，南征教授、黄永生教授获评首届全国名中医。1人入选首届吉林省青年人才托举工程。13名中医药专家入选全国名老中医专家继承工作指导教师，29名医师为师承继承人。

加强管理，创新机制。吉林省在基地业务建设中，不断总结有益经验，积极探索新方法，完善运行机制。建立科研奖惩机制，充分调动研究人员积极性，赋予病种研究负责人相应的责权利。创新科研人员人事分配机制，专职科研人员与流动科研编制相结合，采用人事代理、财政补助的方式，保证专职科研人员数量及队伍的稳定。设立专项基金支持开展科学研究，确保高质量完成基地的研究任务，整合其他研究单位的优势力量开展研究，保障基地建设可持续发展。重视研究成果推广及转化，提高临床疗效，解决实际问题。　（王泽玉）

◆ 黑龙江省

申报中医药传承创新工程重点中医医院建设项目。2017年5月22日，国家中医药管理局正式印发文件，确定黑龙江中医药大学附属第一医院为国家中医临床研究基地。基地代表参加国家中医药管理局科技司关于组织部署深化基地重点病种研究工作会议，吴效科教授汇报重点病种多囊卵巢综合征建设成果及下一步深化研究思路，得到与会专家的基本认可。黑龙江省组织国家中医临床研究基地阶段成果总结暨重点病种深化研究研讨会。基地承担的13项科研专项课题通过验收。以国家中医临床研究基地为依托，国家重大科技专项2015年行业专项课题“新寿胎丸与微粉化黄体酮对先兆流产妇女活产的影响：国际合作多中心随机对照试验（CHOP－IT，总结费596万元）”方案优化会在广东广州召开，会议主要优化了CHOP－IT项目方案、总结基地慢病项目研究成果并对项目研究者进行培训。在基地重点病种多囊卵巢综合征研究成果及经验总结基础上，进一步拓宽重点病种研究思路，深化妇科优势病种研究，旨在解决妇科常见病的关键技术问题，为下一步部署深化推进基地建设实现良好开局。基地重点病种负责人吴效科教授赴香港参加第25届亚洲－太平洋妇产科学大会，基于基地慢病项目多囊卵巢综合征（针刺和克罗米芬对多囊卵巢综合征不孕妇女活产率的影响：国际合作随机对照试验）的7篇论文有5篇论文进行会议报告、2篇论文成为会议壁报。其中1篇论文获得最佳演说论文奖；1篇论文获得最佳壁报论文奖，成为生殖医学领域唯一获得最佳壁报奖的论文。

基地伦理审查平台通过中医药临床研究伦理审查体系年度监督审核工作。2017年，基地共组织召开伦理审查会议8次，各类审查项目共计164项。基地项目“针刺和克罗米芬对多囊卵巢综合征妇女活产率的影响：国际合作随机对照试验多囊卵巢综合征”研究，共收集1887例血样本。所收集样本根据研究方案拟订内容统一进行临床生化检测，所获得的临床数据已保存在DCC数据库中，并在JAMA杂志中发表。2015年开始启动基地二期临床试验，黑龙江中医药大学附属第一医院与32家医院合作开展“孕酮联合寿胎丸提高先兆流产患者活产率的多中心临床试验（CHOP－IT）”流产项目研究，预计收集1656例样本量。　（曲　峰）

◆ 上海市

2017年5月，国家中医药管理局下达《国家中医药管理局办公室关于深化推进国家中医临床研究基地建设的通知》（国中医药办科技函〔2017〕96号），正式确定上海中医药大学附属龙华医院、上海中医药大学附属曙光医院通过国家验收，成为第一批全国国家中医临床研究基地。在此基础上，龙华国家中医临床基地及曙光国家中医临床基地按照国家中医药管理局工作部署进一步深化推进基地建设工作，积极开展重点病种深化研究计划。

2017年上半年，龙华国家中医临床研究基地完成2012年度第一批国家中医临床研究基地业务建设科研专项课题验收并通过国家中医药管理局审核批准。同时，国家中医药医理局对2015年度第二批基地业务建设科研专项课题进行中期评估督导工作。龙华国家中医临床研究基地恶性肿瘤病种团队带头人刘嘉湘获得由人力资源社会保障部、国家卫生计生委和国家中医药管理局联合授予的国医大师称号。

（王　聃）

◆ 浙江省

2017年5月，国家中医药管理局印发《关于深化推进国家中医临床研究基地建设的通知》，正式确定浙江省中医院通过阶段验收，挂牌为国家中医临床研究基地。医院根据文件要求，进一步深化推进基地建设工作。6月，浙江省中医院院长毛威、副院长陈健、主任沈建平等参加国家中医药管理局科技司召开的关于组织部署深化国家中医临床研究基地重点病种研究工作会议，并汇报血液病的深化研究思路、研究方向及下一步研究计划等。6月，浙江省中医药管理局受国家中医药管理局委托，组织浙江省中医院承办召开2012年度国家中医临床研究基地业务建设科研专项课题验收会议。第一批基地专项共发表SCI论文9篇，国内学术论文55篇，出版专著8部，建立数据库3个，获国家发明专利1项，申请国家发明专利1项，获得国家版权局计算机软件登记证书4个。培养全国老中医药专家学术经验继承人2名，培养技术骨干和硕博士后人员共21名。浙江省中医院完成国家中医药管理局科技司关于对《国家中医临床研究基地研究型门诊及研究型病房建设指导意见（征求意见稿）》征求意见的反馈、国家临床研究基地国际合作项目的调查等日常工作。定期投稿国家中医药管理局基地简报，做好医院基地的对外宣传工作。 （陈良敏）

◆ 山东省

2017年，山东中医药大学附属医院作为国家中医临床研究基地，加强重点病种研究，实施临床科研信息共享系统建设，中医临床科研、高水平人才队伍建设均取得显著成效。完成基地业务建设督导专家组对基地第一批科研专项项目验收，组织承担基地科研项目的8家医院的11个课题组研究并通过考核指标验收，立项国家重大新药创制项目“创新药物参蛭通心胶囊的研究”和3项国家自然基金项目等多项重点病种相关课题。高血压血脉理论及应用研究室建设在全国128家研究室脱颖而出，成为9个国家优秀重点研究室之一。积极搭建基地重点研究病种合作学术平台，牵头成立世中联第一届高血压专业委员会暨高血压中医临床研究联盟，召开世界中医药学会联合会高血压专业委员会会议，启动国内外14个中医和综合性研究型医院、研究机构共同附议的高血压中医临床研究联盟，举办首届国际中医药防治高血压大会、第三届山东省中医心病学泰山学者论坛。基地首席专家杨传华教授当选第一届理事会会长，李运伦教授新聘为泰山学者特聘专家，在2名泰山学者的带领下，科研创新水平得到持续提升。基地设施硬件建设得以长足进展，占地面积163m²的生物样本库，包括样本处理区、低温冻存区、监控管理区等区域，存储样本以血清、血浆、尿液等体液样本为主，样本存储量预计可达50万份，能够支持多项科研课题，已入库样本达到1000余例。基地与中国中医科学院和北京交通大学合作，参与国家重点研发计划“中医药大数据中心与健康云平台构建”项目，进行中医临床科研信息共享系统的研发与实施和数据挖掘方面研究，与中国中医科学院的合作实现了医学数据资源和生物标本信息共享。

（方传武）

◆ 河南省

河南省建立以河南中医药大学第一附属医院为中心，拥有35家科研协作单位为分中心的生物样本库采集与存储网络。以阐释呼吸疾病、艾滋病、小儿遗传性疾病等慢性重大疾病为主要科研方向，建成共计10万份生物样本库容，探讨呼吸系统、艾滋病、小儿遗传性疾病等慢性重大疾病生物学指标与中医证候的关系，揭示反映中医证候的生物学指标。徐立然教授主持的“中医药延缓艾滋病病毒感染者发病、降低抗病毒治疗不良反应和机会性感染发生率的方案研究”获得国家科技部重大传染病专项立项，刘志斌教授主持的“中医药降低艾滋病抗病毒治疗不良反应发生率的方案研究”“中医药降低艾滋病机会性感染发生率的方案研究”获得国家科技立项支持，项目总经费1656.6万元。重点研究病种“基于代谢组学的中医治疗重症肺炎疗效的机制研究”获得国家自然科学基金支持。

河南中医药大学第一附属医院与北京交通大学签订项目合作协议，共同开展基于临床科研共享系统的肺系疾病临床数据采集、有效处方的临床示范研究和中西医结合临床知识图谱构建工作。医院与北京中腾佰脉医疗科技有限责任公司签订协议，负责完成临床科研信息共享系统电子病历、数据集成系统、数据挖掘平台、质量控制体系的研发与实施，完成呼吸系统疾病、肝病、脑病、儿科疾病等病种的临床诊疗数据上传工作，互认临床科研信息共享电子病历系统相关采集、集成、管理的规范或标准。优化和完善中医文献信息数据库建设，实现重点研究病种文献信息全面覆盖。河南中医药大学第一附属医院开通清华同方电子数据库院外阅览及下载功能。医院职工可通过互联网、科室外网查询终端、资料室电子阅览查询终端3个途径查阅检索资料，支持医院重点病种的医、教、研等工作的开展。组织申报中央引导地方科技发展专项“国家中医临床研究基地生物组织样本资源库”，获得财政资助200万元。遴选2017年度河南省中医管理局“国家中医临床研究基地”科研专项41项，资助经费总额100万元。 （宋军伟）

◆ 广东省

广东省有以广东省中医院（广东省中医药科学院）为依托单位的慢性肾脏病国家中医临床研究基地，建设总投资4.0亿元。基地围绕国家中医临床研究基地建设的总体目标，以慢性肾脏病为主攻重点病种，在建设过程中着重围绕研究过程中的共性关键环节，与国际规范标准接轨，不断完善条件建设，搭建“临床－基础－成果转化”的覆盖研究全过程的全链条系列平台，构建多学科、国际化、高水平的中医药临床研究人才队伍，提升整体科研素质与能力，促进学科的快速发展，带动综合服务能力、科技创新能力、成果转化能力和辐射带动能力的全面提升，得到国际同行的认可。基地启动建设以来，取得显著成效，实现预定目标。在香港艾力彼医院管理研究中心发布的中国中医医院竞争力100强榜单，广东省中医院2013～2017年连续5年蝉联榜首。2017年5月，国家中医临床研究基地正式通过验收考核，成为全国首批、广东省内唯一一家国家中医临床研究基地。 （汪洪滨）

◆ 四川省

成都中医药大学附属医院国家

中医临床研究（糖尿病）基地在国家发展改革委、国家中医药管理局、四川省委省人民政府、四川省发展改革委等部门的大力支持下，基地建设持续推进并继续深化重点病种的研究。深化基地内涵建设，推进重点病种研究。基地完成第一批基地专项 8 项课题结题验收，发表论文 30 篇（SCI 5 篇），获专利 1 项，研发制剂 5 个（批文 2 个），获省部级及国家级学会奖励 4 项，培养研究生 27 名，完成第二批基地专项 16 项课题的年度经费拨付。加快科技成果转化，建设中医药健康研发中心。基地通过项目阶段督查，开展中医药健康服务相关技术标准或操作规范制定；编著中医药健康产品研发指南、策略等书籍；遴选并研发保健食品、健康饮品、康养用品、医院制剂等 15 个中医药大健康产品，获批 3 个省级中医药产业创新团队。不断加强国际交流合作。基地申报国家中医药管理局中医药国际合作基地（四川），首次建立中医药海外交流人才数据库，开办首届中医药海外交流储备人才培训班。不断加强平台建设。基地进入国家中医药传承创新工程项目储备库。基地申报四川省中医内分泌代谢性疾病临床医学研究中心，为申报国家级中心奠定基础。　（苏晓川）

◆　新疆维吾尔自治区

2008 年，新疆维吾尔自治区中医医院被确定为国家中医临床研究基地。2017 年主要开展慢性阻塞性肺疾病、艾滋病、膝骨性关节炎 3 个重点病种的研究工作。新疆维吾尔自治区中医医院组织并完成国家临床研究基地第 1 期专项课题结题验收，基地承担的课题全部通过验收。基地全年组织申报各级各类项目 243 项，已获得立项资助 109 项，其中国家级 9 项，省部级 30 项，厅局级 9 项，其他 61 项，总资助金额 932 万元；基地获得发明专利 4 项，实用新型专利 12 项，软件著作权登记证书 9 项，自治区科技进步奖二等奖 1 项、三等奖 1 项。2017 年，新疆维吾尔自治区中医医院发表 SCI 研究论文 18 篇，CDCD 及中文核心期刊论文 78 篇；副主编国家级统编教材 2 部，参编 16 部，出版专著 2 部。中医药防治慢性阻塞性肺疾病研究团队入选新疆维吾尔自治区天山创新团队计划，1 人入选自治区“天山英才工程”第二期第二层次。

（殷学静）

八、第四次全国中药资源普查

【概述】　2017 年，中药资源普查工作的主要内容为积极推进第四次全国中药资源普查，加快成果整理和转化。为实现 2020 年完成全国中药资源普查的工作目标，2017 年国家中医药管理局制定和印发《第四次全国中药资源普查资金管理暂行办法》，拓展全国中药资源普查经费途径。2017 年共安排 2.5 亿元继续支持普查相关工作，全国已开展中药资源普查工作达到 1332 个县，覆盖 50% 的国土面积。为保障普查工作的进行、加快成果整理和转化，2017 年国家中医药管理局研发中药资源普查数据质量核查系统，核查全国 31 省 922 县 100 万多条调查数据、对各省上交的近 200 万张照片的质量进行核查；研发基于手机端的中药资源调查采集系统，辅助普查队员在一般调查中快速收集数据信息。整理 2 万份标本实物，收集和入库的种子种苗超过 1 万份。完成对 2011 年启动实施 10 省 206 个县、2012 年启动实施 15 省 45 个县的验收工作。基于全国中药资源普查相关数据信息，整理编制《中国药用植物特有种》等相关专著，在宏观层面反映我国药用资源特点；在普查相关工作的基础上积极参与和支持，国务院扶贫办、农业部和国家统计局等部门，开展中药材产业扶贫、道地药材生产基地建设和统计制度建设等工作。　（王　庆）

【全国中药资源普查相关会议与活动】

老挝药用植物资源普查第一期技术骨干培训班。2017 年 4 月 6～13 日，老挝药用植物资源普查第一期技术骨干培训班在广西药用植物园举办。来自老挝传统药物研究领域技术骨干、广西中药资源普查技术骨干及中国－东盟传统医药交流合作中心（广西）办公室工作人员等相关人员参加此次培训班。此次培训班为老挝药用植物资源调查的开展打下基础，促进“一带一路”药用资源的研究发展，拓展老挝与中国在传统医药方面的合作交流。

中药资源管理人才研修班。2017 年 4 月 13 日，由国家中医药管理局主办、中国中医科学院承办的中药资源管理人才研修班在北京举行结业式。国家中医药管理局副局长王志勇、人事教育司司长卢国慧，中国中医科学院党委书记王炼、常务副院长黄璐琦、研究生院常务副院长宋春生出席。研修班旨在提升中药资源管理人员综合素质，培养精诚团结的中药资源队伍，促进中药资源普查成果的承接和转化，创新性提出“两个方面”“五个结合”的培养模式。

全国中药资源普查试点工作验收会。2017 年 5 月 15 日，全国中药资源普查试点工作验收会（2011 年启动）在北京召开。全国中药资源普查试点工作专家指导组组长、中国工程院院士黄璐琦，中国中药协会会长房书亭，中国中医科学院副书记武东，国家中医药管理局科技司中药科技处副处长陈榕虎，各省（区、市）中医药主管部门相关负责人员和中药资源普查试点工作技术负责人员，特邀专家和代表 60 多人参加会议。通过对 2011 年启动的中药资源普查试点工作的验收，进一步做好中药资源普查试点总结、梳理工作，为第四次全国中药资源普查提供实践经验。

2017 年全国中药资源普查工作研讨会。2017 年 6 月 26 日，2017 年全国中药资源普查工作研讨会在北京召开。国家中医药管理局科技司副司长周杰、全国中药资源普查试点工作专家指导组组长、中国工程院院士黄璐琦，各省（区、市）中药管理部门及普查试点工作技术依托单位代表参加会议。各省（区、市）代表对2017年全国中药资源普查工作要点、实施方案的编制、普查专项资金管理办法进行讨论，明确2017年中药资源普查的具体工作任务。

《全国中药资源普查技术规范》修订研讨会。2017年7月15～16日，《全国中药资源普查技术规范》修订研讨会在北京召开。全国中药资源普查试点工作专家指导组组长、中国工程院院士黄璐琦，各省（区、市）普查试点工作代表参加会议。通过普查技术规范修订研讨会，结合各省（区、市）中药资源普查试点工作的经验总结，进一步修订普查技术规范，为全国中药资源普查提供技术准则和技术支撑，为第四次全国中药资源普查奠定基础。

2017年中药资源普查实施方案审核会。2017年10月23日，2017年中药资源普查实施方案审核会在北京召开。国家中医药管理局科技司副司长周杰、副巡视员孙丽英，全国中药资源普查试点工作专家指导组组长黄璐琦院士，在北京部分专家指导组成员，各省（区、市）中医药主管部门和技术依托单位负责人参加会议。通过对各省（区、市）实施方案进行审核及优化完善，为第四次全国中药资源普查工作提供有力的技术保障。

中药资源普查试点工作技术骨干培训班。2017年12月26～27日，国家中医药管理局中药资源普查试点工作办公室在北京举办中药资源普查试点工作技术骨干培训班（第九期）。31个省（区、市）中药资源普查数据库负责人与技术骨干，共60余人参加培训。培训涉及中药资源普查相关软件系统的操作，在普查实际工作中所遇问题的交流，加强各省（区、市）中药资源普查数据库管理员的工作能力与安全意识，提高中药资源普查工作数据质量的准确性，为中药资源普查工作的进一步推动夯实了基础。

第四次全国中药资源普查2012年试点工作验收会。2017年12月28～29日，第四次全国中药资源普查2012年试点工作验收会在北京召开。国家中医药管理局科技司副司长周杰、副巡视员孙丽英及科技司和规划财务司相关人员，全国中药资源普查试点工作专家指导组组长黄璐琦，专家指导组部分成员，有关财务专家，全国22个省（区、市）中医药主管部门的相关负责人参加会议。进一步总结梳理前期试点工作，为后续普查工作的开展提供扎实的理论和实践经验。（王　庆）

【普查任务开展情况】

一、中药资源调查任务开展情况

工作任务开展情况。根据全国中药资源普查工作方案，以县域为基本单元开展中药资源调查的工作部署。国家中医药管理局从2011年开始以项目支撑工作的方式，陆续开展县域中药资源普查工作。2017年底，已有1332个县开展中药资源调查工作，约占全国县级行政区划单元的50%。

人员队伍总体情况。随着各级国有药材公司企业转型，政府不再赋予其行业管理的职能。原来曾经承担过行业管理任务的各级国有药材公司，不再承担企业行业管理职能，导致此项工作在省、县级层面出现管理主体缺失。现阶段，中药资源管理涉及诸多部门，由于相关政府职能部门受人员编制限制，也没有及时补充中药资源方面的专业人员。因全国中药资源普查工作范围广、涉及部门多、工作任务重、技术要求高、实施难度大，在组织实施中药资源普查工作中，组建国家、省和县3个层面的中药资源普查（试点）工作领导小组及其办公室、专家委员会和普查队。其中组织管理工作主要依托各级中医药主管部门包括卫生计生委、中医药管理局、卫生计生局等，同时商请各级发改、财政、教育、科技、民委、农业、食药、林业、旅游、国土、统计等部门参与和协助。技术工作，主要依托与中药资源相关的大专院校、科研院所和中医院等。通过行政和技术两线并行的方式，共同推进中药资源普查（试点）工作。试点期间，通过联合多行业的模式整合资源组建普查队伍，积极吸纳医药卫生、农业、林业等10多个行业的专业技术人员参加。同时积极吸纳高校和科研单位的在校学生、参加过第三次中药资源普查的老专家、老药工等参与普查。涉及大专院校、科研院所400多个，企业100多家，开展普查的县中70%以上的县级中医院均参加普查工作。基于全国中药资源普查信息管理系统，登记注册参加试点工作的人员有2.3万余人。

试点工作形成全国统一的中药资源普查技术规范。试点工作中，借鉴林业和国土等全国性资源调查的成功经验和技术方法，把传统和现代调查技术方法相结合，引入空间信息技术、数据库技术、网络技术、数码摄影技术等第三次全国中药资源普查中未用到的现代技术方法。围绕野生和栽培药用植物资源调查，药材样品的采集、鉴定与保存，中药材市场调查，传统知识调查等14个方面工作任务，从方案制订、外业调查、业内整理和成果汇总等方面，建立系统的全国中药资源普查技术规范。编研出版《全国中药资源普查技术规范》，颁布形成8项团体标准，填补中药资源领域没有调查技术规范和行业标准的空白。据此形成组织实施全国中药资源普查的技术方法体系，来规范、确保普查基础数据的准确性和客观性，提高普查工作效率和质量。

中药资源普查基础数据汇总情况。试点工作期间，为充分利用信息化技术方法促进中药资源普查数据的收集汇总，研究开发“全国中药资源普查信息管理系统”，实现数据采集手段、管理方式、成果服务方式的转变。在中药资源普查数据采集、核查和共享等方面，为普查人员搭建工作平台，有效保证各普查队相关工作的实施。在各省局和技术依托单位的支持下，在参加县级中药资源普查工作人员的共同努力下，各个普查队依据《全国中药资源普查技术规范》相关方法和技术要求，获取大量调查数据。截至2017年12月，98%的试点县陆续将外业调查数据填报到全国中药资源普查数据系统。基于全国中药资源普查信息管理系统，汇总全国1.4万余种野生药用资源、736种栽培药材、1888种市场流通药材的种类、分布信息，总记录数900余万条，拍摄600多万张照片。基于100多万个样方的调查数据，可以估算《药典》收载563种药材的蕴藏量。发现新物种63个，为我国生物多样性增添新的成员。

中药资源普查实物资料汇总。为了准确鉴定中药资源种类，长久保存全国中药资源普查所获得的实物标本，要求每一个县针对每一种药材，采集、制作并汇交1份标本实物。包括全部物种的原植物、原动物标本等，为中药资源相关研究、科普等工作提供实物基础。针对重点调查药材，采集一份优质的药材样品和种质资源，为区域间中药材质量评价及中药资源可持续利用提供物质基础保障。截至2017年底，全国汇交药材样品、腊叶标本、种质资源23万余份。有近57.6%的县将标本实物整理完成，有466个县上交药材样品，544个县上交腊叶标本，部分县的标本实物正在省级和县级层面整理汇总中。

创新性工作情况。广大中医药工作者在调查工作中，发现2个新属、60多个新物种。新物种的发现，使得人们对地球物种多样性有了新的认识，新物种是否有一些潜在的药用价值有待进一步发掘和研究。部分新物种名称如下：合溪石蝴蝶、天麻天竺葵、武陵酢浆草、马铃苣苔属一种、征镒麻属、木论马兜铃、环江马兜铃、灰背木姜子、麻栗坡半蒴苣苔、巢湖铁线莲、东川葶苈、先骕兰属、皖浙老鸦瓣、旋枝景天、那坡栝楼、纂江报春花、征镒橐吾、剑叶蜘蛛抱蛋、狭叶蜘蛛抱蛋、征镒黄鹌菜、竹溪山蔚菜、竹溪繁缕、靖西冬青、拟卵叶蜘蛛抱蛋、霍山水晶兰、天门山淫羊藿、马铃苣苔属、南丹金线莲、春秀蜘蛛抱蛋、龙胜蜘蛛抱蛋、弄岗虾脊兰、崇左蜘蛛抱蛋、灵川蜘蛛抱蛋、弄岗蜘蛛抱蛋、花坪天麻、木论耳蕨、黄花地黄、七齿珍珠菜、腺花藤春、中越万寿竹、克刚虎耳草、亮叶重楼、小萼柿、广西天葵、李树刚柿、恭城马兜铃。

普查相关数据库软件系统建设。各县级普查队调查获取的数据信息是此次全国中药资源普查的核心成果形式。为有效汇总中药资源普查数据信息，在中药资源普查工作中采用Java语言、SOA平台架构、Oracle数据库，C/S和B/S架构，J2EE和数据连接池技术、空间信息技术、Geo Server、Open Layers等技术方法，设计研发包括：中药资源工作管理、普查数据填报汇总、数据质量核查和展示等方面的全国中药资源普查信息管理系统。其中为辅助进行各级中药资源普查机构、人员和实施方案的汇总管理，研发中药资源普查工作管理系统，提高中药资源普查工作的信息化和规范化水平，保持其延续性；为汇总普查队的调查数据，研发中药资源普查数据填报系统（PC端），包括本地数据配置、数据填报、数据校验、数据上报、PDA数据导入导出、APP数据导入、轨迹仪数据导入7个方面的数据收集汇总功能，可服务普查队进行一般调查、重点调查、栽培资源调查、标本信息、药材信息、市场调查、种质资源调查、传统知识调查8个方面312项调查指标的填报；为辅助开展一般调查，融合GPS定位、语言识别等技术方法，开发基于手机端的一般调查数据采集系统，实现中药资源种类、位置、图片、时间和标本5方面15个核心指标的快速采集；为辅助开展重点调查，开发基于PDA的重点调查数据采集系统，实现数据采集，包括物种、位置、数量、重量等蕴藏量估算所需核心指标的快速采集；为从国家级、省级和县级3个层面辅助进行数据核查，开发中药资源普查数据核查系统，采取人工手动核查和软件自动核查2种方式对普查实施方案、重点调查信息、一般调查信息和标本信息等9方面20类175个指标进行数据有无和优劣的核查；为实现中药资源普查数据的共享应用，正在研发全国中药资源普查成果展示系统，拟通过表格、统计图、地图3种形式，从中药资源、时间、空间3个维度，在国家、省、县3个层级，对中药资源的种类、分布等内容进行查询统计和展示。

全国中药资源普查信息管理系统，为全国中药资源普查搭建信息化工作平台，提高了中药资源普查的效率，保障数据的完整性、一致性、准确性和可用性，有利于中药资源普查数据的长久保存、成果转化和共享服务。

二、中药资源动态监测信息和技术服务体系建设开展情况

中药资源是中药产业发展的物质基础，中药原料价格波动变化，直接影响临床所用中药饮片、中成药的价格，原料价格上涨将导致中成药价格不稳定甚至出现成本与最高零售限价倒挂等问题。中药原料资源不足或者禁用，能导致部分药品被迫停产。《中华人民共和国中医药法》明确了对药用野生动植物资源实行动态监测和定期普查，随着全国中药资源普查工作的深入推进，中药资源动态监测逐渐成为区域中药资源保护和利用工作的重要内容之一。为实现行业内中药资源的产量、质量和价格等方面的信息共享，服务中药材生产，开发中药资源动态监测系统。通过市场、产地、药企、医院和药店等收集与中药材、饮片和中成药相关7大类98个指标的数据信息，提升中药材产业发展的信息化程度。

为保障基本药物的供应，国家卫生计生委开展包括中成药在内的国家基本药物保障监测工作。为保障中药生产过程中原料供应，国家食品药品监管总局在新药注册过程中，拟开展中药资源评估。为充分利用中药资源相关数据信息，围绕《国家基本药物目录（2012年版）》中的203种中成药，通过整合中药资源普查数据库、中药资源动态监测数据库、中成药国家基本药物数据库数据，正在研发中成药国家基本药物保障监测分析系统，辅助开展中成药企业在产率、主要厂家产量、主要原料产量供应、中成药原料成本占比等7个指标的分析和监测，为政府科学决策提供支撑。

在试点工作中，已初步建设包括1个中心平台、28个省级中药原料质量监测技术服务中心、66个县级监测站的中药资源动态监测信息和技术服务体系（监测体系）。重点开展190种中药材的价格、流通量和种植面积等6大类的信息服务，实时掌握我国中药材的产量、流通量、价格和质量等的变化趋势；开展中药材质量、田间管理等10大类的技术服务，促进中药产业的健康发展。

截至2017年底，中药资源动态监测体系已收集流通量调查数据9386条，价格调查数据74813条。启动2个新加盟监测站的建设工作。完成中药资源动态监测系统2.0升级项目，实现填报系统Web端及手机APP端双管齐下，公众服务APP面向大众提供信息服务。国家中医药管理局组织召开动态监测系统2.0使用培训会（北京）。微信平台每个工作日推送信息，全年发布文章414篇，编辑印刷并寄送《中药资源监测》简报12期。

三、中药材种子种苗繁育基地和种质资源库建设开展情况

各基地结合自身区域地理环境特点，在充分考虑药材道地性、地区药材生产特点的基础上，分批开展繁育基地建设。从2012~2015年，在20个省区建设28个中药材种子种苗繁育主基地，子基地近180个，分布在我国西北、西南、中部、东北、东南等地区。2012年、2013年，国家中医药管理局在12个省区建设中药材种子种苗繁育基地，基地繁育的药材种以大宗常用药材种为主；2015年，在11个省区建设中药材种子种苗繁育基地，基地繁育的药材种侧重考虑药材本身或相对市场需求的稀缺性，多方面保障药用种质资源的繁育与供应。

截至2017年底，已繁育中药材新品种逾20个，育有新品种的药材种既有甘草、柴胡、桔梗等常用药材，也有人参、三七、石斛等贵细药材。近50项地方标准颁布实施，提升中药材种子种苗繁育生产的标准化水平，为规范区域内中药材种子种苗的生产提供有力依据。海南省中药材种子种苗检测实验室获得CMA资质认定，是我国首家具有资质的中药材种子种苗检测机构，可提供南药植物学名鉴定、南药种质鉴定、南药种子质量检测等技术服务。

各中药材种子种苗繁育基地主动提升社会化服务能力，通过技术培训、网站发布、技术咨询与指导、生产推广等多种形式，传统与信息化手段结合，积极开展技术服务，在种植选址、品种选择、育种栽培、病虫害防治等多方面指导本地区农户；联合生产、技术基础较好的企业，推广良种繁育，带动周边地区中药材种植生产，为企业自身原料的稳定供应和农业增效、农民增收起到良好的促进作用；繁育基地成为人才培养、教育教学的园地，产生良好的经济效益和社会效应。

四、中药资源相关传统知识调查开展情况

开展与中药资源相关的传统知识调查，收集、整理有重要价值的医药知识、技术和经验，为有代表性的中医药传统知识建立档案，建成中医药传统知识保护名录和数据库，有利于实现对中医药传统知识的防御性保护，为中医药传统知识保护利用与惠益分享提供技术基础。这是我国把传统知识保护从理论研究推进到实物操作的重要举措。保护好中医药传统知识，逐步提升在国际交流和谈判中的地位和话语权。

试点工作针对我国55个少数民族，进行传统用药情况调查；针对我国特有的100种药用资源，进行药用方式和方法的专题调查。建立传统知识保护名录，进行传统用药知识整理挖掘。整理出一批古籍文献和口述材料，搜集相关传统知识1万余条，面向全国收集整理中药材生产过程中的适宜技术300余项，编撰《中药材生产加工适宜技术》系列丛书。整理中药资源传统知识保护名录，组织编制《中国药用植物特有种》《鄂伦春药用资源及其传统知识调查》《常用蒙药材与中药材的比较研究》等。 （王　庆）

【中药资源的保护与利用工作】 2017年，国家中医药管理局全面开展中药资源普查试点工作总结工作，推动第四次全国中药资源普查工作在前期试点工作的基础上持续开展，2017年新增开展410个县普查任务，国家中医药管理局制定《第四次全国中药资源普查经费管理暂行办法》。国家中医药管理局与国家发展改革委共同推进中药标准化项目的实施，制定《中药标准化项目实施细则》，对26个省市、108家中成药及饮片企业承担的59个中成药大品种和101种中药饮片进行督导检查。国家中医药管理局与农业部、工信部共同推进中药材产业行动，促进中药产业发展。 （王　庆）

【各地第四次全国中药资源普查工作】 截至2017年底，在中药资源普查工作中，各地共发现63个新物种。广西发现的新物种数量最多，共28个。内蒙古、安徽、福建、湖北、湖南、海南、重庆、贵州、云南共发现35个新物种。各地共发现352个新记录种。其中广西发现的新记录种数量最多，共67个。河北、安徽、福建、江西、山东、河南、湖北、广东、海南、重庆、四川、甘肃、宁夏共发现285个新记录种。各地共发表729篇论文。其中甘肃发表论文数量最多，共60篇。河北、山西、内蒙古、辽宁、吉林、黑龙江、江苏、浙江、安徽、福建、江西、山东、河南、湖北、湖南、广东、广西、海南、重庆、四川、贵州、云南、陕西、青海、宁夏、新疆共发表669篇文章。北京、天津、上海、西藏暂未发表论文。各地共撰写123部专著。其中内蒙古撰写专著数量最多，共14部。河北、山西、辽宁、吉林、黑龙江、江苏、浙江、安徽、江西、山东、河南、湖北、湖南、广东、广西、海南、重庆、四川、贵州、云南、西藏、甘肃、青海、宁夏、新疆共撰写109部专著。

◆ 北京市

2017 年，北京市中医管理局成立北京市中药资源普查领导小组及专家委员会办公室，设于首都医科大学中医药学院。在北京市中医管理局科教处领导下，召开 2 次由各区县卫生计生委和技术支持单位参加的专门以中药资源普查为主题的会议。搭建平台，让北京师范大学与门头沟卫生计生委、首都师范大学与密云卫生计生委、中国医学科学院药用植物研究所与怀柔卫生计生委、北京中医医院延庆医院与延庆卫生计生委、北京中医药大学与房山卫生计生委、北京卫生职业学院与昌平卫生计生委分别联合，组建门头沟区、密云县、怀柔区、延庆县、房山区和昌平区 6 个中药资源普查队并开展具体普查工作。北京市中医管理局联合首都其他中药、植物、林业等相关技术单位，发挥各自优势，为普查工作添砖加瓦。参加中药资源普查工作的还有首都医科大学中医药学院、中日医院、朝阳区卫生计生委、中日友好医院、北京万泰利克药业有限公司、延庆县园林绿化局、延庆县医院、张三营和香营社区卫生服务中心等单位的技术人员。

6 个普查队主要工作为普查方案的制订和外业工作，4 个普查队基本完成外业工作。实地调查代表区域数量 27 个，完成样地 159 个、样方套 795 个，普查野生品种 1134 种，栽培品种 24 种，记录重量 14 种，有蕴藏量的 14 种。市场调查主流品种 6 种。采集腊叶标本 2868 份、药材标本 280 份、种质资源 121 份。拍摄照片 26207 张、录像 364 分钟。药用动物调查 3 种。

北京市以首都医科大学中医药学院和北京中医药大学中药学院为技术支持，在房山区种植业服务中心建立北京市药用植物保存圃。2017 年接收各普查队上交的根及根茎类为繁殖器官的种质资源 75 种，总计 1590 棵，种子 34 个品种。截至 2017 年底，种植基地建立林地、露地资源圃 20 余亩，完成土壤整理、基质调酸，安装完成配套节水灌溉设施；对引种到保存圃的种质资源分别建立引种档案和种植档案；按要求设计并制作标识牌、展板，科普展馆基础设施已完成。

北京市在 2014 年平谷区中药资源普查试点工作的基础上总结技术经验，寻找首都普查特点，规范管理流程，理清合作关系，2017 年全面开展 6 个区县的中药资源普查工作。北京市中医管理局搭建平台，集中首都专业技术优势，发挥区县组织地域优势，优 - 优联合组建普查队伍，多单位技术人员默契合作，为普查工作的开展提供保障。

（高　彬）

◆ 天津市

天津市由天津中医药大学承担具体普查工作，制订《2017 年天津市中药资源普查工作实施方案》并经国家中医药管理局批准备案。制定《天津市第四次全国中药资源普查专项资金管理暂行办法实施细则（初稿）》。

（杨　仰）

◆ 内蒙古自治区

截至 2017 年底，内蒙古自治区新增 15 个普查点，全区普查点达到 49 个，普查地区地域面积占到内蒙古自治区总地域面积的 75% 以上，县域数量基本达到内蒙古总旗县数的 50%。2017 年完成 34 个县的实物、数据和经费方面的验收，部署新增普查点工作。实地调查代表区域数量 161 个，样地调查 1364 个，样方套数 6776 套，普查野生品种 1600 种，栽培品种 18 种，记录个体数 838 种，记录重量 149 种，有蕴藏量的 149 种，病虫害 15 种。市场调查主流品种 74 种，访问近 400 位名老蒙中医，搜集传统知识数量 782 种。采集腊叶标本 8615 份，药材标本 928 份，种质资源 544 份。拍摄照片 163832 张。完成省级和试点旗县的蒙中药资源发展规划报告，编撰资源相关专著 14 部，发表期刊论文 27 篇，硕士论文 15 篇，发明实用专利 10 项，发现新种 2 个，发布地方标准 3 项，申请国家级和自治区级课题 20 余项。普查队员中荣获自治区“321 人才工程”3 名，草原英才团队 1 支，草原英才 2 名。

（岳红娟）

◆ 吉林省

2011 年，国家中医药管理局批准吉林省作为第四次全国中药资源普查试点省份之一，承担“吉林省代表区域中药资源保护与利用”行业专项。2012 年、2013 年、2015 年，吉林省分别对 52 个县市区开展中药资源普查工作，2014 年、2016 年开展中药资源普查查缺补漏工作，并于 2017 年正式启动吉林省第四次全国中药资源普查工作。中药资源普查试点工作的开展，得到吉林省委省人民政府高度重视，连续 3 年列入省人民政府重点工作。2017 年中药资源普查工作取得新进展。

吉林省第四次全国中药资源普查试点工作结题验收。吉林省中药资源普查办公室领导和专家分别于 2017 年 5 月、12 月参加国家中医药管理局在北京召开的第四次全国中药资源普查试点工作结题验收会，全面汇报吉林省中药资源普查工作情况。与会专家听取工作汇报，对结题材料进行认真审阅，并对吉林省在普查工作中所取得的成果和经验给予充分肯定。

吉林省全国中药资源普查试点工作总结暨第四次普查启动会召开。2017 年 11 月 22 日，由吉林省中医药管理局主办，长春中医药大学承办的吉林省全国中药资源普查试点工作总结暨第四次普查启动会在长春中医药大学召开。国家中医药管理局、吉林省人民政府、吉林省中医药管理局、普查工作领导小组成员单位领导、吉林省全国中药资源普查专家及相关人员参加会议。会议全面总结吉林省第四次全国中药资源普查试点工作所取得的各项成果，吉林省中药资源普查工作领导小组办公室表彰在普查试点工作中做出突出贡献的先进集体和先进个人，长春中医药大学等 17 个单位被授予吉林省全国中药资源普查试点工作先进集体称号，吉林省中药材种子种苗繁育生产柳河基地等 5 个单位获普查工作专项奖，孙刚等59人被授予吉林省全国中药资源普查试点工作先进个人称号，《吉林省民间单验方》等9部著作和5篇论文被授予优秀著作论文奖，长春中医药大学承担的国家种子种苗繁育基地建设通过国家中医药管理局验收，成绩优秀。

2017年吉林省新增普查试点县（市、辖区）。按照国家中医药管理局及吉林省普查领导小组办公室的整体工作安排，吉林省于2017年承担6个普查试点区域的普查工作，100多名青年骨干教师及学生参加此次普查的野外调查和内业整理工作。依托长春中医药大学召开普查试点工作启动会，强调要落实总体部署，层层落实责任，协调相关部门配合，发挥专家力量，加强普查队伍建设，将普查工作项目化、任务化，确保中药资源普查工作完成。截至2017年底，6支普查队开展前期调查工作。 （赵鸿飞）

◆ **黑龙江省**

截至2017年底，黑龙江省已完成普查野生品种1501种，记录个体数的种类1117种，腊叶标本数18919个。照片数量371777张，调查预设样地95.6%。栽培品种调查49种，病虫害种类111种。市场主流品种373种，市场代用品13种。传统知识调查148项，种子份数813种，种苗份数157种。含标本的品种数量17607种，记录重量的种类280种，有蕴藏量的269种。发现新物种1个。种子种苗繁育基地建设完成，运行正常，能为药材种植户和药材生产企业提供优质的药材和种子10余种，提供社会化服务。黑龙江省分别在三棵树药材市场、大庆和加格达奇建设3座国家基本药物原料动态监测和信息服务站，掌握市场行情和脉动，为药商、药材种植企业和个人提供种植技术并举行多次培训，为保障药材质量、产量提供保障，使经济效益有所提高。黑龙江省以第一完成人身份制定2项道地药材标准（ZGZYXH 31 - 2015）（ZGZYXH 30 - 2015）；制定2项黑龙江省中药饮片炮制规范及标准（黑Z - YP - 0076 - 2012）（黑Z - YP - 0282 - 2012）；围绕关防风，刺五加，玉米须等道地药材品质评价研究培养研究生10余名。

黑龙江省建成中药资源省级标本馆一座，县级标本馆三座（饶河、嘉荫、加格达奇），公开出版专著5部，包括《黑龙江中药资源与产业》《杜尔伯特蒙古族自治县野生药用植物彩色图志》《饶河药用植物彩色图鉴》《嘉荫县野生药用植物及花卉图鉴》《中国小兴安岭（伊春）森林资源彩色图鉴》，弥补地方没有中药资源及药物植物专业书籍的空白。发表学术论文40篇，其中SCI收录2篇。 （曲　峰）

◆ **上海市**

2017年，上海市启动第四次全国中药资源普查工作，成立项目工作领导小组，确定上海中医药大学为项目技术牵头单位，确定松江区为普查区域，制订具体普查方案（2018年5月，普查方案已获国家中医药管理局备案通过），项目稳步推进。 （王　翀）

◆ **浙江省**

2017年3月25日，浙江省2017年中药资源普查工作启动会在浙江中医药大学召开。普查由浙江中医药大学牵头，重点开展青田、缙云等20县（市、区）中药资源调查，掌握区域内主要中药资源种类、分布、重点品种蕴藏量等中药资源家底情况，以及主要栽培药材的种植面积、加工技术、供需量、质量状况等资料，结合《浙江省中药材保护和发展规划（2015 ~ 2020年）》，浙江省制订相应药用资源保护利用、生产布局战略规划，完善浙江省中药资源数据库及资源信息共享服务平台，促进中医药的可持续发展，服务区域经济发展和人民群众健康。主要完成以下工作任务：20个县完成全部样地调查工作（共计720个样地），完成样方套3600个，累计完成13000种次以上野生及栽培药用植物的调查工作；采集药用植物腊叶标本15000余号，药材标本800份，种质资源近500份，拍摄照片50万余张；走访多家药材收购店、药材栽培合作社，访问民间中医，获得民间传统知识60余份；建立一支300多人的中药资源普查队伍，培养一批吃苦耐劳、业务精良的本专科学生和硕士研究生，为全省普查工作奠定坚实的人才基础。

（陈良敏）

◆ **安徽省**

安徽省从2012年开始，开展3批共42个县（市、区）中药资源普查工作，2017年，安徽省以第一名的成绩完成首批20个试点地区的中药资源普查国家验收工作，并启动第四批18个县（市、区）的中药资源普查工作。安徽省在安徽中医药大学建设省级中药原料质量监测技术服务中心，在亳州和金寨建立监测站，完善中药动态监测与预警系统，初步建成中药资源动态监测体系和技术服务体系。优化中药材生产区域化布局，促进规范化生产、规模化种植，加快安徽省中药材从资源优势向经济优势转化，推动皖药（中药）产业发展，倾力打造“十大皖药”和绿色道地品牌。以安徽中医药大学为技术依托，主要围绕霍山石斛、茯苓、灵芝、桔梗、菊花、白芍等中药材大品种，开展种子种苗标准化繁育生产基地的建设，保存中药材野生品种和栽培药材品种。截至2017年底，已基本完成霍山石斛、白芍、菊花、茯苓、天麻、灵芝、桔梗等品种的9个种子种苗繁育基地建设，建成标准种苗种子保存标准库1000平方米。

（王继学）

◆ **山东省**

2017年，山东省完成第四次全国中药资源普查首批19个试点县普查任务。一是成立山东省卫生计生委、省中医药管理局、省科技厅、省农业厅、省林业厅和省旅游发展委等多个部门的省、县（市、区）级中药资源普查试点领导小组及其办公室，构建省、县（市、区）二级普查工作组织管理体系。二是成立省级中药资源普查试点专家组及省级中药资源普查工作组，创建“行政”+“技术”两线并行的工作机制。三是技术层面完成《山东省中药资源普查技术规范》的起草及普查技术方案的制订。四是超额完成国家规定的各项普查指标。共完成57个代表性区域、702个样地，完成任务要求调查样地的103%；完成3508个样方套调查；普查野生品种1419种，记录个体数832种，记录数量种类234种，有蕴藏量种类277种；中药资源普查数据库填报率100%，完成数据库数据填报64578条，数据合格率97.22%；发现山东省新分布属1种，新分布种12种，新归化种3种，新引种资源2种。五是科研创新和教育培养取得新进展。发表与中药资源普查相关学术论文52篇，已出版（包含参编）著作5部，申请并授权专利5项，获农业新品种审定2项，获山东省科学技术奖一等奖1项；以中药资源普查项目为依托，共获省局级科研立项资助项目4项；培养8名研究生和9名本科生，撰写中药资源普查相关毕业论文17篇。六是启动山东省22个县（市、区）中药资源普查工作。开展山东省民间中医资源普查，制订普查方案，创建信息平台，成立普查办公室和信息质控办公室，召开会议全省动员，发掘利用民间中医优质资源，传承发展中医药。

（方传武）

◆ **湖北省**

2017年，湖北省完成2012年中药资源普查试点验收工作。通过中药资源普查，已完成中药资源普查样方4772个，发现植物中药资源种类235科3515种，制作腊叶标本67400份，拍摄照片24万余张。《中国中药资源大典－神农架专题卷》编写完稿，湖北中医药大学启动建立中药数字标本馆。（芦　妤）

◆ **重庆市**

2017年，重庆市一是继续开展中药资源普查。重庆市完成第二批12个试点区县调查及验收工作，上交腊叶标本9066份、药材标本1354份、种质资源药用植物种子507份，完成原始记录扫描17929张照片。开展第四批4个试点区县数据录入、样品整理等内业工作，完成第五批2个试点区县普查实施方案的制订并通过国家中医药管理局审核。二是做好中药资源动态监测工作。重庆市建有中国中医科学院中药资源中心重庆分中心，设有秀山、石柱、潼南3个县级监测站，每周监测30余种中药材信息数据，疫情通报及市场行情信息160余条。三是积极开展中药技术服务。重庆市借助资源普查工作，全年共开展中药材产业扶贫培训113次，规范化种植（关键技术）培训6场，培训药农7342户，获政府扶贫培训专项资金20万元。创建中药材手机信息服务平台，向农户推送中药材种植技术，受益户达到5760余户。四是取得一批成果。重庆市完成《重庆中药志》初稿编撰，发表相关论文14篇。发现新种2种，发明实用专利1种。培养中药资源普查研修班优秀骨干1人。在建中药资源普查展厅1个。

（唐丽灵）

◆ **四川省**

2017年，四川省按照《国家中医药管理局办公室关于落实2017年全国中药资源普查工作任务的通知》（国中医药办科技函〔2017〕152号）要求，遴选出33个县（区）为2017年度第四次全国中药资源普查县（区），成立四川省中药资源普查办公室和专家委员会，制定普查实施方案和经费管理实施细则，组织召开四川省第四次全国中药资源普查培训会暨工作启动会。

四川省中医药科学院承担的“国家基本药物所需中药材种子种苗繁育基地”项目和成都中医药大学承担的“国家中药种质资源库”项目通过国家中医药管理局验收；接受国家中医药管理局对2011年第一批25个县（区）中药资源普查县调查和2012年开展的监测站建设验收工作。四川省组织召开第二批中药资源普查验收的准备工作协调会议。

通过对前期46个试点县（区）开展中药资源普查，四川省完成编制贫困县（区）中药材种植推荐目录，编写各县（区）中药材产业发展规划，完成《四川省中药资源志要》《四川省道地药材生产区划》《四川省中药材服务信息与购销指南》初稿编写。利用中药资源普查成果，四川省中医药科学院的“道地药材川贝母、川芎、附子规模化种植及精准扶贫示范研究”项目获得科技部“2017年度中医药现代化研究”重点专项立项资助。

四川省组织召开贯彻落实《中药材产业扶贫行动计划（2017～2020年）》工作座谈会，四川省中医药管理局联合四川省扶贫局、经信委、农业厅、林业厅、农发行四川省分行编制印发《四川省中药材产业扶贫行动方案》。对全省88个贫困县（市、区）组织开展中药材产业扶贫情况基线调查。（苏晓川）

◆ **陕西省**

2017年，陕西省完成全国中药资源普查试点工作，对36个试点县和2个中药资源动态监测站进行全面验收和总结。普查试点期间，共获得数据达73103条，采集获得合格腊叶标本40157份；调查省内有蕴藏量中药材171种、栽培药材48种，采集中药材样品1700份，涉及502种，采集药材种子230份；完成36个县样地调查，开展样地调查6691个，调查药用植物2384种、177个科、854个属，采集药用植物腊叶标本40157份（上交国家普查办9371份），拍摄照片148031张，视频近50部；获得中药资源相关传统知识243项，制订省级中药资源相关发展规划2个、县级规划36个，公开发表学术论文47篇，培养硕士研究生20人、本科生50人，获得发明专利4项，开发《陕西省腊叶标本管理系统》；完成省级监测技术服务中心、商州监测站、城固监测站建设工作，获取18种药材396条流通数据量，1828条价格数据，形成30套中药材种植加工适宜技术，建立形成全省中药资源动态监测体系。开展汉中市洋县生物多样性调查项目，在洛南县、旬邑县、宁陕县、大荔县开展中药产业扶贫帮困工作，指导发展种植中药材5万余亩，繁育中药材种苗10多万株。10月17日，陕西省中医药管理局举行第四次全国中药资源普查陕西省普查依托单位授旗仪式，正式启动陕西省中药资源普查工作，计划在24个国家级贫困县开展中药资源普查工作，为精准扶贫提供产业发展思路。

（余　晴）

◆ **新疆维吾尔自治区**

2017年，新疆维吾尔自治区根据第四次全国中药资源普查工作要求，组建普查队开展阿勒泰地区（阿勒泰市、青河县、福海县）、昌吉州（昌吉市、玛纳斯县、呼图壁县）、塔城地区（乌苏市、沙湾县）和乌鲁木齐市（乌鲁木齐县、达坂城区）4个地（州、市）10个试点县（市、区）中药民族药资源野外调查工作。截至2017年9月，完成样地调查368个，样方套1840套；采集标本28723份、药材样品565份、种质资源539份；拍摄药用植物形态及生态照片50000余张；走访民间医生20余位。（殷学静）

◆ **青岛市**

2017年，青岛市继续开展全国第四次中药资源普查青岛地区普查试点工作。青岛市李沧区中药资源普查队按照有关要求整理实物标本，包括腊叶标本、药材标本和中药材种质资源3个部分，其中腊叶标本489种845份，隶属于66科，170属，233种；药材标本125种，野生中药资源种质46种，全部上报到中国中医研究院。完成所有普查数据的录入，将所有样方表格、图片、录像等信息全部高质量地汇总、录入全国中药资源普查信息管理系统。撰写青岛市李沧区中药资源普查试点工作验收报告、财务决算报告、工作总结报告、技术总结报告、中药资源概况及区划、药用植物资源名录等报告，其中验收报告从8个方面展示中药资源普查工作的完成情况，分别为一般调查完成情况、重点调查完成情况、栽培药用植物及中药材市场调查完成情况、传统知识调查情况、实物收集情况、栽培与野生供需量、质量状况和普查数据收集、上传及打分情况，提出李沧区中药材产业发展规划的建议。部分药用植物腊叶标本在山东师范大学、济南中山公园及菏泽东明县部分中小学进行展览。12月11日，山东省中医药管理局在山东中医药大学召开山东省中药资源普查试点工作县级验收会议，由南京中医药大学段金廒、中国中药公司赵润怀、中国医学科学院药用植物研究所张本刚等11位专家组成的评议专家组对李沧区中药资源普查队提供的相关实物、数据库及工作内容进行核查，经专家组一致同意，青岛地区普查试点工作通过验收。（范存亮）

九、中医药扶贫工作

【概述】 2017年，国家中医药管理局与国家卫生计生委、国务院扶贫办联合印发通知，对实施中的对口帮扶关系信息进行调整补充。据统计，全国共计235家三级中医医院对口帮扶407个贫困县的医疗机构，其中，223家三级中医医院对口帮扶390个县级中医医院，9家三级中医医院对口帮扶10个县级综合医院，3家三级中医医院对口帮扶7个村卫生室、乡镇卫生院、社区卫生服务中心。国家中医药管理局协调东部地区三级医院对口帮扶贵州64家县级中医医院，实现贵州省县级中医医院帮扶全覆盖，紧盯贵州帮扶工作模式，持续推动工作落实。

国家中医药管理局与国家卫生计生委、中央军委总后勤保障部卫生局联合组织“服务百姓健康”全国大型义诊活动周，组建国家中医医疗队赴山西、河北、云南等省的深度贫困地区开展义诊活动。义诊周期间，全国中医系统共义诊服务群众131万人次，编印发放科普宣传材料345万余册（份），为农村贫困人口建档立卡27万余人。实施基层中医药服务能力提升工程“十三五”行动计划，基层中医馆数量超过3万个，全国覆盖率达到67%，基本覆盖832个连片特困地区及国家扶贫开发工作重点县。安排中央投资67.5亿元，支持194家县级中医医院建设，推进贫困地区医疗卫生服务体系建设。

（薛静怡、骆征洋）

【定点帮扶山西五寨县工作】 2017年，国家中医药管理局先后6次组团、28人次赴五寨开展专题调研，其中司局级以上干部19人次。9月8日，国家卫生计生委副主任、国家中国医药管理局局长王国强带队赴五寨调研考察，召开定点扶贫工作座谈会，督促五寨县党委政府落实脱贫攻坚主体责任。国家中医药管理局通过中央转移支付中医药资金支持10个乡镇卫生院和社区卫生服务中心开展中医馆建设，实现中医馆建设全覆盖。赠送医疗设备47件、价值3318万元，捐赠书籍、杂志200余册。开展义诊活动，周接诊量达4000余人次。选派优秀医生赴五寨实地指导，选拔五寨乡村医生来国家中医药管理局直属（管）医院跟班培训。推进中药材产业扶贫，开展技术帮扶，支持五寨与中国中药公司集团国药种业有限公司、四川新绿色药业科技发展股份有限公司签订中药材开展产业合作，帮助建档立卡贫困人口1071人次，受益建档立卡贫困户32594人次。中医药扶贫工作累计宣传报道56次。

（骆征洋）

【精准扶贫·医疗救助及医疗公益培训项目】 2017年6月15日，国家中医药管理局医政司印发《关于开展第十一期慈善医疗济困行动2017年“精准扶贫·医疗救助及医疗公益培训项目”的通知》，联合中华慈善总会开展第十一期“精准扶贫·医疗救助及医疗公益培训项目”，对各级中医医院及基层医疗机构提供手术慈善基金救助、免费公益医疗培训、医疗设备补贴和市县乡一体化康复医疗“造血式”扶持等项目，提高基层中医医疗机构装备配备和医务人员专业技术水平，助推健康扶贫工程。　（薛静怡、骆征洋）

【中药材产业扶贫行动启动】　2017 年9月1日，国家中医药管理局和国务院扶贫办在贵州省六盘水盘州市举行中药材产业扶贫行动启动仪式，国务院扶贫开发领导小组副组长、扶贫办主任刘永富，国家卫生计生委副主任、国家中医药管理局局长王国强，国家中医药管理局副局长闫树江，贵州省副省长刘远坤，六盘水市委书记周荣及工业和信息化部、农业部、中国农业发展银行、贵州省扶贫办、贵州省中医药管理局等部门负责人出席启动仪式。　（骆征洋）

【中药材产业扶贫行动计划（2017～2020 年）印发】　2017 年，国家中医药管理局与国务院扶贫办、工业和信息化部、农业部、中国农业发展银行联合发布《关于印发中药材产业扶贫行动计划（2017～2020 年）的通知》（以下简称《计划》）。《计划》提出在贫困地区实施中药材产业扶贫行动，以建立切实有效的利益联结机制为重点，将中药材产业发展与建档立卡贫困人口的精准脱贫衔接起来，基本实现户户有增收项目、人人有脱贫门路，助力中药材产业扶贫对象如期“减贫摘帽”。

《计划》通过引导百家药企在贫困地区建基地，发展百种大宗、道地药材种植、生产，带动农业转型升级，建立相对完善的中药材产业精准扶贫新模式。到 2020 年，贫困地区自我发展能力和脱贫造血功能持续增强，实现百万贫困户稳定增收脱贫。行动的重点任务包括，打造一批药材基地，形成产业精准扶贫新格局。通过编制贫困县大宗、道地药材种植推荐目录等优化产业布局。建设示范基地，支持中药企业建设中药材产业扶贫示范基地，打造 50 个跨省（区、市）的中药材规模化共建共享基地。建立“定制药园”，开展“百企帮百县”活动，推动百家以上医药企业到贫困县设立“定制药园”作为原料药材供应基地。支持集中连片贫困地区建设区域性中药材良种繁育基地。《计划》明确，国家中医药管理局和国务院扶贫办、工业和信息化部、农业部、中国农业发展银行建立工作协调机制，完善配套措施和办法，加强组织领导和督导检查，共同推进行动计划落实。　（韩　静）

【各地中医药扶贫工作进展情况】

◆　河北省

河北省投入资金 480 万元支持河北省行唐县中医院、平山县中医院、滦平县中医院、涿鹿县中医院、故城县中医院、临城县中医院 6 家贫困县中医医院，开展标准化县级中医医院建设。安排资金 1280 万元，支持 52 个贫困县的 64 个乡镇卫生院国医堂建设，开展中医基本医疗、预防保健、养生康复等中医药服务。举办中医药适宜技术培训班，大力推广中医药适宜技术，推进贫困地区中医药诊疗水平。河北省中医药管理局会同省卫生计生委制订《河北省农村贫困人口大病专项救治工作方案》，确定河北省中医院为省级定点中医医院，并成立中医救治专家组。河北省中医药管理局会同省卫生计生委制订《河北省农村贫困患者县域内先诊疗后付费工作方案》，将中医医疗机构纳入定点医疗机构范围。河北省中医药管理局会同省农业厅、省食品药品监管局、省工业和信息化厅等部门，联合北京、天津市有关部门，在滦平县召开京津冀首届中药材产业发展大会，津冀 200 家中药材现代园区，100 家中药企业和采购商，50 家中兽药企业代表和多家中医院名中医等 1000 余人参加大会，促进贫困地区百姓通过中药材种植脱贫。争取 25232 万元，支持滦平县中医院、怀安县中医院、宣化区中医院、涞源县中医院、曲阳县中医院、献县中医院、大名县中医院、魏县中医院 8 所中医院进行改扩建。　（王艳波）

◆　内蒙古自治区

内蒙古自治区落实《中医药发展战略规划纲要（2016～2030 年）》《中药产业扶贫行动计划（2017～2020 年）》，制订出台《内蒙古自治区连片特困地区区域发展与扶贫攻坚“十三五”实施规划》，推动以蒙医药中医药为抓手的精准扶贫工作。在 31 个处于集中连片贫困地区及国家贫困县展开产业扶贫情况基线调查，选取道地药材品种赤芍、肉苁蓉、枸杞、山沉香、桔梗、小秦艽、黑果枸杞、蒙古黄芪，在适宜性区域建立稀缺蒙中药材种子种苗基地，优先为蒙药材中药材种植贫困户提供优质种源供应。推进蒙古黄芪、北沙参、桔梗、麻黄、赤芍、羽叶丁香等道地药材的种植标准化建立与提升进程，规范贫困区种植标准化水平。部分地区对标准种植加以补贴，扶持蒙药中药绿色产业建设。指派专家到呼伦贝尔市调研“三少”民族边远地区产业结构，开展科技培训、入户指导，培训农牧民 300 人。　（岳红娟）

◆　吉林省

吉林省中医药管理局负责吉林省大安市烧锅镇富强村包保扶贫工作。2017 年，吉林省中医药管理局党组认真贯彻落实吉林省委要求，严格选派驻村第一书记和工作队员。吉林省中医药管理局党组先后 4 次召开会议，听取驻村第一书记扶贫工作汇报，研究具体措施，提出具体要求，帮助解决困难问题。吉林省中医药管理局领导多次带队到富强村现场指导工作，走村入户慰问困难群众。成立脱贫攻坚领导小组，在吉林省中医药管理局机关党委设立办公室，具体负责脱贫攻坚工作的组织领导、沟通协调和任务落实。第一书记年内驻村 216 天，参加学习教育、研究扶贫工作等组织活动 11 次，协调解决图书室建设、引进中药材种植、因病致贫医疗救助等帮扶项目 12 个。21 名党员干部组成 5 个脱贫包保小组，利用工作对接、义诊送医送药和扶贫日活动等时机，先后 4 次入村到户，进行结对帮扶。包保干部全年共电话联系贫困户 24

次，解决贫困户惠农政策咨询、个人利益诉求等实际问题69个。

吉林省中医药管理局认真对照贫困户标准条件，把因病因残等符合条件的家庭纳入新增贫困户。制订《省中医药管理局2017年帮扶烧锅镇乡富强村脱贫攻坚工作计划》，调整包保责任区分。开展养殖种植项目，加强扶贫项目日常管理。组织抓好庭院经济落实，实现“一村一品”。积极引进中药材种植项目，协调松原创投有限责任公司投资30万元，采取公司+农户带动贫困户的模式，对富强村进行产业帮扶。全年吉林省中医药管理局注重统筹计划，加强协调，共投资300万元加大当地中医医疗机构建设。富强村2017年建档立卡贫困户36户，贫困人口62人，通过各级包保帮扶，年内达到脱贫标准23户38人，分别占63.9%和61.3%。2017年集体经济收入21万元，比2016年新增收入6万元。完成危房建设23户。建立村图书室，配发图书1000余册。协调解决秧歌服30套、锣鼓乐器1套，成立农村业余秧歌队。争取全民健身器材18件（套）。组织清运垃圾30余车60余方，清除畜粪100余方；新打自来水井一眼，完成全村313户自来水管道改造工程；新修村屯道路6.7千米，完成52眼农田井的柴改电工作。

吉林省中医药管理局积极参与全省健康扶贫工程，机关多人次深入长春各县市进行健康扶贫工作督导检查。经吉林省委组织部专项考核，吉林省中医药管理局脱贫攻坚工作获优秀等次。（王占锋）

◆ 山东省

山东省对口支援新疆喀什、新疆生产建设兵团十二师、青海海北州、西藏日喀则，以及贵州部分市县中医医院任务，扶贫协作重庆14个贫困区县。全省共有32家中医医院，对口支援贵州、新疆、重庆、青海、甘肃、湖南、陕西、西藏、云南9个省80家医疗机构，累计派出专家230余人次，开展手术7000余例，诊疗服务15万余人次。

山东省把中医药纳入对口支援总体规划，省委、省政府主要领导同志和其他有关省领导先后到新疆、青海等受援地区考察调研，要求把卫生及中医药对口支援西部地区作为重要政治任务，用心用情认真落实好各项政策。山东省卫生计生委、省中医药管理局成立由委主要领导任组长的对口支援领导小组，制订《山东省对口支援和扶贫协作三年行动计划》《鲁渝卫生与健康扶贫协作实施方案（2018～2020年）》《山东省三级中医医院对口帮扶贵州省中医医院工作实施方案》《山东省中医药组团对口支援帮扶新疆生产建设兵团十二师工作方案》等文件，指导各支援单位也与相关受援单位签订帮扶协议，明确对口支援具体工作任务。

加强对受援地区中医药人才培训培养。建立山东省对口支援医学人才培训基地，实施后备学科带头人培养、业务骨干培训、乡镇卫生院院长轮训、中青年卫生管理骨干培训、中医维吾尔医交流互学等多个人才培养培训项目，累计为受援医院培养专业技术骨干1000余人。支援特色专科建设，累计支援建设70个业务科室，指导开展多项医疗新技术及适宜技术，填补当地多项技术空白。潍坊市中医医院帮扶榕江县中医院新成立急诊科、透析室、重症医学科，指导胃镜室、检验科等科室开展新技术新项目10余项，2017年，该院门诊人次、出院人次、手术例数、业务收入分别同比增长19.1%、45.8%、16.9%、51%。青岛市中医医院指导安顺市中医院申报“贵州省中医药管理局中医药、民族医药科学技术研究专项扶持课题”2项，协助科研科组织课题申报12项，实现该院申报科研课题零的突破。指导受援中医院建立和完善各项管理制度，改进院科两级医疗质量安全管理组织评价体系并有序实施。山东中医药大学附属医院专家指导海北州藏医院检验科人员编写《生物安全管理手册》《标本采集手册》等各类文件，重新设计《危急值报告登记表》《实验室消毒登记表》等各类质量技术记录表格，实用性和时效性大幅提升。积极开展多项精准支援行动，潍坊、泰安、日照和临沂4家中医医院出资60万元，在兵团十二师一〇四团医院建设一处高标准国医堂，切实提升受援医院中医药设施及服务能力。全省共组织专家到青海、新疆、西藏开展20余次“光明行”活动，累计手术2000余例，为当地贫困白内障患者带来光明。组织山东中医药大学专家博士团赴重庆送医送教、开展纪念山东女兵进疆66周年专家巡诊等多次巡讲义诊活动。（方传武）

◆ 四川省

科学规划贫困地区中药材产业。自2011年以来，四川省中医药管理局组织专家相继对全省47个贫困县开展中药资源普查工作，截至2017年底，完成贫困地区中药材产业扶贫情况的基线调查和88个贫困县中药材种植推荐目录编制工作。下一步将结合精准脱贫工程，制订各地中药材产业发展规划，指导各地因地制宜、科学布局中药材产业发展，促进道地药材向最佳生产区域集中，建设可持续、多元化、特色化的中药材产区经济。

有序推进中药材产业扶贫。为贯彻落实国家5部门联合发布的《中药材产业扶贫行动计划（2017～2020年）》，充分发挥四川省中药材产业扶贫优势，促进贫困地区增收脱贫，由四川省中医药管理局牵头，联合省扶贫局、经信委、农业厅、林业厅、农发行四川省分行制订《四川省中药材产业扶贫行动方案（2017～2020年）》，凝聚多方力量，推进精准扶贫、精准脱贫。四川省积极发挥省级中药资源动态监测和信息服务平台作用，利用3个动态监测站与15个动态监测点对各级中药材种植机构和技术人员开展培训，确保中药材种植贫困户中至少有1名成员掌握规范化种植技术。

以科技创新引领中药材产业扶贫。四川省围绕贫困地区川产道地、大宗、优势、濒危稀缺野生药用动植物中药材品种，建立产学研用协同推进机制，构建高等院校、科研院所、企业相结合的创新体系，进行系统研究与综合开发，积极推动更多贫困地区适宜药材进入国家药典和药食同源、新资源食品目录，研发市场潜力大的中医药大健康产品，全力做好中药材全产业链发展，提升贫困地区中药材产业价值。截至 2017 年底，已开展川芎、川贝母等 16 个大品种培育项目，打造 15 个中医药产业开发创新团队。　（苏晓川）

◆ 贵州省

一、做法措施

争取各方支持。为切实推动帮扶工作落地，贵州省委、省人民政府高度重视，省委书记、省长深入研究，做出明确指示。2016 年以来，分管副省长多次研究安排，贵州省卫生计生委、省中医药管理局专题向国家中医药管理局汇报联系，国家中医药管理局高度重视和大力支持，向东部 7 省市致函《关于请支持贵州省中医药对口帮扶工作的函》帮助协调。贵州省卫生计生委、贵州省中医药管理局多次组织相关医院赴 7 省市沟通联系，各兄弟省市积极响应、全力支持，统筹安排 64 家三级甲等中医医院与贵州省的省、市、县三级中医医院建立一对一帮扶关系。

举行启动仪式。2017 年 6 月 4 日，贵州省人民政府和国家中医药管理局在贵阳召开援黔中医医院对口帮扶全覆盖启动大会。贵州省副省长何力，国家中医药管理局副局长闫树江出席会议，国家中医药管理局办公室、规划财务司、医政司负责人员，中国中医科学院广安门医院院长王阶，辽宁、上海、江苏、浙江、福建、山东、广东 7 个支援省市的中医药主管部门与三级甲等中医医院的负责人，贵州省受援单位负责人共 400 余人参加会议。何力、闫树江做讲话，各支受援中医院签订帮扶协议，王忠介绍援黔中医医院对口帮扶全覆盖工作情况，中国中医科学院广安门医院、山东省中医药管理局、浙江省中医院、碧江区人民政府分别代表支、受援单位做发言。

加强服务保障。启动大会召开后，贵州省人民政府主要领导批示，要求做好支援单位开展工作的服务保障工作。贵州省卫生计生委召开工作调度会，印发《关于进一步加强援黔中医医院对口帮扶全覆盖工作的通知》，重点部署支援单位服务工作，实行对口帮扶工作每月一调度制度，推进对口帮扶工作取得实效。

二、主要成效

实现国内三级甲等中医医院对口帮扶贵州省、市、县三级中医医院全覆盖。2017 年 6 月 4 日，64 家援黔三级甲等中医医院（其中，国家中医药管理局直属医院 1 家、山东 21 家、江苏 16 家、浙江 15 家、广东 6 家、福建 3 家、辽宁 2 家）分别与贵州省全部 64 家中医医院（其中省级 2 家、市州级 7 家、县级 55 家）一对一签订对口帮扶协议，实现国内三级甲等中医医院对口帮扶贵州省所有中医医院全覆盖。

确定精准帮扶目标。在国家中医药管理局支持下，贵州省卫生计生委、省中医药管理局与帮扶单位反复磋商，支受援双方力争通过 3 ~ 5 年的对口支援，全面提高受援医院的管理水平、技术水平、服务水平。一是以“2 + 3 + N”专科建设为重点，深化内涵建设。“2”就是帮助每个受援医院建好治未病科、中医康复科；“3”就是帮助做强 3 个重点特色专科；“N”就是根据实际需要，帮助建好急诊急救等其他科室。二是聚焦医院等级创建，帮助所有受援医院做好等级创建和复评工作。到 2020 年，力争实现所有县级中医院创建为二级甲等，部分医院创建为三级医院。

制定具体帮扶措施。围绕帮扶目标，支受援双方将切实抓好以下工作。一是加强管理能力建设。帮扶双方每年至少互派 1 名管理人员到对方挂职副院长，参与医院管理，时间至少 1 年。二是深化内涵建设。建立专科联盟，以强带弱，以大帮小；每家支援医院每年组建支援专家团队到受援医院开展不少于 3 个月的临床工作、教学查房、手术示教、专题讲座等工作。三是强化人才培养。每家支援医院每年接收受援医院至少 10 名医务人员进行不少于 3 个月的进修，安排受援医院中医苗子向名老中医跟师学习不少于半年。四是开通远程会诊。支受援医院建立远程医疗协作关系，积极开展远程会诊、远程查房、远程病理及医学影像诊断、远程继续教育等活动。五是注重人文建设。开展中医文化帮扶，弘扬“大医精诚”执业道德操守，让受援医院在专业技术和医德医风 2 方面都强起来。

建立长效工作机制。一是完善局省督促指导机制，国家中医药管理局与贵州省人民政府定期收集帮扶工作开展情况，每年召开一次座谈会，总结成绩，分析形势，解决问题。二是成立省际会商机制，贵州省中医药管理局与各省中医药主管部门签订对口帮扶框架协议，并成立省际对口帮扶工作领导小组，加强沟通协调，统筹安排、推动落实重点合作事项。三是建立考核机制，帮扶双方选派的人员由对方医院进行管理和考评，考评结果作为年度评先选优的重要依据。

（吕兴政）

◆ 陕西省

2017 年，围绕陕西省委、省人民政府“脱贫攻坚”和全省健康扶贫工作安排，陕西省中医药管理局以强基层、保基本为重点，扎实开展联市包县抓村包贫困户工作，切实提升贫困县县级医院医疗水平，着力夯实基层中医药服务能力，通过大力推进智力扶贫、产业扶贫，有效提高中医药人员服务水平，全力提升自我造血功能。一是落实联市包县抓村包贫困户工作责任。对包抓的咸阳市 11 个区县及杨凌示范区的健康扶贫工作进行 6 次督导，推动建立新农合、大病保险、医疗救助、补充医疗保障“四重保障”体系，实施大病救治一批、慢病签约一批、重病保障一批“三个一批”行动，建立医院对口帮扶、大病救治帮扶、服务保障帮扶、精准结对帮扶“四大帮扶体系”，实施健康知识普及、健康促进、基本公共卫生服务补短板、重点传染病专病专防、慢性病地方病综合防治、妇幼保健、农村环境卫生整洁等疾病预防控制“八大行动”，为全省健康扶贫年度目标完成奠定坚实基础。二是切实提升贫困县县级医院医疗水平。争取资金2.2亿元，加快6所贫困县县级中医医院基础设施改造，为56个贫困县建设全国基层名老中医药专家传承工作室5个、基层医疗机构中医馆108个、省级农村中医特色专科11个、省级基层中医药适宜技术服务能力项目8个、中医药医养结合服务试点项目6个、中医药特色康复服务试点项目11个，组织9家省市三级中医医院与10个深度贫困县区中医医院确定对口帮扶关系，有效提升基层中医药服务能力。三是加强贫困地区中医药人才培养。实施“乡村中医师3+3提升工程”，组织22名贫困地区一线骨干中医师，全程免费在北京中医药大学东直门医院全脱产集中培训3个月，远程跟师学习3年。开展基层卫生技术人员中医药知识与技能培训，组织铜川、咸阳长武、杨凌等贫困地区300名乡镇卫生院、村卫生室医务人员接受为期15天的中医药基本知识与技能培训。组织铜川市耀州区30位贫困户高中毕业青年，在陕西中医药大学集中开展1年的中医药知识与适宜技术培训，使其掌握中医康复、健康陪护等工作技能，带动家庭、家乡脱贫，实现“培训一人、脱贫一户”。四是加大中药产业扶贫力度。将24个县增加到全国第四次中药资源普查范围，实现国家级贫困县中药资源普查全覆盖。帮助商洛市、子洲县、彬县等中药材种植有历史、有优势的贫困地区，制订中药产业发展规划，建立“中药种植合作社”，选派专家指导当地农户，特别是贫困户开展黄芪等中药材种植加工，与种植、生产企业建立“公司+农户”等运营模式。

（余 晴）

◆ **新疆维吾尔自治区**

新疆维吾尔自治区积极响应中医药产业精准扶贫号召，组织相关单位开展中药材产业扶贫工作。2017年3~5月，新疆维吾尔自治区组织专家先后多次赴和田地区皮山县、伊犁州昭苏县进行实地调研，根据2县药材种植特色形成扶贫方案。皮山县将该县科克铁热克乡作为示范乡，引种试种食药两用榅桲、药桑种苗各100株，开展栽培、种植及田间管理人员技术培训工作。下一步，计划根据皮山县气候、土壤等条件和实际，在温室大棚内引种试种百香果、藏红花、紫背天葵菜等药食两用药材及银耳、木耳、灵芝等高档、高产值菌类药材；温室外围种植赤芍、牡丹、百合、藿香、神香草、牛舌草、桔梗等观赏和药用两用品种；榅桲、药桑2个树种作为庭院树种种植，以提高土地利用率，增加观赏效果，为后期产品研发和精准扶贫可持续发展奠定示范基础。昭苏县在着力发展昭苏农业科技园、夏特乡养鹿场、76团、77团等种植区药材种植业的同时，重点开发当地特色药用资源系列产品，助力“冬游三亚，夏游昭苏”中医药大健康旅游战略的实现。与昭苏县人民政府就中药产业发展签订《昭苏县药用植物园建设合作框架协议》《编制“昭苏县中药材产业发展规划”合作协议》，2017年10月完成昭苏县中药材产业发展规划，协助农业科技园区建设百草园及昭苏县亚高原药用植物资源保存圃，截至2017年底，保存植物种质资源已达百余种。

（殷学静）

十、中医药“一带一路”发展

【中国向世界卫生组织赠送针灸铜人雕塑仪式】 2017年1月18日，国家主席习近平在日内瓦访问世界卫生组织并会见总干事陈冯富珍。习近平指出，卫生问题是全球性挑战。推进全球卫生事业，是落实2030年可持续发展议程的重要组成部分。当前，中国正在全面推进健康中国建设，全民健康是中国实现“两个一百年”奋斗目标的基础。没有全民健康，就没有全民小康。中国始终把卫生事业摆在优先发展的战略位置。我们建立世界上规模最大的基本医疗保障网，制定《“健康中国2030”规划纲要》。欢迎世界卫生组织继续对健康中国建设提供更多专业性帮助。习近平强调，世界卫生组织是卫生领域影响最大的联合国专门机构，在全球卫生事务中发挥着领军作用。中国同世界卫生组织的合作堪称典范。在中国卫生事业发展中，世界卫生组织给予宝贵帮助。中国也积极参与世界卫生组织应对各项挑战的努力。中国欢迎世界卫生组织积极参与“一带一路”建设，共建“健康丝绸之路”。中国愿同世界卫生组织在落实2030年可持续发展议程、援助发展中国家等方面加强协作，为建设人类命运共同体共同作出努力。中国赞赏世界卫生组织坚持一个中国原则，相信世界卫生组织将继续坚持这一重要政治原则。

陈冯富珍表示，热烈欢迎习近平主席在世界卫生组织诞生70周年之年访问世界卫生组织。中国是世界卫生组织创始成员。长期以来，中国对全球卫生事业和世界卫生组织工作做出重要贡献。世界卫生组织将始终坚定奉行一个中国政策，高度评价中国的全民健康计划，将继续支持中国深化医疗卫生改革。世界卫生组织赞赏中国在全球卫生安全和卫生治理领域的领导能力，愿加强同中方在“一带一路”框架下合作，以提高“一带一路”沿线国家健康卫生水平。习近平和陈冯富珍共同见证《中华人民共和国政府和世界卫生组织关于“一带一路”卫生领域合作的谅解备忘录》等协议的签署。

习近平和陈冯富珍共同出席中国向世界卫生组织赠送针灸铜人雕塑仪式，为针灸铜人揭幕。习近平在致辞中指出，我们要继承好、发展好、利用好传统医学，用开放包容的心态促进传统医学和现代医学更好融合。中国期待世界卫生组织为推动传统医学振兴发展发挥更大作用，为促进人类健康、改善全球卫生治理做出更大贡献，实现人人享有健康的美好愿景。

（霍小光、李建敏）

【丝绸之路中医药技术合作联盟成立】 2017 年，甘肃中医药大学附属医院与甘肃省内外各级 40 余家医院，以及俄罗斯友谊大学东方医学院就组建丝绸之路中医药技术合作联盟在甘肃兰州签署合作协议，联盟成员间就“一带一路”上的中医药合作达成协议。根据协议，联盟成员将采取派遣优秀中医药专家到合作医院定期查房、坐诊，开展学术讲座，进行手术指导，建立双向转诊绿色通道，共享院内制剂等措施，加强各联盟成员在医疗、教学、科研及管理方面的合作，将不同层级医疗单位的联动机制建立起来，共同发展，实现互助共赢。丝绸之路中医药技术合作联盟的成立有助于各个成员医院加强沟通与合作，互通有无、取长补短、合作共赢。2017 年，甘肃中医药大学附属医院举办 2 期俄罗斯中医药研修班。　（银　燕）

【中医药纳入《中华人民共和国和匈牙利关于建立全面战略伙伴关系的联合声明》】 匈牙利总理欧尔班 · 维克多于 2017 年 5 月 12 ~ 16 日应邀来华出席“一带一路”国际合作高峰论坛，并对华进行正式访问。5 月 13 日，习近平主席会见欧尔班 · 维克多总理。中华人民共和国和匈牙利关于建立全面战略伙伴关系的联合声明在此间公布。联合声明指出，双方同意进一步加强卫生领域合作，支持中医药在匈牙利及中东欧地区的推广应用，包括在布达佩斯建立中东欧中医医疗教育和研究中心。

（肇　红）

【“一带一路”国际合作高峰论坛】 2017 年 5 月 14 ~ 15 日，“一带一路”国际合作高峰论坛在北京举行，中华人民共和国主席习近平出席高峰论坛开幕式并主持领导人圆桌峰会。应习近平主席的邀请，29 个国家元首和政府首脑出席论坛。国家卫生计生委副主任、国家中医药管理局局长王国强出席“一带一路”国际合作高峰论坛开幕式及高级别全体会议，并在“增进民心相通”平行主题会议上发言，介绍中医药“一带一路”建设工作进展及下一步为服务“一带一路”将着重推动的重点工作。“增进民心相通”平行主题会议由中共中央对外联络部牵头主办，以“共建民心之桥　共促繁荣发展”为主题，共邀请 400 余位中外嘉宾出席，其中包括 100 多位部级嘉宾，以及世界卫生组织总干事、联合国教科文组织总干事、国际劳工组织总干事等 10 多位国际组织负责人员。

王国强介绍，中医药积极服务“一带一路”倡议，在“一带一路”沿线国家建设 16 个中医药海外中心，受到沿线民众的欢迎。截至 2017 年底，中医药传播到 183 个国家和地区，中外政府已签署 86 个专门的中医药合作协议。每年约 13000 多名留学生来华学习中医药，约 20 万人次境外患者来华接受中医药服务。30 多个国家和地区开办数百所中医药院校。在中国的援外医疗队中，中医药人员约占总数的 10%。此外，中医药在重大疾病防治方面，如青蒿素快速防治疟疾技术方案在东南亚、非洲等疟疾高发地区的应用，有效地降低发病率，挽救无数病人的生命。屠呦呦终身研究员因发现青蒿素荣获诺贝尔生理学或医学奖。中国政府积极支持世界卫生组织发展传统医药。中医针灸列入世界非物质文化遗产名录，《黄帝内经》《本草纲目》列入世界记忆名录。中医药已成为中国与各国开展人文交流、促进东西方文明互鉴的靓丽名片，成为中国与各国共同增进健康福祉、建设人类命运共同体的重要载体。

为落实习近平主席关于推动中医药海外发展的指示精神，贯彻落实《中医药“一带一路”发展规划（2016 ~ 2020 年）》，国家中医药管理局将努力推进以下工作：一是与沿线国家合作建设 30 个中医药海外中心，为沿线民众提供高质量中医医疗保健服务；二是在中国境内建设 50 家中医药合作示范基地，接待沿线民众来华接受中医药医疗保健、教育培训、健康旅游；三是与沿线国家共同研究制定 20 项中医药国际标准和规范，合作建立符合中医药特点的国际标准研究和应用体系，以保障中医药服务品质和质量；四是支持 100 种中药产品开展国际注册，为满足沿线民众健康服务需求提供多元化选择。　（赵维婷）

【中匈中医药教育合作系列活动】 2017 年 6 月 18 日，国务院副总理刘延东在匈牙利布达佩斯出席中匈中医药教育合作系列活动，为中国 - 中东欧中医药中心（匈牙利）奠基。国家中医药管理局副局长马建中等陪同出席活动。刘延东表示，中医药是中华民族的瑰宝，不仅属于中国，也属于世界。习近平主席与欧尔班总理 2017 年 5 月共同宣布建立中匈全面战略伙伴关系，两国政府提出要深化卫生领域，尤其是中医药领域的合作，为两国中医药合作开辟广阔空间。匈牙利在欧洲率先对中医执业资格立法并制定细则，认可并接纳中医药为国民服务。希望中医药中心不仅传授中医药知识，也能全方位展示中国传统文化和哲学智慧，推动中匈中医药合作成为深化两国卫生合作、促进两国人文交流的一张亮丽“名片”。刘延东还听取塞梅尔维斯医科大学和黑龙江中医药大学中医药教学合作、中国 - 中东欧中医药中心（匈牙利）筹建等情况介绍，观看当地学生中医治疗头痛临床实习。　（肇　红）

【第三届中国 - 中东欧国家卫生部长论坛】 2017 年，以“促进全民健康”为主题的第三届中国 - 中东欧国家卫生部长论坛在匈牙利布达佩斯举行。论坛发布《第三届中国 - 中东欧国家卫生部长论坛布达佩斯宣言》，进一步推动中国 - 中东欧国家卫生合作，包括推动传统医药领域的教育和卫生保健体系的未来合作。宣言提出，传统医药和西方医学间的联系日益增多；为传播最佳实践，拓宽卫生保健外延，需要促进国际研发合作；各国愿推动传统医药领域的教育和卫生保健体系的未来合作；各国的自然条件为健康旅游提供前所未有的机遇；应进一步加强国家合作，促进人群健康，预防疾病。宣言强调，支持基础研究和有创新产出的国际项目十分重要；除了健康政策和健康经济领域，合作同样应拓展到健康和医学教育项目，以提供必要的智力支持。宣言还提出，随着人口增长、社会进步及人口老龄化，各国政府、卫生保健体系及科学家面临的挑战与日俱增。地区、国家、机构和体系之间在初级诊疗及预防方面开展合作并分享最佳实践，对于应对传染病至关重要。抗菌药物耐药性传播及新型耐药病原体的出现是全球面临的新问题。耐药病原体影响范围不断扩大成为应对传染性疾病的新兴威胁。为阻止这一进程，亟须各参与国制订标准化行动方案。除应对传染病，必须从传统的“以疾病为中心”，转向注重健康促进和非传染性疾病预防的“预防为主”的综合性策略。唯有建立起预防性卫生保健体系，并在儿童、成人等不同卫生保健体系间开展强有力的合作，才能保证措施的有效性。（赵维婷）

【“一带一路”暨“健康丝绸之路”高级别研讨会】 2017年8月18日，“一带一路”暨“健康丝绸之路”高级别研讨会在北京召开，中国国务院副总理刘延东发表主旨演讲。研讨会由国家卫生计生委主办，来自30多个国家、世界卫生组织和联合国艾滋病规划署等国际组织的20多位部长级官员及相关政府部门、科研机构、非政府组织、智库和企业的代表参加。

刘延东指出，中国的传统医药有简便验廉的优势，受到广泛认可。未来3年，中国政府将建设30所中医药海外中心，并成立“一带一路”医院联盟，让各国民众感受到卫生合作带来的实惠。刘延东表示，2000多年前，我们的先辈开辟了联通东西方文明的丝绸之路，打开商贸互通有无、民间友好往来的新通道，也书写了不同肤色、不同民族、不同文化的人们共同探索生命和健康科学，推进中西方医学交流的新篇章。商旅使者、传教士和冒险家将中国的人参、茯苓等中药材和脉诊、麻醉、针灸等疗法，以及医书论著传入沿途国家，也把来自古希腊、罗马、印度、波斯、阿拉伯及非洲的安息香、木香、豆蔻等药材和穿颅术等疗法带来中国。兴盛的药材贸易、活跃的技术交流、多彩的文化交融，成为古老丝绸之路上的一道亮丽风景，不仅促进了各国传统医学的蓬勃发展，也为东西方文明互学互鉴架设起桥梁纽带。刘延东指出，中国的传统医药有简便验廉的优势，受到广泛认可。各国应联合培养人才，拓展留学进修、交流培训、学术研讨，促进医疗、科技、管理等各类专业人员的相知相识，为深化各国人民友谊续写新的篇章。

未来3年，中国政府将落实100个康复助医项目，开展卫生人才开发“千人计划”合作计划，实施千名患者康复项目，与非洲国家20所医院建立对口合作，建设30所中医药海外中心，成立“一带一路”医院联盟，让各国民众感受到卫生合作带来的实惠。中国国家卫生计生委副主任崔丽发布本次会议成果：中方与蒙古、阿富汗等国家的各级政府部门和科研机构在疾病防控、传统医药、临床医学、教育培训等领域签署17个合作协议。为凝聚各方共识，明确未来合作路线图，会议发布《“一带一路”暨“健康丝绸之路”北京公报》。（齐　新）

【首届“一带一路”中医药发展论坛】 2017年9月22日，作为2017欧亚经济论坛分论坛之一，首届“一带一路”中医药发展论坛暨中医中药中国行——中医药健康文化推进行动陕西省启动仪式在陕西西安举行。论坛发布“一带一路”中医药国际标准化平台，举行中医中药中国行——陕西省中医药健康文化推进行动、纪念李时珍诞辰500周年“一带一路”行、共同建设“一带一路”中医药文化特色小镇启动仪式。论坛由国家中医药管理局、陕西省人民政府、中国人民对外友好协会、中国公共外交协会等单位共同主办，中国中药协会协办，陕西省对外友好协会、陕西省中医药管理局等共同承办。论坛以“中医药：传承、发展与共享”为主题，旨在推动中医药走向世界，提升中医药影响力，为增进“一带一路”沿线各国人民健康福祉、建设人类命运共同体做出贡献。（粟　洁）

【中国－北欧中医药中心在斯德哥尔摩揭牌】 2017年9月28日，国家中医药管理局国际合作专项项目——中国－北欧中医药中心在斯德哥尔摩正式揭牌。国家中医药管理局国际合作司副司长、局传统医药国际交流中心副主任吴振斗，国家中医药管理局科技司副司长王思成，瑞典负责公共卫生领域的前议员安玛丽等近百人参加揭牌仪式。吴振斗介绍，该中心是为实施中医药“一带一路”的海外发展战略而设立的中医药国际合作专项项目，被授权单位瑞典BIYUN中医大学在瑞典拥有25年的中医及中国文化的推广经验和历史，并在挪威和丹麦设立分支教学机构。该中心董事长田宇飙表示，希望中国－北欧中医药中心的成立，能够成为中瑞两国文化技术交流的坚实桥梁，惠及两国人民。（郭　逸）

【“一带一路”中医药针灸风采行】 人类非物质文化遗产中医针灸展2017年10月10日在波兰首都华沙维斯瓦大学开幕，标志着世界针灸学会联合会（以下简称世界针联）“一带一路”中医药针灸风采行系列活动走进波兰。活动由世界针联、中国中医科学院和波兰克拉科夫孔子学院共同主办，由波兰维斯瓦大学孔子课堂、北京同仁堂（波兰）有限公司、波兰科学组织与管理学会、中国针灸学会、中国中药协会等机构联合承办。

活动展示中医针灸的早期历史、诊疗技术、养生保健及现代发展。展览期间，中国专家还通过开办讲座和义诊，使前来观展的波兰民众能够近距离感受中国传统医药文化的深厚底蕴，领略中医针灸的奥妙。世界针联主席、中国针灸学会会长刘保延在开幕式上指出，针灸已有2000多年历史，在世界各地有广泛应用，在183个国家和地区用于治疗和缓解500多种病症，希望中医针灸能给波兰人民带来福祉。中国驻波兰大使徐坚提出，在波兰，中医针灸已被不少人民认知，但波兰民众对中医的了解还不够，这次展览能够增进波兰民众对中国传统文化和中医的了解。

展览期间，世界针联、中国中医科学院和克拉科夫孔子学院还共同签署合作协议，希望在“一带一路”倡议指导下，进一步加深中东欧地区中医药文化交流与推广，促进中波在中医药教育培训等领域的合作。自2014年起，世界针联推出“一带一路”中医针灸风采行系列活动，旨在通过中医针灸与其他传统医学间的学术和文化交流，让“一带一路”沿线国家民众更好地了解中医针灸这一人类非物质文化遗产。

（陈　序、石中玉）

【2017年中医药国际合作专项暨中医药“一带一路”发展规划落实工作座谈会】　2017年11月15日，国家中医药管理局在北京召开2017年中医药国际合作专项暨中医药“一带一路”发展规划落实工作座谈会，总结国际合作专项进展并部署中医药“一带一路”发展规划落实等工作。国家卫生计生委、外交部、国家发展改革委、商务部、国家旅游局、国务院侨务办公室、教育部国家汉办（孔子学院总部）等代表，有关省级中医药主管部门负责人员和部分中医药国际合作专项专家评审委员会专家、专项承担单位代表出席会议。

国家卫生计生委副主任、国家中医药管理局局长王国强出席会议并表示，中医药国际合作专项开展3年来，以相对较小的投入取得非常大的成效和影响力，项目不大、贡献不小，经费不多、成果不小，时间不长、成绩不小，人数不多、影响不小，在推动中医药海外立法、纳入当地医保，让中医进入主流医学等方面发挥重要作用。王国强要求，下一步要把推动专项建设和中医药“一带一路”发展规划落实工作与学习宣传贯彻十九大精神相结合，在全面建成小康社会和全面建设社会主义现代化国家的总体布局中予以考量、认识、落实。要进一步总结经验、巩固成果，建立强有力的管理机制、考核机制、督办机制，保证专项得到更好贯彻落实。要久久为功、攻坚克难，突破中医医师、药品、器械准入的法律壁垒。要统筹谋划、整体布局，有步骤地推动中医临床、教学、科研、产业在所在国真正落地，培养更多“本土中医”。要互学互鉴、以外促内，在“走出去”的过程中推进国内临床、科研和人才培养。要确保项目持续发挥作用，坚定信心，服务大局，通过国际合作专项展示中医药风格，突出中医药特色，形成中医药气派，提供中医药智慧，弘扬中医药文化，讲好中医药故事，贡献中医药方案，为人类命运共同体做出应有贡献。

中医药海外发展战略研究、中国－捷克中医药中心、东北亚中医药传播发展基地和中医药国际标准体系构建及实践等项目的承担单位代表交流建设经验，探讨面临的挑战。3批国际合作专项共设立32个“一带一路”中医药海外中心（含6个立项不资助项目），建立32个“一带一路”中医药国际合作基地（含7个立项不资助项目），制定一批中医药国际标准，促进中医药文化海外传播，推动匈牙利、捷克等国中医药立法，全国共有59家机构参与。专项具有极高的资金带动效应，在第一、二批专项的“一带一路”中医药海外中心建设中，1元人民币的国际合作专项投入可以带来约21.3元的资金投入和收入（已扣除政府和承建单位配套资金）。

（徐　晶）

【中国－意大利中医药中心和中国－阿联酋中医药中心成立仪式】　2017年11月20～27日，国家中医药管理局副局长王志勇率团访问意大利、阿联酋，出席中国－意大利中医药中心和中国－阿联酋中医药中心成立仪式，并与我国驻外使领馆、当地政府及中医药机构就推动和加强中医药合作进行会谈。

2017年11月21日，中国－意大利中医药中心成立仪式在罗马举行。中国驻意大利大使馆李瑞宇、意大利外交部全权公使伊瑞可·格拉纳纳，意大利卫生部、教育部、拉齐奥大区和罗马市议会及政府等部门代表出席仪式。王志勇在致辞中指出，意大利的中医药具有良好的发展基础，中医药已成为两国政府合作的重要内容。在双方政府的大力支持下，两国机构也开展成效显著的合作。本次帕拉塞尔苏研究所与罗马萨宾撒大学、世界针灸学会联合会、中国针灸学会等机构合作成立中国－意大利中医药中心，是新形势下响应中意两国民众健康需求、创新国际合作模式、促进更多优质中医药资源共享的必然要求，也会进一步推动合作各方整合资源，发挥优势，提升合作水平，为两国中医药领域国际合作树立成功典范，带动在“一带一路”沿线国家中医药的发展。

2017年11月26日，中国－阿联酋中医药中心成立仪式在迪拜举行。中国驻迪拜总领馆总领事李凌冰、迪拜卫生局局长哈迈德·阿勒库塔米、迪拜安全局局长哈里·卡哈凡、迪拜经济局副局长阿里·穆罕默德、迪拜哈姆丹智慧大学校长曼苏尔·阿瓦尔等出席仪式。王志勇在致辞中指出，中国－阿联酋中医药中心是中东地区第一所由官方支持合作建立的中医药中心，具有非常重要的意义。“海上中医”国际医疗健康服务平台是中国商务部、国家中医药管理局与上海市共同推进的重点项目，汇聚优质的中医药资源，在利用互联网技术创新中医健康服务模式和开展国际医疗合作领域积累成功经验，与迪拜阿瓦尔家族共建中医中心，开展中医药医疗和中医药人力资源培训等合作，不仅能推动更多中国优质中医药资源引进迪拜，能够加强本土化中医药人才的培养，提升本地中医药服务水平，有利于阿联酋民众享受到更多便捷、优质的中医药服务。

在意大利期间，国家中医药管理局代表团分别与我国驻意大利使馆、意大利中华医药学会、意大利北辰之星协会、那不勒斯大学及意大利伊斯基亚市人民政府就推动和加强中意中医药领域合作进行会谈。在阿联酋期间，代表团与我国驻迪拜总领馆、迪拜卫生局就加强中医师注册管理、共同支持中国－阿联酋中医药中心建设等内容进行会谈。

（马宁慧）

十一、国家中医药综合改革试验区（市、县）建设

【概述】 2017 年，各试验区聚焦试验主题，敢于改、勇于试，在一些领域取得积极进展和突破，有力带动地区中医药事业的发展。

一是深化建设有新举措。江苏省泰州市、广东省深圳市召开试验区建设推进会，许昌市委常委会、南阳市政府常务会专题研究试验区建设方案，北京市东城区、湖北省石家庄市在党代会报告或政府工作报告中部署试验区建设任务，上海市浦东新区制订试验区建设 5 年行动方案，这些为推进试验区建设提供重要支撑。试验区建设工作得到各级领导的重视和关怀，时任江苏省委书记李强对江苏省泰州市做出批示，强调要关注试验区建设。

二是锐意改革有新探索。北京市东城区总结改革经验，“中医药文化进校园”机制向北京市各托幼园所及中小学推广。北京市丰台区开展中医药健康养老“身边工程”，制订试点方案，探索中医药健康养老机制和模式；湖北省石家庄市印发《深化中医药事业改革发展的若干政策》，打出深化中医药改革的“组合拳”；上海市浦东新区成立中医药创新促进中心，完善理事会结构和决策机制，为中医药科技成果转化提供平台支撑；江苏省泰州市成立中医药健康服务协会，引导和规范中医药健康服务业健康发展；福建省三明市完善康复体系建设，扩大中医康复医保支付范围，为发挥中医药在康复中的核心作用做出实践探索；江西省推进中国（南昌）中医药科创新城建设，搭建智慧健康创客平台，探索中医药产业绿色发展；山东省青岛市建立协调联动机制，实施“中医药＋”，拓宽中医药服务领域，培育新的业态；山东省威海市“三医”联动，推进中医优势病种支付方式改革，实现“四方共赢”；河南省许昌市统筹推进中药材加工贸易基地、养老基地、产学研一体化基地建设，推动中医药产业集群化发展；河南省南阳市大胆改革，实现管理体制、健康旅游、养生保健机构连锁化发展、艾草发展上的“四突破”；广东省深圳市坚持放管并举，推出一系列创新举措，促进社会办中医的规范管理水平和服务能力的双提升；重庆市垫江县在深化“县管乡用”轮换派驻机制的基础上，积极探索“乡聘村用”机制，促进人才逐级下沉；四川省成都市新都区在推进中医治未病项目纳入基本医保的同时，与商业保险公司合作开发新的保险产品；甘肃省大力推进中医药产业发展，获批国家中医药产业发展综合试验区。

三是推广典型有新成果。国务院医改领导小组编发简报推广山东省威海市中医优势病种支付方式改革的经验。国家中医药管理局改革办发文推广试验区前期探索的 10 个典型经验做法并汇编改革案例。组织第三方评估组到 5 个试验区开展评估，凝练一批可推广、可复制的改革经验。（李希贤、陈锐）

【国家中医药综合改革试验区建设工作座谈会】 2017 年 12 月 10 日，国家中医药综合改革试验区建设经验交流会在上海召开。会议总结国家中医药综合改革试验区建设工作进展，交流一批建设经验，部署下一阶段工作。国家中医药管理局副局长、局深化改革领导小组副组长马建中出席会议并讲话。

马建中指出，2017 年，各试验区聚焦试验主题，敢于改、勇于试，深化建设有新举措、锐意改革有新探索、推广典型有新成果。他强调，要深入学习贯彻党的十九大精神，深入学习习近平新时代中国特色社会主义思想，特别是全面深化改革的重要思想，牢牢把握中央对深化改革的根本要求、深化中医药改革对试验区建设提出的重点任务和试验区建设的自身要求，坚持以改革为动力，在中医药发展的重点领域和关键环节开展探索试验和制度创新。马建中要求，加强领导统筹，定期召开会议研究试验区工作，协调解决试验区工作中的困难和问题，落实保障措施。加强改革协同，进一步聚焦试验主题，注意把各部门力量聚集起来。加强总结推广，讲清楚改革的初衷、改革的路径、改革的创新点、改革的成效，把试验区探索的好经验推广复制。国家中医药管理局改革办和局机关联系部门要加强对试验区建设的指导，通过调研、第三方评估等方式，培育经验、总结做法，进而在更大范围推广复制。

江苏省泰州市、江西省、山东省青岛市、河南省许昌市 4 个试验区的有关负责人员分别就加强中医药健康服务社会组织、促进中医药产业绿色发展、建立促进中医药健康服务业发展协调机制、中医药产业聚集发展探索等做经验介绍。国家中医药管理局联系部门的负责人员进行一对一点评。贵州省卫生计生委副主任、中医药管理局局长杨洪介绍服务精准脱贫的做法。国家行政学院、华中科技大学同济医学院介绍了对北京市东城区、湖北省石家庄市、上海市浦东新区、重庆市垫江县、甘肃省 5 个国家中医药综合改革试验区开展的第三方评估情况。国家中医药综合改革试验区相

关负责人、第二届中医药改革发展专家咨询委员会部分委员、国家中医药管理局各部门相关负责人、各省（区、市）中医药主管部门负责人等出席会议。　（李希贤、陈　锐）

【北京市东城区国家中医药综合改革试验区2017年工作进展】　搭建中医药健康旅游创新发展服务平台，创建国家中医药健康旅游示范区。2017年，北京市东城区以建设“国际化、现代化新东城”发展战略为指导，以建设“国际一流的都市旅游核心区”为努力方向，搭建旅游产业创新发展服务平台，引导区内丰富的中医药文化、教育、医疗、科研等资源集聚，开发中医药养生旅游产品，充分发挥中医药文化资源和大型旅游企业聚集的特点，借助市场网络优势，将中医药文化与旅游服务业嫁接发展，打造区内中医药文化旅游商业圈，开展中医古迹、中医药文化博物馆、中医药养生保健的观光、考察和体验旅游服务。2017年获批首批国家中医药健康旅游示范区。

举办第九届地坛中医药健康文化节，打造地坛中医药健康文化传播品牌。由北京市东城区主办以“弘扬传统文化　促进健康服务　共享健康服务”为主题的第九届地坛中医药健康文化节于2017年5月19~21日在北京地坛公园举行。10余所中小学共300余名师生共同出演中医药文化节目。近30000人参加文化节，为3000余群众提供中医专家健康咨询。

构建中医药健康养老服务体系，中医健康养老“身边工程”惠民乐民。北京市东城区委、区人民政府在区属中医医院和试点社区卫生服务中心开展中医健康养老社区示范工程，全面提升基层中医药服务能力。建设中医药特色诊疗区域，中医药文化氛围浓厚，突出传统文化特色，注重人文关怀，集中开展基本医疗、养生康复等一体化中医药服务。通过组建中医健康养老联合体，构建以中医医院为依托，以社区卫生服务中心为基础，养老机构、养老驿站为补充的东城区中医药健康养老服务体系，为老年人提供规范、便捷、优质、贴心的中医药健康养老服务。

丰富中医药文化进校园形式，“中医药文化进校园”模式向全市推广。北京市东城区启动《“健康成长2020”工程》《“传统文化2030”工程》，健康生活方式、中医药文化传承成为东城区教育大框架中的重要内容。在“中医药文化进校园”过程中，学生表现出对中医强烈的好奇心和求知欲。通过学校现代媒体宣传和中医健康讲堂的开设，中医药文化不仅在孩子们身上生根发芽，也得到家长的认同。学生主动为家长进行中医适宜技术操作，教授养生操，提供中医健康咨询，引发家长对于中医药和健康养生活动的关注，使家长逐步具有良好的健康养生意识，初步掌握简单的健康方法。在北京市中医管理局的大力支持下，东城区“中医药文化进校园模式”向北京市各托幼园所及中小学推广。

国家中医药管理局组织的中医药发展综合改革试验区通过第三方评估。北京市东城区作为全国首批“中医药发展综合改革试验区”，自2009年开展创建工作以来历经8年时间。2017年国家中医药管理局委托国家行政学院组成专家组，对北京市丰台区国家中医药发展综合改革试验区创建工作开展第三方评估。2017年8月29日，国家中医药管理局办公室领导、国家行政学院评估课题组专家一行9人莅临北京市东城区，听取东城区国家中医药综合改革试验区创建成果汇报。东城试验区8年来的工作得到国家中医药管理局的认可，东城区探索的以“一书”（中医药知识读本小学版）、“一经”（中药养生三字经）、“一操”（中华健身操）、“一园”（中草药百草园）、“一网”（学生护眼网）和“一班”（中医宏志杏林实验班）为主要路径的中医药文化进校园的工作机制获得评估专家的高度评价，并进一步向全国推广。　（高　彬）

【北京市丰台区国家中医药综合改革试验区2017年工作进展】

一、组织制订试验区建设工作方案

2017年，由北京市丰台区主管副区长牵头，丰台区委、区政府与中国中医科学院、北京中医药大学等多单位合作，协调组织相关委办局多次召开研讨会，经前后几十次讨论修改，组织制订《丰台区国家中医药综合改革试验区建设总体工作方案》。

二、中医药健康养老创新探索

培养丰台区“中医药健康养老保健员”队伍。北京市丰台区从各街乡镇、社区村遴选热爱中医药健康养老事业的志愿者、护工、家政服务人员、居家女主人等，依托14家中医健康养老试点单位，组织编写统一教材，对保健员队伍进行刮痧、拔罐、艾灸等中医适宜技术的初级培训，培训考核合格授予“丰台区中医药健康养老保健员”荣誉称号。2017年完成2000名中医健康养老保健员队伍的培训。

开展中医健康养老技术骨干培养。北京市丰台区遴选辖区中医药健康养老试点建设单位150名技术骨干，委托北京中西医结合学会进行中医健康养老适宜技术尖兵人才培养，重点学习贺氏管针、调脊术、火针、铍针术等10项基础好、实效性强、易推广、适用于老年人的养生技法。通过系统培养，组建技术规范、业务水平突出的区级中医健康养老技术骨干队伍，实现中医适宜技术在基层区域的传承发展。

开展中医药健康养老知识科普宣传。各中医健康养老试点单位积极深入社区、养老机构开展中医药养生保健知识大讲堂30余场次。为了扩大中医药健康养老知识的科普宣传，北京市丰台区卫生计生委委托北京中西医结合学会组织专家编写一套适于老年人阅读科普的中医药健康养老知识宣传手册。包括中医养生文化知识（典故）、四季养生与药膳、体制辨识与健康调养、中医健身操法、常见老年疾病中医药防治5个宣传手册，结合大讲堂活动等形式，向服务人群宣讲发放。

开展医养结合工作，推进中医药服务进社区、进家庭。2016年，北京市丰台区卫生计生委印发《丰台区医养结合促进居家养老服务的实施办法》《丰台区医养结合促进居家养老服务工作实施细则》《丰台区社区居家老年人家庭卫生服务管理办法》，并在7家社区卫生服务中心试点开展。2017年将居家养老医养结合建设单位推广至所有直属社区卫生服务中心。截至2017年底，北京市丰台区与2000名符合条件的老年人签订《社区居家老年人家庭卫生服务协议书》，为老人提供包含上门中医药服务等多项医疗服务。

打造中医药健康养老服务圈。截至2017年底，北京市丰台区组建“丰台中西医结合医院－长辛店镇社区卫生服务中心－康助护养院”和“西罗园社区卫生服务中心－意馨夕阳乐园养老院”中医养老联合体。丰台区卫生计生委打造以社区卫生服务中心中医科为服务核心，以下属社区站为服务站点的中医药健康养老服务体系，不断推进包括中医医疗、护理、保健、咨询等全链条式中医药健康养老服务内容，打造中医药健康养老服务圈。

三、努力提升中医药健康服务能力

打造丰台区中医特色诊疗中心。丰台中西医结合医院是北京市丰台区一所集医疗、科研、教学、预防保健为一体的现代化三级甲等中西医结合医院，位于长辛店河西地区。该院针灸科灸疗中心和砭术推拿中心技术力量雄厚，中医特色浓郁。以此为基础着重打造中医特色诊疗中心，将中医特色灸疗和砭石疗法规范化、标准化，全区推广。另外，加强丰台中西医结合医院心血管科、急诊科和呼吸科中医药重点专科建设，提升整体诊疗水平。

积极推动中医药治未病健康促进工程。为了提高辖区居民防病治病能力，全面提升居民健康水平，促进中医治未病在养老中的作用，北京市丰台区全面启动中医治未病健康促进工程。丰台区组建20支市、区级治未病服务团队，借助互联网平台，利用线上线下相结合的方式，遴选高血压、糖尿病、心理干预、饮食调节、医体结合、非药物疗法等目标人群，完成惠及人群60646人，进行精准管理达20679人。北京市丰台区政府与航天科技集团第一研究院合作，举办主题为“大医治未病　保健航天人”的丰台区中医药治未病健康促进工程启动仪式，组织辖区各治未病服务团队进行大型义诊和健康宣教活动，受到辖区百姓和航天人的热烈欢迎和高度好评。

开展丰台区中医药专家学术经验继承工作。2017年，北京市丰台区已完成首批丰台区师承工作，首批师承工作确定18名指导老师和23名继承人。截至2017年底，已有22名学员毕业。学员们通过中医跟师工作，把学到的知识理论，带回机构、带回社区，为推动中医药进社区、进乡村、进家庭发挥积极作用。第二批师承工作启动，遴选17名指导老师和23名继承人，将中医药专家学术经验继承传播。

四、打造中医药养生文化旅游服务基地

推进北宫中医药养生文化建设。2017年，北京市丰台区已完成把辖区4A级景区北宫国家森林公园打造成中医药养生园的设计思路。与中国中医科学院合作，将中医药元素积极嵌合在北宫国家森林公园中，将北宫打造成一个我国标志性的中医药养生文化旅游基地，展现中医养生文化。打造“要养生，到北宫；要健康，来丰台”的创意旅游品牌。深化设计，重点完善公园内养生广场、国医之光雕塑等方案，完成公园内茗盛楼装饰工程和养生公园标识标牌制作安装，完成公园内健身步道、健康标识标牌、药王谷景观等建设。

开展北宫养生季活动。北京市丰台区借助北宫国家森林公园生态环境优势，在2016年下半年举办以“传承中医药文化　服务大众健康”为主题的中医药健康养生季活动。养生季活动中，共举办30余场次中医药健康活动，受众6万余人次。2017年10～11月，在北宫国家森林公园一年一度的“北宫彩叶节”上组织开展中医养生功法展示，展示中医药文化，宣传中医药健康养生知识，为广大市民提供集休闲、旅游、中医药养生为一体的健康服务平台。

统筹设立多项中医药文化旅游宣传推广基地。丰台区博爱堂中医医院汉代医药文化博物馆、北京中医药大学东方医院、北宫国家森林公园联合丰台中西医结合医院等单位被北京市中医管理局和北京市旅游委批准成为北京中医药文化旅游示范基地。北京市首家社区中医药文化博物馆也落户丰台区蒲黄榆社区卫生服务中心，清代嘉庆道光年间的《本草纲目》、雍正时期的《济阴纲目》、明崇祯时期的《医宗必读全书》、清乾隆年间的《杨继洲针灸大成》等中医药珍贵文物免费向市民展示。　（高　彬）

【河北省石家庄市国家中医药综合改革试验区2017年工作进展】

一、强化组织领导，中医药发展环境明显优化

一是进行《中华人民共和国中医药法》（以下简称《中医药法》）知识培训。河北省石家庄市组织全市中医药管理干部《中医药法》专题培训班，为基层配发《中医药法》单行本和《中华人民共和国中医药法释义》。二是完善顶层设计。“深化国家中医药综合改革试验市”建设列入河北省石家庄市党代会报告和政府工作报告。印发《石家庄市建设河北省中医药强县实施方案》《石家庄市提升基层中医药服务能力“十三五”行动计划实施方案》《石家庄市深化中医药事业改革发展若干政策》等文件。召开石家庄市深化国家中医药综合改革试验市和创建河北省中医药强县建设大会，10个县（市、区）创建成为全国基层中医药工作先进单位，5个县（市、区）申报河北省中医药强县验收。三是加大财政投入。市、县两级财政共投入3000余万元，争取中央和省级资金600余万元，用于中医药基础设施、人才培养、专科建设和设备购置等方面。全市100%的社区卫生服务中心、96%的乡镇卫生院、93%的社区卫生服务站、85%的村卫生室能够提供中医药服务。

二、注重内涵建设，基层中医药服务能力明显提升

开展智慧国医堂建设。河北省石家庄市79家国医堂开展省中医馆健康信息平台建设，利用中医智能临床辅助决策系统优势，进一步规范国医堂中药处方和病历书写。在试点社区卫生服务中心国医堂设置二级会诊中心，在社区卫生服务站国医馆设置远程会诊室，与省、市级医院远程会诊系统对接。开展智慧国医堂试点基层医疗卫生机构中医药人员网络学习培训率达到97.8%，中药处方合格率达到94.5%，电子病历合格率达到95.2%；均能够提供8类以上中医药技术方法，非药物疗法使用量较2016年同期提高36.3%，445名患者在社区卫生服务中心享受中医药远程会诊服务。

推进中医医疗联合体建设。河北省石家庄市做大做强石家庄市中医医疗联合体，成员单位达到70个，充分发挥石家庄市中医院人才、技术、管理优势，带动基层医疗卫生机构中医药工作的开展。组建石家庄市中西医结合肝病防治联盟。10个县级中医院牵头组建县域中医医共体。

抓好基层中医药人员培训。河北省石家庄市组织104名社区和乡镇卫生院中医类别执业医师，到石家庄市中医院进行3个月脱产临床跟师进修。在全市范围内组织中医药人员岗位技能竞赛，累计2850余人参加学习培训。开展基层医疗卫生机构中医药适宜技术培训，累计培训300余人次。遴选91名具有副高级以上职称的中医师作为“首席中医师”，到基层医疗卫生机构进行帮扶带教，累计培训基层人员280名。

三、健全政策机制，中医药事业发展活力明显增强

完善财政投入政策。河北省石家庄市将中医药事业发展经费纳入本级财政预算，实行财政预算单列。研究制定有利于发挥中医药特色优势的具体补助办法，有条件的县（市、区）对推广使用中医药和中医适宜技术的医疗机构给予专项财政补贴。

完善医保报销倾斜政策。河北省石家庄市中医医院住院起付标准比同级综合医院住院起付线降低100元，报销比例在原报销基础上提高3.0%。扩大医保中医药支付范围，逐步将更多符合条件中医诊疗项目和中药饮片、中成药、医疗机构中药制剂纳入医保支付范围。探索中医优势病种支付方式改革，遴选骨伤、肛肠等一批中医优势病种，合理确定各病种定额结算标准，并出台规范临床路径。在推行病种定额结算制度中，对中医优势病种优先考虑，及时纳入。

完善基层人才政策。河北省石家庄市对市县中医医院、乡镇卫生院和社区卫生服务中心空出的编制优先招聘紧缺型中医药人员。探索推行县级中医药人员“县管乡用”制度，新招录专业人员基层中医药专业技术人员晋升职称时，外语、计算机不作为申报条件，论文和科研成果不作为必备条件，可作为评审参考条件。创新基层岗位使用管理，空出岗位优先聘用基层中医药人员。

四、发挥独特优势，中医药健康服务领域明显拓展

探索中医药家庭医生签约试点服务。大力推行“134”模式，在市内3个区12个社区卫生服务中心开展试点。“1”，即每个试点社区卫生服务中心至少建立1支由中医师担任团队长的家庭医生中医药签约服务团队。“3”，即抓好3项管理，统一中医药签约服务方式、拓展中医药签约服务内涵、畅通签约居民双向转诊通道。“4”，即完善4个机制，完善补偿激励机制、人才保障机制、考核评估机制、信息化支撑机制。石家庄市中医药参与家庭医生签约试点覆盖人口达到10.8万人，签约人数达到3.4万人，占覆盖人口的27.8%；0.7万人签订个性化中医药服务包，群众满意率达到89.5%。

推行中西医结合公共卫生服务模式。河北省石家庄市采取“五个依托”，探索促进中医药参与公共卫生服务的有效途径。依托疾病预防控制机构开展慢性疾病人群中医药健康宣教与干预指导，依托健康指导员团队开展中医药健康宣教与健康生活方式指导，依托医疗机构孕妇学校开展孕产妇中医健康知识宣教和干预指导，依托妇幼保健服务机构开展中医药妇女儿童健康管理服务，依托家庭医生团队提供中医药健康管理服务。全市65岁以上老年人和0～36个月儿童中医药健康管理率分别达65.2%和63.7%。对615名健康指导员进行中医药知识培训，试点区高血压、糖尿病人群的中医管理率分别达到51.2%和53.5%。

提升群众中医药健康素养。在石家庄电视台开办“国医大讲堂”栏目，传播中医药健康养生知识，累计受益群众达40余万人次。开展八段锦千人练师资培训，深入17个县（市、区）培养八段锦师资672人。开通“石家庄中医药”微信公众号，累计发布各类中医药信息近600余条，阅读点击量达到20.1万余次。特别是在石家庄市裕华区开展中医药文化进校园活动，召开全市现场会，石家庄市卫生计生局与市教育局联合印发《石家庄市中医药文化进校园试点实施方案》，确定16所试点学校，通过开设中药种植园、列入校本课程、创建中医药展区等形式，普及中医药基本知识，培养学生对优秀传统文化的兴趣。

（王艳波）

【上海市浦东新区国家中医药综合改革试验区2017年工作进展】 2017年，上海市浦东新区创新拓展、先行先试，推进中医药医疗、预防、科研、教育、文化、产业、国际交流合作“七位一体”全面发展。

一、深化质控改革，建立综合评价制度

上海市浦东新区依托上海市曙

光医院成立新区中医医疗质量控制中心，下设7个质控分中心，不断完善质控分中心管评分离模式、中医质控与卫生监督执法相结合的管理模式，建立委托中药饮片代加工企业飞行检查机制。积极推进中医综合评价工作，研究制定中医综合评价指标体系，打造中医综合评价工作信息化采集平台，提升评价工作的规范化和科学化。截至2017年底，新区中医医疗质量控制体系日趋完善，质控范围涵盖新区二、三级医院，社区卫生服务中心，民营医院，中药外包代煎机构，中医服务质量、能力不断提升。

二、加强内涵建设，持续完善中西医结合公共卫生服务体系

上海市浦东新区将中医预防保健在条线管理和工作内容上与现有公共卫生防病体系整合联动，形成"区卫生计生委－防病专业机构－各医疗机构"三位一体的组织管理架构和服务网络，完善考核评估机制，信息化实施同步配套；开创性开展非中医类别执业医师预防保健服务规范化培训，突破非中医执业医师开展中医预防保健服务许可；开展中医预防保健示范单位建设，不断提升服务内涵。截至2017年底，新区共开展15项中医预防保健服务项目（国家2项、新区13项）。2012～2017年全区中医公共卫生服务共服务300余万人次，效果评估提示成效显著。

三、继承发展，打造可持续、阶梯状学科人才培养模式

2017年，上海市浦东新区进一步完善中医学科人才项目设计，覆盖医、技、护、药、防、管各专业领域，在突出高端的同时兼顾基层与社区，重视中医师带徒的传统传承方式，注重人才培养的梯度建设，注重各医疗机构的内部培育孵化机制。新立项培养领先人才、优秀青年医学人才、优秀社区适宜人才21人，新开展20个中医学科建设项目，启动首批4个海派中医流派浦东传承基地建设，进一步完善可持续的阶梯状学科人才培养发展模式，推进新区中医药医、教、研水平提升。

四、区校互动，探索大学教学实践基地新模式

上海市浦东新区积极促进区属医疗机构与高校在教学、科研、医疗卫生服务等方面的联动，2014年，浦东新区卫生计生委与上海中医药大学签约合作共建3家上海中医药大学"大学社区卫生服务中心"，2017年度新启动3家单位建设工作；大力推进上海中医药大学国际教育学院实践基地建设，2017年度完成5家单位的建设工作，开展18批353人次留学生带教任务。

五、机制突破，积极探索中医药科技创新与成果转化

积极创新中医药科技创新与成果转化体制机制。2017年1月正式成立浦东新区中医药创新促进中心，设置在浦东新区公利医院，在上海市卫生计生委领导下实施理事会决策下的中心主任负责制。"中心"主要职责为：打造具有完善管理机制、综合服务功能的中医药产品研发与转化平台，为中医药研发创新人员提供培训指导、项目孵化、知识产权服务、技术资源对接、产业化与推广应用等服务；为企业、风险投资公司等提供定制研发服务等。中心成立以来，不断探索完善运行模式、投入机制、管理机制等，并组织实施2轮中医药产品研发创新专项，资助28个中药及保健食品研发、中医器械研发、中医药理论技术创新、中医药衍生品开发项目，资助经费共计280万元；开展知识产权外包服务，在专利咨询与检索、专利申报、专利评估、专利许可与转移、维权保护等环节为新区中医药工作者提供免费服务；开展中医药研发相关技术资源整合工作，推进技术资源平台建设；举办中医药科技创新能力提升培训班等。

推进中医药科技成果产业化。2017年9月，上海市浦东新区从中医药产品研发创新专项成果中遴选10个有转化前景的产品，邀请风投公司、基金公司进行路演，形成4个项目的转化合作意向。通过张江基金"中药产业化项目""中医常用诊疗仪器设备研究和开发项目"等实施工作，推进中医药科技成果产业化、市场化。如上海市第七人民医院一位肛肠科医生设计的一款新型产品——痔疮负压数码检查诊断治疗仪（中医改进型吸肛器），通过项目支持，与医疗器械厂家联合开发，取得国家实用新型专利，2017年3月获一类医疗器械备案许可，可以作为医疗器械进入临床使用，实现产、学、研、医融合。

六、模式创新，推进中医健康服务业跨界融合发展

（一）推进中医健康服务业试点项目建设

上海市浦东新区2014年起，在中医医疗产业、中医保健产业、健康产品研发、中医文化教育旅游产业等领域开展试点建设项目，从不同领域开展健康服务业的模式与机制创新。截至2017年底，大部分项目已完成验收，涌现一批成果。

中西医结合康复示范点建设。上海市浦东新区在3家单位完成试点，分别以不同病种为研究对象，制订治疗方案、服务内容，进行中西医结合康复区域的硬件设施配置和康复流程的改造，开展中西医康复人才培养，形成三级中西医结合医院、二级综合医院、社区卫生服务中心的特色中西医结合康复病种和治疗模式。如浦南医院设立中医二级学科"中医康复科"，开展中医医师康复继续再教育培训及康复医师西学中培训，就诊患者经预检分诊后，进入中西医结合康复流程，在功能评估与方案制订后，接受中西医结合康复治疗。

中药新剂型、新服务形态研发与推广。上海市浦东新区在公利医院试点，完成22味单剂酒、22味单剂茶和8味单剂散开发，建立临床使用、收费、生产、配送、质控的流程模型，实现"一人一方一剂型"的临床用药模式，将临床经验组方以应用便捷的新型中药服务模式提供患者使用。酒剂销售1341瓶，药茶销售46005剂，散剂销售10506剂，营业额共计23万元。

中医药教育产业化项目建设。上海市浦东新区制定中医药教育培训产品的开发、引入及宣传推广路径，打造浦东中医药教育培训社会化产业化公共服务平台，初步形成具有合作互补、孵化效应和辐射力的中医药文化培训产业集群基地。实施期间开发19门中医药教育培训课程，制作50个教学视频，并制作3D动画、微课程等产品，开展“易筋经十二势导引法”等培训190个班次，累计培训1万人次。

“中医养生旅游”项目。上海市浦东新区开展3条旅游路线（亲子线路、常规人群线路、外籍人士线路），其中亲子游已实现全商业化运作。

（二）推进国家中医药健康旅游示范区创建工作

上海市浦东新区2017年9月入选首批国家中医药健康旅游示范区创建名单。为做好创建工作，上海市卫生计生委协同商务委制订《浦东新区创建国家中医药健康旅游示范区实施方案（2017～2020）》，编制相关建设项目及经费预算，提请区府常务会审议。（郁东海）

【江苏省泰州市国家中医药综合改革试验区2017年工作进展】 江苏省泰州市委、市人民政府将国家中医药综合改革试验区建设列为全市深化改革主要项目，列为《江苏泰州大健康产业集聚发展试点方案》重要内容，予以重点协调推进。建立由卫生计生、发展改革、旅游、民政、食品药品、工商等部门共同参与的联席会议制度，联合开展调研、出台政策、举办重大活动，创新工作举措，积极稳妥地推动各项目标任务落实。2017年5月25日，泰州市人民政府召开国家中医药综合改革试验区建设工作推进会。国家中医药管理局副局长马建中、泰州市人民政府市长史立军出席会议并讲话。泰州市卫生计生委、泰州市旅游局、泰州市中医院、泰州市中医药健康服务协会、姜堰区人民政府等单位做交流发言。

围绕社会办中医主题，江苏省泰州市积极推进国家中医药综合改革试验区建设。一是发展行业协会。2017年初，泰州市中医药健康服务协会（以下简称协会）成立，确立协会章程，选举产生协会领导班子、常务理事与理事，发展会员单位176家、个人会员202人。相关部门将中医药健康服务培训、有关咨询评估等职能委托或转移给协会，拓展协会服务功能。协会开展行业调研，汇集会员单位发展诉求，协调解决部分企事业单位建设用地、人才引进、技术推广等问题，推动社会办中医发展。江苏省泰州市制定《泰州市中医药健康服务行业自律公约》，开展行业自律系列活动，提升服务满意度。开展中医药健康服务项目服务情况及价格的市场调查论证，拟新增或调整服务项目价格48项，制定养生服务项目指导价格。举办大院大所合作项目签约、膏方节、国医养生旅游季、国际医药博览会、国际石斛产业科技博览会等大型活动。邀请专家对中药养生园、大泗中医药特色小镇、泰和堂等重点建设项目进行指导。推进中医诊所、中医养生机构文化建设、质量控制等规范化建设。二是推进医药养食游融合发展。启动泰和堂“四馆一站”二期工程建设。中药养生园完成一、二、三期工程建设。总投资50亿元的扬子江龙凤堂二期工程进入内装阶段。溱湖湿地公园与华侨城国家康养旅游基地完成规划设计。投资35亿元的大泗中医药养生特色小镇启动建设。泰州市中医院建筑面积15万平方米的新院投入使用。兴化市中医院、泰兴市中医院新院启动建设。泰州市成为国家首批中医药健康旅游示范区建设单位与“一带一路”国际康养旅游目的地。（朱　云）

【福建省三明市国家中医药综合改革试验区2017年工作进展】 2017年，福建省三明市按照“1236”的工作模式，围绕“建好国家中医药综合改革试验区”为目标，抓好“保障与引导”2条工作主线，实行“医药、医保、医疗”三医联动，实施“大协作、大网络、大盘子、大康复、大扶持、大氛围”六大发展战略，推进试验区各项工作。

一、持续加大中医药事业扶持

扩大中医康复医保支付范围。福建省三明市将以治疗性康复为目的的偏瘫肢体综合训练、关节松动训练等15项医疗康复项目纳入基本医疗保险支付范围，由基本医疗保险基金按住院和普通门诊的相应政策报销比例给予支付。

实行中西医项目同病同治同价。福建省三明市治疗不分中、西医，按照“同病、同治、同价”的原则，统一诊疗费用标准。明确788种疾病诊断相关分组及定额收付费标准，按照“定额包干、超支自付、结余归己”的原则，市医保经办机构按标准支付给定点医疗机构。各分组实际医疗总费用超过定额的，超支部分由定点医疗机构自行承担；低于定额的，结余部分作为定点医疗机构的医务性收入。

二、规划与体制机制创新齐头并进

探索解决基层中医薄弱问题的体制创新。福建省三明市将基层中医馆和县级医疗机构实行“统一机构设置、统一人员调配、统一技术服务、统一饮片配送、统一业务管理、统一收支待遇”六统一管理，促进优质中医药医疗资源下沉，切实解决基层中医馆人才短缺问题，降低基层医疗卫生机构中药药事运行成本。

制订实施中医振兴发展工程规划。福建省三明市印发《关于加快医疗卫生事业发展的实施意见》（明委发〔2017〕14号），中医振兴发展工程被列为七大工程之一，明确全市公立医院中医类在编专业人员的基本工资由当地财政核拨，并要求到2020年，各县（市、区）基层医疗机构每年新招录的执业医师和医学院校毕业生中，中医药专业不少于总量的五分之一；每千常住人口中医类医院床位达0.8张、中医执业（助理）医师数达0.5人；实现全市所有社区卫生服务中心和乡镇卫生院都设有中医馆。

三、壮大中医服务网络

重点加强市级中医龙头建设。

确定三明市中西医结合医院（“三级甲等”中西医结合医院）为全市中医发展龙头，开展治未病中心、市儿童脑瘫康复中心、盆底疾病治疗康复中心、康复作业治疗区与康复示教指导区等相关项目建设，动工新建市中西医结合医院医技大楼。通过与上级医院签订医疗联合体共建协议、与中国医院协会疾病与健康管理专业委员会签订“全民健康管理示范医院”协议，着力推动医疗服务模式从“以疾病治疗为中心”向“以健康促进为中心”转变，培养一批健康管理医师和疾病管理师，为医院学科建设、教学科研等方面提供更多的人才储备。

加强中医服务县级骨干网络建设。福建省三明市启动全市5个列入福建省第五批农村医疗机构中医特色专科的建设项目。重点整合县域中医资源，通过总医院、医联体的组建，将县域内的优质中医药整合在一起，在保持原有特色专科的基础上，进一步细化专业，成立单独的烧伤科、康复科、蛇伤科、脉管科等。

夯实中医服务网络基层基础。福建省三明市累计投资1399万元，新建基层中医馆73个。全市所有社区卫生服务中心及94.3%的乡镇卫生院设置有中医科、中药房；所有社区卫生服务中心及90.2%的乡镇卫生院能够提供中药饮片等6种以上中医药技术方法，开展常见病多发病基本医疗和基本预防保健服务等中医药服务。

四、加强中医人才队伍培养

加大人才引进与培养力度。福建省三明市将中医学等相关专业列入三明市年度医学人才引进和招聘紧缺急需专业，由医院自主招聘。设立专项基金，将中医学科人才培养纳入重点学科带头人培养计划和优秀青年医师培养计划。2017年，1名中医专家获得福建省卫生计生系统有突出贡献中青年专家称号，1名中医药专家获得全国民族医药工作先进个人。

开展中医药特色传承工作。福建省三明市投资120万元，建立宋纬文老药师传承工作室，建设市级中药制剂平台，安排遴选一批青年医生和药师，采取跟师学习的方法，确保特色中医师传承延续。着手编著《三明草药》系列著作和《三明老药工炮制经验集》，对中医药文化技艺进行传承。（姚　鹏）

【江西省国家中医药综合改革试验区2017年工作进展】

一、紧盯中医药强省的战略目标

建立推进机制。江西省人民政府成立由常务副省长任组长的江西省推进中医药发展领导小组，下设由分管副省长任组长的事业推进小组和产业推进小组，进一步健全中医药管理体系和协调机制。统筹协调推进中医药事业产业融合发展。

加强政策研究。江西省举办中医药管理和健康政策高级研修班，聚拢政府各部门、中医药企业、卫生行政部门、高校、科研院所和中医医疗机构的骨干人才，开展政策研修。参与政府各部门的政策草拟、项目制定、调研论证等工作，将部门资源、专家资源、企业资源融入中医药发展政策。

突出发展重点。江西省人民政府着力打造中国（南昌）中医药科创城，使南昌成为中医药产业资源聚集的核心；实施江西樟树“中国药都”振兴工程，将樟树药都整体作为中医药体制机制改革先行先试区。江西省卫生计生委协调有关部门支持抚州市建设中医药产业基地、中医药文化传承示范区；支持宜春市创建中医药特色国家健康城市；支持上饶市打造国际医疗旅游先行区和全国中医药健康旅游示范区，形成各有特色、错位发展的新格局。

二、促进中医药事业产业融合发展

打造中医药双创新平台。江西省创建江西省智慧健康创客研究院，着力打造企业服务、产学研协同创新、人才培养等中医药全产业链的创新创业平台，是全国首家政府发起、企业主导的智慧健康创客平台，加速中医药事业产业融合发展。

组建中药院内制剂中心。在广泛调研基础上，江西省卫生计生委组建江西省中医医疗集团，在集团成立基础上，筹建江西省中药院内制剂中心。通过协调药监、医保等政策，争取实现中药院内制剂从“院内”走向“院外”，在集团内部调剂使用。通过大样本的临床观察，推进院内制剂的利用与开发，促进中药现代化发展。

拓展中医药产业新领域。中药产业是江西省的主打产业之一，中医食疗产品是江西省中医药产业发展的新方向。江西省将传统的中医药食疗配方与现代食品相结合，选择药食两用的原料，用“制药精神”研发相关食疗产品、用“药品临床”验证产品效果。探索建立食疗产品评价体系，做大做强中医食疗产品品牌，发挥好中医药在治未病中的主导作用。

三、围绕三条主线，推进中医药产业绿色发展

做大中药种植。江西省整合林业、农业等近亿元专项经费，支持发展中药材种植。政府部门探索将农民土地集中成片流转并签订长期合同后转包给种植企业；投入资金用于基础设施建设、种苗供应、技术帮扶等；引导种植企业与中药材产业园区建立产销对接。积极探索一条百姓富与生态美有机统一的产业发展新路。

做强中医药产业。江西省依托国家级新区——赣江新区的政策优势，建设中国（南昌）中医药科创城。通过科创城建设，推进中医药高端产业聚集、中医药高端人才集聚、中医药绿色制造集中，汇聚优势，做强产业，孕育新的经济增长点。2017年，科创城产业首期开工项目共有163个，总投资金额876亿元，有效带动中医药循环经济和绿色制造模式发展。

做优中医药服务。江西省充分发挥中医药的独特优势，打造医养结合多种模式，开展公办民营、PPP、资源转型、智慧居家、两院一体等多种模式的医养结合试点，创建“党建+颐养之家”农村居家养老服务。实施健康扶贫进苏（贫困）

区大型公益活动和情系百姓·大爱有“疆”赣籍名医赴新疆义诊志愿服务活动，组织200余名北上广赣籍专家和江西省名中医开展健康扶贫与志愿援疆，2次活动免费诊疗12000余人次，开展健康讲座16场，爱心企业捐助药品和相关物资260余万元，义诊行程超过5万千米，受到百姓点赞。利用江西省人民政府举办世界赣商大会和中国500强企业高峰论坛的平台，江西省举办绿色与健康论坛和中医药与大健康产业发展分论坛，为助推江西省中医药强省建设创造好机遇、营造好氛围。

（郑林华）

【山东省青岛市国家中医药综合改革试验区2017年工作进展】 2017年，山东省青岛市完善政府引导、市场驱动的试验区建设运行机制（1+2+X），形成青岛市人民政府联席会议具体推进工作的协同机制，将中医药健康文化素养纳入党委、政府人口与计划生育目标责任制考核。青岛市成立青岛市中医药改革发展专家咨询委员会，出台《青岛市贯彻落实中医药发展战略规划纲要实施方案》，推出李沧区等3个中医药综合改革先行区；实施“十百千万”工程，组建青岛市中医药发展集团，柔性引进建立包括8个国医大师工作室在内的56个知名中医药专家工作室，与中国中医科学院签署战略合作协议，完成山东中医药大学青岛中医药科学院建置审批、内部装修、人员配置。实施“中医药+”融合发展战略，建成5家中医医养结合型医院，青岛中西医结合医院医养结合项目正式立项，青岛市中医医院养老康复项目开工建设；遴选出25项传统医学非物质文化遗产和16名传统医学达人，建立7个中医药文化宣传教育基地和北京中医药大学中成书院青岛分院，举办青岛养生节、三伏养生节、膏方节等活动，青岛市老中医刘景曾手绘《全图神农本草经》英法文版全球发行；崂山湾国际生态健康城入选首批13家国家健康旅游示范基地，推出9个中医旅游基地（点、线），建立海青茶、玫瑰小镇等中医药特色小镇。

（方传武）

【山东省威海市国家中医药综合改革试验区2017年工作进展】 一是优化试验区建设的政策环境。山东省威海市出台《威海市中医药发展“十三五”规划》等政策文件，争取专项建设经费3300余万元。二是深化中医药收费和支付方式改革。39个中医优势病种施行按病种收费，其中16个病种被纳入医保定额结算范围，不纳入医保总额预付。2017年12月7日，国家中医药参与医保支付方式改革交流研讨会在威海召开。其改革经验被国家中医药管理局及国务院深化医药卫生体制改革领导小组简报刊登，并被国家中医药管理局新闻办公室和《中国中医药报》列为全国2017年中医药十大新闻之一。三是夯实基层中医药发展基础。4月20日，国务院总理李克强来到威海市，就医联体建设工作视察孙家疃医院，并提出以医联体之“通”，破解群众看病之“痛”。2017年威海市新建中医紧密型医联体1处、技术帮扶型医联体68处、区域医疗协作网1个、对上跨区域专科联盟6个。实现基层医疗机构国医堂全覆盖。成立市级首批中医医疗质量控制中心，山东省中医骨伤质量控制中心挂靠文登整骨医院。四是推动中医药健康服务业发展。东部滨海新城国医养生院建设主体完工；威海市中医院康复中心主楼封顶，分院完成内部装修改造；3家单位被确定为山东省中医药文化建设示范单位、3家企业被评为山东省中医药健康旅游示范项目创建单位、威海市被确定为山东省首个中医药健康旅游示范区建设单位、10家企业被确定为威海市首批中医药健康旅游示范基地；邀请韩国大同大学来威海市开展中医药学术交流活动；召开威海医疗健康产业发展座谈会，与中国医疗保健国际交流促进会中医学分会签署战略合作意向书。

（方传武）

【河南省许昌市国家中医药综合改革试验区2017年工作进展】 成立领导小组和中医药管理局。2017年，河南省许昌市委、市人民政府成立高规格的国家中医药综合改革试验区领导小组，市委书记任第一组长，市长任组长，相关市直部门和县（市、区）主要负责人为成员，建立多部门合作的联动机制。市本级专门组建副县级规格的许昌市中医药管理局作为牵头机构，统筹推进全市中医药事业发展。各县（市、区）成立工作专班，抽调专门人员推进中医药综合改革试验区建设。

科学规划一区三基地发展路径。河南省许昌市按照“统筹全域、错位发展、三产联动、产城一体”的发展思路，市委、市人民政府研究出台《关于加快推进国家中医药综合改革试验区建设的实施意见》，确定“一张蓝图引领、三大基地支撑”的发展路径。“一张蓝图”，就是致力打造集中医药种植、生产、教育、研发、旅游、贸易、文化、疗养为一体，中医药产业链条完整、健康服务业集群效应明显的国家中医药综合改革先行示范区。“三大基地”，分别是：禹州市中医药文化及中医药生产加工贸易基地，到2020年中药材专业交易市场年交易额达到100亿元，中药材种植面积达到50万亩，建设道地中药材种植示范区7个，华夏药都健康小镇、孙思邈研究院、中医药博物馆、第三方检测中心等项目建设完成，形成一、二、三产融合发展的典范；鄢陵县中医药健康养生养老基地，以中医药健康养生养老为切入点，积极发展中医药健康养老服务，促进中医药与养老服务结合，全面完成“一核七小镇”建设，打造“国际知名、国内领先、中原一流”的中医药健康养生养老基地；市城乡一体化示范区中医药产学研基地，以中药研发为龙头，品牌建设为支撑，建设服务贸易为平台的中医药产业创新基地。

推动一二三产融合发展。河南省许昌市充分调动社会资源，注重试验区建设项目的统筹谋划、储备和管理，强力推进试验区建设。禹州市中医药文化及中医药生产加工贸易基地创建“朱清山传承工作室”和“禹州传统炮制技艺技术展室”，与中国工程院院士俞梦孙等专家合作成立科研机构，引进国家“千人计划”专家张志东博士等顶尖专家，获批“华夏药都”称号；与中兴通讯公司、未名金石（北京）投资公司等多方合作，筹措发展基金约42亿；与海王生物集团签订的总投资100亿元的海王中医药健康文化产业园项目正式签约。药慧园、润弘本草、天源生物科技3个项目已入园，总投资51.9亿元。拥有种植合作社和种植公司200余家，药材种植面积稳定在40万亩。禹州金银花通过地理标志认证，填补许昌市“三品一标”产品的空白。禹州市中医药文化及中医药生产加工贸易基地与河南中医药大学药学院正式签订关于中药材基地建设的合作协议，中药材专业市场2017年销售量达80000吨，交易额近45亿元。鄢陵县中医药健康养生基地，积极开展国家健康养老示范区、健康旅游目的地和智慧健康养老示范基地的申报，国家森林康养基地试点县和国家湿地公园已获批；“一院一校一中心”（一院即三级甲等医院，一校即健康护理学院，一中心即国际健康峰会中心）建设项目有序进展；80亿的建业健康养生养老、40亿的河南空港生活养老服务基地、25亿的碧桂园“十里花海”、20亿的河南花溪科学养老中心等一批重大项目稳步推进。市城乡一体化示范区中医药产学研基地，在郑许融合产业带上，谋划建设“中医药产业园”，与荣氏投资（集团）控股有限公司、约翰斯专克资本（中国）有限公司等投资方，达成战略合作协议。（宋军伟）

【河南省南阳市国家中医药综合改革试验区2017年工作进展】 2017年，河南省南阳市人民政府成立南阳市建设国家中医药综合改革试验区领导小组，印发《南阳市国家中医药综合改革试验区建设实施方案》，9部门联合印发《南阳市推进国家中医药综合改革试验区建设扶持措施》，把试验区建设和全国基层中医药先进单位创建工作结合，同安排、同部署、同督导。将试验区建设列入全市绩效考评体系，把“中医药强市战略”完成情况列为对县区政府年度考核的内容之一。

河南省南阳市以打造“中医圣地、养生之城”为目标，以“仲景健康城”建设为载体推进试验区建设，列为全市九大专项工作之一。以名医、名药、名文化为支撑，确立“一核、三园、多支点”的空间布局，筛选60个支撑项目，总投资200亿元。截至2017年底，已开工建设36个，完成投资33亿元。围绕仲景健康城空间布局，筛选一批突破性项目，即：“一草（艾草系列开发）、两院（南阳市中医院新院和中心医院分院建设）、三园（麒麟湖养生园、医圣文化园、示范区健康产业园）”。

河南省南阳市围绕“四个突破”推进试验区建设。一是在中医药管理体制上实现突破。成立南阳市中医药事业发展委员会；整合中医、中药管理职能，在全国最早成立正处级的中医药管理局。制定实施《张仲景医药发展创新工程纲要》《南阳市生命健康产业行动计划（2015～2020）》《南阳市中医药发展“十三五”规划》和《南阳市建设仲景健康城重大专项指导意见》等；设立张仲景基金会，累计募集发展资金近亿元。二是在弘扬仲景文化、加强经方人才培养和中医药健康旅游上实现突破。南阳市承办第7届中国中医药发展大会暨第13届张仲景医药文化节，创办仲景书院，举办“西学中”培训班。大力发展中医药健康旅游，鼓励社会资本建设以健康养生为特色的生态园区和度假机构。三是在养生保健机构连锁化发展上实现突破。大力发展连锁中医馆，张仲景大药房全国连锁700多家，国医馆140多家，营业额全国范围上半年营业收入15个亿，南阳上半年实现营业收入1亿元。四是在艾草产业发展上实现突破。举办2017首届中国艾产业发展大会，成立中国中药协会艾草专业委员会，授权南阳艾草产业协会承办艾草保护标志认证工作，统一形象、统一标准，提升发展潜力。抓好包括社旗仲景国医艾草园、卧龙蒲山艾草园、宛城瓦店艾草园等产业园建设。全市有艾草注册企业1029家，其中从事流通服务的577家，年销售36亿元。种植艾草10.5万余亩，电商3000余家，全国市场占有量近70%，成为全国最大的艾制品加工基地和艾叶集散地，带动10余万农民从种植、采收、加工、销售中收益。

（宋军伟）

【广东省深圳市国家中医药综合改革试验区2017年工作进展】 加强组织领导，积极推进试验区建设。广东省深圳市人民政府高度重视试验区建设工作，将试验区建设纳入2017年深圳市人民政府重点工作。深圳市中医药发展联席会议办公室印发《深圳市中医药综合改革试验区建设工作方案（1＋N）》，并于4月1日召开会议，启动全市试验区建设工作。6月，广东省深圳市召开省中医药局督导调研会，组织专家对福田、宝安、坪山等区进行调研督导，8～9月组织开展省内外考察学习，进一步推动试验区建设工作。试验区启动后，深圳市卫生计生委会同市发改、财政、人社等相关部门，积极推进中医医疗保险、服务价格调整、中药质量监管、中医药产业发展等工作。2017年，深圳市上调234项中医服务价格标准，平均上调幅度27.9%，一定程度上激励了深圳中医药医务人员开展中医药服务的积极性。宝安中医院（集团）对社区中医适宜技术，按技术难度、劳动强度权重系数分5档来实施补助，提高社区卫生工作者的满意度。

完善政策机制，加快推进社会办中医发展。深圳市出台实施《社会医疗保险定点医疗机构管理办法》《推动社会办医加快发展的若干政策措施》《关于鼓励社会资本举办三级医院财政扶持政策的实施细则》等政策，支持社会力量发展中医医疗机构，取消对社会办中医在选址、距离、数量等限制，放开中医师执业地点限制，率先实施中医师执业一址注册全城通用。建立政府购买中医基本医疗卫生服务机制，对深圳平乐骨伤科医院、五洲中西医结合医院给予经费补助。放开民营中医机构进入医保限制，47家民营中医医疗机构成为医保定点单位。对基本医疗服务量占一半以上的社会办中医医疗机构的用水、用电、用气与公立医疗机构同价。培育连锁中医医疗机构发展，和顺堂成为拥有超过130家连锁中医医疗机构的本土中医中药一体化连锁经营优秀企业。福田区创新社会办中医监管模式，组建“1+X”区域医联体，将社会办中医机构融入区域医联体建设，实施“以奖代补”，充分调动医疗机构积极性。

创新引才机制，构建中医医疗高地。2017年，广东省深圳市一是构建人才培养和学科建设高地。中医特色专科专病建设被纳入深圳市人民政府民生实事，安排专项建设经费1360万元、中医适宜技术培训费80万元，推进68个市级特色专科专病建设和基层中医药人员培养。大力实施“医疗卫生三名工程”，柔性引进国内顶尖的中医团队15个，分别给予每个团队800万元资助，建立10多个院士和国医大师工作室，建立5个名中医诊疗中心。其中，“三名工程”中国中医科学院广安门医院仝小林教授团队在深圳市发布我国第一部《糖尿病国际中医药诊疗指南》。二是创新中医医院管理模式。广州中医药大学深圳医院探索公立医院改革新模式，创建福田区首家三级甲等医院。北京中医药大学深圳医院超常速发展，通过三级甲等中医院评审验收。深圳平乐骨伤科医院9月整体移交坪山区政府。南山区政府与广州中医药大学签约共建南山区中医院。宝安中医院集团“总院－分院－社康”医联体模式成效显著。

推进供给侧改革，搭建“互联网+中医药”平台。深圳市区中医院基本建成智能中医药服务系统，开展智慧医院、智慧药房、移动APP等项目，实现中医药智能化预约挂号、费用支付、查取检验报告、取药等功能，为居民提供方便、快捷、高效、规范的中医药服务。康美“智慧药房”与医院移动便民服务平台实现无缝连接，患者通过手机就能完成从挂号缴费到配送的全就医流程，大大提升患者就医体验。南山区创新社区中医药服务模式，建立区域中药配送服务中心，通过全自动中药发药机与互联网相结合，为区内所有社区健康服务中心的患者配送中药饮片和颗粒剂。

传承创新中医药，推动中医药文化建设。深圳墨尔本生命健康工程学院项目已申请教育部审核，北京中医药大学深圳分校在筹建中。推进深圳中医药博物馆、宝安中医药主题公园与中医药博物馆项目建设。推动市区中医院建立适应现代社会发展的多层次、广覆盖的中医药文化传播渠道。（刘冬云）

【重庆市垫江县国家中医药综合改革试验区2017年工作进展】 2017年，重庆市垫江县持续提升中医药服务能力、加强对外交流创新工作思路，加大健康服务业扶持产业旅游协调发展，充分发挥中医药特色优势，巩固中医改革成果、努力推进国家中医药发展综合改革试验县各项任务。一是持续提升中医药服务能力。稳步提升垫江县中医院、县人民医院中医药综合服务能力，全面升级基层医疗机构中医药综合服务区，中医诊疗设备普惠所有行政村卫生室，加大开展中医适宜技术推广力度。全年共接收中医门诊病人约62万人次，占总门诊人次的42.6%，开具中医药类处方约188万张，占总处方的49.4%。二是持续加强中医药人才队伍建设。放宽紧缺优秀中医药人才招录条件，加大人才招引力度，2017年共充实26名中医药人员；修订完善“县管乡用”制度，突出优质中医药资源下沉。三是持续发展中医药健康产业。积极探索“医养结合”中医药诊疗服务新模式，“县中医院医养结合医院”运行正常。着力打造重庆市中医药健康旅游强县，中华仙草园成为重庆市中医药文化宣传教育基地建设单位。《垫江县加快发展中药产业扶持办法》经县政府常务会讨论通过，大力扶持全县中药材种植。四是持续巩固中医药改革成果。通过国家行政学院对垫江县中医药发展综合改革试验工作开展第三方评估，垫江县中医院通过国家三级甲等中医医院复评。四川达州、河北邢台、山西运城等兄弟省市单位来垫江县交流学习中医药综合改革经验，垫江县同时也外出广西柳州等地学习，县政府多次召开中医药综合改革座谈会，不断创新中医发展思路，巩固中医改革成果。（唐丽灵）

【四川省成都市新都区国家中医药综合改革试验区2017年工作进展】

2017年，成都市新都区在国家中医药管理局的大力支持下，在省、市卫生计生委、中医药管理局的正确领导下，将国家中医药综合改革试验区建设纳入四川省、成都市中医药强省、强市发展战略，以试验区建设为抓手，紧盯“中医治未病政策机制创新”建设主题，坚持以改革创新为引领，着力推动中医药振兴发展，努力为人民群众提供全方位全周期的中医药服务，增强民众的获得感。

一、聚焦建设主题，精准发力，进一步探索中医治未病政策机制创新

突出顶层设计完善方案。四川省中医药管理局、成都市卫生计生委、成都市新都区人民政府签订三方促进中医药发展合作备忘录，全面推进新都区国家中医药综合改革试验区建设，促进新都区中医药振兴发展。着力提升新都区中医药发展水平与成效，打造中医药发展的“新都样板”。新都区委、区政府高度重视试验区建设，健全以区政府主要负责人为组长的试验区建设工作领导小组，区委召开常委会、区政府召开常务会专题研究，分管区领导多次进行专项调研，为工作推进提供坚强的组织保障。新都区从医疗供给侧结构性改革入手，突破传统阻碍中医药治未病政策机制的瓶颈，探索完善中医治未病“新都模式”，将试验区建设列入《新都区国民经济和社会发展第十三个五年规划纲要》和区委全面深化改革工作要点，纳入全区重点改革任务和一级目标。

建设混合所有制治未病医院。新都区委常委会、区政府常务会审议通过，印发《成都市新都区人民政府关于进一步加强国家中医药综合改革试验区混合所有制中医治未病医院建设的实施意见》（新都府发〔2017〕22号），授权新都区中医医院作为国有出资人代表，以固定资产使用权租赁入股成都汉和医院有限公司，在新都区市场质量监管局注册成立混合所有制中医治未病医院。为鼓励社会资本投资和运营中医药健康服务项目提供政策支撑，确保国有资产不流失和社会资本的有效进入。新都区委、区政府调配3000平方米业务用房和设备用于新都中医治未病中心建设，现已进入房屋装修、设备采购、人员组织、制度建设等筹备开业阶段。

探索中医治未病服务保险支撑。四川省成都市一方面争取到将中药涂擦治疗等44项中医诊疗项目纳入成都基本医疗保障统筹基金支付范围，全区中医药报销项目由69项增加到113项。18种中药院内制剂被纳入成都市基本医疗保障统筹基金支付范围。中药院内制剂统一调配与使用获得药品监管部门行政审批许可，四川省内中药院内制剂第一次进入乡镇卫生院。另一方面，新都区人民政府与中国人寿保险成都市分公司签订合作框架协议，拟订《新都区治未病健康保险保障方案》，拓展健康保险产业链，丰富以健康为中心的中医治未病健康保险产品，共同探索新型中医治未病健康保险服务体系。

丰富传播形式营造治未病良好氛围。四川省成都市围绕中医药知识和文化、中医治未病普及宣传，定期开展公众中医药健康咨询、中医养生保健知识讲座，开展中医治未病知识宣传进校园、进社区、进乡村、进家庭活动。2017年5月，启动以“神奇中医药 护苗保健康”为主题的中医药文化进幼儿园活动，将新都区机关幼儿园新城校区确定为成都市中医药文化启蒙教育基地。11月，启动中医药文化节暨治未病大型公益活动。通过电视台、报纸、期刊，以及微信公众号、APP客户端等新媒体进行宣传，传播中医药文化和中医治未病服务理念，引导全民逐步接受中医治未病服务。

着力以科研学术促进中医治未病发展。新都区政府投入49.8万元专项经费，聘请第三方数据咨询有限公司，拟订《新都区中医治未病专项调研方案》，在区域内广泛开展居民对中医治未病认知、态度、行为和健康需求相关因素调查，全面摸查全区公立医疗机构中医治未病服务体系的情况。申报省、市、区科研课题6项，其中，四川省科技计划项目软科学研究课题《健康中国战略视角下的中医治未病政策机制创新——以新都为实证》通过省科技厅申报形式审查；《新都区中医治未病基线调查》被新都区科技局列为新都区科技计划项目。

推进中医治未病健康产业发展。新都区构建现代中医药产业体系，丰富中医药保健康复内涵，鼓励社会资本兴建特色康复养老院，辖区内形成以“成都红星老年病医院”为代表的特色医院，开展临终关怀试点工作。促进中医药与养老、旅游、互联网、健身休闲、食品相融合，开辟中医药健康服务新业态，形成中医药传统文化标志。

二、聚焦基层基础，综合发力，进一步夯实区镇村三级联动的中医治未病服务体系

初步形成中医治未病三级网络。新都区中医院设置治未病科，将中医治未病工作列入医院中长期发展规划和年度工作计划。打造乡镇卫生院、社区卫生服务中心中医治未病室，配备中医经络检测仪等中医健康状态评估和干预设备。村卫生室、社区卫生服务站积极开展治未病服务。全区三级医疗机构协同为群众提供健康状态信息采集、评估、健康咨询指导、健康干预、服务效果追踪等中医健康管理全程服务。

壮大中医治未病人才队伍。新都区政府完善《关于引进和壮大卫生专业技术人才队伍的意见》，通过引进、招聘、培训等多种方式，壮大中医药人才队伍，全区中医药人员从393人增加到733人。下沉108名中医药人才到基层乡镇卫生院（社区卫生服务中心），推广中医适宜技术30余项，依托中医药适宜技术网络视频远程教学平台新都分中心，组织基层中医药人员定期在线学习；举办各类中医药知识和技能培训67次、168学时、2885人次；举办中医药参与公共卫生服务培训3次，参与200人次。

壮大“龙头”，带动区域中医治未病发展。新都区委、区政府划拨40亩土地，投入2.5亿元用于区中医医院4.7万平方米扩建业务用房建设，同步建设中医药养生文化广场、中医博物馆和区名中医馆，打造中医药特色示范街区。新都区中医医院承担国家、省、市、区级中医药科研课题37项。牵头成都市东部片区中医区域指导中心工作，带动龙泉驿区、青白江区、简阳市中医治未病服务连片发展，逐步提高服务协同覆盖能力，努力实现城乡中医治未病服务同质化。

实施“标准化、特色化”载体建设，丰富中医治未病服务载体。新都区人民医院开展综合医院中医药工作示范单位建设，建成中医科和中医病区，依托区委、区政府卫生人才引进优惠政策，引入一批中医业务骨干和学科带头人。新都区在乡镇卫生院和社区卫生服务中心打造中医集中诊疗区、中医治未病室。新建成示范中医馆3个、规范化中医角15个。鼓励和支持社会力量参与中医药事业，辖区开办以德瑞堂为代表的中医养生保健机构、中医诊所60家，为群众获得中医药服务增添便捷。（苏晓川）

【甘肃省国家中医药综合改革试验区2017年工作进展】 2017年2月23日，经国务院同意，国家卫生计生委、国家发展改革委、国家中医药管理局联合印发《关于甘肃省建设国家中医药产业发展综合试验区总体方案的批复》（国卫办函〔2017〕98号），原则同意甘肃省建设国家中医药产业发展综合试验区。为推进国家中医药产业发展综合试验区建设，甘肃省人民政府于9月26～27日，在定西市陇西县召开甘肃建设国家中医药产业发展综合试验区启动大会，甘肃省建设国家中医药产业发展综合试验区协调推进领导小组办公室制订印发《甘肃建设国家中医药产业发展综合试验区实施方案》和《甘肃省建设国家中医药产业发展综合试验区总体方案任务分解表》。

按照综合试验区总体方案要求，甘肃省全力建设中医医疗服务、中医养生保健服务和中药产业协同发展的一流中医药产业试验区；充分挖掘中药材资源优势，加快推进中药材标准化种植和现有交易市场规范化建设，发展中药材电子商务，促进中医药骨干企业快速成长，打造中药材品牌；加快技术创新服务平台建设，不断提升中医药创新能力，发展“中医药＋”产业，促进中医药产业和中医事业系统化、多元化发展，进一步增强中医药在深化医药卫生体制改革中的作用，真正将中医药产业打造成为战略性新兴产业和富民产业。　（刘正锁）

业务篇

一、政策法规与监督

【概述】 2017年，政策法规与监督方面围绕2017年中医药工作要点及任务分工，以推动《中医药法》的系统学习宣传贯彻为核心，推动《中医药法》贯彻实施、中医药标准化建设和中医药监督等工作。 （陈沛沛）

【中医药标准化制度建设】 2017年，国家中医药管理局根据《中医药法》《标准化法》《深化标准化工作改革方案》《关于培育和发展团体标准的指导意见》等有关要求，改革中医药国家标准、行业标准制修订工作机制，明确职能定位及标准层级，修订《中医药标准制定管理办法（试行）》，起草《中医药团体标准管理办法》《中医药标准项目管理办法》。 （陈沛沛）

【中医药标准化组织机构建设】 2017年，国家中医药管理局深化中医药标准研究推广基地建设。42家基地完成基地自评有关材料的上报，通过系统梳理各基地自评材料，撰写完成基地自评报告，进一步研究基地职责定位。强化全国标准化技术委员会管理。进一步研究讨论全国标准化技术委员会建设思路，梳理国家标准化管理委员会、国家中医药管理局在全国标准化技术委员会管理中的职责及全国标准化技术委员会在标准化工作中的定位。继续推进中医药标准信息化建设。进一步丰富完善中医药标准网，调试完善中医药标准制修订管理信息系统、中医药团体标准管理平台、中医药标准项目管理系统、中医药标准资源共享系统。 （陈沛沛）

【中医药标准化工程实施方案及3年行动计划编制完成】 2017年，国家中医药管理局根据《中医药发展战略规划纲要（2016～2030年）》的部署，推进中医药标准化工程，编制中医药标准化工程实施方案及3年行动计划，明确标准化工程的形势、总体思路、目标、重点任务及保障措施。 （陈沛沛）

【重点领域标准制修订工作】 2017年，国家中医药管理局启动中医病证分类与代码和临床诊疗术语修订。印发《国家中医药管理局关于开展〈中医病证分类与代码〉等4项国家标准重新修订工作的通知》，组织召开《中医病证分类与代码》等4项国家标准重新修订第一次全体工作会议，形成《中医病证分类与代码》等4项国家标准修订技术方案和工作方案，起草完成GB95、GB97修订初稿。国家中医药政策法规与监督司协调医政司，组织并完成开展4项国家标准临床测试工作，根据临床测试结果进一步修改完善。

开展中医病证诊断疗效标准修订工作。国家中医药管理局召开会议论证、完善中医病证诊断疗效标准行业标准修订技术方案及工作方案，梳理中医病证诊断疗效标准目录；选择内科、妇科、儿科1～2个病种，开展中医病证诊断疗效标准行业标准示范性修订工作，拟订内科、妇科、儿科标准样稿，按照技术方案、通则及样稿，推进内科、妇科、儿科示范性病种修订工作。

推进中医医疗技术标准制定工作。国家中医药管理局完成中医医疗技术标准技术方案、工作方案初稿，示范性开展针刺类、推拿类、微创类中医医疗技术标准制定工作，征集遴选中医医疗技术标准制定目录，进一步完善中医医疗技术项目目录和中医医疗技术操作规程编制技术方案。

将中药标准化项目中药重点产品相关标准作为国家中医药管理局行业标准立项。为了优化中医药标准体系、扩大中医药行业标准供给，国家中医药管理局将中药标准化项目中药重点产品相关标准，包括59种中药大品种、101种常用中药饮片作为中医药行业标准立项。 （陈沛沛）

【中医药监督执法能力提升推进工作】 2017年，国家中医药管理局编制完成《中医药监督工作指南（测试版）》，印发《中医药监督执法典型案例汇编》；2017年9月，中医药监督知识与能力师资培训在吉林省吉林市举办，各省（区、市）中医药主管部门、卫生计生委监督处及卫生计生综合监督执法机构负责人员100余人参加培训。12月，中医药监督执法典型案例交流与培训在云南省昆明市举办，邀请司法专家、执法专家和资深学者教授现场对中医药监督执法典型案例进行点评。 （黄　莹）

【中医医疗机构依法执业促进工作】 2017年7月，国家卫生计生委与国家中医药管理局联合组成5个督查组，对10个省医疗机构依法执业专项监督检查工作情况进行专项督查。12月11日，国家卫生计生委办公厅、国家中医药管理局办公室联合印发《关于全国医疗机构依法执业专项监督检查情况的通报》，对各地专项监督检查工作部署实施情况、专项监督检查情况和存在的主要问题予以通报。9月，国家中医药管理局办公室发布《关于印发〈中医医疗机构传染病防治和感染防控监督执法专项检查方案〉的通知》，决定2017年10月至2018年4月在全国开展中医医疗机构传染病防治和感染防控监督执法专项检查。 （黄　莹）

【整治中医药领域违法行为长效工作机制建立】 2017年6月，国家卫生计生委、国家中医药管理局等12部门联合发布《关于印发开展查处违法违规应用人类辅助生殖技术专项行动工作方案的通知》，决定2017年6～10月在全国范围内开展查处违法违规应用人类辅助生殖技术专项行动。9月，印发《关于建立查处违法违规应用人类辅助生殖技术长效工作机制的通知》，进一步推动多部

注：本篇《中华人民共和国中医药法》简称《中医药法》。

门联合执法，强化部门监管，形成工作合力。

2017年8月，国家工商总局、国家中医药管理局等10部门印发《严肃查处虚假违法广告维护良好广告市场秩序工作方案》，加大对重点媒体、重点领域、重点内容广告的管理力度，加强部际联席会议成员单位之间的协调配合，保障广告市场良好秩序。国家中医药管理局加强微信等网络平台虚假违法中医医疗广告、信息监测，对于网络曝光的"刘洪斌事件"及"网络四大神医"等事件积极妥善应对，对涉及中医医疗机构及人员的虚假违法中医医疗广告予以严肃查处。

（黄　莹）

【其他专项工作】　《中医药法》相关内容见专题篇　（陈沛沛）

二、医政工作

【概述】　2017年，中医医政工作全面贯彻习近平新时代中国特色社会主义思想和党的十九大精神，全面贯彻习近平总书记对中医药工作的系列重要指示精神，坚定不移地贯彻落实党中央、国务院的决策部署，紧紧把握中医药振兴发展这个主题，大力发展中医药服务，各项工作取得积极进展。一是推进依法行政，大力实施《中医药法》。运用法治思维加强中医医政管理，制定发布《中医诊所备案管理暂行办法》《中医医术确有专长人员医师资格考核注册管理暂行办法》。启动制定《中医养生保健服务规范》。配合国家药品监管部门制定对医疗机构应用传统工艺配制中药制剂实施备案管理的公告。二是以改革创新为动力，不断完善中医药政策机制。在国家医改顶层设计中进一步体现中医药特点。举办专题培训班，多种措施推广广东省中医院在建立现代医院管理制度方面的做法和经验。三级公立中医医院全部参与引领医联体建设，推进优质中医药资源下沉基层。总结推广威海经验，河北、安徽等9省开展中医优势病种收付费方式改革。推进国家中医药管理局属管医院参与北京市医药分开综合改革。三是围绕主要矛盾转化，着力补齐中医药服务体系短板。实施基层中医药服务能力提升工程"十三五"行动计划，全国已有67%的社区卫生服务中心和乡镇卫生院建成中医馆。印发《关于支持社会力量提供中医医疗和健康服务的意见》，开展社会办中医试点，促进社会办中医做大做强。12部门印发《关于促进中医药健康养老服务发展的实施意见》，推动中医药与养老融合发展。四是提升治理能力，建立完善中医医院综合监管体系。以强化党建、行风、中医临床等工作为重点，修订中医医院评审标准，完善评审工作安排，完成为期3年的大型中医医院巡查，进一步健全中医医院评审评价体系和机制。以完善中药饮片质量监管机制为重点，继续开展中药饮片管理专项检查，召开视频会议，印发进一步加强管理工作的通知，切实保障人民群众用药安全。以质量安全为核心，开展全国督查，召开视频会议，举办培训班，制定中医医疗技术感染防控指南，推动中医医院补短板、抓重点，努力维护人民群众健康权益。开展重大疑难疾病中西医临床协作试点和区域中医（专科）诊疗中心项目遴选。五是以人民为中心，多种措施提升人民群众获得感。改善医疗服务第一个3年行动计划收官，国家中医药管理局与国家卫生计生委联合启动第二个3年计划，出台一系列改善服务措施。中医诊疗模式创新试点不断推进，广东省中医院经典病房模式开始复制推广。"服务百姓健康"全国大型义诊周活动开展。国家中医药管理局与国家卫生计生委联合印发《关于加强卫生计生系统行风建设的意见》，加快建立中医医院行风建设长效机制。六是增强中华民族共同体意识，扎实推进少数民族医药发展。国家中医药管理局与国家民委共同召开第四届全国少数民族医药工作会议，时任国务院副总理刘延东与代表座谈并做重要讲话，为做好新时代少数民族医药工作指明方向，提出要求。启动制定《关于加强新时代少数民族医药工作的若干意见》。2017年版国家医保药品目录增加43个少数民族药品种，增幅达95%。（薛静怡）

【全国中医医院综合改革工作】
2017年，国家中医药管理局推动所有中医医院全部参与公立医院综合改革，建立有利于中医药特色优势发挥的运行新机制。国家中医药管理局与国务院医改办等部门联合制定《关于全面推开公立医院综合改革的通知》，同步推进各级各类中医医院全面推开综合改革，同步取消药品加成（中药饮片除外）。国家中医药管理局与国务院医改办等部门联合制定《关于做好国家卫生计生委和国家中医药管理局属管医院参加属地公立医院综合改革有关工作的通知》，推进局属管医院参加北京市医药分开综合改革，实现政策预期，在改革中发挥"国家队"的示范带头作用。截至2017年底，334个地市中有312个设置中医医院（占93.4%），1897个县（市）中有1699个设置中医医院（占89.6%），并全部参与公立医院综合改革。

（严华国）

【现代医院管理制度推进工作】
2017年，按照《关于建立现代医院管理制度建设的指导意见》要求，国家中医药管理局积极推进公立中医医院开展现代医院管理制度建设，加强党的领导和建设工作。在大型中医医院巡查和中医医院等级评审标准和指标体系中强化党的建设内容。国家中医药管理局与国务院医改办遴选确定广东省中医院为探索建立现代医院管理制度的典型示范，深度总结提炼广东省中医院的做法和经验并多种措施交流推广。举办中医系统现代医院管理制度培训班，对所有省级中医医院和部分地市级中医医院开展政策培训，推广学习广东省中医院经验，推动探索建立符合中医医院特点、有利于中医药特色优势发挥的现代医院管理制度，

在改革中做强做优做特中医医院，更好地为人民群众提供全方位、全周期的中医药健康服务。（严华国）

【中医医院医疗联合体建设工作】 2017年，国家中医药管理局同步推进所有三级公立中医医院积极参与医联体建设，推动优质中医药资源下沉基层。研究提出公立中医医院参与医联体建设的基本原则，要求坚持公立中医医院的功能定位，坚持按照中医医院基本标准和评审标准设置公立中医医院，坚持公立中医医院独立发展的法人地位，行使自主办医权。国家中医药管理局与国家卫生计生委联合印发通知，对全国按照《中医药法》和医改相关政策设置建设公立中医医院提出明确要求，坚决制止借建设医联体之名取消、合并公立中医医院的错误行为。总结推广北京中医药大学东直门医院、柳州市中医医院等医院多种模式的中医医联体建设经验。

（严华国）

【中医药参与医保支付方式改革推进工作】 2017年，国家中医药管理局积极参与制定国务院办公厅《关于进一步深化基本医疗保险支付方式改革的指导意见》，明确中医药参与医保支付方式改革的基本政策要求，将中医医院提供中医药服务比例纳入医保考核指标，通过医保支付政策引导中医医院坚持中医为主的办院方向。国家中医药管理局与国务院医改办等部门共同推进按病种付费改革工作，推动各地开展中医优势病种收付费方式改革。截至2017年底，河北、江西、湖南、广东、广西、重庆、贵州等地启动或筹备开展中医优势病种支付方式改革试点，山东、安徽将点上经验向面上推开，逐步扩大病种范围。中医药参与医保支付方式改革联系点建设继续推进，山东和安徽改革经验得到深入总结并大力推广。

（严华国）

【改善医疗服务第一个3年计划完成】 2017年，国家中医药管理局委托北京协和医学院开展第三方评估工作。评估显示，省级以上中医医院的门诊患者满意度保持在90%以上，住院患者满意度保持在97%以上。在前3年改善医疗服务行动计划实施的基础上，国家中医药管理局与国家卫生计生委联合启动新一轮改善医疗服务行动计划，明确推广5项制度，落实10项重点任务，持续改善服务环境，创新服务举措，优化服务流程，改进服务模式，不断改善人民群众看病就医感受。改善医疗服务第一个3年计划收官。

（薛静怡）

【中医药应急和传染病防控工作】 2017年，国家中医药管理局按照联防联控机制部署，组织中医系统做好H7N9、手足口病等传染病防控，以及九寨沟地震伤病员救治等突发公共事件中医药应急工作，推进中医药治疗艾滋病工作。截至2017年底，19个试点项目省（区、市）累计治疗艾滋病人达33834人。国家中医药管理局与国家卫生计生委联合修订《流行性感冒诊疗方案》，指导各地做好流感防控工作。（薛静怡）

【全国医疗机构中药饮片管理专项检查工作】 2017年，国家中医药管理局召开全国医疗机构中药饮片管理专项检查视频会，全面总结2016年全国医疗机构中药饮片管理专项检查工作，通报存在的问题，制定印发《国家中医药管理局关于进一步加强医疗机构中药饮片管理的通知》，就进一步加强医疗机构中药饮片管理工作提出明确要求。分别对广东、河北等10个省50家医疗机构进行中药饮片使用管理专项检查，针对检查中存在的问题，印发中药饮片管理专项抽查工作反馈报告，要求各有关省级中医药主管部门督查指导被抽查医疗机构，制订并落实整改方案，全面加强医疗机构中药饮片管理，确保人民群众用药安全，保证医疗质量。（肖振良）

【中医医院医疗质量管理工作】 2017年，国家中医药管理局会同国家卫生计生委开展全国医疗机构医疗质量抽查工作，组织专家对国家中医药管理局直属（管）医院医疗质量和医疗安全进行督查。印发《关于进一步加强医疗安全管理和风险防范工作的通知》，召开中医医院医疗质量和医疗安全管理工作视频会，部署中医医院医疗质量和医疗安全管理工作。举办由全国170余名中医医政管理骨干参加的中医医院医疗质量和医疗安全管理培训班，对《医疗质量管理办法》、中医病案首页填写规范与病案质量、中医质控中心建设及医院感染管理等内容进行专题培训。（肖振良）

【推进中医诊疗模式创新试点工作】 2017年，国家中医药管理局继续统筹推进中医诊疗模式创新试点工作，对第一批中医诊疗模式创新的7家试点单位的12个模式，以及江苏省中医诊疗模式创新工作进行阶段性总结，形成中医诊疗模式创新试点工作典型经验，在全国推广认同度高、示范性强、可复制操作的中医诊疗模式，推动试点工作有序实施，提升中医临床疗效及服务能力。

（肖振良）

【中医医院监管工作】 2017年，按照2015～2017年大型中医医院工作总体安排，国家中医药管理局完成本轮次最后一年25家大型中医医院的巡查工作，3年共完成88家省级及以上中医医院巡查，各省级中医药主管部门组织完成辖区内392家三级中医医院的巡查。在巡查工作中突出问题导向，完善组织管理和巡查内容方式，根据国家卫生计生委2017年度大型医院巡查全国视频会的要求，修订巡查细则，充实党建及行风建设的内容。

国家中医药管理局印发《关于做好中医医院评审有关工作的通知》（国中医药办医政发〔2017〕3号），对新一轮中医医院评审工作进行部署，印发三级中医医院评审标准（2017年版）、三级中医医院分等标准和评审核心指标（2017年版）、三级中医医院评审标准实施细则（2017

年版）等文件，指导各地进行三级中医医院评审工作。修订三级中医骨伤、中医肛肠、中医专科（通用）医院及二级中医医院评审标准、分等标准及核心指标、评审标准实施细则等，进一步完善中医医院评审评价体系，以评促建，以评促改，提升中医医院医疗服务水平和综合服务能力。

（肖振良）

【中西医结合工作】　2017年，国家中医药管理局继续加强综合医院、专科医院和妇幼保健院中医药基础条件和业务建设，落实各项中医药政策措施，联合国家卫生计生委、中央军委后勤保障部卫生局共同确定新增一批全国综合医院、妇幼保健机构中医药工作示范单位。截至2017年底，全国已有692所医疗机构成为示范单位。围绕中医诊疗具有优势的重大疑难疾病及传染性疾病，国家中医药管理局会同国家卫生计生委、中央军委后勤保障部卫生局完成重大疑难疾病中西医临床协作试点的遴选，共确定60个项目为重大疑难疾病中西医临床协作试点项目。为做好试点实施后的项目管理，提高项目实施效率和效果，研究制定《重大疑难疾病中西医临床协作试点项目实施办法》，针对项目开展的主要职责、组织实施、评价管理等提出具体要求。组织完成2017年大型中西医结合医院巡查，深入了解大型中西医结合医院建设管理情况，指导和督促被巡查医院依法执业、科学管理。修订发布三级中西医结合医院评审标准，修订《中西医结合医院工作指南（2011年版）》，进一步完善中西医结合医院评审评价指标体系，提高医院内涵建设和管理水平。截至2017年底，全国中西医结合医院共587所，床位达99680张，比2016年度增长11.9%，门诊服务年总诊疗人次为6363万，比2016年度增长7.4%，出院人次260万人，比2016年度增长14.0%。（数据来自2018年第一季度中医药季度统计资料）。（李　素）

【少数民族医药工作】　2017年，国家中医药管理局联合国家民委共同召开第四届全国少数民族医药工作会议，时任国务院副总理刘延东与出席会议代表座谈并发表重要讲话。会议充分肯定党的十八大以来少数民族医药工作取得的成果，科学阐述新时代少数民族医药工作的新任务和新要求，全面部署未来一段时期包括少数民族医药工作在内的中医药工作，为新时代做好少数民族医药工作注入强大动力，提供重要遵循。在广泛听取相关部委、各级中医药主管部门和少数民族医药专家意见基础上，研究制定《关于加强新时代少数民族医药工作的若干意见》，提出新时代加强民族医药工作的任务和要求。指导少数民族医医疗机构和少数民族医特色专科提升服务能力，组织完成2017年大型民族医医院巡查，深入了解大型民族医医院建设管理情况，指导和督促被巡查医院依法执业、科学管理。修订发布三级民族医医院评审标准，进一步完善民族医医院评审评价指标体系。在中医药传承创新工程、区域诊疗中心等项目遴选中，对少数民族医药予以政策倾斜，共有9所少数民族医医院被纳入中医药传承创新工程项目储备库，21所少数民族医医院被纳入区域中医诊疗中心项目库。2017年版国家医保药品目录增加43个少数民族药品种，增幅达95%，远超整体药品目录17.1%的增幅。截至2017年，全国民族医医院共284所，其中，蒙医医院89所，藏医医院98所，维医医院45所，其他民族医医院52所；民族医院床位达33460张，比2016年度增长26.3%；门诊服务年总诊疗1167.5万人次，出院74.3万人次。（数据来自2018年第一季度中医药季度统计资料）。（李　素）

【中医医师管理制度改革推进工作】2017年中医类别医师资格考试完成。在国家卫生计生委医考委的统一领导下，在“联合组织，单独管理”的运行机制下，2017年中医类别医师资格考试平稳实施。全国共有15.8万人通过中医类别医师资格考试审核，涉及23个专业。哈萨克医医师资格考试试点继续开展。中医类别医师资格考试雷同率稳步下降。截至2017年4月，全国通过考试和认定取得中医类别医师资格的共108万人，其中，中医专业83.3万余人，中西医结合专业22.5万余人，少数民族医专业2.2万余人，共有72.8万人经注册取得执业资格。

稳步推进中医类别医师资格准入及管理制度改革。2017年，国家中医药管理局按照国家卫生计生委医考委医师资格考试改革的整体部署，推动中医执业医师资格考试制度改革。24个考区试点实施乡村全科执业助理医师资格考试试点，共5万余人参加考试，通过人数达2万余人，充实基层医疗服务人员队伍；中医类别中医、中西医结合专业的医师资格考试固定合格分数线继续平稳实施；在天津、海南、云南考区和广东、广西考区部分考点试点“一年两试”，具有规定学历的中医执业医师和具有规定学历的中医执业助理医师，通过当年实践技能考试，但未通过第一次医学综合笔试且无违纪违规行为的考生可参加第二试。《国家医师资格考试实践技能考试基地管理办法》出台，明确中医类别国家实践技能考试基地建设标准，进一步规范实践技能考试基地的管理；在4个考区20余考点中医执业助理综合笔试中进行计算机化考试试点，降低考试雷同率，《计算机化考试异常情况处理办法》出台，进一步完善开展机考的制度体系；分阶段考试中，第一阶段考试实证研究在全国22所中医药大学开展，实证研究结果表明，考试设计科学合理、组织实施方案可行、改革风险基本可控，促进教育和考试的协同发展。国家中医药管理局对中医类别少数民族医专业医师资格考试设置改革进行专题研究，明确完善少数民族医师资格准入制度的思路和措施。

（李　素）

【2017年全国医改中医药工作培训班】　2017年9月，国家中医药管

理局举办2017年全国医改中医药工作培训班，各省（区、市）、新疆生产建设兵团中医药主管部门分管领导和医改联系人，各省地级市和北京、天津、上海、重庆4个直辖市所辖区中医药主管部门领导，以及国家中医药管理局医改办成员和联络员共450余人参加会议。会议对《深化医改有关中医药的若干问题》、"十三五"深化医药卫生体制改革进展与策略、《中医药法》配套文件介绍等内容进行政策培训。在建立健全分级诊疗、现代医院管理、全民医疗保障、药品供应保障、综合监管5项制度等方面进行优秀经验交流。会议要求各级中医药主管部门要以"一法一纲要"为指引，学习领会深化医改总体思路和具体任务，结合中医药工作实际，做好顶层设计，开展试点探索，推广典型经验，强化督导落实，将中医药改革不断推向深入。

（严华国）

【中医药系统现代医院管理制度培训班】 2017年11月，国家中医药管理局举办中医系统现代医院管理制度培训班，各省（区、市）中医药主管部门、中国中医科学院、国家中医药管理局属管医院、各省（区、市）省级中医医院和公立医院综合改革国家级示范城市辖区内的1家三级公立中医医院的主要负责人共157人参加培训。会议从建立公立中医医院运行新机制，建立决策、执行、监督相互协调、相互制衡、相互促进的治理机制和加强医院党的领导、推动各级各类中医医院管理规范化、精细化、科学化方面详细解读和部署中医医院建立现代医院管理制度的主要任务。

（严华国）

【其他专项工作】 中医药配套法律法规制定工作、中医药健康养老服务工作、扶贫工作、基层中医药服务能力提升工程"十三五"行动计划实施、中医治未病健康工程实施见专题篇。 （薛静怡）

三、人才培养工作

【概述】 2017年，国家中医药管理局人事教育司全面贯彻落实党的十九大精神和全国卫生与健康大会精神，以习近平新时代中国特色社会主义思想为指导，认真落实中共中央关于深化人才发展体制机制改革的意见，在国家中医药管理局党组的坚强领导下，以建设高素质专业化中医药人才队伍为目标，坚持从严管理，深化医教协同，加快推进中医药人才队伍建设，着力为中医药振兴发展提供组织保障。

（周景玉、陈令轩）

【中医药"双一流"建设推进工作】 2017年，国家中医药管理局根据国家一流大学一流学科建设实施方案，积极推进中医药院校和学科纳入国家"双一流"建设体系，在2017年公布的全国137所一流学科建设高校中，6所中医药高等院校入选。

（周景玉、陈令轩）

【省部局共建中医药院校工作】 2017年9月，国家中医药管理局会同教育部、浙江省人民政府联合印发关于共建浙江中医药大学的意见，决定省部局共建浙江中医药大学，共同推动浙江中医药大学改革发展。

（周景玉、陈令轩）

【继续实施农村订单定向免费医学生（中医）培养工作】 2017年，国家中医药管理局联合教育部、国家卫生计生委下达农村订单定向免费医学生（中医）招生计划1460名。

（周景玉、陈令轩）

【中医住院医师规范化培训工作】 2017年，国家中医药管理局下达2017年中医住院医师规范化培训招生计划9440名，下达中医类别助理全科医生培养计划1180名。委托中国医师协会对26个省49家中医住院医师规范化培训基地进行评估。新增100家国家中医住院医师规范化培训基地。国家中医药管理局委托中国医师协会召开中医住培工作推进会，举办中医临床思维师资培训班和中医住培管理人员培训班，培训师资和管理人员1000余人。启动结业理论考试大纲、临床技能考核标准编写和理论考核题库建设，完成10个省结业考核理论考试试点。进一步完善中医专业学位与规范化培训衔接政策，指导江西中医药大学推进中医住院医师规范化培训改革试点。（国家中医药管理局副局长王志勇在中医住院医师规范化培训工作推进会上的讲话见文献篇）

（周景玉、陈令轩）

【基层卫生技术人员中医药知识与技能培训】 2017年，国家中医药管理局组织各省级中医药主管部门开展2017年基层卫生技术人员中医药知识与技能培训项目，培训近15万名基层卫生技术人员。

（张欣霞、曾兴水）

【2017年度国家级中医药继续教育项目】 2017年，国家中医药管理局公布并实施2017年度国家级中医药继续教育项目1189项，培训中医药专业技术人员19.15万人次，并对项目的执行情况进行公示。组织举办2项人力资源社会保障部专业技术人才知识更新工程2017年高级研修项目，免费培训143名中医药专业技术人员。 （张欣霞、曾兴水）

【其他专项工作】 《医教协同深化中医药教育改革与发展的指导意见》相关信息见文献篇。 （陶 赟）

四、科技工作

【概述】　2017年，中医药科技工作认真贯彻党的十九大、全国科技创新大会、全国卫生与健康大会会议精神，贯彻落实《中医药法》《中医药发展战略规划纲要（2016～2030年）》重点任务，以及国家中医药管理局《2017年中医药工作要点》《2017年重点工作任务及其分工》。加快推进相关规划、法律制定，加强中药资源的保护与利用，推进中医药科技体制改革、中医药科技创新平台建设、其他中医药工作持续开展。（王　庆）

【中医药科技方面相关规划制订】　2017年，国家中医药管理局与科技部联合发布《"十三五"中医药科技创新专项规划》，会同科技部等部委联合印发《"十三五"卫生与健康科技创新专项规划》。组织研究起草《关于加强中医医疗器械科技创新的指导意见》，并纳入国家工信部、卫生计生委年度工作计划。组织编制《关于加强中医健康服务科技创新的指导意见》，开展"中医药科技创新体系建设"与"中医药科技评价体系建设"重点专题研究。（王　庆）

【中医药科技体制改革】　2017年，国家中医药管理局推进中医药科研项目管理专业机构建设，探索第三方评价评估机制。协调科技部推进重点研发计划"中医药现代化"专项组织实施，该项目国家计划投资20余亿，已完成2017年度研究任务的评审工作。（王　庆）

【中医药科技创新平台建设】　2017年，国家中医药管理局科技司与规划财务司共同开展中医药传承与创新工程项目遴选和方案制订工作，首次将省级科研院所科研能力建设纳入到项目中，在全国产生积极影响。国家中医药管理局与科技部、国家卫生计生委开展国家中医临床研究中心建设，进入项目遴选阶段。完成首批23家国家中医临床研究基地综合验收评估工作及第二批基地遴选方案。开展重点研究室建设阶段评估，完善重点研究室布局。推进中医药科研伦理平台建设，组织研制中医药伦理审查国家标准与国际指南。中医康复服务能力规范化建设项目进展顺利，推动中医药康复科研体系建设和服务能力的提升。（王　庆）

【国家科学技术奖励项目推荐工作】　2017年，国家中医药管理局认真做好国家科学技术奖励推荐工作，按照《国家科学技术奖励工作办公室关于2017年度国家科学技术奖推荐工作的通知》要求，组织开展全国中医药系统内项目遴选推荐。2017年"神经根型颈椎病中医综合方案与手法评价系统""中药大品种三七综合开发的关键技术创建与产业化应用""寰枢椎脱位中西医结合治疗技术体系的创建与临床应用""中药和天然药物的三萜及其皂苷成分研究与应用"4个中医药类项目获得国家科学技术进步二等奖。（张晓萌、杨　振、王　庆）

【古代经典名方目录编制工作】　2017年，国家中医药管理局按照《中医药法》规定的"至今仍广泛应用、疗效确切、具有明显特色与优势、古代中医典籍记载"四项原则，稳步推进古代经典名方目录编制工作，在前期工作基础上，重新成立项目工作组和专家审定组。3月8日，国家中医药管理局发布《关于对"古代经典名方目录制定的遴选范围和遴选原则"征求意见的通知》，广泛征求意见。在此基础上，多次向业内专家广泛征求意见，经审定委员会审定，并经国家食品药品监管总局、药品审评中心等部门多次沟通和反复修订，最终形成第一批《古代经典名方目录》，将向社会发布。古代经典名方目录的编制与发布，充分体现《中医药法》的立法原意，强调遵循中医药发展规律，聚焦人民群众健康服务需求，调动行业内外科技创新活力，深化中医药传承创新发展，提升中医药健康服务能力保障，提高中医药国际竞争力，将进一步推动中医药事业的更好更快发展。（梁旭明、陈榕虎）

【"十二五"国家科技支撑计划项目通过科技部验收】　2017年11月14～15日，"十二五"国家科技支撑计划"针灸疗效国际多中心临床评价研究""名老中医临床经验、学术思想传承研究（一）"和"功能障碍的中医康复临床规范和评价研究"等项目参加科技部组织的项目验收，经专家组审查，各项目完成全部研究任务，通过验收。"针灸疗效国际多中心临床评价研究"项目开展针灸治疗功能性便秘、围绝经期综合征、女性压力性尿失禁的随机对照研究，明确其有效性和安全性能形成具有循证证据的治疗方案。项目研究成果在《Ann Intern Med》《JAMA》等期刊发表，受到国内外广泛关注，对中国保持在针灸领域的国际引领作用具有重要意义。"名老中医临床经验、学术思想传承研究（一）"项目围绕2条主线开展研究，一是以解决传承问题为主线，从辨证方法、治则治法、诊疗技术、有效方药4个环节入手，总结名老中医的独特经验，形成可供临床推广应用的有效方案和技术；二是以解决成果应用为主线，建立名老中医临床经验转化为可推广的实用产品的共性技术及评价体系，构建面向社会开放的名老中医国家服务平台。"功能障碍的中医康复临床规范和评价研究"形成5种常见功能障碍中医康复治疗方案（草案），1项被纳入国家中医药管理局临床路径和诊疗方案；研发13种中医康复设备，其中3种设备获得医疗器械产品注册证或备案证；形成脑卒中后认知功能障碍康复评价标准（草案）；项目建立了康复医疗技术国家地方联合工程中心等产学研联盟。（邱　岳）

【中药标准化项目推进工作】　为加强中药标准化项目过程管理，及时掌握各项目工作进展，总结经验，发现和解决存在的问题，保障项目实施，国家中医药管理局科技司组织专家对全国26个省市、105家中药企业承担的59个中成药大品种和101种中药饮片的项目组织管理、执行进展和存在问题进行实地督导，召开中药标准化项目督导组专家意见反馈交流会，对项目前期进展和存在的问题进行全面梳理，研讨项目后续管理工作部署。通过实地督导，发现各项目总体进展顺利，大部分项目承担单位建立生产工艺全过程质控体系及质量追溯体系，为构建中药优质产品标准的长效机制，示范性引领中药产业整体提质增效奠定基础。（黄国彪、陈榕虎）

【民族医药文献整理及适宜技术筛选推广项目】 2017年4月13～14日，国家中医药管理局科技司、规划财务司共同组织对2010年公共卫生专项“民族医药文献整理及适宜技术筛选推广”项目（以下简称项目）进行验收。项目覆盖内蒙古、吉林、湖北、湖南、广西、四川、云南、西藏、宁夏、青海、新疆11个省（区），涉及藏、蒙古、维吾尔、傣、朝、哈萨克、壮、苗、回、土家、鄂温克、满、侗、瑶、彝、羌、哈尼、白、傈僳、怒、布朗、德昂、阿昌、纳西、塔吉克、塔塔尔、柯尔克孜、独龙28个民族，中央财政共安排7480万元，是新中国成立以来参与人数最多、规模最大、经费最多的少数民族医药文献整理及适宜技术筛选推广类项目，旨在加强少数民族医药文献的保护和利用，保持和发挥少数民族医药的特色优势，丰富少数民族医诊疗技术、扩大临床应用，促进少数民族医药事业健康可持续发展，充分发挥少数民族医药在保护人民健康中的作用。

项目组织管理有力，实施顺利，基本完成任务。国家中医药管理局整理150部少数民族医药文献，其中西藏、云南、宁夏和湖北4省超额出版11部文献，首次系统抢救与整理柯尔克孜、塔塔尔、塔吉克、阿昌、布朗、德昂、傈僳、怒族、鄂温克9个少数民族医药口传与文献资料并形成专著，首次对土家医、满医等一些以前尚未深入发掘整理的少数民族医药文献进行系统整理与理论升华，首次校勘注释和整理出版一批学术价值较高或濒临失传的少数民族医药文献，填补相关空白。各地区共收集少数民族医药适宜技术700余项，完成140项少数民族医药适宜技术筛选和基层推广工作，项目实施期间共培训1.69万人次，服务患者23.77万人次，7个省（区）共计89项适宜技术通过项目规范整理后被纳入本地医保目录，体现少数民族医药人员技术劳务价值。建立《全国民族医药古籍总目》，编纂藏医、蒙医、维吾尔医和傣医共1864部古籍的目录，完成全国少数民族医药书目数据库建设与已提供古籍扫描页的入库工作。项目实施成效显著，有力促进少数民族医药血脉传承与保护利用，提高少数民族医药防治疾病的服务能力，尤其是基层中医药临床服务能力，在团结少数民族同胞、增强民族文化自信和争取我国传统知识产权等方面产生良好的社会效益，显著增强医改的惠民效果，培养和凝聚一批少数民族医药医疗和科研人才，促进少数民族医药全面、健康和创新发展。（贺晓路）

【国家中医药管理局重点研究室阶段评估完成】 2017年5月18日，国家中医药管理局科技司对建设期满3年的128个重点研究室进行函审。根据专家评分，通过阶段评估单位120个，其中优秀9个，合格111个，限期整改单位5个，未通过阶段评估单位3个。通过此次函审一是总结部分国家中医药管理局重点研究室建设情况，梳理建设过程中存在的问题，为进一步总结经验和教训，推广建设成果奠定基础；二是为修订完善《国家中医药管理局重点研究室建设项目管理办法》做好准备。

2017年5月19日，按照《国家中医药管理局重点研究室建设项目管理办法》有关规定，国家中医药管理局组织咨询委员会专家组对“多发性硬化益气活血重点研究室”申请方案进行论证，确定为国家中医药管理局重点研究室建设项目。新设立的国家中医药管理局重点研究室完善了研究方向布局，提升了国家中医药管理局重点研究室的整体科研水平，促进中医药科研的协同发展。（李瀚）

【中药炮制传承基地建设】 2017年，国家中医药管理局积极推进国家级中药炮制传承基地“四个一”建设，其中药炮制网上博物馆建设完成并投入使用，炮制纪录片摄制、文献数据库制作与中国炮制通史汇编工作按照项目计划有序进行。通过举办全国中医临床炮制技术与理论培训班，以及各传承基地培训班，在炮制人才培训方面建立起从顶层到基层的联动模式，培训成效显著。通过支持省、市级中药炮制传承中心建设，主要完成临方炮制工艺信息汇总、炮制机理研究、炮制人才培养与技术培训、炮制产业化搭建等建设任务。举办全国炮制传承基地专题研讨会，重点推进“临方炮制”及“民族药炮制”建设工作，及时有效地开展炮制传承基地核查督导工作。（黄国彪、陈榕虎）

【国家中医药发展会议（珠江会议）】 2017年1月6日，由科技部、国家中医药管理局与广东省人民政府联合主办的国家中医药发展会议（珠江会议）第二十三届学术研讨会在广东广州举行。会议以“中医药标准化的建设目标与重点任务”为主题，科技部社会发展科技司，国家中医药管理局科技司、政策法规与监督司相关负责人员出席会议并讲话。李振吉、果德安等中医药领域20余位知名专家学者出席会议并做报告。科技部社会发展科技司副司长田保国强调，制定和完善中医药标准是中医药发展的前提条件，主导制定中医药国际标准是推动中医药走向国际的必要基础。中药现代化20年来，以科技支撑为引领，建立一批中医药临床诊疗标准规范，提升一批中药质量标准，推动一批中药材及中药饮片标准进入国际主流标准，中医药标准化工作取得长足进步。在下一阶段工作中，科技部将会同行业主管部门进一步切实加强对中医药标准化的科技部署、基地平台建设、人才培养等各方面的支持力度，为建立系统完善、适应发展需求的中医药标准体系，把握中医药国际标准制定的主导权与话语权提供支撑。

2017年8月10日，由科技部、国家中医药管理局与广东省人民政府联合主办的国家中医药发展会议（珠江会议）第二十四届学术研讨会在广东广州举行。会议以“符合中医药特点和发展规律的中医药科技评价体系建设”为主题，与会专家就如何建立和完善符合中医药特点的中医药科技评价体系进行交流，探讨体系建设的框架内涵与基本原则，提出重点任务与政策建议。国家中医药管理局科技司司长李昱指出，中医药科技评价体系必须体现中医药的专业差异与中医人文思想，紧扣中医药发展需求，突出中医药特点，建立自己的评价标准和方法学体系；中医药科技评价体系也必须适应现代科研范式和基本要求。世界中医药学会联合会副主席兼秘书长李振吉、科技部科技评估中心主任王瑞军和中国中医科学院中医基础理论研究所所长胡镜清分别做主题报告。李振吉表示，以第三方作为主体的科技评价机制更具专业性和权威性，应扶持具有从事中医药专业科技评价能力的专业机构，健全第三方科技评价机构的法人负责制，建立优胜劣汰的市场约束机制，引导、培育需方市场。王瑞军认为，中医药政策和管理体系中要有符合中医药特色的评估办法和评估工具，尤其是在科研成果的评估上，有必要构建相适应的评估指标和方法体系。胡镜清表示，建立符合中医药特色的科技评价体系，需要加强政策制度建设，增强政策之间的协调性，使得评价体系能够真正发挥效应。

2017年11月16日，由科技部、国家中医药管理局与广东省人民政府联合主办的国家中医药发展会议（珠江会议）第二十五届学术研讨会在广东广州举行。会议旨在落实《中医药法》第四十二条关于开展中医药学术传承的规定，为如何深入发掘并传承中医药学术理论集思广益。中国中医科学院副院长杨龙会就中医药传承项目的定位及内涵外延等做主题发言。与会专家围绕中医药学术传承项目和传承人制度进行研讨并认为，应从更广更深的角度发掘出具有深刻的文化底蕴、重要的学术价值、重要的临床意义和良好的应用前景的传承项目。

（科技部）

【其他专项工作】 2017年，国家中医药管理局在科技工作方面协调文化部积极争取财政部专项支持，解决困扰《中华医藏》编撰出版工作的经费问题；积极应对马兜铃酸舆情，组织专家召开马兜铃酸与肝癌相关性问题研讨会，组织专家刊发文章，做好舆论引导，回应社会关切，积极建立相关舆情应对机制。

《“十三五”卫生与健康科技创新专项规划》印发、《“十三五”中医药科技创新专项规划》印发、中药资源的保护与利用工作见专题篇。

（张晓萌、杨　振、王　庆）

五、国际交流与合作

【概述】 2017年，中医药国际交流与合作工作以参与国家“一带一路”战略为主线，以实施中医药国际合作专项为抓手，完善扩大海外中医药中心和国内合作基地布局，加强多边、双边政府合作，稳步推进中医药国际标准化、健康旅游、服务贸易工作，深化对港澳台地区合作，中医药在国家战略中的重要性和国际影响力进一步体现和提升。

服务新使命，助力中国特色大国外交。一是落实金砖国家领导人会晤精神。国家中医药管理局与国家卫生计生委共同主办金砖国家卫生部长会暨传统医药高级别会议，形成《金砖国家加强传统医药合作联合宣言》，习近平主席专门发来贺电。二是落实习近平与匈牙利总理欧尔班会晤精神，中医药内容被纳入《中匈关于建立全面战略伙伴关系的联合声明》；国务院总理李克强出席第六次中国－中东欧国家领导人会晤，中医药内容被纳入《中国－中东欧国家合作布达佩斯纲要》。三是举办2017年中国－中东欧卫生部长论坛中医药分论坛，国务院副总理刘延东为中国－中东欧中医中心（匈牙利）奠基，传统医药领域合作被纳入《第三届中国－中东欧国家卫生部长论坛布达佩斯宣言》。

统筹新布局，推进中医药“一带一路”建设。国家中医药管理局一是参与“一带一路”国际合作高峰论坛，国家卫生计生委副主任、国家中医药管理局局长王国强出席会议并在“促进民心相通”平行论坛介绍中医药“一带一路”建设成果，中医药内容被纳入国家“一带一路”合作成果清单。二是以国际专项为抓手，2017年支持优秀中医药机构与沿线国家合作建设15家海外中医药中心、21家“一带一路”中医药国际合作基地，开展“中药产品海外注册公共服务平台”建设项目，支持成熟的中医药产品在沿线国家注册。三是召开2017年中医药国际合作专项暨“一带一路”发展规划工作座谈会，国家中医药管理局副局长于文明出席会议，部署中医药“一带一路”发展规划落实等工作。

拓展新合作，扩大中医药对外“朋友圈”。一是突出与大国合作。国家中医药管理局支持举办国际中医药肿瘤联盟研讨会，落实国务院副总理刘延东就中美中医药防治肿瘤领域合作做出的重要批示，推进中美战略与经济对话在中医药领域结出硕果；落实我国与法国政府《中医药领域合作备忘录》，赴法支持举办“巴黎中医药文化周”活动；支持中国驻俄罗斯使馆举办中医药从业者专场招待会，中国驻俄大使馆、俄联邦委员会、外交部、卫生部、俄中嘉宾代表约600人出席活动；传统医学被纳入首届中巴（巴西）卫生合作分委会和第三次中阿（阿根廷）卫生分委会会议内容；召开中乌（乌克兰）卫生分委会中医药协调委员会；进一步拓展与智利、意大利、阿联酋、匈牙利等高层双边合作。二是加强与周边国家互动。国家中医药管理局与印度传统医学部进行会谈，落实与印度合作协议及《金砖国家加强传统医药合作联合宣言》；协调外交部将2018年有关中医药活动列入中国与柬埔寨建交60周年庆祝活动设想；赴越南出席越南全国针灸协会50周年纪念大会及系列活动；赴缅甸出席第八届大湄公河次区域传统医药会议；与新加坡召开第12次中新中医药合作委员会会议，签署新一轮合作计划书，组织代表团赴新加坡参加第13批新加坡卫生管理培训。三是巩固与发展中国家合作基础。王国强与马拉维卫生部长昆帕卢梅共同签署《关于传统医学领域合作谅解备忘录》，马拉维总统穆塔里卡专门会见王国强率领的中医药代表团，高度评价中医药合作为夯实中马友谊发挥重要作用；首次在肯尼亚召开“中非合作青蒿素快速控疟研讨会”，科摩罗前副总统，肯尼亚、多哥等多国部门负责人员出席会议，持续推动中国自主创新抗疟技术方案与药品在非洲应用；“中国－黑山中医药中心”在黑山首都波德戈里察揭牌成立，黑山总统武亚诺维奇会见中医药代表团，期待中医药造福更多当地民众；执行第九阶段中坦中医药合作任务，赴坦桑尼亚开展中医药技术人员培训。四是在多边平台发挥作用。积极参与世界卫生组织全球性、地区性会议，在传统医药议题设置、促进成员方合作方面发挥作用。参加第十届中日韩卫生部长会议，传统医药被纳入《第十届中日韩卫生部长会议联合声明》。支持举办2017博鳌健康论坛、世界中医药大会及夏季峰会、世界针联30周年系列纪念活动、第五届世界中西医结合大会、2017世界针灸学术大会、第16届中药全球化联盟学术年会等活动。

丰富新内涵，稳步推进中医药国际标准工作。一是推进世界卫生组织传统医学国际疾病分类项目，开展ICD－11传统医学标准首轮实地临床测试；二是与世届卫生组织合作研究制定国际针灸、推拿等基本规范，举办WHO推拿标准工作组会议；三是主导召开ISO/TC 249第八次全体会议，有8项中方提案得到国际专家共识，会议表彰已发布的14项中医药国际标准，其中11项由我国主导制定。

凝聚新资源，大力发展中医药健康旅游。全面推进国家中医药健康旅游示范区（基地、项目）创建工作。一是国家中医药管理局与国家旅游局共同组建国家中医药健康旅游专家委员会、成立国家中医药健康旅游示范创建工作办公室，工作机制不断完善；二是国家中医药管理局于2017年9月12日与国家旅游局联合公布首批15家国家中医药健康旅游示范区创建单位名单；三是完成国家中医药健康旅游示范基地创建单位评审工作，示范项目的遴选工作稳步推进。

实现新提升，拓展中医药服务贸易。一是继续完善顶层设计，国家中医药管理局会同商务部出台《服务贸易发展“十三五”规划》和《关于促进老字号改革创新发展的指导意见》；二是参与自由贸易试验区建设，推动将中医药内容纳入国务院深化上海、福建、天津、广东自由贸易试验区改革方案；三是参加自由贸易区谈判，参与中国瑞士自由贸易区（升级）谈判，建立中医药协调机制；完成中国－格鲁吉亚、中国－马尔代夫谈判，并取得突破。参与中国－秘鲁自由贸易协定升级联合研究、中国－以色列自由贸易区经济技术合作、欧亚经济伙伴关系协定工作，将中医药内容纳入其中。推动将中医药内容纳入金砖国家服务贸易合作、中国－巴西服务贸易合作2年行动计划及中国－印度服务贸易合作工作组机制；四是支持举办2017北京国际服务贸易交易会中医药服务板块活动，包括纪念李时珍诞辰500周年暨“一带一路”中医药服务贸易国际研讨会和中医药服务主题日启动仪式暨2017海外华侨华人中医药论坛等重要会议；五是参与跨境服务负面清单制定有关工作。

把握新趋势，密切海峡两岸暨香港、澳门联系。以中医药为载体，紧密配合中央对港澳台地区大政方针。一是王国强访问港澳，支持香港建设中医医院和中药检测中心，推动中医科学院与香港卫生署签署合作协议，就中药检测及标准研究提供技术支持；支持香港医院管理局2017年度研讨大会、中医药国际产品展览会、2017年海峡两岸暨港澳中医针灸临床实用技术研讨会等活动，接待东华三院、博爱医院等机构来访，密切内地与香港中医药交流；二是国家中医药管理局落实中央政府《关于支持澳门经济发展的工作方案》，授予粤澳合作中医药科技产业园“中药产品海外注册公共服务平台”建设项目，支持粤澳合作中医药产业园在泰国、葡萄牙举办的传统医药国际论坛，为澳门建设中医药“植博馆”提供技术支持；三是支持将中医药内容纳入内地与港澳地区CEPA《投资协议》和《经济技术合作协议》；四是妥善推进对台中医药交流合作，主办第九届海峡论坛——2017海峡两岸中医药发展与合作研讨会；支持将“中医中药台湾行”等4项活动纳入国台办2017年对台交流重点项目。

落实新要求，进一步加强因公外事管理。国家中医药管理局执行国家关于因公出国管理规章制度，完善因公出国管理联席会议机制和行前教育制度，不断加强因公出国外事管理；面向各直属单位外事专办员开展培训，组织编纂国家中医药管理局《出国（境）管理工作文件汇编》《因公出国（境）护照签证办理工作指南》。（马宁慧）

【国家中医药管理局领导率团访问巴西】 2017年10月30日，中国国家卫生计生委副主任、国家中医药管理局局长王国强在巴西圣保罗州政府开拓者宫与州长阿尔克明会见，双方就中巴两国传统医学合作与交流，以及进一步推动中医药针灸在圣保罗的普及发展进行交谈。

王国强指出，中国政府十分重视中医药的发展，制定的《中医药法》已颁布实施，中国国务院新闻办还发布《中国的中医药》白皮书，向全世界宣介中国政府对于中医药发展的政策措施。当前，中医药发展进入新阶段，迎来大发展的好时机。中巴两国是全面战略伙伴关系，同为金砖国家成员。2017年7月6日，在中国天津举办的金砖国家卫生部长会暨传统医药高级别会议，提出《金砖国家加强传统医药合作联合宣言》，将对推动传统医学的继承发展及与现代医学的融合起到积极的促进作用。中巴两国拥有丰富的药物资源和灿烂的传统医药文化，合作前景广阔。期待双方在中医药研究、生产和治疗方面进行更多的合作与交流，为深化中巴医药学发展续写新的篇章，共同维护人类健康。阿尔克明对王国强一行来访表示欢迎。阿尔克明表示，他毕业于医科大学，很早就对中国的中医药感兴趣，大学时曾读过2年的中医药课程。中国是传统医学的大师，有很多经验值得巴西学习。现在圣保罗不仅有很多中医药从业者，有很多医院开设中医针灸科，还有多个中医药院校和专门研究机构。欢迎中国卫生机构人员来巴西访问，进行各种医学交流，让中国的传统医学在巴西发扬光大，造福巴西人民，以提高巴西民众的健康水平。中国驻圣保罗总领事陈佩洁表示，圣保罗华社为中巴两国传统医学的合作与交流做出很大贡献，中医药针灸在巴西发展前景看好，总领馆将一如既往地支持中巴两国的医学医疗合作与交流，弘扬好发展好中医药针灸，为巴西健康事业做出新贡献。（莫成雄）

【马拉维总统会见国家中医药管理局领导】 2017年4月18日，马拉维总统穆塔里卡在总统府会见国家卫生计生委副主任，国家中医药管理局局长王国强一行。穆塔里卡总统感谢中国政府对马拉维的长期支持与援助。穆塔里卡回顾了中马建交近10年来，中国对马拉维的援助情况和项目进展，希望中国政府能够向马拉维提供帮助，发展马拉维传统医学，制定传统医学政策。王国强积极评价中马两国卫生和传统医学领域的进展，王国强指出，中国科学家屠呦呦从中医古籍中获得灵感，发现青蒿素，改善非洲等国疟疾流行地区的健康状况，她为此荣获2015年诺贝尔生理学或医学奖。中国国家中医药管理局将不负穆塔里卡的期待，与马拉维分享中国控制疟疾的成功经验，推进中马传统医学合作。（肇　红）

【国家中医药管理局领导会见澳大利亚中医委员会代表团】 2017年5月8日，国家卫生计生委副主任、国家中医药管理局局长王国强会见来访的澳大利亚中医委员会主席薛长利教授和ISO/TC 249中医药技术委员会主席格雷厄姆一行。王国强表示，澳大利亚全国实施中医师注册管理，为当地中医药健康、良好发展提供法律保障，推动两国中医药的交流与合作。中国中医科学院、北京中医药大学等中医药机构与澳方在中医药政策、医疗、教育、科研、文化和产业方面已开展卓有成效的合作。（肇　红）

【国家中医药管理局领导会见西班牙加泰罗尼亚州政府代表团】 2017年5月13日，国家卫生计生委副主任、国家中医药管理局局长王国强会见加泰罗尼亚州政府代表团。王国强表示，希望通过合作与西班牙分享中医药的优势和成果，学习西班牙在医学领域的先进方法，维护两国人民健康，用合作成果彰显“一带一路”战略的重要意义。中医是医学和文化结合的产物，中医对生命、健康、疾病的发生发展、治疗预防等的认识是和中国的哲学思想、人文精神和中国人对于社会、自然、宇宙的认识一致的。希望在合作中，专家们能不断加深对中华文化、中医理念方法的认知、认同。（肇　红）

【国家中医药管理局领导会见克罗地亚前副总理一行】 2017年9月18日，国家卫生计生委副主任、国家中医药管理局局长王国强会见克罗地亚前副总理、克罗地亚－中国友好里耶卡协会主席司马安。王国强表示，感谢司马安在推动克罗地亚与我国中医药交流合作方面所做的贡献，希望司马安继续协助推动克罗地亚在中医药领域的立法工作，并促进克罗地亚卫生部与国家中医药管理局续签传统医药领域合作备忘录，共同推进中克中医药合作。（张　莉）

【国家中医药管理局领导会见美国北卡罗来纳大学代表团】 2017年2月14日，国家中医药管理局副局长于文明会见来访的美国北卡罗来纳大学教堂山分校药学院院长罗伯特·布鲁恩一行。双方就今后在传统医学领域开展交流与合作进行会谈。中国中医科学院、北京市中医管理局、北京法政集团和美国北卡罗来纳州立大学教堂山分校药学院签署《共建国家中医药创新研究平台合作意向书》。于文明指出，中美两国过去数年中，在中美战略经济对话框架下，开展卓有成效的传统医学交流与合作。希望在此次中医药创新研究平台的合作中，一是各方能将合作意向书落到实处，设立具体的联络协调机构，并尽快签署具体合作谅解备忘录；二是希望中方各有关单位，以此为契机，拓展与美国在中医药临床医学、教育、培训、研究与相关产业的合作；三是希望北卡罗来纳州立大学通过与中方的合作，增强对中医药的了解，积极促进现代医学与传统医学更深层次的合作。此次中美4方机构签署意向书，旨在建立1个创新合作的研究平台，融合临床医学、教育、培训、研究与相关产业的发展。其内容主要包括共同全面推进中医药产业健康发展、共同全方位提升中西医结合药物学水平、共同促进药学学科国际资源深度合作，以及培养在中医药人力资源和临床方面的领导力。（徐　晶）

【国家中医药管理局领导会见瑞典卡罗琳斯卡学院代表团】 2017年4月18日，国家中医药管理局副局长于文明会见瑞典卡罗琳斯卡学院的雅克布森教授、乌普萨拉大学的葛兰森教授一行。瑞典代表团此行访华旨在落实广东省中医院、广东省中医科学院与瑞典卡罗琳斯卡学院、乌普萨拉大学的合作，在卡罗琳斯卡学院成立中医药研究基地，以卡罗琳斯卡学院医学系分子医学中心在转化医学研究领域的领先专业经验及乌普萨拉大学在生药系天然产物的化学和生物学研究为基础，建立1个能够开展中医药包括临床和临床前研究在内的基础研究和转化医学研究的研究平台。研究将评估现有的中医药临床大数据，集中于解释中医药的作用模式及其成分的鉴定。

于文明听取双方合作进展汇报，并代表国家中医药管理局对瑞典卡罗琳斯卡学院和乌普萨拉大学对中医药合作给予的关注与支持表示感谢。于文明表示，此次合作是中医药领域落实“一带一路”倡议、推进中医药国际化的重要成果，更是落实党和国家领导人关于“促进中西医结合及中医药在海外发展，推动更多中国生产的医药产品进入国际市场”指示精神的具体举措，希望双方在前期合作的基础上，加大在防治肿瘤和慢性病方面的合作力度，进一步突出中医药特色优势，让世界上更多人关注和支持中医药、享用中医药服务。卡罗琳斯卡学院是全球高等教育机构中规模最大的医学院，也是诺贝尔生理学或医学奖的评选机构，被誉为诺贝尔医学或生理学奖发源地。乌普萨拉大学是北欧最古老同时也是最好的大学之一，在瑞典大学中拥有数量最多的诺贝尔奖得主和瑞典皇家科学院院士校友。 （肇 红）

【国家中医药管理局领导会见德国汉堡大学代表团】 2017年6月14日，国家中医药管理局副局长于文明会见德国汉堡大学附属埃彭多夫医院汉莎美安中医中心代表团斯文·施罗德博士一行，就中德传统医学交流合作，特别是将中草药系列产品通过《欧盟传统草药注册指令》认证引入欧盟市场等合作议题进行深入的探讨与交流。于文明表示，借助国家中医药管理局的平台，希望德方与中国中医药企业开展中医药领域的交流与合作，突出特色与优势，相信双方的合作一定会取得丰硕的成果。 （肇 红）

【国家中医药管理局领导会见智利卫生部代表团】 2017年7月28日，国家中医药管理局副局长于文明会见来访的智利卫生部副部长吉塞拉·阿拉贡一行。于文明首先代表国家中医药管理局对智利卫生部代表团来访表示热烈欢迎，对智利长期以来致力于推动中医药在本国发展所做的工作表示赞赏。吉塞拉·阿拉贡表示，中医针灸等传统医学在智利日益受到欢迎，希望进一步加强与中方在中医药领域的交流与合作，特别是学习中方推动中医药与现代医学融合发展的成功经验。双方围绕中医药医疗管理、学历教育、从业资格等多个方面议题展开深入交流，双方一致同意在原有合作基础上继续深化合作。 （徐 晶）

【国家中医药管理局领导访问匈牙利、黑山和瑞士】 2017年6月17~26日，国家中医药管理局副局长马建中率代表团访问匈牙利、黑山和瑞士，出席中国－中东欧中医药中心（匈牙利）奠基仪式、中匈中医药教育合作系列活动、第三届中国－中东欧国家卫生部长论坛，受到黑山总统接见，会见黑山卫生部部长，为中国－黑山中医药中心揭牌，会见瑞士巴德祖扎赫市市长、考察中国－瑞士中医药中心。

（肇 红）

【黑山共和国总统会见国家中医药管理局领导】 2017年6月20日，黑山总统武亚诺维奇会见国家中医药管理局副局长马建中率领的中国中医药代表团。武亚诺维奇总统高度评价中黑两国关系，回顾近年来中黑合作取得的成就，并表示黑山政府将全力支持两国间的中医药领域交流与合作，争取早日实现双方的合作愿景，造福黑山和两国人民。马建中指出，国家中医药管理局高度赞赏黑山政府对中医药合作的支持，将落实两国元首会晤成果，继续重视两国中医药合作，与黑山卫生部共同鼓励和支持中医药医疗、教育和科研方面的务实合作。

（肇 红）

【国家中医药管理局领导会见西班牙欧洲中医基金会副主席一行】 2017年12月8日，国家中医药管理局副局长马建中会见世界中医药学会联合会促进中医立法工作委员会会长、西班牙欧洲中医基金会副主席拉蒙一行。马建中表示，感谢拉蒙及世界中医药学会联合会促进中医立法工作委员会在促进国内中医药立法及推动各国中医药立法所付出的努力，国家中医药管理局将一如既往地给予支持，并为拉蒙及世界中医药学会联合会促进中医立法工作委员会编写中医药立法指南及与其他国家卫生管理官员互访方面提供协助，共同推进中医药在各国的立法工作。 （张 莉）

【国家中医药管理局领导访问乌克兰、匈牙利】 为落实《国家中医药管理局与乌克兰卫生部关于中医药领域合作的谅解备忘录》《国家中医药管理局和匈牙利人力资源部中医药领域合作谅解备忘录》，应乌克兰卫生部和匈牙利人力资源部邀请，国家中医药管理局副局长闫树江率代表团于2017年2月21~24日赴乌克兰参加中乌中医药协调委员会第一次会议；2月24~28日访问匈牙利，与匈牙利人力资源部就中国－中东欧卫生部长论坛中医药分论坛筹备和下一步中匈中医药中心建设与发展举行进行工作会谈，并参访相关中医药机构。 （肇 红）

【马拉维卫生部代表团来访】 2017年1月16~20日，应国家中医药管理局邀请，马拉维卫生部预防医疗服务司副司长卡拉杨格一行来华访问，与

国家中医药管理局国际合作司副司长吴振斗进行工作会谈，访问中医药机构，了解我国中医药发展。（肇　红）

【第12次中新中医药合作委员会会议】　2017年6月14日，第12次中新中医药合作委员会会议在北京召开。国家卫生计生委副主任、国家中医药管理局局长王国强，国家中医药管理局副局长于文明与新加坡卫生部高级政务部长徐芳达及新加坡驻华大使罗家良等代表团一行7人进行会谈并签署新一轮中医药合作计划书。王国强对新方帮助中方开展中医药管理人员培训工作致谢，称赞中新合作是中医药合作的典范，认为双方合作前景广阔，成果不仅惠及两国人民，更有望总结出“新加坡模式”进行推广，造福更多其他国家人民。徐芳达对此进行积极回应，认为双方面临老龄化、慢性病等共同挑战，应当继续加强中医药科研、人才培训、中医师资格认证及考试等合作，期待双方在本次签署的中医药合作计划书基础上进一步拓展合作范围。双方共同回顾历年来中新中医药领域合作取得的丰硕成果，对即将签署的中医药合作计划书有关事项达成一致，并就如何推动中医药在国家卫生体系中发挥更多作用、实现治未病、预防胜于治疗等议题进行探讨。王国强及徐芳达分别代表双方签署新一轮的中新中医药合作计划书。国家中医药管理局国际合作司、医政司、政策法规与监督司、中国中医科学院、国家中医药管理局中医师资格认证中心有关人员陪同参加会议及签字仪式。新加坡卫生部代表团在华期间，还访问中国中医科学院、广安门医院、北京中医药大学等机构。（徐　晶）

【中国与巴西签署《两年行动计划》】2017年8月1日，金砖国家第七次经贸部长会议期间，商务部副部长王受文与巴西工业外贸和服务部副部长马塞洛·马亚签署《中华人民共和国商务部与巴西工业外贸和服务部关于服务贸易合作的谅解备忘录（两年行动计划）》。该《两年行动计划》是落实中巴服务贸易合作谅解备忘录的具体举措，明确双方将在全面战略伙伴关系的背景下，基于平等互利原则，致力于加强、推动和发展两国在建筑、工程咨询、工程建设、信息技术、电子商务和银行自动化、旅游、文化、中医药等领域的服务贸易合作。双方将轮流召开服务贸易促进工作组会议，就相关合作内容加强沟通和互动。该《两年行动计划》的签署，将有力地推动两国服务贸易领域的互利合作，也将为金砖国家彼此间加强服务贸易合作积累先行经验。

（古方中医网）

【中伊签署传统医学合作谅解备忘录】　2017年12月19日，在国家卫生计生委主任李斌、伊朗卫生和医学教育部部长赛义德·哈桑·戈兹扎德·哈什米共同见证下，国家中医药管理局副局长王志勇与伊朗卫生部部长资深顾问达伍德·丹尼斯·贾法里在北京签署《中华人民共和国国家中医药管理局与伊朗伊斯兰共和国卫生和医学教育部传统医学合作谅解备忘录》。根据该谅解备忘录，双方将建立传统医学合作框架，深化在传统医学科研、教育、产品研发等方面合作，促进中医药和波斯医药在两国的发展。李斌主任与赛义德·哈桑·戈兹扎德·哈什米部长举行双边会谈，就医疗、“一带一路”卫生合作、传统医学等议题交换意见。双方一致同意在本次签署的传统医学合作谅解备忘录及原有合作基础上，进一步加强在传统医学领域的合作。（马宁慧）

六、港澳台地区交流与合作

【国家中医药管理局领导会见香港东华三院董事局代表团】　2017年9月11日，香港东华三院董事局主席李鋈麟率团访问国家中医药管理局。国家卫生计生委副主任、国家中医药管理局局长王国强会见代表团一行。国家中医药管理局副局长于文明陪同出席活动。王国强首先代表国家卫生计生委和国家中医药管理局对代表团的来访表示欢迎，对东华三院在推广中医服务及弘扬中医文化方面所做的贡献进行高度评价，号召香港中医药融入内地中医药事业发展大局，继续加强内地与香港中医药合作，共同促进中医药发展，服务民众健康福祉。李鋈麟对国家中医药管理局长期以来的支持表示感谢，并介绍东华三院下一步合作计划。双方就东华三院参与建设香港首家中医医院，以及成立东华三院国医大师刘敏如教授联合传承工作室等具体议题进行深入的探讨与交流。（魏春宇）

【国家中医药管理局领导率团访问香港、澳门】　经国务院批准，国家卫生计生委副主任、国家中医药管理局局长王国强于2017年9月23～28日率团赴港澳进行工作访问。在香港期间，王国强以《新实施的中国首部中医药法对中医药发展的影响》为题，面向香港中医药界内外重要人士做专题报告。王国强与香港食物及卫生局局长陈肇始进行工作会谈，就香港建设首家中医医院、中药检测中心进行深入交流。在香港卫生署署长陈汉仪陪同下，王国强参观香港中药检测中心和中药标本馆。与香港署理行政长官张建宗等共同出席香港中医中药界庆祝中华人民共和国成立68周年暨香港回归祖国20周年活动。在澳门期间，王国强拜会澳门行政长官崔世安，共同交流内地与澳门中医药合作进展和取得的成效，出席2017中国（澳门）传统医药国际合作论坛，在崔世安见证下，授予粤澳合作中医药科技产业园“中医药产品海外注册公共服务平台（横琴）”建设项目，产业园与13家国内外行业机构、重点企业、科研机构签署项目合作及入园协议。在澳门卫生局局长李展润的陪同下，王国强慰问同善堂等台风受灾中医药机构，看望龚树根等澳门中医药界资深人士，了解

澳门中医药发展需求，勉励中医药人士与内地加强合作，协同发展，再创佳绩。（魏春宇）

【国家中医药管理局领导会见香港食物及卫生局代表团】 2017年8月31日，香港食物及卫生局局长陈肇始率团访问国家中医药管理局。国家中医药管理局副局长于文明会见代表团一行。于文明首先代表国家中医药管理局对代表团的来访表示热烈欢迎，对陈肇始就任食物及卫生局局长表示祝贺。于文明高度评价内地与香港中医药领域合作成果，希望香港继续发挥独特作用，继续推动中医药国际化发展。陈肇始回顾了香港食物及卫生局在推动中医药发展方面所做的工作，对国家中医药管理局的长期支持表示感谢，表达在既往的工作基础上进一步推动香港设立首家中医医院和中药材检测中心建设的期望。双方就相关议题深入交换意见，并参观《岐黄之光》浮雕，了解中医药发展历程。（魏春宇）

【“国医名家·香港传承”中医流派授牌仪式】 “国医名家·香港传承”中医流派授牌仪式2017年11月26日在香港举行。这是首次将部分中医药学术流派的传承工作站引入香港，以增进香港与内地中医学界交流，更好地传承中医药文化。来自广东、上海和浙江的4个中医药学术流派代表向香港中医学会相关机构授予设立二级工作站的牌匾。香港中医学会会长汪慧敏指出，中医药学术流派由国家中医药管理局在全国范围内遴选，具有传承三代以上、临床效果显著、学术特色鲜明、社会影响深远等特点。此次为香港工作站授牌的流派涵盖皮肤科、妇科、针灸和骨伤等多项科目和治疗方法，有助于提高香港整体中医水平。传承工作站建立后，各流派专家会在香港举办学术讲座，为香港中医师提供业务指导，并参与市民健康资讯等活动，以多种形式传播学派学术精髓。工作站的中医师将前往设于内地的流派总部跟诊进修，学习流派的临床治疗经验，并参与文献挖掘整理等工作，以传承流派学术思想和临床技术。香港特区政府食物及卫生局局长陈肇始在授牌仪式上致辞说，中医理论体系经历几千年发展，产生多个学术流派，各有清晰的传承脉络。将这些宝贵经验传承发展，有助于弘扬中医特色，培养中医人才。特区政府致力于促进香港中医药发展，在2017年的施政报告中勾画香港中医药发展举措，包括成立专责统筹和推进中医药发展政策的机构等。此外，特区政府也在积极筹建中医院和中药检测中心。（部　婕、张雅诗）

【川澳签署“川澳中医药产业发展合作框架协议”】 2017年1月12日，澳门投资发展股份有限公司和四川省中医药管理局分别代表澳门特区政府与四川省人民政府，在澳门签署《川澳中医药产业发展合作框架协议》，以粤澳合作中医药科技产业园为载体，充分发挥澳门国际平台优势，带动川澳中医药产业合作。粤澳合作中医药科技产业园与成都中医药大学，以及与中药质量研究国家重点实验室（澳门大学）、荷兰SU生物医药公司、成都康弘药业集团股份有限公司签署多方合作框架协议。澳门特区政府经济财政司司长梁维特表示，中医药产业化作为推动澳门经济适度多元化的重要战略部署及三大新兴产业之一，特区政府高度重视和关注中医药的产业化和国际化进程，努力促进各项工作开展。梁维特称，签署协议后，澳门将以更加积极的态度、更加开放的理念、更加务实的举措，不断拓展与四川省的合作领域、提升合作水平，共同促进川澳中医药产业拓展与葡语国家、“一带一路”沿线国家和地区的国际交流与合作。四川省副省长杨兴平表示，澳门经济实力比较雄厚，是中国最具活力的地区之一，也是四川发展经济的重点合作区域。期待双方在中医药科技创新、长效合作机制等方面建立联系，加快项目落地，借助澳门国际交流平台，向世界各国充分展示中医药文化，共同推进中医药产业现代化。川澳合作是泛珠三角区域合作继粤澳合作后，在中医药领域开展的重要合作。川澳政府将积极引导科研院所、企业、大学与医院共同参与，共同围绕深化川澳中医药产业、科技、医疗等领域，展开合作交流。（中国新闻网）

【中医药内容被纳入内地与澳门CEPA升级协议】 2017年12月18日，商务部等有关部门与澳门特区政府在澳门签署《CEPA投资协议》和《CEPA经济技术合作协议》，2份协议是《内地与澳门关于建立更紧密经贸关系的安排》（简称CEPA）升级的重要组成部分，标志着内地与澳门经贸交流与合作迈入新阶段。商务部副部长高燕与澳门特区政府经济财政司司长梁维特签署协议文本，澳门特区行政长官崔世安出席签字仪式。国家中医药管理局已数次参与CEPA文本讨论，并将中医药内容纳入2个协议，中医药成为内地与澳门经济技术合作的重点领域之一。2份协议是内地与澳门在“一国两制”框架下按照世贸组织规则做出的特殊经贸安排，是落实党的十九大报告提出的实行高水平贸易投资自由化便利化政策、支持澳门融入国家发展大局精神的重要举措，充分体现中央对澳门长期繁荣稳定的支持。中医药被纳入其中，必将深入推动新时期内地与澳门合作，为助力澳门经济适度多元发展做出新的贡献。（魏春宇）

【第九届海峡论坛——2017海峡两岸中医药发展与合作研讨会】 2017年6月17～18日，国家卫生计生委副主任、国家中医药管理局局长王国强在福建厦门出席第九届海峡论坛——2017海峡两岸中医药发展与合作研讨会，并在海沧区调研海峡两岸中医药文化展示馆。6月17日，由国家中医药管理局和厦门市人民政府主办的2017海峡两岸中医药发展与合作研讨会召开。此次活动作为第九届海峡论坛的配套活动，以“传承创新　共融发展”为主题，邀请450余名海峡两岸知名专家学者、协会代表、企业负责人，共同围绕“海峡两岸著名中医药专家学术思想传承经验分享”“海峡两岸现代中药品质管理与临床应用”和“海峡两岸中药材种植规划与管理”等议题进行交流探讨。会议期间举办医院管理与健康服务高级研修班和中医临床实用推广技术、技能及特色手法演示交流等相关活动。国家卫生计生委副主任、国家中医药管理局局长王国强，国台办交流局副局长董碧幽，中华两岸医疗健康发展协会理事长廖国栋，福建省卫生计生委副主任阮诗玮，厦门市人民政府副市长卢江等出席研讨会开幕式。研讨会由国家中医药管理局国际合作司副司长吴振斗主持。王国强在致辞中强调，2016年，大陆的卫生与健康、医改相关工作取得阶段性成果，特别是中医药领域成果丰硕。习近平总书记在全国卫生与健康大会上提出新形势下卫生与健康新的工作方针，为新时期卫生与健康工作指明方向。《中医药法》《中医药发展战略纲要（2016～2030）》《中医药“一带一路”发展规划（2016～2020年）》先后颁布，标志着中医药已被放在党和国家改革发展全局的战略高度安排部署。2016年对于中医药界是具有里程碑意义的一年。王国强还指出，两岸中医药发展与合作研讨会已举办12届。两岸中医药同根、同源、同文，没有分歧，只有共识，希望两岸业界共同弘扬中医药，为民众的健康同谋福祉。6月17日，王国强一行参观调研位于海沧区的海峡两岸中医药文化展示馆。王国强对海沧区博物馆的成立表示祝贺，对博物馆的现有设计、功能予以充分肯定。王国强指出，中医药文化是海峡两岸交流的重要渠道，海峡两岸中医药文化展示馆应打造成为具有闽台特色、扎根于海峡两岸民众心中的闽台文化与中医药文化交流平台，建成1个受民众欢迎、可持续的中华传统文化传播基地。

（魏春宇）

【第四届中医中药台湾行】　2017年7月29～30日，第四届中医中药台湾行暨2017年两岸中医药文化与养生保健交流大会在台湾南投县和嘉义市举办，来自中国中医科学院、北京中医药大学和台湾中国医药大学的专家给当地民众带来一场中医药的科普盛宴。此次活动以“弘扬中华文化　传承中医中药　共享健康和谐”为主题，通过举办养生科普讲座、赠送《中医养生保健指南》科普图书等形式，让台湾民众学习掌握中医药养生保健知识，提升中医药健康素养。通过加强同行之间的沟通，增进两岸中医药专家共识，深化两岸中医药交流。北京中医药大学东直门医院院长王耀献，中国中医科学院教授韩学杰、何丽云、杨秋莉、杨金生，台湾中国医药大学教授李威著，台湾弘光科技大学教授何玉铃等专家就养生如何养心、中医养生保健的原则、亚健康的艾灸调理等内容向台湾民众传播中医药科普知识。

台湾中药商全联会副理事长林文泉、台湾中华中药发展基金会副理事长朱溥霖、南投县中药商业同业公会理事长胡锦生、嘉义市中药商业同业公会理事长吕俊成等台湾中医药人士对《中医药法》极为称赞，认为这将推动中医药更快更好地发展，也希望台湾能够对中医药多一些关注和支持。活动由国家中医药管理局对台港澳中医药交流合作中心、中华中医药学会、中国中医科学院、台湾中华中药发展基金会、台湾中华中药商业同业公会全联会共同主办，南投县中药商业同业公会、嘉义市晋昌参药行等承办，700多位台湾民众参加活动。中医中药台湾行活动自2014年启动以来，每年举行1届，走进高雄、宜兰、台北、桃园、新北、彰化等地，成为海峡两岸中医药健康服务走进民间、亲近民众的重大品牌活动，惠及百姓。中医中药台湾行已真正成为“友谊、文化、健康、和平”之行。

（魏春宇）

【台湾牛樟芝输入标准工作成果发布会暨两岸中医药合作战略签约仪式】　2017年12月9日，台湾牛樟芝输入标准工作成果发布会暨两岸中医药合作战略签约仪式在北京举行。河北省委统战部、国家中医药管理局对台港澳中医药交流中心领导，以及来自海峡两岸的医药界专家学者、企业家共100余人出席发布会。会议颁布《大陆进口台湾牛樟芝标准》，介绍台湾牛樟芝输入大陆行业的程序和过程。2015年牛樟芝被列为台湾首批20年以上中草药允许正式进口大陆的种类之一。2017年10月，经福建省食品药品监管局通知，台湾牛樟芝合法输入大陆标准制定完成，准予申报进口。在签约揭牌仪式上，台湾海峡两岸医疗事务交流协会分别与河北省内丘县政府签订《海峡两岸中医药技术交流基地合作协议》，与河北省中医院签订《海峡两岸牛樟芝抗肿瘤人体实验技术研发基地合作协议》《海峡两岸牛樟芝院内制剂产学合作研发基地合作协议》，与河北省武安市政府签订《海峡两岸牛樟芝产业与田园综合体发展园区合作协议》，与吉林大学签订《海峡两岸牛樟芝产业技术研发基地合作协议》，与甘肃广河县政府签订《海峡两岸牛樟芝产业与田园综合体发展园区合作协议》，与武汉天美乳腺病专科医院签订《海峡两岸牛樟芝抗乳腺癌人体试验技术研发基地合作协议》。

（王亚静）

七、新闻宣传

【概述】　2017年，国家中医药管理局在新闻宣传方面，紧扣中医药事业发展主题，正确把握新闻舆论导向，主动引导舆论，宣传中医药事业的新发展、新面貌、新成就，营造良好的舆论氛围。

（吴潇湘、赵瑶琴）

【重点宣传中医药“五重”工作】 2017年，新闻宣传方面围绕国家中医药管理局各部门的重点工作、重大政策、重要会议、重大活动、重大项目和社会关注的重大事件进行宣传报道。如围绕“一带一路”国际合作高峰论坛、国医大师和全国名中医评选表彰、金砖国家传统医学高级别会议、第四届全国少数民族医药工作会议等重要会议，习近平总书记赠送针灸铜人、《中医药法》发布实施及配套文件发布等重要活动，做好重点宣传。

（吴潇湘、赵瑶琴）

【专题采访工作】 2017年，策划专题，做大做强正面宣传。国家中医药管理局领导在人民日报理论版声音栏目刊发署名文章。国家中医药管理局与新华社北京分社合作制作大型中医药专题全媒体报道，与中央电视台《对话》栏目制作“中医药发展的中国办法”专题高端访谈，与科教频道合作拍摄《大国医》系列纪录片等，在社会上引起广泛影响。（吴潇湘、赵瑶琴）

【舆情监测与引导】 2017年，加强每日舆情监测，及时发现突发敏感舆情，制作舆情专报，适时召开舆情研判分析研讨会，及时有效应对浙江艾滋病事件、刘洪斌事件、中药注射液质量、浙江中小学开中医药课程惹争议、含马兜铃酸中药致肝癌等敏感舆情，引导公众理性客观对待与中医药相关的敏感负面舆情。（吴潇湘、赵瑶琴）

【2017年新闻培训及调研】 2017年，国家中医药管理局举办2场面向新闻媒体负责人员和跑口记者的中医药素养专题培训，1场面向中医药主管部门的中医药新闻传播领导能力培训，组织中央媒体赴湖北开展中医药主题调研。（吴潇湘、赵瑶琴）

【2017年新闻宣传工作协调会议】 2017年10月13日，国家中医药管理局2017年新闻宣传工作协调会议召开。会议回顾总结2017年前3季度中医药新闻宣传工作情况，并就做好下一步新闻宣传工作进行交流讨论，提出建议。国家中医药管理局副局长马建中肯定了2017年以来中医药新闻宣传工作取得的成果，强调要进一步提升对新闻宣传工作重要性认识的高度，中医药事业是社会主义事业的组成部分，中医药新闻宣传要注重意识形态问题，要围绕主旋律，传播正能量。

马建中指出，下一阶段要继续高度重视新闻宣传工作，提升中医药新闻宣传量，以主题突出的系列策划报道吸引大众的眼球。在队伍建设上要充分利用《中国中医药报》社、中国中医药出版社、中国中医科学院及各个学会等直属单位的力量，在机制运行上首先要明确宣传目标，进一步凝聚主题，同时加强考核督促工作，最终形成长效机制。马建中要求，各部门要切实做好党的十九大新闻宣传工作。十九大召开前，要通过报道中医药行业5年来取得的成就营造、引导良好的氛围；会中，报社、出版社要和机关单位配合起来及时展开报道；会后，对整个行业学习十九大精神进行深度宣传报道。各部门要做好分工，围绕中心工作服务大局，对重要会议活动、重点工程、重要工作部署等进行系列宣传。持续做好《中医药法》配套文件、医改配套文件及中医中药中国行活动等重点工作的新闻宣传。国家卫生计生委宣传司司长毛群安分享新闻宣传工作经验并指出，中医药新闻宣传要紧紧围绕主旋律来策划，策划中要与相关司局和直属单位反复沟通，同时为《中国中医药报》社和中国中医药出版社业务发展提供契机，提升其影响力，激发活力与积极性。国家中医药管理局各部门、局直属单位负责人员及各单位新闻联络员参会。（赵　丹）

【2017年中医药十大新闻】

一、党的十九大提出“坚持中西医并重，传承发展中医药事业”

2017年10月18日，党的十九大召开，习近平总书记在大会报告中提出，“坚持中西医并重，传承发展中医药事业。”习近平总书记多次对中医药做出重要指示。1月，访问世界卫生组织，出席赠送中医针灸铜人雕塑仪式，强调要继承好、发展好、利用好传统医学，用开放包容的心态促进传统医学和现代医学更好融合。7月，致信祝贺金砖国家卫生部长会暨传统医药高级别会议开幕时指出，传统医药是优秀传统文化的重要载体，在促进文明互鉴、维护人民健康等方面发挥着重要作用。中医药是其中的杰出代表，以其在疾病预防、治疗、康复等方面的独特优势受到许多国家民众广泛认可。7月，致信祝贺第十九届国际植物学大会召开时指出，中医药学为人类健康做出重要贡献。

二、《中医药法》7月1日正式实施，国粹有了国法保障

2017年7月1日，《中医药法》正式实施。全国人大教科文卫委员会在人民大会堂组织召开《中医药法》宣传贯彻座谈会，全国人大常委会副委员长兼秘书长王晨强调，全面准确把握《中医药法》的精神实质和基本内容，切实抓好《中医药法》的宣传贯彻实施，抓紧完善相关法律法规制度。2个配套文件《中医诊所备案管理暂行办法》和《中医医术确有专长人员医师资格考核注册管理暂行办法》发布并实施。《河北省中医药条例》发布，成为《中医药法》实施后首个完成修订的中医药地方性法规。

三、屠呦呦获国家最高科学技术奖，中医药科技创新取得新突破

2017年1月，2016年度国家科学技术奖励大会召开。中国中医科学院首席研究员屠呦呦获国家最高科学技术奖，成为获此殊荣的首位女性科学家。中国工程院院士陈香美等完成的“IgA肾病中西医结合证治规律与诊疗关键技术的创研及应用”获国家科学技术进步一等奖。6月，国际权威医学期刊《美国医学会杂志》（JAMA）全文在线发表由中国中医科学院首席研究员刘保延等完成的《电针对女性压力性尿失禁漏尿量疗效的随机临床试验》研究报告。科技部和国家中医药管理局共同印发《“十三五”中医药科技创新专项规划》，提出到2020年建立更加协同、高效、开放的中医药科技创新体系，解决一批制约中医药发展的关键科学问题，突破一批制约中医药发展的关键核心技术。

四、第三届国医大师和首届全国名中医评选表彰，中医药高层次人才发展格局初步构建

2017年6月，人力资源和社会保障部、国家卫生计生委和国家中医药管理局表彰30位第三届国医大师和100位首届全国名中医，国医大师、全国名中医、省级名中医等有序衔接的中医药人才评价褒奖机制进一步完善。国家中医药管理局启动中医药传承与创新“百千万”人才工程（岐黄工程），计划选拔造就10名左右中医药首席科学家、100名岐黄学者，遴选培养近1000名中医药优秀人才、近1万名中青年中医药骨干人才。6所中医药院校和2所非中医药院校的11个中医药相关学科入选“双一流”建设学科名单。中医药一流学科、领军人才、骨干人才、优秀团队统筹推进的中医药人才培养体系建立，中医药高层次人才发展格局初步构建。

五、第四届全国少数民族医药工作会议召开，少数民族医药工作成就显著

2017年11月，第四届全国少数民族医药工作会议召开，总结党的十八大以来少数民族医药工作取得的重大进展。2017年版国家医保药品目录增加43个少数民族药品种，增幅达95%，远超整体目录17.1%的增幅。2016年全国共有少数民族医医院266所。取得少数民族医专业医师资格2万余人，比2012年增长53%。系统整理160多部少数民族医药重要文献，编纂1864部古籍目录，筛选推广140项少数民族医药特色诊疗技术，30多种常用大宗少数民族药材实现规模化种植养殖。会议全面部署未来一段时期包括少数民族医药在内的中医药工作。

六、中药材产业扶贫行动计划启动，助力打赢精准脱贫攻坚战

中医药在精准扶贫中的作用更为凸显。国家中医药管理局与国务院扶贫办、工业和信息化部、农业部、中国农业发展银行联合发布《关于印发中药材产业扶贫行动计划（2017～2020年）的通知》，以建立切实有效的利益联结机制为重点，将中药材产业发展与建档立卡贫困人口的精准脱贫衔接起来，基本实现户户有增收项目、人人有脱贫门路，首批中药材产业扶贫基地和定制药园建设开启。甘肃启动建设国家中医药产业发展综合实验区，重点建设11个道地药材标准化示范基地、4个中医药产业园区、7个中医药健康旅游示范基地，实施中药材产业扶贫行动。这也是国家批准建设的首个中医药产业实验区。

七、12部门发布《关于促进中医药健康养老服务发展的实施意见》，中医药健康服务形成新亮点

中医药健康服务领域亮点频现。为推动中医药健康养老，国家中医药管理局、全国老龄办、国家发展改革委等12部门共同发布《关于促进中医药健康养老服务发展的实施意见》，提出到2020年，中医药健康养老服务政策体系、标准规范、管理制度基本建立，老年人中医药健康养老服务需求基本得到满足。为推动中医药健康旅游，国家旅游局和国家中医药管理局确定并公布首批15个国家中医药健康旅游示范区。《关于支持社会力量提供中医医疗和健康服务的意见》《关于推进中医药健康服务与互联网融合发展的指导意见》相继出台，促进形成多层次多样化中医药健康服务新格局，发展个性化、便捷化、共享化、精准化、智能化的中医药健康服务。

八、中医中药中国行第三阶段活动启动，全面提升公民中医药健康文化素养

2017年7月，国家中医药管理局等24个部门共同启动中医中药中国行第三阶段活动——中医药健康文化推进行动，以“传播中医药健康文化　提升民众健康素养”为主题，推广中医药理念、知识、方法和产品。在基层，开展中医药健康教育，普及具有中国特色的健康生活方式；在学校，实施中医药文化进校园行动，帮助中小学生了解中医药并养成良好的健康意识和习惯。北京、上海、浙江、广东、江西出台举措加快中医药文化进校园，浙江省中医药管理局组织编写的全国首套中医药小学教材《中医药与健康》被列入浙江省2017年教学用书目录，于秋季学期在全省使用。2016年中国公民中医药健康文化素养调查结果反映近年来中医药健康文化传播成果，全国中医药健康文化知识普及率达91.86%，中国公民中医药健康文化素养水平为12.85%。

九、中医药“一带一路”发展规划发布，中医药走出去再上新台阶

国家中医药管理局、国家发展改革委联合印发《中医药“一带一路”发展规划（2016～2020年）》，提出到2020年，与沿线国家合作建设30个中医药海外中心，颁布20项中医药国际标准，注册100种中药产品，建设50家中医药对外交流合作示范基地。中医药国际化步伐加快，国务院副总理刘延东为中国－中东欧中医药中心（匈牙利）奠基。《中国－中东欧国家合作布达佩斯纲要》明确支持在中东欧国家进一步开展中医药研究与合作，设立更多新中医药机构。为落实G20峰会中美两国在军事医学交流等方面达成的协议，举行中美军医针灸交流活动。第五次世界中西医结合大会汇聚十几个国家和地区的2000余名专家，探讨如何弘扬中西医结合医学发展成果，服务人类健康。

十、山东威海推广中医优势病种收付费方式改革，中医药参与深化医改取得新进展

山东省威海市以中医优势病种收付费方式改革为突破口，调整中医医疗服务价格，扩大中医药医保支付范围，既降低治疗费用、节省医保基金，又让病人收获实惠。广东省中医院通过制度建设和创新发挥中医药特色优势，调动医务人员积极性，推动医院管理科学化、规范化、精细化，被确定为全国现代医院管理制度建设典型示范单位。截至2017年底，公立医院综合改革全面推开，全部取消药品加成（不含中药饮片）平稳过渡。其中，北京市在医药分开综合改革中提升中医医疗服务质量、规范中医医疗服务、调整中医医疗服务项目医保报销目录及报销比例等举措成效初显，公立中医医院的中医药特色更加突出。（吴潇湘、赵瑶琴）

【出版管理工作】 2017年，出版管理工作在做好图书、报纸、期刊年度核验及年度出版计划审核报送等日常管理工作的同时，对国家中医药管理局出版单位出版的图书、报纸、期刊进行质量综合评估和年度审读。制定印发《国家中医药管理局办公室关于进一步加强局主管报刊主办单位职责的通知》。做好国家出版基金资助项目、主题出版项目、国家重点出版物出版规划执行情况和增补项目、国家古籍整理图书出版资助项目、重大选题备案等工作。开展出版物“质量管理2017”专项工作，开展关于重申“三审三校”制度要求暨开展专项检查工作。组织国家中医药管理局所属出版单位申报全国青少年推荐百种优秀出版物、全国老年人推荐优秀出版物、优秀出版编辑，开展第四届向全国推荐百种优秀民族图书活动，开展第三届全国“百强报刊”推荐活动。（欧阳波、赵瑶琴）

八、中医药投入与预算管理

【概述】 2017年，中医药投入与预算管理工作按照国家中医药管理局党组决策部署，强化规划引领与经费保障，坚持部门联动，推进项目建设，服务全局工作，加强业务管理，各项重点工作任务稳步推进，取得明显成效。（骆征洋）

【中医药基础设施建设】 2017年，通过实施健康扶贫工程，国家共安排中央预算内专项资金67.54亿元，支持全国194所县级中医医院建设（含中西医结合医院、民族医医院），投资规模较2016年稳中有增。2017年，国家中医药管理局积极努力，通过国家发展改革委安排中央预算内投资2750万元，支持中国中医科学院广安门医院扩建电缆沟及更换电缆工程、中国中医科学院望京医院医疗辅助用房改扩建项目。国家中医药管理局加强与国家发展改革委沟通协调，推进中国中医科学院中药科技园项目、中国中医科学院眼科医院改扩建项目、北京中医药大学东直门医院改扩建项目立项。（李天伟）

【中医药信息化建设】 2015～2016年，中央财政投入5.3亿元专项资金实施基层医疗卫生机构中医诊疗区（中医馆）健康信息平台建设项目，部署建设国家、省两级中医药数据中心，研发部署中医馆健康信息平台软件，为中医馆提供中医电子病历、辨证论治、知识库、远程会诊、远程教育、治未病等信息化服务，推动各级中医药主管部门加强基层中医药服务管理，让群众就近享有规范、便捷、有效的中医药服务。2017年，国家中医药管理局积极推动项目进展，指导各地方、中国中医科学院加大项目推进、技术培训力度，28个省（区、市）完成省级中医药数据中心建设方案编制并备案，25个省（区、市）完成省级中医药数据中心硬件建设，10个省（区）实现与中国中医科学院中医药数据中心的互联互通。

2017年1月，国家发展改革委批复全民健康保障信息化工程一期初步设计和投资概算方案，国家中医药管理局负责中医药项目组织实施，具体构建中医药综合管理信息系统、中药品种基础数据服务信息子系统、中医临床业务基本信息共享服务信息子系统、中医预防保健监管与服务信息子系统、中医药专科专病信息服务信息子系统、中医药经验传承服务信息子系统、中医药标准服务信息子系统等7个业务系统，中医药项目投资概算2076万元。国家中医药管理局按照国家发展改革委的批复意见，在国家卫生计生委的统一领导下，继续推进中医药项目建设，拨付2017年项目经费，制订实施计划，指导中国中医科学院按照《全民健康保障信息化工程一期项目管理办法》有关规定，完成项目需求调研、招标等工作。

2016～2017年，中央财政投入1000万元专项资金开展中央直属管中医医院信息集成平台项目建设，按照全民健康保障信息化工程有关要求，全面掌握中央本级中医医院的卫生统计数据，提升中医医院医疗服务能力及管理水平。国家中医药管理局积极推进项目建设，指导中国中医科学院编制项目方案、完成需求调研、招标等工作。

2017年，国家中医药管理局继续推进中医药信息标准研究与制定工作，指导中国中医药信息研究会规范工作程序、加强项目管理，开展101项中医药信息标准研究与制定项目编制、专家审查，形成标准送审稿，制定标准发布工作计划。（李天伟）

【中央部门预算和转移支付中医药项目经费下达】 在财政部大力支持下，中医药部门预算持续增长。2017年度，国家中医药管理局部门预算当年财政拨款收入149139.23万元，较2016年增长28.94%。一是新增中医药传承与创新“百千万”人才工程和第四次全国中医药资源普查项目，预算额度1.42亿元；二是新增加公立医院综合改革财政补助经费项目，预算额度5800万元；三是年中追加津补贴人员经费1.09亿元。

2017年国家安排中央转移支付中医药项目预算15.07亿元，与2016年基本持平。根据财政部要求，

2017年转移支付资金全部采用因素法进行分配。国家中医药管理局根据《中医药发展“十三五”规划》、年度工作计划，对人才培养、能力建设、技术支持做出总体安排，提出目标和考核指标指导性意见；各省根据省情做出合理安排，设定区域绩效目标报送国家中医药管理局审核备案，充分调动各方积极性，强化各方责任和项目实施效果。

（全洪松）

【审计整改工作】 2017年，国家中医药管理局根据审计署《审计决定书》（审卫生决〔2017〕47号）、《审计报告》（审卫生报〔2017〕52号）有关要求和局领导重要批示精神，经过认真组织，精心部署，按照《国家中医药管理局2016年度预算执行等情况审计整改工作方案》，对照整改工作台账，全面完成审计署对国家中医药管理局2016年度预算执行等情况审计整改工作。（全洪松）

【财务管理制度建设】 为进一步加强国家中医药管理局直属（管）单位财务、资产管理，国家中医药管理局规划财务司认真研究、强化制度建设。国家中医药管理局印发7个制度和规范性文件，包括《国家中医药管理局机关会议费管理实施细则》《国家中医药管理局直属（管）事业单位国有资产使用管理暂行办法》《国家中医药管理局机关培训费管理实施细则》《国家中医药管理局机关合同管理暂行办法》4个办法和《国家中医药管理局办公室关于进一步全面严肃财经纪律的通知》《国家中医药管理局办公室关于进一步加强直属（管）单位所办企业国有资产管理的通知》《国家中医药管理局办公室关于进一步做好资产管理信息系统应用有关工作的通知》3个通知。（全洪松）

【部门预算管理和绩效考评工作荣获财政部2016～2017年度预算管理工作三等奖】 根据新《预算法》有关内容，结合财政部全面推进预算管理制度改革工作要求，国家中医药管理局规划财务司围绕项目预算执行和绩效管理，采取有力措施不断加强预算管理，推进绩效管理工作。一是提高预算编制科学化、精细化水平，按时高质完成预算编制和上报工作；二是实现绩效自评全覆盖，对2017年度所有一级项目和二级项目进行绩效自评，涉及财政资金86153.89万元，并委托第三方机构对自评工作提供技术支持，对自评结果进行规范性复核；三是开展部门预算重点项目绩效评价试点工作，委托第三方机构对2017年度15个重点项目进行绩效评价，其中13个为财政部确定的重点项目，2个为国家中医药管理局自主开展项目，涉及财政资金9893.38万元；四是开展整体支出绩效评价工作，对6家直属（管）医院进行整体支出绩效评价，涉及财政资金42388.46万元。相关工作得到财政部预算司的肯定，荣获财政部2016～2017年度预算管理工作三等奖。（全洪松）

【行业财务管理人才培养工作】 2017年，行业财务管理人才培养工作一是继续开展中医药行业会计领军后备人才培养工作。12月，国家中医药管理局组织一期、二期学员在北京国家会计学院参加集中培训，布置第一期、二期学员论文答辩与结业，启动第三期中医药行业会计领军后备人才选拔工作。二是继续开展全国中医院财务骨干人员培训，提升全国中医院会计队伍整体素质，提高医院财务管理水平。三是开展国家中医药管理局及直属（管）单位财务管理培训。2017年，国家中医药管理局组织严肃财经纪律、加强预算管理等培训班6次，各单位（部门）主要负责人、分管财务负责人和具体工作经办人员共336人次参加培训。培训班内容翔实、紧密结合工作实际，取得良好的预期效果。

（全洪松）

【预决算信息公开工作】 2017年，根据政府信息公开条例和财政部关于部门预决算信息主动公开的各项具体要求，结合国家中医药管理局实际情况，国家中医药管理局规划财务司制订2017年部门预算信息和2016年部门决算主动公开相关方案，分别于4月7日和7月21日在国家中医药管理局政府网站上向全社会公开，总体情况平稳、社会反响较好。（全洪松）

【企业管理工作】 2017年，国家中医药管理局按照“放、管、服”的精神，主动服务，做强做大所属企业。在确保国有资本安全的前提下，积极督促企业做好国有资本经营和管理，资产总量和经营收入均大幅增加。经统计，2017年初，国家中医药管理局直属（管）5家企业的资产总量3.76亿元，比2016年初3.45亿元增长8.94%；营业收入总额从1.23亿元增加到1.34亿元，增长8.62%。（全洪松）

【国有资产清查盘点工作】 加强国有资产管理，开展国有资产盘点统计，推动国有资产管理信息化建设，不断摸清家底、夯实管理基础，确保国有资产保值增值。截至2017年12月31日，国家中医药管理局直属（管）行政事业单位国有资产总计102.31亿元，与2016年底的91.32亿元相比，增加10.99亿元，增长12.03%。通过资产清查盘点，摸清行政事业单位国有资产家底，夯实国有资产管理基础。针对在资产清查过程中发现的问题，不断完善资产管理制度，逐步建立和完善适应国家治理体系和治理能力现代化建设的行政事业单位国有资产管理体制机制。（全洪松）

【财务检查工作】 2017年11月，国家中医药管理局组织财务专家对局直属（管）单位开展2017年财务管理规范性检查和预算执行督导工作。对24家单位2016年财务收支情况、重点项目预算执行、结转和结余、资金规范使用、基建项目竣工财务决算报备等情况进行专项检查。检查组对24家被检查单位出具财务检查报告，共发现206个财务管理问题（包括很多小问题），有关问题全部反馈各有关单位，限期整改。

（全洪松）

【内部审计工作】 2017年，国家中医药管理局加强组织管理，在局规划财务司设立综合与审计处。强化审计制度建设，印发《国家中医药管理局审计整改工作暂行办法》。开展离任经济责任审计工作，完成孙涛、曹正逵、濮传文、王国辰、杨金生5人的离任经济责任审计任务。

（骆征洋）

【中央转移支付中医药资金绩效考核培训】 2017年3月，国家中医药管理局在江苏镇江举办中央对地方转移支付中医药资金绩效管理培训班，培训绩效评价的指标体系、工作方案等，31个省（区、市）的绩效管理工作负责人员共80余人参加培训。6月，在江苏常州召开培训会，讲解项目指标体系和绩效管理系统，指导各省开展项目自评工作。

（骆征洋）

【中央转移支付中医药资金绩效考核第三方机构评价工作】 2017年，按照“覆盖所有地市、经费比例和项目数不低于50%”的原则，7～9月，31个省（区、市）委托的第三方会计师所共计24家、专家286人，集中考核7557个单位、14861个项目。第三方机构通过现场走访、座谈交流、查阅文件资金、问卷调查等方式，核查各项目单位自评情况，查找分析问题原因，提出工作建议，给出第三方评价得分。（骆征洋）

【中央转移支付中医药资金绩效考核专家集中评审工作】 2017年9月，国家中医药管理局在西安、郑州、广州分片区对31个省（区、市）的绩效工作进行集中评审。按照“专家审核、同行评议、定量+定性”的评审原则，专家依据各省上报的书面资料和现场汇报情况进行综合评分，完成“优、良、合格、较差”4个等级的评议。其中考核优秀的省有5个、良好13个、合格8个、较差5个。

（骆征洋）

【其他专项工作】 《中医药健康服务发展规划（2015～2020）》实施工作见专题篇。（骆征洋）

九、干部人事工作

【概述】 2017年，中医药干部人事工作深入贯彻党的十九大精神和习近平新时代中国特色社会主义思想，认真落实中央巡视整改要求，以加强干部队伍建设、推进人才评价机制改革为重点，以建立健全中医药治理体系，提升中医药治理能力现代化为切入点，坚持党管干部要求，多措并举，改革创新，高质量推动干部人事工作。

（曲慧勇、宋丽娟、陶 赟）

【干部队伍建设】 2017年，国家中医药管理局党组坚持党管干部原则，把好干部标准落到实处。坚持正确选人用人导向，匡正选人用人风气，突出政治标准，选优配强各级领导班子。注重建设高素质专业化干部队伍，培养干部专业能力和专业精神，增强干部队伍适应新时代中国特色社会主义发展要求的能力。选派干部前往西部地区和贫困地区一线，承担援藏、援疆和精准扶贫等工作。完善干部考核评价机制，从严管理监督干部，机关干部队伍建设成效明显，直属单位领导班子逐步配齐配强，干部人事管理体系更加完善，为中医药事业发展提供坚强的组织保障。（曲慧勇、陶 赟）

【贯彻党的十九大精神集中轮训暨中医药管理干部提升治理能力培训班】 2017年12月11～13日，国家中医药管理局在国家行政学院举办处级以上领导干部学习贯彻党的十九大精神集中轮训暨中医药管理干部提升治理能力培训班。国家中医药管理局机关处级以上干部、直属单位班子成员、中国中医科学院二级院所局管干部等100余人参加培训。国家卫生计生委副主任、国家中医药管理局局长王国强，国家中医药管理局副局长闫树江及部分中央党校和国家行政学院教授做专题讲座。

（宋丽娟、陶 赟）

【第五期中医医院职业化管理高级研修班】 2017年6月，由国家中医药管理局主办、中国中医科学院承办的第五期中医医院职业化管理高级研修班开班，共招收来自全国三级中医院的院长80人。研修班历时5个月，共进行4次集中学习。11月，研修班结业式在北京举行，国家卫生计生委副主任、国家中医药管理局局长王国强出席结业式并讲话。（宋丽娟、陶 赟）

【国家中医药管理局业务主管社会组织培训】 2017年9月，国家中医药管理局人事教育司举办国家中医药管理局业务主管社会组织培训。国家中医药管理局业务主管的18家社会组织负责人、相关工作人员等近50人参加培训。民政部社会组织管理局相关负责人进行培训讲座。

（宋丽娟、陶 赟）

【中国中药协会脱钩工作完成】 2017年12月，经行业协会商会与行政机关脱钩联合工作组办公室和国家卫生计生委批复，由国家卫生计生委业务主管，国家中医药管理局协管的社会组织中国中药协会完成行业协会商会与行政机关脱钩工作，实现机构、职能、资产财务、人员管理、党建、外事等“五分离”的目标任务。（宋丽娟、陶 赟）

十、党建与群团工作

【2017年思想教育工作概况】 2017年，国家中医药管理局组织全面学习贯彻落实党的十九大和十九届二中全会精神，认真学习习近平新时代中国特色社会主义思想，坚决维护党中央权威和集中统一领导，不断加强直属机关思想理论建设。一是做好国家中医药管理局党组理论学习中心组集体学习。印发贯彻

落实《国家中医药管理局党组贯彻落实〈中国共产党党委（党组）理论学习中心组学习规则〉实施办法》。全年共组织6次不同主题的集中学习，包括党的十九大精神、习近平总书记发展中医药的新思想新论断新要求、全国两会精神、中纪委七次全会精神、国务院第五次廉政工作会议精神、《中医药法》、学哲学用哲学等专题。党组书记带头在《人民日报》发表《以高度文化自信推动中医药振兴发展》《心理健康助力全面小康》等署名文章。党组成员集体重温入党誓词，宣誓“不忘初心、牢记使命”的诺言和决心。班子成员分别在浙江、广东、北京、江西、黑龙江等地召开专题座谈会，向基层宣讲党的十九大精神，听取对党组贯彻落实党的十九大精神的意见建议。二是学习贯彻党的十九大精神。通过召开党组会、党组扩大会、党组理论学习中心组会、直属机关党员干部大会传达学习党的十九大精神，印发《关于认真学习宣传贯彻党的十九大精神的实施意见》。及时组织直属机关党员干部集中收听收看直播盛况，观看党的十九大精神系列辅导报告光盘，组织党员干部参加中央宣讲团、中央国家机关工委辅导报告会和专题座谈会，开展知识答题、学习体会征文、热议十九大感言等活动，引导广大党员干部学深悟透党的十九大精神。为国家中医药管理局全体公务员和直属单位党员及时发放《党的十九大报告》《党的十九大报告辅导读本》《党的十九大报告学习辅导百问》《习近平谈治国理政》（第二卷）等权威读本，全年购发各类学习资料2000余册。三是认真落实好国家中医药管理局直属机关干部脱产培训工作。组织27人参加2017年中央党校、行政学院、干部学院司局级干部进修班，组织12人参加2017年春秋季国家卫生计生委司处级干部进修班，有力提升党员干部的政治理论素养。四是多种方式组织深入学习。举办2期学习培训班，对国家中医药管理局直属机关处级以上领导干部及基层党支部书记进行集中培训。（刘　灿）

【2017年组织工作概况】　2017年，组织工作一是严格按规定程序完成党组织的换届选举。按照《党章》要求，指导国家中医药管理局规划财务司、政策法规与监督司、医政司，中国中医药出版社，局中医师资格认证中心等基层党组织做好换届选举工作。二是参加国家卫生计生委直属机关“两优一先”评选表彰。国家中医药管理局获评国家卫生计生委直属机关优秀共产党员58名、优秀党务工作者20名、先进基层党组织23个，进一步形成崇尚先进、学习先进、争当先进的浓厚氛围。三是继续加强党员管理和服务工作。认真做好64名党员的发展工作，全年接转党员组织关系385人次。对国家中医药管理局81名失联党员进行规范管理和组织处置。积极开展走访慰问困难党员和老党员工作，加大关心关爱和帮难解困力度。四是进一步规范党费收缴管理。按照中央组织部要求，再次印发通知，进一步明确收缴标准、程序和时限要求，深入推进党费收缴管理工作的规范化、制度化。五是严格党内政治生活。印发通知对国家中医药管理局直属机关民主生活会和组织生活会进行安排部署，成立局直属机关民主生活会督导组，对各部门各单位领导班子民主生活会进行全覆盖、全过程的指导和监督。六是健全社会组织党建工作。及时成立国家中医药管理局业务主管社会组织党委，将14家社会组织全部纳入管理，完成“两个覆盖”100%，得到中央国家机关工委检查组认可。七是认真做好党内统计及党员和党组织信息采集、校核、报送工作。截至2017年12月，共开展4次统计工作，国家中医药管理局直属机关党员共4190人，各级党组织共217个。八是认真做好党的十九大代表推荐提名工作，营造良好氛围。在党的十九大召开前夕，做好党的十九大代表候选人预备人选推荐提名和中央国家机关党代表会议代表推荐工作。（刘　灿）

【2017年群团工作概况】　2017年，群团工作一是认真贯彻落实《中共中央关于加强和改进党的群团工作的意见》。召开群团改革工作座谈会，进一步落实好党中央精神，全力支持群团组织按照各自章程自主开展活动，努力创建“五型机关”。二是做好统一战线人才统计工作。2017年统计统战人员共480余名，约1.6万余条信息。完成4名统战对象相关岗位的推荐、考察工作，召开国家中医药管理局全国人大代表、全国政协委员和民主人士、侨台代表迎新春座谈会。三是发挥工会凝心聚力作用。组织开展国家中医药管理局职工新年联欢会、义务植树、职工春季健步走等活动，做好对困难职工及残疾、重病子女职工家庭的帮扶慰问。组织推荐评选五一劳动奖章及奖状，模范职工之家及模范职工小家，先进工会组织、工会干部及工会积极分子等先进集体和个人。四是发挥团组织活力创新作用。积极组织开展志愿服务。召开国家中医药管理局直属机关优秀青年表彰会暨学习贯彻《中医药法》青年座谈会，表彰32名局直属机关优秀青年，参加国家卫生计生委直属机关团委“两优一红”评选表彰和中央国家机关团工委组织的全国“向上向善好青年”推选工作，完成“根在基层”青年调研实践活动陕西大荔、四川泸州2个中医药调研团出团工作。五是发挥妇工委协同推动作用。完成国家中医药管理局直属机关妇工委主任的调整。推荐上报全国最美家庭和全国巾帼建功标兵。开展好“恒爱行动——百万家庭亲情一线牵”公益活动等。

（刘　灿）

【2017年精神文明建设工作概况】　2017年，国家中医药管理局组织开展书法展、摄影展、“爱我中医药　喜迎十九大”文艺展演等活动。中国中医科学院西苑医院被评为卫生计生系统第五届全国文明单位，中国中医科学院广安门医院、望京医院为继续保留认定单位，进一步推

动国家中医药管理局精神文明建设。

（刘 灿）

【2017年党建与群团建设工作业务工作内容】 2017年，党建与群团建设工作业务工作方面一是继续推进“两学一做”学习教育常态化制度化。制订《关于推进局直属机关“两学一做”学习教育常态化制度化实施方案》，及时召开工作部署及推进会，为国家中医药管理局直属机关学习教育开展提供有力保障。举行“我为党旗添光增彩”先进事迹座谈会，发挥先进典型引领作用。印发《关于集中开展基层党组织“党课月”活动的通知》，重点就学习贯彻落实习近平总书记系列重要讲话精神特别是习近平总书记发展中医药的新思想新论断新要求讲党课、谈体会。二是通过督促检查进一步推动工作落实。迎接中央国家机关工委“两学一做”学习教育第11督导组对国家中医药管理局落实情况的督导检查，并得到充分肯定。成立2个“两学一做”学习教育常态化制度化督导组，检查督促国家中医药管理局各部门、直属各单位有关工作进展。每月按时上报“灯下黑”工作台账，从严从实解决“灯下黑”问题，确保工作落到实处。三是采取多种形式强化学习效果。直属机关各级党组织充分运用主题党日、“三会一课”等形式，广泛采取个人自学、集体讨论、联学联建、知识竞赛、微党课比赛等方式，实现学习教育常态化制度化。 （刘 灿）

十一、党风廉政建设与反腐倡廉工作

【国家中医药管理局直属机关纪检工作概况】 2017年，国家中医药管理局直属机关纪委在局党组和上级纪委的领导下，深入学习贯彻落实党的第十八届六中全会、第十九次代表大会和第十八届中央纪委七次全会、十九届中央纪委一次全会、国务院第五次廉政工作会议等重要精神，突出工作重点，认真落实“两个责任”，扎实开展党风廉政建设和反腐败工作，不断推进全面从严治党向纵深发展。

一、加强理论武装，进一步落实党风廉政建设责任制

国家中医药管理局组织召开2017年党风廉政建设和反腐败工作会议，国家卫生计生委副主任、国家中医药管理局党组书记、局长王国强传达习近平总书记系列重要讲话精神、十八届中央纪委七次全会精神及国家卫生计生委党风廉政建设和反腐败工作会议精神，部署局直属机关2017年党风廉政建设和反腐败工作；制定印发《关于学习贯彻十八届中央纪委七次全会精神的实施意见》，明确提出目标要求；组织各部门各单位开展学习新修改的《中国共产党巡视工作条例》和王岐山关于巡视工作的署名文章；组织学习十九大报告精神，要求全体党员认真收看十九大开幕式实况直播，各部门各单位采取多种形式开展学习讨论，营造学习十九大精神的浓郁氛围；向全体公务员及直属单位有关领导干部发放《党员必须牢记的100条党规党纪》《习近平知青岁月》《习近平讲故事》《习近平总书记在中国共产党第十九次全国代表大会上的报告（文字实录版）》及学习读本等学习材料，编发廉政教育材料《警钟长鸣》。

二、严格落实“两个责任”，扎实推进党风廉政建设和反腐败工作

国家中医药管理局对局属各部门各单位2016年度执行党风廉政建设责任制暨惩防体系建设情况进行检查考核，通报考核结果；制定印发《国家中医药管理局2017年党风廉政建设和反腐败分工意见表》，进一步明确职责，坚持把党风廉政建设和反腐败工作与业务工作紧密结合，按照“谁主管、谁负责”的原则，做到同部署、同落实、同检查、同考核；盯紧重要岗位、重大节点加大提醒教育和通报曝光力度；组织国家中医药管理局全体公务员和直属（直管）单位开展学习贯彻《关于新形势下党内政治生活的若干准则》和《中国共产党党内监督条例》知识答题活动，3268名党员参加；根据中央国家机关工委要求开展“以案释纪，严守纪律规矩”主题警示教育月活动，结合“两学一做”学习教育常态化制度化要求，组织直属机关60余名党员干部赴河北保定监狱、直隶总督署开展廉政警示教育活动；根据中纪委要求组织各直属单位开展违规公款购买消费高档白酒问题自查自纠工作，并对2个单位进行抽查，未发现违规情况；坚持对落实中央八项规定精神情况进行监督，按要求统计上报《落实中央八项规定精神月报表》、十八大以来有关违反中央八项规定精神问题线索处置情况反馈表、十九大期间直属机关发生违反中央八项规定精神问题及“四风”方面舆情情况；切实推进各直属单位“三重一大”事项集体讨论决定制度，督促各单位报送会议纪要等相关材料。

三、持续强化监督执纪问责，加大信访举报查办力度

制定印发国家中医药管理局《问题线索集中管理和集体排查办法（试行）》《信访举报工作办法（试行）》《党纪处分案件备案办法》，进一步规范工作程序；按要求向纪工委、纪检组报送《关于问题线索处置情况报告》《纪检监察机关接受信访举报统计表》《纪检监察机关处置反映问题线索情况统计表》。

2017年1月1日至12月31日，机关纪委共收到群众信访举报及上级转办信件114件（重复信件39件，非中医药系统问题7件），直接办理47件（其中重复信件18件），向有关部门和单位转办60件（其中重复信件21件）。其中初核1次，谈话函询23次，直接了结6件。对3名干部进行提醒谈话，对1人进行诫勉谈话。认真完成好国家中医药管理局直属单位处级以上干部因私出国、出境审批，共审批111人次，国家中医药管理局机关纪委配合人事教育司对提拔任用的局党组管理干部44人次的党风廉政建设情况提出意见。

四、强化政治巡视，大力推进局党组巡视工作

国家中医药管理局制定印发《国家中医药管理局党组贯彻〈中国共产党巡视工作条例〉的实施办法》，组织各级党组织学习贯彻落实；派人员参加中央巡视办巡视工作培训班；组织纪检干部参加国家卫生计生委党组巡视“回头看”培训班。

截至2016年底，党组巡视组完成对中国中医科学院的专项巡视，实现对国家中医药管理局直属9家单位党组织巡视全覆盖。督促中国中医科学院根据巡视组反馈意见制订整改方案及台账，积极组织推进落实，中国中医科学院党委按要求报送整改报告和党政主要负责人组织落实整改工作的履职情况报告。2017年对2家直属单位进行巡视“回头看”，针对回头看发现的整改不彻底不到位问题，9月29日国家中医药管理局党组召开落实巡视整改工作会议，王国强作《充分发挥巡视利剑作用　纵深推进全面从严治党》的专题讲话，对各部门各单位切实落实中央巡视、局党组巡视发现问题的整改工作提出进一步明确要求。

五、不断加强自身建设，打造忠诚干净担当的纪检干部队伍

国家中医药管理局党组制定印发《关于进一步加强局直属机关纪检组织建设的意见》，就各级党委（总支、支部）配备专兼职纪检干部提出明确要求，并督促落实；理顺国家中医药管理局纪检机构设置，成立局纪检监察室并配备专职干部；有计划地安排纪检干部参加延安干部学院加强党性修养专题培训班及纪工委、纪检组举办的综合监督单位纪检干部培训班，发放《纪检监督机关监督执纪“四种形态”统计指标体系解读》，不断提高专兼职纪检干部的素质和工作能力；坚持按季度召开纪委工作例会，传达学习中共中央、中央纪委、中央国家机关工委和纪工委等重要会议精神及领导讲话，专题传达学习马奔组长在纪检监察报上发表的署名文章及驻委纪检组调研情况报告，通报纪检监察干部违纪案件情况，沟通日常工作情况，交流经验，研讨问题，以会代训，不断强化自身建设。

（孙　瑛）

【2016年度党风廉政建设责任制暨惩治和预防腐败体系建设检查考核工作】 2016年11月29日至2017年1月31日，国家中医药管理局纪委组织对局机关各部门和直属各单位2016年度执行党风廉政建设责任制暨惩治和预防腐败体系建设（以下简称惩防体系建设）情况进行检查考核。

国家中医药管理局党组高度重视此次检查考核工作，制定印发检查考核通知，对检查考核的内容、对象、方式、时间等提出明确要求。各部门和直属单位按照要求开展全面自查，提交自查报告。国家中医药管理局副局长于文明、马建中、王志勇和闫树江牵头成立4个检查考核组，按照“谁分管、谁负责”的原则，分别听取分管各部门的情况汇报，并到各联系单位进行现场检查考核。检查考核组集中听取被检查考核单位的工作汇报，与领导班子成员、主要处室负责人及普通干部代表分别进行个别谈话，共谈话153人次，问卷调查252人，查阅相关制度规定、会议纪要和活动记录等资料，坚持全面检查与突出重点相结合、落实总体规划与检查年度工作相结合、组织检查考核与干部职工评议相结合、总结经验与加强指导相结合，以查班子、查制度、查落实为重点，进行认真全面的检查。于2017年3月2日印发检查考核情况的通报。（孙　瑛）

【国家中医药管理局党组巡视组2017年巡视“回头看”情况】 根据国家中医药管理局党组统一部署，2017年6月20日至8月10日，局党组巡视组对国家中医药管理局传统医药国际交流中心、中国中医药科技开发交流中心开展巡视“回头看”。巡视组认真贯彻落实中央巡视工作精神和国家中医药管理局党组要求，重点巡视党组织和党员领导干部尊崇党章、党的领导、党的建设和党的路线方针政策落实情况，履行全面从严治党责任、执行党的纪律、落实中央八项规定精神、党风廉政建设和反腐败工作及选人用人情况，扎实有序开展监督检查，广泛开展个别谈话，受理群众举报，调阅有关资料，深入了解情况，完成巡视任务，发现被巡视单位在落实党风廉政建设责任制、落实中央八项规定精神等方面存在的问题。国家中医药管理局巡视工作领导小组和局党组先后听取巡视情况专题汇报，对巡视整改工作提出明确要求。

国家中医药管理局领导在反馈会议上强调，被巡视单位要深入学习贯彻习近平总书记系列重要讲话精神，增强“四个意识”，落实管党治党责任。要高度重视巡视反馈意见，条条要整改、件件有着落。要切实履行巡视整改主体责任，确保整改取得扎实成效，严格按照整改意见要求的时间节点，及时上报整改方案、整改报告和整改信息，并将整改结果向本单位干部职工公开，自觉接受党内和群众的监督。要把抓好巡视整改同本单位业务工作紧密联系起来，真正把中央及局党组重大决策部署落细落实落地，采取有力措施进一步深化改革，加强管理、推动发展、突出以人民为中心，突出精准发力、突出督查落实，以整改促改革、以改革促发展，以整改的实际成效迎接党的十九大胜利召开。

被巡视单位党组织主要负责人、行政主要负责人发言，表示巡视组严肃中肯、实事求是地指出本单位在党风廉政建设方面存在的突出问题，要高度重视、诚恳接受、深刻反思。当前和今后一个时期，要认真学习习近平总书记重要讲话精神，切实增强政治意识、大局意识、核心意识、看齐意识，把巡视整改作为重要政治任务抓紧抓好，对发现的问题逐一整改，确保严格整改，绝不能敷衍塞责，坚持举一反三，以巡视整改的实效向国家中医药管理局党组和本单位干部职工交上一份满意的答卷。局巡视办负责人员、巡视组成员出席反馈会议；被巡视单位全体职工参加会议。

2017年9月20~21日，国家中医药管理局党组巡视组分别向国家中医药管理局传统医药国际交流中心、中国中医药科技开发交流中心反馈了2017年巡视“回头看”情况。国家中医药管理局副局长于文明，国家中医药管理局党组成员、副局长王志勇分别出席分管单位的反馈会议，就巡视整改工作提出要求；巡视组组长向被巡视单位主要负责人和领导班子进行反馈，被巡视单位党组织主要负责人做表态发言。（孙 瑛）

【2017年党风廉政建设和反腐败工作会议】 2017年3月2日，国家中医药管理局召开2017年党风廉政建设和反腐败工作会议。国家卫生计生委副主任、国家中医药管理局党组书记、局长王国强主持会议，副局长于文明，局党组成员、副局长马建中、王志勇，中纪委驻国家卫生计生委纪检组正局级纪检员李林康出席会议。国家中医药管理局机关全体公务员、局直属（直管）单位党政主要负责人及纪检工作负责人、局机关服务中心处级以上干部140余人参加会议。

会议传达习近平总书记在十八届中央纪委七次全会上的重要讲话精神和会议精神；通报国家中医药管理局党组关于2016年度执行党风廉政建设责任制暨惩治和预防腐败体系建设检查考核情况；通报国家卫生计生委、国家中医药管理局纪检监察机构2016年纪律审查情况；中国中医科学院及广安门医院2家单位做交流发言。

王国强指出，做好2017年党风廉政建设和反腐败工作，一是大力加强思想政治建设，结合常态化推进“两学一做”学习教育，强化制度执行，坚持常态化、重创新、求实效，继续深入学习党章党规党纪。二是树立正确用人导向，加强干部队伍建设，坚持党管干部、组织选人原则，坚决防止干部带病提拔，推动干部能上能下。三是深入推进正风肃纪，始终保持惩治腐败高压态势，坚决落实中央八项规定精神，运用好监督执纪“四种形态”，加大案件查办力度。四是加强和规范党内政治生活，切实强化党内监督。五是加强纪检组织建设，打造忠诚干净担当的纪检队伍。

王国强对2017年国家中医药管理局直属机关党风廉政建设和反腐败工作提出3点意见。一要认真学习贯彻习近平总书记系列重要讲话精神和十八届中央纪委七次全会精神。准确把握当前全面从严治党的形势，切实增强把党风廉政建设和反腐败斗争引向深入的责任感使命感。二要以解决突出问题为突破口和主抓手，坚定不移推进直属机关党风廉政建设和反腐败工作。必须深入开展“两学一做”学习教育，扎实推进机关思想建设，狠抓两个责任落实，扎实推进党风廉政建设。必须贯彻执行中央八项规定精神，坚持不懈改进作风，开展中医药服务百姓健康推进行动，制订年度调研计划，建立局领导联系群众制度，畅通群众诉求渠道。必须聚焦坚持党的领导，深化政治巡视，坚决做到真改、实改、限期改，在规定时限内保质保量完成各项整改任务。三要加强组织领导。认真落实领导责任，着力解决业务工作和党风廉政建设“两张皮”问题。加强监督执纪，坚决遏制腐败蔓延。用好问责利器，敢于坚持原则，推动失责必问、问责必严常态化。要围绕中心、服务大局，要牢固树立“四个意识”，提高政治站位和政治觉悟。（孙 瑛）

【抓好巡视整改落实、推动全面从严治党工作会议】 2017年9月29日，国家中医药管理局党组召开抓好巡视整改落实、推动全面从严治党工作会议。会议旨在深入学习贯彻习近平总书记关于巡视工作的重要讲话，认真学习新修改的《中国共产党巡视工作条例》，把巡视工作紧紧抓在手上，推动全面从严治党向纵深发展，为推动中医药振兴发展提供坚强政治保证。国家卫生计生委副主任，国家中医药管理局党组书记、局长王国强出席会议。

王国强指出，党的十八大以来，国家中医药管理局党组坚决贯彻落实中央巡视工作方针，提高政治站位，强化组织领导，配合中央巡视，实现巡视全覆盖，推进标本兼治，工作成效明显。但仍然存在党的领导弱化、党的建设缺失、落实全面从严治党不力、执行中央八项规定精神不严、“两个责任”落实不到位等突出问题。党的十八大以来，以习近平为核心的党中央高度重视巡视工作，中央政治局和中央政治局常委会共召开23次会议研究巡视工作，习近平总书记每次都发表重要讲话。王国强表示，习近平总书记关于巡视工作的重要论述明确巡视工作定位、确立巡视工作方针、创新巡视方式方法、强化巡视成果运用、固化巡视制度成果，为管党治党提供强大思想武器和行动指南。王国强强调，充分发挥巡视利剑作用，纵深推进全面从严治党。第一，切实把思想和行动统一到党中央的决策部署上来。坚持问题导向，保持战略定力，把全面从严治党的思路举措搞得更加科学、更加严密、更加有效。第二，坚决维护党中央权威和集中统一领导。旗帜鲜明讲政治，树牢“四个意识”，坚决维护习近平总书记的核心地位，推动习近平总书记发展中医药的新思想新论断新要求落地生根。第三，进一步严肃党内政治生活。把严肃党内政治生活摆在首要位置，着力增强党内政治生活的政治性、时代性、原则性、战斗性，时刻把政治纪律和政治规矩挺在前面。第四，持续落实中央八项规定精神。把落实中央八项规定精神作为全面从严治党的重要内容，把住重要节点，拧紧纪律发条，推动中央八项规定精神内化于心、外化于行。第五，推动巡视工作在坚持中深化、在深化中坚持。抓好新修改的巡视工作条例的学习，组织巡视整改“回头看”，创新巡视工作方法，推动巡视工作向纵深发展。

国家中医药管理局党组成员、副局长、直属机关党委书记闫树江主持会议并宣读中共中央政治局常委、中央纪委书记王岐山在《人民日报》发表的题为《巡视是党内监督战略性制度安排 彰显中国特色社会主义民主监督优势》的署名文章。国家中医药管理局党组成员、副局长马建中、王志勇，副局长于文明出席会议。国家中医药管理局机关全体公务员及直属单位有关领导、纪检干部130余人参加大会。局直属机关4个部门和单位的负责人做会议交流发言，介绍对新修改条例的学习情况，对中央巡视、国家中医药管理局党组巡视发现问题的整改情况，以及下一步切实落实巡视整改工作的思路及计划。各直属单位高度重视、认真学习、统一思想认识，采取相应措施改进工作，运用巡视整改成果，推进改革发展。

（孙 瑛）

【学习贯彻十九大精神宣讲交流活动】 2017年12月6日，国家中医药管理局机关纪委组织国家中医药管理局直属各部门各单位专兼职纪检干部56人参加驻委纪检组举办的综合监督单位纪检干部学习贯彻党的十九大精神宣讲交流活动，机关纪委书记朱桂汇报国家中医药管理局开展学习贯彻情况。参会人员分2组围绕“不忘初心跟党走，牢记使命履好职”主题，结合自身工作进行讨论学习。马奔组长莅临现场指导，在听取部分人员发言后结合十九大报告中坚持中西医并重，传承发展中医药事业谈了学习体会，以治未病的生动实例进行剖析，指出纪检监察干部要注重加强日常监督管理，在工作中要敢于负责，敢于担当，敢于监督，抓早抓小抓苗头，抓实抓深抓细节。中医药系统知识分子聚集，要避免重保护轻监督的倾向，发现问题要勇于指出，阻止小错向大祸、违纪向违法问题的演变。作为纪检监察干部，要牢固树立“四个意识”，与以习近平为核心的党中央保持思想和行动上高度一致，维护中央权威和集中统一领导。提高政治站位和政治觉悟，当好护林员、督导员、宣传员。通过畅谈讨论大家普遍认为此次纪检干部学习贯彻党的十九大精神宣讲交流活动，安排紧凑，深受教育和启发。中央宣讲团成员、中央直属机关工委常务副书记、中央办公厅副主任孟祥锋围绕十九大主要精神，从习近平新时代中国特色社会主义思想等8个方面，对党的十九大精神进行专题辅导，宣讲透彻深入，解读鲜活生动。马奔组长的讲话为各级纪检监察机关抓好重点工作提出明确要求，对全体纪检干部深入学习领会党的十九大精神、坚决维护以习近平总书记为核心的党中央权威、做好监督执纪问责各项工作具有重大的指导意义。

（孙 瑛）

【廉政教育活动】 2017年6月8日，国家中医药管理局直属机关纪委举办直属机关党员干部廉政教育活动。国家中医药管理局党组成员、副局长、直属机关党委书记闫树江带领局机关及直属单位党员干部参观河北省保定市反腐倡廉警示教育基地和直隶总督署，接受廉政警示教育，了解廉政故事。

国家中医药管理局直属机关纪委书记朱桂表示，这次廉政教育活动是局党组在中央国家机关工委开展“警示教育月”活动安排下，决定开展的一次廉政学习教育活动，要求党员领导干部严格自律，慎独慎言慎行，保持一颗清正廉洁之心，处处按照党员干部的标准严格要求自己，做一名合格的党员，做一名合格的领导干部。

参观廉政教育基地，进一步压实机关各部门、直属直管各单位全面从严治党责任，推动警示教育科学化、规范化、常态化，让党员干部受警醒、受教育，切实解决“灯下黑”问题，推动全面从严治党各项任务要求在中央国家机关落地生根。国家中医药管理局直属机关部门、直属（直管）单位60余名党员干部参加活动。

（孙 瑛）

十二、综合性工作及其他

【2017年承办十二届全国人大代表建议、全国政协委员提案工作】 国家中医药管理局认真贯彻落实李克强总理在国务院常务会议上关于做好人大代表建议和政协委员提案办理工作做出的重要指示精神，按照全国人大常委会办公厅、政协全国委员会办公厅要求，明确责任、规范程序、狠抓落实，完成十二届全国人大代表、政协委员建议提案答复工作。

一、5年来“两会”建议提案办理基本情况

从办理数量看，5年来，共承办全国人大代表建议347件、全国政协委员提案436件。其中，2013年承办109件（代表建议43件、委员提案66件）；2014年承办114件（代表建议65件、委员提案49件）；2015年承办146件（代表建议73件、政协委员提案73件）；2016年承办218件（代表建议84件、政协委员提案134件）；2017年承办195件（代表建议82件、政协委员提案114件）。从建议提案的内容看，本届会议代表委员们持续关注较为集中的中医药方面内容依次为医疗服务体系、民族医药、健康产业、文化建设、人才培养、法规标准、中药产业等。从完成情况看，在各承办部门的通力配合下，历年均在规定时限内全部完成办理任务。

二、5年来“两会”建议提案办理工作回顾

5年来，国家中医药管理局贯彻落实全国人大办公厅、全国政协办公厅及国务院办公厅有关“两会”建议提案办理的部署要求，严格工作程序和时间要求，突出重点，加强部门协调，加强与代表委员沟通，完成“两会”建议提案办理工作。

从讲政治高度上重视办理工作。一是国家中医药管理局党组高度重视做好“两会”相关工作，定期听取工作汇报，各分管局领导在审签复文过程中，严格把关，发现问题退回重新办理。二是各承办部门领导认真履行主体责任，指派专人负责，规范程序，狠抓落实。三是具体承办人员能够以高度的责任心和使命感对待办理工作，正确处理业务工作与办理工作的关系，认真办理复文。

在办理工作环节上做到精心部署。一是在每年"两会"召开前夕，国家中医药管理局办公室向局机关各部门征求"两会"建议提案参考选题，为相关代表委员提供参考。二是每年定期召开专题局长办公会议。根据承办部门职能提出初步任务分工并征求各部门意见，及时召开相关部门协商会，协调办理。三是国家中医药管理局办公室每年印发《国家中医药管理局办公室"两会"建议提案办理工作实施方案》，对办理责任、流程、质量、时限、格式等方面提出具体要求，建立健全办理工作责任制，实行主管领导和具体承办人员分级负责制，严格办理程序，提高办理质量。建立工作台账与督办机制，利用催办单、司秘例会等多种途径方式进行督办，确保办理进度。

在加强沟通联系上推动办理进度。各承办部门采取当面沟通、电话沟通或信函等形式，主动与代表委员沟通联系，主动听取代表委员的意见建议，通过沟通互动，力求使代表委员们满意。近年来，未收到代表委员们对复文不满意的反馈意见。从2017年起，办公室明确要求各承办部门将与代表委员沟通结果在发文稿纸注明，起到进一步督促作用。

在公开办理结果上回应社会关切。各承办部门严格履行公开程序，认真审核，保密办加强协助把关。在信息办的配合下，每年将完成办理、符合公开条件的主办复文在局政府网站"建议提案办理公开"栏目予以公开。2015年共计公开建议复文39件、提案复文16件；2016年共计公开建议复文14件、提案复文15件；2017年公开建议复文31件、提案复文41件。每年通过《中国中医药报》将上一年度"两会"建议提案办理情况向社会公开。

突出重点办理好重点建议提案。5年来，国家中医药管理局先后承担2014年"关于将甘肃列为国家中医药产业发展综合试验区的建议"，2015年《关于县级公立医院综合改革推进中存在的问题和相关建议》《关于大力发展康养产业的提案》，2016年《关于支持宁夏枸杞产业绿色发展的建议》等部分重点建议提案的主办或协办工作。国家中医药管理局相关承办部门高度重视。积极参加全国人大、全国政协组织的重点建议提案协商会，并派主要负责人员参加重点建议提案调研活动，直接听取代表委员意见建议，为做好重点建议提案的办理工作提供重要依据，使办理更有针对性。

把办理工作与业务工作有机结合起来。各部门始终把代表建议作为改进和加强工作的动力，注重办理建议提案与解决问题、推进业务工作有机结合，积极采纳吸收合理的建议和意见，切实推动中医药事业发展。（张东亮）

【国家中医药管理局2017年度政府信息公开工作报告】 根据《中华人民共和国政府信息公开条例》有关规定，向社会公布国家中医药管理局2017年度信息公开工作报告。报告内容由概述、政府信息主动公开情况、依申请公开信息情况、信息公开收费及减免情况、因信息公开申请行政复议和行政诉讼情况5个部分组成。本年度报告数据统计期限自2017年1月1日起至2017年12月31日止。

一、概述

2017年，国家中医药管理局认真贯彻落实党的十九大精神，落实《政府工作报告》和党中央、国务院重大决策部署，高度重视政府信息公开工作，坚持以公开为常态、不公开为例外的原则，健全相关工作制度。截至2017年底，国家中医药管理局政府信息公开工作运转正常，政府信息咨询、申请及答复工作开展顺利。

加强组织领导，明确责任分工。根据工作实际，及时调整完善国家中医药管理局政务公开工作组织机构，研究解决政府信息公开工作中的重大突出问题，进一步推动中医药政府信息公开工作。完善政府信息公开工作领导小组－办公室－各部门三级工作体系，明确责任分工。

完善制度建设，规范工作流程。认真贯彻执行《中华人民共和国政府信息公开条例》《关于全面推进政务公开工作的意见》《2017年政务公开工作要点》等有关文件要求，结合工作实际，印发《国家中医药管理局2017年政务公开工作要点》（国中医药办秘发〔2017〕16号），遵循为民服务、依法依规、公开透明、同步部署、善用媒体的工作原则，主动公开年度部门预算、决算，及时向社会公开中医和民族医医师资格认定、中医执业范围、中医药治未病、寻医问药等社会所关注、关系群众切身利益的重要事项，保障人民群众的知情权、参与权和监督权。

二、政府信息主动公开情况

（一）公开的主要内容

2017年1月1日至12月31日，国家中医药管理局累计主动公开政府信息587条，其中局机关各部门发文件102条，主要公开国家中医药管理局中医药政策法规文件、新闻宣传、信息化建设、医政管理、科研管理、教育管理、国际交流等。

（二）公开平台建设情况

政府网站。一是开展政府网站升级改版工作。政府信息公开栏目不断深化，信息更新发布机制得到有效强化，政府重要工作和重大决策更加公开透明。改版后网站设立信息公开、政策文件、办事服务、互动交流、专题专栏5个主要板块，下设两会提案办理、人事任免、政府采购公开、医疗机构查询等专题栏目，并在网站首页公布公共邮箱、局机关各部门联系电话，主动接受社会监督。二是推出热点专题4个，分别为：2017年全国两会、2017年全国中医药工作会、国医大师全国名中医评选表彰、学习贯彻十九大精神专题。发布报纸、杂志、互联网虚假违法中医医疗广告监测情况。三是推进建议提案答复件公开。根据《国务院办公厅关于做好全国人大代表建议和全国政协委员提案办理结果公开工作的通知》（国办发〔2014〕46号）要求，对38件复文进行公开。

信息发布和政策解读。一是围绕重要会议，做好第四届全国少数民族医药工作会议、金砖国家卫生部长会暨传统医药高级别会议、“一带一路”国际合作高峰论坛、全国中医药工作会议等的宣传。二是围绕《中医药法》实施，做好《中华人民共和国中医药法释义》及配套制度《中医诊所备案管理暂行办法》《中医医术确有专长人员医师资格考核注册管理暂行办法》的宣传与解读。三是做好信息发布，组织3场新闻发布会，国家中医药管理局领导发表署名文章、接受媒体专访及网络在线访谈等共34件，人教、科技、国合等司领导接受采访17件，接待媒体采访600余人次，媒体报道有关中医药信息44万余篇。

出版年鉴。编印《中国中医药年鉴（2016卷）》，加大中医药宣传的深度和广度，使更多人通过年鉴认识中医药政务工作。

“中国中医”微信。从2017年1月1日到2017年12月31日，中国中医共发送261期微信，共1030条图文。粉丝数为24.4万人，总阅读量次数为7351253次，总阅读人数为4892286人次，单条最高阅读量为217893次。

三、依申请公开信息情况

2017年1月1日至12月31日，国家中医药管理局共受理政务信息依申请公开17件，主要为信息查询和业务咨询，已全部按时答复。

四、信息公开收费及减免情况

2017年，国家中医药管理局主动公开、依申请公开政府信息均未收取任何检索、复制、邮寄等费用。

五、行政复议和行政诉讼情况

2017年，国家中医药管理局未出现因政府信息公开而引起申请行政复议和提起行政诉讼的情况。

（邢　超、孟　娟）

【国家中医药管理局2017年安全保卫工作】　2017年，通过不定期检查督促整改，国家中医药管理局机关及直属各单位及时升级维护消防设备、更新老化线路电器、清理消防通道、封停违规人居场所、拆除不合格彩钢板、加强巡查自查力度，整改效果非常明显，1年来未发生重大安全事故，未发现涉恐涉暴人员，安全形势良好。

开展消防安全宣传教育，做好消防演练。为进一步强化国家中医药管理局机关工作人员消防安全教育，提高火灾防控应变处理和自我防护能力，国家中医药管理局办公室会同机关服务中心于2017年10月组织开展局机关消防安全演练活动。按照应急预案安排，及时通知各部门工作人员，组织人群通过消防楼梯通道做到有序疏散，并现场对消防器材功能操作做讲解和使用。通过此次消防演练活动，使现场人员消防安全意识得到进一步强化，火灾应急处理能力得到有效提升。

重要节假日值班值守工作。国家中医药管理局协调局各直属单位完成元旦、春节、“两会”、清明节、劳动节、端午节、国庆节、十九大等重要节日、重大活动期间的值班值守工作，严格落实零报告制度。

组织开展重要节日、重要活动期间安全隐患排查整改工作。为贯彻落实中央领导关于安全生产的重要指示批示精神，全面深化落实平安建设目标要求，国家中医药管理局办公室先后于春节、国庆节、元旦前开展安全生产隐患排查清理整治工作，并建立安全隐患台账，及时督促各单位各部门做好各类隐患自查和整改，确保2017年局机关及直属各单位安全生产零事故。

（张东亮）

【国家中医药管理局2017年保密工作】　2017年，国家中医药管理局保密委员会以贯彻落实中共中央决策部署为主线，以健全工作机制、强化组织领导，加强教育、强化保密意识，健全制度、强化规范管理，完善设施、强化技术保障等为重点，扎实推进各项工作，取得一定成效。

贯彻落实中共中央决策部署。一是国家中医药管理局党组高度重视保密工作。召开局党组会、保密委员会全体会议，组织专题学习，听取工作汇报，制订工作方案，切实加强和改进局保密工作。二是召开局保密委员会全体会议。回顾总结2016年局保密委员会工作，安排部署2017年局保密重点工作任务。三是制订贯彻落实中共中央决策部署工作方案，明确指导思想、目标任务、基本原则、组织领导、工作步骤等。四是制定2017年度局保密委员会保密工作要点，层层签订部门、单位领导保密工作责任制，落实工作职责。

突出重点，持续推进保密工作。一是抓源头，推进定密管理。举办定密管理培训班，强化授权范围、定密权限和定密程序。在电子政务网规划建设中，注重落实定密权限和定密程序。二是强化网络保密管理。加强对非涉密网络涉密管理，严格控制互联网接入口数量和接入终端数量。落实各项技术防护措施，着力健全网络保密管理体系。三是严格涉密人员管理。完成涉密岗位和涉密人员的确定和审查，强化对核心涉密人员和保密要害部门人员的分类管理，增强保密意识，提高保密技能。紧盯“关键少数”，以领导干部保密工作责任制贯彻落实为抓手，切实提升各级领导干部自身保密能力和保密管理能力。四是扎实开展保密宣传教育活动，及时组织传达学习有关文件，组织观看警示教育片，安排相关人员参加保密轮训。五是组织开展保密工作常规检查和专项检查。通过检查，认真总结在党管保密、提高保密管理能力、提升保密科技水平等方面取得的成效，客观分析当前存在的主要问题，落实整改措施。为迎接国庆和党的十九大召开营造良好的安全保密环境，国家中医药管理局组织开展对国家中医药管理局机关、直属各单位信访、安全、保密专项检查。

（张东亮）

【国家中医药管理局 2017 年信访工作】 2017 年，国家中医药管理局信访总量 1842 件。其中群众来信数量 750 件，来访数量 95 人次，局长信箱来信数量 997 件。

落实信访工作责任制。为进一步落实信访工作责任制，从源头上预防和减少信访问题发生，推动问题及时就地解决，维护群众合法权益，促进社会和谐稳定，根据《中国共产党问责条例》、中共中央办公厅、国务院办公厅印发的《信访工作责任制实施办法》（厅字〔2016〕32 号）及有关法律法规，结合国家中医药管理局信访工作实际，制定出台《国家中医药管理局信访工作责任制实施细则》，并开展局直属各单位信访工作责任制落实情况检查工作。

开展信访法治化建设。为贯彻落实以习近平总书记为核心的党中央对信访工作制度改革和信访法治化建设做出一系列决策部署，2017 年，国家中医药管理局组织开展信访受理办理落实情况自查、信访基础性业务规范法自查，信访法治化建设意见、习近平总书记关于信访工作的重要指示、第八次全国信访工作会议精神的传达学习和贯彻落实，进一步增强国家中医药管理局信访规范化、法治化建设。

做好典型问题网站公开回复。为进一步提高政策咨询、意见反馈等信访事项受理办理工作效率，国家中医药管理局办公室不定期就典型问题征求各部门办理意见，并在局政府网站局长信箱公开回复栏目公开，进一步拓宽国家中医药管理局机关与群众交流互动渠道。 （张东亮）

【国家中医药管理局 2017 年档案工作】 加强国家中医药管理局机关归档管理。2017 年，国家中医药管理局通过印发《关于做好归档工作的通知》明确工作职责、分发各部门未归档文件目录、归档文件统计情况表等，对各部门归档情况进行督促提醒，并在司秘例会上作情况通报，完成 2016 年国家中医药管理局机关归档工作。

筹备开展档案移交工作。根据国家档案局中央档案馆《关于印发中央和国家机关向中央档案馆移交档案时间安排（2011～2020 年）的通知》（档函〔2011〕131 号）要求，国家中医药管理局办公室对近年来局机关档案工作主要情况和存在的问题进行梳理汇总，制订局机关 1986～2006 年档案移交暨加强档案管理工作方案，为 2018 年档案移交工作做好准备工作。着手开展《局机关文件材料归档范围和文书档案保管期限的规定》《局机关归档文件整理规则》修订、档案管理系统升级改造、局直属机关档案业务指导和培训等工作。 （张东亮）

【国家中医药管理局 2017 年人防工作】 2017 年，国家中医药管理局认真贯彻落实《中华人民共和国人民防空法》和国务院、中央军委《关于进一步推进人民防空事业发展的若干意见》，以及中央国家机关人防办有关工作部署和要求，积极做好局直属（管）单位人防工程建设、日常监督检查及组织管理工作。2017 年国家中医药管理局与各直属（管）单位签订人防工作责任书；按照中央国家机关人防办要求，进一步推动局系统地下空间综合整治工作和重要目标防护试点工作；加大专项检查、日常巡查力度，针对春节、全国“两会”期间等重要节日、重大活动，与有关部门开展地下空间专项检查，确保活动期间安全无事故；2017 年较好完成年度目标管理和责任制评议考核等工作，并在年度目标管理和责任制评议考核活动中评为达标单位。 （李天伟）

中药篇（选编）

【《2020 年版中国药典编制大纲》审议通过】 2017 年 8 月 29 日，第十一届药典委员会成立大会暨第一次全体会议在北京召开，新一届药典委员会全体委员审议通过了《2020 年版中国药典编制大纲》（以下简称《编制大纲》），为全面启动 2020 年版《中国药典》编制工作。《编制大纲》明确了 2020 年版《中国药典》的指导思想、总体目标、基本原则、主要任务及各部工作要点。

2020 年版《中国药典》编制工作总体目标是：经过 5 年努力，使《中国药典》标准制定更加严谨，品种更加合理，与国际标准更加协调，标准形成机制更加科学。努力实现中药标准继续主导国际标准制定，化学药、药用辅料标准基本达到或接近国际标准水平，生物制品标准紧跟科技发展前沿，与国际先进水平基本保持一致。《编制大纲》明确了 2020 年版《中国药典》编制的 8 项具体任务：一是适度增加品种的收载，进一步满足临床需要。在考虑国家药品标准整体状况基础上，确定 2020 年版《中国药典》收载品种数预计 6400 个左右。其中，增订品种 800 个，占品种总数的 12.5%；修订品种 1400 个，占 21.9%。二是结合国家药品标准清理，逐步完善药品标准淘汰机制。三是提出健全《中国药典》标准体系，强化药品质量全程管理的理念。四是强化《中国药典》的规范性，进一步促进药典各部之间的统一协调。五是完善通用性技术要求，全面展现药品质量控制水平。六是推进纸质标准与实物标准的协调统一。七是加强药品标准的国际交流与合作，促进药典标准的国际协调。八是加强药典标准信息化建设，不断丰富标准服务形式。 （安慧娟）

【国家食品药品监督管理总局发布中成药命名规范】 2017 年 11 月 28 日，国家食品药品监督管理总局发布《关于发布中成药通用名称命名技术指导原则的通告》（2017 年第 188 号），同时下发《关于规范已上市中成药通用名称命名的通知》（食药监药化管〔2017〕105 号）。两个文件既体现对中成药命名所具有的传统文化特色的尊重，又使中成药的命名科学规范，明确提出中成药命名要坚持科学简明、避免重名，规范命名、避免夸大疗效，体现传统文化特色的原则。

对于已上市中成药，国家食品药品监管总局明确了必须更名的 3 种情形，即：明显夸大疗效，误导医生和患者的；名称不正确、不科学，有低俗用语和迷信色彩的；处方相同而药品名称不同，药品名称相同或相似而处方不同的。对于药品名称有地名、人名、姓氏，药品名称中有“宝”“精”“灵”等，但品种有一定的使用历史，已经形成品牌，公众普遍接受的，可不更名。来源于古代经典名方的各种中成药制剂也不予更名。

国家药典委员会将组织专家提出需更名的已上市中成药名单。新的通用名称批准后，给予 2 年过渡期，过渡期内采取新名称后括注老名称的方式，让患者和医生逐步适应。

对于说明书、标签的使用，《关于规范已上市中成药通用名称命名的通知》中也做出明确、合理的规定，即：批准更名之日起 30 日内，生产企业应向所在地省级食品药品监管部门备案更名后新的说明书、标签。自备案之日起生产的药品，不得继续使用原说明书、标签。备案前生产的药品，有效期在 2 年过渡期内的，该药品可以继续使用原说明书、标签至有效期结束；有效期超过 2 年过渡期的，该药品可以继续使用原说明书、标签至过渡期结束。 （胡 楠）

【《中药资源评估技术指导原则》发布】 2017 年 12 月 25 日，国家食品药品监督管理总局发布《关于发布中药资源评估技术指导原则的通告》（2017 年第 218 号），对中药资源评估的相关问题进行说明指导。《中药资源评估技术指导原则》确立资源保护与产业发展相结合、药材资源的供给与消耗平衡、动态评估 3 个中药资源评估基本原则。该指导原则指出，使用药材资源的药品生产企业应提供资料证明预计药材年消耗量与可获得药材资源量之间平衡。原则上每 5 年对中药资源重新评估一次。对于复方中成药，其处方中所含的每一药味均应当单独进行资源评估。 （黄 蓓、徐 婧）

【《中成药规格表述技术指导原则》发布】 2017 年 12 月 25 日，国家食品药品监督管理总局发布《关于发布中成药规格表述技术指导原则的通告》（2017 年第 219 号），对中成药规格表述相关问题进行说明指导。《中成药规格表述技术指导原则》要求中成药规格表述应与处方药味相对应、与用法用量和装量规格相协调，且用语规范。按照指导原则要求，市场上约有 90% 中成药的说明书需要修改。该指导原则指出，处方药味为饮片的制剂，其药品规格标示内容一般应包含单位制剂相当于饮片的重量；处方药味为有效成分等的制剂，其药品规格可直接以单位制剂中所含有效成分等的标示量标示。指导原则还对表述用语进行了规范，要求中药规格中的克、毫升等剂量单位分别用英文 g、mL 等表示，其他丸、袋、粒等剂量单位均用中文表示。OTC 中药规格中的克、毫升等也均用中文表示。 （黄 蓓、徐 婧）

【国家食品药品监督管理总局发布 5 个中药新药临床研究技术指导原则】 2017 年 12 月 27 日，国家食品药品监督管理总局印发《关于发布中药新药用于肠易激综合征临床研究技术指导原则等 5 个临床研究技术指导原则的通告》（2017 年第 217 号），发布《中药新药用于肠易激综合征临床研究技术指导原则》《中药新药用于功能性消化不良临床研究技术指导原则》《中药新药用于咳嗽变异性哮喘临床研究技术指导原则》《中药新药用于类风湿关节炎临床研究技术指导原则》《中药新药用于慢性心力衰竭临床研究技术指导原则》，旨在鼓励和引导中药新药的研发创新，加快完善符合中医药特点的审评技术标准体系。这5个指导原则分别介绍中药新药用于该项疾病的临床试验要点，具体包括临床定位、中西医诊断标准、受试者选择、退出或中止标准、疗程与观测时点设计、有效性评价、安全性评价、合并用药等内容。（秉　征）

【首个中药材术语标准发布】　2017年7月21日，《IOS18662－1：2017中医药－术语－第一部分中药材术语》国际标准正式出版发布，这是国际标准化组织中医药标准化技术委员会出版的首个术语标准，为国际范围内规范和统一中药名词术语提供了重要依据。项目团队充分考虑到不同国家和地区对中药材名称的习惯用法及科研、教育、贸易等不同领域的需求，在标准文本中除了应用英文之外还有拼音、繁简汉字、拉丁文名字等，极大地扩展了标准的适用性。截至2017年7月，国际标准化组织中医药标准化技术委员会已发布中医药国际标准21项，其中有18项提案来自中国。（仇　逸）

【5个中成药纳入药品目录乙类范围】　2017年7月13日，人社部印发《关于将36种药品纳入国家基本医疗保险、工伤保险和生育保险药品目录乙类范围的通知》（人社部发〔2017〕54号），将36种谈判药品纳入《国家基本医疗保险、工伤保险和生育保险药品目录（2017年版）》乙类范围，并同步确定这些药品的医保支付标准。本次纳入药品目录的36个药品中包括31个西药和5个中成药。5个中成药分别为心脑血管用药银杏二萜内酯葡胺注射液和银杏内酯注射液，肿瘤药复方黄黛片、注射用黄芪多糖和参一胶囊。人社部规定，纳入《国家基本医疗保险、工伤保险和生育保险药品目录（2017年版）》乙类范围的36种药品，各省（区、市）社会保险主管部门不得将有关药品调出目录，也不得调整限定支付范围。（刘　魋）

【国家中药材产业技术体系“十三五”启动会】　2017年8月28日，国家中药材产业技术体系“十三五”启动会在北京召开。农业部、国家中医药管理局有关领导参加会议。会议贯彻农业部现代农业产业技术体系“十三五”启动大会暨首席科学家工作会议精神，进一步明确中药材产业技术体系重点任务，提出要充分把握国家农业科技发展的战略部署，围绕中药材产业发展实际需求，强化技术集成与产业化示范，提高科技创新度和产业贡献度。会议确立了国家中药材产业技术体系“十三五”工作目标，以“有序、有效、安全”为指针，明确了中药材产业技术体系的重点任务，其中包括体系重点任务2项，功能研究室重点任务6项。体系重点任务分别为“全国中药材生产区划及布局”和“中药材绿色安全生产及加工技术研究及示范”。（胡　楠）

【2017年国际（亳州）中医药博览会暨第33届全国（亳州）中药材交易会开幕式】　由安徽省人民政府、中国国际贸易促进委员会、中国中药协会主办的2017年国际（亳州）中医药博览会暨第33届全国（亳州）中药材交易会在安徽亳州举行。9月9日举行华佗诞辰1890周年祭祀及药博会开幕式。全国人大委员会原副委员长、中国关心下一代工作委员会主任顾秀莲宣布大会开幕。安徽省政协副主席赵韩，国家中医药管理局副局长马建中，中国中药协会会长房书亭等出席开幕式。亳州市市长杜延安主持开幕式。来自国家部委、国家级行业协会、安徽省有关厅局、兄弟省市政府部门领导，全球31个国家和地区的海外中医药专家团队，中华民族医药百强企业负责人，以及全国各地28所知名大学校长、研究院院长，200多家中医院院长，400多位上市公司、百强药企和知名企业家代表参加了此次大会。（胡　楠）

【中药材产业发展座谈会】　2017年10月27日，农业部在北京召开中药材产业发展座谈会，农业部副部长余欣荣主持会议并讲话。国家中医药管理局副局长王志勇，工业和信息化部、国家食品药品监督管理总局等有关部门负责同志，中国中医科学院、中国中药协会等有关单位专家和企业代表参加会议。会议认为，在一系列政策的扶持下，农业、中医药管理、工业管理等部门合力推进，中药材生产发展取得显著成效，已形成世界规模最大、体系最完整的中药材生产体系。生产规模不断扩大，常用的600多种中药材中300多种为人工种养，中药材种植面积3350多万亩、比2010年增加近1500万亩。优势产区初步形成，立足资源禀赋，发展特色道地药材，已形成东北与华北、江南与华南、西南、西北4个道地中药材优势产区。科技水平稳步提升，50余种濒危野生中药材实现人工种养，近10年选育并推广优良品种230多个，并集成组装一批绿色高效技术。增收脱贫作用突出，中药材分布在偏远山区，是当地的特色产业和农民收入的重要来源。会议强调，中药材产业发展涉及多个环节、多个方面、多个部门，要在国务院中医药工作部际联席会议制度框架下，坚持问题导向，加强统筹、合力推进，加快形成各担其职、各尽其能、协同推进的新态势，建设一批道地药材标准化生产基地，助力农民增收脱贫攻坚、中医药事业发展。加强规划引导，制定《全国道地药材生产基地建设规划》，建设一批历史悠久、特色鲜明、优势突出的道地药材生产基地。推进科技创新，加快制定中药材种子管理办法，集成组装一批绿色高效技术模式，加快专用农药登记。推进标准化生产，完善标准体系，指导农民切实按照标准和技术规程生产，促进产品质量效益提升。推进产业化经营，培育新型经营主体，提高生产组织化程度。培育新型社会化服务组织，提高技术到位率。推进中药材生产与产业扶贫、休闲旅游、美丽乡村和康养小镇建设相结合，弘扬中医药传统文化，培育和发展中药材新业态新模式。（农业部网站）

直属单位篇

【国家中医药管理局机关服务中心2017年工作概况】

一、认真学习贯彻十九大会议精神，不断加强党支部建设

一是认真学习贯彻党的十九大会议精神，深刻领会习近平新时代中国特色社会主义思想。十九大召开以来，国家中医药管理局机关服务中心（以下简称中心）领导班子认真贯彻落实国家中医药管理局党组《关于认真学习宣传贯彻党的十九大精神的实施意见》，积极参加国家中医药管理局党组、机关党委和人事教育司组织的学习培训，组织收看实况转播和集中学习交流活动11次，发放学习材料80套本，撰写学习体会41篇，切实把思想和行动统一到党的十九大精神上来。二是深入推进中心党支部“两学一做”学习教育常态化制度化。成立领导小组，制订实施方案，认真落实“三会一课”制度，积极开展形式多样、内容丰富的党支部学习教育活动，2017年中心共组织集体学习教育16次，参加国家中医药管理局党组集体扩大学习6次，更新学习园地板报7次，参加知识答卷5次，领导干部讲党课2次，组织专题党日活动4次。三是紧密联系工作实际，努力在“做”上下功夫。中心党支部坚持学用结合，切实做到学习教育与日常工作相互促进，在真抓实干、推动中心党支部全面建设上见成效，进一步强化党员的党性宗旨意识，增强党员的理想信念和使命担当感，提升党员综合素质，有力促进党支部建设。

二、扎实做好巡视整改工作，取得明显实效

中心党支部根据国家中医药管理局巡视组和局领导的整改指示要求，深入思考存在的问题根源，认真谋划整改举措，研究制订整改方案，明确细化整改台账，敢于直面问题，不回避、不拖延，积极主动地开展巡视整改工作，截至2017年底，巡视指出的7个方面的18个具体问题已整改完成16个，还有2个具体问题处于积极整改中。

三、积极转变中心发展思路，不断推进改革发展

一是积极调整中心改革发展思路，进一步明确发展方向和目标。中心领导班子多次专题研究中心改革发展问题，紧紧围绕中心工作，增强大局观念，立足本职岗位，拓展服务范围，创新管理方法，提高服务质量水平，逐步由过去的“创收保障型”向“服务保障型”转变。研究制订《机关服务中心“十三五”建设发展规划》和《机关服务中心2017年重点工作计划》，进一步明确中心长远发展规划和奋斗目标。二是进一步明确工作职责和任务，努力提高管理能力和水平。中心与国家中医药管理局机关有关部门沟通协调，进一步厘清中心的职能、职责、任务和业务关系，强化岗位职责，细化工作环节、工作标准和经费保障渠道，有效提升各项服务保障工作程序化、制度化、规范化水平。三是进一步规范委托服务项目和对外经营创收管理工作。2017年中心服务和创收效益有了新的提高。在保证中心正常开支的基础上，积极满足机关后勤服务保障需要，较好地做到经费收支平衡并略有结余。

四、强化服务意识，努力提高后勤服务保障水平

一是中心着力增强物业、文印、公务用车、医疗等窗口岗位的服务意识，努力提高工作效率和服务质量。组织对办公楼灭火器、防火门、烟感探测器、疏散指示灯等344台套进行维修更新，对办公楼冷却塔、门前坡道、七层外墙漏水、二三四层卫生间漏水及燃气调压站设备更新、消防通道拓宽、地下供水供暖管线老化等进行维修改造。2017年中心共排版713件，印刷352955张，比2016年上升10.6%。公务用车安全行驶15万公里，比2016年少行驶1万多公里。中心组织国家中医药管理局机关150多名干部职工进行体检，2017年共报销医疗费160多万元，发送信件7261件。二是进一步加强安全防控力度，开展培训和演练，加强日常巡查，提高安全防范意识和应急处置能力。加强食堂卫生安全监管，对食堂后厨安装摄像头和显示屏，保证2017年近3万人份早餐、3.7万人份中餐的卫生安全。三是积极做好外事项目、信息监测、资产管理、报销中心、职工住房配售配租等机关委托服务保障工作，2017年共办理因公出国（境）团组138批，326人次，比2016年批次上升7.8%，人次上升4.2%；全年完成全国244类，1837份报纸、杂志监测工作，共监测到虚假违法中医医疗广告21条次，涉及全国7个省（区、市）12家机构。在国家中医药管理局办公室的领导安排下，组织更新、更换办公计算机、服务器、网络安全设备等100多台套，机关办公自动化系统建设（OA系统）和政府网站升级改版工作已基本完成，提高国家中医药管理局机关信

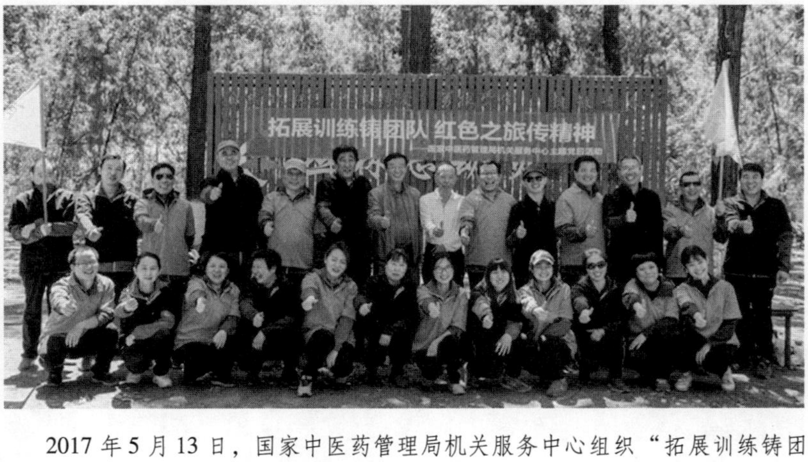

2017年5月13日，国家中医药管理局机关服务中心组织“拓展训练铸团队 红色之旅传精神”主题党日活动

息化保障水平。组织对中心管理的资产进行全面盘点，2017年采购办公设备家具，计算机软、硬件等资产共计334万元，维修办公设备27台套，报废办公设备及计算机软硬件共计80余件，发放办公用品共188类，价值共87.5万元。认真做好职工住房管理工作，制定《国家中医药管理局机关广华新城项目一期职工住房配售配租工作办法》，2017年申请配售配租的29套（配售24套、配租5套）住房，已基本完成分配、填报和审核工作。　（朱夜明）

【中国中医科学院2017年工作概况】

一、把握新思想，深入学习贯彻落实十九大精神

2017年，中国中医科学院坚持习近平新时代中国特色社会主义思想为指引，贯彻落实十九大精神，牢固树立“四个意识”，自觉维护党中央的权威和集中统一领导，深入学习贯彻习近平关于发展中医药的重要论述和2015年致中国中医科学院成立60周年贺信精神。切实抓好全院党员领导干部学习培训，通过中国中医科学院党委常委会、国家中医药管理局中心组（扩大）学习，以上率下，发挥领导干部示范引领作用；通过围绕实施健康中国战略等主题，科学部署学院重点工作。通过分层次系统学习、专题学习、辅导讲座、制作微信特辑等多种形式将学习工作引向深入。制订印发《中国中医科学院学习宣传贯彻党的十九大精神工作方案》，运用互联网、宣传栏、电子信息屏等多种形式进行广泛宣传报道。组织党员干部收听收看十九大实况2100人次，组织召开讨论会200次，开设“学习党的十九大　我有话要讲”专栏，组织完成《学习十九大精神知识答卷》5884份，收到各二级单位和国家中医药管理局业务主管社会组织广大党员干部发表热议十九大感言500篇，编发学习贯彻党的十九大会议精神专报24期。

二、科技体制改革不断深化，创新平台进一步完善

中国中医科学院坚持“推倒围墙、整合资源、优势互补、和合共进”的改革理念不变，继续加强中药资源中心、青蒿素研究中心、中医药数据中心、中医药肿瘤研究所、中医药心血管中心建设和中医药标准化研究中心、针灸标准化研究中心、传统知识保护中心工作；组织申报国家中医药管理局青蒿素中心、肿瘤中心、中医药数据研究中心、心血管病中心、中药资源中心；稳步推进国家中医肿瘤中心、国家中医康复中心、国际针灸研究中心筹建工作。继续加强中药临床疗效和安全性评价国家工程实验室和道地药材国家重点实验室建设。本着“保基本、放一片”的原则，积极探索院所分类管理的运行机制，院内单位进一步整合资源，建立科研伙伴关系，实现资源共享。认真总结托管大兴中医医院的经验。中国中医科学院中药资源中心牵头14家股东成立第三方检测认证公司，北京中研百草检测认证有限公司注册并获得营业执照；组织筹建国家高端智库中医药智库中心已基本完成，并承担中国工程院、国家中医药管理局及院课题咨询工作；支持西苑医院、广安门医院、眼科医院积极申报第四批国家临床医学研究中心。

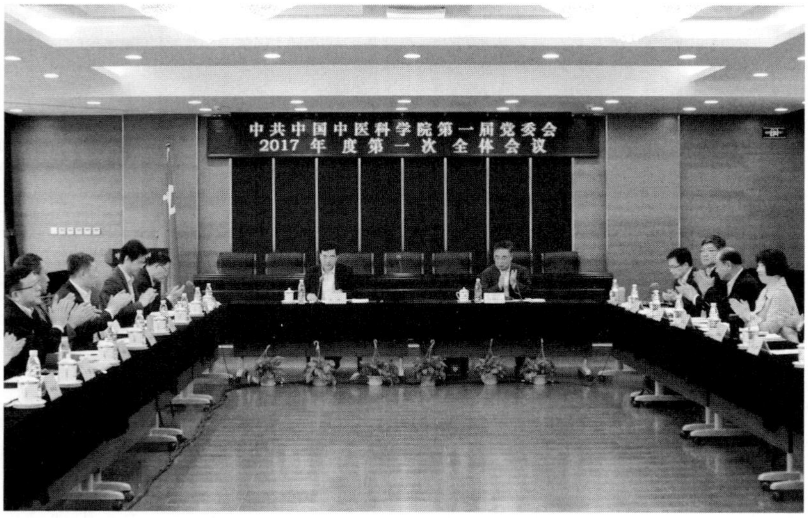

2017年4月10日，中共中国中医科学院第一届党委会2017年度第一次全体会议在北京召开

三、加强顶层设计，推进重点项目建设

中药科技园（一期）项目正式立项。中国中医科学院中药科技园（一期）项目可行性研究报告（代项目建设书）、环境影响报告、社会稳定风险评估、节能审查均获得批复，获批资金5.3亿；争取青蒿素研究中心修缮改造5205万元专项经费；统筹调配1520万元仪器购置费；推进青蒿素实验建设平台改建项目；举办青蒿素及其衍生物的深化研究学术研讨会；《科学通报》“青蒿素研究与进展”专辑于2017年6月出版。中国中医科学院中药所联合全国15个具有良好青蒿素研究基础的单位共同承担的重大新药创制科技重大专项“青蒿素及其衍生物创新药物研究”课题启动会召开。

“抗生素的中医药替代研究”重点项目取得阶段成绩。中国中医科学院牵头整合全国10多家相关单位，主持召开10余次专题会议部署项目落实；编写的《中医药抗菌及抗耐药作用研究分析报告》（暂定名）交付出版社；中国中医科学院临床所牵头制定《中医药单用或联合抗生素治疗7种感染性疾病临床实践指南》由中华中医药学会发布；搭建具有抗菌作用中药筛选技术平台，完成8个品种中成药高级别证据的筛选和评价，开展具有抑菌抗菌作用的中药筛选研究、具有抗菌作用的中药新药研究、中药抗耐药菌机制及临床验证研究。

第四次全国中药资源普查试点工作取得重要进展。截至2017年底，全国已有1332个县（新启动支持410县）启动研发基于手机端的数据采集系统和中药资源普查数据质量核查系统；整理2万份腊叶标本和药材样品，完成206个县的验收工作。中国中医科学院建立全国范围中药资源动态监测信息系统，构建中药材质量保障和生产服务体系，提高和完善中药材标准，发布行业标准6项，团体标准122项；开展中药材生态种植和精准扶贫。“全国中药资源普查技术规范的研究和编制”获中华中医药学会科技进步一等奖；中药资源评估技术被国家食品药品监管总局写入新药注册及再注册要求中。

四、传承发展工作成绩显著，开辟学术传承新思路

启动奉召建院国医名师学术思想传承整理研究。中国中医科学院以建院52名奉调入京名中医为研究对象，重塑其人生历程，梳理传承脉络，提炼总结临证经验，系统整理学术思想，组织开展《奉召建院国医名师学术精汇》书稿撰写和纪录片摄制工作。

重视中医药典籍传承创新。中国中医科学院完成《中国中医药重大理论传承创新典藏》，首次系统梳理新中国成立以来中医理论传承创新成果，包括血瘀证、络脉理论、青蒿素等为代表的27项现代研究成果和以90名国医大师学术思想创新点为基础的现代中医临床理论创新成果，书稿已完成。全面总结“中医药传统知识保护技术研究”行业专项研究成果与中医药传统知识调查成果，形成的《中医药传统知识保护技术研究报告》《中医药传统知识调查报告》等通过国家中医药管理局验收。中医古籍图像研究的标志性创新成果《历代中医古籍图像类编》《海外汉文古医籍精选丛书》影印版出版。

加强学术经验继承和传承博士后管理工作。中国中医科学院完成第六批全国老中医药专家学术经验继承和10个名老中医药专家传承工作室验收工作；举办人力资源社会保障部名老中医药专家传承团队领军人才队伍建设与能力提升高级研修班和12期全国中药特色技术传承人才培训项目培训班；完成全国中医药传承博士后培养工作，召开全国中医药学术思想传承与博士后研究高峰论坛，出版全国首批中医药传承博士后导师学术思想及临证经验集。全国第一批102名中医药传承博士后出站，受到全国博士后管理委员会表扬。

五、深化科技体制改革，推动科研与学术工作取得新成就

新药研发及成果转化工作成效显著。中国中医科学院共获得9项重大新药创制项目支持，支持经费3.2亿元。“基于中医临床转化的中药创新品种研发”获得新药证书；“中药新药安全性检测技术与标准研究”建立近80项有毒中药限量标准，其中7个标准被美国药典采纳，另有23个标准进入美国药典审核程序，5个标准提交欧洲药典审核。中国中医科学院中药研究所研发的开心解郁丸获得临床研究批件；治疗系统性红斑狼疮的双氢青蒿素和我国第一个证候类新药黄连解毒丸临床批件转让金额分别为7000万元、2300万元，创历史新高。

中医药国际标准工作取得新进展。中国中医科学院牵头主持制定9项国际标准，颁布《中医临床术语系统分类框架》《针灸的语义信息标准：经络》2项；“中药材农药残留量的测定”“中药材二氧化硫残留量的测定”“中药饮片处方临床文档架构”“中医药数据集分类”4项获正式立项；中药材商品规格等级通则，灵芝、铁皮石斛进入委员会投票阶段。

强化目标导向，取得突破性成果。中国中医科学院重大新药创制专项“青蒿素及其衍生物创新药物研究”、重大传染病防治专项“中医药治疗传染病临床研究支撑平台与共性技术研究”、国家重点研发计划项目“中医药现代化研究”、重点专项“中医药大数据中心与健康云平台构建”、农业部国家现代农业产业技术体系专项“中药材产业技术体系”等20余项重点科研项目获得立项；国家自然基金中标80项。2017年共组织申报各级各类科技项目1277项，中标477项，获资助合同总额约8.5亿元。在研课题1407项，其中国家级课题551项，部局级课题110项，合同总额13.15亿元（不含新中标的重大项目）。申请专利45项，获得授权49项。设立“屠呦呦中药创新奖励基金”。望京医院朱立国作为第一完成人的“神经根型颈椎病中医综合方案与手法评价系统”获得国家科技进步二等奖。2017年获得省部级及社会力量设立的科技奖励35项，其中一等奖11项。

科技论文著作质量与水平显著提升。2017年，中国中医科学院共发表学术论文2744篇，其中SCI收录431篇，出版论著167部，《电针治疗女性压力性尿失禁的多中心随机对照临床研究》由《美国医学会杂志》（影响因子44.4）全文在线发表。黄璐琦院士主编的《分子生药学》（第三版）入选第四届中国出版政府奖图书奖。中国中西医结合杂志社入选第四届中国出版政府奖先进出版单位奖。《中医杂志》获2017中国最具国际影响力学术期刊和中国出版政府奖提名期刊奖。

科技服务水平不断提高。中国中医科学院研发实验服务基地新增开放科学仪器设备20台套，总值1535万元，开放设备总值3.9亿元，服务合同总数156个，服务企业84家，服务高校和院所72家，合同实现额1.32亿元，较2016年同比增长25%。“中药系统评价与服务试点”项目通过北京市科委验收评审。

六、持续参与医疗综合改革，满足百姓中医药健康服务新需求

不断深化公立医院各项改革。中国中医科学院院属各医疗机构平稳完成医药分开改革，中医特色日益突出，药占比持续下降，医疗费用过快增长得到有效遏制。各医疗机构医疗业务发展总体良好，门（急）诊服务总量稳步增长，从2012年689.08万人次增长到2017年743.44万人次，年均增长1.53%；出院患者人数稳步提高，从2012年5.64万人次增长到2017年7.83万人次，年均增长6.78%以上；住院服务效率显著提高，平均住院日逐年下降，从2012年15.84天下降到2017年11.97天。医疗业务收入较快增长，从2012年33.98亿元增长为2017年的60.73亿元，年均增长12.32%；收入结构日趋优化，2017年药占比（不含饮片）平均为33.68%，较2012年下降15%；中医特色更加突出，2017年中药饮片占药品收入平均为40.89%，较2012年增长17.29%。

积极提升医疗综合服务能力。西苑医院、望京医院入选国家中医药管理局中医诊疗模式创新试点单位。西苑医院心血管病科等16个重点专科申报区域中医（专科）诊疗中心。广安门医院被国家卫生计生委、国家中医药管理局评为开展优质护理服务表现突出的中医类医院。

稳步推进对口支援与医疗协作。中国中医科学院成立对口支援工作组织机构，落实国家卫生计生委援疆、援藏及扶贫总体部署，落实与西藏自治区藏医院《“十三五”援藏工作协议书》相关内容，组织开展针灸组团援藏工作。中国中医科学院院属4家医院与山西五寨县签订对口帮扶协议。组织2批专家前往进行帮扶，共接诊群众1400多人次；组建医疗队赴山西和河北等革命老区参加“服务百姓健康行动”义诊活动；望京医院与廊坊市固安县中医院签署合作协议。

七、健全人才教育体系，中医药人才梯队建设取得新进展

加强国家级专业技术人员继续教育基地建设。中国中医科学院完成国家级专业技术人员继续教育基地系列汇编文件，组织国家级中医药继续教育项目申报122项，获批70项。

推进研究生教育改革。中国中医科学院与兄弟院校开展研究生招生考试命题合作及联合培养博士研究生相关工作；优化博士招生考试选拔机制，完善硕博连读选拔制度；探索博士生招生重点学科或知名导师“申请-审核”制度。授予学位230人；硕士研究生招生160人，博士研究生招生71人，招收港澳台地区博士研究生1人、泰国博士留学生1人。

实施人才强院战略。中国中医科学院完成国医大师、全国名中医、首都国医名师评选推荐；组织百千万人才工程国家级人选的选拔任用工作。薛伯寿获得国医大师荣誉称号，朴炳奎、孙树椿、余瀛鳌、翁维良获得全国名中医荣誉称号；邓成珊、孙桂芝等20人获得第三届首都国医名师荣誉称号；花宝金、陈卫衡、胡镜清、倪青、梁爱华5人入选第八届国家卫生计生突出贡献中青年专家。启动2017年首席研究员增选工作。

完善专业技术人才评价激励机制。中国中医科学院充分发挥高级专家的作用，制定高级专家延迟退休管理办法。认真做好干部选拔任用工作，2017年选拔任用21名处级干部。加大人才引进工作力度，引进和调入37人，其中博士后14人，具有高级职称6人，接收应届高校毕业生106人。鼓励年轻干部到基层锻炼，注重在基层一线和困难艰苦地方培养锻炼年轻干部，选拔优秀干部人才参加援疆、援藏、博士服务团等对口挂职锻炼。

八、完成对外交流合作任务，中医药走向世界实现新突破

服务“一带一路”建设，建立海外中医药中心。中国中医科学院与国外知名大学、科研院所签署39项国际合作协议，主承办35次高水平中医药国际会议。赴海外参加重要国际学术会议并做报告74人次，涵盖45个国家及地区。在奥地利建成中国中医科学院-格拉茨大学中医药合作研究中心，在澳大利亚成立中国中医科学院-西悉尼大学国家辅助医学研究院中医药研究中心。中国中医科学院与德国汉诺威医科大学及天士力集团三方共同努力，中德中医药合作中心筹建取得显著进展，签署合作备忘录，并获国家中医药管理局国际合作专项立项支持。

多方争取资金，深入开展国际大项目科技合作。中国中医科学院申报国家级国际合作项目32项，立项21项。设立中国中医科学院中医药“一带一路”国际合作专项基金，每年经费300万元，已立项27项课题。注重中国中医科学院与“一带一路”沿线发展中国家合作，组织专家赴“一带一路”国家为当地华侨义诊近3000人次，中医药讲座93人次。积极拓展国际医疗旅游、医疗服务包，通过北京市中医管理局的“北京医疗国际服务包”验收4项。

九、坚持全面从严治党，营造良好政治新生态

中国中医科学院坚定不移贯彻落实新时代党的建设总要求，把党的政治建设摆在首位，全面推进党的政治建设、思想建设、组织建设、作风建设、纪律建设，将制度建设贯穿全过程。推进“两学一做”学习教育常态化制度化，制订2017年中心组学习计划，编印《中国中医科学院制度汇编》2册，制、修订的工作制度43项。注重基层党建工作，各级党组织书记讲党课280余次，举办“两学一做”学习教育专题辅导讲座160余场。纠正“四风”不能止步，作风建设永远在路上，中国中医科学院组织召开党委常委会和中心组学习（扩大）会，及时传达学习习近平总书记就《形式主义、官僚主义新表现值得警惕》做出的重要批示。坚持问题导向，中国中医科学院成立巡视整改工作领导机构，切实落实巡视整改任务，深化巩固巡视整改成果，推进全面从严治党向纵深发展，开展整改及“回头看”、自查工作，在抓长抓细上持续用力，保质保量保时处理中央巡视组、国家中医药管理局党组巡视组及审计署指出的问题。牢记中国中医科学院纪委主责主业，强化监督执纪问责，持之以恒正风肃纪，让广大党员干部知敬畏、存戒惧、守底线。2017年共函询11人次，个别谈话38人次，责成相关单位诫勉谈话1人，批评教育1人。对假借中国中医科学院名义和院士头衔进行虚假宣传的1名党员进行全院通报批评。组织向廖俊波学习活动，树立典型榜样，传递正能量，在国家卫生计生委“两优一先”评选表彰中，46 人获优秀共产党员、12 人获优秀党务工作者、19 个党支部获先进基层党组织荣誉称号。

十、提高管理效率和水平，创新中医药服务保障工作新模式

通过细化预算管理、提升信息化建设、加强内部控制、加强内部审计、改进工作流程等手法和工作方法，有效促进学院管理水平和服务能力提升。中国中医科学院强化对学院产业监督管理，加强资源整合，着力解决重点、难点问题，对华神公司进行审计、评估，完成股东变更，加快股权转让和 GMP 认证改造工作，确保国有资产不流失，职工得到妥善安置。加快望京医院与北京中医药大学土地置换。编制《中国中医科学院“十三五”时期基本建设总体发展建设规划》，完成东直门大院立体车库项目和中医门诊部抗震加固及改造工程项目的立项工作。

发挥院报、网站、微信公众平台作用，加强中国中医科学院与媒体沟通，人民日报、新华社、中央电视台等主流媒体对活动进行报道约400 篇次；支持浙江人民广播电台交通之声创作的广播剧《呦呦青蒿》完成拍摄，该片获得 2017 年中共中央宣传部第十四届精神文明建设“五个一工程”优秀作品奖。

（李爱军）

【中华中医药学会 2017 年工作概况】

一、学习贯彻党的十九大精神

深入学习贯彻习近平总书记系列重要讲话和中央有关会议精神。中华中医药学会通过集中学习、座谈交流、支部书记讲党课、微信互动等方式有计划、分层次、分专题开展“三会一课”活动。深入学习十九大精神，树立新标杆，确立新追求，提高学会党务干部履职尽责能力，推动全面从严治党向纵深发展。

围绕中心服务大局，组织召开专题会议。中华中医药学会组织召开深入学习贯彻落实《中华人民共和国中医药法》专家座谈会、新形势下分级诊疗与社会办医发展专家座谈会，深入探讨分级诊疗与社会办医的发展，为传承发展中医药事业献计献策。

二、自身能力建设

以党建工作为统领，确保学会工作正确的政治方向。中华中医药学会加强组织建设，健全学会党支部组织机构，严格落实“一岗双责”，切实强化“两个责任”。在学会理事会层面成立功能型党委，实现在学会和秘书处层面党的组织和党建工作“两个全覆盖”。在分支机构开展的学术活动中，强化党的理论学习，提高中医药科技工作者党性认识。活跃党内生活，推进学会“两学一做”学习教育常态化、制度化，重视“三会一课”制度，建立每月第一周党支部委员学习制度，组织开展支部书记带头讲党课、党的理论知识答题及参观爱国主义宣传教育基地等活动，重视组织发展工作，加强反腐倡廉教育及制度建设，提高党员干部的政治理论水平，筑牢理想信念，切实增强学会党支部的活力和凝聚力。积极主动研究党建工作，以建设“学习型、服务型、创新型、聚力型”学会党组织为目标，积极申报中国科协党建课题。

以制度建设为纲领，规范提升学会工作能力水平。一是中华中医药学会以内控体系建设为先导，推动学会规范化、制度化建设。结合巡视和审计中提出的问题，启动以风险防控和价值管控为核心的学会内控体系建设，查找内部控制缺陷，制定整改措施，提高学会内部管理水平和风险防范能力。通过中国科协加盟法律众筹服务机构，保证学会各项工作合法合规。二是以分支机构管理为抓手，增强分支机构活跃度和影响力。完成医院药学分会等13 个分会的换届工作，成立医师规范化培训与考核分会。开展分支机构现状、主要职能及发挥作用研究，形成分支机构设置及运行现状报告，提出规范管理措施，力争实现机构设置合理、作用发挥明显、财务管理规范的目标。三是以项目梳理总结为动力，提升学会服务能力和凝聚力。中华中医药学会系统整理 2015 ~ 2017 年中国科协学会能力提升项目完成情况，建立健全项目管理及执行制度，着手构建学会信息化建设规划，建立学会资源管理及办公平台（OA）。四是以学会综合治理改革为契机，建设特色鲜明的现代科技社团。积极投身学会综合治理改革中，全面改革学会治理结构和治理方式，结合学会工作实际需要和干部人才梯队建设要求，增设党办、纪检监察办公室、师承继教部 3 个部门。加强秘书处工作人员培训，努力创建学习型组织，提升全员的政治意识、大局意识和组织协调能力。不断提升会员服务能力，全年会员发展数量保持稳定增长。

三、深入实施创新驱动发展战略

高端学术交流与展示平台。中华中医药学会召开第十三届国际络病学大会、第四届诺贝尔奖获得者医学峰会、岐黄论坛——标准化专题、国医名师大讲堂等为代表的品

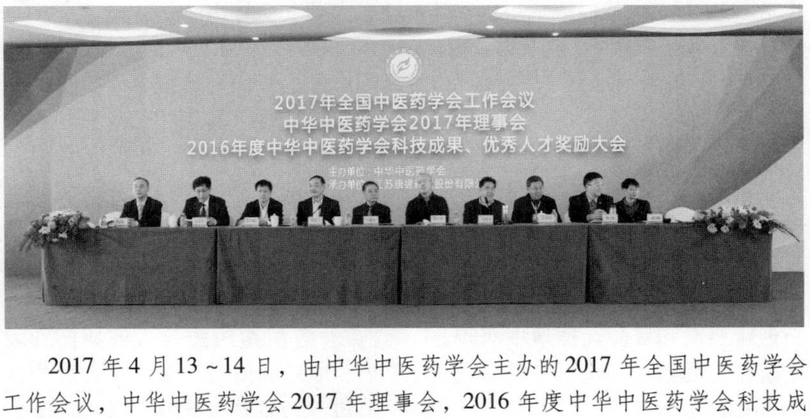

2017 年 4 月 13 ~ 14 日，由中华中医药学会主办的 2017 年全国中医药学会工作会议，中华中医药学会 2017 年理事会，2016 年度中华中医药学会科技成果、优秀人才奖励大会在江苏连云港召开

牌会议和重点专科领域里的学术交流，数以万计的专家学者参与到活动中来。2017年，中华中医药学会共组织召开学术会议98次，参会代表32969人，交流论文8485篇。运用新媒体技术，创新交流方式，在第十三届国际络病学大会期间，15000余名专家学者通过视频收看实况，扩大学术影响力。加强期刊管理与建设，打造精品期刊，整体提升中医药学术阵地影响力。

科技奖励工作。经专家评审、常务理事会确认，评选中华中医药学会科学技术奖58项，李时珍医药创新奖1人，政策研究奖5项，学术著作奖45部，中青年创新人才7人，优秀管理人才5人，岐黄国际奖3人。学会推荐的4位专家荣获首届全国创新争先奖状。经推荐，王伽伯、刘存志入选第三批国家“万人计划”领军人才。首次专门印发《关于印发中华中医药学会科技奖励评审工作纪律的通知》，严明评审纪律，评审专家、参评对象共同签署确认书，对会前、会中是否存在违纪现象进行确认，共同营造公平公正的评审环境。

团体标准建设。中华中医药学会完成学会团体标准立项56项，发布31项，同比增长130%。完成中医临床诊疗指南审查171项，中医治未病标准审查125项。学会正式出版并发布中医药行业期刊界第一部标准——《中医药期刊编排规范》团体标准。《中草药相关肝损伤临床诊疗指南》得到国家食品药品监管总局采标，在21个省、自治区、直辖市培训10万余人次。完成中医临床诊疗指南审查171项，治未病标准审查125项。组织召开中国科协第十九届年会第十二分论坛标准引领中医药学术创新发展高峰论坛，从标准引领中医药学术创新发展体系建设等方面进行讨论研究。

创新驱动发展战略。建立2个中医药创新驱动共同体，聚集中医药创新要素和资源，推动中医理论创新与实践创新。组织专家分赴重庆石柱、吉林延边、山东泰安等创新驱动发展示范市开展调研，考察当地道地药材情况，助力地方地道药材产业发展。

四、推动中医药传承发展

规范继续教育。中华中医药学会申报并经国家中医药管理局中医药继续教育委员会审批的国家级继续教育项目32项，切实发挥专家和学会会员的桥梁与纽带作用。以国医名师大讲堂为抓手，发掘一批中医特色浓郁、疗效确切、易学易用的优势病种，培养定向人才。

培育人才梯队。中华中医药学会组织开展中国科协和学会的青年人才托举工程及“最美中医”宣传活动、“蒲公英”人才培养项目、名老中医经验传承暨论文写作培训班，服务高水平人才队伍建设，筑牢创新根基。推荐2项成果荣获国家科学技术进步二等奖，推荐5位专家成为2017年中国工程院院士有效候选人，4位专家荣获首届全国创新争先奖状，1人入选科技部创新人才推进计划。

创新培养新模式。中华中医药学会举办全国名老中医经典药方进基层活动，“互联网+”乡村、社区医生系列培训活动，邀请国医大师、知名中医药专家对基层中医药医务工作者授课。探索基层师带徒模式，启动河北、贵州等6省区的“春播行动”中医传承活动。在全国范围内开展苗医苗药神奇之旅、本草心动力等活动约60场，培训近7000名基层医生。

五、承接上级部门委托任务

根据国家中医药管理局安排，中华中医药学会协助开展第三届国医大师和全国名中医评选表彰的评审、240项中医临床诊疗指南和136项中医治未病标准制修订、中医药标准研究推广基地（试点）建设情况评估及相关验收、中医优势病种诊疗方案和临床路径制定与实施项目等工作。充分发挥学会的参谋助手、桥梁纽带作用。

学会按照中国科协部署完成“吉林省生物医药与大健康产业发展”专题调研，并在第十九届中国科协年会吉林省党政领导与院士专家座谈会上进行汇报。

六、拓宽服务渠道和领域

传播中医药健康文化。中医之声微信公众号入驻今日头条APP，关注人数11万余人，文章阅读量138万人次。组织开展5场健康中国·区域行大型科普活动，走进青海、内蒙古自治区等17个省（自治区），共计组织开展活动59场，受益人数达17000余人。

研究行业热点。中华中医药学会开展“新华家园养老机构糖尿病健康管理模式的探索与建立”项目和“慢病健康管理工程”，探索中医药与慢病管理、医养结合工作模式。继续开展中药大品种培育、中药药物经济学评价思路、研究型中医医院建设等工作。

助力地方经济发展。中华中医药学会深入贯彻落实习近平总书记在深度贫困地区脱贫攻坚座谈会上的讲话精神，组建中华中医药学会精准扶贫领导小组，谋划开展中医药助力精准扶贫系列活动，组织专家深入贵州、湖南株洲、石家庄等地开展技术扶贫和义诊活动，帮助解决困难群众因病致贫、因病返贫等问题，筹备建立中华中医药学会精准扶贫志愿者专家库。

落实中医药“一带一路”倡议。中华中医药学会举办“一带一路”中医与道地药材国际高峰论坛，“一带一路”中国-东盟传统医药合作研讨会暨中医药科技成果论坛，组织专家赴澳新参加第三届海上丝绸之路中医药国际论坛暨中澳新植物药与中药临床与研究学术研讨会，中华中医药学会分别与阿德莱德大学、新西兰中医学院签署双边合作协议，加强与海外相关中医药学术机构的国际交流合作。

七、重要会议与活动

（一）国际学术会议

2017年2月25日，由中华中医药学会主办的第十三届国际络病学大会在广东广州召开，中国科学院院士陈凯先，中国工程院院士钟南山、张伯礼、杨胜利、姚新生、王琳芳、唐希灿、于金明、吴以岭，来自加拿大、马来西亚等国家及国内2000余位专家、学者出席会议。

除广州主会场外，大会还在全国设置400余个分会场，15000余名专家、学者通过视频收看会议实况。会议公布国家重点基础研究发展计划（“973”计划）——“基于心脑血管病变的脉络学说理论研究”项目取得的重大研究成果。

2017年6月1日，由中华中医药学会主办的第七届国际经方学术会议、第八届全国经方论坛暨经方应用高级研修班在北京召开，800余人参加会议。论坛以“辨少阴病脉证并治”为主题，设置特邀演讲、明医论坛、大会优秀论文交流、《伤寒论》背诵比赛、病例讨论等环节。大会共收到论文30余篇。

2017年9月23日，由宁夏回族自治区人民政府指导，中华中医药学会、宁夏卫生计生委、中国民族书画研究院联合主办的“一带一路”中医与道地药材国际高峰论坛在宁夏银川开幕。来自全国近百位专家学者就中医药创新、合作与发展进行探讨。此次会议主旨讨论中医药道地药材暨宁夏道地药材枸杞的传承与弘扬，共同祝贺《中华人民共和国中医药法》于2017年7月1日正式实施。

（二）国内主要学术会议

2017年8月27日，由中华中医药学会主办的第四届全国中医药养生产业发展论坛在北京举办，1000多位专家、学者参加论坛。论坛围绕“中医药发展的机遇与挑战”这一主题，从健康产业前景、中医药服务管理、新媒体创新思维及大健康产业资本等方面集中探讨中医药养生产业的发展之路。

2017年9月21～23日，中华中医药学会皮肤科分会第十四次学术年会在陕西西安召开。全国中西医皮肤科1100名医师参加会议。特邀报告专家围绕“临床病例交流、配方颗粒、中药药理、临床思路”等论点做学术报告，对近几年临床及科研热点进行探讨。专题报告环节围绕中医优势病治疗、中医特色疗法、名老中医经验继承、中医经典与临床、中医美容、学科发展等专题，设置青年专场、经方专场、老中医传承专场、美容专场、传统和现代技术专场等近20个专场进行分组讨论。会议新增中医护理专场，邀请各地护士长就临床护理中的心得与技能同与会人员交流。同期举行全国皮肤科医生看图识病大赛。

2017年10月13～14日，中华中医药学会第二十一次全国风湿病学术会议在重庆召开。会议正式注册700余人，同步微信直播观看人数达2万余人次，收录论文537篇，大会还进行名老中医面对面活动。

2017年11月28日，中华中医药学会主办的第三届中药大品种联盟论坛在广东广州召开。论坛主题为“灯盏花产业中药大品种培育高峰论坛”。来自全国各地的200余位专家、学者出席论坛。论坛开幕式发布由中药大品种联盟、北京万方数据股份有限公司医药事业部、中华中医药学会研究与评价办公室联合编制《中药大品种科技竞争力报告（2017版）》。报告围绕中药大品种，通过开展客观、综合的中药大品种科技竞争力评估，立足公开数据和客观模型，科学、合理评价中药大品种的临床价值、科技价值，展示、传播中药大品种的科技创新成就。

（三）精准扶贫中医义诊系列活动

2017年8月12～19日，由中华中医药学会中医整脊分会创会主任委员、世界中联脊柱健康专业委员会会长韦以宗教授率领的“一带一路”中医整脊行义诊团沿古丝绸之路走进新疆，30名全国著名中医整脊专家兵分3路，在新疆阜康市中医院、呼图壁县中医院和伊犁哈萨克自治州中医医院举行大型义诊，免费为脊柱伤病员诊断，开展正脊调曲、针灸、推拿及指导患者练功。义诊团30名专家合计诊治脊柱疾病患者1468人，为当地群众宣讲脊柱健康知识10场，为当地医院骨科医生培训中医整脊诊疗技术6场。

2017年6月25日，由中华中医药学会主办，世界中联脊柱健康专业委员会、中华中医药学会整脊分会和贵州省中医药学会整脊专业委员会承办的“精准扶贫——中医整脊义诊贵州行”活动在贵州贵阳启动。义诊专家团共40名，均为来自全国各地副主任医师职称以上的整脊专家，由韦以宗任总团长，分7个团于26日赴各义诊点。6月27～29日开始义诊活动，共诊治病人2587人。为义诊医院的医护人员开展专题讲座19次，参加听课人数共1083人次。

2017年10月13～15日，由中华中医药学会、株洲市扶贫办、株洲市天元区政府共同主办，株洲市天元区健康志愿者协会协办的中医药精准扶贫系列活动在株洲举行。10月15日，由糖尿病防控专家连凤梅、中国中医科学院广安门医院心脑血管疾病防控专家宋庆桥带领的北京医疗团队及天元区人民医院共同组成的义诊医疗团队赴株洲市茶陵县枣市镇侯泉村开展健康扶贫义诊活动。

（四）精准扶贫基层卫生系列培训活动

中华中医药学会针对主治医师、住院医师、基层医生等临床医务工作者，组织开展“互联网＋”乡村、社区医生系列培训活动，邀请北京积水潭医院、北京中医药大学东直门医院、天津中医药大学附属医院、首都医科大学附属北京中医医院等单位的专家就儿科、皮科、骨科等主题开展专题人才培养工作，有500人次学员参加培训。学会联合多家单位共同举办全国名老中医经典药方进基层活动、“互联网＋”乡村、社区医生系列培训活动。系列活动邀请国医大师、知名中医药专家对基层中医药医务工作者直接授课，并尝试收集线下活动成果转换为线上培训资源，扩大受益范围。

2017年8月11～13日，由中华中医药学会主办的国医名师大讲堂在河北石家庄召开，来自全国27个省市近5000名医护人员参会。国医名师大讲堂特邀张大宁、孙光荣、李佃贵3位国医大师，全国名中医刘亚娴、首都名中医刘景源进行“学好经典，指导临床”“尊古纳今，创新中医”“辛凉轻解法在温热病治疗中的应用”的专题讲座。

2017年11月25日，由中华中

医药学会主办，中华中医药学会中医馆共同体、保定市莲池区卫生计生局、保定市骨科医院联合协办的中医临床技术帮扶系列活动中医适宜技术下基层培训班在河北保定牙博士口腔医院召开。200余人参加此次培训。培训以常用中医经方的临床应用为主要内容，充分发挥中医药适宜技术在基层防治常见病、多发病的优势和作用，切实加强基层中医药服务能力建设，全面提高农村卫生院、村卫生室、社区卫生服务中心（站）卫生技术人员中医药专业技术水平。

2017年11月17～19日，由中华中医药学会主办，河北万岁医药集团承办，河北省中医药学会协办的中医药精准扶贫系列活动“老专家大讲堂”风湿骨关节病基层中医培训班在河北石家庄召开。培训特邀中日友好医院中医风湿病科主任阎小萍、北京中医药大学于天源、北京中医药大学东直门医院汤立新3位中医药专家奉献3场高水平的中医风湿骨关节病诊治的学术报告。

（刘方园）

【《中国中医药报》社2017年工作概况】

一、坚持正确政治方向和舆论导向，做好新闻宣传和文化科普工作

看齐中央，推动学习宣传习近平发展中医药的新思想新论断新要求。《中国中医药报》社（以下简称报社）在“读懂习总书记的中医观”系列基础上，再次邀请国医大师孙光荣续写并刊发5篇，辑录诠释习近平总书记近2年有关中医药的重要指示精神。借国家卫生计生委副主任王国强在人民日报理论版“深入学习贯彻习近平同志系列重要讲话精神”栏目发表《以高度文化自信推动中医药振兴发展》之势，连续推出《坚定文化自信　弘扬中华优秀文化》《坚定科学自信　发挥中医药独特优势》《坚定民族自信　推动世界文明进步》《把握四项重点　推动中医振兴发展》4篇评论员文章。精心组织习近平访问世界卫生组织赠送针灸铜人并阐述中西医关系的策划报道，刊发社论《开放包容　振兴中医　造福人类》。发掘公开的习近平同志讲话内容，报道总书记在全国卫生与健康大会上有关发挥中医药“三个作用”“四个建立健全”的内容，极大地推动了中医药系统学习贯彻习近平总书记有关中医药工作的精神。

服务大局，掀起中医药行业学习贯彻十九大精神的高潮。2017年5月起，报社从会前、会中到会后，相继开设“迎接十九大中医新成就·砥砺奋进的五年”“地方主任局长系列谈”“喜迎十九大中医新成就”“十九大代表风采录”“中医药行业学习十九大精神”“学习十九大精神”“学习十九大精神笔谈”“落实十九大中医新举措”“‘推动中医药振兴发展　我该怎么做’征文”等栏目。推出特别策划“旗帜引领中医药振兴发展新航向——党的十八大以来以习近平为核心的党中央关心中医药工作纪实”“党的十八大以来中医药发展大事记”“五年，中医药振兴发展迈出坚实步伐”“社论：为实现伟大梦想贡献中医智慧和力量”等重点报道。中国中医药网和中国中医等新媒体也开设“党的十九大”专题，并推出“厉害了，我的中医药！一图看懂中医药发展新成就”“十九大开幕，习近平：坚持中西医并重，传承发展中医药事业”等重点策划，总阅读量超过100万。十九大宣传贯穿全年，在中医药行业内形成强大宣传声势。

围绕中心，重点做好贯彻落实“一法一纲要”的宣传报道。《中华人民共和国中医药法》（以下简称《中医药法》）一经发布，报社将集中报道与持续跟进相结合，刊发消息、社论和图解，并跟进6篇系列报道，包括以习近平为核心的党中央关心中医药工作纪实、中医药服务、中药保护与发展、中医药人才培养、中医药科学研究、中医药传承与文化传播6个方面，借全国中医药工作会、全国“两会”之机深入推进。三版“聚集《中医药法》”连续刊发专家稿件，开设“《中医药法》释义”栏目。抓住2017年7月1日《中医药法》实施和国家中医药管理局2个配套文件发布的节点，推出“社论：依法发展　振兴中医”和相关专题策划等，突出重点，回应社会对2个配套文件的疑虑。继续做好贯彻落实战略规划纲要的宣传报道，开设相应栏目，重点关注各地落实情况动态和典型经验。2017年，报社关于《中医药法》报道达200多篇，在全行业掀起学习贯彻落实“一法一纲要”的热潮。

舆情引导，回应社会热点焦点话题。2017年初，中医药文化进校园成为社会舆论热点，报社重点聚焦，报道北京、上海经验和浙江发布全国首套中小学教材。辟谷培训乱象、朱清时真气讲座、李时珍《本草纲目》被“黑”、含马兜铃酸中药致癌、质疑《中医药法》2配套文件门槛过低、《自然》杂志质疑中药免临床试验等引发舆论关注，针对偏颇观点，报社记者自采和约请专家结合，全媒体报道传播，及时正确有效引导舆论。进一步加强评论类报道，对重要会议、重大事件、重大问题必发相应评论，在原有“大局观澜”的基础上，2017年新设评述性报道“记者观察”。

突出重点，加强重大活动、理论学术和文化科普的策划。报社在活动方面，策划推出第三届国医大师大型系列报道，分中医新史记小传篇（新媒体首发）、人物传记篇、学术成就篇、养生经验篇同期刊出，策划中医中药中国行——中医药健康文化推进行动特刊等。理论方面，报社立足文化自信和科学自信，策划组织刘长林教授的《中医理论八议》《中医之‘气’六议》系列文章。学术方面，立足中医药传承创新，策划国医大师和部分全国名中医系列学术临床文章。科普方面，策划《赏中华诗词学养生知识》《成语背后的保健》《跟我学中医气功》等系列文章等。

用户导向，创新全媒体传播手段。报社在2017年“两会”上尝试一次采集、多渠道传播的全媒体融合报道，每日记者在前方采、摄、录，编辑在后方整理、编辑、加工，既有呈现于纸媒的消息、通讯、言论，又有推送于新媒体平台的图文、视频，起到1加1大于2的宣传效果。首次以视频呈现“两会”内容，共制作10个短视频，既有王国强对话国医大师李辅仁，也有代表委员就某话题说看法提建议，让受众更轻松直观地感受“两会”氛围，学习“两会”精神。报社还重点策划制作“国家中医药管理局王国强局长给您来电啦，一起聊聊《中医药法》”的微信H5页面，当晚即在微信朋友圈广泛传播。增设“两会观察”栏目，夹叙夹议，文风清新。

二、推动传统和新兴媒体融合发展、新闻与科普媒体协调发展，提升舆情服务能力

中国中医药网、新媒体矩阵影响力强势增长，形成互联网上坚强舆论阵地。中国中医药网全年发稿7000余篇，图、文和视频全媒体呈现，制作中医中药中国行、第七届中国中医药发展大会、学习贯彻十九大精神等8个专题。网站平均日访问量在6万余次，最高日访问量近20万，已成为中医药行业权威门户网站。微信方面，“中国中医”用户已超23万人，比2017年初增长34%，超过1万阅读量的微信有90多条；“中国中医药报”用户18万人；“养生中国”用户43万。微博方面，《中国中医药报》微博粉丝数为9万人，开辟新栏目“一句”，每天推送中医药经典名句，平均每天近1万人阅读。开通“中国中医药网”“养生中国”今日头条号。

《中医健康养生》杂志坚持内容精品战略，成为中医药健康养生科普的主流平台。《中医健康养生》杂志第三年被国家中医药管理局评为优秀科普期刊，月发行量已过万。2017年策划秋燥、静坐站桩、拨开毒雾、香到病自除、常艾灸安、时尚药茶健康饮、被偷走的睡眠等12期独具中医理念特色的封面报道及20多个慢病和时令性专题策划，7月，报社配合中医中药中国行活动推出科普特刊。开通“中医健康养生”今日头条号，阅读达468万人次，粉丝数超18万人。微信服务号粉丝超10万人。在“喜马拉雅”平台开通“听养生”频道。

开通舆情监测系统，强化为国家中医药管理局和行业提供优质舆情服务功能。报社已完全具备24小时抓取分析中医药热点、敏感事件并提供应对建议的能力，可以提供中医药舆情监测日报、每周热点中医药舆情分析、热点事件专报等服务。坚持首先为国家中医药管理局做好舆情服务，报社舆情监测研究中心全年共监测到超300万条中医药相关信息，“两会”期间和十九大期间为国家中医药管理局提供《中医药舆情日报》和《中医药舆情专报》。2017年监测到12个热点敏感事件，迅速提出专题舆情分析应对报告，把握事件发展态势和关键节点，为国家中医药管理局及时有效应对提供参考，如“山西一医生被质疑借住院考试卖书”事件（2期）、“复方丹参滴丸三期试验”事件、“含马兜铃酸中药致肝癌”事件（12期）、“本草纲目被批重口味医学书”事件等。

从2017年5月起，在《中国中医药报》头版开设“一周舆情”栏目，盘点每周中医药舆情，对重点或热点敏感舆情关注分析，亮明观点立场，正确引导舆论，如《从朱清时讲座事件看西方科学主义危害》《冬虫夏草药用价值不容否定》《怎样不让养生谣言忽悠了您》《当中医遇上互联网，健康服务“飞起来”》等。

三、认真学习贯彻十九大精神，全面加强党的建设和巡视整改工作

在国家中医药管理局党组和局直属机关党委领导下，报社认真开展党的十八大历次全会精神特别是党的十九大精神的学习，全面贯彻落实习近平总书记发展中医药的新思想新论断新要求。多形式组织社委学习中心组、全体中层管理人员和全社职工学习十九大报告，交流体会。坚持推进“两学一做”学习教育常态化制度化。以“两学一做”为基本内容，以“三会一课”为基本制度，以党支部为基本单元，以落实党员教育管理制度为基本依托，着力融入日常、抓在经常。印发《中国中医药报社关于推进“两学一做”学习教育常态化制度化实施方案》。创新党建工作方式方法，严肃党内政治生活。坚持开展以“六大纪律”为核心的党纪党规教育活动，教育广大党员要坚守底线，不碰红线，恪守党的纪律和规矩。

加强报社“三公”经费管理使用，2017年全部支出“三公”经费2万余元。严格按规定使用公车和安排公务接待。对照国家中医药管理局对报社专项巡视整改方案，全面落实整改任务。对完成的整改任务开展“回

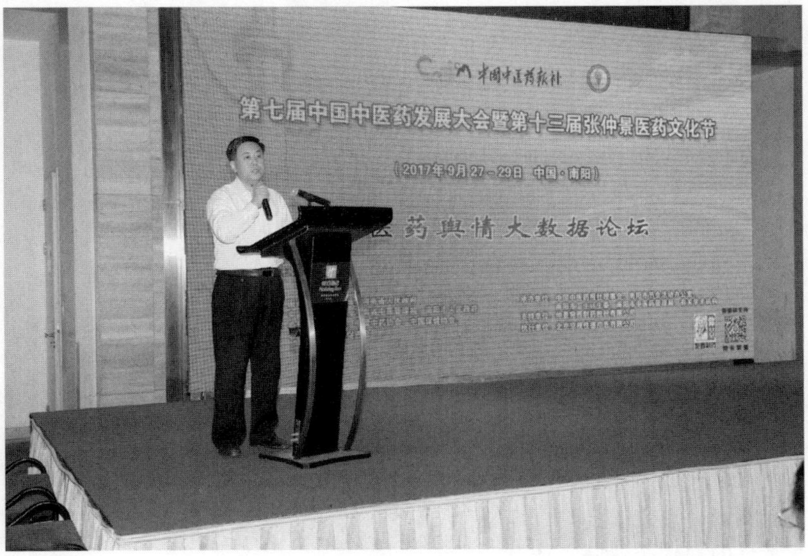

2017年9月27～29日，由《中国中医药报》社、河南省中医管理局、南阳市人民政府主办的第七届中国中医药发展大会暨中国·南阳第十三届张仲景医药文化节在河南南阳举行。图为发展大会分论坛——中医药舆情大数据论坛

头看”。国家中医药管理局专项巡视形成 7 大方面 26 个问题，45 项整改措施，已完成 44 项，占 98%。强化报社领导班子和部门主任“两个责任”意识。严格执行中央八项规定精神，持之以恒反对“四风”，把抓好党建工作作为报社的政治任务，严肃党内政治生活，不断完善党建工作制度。

四、坚持把服务国家中医药管理局中心工作放在首位，办好重大活动和重要会议

中医中药中国行——中医药健康文化推进行动启动。在国家中医药管理局的领导和局办公室的指导下，报社全程参与启动仪式的策划、筹备和实施工作，承担中医中药中国行组委会办公室的相关工作。在中国行活动启动 10 周年之际，围绕第三阶段“中医药健康文化推进行动”的主题，再次掀起面向全社会进行中医药文化科普的热潮。

中国中医药发展大会举办。由报社主办的第七届中国中医药发展大会以“贯彻实施《中医药法》　依法发展中医药”为主题，设置高峰论坛和 7 个分论坛，40 余位政产学研方面的领导和专家聚焦各领域落实《中医药法》的策略和路径，分享观点，交流经验，提出建议，在行业内外有效统一思想，凝聚共识。

五、完成报社转企程序和广告经营招标，拓展市场运营，强化制度建设

报社作为第一批非时政类报刊转企改制单位，2017 年经北京市工商部门批准，正式取得企业营业执照。完成新一轮 3 年期的报社广告经营独家代理招标工作，报社与新合作伙伴京视佳德公司磨合，进一步加强合作。立足自身优势和行业社会需求，报社着力与地方紧密合作共赢，全面加大发行力度，积极拓展市场运营。报社以转企为契机，转变发展理念，逐步建立健全有文化特色的现代企业制度体系，一年来起草修订规章制度 14 个，涉及报社日常管理、人事干部管理、采编发行业务、党务纪检、后勤保障等多个方面。

六、加强干部队伍建设，不断完善干部人事工作机制

报社继续加强中层干部队伍建设，3 人派出培训，推荐选拔办公室、新闻部、通联发行部 3 部门副主任各 1 名，完成任职程序。弥补人员流动导致的缺口，一年来新入职 22 人。立足人才发展，在国家中医药管理局人事教育司的支持下，报社恢复成立中级专业技术职务评审委员会，成立评审领导小组，开展拟订评审办法。加强人才储备和培养，制定《中国中医药报社后备中层干部培养选拔实施办法》《中国中医药报社部门主任助理任职办法》，新闻部、新媒体部完成主任助理选拔任职。（闫　锐）

【中国中医药出版社 2017 年工作概况】

一、学习贯彻党的十九大精神，以党建促发展

一是中国中医药出版社（以下简称出版社）认真组织全社职工学习十九大报告及相关文件，除要求全社员工自学以外，社领导参加国家中医药管理局组织的 2 次集中学习，中层干部安排 3 天脱产集中学习。二是出版社按照国家中医药管理局党组统一部署，认真抓好党建工作和反腐倡廉工作，修订党总支议事制度、党风廉政建设责任制度，成立 6 个党小组，召开 11 次党总支工作会议，培养 12 名入党积极分子和 2 名预备党员转正，免费安装红信智慧党建软件。三是出版社围绕“两学一做”，创新性开展 1 次“真心实意服务　克服官僚主义”专题民主作风剖析会和党员干部先进事迹报告会，组织党建工作专题学习会 8 场，开展社领导与员工谈心谈话活动、员工建言活动、征求意见活动，了解出版社发展存在的问题，密切干部群众关系。四是除政治学习外，出版社高度重视业务学习，开展建设学习型组织实践活动，举办 25 场每周学习日活动，邀请知名专家、出版人来出版社讲座，开拓员工视野，提升工作能力。五是为提高决策水平和议事效率，全面落实民主集中制和“三重一大”集体决策制度，出版社 2017 年召开社务会 42 次，专题会 17 次，研究议题 300 余项。六是重视职工关切，建立职工代表大会制度，出版社召开职工代表大会 1 次，落实 10 名离退休职工政策补贴，启动 18 名老员工社保断档衔接，吸纳全部新入职员工为工会会员。

二、业务工作全方位推进

一是出版社编制完成《“十三五”战略发展规划》，确定“十三

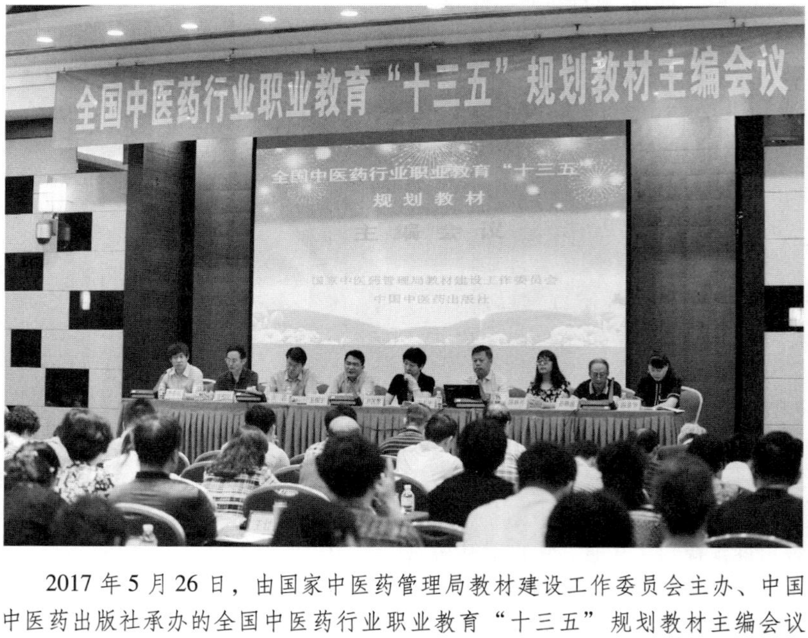

2017 年 5 月 26 日，由国家中医药管理局教材建设工作委员会主办、中国中医药出版社承办的全国中医药行业职业教育“十三五”规划教材主编会议在北京召开

五”后4年主营业务收入翻倍的目标。二是加强出版社文化建设，明确企业定位为“立足中医药内容产业　关注健康与文化传播”；确立出版社核心价值观为“服务、开放、共享”，4个服务（服务读者、服务作者、服务关联机构、服务员工），3个开放（开放观念、开放信息、开放平台），2个共享（与员工共享发展成果、与关联机构利益共享）。三是完善出版社内部机构调整，将内设机构划分为职能部门和业务部门，规范名称设置，明晰职能定位，将全媒体事业部拆分为职能部门的市场部和业务部门的数字出版中心，市场部的职能日趋明确，作用逐渐彰显，数字出版中心2017年实现盈利。实行员工与部门之间的双向选择、才能与岗位间的相互匹配，调整提拔7名中层干部，调整13位员工岗位，优化社内资源配置。四是出版社以巡视整改工作为契机，关口前移，筑牢制度防线，将2017年确定为“制度建设年”，成立制度建设工作领导小组，走访调研20余家优秀新闻出版机构，认真梳理，系统归类，确立制度建设“立改废”工作的主体思路、“四项原则”和“三项标准（立的科学、改的合理、新的适用）”，构建“编－印－发－管”四位一体制度体系，第一辑共102项制度印制成制度汇编，提升出版社制度化管理水平。五是出版社大力推进绩效考评体系建设，完善《绩效考核暂行办法》，将社会效应、经济效益有机结合，“减品种，增效益”的做法取得实效，获得行业内认可。六是出版社加强基础设施建设，改善工作条件和环境，报经国家中医药管理局审批，购置新的业务用房，设计和装修招标前期工作完成，力争2018年完成搬迁工作。七是出版社投入200多万修缮通州书库，拓展新库房面积3800平方米，添置相关安全、消防设施，漏雨问题彻底解决，不仅库房工作条件改善，员工的住宿和就餐条件也明显改善，工作积极性明显提升。八是出版社理顺企业资源管理系统ERP升级，落实责任分担，推行时间倒逼机制，升级改造工程完成，既减少重复劳动，又明显提升企业管理水平和数据准确程度。九是出版社高度重视成本控制和规范管理，完成印制招标与纸张询价工作，出台印制招标管理制度，提前5个月完成印制招标工作。落选的11家排版企业，清理10家；31家印装企业，20家彻底结清，其余清算工作接近尾声。收回全部电子文件、2480种图书的胶片，61万册图书全部入库，堵塞管理漏洞。通过印制招标，降低工价，印制总成本降低约509万元，纸张采购采取比较询价，每次集中采购2人同时对3家以上纸张企业进行询价，并在涨价前1次性备纸3160吨，占全年用纸量的68%，不仅比当时大型出版社的招标价节省126万，更规避纸张涨价带来的冲击，在2017年纸张涨价40%的情况下，总印制成本不增反降。十是出版社加大往来款项清理力度，修订完善经销商管理办法，2017年清理普通呆死账156户（152万元）、全国医院护理部呆死账755户（472万元），账期管理明显好转。

通过以上努力，全年完成质检图书530种，入库新书品种735种，发货码洋2.8亿，实现销售回款约1.6亿，职工总收入同比提高约30%以上。

三、重视企业社会形象，积极担负社会责任

响应国家环保战略。出版社实行印厂招标企业绿色环保“一票否决制”，新参与投标企业均为绿色环保企业，减少环境污染，维护社会公益。招标后处理遗留账目问题627种，结账36家，共计801万元，体现中央企业的良好信誉和社会形象。

加强稿费结算速度和提升稿酬水平，为作者服务。出版社全年稿费支付907万元，比2016年同期多支付399万元，提升78.5%。

服务关联机构，体现社会责任。出版社举办经销商管理创新与组织绩效提升培训班、中医药院校校长领导力提升高级研修班，明显加强与关联机构的协同发展关系，也为2017年任务的超额完成打下坚实基础。出版社协办2017年中医医院院长论坛，为120余家出版社社长、总编辑培训管理知识，提高出版领域管理水平，扩大中国中医药出版社在出版领域的美誉度。赞助全国中医药院校青年教师教学基本功比赛。

助力五寨脱贫。出版社向五寨县捐助图书1000余册（价值约2万余元），联合中国医院协会中医院分会培训五寨县卫生管理干部，为当地中草药种植企业与知名医药企业牵线搭桥。（杨正夫）

【中国中医药科技开发交流中心（国家中医药管理局人才交流中心）2017年工作概况】

一、以学习为先，不断加强党的建设

努力抓学习教育，夯实党员干部思想基础。中国中医药科技开发交流中心（国家中医药管理局人才交流中心，以下简称中心）学习贯彻党的十九大精神和习近平新时代中国特色社会主义思想，对中央和国家中医药管理局党组有关会议精神和要求，第一时间组织传达落实。通过设立党建学习园地、组织集中学习交流、中心班子成员讲党课和专题自学等形式，以学习抓团结、提认识、促转变。

努力抓组织建设，改善党员干部队伍结构。中心党支部坚定理想信念、政治立场，组织建设与业务工作同部署，调整干部充实支委岗位。不断引导优秀职工向党组织靠拢，2017年吸收1名入党积极分子和培养1名发展对象。

努力抓廉政建设，全面落实从严治党主体责任。中心领导班子认真履行“一岗双责”，坚持党建工作与业务工作同部署、同推进。坚决纠正“四风”，领导班子以身作则、以上率下，加强对处级干部的监督，努力形成不敢腐不能腐不想腐的有效机制。

二、以整改为重，系统提升规范管理

通过整改梳理职能定位，逐步明确国家中医药管理局党组赋予中心的主责主业。中心作为国家中医药管理局直属公益二类事业单位，依托国家技术转移机构，建设现代规范高效的第三方专业化服务机构，是国家中医药管理局党组落实十九大任务的重要阵地，是中医药事业发展的重要组成部分，是中医药传承创新体系不可或缺的环节。中心以推动中医药传承创新为己任，以科技驱动和人才提升为两翼，面向国家中医药管理局、服务各部门和兄弟单位，面向行业、服务主体和重大工程任务，面向全社会、服务地方和各类机构，要成为现代治理体系中政府与社会的桥梁，要成为政府放管服职能改革中服务职能的延伸，要成为中医药发展的加速器、孵化器和服务器。

通过整改梳理内部结构，形成处室调整方案。为突出"抓党建、促主业、防风险"，推动科技中心和人才中心融合发展，在国家中医药管理局人事教育司指导下，中心全体职工反复讨论，形成内设机构和职能调整方案。在综合办公室的基础上，独立设置人事处（党群办公室）和财务处，并以中心5种核心能力为主导，即成果转化技术转移、培训交流人才开发、平台建设模式创新、规划评估服务认证、产业开发协同发展，设置5个业务处室，形成新的工作机制。

通过整改建章立制，系统提升管理水平和能力。中心针对巡视和审计指出具体问题，逐一讨论提出方案并落实到具体制度上。在国家中医药管理局各部门的直接指导下，执行一系列会议制度和公文运转流程，明晰权力运行和"三重一大"决策制度。中心制定并报备3大类内控制度，包括差旅、会议、专家咨询和劳务费管理规定，横向项目管理办法和合作项目管理办法，绩效管理办法和年度考核办法等。促使制度落实实施，规范各项业务审批流转程序，印发《财务办事指南》。中心强化政治纪律、组织纪律和工作纪律，树正气、立新风，员工的主人翁意识和精神面貌得到极大改善，责任感和主观能动性充分显现。

通过整改谋划发展，营造良好的发展环境和氛围。中心专门聘请长期法律顾问，进一步规范合同行为。继续加强职业化培训全面整顿，密切联系国家中医药管理局人事教育司，探索新形势下中医药职业技能人才的培训机制和模式。启动中心社会形象重塑行动，发布关于严禁任何机构和个人假借中心名义从事侵权活动的声明，逐步将正式的合作方在官方网站公示，为下一步规范发展奠定基础。

三、以发展为要，稳步开展各项业务

继续全力做好国家中医药管理局各部门委托任务。中心继续实施"中医康复服务能力规范化项目"，完成5个省、34家省级项目示范单位的培训工作。中心组织编写《中医医疗技术相关性感染预防与控制指南（试行）》，完成中医针刺类技术等8类相关性感染预防与控制指南。承担《国家中医药管理局受理中医药无偿捐献管理办法（试行）》的组织修订工作，调研22个省中医药主管部门。继续推进中医药国际合作专项——中国俄罗斯中医药中心建设，构建俄罗斯中医药服务模式及国内专家团队援外输出机制，首次成立全俄医师协会中医师分会等。

坚持在发展中解决问题。在国家中医药管理局党组的大力支持和各部门的具体指导下，中心通过反复调研酝酿，启动中医药传承创新行动，协调多方力量，落地务实，配合工程提升能力。行动得到各方积极响应，发布1周，中心与全国5家单位签订合作协议。在共同推进中医经典病房模式创新、康复医联体发展和临床评价中心建设等任务的同时，中心的各项改革措施都得以实施。（冯新刚）

【国家中医药管理局传统医药国际交流中心2017年工作概况】

一、学习和践行十九大精神

2017年，国家中医药管理局传统医药国际交流中心（以下简称中心）认真开展十九大精神专题学习，开展多样化、多层次主题学习。采取集中学、自主学和讨论学等多种方式，全体党员干部认真撰写学习体会。参加十九大学习知识竞赛和体会征文比赛，创新中心十九大微信学习群，保证十九大精神学习落到实处、取得实效。

学习贯彻习近平总书记系列重要讲话精神，组织开展"两学一做"学习教育。中心全体党员严格遵守《中国共产党廉洁自律准则》《中国共产党纪律处分条例》《关于新形势下党内政治生活的若干准则》和《中国共产党党内监督条例》，学习党章党规、学习习总书记系列重要讲话，进一步增强政治意识、大局意识、核心意识和看齐意识。

认真做好纪检监察工作。完成《中心2016年度执行党风廉政建设暨惩防体系建设情况自查》，不放松党风廉政建设和反腐败斗争，坚持纪严于法、纪在法前，联系"四个全面"，贯彻"五大理念"，深化"六项纪律"，牢固树立"四个意识"，从绝对忠诚和保持一致的高度，坚定自觉地向党中央看齐，向习近平总书记看齐。

积极加强中心党支部组织建设工作。2017年，中心党支部发展1名中共预备党员。

落实巡视整改工作。积极配合国家中医药管理局党组巡视组开展对中心的巡视"回头看"工作，按照国家中医药管理局巡视组反馈意见，制订完成《国家中医药管理局传统医药国际交流中心巡视"回头看"反馈意见整改实施方案》及《整改工作台账》，全面落实中心整改工作及《整改工作情况报告》。到2017年底，共完成5个方面24个问题的整改工作。

二、建设海外中医药基地，提升中医药海外影响力

初步建立中国－北欧中医药中心（瑞典）。2017年在国家中医药管理局国际合作司的支持下，中心协同江西中医药大学与瑞典碧云中医大学合作开展中国－北欧中医药中心（瑞典）建设，集中医药临床、教学、文化传播于一体，辐射丹麦、挪威等国家，于2017年9月26日在瑞典斯德哥尔摩正式挂牌。中国－北欧中医药中心是国家首次在北欧地区建立中医药中心，在当地引起较大反响。北欧中医药中心以推动中医药进入当地主流为目标，今后将成为北欧地区中医药技术和教育的领头羊。

积极做好海外中医药合作项目。继续做好瑞士中医药合作项目，加强对赴瑞人员的遴选及外语和国情培训，提升其服务能力。中心与俄罗斯圣彼得堡第四十医院合作，提升中医科在医院和康复界的服务能力，不断扩大其影响力。

三、开展国际展示平台建设，促进中医药服务贸易发展

北京国际服务贸易交易会中医药板块影响力提升。2017年5月，中心继续与北京市中医管理局共同举办北京国际服务贸易交易会中医药板块，吸引27个国家的海外华侨华人、中医组织及专家和国内代表220多人参会。中医药板块成为会议的最大亮点之一，也成为展示中医药最新服务进展、促进全国中医药服务贸易的最大平台。中心还独自承担部分展览组织和2场会议的组织任务，共吸引30多个厂商和10多个国家的代表参会，取得较好影响力。

建立中医药健康旅游促进新平台——国际医疗暨健康旅游研讨会。中心与相关单位于2017年8月在北京举办2017国际医疗暨健康旅游研讨会，吸引美国、日本、印度等8个国家和地区的10多个医疗机构参会，来自地方政府、医疗、旅游、金融保险、健康管理等领域近200名代表出席，参会代表比2016年增加1倍。会议在中医国际医疗服务规范标准、中医药健康旅游发展模式等方面取得进展。

四、探索开展国际中医药人才和技术交流平台建设

探索开展中医药人才交流服务平台建设。2017年10月，中心与北美白求恩医学交流会等相关单位共同主办2017北美家庭医学交流研讨会中医西医全科服务对话会，了解北美地区成熟的社区家庭医生运作模式经验、人才培养体系及过程，并与对方商谈形成开展中医药人才海外培养的合作意向，中心与巴塞罗那临床医院、法国公立医院集团等商谈，在海外各知名医学院校探索建立中医药国际化人才培训平台，为全国中医药行业服务。

探索开展中医药海外技术推广平台建设。2017年3月和11月，中心分别在杭州和昆明举办中医药高新适宜技术（国际）交流推广会，吸引中东、东南亚等众多中医药从业人员参加，积极整合国内石学敏院士醒脑开窍等中医药技术，形成相关可推广数据库并向国外从业人员推广，探索开展中医药海外技术推广平台建设。

五、积极与社会机构合作，探索中医药走出去新形式

整合各社会机构走出去积极性。中心针对自身资源较少的现状，积极创新与社会机构合作新机制，探索中医药走出去新模式。中心与中国抗衰老促进会创新与应用分会合作，准备在克罗地亚里耶卡大学建立中医药中心；与科技部万方医疗合作，准备在加拿大建立中医药培训机构，推广针灸、艾灸及其他中医药适宜技术及产品；与中信建设商谈合作，探索在缅甸开展中草药种植以促进农民增收，开展中西医结合医院建设以服务当地百姓。

打造中医药文化国际品牌。中心以本草纲目纳入国际教科文组织世界记忆名录为契机，组织湖北蕲春政府和李时珍医药集团等单位，积极开展李时珍中医药文化国际推广、纪念李时珍诞辰500周年等活动，是中医药文化国际国内协同发展的创新尝试。

六、尝试整合国内外资源，促进中医药产业水平提升

引导社会资本投资中医药产业。中心与各类社会金融资本、产业资本合作，宣讲中医药产业促进政策，引导社会资本投资中医药产业。由中心代表国家中医药管理局参加的中医药产业引导基金——中岭燕园中医药基金近2年已经投资11个项目资金超过1.5亿元。

探索中医药与其他产业融合发展。中心与华润置地等机构合作，引进国外医养结合模式，探索将中医药与养老等产业融合发展，提升其服务和技术的规范程度和标准化水平；中心与相关单位商讨，引进国外医药园区管理模式，探索成立中医药产业园专家办公室和康养小镇工作办公室，以指导合作单位乃至全国的中医药产业园区和康养特色小镇建设。

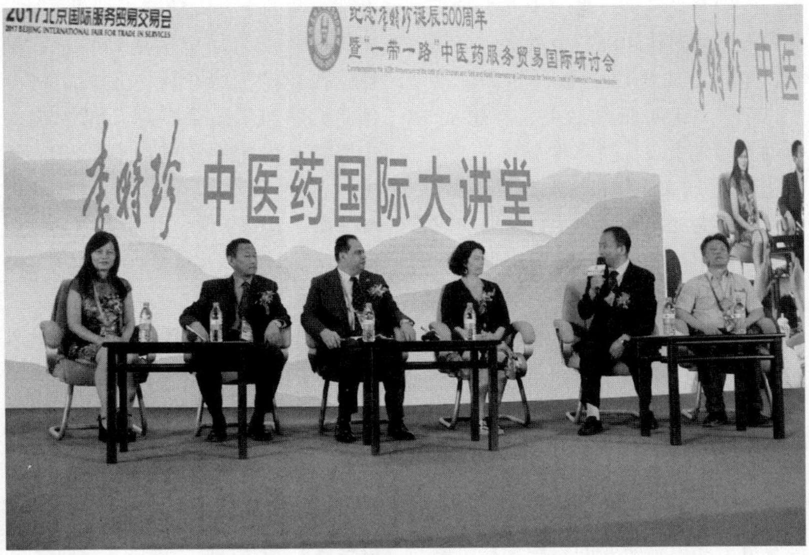

2017年5月28日，由国家中医药管理局传统医药国际交流中心主办的纪念李时珍诞辰500周年暨“一带一路”中医药服务贸易国际研讨会——李时珍中医药国际大讲堂在北京举行

七、加强内涵建设，促进中心凝心聚力谋发展

建章立制以夯实发展基础。中心利用整改机会，启动绩效考核办法修订、制定中心合同管理办法等工作，修订健全中心各项规章制度，积极做好各项财务工作和国家中医药管理局规划财务司组织的财务大检查工作，理顺与下属公司关系，为中心今后发展奠定基础。

办实事以凝聚人心。解决中心已退休但无医保老同志医疗保险参保问题，补缴医保费用约20万元；中心与中央国家机关养老保险管理中心对接，确保退休人员待遇由社保基金发放。

切实提升中心服务能力。切实开展中心内涵和能力建设，以“一步一个脚印、久久为功”的要求落实2017年工作计划，保证各个项目的落地和效率，提高中心员工各方面能力，提升中心影响力。

（万楚楚）

【国家中医药管理局对台港澳中医药交流合作中心2017年工作概况】

一、坚持党建引领，筑牢发展基石

注重思想建设，夯实理想信念根基。国家中医药管理局对台港澳中医药交流合作中心（以下简称中心）一是深入学习宣传贯彻党的十八届四、五、六中全会精神、党的十九大精神和习近平新时代中国特色社会主义思想，全面增强“四个意识”和“四个自信”，自觉在政治上、思想上、行动上与党中央保持高度一致。二是专题学习《关于推进“两学一做”学习教育常态化制度化的意见》、习近平总书记“7·26”重要讲话精神等，进一步强化领导班子成员和党员干部“一岗双责”意识，不断提高党员干部的政治站位和政治自觉。三是认真学习贯彻《中国共产党廉洁自律准则》《中国共产党纪律处分条例》和中央八项规定精神，组织收看反腐倡廉警示教育片《代价》，进一步筑牢党员干部拒腐防变的思想长堤。四是学习贯彻《中华人民共和国中医药法》及中医药事业发展相关精神，力求把相关内容纳入中心的实际工作中贯彻落实，做到学习时间有保障，进一步提高学习效能。五是通过学习讨论微信群，党建工作园地，心得体会交流等多种形式，着力抓好习近平新时代中国特色社会主义思想体系和中国梦进中心、进处室、进头脑，做到全覆盖、无死角。

加强组织建设，发挥战斗堡垒作用。中心一是明确党政领导对中心党风廉政建设工作负全面领导责任、党支部履行抓党建主体责任、支部书记履行抓党建第一责任人职责，充分发挥党组织的核心作用。二是完善党员信息卡和党员组织关系排查工作，完善党内各类账、表、册建立工作，组织开展重温入党誓词、党的十九大精神知识答题、参观“砥砺奋进的五年”大型成就展、喜迎党的十九大文艺演出、“关爱生命　呵护健康”健康义诊等多种党组织活动。三是严格入党规定和程序，积极挖掘、吸收工作中业绩突出、政治素质过硬的干部职工充实到党的队伍中，一年来培养入党积极分子1名，重点培养发展对象1名，按期转正党员1名。四是加大党员干部的日常培养、培训、教育和管理。中心全年1人次参加党支部书记培训班，1人次参加国家行政学院干部培训班，2人次参加网络司局级干部培训班，7人次参加处级以上学习党的十九大精神培训班，1人次参加驻委组局纪检培训班。五是规范执行“三会一课”制度，将全体党员参加“三会一课”情况纳入中心党员民主评议的内容，2017年中心召开支部委员会3次，党员大会9次，党课2次，开展主题党日活动2次。

强化作风建设，推进全面从严治党。中心一是积极落实国家中医药管理局党组的决策部署，配合财务检查，不断健全财务内控制度，自觉对照中心巡视整改台账逐条“回头看”，着力解决自收自支单位的突出问题和困难。二是进一步规范日常工作纪律，修订考勤制度，严格出差审批程序，完善出勤考核流程，推行办公室轮流值班制度，将月考勤与个人绩效挂钩，进一步促进干部职工积极遵守工作纪律，切实转变工作作风，提升工作效率，营造认真做事的工作氛围。三是严格执行财务管理的各项规定，严格执行财经纪律；认真执行招标投标管理的各项规定，自觉执行政府采购制度；完善固定资产管理制度，加强固定资产的使用管理。四是坚持和深化事务公开、党务公开，依托中心信息公开网平台，提高工作的透明度和公众参与度，紧盯“四风”和廉政问题，以发现问题和线索为目标，推动单位落实党风廉政建设责任制。

二、勇于责任担当，加强内涵建设

加强制度建设。中心修订完善包括中心支票管理、会计档案管理、固定资产管理、会议费管理、党政干部联系制度、外事经费财务管理暂行办法、中心公车改革方案等20余项内部规章制度，坚决用制度管权、管人和管事，同时大力抓好党员干部职工的教育，提高执行制度的自觉性，使各项工作逐步规范化、制度化。

强化议事规则。中心进一步明确议事范围，规范操作程序，坚持“集体领导、民主集中、个别酝酿、会议决定”的原则处理职责范围内的重大事项；强化集体领导意识，充分听取各方面意见，集思广益，充分协商，按少数服从多数的原则做出决策。严明纪律要求，加强“三重一大”会议记录管理，专人专本记录，要求原汁原味、完整、客观、详细记录参会人员发言顺序、发言内容、决策意见和理由，并且记录清楚“一把手”末位发言和集体表决情况；会后编发会议纪要，让参会人员签阅。公示决策结果，做到全程留痕，科学决策。

深化财务管理。中心精细化财务管理，规范财务流程，日常注重对财务人员加强财务制度和基础工作规范培训，努力提升财务人员素质。严格按照财政有关法律法规和相关政策规定，科学编制年度预算，对预算编制、预算调整按照审批权限进行逐级审批，进一步加强内部风险防控。严格执行财务管理制度，严肃财经纪律，注重审批管理、核算报销、监督检查等重要环节，领导班子成员经费支出，严格执行交叉审核管理，将规矩和纪律挺在前面。

注重干部工作。中心领导班子坚持以人为本，努力营造和谐、融洽、健康向上的人际关系。加大处级以上党员领导干部的学习培训，探索小单位干部职工“一人多岗”和业务上相互配合的岗位交流新模式，充分发挥党员干部带头作用，做到工作中分工不分家，互相帮助、部门配合、互相补台。开展丰富多彩寓教于乐的文体活动，如健步走、羽毛球、棋牌比赛等，进一步凝聚中心力量，营造团结向上的氛围。

健全沟通机制。积极做好离退休人员工作，组织开展“访民情、送温暖”活动，落实各项政策待遇，搞好服务工作，充分发挥老员工的积极性。注重密切联系群众，领导干部有计划、有步骤地与干部群众开展交心谈心活动，及时沟通交流，增进感情，改善关系，以“好事办好、实事办实”为出发点，积极了解职工群众工作和生活中的实际困难，依规依矩逐步解决遗留问题，提高职工福利待遇。

三、谋划发展大计，创新工作格局

推进品牌项目，加快深度融合。一是中心举办第九届海峡论坛——2017海峡两岸中医药发展与合作研讨会，举办12届中医药论坛，成为两岸交流的品牌。会议由国家中医药管理局国际合作司副司长吴振斗主持，局长王国强做主旨讲话，围绕“传承创新　共融发展”主题，海峡两岸李灿东、张恒鸿、杨叔禹、李威著、赵超等8位专家针对中医药学术经验传承、慢病社区管理、中药产业发展和两岸贸易创新等方面进行广泛交流研讨。同期举行医护管理与健康服务高级研修班、中医临床实用推广技术/技能及特色手法演示等相关配套活动，450余人参会。二是中心举办第三届中医中药发展（香港）暨骨与关节疾病论坛，聚焦中医优势的骨与关节疾病诊疗规范管理领域，全面展示传统中医和现代科技疗法治骨关节疾病领域的最新进展，服务“一带一路”国家战略，发挥中心重要桥梁和纽带作用。国家中医药管理局港澳台办公室主任王笑频、香港特别行政区食物及卫生局局长陈肇始、香港浸会大学中医药学院院长吕爱平等致辞并发表重要讲话。三是中心举办第四届中医中药台湾行暨2017年两岸中医药文化与养生保健交流大会，以“弘扬中华文化　传承中医中药　共享健康和谐”为主题，通过举办养生科普讲座、赠送《中医养生保健指南》科普图书等形式，让台湾民众学习掌握中医药养生保健知识，增进两岸中医药专家共识。邀请王耀献、韩学杰、何丽云、杨秋莉等专家进行主题讲座，南投县、嘉义市700多位民众参加活动。四是中心举办澳门国际贸易投资展览会（MIF）健康产业展，以“促进合作　共创商机”为主题，邀请内地知名中药企业北京同仁堂、福建漳州片仔癀药业，贵州安迪医疗设备公司等，展示中医药创新科技发展最新成果。同期中心与澳门科技大学举办“中医药名师大讲堂”，北京中医药大学傅延龄教授的《从经方看中药临床用量及量效关系》和中国中医科学院史欣德研究员的《经方临证心法：以味选方》讲座，深受师生欢迎。

创新交流模式，促进青年联系。一是中心举办2017年海峡两岸暨港澳中医针灸临床实用技术研讨会，作为香港特别行政区成立20周年庆典认可的庆祝活动之一，中心与香港中文大学中医学院、香港博爱医院共同举办，以“实用性针法与临床应用”为主题，推广中医针灸适宜技术，提高人民健康水平。国家中医药管理局国际合作司副司长朱海东、香港食品卫生局副局长陈肇始、香港博爱医院董事局主席彭少衍、香港中文大学医学院副院长胡志远等出席致辞。刘保延、王麟鹏、林国华等10位教授做专题报告，交流中医针灸在常见疾病防治方面的经验，传授中医针灸实用技术的临床应用，台港澳地区600余位青年学者参加，列入香港中医药继续教育项目。二是中心举办台港澳地区青年中医药人才能力提升计划研修班，根据国台办和国家中医药管理局的要求，培养中医药青年人才，以“传承、共享、创新、超越”为主题。来自台港澳地区9家机构的30名中医药青年人才齐聚北京，通过讲座交流、实习参观、互动体验等方式，以拓展视野，凝聚共识，提升中医药服务能力，助力中华民族统一复兴大业。研修班由北京中医药大学东直门医院承办，中国中医药科学院、北京同仁堂（集团）有限责任公司、北京市双桥燕京中药饮片厂、北京康仁堂药业有限公司等单位给予大力支持，国家中医药管理局国

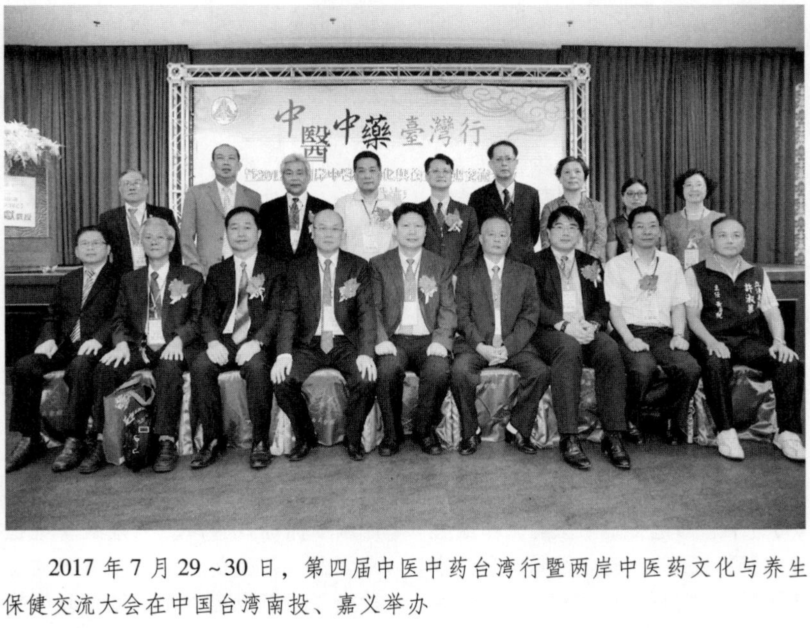

2017年7月29～30日，第四届中医中药台湾行暨两岸中医药文化与养生保健交流大会在中国台湾南投、嘉义举办

际合作司副司长吴振斗出席开班仪式并做讲话。

做好来访接待，加深理解认同。截至2017年底，中心已接待参访团体10余家，接待100余人次。通过热情接待、深入沟通、广交朋友，为海峡两岸暨香港、澳门地区中医药交流合作打下坚实的基础。

加强门诊服务，履行社会责任。中心门诊部通过装修改造，进一步改善就医环境。中心加强业务监管，规范专家资质，特邀140余位中医专家出诊服务。增设微信预约挂号，加强网站和微信公众信息服务平台的对外宣传。积极克服中西成药零差率医疗改革所带来的政策性亏损困难，实现门诊收入较2016年增加1000余万元，为中心提供320万元的经费支持。

完善药批经营，巩固经济基础。自2016年中心按程序将北京广安医药联合中心委托给江苏康缘药业集团承包经营，累计上缴200万元。既解决药批流动资金不足的实际困难，又确保中心的基本经济收益。

（张　博）

【国家中医药管理局中医师资格认证中心（国家中医药管理局职业技能鉴定指导中心）2017年工作概况】

一、全面加强党的建设，发挥支部战斗堡垒作用

开展学习教育，全面提高干部素质。一是认真学习宣传贯彻党的十九大精神。国家中医药管理局中医师资格认证中心（国家中医药管理局职业技能鉴定指导中心，以下简称中心）与国家中医药管理局直属机关党委书记闫树江一起收看十九大会议直播，进行座谈。邀请国家中医药管理局直属机关党委领导开展专题党课教育，与国家中医药管理局直属机关兄弟单位开展联学联做，组织十九大知识答题和征文、重温入党誓词等活动。二是深入开展“两学一做”学习教育。规范落实“三会一课”，编撰并组织学习《习近平总书记关于中医药工作相关论述资料汇编》，建立每周例会分享中医学习感悟机制。突出“党管保密，党管考试”政治原则，将保密纳入党课重点，加强各项考试保密教育。三是推动中心文化建设。建立中心“凝于团结、勇于创新、敢于担当、乐于奉献”核心价值观。强化党团工会联动，要求党员团员佩戴党徽团徽，“亮身份、亮形象、亮承诺”。开辟中心党团工会宣传栏，内增素质、外树形象，增强中心员工责任感和使命感。四是宣传贯彻落实《中华人民共和国中医药法》（以下简称《中医药法》）。中心在内蒙古满洲里召开落实《中医药法》医考相关政策研讨会，邀请国家中医药管理局有关司局领导出席，与全国部分考区医师资格考试机构主要负责人学习研讨《中医药法》。在北京召开落实《中医药法》研讨会暨中医师岗位胜任力课题中期汇报会，邀请全国24所中医药高等院校和3所综合性高等院校领导参加，就如何落实《中医药法》、中医医师资格考试的内容应当体现的中医药特点、配合《中医药法》调研起草配套政策、《中医医术确有专长人员医师资格考核注册管理办法》起草开展论证。

抓好组织建设，强化支部凝聚力。中心制定《党支部工作管理办法》，完善党建工作责任制。开展党支部增补和团支部换届，成立中心党小组，加强老干部工作，制定离退休干部学习管理制度。建立党员联系群众“一对一”谈话机制，确定3名发展对象、2名积极分子，发展1名预备党员，树立党员先锋学习模范。

加强执纪约束，落实全面从严治党。一是制定中心党风廉政建设和反腐败分工表、中心党风廉政建设责任制实施细则，组织签订《任职廉政承诺书》，明确并履行“一岗双责”。二是将2016年细化的国家中医药管理局党组巡视问题46项具体措施进一步细化为157项，逐项督办落实整改，推动中心考试业务、人员管理、财务管理形成规范，从严从细抓巡视整改。三是配备纪检专职人员，建立纪检工作情况动态检查、动态报送机制，每月开展执纪审查和落实中央八项规定精神自查，积极配合上级纪检机关线索提供和情况核实工作，执纪常抓不懈。

二、完善体制机制，全面提高管理能力

一是制修订中心工作规则、“三重一大”集体讨论决定制度、印章使用管理办法等工作制度60项，编印成中心制度汇编，组织各部门修订中心权力运行流程图。设立中心内控领导小组，印发中心内部控制体系实施制度，确定财务管理为内控对象和试点，加强权力监督和制约。二是分别制定中心挂职干部、借调人员、实习生、离退休干部管理办法，聘用人员管理规定，聘用合同管理办法，修订中心考勤、休假制度，绩效发放管理办法、创新知识价值优秀团队奖励管理办法，规范开展员工季度绩效考核。制定中心因私出国（境）管理办法，积极落实中心处级以上干部个人有关事项报告。三是分别制定培训费、差旅费、专家咨询费和劳务费管理办法，成立中心预算工作委员会，重新细化预算明细并规范支出，杜绝无预算支出、随意性支出，强化预算执行的动态监控和责任落实。四是强化中心会议、培训、课题与项目管理，加强全年计划及预算约束，规范中心党建、纪检、业务信息报送发布机制，成立中心考试鉴定突发事件应急工作领导小组，指导和规范考试鉴定突发事件应急处理工作。

三、平稳有序安全推进业务，完成本年度各项考试任务

平稳完成各项考试及鉴定业务工作。一是平稳开展2017年度中医类别医师资格考试。突出中医特色，调整中医操作部分试题比例，首次在实践技能考试中引入图片试题，首次在综合笔试期间开展网络系统舆情监测。2017年中医类别医师资格考试实考141723人，通过53485人，总通过率37.7%，医师资格笔试雷同率为2.0%，较2016年的2.2%继续下降。经分析，2017年试题难度、信度、区分度保持平稳，得到国家医师资格考试委员会高度认同。二是完成全国中医药专业技术资格考试有关工作。组织2017年全国卫生专业技术资格4类20个专业考试，中医药类实考72440人，较2016年69306人增长4.5%，2017年通过30342人。完成第四批全国优秀临床人才研修项目选拔考试，首次完成中医住院医师规范化培训结业考核，共705人参加第四批全国中医（临床、基础）优秀人才选拔考试。首次在10个省通过计算机系统开展中医住院医师规范化培训结业理论考核。三是推进“正本清源”系列工程，规范理顺职业技能鉴定工作，修订《职业技能鉴定站管理办法（试行）》，停止既往违规超范围鉴定及培训，全面停止逾期未通过年检6家鉴定站的鉴定工作。国务院国家职业资格目录公布后，及时在中心网站上刊登行业权威信息，对违规开展鉴定工作情况发出郑重声明。设立并开展中医药行业国家职业资格目录内保健调理师、中药炮制工、药物制剂工3个职业的标准开发和研究，启动教材编写工作。举办中医药行业职业技能鉴定质量督导员培训，培养质量督导队伍。开展中医药行业职业技能鉴定信息监管服务平台建设。四是稳步推进中医类别医师资格考试改革。继续开展乡村全科执业助理医师资格考试试点工作，强化命审题中医特色。稳步推进分阶段考试实证研究，全国扩大到22所中医药高等医学院校参与。完成4个省（市）考区计算机化医师资格考试扩大试点，指导3个省进行综合笔试“一年两试”机考试点。继续实行固定分数线改革（不含民族医）。积极推进标准化实践技能考试基地建设，初步完成基地建设评估和验收标准制定。在国家中医药管理局医政司指导下完成民族医师考试设置研究。

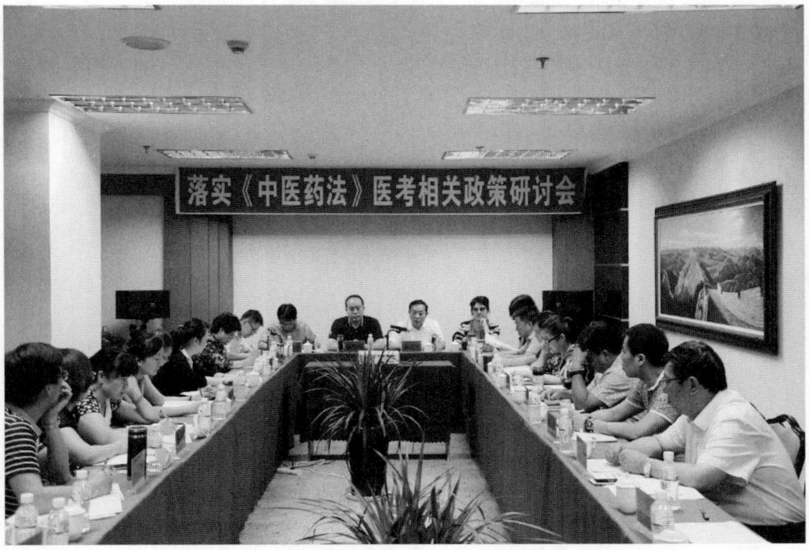

2017年7月21日，由国家中医药管理局中医师资格认证中心主办、内蒙古自治区卫生考务中心承办的落实《中医药法》医考相关政策研讨会在内蒙古满洲里召开

四、积极开拓，推动中心事业不断进取

大力推进政府购买服务改革，建立长效保障机制。一是在国家中医药管理局医政司、人事教育司、规划财务司大力支持下，中心以过硬表现通过财政部预算评审，经财政部初步核定2018年度中心“中医类别医师资格考试项目和中医药行业职业技能鉴定项目”预算，实现民族医考试成本、职业技能鉴定新增项目、政府购买服务人员成本3个历史突破，从根本上初步解决认证中心经费难问题，建立起长效工作保障机制。二是经主动积极努力协调财政部社保司、卫生计生委财务司，以中心为主会同医考中心，开创性地争取到财政支持医师资格考试改革每年新增专项。三是中央转移支付实现“零”突破。做好顶层设计并大力协调，推动为每个省的1~3个中医类别实践技能考试基地建设实现经费保障200万元。

加强开展考试技术业务合作。努力争取到国家中医药管理局国际合作司中医药国际合作专项的中医药类专业技术人员资格认证和外向型优秀骨干人才培养基地建设项目。积极开拓各省及各高等院校（黑龙江、天津、广西等）委托命题技术服务、地方区域内考务考官培训、考试信息统计分析技术服务。理顺并规范和中国中医药出版社深入坦诚合作，开拓性与中国残疾人联合会就业服务指导中心、国家卫生计生委人才交流中心、北京国家会计学院等单位考试技术等业务合作。中心与社会机构天津天堰慧医谷科技有限公司、中国初级卫生保健基金会、北京养生保健协会签署战略合作协议，形成战略合作伙伴关系。

完成国际合作任务。中心按照国家中医药管理局要求，应新加坡中医管理委员会之邀，甄选2批专家赴新加坡，代表中国和国家中医药管理局完成国际合作任务。第一批为医师资格考试一处人员协助终审新加坡中医管理委员会自主命制的中医师（中文）、针灸师（英文）考试试题试卷，与新方命题专家委员会成员座谈讲解命题规则与要求。第二批为医师资格考试二处、技术资格考试处人员协助完成新加坡中医师注册资格考试临床技能考核、针灸师注册资格考试的巡考和评估工作。中心工作人员为新方提供合格分数线划定方法培训，协助测评2017年新加坡中医师注册资格考试中医基础学科综合试卷、中医临床学科综合试卷合格标准，协助考试数据统计分析，并从安全保密、考试设计、题库建设等7个方面，提出关于中新两方进一步加强中医药考试合作的意见与建议。（吴　桐）

地方篇

【北京市2017年中医药工作概况】

一、医药分开综合改革工作

为了在改革中实现“降低费用、提升疗效、优化服务”的目标，北京市中医管理局出台6个配套文件和3个补充通知，建立中医药数据动态监测和评估制度，启动中医服务项目价格动态监控平台。全市36家公立中医医院各类指标总体趋势符合预期。积极参与医联体、分级诊疗、家庭医生签约、医保支付方式改革、药品流通领域改革等20余份医改文件的中医药政策制定。分别在西苑医院、世纪坛医院、佑安医院、北京中医医院开展中医药“学术模式、服务模式、管理模式”三模式改革试点。成立中医药肿瘤防治办公室和中医药大数据创新实验室。

二、落实为民办实事项目

按照北京市人民政府统一安排，北京市中医管理局启动2017年北京市政府为民办实事项目中医治未病健康促进工程，分别在东城、西城、朝阳、海淀、丰台、石景山、通州7个区展开试点，形成治未病服务“北京模式”。继续推进2016年政府为民办实事项目中医健康乡村（社区）工程、中医药健康养老身边工程，创新中医药体验馆的乡村服务模式，实现养老助残卡刷卡享受中医药健康养老服务，惠及群众超过百万。推动中医药老年康复服务资源扩充，完成西城区广外医院、隆福医院、昌平南口医院、东城区第一人民医院等以老年康复服务为特色的综合医院向中西医结合医院转型。望京医院、北京中医医院入选国家中医康复服务能力规范化建设项目，制订一批优势病种中医康复方案，开展中医康复单元建设。推动规范化的中医妇幼保健服务包纳入妇女孕前、孕中和产后及儿童保健的各个环节。

三、推动《中华人民共和国中医药法》宣传贯彻

北京市中医管理局组织《中华人民共和国中医药法》（以下简称《中医药法》）宣贯培训70余次，培训1.6万余人。开展第三届首都国医名师评选工作，推出百名首都“国医名师”，并举办“国医名师、中医脊梁”——贯彻落实《中医药法》百名国医大型宣传活动。大力推动配套制度建设，借助信息化平台启动中医诊所备案制，起草中医医术确有专长人员考核管理实施细则。加快《北京市发展中医条例》修订工作，形成立项报告。

四、部署实施区域中医药发展战略

北京市中医管理局研究制定区域中医药发展评价指标体系，并与北京市财政局联合开展中医药区域发展投入机制的改革。在10个远郊区中，通州、房山、顺义、昌平、门头沟、平谷等区初步形成本区域“六位一体”的中医药发展规划。推进京津冀中医药协同发展，开展首个专科协同病房建设——望京医院托管固安县中医医院骨科病房正式启动，开展北京市与衡水市中医药协同发展的调研并形成初步方案，推动东方医院与河北省隆化县中医医院、北京中医医院与天津市宁河区中医医院的合作。

五、上下联动提升中医药服务能力

北京市中医管理局开展国家中医重点专科辐射工程，建立14个核心专科带动41个基层专科的网络体系，进一步均衡重点专科资源布局。实施中医药基层能力提升工程“十三五”行动计划。落实《北京市院前急救条例》，启动区级中医类医院急救站点建设工作。及时启动流感中医药防控工作机制，方案、培训、演练、督导4步骤推进中医医院流感防控工作。支持二龙路医院中西医结合肛肠中心建立京津冀和基层辐射点，形成分级诊疗、专科救治、学术辐射一体化发展新模式。

六、创新中医药传承发展模式

北京市中医管理局建立北京市中医药科研评价指标体系，在区级中医医院创建国家、市级重点学科和科研专家指导基层的“科联体”机制。依托亦庄开发区推进首都中医药科技创新转化示范园试点建设。以中医传承室站为依托梳理燕京中医传承体系，按代表性传承人、亲传徒弟和学生实施分类培养，编制《中医传承蓝皮书》。推进中医住院医师规范化培训，建立规范化培训师分级管理制度，完成200名考官培训考核，评定管理优、教学优、效果优教学团队21个。2017年12月18日，北京市中医管理局召开北京市第六批全国老中医药专家学术经验继承工作拜师仪式暨北京市中医药继续教育工作推进会，入选第六批继承工作的56名指导老师与112

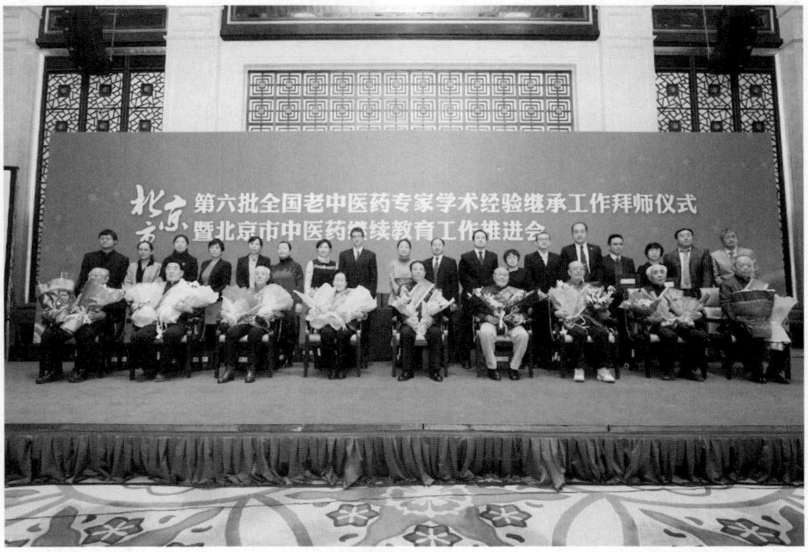

2017年12月18日，北京市第六批全国老中医药专家学术经验继承工作拜师仪式暨北京市中医药继续教育工作推进会召开

名继承人举行拜师仪式。成立北京市中医药继续教育管理委员会，创建中医药继续教育申报及系统管理平台，对中医药继续教育实行单独管理，率先实施中医药继续教育导航工程。　　　　（高　彬）

【天津市2017年中医药工作概况】2017年，天津市中医药工作以“传承发展中医药事业”为主线，凝心聚力，开拓创新，取得一系列重要进展。一是完善中医药事业发展统筹协调机制，参照国务院中医药部际联席会议制度，建立天津市中医药工作联席会议制度。二是宣传贯彻《中华人民共和国中医药法》（以下简称《中医药法》），印发《天津市学习宣传贯彻中医药法工作方案》，组织开展天津市学习宣传贯彻《中医药法》培训班。三是举办2017年金砖国家卫生部长会暨传统医药高级别会议，此次大会是金砖国家轮值主席国重要会晤活动首次在地方举办，会议同期在会场布置了中医药展览展示、中医传统非药物疗法、中医现代仪器设备体验及中医药机构参观活动。四是推荐首届全国名中医4名，分别是天津中医药大学张伯礼、天津市武清区中医医院陈宝贵、天津中医药大学第一附属医院武连仲和天津中医药大学第一附属医院黄文政。五是蓟州区人民医院通过全国综合医院中医药工作示范单位复审，截至2017年底，天津市共有全国综合医院中医药工作示范单位11家。六是河东区、河西区和河北区通过全国基层中医药工作先进单位复审。七是完成北辰区中医医院大型巡查工作。八是完成5家三级中医医院新一轮等级评审工作。九是全市二级以上公立中医医院全部取消药品加成，通过调整医疗服务价格等政策联动，率先在4个直辖市破除“以药补医”机制。十是天津市中医药健康管理项目目标人群覆盖率达到50%。十一是率先在全国实行医师区域注册和护士区域注册试点工作，启动京津冀医疗机构、医师、护士电子化注册管理改革。

一、政策法规

天津市印发《天津市贯彻中医药发展战略规划纲要（2016～2030年）实施方案》，并以政府名义转发。印发《天津市学习宣传贯彻中医药法工作方案》，组织开展学习宣传贯彻《中医药法》培训班，整理印制《天津市卫生计生管理部门领导干部学习贯彻〈中医药法〉材料汇编》，组织市卫生计生委领导班子集中学习，并印发各区卫生计生委领导班子学习。成立中医药立法工作领导小组和咨询专家组，初步制订《天津市中医药条例》立法调研工作方案。

二、医政工作

加强中医医院内涵建设。为落实国家中医药管理局对大型中医医院巡查工作要求，天津市中医药管理局配合国家中医药管理局对天津中医药大学第二附属医院开展巡查工作；对天津市北辰区中医医院进行市级巡查。

探索中医诊疗模式创新。天津市中医药管理局引导中医医院临床科室采用中医药综合疗法，不断改善中医药服务内涵，组织专家制定并印发《天津市中医药综合治疗服务管理指南（试行）》。在中医药研究院附属医院召开中医诊疗模式创新试点工作总结推广现场会，天津中医药大学第一附属医院、武清区中医医院和中医药研究院附属医院分别介绍3家试点单位开展中医诊疗模式创新工作的经验与做法。

加强中药饮片质量管理。为进一步完善医疗机构中药饮片管理的有效措施和长效机制，保障医疗安全和质量，天津市修订《天津市医院中药饮片处方管理及调剂规范（试行）》，开展医疗机构中药饮片管理专项检查，共抽查包括民营医疗机构在内的各级医疗机构69家，内容涉及饮片采购、验收、保管等质量管理；处方调剂和操作规范落实；饮片处方点评工作开展；饮片煎煮质量管理等。全年共举办4期中药饮片管理及调剂规范培训班，2期中药煎药人员培训班，2期中药饮片入库验收培训班和1期中药制剂人员培训班，共培训相关人员798人次。

落实中药处方点评制度。2017年天津市分为上、下半年召开2期中药饮片处方点评会，通报全市中药饮片处方质量，并现场对不合理中药饮片处方进行统一点评，对超常处方请医师进行答辩，对不符合要求的点名批评。

推进中医治未病工作。为贯彻《国务院关于扶持和促进中医药事业发展的若干意见》，做好中医治未病工作，天津市出台《市卫生计生委关于印发2017年治未病科规范化建设项目工作方案的通知》（津卫中〔2017〕277号）。并于2017年5月19日召开治未病科主任工作会议，讲解《中医医院治未病科建设与管理指南》，并对建设规范中医治未病科提出具体要求。组织专家对2016年中医治未病服务能力建设项目进行验收。

落实对口支援工作。天津市继续实施三级中医医院对口支援涉农区二级中医医院工作，2017年分2批共30名高级职称医师及管理人员完成为期1年的支援工作，受援医院选送技术骨干到上级医院学习进修。

开展医疗质量大检查活动。天津市中医药管理局组织23位专家对全市二级以上中医医院开展医疗质量、重点专科、中医病案、中医综合治疗区建设等检查，要求严格执行各类技术规范、指南和操作规程，坚决杜绝违反操作常规行为的发生。

开展新一轮三级中医医院等级评审工作。根据国家中医药管理局办公室《关于做好三级中医医院评审有关工作的通知》要求，天津市组织相关专家，于2017年12月18～30日，对天津市5家三级中医医院开展新一轮等级评审工作。

举办中医医院感染管理培训班。为加强天津市中医、中西医结合医院感染管理工作，杜绝院内感染事件的发生，天津市中医药管理局委托中医医疗和中医护理质控中心承办2017年天津市中医、中西医结合医院感染管理系列培训。针对抗生素的合理使用，医院感染防控管理，中医诊疗过程中的感染预防与控制，重点部门、科室的质量标准落实，感染管理工作进行系列培训，参加培训的人员包括各医疗机构医务、护理、感控部门的管理人员及临床医疗护理骨干，培训400余人。为加强医院感染的预防和控制，规范中医医疗技术的操作，举办中医医疗技术相关性感染预防与控制培训班（第一期），全市二级以上中医、中西医结合医院相关管理人员、临床业务骨干、中医医疗质控中心委员共90余人参加培训。

启动“十三五”基层中医药服务能力提升行动计划。天津市卫生计生委、人力社保局、市场监管委印发《市卫生计生委、市人力社保局、市市场监管委关于印发天津市基层中医药服务能力提升工程“十三五”行动计划实施意见的通知》（津卫中〔2017〕136号），天津市卫生计生委联合天津市人力社保局、市场监管委召开天津市基层中医药服务能力提升工程“十三五”行动计划启动会议。

实施基层中医药服务能力建设项目。天津市中医药管理局印发《市卫生计生委关于印发2017年基层中医药适宜技术服务能力建设项目工作方案的通知》（津卫中〔2017〕157号）。确定蓟州、宁河、东丽3个区中医医院为基层中医药服务能力建设项目单位，提升基层中医药适宜技术在基层的推广能力。3家中医医院制订各单位实施方案，依据国家中医药管理局文件要求，购置设备、开展培训共7次，培训310人次，项目经费平均使用40%以上。

推广中医药适宜技术。天津市各区依托基层中医药适宜技术推广培训中心开展拔罐、推拿、艾灸、敷贴、针刺6类22项适宜技术培训，共举办培训班78次，培训基层医师6800余人次，覆盖100%的社区服务中心、乡镇卫生院和90%的村卫生室。与此同时，组织区中医医院专家、主任下到基层医疗机构，将现场指导与适宜技术推广相结合，进行临床带教指导303次，惠及基层患者2100余人。

加强基层医疗机构中医综合诊疗区建设。天津市中医药管理局委托会计事务所，协助完成2016年基层医疗卫生机构中医诊疗区服务能力建设项目绩效评价，对2016年全市90个项目单位从项目管理、经费使用及管理、取得实效等多方面进行评价，并形成评价报告上报国家中医药管理局。天津市卫生计生委印发《市卫生计生委关于印发2017年基层医疗机构国医堂服务能力建设项目工作方案的通知》（津卫中〔2017〕110号）。确定全市37个社区卫生服务中心、乡镇卫生院为建设项目单位，加强中医诊疗服务区即国医堂服务能力建设。

实施中医药健康管理项目。天津市完成2016年中医药健康管理服务项目考核工作。组织开展2017年中医药健康管理项目的实施，依托基层中医药管理质控和治未病质控技术力量，做好服务团队培训工作，全年各区已完成年度50%目标人群覆盖率。

全国基层中医药工作先进单位复审。天津市完成河东区、河西区和河北区全国基层中医药工作先进单位复审，专家组对3个区中医药发展成绩表示肯定，3个区基层中医药工作符合全国基层中医药工作先进单位复审标准，通过国家级考核验收。

综合医院中医药工作。天津市蓟州区人民医院通过全国综合医院中医药工作示范单位复审，天津市共有11家全国综合医院中医药工作示范单位。组织专家对天津市肿瘤医院等7个综合医院中西医结合重点专科培育项目进行验收。

三、科研工作

科研平台建设不断推进。天津市加强对中医药传承创新项目的管理，天津市中医药管理局联合市发展改革委、市教委、天津中医药大学共同成立领导小组，统筹协调项目管理；协同市科委共同推动天津中医药大学第一附属医院申报第四批国家临床医学研究中心。

继续实施中医药科技项目。天津市完成2017年度天津市中医药重点领域科研项目立项和中医中西医结合科研课题立项，共立项170项。完成第一批21项中医临床研究基地科研专项课题结题验收。

推进中药资源普查等公共卫生服务项目。天津市组织实施第四批中药资源普查项目并制订普查工作方案。完成中医康复服务能力规范化建设项目中期督导。

四、教育工作

深入推进师承教育。天津市开展2016年全国名老中医药专家传承工作室建设项目和全国基层名老中医药专家传承工作室建设项目。遴选2017年全国基层名老中医药专家传承工作室并开始建设。加强对天津市中医传承工作室建设项目的评估与管理，完成对2012年天津市中医传承工作室和2013年全国名老中医药专家传承工作室项目验收。完成天津市中医药专家学术经验继承工作结业考核。开展第六批全国老中医药专家学术经验继承工作。遴选32名全国老中医药专家。开展第四批全国优秀中医临床人才研修项目，9名获得资格。

规范中医类别规范化培训。天津市加强中医住院医师规范化培训工作的管理，调整增加中医住院医师规范化培训基地2个。完成2017年住院医师规范化培训学员的招录。开展天津市中医全科医师规范化培训学员临床基本技能模拟训练与知识强化教育培训。完成2017年度住院医师规范化培训医师评优推荐。

开展专业培训。天津办举办第十九期西医学习中医培训班。组织15人参加全国中医护理骨干人才培训项目。加强基层中医药人员培养，协助开展对帮扶乡镇卫生院提供技术支持的培训工作。

五、文化建设

天津市印发《天津市中医中药中国行——中医药健康文化推进行动实施方案（2016～2020年）》。以“传播中医药健康文化　提升民众健康素养”为主题，开展系列中医药健康文化和科普知识普及项目。要求各区制订区级实施方案并进一步落实。

开展中医药科普宣传人才培训。培训由天津市健康教育中心承办，共163名健康教育和中医科普宣传人

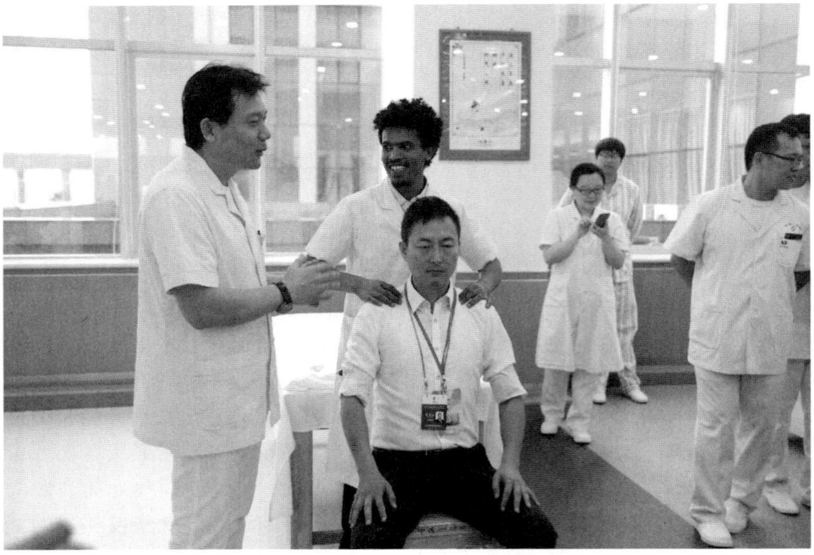

2017年7月6日，金砖国家卫生部长会议暨传统医药高级别会议在天津举行，会场同期举办传统医药展览及中医体验活动。图为参会嘉宾体验中医推拿技法

才参加培训。

开展中医药进校园活动。天津市中医药管理局联合市教委印发活动实施方案，选定首批16家试点学校开展活动。组织包括校园中医药讲座、中医药夏令营等丰富多彩的活动。

开展中医药健康文化推进行动。2017年9月24日，天津市中医中药中国行——中医药健康文化推进行动启动仪式，在天津中医药大学第二附属医院新院召开开展为期1个月的展览、科普宣传、义诊讲座等文化宣传和科普活动。活动期间天津市共计举办义诊咨询39场次，参与义诊专家424人，举办中医药科普讲座30场、中医药普法讲座5场，发放科普宣传材料1.3万余份。

六、中医药国际交流与合作

承办金砖卫生部长会暨传统医药高级别会议。参会嘉宾总数达367人，其中外宾78人、内宾183人、国内外媒体106人。中共中央总书记、国家主席习近平为大会发来贺信，国务院副总理刘延东做主旨演讲。会议发布《天津公报》和《金砖国家加强传统医药合作联合宣言》。会议同期在场外布置了中医药展览展示、中医传统非药物疗法和中医现代仪器设备体验及中医药机构参观活动。通过此次会议，约翰·保罗二世医院、美国戴闻国际集团医疗服务公司、波兰商务教育欧亚基金与天津市部分中医药机构达成合作意向。

印发《天津市贯彻落实中医药“一带一路”发展规划实施方案（2017～2020年）》。天津市推动中医药服务贸易发展和中医医疗机构走出去，鼓励天津市中医医疗机构为外籍患者提供多层次多样化的中医医疗、保健、康复服务。

推动中医医疗机构走出去。2017年9月23日，捷克卫生部部长米洛斯拉夫·路德维克访津，与天津市卫生计生委签署急救医学和中医药领域2项合作项目。在协议基础上，天津市中医药研究院附属医院与捷克签署合作框架协议，为建设捷克中医诊所提供技术支持。在天津市卫生计生委支持下，天津市中医药研究院与波兰商务教育欧亚基金签署“欧亚中医药中心合作协议”，推动在克拉科夫的首家欧亚中医药诊所建设。（杨　仰）

【河北省2017年中医药工作概况】

一、政策法规

河北省人大常委会表决通过《河北省中医药条例》，自2018年1月1日起施行，该条例在中医师执业范围、中药制剂调剂使用、中医院与综合医院同病同价等方面取得突破。深入学习贯彻《中华人民共和国中医药法》（以下简称《中医药法》），河北省中医药管理局会同省人民政府法制办和省人大常委会法工委、教科文卫工委召开全省贯彻中医药法座谈会；针对全省县级及以上中医药行政管理人员、执法监督人员、中医院院长，举办多场中医药法专题培训班，培训1000余人次；以中医中药中国行、中医药嘉年华等活动为载体，开展以宣传中医药法为核心内容的一系列全省性大型宣传活动。推动医改政策向中医药倾斜，16项深化医改中医药工作被纳入省人民政府对各市的年度考核，576种中药制剂在全省医疗机构间调剂使用，全省9个市出台提高中医院报销比例、降低起付线的优惠政策，中医医疗服务项目数量增加、价格上调，在家庭医生签约个性化服务包中加入中医特色诊疗服务。河北省中医药管理局会同省物价局、省人力资源社会保障厅等，启动以骨科为主的中医优势病种收付费方式改革试点。河北省人民政府办公厅印发《河北省中医药强县建设方案》，将中医药强县建设纳入各级政府目标任务。在河北省卫生计生委综合监督执法局设立中医药监督处。

二、医政工作

中央下达资金3.5亿元支持12所县级中医院改扩建，4所省市级中医院被纳入国家中医药传承创新工程重点中医院项目储备库。开展大型中医院巡查工作，完成对廊坊市中医院、衡水市中医院、唐山市中医院的巡查工作。组织专家制定《河北省中医常规治疗操作感染防控指南》《河北省中医医院落实核心制度评价标准》《河北省中医医疗机构医院感染管理评价标准》《基层医疗机构中医常规治疗操作感染防控标准》，组织11个专家组，对省、市、县三级中医医疗机构落实18项医疗质量核心制度、落实《医院感染管理办法》和基层医疗机构中医常规治疗操作感染防控情况进行督导检查，对督查中发现的问题进行通报。

按照国家中医药管理局统一部署，制订《河北省中医医疗机构传染病防治和感染防控监督执法专项检查实施方案》，对全省各级各类中医医疗机构进行集中检查。启动基层中医药服务能力提升工程“十三五”行动计划，推进基层中医药工作先进单位创建工作，完成内丘、井陉两县的全国复审和20个县（区）的省级初审。继续加强国医堂建设，修订完善国医堂建设标准，新建150个国医堂。召开全省综合医院中医药工作会议，新增13个省级综合医院、专科医院、妇幼保健院中医药工作示范单位。

三、科研工作

召开京津冀中药材产业发展大会，推进三地中药材领域合作。河北省对中药标准化项目进行中期督导，在24个县开展中药资源普查，发挥3个全国中药材种子种苗繁育基地作用，带动中药材规范化、规模化种植。推进中药炮制技术传承基地建设，抢救中药传统炮制方法与技艺。

四、教育工作

支持河北中医学院发展，新增2所附属医院、13所教学医院。推进中医住院医师规范化培训，完成2014级学员结业考试，招录2017年270名中医住院医师和50名中医助理全科医生进岗学习。实施中医药继续教育项目，实现省级中医药继续教育工作信息化管理，有1名专家获国医大师、3名专家获全国名中医荣誉称号，首次评选省级中医药高等学校教学名师20名，有力激励中医药工作者成才。启动新一轮国家、省老中医药专家学术经验继承和优秀中医临床人才研修项目，分别遴选出国家级指导老师34名、68名继承人、24名优秀中医临床人才培养对象，省级指导老师44名、88名继承人、65名优秀中医临床人才培养对象。培养优秀中药人才65名。实施基层中医临床技术骨干培养、基层名老中医药专家学术经验继承、优秀中药人才培养项目，249名学员结业，新建20个基层名老中医工作室。举办全省公立中医院院长培训班、质量管理培训班、财务管理人员培训班、宣传员培训班等。

五、文化建设

河北省中医药管理局会同省卫生计生委、省文化厅遴选13家省级中医药文化宣传教育基地建设单位。建成10所省级中医药文化示范医院。开展健康大讲堂、中医药健康文化推进行动等系列文化科普活动，全省数十万群众受益。开展国医大师、全国名中医学习宣传系列活动，省领导看望慰问专家，省内主流媒体集中宣传报道，河北新闻联播播发系列专题，河北中医学院举办“青年学子走进国医名师”对话活动。在河北日报开设聚焦中医药专版，将中医药纳入河北广播电视台《爱健康》《健康专列》《健康河北》等电视节目内容，多个网络媒体推出燕赵名医讲堂等健康节目。组建全省中医药新媒体联盟，80余家中医院微信公众号上线运行。开通“河北中医药”官方微信，全年共推送图文信息千余条，累计阅读量200余万次，得到省人民政府新闻办通报表扬。《中国中医药报》驻河北记者站荣获《中国中医药报》全国优秀记者站。

六、党风廉政建设

认真学习党的十九大报告、党章及习近平新时代中国特色社会主义思想。开展“党的旗帜我的方向”“学习把百姓的事放心里长篇通讯”“学习十九大报告”等主题党日活动12次。认真落实“三会一课”“组织生活会”等制度。开展“支部书记讲党课”活动，河北省中医药管理局分党组书记、局长姜建明做了题为“强化四个意识，开创中医药事业发展新局面”的专题党课，河北省中医药管理局分党组成员、副局长胡永平做了题为“深入开展‘两学一做’，做合格党员”的专题党课，河北省中医药管理局分党组成员、副局长、党支部书记刘彦红做了题为“习近平新时代中国特色社会主义思想”“党章学习”的专题党课。深化“两学一做”学习教育实践活动，组织开展“四个意识”专题教育活动。认真学习贯彻《关于新形势下党内政治生活的若干准则》《中国共产党党内监督条例》，坚决维护党中央权威和集中统一领导，严守党的政治纪律和政治规矩，永葆忠诚、担当、干净、实干的政治本色，以优良作风推进中医药强省建设。

七、国际合作健康旅游

持续推进河北省医疗气功医院、省中医院国家中医药国际合作基地和华北理工大学匈牙利中医孔子学

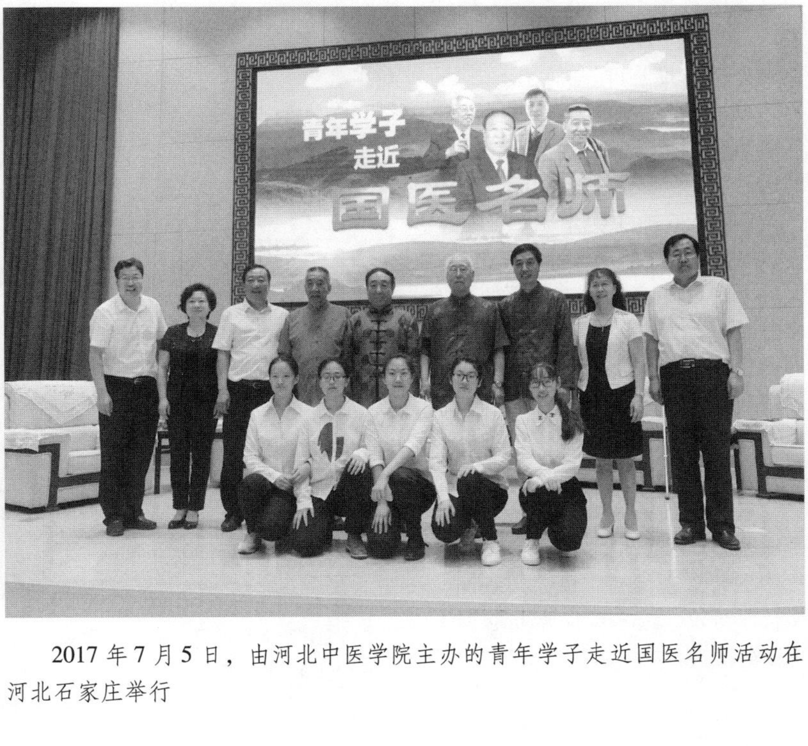

2017年7月5日，由河北中医学院主办的青年学子走近国医名师活动在河北石家庄举行

院建设，举办第八届中－匈医学论坛等活动，积极推进河北省中医药走出国门。河北省中医药管理局会同农工民主党省委等部门举办第四届冀港澳台中华传统医药文化发展大会，推动冀港澳台中医药交流与合作。河北省中医药管理局会同省旅游委，签订中医药健康旅游战略合作协议，成立省中医药健康旅游工作领导小组，出台促进中医药健康旅游发展意见，重点围绕“一品两产三示范”，打造中医药健康旅游品牌。开展国家和省级中医药健康旅游基地创建，安国市获批国家中医药健康旅游示范区。

八、京津冀中医药协同发展

推进雄安新区中医药服务体系建设，在充分调研基础上起草雄安新区中医药服务体系建设思路。河北省中医药管理局继续强化与国家和京津中医药部门沟通对接，研讨制订京津冀中医药合作行动计划，开展重点项目，推动京津三级甲等中医院与河北省的省市级中医院拓展合作内容。召开京津冀医疗卫生协同发展中医药论坛，京津冀鲁辽5省中医药管理局和中医院就中医药协同发展初步形成共识。

九、中医药信息化建设

加快实施中医馆健康信息平台项目，该省平台初步实现“四个三”，即三建、三全、三联通、三拓展，总体进度居全国前列。三建，即建成高标准中医药数据中心和中医馆健康信息平台、建成上下联通的远程系统、建立规范的工作制度。三全，即446所中医馆全部安装软件、中医馆所有人员接受业务培训、接入平台的所有中医馆全部使用该软件开展诊疗活动。三联通，即河北省中医药管理局与国家中医药数据中心、河北省人口健康信息平台、河北省基层医疗机构管理信息系统联通。三拓展，即拓展数据展示平台、拓展在线医学知识平台、拓展中医家庭医生签约服务平台。河北省中医药管理局与腾讯公司签署战略合作协议，进一步探索互联网＋中医药模式。　（王艳波）

【山西省2017年中医药工作概况】

一、贯彻落实《中华人民共和国中医药法》，中医药发展规划与综合改革统筹落实

宣传贯彻《中华人民共和国中医药法》（以下简称《中医药法》）。广泛学习《中医药法》，举办全省《中医药法》培训班，在全省范围内开展学习贯彻《中医药法》工作，培训县级以上医疗机构中医药人员300余人。举办《中医药法》知识竞赛。

贯彻落实山西省中医药发展各项规划，推动中医药融入医改工作。《山西省人民政府办公厅关于同意建立山西省中医药工作厅际联席会议制度的复函》（晋政办函〔2017〕5号），同意建立山西省中医药工作厅际联席会议制度。11个市全部建立局际中医药联席会议制度。山西省运城市、静乐县、平遥县、万荣县4个省级中医药综合改革试验区完成试点改革，基本达到预期目标。在太原市、大同市、运城市开展社会办医试点工作。出台《山西省卫生计生委关于转发国家卫生计生委、国家中医药管理局关于在公立医院综合改革中依法切实做好公立中医医院设置有关要求的通知》和《山西省深化医药卫生体制改革领导小组办公室、山西省卫生计生委关于在县乡医疗卫生一体化改革中进一步加强中医（机构）服务能力的指导意见》，强调在县乡一体化改革保持县级中医医院的独立运营地位。

中医药健康扶贫工作。国家中医药管理局在山西省五寨县召开定点扶贫工作座谈会，国家卫生计生委副主任、国家中医药管理局局长王国强出席并讲话，强调实施精准扶贫，坚持发挥中医药在脱贫攻坚中的重要作用。

二、中医药健康服务

中医医院服务能力提升工作。4所省级中医科研机构和三级甲等中医医院入选国家中医药传承创新工程项目库。完成国家中医重点专科监测数据填报和实地验收工作。完成全省医疗机构中药饮片专项检查。对6所大型中医医院进行巡查。启动中医医院等级评审工作。

基层中医药服务能力提升工程。山西省卫生计生委联合山西省人社厅、省食药监局印发《山西省基层中医药服务能力提升工程“十三五”行动计划》。完成芮城县等6个县的全国基层中医药工作先进单位复审及夏县、潞城市的评审工作。朔城区创建成为省级基层中医药工作先进单位。创建200个中医药特色基层医疗卫生机构，建设120个基层中医馆。6所综合医院通过国家中医药管理局综合医院中医药工作示范单位复审。加强中医药适宜技术推广工

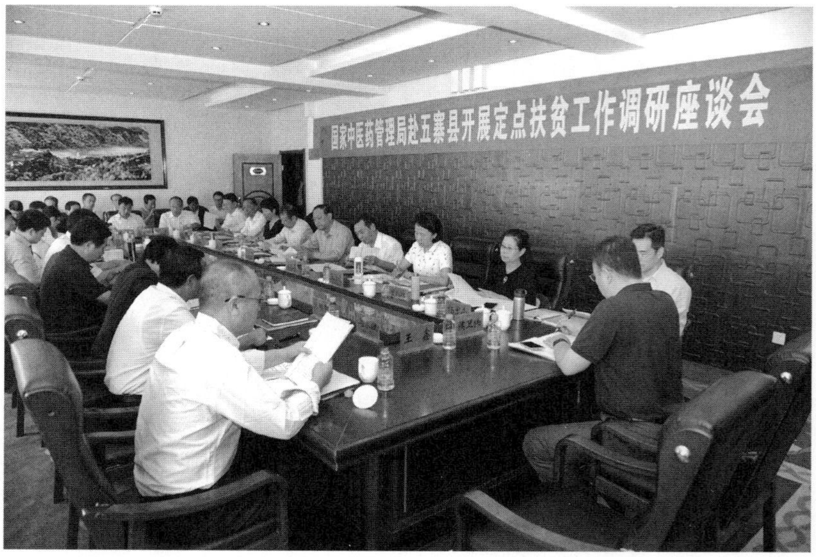

2017年9月7～8日，国家中医药管理局赴山西五寨调研扶贫工作，并召开定点扶贫工作调研座谈会

作。建设7个中医药适宜技术推广基地。100%的县（市、区）完成一轮中医药适宜技术推广培训。依托中医药适宜技术推广视频平台，开展52期远程培训，覆盖800多个基层医疗卫生机构，中医药适宜技术推广长效机制逐渐形成。委托10所三级中医医院举办20期中医药特色疗法培训班，培训基层医疗卫生机构中医药适宜技术人员6000余名。

推动中医养生保健和中医养老、旅游新业态服务发展。国家基本公共卫生服务中医药健康管理项目达到国家目标。平顺县创建成为国家级中医药健康旅游示范区。

三、中医药人才队伍建设

省局共建山西中医学院。2017年2月27日，山西省人民政府学位委员会、山西省教育厅正式批准山西中医学院为新增博士学位授予单位（点）立项建设高校，建设期为3年。5月12日，《教育部关于同意山西中医学院更名为山西中医药大学的函》（教发函〔2017〕66号）正式印发，山西中医学院更名为山西中医药大学，6月30日正式挂牌。

中医药人才激励机制进一步完善。王世民教授入选第三届国医大师，王晞星、孙郁芝、贾六金入选首批全国名中医。山西省中医药管理局联合省人社厅评选第二批山西省名中医，104人当选。召开国医大师、全国名中医、山西省名中医表彰大会，国家中医药管理局副局长马建中出席并讲话。

中医药传承取得新进展。山西门氏杂病、三晋王氏妇科2个中医学术流派传承工作室通过国家中医药管理局验收评估。完成11个全国名老中医药专家传承工作室验收评估和年度考核工作。初步建立全国基层名老中医药专家传承工作室理论学习与经验推广轮训制度，27个基层传承工作室相继在介休市、平遥县完成两轮集中理论学习学术经验推广工作。启动省、市级老中医药专家学术经验继承工作。

加大人才培养力度。山西省获批第四批全国中医临床优秀人才4名，全国中医基础优秀人才2名，第六批全国老中医药专家学术经验继承工作指导老师23名、继承人46名。完成27名中药特色技术人才、15名中医特色护理人才年度培训任务。培训中医医院财务骨干220名。完成住院医师规范化培训基地评估工作。完成2017年中医规范化培训招录工作，招录学员220人（含中医助理全科）。培训中医住院医师规范化培训师资130名。为贫困县培训中医药技术骨干170名。山西省中医药管理局协同省教育厅完成中等中医专业招生学校（山西省中医学校、山西省晋中市卫生学校）备案工作。

四、中医药继承创新

中医药科技创新工作。新增1个国家中医药管理局重点研究室。山西省中医药管理局配合省商务厅启动“三晋老字号”认定工作。完成40个县中药资源普查省级验收工作。推进3个中药资源动态监测和信息服务站建设工作，面向政府和行业开展服务，初步建立有效运行机制。启动2017年10个县的中药资源普查工作。

中药产业转型升级，助力经济建设。山西省中医药管理局联合省经信委、省科技厅、省农业厅、省林业厅、省商务厅、省食品药品监督管理局开展“山西名药”（传统中成药）认定工作，认定首批“山西名药”（传统中成药）20种，召开山西名药表彰大会。参与组织中药材新产品展示、新技术交流和新标准发布博览会。参与研讨榆社阿胶产业发展。完成山西振东苦参注射液、山西华卫红花注射液、山西振东10种中药饮片标准化项目中期督导。

五、中医药文化与传播

繁荣中医药文化。山西省中医药管理局在全省范围内启动“中医中药中国行——中医药健康文化推进行动”，全省11个地市、119个县（市、区）均举行启动仪式。确定山西省中医院为省级中医药文化宣传教育基地，积极创建全国基地。完成中医药健康素养监测工作。深入五寨县等贫困地区开展大型义诊咨询活动，累计完成约30场。举办中医药经典理论知识竞赛，现场观摩人数超过300人，并通过山西中医治未病微信平台和中医药适宜技术视频网络推广平台进行直播，有力促进了中医药文化在人民群众中的弘扬和宣传。

强化山西省中医药管理局与“一带一路”沿线国家交流合作，落实各项合作协议，进一步扩大山西中医药的国际影响力。出台《山西省中医药“一带一路”发展规划》，山西省针灸医院与俄罗斯圣彼得堡中医院已经签署战略合作协议，挂牌成立圣彼得堡中医医院，派遣技术骨干赴圣彼得堡开展工作。

（赵红娟）

【内蒙古自治区2017年蒙医药中医药工作概况】 2017年，内蒙古自治区贯彻落实《中华人民共和国中医药法》（以下简称《中医药法》）和《中医药发展战略规划纲要（2016～2030年）》，实施自治区《蒙医药中医药条例》《蒙医药中医药发展战略规划纲要（2016～2030年）》《蒙医药中医药健康服务发展规划（2016～2020年）》《蒙医药中医药事业“十三五”发展规划》《蒙药材中药材保护和发展实施方案（2016～2020年）》，继续理顺管理机制、完善服务体系、提升服务能力、创新科技发展模式、拓展对外交流，逐步向“人人基本享有蒙医药中医药服务”目标迈进。

一、政策法规

全区蒙医药中医药系统贯彻落实《中医药法》和第四次少数民族医药工作会议精神。在全区各类工作学术会议及法制宣传日、世界传统医药日期间，内蒙古自治区蒙中医药管理局组织开展法规政策宣传，通过现场义诊、发放材料、专家解读、集中学习等形式学习宣传解读。自治区推进《中医药法》配套政策的贯彻落实，启动蒙医中医诊所备案管理，推进蒙医中医健康养生养老服务工作，组织制定《蒙医中医确有专长人员医师资格考核注册管理实施细则》，调研蒙医中医医疗机构制剂管理等工作，落实《中医药法》规定的少数民族医药政策，将蒙医药中医药列入“七业同兴”发展规划，将“振兴蒙医药发展”列入重点督办事项。自治区人大专题询问蒙医药发展，党委统战部召开蒙医药发展专题会议，政协、政策研究室开展蒙医药发展研究，政府研究制订《振兴蒙医药行动计划（2017～2025 年）》。各盟市分别制订相应的实施方案，推进落实。自治区蒙中医药管理局在全国第四届少数民族医药工作会中作为第一个交流单位介绍经验，全区 6 个单位和 20 人获全国少数民族医药工作突出的集体和个人。内蒙古国际蒙医医院获全国卫生计生系统先进集体。

二、医政工作

自治区不断健全蒙医药中医药医疗管理服务体系，提升服务能力。2017 年全区 12 盟市蒙医药中医药管理局全部成立，旗县加挂蒙中医药管理局牌子，设专人管理蒙医药中医药工作，逐步实现全行业归口管理。自治区推进成立 70 年重点项目 55 个旗县蒙医中医医院建设，总投资 21.7 亿元，建筑面积 55.11 万平方米，18 所投入使用，29 所完成主体工程。自治区中医医院综合大楼、民族大学附属医院内儿科楼已投入建设。自治区投入专项资金加强蒙医中医医院急诊急救能力、制剂室能力和特色优势重点专科建设。蒙医中医医院被纳入当地 120 指挥系统。加强蒙医中医医院饮片管理规定出台，医院巡查和等级评审工作持续开展。全区有 6 所医院通过评审，新晋 3 所三级甲等蒙医中医医院。自治区继续实施“十三五”基层服务能力提升行动计划。支持 16 所蒙医中医医院开展适宜技术服务能力建设，对口帮扶 30 个基层医疗机构建设蒙医馆、中医馆。全区 6 个旗县通过基层蒙医药中医药工作先进单位评审验收。96.36% 的社区卫生服务中心和 91.31% 的苏木乡镇卫生院设蒙医科或中医科，82.24% 的社区卫生服务站和 61.68% 的嘎查村卫生室能够提供蒙医药或中医药服务。65 岁以上老年人蒙医药或中医药健康管理服务覆盖率达到 45.32%，0～3 岁儿童蒙医药或中医药健康管理服务覆盖率达到 58.02%。各级蒙医中医医院治未病科建设得到加强。内蒙古自治区蒙中医药管理局与老龄委建立医养结合协作机制。国际蒙医医院 PPP 模式建设蒙医养老康复治未病旅游中心试点工作入围国家第四批政府和社会资本合作示范单位。

三、医改工作

自治区落实深化医药卫生体制改革任务及对蒙医中医医院的政策。蒙医中医医院取消药品加成后，保留蒙药院内制剂和中药饮片加成，落实 387 项蒙医医疗服务和 315 项中医医疗服务价格。各级蒙医中医医院开展绩效评价，推进临床路径管理。自治区国际蒙医医院制订 158 个蒙医优势病种诊疗方案和 130 个病种的蒙医临床路径，形成完全应用蒙医药诊治疾病考核方案。自治区推进分级诊疗制度建设和蒙医中医医疗联合体建设，组建蒙医皮肤、蒙医骨伤、心身医学、中医肛肠等专科联盟，持续推进蒙医中医县乡村一体化管理和家庭医生签约服务，建成全区蒙医药中医药数据中心。全区蒙医药远程医学中心投入使用，实现平台间信息互联互通和资源共享。

四、人才培养

内蒙古自治区卫生计生委与自治区教育厅联合印发《关于深化医教协同进一步推进医学教育改革与发展实施意见》，部署蒙医药中医药人才培养教育工作，推进蒙医药中医药教育教学改革，逐步建立“5＋3”为主体，“3＋2”为补充的标准化、规范化人才培养模式。完成首批蒙医中医住院医师规范化培训结业考核。开展基层卫生技术人员蒙医药中医药知识与技能培训。新建第六批全国学术经验继承 20 个、基层专家传承工作室 19 个。自治区蒙医中医学术经验继承工作培养继承人 460 名。组织召开国家级中药技术人才、蒙医中医护理骨干培训。7 名专业人员进入第四批全国中医优秀人才研修项目。鄂尔多斯市开展市级名蒙医、名中医学术经验继承工作，巴彦淖尔市建立名医教学传承工作室，定期举办名医传承思想暨健康讲座。包金山获“国医大师”荣誉称号，米子良、阿古拉荣获“全国名中医”称号，金广辉作为“全国名中医”提名人，获自治区表彰。

五、科研工作

落实国家《民族医药“十三五”科技发展规划纲要》，研究制定《加快推进蒙医药中医药科技创新体系的实施意见》，内蒙古自治

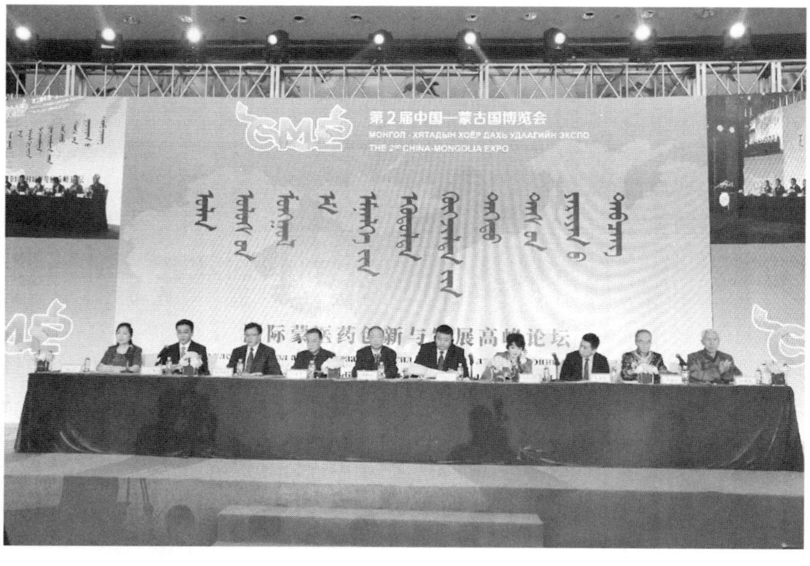

2017 年 9 月 26 日，由中华人民共和国商务部、蒙古国食品农牧业和轻工业部、中国内蒙古自治区人民政府主办的第二届中国－蒙古国博览会·国际蒙医药创新与发展高峰论坛在内蒙古呼和浩特举行

区蒙中医药管理局会同科技厅制订《“十三五”蒙医药科技创新专项规划》。完成国家蒙医中医临床重点专科、重点研究室评估验收。有72个蒙医中医学科被评为自治区卫生计生委领先学科、重点学科。国家中医药优势特色教育培训基地、蒙医中医康复服务能力规范化建设项目、自治区蒙医中医特色优势重点专科进展良好。推进蒙医药中医药标准化项目。国家中药标准化项目进展良好。完成新版蒙医医院门诊病历、住院病历制定，16个病种的蒙医临床诊疗指南制定取得成果，3项蒙医药标准完成初稿审议。完成国家级“民族医药文献整理”项目，20项蒙医药适宜技术推广项目通过国家验收。

六、药材资源普查

自治区中医院中医药研究所牵头第四次中药资源普查，整理标本8000余份，药材1000余份，种子400余份。成立黄芪药用植物资源保护与开发利用院士工作站、道地药材种植标准化与质量评价工程实验室、中药鉴定学重点实验室和国家中药材产业技术体系——阿拉善综合试验站，启动内蒙古地区特色道地药材炮制技术传承基地及中药药用植物重点物种保存圃建设，药材科研、繁育、种植基地10000余亩。

七、文化建设

繁荣蒙医药中医药学术园地。自治区举办全区蒙医医院医务科长、中医临床路径管理培训班、治未病能力建设经验交流会、医疗质量培训班，承办中国民族医药学会首届国际蒙医心身医学高峰论坛暨神志病分会学术年会，自治区中医药学会、蒙医药学会及巴彦淖尔市、锡林郭勒盟等地分别举办经典背诵、学术交流、技术比武等学术活动。自治区中医药学会与自治区总工会、人力资源社会保障厅联合举办中医诊疗、针灸、推拿职工职业技能比赛，有3人获自治区“五一劳动奖章”。

八、“一带一路”发展

举办“第二届中国蒙古国博览会”蒙医药高层论坛和国际蒙医药展。内蒙古国际蒙医医院受蒙古国达尔罕省和布尔干省省长邀请，赴蒙开展“中国蒙医药专家健康行活动”，获省人民政府荣誉奖状。11名蒙医医师在蒙古国卫生部注册备案。呼伦贝尔市、兴安盟、锡林郭勒盟、阿拉善盟及满洲里、二连浩特等地利用地域优势，与邻国相邻地区开展蒙医药中医药交流合作，签署合作协议，开通境外患者诊疗绿色通道，适当减免诊疗费用。内蒙古国际蒙医医院与蒙古国高等传统医药学院、科学研究院等合作的4个蒙医药研究项目进展良好。“中蒙蒙医药医疗保健服务基地”项目及蒙医药申遗工作有序推进。 （岳红娟）

【辽宁省2017年中医药工作概况】 2017年，辽宁省中医药系统全面贯彻党的十八大、十九大及全国卫生与健康大会精神，按照国家中医药管理局和省委、省人民政府的工作部署和要求，以学习贯彻《中华人民共和国中医药法》《中医药发展战略规划纲要（2016～2030年）》《中医药健康服务发展规划（2015～2020年）》《中医药发展“十三五”规划》为核心，以落实《辽宁省促进中医药发展实施方案（2016～2020年）》《辽宁省中医药健康服务发展规划（2015～2020年）》为抓手，开拓进取，砥砺前行，中医药服务能力不断提高，中医药健康产业快速发展，人民群众获得中医药服务的途径更加丰富、便捷，对中医药服务的获得感显著增强。

一、医政工作

医改各项工作同步推进。一是中医医联体初步形成。以中医专科联盟、中医医联体、中医远程医疗协作网等形式，辽宁省已建立中医类医联体22个，覆盖360余家医疗机构；二是家庭医生签约服务逐步推进。积极探索建立不同模式的家庭医生签约服务制度，在签约服务中，除开展65岁以上老年人体质辨识和0～36个月儿童中医药健康服务外，还根据不同情况运用中医药知识开展中医健康教育、慢性病中医药防治、孕产妇中医保健指导、中医药适宜技术等服务，并为签约对象建立中医健康档案。鞍山、本溪、锦州和盘锦4个市作为国家确定的公立医院综合改革试点城市，已全面启动家庭医生签约服务试点，其他市开展不同程度的试点探索工作；三是中药饮片采购、院内制剂使用取得新突破。制定《辽宁省医疗机构集中采购中药饮片清单》，共计1139种，实行挂网采购，确保中药饮片质量。辽宁省中医药管理局联合辽宁省食品药品监管局开展第二批院内中药制剂调剂使用的临床需求评估工作，在政策上取得新突破，允许委托中药企业生产院内制剂，申请调剂使用和符合调剂使用的院内制剂可在医联体内、对口支援等二级以上医疗机构内使用。

进一步提升基层中医药服务能力。2017年，辽宁省基层医疗机构提供中医药服务的机构比例均较2016年有大幅度提高。一是基层中医药服务能力提升工程“十三五”行动计划全面启动。辽宁省中医药管理局联合辽宁省财政厅、人社厅、食品药品监管局3部门印发《“十三五”行动计划实施方案》，并召开启动会，与各市签订《辽宁省中医药服务能力提升工程“十三五”行动计划目标责任状》，按年度分解19项任务指标。建立基层中医药服务能力调查统计制度，开展调研督导，并对调研督导情况进行通报，省内各市均印发了提升工程实施方案。二是基层医疗机构中医综合服务区建设取得新进展。建设中医馆233个并通过验收，社区卫生服务中心建设比例为55%，乡镇卫生院为42%；继续开展国医堂评审，29个基层医疗机构通过省级评审，丹东市宽甸县通过全国基层中医药工作先进单位国家级专家现场评审。国医堂总数达到95个。完成省级中医馆信息管理平台建设，辽宁省中医药管理局与辽宁省区域医疗卫生服务平台和国家中医药信息平台数据实现互联互通。三是中医药适宜技术推广取得新突破。制定《辽宁省基层中医药适宜技术推广基地建设标准（试行）》，按照建设标准建设县级中医药适宜技术推广基地12个，总数达到24个，开展中医药适宜技术培训，培训师资180人，推广适宜技术18项。梳理遴选计划推广的50项适宜技术，印制《辽宁省中医药适宜技术推广培训教材》10000册。辽宁省基地深入基层医疗机构，在未建中医药适宜技术推广基地的17个县现场开展6项适宜技术培训，培训2383人。四是县级中医院特色专科建设取得实效。投入资金550万元，在县级中医院建设特色专科11个，按照《辽宁省“十三五”中医特色专科建设标准及评审细则》，开展省级特色专科评审，15个专科通过评审，省级特色专科达到40个。

医院内涵建设得到加强。一是完成9所大型中医医院巡查工作。辽宁省中医药管理局指导辽宁中医药大学附属第四医院迎接国家中医药管理局巡查，为期3年的大型中医医院巡查工作全部结束，并对2015~2017年辽宁省大型中医医院巡查工作进行全面总结。二是启动新一轮中医医院评审工作。印发《辽宁省中医医院评审工作实施方案》，成立中医医院评审工作领导小组和办公室，转发国家新修订的三级中医医院、中西医结合医院和民族医医院的评审标准，全面启动新一轮中医医院评审工作。三是关雪峰荣获华仁杯2017年“最具领导力的中国医院院长”卓越贡献奖，是全国唯一获此殊荣的中医医院院长。四是“国医大师”实现新突破。全国第三届“国医大师”和首届“全国名中医”评选中，辽宁省周学文获“国医大师”荣誉称号，白长川、白凤鸣、张静生3人获首届“全国名中医”荣誉称号。五是“六批师承”和“四批优才”成绩斐然。组织开展2017年全国第四批中医优秀人才项目遴选工作，通过全国统一考试选拔，辽宁省23人成为中医临床优秀人才培养对象、4人成为中医基础优秀人才培养对象、41人成为第六批全国老中医药专家学术经验继承工作指导老师、82人成为继承人。六是中医重点专科持续发展。推荐20个专科和1个民族医专科参加国家区域中医（专科）诊疗中心、国家区域民族医诊疗中心遴选，组织专家对本省57个国家和国家中医药管理局中医临床重点专科建设情况进行检查验收。建设1个省级中医特色康复示范中心和2个区域康复中心，开展“十三五”省级中医重点专科评审，确定26个重点专科、15个特色专科。七是城乡对口支援工作扎实开展。组织省内二级以上中医医院开展对青海、贵州省和本省15个贫困县中医院和基层医疗机构的对口帮扶工作，共计派出卫生技术人员189人，门（急）诊41180人次，收住院3629人次，手术479台，教学查房1290次。八是加强中医医院医疗质量管理。依托辽宁中医药大学附属医院成立辽宁省中医医疗、中药和中医护理质量控制中心，加强医疗机构质量控制管理。开展二级以上中医医疗机构重点药品监控工作，督促各中医医疗机构落实中药饮片处方点评制度。九是在全省中医系统中医医疗、中药、中医护理岗位45周岁及以下的卫生技术人员中开展岗位练兵活动，7600余人参加训练，不断提升业务技术能力。

加强综合医院工作。综合医院中医药示范单位创建工作取得新成绩。建设14个中医药工作示范单位，辽宁省肿瘤医院、大连医科大学附属第一医院获得全国综合医院、专科医院中医药工作示范单位荣誉称号。

二、科研工作

稳步提升中医药科研能力。一是开展7个中医药临床学（专）科能力建设，对2015、2016年度15个中医药临床学（专）科能力建设项目进行答辩验收。二是继续加强辽宁中医药大学附属医院国家中医临床研究基地建设，完成8项2012年度国家中医临床研究基地业务建设科研专项课题验收。三是辽宁中医药大学附属医院和附属二院，入选国家“十三五”中医传承创新能力建设项目库，实施中医药传承创新工程，搭建科研创新平台。四是推荐辽宁中医院大学附属医院“补脾益肾法治疗重症肌无力的临床疗效评价”项目参评2018年国家科学技术进步奖。

三、教育工作

加强中医住院医师规范化培训工作。完善省级中医住院医师规范化培训信息管理平台建设。大连市中医医院接受国家医师协会2017年度中医住院医师规范化培训基地现场评估。辽宁中医药大学附属第二医院等3个中医医疗机构成为第二批国家中医住院医师规范化培训基地，辽宁省国家住院医师规范化培训基地达到5个。617人参加住院医师规范化培训师资培训并通过师资认证。2017年度共招生303人，其中首次招录中医全科医学住院医师规范化培训学员30人。首批中医住院医师规范化培训学员结业，143名社会学员、252名中医专业硕士学位研究生通过考核。501名中医住院医师参加中国医师协会组织的国家业务水平测试首轮试点，辽宁省参加此次测试的中医住院医师，占本次全部测评人数的26%，占参与测评的中医住院医师人数的54%，占辽宁省中医住院医师规范化培训医师人数的84%。

加强各类中医药人才培训。培训县级中医院中医临床技术骨干107人，县级中医护理技术骨干21人。举办辽宁省中医护理技术骨干培训班，进行为期1年的专业培训。培训卫生监督系统中医药监督员140人、中医医院财务骨干260人、中医传承工作室管理人员122人。举办中医传承工作室管理人员培训班，对省域内的80个全国名老中医药专家传承工作室、全国基层名老中医药专家传承工作室、辽宁省名老中医药专家传承工作室、全国中医学术流派传承工作室管理人员及传承人员进行培训。培训中医诊所备案管理人员156人，3名院长参加全国中医医院院长职业化管理培训班。

开展5个2013年全国名老中医药专家传承工作室现场验收工作。5个传承工作室共整理优势病种诊疗方案24个，出版专著11部，收集整理名老中医药专家医（验）案、文稿、书稿等1366篇，培养传承人50名，建设周期内获得与名老中医学术经验相关的省部级以上奖项8项，并获得国家实用新型专利2项，开发院内制剂3种，建成全国名老中医药专家传承工作室34个。

基层老中医药专家传承工作室建设持续推进。建设9个全国基层老中医药专家传承工作室，计划培养继承人89人，其中重点培养乡镇卫生院、村卫生室中医药人才33人；在建基层老中医药专家传承工作室达到18个。

印发《辽宁省“西学中”人才培养项目实施方案》，启动“西学中”培训工作，缓解基层中医人员短缺。在没有中医类别医师的社区卫生服务中心和乡镇卫生院招收200名西医临床执业医师，采取业余自学与集中授课、理论培训与临床实践相结合的形式，开展为期2年的中医药理论技术培训，考核合格后可开展中医药服务。批准5所医疗机构按照实施方案要求，自筹资金开展“西学中”培训。

首届高层次中医药人才培养项目启动。辽宁省中医药高层次人才培养项目——辽宁国医名师传承研修班开班，从全省名中医中选拔30人为培养对象，进行为期2年的系统培训。

四、文化建设

中医药对外交流和文化影响力逐渐加强。一是依托“一带一路”，稳步进行中医药对外交流合作，继辽宁省中医药代表团首赴俄罗斯之后，俄罗斯伊尔库茨克卫生代表团回访辽宁省，达成广泛共识，签署多项工作合作协议，为中俄全面深入发展中医药合作奠定基础。接待泰国庄甲盛皇家大学访问团，确立扩大合作范围意向及今后合作目标。辽宁省蒙医院承办世界蒙医药大会，蒙古国、俄罗斯、澳大利亚、美国、英国等国家和各省代表200多人参加，扩大辽宁省蒙医药的影响，明确阜新蒙古真是蒙医药发源地之一的历史地位。辽宁中医药大学附属二院、大连神谷中医医院、汤岗子温泉疗养院、营口御景山中医院等开展中医药服务贸易，每年对俄罗斯、中亚、阿拉伯等国家提供中医药健康服务6000多人次，扩大中医药国际影响。辽宁中医药大学附属医院承担的2016年度国家中医药管理局国际对外合作专项项目——世界传统疗法研究与国际合作示范基地通过实地评估验收。二是辽宁省中医药管理局联合省卫生计生委计划生育服务管理处、省计划生育协会在省内深入开展“中医中药中国行——进乡村·进社区·进家庭”活动，使民众进一步了解中医药文化科普知识。三是不断推进“十三五”文化宣传教育基地建设，充分发挥辽宁中医药大学博物馆、辽宁中医药大学附属医院、大连神谷中医医院3家基地在中医药文化推广中的引领作用，借助中医药文化宣传教育基地的优势，顺应时代的新趋势，开展“互联网＋中医”、中医治未病、“中医药健康＋旅游”、文化科普等多种文化宣传形式。四是沈阳、鞍山、本溪等市依托当地中医医院，充分发挥中医资源和医疗条件优势，进行中医药宣传活动。五是在12个市继续开展中医药健康文化素养监测，举办中医药健康文化素养监测培训会，进一步提高各级健康教育专业机构执行能力，更准确地获得中医药健康文化素养调查基线数据。

五、党政廉政建设

深入开展党建和党风廉政建设工作。在辽宁省卫生计生委的统一安排下，辽宁省中医药管理局把学习宣传贯彻党的十九大精神作为首要政治任务，作为推进落实新时代卫生计生发展的理论指导和行动指南。结合“两学一做”常态化教育，根据《省卫生计生委党组关于认真学习宣传贯彻党的十九大精神实施意见》《省卫生计生委党组关于认真学习宣传贯彻党的十九大精神工作方案》组织党员领导干部原原本本、全面系统学习，确保各项工作有序推进。

辽宁省中医药管理局深入贯彻落实党的十八大和十八届三中、四中、五中、六中全会精神，以及中纪委十八届七次全会，辽宁省第十二次党代会、省纪委二次全会和省直机关党的工作会议精神，特别是习近平总书记参加全国人大十二届五次会议辽宁代表团审议时的重要讲话精神。结合推进“两学一做”学习教育常态化制度化，深入学习习近平总书记系列重要讲话精神，特别是关于辽宁拉票贿选案的重要讲话、指示批示精神，严格对照党章党规党纪，对照中央巡视反馈意见，对照“四讲四有”标准，围绕严肃政治纪律和政治规矩、履行管党治党责任、选人用人、发展思路、工作作风和政商关系6个方面，联系班子和个人实际，进行深刻剖析、对照检查。认真落实党日活动、“三会一课”、专题组织生活会、党员民主评议等制度。

六、健康服务

中医药健康服务呈现良好态势。一是加强中医治未病，中医养生保健服务已经起步。召开辽宁省首届中医治未病工作会议。80%的二级以上中医医疗机构成立治未病科，社会办中医养生保健服务体系正在构建之中，以“鹤年堂”为代表的中医养生保健品牌已经在辽宁省多地开花结果。二是全省公立中医医疗机构均与辖区内养老机构建立中医药服务技术协作关系。三是开展中医药养老服务试点和示范基地建设工作，申报全国中医药健康旅游示范区2个、示范基地10个、示范项目16个，确定辽宁省中医药健康旅游示范单位30个，中医药健康旅游新型服务业态已经形成，中医药资源单位和旅游资源单位创建热情较高。以亲和源温泉养老产业园为代表的5种中医药健康养老服务模式初步形成，产生良好的社会效益。召开中医药健康旅游示范单位建设现场会议，拓展中医药健康服务领域，实现中医药资源与旅游资源有机融合，推动中医药健康旅游业快速发展。召开辽宁省中医药医养结合工作现场会议，推动全省中医药医养结合工作发展，为省内各市结合自身特点，开展中医药养老健康服务奠定基础。四是完成15个县第四次中药资源普查试点工作，新启动8个县开展中药资源普查工作，中药资源普查发现岩生白头翁新物种。初步统计全省药用植物1600多种，可大面积种植40多种。开展中药材信息服务和质量监测工作，“一个中心两个站”工作运转良好。3个中药种质资源保护圃正在建设之中。“中医药健康产业联盟”等产业科研平台已在搭建中。参加省政协组织的“民族地区发展中药材产业情况”调研工作，形成《关于大力推动我省民族地区中药材产业的建议》，启动桓仁县、清原县创建中医药健康产业先导区工作，推动中医药和地域特色产业深度融合。五是印发《辽宁省健康服务信息统计试点工作方案》，在本溪市、营口市开展健康服务业信息统计试点工作。六是组织专家组对辽宁14个市及省属中医医疗机构开展《辽宁省促进中医药发展实施方案》落实情况专项督导评估，专家组对各相关单位中医治未病、养生保健、健康养老、健康旅游等方面进行了深入的督查。七是落实国务院《中医药健康服务发展规划》。辽宁省在全国率先出台落实文件，牵头负责落实《中医药健康服务发展规划》，发展路径和工作方法得到国家中医药管理局的充分肯定。国家中医药管理局为总结辽宁经验、凝练发展模式，特将唯一一个“省域落实中医药健康服务发展规划典型经验”项目课题安排在辽宁。举办“辽宁省域《中医药健康服务发展规划》组织实施机制典型经验推广项目”推进会。八是推荐辽宁中医药大学、辽宁越洋医疗科技、沈阳池济健康服务中心、阜新蒙药4家企业参加以“聚焦创新驱动　提升供给质量”为主题的第十九届中国国际高新技术成果交易会。九是海南省中医药管理局来辽宁省参观考察中医药健康产业发展情况，海南省中医药管理局、三亚市中医院有关人员先后到大连神谷中医医院、大连凯伦温泉酒店、营口御景山温泉酒店、营口亲和源养老产业园4家辽宁省中医药健康旅游示范单位参观考察，并到营口鲅鱼圈鹤年堂参观。

七、其他工作

统筹推进信息化建设工作。一是向各市和三级甲等医院下放高级职称评审权限，完成2017年中医高级职称评审工作。二是完成2017年中医类别医师资格考试工作，全省考试雷同率大幅度下降，工作经验在2018年全国医师资格考试工作会上进行大会交流。三是在国家中医药管理局组织开展的中央转移支付2016年中医药资金绩效评价工作中，辽宁省获得优秀等次。

学习宣传贯彻《中医药法》。辽宁省通过各类媒介大力开展《中医药法》宣传，启动《中医药法》宣传活动月，举办《中医药法》培训班，开展中医药文化宣传教育活动，开展法制宣传、名中医义诊、适宜技术体验、中药展示和“中医中药中国行——进乡村·进社区·进家庭”等中医药宣传活动。印发《关于做好中医诊所备案管理工作的通知》，举办中医诊所备案工作培训班，全面启动中医诊所备案工作。起草制定辽宁省《中医医术确有专长人员医师资格考核注册管理实施细则》。

中医药监督工作。辽宁省卫生计生监督局完成国家《中医药监督工作指南》课题研究和文件编制工作。辽宁省卫生计生监督局与蓝盾系列行动相结合组成督导检查组，对省内部分县（区）中医院进行监督检查，检查中发现3起违法行为。辽宁省中医药监督工作经验在2017年的全国中医药工作会议上进行大会交流。　（王备备）

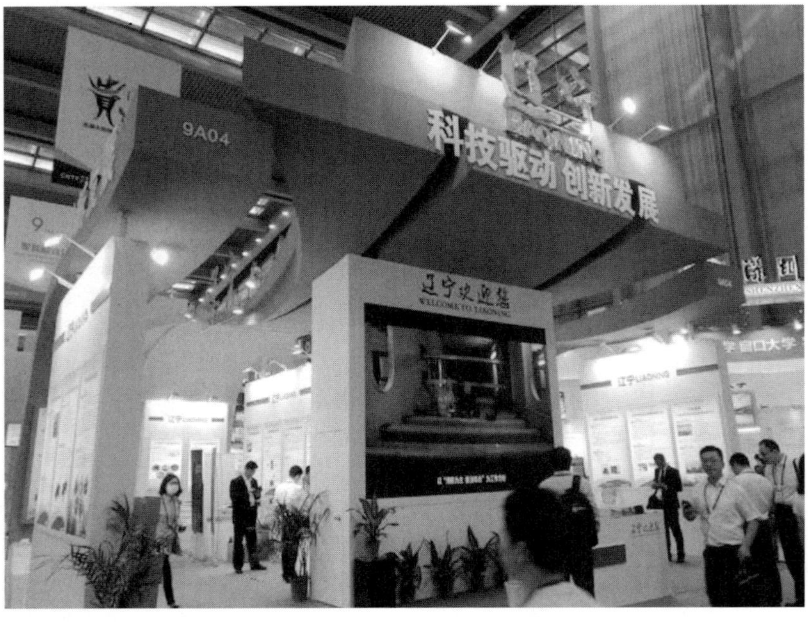

2017年11月16~21日，由商务部、科技部、工业和信息化部、教育部、农业部等部委和深圳市人民政府举办的十九届中国国际高新技术成果交易会在深圳召开，辽宁中医药大学、辽宁越洋医疗科技等4家企业参加本次活动

【吉林省2017年中医药工作概况】

一、政策规划

制订《吉林省中医药发展“十三五”规划》。吉林省人民政府办公厅于2017年2月印发《吉林省中医药发展“十三五”规划》（以下简称《规划》）。《规划》紧紧围绕“四个全面”战略布局和“五大发展理念”，充分遵循中医药自身发展规律，以推进继承创新为主题，以中医药供给侧结构改革为主线，以提高中医药发展水平和服务质量为中心，以完善符合中医药特点的管理体制和政策机制为重点，以中医药人才队伍建设为根本，以增进和维护人民群众健康为目标，保持和发扬中医药特色优势，实施中医药强省战略，促进中医药医疗、保健、科研、产业、文化协调发

展。《规划》全面总结“十二五”期间吉林省中医药发展取得的成就，明确“十三五”期间中医药发展的指导思想、基本原则和发展目标，提出大力发展中医医疗服务、加快发展中医养生保健服务、推进中医药继承创新、加强人才队伍建设、弘扬中医药文化、推进中药保护和发展、拓展中医药服务业态、推进治理体系和治理能力现代化、积极推进中医药海外发展9个方面的主要任务，提出健全管理体系与机制、加大中医药政策扶持力度、深化医药卫生体制改革、做好规划组织实施4个方面的保障措施。这是继《关于加快推进全省中医药发展的意见》之后，吉林省又一推动中医药发展的规划性文件。

召开全省中医药工作联席会议。吉林省已建立中医药工作联席会议制度，形成多部门协同推进机制，统筹推进全省中医药发展。2017年10月召开联席会议第一次全体会议，吉林省副省长李晋修部署中医药工作，32家成员单位领导和联络员参会。吉林省中医药管理局组织协调各成员单位落实《吉林省人民政府关于加快推进全省中医药发展的意见》《吉林省中医药发展“十三五”规划》，形成任务分解台账，明确职责分工，推动各部门各单位将中医药发展纳入本行业发展规划，形成合力共促吉林省中医药发展。

中医药发展被纳入吉林省全面振兴发展决定。吉林省委十一届二次全会通过《中共吉林省委关于高举习近平新时代中国特色社会主义思想伟大旗帜奋力开创新时代吉林全面振兴发展新局面的决定》（以下简称《决定》），《决定》明确：“坚持中西医并重，推进中医药事业发展”，对吉林省经济建设和中医药事业将起到积极推动作用。

二、医政工作

积极推进医改中医药工作落实。全面启动城市公立医院综合改革，中医医院全部启动药品零差率销售。全省组建9个区域医联体，推进分级诊疗制度。中医医生参与家庭医生签约服务团队。松原市试点国家社会办中医取得成果。蛟河、珲春、镇赉3个县市中医院试点探索现代医院管理制度和薪酬制度改革，探索中医院现代管理模式。

大力提升中医药服务质量。全省6个市州开展中医药区域健康服务管理指导中心建设，带动治未病中心、公共卫生管理等工作实施，促进优质中医药资源下沉，增强基层群众中医药服务获得感。依托4家三级甲等中医院建设7个中医质控中心。完成16家地市级以上中医医院评价考核、4家大型中医医院巡查。1家中医医院被评为全国卫生计生系统先进单位，2人被评为先进工作者。

全面提升基层中医药服务能力。全面启动吉林省基层中医药服务能力提升工程“十三五”行动计划。继续加强中医综合服务区（中医馆）建设，全年建设中医馆116家，截至2017年底，全省中医综合服务区建设率达76.6%。10家县级中医医院开展康复科建设，康复科门诊诊疗量累计达2.53万人次。开展中医药对口支援，县级中医院为周边基层医疗卫生机构提供免费的中医药适宜技术培训。开展65岁及以上老人中医体质辨识服务和0~36个月儿童中医药调养服务。争取预算内投资6185万元用于4家县级中医院基础设施建设。

扎实推进中医药信息化建设。完成省级数据中心硬件平台建设并投入试运行。12家中医医院信息化建设扎实整改主，受到国家审计署肯定。

三、教育工作

加强传承创新和高端人才培养。王烈被评为第三届国医大师，南征、王玉、黄永生被评为全国名中医。遴选第六批全国老中医药专家学术经验继承项目指导老师29人、继承人58人，组织六批师承人员进岗。遴选第四批全国优秀中医临床人才、基础优秀人才共计11人，组织参加全国培训。开展全省首批青年优秀中医临床人才研修项目培训。吉林省创新中医药人才培养模式取得成效，获得国家中医药管理局肯定，吉林省中医药管理局作为全国唯一一个中医药行政主管部门代表在全国医学教育改革发展工作会议上做书面经验交流。

强化基层人才培养力度。新建一批基层名老中医药专家传承工作室。加强传统医学师承人员管理，对师承人员备案情况调查摸底，269人符合条件，其中42人通过考核。246名学员通过中医住院医师规范化培训结业考核。18个省级中医药重点学科建设项目通过结项验收。

推动院校中医药人才培养。为进

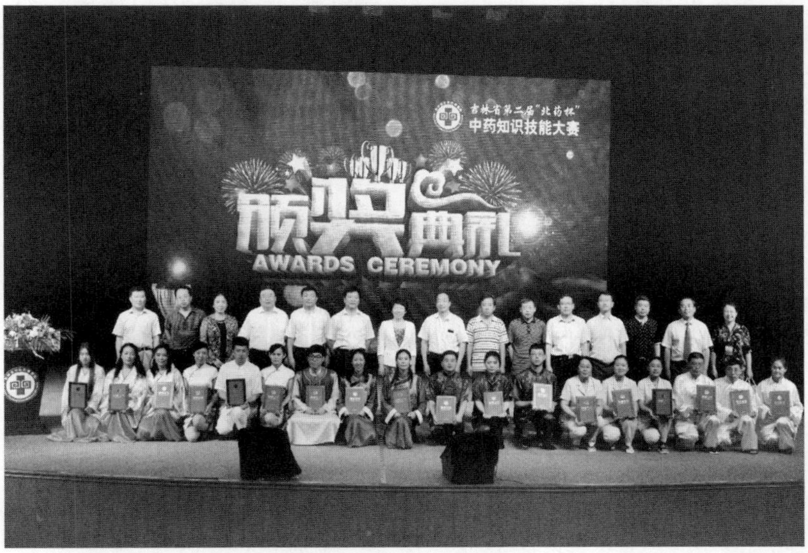

2017年7月7日，由吉林省中医药管理局主办，长春中医药大学、吉林省北药药材加工有限公司承办的吉林省第二届“北药杯”中药知识技能大赛颁奖典礼在吉林长春举行

一步推进中医药院校教育改革，培养应用型中医药人才，解决基层中医药人才匮乏的问题，吉林省中医药管理局同意吉林职业技术学院开办朝医学专业、白城医学高等专科学校开办针灸推拿专业，同时对招生规模和办学方式给予指导。长春中医药大学发挥中医类院校培养人才的主力作用，挖掘潜能，拓展渠道，与通化市人民政府签署战略合作框架协议和长春中医药大学通化校区筹建协议，开启校地双方深层次合作。2017年，长春中医药大学被全国文明办评为“全国文明校园”。

四、科研工作

推进中医药继承与创新。吉林省获国家重大新药创制研发项目1项，国家重点研发计划项目2项。重点开展中医优势病种研究、具有吉林省地域特色的健康产品研发、中医药古籍文献整理与发掘、名老中医药专家经验及学术思想传承、中医药特色诊疗技术整理和中医基础理论研究。重新确定238人为吉林省中医药科技专家库专家。10项中医药重点研究内容被纳入《2017年中医药科技项目申报指南》。长春中医药大学附属医院、吉林中西医结合医院、辽源市中医院、延边朝医医院入选国家中医药传承创新工程重点中医医院项目储备库，吉林省中医药科学院入选传承创新工程中医药科研机构项目储备库。

进一步规范中医药科技项目管理。开展中医药科技项目评审，确定立项资助课题147项，自筹经费课题153项，拨付科研经费152万元。对2015年、2016年立项课题进行结题验收和成果鉴定，78项通过结题验收，83项通过科技成果鉴定。30项中医药科技成果转化项目被纳入健康扶贫工作。

加强中医药科技平台基地建设。加强长春中医药大学中医药炮制传承基地建设。推进吉林省中医药科学院建设吉林省中医药健康产品研发与转化平台，开发保健食品，为企业提供技术服务。稳步推进长春中医药大学国家中药质量第三方检测平台建设。

实施吉林省中药质量提升工程。2017年5月，启动实施中医医疗机构中药质量提升工程，制发《吉林省医疗机构中药煎药室管理办法（试行）》，遴选9家市州级中医院开展中药煎药室标准化建设。组织200多人开展中药基本知识技能培训。启动中药饮片炮制规范修订，明确吉林省中药材种养殖、加工技术标准。开展中药质量提升宣传周活动，展示吉林省中医药发展成就，介绍中医药特色优势，开放中药服务场所，开展健康咨询扶贫救助活动，受益群众10万余人次。举办第二届“北药杯”中药知识技能大赛，营造加强中药质量管理、关注中药人才培养的良好氛围。

启动第四次全国中药资源普查。全面总结吉林省中药资源普查试点工作，形成中药资源普查报告，表彰先进，部署2017年新确定的6个区普查工作任务。长春中医药大学承担的国家基本药物所需中药材种子种苗繁育基地建设取得成效并通过验收。

五、法治建设

积极宣传、贯彻、实施《中华人民共和国中医药法》（以下简称《中医药法》）。2017年7月召开宣传贯彻《中医药法》新闻发布会，解读政策，在主流媒体进行政策推广。通过法条解读、竞赛推进、主题宣传、载体展出、媒体合作等多种方式开展宣传。投入30余万元，购置配发相关书籍和宣传资料，组织4000余人次参加学习培训、1000余人参加答题活动，累计接受群众咨询9000余人次、义诊13000余人次，发放科普资料11万余册。

制定中医药法配套文件。吉林省中医药管理局配合吉林省人大、吉林省法制办推进《吉林省中医药条例》制定，组织人员赴甘肃、青海等省市考察中医药立法工作，力争把吉林省发展中医药的宝贵经验凝练总结上升到法律层面固化下来。推进《中医诊所备案管理暂行办法》《中医医术确有专长人员医师资格考核注册管理暂行办法》2项政策在吉林省的落地实施，加强中医诊所备案管理，草拟符合吉林省实际的《吉林省中医医术确有成长人员医师资格考核注册管理实施细则（试行）》，推动中医诊所备案工作和确有专长人员考核工作开展。

加强中医药监督管理。部署“七五”普法工作，切实提高全省中医药行业依法行政、依法执业水平。加强中医药监督管理，推动各级卫生计生监督机构设立中医监督管理科室或配备专职人员。加强中医医疗机构医疗废物监管，防范遏制重特大安全生产及环境污染事故发生。完成建议提案办理答复5项，得到代表肯定。

加强法治建设研究。确定标准化研究课题22项、政策与发展研究课题13项。吉林省中医药管理局办公室被吉林省人民政府办公厅评为政务公开组织推进工作先进集体。

六、健康服务

吉林省中医药管理局开展中医药特色老年健康中心建设，推进医养结合，6家项目单位通过改扩建和新建形式，整合中医药特色健康管理，为区域内养老机构提供服务。6家单位全年诊疗量32.2万人次，出院病人1.6万人次，与2016年同期相比病床数提高154%，门诊诊疗服务量提高112%，医疗收入提高207%，累计开展中医药健康教育讲座61次，吉林省中医药管理局与32家养老机构建立协作关系。公主岭市、通化县、乾安县试点中医药服务健康城市建设，探索实践中医药服务新模式，以典型示范带动全省中医药服务健康城市深入开展。举办第四届长白山健康养生产业论坛，宣传区域中医药资源，倡导健康养生文化理念。通化市创建国家中医药健康旅游示范区，举办健康达沃斯－中医药与人类健康论坛。中医药健康养老、健康旅游、健康文化等新业态快速发展，健康服务供给更加多元。

七、文化建设及对外交流

启动中医中药中国行——中医药健康文化推进行动，组织专家深入社区、农村，开展中医药惠民走基层活动13场，服务百姓健康义诊近2万人次，举办中医大讲堂3场，组织中医药健康文化作品征集、第四届全国悦读中医等活动，加强中医药健康文化知识普及，扩大中医药文化影响。在双辽市实施中医药文化进校园试点活动，将中医药文化纳入小学传统文化5年级课程，组织全市中小学生中医药夏令营，7000余名学生参观《家乡的中医药》图片展。10个县（市、区）开展中医药健康素养调查，掌握吉林省部分城乡居民中医养生保健需求状况。长春中医药大学在长春市100个社区建立服务基地，开展“助力幸福社区，服务群众健康”中医药文化宣传及服务活动。集安市开展对外诊疗综合服务建设项目。加强长春中医药大学东北亚中医药传播发展研究中心、俄罗斯（莫斯科）中国传统医学实践发展中心和日本中医药教育中心建设。

八、脱贫攻坚工作

坚决贯彻吉林省委省人民政府要求，狠抓扶贫工作落实，通过建档立卡、对包保扶贫村走访慰问、组织医疗专家义诊、引进中药材种植、发展种植养殖项目、抓好庭院经济等方式方法，大力帮助包保扶贫村（吉林省大安市烧锅镇乡富强村）开展脱贫攻坚。着重加强吉林省大安市中医医疗机构建设，先后为大安市中医院投入经费300万元用于老年健康中心和康复科建设。实施科技文化扶贫，在富强村建立村图书室，配发图书1000余册。吉林省中医药管理局积极参与全省健康扶贫工程，机关多人次深入长春市各县市区进行健康扶贫工作督导检查。经吉林省委组织部专项考核，吉林省中医药管理局脱贫攻坚工作获得优秀等次。

九、党风廉政建设

组织机关全体人员积极学习党的第十九次代表大会精神，邀请中医药系统代表召开座谈会，把十九大精神转化为行业发力点。深入学习贯彻习近平总书记系列重要讲话精神和省十一次党代会精神，扎实推进党建工作与业务工作同部署、同落实、同考核。进一步落实《中共吉林省中医药管理局党组关于认真落实全面从严治党责任制的实施意见》，完善党建工作格局。着眼加强理论武装，突出把思想建设作为机关党建根本，牢牢抓在手上。切实抓好党组理论中心组学习，丰富学习内容，落实学习制度。扎实推进“两学一做”学习教育常态化制度化，印发实施方案，召开动员部署会，领导示范带头，精心组织实施，创新学习载体，强化培训督导，推动党内教育向广大党员拓展、向经常性教育延伸。抓好中央八项规定和省委具体规定精神落实，制发《“四风”问题专项整治方案》，制定《2017年党风廉政建设工作要点》，推动作风建设向基层延伸。2017年7月，组织召开党员大会，选举产生第二届机关党的委会员和纪律检查委员会，进一步夯实党组织建设基础。9月，召开局机关全面从严党工作推进会议暨机关建设工作会议，将全面从严治党工作不断向纵深推进。 （孟 姝）

【黑龙江省2017年中医药工作概况】

截至2017年底，黑龙江省84所县级以上中医医疗机构业务总收入596322.39万元，同比增长7.27%。其中药品总收入281107.23万元，西药134362.67万元，占48.17%；中药146744.56万元，占51.83%，药占比为38.40%。门诊量916.84万人次，比2016年增长29.68万人次，同比增长3.35%。2017年出院54.11万人次，比2016年增加7.26万人次，同比增长15.51%。2017年，黑龙江省有11所三级甲等中医医院通过新一轮等级评审验收。51个国家级中医重点专科（含18个国家临床重点专科），81个省级中医重点专科通过验收。为创建区域中医（专科）诊疗中心奠定良好基础。黑龙江中医药大学附属第一医院针灸一科获得全国卫生计生系统优质护理服务表现突出的病房荣誉称号。黑龙江中医药大学附属第二医院杨光获得全国卫生计生系统优质护理服务表现突出的护士荣誉称号。有1个单位获全国少数民族医药工作先进集体，2人获全国少数民族医药工作先进个人。

一、政策法规

为贯彻落实《中医药战略发展规划纲要》，黑龙江省政府印发《黑龙江省发展中医药“十三五”规划》。规划要求到“十三五”期末，黑龙江省每千人口公立中医类医院床位数达到0.60张，90%的县级中医医院达到二级甲等中医医院水平。二级以上综合医院和50%的县级妇幼保健院要按照国家标准设置中医科和中药房。全部社区卫生服务机构、乡镇卫生院和70%的村卫生室具备中医药服务能力。为实现上述工作目标，规划明确了加强基层中医药服务能力建设、推进中医预防保健服务体系建设、提高中医药继承创新能力、加强中医药人才培养和队伍建设、提升中医医疗服务能力、加强中医药对外合作交流、大力拓展中医药服务新业态、促进中药产业健康发展8项重点任务。

积极贯彻落实《中华人民共和国中医药法》（以下简称《中医药法》）。黑龙江省中医药管理局将学习贯彻《中医药法》列入黑龙江省卫生计生系统“七五”普法规划，举办1期《中医药法》培训班，在“龙江中医药”微信公众号上发布解读文章40篇，在行业内培育学法、守法、用法的良好风尚；印发《省中医药管理局关于做好中医诊所备案管理工作的通知》，对黑龙江省中医诊所备案管理工作进行部署，着手起草《中医医术确有专长人员医师资格考核注册管理暂行办法》全省实施细则，进一步完善《中医药法》实施的配套政策。2017年底，黑龙江省人大已将全省重新制定《黑龙江省发展中医药条例》工作列入立法预备项目，计划根据《中医药法》和全省中医药事业实际，吸收最新的扶持中医药事业发展的政策，重新制定《黑龙江省发展中医药条例》，以全面优化全省中医药事业发展的法制环境。

开展中医药健康服务相关政策研究。黑龙江省中医药管理局对中医药健康服务涉及的领域进行广泛调研，先后向黑龙江省政府提交

《关于发展全省中药材种植产业的报告》《关于发展全省中药产业的报告》，并开展医养结合、医疗旅游、中药产业等方面的调研。黑龙江省2017年制定的《黑龙江省老龄事业“十三五”规划》《黑龙江省人民政府关于促进老字号创新发展的实施意见》《关于培育壮大“新字号”的若干意见》《黑龙江省旅游业“十三五”规划》《黑龙江省中药材产业发展方案》等规划、方案中均增加了中医药健康服务内容。

二、医政工作

继续推进基层中医药服务能力提升工程。2017年6月黑龙江省全面启动基层中医药服务能力提升工程“十三五”行动计划，计划到2020年，所有社区卫生服务机构、乡镇卫生院和70%的村卫生室具备中医药服务能力；85%以上的社区卫生服务中心和70%以上的乡镇卫生院设立中医馆、国医堂等中医综合服务区；基层医疗卫生机构中医诊疗量在“十三五”期间有明显提升，占基层医疗卫生机构诊疗总量比例力争达到30%。

继续开展基层中医药工作先进单位创建活动。黑龙江省大庆市萨尔图区、龙凤区、让胡路区、红岗区、大同区、肇源县、杜尔伯特蒙古族自治县、肇州县及哈尔滨市道外区、松北区、香坊区、阿城区12个县区通过国家中医药管理局组织的全国基层中医药工作先进单位复审。鸡西市鸡冠区、虎林市、五大连池市被评为全省基层中医药工作先进单位。

开展对口支援工作。一方面三级医院对口帮扶贫困县县级中医医院，黑龙江省8所三级中医医院实施对口帮扶20所贫困县级医院工作。自实施以来共派出三级医院管理人员19人，临床医技人员93人。派驻期间服务门诊人数3.66万人，收治住院病人0.73万人，开展教学查房0.47万次。支援县级医院科室54个，其中建设成地市级重点专科6个，省级中医重点专科3个，通过帮扶新开设科室9个。三级医院与县级医院建立疑难重症会诊、转诊绿色通道，与15所帮扶县级中医医院建立远程医疗服务信息系统。另一方面，黑龙江省县级以上中医医院已与379所基层医疗卫生机构建立对口支援关系，共向基层医疗机构派驻医师0.12万人，累计为受援单位培训0.54万人，为基层医疗卫生机构诊疗9.61万人。

三、科研工作

进一步完善科技支撑条件。黑龙江省有5个重点研究室通过国家年度考核，2个全国中医学术流派传承工作室通过国家验收。完成2017年全国名老中医药专家传承工作室建设项目和2017年全国基层名老中医药专家传承工作室建设项目申报工作。完成国家中医临床研究基地基础条件及网络信息平台、重点病种建设。一季度通过国家中医药管理局验收，对2012年基地第二批12个科研专项课题进行结题验收。黑龙江省有5所中医医院进入国家中医药传承创新建设工程项目备选库，黑龙江中医药大学附属一、二医院和黑龙江省中医科学院3个单位的项目获国家支持。

科技奖励工作取得新成绩。2017年黑龙江省评选省中医药科技进步奖46项，其中一等奖29项，二等奖17项。黑龙江省中医药系统获省政府科技奖一等奖1项，二等奖8项，三等奖8项。

中药资源普查工作进展顺利。2012年启动的40个县区的中药资源普查工作除北安市、海林市、萝北县由于特殊原因未完成普查工作外，其他试点县、区基本完成普查工作。现已完成样本方套数8075个，普查野生品种1501种（含重点品种），记录个体数1117个，重点品种130种，栽培品种调查49种，病虫害种类111种，市场主流品种373种，市场代用品13种，调查传统知识148项。制作腊叶标本1.89万份，照片数量37.18万张。采集种子份数813种，种苗份数157种。采集含标本的品种数量1.76万种，其中记录重量的种类280种，有蕴藏量的269种。按照国家中医药管理局部署，2017年全省分2批启动了共计52个县、区的普查工作。

四、教育工作

高级中医药人才不断涌现。卢芳教授当选第三批国医大师，孙申田、李延2位教授当选为首批全国名中医。黑龙江省选拔第四批全国优秀中医临床人才10人，全国中医护理骨干17人。遴选第六批全国老中医药专家学术经验继承工作指导教师40人，共为他们配备继承人80人。

开展各级各类实用中医药人才培训。黑龙江省中医药管理局组织各地市中医药工作管理人员、中医院负责人等多次参加国家组织的《中医药法》、现代医院管理、中医药执法监督、中医药管理、中医药医改工作等培训班，进一步提升了中医药管理工作队伍能力。组织2017年度黑龙江省公共卫生服务项目——中医药健康管理和老年人健康管理的中医药防治技术师资培训班，培训180人。召开中医药治疗艾滋病项目培训班，培训人员40人。组织2017年度师承人员考核，有21人取得出师证书。

中医药教育工作稳步推进。学历教育方面，黑龙江省中医药管理局完成省中医药学校2017年1100名招生计划的备案，完成农村订单定向2017年度招生计划（20人）和38名毕业生的安置，对黑龙江省民政职业技术学校增设的中医养生保健专业进行评估。规范化培训方面，在培人数1129人，共招生2822人，其中专硕并轨1614人，单位人561人，社会人327人。2017年考核人数549人，合格人数427人。在继续教育方面全年组织实施15个国家级、92个省级中医药继续教育项目。开展读经典做临床网络继续教育，有1800余人参加学习。

五、健康服务工作

以“南病北治　北药南用”为切入点，中医药健康服务与养老、旅游等产业融合发展。2017年，建设能够提供“南病北治　北药南用”服务的中医药健康旅居养老基地被省政府列入重点工作。黑龙江省民政厅牵头，黑龙江省中医药管理局联合省旅游委制订创建方案。黑龙江省科技厅申请3000万元专项研究资金用于资助开展“南病北治　北药南用”相关科技创新平台、中药材种植基地、服务机构建设和特色保健品研发。以此为带动，黑龙江省中医药健康养老服务发展迅速，黑龙江省卫生计生委参加省政府养老产业推介团赴重庆、成都推介全省“南病北治　北药南用”服务。到2017年底，全省县级以上中医医院已与138所养老机构建立合作关系，建立合作关系的养老机构床位共9987张，全年为机构中老年人服务2.39万人次，举办讲座229场。

以项目引导，中医药对外交流取得新成绩。黑龙江中医药大学再次被列入国家中医药管理局中医药国际合作专项2017年度项目，黑龙江中医药大学与匈牙利合建的中国-中东欧中医医疗培训中心升级为中国-中东欧中医医疗中心。中医药涉外工作被黑龙江省委宣传部纳入全省《关于进一步加强和改进中华文化走出去工作的实施意见》，并设立专章。

以公立中医医院康复、治未病能力建设为示范引领，积极推动中医药健康服务发展。2017年，黑龙江省中医药管理局持续推进中医药治未病工作，全省县级以上中医医院已有82所建立治未病科（治未病中心）。共有医师358人（省级48人，市级82人，县级228人），副高级职称以上154人（省级13人，市级42人，县级99人），护士198人。省级中医医疗机构日均门诊48人次，市级中医医疗机构日均门诊41人次，县级中医医疗机构日均门诊14人次。治未病科平均使用面积228.82平方米，平均应用中医干预技术8~10项。开展中医药康复能力建设。黑龙江省中医药管理局制定全省三级甲等中医院和二级中医院建设康复重点专科和康复中心工作目标。确定哈尔滨市中医医院等46所中医医院康复科为黑龙江省第一批二级以上中医医院康复能力建设项目单位，建设周期为2年。

六、综合管理

加强中医药执法监督工作。2017年，黑龙江省中医药管理局在全省相继开展中医医疗机构传染病防治和感染防控监督执法专项检查、三级中医医疗机构开展临床合理用药管理工作专项检查、三级中医医疗机构中药饮片专项检查、三级中医医院全面改善就医环境督查工作、依法执业专项监督检查工作。对黑龙江省中医医疗广告发布情况进行清查，监测到涉嫌虚假违法中医医疗广告31条次，涉及5家医疗机构，并按照规定对其进行处理。

加强中医药信息化和标准化建设。4个中药标准化项目通过国家中医药管理局组织的中期督导评估，省级中医药数据中心及中医馆云平台建设项目完成硬件招标采购。

进一步规范财务管理。黑龙江省中医药管理局会同省财政厅下达省级中医药专项资金500万元用于支持基层中医医院推广应用中医药适宜技术。下达2017年第二批中央中医药专项资金908万元，用于16个县（区）野生中药资源普查。提前下达2018年中医药公共卫生补助资金4015万元，用于支持全省中医药能力提升、人才培养等项目。选用国家中医药管理局招标采购确定的第三方评价机构，完成国家要求对2015年、2016年中医药专项资金绩效考评任务。（曲　峰）

【上海市2017年中医药工作概况】2017年，上海市共有中医、中西医结合医院、门诊部、诊所344间，比2016年增长8.52%；中医类医院床位12329张，比2016年增长4.23%；全市共有中医类执业（助理）医师8308人，比2016年增长5.71%，其中国医大师6位（健在2位）、全国名中医3位、上海市名中医137位（健在100位）；全市中医医疗机构诊疗人次4567.65万人次，比2016年增长1.73%；全市65岁以上老年人和0~36个月儿童中医药健康服务目标人群覆盖率分别达到51.82%和儿童67.99%。上海中医药大学中医学和中药学入选教育部世界一流学科建设；中医学、中西医结合、中药学3个一级学科在教育部第四轮全国高校学科评估中被评为A+。

一、政策法规

贯彻落实《中华人民共和国中医药法》（以下简称《中医药法》）。2017年，上海市卫生计生委印发《关于学习宣传贯彻落实〈中华人民共和国中医药法〉的意见》，谋划贯彻落实整体工作。先后于2017年7月、8月、11月开展4次市级普法培训，组织卫生计生、卫生监督及相关行业开展培训。上海市卫生计生委、市中医药发展办公室主要领导分别在“中国上海”、《新民周刊》等接受专访介绍《中医药法》出台背景、重大意义及上海中医药工作情况。组织各级中医医疗机构开展义诊等大型宣传活动，国医大师、全国名中医和上海市名中医积极参与。

完善政策机制。2017年，上海市卫生计生委、市中医药发展办公室印发《上海市中医药事业发展“十三五”规划》，明确“十三五”期间上海中医药发展的指导思想、目标、任务和考核指标。启动编制《上海市中医药发展战略规划纲要（2018~2035年）》，启动修订《上海市发展中医条例》研究，编制新一轮中医药事业发展3年行动计划。上海市制定出台上海市中医诊所备案办事指南（试行）和业务手册（试行），围绕中医诊所备案关键环节和要求，指导布置全市积极稳妥做好面上各区中医诊所备案的受理工作。组织启动中医医术确有专长人员医师资格考核注册标准制定。

二、医政工作

中医药服务网络和内涵建设。完善网络布局，优化中医药服务资源配置，推进上海中医药大学附属龙华医院、曙光医院、岳阳中西医结合医院，上海市中医医院扩建工程建设，指导上海市崇明区中西医结合医院（筹）、闵行区吴泾中西医结合医院（筹）做好转型工作。

中医临床基地项目和专科专病建设。推进中医优势病种建设，筹建上海市中医优势病种建设管理办公室（筹），确定上海中医药大学附属龙华医院为优势病种建设管理办公室（筹）挂靠单位，遴选确定78项中医优势病种培育和104项中医特色诊疗技术提升建设项目。组织开展国家中医药管理局“十二五”重点专科建设项目、培育项目和国家临床重点专科（中医专业）建设项目验收，完成27项国家临床重点专科（中医专业）现场核查、专科数据和资料审核上报。组织开展国家区域中医诊疗中心上海申报单位遴选。面向中医妇幼健康、儿科等中医发展薄弱的领域开展专科建设，确定30家医疗机构开展妇幼健康中医专项、中医和中西医结合儿科专项建设。

综合医院中医药工作。继续开展上海市“全国综合医院、妇幼保健机构中医药工作示范单位”创建及复评工作，上海市第六人民医院、上海市徐汇区中心医院、上海市徐汇区大华医院、上海市第四人民医院、上海市静安区北站医院等通过全国中医药工作示范单位现场评估。确定5家三级医院开展中西医临床协作试点，25家二级以上医院开展中西医结合专项建设。

基层中医药服务能力提升工作。上海市中医药发展办公室会同市发展和改革委员会、市财政局等单位联合制订印发《上海市基层中医药服务能力提升工程“十三五”行动计划实施方案》，组织部署“十三五”期间上海市基层中医药服务能力提升工程。结合“全国基层中医药工作先进单位”复审工作，开展上海市基层中医药工作督查，完成闵行、松江、青浦等区全国基层中医药工作先进单位复审现场评估。开展中医药融入家庭医生服务试点，组织实施25个“家庭医生中医药服务示范岗”项目建设，启动社区卫生服务中心、区层面的中医药融入家庭医生服务建设标准和方案的研究制订。

药事管理及治未病工作。全面严格药事管理，上海市中医药发展办公室会同市食品药品监管部门和中药行业协会，修订《上海市中药行业中药煎药质量管理规范》，并采取措施严格医疗机构中药饮片全过程质量管理。研究制订上海市治未病平台建设方案，通过以治未病为核心理念的妇幼健康服务与产品研究和筛选，形成妇幼治未病保健系列服务包并进行推广应用。

行业监管工作。修订完善中医医院中医药服务综合评价指标体系，继续实施中医综合评价工作情况每月定期通报制度。在原有10个中医质控组基础上，增设治未病和社区区域片组，开展面上质控培训和质控督查，制定出台《上海市中医医疗机构医疗质量和安全管理办法》。开展全市医疗机构中药饮片管理检查，修订完善上海市中药行业中药煎药质量管理规范。上海市中医药发展办公室联合上海市卫生计生委监督所开展2017年上海市卫生计生监督员轮训班暨中医药监督知识与能力培训，组织市、区两级骨干监督员240人次接受中医药法律法规、中医药基础知识、中医医政管理、中药药事管理等内容的培训。

三、科研工作

组织完成国家发展改革委中医药传承创新工程推荐工作，上海中医药大学附属龙华医院、曙光医院、岳阳中西医结合医院3家医院被纳入国家中医药传承创新工程项目库。推进上海中医药大学附属龙华医院国家中医临床研究基地、曙光医院研究型中医院内涵建设，2家医院均被授予国家中医临床研究基地。开展对中药标准化建设上海市建设项目中期检查，加强对中药炮制技术传承基地、中医康复服务能力规范化建设等重大项目的指导。组织开展国家临床医学研究中心申报工作。启动新一批国医大师、全国名中医、上海市名中医、全国基层名老中医药专家传承工作室建设。继续实施中医药科技创新专项，设立33个项目，充分利用现代科技和互联网技术、信息技术的优势，吸纳多学科优秀团队参与，深入研究开发健康服务相关产品，为打造智慧中医、创新中医药服务模式提供技术支撑。启动上海市中医药新兴交叉学科资助计划，立项新兴交叉学科16项，培育一批集科学研究、人才培养、医疗服务、产业发展、学术交流为一体的综合集成平台。

2017年，上海市中医药行业科研工作者共获得各级各类科技奖项50余项，包括上海市科技进步奖6项、教育部科技进步奖2项；发表论文2600余篇，其中SCI收录论文近600篇。

四、教育工作

推进中医药高层次人才工作，

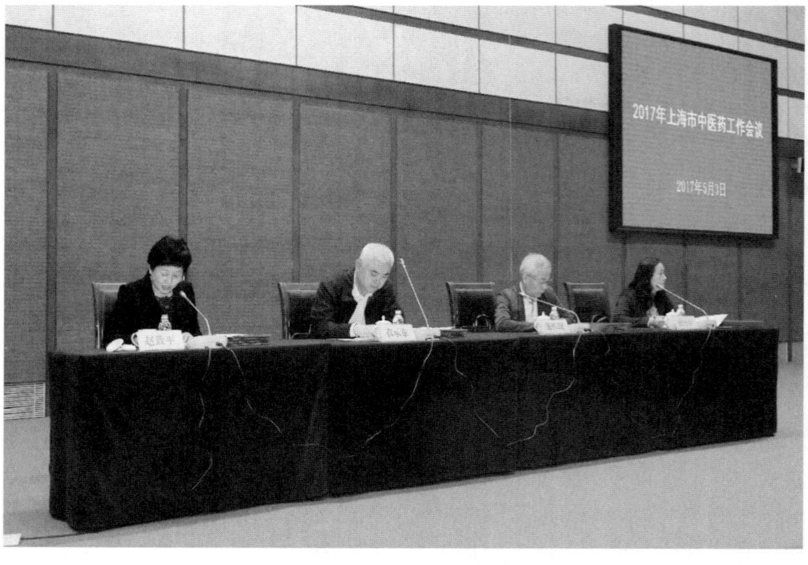

2017年5月3日，由上海市中医药发展办公室主办的上海市中医药工作会议召开

2017年，上海市新增国医大师2名，全国名中医3名，中医药高等学校教学名师3名，新评上海市名中医29名。上海建设国家中医药高层次人才培养基地被列入《国家卫生计生委、上海市人民政府2017～2018年度合作协议》，并被国家中医药管理局确定为首批国家岐黄工程人才培养项目“强素养”内容培养基地。启动上海市海派中医流派传承人才培养项目，确定流派继承人54名。继续加强中医药毕业后教育，启动中医医师专科培训和中医临床专业博士学位衔接工作。继续开展“西学中”培训，全年新开展“西学中”班2期（240人）、结业1期（62人），开展全科医师转岗培训1期（72人）。推进中医药专业技术人员继续教育工作。2017年，立项国家中医药继续教育项目92项，完成2016年度中医药专业技术人员继续教育学分验证5308人，完成职称晋升继续教育学分审验303人。

五、国际化标准化工作

中医药标准化工作。继续支持和推进“传统医学国际疾病分类研究与服务评价中心”工作，指导开展世界卫生组织传统医学国际疾病分类研究传统医学章节的实地测试、《中医病证分类与代码》等4项国家标准的重新修订工作，为在上海形成传统医学与WHO合作建设示范基地创造条件。

中医药国际化发展。“海外中医中心”及“‘海上中医’海外建设”被纳入上海市政府发布的《上海服务国家“一带一路”建设发挥桥头堡作用行动方案》。在“中国－捷克中医中心”建设成效推动下，中医立法草案已在捷克获得通过。上海市中医药发展办公室配合国家“一带一路”倡议，组织岳阳医院援摩穆罕默迪亚医疗点申报中摩中医中心。“海上中医”阿联酋迪拜中医中心2017年11月正式对外营业，同时被国家中医药管理局授予“中国－阿联酋中医中心”牌。“海上中医”意大利那不勒斯中医中心于2017年11月举行启动仪式。上海中医药大学继续做好马耳他中医中心、美国爱诺华中医中心、孔子学院建设，与加州大学洛杉矶分校开展合作，与希腊签署太极健康中心合作备忘录。在国家中医药管理局和WHO支持下，主办首届“世界传统医学上海论坛”，为国家中医药国际化战略服务。探索中医适宜技术向服务产品转化和中医健康服务模式创新的技术路径，奠定中医药健康服务业和服务贸易发展的坚实基础。支持上海中医药大学出版《中医药文化》海外版（Chinese Medical Culture），赴英国、比利时、法国及日本举办中医文化和产品技术海外展示、中医养生文化展等。鼓励相关机构与海外机构建立合作关系、举办合作教育，推进中医药文化传播，着力推进全球化视野的中医药人才培养。

六、文化建设

印发《上海市落实〈中医中药中国行——中医药健康文化推进行动实施方案（2016～2020）〉意见》，举办中医中药中国行上海市启动仪式。参与上海市委宣传部主办的“逐梦新时代·上海2012～2017”大型主题展览，展示上海中医药工作成果。召开“上海中医药人才培养”主题新闻发布会，接受央广网、解放日报等媒体集中采访，获《文汇报》头版及多家媒体详细报道。开展“国医大师、全国名中医事迹”主题宣传，刊发各类相关报道40余篇。响应“争创世界一流学会、创建世界一流期刊”号召，继续支持《上海中医药杂志》《中西医结合学报》等核心期刊及《上海中医药文化》《上海针灸杂志》等双语期刊的发展。参与《本草中华》纪录片制作，并在上海东方卫视播出。积极开展中医药健康旅游试点工作，上海市浦东新区被国家旅游局、国家中医药管理局授予国家中医药健康旅游示范区。

七、党风廉政建设

全面贯彻党的十九大精神，以习近平新时代中国特色社会主义思想为指导，认真贯彻落实中央、市委决策部署。围绕坚持和加强党的全面领导，把握全面从严治党的根本要求，狠抓作风建设，打造过硬干部队伍。推动各级党委政府切实加强对中医药工作的领导，及时研究中医药发展重大问题。深入了解上海中医药事业改革发展面临的矛盾和问题，把握工作中存在的差距和不足，走进基层单位、患者群众、医护人员，听取意见和建议，争取相关部门支持，形成整改合力，推动上海市中医药事业高质量发展。

（王　翀）

【江苏省2017年中医药工作概况】

一、政策法规

2017年，江苏省卫生计生系统认真学习宣传贯彻《中华人民共和国中医药法（以下简称《中医药法》）》，开展专题学习活动438场次，培训人数40826人次。江苏省委、省人民政府召开全省卫生与健康大会，出台《“健康江苏2030”规划纲要》，提出一系列振兴发展中医药的重大举措。坚持省中医药工作领导小组工作机制，统筹推进中医药工作。江苏省人民政府办公厅连续印发《江苏省中医药发展战略规划（2016～2030年）》《江苏省“十三五”中医药健康服务发展规划》，从战略层面系统部署中医药发展，明确各相关部门发展中医药的责任。江苏省发展改革委、江苏省卫生计生委和江苏省中医药局联合印发《江苏省中医药事业发展“十三五”规划》，强化规划引领作用，明确“十三五”时期全省中医药事业发展的主要任务和发展目标。

二、医改工作

江苏省中医药局按照省级综合医改试点工作统一部署，充分发挥中医药在深化医改中的特色作用。一是推进力度进一步加大。明确医改中医药工作年度任务和分工，落实责任到各市、各单位。积极参与17个医改文件的制定，进一步完善医改中医药工作监测机制，加强日常工作督导，推动医改各项政策落地见效。二是中医药助力医改取得新成效。深化公立中医医院综合改革，推进中医医联体建设，59所中医医院参与组建各类医联体。55所二级及以上中医医院的骨干医师到医联体内基层单位开设工作室192个。全省中医医院派出技术骨干在基层担任业务副院长或科室负责人达108人，二三级中医医院向基层医疗机构转诊病人2.3万余人。推动中医药积极参与家庭医生签约服务制度建设，制定签约项目库，探索建立有中医药特色的社区健康管理新模式。三是做好国家中医药综合改革试验区试点工作，积极探索发展社会办中医。国家卫生计生委副主任、国家中医药管理局局长王国强2017年8月在江苏调研时对江苏省中医药改革发展情况给予充分肯定。

三、中医药服务能力提升工作

一是中医医院建设发展有力推进。积极贯彻落实对中医医院建设的扶持政策。江苏省有6家单位被纳入中医药传承创新工程项目储备库，5所县级中医医院被列入健康扶贫工程建设项目库。江苏省中医院签约建设牛首山分院、仙林分院，南京市中医院等2所医院异地新址搬迁，中医医院业务用房紧张的问题得到进一步缓解。二是重点能力建设项目有效实施。继续推进第二届国医大师学术经验传承研究室、中医机构服务能力建设项目。推动中医医院信息系统基础设施建设，完成以前年度信息化建设项目验收。三是中医药健康服务积极拓展。进一步完善中医预防保健服务体系，二级以上中医医院全部建立治未病科。探索推动中医药与养老、康复、旅游等相结合，新增全国中医药健康旅游示范区创建单位（设区市）1家。四是综合医院中医药工作不断加强。新增全国综合医院（专科医院、妇幼保健院）中医药工作示范单位4家。

基层中医药工作扎实开展，基层中医药服务网底得到加强。一方面，基层龙头加快建设，县级中医医院服务能力建设积极推进。启动实施全面提升县级中医医院临床专科服务能力建设项目，对第一阶段36所县级中医医院180个中医特色优势专科（专病）和临床薄弱专科进行重点扶持，19所县级中医医院获得全国基层名老中医药专家传承工作室建设项目。另一方面，基层基础不断夯实，基层中医药服务能力提升工程“十三五”行动计划扎实推进。江苏省42%的基层中医馆达到国家标准，部分地区开展村卫生室中医阁建设。新增基层中医综合服务区（中医馆）建设项目247个。加强基层中医适宜技术推广基地建设，积极开展中医适宜技术培训，已培训基层医务人员7.6万余人次。8个地区通过全国基层中医药工作先进单位复审，15个县（市、区）接受国家级评审。

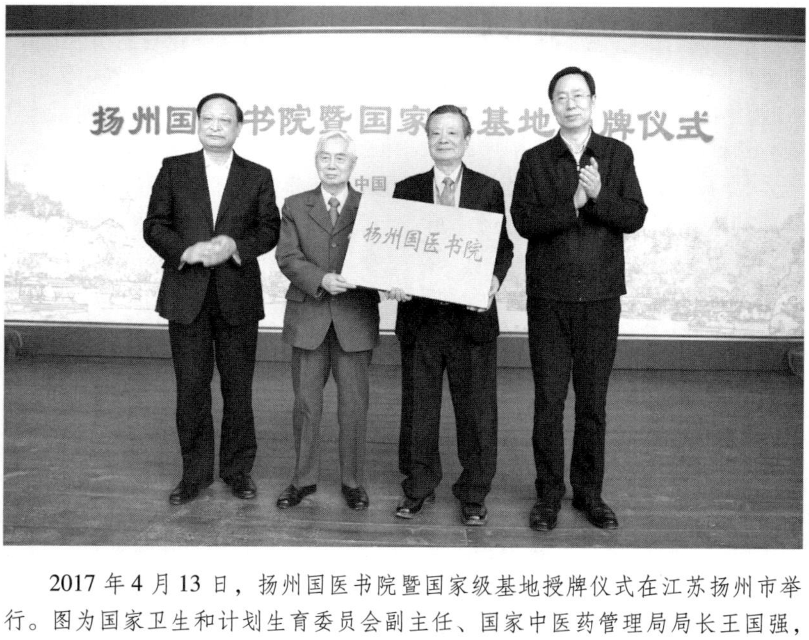

2017年4月13日，扬州国医书院暨国家级基地授牌仪式在江苏扬州市举行。图为国家卫生和计划生育委员会副主任、国家中医药管理局局长王国强，江苏省副省长蓝绍敏，国医大师王琦、夏桂成共同为扬州国医书院揭牌

四、中医药内涵建设

一是中医医院发展质量稳步提档。新增三级中医医疗机构5所，分批次完成29所三级中医医院等级复评。二是中医医院管理水平持续改进。组织大型中医医院巡查，2所医院接受国家巡查，完成6所中医医院巡查工作，大型中医医院管理水平和服务能力得到提升。三是中医重点专科建设能力继续增强。62个国家级中医类重点专科建设项目接受验收，16个专科被推荐为国家中医药管理局区域中医（专科）诊疗中心候选单位。新增1个省级中医诊疗中心。各地认真组织市级中医重点专科评审工作。四是中医诊疗模式创新试点有序推进。承担国家中医药管理局中医诊疗模式创新研究项目2个，总结多学科一体化中医诊疗平台方案4个，为下一步行业推广探索有益经验。五是改善医疗服务取得新成效。全省中医医院积极落实预约诊疗服务、改善住院服务流程、加强优质护理等工作举措，优化患者就医体验。六是中医药综合监管规范有效。加强专题培训和检查，遴选确定省级中医质控中心挂靠单位3个，研究制定江苏省医疗机构中药饮片代煎服务规范，强化中医药服务质量日常监管。

五、中医药人才培养

一是中医药人才高峰建设取得新成绩。5位中医名家荣获“国医大师”“全国名中医”称号，为全省中医药工作者树立楷模。在第四批全国优秀中医人才研修项目遴选中，江苏省有33人入选。二是中医住院医师规范化培训扎实推进。完善培训制度，建设信息管理系统，开展基地督导和师资培训，进一步强化过程管理，培训质量稳步提升。新增国家中医住院医师规范化培训基地5家，培训合格中医住院医师1541人。三是中医药师承教育不断加强。举办中医经典理论培训班，加强中医人员经典理论学习，提升中医临床思维能力。新增第六批全国老中医药专家学术经验继承指导老师53人，继承人106人。推进国医大师、名老中医药专家传承工作室和学术流派传承工作室建设，新增19个全国基层名老中医药专家传承工作室。四是中医药人才培养项目取得新实效。全面做好中医、中药、中西医结合、中医护理等人才培养项目，改革创新人才培养模式，遴选确定第三批省优秀中医临床人才培养对象57名，举办国家和省级中医药继续教育项目194个，培训中医药专业技术人员万余人次。

六、科技工作

坚持传承创新，推进创新驱动发展，不断提升中医药科技创新能力。一是中医药科技创新平台建设有力推进。国家中医临床研究基地通过验收，13个国家中医药管理局重点研究室通过阶段评估，3个全国中药特色炮制基地建设进展良好，32个省级中医药重点学科按期完成建设任务。二是中医药科技项目积极实施。围绕中医药理论和实践中的重点难点问题，评审确定省中医药局重点课题10项、一般课题101项，设立国家中医临床研究基地和中国中医科学院江苏分院开放课题，中医药科技项目数量有了新的增长。三是重点科技工作有序推进。中医药传统知识调查项目通过结题验收，制定《江苏省中医药传统知识保护名录》。开展中药标准化项目调研督导，推动中药标准化体系建设和中药产业发展。完成首批20个县市中药资源普查试点工作，为下一步工作打下良好基础。

七、中医药文化传播

持续加大中医药文化建设力度，中医药文化传播广度和深度不断扩大。一是长效机制健全完善。研究制订《江苏省中医药文化建设发展行动计划（2017~2020年）》，对全省中医药文化建设做出部署，明确目标任务和工作举措。二是惠民成效显著。连续第7年组织开展“中医药就在你身边”健康巡讲活动，引导群众树立正确健康观。全省共举办中医药健康讲座2045场次，直接受益群众23.82万人次。举办中医中药中国行——江苏省中医药健康文化推进行动暨江苏省岐黄校园行活动启动仪式，组织开展中医药进校园活动197场次，在孩子们心底播下传承中医药的火种。江苏省中医药局联合武警省边防总队开展中医药进边防活动，为武警官兵送医送药。三是宣传教育基地力量壮大。新评审确认省级中医药文化基地3家，向社会大众提供优质中医药文化服务。四是信息宣传继续加强。完成江苏省中医药局专题网站改版。及时编发《江苏中医药信息》，宣传重点工作进展及各地创新举措。各地积极利用微信公众号、网站、电视广播等发布中医药讯息，扩大受众范围，中医药行业形象进一步提升。五是中医药交流合作稳步开展。3个2016年度中医药国际合作专项通过评审验收。加强江苏与贵州、海南等兄弟省市的合作交流，互相学习，共同提高。（张小凡）

【浙江省2017年中医药工作概况】

一、政策法规

宣传贯彻《中华人民共和国中医药法》（以下简称《中医药法》），推动修订和完善相关配套政策，浙江省卫生计生委、浙江省中医药管理局领导带队赴全省11个市和部分县（市、区）宣讲《中医药法》；组织市县中医药行政管理人员和卫生监督人员400余人参加《中医药法》及其配套政策培训；举办《中医药法》知识竞赛活动，近10万人参加活动；在浙江日报、浙江在线、浙江新闻客户端新闻直播间，邀请专家学者畅谈贯彻落实《中医药法》的举措办法。推动中医药地方性法规的制修订工作，浙江省人大教科文卫委员会召开贯彻落实《中医药法》座谈会，将修改《浙江省发展中医条例》纳入人大立法二类目标库。贯彻国务院《中医药发展战略规划纲要（2016~2030年）》，出台《浙江省人民政府关于加快推动中医药发展的实施意见》《浙江省中医药事业发展“十三五”规划》《浙江省基层中医药服务能力提升工程“十三五”行动计划实施方案》，为中医药事业发展提供政策保障。

二、医改工作

深入推进“双下沉、两提升”工作，17家省、市级中医院与71家县级医院持续全面托管帮扶。开展县域中医医共体建设，11个县域医共体试点县（市、区）坚持中西医并重方针，积极发挥中医药作用，其中10个县（市、区）由县级中医院牵头按照“统一机构设置、统一人员招聘使用、统一医疗卫生资源调配，统筹财政财务管理、统筹医保支付、统筹信息共享，强化分级诊疗、强化签约服务、强化公共卫生”的模式，组建紧密型医疗集团成立医共体。浙江省中医药管理局贯彻浙江省人民政府加快推进“最多跑一次”改革工作要求，在全省中医医院开展“看中医减少跑”活动，通过信息化智能改造，实现看中医“四不一少”，即挂号、缴费、取单、取药4个不用跑和检查检验减少跑，变“群众跑腿”为“信息跑路”，如浙江省嘉兴市中医院通过“看中医减少跑”活动，患者就诊等候时间平均节约30分钟，提高就诊效率和百姓满意度。继续控制中药饮片大处方，中药饮片帖均费用保持平稳，据浙江省人力资源和社会保障厅统计，从2012年9月至2016年12月，全省共节省医保基金支出44.4亿元；浙江省2017年第三季度三级甲等医院医疗质量核心指标监测数据显示，全省中医医院出院病人均次费用1.393万元，低于西医医院的1.448万元，中医医院门急诊病人均次费用262元，低于西医医院的277元。

三、质量管理

开展医疗质量大检查、大整治活动，浙江省中医药管理局组织41位专家分别对4家省级中医医院开展检查，各市、县（市、区）进行医疗质量安全风险防范交叉检查，强化“三基三严”培训。组织大型医院巡查，对浙江宁波、湖州、衢州、丽水、舟山、义乌等地8家三级中医医院进行巡查，加强风险管理，保障患者安全。发挥中医药质控中心作用，组织全省中医院院感、中药质控培训和中药质量检查。启动中医医院 DRGs 医疗服务与医院绩效评价工作，探索建立适合浙江省实际的中医医疗质量与绩效评价体系。

四、医政工作

加强中医院基础设施建设。浙江省中医院、浙江省新华医院、浙江省中山医院、宁波市中医院被纳入全国中医药传承创新工程重点中医医院建设备选项目库，富阳中医院等 6 个县级中医院争取中央投资项目。完善中医专科专病防治体系，浙江省新华医院肺病科等 22 个专科申报国家区域中医（专科）诊疗中心。截至 2017 年 12 月，浙江省 90% 的妇幼保健院能够提供中医药服务，70% 的妇幼保健院开设中医科，40% 的妇幼保健院的儿童输液室改成儿童中医诊疗中心，95% 的 0 ~3 岁儿童能够享受到中医药服务。

推进“互联网 + 中医药”。浙江省中医药管理局实施中医药大数据战略，建立全国首家互联网国医馆（乌镇互联网国医馆），国医馆内设“国医、国药、国技、国礼”四大服务体验区，提供互联网中医诊疗、在线体质辨识、智能药品配送、现代膏方制作、在线中医远程教育等服务。国家卫生计生委副主任、国家中医药管理局局长王国强一行调研时给予充分肯定，王国强称赞乌镇互联网国医馆打破传统运作模式，是“互联网 + 中医药”的创新代表，浙江经验值得借鉴、推广。

坚持“中医基层化、基层中医化”。浙江省中医药管理局加强基层中医馆建设，新建标准化中医馆 269 个。15 个申请创建全国基层中医药工作先进单位的县（市、区）通过国家级评审，完成浙江省杭州市、桐庐县和海宁市全国基层中医药工作先进单位复审。大力推广中医药适宜技术，43 家县级中医院纳入全国基层中医药适宜技术推广建设基地，完成第三批 12 个基层中医药适宜技术示范基地验收。加强基层中医药信息化建设，对 207 家基层医疗卫生机构中医馆开展健康信息平台建设，基层医疗卫生机构现有信息系统与省中医药数据中心实现对接，平台在库患者 40 余万人，累计上传门诊处方 180 万人次。做好中医药基本公共卫生服务项目，各地积极开展中医药健康管理项目的培训和指导，截至 2017 年 12 月，全省 0 ~3 岁儿童和 65 岁以上老人基本公共卫生中医药健康管理服务覆盖率分别达到 58. 32% 和 54. 65% 。

五、科技工作

浙江省中医药管理局推进中医临床研究基地建设，推动基地、高校和企业之间的合作，强化血液病研究所建设，深化基地重点病种研究，完成第一批 13 个基地科研专项验收，获“十三五”新药创制项目 1 项。加强中医药科研创新平台建设，浙江省中医药研究院入围全国中医药传承创新工程中医药科研机构项目储备库，启动“十三五”浙江省中医药（中西医结合）重点学科建设，新增省中医药（中西医结合）重点学科 80 个。开展中药炮制传承技术与人才培养基地和中医康复能力项目中期督导，组织对 6 个重点研究室阶段性评估。完成 2017 年度省中医药科学技术奖励评审和授奖，中医药项目获省科学技术一等奖 2 项、二等奖 3 项、三等奖 9 项。实施 2018 年度省中医药科技计划，确定中医药科研项目 369 项、验收 200 余项、成果登记 40 余项。

六、教育工作

浙江省卫生计生委、省委人才工作领导小组办公室、省人力资源和社会保障厅联合出台《浙江省中医药传承与创新“十百千”人才工程（杏林工程）》，计划用 10 年左右时间，“评、引、育”相结合，推出 50 名省国医名师、100 名领军人才和 1000 名拔尖人才。新增国医大师 1 名、首届全国名中医 3 名、浙江省国医名师 7 名。开展第六批全国老中医药专家学术经验继承和四批全国优秀中医临床人才培养，入选第四批全国优秀中医临床人才研修项目 25 人。组织新一轮 30 个省级名老中医专家传承工作室建设，新增全国基层名老中医药专家传承工作室 15 个，确定省级中青年临床名中医培养对象 60 名。完成第二批基层名中医培养项目，60 名对象经 3 年培养通过读经典、进名中医工作室访问学习、勤临床实践等不断提高自身业务素质。新招中医类别全科医生转岗培训学员 355 人，开展规范系统的全科理论、临床、基层实践培

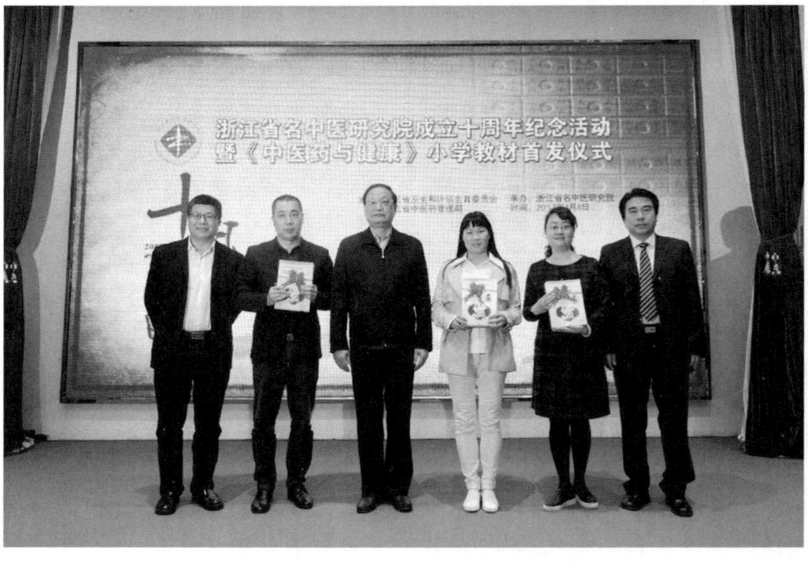

2017 年 4 月 8 日，国家卫生和计划生育委员会副主任、国家中医药管理局局长王国强出席浙江省名中医研究院成立十周年暨中医药与健康小学教材首发仪式

训，提高基层全科医师诊疗思维能力及中医临床和公共卫生实践能力。强化西医学习中医培训班的管理，培养高层次中西医结合人才，新增“西学中”班14个，累计培训学员1186人次。重视中医住院医师规范化培训工作，对14家省级中医住院医师规范化培训基地进行调研指导，浙江省中医药管理局配合国家中医药管理局完成第一批国家级中医住院医师规范化培训基地现场评估。

七、健康服务工作

发展中医药健康服务，推进中医药供给侧结构性改革。打造中医药特色街区、特色小镇，助推温州南塘、绍兴越秀中医药一条街建设，推动衢州市衢江区针圣故里——杨继洲针灸康养城建设，在衢江区举办首届世界针灸康养大会。继续推进金华市磐安县“江南药镇”建设，举办浙江省中药饮片质量论坛。开展浙江省中医药文化养生旅游示范基地创建，评出16个省中医药文化养生旅游示范基地。浙江省经济和信息化委员会、省卫生计生委、省中医药管理局等7个委（厅、局）出台新“浙八味”遴选办法，评选出新“浙八味”。浙江省中医药管理局、省食品药品监督管理局联合开展中药配方颗粒企业科研生产检查和后备企业的复评估。推进第四次全国中药资源普查，完成第一批21个县中药资源普查技术资料整理、建档和上报，启动第二批20个县的中药资源普查，采集药用植物腊叶标本15000余号，完成13000种次以上野生及栽培药用植物的调查。推动浙江省与“一带一路”沿线国家开展中医药交流和合作，承接国家中医药管理局赋予的中医药国际合作专项“中国－以色列中医药中心”项目建设任务。

八、文化建设

由浙江省中医药管理局主导的全国首套《中医药与健康》小学教材，于2017年9月进入全省所有小学课堂，举行《中医药与健康》小学教材首发仪式和师资培训，全国五年级小学生全部接受浅显易懂的中医药基础教育。为传承发扬好浙江传统医学流派，整合省域“丹溪学派”“绍派伤寒”“永嘉医派”等十大学术流派，推出“浙派中医”品牌。印发《中医中药中国行——中医药健康文化推进行动活动方案》，举办中医中药中国行——浙江中医药健康文化推进行动启动仪式，组织开展中医药科普知识讲座、中医药健康文化知识和产品展示、中医药健康服务体验等活动。5·12国际护士节，开展以“药食同源　天使有爱”为主题的系列中医药膳宣传活动。全省各地积极参与国家组织开展的“服务百姓健康行动”全国大型义诊活动、中医药健康文化作品征集活动、第四届全国悦读中医活动、中医药健康文化知识大赛等。

九、党风行风

认真学习贯彻党的十九大精神，结合浙江省第十四次党代会、省委十四届二次全会的落实，掀起全系统学习热潮，以实际行动践行习近平新时代中国特色社会主义思想，始终在政治立场、政治方向、政治原则、政治道路上同党中央保持高度一致。加强党风廉政建设，全面落实主体责任，按照习近平总书记关于加强作风建设等重要批示要求，落实中央八项规定精神和浙江省委“28”条，持续推进“两学一做”学习教育常态化制度化，坚决防止和纠正“四风”。加强行业监管，突出抓好医疗卫生行风建设“九不准”监管，重点抓好药品、耗材、大型医用设备购销和使用中不正之风的整治工作，挖掘、树立先进典型，引导行业清风正气。（陈良敏）

【安徽省2017年中医药工作概况】

一、贯彻中央和安徽省决策部署

学习贯彻党的十九大精神。围绕“以习近平新时代中国特色社会主义思想为引领　做好安徽中医药传承发展的大文章”主题，召开安徽省中医药系统学习贯彻十九大精神座谈会，编印学习贯彻党的十九大报告论文集。在全省范围内深入开展“传承发展中医药事业我们怎么做”大讨论活动，统一思想、凝聚共识，为新时期中医药发展提供新动能。

宣传贯彻《中华人民共和国中医药法》（以下简称《中医药法》）。安徽省人大常委会召开宣传贯彻《中医药法》座谈会，安徽省人大常委会副主任梁卫国在讲话中要求各级政府要严格依法履行职责，各有关部门和单位要结合省情，出台配套法规政策。在安徽省医改培训班和《中医药法》培训班上，分别对各市、县（区）政府分管领导、卫生计生部门负责人及各级各类中医药机构负责人进行培训，并积极推动《安徽省发展中医条例》修订工作。举办以“贯彻实施中医药法　中医药健康你我他”为主题的中医中药中国行——安徽省暨合肥市中医药健康文化推进专场活动。

贯彻落实安徽省委省人民政府有关中医药重大决策部署。中医药工作列入安徽省委全面深化改革任务、省人民政府年度重点工作和省综合医改重点任务，贯彻落实省人民政府《关于贯彻〈中医药发展战略规划纲要（2015～2030年）〉实施意见》《安徽省中医药健康服务发展规划（2015～2020年）》；编制《安徽省中药产业发展“十三五”规划》并组织实施。

二、中医药体制机制改革

中医药健康管理和服务模式创新。安徽省中医药管理局推进安徽省糖尿病中医药健康管理联盟建设，对被纳入糖尿病中医药健康管理云平台的101582个病例进行健康管理并采取中西医结合干预措施。组建以芜湖市中医医院为龙头的“皖南地区高血压中医联盟”，推动高血压中医诊疗模式创新试点建设。安徽省中医院与2所公立中医医院建立紧密型医联体。安徽省针灸医院、马鞍山市中医院与英国、德国等有关机构合作，探索中西医结合康复医疗服务的新模式。安徽省阜阳市、宣城市被列入国家中医药管理局社会办中医试点单位，两市政府分别印发试点工作实施方案，出台鼓励社会办中医的政策措施。

中医药医保支付方式改革。安徽省落实鼓励提供和使用中医药服务医保政策，推进中医药适宜技术和优势病种支付方式改革试点，截至2017年底，全省38个试点县住院受益患者共计15000人次，门诊受益患者共计2496人次，初步达到患者负担能减轻、医保基金可承受、中医药优势得发挥的改革目标。

县中医院医疗服务共同体建设试点。在38个县级中医医院县域医共体基础上，扩大试点范围，截至2017年底，所有县级中医医院均牵头组建县域医共体。

三、中医药服务能力建设

中医药“四名”（名院、名科、名医、名药）工程。中医药“四名”工程被列入2017年安徽省人民政府重点工作任务，安徽省卫生计生委、中医药管理局等省直9个部门成立安徽省推进中医药“四名”工程领导小组，制订并印发《安徽省中医药“四名”工程实施方案》。

基层中医药服务能力提升工程“十三五”行动计划。安徽省卫生计生委等5部门印发《安徽省基层中医药服务能力提升工程“十三五”行动计划》，并召开推进工作电视电话会议，做出进一步部署。建设200个基于智能化云平台的基层中医馆，筛选推广一批中医药适宜技术。

中医药信息化建设。推进省中医药数据中心、中医医院远程医疗系统建设，截至2017年底，硬件已建设完毕；开展全省基层中医诊疗需求调研，加快构建中医馆健康信息云平台。

四、中医药人才培养和科技创新

中医药人才培养工作。组织第二届安徽省名中医评选，推进高层次中医药人才选拔培养，安徽中西医结合医院李业甫教授荣获第三届国医大师称号，丁锷、韩明向、马骏荣获首届全国名中医称号；启动安徽省中医药行业领军人才、特岗人才、中医药学术传承人才等培养计划。

中医药科技创新。安徽省中医院通过国家中医临床研究基地建设阶段验收，被正式确定为国家中医临床研究基地。安徽省中医院、安徽省针灸医院、芜湖市中医院、六安市中医院入选国家中医药传承创新工程项目储备库。完成5个国家中医药信息标准研究与制定项目并报国家中医药管理局审核。推动7个中药标准化项目建设，完成阶段建设进展报告，得到国家专家督导组的充分肯定。推进安徽省中医院和芜湖市中医院2个中药炮制技术传承基地建设，举办全省中医医院中药炮制技术培训班，提升中药炮制水平。

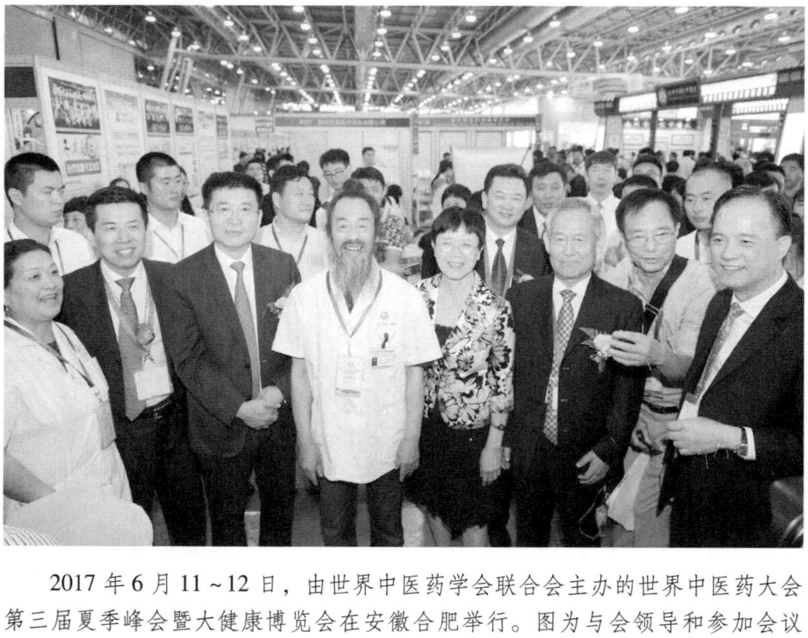

2017年6月11～12日，由世界中医药学会联合会主办的世界中医药大会第三届夏季峰会暨大健康博览会在安徽合肥举行。图为与会领导和参加会议义诊的民间医生合影

五、中医药健康服务

中医药健康养老和健康旅游。培育、发展中医药医养结合、中医药健康旅游等新业态，并纳入省人民政府重点工作加以推进。安徽省亳州市被列入全国首批15家国家中医药健康旅游示范区建设单位。安徽省中医药管理局会同省旅游局批准确定第二批13个省级中医药健康旅游基地，启动第三批省级中医药健康旅游基地申报工作。

中药资源开发利用。该省首批20个试点县中药资源普查工作通过国家验收，第四批18个县（市、区）的中药资源普查工作已经启动。开展“十大皖药”产业示范基地建设，新确定12个“十大皖药”产业示范基地和27家建设单位。据统计，2017年“十大皖药”示范基地种植面积78144.6亩，比2016年新增24366.6亩，增加45.3%。

中药材产业扶贫。安徽省中医药管理局联合省扶贫办等6部门印发《安徽省中药材产业扶贫行动工作方案（2017～2020年）》。编制安徽省贫困县大宗、道地药材种植推荐目录，科学布局，因地制宜，引导中药企业、贫困县发展皖产道地药材规范化、规模化种植。召开中药材产业扶贫对接会，促进中药企业与贫困县结成对子，达成合作意向，推动中药材产业扶贫项目落地。“十大皖药”产业示范基地17家建设单位与当地政府签订产业扶贫计划，定点联系贫困户563家，带动药农实现人均年收入1.1万元。

六、安徽中医药宣传推介

加强中医药对外交流与合作。安徽省中医药管理局主办第三届世界中医药大会夏季峰会暨大健康产业博览会，并在“开放的中国——牵手世界的安徽”和中国中部投资贸易博览会上宣传安徽省中医药；召开第四届“长江－伏尔加河流域青年论坛”，推进安徽中医药走出去。

启动中医药健康文化推进行动。

通过现场健康咨询、中药材切制体验等方式，让群众了解中医药、喜爱中医药。开展公民中医养生保健素养调查，在《中国中医药报》刊发宣传稿件200多篇。 （王继学）

【福建省2017年中医药工作概况】 截至2017年底，福建省有各级中医类医院91所，其中中医医院80所、中西医结合医院10所、民族医院1所。在74所二级以上中医院中，三级医院15所、二级医院59所。中医（含中西医）门诊部115所、中医诊所1303所。福建省各级中医类医疗机构实有床位数21444张、门急诊达1806万人次、出院61万人次。全省中医执业（含助理）医师14645人，中医类别全科医师1155人。2017年中医治未病服务人次数35万人次，开展中医医疗技术总数2974个。全省约97.3%的社区卫生服务中心、86.3%的乡镇卫生院、83.2%的社区卫生服务站、62.7%的村卫生室能够提供中医药服务。县级中医院二级甲等达标率为67.3%，基层医疗卫生机构中医药服务量占总服务量的比例达到22.0%。全省有国家级中医重点专科40个，省级中医重点专科61个，基层中医特色专科（专病）184个，已建成516个基层医疗机构中医馆。

一、政策法规

福建省陆续出台《福建省人民政府办公厅关于促进医药产业健康发展实施方案》《福建省中医药健康服务发展规划（2016~2020年）》《福建省贯彻国家中医药发展战略规划纲要（2016~2030年）实施方案》《关于加快医疗卫生事业发展的实施意见》《福建省基层中医药服务能力提升工程“十三五”行动计划》等文件，制定一系列扶持和促进中医药发展的政策和措施，对“十三五”期间福建省的中医药事业发展进行规划部署。其中，福建省委、省人民政府印发《关于加快医疗卫生事业发展的实施意见》提出实施中医固本工程的要求和举措。福建省卫生计生委印发《福建省中医固本工程三年行动计划（2018~2020年）》，对中医固本工程进一步落实。

二、医政工作

推动基层中医药服务能力提升。福建省卫生计生委联合福建省发展改革委等4个部门印发《福建省基层中医药服务能力提升工程“十三五”行动计划实施方案》，并召开动员部署会，对“十三五”基层中医药服务能力提升提出具体要求。福建省中医药管理局与江西省中医药管理局联合开展中医药适宜技术培训推广项目，印发《闽赣合作中医药适宜技术培训推广实施方案》，组织开展中医药适宜技术项目申报工作，遴选建立包含33项适宜技术的项目库，并确定2017~2018年资金支持培训推广的10个项目。福建省中医药管理局依托福建中医药大学附属康复医院成立福建省中医特色康复技术研究与培训指导中心，推动中医康复技术发展与推广。推动各地积极申报创建全国基层中医药工作先进单位，完成12个创建单位的省级评审和2个单位的复审工作。福建省新增2家全国综合医院中医药工作示范单位，开展省级中医药数据中心建设。福建省中医药管理局组织调研督导4个中医院空白县（市），推动当地政府尽快设立县级中医院。关注三明、南平等地开展的区域医疗资源整合工作，开展省内外调研考察，推动基层中医药改革良性发展。安排400万项目资金支持尤溪、漳浦、安溪、上杭、霞浦5家县级中医院进一步探索开展“互联网+中医药”试点工作，利用现代化信息和物流，将县级中医院的中药饮片、煎药等服务向社区和乡镇延伸。继续加大基层中医馆的建设力度，2017年支持175家基层医疗机构建设中医馆，同时遴选确定2018年建设的150家基层医疗机构建设中医馆。

加强中医“名科名院”建设。结合福建省医疗“创双高”建设，福建省中医药管理局起草《福建省名优中医院建设方案》，支持福建省人民医院、福建省第二人民医院、厦门市中医院与全国顶尖中医院开展合作共建，重点建设11个中医临床医学中心和15个中医重点专科。全省有3所中医三级医院（福建中医药大学附属人民医院、福建中医药大学附属第二人民医院，南平市人民医院）被列入国家中医药传承创新工程重点中医医院项目储备库。遴选确定50个第五批省级农村医疗机构中医特色专科建设项目。遴选推荐23个专科申报区域中医（专科）诊疗中心给国家中医药管理局。福建省中医药管理局配合国家中医药管理局开展国家中医重点专科建设项目验收工作。

规范中医医疗机构管理。福建省中医药管理局对福建省龙岩市中医院、福州市中医院、福州中西医结合医院开展大型中医医院巡查，配合国家中医药管理局完成对福建中医药大学附属人民医院、第二人民医院的巡查工作，督促各受检医院整改提高。启动全省二级以上中医医院新一轮等级评审，组织各地中医药主管部门规范明确各级中医医院的设置级别，报送本周期评审计划。加强全省中医医院医疗安全管理和风险防范工作。

探索推进中医医联体建设。福建省人民医院牵头组建中西医结合糖尿病战略协作网、福建省第三人民医院组建中医健康管理（治未病）联盟、三明市中西医结合医院与三元区基层医疗卫生机构构建医联体等。光泽、安溪县级医院主动对接省人民医院，实行跨区域中医医联体合作。

三、科研工作

推动中医药标准化建设。福建省中医药管理局积极推动获国家发展改革委立项的太子参、泽泻、重楼3个中药品种标准化研究课题按计划扎实进行。组织有关专家于2017年6月对以上中药标准化项目进行督导。召开泛珠三角区域五省（福建、云南、贵州、四川、广西）道地药材合作开发会议，福建省中医药管理局与各省签订合作协议，推动泛珠区域5省（自治区）间道地药材合作开发。下达2016~2019年度福建省中医药科研课题项目计划，立项 80 个课题，组织专家论证安排科研课题经费。推荐 2 个项目申报中国民族医药学会科学技术奖。加强中医药重点研究室建设。支持医疗机构中药制剂的研发和使用。加强畲族医药及其他民间医药研发，对民间验方、传统名方和名老中医验方进行筛选评价研究。

四、教育工作

挖掘与传承中医药学术经验。福建省通过报纸、电视、网络等媒介积极做好第三届国医大师和首届全国名中医推介宣传工作。2017 年 6 月，省名中医杨春波获得“国医大师”称号，实现零的突破；陈民藩、杜建、吴熙获得“全国名中医”称号。开展 3 个 2013 年全国名老中医药专家传承工作室验收工作。2 个全国中医学术流派传承工作室建设通过国家验收合格。推荐 9 位老中医药专家作为 2017 年全国基层名老中医药专家传承工作室专家。

开展 2013 年及以前、2017 年中医住院医师规范化培训公共科目考试和补考。召开住院医师规范化培训专家委员会会议研讨结业考核实施方案。福建省 11 个项目被确认为 2017 年度国家级中医药继续教育项目。组织专家对 5 个国家中医药管理局重点研究室开展阶段评审。发放 2015 级中医全科医生转岗培训合格证书，安排 2016 级 53 人进入转岗培训。

组织开展 2017 年传统医学出师考核和确有专长考核工作报名工作，福建省报名并通过审核的共 397 人。组织 2016 年度传统医学师承人员进行第二次集中理论培训。举办一期全省医疗机构中药药事管理培训班，培训学员 160 余名。

五、文化宣传与交流合作

福建省中医药管理局开展宣传福建省“国医大师”“全国名中医”等闽派名中医活动，号召学习他们数十年如一日，躬耕杏林，悬壶济世的精神。开展中医药健康文化素养促进项目，启动福建省中医中药中国行活动，展开中医药健康文化素养调查。

发挥地缘优势，举办第十二届海峡两岸中医药发展与合作研讨会、第四届中医科学大会暨第十三届海峡两岸中医药学术交流论坛。推动福建与越南、捷克、匈牙利等国家，与中国澳门等地区实现资源互动，共享中医药服务，其中澳门、捷克与福建实现互访。

制订学习宣传贯彻《中华人民共和国中医药法》（以下简称《中医药法》）实施方案，召开宣传动员视频会议，开展各种类型的普法宣传系列活动，通过在线访谈解读、开展健康咨询、发放宣传手册、印发《福建省中医药知识竞赛读本》、举办学习班、专题讲座等多种方式，扩大《中医药法》的影响力和知晓率。

六、健康产业

落实福建省人民政府中医药健康服务发展规划，培育中医药文化，发展健康旅游产业。一是将中医药元素与福建省风景名胜结合起来，申报国家级健康旅游项目。2017 年，福建省平潭综合实验区被列入全国首批 13 家健康旅游示范基地之一。二是突出最具福建特色的茶和温泉两类养生元素，福建省中医药管理局会同省旅游发展委员会组织专家，对申报创建养生休闲基地的单位进行综合评审，有 12 家评审为第一批养生旅游休闲基地示范单位。三是继续开展中药资源普查工作，完善中药资源动态监测信息和技术服务体系。开展中药药用植物重点物种保存圃建设，提高基层药用植物资源保存、繁育、科普和合理利用的能力。开展中药炮制技术传承基地建设，挖掘整理中药特色炮制经验、技术与理论。　（姚　鹏）

【江西省 2017 年中医药工作概况】

一、中医药综合改革工作

一是完善中医药管理体制机制。江西省编办批准江西省卫生计生委增设中医药服务处，增加人员编制 5 人；上饶市、抚州市相继成立中医药管理机构，完善工作推进机制，统筹推进中医药改革发展。2017 年 8 月，江西省卫生计生委与抚州市签订《共同推进中医药发展框架协议》，支持抚州市中医药改革发展。二是打造中医药双创新平台。创建

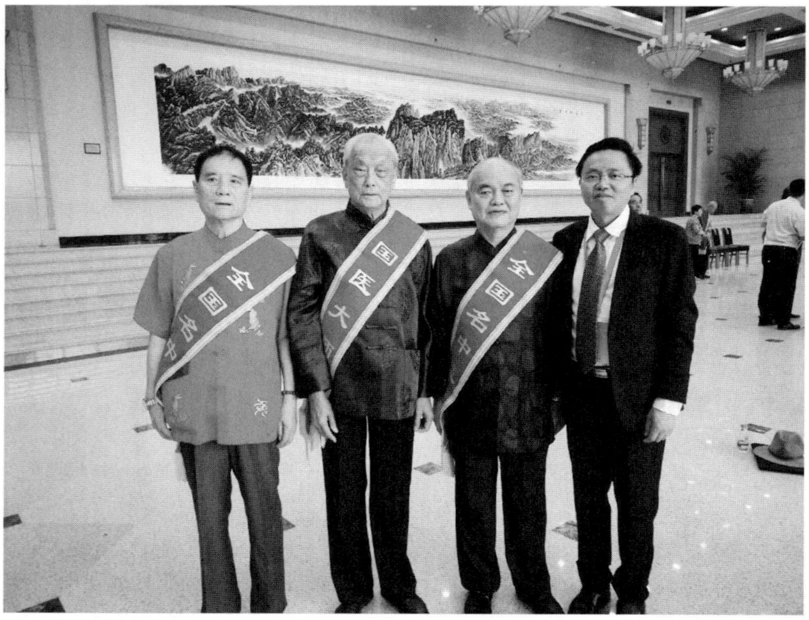

2017 年 6 月 29 日，由人力资源和社会保障部、国家卫生和计划生育委员会、国家中医药管理局主办的国医大师、全国名中医表彰大会在北京召开。福建中医药大学附属第二人民医院杨春波获“国医大师”称号，福建中医药大学附属人民医院陈民藩、福建中医药大学附属第二人民医院杜建、福州吴熙妇科中医院吴熙获“全国名中医”称号

江西省智慧健康创客研究院，打造企业服务、产学研协同创新、人才培养等中医药全产业链的创新创业平台。三是加强中医医疗资源整合。江西省卫生计生委组建江西省中医医疗集团，以医疗、教学、科研为纽带，通过专科联盟、人才培养、科研协作、院内制剂共享等多途径提升中医医疗服务能力。组建成立江西省中西医结合医院，加快推进热敏灸康复联盟建设，确定40家热敏灸康复联盟单位。四是推进中医食疗法规试点。协调医疗机构支持江中集团等企业开展猴姑米稀、掌叶覆盆子、芡实等食疗产品临床研究，按照药品临床试验模式，利用第三方评价食疗产品效果，探索建立中医食疗产品评价体系，江西省上饶市余干县药食两用（芡实）品种获批全国绿色食品原料标准化生产基地。五是开展中医药管理与政策研究。举办4期中医药管理和健康政策高级研修班。由政府各部门、中医药企业、卫生行政部门、高校、科研院所及医疗机构选派骨干人才参加政策研修。研修班学员参与政府各部门的政策草拟、项目制定、调研论证等工作，将部门资源、专家资源、企业资源融入中医药发展政策。

二、中医药服务能力提升工作

一是基层中医药服务能力提升。实施基层中医药服务能力提升工程“十三五”行动计划。江西省完成基层医疗卫生机构中医馆建设项目754个，占江西省基层卫生机构的50%以上。加强县级中医医院建设，江西省上饶市横峰县等县级中医院完成独立设置并投入运营。推进基层中医药工作先进单位创建，完成对赣州市兴国县等5个基层中医药工作先进单位复审和宜春市奉新县等6个县（市、区）全国基层中医药工作先进单位创建的国家评审工作。二是中医重点专科建设加强。完成33个国家中医重点专科评估验收。开展2017年省级中医重点专科申报遴选工作，确定江西中医药大学附属医院康复科等12个省级临床重点专科和南昌市南昌县中医院咳嗽科等51个基层特色专科建设单位；瑞昌市人民医院肝病科等7个省级临床重点专科培育单位。三是中医药行业监管规范。完成14所三级中医院巡查工作。开展中医药监督体系摸底调查，做好中医药监督知识与能力培训，培训人数达300余人，开展中医药监督师资培训和中医执法监督典型案例交流。

三、中医药继承创新工作

一是争取项目支持。江西中医药大学附属医院、九江市中医院和南昌市洪都中医院被纳入国家中医药传承创新工程重点中医医院建设备选项目库；上饶市入选国家中医药健康旅游示范区创建单位；南昌市开展社会办中医全国试点工作。二是推进中医药教学改革。江西中医药大学与教育部教育发展研究中心、江中集团共建国家中医药教育国际化协同创新平台，合作建立国家中医药教育国际化（南昌）试验区，推进“中医药文化＋教育国际化”，构建中医药教育、中药产业、健康服务业国际化平台。江西中医药大学探索中医师承住院医师规范化培训改革。三是推进中医药标准化建设。2017年1月27日，国家中药标准化项目启动仪式在樟树市举行。江西省16个中药饮片和大宗品种开展标准化工作，占全国项目总数的10%。

四、中医药人才队伍建设

一是完善中医药人才评价褒奖机制。伍炳彩教授获评第三届国医大师，皮持衡、范崔生、张小萍教授获评首届全国名中医。江西省卫生计生委会同省委人才办、省人社厅组织实施省国医名师评选，共评选出10位首届江西省国医名师。各地中医药部门也积极开展名中医评选工作。二是开展中医住院医师规范化培训。2017年全省中医住院医师规范化培训新招收学员246人，其中中医全科医生50人，中医住院医师196人。完成全省中医住院医师规范化培训人员的信息采集，全省共有在培人员2000余人。新增国家中医住院医师规范化培训基地3家，完成首批江西省中医住院医师规范化培训学员考核工作。三是加强中医药高层次人才培养。推进全省全国老中医药专家学术经验继承、全国名老中医药专家传承工作室项目建设，强化全省15名全国中医护理骨干人才培训项目的管理工作。全省经考试选拔共确定11名全国中医（临床、基础）优秀研修项目培养对象。

五、中医药文化传播

一是启动江西省中医中药中国行。印发《江西省中医中药中国

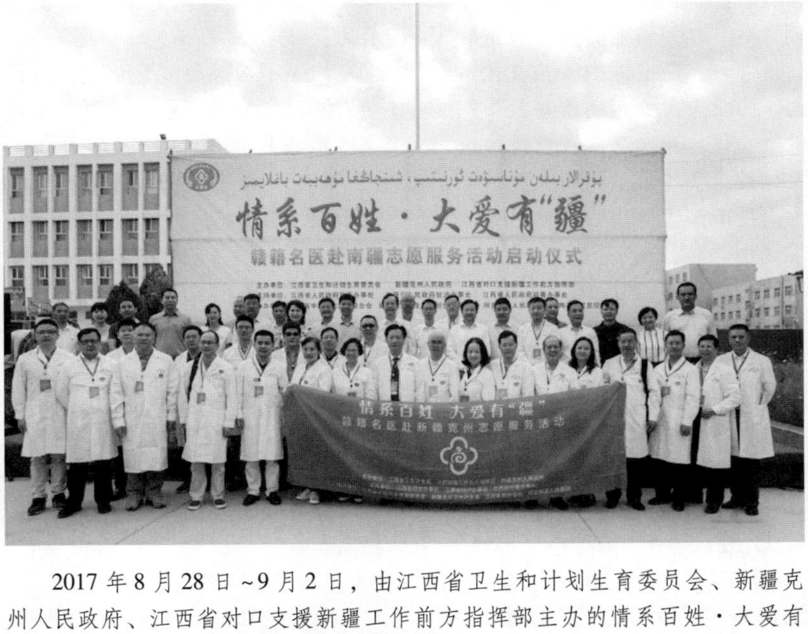

2017年8月28日~9月2日，由江西省卫生和计划生育委员会、新疆克州人民政府、江西省对口支援新疆工作前方指挥部主办的情系百姓·大爱有“疆”赣籍名医赴南疆志愿服务活动在新疆克州举行

行——中医药健康文化推进行动实施方案（2016～2020）年的通知》。2017年11月24日，“中医中药中国行——中医药健康文化推进行动”江西站启动仪式在江西南昌举行，举办学习贯彻《中华人民共和国中医药法》（以下简称《中医药法》）培训班，对《中医药法》配套政策进行解读。二是推进中医药健康扶贫工作。江西省卫生计生委联合省人民政府驻上海办事处、省扶贫办、上海振兴江西促进会开展在沪赣籍医疗专家健康扶贫走进江西大型公益活动2次。该活动是江西省有史以来涵盖面最广、规模最大、受益贫困群众最多的大型中医药志愿服务活动。经统计，2次活动免费诊疗9700余人次，开展健康讲座16场，走访困难群众80余人，33名专家送医上门，爱心企业捐助药品和相关物资260万余元，健康咨询万余人次，义诊行程超过3万余公里。三是启动中医药援疆活动。2017年8月28日～9月2日，江西省卫生计生委和江西省对口支援新疆工作前方指挥部、新疆克州政府共同开展的情系百姓·大爱有“疆”大型公益活动。组织京、沪、粤的赣籍名医及省内中医药专家等28人、爱心企业5家，开展为期一周的志愿服务活动。江西省卫生计生委向克州阿克陶县捐赠救护车3辆、越野车2辆，用于改善当地的紧急救援和工作条件。四是推进中医药文化进校园。加强向青少年宣传普及中医药健康文化，开办江西省首批中医药文化教育实验班。江西中医药大学为南昌市湾里一中、湾里三小编写了《小学生学中医药》《初中生学中医药》。五是推进中医药国际合作。完成2016年度国际合作专项《中国－葡萄牙中医药海外中心》项目的验收工作，江西中医药大学和江西省中医院积极申报国际合作专项，江西省卫生计生委向国家中医药管理局推荐中加中药产品开发国际合作基地建设等4个项目。（郑林华）

【山东省2017年中医药工作概况】

截至2017年底，山东省有中医药科研机构2所、教育机构3所、中医医院（含中西医结合医院和中医专科医院）300所、中医药从业人员6万余人、中医床位数5万余张。拥有国医大师3名（健在1名）、全国名中医3名、泰山学者9名、全国优秀中医临床人才88名、名老中医药专家学术经验继承工作指导老师174人，选聘中医药政策咨询专家库专家60名。建设国家中医临床研究基地、中药新药临床药理研究基地、中药重大新药创新平台、中医药抗病毒协同创新平台各1个，创建国家级重点学科38个、临床重点专科23个、学术流派传承工作室2个、名老中医药专家传承工作室64个、基层名老中医药专家传承工作室8个。主持或参与国家“973”项目9项，承担国家自然科学基金项目59项，承接4项国家级中医药传承创新工程建设项目。创建省级名老中医传承工作室21个。

一、政策法规

完善中医药管理体系和政策法规。推动《中华人民共和国中医药法》（以下简称《中医药法》）贯彻落实，广泛开展学习培训，起草《山东省中医药条例（草案）》，并将其列入2018年立法计划。在全国率先建立省级中医药工作联席会议制度，组建中医药管理与政策咨询专家库，形成统筹做好中医药工作合力。

加强中医医院规范化建设及改革发展。编制《山东省中医药工作文件汇编》，印发中医医院评审办法，制定三级中医医院评审细则附加条款，启动新一轮中医医院等级评审。完成13家三级中医院巡查任务，开展巡查“回头看”，确保巡查整改落实到位。出台扭转中医院西化、引导中医药优势发挥的八项政策，指导开展中医诊疗模式创新试点工作，召开全省中医医院改革发展暨中医诊疗模式创新现场推进会，总结推广枣庄“针灸全科化”等诊疗模式。

二、医政工作

推进国家中医药综合改革试验区建设。指导威海市深入推进中医优势病种收费和支付方式改革，将试点优势病种扩大至39个，其中13个骨科类病种和3个非骨科病种被纳入定额结算，不占用医保总额指标。

推进中医优势病种收费方式改革。第一批病种在山东省稳步推开，淄博等11市将第二批病种同步纳入改革，截至2017年底，山东省实施优势病种改革病例6091例，较2016年增长40.25%，威海市、济宁市、潍坊市等市级改革病种开展7597例，共节约患者自付及医保支付金额9553万元。山东省中医药管理局召开改革推进座谈会，指导省属中医医疗机构做好中医病种价格测算，并与省物价部门积极协调，合理确定5个中医优势病种收费价格。

推进中医药分级诊疗。山东省二级以上中医医院已全部建立医联体，均将基层机构纳入其中。威海市中医院上连省部级医院、下连基层机构的医联体模式，得到李克强总理的充分肯定。承担国家中医药管理局家庭医生签约服务中医药服务内容及形式研究项目。基本公共卫生服务中医药健康管理项目目标人群覆盖率不断提高，截至2017年底，全省65岁以上老年人中医体质辨识覆盖率达到54.02%，0～36个月儿童中医调养指导服务覆盖率达到59.49%。

推进社会办中医。山东省中医药管理局指导济南、青岛、威海、临沂等4个国家社会办中医试点地区，开展好试点工作。

实施中医临床优势培育工程。山东省中医药管理局争取财政经费1000万元，建设山东省中医专科专病诊疗中心项目2个，完成2018年3个建设项目遴选工作。完成73个国家中医药重点专科验收，组织申报国家区域中医（专科）诊疗中心22个。

加强中医药医疗质量控制。实施中医医疗质量控制中心建设计划，成立中医药质控中心10个。开展中医医疗机构医疗质量安全专项整顿工作，督查各级各类中医医疗机构120余家。开展中药饮片管理专项检查、质量监测，加强中药饮片和处方管控。

加强综合医院中医药工作。开展综合医院、专科医院和妇幼保健机构中医药服务能力调查，组织创建全国中医药工作示范单位，指导复审及新申请单位完成国家现场评审 11 个，国家级示范单位达到 37 个。

发挥中医药在传染病防控及卫生应急中的作用。开展中医药传染病防控监督执法专项检查，着手成立全省传染病防控及应急处置中医药专家委员会，全国率先组织制订 2017 年流感防控中医药应对方案和防治方案，并运用中医五运六气理论对流感疫情进行研判，指导中医药防控及临床救治工作。

三、人才培养

实施中医药“三经传承”（经典、经方和经验）战略。举办全行业学经典、用经方、传经验系列活动，组织实施中医药名医工程，2017 年山东省入选国家级国医大师 1 名、全国名中医 3 名；评选出山东省名老中医 10 名、山东名中医药专家 80 名、山东基层名中医 120 名。7 月 21 日，在济南市召开山东省名老中医命名表彰暨人才发展工作会议，命名表彰山东名老中医、山东名中医药专家及山东基层名中医，来自山东省中医药战线 150 余人参加会议。

做好中医药传承与创新“百千万”人才工程（岐黄工程）项目。山东省实施国家中医药传承创新“百千万”人才工程，组织开展第四批全国中医（临床、基础）优秀人才研修项目，山东省共有 18 人被列入培养对象；组织开展第六批全国老中医药专家学术经验指导老师及继承人遴选工作，山东省有 38 名指导老师、76 名继承人被列入第六批国家级师承教育项目。

实施政策引导推进医教协同。山东省卫生计生委、省教育厅联合起草《山东省人民政府关于贯彻国办发〔2017〕63 号文件深化医教协同进一步推进医学教育改革与发展的实施意见》，重点推进医学教育改革发展，逐步形成适应中医药发展的医学人才培养制度。建立中医药政策咨询、师承教育等资源专家库，财政投入 380 万元支持 21 个名中医药传承工作室建设，形成全国名老中医药专家传承工作室 7 个、基层名老中医药专家传承工作室 8 个。做好中医药人才调研工作，完成山东省基层中医药人才队伍建设等 4 项调研活动。推进省级五级中医药师承教育项目，完成五级中医药师承第二批继承人结业考核，开展中医药继续教育项目 200 余项，培训中医药技术骨干 3 万余人次。

规范中医住院医师规范化培训体系。山东省调整完善中医住院医师规范化培训领导小组及专家委员会，出台住院医师规范化培训制度文件，形成山东省中医住院医师规范化培训制度体系。实施中医住院医师规范化培训基地建设，增补聊城市中医医院等 5 家基地为国家卫生计生委等 3 部门联合认定的国家级中医住院医师规范化培训基地。参加国家及省级师资专题培训和高峰论坛活动，住院医师规范化培训人才培训达到全覆盖目标。举办中医住院医师规范化培训师资培训 2 期，培训师资 500 余人。加强全科（助理）医师培训，培训山东省中医全科（助理）医生 128 人。做好规范化培训结业考核工作，山东省 1174 名学员参加国家级考核，理论考试个人成绩和平均成绩列全国第一位。完成 2017 年中医住院医师规范化培训学员招生工作，招收学员 1609 人，其中中医并轨专硕 809 人，中医全科 26 人，中医儿科 19 人，中医住院医师 755 人，全科、儿科等紧缺专业比例不断提高。实施 2017 年度中医住院医师规范化培训基地督导评估工作，分批分组推进中医住院医师规范化培训基地问题督导活动。

四、科技工作

加强中医药科研创新能力。发挥中医药高校、科研和医疗机构人才优势，加大中医药科研创新能力建设。4 家单位被纳入国家级中医药传承创新工程项目，2 个项目被确定为国家中医药行业重大专项，实现零的突破。

加快中药和健康产业发展。加强中医药资源保护工作，开展中医中药资源普查活动，发展中医炮制技术传承项目，整合省内旅游资源与中医药资源，推动中医药与健康旅游、养老等产业发展深层次融合。

推动中医药科研方面取得突破。省中医药研究院等 2 个中医药国家级重大科研专项实现山东省中医药行业的零突破，山东中医药大学药学院等 4 项专题项目获得省科技进步一等奖 1 项、二等奖 1 项、三等奖 2 项；评选省级中医药科技发展计划项目 533 项。

推进中医药信息化建设项目进展。山东省完成政务外网专线从省到中医馆调通和浪潮云计算中心数据库服务器的部署，开展山东省 589 家中医馆健康信息平台信息化建设情况现状调研；平邑县试点成功，实现省级中医馆平台和国家中医馆平台对接并上传数据，启动完成全省 17 市 589 家中医馆全面部署实施。中医医疗信息监测平台正式投入应用，山东省启动中医药项目预算执行动态监控平台建设，实现中医直报系统与全民健康信息平台对接。建立全省中医医院中医药特色指标监测通报制度，将中医药监测指标纳入人口健康信息平台建设。加强中医医疗信息监测，组织中医病案首页、中医医疗管理统计报表制度培训。

开展中央对地方转移支付中医药资金绩效评价。山东省启动中医药项目预算执行动态监控平台建设，开展 2016 年中央对地方转移支付中医药资金绩效评价及督导工作，在全国 31 个省评比中被确定为“优秀”等次。

五、文化建设

启动实施中医中药中国行——中医药健康文化推进行动，组织基层医生培训、义诊等活动 100 余场，培训基层中医药技术人员 1 万余人，义诊群众 4 万余人次。加强中医药科普宣传队伍建设，制定专家管理办法，遴选中医养生大讲堂专家 29

人，举办膏方临床应用及制备培训班，组织基层医生培训34场，中医药科普讲座200余场。加强中医药宣传载体建设，评选省级中医药文化宣传教育基地8个、中医药文化建设示范单位44个，完成4家单位全国中医药文化宣传教育基地验收评审。推动日照中医药健康旅游示范区成为国家首批中医药健康旅游示范区。山东省中医药管理局会同山东网络广播电视台联合制作《节气与养生》等电视节目，打造齐鲁中医药文化品牌。积极做好中医药文化发展与对外交流，举办第八届世界儒学大会儒家思想与中医药文化论坛、中国（曲阜）国际孔子文化节儒医高峰论坛和第二届山东（临沂）传统医药创新发展国际学术研讨会，泰安市中医医院承担的中国－尼泊尔中医药中心项目通过验收，参加第三届中国－中东欧国家卫生部长论坛，山东中医药大学与塞梅尔维斯大学签署合作备忘录等。

六、其他工作

山东省《中华人民共和国中医药法》实施情况，中医药事业发展规划、政策和机制建设情况，中医药资源普查工作，国家中医临床研究基地建设，中医药传承创新工作，中医药扶贫工作，中医药健康服务发展，国家中医药综合改革试验区建设内容见专题篇。　　（方传武）

【河南省2017年中医药工作概况】 截至2017年底，河南省共有中医医院527家，开放床位7.50万张，较2012年分别增长58.30%、49.10%；门急诊总量近4000万人次，出院病人240万人次，较2012年分别增长55.80%、83.20%。中医医院药占比持续下降，收入结构向好。中药占药品收入的比重、饮片占中药收入的比重分别为45.70%和54.60%。

学习贯彻《中华人民共和国中医药法》（以下简称《中医药法》）。一是组织学习《中医药法》《中医药法释义》，把《中医药法》列入河南省卫生计生委机关法治工作学习资料汇编，组织委机关、委直属及联系单位深入学习；开展河南省卫生计生综合监督行政执法人员中医药知识与能力培训班，邀请有关专家学者对中医药法重要地位、立法背景、特色亮点等进行详细解读。二是河南省中医管理局联合省卫生计生委印发《关于开展学习宣传〈中医药法〉系列活动的通知》，通过开展释义培训讲座、集中宣传月、主题宣传日暨大型中医义诊活动等形式，多渠道多形式宣传贯彻《中医药法》。各省辖市、直管县（市）结合当地实际开展丰富多彩的系列宣传活动，为中医药振兴发展营造良好的社会氛围。三是河南省中医药管理局积极与省人大、省人民政府法制办沟通协调，《河南省实施〈中医药法〉办法》纳入河南省2018年地方立法调研项目，力争出台一部立足河南实际、富有河南特色的地方性中医药法律法规。同时，按照国家中医药管理局工作安排，河南省中医药管理局牵头完成《中医药法》涉及中医诊所备案管理、确有专长人员考核注册等配套文件的起草工作。

做好顶层设计规划。一是河南省人民政府办公厅印发《河南省中医药发展战略规划（2016～2030年）》，明确提出以加快建设中医药强省为目标，实施中医药优先发展战略，弘扬张仲景文化，建立健全中医药法规、政策举措、管理体系和适合中医药发展的评价体系、标准体系。到2020年，中医药强省建设初见成效；到2030年，全面建成中医药强省。建设中医药强省的目标、思路、措施和指标体系进一步明确。二是印发《河南省“十三五”中医药发展规划》，明确“十三五”期间河南省中医药事业发展目标、主要指标、战略任务和重点工作，通过提升中医药服务能力、发展中医养生保健服务、推进中医药传承创新、培育壮大中医药人才队伍、弘扬河南中医药文化、加强中医药信息化建设，争取早日实现人人享有基本中医药服务的目标。三是河南省中医管理局积极配合省政协围绕“推动中医药振兴发展，加快建设中医药强省”，组织部分驻豫全国政协委员和省政协委员开展专题视察，先后到陕西、甘肃及省内各地实地调研，形成调研报告，为省委、省人民政府加快中医药振兴发展提供决策依据。

切实加强基础设施建设。一是争取2017年中央投资县级中医院建设项目18个，总投资15.50亿元，落实中央资金8.08亿元，规划建筑面积达38万平方米。一批县级中医院新建扩建项目投入使用，诊疗条件得到改善。2017年省财政中医专项经费预算1.35亿元，是2012年的3.37倍。二是河南中医药大学第一附属医院、河南省中医院、河南省洛阳正骨医院、洛阳市第一中医院、开封市中医院5家单位入选国家中医药传承创新工程备选项目重点中医医院建设项目库。三是组织实施重大项目建设督导，加快推进工程建设进度，不断完善中医医疗服务体系和服务功能。

持续提升中医药服务能力。一是做好河南中医药大学第一附属医院儿科和河南省洛阳正骨医院中医骨伤科国家区域医疗中心的规划和实施，多次召开推进会、专家论证会，明确中心建设和发展目标，督促、指导2家单位完成区域医疗中心建设方案报省人民政府审议，及时开展督导、协调，解决建设过程中出现的问题。完成国家区域中医（专科）诊疗中心申报工作，遴选确定河南中医药大学第一附属医院儿科等20个专科作为推荐单位。二是启动二级以上中医医院“双核心指标”考评，开展全省中医医疗机构医疗质量安全管理督查，强化医疗安全风险防控，加强中药饮片管理，促进中医医院医疗服务质量持续改进，中医特色更加凸显。持续推进大型医院巡查活动，深入开展“亮出形象正党风　医德建设争先锋”专项活动，持续抓好行风建设。中医医疗机构高风险技术管理更加规范。三是累计建成13个国家临床重点专科，35个国家中医药管理局重点专科。省级财政投入1.80亿元，遴选建设235个省级特色专科和强化建设项目，实现县级以上中医院重点专科建设全覆盖。儿科、骨伤、脑病、肿瘤、肺病、康复等专科已经形成集群，骨伤、儿科、肺病等一批优势专科综合能力进入全国前列。中医中药治疗艾滋病项目实施经验在全国推广。四是完成中医类别执业医师、医术确有专长人员考试考核8.20万人次。组织实施第三轮中医机构医师定期考核，规范培训期间和培训后中医师执业注册管理，印发《关于贯彻落实〈医师执业注册管理办法〉有关事宜的通知》，落实医师注册改革政策，率先在全国范围内推进医师电子注册系统建设。五是印发《河南省三级中医医院设置规划（2017）》《河南省中医（中西医结合）医疗机构设置和执业登记等办理程序的通知》《河南省三级中医医院评审专家手册（2017年版）》，推动机构设置及等级评审工作不断规范化。六是制订出台《河南省基层中医药服务能力提升工程“十三五”行动计划实施方案》，召开全省启动会部署“十三五”重点工作。制订《河南省2017年基层医疗卫生机构中医综合服务区（中医馆）服务能力建设项目实施方案》，遴选200家卫生院作为建设项目单位。支持河南省南阳市、焦作市创建地市级全国基层中医药工作先进单位。9家综合医院通过全国综合医院中医药工作示范单位验收，11个县（市、区）荣获全国基层中医药工作先进单位称号。全省91.70%的乡镇卫生院、96.80%的社区卫生服务中心、77.70%的社区卫生服务站和56.90%的村卫生室能够提供中医药服务。七是落实对贫困县专科建设和基层中医馆建设的政策倾斜，加大对贫困县的投入。2017年全省75.50%中医馆项目安排在贫困县，在42个国家级省级贫困县中医院建立44个特色中医专科，资助资金达到2050万元。

着力抓好人才培养和科技创新工作。一是张磊教授当选第三届国医大师，丁樱、毛德西、崔公让当选首届全国名中医。河南中医药大学李建生教授获2017年吴阶平医学创新奖和河南省科学技术杰出贡献奖。开展省中医药岗位技能竞赛，2人获得河南省五一劳动奖章。稳步推进县级中医医院骨干医师、专科带头人培养项目，支持基层中医药人员参加学历教育，推进农村订单定向医学生培养计划。完成第四批全国中医临床优秀人才研修项目、全国中医基础优秀人才研修项目遴选推荐。印发仲景人才工程实施方案，启动实施“拔尖、青苗”人才培育计划。在中华中医药学会、中国中西医结合学会和中国针灸学会专业委员会，河南省有4位专家任主任委员、42位专家任副主任委员。二是完成第四批全国中医优秀人才研修项目和第六批全国老中医药专家学术经验继承工作指导老师遴选。印发《河南省全国名老中医药专家传承工作室管理办法（试行）》。2017年立项建设14个全国名老中医药专家传承工作室、13个基层名老中医药专家传承工作室、22个基层中医药适宜技术服务能力建设项目。三是印发中医住院医师规范化培训评估方案、招收实施办法、考核管理办法、协同基地管理办法、资金管理办法等试行制度，进一步强化规范管理。完成培训基地评估，推荐13家医院申报第二批国家级培训基地，举办全省中医规范化培训管理和师资培训班。四是印发《河南省中医药科技成果奖评审办法（试行）》《河南省中医药科学研究专项课题验收管理实施细则（试行）》及《河南省中医药科研工作问答手册》。建立河南省中医药学术咨询与评审专家库。五是河南中医药大学第一附属医院国家中医临床研究基地通过国家中医药管理局验收，完成6家重点研究室建设项目阶段评估。河南省中药药性研究等3支团队经被认定为2016年度河南省创新型科技团队。六是中医药治疗艾滋病临床研究第三次获得国家科技重大专项立项，另有3项课题获得国家科技专项支持。组织完成214项中医药科研专项课题立项并签订任务书，完成46项专项课题验收；评审2017年度河南省中医药科技成果奖78项；确定仲景宛西制药等6家河南省中药配方颗粒技改专项试点单位。

打造中医药文化品牌。把张仲景作为河南中医药最高的旗帜、最响亮的品牌、最大的无形资产，继承好、发掘好、弘扬好。河南省中医管理局联合省文化厅出台《关于加强中医药文化建设的指导意见》。一是持续推进中医药文化科普进基层，支持河南南阳、信阳、安阳、

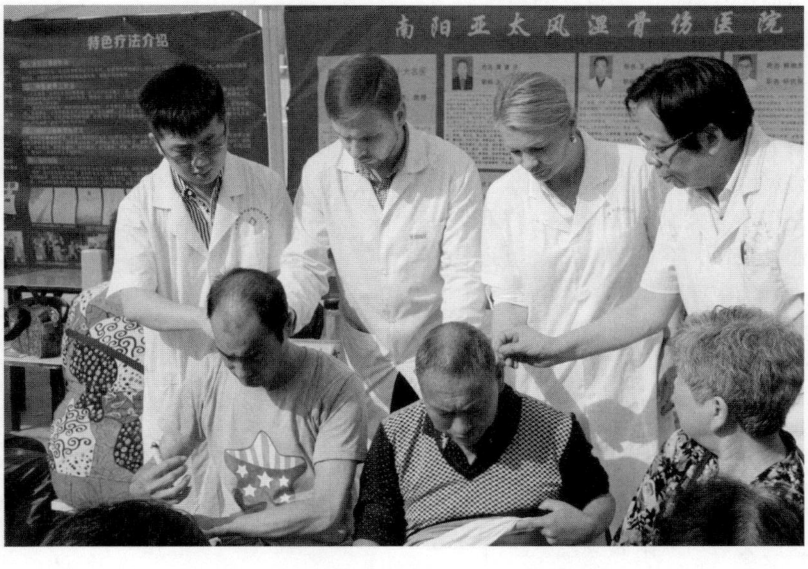

2017年9月28～29日，由河南省中医管理局、南阳市人民政府、《中国中医药报》社主办的第七届中国中医药发展大会暨中国·南阳第十三届张仲景医药文化节在河南南阳开幕。图为文化节义诊现场

周口、焦作、邓州等地深入开展系列活动，推广中医药理念、知识、方法和产品，提升群众获得感，为中医药事业发展营造良好氛围。二是对第二批省级中医药文化宣传教育基地建设单位开展中期评估，进一步加强对中医药文化宣传教育基地建设工作的监管指导，推动创建工作稳步推进。三是河南省中医管理局联合省卫生计生委在中医药文化建设、中医药健康旅游等方面，出台具体政策，积极支持中国（河南）自由贸易试验区建设。按照国家中医药管理局统一安排，完成16个县的中医药健康素养调查工作。四是支持南阳市举办第七届中国中医药发展大会暨中国·南阳第十三届张仲景医药文化节，引资签约196亿元，促进中医药健康产业发展。同时启动中医中药中国行——河南省中医药健康文化推进行动，推广普及中医药健康文化知识。五是开展全省中医药健康文化科普人才和新闻宣传骨干培训，开通省中医管理局官方微信公众号，着力提升中医药文化建设和科学普及能力与水平。田文敬研究员主持编写的《太平圣惠方校注》荣获第六届中华优秀图书奖。

积极参与医改。一是在支付方式改革、三级公立医院绩效考核等方面认真研究，提出鼓励中医药门诊服务、将符合条件的院内制剂和中医药诊疗技术纳入医保支付范围、探索在医联体内调剂使用中药制剂等意见建议，一些符合中医药行业发展特点的医改政策得到落实。二是引导和鼓励社会资本进入中医药服务领域，已批准设置社会资本举办三级中医医院8家，中外合资中医医院1家，指导郑州、南阳落实好社会办中医试点相关工作任务。三是河南省中医管理局组织召开河南省直中医医院医联体建设推进会，逐步完善相关管理，明确建设目标，规范中医医院医联体建设。河南中医药大学第一附属医院、河南省中医院、河南省洛阳正骨医院等三级医院分别牵头成立不同类型的医联体。医院中药制剂在医联体内调剂使用实现突破。四是河南许昌、南阳2市获批建设国家中医药综合改革试验区。许昌市以“中医药产业集聚发展探索”为主题，以项目建设驱动中医药产业发展。南阳市中医药管理局等9部门印发《推进国家中医药综合改革试验区建设扶持措施》，大力支持中医药事业和中医药健康产业融合发展。

加强党风廉政建设，弘扬大医精诚精神。全面加强党的建设，扎实开展“两学一做”学习教育，深刻领会中央和河南省委省人民政府有关要求，将学习成效转化为传承发展中医药事业的实际行动。狠抓河南省中医管理局机关党的建设和行业作风建设，定期开展理论学习，工作作风明显改善，调查研究日益深入，服务行业发展意识进一步增强。大力弘扬敬佑生命、救死扶伤、甘于奉献、大医精诚的职业精神，号召全行业以国医大师为榜样，不断增强服务意识、责任意识、文化自信和发展自信。河南省中医管理局组织开展综合调研，全面摸清中医药发展现状及存在的问题。持续推进大型医院巡查活动，深入开展“亮出形象正党风　医德建设争先锋”专项活动，规范执业行为，塑造良好形象。（宋军伟）

【湖北省2017年中医药工作概况】

一、中医药资源和服务情况

截至2017年底，湖北省公立中医医院（含中西医结合医院、民族医医院）94家，实际开放床位数42868张，总资产202.1亿元，总诊疗人次2317.9万人次，总出院人数142.4万人。湖北省卫生计生委会同湖北省发展改革委建立湖北省“十三五”中医药建设项目储备库，湖北省中医药研究院、武汉市中医医院、宜昌市中医医院、襄阳市中医医院和黄冈市中医医院被国家纳入中医药传承创新工程建设项目库。另有9家县级中医医院获得国家基础设施建设项目，获得国家资金支持3.6亿元。

二、中医医政工作

开展2017年6家大型公立中医医院巡查工作，湖北省三级中医医院巡查任务全部完成。湖北省卫生计生委修订印发《湖北省中医重点专科管理办法》。组织开展国家“十二五”中医重点专科和国家临床重点专科（中医类别）评审验收工作，全省61个重点专科完成建设任务。组织申报国家区域中医诊疗中心，共推荐21个专科上报国家中医药管理局。湖北省中医护理质控中心组织修订中医护理质量评价标准等系

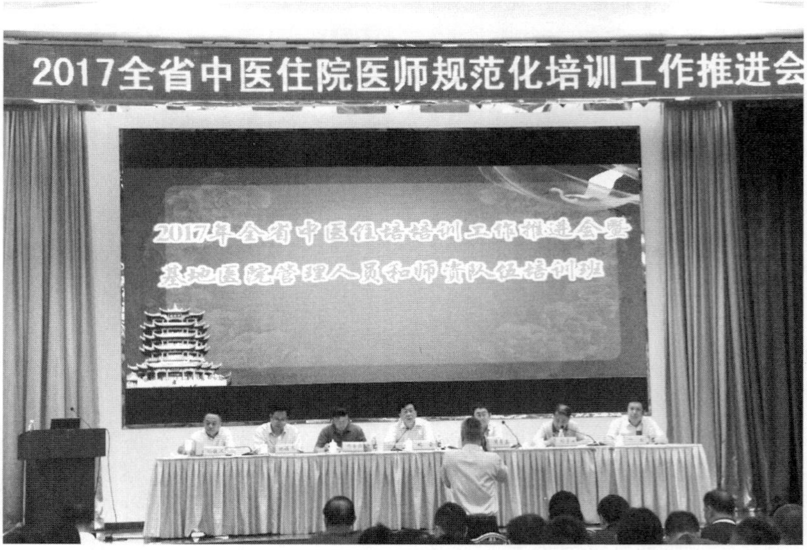

2017年7月25~26日，由湖北省中医药管理局主办，湖北省医学评价与继续教育办公室承办的湖北省中医住院医师规范化培训工作推进会暨基地医院管理人员和师资队伍培训班在湖北武汉召开

列文件，在全省医疗机构试行。开展中医护理质量监督检查。湖北省卫生计生委评审确定120项课题列入“湖北省卫生计生委2016～2017年度中医药、中西医结合科研项目”课题计划。其中重点项目15项，一般项目65项，指导性项目40项。

三、中医药人才队伍建设

经湖北省卫生计生委联合湖北省人社厅推荐，国家评审，确定湖北中医药大学梅国强教授为第三届国医大师，湖北省中医院王伯祥主任医师、湖北中医药大学附属医院陈如泉主任医师为首届全国名中医。经省级遴选和国家选拔，确定湖北省中医药传承与创新“百千万”人才工程（岐黄工程）中医临床优秀人才15名、基础优秀人才5名。湖北省35名指导老师和70名继承人被国家中医药管理局确定为第六批全国老中医药专家学术经验继承工作指导老师和继承人。对湖北省22家中医住院医师规范化培训基地开展督导评估，新推荐上报15家中医住院医师规范化培训基地，其中湖北省中西医结合医院、武汉市中西医结合医院、荆门市中医医院和十堰市中医医院4家被确定为第二批国家中医住院医师规范化培训基地。在湖北武汉举办全省中医住院医师规范化培训推进会暨基地医院管理人员和师资队伍培训班，全省共210人参加会议。完成中医住院医师规范化培训招录687人，其中安排农村订单定向免费培养大学生50人。全年招收23人参加中医助理全科规范化培训。完成首次中医住院医师规范化培训结业考核，211人通过考核。

四、基层中医药工作

湖北省完成（中医馆）健康信息省级平台部署，并在武汉市武昌区16家社区卫生服务中心完成试点上线工作，平台运行平稳。继续开展国家基层中医药工作先进单位复查和申报工作。组织专家对十堰市郧县，鄂州市，武汉市江岸区、江汉区、汉阳区、武昌区进行国家基层中医药工作先进单位复查。十堰市竹山县和房县作为新申报单位接受国家检查。实施基层中医药服务能力提升工程，继续推进“三堂一室”建设，全省共建设命名1238个国医堂（含301个示范国医堂），覆盖率达到81.0%；建设命名93个中医养生堂、91个名医堂和284个知名中医工作室。荆门市和仙桃市率先实现国医堂创建100%全覆盖。

五、其他专项工作

湖北省卫生与健康大会。2017年3月23日，湖北省卫生与健康大会召开，省委书记蒋超良在大会上强调“湖北是传统中医药大省，在健康湖北建设中大有可为，要加快推进中医药深入融入医改，建立有利于中医药特色优势发展的运行新机制”。

筹备纪念李时珍诞辰500周年系列活动。湖北省人民政府成立以黄楚平常务副省长为主任的李时珍诞辰500周年系列纪念活动筹备委员会，2017年10月25日，黄楚平常务副省长主持召开第一次筹委会，审议通过《李时珍诞辰500周年系列纪念活动筹备工作方案》，湖北省卫生计生委成立工作组积极开展各项准备工作。湖北省中医药管理局邀请国家中医药管理局领导、香港浸会大学等专家学者及黄冈市、蕲春县等地有关负责人开展专题研讨，为纪念活动建言献策。开展相关宣传活动，启动专题片和宣传片的拍摄工作，筹备召开新闻发布会。蕲春县被国家旅游局和国家中医药管理局确定为“首批国家中医药健康旅游示范区创建单位”。

民族医药工作。国家中医药管理局和国家民族事务委员会确定湖北省恩施州民族医院、咸丰县中医医院为全国少数民族医药工作表现突出集体，咸丰县中医医院院长胡德俊等5人为表现突出个人。

（芦 好）

【湖南省2017年中医药工作概况】

一、中医药政策法规

以湖南省人民政府名义出台《湖南省贯彻落实〈中医药发展战略规划纲要（2016～2030年）〉实施方案》，提出振兴湖南中医药事业、全面建设中医药强省的奋斗目标，该纲要是未来15年湖南省中医药发展的行动纲领。在湖南省委省人民政府印发的《湖南省贯彻落实健康中国2030规划纲要实施方案》中，也突出了中医药的重要地位和重大作用，提出提高中医药服务能力、发展中医药治未病服务、推进中医药传承创新3大任务，强力推进“五名”工程等重大项目建设。牵头起草《湖南省加快推进中医药健康服务发展的实施意见》，经报请湖南省人民政府批准同意由湖南省卫生计生委印发。湖南省中医药管理局与省卫生计生委联合出台《关于明确湖南省中医类别执业医师执业范围的通知》规范性文件，彻底解决国家规定学历的中医医师在综合医院执业、开展手术等现代医疗技术、开具中西药处方和从事影像等专业的遗留问题，成为《中华人民共和国中医药法》实施后第一个全面落实中医执业范围的省份。湖南省中医药管理局与相关部门沟通协调，启动《湖南省中医药条例》的修订工作。

二、中医医政工作

加强中医医疗质量管理。湖南省建立针灸科、肛肠科、骨伤科、肿瘤科等10个省级质控中心，落实《湖南省中医医院质量控制中心建设考核办法》，湖南省中医药管理局依托各省中医医疗质量控制中心开展质量控制工作。深入开展以医院感染防控为主题的质量安全月督导，集中培训中医医疗技术感染管理规范。抽查33家中医医院中药饮片质量和合理用药管理，形成考核、通报、约谈和整改制度。积极推动中医医院参与平安医院建设，妥善调处湖南中医药大学第一附属医院、长沙市中医医院、祁阳县中医医院、衡东县中医医院等的医疗纠纷和伤医事件，湖南中医药高等专科学校附属第一医院被评为湖南省首批“平安医院”建设示范单位。加快建立中医医联体模式。重点推进湖南中医药大学第一附属医院“湘中医”联盟、湖南省中医药研究院附属医院中医肿瘤专科联盟，推动省级中医医院与长沙市开福区、天心区和雨

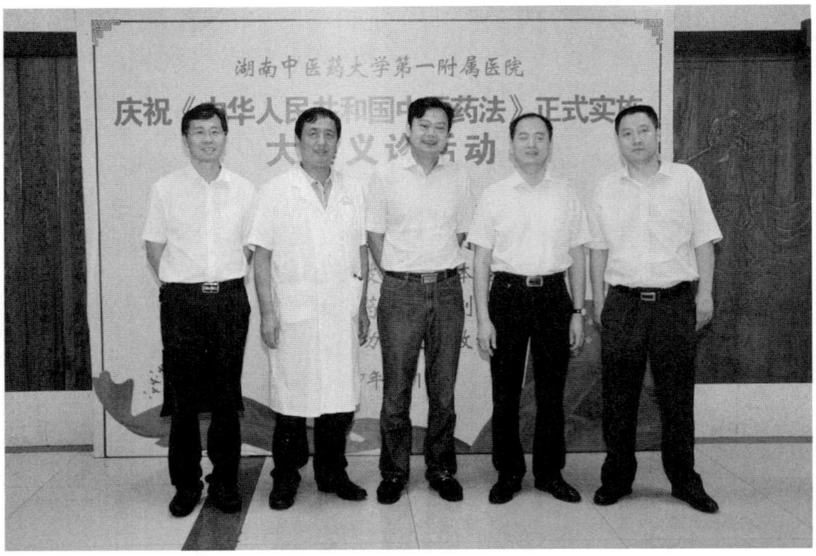

2017 年 7 月 1 日，由湖南中医药大学第一附属医院主办的庆祝《中华人民共和国中医药法》正式实施大型义诊活动在湖南长沙举行

花区结对，在社区建立名中医工作室，湖南省湘西土家族苗族自治州花垣县、湖南省湘乡市中医医院与乡镇卫生院中医馆建立县域医共体。湖南株洲、常德、永州、益阳等地建立辖区中医医联体，助力分级诊疗建设。截至 2017 年底，“湘中医”联盟成立 17 个专科联盟，辐射近 200 家基层医疗机构，通过推进联盟内人才培养、技术帮扶、双向转诊、远程医疗等工作，将一批国家级重点中医专科的特色技术、特色疗法、特色制剂直接“嫁接”到下级医院，推动优质医疗资源向基层和边远贫困地区流动。

三、中医药科研工作

加强中医药创新平台建设。湖南省中医药管理局巩固名医工作室建设，促进名师培养；对湖南中医药大学第一附属医院国家中药优势特色教育基地、国家中医康复服务能力规范化建设项目进行中期督导检查，对基地 6 项科研专项课题进行评估验收；5 家中医药企业的“中药标准化建设项目”接受国家中医药管理局专项检查，受到国家中医药管理局专家组的充分肯定；支持吉首大学立项建设湖南省土家医药研究中心。组织开展中医药科研课题研究。全年共立项中医药科研课题 168 项。向湖南省科技厅推荐中医药类重大科技创新项目 22 个，申报 2018 年度湖南省科卫联合基金项目 33 个、湖南省自然基金项目 71 个、湖南省科技进步奖 5 项。

四、中医药教育工作

加强中医药师承工作。湖南省中医药管理局组织开展第六批全国老中医药专家学术经验继承项目选拔工作，遴选指导老师 33 人，继承人 66 人；开展省级第三批和基层（县级）第一批老中医药专家学术经验继承工作结业考核，共考核继承人 80 名。完成 6 个全国名老中医药专家传承工作室建设任务，遴选 19 个全国基层名老中医药专家传承工作室、7 个省名老中医药专家传承工作室建设项目。加强各类中医药人才培训。遴选申报 7 人获批 2017 年全国中医优秀人才研修项目；遴选 14 家县级中医医院承担基层卫生技术人员中医药知识与技能培训项目；举办 4 次中药特色技术传承人才项目培训班，共培训来自全国各省、市中药学相关领域中医药人才 295 人；完成 50 名农村免费订单定向中医类本科生招录计划。组织实施国家级和省级继续教育项目 100 余项，培训各级各类中医药专业人员 2 万余人次。

五、中医药对外合作

推进中医药国际交流与合作。支持湖南中医药大学与巴基斯坦卡拉奇大学合作建立中－巴中医药民族医药研究中心，并申报获批国家中医药管理局 2017 年度重大中医药国际合作专项，促进中－巴两国在人才、信息、科研、文化等方面的交流合作与共享；湖南中医药大学第一附属医院与迪拜协和医院正式签约，双方共同组建湖南中医药大学第一附属医院迪拜分院；组织选派一批中医药“225”人才和国家重点专科学术带头人赴澳大利亚、新西兰培训交流。

六、党风廉政建设

湖南省深入学习贯彻党的十九大精神，按照学懂弄通做实的要求，层层动员部署，抓好学习培训，集中组织宣讲，将学习成效转化为推动传承发展中医药事业的实际行动。扎实推进“两学一做”学习教育常态化、制度化，在学懂上下功夫、在做实上见成效，党性修养更加纯洁，理想信念更加坚定。积极推进全面从严治党，切实加强党风廉政建设，督促相关中医药单位认真落实党风廉政建设的主体责任和监督责任，加强廉政教育，提升拒腐防变的能力。重点加强中医药项目资金管理，举办财务骨干培训班，提升财务管理工作水平。推进中医药行风建设，大力弘扬大医精诚的医德医风，深入落实医疗卫生行业建设“九不准”的要求。

七、其他工作

加强中医重点专科建设。湖南省中医药管理局遴选支持建设 236 个省级中医重点专科；组织 20 个特色优势明显的专科申报国家区域中医（专科）诊疗中心；所有二级以上中医医院均开展三伏敷贴、针灸推拿、中药熏洗、中医护理等中医药服务，湖南省各级中医医院的特色优势正在形成。

积极参与健康扶贫工程。湖南省落实三级中医医院帮扶贫困县中医医院工作，积极开展“科对科”“师带徒”精准帮扶模式，针对性提升贫困县中医医院服务能力，2017 年派出和接收管理人员 94 名；组织开展教学查房 1554 次，接收进修培训490人；派出专家诊疗约3万人次；支援科室77个，帮扶新开科室8个，新增技术85项；建成省级重点专科10个。积极参与灾后应急救治。面对特大洪涝灾害，湖南省中医药系统上下联动，积极参与抗灾救灾，组建中医药专家巡诊服务队，开展医疗义诊服务，为灾区人民送医送药，深受欢迎。（王文雄）

【广东省2017年中医药工作概况】截至2017年底，广东省有中医医疗机构20685个，比2012年增长21.0%；中医医疗机构床位数53016张，比2012年增长52.8%；总诊疗人次15856.3万，比2012年增长32.4%；总出院人次168.1万，比2012年增长57.7%。据香港艾力彼医院管理研究中心发布的“中国医院竞争力排行榜”显示，广东9家中医院进入全国中医院100强。广东省65岁以上老年人和0～36个月儿童的中医药健康管理服务率分别达到49.5%和58.3%，居全国领先水平。全省规模以上中药生产企业170家，2017年工业总产值457.1亿元，同比增长12.2%，年产值10亿元以上企业9家。广东中医药服务能力走在全国前列。

一、医改工作

公立中医院改革全面实施，中医药3个除外政策得到落实。中医分级诊疗体系初步建立，13个中医项目被纳入家庭医生签约服务包。广东省三级公立中医院医联体建设实现全覆盖，城市三级甲等公立中医医院对口帮扶75家基层中医机构，组建中医医联体136个，占全省的39.0%，中医药特色医联体建设成效明显。广东省中医院现代医院管理制度的经验在全国推广，公立中医医院运行新机制逐步建立、公益性明显强化、特色优势不断彰显。中医药信息化建设不断加强，广东省中医药数据中心及基层医疗卫生机构中医诊疗区（中医馆）健康信息云平台项目建设扎实推进，智慧医疗、智慧药房、网上预约等互联网+中医药服务蓬勃发展。广东省中医药局发挥97个省、县级中医药适宜技术推广基地作用，组织授课50多场，12500人次参加培训，中医药适宜技术在基层大力推广。

二、政策法规

中医药法宣传贯彻扎实开展。广东省中医药局举办中医药法专项培训班，在局机关官方网站、微信公众号开设普法专栏，开展知识竞赛。广东省将中医药法贯彻落实情况分别纳入省人大监督体系和卫生计生考核项目。《广东省发展中医条例》修订工作启动。实施《广东省岭南中药材保护条例》，广东省中医药局组织编写《广东省岭南中药材保护条例释义》，在全国率先立法保护道地中药材资源。制定《广东省卫生计生委、广东省中医药局关于连锁中医医疗机构管理试行办法》及《广东省卫生计生委、广东省中医药局连锁中医医疗机构基本标准（试行）》，支持社会办中医。中医药强省建设联席会议制度更加健全，由常务副省长担任总召集人，分管副省长任召集人。广东省中医药局局长致信各地级市委书记、市长，推动中医药管理体系和服务体系不断完善。

三、医政工作

开展基层中医药服务能力建设，县级中医医院升级建设项目17家开工，23家开展设备配置。基层中医药服务能力提升工程“十三五”行动计划已经推进，全国基层中医药工作先进单位创建工作稳步开展，新增4个先进单位，6个先进单位通过复审。600个基层中医馆项目建设完成。99.8%的社区卫生服务中心、99.6%的乡镇卫生院、95.9%的社区卫生服务站、80.2%的村卫生室能够提供中医药服务，相关指标考核列居全国第7、3、5、4名。中医名院、名科创建工作扎实开展，5家“高水平中医院”、20个“高水平中医临床重点专科”完成评定，广东省肇庆市中医院等9所三级甲等中医医院的巡查工作完成，医院内涵建设不断强化。综合医院、专科医院和妇幼保健院中医药工作和示范单位建设稳步推进，全省新申报单位6个，共7个单位复审工作完成。

四、科研工作

积极争取国家中医药传承创新工程建设。广东省中医院等5家医院被纳入建设候选项目库。3个省中医药创新研究中心、10个省名优中成药二次开发项目、10个医院中药制剂开发项目稳步推进。12个中医优势病种项目研究成效初显。中医药科技成果取得新进展，暨南大学叶文才教授等的科研成果“中药和天然药物的三萜及其皂苷成分研究与应用”荣获2017年度国家科学技术进步奖二等奖，6项中医药科技成果获得2016年度省级科技进步奖，其中一等奖3项。

五、人才队伍

2017年，广东省新增国医大师1名、全国名中医4名、省名中医80

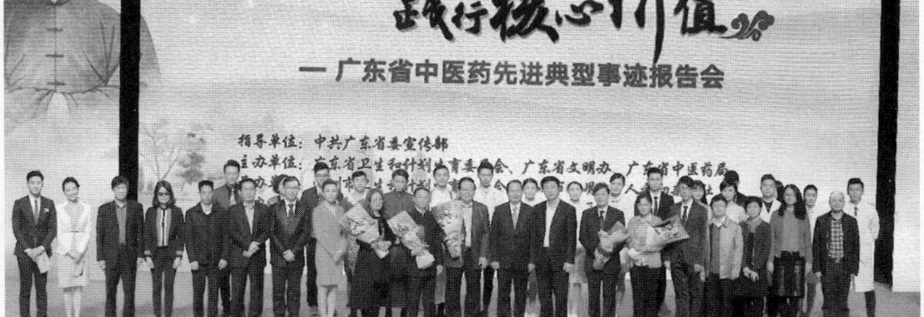

2017年2月28日，由广东省卫生和计划生育委员会、广东省文明办、广东省中医药局主办的“弘扬大医精诚　践行核心价值”——广东省中医药先进典型事迹报告会在广东深圳举行

名，第二届邓铁涛中医医学奖获奖者10人，多个地市开展市名中医的评选工作；开展中医药领军人才、杰出青年选拔工作，1000名中医全科医生培养培训任务完成，772人通过广东省确有专长人员医师资格考核考试，131人通过国家中医类别医师资格考试并取得中医助理医师资格。医教协同推进医学教育改革与发展取得成效，新增5家中医住院医师规范化培训基地，新建40个广东省名中医传承工作室，院校教育、毕业后教育、继续教育三阶段有机衔接，师承教育贯穿始终。

六、文化建设

将中医药健康养生文化融入弘扬中华传统优秀文化大局。广东省中医药局主动协调省委宣传部，将广东中医药博物馆、中医经典大会及中医文化精品创作等纳入经省委常委会通过的《广东省贯彻落实〈关于实施中华优秀传统文化传承发展工程的意见〉工作方案》重点项目，为新时代中医药文化两创奠定坚实基础。出台《广东省中医药文化推进行动计划（2017～2020年）》，推进中医药健康养生文化的创造性转化、创新性发展。扎实开展弘扬大医精诚主题活动，举办6场中医药典型人物事迹大型报告会，涌现出十九大代表、全国学雷锋标兵、中国好医生、全国卫生计生系统先进个人、南粤楷模和广东省道德模范等先进典型，中医药工作社会影响力不断扩大。中医药文化精品不断涌现，动漫作品《本草药灵》、纪录片《秘境神草》《悬壶岭南》《世界中医》制作完毕，发出南粤中医药好声音。广东省文化厅公布广东省第三批非物质文化遗产传承基地名单。广东省中医院为岭南传统天灸疗法传承基地，化州化橘红药材发展有限公司为化橘红中药文化传承基地。中医药文化进校园广东模式正式发布。

七、对外交流

广东省中医药局联合省发展改革委出台《广东省促进中医药“一带一路”发展行动计划（2017～2020年）》，中医药参与“一带一路”建设和粤港澳大湾区中医药合作与交流务实推进。广东青蒿素复方产品成为我国外交名片。中国－多哥、中国－马拉维复方青蒿素清除疟疾、中国－柬埔寨特色药用植物研究与开发、美国麻省总医院中国医院等项目取得突破性进展。粤澳合作中医药科技产业园平台作用不断增强，中医药服务贸易发展势头良好，广东省中医药机构与30多个国家相关机构建立长期合作关系，2016年全省中药材及中成药出口额达到16981万美元，同比增长8.4%。

八、中医药健康服务

广东省中医药局会同省内12个部门制订《关于广东省促进中医药健康养老服务发展的实施方案》，为老年人提供中医药健康管理服务和医疗服务，满足老年人养生保健和看病就医等健康需求。中医治未病服务体系建设日趋完善，落实中医治未病3年行动计划，制订医疗机构治未病服务分级管理方案，新增投入建设4个省级中医治未病指导中心和28个县区级中医治未病平台，各级中医机构治未病科建设日趋规范。发挥省级治未病指导中心作用，大力推广治未病服务和技术，2017年为基层培训1000余名技术骨干。成立“岭南治未病联盟”“岭南膏方联盟”，增强研发能力和区域辐射影响力，推动治未病学术水平、服务能力、产业化程度整体提高。在全国率先设计并积极推广治未病服务行业标识，支持发展社会中医养生保健服务。

九、中医中药中国行

2017年9月3日，中医中药中国行——广东省中医药健康文化推进行动启动仪式在广州英雄广场举行。广东省人大常委会委员、省人大教科文卫委副主任委员温捷香，广东省卫生计生委副主任、省中医药局局长徐庆锋，国医大师禤国维、周岱翰，全国名中医林毅等出席启动仪式。广东省建设中医药强省联席会议各成员单位代表、省属中医院主要领导、全省各地级以上市卫生计生局分管领导、省名中医代表等参加启动仪式。启动仪式当天，参加义诊群众750多人，在现场体验中医药特色疗法、智慧药房服务，参与中医药文化、普法和中医药健康旅游互动的人数超1000人。第二届国医大师禤国维、第三届国医大师周岱翰、首届全国名中医林毅和部分广东省名中医代表约50位现场为群众义诊。活动现场展出《中华人民共和国中医药法》《广东省发展中医条例》《广东省岭南中药材保护条例》等普法知识，系统介绍中医药文化素养知识，展示广东省中医药文化宣传教育基地风采，广东中医药博物馆、神农草堂、陈李济博物馆、岭南中医药文化博览园等机构派出专家在现场与群众互动。

十、广东省名中医表彰大会

为认真贯彻落实党的十九大报告提出的“坚持中西医并重，传承发展中医药事业”精神，表彰广东省国医大师、全国名中医和第四届省名中医。2017年10月24日，广东省召开第四届广东省名中医表彰大会，副省长邓海光出席会议并讲话，代表省人民政府向国医大师、名中医表示崇高敬意，为国医大师禤国维、周岱翰，全国名中医刘茂才、邱健行、欧阳惠卿、林毅和80位第四届省名中医颁发证书和奖牌。邓海光强调，中医药是中华民族的传统瑰宝，各地、各相关部门要认真学习领会、全面贯彻落实习近平新时代中国特色社会主义思想，以党的十九大报告为指引，抓住关键、精准发力，传承发展中医药事业，加快推进中医药强省建设，全方位全周期保障人民群众健康。截至2017年底，广东省共有国医大师3人，全国名中医4人，省名中医316人。第四届省名中医共评选80名，其中来自省属医院和部属、省属高校附属医院的33人，地市级医院38人，县区级及以下医疗机构的9人，平均年龄55周岁。　（郑凯军）

【广西壮族自治区2017年中医药壮瑶医药工作概况】

一、中医药壮瑶医药事业顶层设计

2017年，广西壮族自治区中医

药管理局完成自治区中医药民族医药发展领导小组成员的调整工作，组长由广西壮族自治区常务副主席担任，副组长由自治区政府分管领导担任，小组由25个部门组成。领导小组办公室印发《广西中医药壮瑶医药发展“十三五”规划重点任务分工方案》，进一步明确领导小组成员单位推进全区中医药发展的职责。

二、重大民生项目建设

广西壮族自治区中医药管理局积极推进自治区成立60周年重大公益性项目广西国际壮医医院的建设，积极协调自治区相关部门，指导广西中医药大学推进项目建设。2017年5月，提前7个月完成主体建筑封顶工作，计划2018年建成并投入使用。推进广西中医药大学第一附属医院等4家中医院和广西药用植物园入围国家中医药传承创新项目备选项目库后期建设工作。

三、中医药卫生体制改革

持续推进县级公立中医医院综合改革基础上，广西壮族自治区中医药管理局同步全面推开城市公立中医医院综合改革。继续推动公立中医医院与基层医疗卫生机构建立多种形式的医疗资源纵向联合体，柳州市中医医院与三江县中医医院建设紧密型医联体“三江模式”。广西中医药大学第一附属医院牵头组织219家医疗卫生单位共建广西中医药发展联合体，首轮共同打造31个专科联盟，推动中医药振兴发展。加快推进社会办中医工作，组织桂林市、梧州市制订社会办中医国家试点城市实施方案，并启动实施。

四、提升基层中医药服务能力建设

2017年，广西壮族自治区卫生计生委、中医药管理局、人力资源社会保障厅、食品药品监管局联合印发《基层中医药服务能力提升工程“十三五”行动计划实施方案》，并召开启动视频会，推进基层中医药服务能力建设项目。继续深入开展中医名医名家走基层行动，扎实推进基层医疗卫生机构中医馆项目建设，加强中医药民族医药适宜技术推广。据统计，广西有100%的社区卫生服务中心、98.64%的乡镇卫生院、98.89%的社区卫生服务站、89.06%的村卫生室能够提供中医药服务，4项指标居全国前列。

五、中医药传承与创新建设

组织专家完成对广西中医药大学第一附属医院儿科等42个“十二五”国家中医重点专科和广西中医药大学第一附属医院骨伤科等25个自治区中医重点专科建设项目评审验收。组织评审并推荐广西中医药大学第一附属医院的脾胃病科等15个专科为国家中医药管理局的区域中医（专科）诊疗中心候选单位，推荐广西国际壮医医院作为国家中医药管理局的壮医诊疗中心候选单位。2017年，遴选神经根型颈椎病等8个优势病种和6个中医药壮瑶医药养生保健示范基地。

六、中医药人才队伍建设

加强中医药壮瑶医药高层次人才培养。2017年5月31日，人力资源社会保障部、国家卫生计生委、国家中医药管理局分别授予广西中医药大学韦贵康教授国医大师称号，广西中医药大学第一附属医院黄瑾明、陈慧侬教授全国名中医称号。入选第六批全国老中医药专家学术经验继承工作指导老师18人和继承人36人。组织开展第三批广西名老中医、广西名中医评审，评选出15名广西名老中医、45名广西名中医。新增5个中医住院医师规范化培训基地。组织开展全区中医药管理干部高级研修班、中医医院院长、中医医院财务骨干人员培训班，共培训413人，提高中医有关人员专业素养。

七、中医药文化宣传

一是充分利用壮族“三月三”节日，开展为期一个月的以“推广中医药壮瑶医药文化　宣传《中医药法》”为主题的系列活动。各市各部门充分利用横幅、网络、微信公众平台、报刊、电子屏，以讲堂、培训班等方式进行宣传，丰富中医药壮瑶医药宣传活动形式，促进《中华人民共和国中医药法》普及基层；二是积极开展“中医中药中国行——中医药健康进行动启动仪式”，推动中医药壮瑶医药文化进社区、进家庭、进乡村、进校园，进一步宣传《中华人民共和国中医药法》，为全区中医药壮瑶医药事业发展营造良好氛围。

八、中药资源普查

充分利用中药资源普查成果，参与《中国中药资源大典——十万大山卷》《中国药用植物特有种》《滇黔桂喀斯特植物名录》等编著工作，截至2017年底，已出版《滇黔

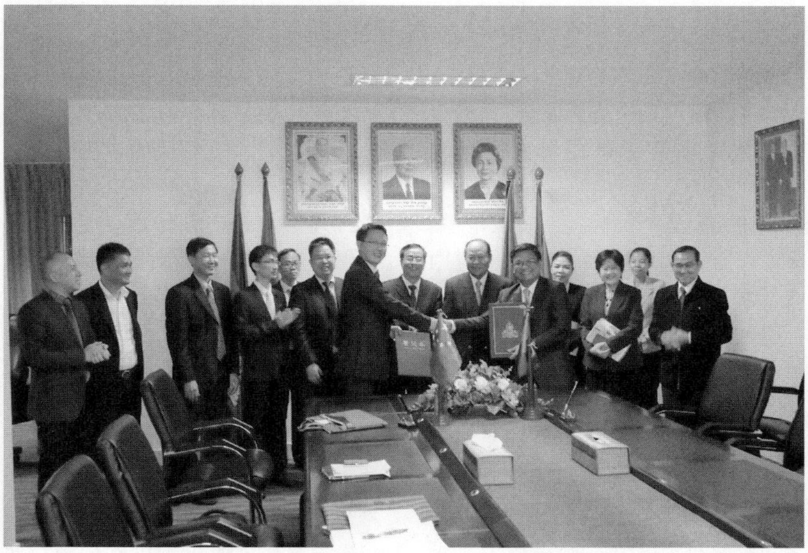

2017年5月9日，广西药用植物园与柬埔寨国家传统医药中心在柬埔寨签署《共同推进柬埔寨药用资源保护、利用和建设合作框架协议》

桂喀斯特地区种子植物名录》。继续推进第四次中药资源普查工作，已累计查清中草药物种6000余种，2017年累计发表植物新种2种、中国新记录种2种，广西壮族自治区新记录属3个、新记录种17种。

九、中医药国际交流

国际交流方面，积极开展国际交流合作，广西壮族自治区分别与老挝食品药品司签署《传统医药合作谅解备忘录》，与柬埔寨卫生部传统医药中心签署《共同推进柬埔寨药用资源保护、利用和建设合作框架协议》，与新西兰中医学院、奥地利格拉茨大学等机构签署传统医药交流合作协议，并赴老挝开展中药资源普查，取得阶段性成果。2017年12月12日，广西中医药大学和马来西亚拉曼大学共建中国-马来西亚中医药中心项目正式揭牌。承办巴马论坛-2017中国-东盟传统医药健康旅游国际论坛，进一步扩大广西传统医药的国际影响力。南宁市中西医结合医院在马来西亚挂牌"朱琏针灸"学术国际研究基地海外基地，并先后2次赴马来西亚海外培训基地授课。接受奥地利、马来西亚、老挝、柬埔寨等国家考察、培训、学习交流人员近700人次，传统医药专家出访波兰、匈牙利、奥地利、老挝、马来西亚、新西兰等国家开展交流合作人员近300人次。

（蒋志敏）

【海南省2017年中医药工作概况】

一、抓"四个建立健全"，确保国家重大决策部署在海南省落地生根

建立健全中医药发展政策举措。海南以省人民政府名义出台《海南省贯彻〈中医药发展战略规划纲要（2016～2030年）〉实施方案》，为打造具有海南特色的中医药发展模式，成为全国中医药健康旅游和服务贸易发展示范省进行全面系统设计。以大胆试、勇敢闯的精神，继续探索体制机制的突破，为做好中医药服务贸易工作，制定《关于推进公立中医医疗机构开展中医药服务贸易创新发展试点工作的若干政策措施》。

建立健全中医药法律法规。海南省中医药管理局多次召开局业务会、党支部会议，认真学习《中华人民共和国中医药法》（以下简称《中医药法》），安排专项经费用于组织开展普法培训班、开展普法宣传活动等。购买《中医药法及其释义》书籍发放给委机关各处室及委直属机构供培训学习。以"学习贯彻《中医药法》"为主题，举办2017年海南省中医药知识竞赛。

建立健全中医药管理体系。在海南省编委的支持下，大多数市县在卫生计生委改革中设置中医药主管部门，海口市、文昌市、澄迈县和昌江县成立中医药管理局，中医药建立体系进一步健全，基本做到中医药工作有人抓、有人管，保障党和国家中医药政策落地生根。海南省人民政府建立以27个省直相关部门作为成员单位的海南省中医药发展厅际联席会议制度。

建立健全适合中医药发展的评价体系、标准体系。结合海南省中医药服务贸易工作开展情况，在全国中医药、商务、旅游等领域的专家学者指导下，制定《中医药服务贸易服务规范》和《中医药健康旅游与服务贸易示范基地建设规范》2项标准，并由海南省质监部门作为地方标准发布，以引导行业健康发展。

二、全面提升中医医疗服务能力

严把中医医疗质量关。海南省中医药管理局开展大型中医医院巡查工作，做好对海南省海口市和三亚市中医院大型医院的巡查整改工作，组织完成对琼海市中医院的巡查工作。加强中医药重点专科，拨付财政资金400万元加强对国家中医药管理局8个"十二五"中医药重点专科进行建设。开展省级中医药重点专科建设，支持建设23个省级中医药重点专科建设项目。组织中医医院等级评审工作，通过委托第三方评审，并邀请四川省、江苏省评审专家，完成海南省中医院，海口、三亚、琼海市中医院的新一轮三级医院评审。

加强中医医疗机构基础建设。2017年上半年，海南省中医院、三亚市中医院入选全国中医药传承创新工程项目储备库，并积极推动项目的筹备和实施。文昌市中医院和白沙县中西医结合医院被纳入中央预算内投资建设，截至2017年底，海南省17家公立中医类医院中，已有15家被纳入已完成或者正在进行改扩建或异地重建单位。剩余的陵水县、屯昌县也在积极做建设前期工作。白沙县原来没有县级中医医疗机构，已立项白沙县中西医结合医院建设，省内唯一没有中医院的保亭县也在积极筹建中西医结合医院。

不断提升基层中医药服务能力。海南省中医药管理局联合省发展改革委等5部门制订《基层中医药服务能力提升工程"十三五"行动计划实施方案》，继续加强基层医疗卫生机构中医药综合服务区（国医馆）建设，组织各市县认真实施中医药适宜技术推广培训项目，广泛推广基层中医药适宜技术，澄迈县和昌江县积极创建全国基层中医药工作先进单位。

三、推进中医药健康旅游和服务贸易发展

中医药服务贸易作为海南省服务贸易创新试点8项重点任务之一，同时承担国家中医药管理局中医药服务贸易先行先试重点区域建设任务，按照海南省人民政府出台的《海南省中医药服务贸易创新试点方案》，全面完成试点任务。一是确定海口市中医医院、三亚市中医院、琼海市中医院为海南省中医药健康旅游和服务贸易示范基地建设单位，每家单位拨付财政资金200万元，进行中医药服务贸易工作的探索和试点创新。二是积极落实中医药"一带一路"规划，申报2项国家中医药管理局国际合作项目，将推动海南中医药健康旅游示范区项目纳入国家卫生计生委组织的，深入推进"一带一路"卫生合作暨打造"健康丝绸之路"实施方案（2018～2020）项目滚动计划。三是不断开发丰富中医药健康旅游产品，以兴隆热带药用植物园为代表的中医药观光旅游、以三亚市中医院为代表的中医药文化体验旅游、以海南一龄医院为代表的中医药疗养康复旅游等一系列健康旅游品牌不断开发和成长，充分利用海南旅游资源与中医药资源有效结合，推进中医药健康旅游发展。四是进一步推动中医药进入国家市场。俄罗斯国家医学委员会主席罗沙利·列昂尼德·米哈伊洛维奇到海南省访问，并考察海南省脑瘫儿童康复治疗、针灸等项目。据初步统计，三亚市中医院、社会办医的太极中医门诊部、珠江花园酒店医务室2017年共接待外宾约18068人次，同比增长35%，实现中医药服务贸易收入2504万余元，同比增长25%。客源以俄罗斯地区为主，此外还包括加拿大、柬埔寨、泰国及美国、英国、德国、卢森堡、瑞典、瑞士等欧洲国家。

四、加强中医药科研教育，注入中医药人才新生力量

健全中医药终身教育体系。海南省中医药管理局全面开展中医住院医师规范化培训工作，在原有海南省中医院基础上，海口市中医医院新建中医住院医师规范化培训基地，继续建设三亚、琼海协同基地。2017年已招收中医住院规范化培训医师160人（其中中医全科医师45人）。举办培训班5期，共培训311人次；举办继续教育项目60项，培训人员9544人次。海南省中医药管理局联合省教育厅组织实施中等职业教育中医类专业点招生备案工作，海口市中医药学校备案2017年招生计划数100人。

强化考核机制增强责任意识。2017年海南省审核并发放中医药继续教育年度合格证书4046本、“西学中”学习班结业证书74本、全科医生转岗培训证书33本。开展中医类别医师资格实践技能考试考务工作，选聘并培训考官95名。组织中医类别实践技能考试914人、笔试577人次。

发挥中医药师承教育优势。海南省探索不同层次、不同类型的中医药师承教育模式，丰富中医药人才培养的方式和途径。张永杰、林天东获评首届全国名中医。组织开展海南省第六批全国老中医药专家学术经验继承指导老师和继承人推荐工作，经国家评选，确定12位指导老师，24位继承人。

推动中医药科技发展。海南省中医药管理局历时5年，完成海南本岛陆地中药资源普查工作，并通过国家中医药管理局验收；完成1个国家基本药物所需重要中药材原料药材的种子种苗繁育基地和国家级中药资源的种质资源库建设工作，通过国家验收；完成全省中医药科技平台调查工作，摸清海南省中医科技平台现状；完成对海南省中医院，海口、三亚、琼海市中医院中医康复能力规范化建设项目中期验收。

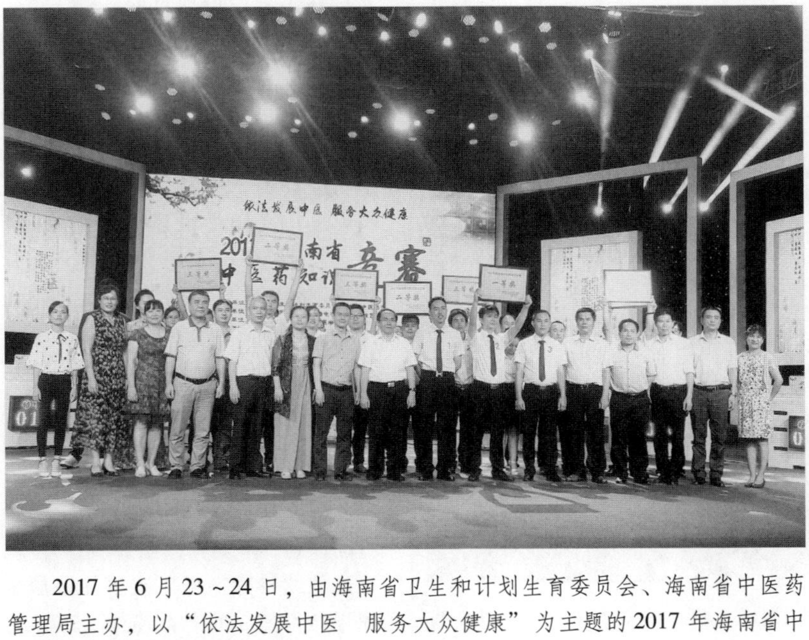

2017年6月23~24日，由海南省卫生和计划生育委员会、海南省中医药管理局主办，以“依法发展中医　服务大众健康”为主题的2017年海南省中医药知识竞赛在海南海口举行

五、大力弘扬中医药文化，提高群众中医药健康素养

一是举办2017年海南省中医药知识竞赛活动，有效推动《中医药法》贯彻落实，不断加大宣传力度。二是组建省级中医药健康文化巡讲专家队伍，遴选巡讲专家28人，举办中医药文化科普巡讲专家培训班4期。三是海南省举办17场“中医中药中国行”宣传活动，开展26场中医药文化讲座，各类媒体刊发或播出中医中药相关稿件1100多篇（条），以不同形式开展中医药文化宣传。四是组织开展中医药知识文化宣传、科普等活动，制作贴近生活、通俗易懂的中医药科普图书，开展中医药健康文化素养调查工作，提升群众中医药健康素养。

2017年，海南省中医药工作得到新华社、中国日报、中央电视台四套、俄语频道新闻节目等多家中央媒体关注，高度赞扬海南省充分发挥生态环境优势，利用中医药特色优势，大力开展中医药服务贸易，获得良好国际影响和经济效益。2017年7月17日，新华社以“中医悄然成为海南国际旅游新名片”为题，报道海南省中医药服务工作。中国日报英文版分别以“TCM tourism attracts Russians to Hainan”和“Sanya：Attraction of TCM benefits region”报道海南省中医药服务贸易对俄罗斯游客的巨大吸引力。央视中文国际频道以“中医疗养受国际游客青睐”为题对海南省中医药工作做报道。　（张连帅）

【重庆市2017年中医药工作概况】 截至2017年底，重庆市有中医医疗机构2300个，其中中医（中西医结合）医院124所，含三级中医医院9所，二级中医医院38所，其他中医医疗机构 2176 个。全市有中医药科研机构 3 所，开展中医药专科以上教育的院校 4 所。全市中医（中西医结合）医院开放床位 27090 张，年门急诊人次 1291 万，出院人数 87 万，中医医院药占比 41.03%，中西医结合医院药占比 40.89%。全市有中医药人员 1.72 万，每万常住人口中医执业（助理）医师数为 4.77 人；有国医大师 2 名，全国名中医 3 名，享受国务院特殊津贴中医药专家 11 人，国家级师带徒指导老师 51 人，市级名中医 113 人，区县级名中医 617 人。

一、政策法规

宣传贯彻《中华人民共和国中医药法》（以下简称《中医药法》）取得实效。重庆市中医管理局印发《〈中华人民共和国中医药法〉学习宣传贯彻工作方案》，提出工作目标和举措。召开全市宣传贯彻《中医药法》工作会，明确工作任务和要求。举办管理人员和监督执法人员专项培训班 2 期，加深行业人员对中医药法的理解和认识。将《中医药法》宣传纳入区县卫生计生年度考核指标，确保各项工作落到实处。开展中医药法主题宣传月活动，举办大型启动仪式。活动期间，全市累计开展学习讨论活动 700 余场次、征文演讲比赛近 50 次、健康讲座和体验活动 1300 余场次、义诊 440 场，印发宣传资料 73 万余份，约 10 万人参加网络知识竞赛。

地方性法规规划制订稳步推进。结合实际，重庆市启动地方性法规修订工作。梳理工作现状，组建工作小组，确定立法方案，加强部门沟通，提出《重庆市中医药条例》制定计划。截至 2017 年底，重庆市人大已将条例制定工作纳入 2018 年立法调研项目和 2019 年立法审定项目。科学谋划，编制中医药发展规划。制订印发《重庆市中医事业发展“十三五”规划》《重庆市基层中医药服务能力提升工程“十三五”行动计划实施方案》和《关于促进中医药健康养老服务发展的实施意见》等重要文件。重庆市已制订包括战略发展规划实施方案等重大政策文件 5 个，涉及健康服务、“十三五”发展、基层中医药工作等，发展目标明确，重点任务清晰，国家中医药发展战略在重庆全面落地。

二、中医药改革

重庆市垫江县中医药综合改革试验经验获肯定。国家行政学院第三方评估组以“县域中医药发展新模式探索”为题，总结其 5 条可复制可推广的主要经验，其中“县管乡用”的用人机制在全市广泛推广使用。

公立中医院综合改革工作。各级各类公立中医院全部取消药品加成，全面落实各项便民惠民措施。落实扶持中医药发展政策，调增 85 项中医服务项目价格，单病种支付被纳入 2 个中医优势病种，在 7 家三级甲等中医院开展 DRGs 绩效评价，遴选 3 家中医院开展薪酬制度改革试点。

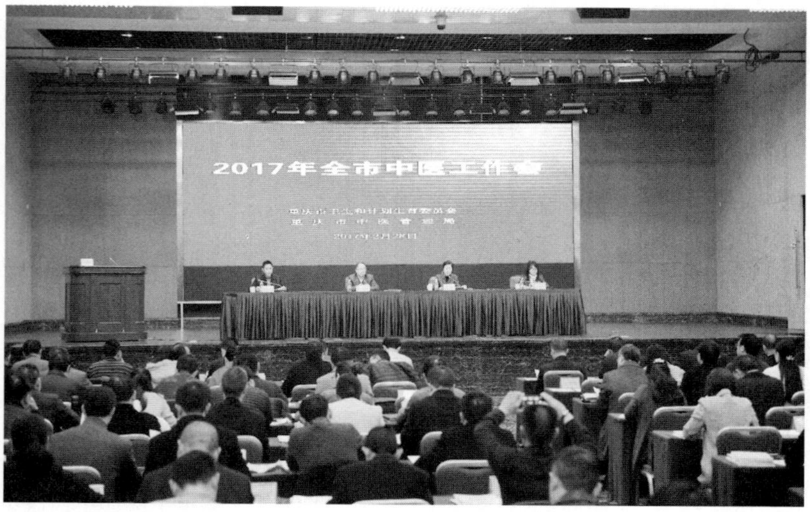

2017 年 2 月 28 日，由重庆市卫生和计划生育委员会、重庆市中医管理局主办的 2017 年全市中医工作会在重庆召开

分级诊疗有序推进。中医医联体建设加快，重庆市已建立中医医联体 42 个，涵盖医疗机构 370 家，组建中医专科联盟 3 个，医联体内病人互转机制运行顺畅，分级诊疗作用初步显现。

中医家庭医生签约服务效果明显。重庆市将 16 个病种 8 类中医治疗方法纳入《重庆市家庭医生签约服务参考服务项目》，中医师占家庭签约医生的 53.10%，签约服务内容中医覆盖率 100%。重庆中医家庭医生签约服务入选国家医改中医药工作典型案例，并在全国专题会上做交流发言。

鼓励社会办中医。落实鼓励社会办中医的政策措施，民营中医医疗机构蓬勃发展。2017 年 1 ~ 9 月，全市新增民营中医医疗机构 141 个，民营中医医疗机构占全市医疗机构总数的 11%。

三、中医药服务能力

中医医疗服务体系建设加快推进。2 所中医医疗、科研单位进入传承创新工程建设项目库。重庆市争取中央投资 2.82 亿元，地方配套 3.58 亿元，启动 6 个区县中医院的改扩建项目。创建全国综合医院中医药工作示范单位 3 所，复评 3 所。所有区县综合性医院全部设置中医科。全市乡镇社区建成中医馆 965 个，占比达 93.78%。90% 基层医疗机构，86% 村卫生室能够提供中医药服务，中医药服务体系更加完善。

加强中医医院内涵建设。重庆市创建三级甲等中医院 2 所，二级甲等中医院 3 所。建成 28 个国家中医重点专科和 32 个市级中医重点专科。持续开展进一步改善医疗服务行动计划，落实构建温馨就诊环境、推进预约诊疗服务、改善住院服务流程等 35 个方面的具体整改措施。

基层中医药服务能力不断提升。

重庆市中医管理局实施基层中医药服务能力提升工程“十三五”行动计划，召开现场会，明确8个方面22项重点工作任务。4个区通过全国基层中医药工作先进单位专家评审。建设基层医疗机构中医特色专科100个，强化中医适宜技术推广运用，基层医疗机构中医服务占比达到39.20%。

四、中医药科研

推动设立省级科研中医药专项。重庆市中医管理局加强沟通协调，在重庆市科委省级科研卫生计生7个重大专项中，有2项为中医药项目。设立中医药专项，将重点开展中医药防治重大疾病、中药种子种苗培育等研究。

改革局级科研项目设置方式。重庆市新设企业邀标项目，探索产、研更加紧密结合的科研合作模式。打造重点项目，按定向申报方式，确定中医药优势病种研究等重点项目6个。放开一般科研项目申报名额限制，确定230个项目，立项率大幅提升，增强临床人员开展中医药科研积极性。

中药标准化和普查工作有序推进。藿香正气液、枳壳、黄连等4个中药饮片国家中药标准化建设项目以较高的评分通过国家督导及复核。首批第四次全国中药资源普查试点项目通过国家验收，各项任务指标完成情况排名靠前。新建1个中药资源动态监测站，形成“1中心3站”的监测体系。

五、中医药教育

评选名医树楷模。重庆市新增国医大师1人、全国名中医3人和重庆市名中医18人，在中医药防治肾病、脾胃病、软伤疾病和中医脉诊等领域形成水平较高、结构合理的专业团队，带动并树立起中医药行业典范。

搭建平台重传承。重庆市注重名老中医学术传承，加强中医住院医师规范化培训工作。5位学员成为第四批国家中医优才培养对象，新增国家师承指导老师22人、继承人44人。新建基层名中医工作室2个，新增全国名中医工作室3个。新增中医住院医师规范化培训基地1个，完成年度学员招录、结业考核、带教师资培训工作，同质化培训能力逐步提高。

加强培训提素质。第二批市级中医高才结业，13名学员成长为医院乃至当地的知名专家。举办中医临床、中药、护理骨干、科研骨干、行政管理人员等各类短期培训班10余次，培训学员600余人次，实施11项国家级和320项市级中医药继续教育项目，进一步激发中医药人员的学习积极性。

六、中医药文化宣传

中医中药中国行——中医药健康文化素养推进行动。重庆市举办活动启动仪式，服务群众1000人，发放中医药科普知识读本5000余份。推进中医药文化进校园，北碚区扩大试点范围至全区46所中小学校。新增市级中医药文化宣传教育基地4个。在沙坪坝区等8个区县开展中医药健康文化素养调查。积极在主流媒体发声，《中国中医药报》重庆记者站连续7年获优秀记者站称号。

七、其他工作

中医药健康服务。重庆市65岁以上老年人和0~36个月儿童中医药健康管理率分别为59.45%和54.01%，超过国家指标。大力发展中医治未病服务，全市40个二级以上中医院全部建立治未病科。中医医院与养老机构加强合作，10所中医医院中医老年养护中心建设被纳入政府规划。积极推动中医药健康旅游，重庆市南川区被确定为首批国家中医药健康旅游示范区创建单位。

中医药对外交流。重庆市中医管理局梳理全市中医药特色优势，提出“整合资源　搭建平台”的国际交流合作构想。申报国家中医药管理局中医药国际合作项目5个，推动市政府将中医药内容纳入市外办旅游路线。

中医药监督执法。重庆市中医管理局开展2轮中医药监督知识与能力培训，培训人员200余人。建立“医政管理+执法监督”的综合监管机制，明确中医药医疗服务监管5项重点。开展中医医疗机构医疗安全管理和风险防范专项整顿活动，督查各类中医医疗机构204家，排查梳理医疗风险隐患167个，制定整改和持续改进措施436条。完成中药饮片管理专项检查，检查医疗机构1237家。中医类别执业医师资格考试工作经验在2017年全国医考工作会议上做大会交流发言。（*唐丽灵*）

【四川省2017年中医药工作概况】

一、着力创新发展机制，统筹引领全省中医药发展

四川省中医药管理局于2017年5月、11月承办四川省中医药发展大会和四川省中医药健康产业推进大会，四川省人民政府与国家中医药管理局在中医药发展大会上签署合作框架协议。起草中医药发展战略规划纲要实施方案并由省人民政府印发。启动《四川省中医药条例》修订工作。对接四川省委农工委、省人民政府农林部门，将中医药特色优势产业融入“十大行动”和“四区四基地”建设。四川省中医药管理局出台《四川省中医药发展“十三五”规划》，与四川省旅游发展委员会签订《关于推进中医药健康旅游发展的合作框架协议》，会同四川省质监局筹建四川省中医药标准化技术委员会，建立中医药地方标准体系，会同省统计局积极推动建立中医药发展统计指标体系。四川省中医药管理局与广元、自贡等市州建立战略合作关系，助推地方中医药全面发展；会同人力资源社会保障厅评选表彰全省中医药先进集体80个，中医药产业推进工作先进集体20个、先进个人317名。

二、着力产业基础布局，助推四川经济社会发展

四川省中医药管理局在四川省中医药健康产业推进会上组织中医药项目推介活动，中医药健康产业签约项目37项，签约总额605.98亿元。国家中医药资源普查试点县第一批25个县通过国家验收，完成国家中医药种子种苗基地和中医药种质资源库建设任务，并通过国家验收，新确定33个县（区）实施全国第四次中药资源普查，推动中药材种植面积近300万亩。启动15个中医药产业创新团队建设，拟推出18个中医药健康产品。四川省中医药管理局会同四川省质监局支持省中医药科学院等单位申报国家技术标准创新基地，会同省卫生计生委遴选确定一批中医药健康服务重点项目。支持14个市（州）建设中医药健康旅游示范点，都江堰市被确定为首批国家中医药健康旅游示范区创建单位。四川省中医药管理局组织编制黑山药用植物资源重点品种名录，研究制订在黑山发展中药材种植加工的工作方案。拟订《中药材产业精准扶贫行动计划（2017～2020年）》，实施贫困地区中药材产业推进行动，年度安排专项资金1020万元，完成88个贫困县适宜发展的中药材名录编制工作，立项支持25个中药材科技扶贫示范项目，推进贫困地区实施6个中医药特色优势资源开发暨中药资源普查成果转化项目。实施中医药健康扶贫行动，制订45个深度贫困县中医医疗机构建设工程实施方案，继续加大全覆盖对口支援贫困和民族地区县级中医（民族医）医院工作力度。

三、着力推进改革发展，助力人民群众健康保障

争取健康扶贫工程中央预算内投资中医项目10.84亿元，开展27个县级医院建设项目。大力推进“省医疗卫生十大民生工程”3个中医项目。完成三级中医医院巡查工作，建成国家和省级中医重点专科专病400余个，重点建设11个省级中医质控中心。启动实施四川省基层中医药服务能力提升工程“十三五”行动计划，争取中央和省级财政资金4590万元，建设400个乡镇卫生院、社区卫生服务中心中医馆和2000个村卫生室中医角。制定《四川省全国基层中医药工作先进单位产业建设补充标准（试行）》及《四川省全国基层中医药工作先进单位产业建设补充标准评审细则（试行）》，新建全国基层中医药工作先进单位19个。积极参与“8·8”九寨沟地震抗震救灾，形成5种中医药防治方案和8个协定处方。5家单位创建全国综合医院中医药工作示范单位。建立四川省中医药数据中心，实现150家中医馆数据上传。

四、着力中医药传承创新，提升人民群众健康素养

6家单位被列入国家中医药传承创新工程建设项目库。申报150余项国家和省级重点科研项目，建设20个国家和省级中医药科研实验室，启动首批四川省临床医学研究中心建设，推荐省科学技术进步奖8项，其中获省科技进步一等奖2项。印发《四川省中医药人才发展“十三五”规划》，新增国医大师1名、全国名中医3名、全国中医药高等学校教学名师3名，启动第三届四川省十大名中医评选，新增各类拔尖中医药人才300余名，新增全国基层名老中医药专家传承工作室建设项目39个。实施中医药文化传承发展工程，安排专项经费建设省级中医药文化宣传教育基地6个和中医药文化示范区4个，新增全国中医药文化宣传教育基地1个。持续深入推进中医中药中国行和四川省中医药文化宣传月活动，《果蔬爱食疗》《成都中医小王子》等中医药文创作品成为中医药健康文化推进行动全国启动仪式上的亮点。制作《传承发展中的四川中医药》宣传片，获得各界好评。四川省中医药法宣传贯彻专访以“减轻就医负担　让群众有更多获得感”为题在中央电视台《新闻直播间》等栏目播出。

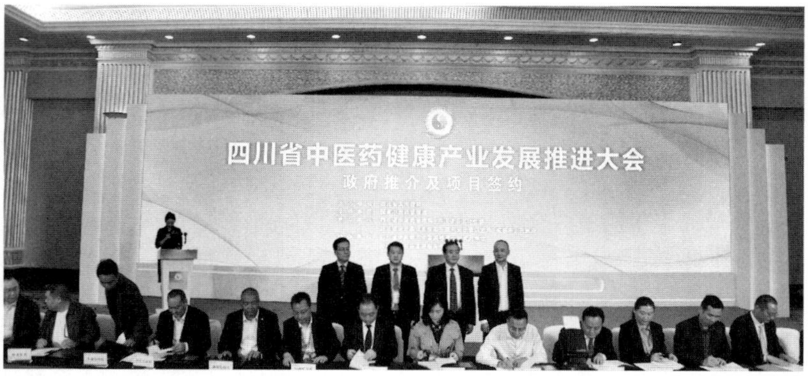

2017年11月10～11日，由四川省人民政府主办的四川省中医药健康产业发展推进大会在四川成都举行

五、着力川派中医药走向世界，服务“一带一路”倡议

四川省中医药管理局会同省发展改革委出台《关于贯彻落实〈中医药“一带一路”发展规划（2016～2020年）〉的实施意见》，与德国、捷克、黑山、白俄罗斯等20多个国家和我国澳门等地区建立合作关系，主持第三届中国－中东欧国家卫生部长论坛传统中医药分论坛并进行主题演讲。全力推动澳门特区粤澳中医药科技产业园合作项目，在海南三亚举行四川省中医药健康旅游海南推介活动。成都中医药大学附属医院（四川省中医院）建立的中国－黑山中医药中心正式运营，该中心并被列入国家中医药管理局海外中医中心。四川省中医药管理局分别推进与德国、阿曼苏丹、捷克和白俄罗斯合作共建中医药诊疗中心。举办四川省中医药海外交流储备人才培训班，培养四川省中医药服务“一带一路”倡议的优秀人才。

六、着力落实主体责任，不断加强中医药行风建设

多途径、多形式宣传贯彻党的十九大精神。四川省中医药管理局推进“两学一做”教育常态化制度化，完善党组、党委、支部政治理论、业务知识学习和廉政学习制度，规范党组织和党员管理。抓严抓实创新基层党建工作，强化典型示范和引领。接受四川省委第三巡视组巡查，制订《关于落实省委第三巡视组反馈意见的整改工作方案》和《关于落实省委第三巡视组反馈意见的整改实施方案》，并对查找的问题进行整改。调整党风廉政建设和反腐败工作领导小组成员，明确责任清单，层层压紧压实两个责任，梳理党风廉政风险防控点，制定防控措施，全面实行函询、约谈和诫勉谈话。（苏晓川）

【贵州省2017年中医药工作概况】 2017年，贵州省深入宣传贯彻落实《中华人民共和国中医药法》（以下简称《中医药法》），争取各级投入资金5.72亿元支持2家省级、6家县级中医类医院建设和380个基层中医馆建设；争取发达地区64家三级甲等中医院一对一结对帮扶贵州省各级公立中医院实现全覆盖，组织开展大型中医医院巡查工作，持续推动公立中医医院改革，中医药服务内涵建设逐步推进，基层中医药服务能力稳步提升；建设20个全国名老中医药专家传承工作室，4名专家获评全国名中医，20名专家获评贵州省名中医，黔东南州获评全国首批15个国家中医药健康旅游示范区创建单位之一；中药资源普查、中医中药中国行活动、大健康医疗产业等全面推进。

一、体系建设

完善中医药沟通协调机制，贵州省人民政府成立以分管省领导为召集人、27家单位为成员的贵州省中医药工作联席会议制度，统筹协调贵州省中医药工作；指导各地加强中医药管理机构建设，实现9个市州中医科（处）全部设立，设立中医股的县达到30个，中医药管理力量得到进一步加强。做好国家中医药传承创新项目申报工作，贵阳中医学院第一附属医院和第二附属医院被纳入国家中医药传承创新工程项目建设。做好县级中医医院建设，中央财政投入3亿元支持安顺市关岭县、普定县，黔东南苗族侗族自治州丹寨县、剑河县，黔南布依族苗族自治州荔波县，黔西南布依族苗族自治州册亨县中医医院基础设施建设（每家中医院5000万元）。做好基层中医馆建设，将基层中医馆建设纳入省人民政府基层服务能力3年提升计划，明确年度建设任务，制定中医馆建设标准，争取中央和各级财政投入7200万元（中央财政补助资金1600万元、地方财政补助资金5600万元）支持360个乡镇卫生院（社区卫生服务中心）建设标准中医馆。

二、医政工作

贵州省中医药管理局对黔东南、黔西南中医院进行巡查，指导贵阳中医学院第一附属医院接受国家巡查工作。加强重点专科建设，评选出22个省级中医重点专科建设项目，推动55个县级中医院完成“5+2”重点专科建设计划。抓好基层中医药工作先进单位工作，组织专家对清镇市等7个县市进行现场评审并接受国家级专家组现场评审。对先进单位周期满5年的遵义市凤冈县按国家要求组织复审。做好国家区域中医诊疗中心遴选申报工作，遴选推荐5家中医院的15个专科申报全国区域中医（专科）诊疗中心。继续推进贵阳中医学院第二附属医院创新中医诊疗模式国家试点工作。

三、医改中医药工作

贵州省中医药管理局推动落实国家医改文件中各项中医药政策措施和任务，制定分解2017年贵州省落实医改中医药工作重点任务，推动贵州省医改中医药工作任务落实。开展医改中医药工作调度并进行抽查。推进薪酬制度改革，在遵义市开展试点工作。继续做好医改中医药工作监测。在贵阳市、铜仁市开展社会办中医试点工作。

四、人才队伍建设

贵州省中医药管理局抓好名中医队伍评选，组织国医大师、全国名中医评选申报，贵州省廖润泉、戴永生、吴光炯、何成瑶4位专家获评全国名中医；组织第三批贵州省名中医评选，曹波等20名专家获评贵州省名中医；加强名中医工作室建设，8个全国名老中医药专家传承工作室通过验收；安排资金500万元，建设20个全国基层名老中医药专家传承工作室。认真组织实施中医药传承创新“百千万”人才工程，获批第四批全国中医优秀人才研修项目培养对象2名、全国中医基础优秀人才研修项目培养对象5名。做好第六批17名指导老师和34名继承人全国名老中医药专家学术经验继承工作；开展第二批37名贵州省名中医和67名继承人学术经验继承工作。抓好基层中医药人员培训，实施基层卫生人才服务能力3年提升计划，在全省县级中医医疗机构开展中医学专业中专升大专、大专升本科人员学历提升计划，共计报考人员711人。获批2个国家第二批中医住院医师规范化培训基地，完成2017年140人中医住院医师规范化培训和50名中医类别助理全科医生招录任务。强化基层中医药人员培训，开展基层卫生技术人员中医药知识与技能培训100人；将适宜技术培训纳入村医培训课程，组织专家遴选确定8类19项乡村医生中医医疗技术目录，拍摄教学视频，并挂网供全省26746名在岗乡村医生在线学习；开展基层中医医疗机构中医类执业（助理）医师资格考试综合笔试考前培训，共培训500人；做好农村订单定向免费医学生培养工作，共招录本科、专科生各100名。

五、科研工作

贵州省中医药管理局开展2017年度中医药、民族医药科学技术研究专项课题申报工作，经组织专家网上评审，共评出课题131项，资助金额120万元。督导国药集团同济堂（贵州）制药有限公司仙灵骨葆标准化建设项目，共计投入资金960万元（其中国拨资金100万元），开展淫羊藿、续断、丹参、地黄药材的规范化种植研究，完成相关地方标准认证工作；开展淫羊藿等6个中药饮片近红外技术与常规检测方法相关性研究；开展仙灵骨葆胶囊主要活性成分的定量研究，建立主要活性成分的含量测定方法和标准。

六、其他工作

宣传贯彻落实《中医药法》。贵州省中医药管理局安排《中医药法》宣传贯彻专项工作经费，编制专项工作方案；在贵阳召开全省学习宣传《中医药法》启动大会，赴遵义市、湄潭县开展送法下基层活动，在贵阳举办全省《中医药法》宣传贯彻落实培训班；各地积极组织丰富多样的学习宣传贯彻活动。抓好中医药文化宣传，开展中医药科普文化巡讲专家培训考核，组建省级中医药文化科普巡讲专家团队；组织专家撰写中医药科普宣传资料，广泛宣传中医药知识。黔东南苗族侗族自治州被评为全国首批15家国家中医药健康旅游示范区创建单位之一。协调做好《贵州省发展中医药条例》修订调研工作，推动贵州省人大赴河南省、浙江省学习调研，为条例修订打好基础。

发达地区三级甲等中医医院对口帮扶贵州省各级中医医院工作。在国家中医药管理局和辽宁、上海、江苏、浙江、广东、福建、山东7省市大力支持下，发达地区三级甲等中医医院对口帮扶贵州省各级中医医院实现全覆盖。2017年6月4日，国家中医药管理局和贵州省人民政府召开援黔中医医院对口帮扶全覆盖启动大会。广安门医院及东部7省、市63家三级甲等中医医院与贵州省、市、县64家中医院签订一对一对口帮扶协议，结成帮扶对子，大力支持贵州省中医学科、专科及人才队伍等建设。

中医药产业扶贫。贵州省着力抓好全国中药资源普查试点工作。认真总结33个试点县中药资源普查结果，积极推进新增13个试点县开展好中药资源普查工作。着力推动“定制药园”设立工作。引入盛实百草药业有限公司在黔建立定制药园，借助盛实百草药业有限公司规范化可溯源种植模式和先进的中药材质量控制体系，切实提升“定制药园”药材品质，以“绿色、优质、安全”推动贵州道地中药材品牌建设。2017年9月，国家中医药管理局、国务院扶贫办在贵州六盘水市举行中药材产业扶贫行动启动仪式。第四届全国少数民族医药工作会议上，贵州做“打造以苗药为主的少数民族药品牌”交流发言，获贵州省委、省人民政府主要领导批示肯定。

（吕兴政）

【云南省2017年中医药工作概况】

2017年，云南省中医药系统坚决贯彻党中央、国务院和云南省委、省人民政府决策部署，紧紧围绕全国中医药工作和全省卫生计生工作中心任务，深入学习宣传贯彻《中华人民共和国中医药法》（以下简称《中医药法》），争取国家投入3.14亿元和省级中医药专项资金5200万元，扶持7所县级中医医院基础设施建设和中医药服务能力提升项目，云南省中医医院和西双版纳州傣医医院申报项目被纳入国家中医药传承创新项目储备库，全省新增1所州市级和5所县级公立中医医院，启动实施首批10个省级中医药重点学科建设和7个病种的中西医协同协作试点项目，首次获评1名国医大师和2名全国名中医，主动融入和参与生物医药和大健康产业、健康扶贫等卫生重点工作，中药资源普查、中医药文化建设深入推进。

截至2017年底，云南省16个州市，单独设置中医药主管部门的有11个；129个县区，单独设置中医药主管部门的有46个，全省共有中医药管理人员204人。县级以上公立中医医院110所，其中省级2所，州市级13所，县级95所，实际开放床位26499张，中医药从业人员2.08万人，年总诊疗1443万人次，出院78万人次。建有国家级重点专科33个，省级中医重点专科77个，全国基层中医药工作先进单位30个，完成35个县的基层中医药服务能力整体提升，中医药服务覆盖面继续扩大，98.46%的社区卫生服务中心、97.19%的乡镇卫生院和90.06%的社区卫生服务站、79.26%的村卫生室能够提供中医药服务，基层医疗机构中医药服务量占比达17.30%，中医药服务方法和手段不断丰富和发展。

一、政策法规

以学习宣传贯彻《中医药法》为主线，组织云南省各级卫生计生行政主管部门、中医医疗机构、基层医疗卫生机构等相关人员广泛开展多层次、多形式的《中医药法》学习、宣传培训工作。《云南省发展中医药条例》的修订工作申报被纳入2018～2022年云南省立法规划项目，成立课题组，深入基层调研，为地方性法规的修订做好前期准备工作。组织专家研究拟订云南省贯彻落实《中医药法》配套政策，起草《云南省中医医术确有专长人员医师资格考核注册管理实施细则（征求意见稿）》《云南省中医诊所备案管理暂行办法实施方案（征求意见稿）》《云南省贯彻中药材产业扶贫行动计划（2018～2020年）实施方案》。

二、医政工作

中医药医改工作。云南省城市公立中医医院综合改革全面启动，县级公立医院综合改革持续深入，中医医院营运总体平稳。中医“医共体”“医联体”和分级诊疗体系建设步伐加快，昆明、楚雄、大理、曲靖、玉溪、普洱、德宏7所州市级中医医院牵头成立医联体，县级中医医院牵头成立的医联体有68个，各医疗联合体帮扶效应明显。实施改善医疗服务，推动中医药积极参与家庭医生签约，云南省2714个家庭医生签约团队中，有1名以上中医执业（助理）医师。推荐红河州建水县中医医院为国家现代医院管理制度示范医院。社会办中医服务环境持续向好，保山市、西双版纳州积极开展社会办中医试点评估工作。基本公共卫生中医药健康服务质量明显提升，65岁以上老年人、0～36个月儿童中医药管理率分别达到59.83%和77.44%，服务范围和人群不断拓展，参与慢性病、孕产妇、儿童等重点人群健康管理，提供个性化健康指导。积极推进中医药进村入户，探索形成中医药预防保健体系建设和健康扶贫模式的“绥江经验”。

中医药服务体系建设。德宏州中医院、西畴县中医院投入运营，丽江市中医医院被纳入规划立项并落实建设用地；7所县级中医医院已投入建设，下达投资计划2.59亿元。5所州市级以上中医医院申报国家中医药传承创新工程项目储备库，云南省中医医院、西双版纳州傣医医院被列入首批支持项目。怒江州等28所中医医院被纳入云南省县级公立医院及妇女儿童医院扶贫工程建设规划（2016～2018年）。基层中医药服务能力提升工程“十三五”行动计划全面实施，超过70%的乡镇卫生院和社区卫生服务中心建设中医馆。15个县区创建全国基层中医药工作先进单位。综合医院，妇幼保健机构中医药科室建设逐步开展，富源县、大姚县人民医院创建全国综合医院中医药示范单位。

中医药综合服务能力建设。云南省中医药管理局坚持抓好国家级重点专科、学科建设督导，积极申报国家区域性中医（专科）诊疗中心。持续开展中医医院急诊急救能力建设，支持6所州市级中医院重症医学科、45所县级中医医院急诊科建设。启动并遴选10个专业学科开展首批省级中医重点学科建设，逐步建立国家级重点学科储备库。探索开展中西医协同协作试点，云南省中医药管理局支持7个病种开展中西医协同协作试点基地建设。争取到国家和省级资金3500万元，以整体打包方式，支持35个县基层中医药服务能力整体提升，提升县、乡、村三级医疗机构中医药服务能力。

等级医院评审工作。按照《国家中医药管理局办公室关于做好中医医院评审有关工作的通知》和《中医医院评审暂行办法》的要求，云南省中医药管理局2017年9月启动新一轮三级中医医院等级评审工作，在云南省医疗机构抽调党建的建设、医院管理、财务管理、临床及重点专科、护理、感控、药事、影像、检验等专业的专家成立由392名专家9个专业组成的云南省中医医院等级评审专家库。印发《云南省卫生计生委关于做好新一轮中医医院等级评审有关工作的通知》《云南省卫生计生委关于开展2017年三级中医医院评审工作的通知》。按照国家公布的《三级中医医院评审标准（2017年版）》《三级中医医院分等标准和评审核心指标（2017年版）》《三级中医医院评审标准实施细则（2017年版）》为基本依据开展评审工作，并经国家中医药管理局医政司批准同意，将2016年大型医院巡查的整改落实情况及2017年国家中医药管理局印发的《大型中医医院、中医专科医院巡查细则（反腐倡廉建设）》的内容作为评审的附加条款，编印《云南省三级中医医院专家评审手册（2017年版）》，举办三级中医医院评审指标解读培训班，于2017年10月15～31日，组成5个专家组，分别完成云南省中医医院等10所三级中医医院的等级评审工作。

中医药服务监管工作。云南省完成大型中医医院巡查持续整改工作，推进落实国家中医药管理局《关于加强中医药监督管理工作的意见》，加强中医药监管体系建设，强化云南省卫生计生监督员中医药监管知识培训。组织开展《中医药法》宣传培训和学法考试，组织开展中医医疗质量安全管理和风险防范工作专项整治，成立云南省中药饮片质控中心，开展对全省医疗机构的中药饮片规范管理的检查。

三、科研工作

云南省中医药管理局启动省级中医药临床重点学科建设工作，遴选10个建设项目。组织申报科技部国家中医药现代研究重点专项民族医药传承研究项目。“云南名老中医治疗皮肤病学术思想及应用示范项目”荣获2017年云南省科技进步一等奖。省级中医康复示范中心、全国中医药特色优势教育基地（中药）及3个国家级重点研究室建设工作稳步推进。

四、教育工作

云南省国医大师评选实现零突破，2人入选全国名中医，省级名中医评选工作实现常态化。4人入选全国第四批中医临床优秀人才研修项目，3个中医学术流派传承工作室建设项目通过国家验收，新增中医住院医师规范化培训基地3个。启动第六批全国老中医药专家学术经验继承工作，遴选培养继承人48名。支持8个基层名老中医药专家传承工作室建设，培养学术传承人62名。云南省第二批高层次中医药人才培养和第四批中医药传承工作有序推进。深入开展基层中医药适宜技术培训推广工作，持续夯实基层中医药工作基础。积极争取并完成国家医师资格考试医学综合笔试“一年两试”试点工作，2017年云南省中医医师考试通过人数较往年明显增加。

五、文化建设与对外交流

启动云南省中医中药中国行——中医药健康文化推进行动。参与组展2017年南亚东南亚国家商品展暨投资贸易洽谈会、国际旅游

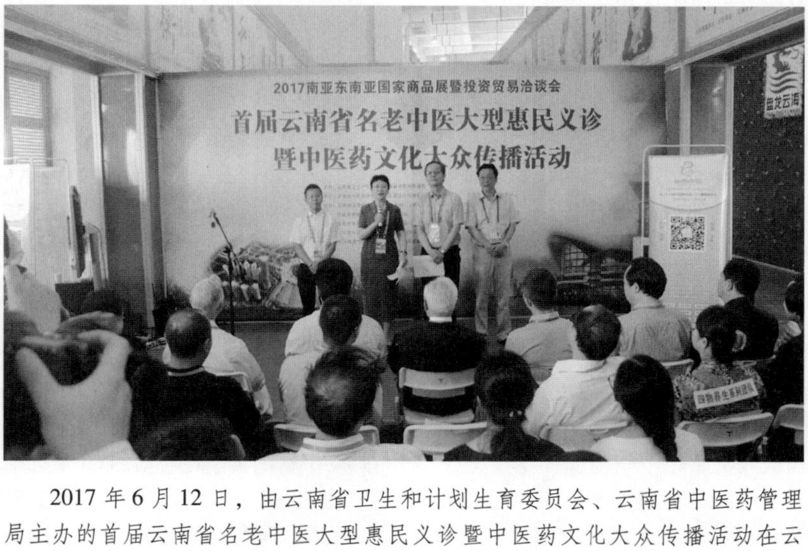

2017年6月12日，由云南省卫生和计划生育委员会、云南省中医药管理局主办的首届云南省名老中医大型惠民义诊暨中医药文化大众传播活动在云南昆明举行

交易会和2017澜沧江－湄公河次区域国家商品博览会，并在2017年南亚东南亚国家商品展暨投资贸易洽谈会上举办首届云南省名老中医大型惠民义诊暨中医药文化大众传播活动。继续引领大湄公河次区域传统医药交流。中医药文化进校园等科普文化宣传工作积极推进。积极参与“一带一路”课题中医药部分的相关撰写工作。“云南中医”微信平台继续发挥在中医药科普文化传播中的重要作用，总受众阅读量突破4000万人次。云南省“绥江经验”“中医药宣传工作”“中医药文化宣传教育基地建设工作”分别在全国第四届少数民族医药工作会议、2017年全国中医药系统办公室主任会议、全国中医药文化宣传教育基地督导工作会议上作交流。

六、党风廉政建设

云南省中医药管理局进一步加强党的建设和党风廉政建设，并作为等级医院评审的重要内容，督促指导医院建立党风廉政建设责任目标管理制度和反腐倡廉长效机制，医院惩防体系建设组织机构更加健全。认真贯彻落实中央八项规定精神和卫生计生行业作风“九不准”，充分发挥党组织战斗堡垒作用和党员先锋模范作用，患者满意度有效提升。

七、其他工作

民族医药工作。云南省楚雄州彝医药条例即将颁布实施，傣医药、藏医药发展被纳入地方立法规划，5个民族医药工作先进集体、18名优秀个人获得国家表彰。彝医药本科教材编写工作全面启动，9部民族医药文献整理、20个中药民族药院内制剂研发项目有效推进。完成2017年傣医、藏医、中医（壮医方向）3类民族医医师资格考试，105人通过考试获民族医医师资格。西双版纳、德宏、迪庆等重点地区加快基层医疗机构民族医药科室建设，彝医药、傣医药医疗服务体系基本建立，工作成效明显。

中医药健康服务。云南省中医药管理局举办中国医疗健康产业投资50人（H50）走进云南健康产业投资座谈会，开阔视野、拓展思路。云南省中医药管理局联合云南省旅游发展委员会开展2017中国国际旅游交易会健康旅游馆组展相关事宜，并在展会上设立“健康旅游”专题馆。主动参与《云南中医药旅游发展规划》编制和专题调研，启动省级中医康复示范中心建设。积极申报云南省生物医药和大健康产业重点项目，推荐云南省中西医结合医院和瑞安养中心、云南省中医医院中医药健康旅游服务中心申报云南省生物医药和大健康产业重点项目。

中医药信息化建设。云南省中医药管理局加快推进中医药健康服务与互联网融合发展，云南省省级中医药数据中心建设有序推进，昆明、玉溪、楚雄基层中医馆健康信息平台建设基本成型。大力推进“互联网＋中医药”服务模式创新，掌上医院、中药智慧药房、国医在线APP等相继推广，向人民群众提供精准的健康咨询、在线预约、养生保健等多样化服务，中医药服务可及性进一步提高，人民群众获得感明显增强。

中药资源普查工作。云南省第一批25个县的中药资源普查试点工作通过国家中医药管理局验收，开展第二批15个县的省级验收工作，启动第三批26个县的中药资源普查工作。通过普查工作，编制41县的《中药资源普查成果资料汇编》，出版8本，发表论文13篇，发表新属1个，新种8种，发明实用专利1项。

中医药健康扶贫。中医药主动融入全省的健康扶贫工作重点工作，云南省中医药管理局负责罗平县、师宗县、富源县、澜沧县、西盟县、孟连县6个县健康扶贫的督导工作，定期深入各县了解掌握《云南省健康扶贫30条措施》的贯彻执行情况，督促指导健康扶贫工作。结合基层中医药服务能力提升“十三五”行动计划，在推进35个县整体提升基层中医药服务能力方面，优先安排20个贫困县。在启动的66个县中药资源普查工作中，安排贫困县51个（其中深度贫困县22个），助力云南省脱贫攻坚。（张旭芳）

【西藏自治区2017年中藏医药工作概况】

一、做好顶层设计，加强政策保障

西藏自治区藏医药管理局为加快藏医药事业发展，根据藏医药存在的主要问题、薄弱环节和发展面临的形势及今后发展目标，制订印发《西藏自治区藏医药事业发展“十三五”规划》。2017年11月20日由自治区人民政府印发《西藏自治区〈中医药发展战略规划纲要（2016～2030年）〉实施意见》。2017年5月25日，《西藏自治区保护发展藏医药条例（草案）》通过西藏自治区十届人大常委会第33次会议第一次审议，截至2017年底，《西藏自治区保护发展藏医药条例（草案）》已进入人大最后审定阶段。

二、加强基层藏医药服务体系，提升藏医药服务能力

西藏自治区藏医药管理局以持续实施基层藏医药服务能力提升工程为抓手，按照“保基本、补短板、促平衡”的要求，联合西藏自治区发展改革委、自治区财政厅、自治区人力资源和社会保障厅、自治区食品药品监督管理局5部门制订《西藏自治区基层藏医药服务能力提升工程“十三五”行动计划》，成立西藏自治区基层藏医药服务能力提升工程“十三五”行动计划领导小组，召开启动大会，全面安排部署“十三五”期间西藏自治区基层藏医药服务能力提升工程各项工作。为做好西藏自治区基层藏医药服务能力提升工程，西藏自治区藏医药管理局加大资金投入力度，共安排专项资金3800万元用于提升工程补助资金，其中1030万元来源于西藏自治区扶持藏医药事业发展专项资金。2017年中医药公共卫生服务补助资金中安排2770万元用于167个乡镇卫生院藏医馆建设和22家独立设置的县级藏医院能力建设。西藏自治区藏医药管理局和自治区藏医医院组成联合调研组，对那曲、昌都、林芝3个地（市）藏医馆项目建设情况进行调研督导，并形成调研报告，深刻分析当前西藏自治区基层藏医馆建设面临的问题和困难，对下一步规范藏医馆建设工作提出意见和建议，制定印发《西藏自治区乡镇卫生院社区卫生服务中心综合服务区（藏医馆）建设指南》，进一步明确藏医馆的建设内容和要求。

三、加强医院内涵建设，促进医院健康发展

根据《西藏自治区大型藏医医院巡查工作方案》要求，按照“以巡促建　以巡促改”工作机制，西藏自治区藏医药管理局组织专家对昌都市藏医医院进行医院反腐倡廉建设、坚持公立医院公益性、发挥藏医药特色优势、医院管理、医院服务等巡查工作；对山南市藏医医院和那曲地区藏医医院分别进行三级甲等和三级乙等民族医医院等级预评审工作，严格按照《三级民族医医院评审标准》，组织区内外专家对自治区藏医医院、山南市藏医医院和那曲地区藏医医院分别进行三级甲等和乙等民族医医院的复审和评审工作，其中自治区藏医医院和山南市藏医医院已经正式批准为三级甲等民族医医院；西藏自治区藏医药管理局对5个国家临床重点专科和12个国家“十二五”重点专科建设项目开展验收和总结工作。

四、进一步加强重大项目的编报和落实

一是西藏自治区藏医药管理局根据国家中医药管理局民族医区域诊疗中心项目申报要求，组织专家召开民族医区域诊疗中心项目论证会，将自治区、山南市和昌都市藏医医院作为西藏推荐的项目单位上报国家中医药管理局。二是西藏自治区藏医药管理局组织编报《中医药传承创新工程建设备选项目》，申报4个备选项目，其中自治区藏医医院和山南市藏医医院项目已被纳入国家《中医药传承创新工程建设备选项目》。三是西藏自治区藏医药管理局积极配合西藏自治区卫生计生委规划信息处做好县级藏医医院建设项目的组织申报工作，2017年已落实拉萨市曲水县、日喀则市康马县、萨嘎县、山南市隆子县、曲松县、阿里地区普兰县6个县级藏医医院的建设项目，总投资达到5320万元，总建筑面积1.8万平方米。

五、创新培养模式，强化人才储备

一是西藏自治区藏医药管理局完成国医大师、全国名中医遴选推荐工作，西藏自治区3位名老藏医药专家获得全国名中医荣誉称号。二是开展藏医师承博士后出站考核，1名师承继承人完成中国中医科学院中医学学科（领域）博士后研究工作；开展第六批全国老中医药专家学术经验继承工作项目的指导老师和继承人的遴选和推荐工作，西藏自治区推荐14名指导老师和28名继承人待国家审核批准。三是西藏自治区藏医药管理局组织专家对单松扎巴等3名2013年全国名老中医药专家传承工作室建设项目进行验收；安排7个自治区级名专家传承工作室建设项目，共投入261万元专项资金。四是面向西藏全区举办藏医护理、基层藏医医疗机构临床骨干等培训班，120余人参加培训；积极开展国家继续教育项目，实施12项国家级继续教育知识技能类项目，培训人数270人次。五是2017年国家住院医师规范化培训招收任务为20名，西藏自治区藏医药管理局根据西藏实际需求为导向，积极协调西藏自治区卫生计生委科宣处，依托自治区藏医医院培训基地招收学员64名。六是积极委派西藏各地（市）卫生计生委藏医科和各地（市）藏医医院骨干参加国家中医药管理局组织的中医药法及中医药监督知识与能力、中医药医改相关政策、标准化等培训。

六、持续推进科技创新工作

一是西藏自治区藏医药管理局根据国家中医药管理局部署要求，组织专家完成8首藏医药经典名方的遴选、组织论证和翻译等工作。二是对藏药方药疗效评价重点研究室和中医药防治传染病重点研究室开展阶段评估，对2012年度国家中医临床研究基地业务建设科研专项课题进行验收；实施2017年度局级课题专项，共立项22项课题，投入资金500万元。同时对2016年度局级课题进行中期评估。三是安排165万元专项资金，实施3个县的藏药资源普查项目。

七、不断推进标准化和信息化工作

一是西藏自治区藏医药管理局投入300万元实施藏医药标准化专项。二是开展藏医药数据中心建设项目，设备采购已完成80%，正在进行藏医药电子病历的标准制定及软件开发工作。三是举办西藏自治区“以藏医电子病历为核心的藏医

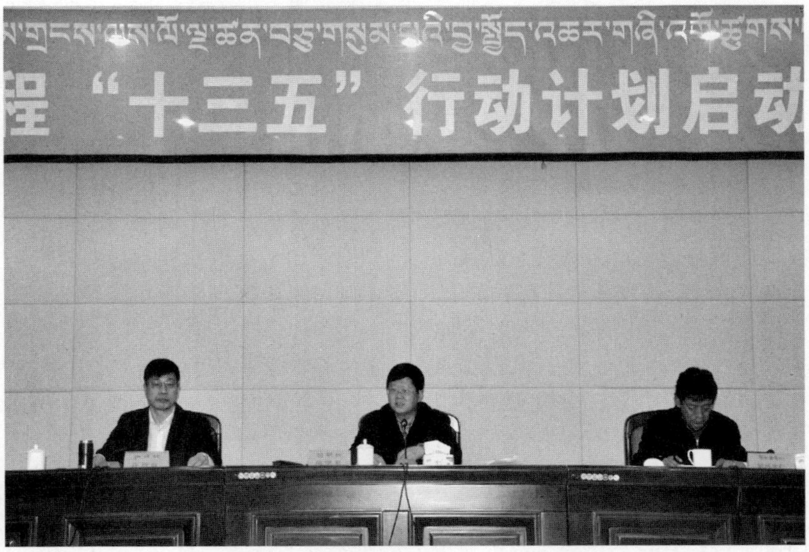

2017年4月10日，由西藏自治区卫生和计划生育委员会主办的西藏自治区基层藏医药服务能力提升工程“十三五”行动计划启动会在西藏拉萨召开

医院信息化”现场研讨会，对藏医医院的信息化建设献言献策。

八、多措并举，弘扬藏医药文化

一是藏医药申遗工作方面，自治区联合国教科文组织正式受理我国申报的文本，并被列入 2018 年世界非物质文化遗产评审计划。二是西藏自治区藏医药管理局参加在成都举办的“世界非物质文化遗产节”，全面展示西藏藏医药取得的巨大成效，大力传播藏医药优秀传统文化，推进藏医药交流与合作。三是为做好藏医药文化交流和传播，西藏 4 名专家出访美国，参加在哈佛大学医学院举办的藏医药学术会。

九、推进学习宣传《中华人民共和国中医药法》工作

《中华人民共和国中医药法》（以下简称《中医药法》）颁布以来，西藏自治区卫生计生委和西藏自治区藏医药管理局高度重视，把学习宣传贯彻落实《中医药法》作为藏医药工作的重要任务。2017 年 7 月 1 日，《中医药法》实施之日，西藏各地（市）卫生计生委积极组织各藏医医疗、教育、科研机构和藏药生产企业，藏医、中医诊所开展《中医药法》宣传、义诊等活动，发放《中医药法》单行本 4 万册，免费发放药品总价近 12.2 万元。12 月 16 日在拉萨举行中医中药中国行——西藏活动启动仪式，同时邀请国家中医药管理局相关司局领导参加启动仪式，并在同期举办的《中医药法》骨干培训班进行授课，全区近 100 名县级以上藏医药管理人员参加上述活动及培训班。

十、积极参与健康扶贫工作

一是西藏自治区藏医药管理局按照西藏自治区政府齐扎拉主席和西藏自治区扶贫攻坚指挥部的要求，参与、协调、落实羊八井风湿病扶贫搬迁点各项工作，制订藏医温泉疗养中心建设方案，完成搬迁户风湿病人筛查、与风湿病人的签约并建立健康档案等工作。二是在自治区藏医院建立风湿病专科，同时向国家中医药管理局申报自治区藏医院风湿病诊疗中心建设项目。

（刘伟伟）

【陕西省 2017 年中医药工作概况】

2017 年，陕西省共有中医医疗机构（含中西医结合医院，下同）170 家，床位数 30818 张，在岗职工 38525 人，卫生技术人员 33005 人，其中执业（助理）医师 9219 人，注册护士 14361 人。2017 年中医医院总诊疗量达 1360.6 万人次，出院总病人数 96.2 万人次。

一、政策法规

深入贯彻落实《中华人民共和国中医药法》，陕西省人民政府印发《陕西省中医药发展战略规划（2017～2030 年）》，进一步落实各级政府发展中医药的主体责任，将中医药事业发展纳入各地国民经济和社会发展规划，将中医药事业发展经费纳入本级财政预算，举办规模适宜的中医医疗机构，将规划落实情况纳入健康陕西考核指标体系，加强监督与考核，促进工作落实。

陕西省建立由分管副省长任召集人的省中医药工作联席会议制度，及时研究和解决中医药发展中遇到的重大问题，制订印发《陕西省中医药发展战略规划（2017～2030 年）》实施分工方案，明确牵头单位和工作责任，全面推进各项任务目标落实。

二、中医医改

积极参与分级诊疗。陕西省中医药管理局推进城市三级中医医院优质资源下沉，全省组建 12 个不同类型的中医医联体，涵盖 80 余家市县医院、230 余家基层医疗卫生机构。陕西中医药大学附属医院成立肿瘤、心血管、脑血管、老年病 4 个联合会诊中心，安康市中医医院建立远程医疗协作网络，进一步方便辖区内基层群众就近诊疗。推进二级以上中医医院对口支援、乡镇一体管理，进一步提升 300 余个乡镇卫生院服务能力与水平。

中医医疗服务价格调整。陕西省新增中医辨证论治收费项目，三级医院普通门诊、副主任医师门诊、主任医师门诊及住院中医辨证论治费分别设定为：11、15、18 和 23 元，较综合医院诊查费提高 37.5%、25.0%、20.0% 和 15.0%。在 2012 年确定的 123 种中医诊疗类项目标准的基础上，将 6 类中医诊疗收费项目细化，增加到 162 项，中医诊疗费用平均上调 20.0%。对推拿治疗、辨证施膳指导、膏方制药等 14 种服务项目收费实行市场调节、自主定价，宝鸡市新增 127 个医保报销中医药项目，提高中药饮片、中成药、针灸、推拿等补偿比例。

三、医政工作

全面提升基层中医药服务能力。陕西省中医药管理局制订印发《陕西省基层中医药服务能力提升工程“十三五”行动计划》，召开全省基层中医药服务能力提升工程“十三五”行动计划启动会，争取陕西省专项资金 8000 万元建设 635 所乡镇卫生院和社区卫生服务中心中医药综合服务区（中医馆），全省覆盖率达到 80.0%。全省 65 岁以上老年人中医药健康管理率和 0～36 个月儿童中医药体质调养健康管理服务率均达到 45.0% 以上。积极组织创建基层中医药工作先进单位工作，从省级基层中医药先进单位中遴选推荐 16 个区县创建全国基层中医药先进单位，受国家中医药管理局委托对 16 个期满复审的全国基层中医药工作先进单位完成复核验收。推进综合医院（专科医院、妇幼保健院）中医药工作示范单位创建工作，对 8 家拟创建和复审全国综合医院（专科医院、妇幼保健院）中医药工作示范单位进行督导评估。

实施中医临床优势培育工程。陕西省中医药管理局组织开展“十二五”国家中医重点专科验收工作，在各建设单位院内自评的基础上，抽取专家 29 人次、分 6 组，对全省 8 个单位的 15 个专科建设、组织管理及财务收支等情况进行现场评估，形成全省国家中医重点专科建设工作报告上报国家中医药管理局。做好国家区域中医诊疗中心遴选推荐工作，在分析研判各专科综合实力及在区域、全国影响力的基础上，组织全省 18 个单位的 51 个国家中医重点专科申报国家区域中医诊疗中心，经形式审查及专家评审，最终确定推荐申报项目 22 项。

持续狠抓中医医院管理。陕西省中医药管理局举办全省中医医院院长培训班，邀请上海、重庆、杭州等地专家为全省100余位中医医院院长解读医改政策、交流管理经验。陕西省中医药管理局配合国家中医药管理局做好大型中医医院巡查工作，从5个方面32项内容对陕西中医药大学第二附属医院进行大型中医医院巡查。启动全省新一轮中医医院评审，制订印发《陕西省中医医院评审工作实施方案（2017～2018年）》，明确“省上管三级、地市管二级”的基本原则，在组织管理上夯实主体责任，并结合全省中医医院现状，在评审标准中增加“行风建设”内容、加大“医院感染管理”权重。

强化医疗安全管理和风险防范。陕西省中医药管理局召开全省中医医院医疗质量和医疗安全管理视频工作会，制定印发《陕西省2017年医疗质量安全专项检查标准》《全省中医医疗机构医疗安全管理和风险防范专项检查工作实施方案》，在全省范围开展为期1个月的中医医疗安全专项整顿活动。陕西省中医药管理局联合省卫生计生委医政医管局、省卫生监督所，成立5个专项检查组，对全省所有地市共51个医疗机构进行医疗质量安全随机抽查。印发《关于在医院感染管理等5个专业省级医疗质量控制中心设立全省中医医院医疗质量控制小组的通知》，建立医院感染管理、血液透析、重症医学、消毒供应和麻醉5个专业的省级中医医院医疗质量控制系统，并要求各市、县中医药主管部门将辖区内中医医院的各专业质量控制工作纳入本级医院质量控制体系统一管理，实现全省中医医院基础医疗质量的同质化管理。制定《陕西省中医护理质量控制中心章程》，成立陕西省中医护理质量控制中心。

加强中医类别医师考试管理。陕西省中医药管理局召开座谈会研究部署中医医院医师定期考核工作，组织陕西省中医类别考试基地42名考官参加全国2017年中医类别医师资格实践技能考试培训，配合国家中医药管理局中医师资格认证中心在陕西中医药大学开展2017年医师资格考试中医执业医师分阶段考试实证研究工作。组织开展医师定期考核机构申报工作，推荐陕西省中医医院、陕西中医药大学附属医院、安康市考点申请创建全国中医类别实践技能考试基地。做好确有专长及师承人员年度考核工作，组织768名申请人参加陕西省2017年传统医学师承和确有专长人员医师资格考试，308人通过考试，取得中医执业助理医师考试资格。

参与卫生应急救治工作，做好省内H7N9病例处置工作。陕西省中医药管理局加强榆林“7·26”特大洪灾现场指导，对受灾严重的榆林市子洲县下拨20万元中医医院恢复建设专款，组织4家省市中医医院为子洲县中医医院捐赠20余万元的医疗和救灾物资，组建中医药专家团队赴灾区共同做好灾后防疫工作。制订印发艾滋病、肺结核、肾综合征出血热、乙肝、手足口病5种重点传染病的中医防治方案（2017年版）。

四、中医药健康服务

组织相关单位积极申报国家中医药健康旅游示范区、示范基地和示范项目，陕西省铜川市被国家旅游局、国家中医药管理局确定为国家中医药健康旅游示范区创建单位。推进省级中医药健康服务试点，2017年度安排省级专项资金811万元，在全省28个县区开展中医药医养结合、特色康复服务、健康旅游试点工作。商洛市规划在“十三五”期间投入10亿元打造47个健康服务项目，建设“十大商药”示范基地。宝鸡市大力推进千阳县中医药健康养生城、麟游县九成宫（怡心谷）和岐伯养生谷、汤峪中医药养生基地、中铁文旅大健康养生城项目。安康市启动“中医城”建设工程。

五、教育工作

推进名中医学术经验传承。陕西省中医医院雷忠义入选第三届国医大师，西安市中医医院高上林、杨震入选首届全国名中医。在全省开展向国医大师、全国名中医学习活动，召开全省国医大师暨名中医座谈会，陕西省人民政府副省长魏增军会见慰问国医大师及名中医代表。新增全国基层名老中医药专家传承工作室8个，8名师承工作继承人取得中医师承博士学位。启动新一批老中医药专家学术经验继承工作，为62名老中医药专家遴选确定121名继承人。

深化医教协同。陕西省中医药管理局推荐5所三级中医医院参加全国第二批中医住院医师规范化培训基地审核认定，新增中医规范化培训基地2个、协同基地2个。组织24名骨干师资参加全国中医住院医师规范化培训带教师资培训，举办全省中医住院医师规范化师资培训班，154名带教老师取得培训合格证书。严格中医住院医师规范化培训管理考核，149名学员通过考核取得住院医师规范化培训合格证书。新招收中医住院医师规范化培训学员288名。

加强多层次多类别中医药人才培养。陕西省中医药管理局推荐3名三级甲等中医医院院长参加全国第五期中医医院职业化管理高级研修班，71人入选国家级、省级中医药优秀人才研修项目。启动全省首届“西学中”高级研修班，招收学员28名。通过乡村中医师“3+3”提升工程、基层中医药知识与技能培训、中医临术技术骨干培训等项目，培养中医药人员共744人。举办省级以上中医药继续教育项目69项，参加培训近万人。308人通过传统医学师承和确有专长人员医师资格考试，取得执业助理医师考试资格。

六、科研工作

持续推进重大病种创新计划。陕西省中医药管理局多次召开专家论证会，对重大病种创新计划项目进行指导。进一步强化平台管理，组织专家对2014年的10个病种创新计划项目进行结题验收，对2015年的10个病种进行中期检查，对2016年的12个病种（含中西医结合）进行现场督导检查，及时印发检查结果及整改意见。全面梳理评估83个中医药科研平台建设情况。启动2017年中医药科研招标工作，共立项289项，其中资助项目205项、立项不资助项目69项、创新计划项目15项。

加强中医药科研队伍能力培养。陕西省中医药管理局与北京中医药大学东直门医院签署全面战略合作协议，进一步增强陕西省中医药管理局科研管理能力，提升陕西省中医医院、陕西中医药大学附属医院、西安中医脑病医院科研综合水平。召开全省首届中医药科教大会，在全省中医药从业人员中开展大比武大练兵。

推进中药资源普查及标准化项目工作。全面启动第四次中药资源普查工作，陕西省中医药管理局组织陕西中医药大学及相关人员召开专题会议，遴选确定24个国家级贫困县为第四次全国中药资源普查县，实现国家级贫困县中药资源普查全覆盖。加强对中药材动态监测中心平台及中药标准化建设项目督导，指导36个中药资源普查试点县做好内业整理和成果梳理工作，邀请中国中医科学院、南京中医药大学等专家对陕西省4家企业承担的脑心通胶囊、生血宝合剂、附子、款冬花标准化建设项目进行督导。对全省中药颗粒制剂使用情况进行全面的摸底调查，为下一步制定相关政策提供依据。

七、信息化工作

推进省中医药数据中心建设，完成陕西省中医药数据中心与国家中医药数据中心、基层中医馆网络链路的连通，完成中医馆健康平台电子病历、辨证论治、知识库、治未病、远程教育、远程会诊等主要功能与基层HIS系统集成、调试工作，推进咸阳5个试点县基层HIS系统升级，试点县中医馆基本能够开展中医馆健康信息云平台业务。加快9个市级中医药远程服务中心建设，其中，安康市中医医院牵头建成安康市远程医疗平台，接入市县级及以上医院21家、乡镇卫生院48家，并深入至6个村卫生室，建有远程会诊中心和远程影像、远程门诊、远程心电3个分中心，截至2017年11月30日共开展远程培训18次、培训人员2700余人次、远程会诊6610例。

八、文化传播与对外交流

做好中医药文化宣传工作。陕西省中医药管理局深入推进“中医中药中国行”活动，在商洛市洛南县、咸阳市长武县、榆林市横山区开展省级名中医健康扶贫义诊活动，组织全省中医医院深入学校、社区进行中医药科普知识讲座。在2017欧亚经济论坛期间，举办陕西省中医中药中国行——中医药健康文化推进行动启动仪式，临潼扁鹊纪念馆创建成为省级中医药文化科普宣传教育基地。完成2016年中国公民中医药健康文化素养调查，在10个抽样区县完成2702份调查问卷，组织开展2017年中国公民中医药健康文化素养调查工作。

推进中医药对外交流与合作。陕西省中医药管理局开展全省中医药对外合作交流情况调查，召开省级中医药对外交流和合作座谈会，确定3家单位为省级中医药对外交流合作基地。积极组织省内单位申报国家中医药国际合作专项项目，陕西中医药大学获批国家中医药管理局中医药国际合作项目基地。推动中医药文化在海外的传播和发展，陕西省对外友好协会组织中医药代表团，对俄罗斯、匈牙利两国进行友好交流访问，达成合作共识。陕西中医药大学与俄罗斯萨拉托夫医科大学就师生交流、联合培养、科研共建等项目签署合作协议，安康市中医医院与台湾中山医学大学附设医院就人才培养、科研协作、学术交流、管理提升等领域签订合作备忘录，西安中医脑病医院与哈萨克斯坦－阿拉木图Aepebe CTN医疗康复中心建立中医药脑病康复诊疗中心。

九、2017年欧亚经济论坛“一带一路”中医药发展论坛

2017年9月22日，欧亚经济论坛——首届“一带一路”中医药发展论坛在陕西省西安曲江会议中心举行。中国中药协会会长房书亭主持论坛，世界卫生组织代表Martin Taylor、蒙古国驻华大使Gankhuyag Amba等官员，国家质量监督检验总局副局长陈钢、国家中医药管理局国际合作司副司长吴振斗、国家食品药品监督管理总局药品化妆品注册管理司副司长李金菊等国家部委有关领导，知名中医药企业负责人，以及省级部门、各级中医医院负责人等300余人参加此次活动。本次论坛是2017欧亚经济论坛分论坛之一，主要活动有“一带一路”中医药国际标准化平台发布，中医中药中国行——陕西省中医药健康文化推进行动启动，纪念李时珍诞辰500周年“一带一路”行启动，共同建设“一带一路”中医药文化特色小镇启动仪式，

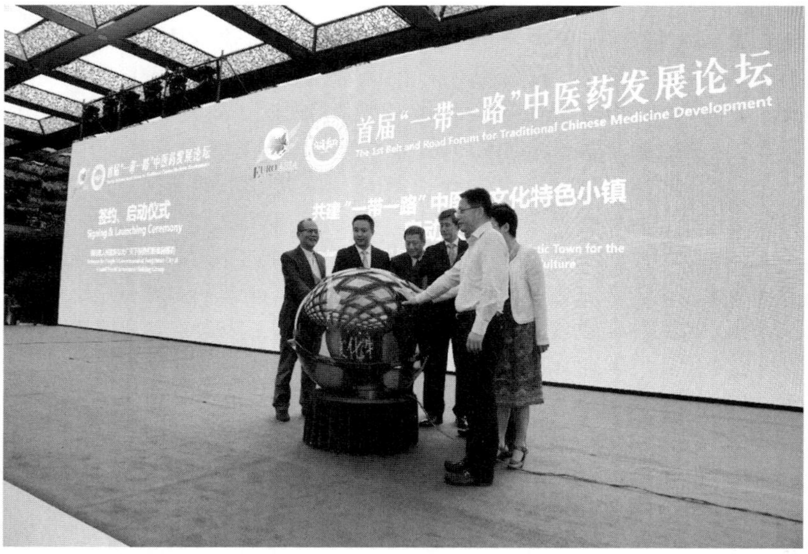

2017年9月22日，由国家中医药管理局、陕西省人民政府、中国人民对外友好协会、中国公共外交协会等单位共同主办，陕西省中医药管理局协办的欧亚经济论坛——首届“一带一路”中医药发展论坛在陕西西安举行

与会嘉宾就“中医药现代化发展契机”“将中医药传承发扬光大”“加强科技支撑和人才培养”“健全符合中医药特点的法规政策、管理体系、评价和标准体系”“提升中药制造和健康服务水平”等主题发表演讲。此次论坛特设中医药文化长廊，充分展示陕西省中医药历史渊源、发展历程和取得的成就，北京同仁堂、康缘药业等企业设立中医药体验、药材展示区，深受中外嘉宾的欢迎。（余　晴）

【甘肃省2017年中医药工作概况】

开展《中华人民共和国中医药法》（以下简称《中医药法》）宣传活动。甘肃省中医药管理局组织召开甘肃省中医药学会2017年学术年会，会议主题是“贯彻落实《中医药法》　促进中医药学术发展”。甘肃省各市州卫生计生委主管中医工作的领导、中医科科长，各级中医、中西医结合、民族医医院院长，甘肃省中医药学会副会长、常务理事、理事及中医药专家学者代表共280多人参加会议。甘肃省中医药管理局邀请甘肃中医药大学经贸与管理学院院长、法学博士云立新教授对《中医药法》从立法背景、立法目的、重要意义和立法亮点进行逐条解读，参会人员进行热烈的学习讨论。甘肃省中医药管理局筹集资金统一订购《中华人民共和国中医药法释义》，向甘肃省卫生计生委机关各处室、各市州卫生计生委、各中医药单位配发。

建立甘肃省中医药联席会议制度。甘肃省中医药管理局提请省人民政府办公厅印发《关于建立甘肃省中医药工作联席会议制度的通知》，联席会议的主要职责是在甘肃省人民政府领导下，统筹协调中医药工作，对全省中医药工作进行宏观指导；研究制定促进中医药改革发展的政策措施；督促检查国家及省委、省人民政府中医药政策措施的落实情况；协调解决中医药工作中的重大问题；完成省人民政府交办的其他事项，及时报告有关工作情况。联席会议由甘肃省发展改革委、省卫生计生委、省中医药管理局等28个部门和单位组成。甘肃省副省长李斌担任联席会议召集人，省人民政府副秘书长王向晨、省卫生计生委主任郭玉芬担任副召集人，各成员单位有关负责为联席会议成员。

出台《甘肃省贯彻中医药发展战略规划纲要（2016～2030年）实施方案》。甘肃省中医药管理局提请省人民政府印发《甘肃省贯彻中医药发展战略规划纲要（2016～2030年）实施方案》，明确今后一个时期甘肃中医药发展的重点任务。一是提高中医医疗服务能力，完善覆盖城乡的中医医疗服务网络，提高中医药防病治病能力，促进中西医结合和民族医药发展，鼓励社会办中医，推动“互联网+”中医医疗。二是大力发展中医养生保健服务，加快服务体系建设，提升服务能力，促进中医药与健康养老、旅游产业等融合发展。三是扎实推进中医药继承创新，加强中医药理论方法继承和传统知识保护与利用，强化中医药师承教育，完善中医药科技创新体系和科研评价体系，加强中医药科学研究。四是全面提升中药产业发展水平，加强中药资源保护和开发利用，推进中药材规范化种植养殖，促进中药工业转型升级，构建现代中药材流通体系。五是大力弘扬中医药文化，发展中医药文化产业。六是积极推动中医药对外交流合作，扩大中医药国际贸易。

提升中医药服务能力。一是甘肃省中医院、甘肃中医药大学附属医院和天水市中医医院被纳入中医药传承创新工程建设备选项目储备库。榆中县中医院等5家县级中医医疗机构入选国家发展改革委员会、国家卫生计生委和国家中医药管理局2017年度卫生领域中央投资计划建议方案的健康扶贫工程项目库。二是甘肃省中医药管理局推荐甘肃省中医院骨伤科等11个专科参评国家中医药管理局区域中医（专科）诊疗中心，推荐甘南州藏医医院参评区域民族医诊疗中心。确定甘肃省中医院妇科等7个科为国家中医药管理局“十三五”重点中医药专科培育项目，评审确定21个省级重点专科名单。组织专家对甘肃省建设的6个国家临床重点专科（中医专业）、第五批和第六批省级中医重点专科进行验收。三是按照《甘肃省大型中医医院巡查工作实施方案（2015～2017年度）》，甘肃省中医药管理局组织专家对武威职业学院附属中医医院进行巡查。完成全省医疗机构中药饮片管理专项检查材料汇总及总结上报。开展全省中医医院医疗安全管理和风险防范专项整顿活动、传染病防治和感染防控监督执法专项检查工作。四是在永登县中医医院等9家县级中医医院开展中西医结合重症监护室建设项目，确定甘肃省人民医院重症监护科、省中医院脑病科、甘肃中医药大学附属医院心血管科为甘肃省第一批重大疑难疾病中西医临床协作科室。五是开展县级中医医院重症医学、儿科、麻醉科骨干医师培训各1期，实施重大疑难疾病中西医临床协作和县级中医医院中西医结合重症监护室、微生物检验室建设项目。六是甘肃省肿瘤医院、榆中县第一人民医院、张掖市甘州区人民医院、张掖市民乐县人民医院创建全国综合医院中医药工作示范单位，甘肃省第二人民医院、庆阳市人民医院和天水市秦安县人民医院参加全国综合医院中医药工作示范单位复审。七是将84项课题列为2017年甘肃省中医药管理局科研立项课题，共资助课题经费200万元。组织2017年度皇普谧中医药科技奖评审，评出一等奖1项、二等奖9项、三等奖10项。八是制订《甘肃省社会办中医试点工作方案》，规定社会资本可以在全省中心城区、各县区（包括县城、乡镇和行政村）兴办各类中医医疗机构（包括民营中医医院、中医专科医院、中医门诊部、中医诊所和以提供中医药服务为主的卫生所、卫生室、医务室等）。

继续实施基层中医药服务能力提升工程。一是甘肃省中医药管理局联合省人力资源和社会保障厅、食品药品监督管理局印发《基层中医药服务能力提升工程“十三五”

行动计划实施方案》。二是在兰州市七里河区中医院等6个县级中医医院开展基层中医药适宜技术服务能力（适宜技术培训基地）建设，在100所乡镇卫生院（社区卫生服务中心）进行中医综合服务区（中医馆）建设。三是兰州市城关区、庆阳市宁县、平凉市华亭县通过全国基层中医药工作先进单位复审。渭源县、平凉崆峒区创建为全国基层中医药先进单位。甘肃省人民政府同意命名武威市为甘肃省中医药工作先进市；命名兰州市七里河区等10个县（市、区）为甘肃省中医药工作先进和示范县（市、区）。

加强中医药人才培训。一是甘肃省中医药管理局完成甘肃省国医大师、全国名中医评选的材料汇总、省级公示推荐等程序，2017年5月31日，人力资源和社会保障部、国家卫生计生委、国家中医药管理局联合发文，甘肃省周信有被评为国医大师，王自立、刘宝厚、张世卿被评为全国名中医。11月15日，甘肃省人民政府召开甘肃省国医大师全国名中医表彰大会，甘肃省人民政府办公厅印发《关于开展向国医大师和全国名中医学习活动的通知》。二是甘肃省中医药管理局完成第二批全省五级师承结业考核和出师验收工作，共2631名继承人结业考核合格，启动第三轮五级中医药师承教育，遴选指导老师950人，继承人1986名开展为期3年的跟师学习。三是继续举办一期为期3个月的“西医学中医”普通班、2期“西医学中医”护理培训班，一期为期半年的“中医学经典”普通班；一期中医学经典研究生班，培养高层次人才50人。委托14个市州卫生计生委开展为期3个月的“西医学中医”培训班。四是启动甘肃省西医领军人才跟师省级名中医活动，组织22名西医领军人才跟师省级名中医，中西医强强联合，开展重大疑难疾病的中西医联合攻关，提升服务能力和水平。五是完成第六批全国老中医药专家学术经验继承的人员遴选、推荐，确定22名指导老师和44名继承人。完成第四批全国优秀中医（临床、基础）人才研修项目的人员遴选，确定3名中医临床优才、4名中医基础优才研修对象。六是完成2017年住院医师规范化培训招生105人，中医助理全科医师规范化培训招生17人；完成住院医师规范化培训生结业考核，共46人参加结业考核。

积极促进中医药产业发展。一是启动国家中医药产业发展综合试验区建设。2017年2月23日，经国务院同意，国家卫生计生委、国家发展改革委、国家中医药管理局联合印发《关于甘肃省建设国家中医药产业发展综合试验区总体方案的批复》（国卫办函〔2017〕98号），原则同意甘肃省建设国家中医药产业发展综合试验区。为推进国家中医药产业发展综合试验区建设，甘肃省人民政府于9月26～27日，在定西市陇西县召开甘肃建设国家中医药产业发展综合试验区启动大会，甘肃省建设国家中医药产业发展综合试验区协调推进领导小组办公室制订印发《甘肃建设国家中医药产业发展综合试验区实施方案》和《甘肃省建设国家中医药产业发展综合试验区总体方案任务分解表》。二是甘肃省中医药管理局举办以“开放、合作、绿色、健康”为主题的2017甘肃省中医药产业博览会。2017甘肃省中医药产业博览会设置中医药产业招商大会、中医药事业产业发展高层论坛、展览展销、实地考察等活动，面向国家部委、兄弟省份、国内外中医药组织和相关企业、专家学者、新闻媒体等，共发出邀请函500余份，实际报到参会嘉宾1751人，其中国家部委代表17人、专家学者24人，中国工程院院士、中国中医科学院常务副院长黄璐琦受聘为甘肃省建设国家中医药产业发展综合试验区首席顾问，药博会共签约项目24个，签约金额35.73亿元。三是制订印发《中医中药中国行——中医药健康文化推进行动甘肃省实施方案（2017～2020年）》，并于2017年甘肃省中医药产业博览会期间启动甘肃中医中药中国行——中医药健康文化推进行动。四是继续推进中医药在“一带一路”沿线国家发展。投入资金500万元，在白俄罗斯新建中医中心。

（刘正锁）

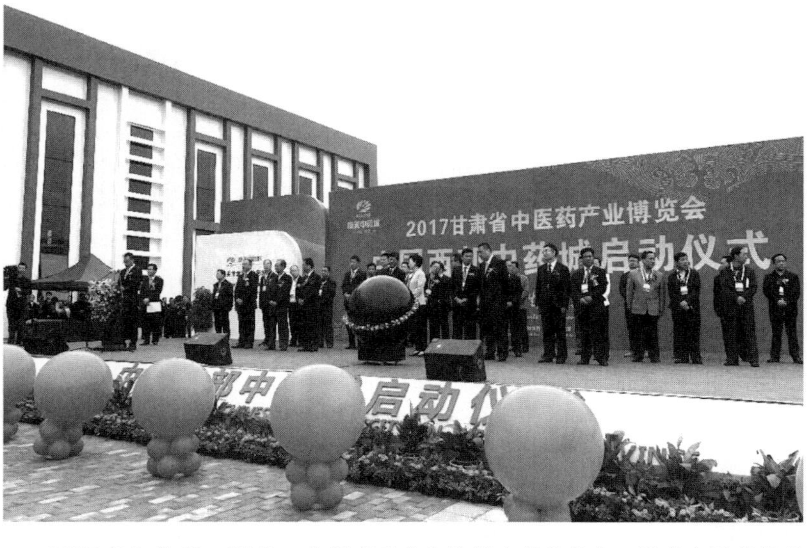

2017年9月26～27日，由国家卫生和计划生育委员会、国家中医药管理局和甘肃省人民政府共同主办的2017甘肃省中医药产业博览会——中国西部中药城启动仪式在甘肃定西举办

【青海省2017年中藏医药工作概况】
学习贯彻党的十九大精神，积极宣传《中华人民共和国中医药法》（以下简称《中医药法》），全面落实《中医药发展战略规划》。党的十九大胜利召开以后，青海省中藏医系统掀起学习十九大精神的热潮。

大家一致认为，要强化理论武装，深刻领会习近平新时代中国特色社会主义思想和发展中医药的新思想新论断新要求的基本内涵，坚持用习近平新时代中国特色社会主义思想武装头脑，自觉运用这一科学思想指导中藏医药工作，不断提高运用这一科学思想研究和解决问题的能力。青海省卫生计生委邀请青海省中藏医药系统的十九大代表、青海省藏医院副院长昂青才旦深入青海省卫生计生系统宣讲十九大精神。昂青才旦结合中藏医药工作和自己学习十九大精神的亲身体会，分别用汉语和藏语为青海省卫生计生系统广大党员群众举行十余场宣讲活动，让十九大精神深入基层，深入各族群众心中。2017 年是《中医药法》正式实施之年，也是全省《中医药法》宣传年。按照国家中医药管理局总体要求，青海省积极参加国家中医药管理局组织有关《中医药法》的各种培训，征订相关培训材料，并在青海省卫生计生行政系统及中藏医系统开展《中医药法》培训工作，结合中医中药中国行——青海省全中藏医药健康文化推进行动，深入基层。通过开展中藏医药健康教育，建设中藏医药健康文化知识角等方式在全省开展全面的系列宣传活动。2017 年 3 月，青海省人民政府办公厅印发《关于贯彻〈中医药发展战略规划纲要（2016 ~ 2030 年）〉的实施意见》，意见提出，到 2020 年，实现人人基本享有中藏医药服务，初步建成藏医药强省，中藏医药服务可得性、可及性明显改善。到 2030 年，中藏医药治理体系和治理能力现代化水平显著提升，中藏医药服务领域实现全覆盖，在全国藏医药事业发展中的龙头地位更加巩固，实现全面建成藏医药强省的奋斗目标。11 月 20 日，青海省人民政府办公厅印发《关于进一步做好公立中藏蒙医医院综合改革工作的意见》（青政办〔2017〕199 号），就全省公立中藏蒙医医院医改工作提出建立中藏蒙医药补偿机制，实现差别化的鼓励政策，积极推动中藏蒙医医院参与分级诊疗工作，提升市（州）、县级医院中藏蒙医药服务能力等 4 个方面、13 条具体要求，对推动青海省中藏蒙医医院综合改革工作必将产生积极的促进作用。

全面启动中医药部门公共卫生专项补助资金项目。青海省中藏医药管理局落实项目资金 3581 万元，启动实施 2017 年中医药部门公共专项补助资金项目，加强中藏医药服务能力建设，提高中医康复服务能力规范化水平，推广基层中藏医药适宜技术，建设藏药炮制技术传承基地，促进藏药传统炮制技术继承创推广，中藏医药服务的整体水平得到提升。

不断加强中藏医服务体系建设。青海省中藏医药管理局实施基层中藏医服务提升工程，加强中藏医馆建设，截至 2017 年底，基层医疗卫生服务机构中已建和在建中藏医馆共 400 个，全省项目覆盖率达 92%，中藏医药适宜技术在基层防治常见病多发病和养生保健中的作用越来越明显。青海省藏医院、青海省中医院入选国家中医药传承创新工程项目储备库。完成海南州藏医院三级乙等民族医医院评审和甘德县藏医院二级评审工作，截止到 2017 年底，全省共有 2 所三级甲等、1 所三级乙等和 33 所二级甲等中藏蒙医医院。开展民族医医院能力建设，青海省藏医院按照 GPP 标准设计的 12000 平方米的藏药制剂车间投入使用，能生产丸剂、散剂等 12 种剂型，年生产量达 200 吨以上，成为国内最大的藏药院内制剂生产中心。提升民族医医院信息化水平，完成 2016 年国家中医药管理局项目中医馆健康信息平台建设项目硬件、软件招标工作。

继续加大人才培养力度。青海省中藏医药管理局启动 2017 年中藏医住院医师规范化培训，招收学员 85 人（其中中医 50 人，藏医 35 人）。加强高层次中藏医药人才培养，通过省级、全国中医理论选拔考试等程序，有 5 名中医药人员入选第四批全国中医（临床、基础）优秀人才研修项目。巴卓玛、南拉卡全国名老中医药专家传承工作室建设项目验收通过。在全省范围评选出青海省名中藏蒙医 20 名。青海省藏医院主任医师尼玛获得国医大师称号，成为青海省第一位获此殊荣的中藏医药领域专家，陆长清、王常绮、桑杰 3 名专家荣获全国名中医荣誉称号。（华旦诺尔桑）

【宁夏回族自治区 2017 年中医药工作概况】 中医药政策机制。宁夏回族自治区卫生计生委制订《宁夏回族自治区中医药事业发展“十三五”规划》，自治区中医药回医药管理局印发《关于大力发挥中医药“三大作用” 提升中医药服务能力的通知》，充分发挥中医药特色优势，使中医药更好地为人民群众健康服务。强化中医药法制理念，推动《中华人民共和国中医药法》（以下简称《中医药法》）贯彻实施，全区开展培训、知识竞赛等形式多样的《中医药法》宣传活动。

中医药经费。2017 年共安排宁夏回族自治区中医药项目资金 4097 万元（其中自治区中医专项 600 万元、中央中医药专项 3497 万元）。宁夏回族自治区中医药回医药管理局召开全区中医药项目推进工作会议，举办 2017 年度中医药项目推进暨 2016 年度中医药项目绩效管理培训班，对全区 70 家项目单位、150 名项目负责人进行项目管理、执行，监控平台、绩效考核平台、精细化管理平台应用等方面的系统培训。组织开展 2016 年中央中医药专项绩效自评和第三方评价工作，首次将项目绩效评价工作完全委托第三方开展，使评价结果更加客观。基层中医馆健康信息平台建设项目推进良好，宁夏中医药数据中心基本建设完成。

基层中医药工作。宁夏回族自治区中医药回医药管理局实施基层中医药服务能力提升工程“十三五”行动计划，联合自治区发展改革委等有关单位印发自治区实施方案，召开启动会议，全区卫生计生委（局）层层签订承诺书。在全区中医院启动基于病案首页的 DRGs 管理模式改革，为创新中医院管理和绩效考核模式进行有益尝试。健全完善中医医疗机构治未病平台，实现全区 18 家中医医院治未病中心的全覆盖。开展 5 个地市级中医医院国医堂建设，提升医院中医药文化内涵。开展 2017 年 13 个社区卫生服务站标准化中医馆建设项目，完成 2016 年 112 个乡镇卫生院中医馆（中医诊疗区）建设工作。

中医药人才培养。宁夏回族自治区中医药回医药管理局加强高层次人才培养，陈卫川、高如宏、邢世瑞 3 人荣获全国名中医称号，1 人荣获中医药教学名师。设立宁夏针灸学石学敏院士工作站、宁夏武维屏名老传承工作站，实现学术传承、合作共赢、造福自治区民众。大力实施中医药传承与创新“百千万”人才工程（岐黄工程），确定自治区第六批全国老中医药专家学术经验继承项目 15 名指导老师、30 名学员，第四批全国优秀中医临床人才研修项目 4 名学员，全国中医基层优秀人才研修项目 1 名学员。发扬中医药师承教育优势，通过实施国家基层名老中医工作室项目，遴选建设 2 个基层名老中医传承工作室。开展第三批自治区老中医药专家学术经验传承工作。加大基层中医药人才培养力度，开展第五批、第六批共 20 名自治区中医优才人员培养工作。启动自治区第二批基层中医优才项目，为自治区培养 49 名基层中医临床技术骨干。完成全区 65 名传统医学师承和确有专长人员考核考试。中医住院医师规范化培训工作有力推进，开展 2017 年中医住院医师规范化培训师资培训项目。

回医药工作。宁夏回族自治区举办中国民族医药学会回医药分会学术年会，开展自治区回医示范病区建设项目回医药人才培训班项目，培养回医药人才 100 名。《回族医学史》等 5 部著作已完成初稿，送出版社审核。《回医特色诊疗技术》荣获中国民族医药学会 2017 年度学术著作一等奖。自治区中医药回医药管理局获首届民族医药科学技术奖的组织贡献奖，回族医药研究所等 4 家单位获全国少数民族医药工作表现突出的集体，陈卫川、单于德等 15 人获全国少数民族医药工作表现突出的个人。

中医药对外合作交流。进一步落实《北京宁夏共促“一带一路”中医药合作发展倡议框架协议》，举办“第五届北京中医药专家宁夏行”活动。宁夏回族自治区中医药回医药管理局总结京宁中医药合作 5 年成绩，制作电视纪实宣传片，京宁签订《“三优三平台”工程协议书》和重点专科对口支援协议，京宁中医药合作向更高层次迈进。在固原市举办京宁百名中医药专家大型义诊活动，2000 余名患者受益。举办中药饮片研讨班，京宁中药材种植扶贫工作初步落实。

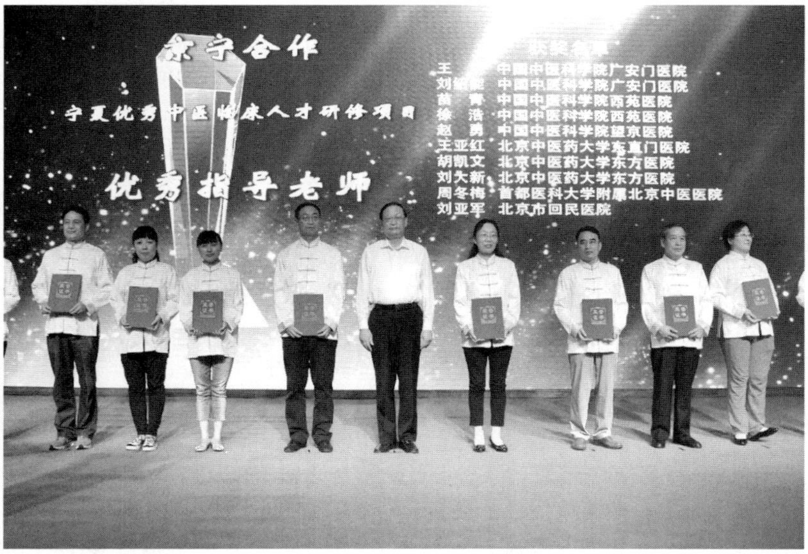

2017 年 8 月 26 日，京宁合作——宁夏优秀中医临床人才研修项目颁奖仪式在宁夏银川举行

中医医疗机构监管。宁夏回族自治区中医药回医药管理局开展中医诊所备案制管理，成立 8 个中医质控、监测中心，开展 18 家中医医院感染管理专项督查、宁夏医科大附属回医中医医院大型巡查工作。盐池县创建全国基层中医药工作先进单位。完成全区 4 家二级中医医院等级评审工作。加强中医药监督管理工作，落实自治区政府简政放权要求，将 4 所 100 张床位以下的民营医院的执业、变更等权利下放到各市。协调自治区卫生计生监督局设置中医监督科负责中医药工作，举办 2 期中医药监督知识与能力培训班，进一步提升全区中医药管理人员的决策能力。

中药资源普查试点。宁夏回族自治区中医药回医药管理局组织召开 2017 年中药资源普查试点工作会议，部署安排 2017 年重点工作任务。启动“三区一镇”中药资源普查工作，组织协调兴庆区、金凤区和大武口区卫生计生局成立区普查工作领导小组，组建新的普查大队开展调查任务。协调推进自治区中药资源动态监测和信息服务站建设工作，加强对自治区中医医院监测中心和隆德县、中宁县监测站的督导管理。（沙利荣）

【新疆维吾尔自治区 2017 年中医民族医药工作概况】

一、政策法规

着力完善中医药发展政策机制。新疆维吾尔自治区中医民族医药管理局以社会稳定和长治久安总目标为统领，谋划推动中医药全方位融入健康新疆建设。结合自治区实际，科学制订并推动出台《自治区中医民族医药健康服务“十三五”发展规划》《自治区贯彻落实〈国家中医药发展战略规划纲要（2016～2030 年）〉实施方案》《自治区基层中医民族医药服务能力提升工程“十三五”行动计划实施方案》，为推进健康新疆建设，提高人民健康水平提供政策支撑。推动建立自治区中医民族医药工作厅际联席会议制度，进一步强化统筹协调中医药工作的组织领导。

大力推动中医药法贯彻实施。把贯彻实施《中华人民共和国中医药法》（以下简称《中医药法》）作为重中之重，坚持对象化、分众化、互动化学习宣传。通过网络、报刊等宣传渠道，依托展板、书籍等宣传载体，面向社会广泛开展形式灵活多样、群众喜闻乐见的学习宣传活动，推动《中医药法》深入群众、深入人心。开展宣传贯彻《中医药法》培训工作，教育引导中医药从业人员牢固树立法律至上的意识，切实提高运用法治思维和法治方式推动中医药传承发展的能力。开展中医药监督知识与能力培训，提升监督工作水平，提高监督执法能力，为推进中医药监管法治化、制度化、规范化提供有力保障。

二、医政工作

纵深推进深化医改中医药工作。新疆维吾尔自治区中医民族医药管理局推进自治区县级公立中医类医院综合改革，全面取消药品加成（不含中药饮片），实行零差率销售。在全区开展中医药医保政策调研，积极探索符合中医药特点的支付方式改革。组织中医医联体建设和中医家庭医生签约服务摸底调查，为推进分级诊疗、合理配置医疗资源奠定基础。

着力提升基层中医药服务能力。新疆维吾尔自治区中医民族医药管理局启动基层中医药服务能力提升工程“十三五”行动计划，支持119所社区卫生服务中心和乡镇卫生院中医诊疗区（中医馆）建设，提升基层提供中医药服务的能力。新疆维吾尔自治区中医民族医药管理局联合自治区中医医院，稳步推进基层医疗卫生机构中医诊疗区（中医馆）健康信息平台建设。支持11所县级中医医院实施基层中医药适宜技术服务能力建设项目，建立健全推广网络和长效机制，充分发挥中医药适宜技术在基层防治常见病多发病中的优势和作用。将创建工作作为持续提升基层中医药服务能力的重要抓手，组织开展全国基层中医药工作先进单位和全国综合医院、妇幼保健机构中医药示范单位创建、复审工作。促进优质服务资源下沉，组织三级中医类医院对口帮扶贫困县中医类医院。充分发挥维吾尔医药在基本公共卫生服务中的作用，推进和田地区七县一市国家基本公共卫生服务维吾尔医药健康管理服务项目试点工作。

稳步实施中医类医院特色和综合能力建设项目。新疆维吾尔自治区中医民族医药管理局强化重点专病专科建设，完成“十二五”国家中医重点专科和临床重点专科（中医专业）验收，启动“十三五”国家和自治区中医重点专科专病建设。继续实施“进一步改善医疗服务行动计划”，开展“服务百姓健康行动”大型义诊活动。积极推动中医药健康服务，治未病服务平台建设蹄疾步稳，医养结合、健康养老工作稳步推开。

大力加强医疗质量安全管理。新疆维吾尔自治区中医民族医药管理局完成大型中医类医院巡查，开展医疗质量安全管理和风险防范专项整顿月活动，强化中医类别医师执业行为和中医病案质量管理，不断提高医院制度化、规范化、标准化管理水平。

三、科研工作

推动实施中医药传承创新工程。自治区中医医院、自治区维吾尔医院、和田地区维吾尔医医院和自治区中药民族药研究所被纳入国家中医药传承创新工程项目储备库，发展后劲不断增强。新疆维吾尔自治区中医民族医药管理局启动4个“十三五”中医药重点学科建设，组织国家中医临床研究基地业务建设科研专项课题验收，提升自治区中医药学术水平。如期完成民族医药文献整理及适宜技术筛选推广项目既定目标，通过国家验收。

不断提高中药新药研发能力和标准化水平。地产中药民族药新药研发项目稳步推进，新疆维吾尔自治区中医民族医药管理局遴选并启动一批新药研发项目，新药培育、人才培养、中西医结合等一批项目获得立项资助，素帕日蜜膏、艾菲提蒙丸获得药物临床批件，比那甫西颗粒、止咳颗粒、巴布其擦剂、开通布祖热颗粒研究成果转化工作进展良好。维吾尔药新药院内制剂处方临床资料调研、遴选推荐维吾尔医学经典名方、祖卡木颗粒标准

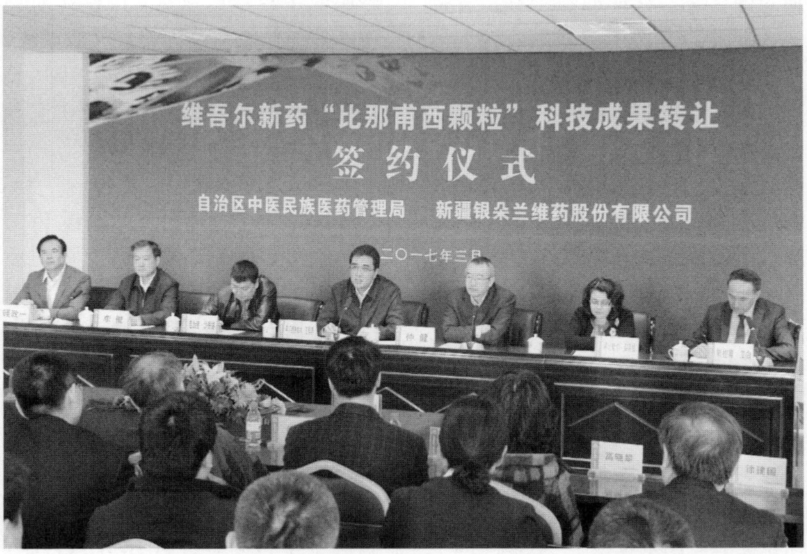

2017年3月24日，新疆维吾尔自治区中医民族医药管理局与新疆银朵兰维药股份有限公司就维吾尔新药“比那甫西颗粒”科技成果转让进行签约

化建设项目督导工作完成。

四、教育工作

着力深化中医药人才队伍建设。新疆维吾尔自治区中医民族医药管理局搭建人才培养平台，推进名老中医药专家传承工作室建设，开展第六批全国老中医药专家学术经验继承工作。完善人才褒奖激励机制，评选表彰10名首届自治区中医民族医名医，其中1名荣获国医大师荣誉称号，3名荣获全国名中医荣誉称号，高层次人才在中医药事业发展中的示范引领作用充分发挥。注重医教协同，组织申报2018年国家级中医药继续教育项目，中医类别住院医师规范化培训、维吾尔医全科医生转岗培训、中药特色技术传承人才培训工作有序开展。

五、文化建设

着力推进中医药文化建设。新疆维吾尔自治区中医民族医药管理局完成2016年中医药健康文化素养调查8个监测点的调查任务，启动2017年调查工作。依托新疆医科大学中医学院和和田地区维吾尔医医院，积极推动中医药文化宣传教育基地建设。启动中医中药中国行——新疆中医药健康文化推进行动，全区同步开展健康义诊、文化产品展示等活动，传播中医药健康文化，提升群众健康素养。通过开展中医药文化建设，群众对中医药核心价值理念的认知、认同明显加强，营造全社会关心支持中医药事业发展的良好氛围。

六、党风廉政建设

着力提升党建工作水平。新疆维吾尔自治区中医民族医药管理局将加强党的建设作为推动各项工作的政治保障，按照学懂弄通做实的要求，全方位学习宣传贯彻党的十九大精神和习近平新时代中国特色社会主义思想，将学习成效转化为推动传承发展中医药事业的实际行动。教育引导党员干部深入学习领会以习近平为核心的党中央治疆方略特别是社会稳定和长治久安总目标，树牢“四个意识”，坚定“四个自信”，做到“四个服从”。组织开展发声亮剑活动，引领各族干部职工表明坚定立场、深刻揭批声讨，坚定坚决同干部队伍中的“两面人”做斗争。扎实推进“两学一做”学习教育常态化制度化，全系统广大党员干部在学上下功夫、在做上见成效，思想信念之魂得到锤炼，尊崇党章之心更加坚定。扎实开展“访惠聚”、支教、民族团结“一家亲”和民族团结联谊活动，积极引导和促进各民族交往交流交融，树牢“三个离不开”思想、强化“三个意识”、增强“五个认同”，筑牢民族团结、脱贫攻坚和社会稳定基础。

七、其他工作

着力提升中药资源保障能力。新疆维吾尔自治区中医民族医药管理局在20个县市中药资源普查试点工作验收通过的基础上，启动新一轮15个县市中药资源普查工作，促进中药资源可持续利用。在南北疆贫困县开展药材种植试点工作，助力精准扶贫。

加强中医药对外交流合作。新疆维吾尔自治区中医民族医药管理局充分发挥中医药在推动“一带一路”和丝绸之路经济带核心区医疗服务中心建设中的独特作用，启动新疆医科大学－哈萨克斯坦国阿斯塔纳医科大学联合中医中心建设；依托9所中医类医院，实施中国·新疆丝绸之路经济带中医药国际医疗服务体系建设项目，中医药对外健康服务体系初步构建。（*殷学静*）

【新疆生产建设兵团2017年中医药工作概况】

一、规划概况

2017年，新疆生产建设兵团卫生局按照国家依法治疆、团结稳疆、长期建疆的治疆方略，紧紧围绕国家医改“保基本、强基层、建机制”的基本原则及基本建立起覆盖城乡的中医医疗服务体系，中医药预防保健服务加快发展要求，落实《新疆生产建设兵团中医药发展规划纲要（2016～2030年）的通知》（新兵办发〔2016〕111号）精神，结合兵团卫生工作实际，做好中医药工作的顶层设计，加强兵团中医药服务体系建设。依据兵团“一师有一市，一团有一镇”的屯垦戍边要求，提出到2020年，基本建成“兵团有中医医院，兵团所建城市每市建设1家中医医院或中西医结合医院，所见建制镇设有中医门诊部，团场设有中医馆。连队卫生室推广10类30项以上中医药适宜技术服务”。“兵、师综合医院和条件具备的团场医院规范建设中医科、中药房，团场综合医院有中医门诊、城市社区和连队卫生室普遍提供中医药适宜技术服务的中医药卫生服务网络”的工作目标，围绕此目标扎实有效地做好推进工作，不断满足职工群众对日益增长的中医药服务的需求，实现人人基本享有中医药服务工作目标。

二、政策法规

新疆生产建设兵团卫生局认真贯彻落实国家中医药管理局《关于印发基层中医药服务能力提升工程“十三五”行动计划的通知》（国中医药医政发〔2016〕33号）精神，结合兵团中医药工作实际，兵团卫生局、人力资源社会保障局、食品药品监督管理局联合制订《兵团基层中医药服务能力提升工程“十三五”行动计划》（兵卫医发〔2017〕5号）。一是切实加强对现有的104团中西医结合医院、一师阿拉尔中医医院、二师库尔勒中西医结合医院、三师图木舒克中西医结合医院、六师五家渠中西医结合医院、十师北屯中西医结合医院、七师奎屯中医医院等中医类医院的基础设施建设，进一步改善服务条件。二是师级综合医院要按照《综合医院中医临床科室基本标准》《医院中药房基本标准》加强中医临床科室和中药房建设，师级妇幼健康服务机构要按照《关于妇幼健康服务机构标准化建设与规范化管理的指导意见》和《各级妇幼健康服务机构业务部门设置指南》要求加强中医妇科和中医儿科建设，到2020年，85%以上的师级综合医院设有标准化中医科和中药房，所有师级妇幼健康服务机构能够提供中医药服务。三是社区卫生服务中心和团场医院要按照《乡镇卫生院、社区卫生服务中心中医综合服务区（中医馆）建设指南》加强中医馆建设，并配备中医诊疗设备；社区卫生服务站和连队卫生室要加强中医诊疗设备配备，到2020年，100%的社区卫生服务站和70%以上的连队卫生室具备提供中医药服务的条件。四是强化以全科医生为重点的基层中医药人才队伍建设，严格按照《乡村医生从业管理条例》要求，稳妥开展将团场具有中医药一技之长人员纳入乡村医生管理工作。到2020年，基本实现基层每万居民有0.4~0.6名合格的中医类别全科医生，社区卫生服务中心和团场医院中医类别医师占同类机构医师总数比例达到20%以上，社区卫生服务站至少配备1名中医类别医师或能够提供中医药服务的临床类别医师，70%以上的连队卫生室至少配备1名中医类别医师或能够提供中医药服务的乡村医生或临床类别医师。

三、医政工作

推进"提升工程"建设。新疆生产建设兵团卫生局为扎实推进《兵团基层中医药服务能力提升工程"十三五"行动计划》（兵卫医发〔2017〕5号）文件精神落实，2017年6月7~8日，兵团卫生局在奎屯第七师召开基层中医药服务能力提升推进会。兵团财务局社保处，各师市卫生局及财务局、兵团医院、石河子大学第一附院、各师医院和部分团场医院负责人100余人参加会议。兵团卫生局何红副局长就统一推进"医疗、医保、医药"联动改革，落实《兵团基层中医药服务能力提升工程"十三五"行动计划》（兵卫医发〔2017〕5号）进行安排部署。四师（可克达拉市）、兵团医院中医科、十三师红星医院中医分院、十师188团分别就中医药体系建设、中医馆建设、中医药学科建设、适宜技术推广等进行大会交流。会议期间，与会代表参观七师130团社区、124团医院国医馆的建设情况和中医药服务开展情况，会议有效推动基层中医药服务能力提升工程建设。

开展基层中医药适宜技术交流。为推进基层中医药适宜技术应用推广工作，加强中医药适宜技术人才培训，新疆生产建设兵团卫生局协调上海市中医药学会、上海市社区中医药服务研究中心有关专家教授，来新疆举办新疆生产建设兵团中医药适宜技术基层推广与应用培训班。培训班于2017年8月24~26日在乌鲁木齐市博格达宾馆举办，上海市交通大学附属第六人民医院针推伤科主任（主任医师、教授、博士生导师）吴耀持教授，中国生命关怀协会调研部常务主任、上海中医药社区卫生服务研究中心常务副主任、上海社区卫生协会老年保健与临终关怀专业委员会主任（硕士生导师）施永兴副教授，上海市宝山区名中医、上海市社区师带徒指导老师、上海市宝山区吴淞街道社区卫生服务中心主任杨耀忠中医主任医师，上海市宝山区长江社区卫生服务中心主任、中医伤骨科卞蓉民副主任医师到培训班授课，推广、普及、传授基层中医药适宜技术。兵团相关专家袁今奇教授、王亚玲主任医师、何念善主任医师、张艳梅主任医师、朱强副主任医师也相继授课，来自兵团、师（市）、团、连四级120名中医药技术人员参加培训，培训采取以学院和教师互动的方式进行，取得良好培训效果。

加强中药房建设。2017年11月，随着气温持续走低，季节性流感患者数量呈现急剧上升态势。国家中医药管理局对流感中医药防控工作进行部署，兵团中医医院、兵团医院、七师奎屯中医医院、十三师哈密红星医院中医分院等医院积极应对，研制选拔有效的协定处方，进行熬制发放，有效防治季节性流感。兵团医院严格按照《中药煎药室的管理规范》《医院中药房基本标准》，加强中药饮片采购、验收、储存等制度化管理，严格中药饮片质量管理和中药煎煮的质量控制和检测，优化煎药流程，按照煎药操作规程煎煮中药，保证汤药供应质量，培养中药人才，积极开展医院中药院内熬制膏方工作。兵团中医医院加强中药房煎煮能力建设，在2017年12月28日为患者及家属免费发放防流感中药汤剂1200余份。七师奎屯中医医院、十三师哈密红星医院中医分院等医院积极加强中药院内制剂建设步伐。

开展中医药服务能力普查。为贯彻落实《中医药发展战略规划纲要（2016~2030年）》《中医药发展"十三五"规划》及《中医药人才发展"十三五"规划》，开展兵团医疗机构提供中医药服务能力情况工作调查。新疆生产建设兵团卫生局2017年7月初印发《关于填报〈医疗机构提供中医药服务能力情况调查表〉的通知》，7月底进行相关表格的收集整理汇总分析。统计数据显示，兵团现有中医医院（含中西医结合医院）8所，19家兵、师两级综合医院设有中医科及中药房，有15家团场医院设有中医病房及中药房，有163家团场医院设有中医门诊。兵、师、团医疗机构共有中医床位数1020张，有中医、中药、中医护理人员774人，在兵团卫生技术人员总数中占2.98%，每千人有0.28个中医药服务人员。其中有90名中医药副高级以上职称中医、药、护专业技术员，有209名中医药中级中医、药、护专业技术员，有475名中医药初级职称中医、药、护专业技术员。调查显示兵团中医药服务人员严重不足，调查为全面推进中医药人才建设及中医药服务体系建设提供重要的数据支持。

四、科研及教育

开展学术交流活动。2017年8月，新疆生产建设兵团卫生局在八师石河子市举办新疆生产建设兵团中西医结合名医名家学术思想及临床经验传承与创新高峰论坛暨中医药适宜技术推广应用学习班。北京中医药大学杨晋翔教授、裴晓华教授、张燕生教授，全国名老中医兵团中医院袁今奇教授，中国中医科学院广安门医院肛肠科李国栋教授，新疆医科大学附属中医院王军省教授，北京中医药大学东方医院肛肠科刘仍海教授，北京中医药大学东直门医院肛肠科张书信教授，中国中医科学院广安门医院洪子夫副主任医师，兵团中医院中医一科杨百京教授等带来中医治疗萎缩性胃炎、乳腺癌、冠心病支架后中医治疗、心血管疾病、便秘、汗症、肛肠疾病等专业领域的最新进展，分享各自最新临床经验，介绍最新研究成果，使兵团中医药工作者有机会聆听到这些学科的新理论、新知识、新技术、新方法。

加强名老中医传承工作室建设。新疆生产建设兵团卫生局加强石河子大学医学院第一附属医院袁今奇、孙良佐全国名老中医传承工作室建设工作，加强石河子大学医学院第一附属医院蔡刚、兵团医院何念善名老中医传承工作室建设工作，第十三师加强哈密红星医院中医分院宋国平名老中医传承工作室建设工作；共确定名中医学术继承人10余名跟师学习，开展相关科研及对名老中医的中医优势病种诊疗方案的优化整理。

加快兵团中医药骨干人才培养步伐。新疆生产建设兵团卫生局充分利用国家对口援疆政策培养中医药人才，对现有基层中医药人员通过岗位培训、外出进修、跟师学习等方式进行培训，各受援单位分别向援建省市派送中医药人员进修学习，部分受援单位开展向下派专家拜师学艺活动。全年累计进修学习及带学习徒210余人次。

五、其他工作

开展“一带一路”健康行活动。中国中西医结合学会副会长、上海市中西医结合学会名誉会长王文健，中国中西医结合学会副会长、上海市中西医结合学会会长凌昌全等11家三级甲等医院的17位具有高级职称并在本学科中具有较高水准的专家，在石河子地区开展学术交流8场、教学查房4次、手术演示2台、大型义诊3场，培训医务人员400余名，惠及患者数千名。

精准扶贫，加强兵师医院对口支援团场医院中医药工作。兵师综合医院中医科及专科医院对口支援团场开展中医药服务，承担当地常见病、多发病中医诊疗任务，通过开展临床带教、技术指导、专题讲座等形式帮助团场医院提升中医药服务及国家基本公共卫生中医药健康管理能力。2017年开展农牧团场义诊150余次，参加义诊的中医药专业技术人员有400余人次，诊治农牧职工群众数万人次。

推进兵团企业加强中药材资源种植研发工作。新疆生产建设兵团卫生局和天津中医药大学联系，邀请天津中医药大学宋建波教授到六师103团及十二师104团指导甘草及肉苁蓉科学种植的工作，指导企业提高中药产业可持续发展能力；邀请广州康美中药饮片公司专家指导医院中药院内制剂膏方加工流程及房屋改造工作。推进兵团逐步形成中药种植、加工、科研、新产品研发和销售一条龙的中药产业链的形成。（孟长征）

【沈阳市2017年中医药工作概况】

一、基层中医药服务能力建设工作

全面实施基层中医药服务能力提升工程“十三五”行动计划，沈阳市中医管理局与辽宁省人民政府签订《辽宁省中医药服务能力提升工程目标责任状》，将基层中医药服务能力提升工程重点指标纳入2017年市区、县（市）政府卫生计生工作目标责任书考核标准，成立由沈阳市卫生计生委、财政局、人力资源和社会保障局、食品药品监督管理局相关部门组成的沈阳市基层中医药服务能力提升工程领导小组。召开专题会议，传达省基层中医药服务能力提升工程启动会议精神。2017年底，全市97%的社区卫生服务中心、89%的乡镇卫生院、80%的社区卫生服务站、46%的村卫生室能够提供中医药服务。

2017年，沈阳市中医管理局继续开展“中医馆”建设，完成59所基层医疗卫生机构中医诊疗区的改扩建工作。和平区浑河湾社区卫生服务中心等8所机构获得辽宁省国医堂称号。利用市中医药服务体系建设经费购置中医体质辨识设备，惠及13个区、县（市）100个基层医疗服务机构，进一步拓宽中医药服务领域，提高基层医疗机构中医药服务覆盖率。

二、中医药人才队伍建设

名中医评选工作。为深入贯彻《沈阳市人民政府关于进一步加快中医药事业发展的意见》（沈政发〔2015〕54号），加快沈阳市中医药人才队伍建设，沈阳市中医管理局按照《关于开展第五批沈阳市名中医评选工作的通知》，经个人自荐、组织推荐、资格审核、综合笔试和公示等程序，35人获得沈阳市名中医称号。

中医药人才培养。沈阳市中医管理局分别推荐12人和3人参加省中医药适宜技术县级师资培训和参加省中医护理骨干人才培训。支持沈阳市中西医结合医院开展高层次“西学中”人才培养工作。开展第六批老中医药专家学术经验继承和第四批优秀中医临床人才的推荐工作。选派人员参加基层中医临床专科技术骨干培训和中医护理骨干人才培训。

三、中医药内涵建设

中医药服务质量控制工作。为加强医疗机构中医医疗质量管理，保证医疗安全，2017年沈阳市中医管理局研究制定《沈阳市中医（中西医结合）医院医疗质量控制考评细则》和《沈阳市综合医院中医药工作质量控制考评细则》，组织成立沈阳市中医医疗、中药和中医护理质量控制专家组，负责相关专业领域的质量控制管理工作，将中医医疗、中药质控专家组设在沈阳市中医院，中医护理质量控制专家组设在沈阳市中西医结合医院，组织专家组按照考评细则对各单位进行实地检查，将检查结果作为各单位年度工作目标绩效考核重要依据。

重点专科建设。根据辽宁省卫生计生委《关于开展辽宁省“十三五”中医重点专科建设项目申报工作的通知》，沈阳市中医管理局组织有关单位积极开展中医重点专科、特色专科创建工作，至2017年底，分别有5个重点专科和3个特色专科通过辽宁省中医药管理局专家组评审。

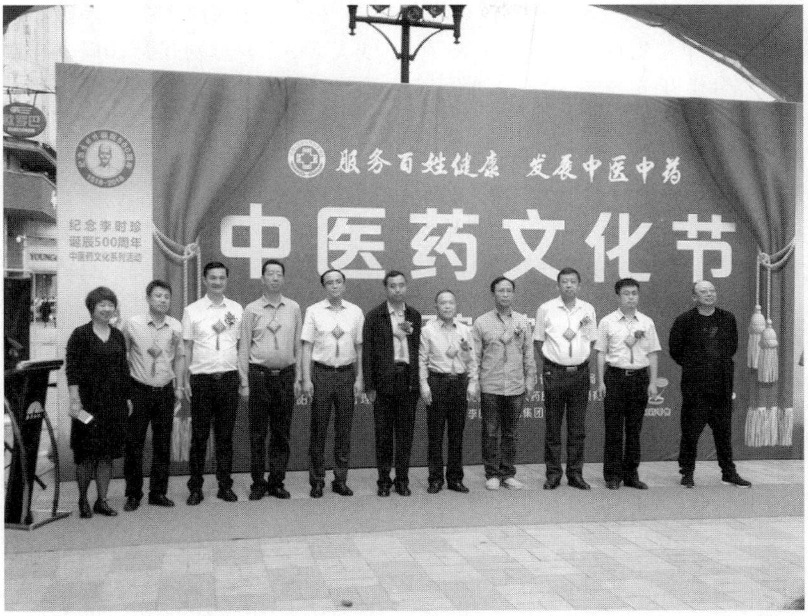

2017年6月6日，由沈阳市中医管理局主办，以“服务百姓健康 发展中医中药”为主题的中医药文化节在辽宁沈阳举行

四、中医医院综合改革

2017年8月26日，沈阳市启动城市公立医院综合改革，公立中医医院全部取消药品加成，实行零差率销售，完成物价收费系统切换，公立中医医院彻底告别以药补医。积极参与分级诊疗制度建设，探索建立具有中医药特色、符合中医药发展规律的医联体、医共体。

五、中医药文化宣传

沈阳市坚持面向群众开展中医药文化宣传及大型义诊活动。2017年6月，沈阳市在中街步行街举办全市中医药文化“进乡村·进社区·进家庭”大型义诊活动暨中医药法宣传活动。10月在滑翔公园举办以“弘扬中医药文化 惠及全民健康”为主题的中医药文化科普宣传周及大型义诊咨询活动，累计组织全市33所中医医疗机构，出动280余名医护人员，义诊15000余人次，发放宣传资料20000余份。

六、中医药健康产业发展

2017年，沈阳市13个区、县（市）卫生计生部门都设立中医药健康服务管理机构，积极研究健康服务工作，拓展健康服务领域，培育新兴服务业态。沈阳市中医管理局与市旅游委联合召开中医药健康旅游专题座谈会，认真梳理沈阳市中医药文化特色突出的优秀资源，结合沈阳市旅游业整体发展态势，推动旅游业与中医药健康服务业深度融合，研究并出台沈阳市开展中医药健康旅游示范项目建设条件和标准；与市旅游委联合印发《关于开展中医药健康旅游示范单位创建工作的通知》，并组织专家开展中医药健康旅游示范单位创建评比工作，经过实地验收，将北汤温泉小镇、花溪地温泉和天益堂（中街店）评为沈阳市首批中医药健康旅游示范单位。

七、中医药养生保健服务体系建设

全面构建覆盖沈阳市城乡的中医治未病服务体系，全市二级以上公立中医医疗机构全部设立治未病科室，并能够广泛开展体质辨识、伏九贴等中医药特色服务，能够对亚健康和特殊人群有效实施健康干预。部分社区卫生中心和乡镇卫生院设立治未病中心，配备治未病健康服务指导员，为群众提供中医健康咨询评估、干预调理、随访管理等治未病服务。沈阳市建立中医健康档案，提升基层中医药健康管理水平。在居民健康档案中加入以中医体质辨识为主、体现中医特色优势的中医健康管理内容，为居民提供个性化的预防、保健、养生、康复和医疗的创新型健康服务。

（张　悦）

【长春市2017年中医药工作概况】 截至2017年底，长春市共有各级各类中医医疗机构740所，其中吉林省级中医院2家，长春市级中医院1家，县（市）区级中医院（含民族医院）10家，民营中医院（含中西医结合）23家；中医（含中西医结合）门诊部和中医（含中西医结合）诊所704家。长春市所有综合医院都设立中医、中西医结合科，有7个综合医院荣获全国综合医院中医药工作示范单位，已有4个综合医院通过复检。至2017年底，长春市中医医疗机构实际开放床位总计4231张，每千人口中医类医院床位数达到0.55张；中医执业（助理）医师总数3154人，每千人口中医执业（助理）医师达到0.42人；长春市中医医疗机构（吉林省直和民营中医医疗机构除外）门急诊人数801878人，比2016年提高22.00%；出院人数40443人，比2016年提高18.50%；总收入5.64亿元，其中业务收入4.27亿元，比2016年提高37.50%；基层医疗机构中医诊疗服务量占同类机构比例达到33.2%。长春市10个县（市）区均获得全国基层中医药工作先进单位称号，现已有5个县（市）区通过复检，长春市中医药管理局被国家中医药管理局、中国中医药年鉴编辑部评为2016年卷《中国中医药年鉴（行政卷）》优秀单位。

一、政策法规

长春市中医药管理局在前期调研基础上，编制完成长春市中医药事业发展“十三五”规划，并已正式印发。按照国家和吉林省中医药管理局的要求，长春市在广泛调研和反复研究的基础上，由长春市人民政府制定并印发《关于加快推进全市中医药健康服务发展的实施意见》。长春市中医药管理局制订《长春市中医药系统“七五”普法规划》。长春市中医院开展吉林省中医药管理局中药煎药室标准化建设项目。获得省级专项资金 30 万元，项目建设完成并投入使用。长春市中医药管理局在长春市中医院成立长春市中药煎药人员培训基地。长春市中医药管理局制订贯彻落实《中华人民共和国中医药法》（以下简称《中医药法》）宣传活动方案，举办学习《中医药法》培训班，组织形式多样的《中医药法》宣传学习活动，组织各地各单位参加省中医药管理局组织的《中医药法》答题活动，使中医药工作者和百姓熟悉了解《中医药法》，提高中医药法律意识。

二、医政工作

长春市中医药管理局等 6 部门联合制订印发《长春市基层中医药服务能力提升工程"十三五"行动计划》。长春市根据中医药自身特点，率先开展长春市中医医疗联合体建设，长春市卫生计生委、长春市中医药管理局印发《关于成立长春市中医医疗联合体的通知》，即以长春市中医院牵头，长春市所有县（市）区级中医院和城区内的社区卫生服务中心、乡镇卫生院共计 80 个单位加盟形成医疗联合体。2017 年 4 月 28 日召开长春市中医医疗联合体成立大会，大会通过《长春市中医医疗联合体理事会章程》，选举产生理事长、副理事长、常务理事、秘书长，长春市中医医疗联合体理事长与成员单位签订长春市中医医疗联合体合作协议。

长春市争取到国家级基层医疗卫生机构中医综合服务区（中医馆）服务能力建设项目 15 个，全部完成项目建设任务，资金已执行完毕，并已投入使用。长春市开展 2017 年度全市基本公共卫生中医药健康管理服务项目半年绩效考核和专业指导。长春市中医药管理局开展国家基本公共卫生中医药健康管理服务项目的培训工作；65 岁及以上老年人及 0～36 个月儿童的中医药健康管理率均达到国家标准。

长春市中医药管理局组织开展 2015、2016 年国家级基层医疗卫生机构中医诊疗区（中医馆）服务能力建设项目的全面检查与总结工作，按照要求向吉林省中医药管理局报送 92 家基层卫生机构的项目完成自查表、项目完成统计表、视频、照片等。完成长春市朝阳区、宽城区全国基层中医药工作先进单位复核工作及长春市传染病医院、长春市人民医院、一汽总医院全国综合医院中医药工作示范单位复核工作。长春市中医药管理局组织长春中医药大学附属医院、吉林省中医药科学院第一临床医院、长春市中医院等 13 家中医医院对口支援 62 家乡镇卫生院和社区卫生服务中心，并开展适宜技术培训等工作。

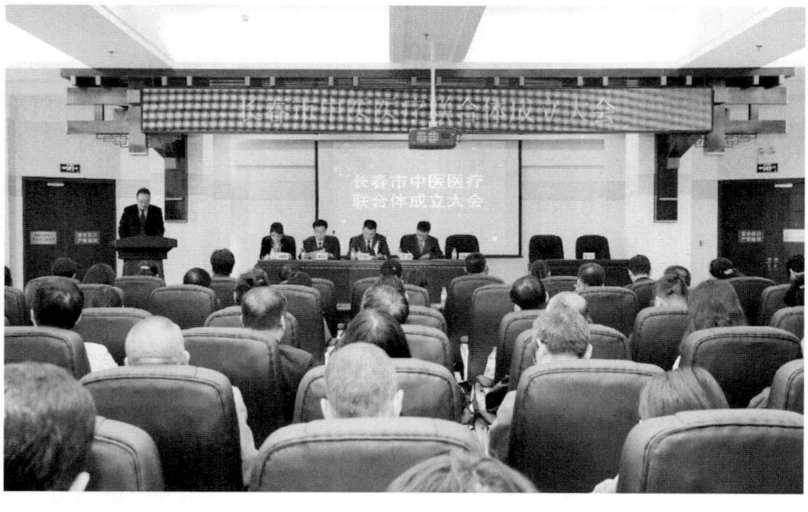

2017 年 4 月 28 日，由长春市卫生和计划生育委员会、长春市中医药管理局主办的长春市中医医疗联合体成立大会在吉林长春召开

长春市中医院、榆树市中医院、农安县中医院分别开展 2017 年中医药区域健康服务管理指导中心项目建设工作和 2017 年中医药健康养老中心试点项目建设工作、2017 年中医药特色老年健康中心项目建设工作、2017 年中医医院中医康复科项目建设工作，共计获得项目建设资金 450 万元，所有项目均建设完成并投入使用。

长春市开展贫困人口免费中医体检项目。截至 2017 年末，长春市贫困人口免费中医体检（体质辨识）36784 人次，中医健康咨询（体质调摄）33947 人次。长春市组织完成 2017 年度中医类别国家医师资格考试报名审核及考务工作，吉林省长春市、白城市、松原市国家医师资格考试中医类别报名人数 2304 人，共有 1959 人参加 2017 年中医类别国家医师资格实践技能考试。

长春市中医药管理局开展全市中医（中西医结合）医院 2017 年医疗机构执业许可校验审核工作，对全市 5 家中医（中西医结合）医院进行年度医疗机构执业许可校验及变更审核，其中 2 家中医院通过现场审核，1 家中医院增设科室进行现场审核，2 家中医院暂缓校验。

长春市开展 2017 年"服务百姓健康行动"大型义诊活动周活动。2017 年 9 月 9 日，吉林省、长春市卫生计生委、中医药管理局组织吉林省暨长春市 2017 年"服务百姓健康行动"公共场所大型义诊活动；开展城乡医院对口支援义诊工作；结合健康扶贫工作，组派医疗队到辖区各贫困地区进行义诊；组织二级以上医院在社区卫生服务机构、乡镇卫生院等基层医疗机构开展义诊活动；举办健康大讲堂。

三、科研工作

长春市中医药管理局组织长春市各级各类医疗机构积极申报吉林省中医药管理局科研课题，长春市共有 31 个申报课题参加吉林省中医药管理局组织的专家答辩评选。长春市有 2 个科研课题通过 2015 年吉林省中医药管理局科研课题的结题。

四、教育工作

长春市中医药管理局开展首批长春市基层优秀针灸推拿师评选活动，评选出20名长春市基层优秀针灸推拿师。长春市中医药管理局举办赵继福名老中医专家学术经验传承第一期培训班结业仪式，并举办赵继福名老中医专家学术经验传承第二期培训班。遴选出16名学员参加第二期培训。长春市中医药管理局举办长春市第一期中药煎药人员培训班，共有60人参加培训，举办长春市国家基本公共卫生中医药健康管理服务项目培训班。

五、文化建设

长春市中医药管理局于2017年初制定印发《2017年全市中医工作要点》。为提前做好2017年全市中医药工作，2月28日组织召开2017年全市中医重点工作部署会议，对2017年重点中医药工作进行详尽部署。3月28日召开2017年全市中医工作会议，总结2016年全市中医药工作，对2017年工作进行全面安排，并对评选出的2016年度长春市基层优秀针灸推拿师进行表彰。

长春市中医药管理局开展中医中药中国行——中医药健康文化推进行动。制订《长春市中医中药中国行——中医药健康文化推进行动实施方案》，在乡镇、社区等基层单位及基层医疗卫生机构中医综合服务区（中医馆、国医堂）建设中医药健康文化知识角，组织开展中药文化科普巡讲活动。

加强中医药信息报送工作。2017年，长春市各医疗机构在《中国中医药报》及国家媒体发稿5篇以上，在省级媒体发稿5篇以上，在长春日报、长春晚报等市级媒体发稿10篇以上。全年上报吉林省卫生计生委、吉林省中医药管理局、长春市卫生计生委信息235篇，其中吉林省卫生计生委、长春市卫生计生委微信公众号发布信息106篇。长春市中医药管理局在2017年吉林省中医药工作会议上进行《以供给侧改革为引领 推进中医药服务发展新常态》为题目的经验交流；在2017年吉林省中医医政工作会议上，长春朝阳区代表长春市做大会经验交流。8月29日，吉林省中医药工作推进会上，长春市中医院做题为《合作共赢 携手推进中医医疗联合体工作》的经验交流。长春市中医药管理局被国家中医药管理局、中国中医药年鉴编辑部评为2016年卷《中国中医药年鉴（行政卷）》优秀单位。

（何勇健）

【哈尔滨市2017年中医药工作概况】

一、哈尔滨市中医药工作基本情况

哈尔滨市共有中医类医疗机构355家，其中三级中医医院6家、二级中医医院13家；二级中西医结合医院1家、二级民族医医院1家。全市中医类医疗机构床位总数7840张，中医药人员9139人，占全市卫生技术人员的22%。哈尔滨市中医药工作在黑龙江省中医药管理局的指导下，先后有14个区、县（市）通过国家全国基层中医药工作先进单位评审，哈尔滨市也荣获全国基层中医药工作先进城市称号。哈尔滨市中医医院、道里区共乐社区卫生服务中心是全国中医治未病项目建设单位；哈尔滨市第二医院、传染病医院被命名为全国综合医院中医药服务示范单位；哈尔滨市中医医院、传染病医院和疾控中心共同承担中医药免费治疗艾滋病项目。中医药服务技术和服务水平获得市民的广泛认可和好评。

二、出台政府文件，积极争取专项资金，为中医药事业发展提供支持

哈尔滨市人民政府办公厅印发《哈尔滨市促进中医药健康服务发展实施意见》，在全市范围内重新规范《关于盲人医疗按摩人员执业备案有关问题的通知》的执行，完成《健康哈尔滨2030年发展规划》第七章中医药促发展的编写起草工作。2017年，共争取到国家中央财政专项资金5项（全国基层名老中医专家传承工作室、中医药骨干人才培训、中医药特色重点专科建设、稀缺种子种植基地建设、中医专病建设）543万元，市级专项资金1项（市重点专科建设）50万元，资金拨付全部到位。

三、加大中医医政管理力度，提升监管水平

2017年7月，哈尔滨市卫生计生委加强医疗机构中药饮片的使用管理，接受国家督导组专项检查，哈尔滨市骨伤科医院、曲线社区卫生服务中心代表哈尔滨市接受检查，获得专家好评。10月19日哈尔滨市接受国家中医药数据中心巡查，数据上报的卫生院、卫生所、卫生服务中心、卫生服务站参加国家督导组的座谈会，并在座谈会上抽签确定由哈尔滨市道外区靖宇卫生服务中心、三棵树社区卫生服务站接受检查，数据收集、归类、整理、上报均做到及时、真实、有效，受到国家组好评。哈尔滨市卫生计生委加强中医医疗广告管理，对道外世纪脑病医院、南岗贵生堂医院、黑龙江省中西医结合门诊3所医疗机构违规发布广告现象进行通报督查，并责成哈尔滨市卫生监督所进行处罚。为使广大中医药工作人员能够接受良好的继续教育，哈尔滨市卫生计生委申报2018年省级中医药继续教育项目8项，2018年国家中医药继续教育项目5项。哈尔滨市卫生计生委按照治未病中心建设项目的要求，以哈尔滨市中医医院为龙头，积极推进二级中医医疗机构及综合性医疗机构服务平台建设、服务业务指导、服务人员队伍建设，在管理机制及服务模式等方面，进行检查督导，现二级以上公立中医医院均能够开展中医药服务，至少6类中医适宜技术在临床得到运用。为使全市脑瘫患儿得到有效救治，哈尔滨市卫生计生委与市残联积极沟通协调，参与全市脑瘫儿童定点康复机构项目的招标工作。9月5日，哈尔滨市中医院中标脑瘫儿童定点康复机构项目，为更好地服务广大患儿提供更广阔的平台。

四、加强科研水平和基层人员队伍建设

哈尔滨市卫生计生委完成2017年中医类别执业医师网上报名和资格审核工作，审核通过

2198人，实践技能通过人数1435人。组织全市师承人员经3年学习，参加省里统一组织的出师考试，报名51人，合格通过15人。开展哈市2015～2016年传统医学师承教育班第一学期的考核考试工作，完成2017年度传统医学师承和确有专长考核考试工作，确有专长报名468人，师承报名87人。哈尔滨市卫生计生委委托国家中医药管理局中医师资格认证中心命题，并于2017年6月3日完成考核考试有关工作。加强全国中医护理骨干中医人才项目管理，按照项目实施方案要求，明确培训目标任务，要求培训对象保证培训期间的工作及其福利待遇，按时进岗，参加游学轮转。加强省级中医重点专科管理，对全市10名省级中医重点专科专病及学术带头人，采取中期评估，随机抽查等方式，对重点专病专科进行持续管理。

五、加强医改顶层设计，争取中医药优惠扶持政策

哈尔滨市卫生计生委完成《扶持我市中医药事业加快发展亟待解决问题调研报告》，积极争取出台相关扶持政策，在新一轮医改中充分发挥中医药作用，建议出台“一降二纳三提高”政策。一降，降低中医医院住院起付标准；二纳，将中药饮片纳入职工普通门诊统筹报销范围内、将中医药诊疗项目纳入医保统筹内；三提高，提高部分现有中医诊疗项目的收费标准、提高中医药住院患者报销比例、提高院内制剂的适用范围。

六、加大中医药宣传力度

哈尔滨市卫生计生委以哈尔滨市中医医院原院长卢芳荣获第三届国医大师命名表彰为契机，进一步继承和发扬祖国医学、振奋中医行业精神、凝聚行业力量，形成国医大师卢芳教授的宣传方案，整合各方宣传资源，拓展宣传辐射力和影响力，做到报纸有字、广播有声、电视有影、网络再现，形成全方位、多角度、立体式的宣传格局，新闻媒体专题宣传12期，开展健康讲坛8期，并拍摄专题电视片一部，健康知识讲座12期，利用哈尔滨市卫生计生委官方微博和微信公众平台宣传国医大师的荣誉、先进事迹、中医养生知识和中医适宜技术。哈尔滨市卫生计生委组织一批热爱中医药、学术造诣深厚的中青年临床骨干医生，以老中青三结合的人才梯队形式，建设好第六届全国名老中医药专家学术传承工作室，举办国医大师卢芳学术继承拜师仪式。为推动少数民族医药事业的发展，积极挖掘哈尔滨市少数民族医药工作先进典型，哈尔滨市卫生计生委推荐哈尔滨市德格藏医院院长四朗青佩为全国少数民族医药工作表现突出的先进个人。积极探索中医药在家庭医生签约服务的路径和模式，哈尔滨市题为《发挥中医优势　推动家庭签约服务》的工作经验，在全国家庭医生研讨会上进行交流。（张玉莉）

【南京市2017年中医工作概况】

一、贯彻落实中医药法

南京市卫生计生委配合《中华人民共和国中医药法》（以下简称《中医药法》）出台，在全市开展《中医药法》宣传普及工作，邀请专家为各区卫生计生局、二级以上医疗机构管理人员近百人解读《中医药法》。

落实中医药事业发展规划任务。南京市政府及相关部门出台《南京市中医药发展战略规划纲要》（2017～2030年）》《南京市“十三五”中医药健康服务发展规划》《南京市中医药事业发展规划（2018～2020年）》《南京市基层中医药服务能力提升工程行动计划》等规划。

深入推动中医药改革。南京市卫生计生委认真贯彻落实《关于切实加强医改中医药工作的意见》，全面总结南京市中医院通过不同科室人员的参与，不同技术方法的融合，实现诊断、治疗、康复、随访、健康教育等全程一体化运作的多专业一体化综合诊疗服务模式创建经验，并在全市二级以上中医医疗机构全面推广。

中医药积极参与“医养融合”。主城区中医药特色明显的社区卫生服务中心延伸中医药服务，在满足社区群众基本医疗服务的同时，充分发挥社区卫生服务机构六位一体的功能，开设养老病床，或在养老院开展中医药服务解决辖区内因疾病需要功能康复的老人的需求。

深入开展中医医联体建设。南京市充分发挥三级中医院的龙头作用，加强院府合作。江苏省中医院先后与秦淮区、栖霞区签订合作协议，南京市中医院、南京市中西医结合医院也与基层医疗机构签订医联体的协议，并下派医务人员到帮扶单位开展工作。

二、中医院内涵建设

南京市中医院成立7个国医大师工作站。启动市级名中医工作室建设，成立市级名中医工作室24个。南京市卫生计生委以等级中医医院创建、复审为抓手，健全二级以上公立中医医院临床科室设置，加强中医医院的急诊科、治未病中心、康复科建设，提升中医医院的综合服务能力和水平。完成“十二五”中医重点专科的验收评估，确定市级中医重点专科15个。制定印发《南京市中医重点专科管理办法》，全面启动新一轮市级中医重点专科建设。经组织申报、专家评审等程序，确定20个市级重点专科建设单位。受江苏省中医药局的委托，南京市卫生计生委完成对南京市中医院医疗质量、医疗安全、中医药特色优势的考核。南京市中西医结合医院通过三级甲等中西医结合医院的复核。江宁、浦口等中医医院启动三级中医院创建准备工作。南京市中医院和南京市中西医结合医院2017年获得国家自然科学基金立项9个、省自然科学基金立项1个。

三、中医医疗机构基础设施建设

南京市中医院（南部新城医疗中心）启动运行试开诊，溧水中医院异地新建项目（11万平方米）已进入内装阶段，浦口中医院门诊院改扩建项目已完成并开诊，病房楼建设预计年底投入使用，秦淮中医院扩建项目（0.57万平方米）预计2018年底完成。

四、基层中医药服务能力提升工作

全面启动基层中医药服务能力提升“十三五”行动计划。南京市卫生计生委在“十二五”工作基础上，进一步提高基层医疗机构的中医药服务提供覆盖率。继续加强中医药适宜技术培训基地建设，积极推广中医药适宜技术。完成22个国家级“中医馆”建设项目、2个省级乡镇卫生院示范中医科、4个省级中医药特色社区卫生服务中心等基层项目的建设、督查、考核工作。栖霞、江宁、高淳、溧水4个区创建成为江苏省基层中医药工作先进单位创建工作，并通过全国基层中医药工作先进单位专家组的实地考核。

五、中医药文化宣传和对外交流工作

南京市卫生计生委推进“一带一路”国际友城务实合作，筹建白俄罗斯莫吉廖夫市中医诊疗中心。按照省第七届中医药就在你身边活动要求，制订印发南京市活动方案，并组织实施。完成中医药文化巡讲92场。 （陈　霞）

【杭州市2017年中医药工作概况】

一、《中华人民共和国中医药法》实施

杭州市卫生计生委高度重视《中华人民共和国中医药法》（以下简称《中医药法》）的宣贯，2017年初即将该项工作列入中医药重点工作。杭州市卫生计生委党委会议组织委领导及相关处室负责人对《中医药法》进行专题学习。组织以中医处处长带队的专家宣讲团，对包括区、县（市）卫生计生局分管局长、各级中医医院院长等共计500余人开展法律知识培训，对富阳区等辖区开展全面巡回培训讲座。

二、中医药事业发展规划、政策和机制建设

为推动市中医药事业发展，明确在“十三五”期间中医药发展的目标，杭州市卫生计生委联合市发展改革委出台《杭州市中医药事业发展“十三五”规划》。为进一步提升基层中医药服务能力，杭州市卫生计生委、发展改革委、人力社保局、市场监管局联合出台《杭州市基层中医药服务能力提升工程“十三五”行动方案》。为推动全市中医药事业发展，杭州市政府建立健全杭州市中医药工作协调机制，成立以分管市长为组长，各职能部门分管领导为组员的中医药工作协调小组。

三、中医药参与医药卫生体制改革工作

发挥中医药助推医改的作用，探索建立符合中医医院特点和发展要求的长效补偿机制。杭州市卫生计生委严格落实《浙江省物价局、浙江省卫生计生委、浙江省人社厅、浙江省财政厅关于加强中药饮片价格管理等有关事项的通知》的相关要求，参与市中药饮片（颗粒剂）价格信息公布有关工作，针对价格调整提出意见建议，完善中药饮片价格形成机制。

基本公共卫生服务项目中医药健康管理工作。杭州市卫生计生委在全市范围内开展国家基本公共卫生服务项目中医药健康管理工作专项督导，督导内容为听取各地卫生计生局集中汇报、抽取基层医疗机构开展实地检查、对医生开展相关知识测试。对65岁以上老年人中医药健康管理率达51.21%，对0～36个月婴幼儿中医药健康管理率达67.29%。

开展杭州社会办中医试点工作。杭州市卫生计生委加强对社会办中医的引导和扶持工作，2017年被国家中医药管理局确定为国家社会办中医试点城市。按照国家社会办中医试点地区工作评估方案的要求，报送社会办中医试点地区基本情况及试点工作进展情况。

四、基层中医药服务能力建设

全国地市级以上地区基层中医药工作先进单位复审。杭州市卫生计生委组织召开基层中医药工作先进单位复审启动会、推进会、评估会等，开展全市各区、县卫生计生局、市级中医医院基层中医药工作先进单位创建工作的督导和培训。编绘《杭州市中医药事业发展回眸》中医画册1本，拍摄《杭州市中医药工作巡礼》中医视频宣传片1部。做好1篇全国基层中医药工作先进单位工作汇报、做好1组先进单位复审迎检台账汇编。全市先进单位创建工作得到国家复审专家认可。

开展基层中医馆督导及实地考核。杭州市卫生计生委组织专家对桐庐县、淳安县、建德市的2016年新建的14家基层中医馆开展督导考核。从督导情况来看，新建设的中医馆均达到省中医馆建设标准。根据检查情况，向浙江省中医药管理局推荐2家单位作为基层示范中医馆。

中医药适宜技术的推广应用。一是组织专题培训。杭州市卫生计生委联合市针灸推拿学会举办2017年杭州市基层中医药适宜技术推广应用培训班。各区、县（市）基层中医药适宜技术推广师资、技术骨干、社区卫生服务中心（乡镇卫生院）从事中医适宜技术的临床医师共200余人参加本次培训。二是开展中医护理专项技术培训。杭州市卫生计生委联合市针灸推拿学会中医护理适宜技术委员会举办《中医护理适宜技术（艾灸、拔罐）推广应用》培训班，全市100名各医疗机构的护理骨干参加本次培训，经过严格的培训与考核，由杭州市针灸推拿学会对合格学员颁发杭州市中医药适宜技术合格证书。三是开展浙江省基层中医药适宜技术杭州基地建设验收迎检工作。

五、中医医疗质量安全与质量控制管理

组织开展全市中医医疗质量安全专项整治工作。杭州市卫生计生委共组织督导中医医疗机构407家次，排查血液透析室、手术室等重点科室1099个，梳理问题566个，组织开展动员培训3717人次，责令限期整改76家次，行政处罚3家。

开展中医药质控管理。杭州市卫生计生委组织召开全市中医药质控工作年度会议、全市中医医疗质量管理培训班暨中医临床质控中心工作会议等质控工作会议。布置中

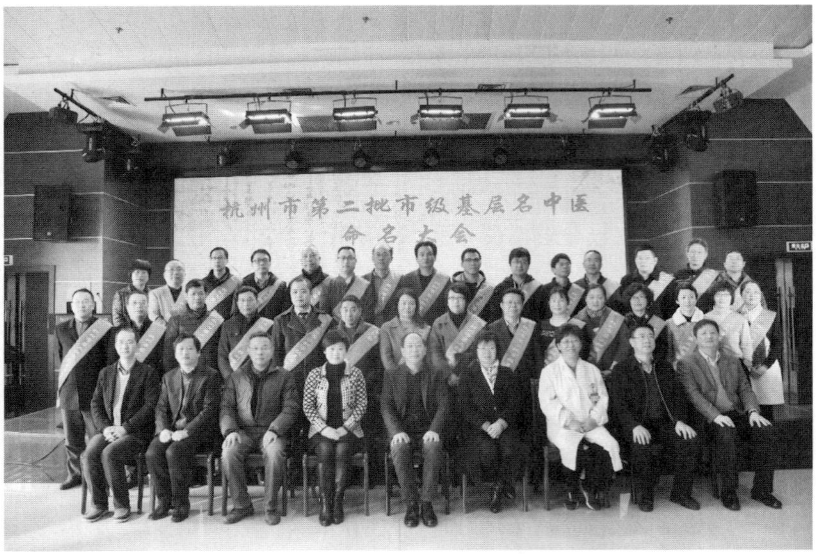

2017 年 2 月 15 日，杭州市第二批市级基层名中医命名大会在浙江杭州举行

医药质控各项工作，加强中医临床路径管理，推进 DRGs 在三级中医医院的应用，促进中医依法执业。制定中医护理示范病房建设标准，开展市级中医护理示范病区建设考核验收。

六、中医药人才队伍建设

杭州市卫生计生委联合市人力社保局召开市第二批市级基层名中医命名大会。杭州市卫生计生委主任滕建荣向新命名的 30 位市级基层名中医表示热烈祝贺，并在会上作重要讲话。杭州市人力社保局副局长黄菊火宣读基层名中医命名文件，与会领导为 30 位新当选的市级基层名中医颁发证书。至此，杭州市基层名中医人数已达 80 人。

组织开展国家、省级各项人才遴选申报工作。杭州市中医院主任医师王永钧被评选为首届全国名中医，实现杭州市全国名中医零突破。7 人成为第六批全国老中医药专家学术经验继承指导老师，5 人成为省 2017 年中医优秀人才项目培养对象，8 人入选省级中青年临床名中医名单。3 个工作室推荐为 2017 年全国基层名中医传承工作室。对 30 名市级基层名中医进行命名表彰。

七、中医药科教工作

开展杭州市中医药重点学科评审工作。杭州市卫生计生委组织开展新一轮（2017 ~ 2019 年）杭州市医学重点学科评审工作，一、二类项目评审共计 100 余项，三类中医组单独组织开展评审，最终评选出 36 项杭州市中医药重点学科。

组织开展中医执业医师考试及师承考核。一是组织做好中医执业医师资格考试工作。杭州市卫生计生委在杭州市红十字会医院临床技能培训中心组织开展国家中医执业医师资格考试实践考试工作，873 名考生通过中医执业医师资格考试的报名审核，共有 783 名考生最终参加 2017 年的中医执业医师资格实践考试。组织好国家执业医师资格理论考试。二是组织开展 2017 年传统医学师承和确有专长考核报名工作。最终参加传统医学师承考核人员 52 人，参加确有专长考核人员 1 人。

组织开展市中医药继续教育项目申报评审及中医住院医师规范化培训考核工作。一是杭州市卫生计生委组织开展中医药继续教育项目申报评审，杭州市中医药继续教育项目共申报 61 项，确定 48 项 2017 年中医类继续教育项目名单。二是完成 2017 年中医住院医师规范化培训结业、阶段和年度考核工作。

做好“西学中”培训等组织工作。杭州市卫生计生委完成第十三期“西学中”培训班的教学管理工作，395 名学员通过结业考试；组织开展第十四期“西学中”培训。

八、中医药文化建设

开展“中医中药中国行——杭州市中医药健康文化推进行动”。杭州市卫生计生委组织开展中医中药中国行——杭州市中医药健康文化推进行动启动仪式、杭州市基层中医药服务能力提升工程“十三五”行动计划启动会暨钱塘中医论坛。杭州市副市长陈红英出席启动仪式，并作重要讲话，杭州市卫生计生委主任滕建荣在启动仪式上布置工作方案。围绕省、市中医药健康文化推进工作要求，结合实际，各地纷纷开展中医中药中国行的推广宣传工作。

举办首届“钱塘中医论坛”。杭州市卫生计生委联合杭州市中医药协会、杭州市中医院举办首届“钱塘中医论坛”，共 150 余人参加。会议邀请全国名中医王永钧和杭州师范大学人文学院历史系教授朱德明进行专题讲座，将钱塘中医文化脉络梳理展现，翔实生动，受到与会代表的一致好评。

开展庆祝“5·12”国际护士节活动。杭州市卫生计生委组织开展 5·12 国际护士节“药食同源　天使有爱”中医养生宣教活动。组织中医护理专家和骨干深入社区、学校、敬老院、康复中心进行义诊，因地制宜开展中医护理的活动主题，展现中医特色护理风采。　（周　侃）

【济南市 2017 年中医药工作概况】

一、贯彻落实《中华人民共和国中医药法》，依法推动中医药事业发展

“天下之事，不难于立法，而难于法之必行。”《中华人民共和国中医药法》（以下简称《中医药法》）和两个配套文件发布后，为把它们转化为中医药发展的效能，济南市一丝不苟抓好落实工作。一是加强内容解读和培训，在全市范围内举办 4 期《中医药法》专题培训班，对各县区中医药主管部门负责人、工作人员及中医药从业人员进行政策解读，梳理风险点，针对中医诊所备案及确有专长政策的相关问题进行讨论，做到全市统一要求、统

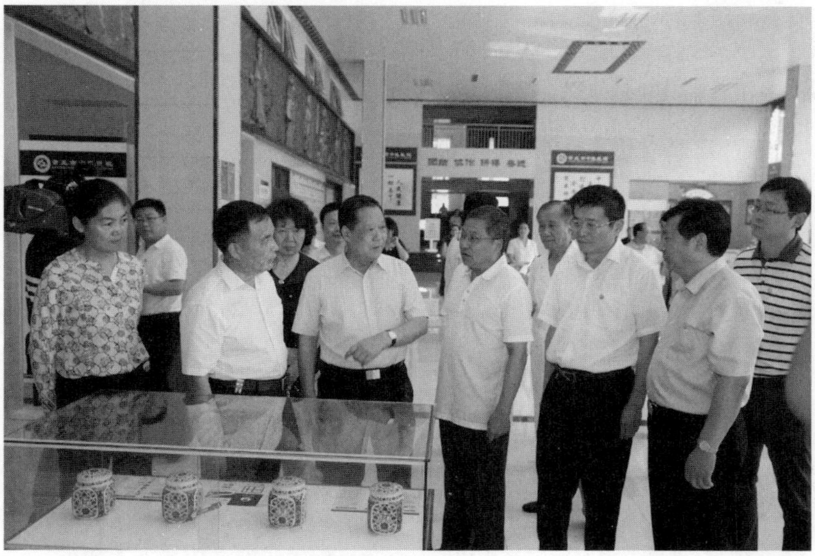

2017年8月3日，全国政协副主席、农工党中央常务副主席刘晓峰调研济南市中医药工作

一标准、统一流程。二是加强组织协调，做好民间中医资源普查工作。成立以济南市卫生计生委主任为组长、专职副局长为副组长，各县区卫生计生局局长为成员的领导小组，指定专人负责普查指导、联络、协调工作，抽调精干力量组成普查队伍，确保普查工作无死角、无遗漏。三是强化舆论引导，及时回应社会关切，先后举办《中医药法》颁布实施暨医师节电视知识竞赛、庆祝《中医药法》颁布实施专场晚会、开展中医养生操表演及治未病体验等活动，用群众喜闻乐见的方式普及《中医药法》，惠及群众40000余人。

二、主动作为，创新中医优势病种支付方式

中医药改革必须顺应发展趋势，遵循中医药规律。2017年，济南市继续推进中医优势病种支付方式改革试点工作，并探索支付方式改革的济南模式。一是推进山东省7个骨科病种的支付方式改革。全年病例数139例，节省患者自付金额68.59万元，节约医保资金支出72.64万元。二是筛选优势病种，济南市积极参与山东省中医药管理局关于单病种支付方式改革的研讨，组织专家研究推荐55个优势病种，并对诊疗方案和收费情况进行研究测算。三是研究确定22个病种、72个单病种付费项目，在济南市章丘区中医医院开展试点工作，科学确定临床诊疗常规和护理路径，并实施有效的监管评价，自2017年6月实施以来，有47个单病种付费项目运行顺畅，共有527个病例进入单病种限价和临床路径管理，治愈率97.6%、好转率2.4%，费用较以往平均降低20.0%，共为患者节约费用100万左右，达到降低医疗成本、减轻患者负担、节约医保资金的目的，中医药优势得以充分发挥。

三、强基固本，提升基层中医药服务能力

中医药的根在基层、魂在基层，济南市在政策、资金、项目等方面向基层倾斜，让中医药在基层“火”起来。一是落实政府主体责任，发挥部门联动作用。济南市中医药管理局争取市财政资金3000万元用于济南市中医医院东院区的基础设施建设，认真研究编制《济南市中医药发展“十三五”规划》，出台《关于贯彻落实〈山东省人民政府关于贯彻落实国家中医药发展战略规划纲要（2016～2030年）的实施方案〉的意见》，济南市卫生计生委与市食药监局、人社局联合印发《济南市基层中医药服务能力提升工程“十三五”行动计划》，明确重点任务和保障措施。二是开展“百千工程”，建设100个国医堂，1000个能够提供中医药服务的村卫生室，做到“镇镇有国医堂（中医馆），村村有中医人”，实现“人人基本享有简、便、验、廉的中医药服务”这一目标。通过“百千工程”建设，建成国医堂（中医馆）133个，建筑面积累计达到14520平方米，投入财政补助1500万元，100%的乡镇卫生院和80%的社区卫生服务中心建成国医堂（中医馆），基层中医药服务能力由2013年仅有71.0%的社区卫生服务中心、45.0%的乡镇卫生院、65.0%的社区卫生服务站、40.0%的村卫生室能够提供中医药服务，发展到100%的社区卫生服务中心和乡镇卫生院、94.2%的社区卫生服务站、77.0%的村卫生室能够提供中医药服务。三是以全国基层中医药工作先进单位创建为抓手，促进基层中医药服务能力提升。将创建工作纳入政府考核重要指标，立标10个县区全覆盖，以点带面、以强带弱、全面开展创建工作。通过创建，基层中医药投入增大，服务能力大幅提升，切实提升居民的中医药就医感受。其中，商河、济阳县财政投入分别增至4500万元、2390万元，迎接国家级现场评审，天桥区、平阴县通过复审，意味着济南市在先进单位全覆盖的道路上更进一步。

四、搭建平台，多渠道强化人才培养机制

中医药人才是中医药事业发展的基础与保障，也是中医药传承创新的第一资源，济南市通过5个渠道强化培养机制。一是开展不同层次、形式多样的中医药适宜技术培训。2017年济南市中医药管理局举办中医药适宜技术培训班40余期，培训人次6000余人。二是在全市范围内开展中医药适宜技术大练兵活动，济南市中医药管理局举办基层中医药适宜技术技能竞赛，选拔4人参加全省竞赛并获得团体一等奖的好成绩。三是完善人才激励机制。济南市卫生计生委与市人社局、共青团市委联合开展名中医、青年名中医、基层名中医评选活动，分别评选出济南市名中医30名、青年名中医20名、基层名中医30名。四是做好中医药师承培养工作。2017年济南市中医药管理局投入119万元用于薪火传承项目人才培养，遴选出第三批薪火传承指导老师16名、继承人32名，投入32.544万元对省五级师承教育项目1∶1进行配套。五是打造中医药学术平台，实现分支机构的“零”突破。成立济南中医药学会五运六气专业委员会等9个专业委员会及龙砂医学流派济南工作站，汇集中医界精英人才，为学术交流和技术提升搭建平台。在多渠道推进高层次人才选拔培养的举措下，2017年获批第六批全国名老中医药专家学术经验继承指导老师2人、学术经验继承人4人，第四批全国中医临床优秀人才1人，山东名老中医1人，山东名中医药专家6人，山东基层名中医4人。

五、领域创新，助力中医药健康服务业发展

加快发展中医药健康服务业，是落实《“健康中国2030”规划纲要》，不断深化医改、改善民生、提升全民健康素质的必然要求，对全面建成小康社会具有重要意义。济南市积极促进中医药健康服务领域创新，从而更好地满足人民群众健康需求。一是全面发展中医药预防保健服务，建成7个中医药预防保健服务中心，支持社会力量开办中医预防保健机构，在治未病思想的指导下，通过调和阴阳、调畅情志、食疗养生、运动养生等全方面综合调治，做到“未老先防”“未老先养”。二是结合家庭医生签约服务，在基本公共卫生服务中充分发挥中医药作用，在服务中增加为65岁及以上老年人开展中医药体质辨识及中医药保健指导，济南市65岁以上老年人中医药健康管理率提高到60.0%。三是举办第四届膏方节活动，让群众贴近中医、了解中医、体验膏方，进一步加深群众对中医药特色优势的认识。四是加快发展健康养老服务，推进中医医疗机构与养老机构加强合作，探索融医疗、养生、保健、康复于一体的医院发展模式。商河县中医医院承办的社会福利服务中心已于2016年12月30日开始试营业，面向社会开展中高端养老服务，章丘区中西医结合残疾人康复中心也已挂牌。五是探索中医药健康旅游发展新模式。济南市卫生计生委与市旅游局联合开展中医药健康旅游示范点的申报活动，出台评定办法，打造可以“观赏中医药景观、参与中医药活动、开展中医药调理疗养服务、传播中医药文化”的示范点。

六、帮扶基层，架设医疗“连心桥”

在中医药事业发展中，医联体具有必然性。济南市优化医疗资源配置，指导二级以上中医医院牵头成立中医特色医联体。一是指导济南市中医医院与山东能源医疗健康投资有限公司组建中西医跨科联盟，实现技术合作、优势互补，成立以来，成员单位中医科诊疗人次同比增长120.0%，中医药适宜技术服务人次同比增长55.0%，中医药服务收入增长30.0%，西药用量平均降低5.5%，患者人均住院费用同比降低4.5%，患者满意度明显提升，群众就医体验显著改善。二是依托国医堂（中医馆）高覆盖率的优势，指导二级以上中医医院充分发挥自身优势，济南市卫生计生委与辖区内国医堂（中医馆）签约成立医联体，高年资中医专家下基层支援帮扶指导，加强基层中医药人才队伍建设，推进中医药适宜技术下基层、进社区，发挥中医学在预防保健和常见病、慢性病诊治方面的良好效果。

七、文化引领，让中医药文化深入人心

习近平总书记提出“中医药学是打开中华文明宝库的钥匙”，中医药文化建设关系中医药人员中医思维的强弱和中医药疗效的高低，关系中医药事业的长远发展。济南市为发挥中医药文化对事业发展的引领作用，广泛弘扬中医药文化。一是推动中医药文化惠民。济南市中医药管理局在全市范围内开展中医中药泉城行活动，举行义诊196余场次，惠及群众3万余人次；济南市卫生计生委联合山东省卫生计生委、中医药管理局共同主办全省“中医中药中国行——中医药健康文化推进行动”启动仪式，活动现场共义诊群众6000余人，发放宣传资料10000余份，赠送药品4000余份。二是打造中医药文化建设示范单位。2017年建设50家主题鲜明、特色突出、内涵丰富、作用显著的中医药文化建设示范单位，提供样板、树立典型，引领带动全市中医药事业发展；在此基础上，组织济南市中医医院、宏济堂医药集团创建全省中医药文化建设示范单位和中医药文化宣传教育基地。三是加大中医药文化传播与普及力度，济南市卫生计生委组织专家编写、印发《痰湿体质指南读本》和《中医敷贴指南》，为基层中医药工作提供指导；与济南电视台《有么别有病》栏目联合开展名中医讲座，每周一次，以群众喜闻乐见的形式宣传中医药文化，在全社会形成“信中医、爱中医、用中医”的浓厚氛围。四是开展中医中药九进活动。组织中医药专家及服务志愿者进社区、进家庭、进乡村、进企业、进机关、进校园、进单位、进军营、进老年公寓。根据季节特点开展中医健康讲座、养生保健指导、义诊咨询等多种形式的中医药健康服务活动，普及中医治未病理念和养生保健知识。

八、加强科研合作，提高创新能力

新时期、新形势、新任务，要求在科研创新方面有新理念、新设计、新战略。做到在继承中创新发展，在发展中服务人民，为丰富祖国医学宝库、增进人民健康福祉、全面建成小康社会做出新贡献。一是济南市中医医院脑病科与北京中医药大学东直门医院协作，承担国家科技支撑计划“缺血性中风‘病证结合’早期干预方案的临床评价研究”的分课题——中医药早期干预方案治疗急性缺血性脑卒中多中心、前瞻性队列研究。二是济南市机关医院与山东中医药大学附属医院协作，开展“绝经后骨质疏松病症结合社区队列研究及中医综合治疗方案疗效评价”科研课题。2017

年济南市中医医院入选国家中医药传承创新工程项目库，获得建设资金支持1亿元。全市共24项科研课题入选山东省2017～2018年度中医药科技发展计划项目。（韩秀香）

【武汉市2017年中医药工作概况】

一、认真总结工作经验，统筹部署中医工作

武汉市卫生计生委召开2017年武汉市中医药工作会议，传达全国、湖北省中医药工作会议精神，总结2016年武汉市中医药工作，对2017年武汉市中医药重点工作进行部署。来自各区卫生计生委，全市三级中医医院、二级中医医院、中西医结合医院，市、区二级以上综合医院，市、区妇幼保健医院的院长及市卫生计生委相关处室负责人，共计160余人参加会议。武汉市硚口区卫生计生委、江汉区卫生计生委、武汉市中西医结合医院分别做经验交流，武汉市中医医院通报武汉市中药质量检查的情况。武汉市卫生计生委党委书记朱宏斌作重要讲话，武汉市卫生计生委副主任彭厚鹏做工作报告。

二、科学制订发展规划，绘制中医发展蓝图

制定全面推进中医药发展的实施意见。为贯彻落实《国务院关于印发中医药发展战略规划纲要（2016～2030年）的通知》（国发〔2016〕15号）精神，武汉市人民政府颁发《武汉市人民政府关于全面推进中医药发展的实施意见》（武政〔2017〕17号），明确发展目标发展目标等10项重点任务。

制订中医药事业发展“十三五”规划。根据《国家中医药管理局关于印发中医药发展“十三五”规划的通知》（国中医药规财发〔2016〕25号）和《湖北省卫生计生委关于印发湖北省中医药事业“十三五”发展规划的通知》（鄂卫生计生发〔2017〕7号）要求，武汉市卫生计生委制订《武汉市卫生计生委关于印发武汉市中医药事业发展“十三五”规划的通知》（武卫生计生通〔2017〕164号）。

制订基层中医药服务能力提升工程“十三五”行动计划。武汉市卫生计生委联合武汉市人社局和武汉市食药监局制定印发《关于印发武汉市基层中医药服务能力提升工程“十三五”行动计划实施意见的通知》（武卫生计生〔2017〕27号）。全市100%社区卫生服务中心和乡镇卫生院、93.0%的社区卫生服务站，85.0%的村卫生室能够提供中医药服务。基层医疗卫生机构中医诊疗量占同类机构诊疗量达33.9%。中医健康管理覆盖率（同比）增长比例10.0%，并纳入各区年度绩效考核。65岁以上老年人、0～36个月儿童中医药健康管理覆盖率分别达50.5%、63.1%。孕产妇、高血压、2型糖尿病患者中医药健康管理覆盖率分别达到64.8%、52.9%、49.1%。

三、学习领会中医药法，营造良好宣传氛围

举办武汉市卫生计生系统《中华人民共和国中医药法》（以下简称《中医药法》）培训会，邀请国家中医药管理局政策法规与监督司司长专题讲座并答疑，全市各医疗机构共计200余人参加培训。按照《武汉市卫生计生委关于开展中医药法学习宣传月活动的通知》文件精神要求，各区掀起一轮学习培训《中医药法》热潮。全市共举办培训班20余场，培训人次达千余人次，以“学习宣传贯彻《中医药法》”为主题，开展义诊活动达30余场。现场通过宣讲、演示、义诊、发放宣传资料等形式，引导广大群众知晓《中医药法》的实施，认识、了解、使用中医药。各单位充分利用报刊、电视、网络等各类媒体平台，宣传《中医药法》的内容，营造良好的宣传氛围。提高市民对《中医药法》的认知度及知晓率。

四、积极探索中医医改，同步推进综合改革

在医改中充分发挥中医药特色优势，全力推进公立中医医院改革。武汉市卫生计生委督促已经纳入公立医院改革试点的中医医院落实各项医改政策，推进综合改革。通过深化公立中医医院改革，破除以药补医机制，进一步深化管理体制、补偿机制、价格机制、人事编制、收入分配、医疗监管等为主要内容的体制机制综合改革，建立起“维护公益性、调动积极性、保障可持续”的新的运行机制。在公立医院控费11项指标中，中医医院与2016年同期相比，门急诊、住院次均费用增幅均得到控制；药品收入（不含中药饮片收入）同比下降8.5%；药占比（不含中药饮片）

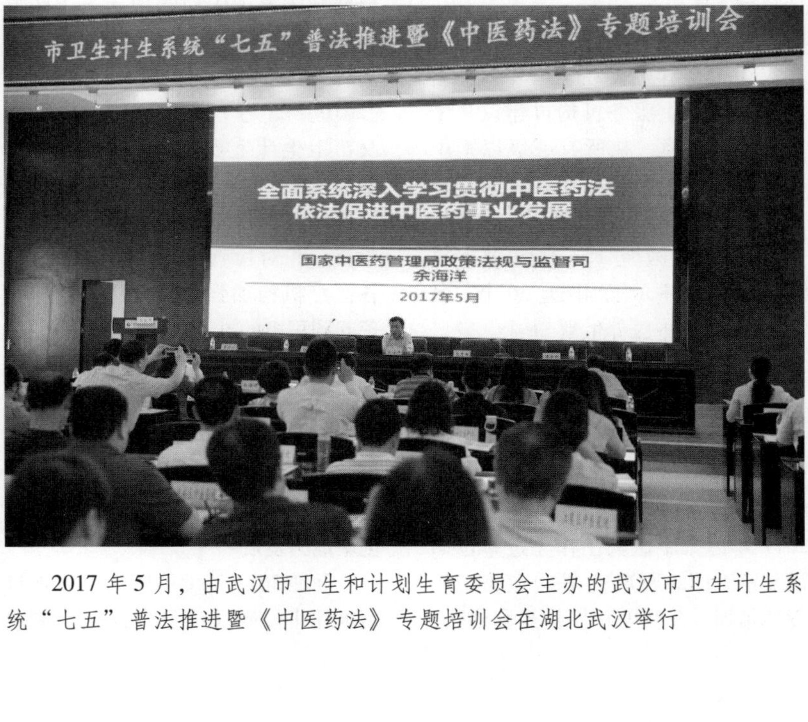

2017年5月，由武汉市卫生和计划生育委员会主办的武汉市卫生计生系统“七五”普法推进暨《中医药法》专题培训会在湖北武汉举行

从36.1%下降到27.6%；高值耗材收入同比下降5.9%，改革取得良好效果。

五、加强基础设施建设，优化中医服务体系

加强全市中医药服务体系建设。武汉市卫生计生委以市、区级中医医院为龙头，市、区级综合医院、专科医院、妇幼保健机构等非中医类医疗机构中医药科室为骨干，社区卫生服务中心、乡镇卫生院为主体，社区卫生服务站、村卫生室为网底，中医门诊部、诊所为补充的基层中医药服务网络基本建立。

发挥市区医院龙头作用。武汉市中西医结合医院以建院90周年为契机，坚持稳增长、调结构，强内涵、增信心，医疗服务稳中有升，“3+2+1”工程持续推进。武汉市举办中国中西医结合医院联盟成立大会暨首届中西医结合医院发展论坛，服务能力不断提升。武汉市中医医院努力提升疑难专病诊治及现代医疗技术运用能力，加强名特优中药制剂研发，推广中医适宜技术，深化流派传承，积极推进名院、名科、名医、名药、名术“五名工程”建设，牵头成立武汉城市圈中医联盟，整合资源，共同发展，打造武汉市中医特色品牌。新洲区中医医院获批国家建设项目，获得2400万元资金支持，正在进行室内装修，即将投入使用。

继续推进“三堂一室”建设。武汉市卫生计生委在全市乡镇卫生院和社区卫生服务机构再建设9个标准化国医堂，在所有区级以上中医医院建立中医养生堂、名医堂和知名中医工作室。湖北省卫生计生委共命名国医堂187个，达标率96.39%，其中示范国医堂36个，名医堂11个，中医养生堂11个。

六、圆满完成复审任务，巩固创建工作成果

做好全国基层中医药工作先进单位复审工作。武汉市卫生计生委印发《武汉市卫生计生委关于做好2017年国家中医药工作先进单位期满复审工作的通知》，举办复审工作专题培训，并开展督导检查和通报。各区均组织工作专班，制订工作方案，加强督导和宣传，落实各项考核指标，圆满完成复审任务［《国家中医药管理局办公室关于确认2017年全国中医药工作先进单位复审结果的通知》（国中医药办医政发〔2017〕34号）］。

做好全国综合医院中医药工作示范单位的复评工作。根据《关于做好2017年全国综合医院、专科医院、妇幼保健院中医药工作示范单位申报评估工作的通知》（国中医办医政函〔2017〕174号）文件要求，武汉市第三医院、黄陂区人民医院完成全国综合医院中医药工作示范单位的复评工作，并得到复评专家的一致好评，复评结果已公示。

七、强化中医机构管理，不断提高服务质量

强化中医机构质量管理。武汉市卫生计生委委托武汉市中医医疗质量控制中心对全市19家二级以上中医机构开展医疗质量专项督导检查。从依法执业、改善医疗服务、发挥中医药特色、合理检查、合理治疗、合理用药、护理及院感等方面对检查结果进行综合排名并实时通报。各区卫生计生委均能对辖区内中医门诊部、中医诊所开展专项督导检查，专项督导覆盖率100%，促进医疗质量的持续改进。

加强医疗机构中药饮片管理。根据《国家中医药管理局关于印发全国医疗机构中药饮片管理专项检查方案的通知》（国中医药办医政发〔2016〕23号）文件精神要求，武汉市卫生计生委委托武汉市中药质量控制中心对全市49家二级以上医疗机构开展中药饮片管理专项督导检查，并对检查结果予以通报，对各医疗机构加强中药饮片规范化管理起到积极的推动作用。

督导各区加强中医药质量管理。武汉市卫生计生委要求中医药质量管理综合检查完成率100%，并纳入年度绩效考核。

八、实施中医项目驱动，推进创新能力发展

开展2017年度中医药科研项目申报评审。武汉市卫生计生委遴选中医药及中西医结合类科研项目86项，其中重点项目12项，青年项目12项，一般项目42项，指导项目20项，共计经费132万元。在中医药创新科研引导下，各级中医医院积极申报各级、各类国家、省、市中医药项目，取得丰硕成果。

九、推进社会兴办中医，优化中医发展格局

根据《关于开展社会办中医试点工作的通知》（国中医药医政发〔2017〕6号）要求，武汉市印发《武汉市人民政府办公厅关于转发武汉市推进社会办中医试点工作方案的通知》，通过科学规划、优化环境、多措并举、强化管理，推动武汉市社会办医中医药服务发展，更好地满足人民群众日益多元化多层次的中医药服务要求。截至2017年底，全市有社会办医疗机构2724家，中医医疗机构745家，其中中医医院44家，中医门诊部177家，诊所524家，占全市医疗机构总数量的27.4%。与2016年相比，中医医疗机构同比增长20.4%，其中中医医院增长12.8%，中医门诊增长33.1%，中医诊所增长17.2%。

十、做好中医对口支援，确保取得明显效果

武汉市卫生计生委分2批派遣市区专家团队共计12人次、拨付专项经费40万元支援新疆博乐市创建全国基层中医药工作先进单位，武汉市12个区卫生计生委共组织10余名专家，投入资金165万元，对口帮扶新疆博乐市8家乡镇卫生院国医堂建设，已成规模，成效显著，切实履行《武汉市与博乐市卫生局合作框架协议》。国家评审专家组对博乐市中医创建工作取得的成绩给予充分肯定，圆满完成对口支援任务［《关于反馈全国基层中医药先进单位创建地区现场评审情况的函》（国中医药医政基层便函〔2018〕1号）］。

十一、加强部门组织协调，认真办理提案议案

按照武汉市人民政府办公厅的统一要求，武汉市卫生计生委认真办理武汉市政协十三届一次会议《关于发挥中医药在缓解儿科医生短缺中的作用的建议》《关于建立武汉市区域智能中药房保障中医临床疗效，方便患者就医的建议》和《关于加大加快中医师承教育的建议》提案。

十二、认真受理信访投诉，确保依法妥善处理

依法依规办结投诉信访件、督办件、交办件。武汉市卫生计生委全年共受理投诉信访件、督办件、交办件112件次。其中市长专线督办件81件，占72.3%；现场来访及上级转办件31件，占27.7%。均按时、依法、依规办结，并依法处理行政复议、行政诉讼案件。

十三、探索中医服务路径，开展贸易创新试点

加强中医药国际合作交流。武汉市中西医结合医院与欧洲彭策尔学院、意大利罗马翁贝托一世综合医院、西班牙国际善倪医院等单位在医疗、技术、人才交流、临床服务、教学、科研和医院管理等多个领域进行深度合作。武汉市中医医院与美国亚利桑那癌症治疗中心就中医药在癌症治疗与改善癌症患者生活质量等方面签署医疗合作意向书。

开展中医药旅游示范基地申报。已申报武汉市中医医院、武汉市木兰草原旅游发展有限公司、东湖生态旅游风景第一社区卫生服务中心等8家中医药旅游示范基地。

重点扶持中医药企业。武汉健民药业集团、湖北金贵中药饮片有限公司、马应龙药业集团股份有限公司3家企业作为新兴产业重大工程包被列入中央预算内投资计划，总投资9000万元，为武汉市中医药服务贸易发展提供原动力和引擎。

（罗时珍）

【广州市2017年中医药工作概况】 2017年1月19～21日，广州市卫生计生委按照广东省中医药局工作安排，组织专家组完成广州市海珠区中医医院二级中医医院等级评审工作。

2017年1月20日，广州市卫生计生委根据广东省中医药局《关于下达2017年广东省中医药局面上科研项目及经费的通知》《关于下达2017年广东省中医药局第二批科研课题及经费的通知》，广州市、区属医疗机构共获省中医药局科研课题立项46项，其中单方验方和中医药特色技术科研课题1项，面上科研项目立项资助课题38项，面上科研项目立项不资助课题7项。

2017年2～3月，广州市卫生计生委先后对广州市中医名科建设项目的荔湾区中医医院妇科、广州市惠爱医院神志病科、广州市中医医院脑病科、广州市红十字会医院皮肤病科和广州医科大学附属第一医院开展中医名科建设工作调研。

2017年2月16日，广州市卫生计生委印发《广州市卫生计生委关于2017年广州市中医药和中西医结合科技项目立项通知》，2017年广州市中医药和中西医结合科技项目立项58项，其中立项资助项目30项，立项不资助项目28项。

2017年3月31日，广州市卫生计生委举办广州市“弘扬大医精诚”专题讲座，讲座邀请广东省卫生计生委党组成员、省中医药局局长徐庆锋作《弘扬大医精诚精神　回归从医人的精神家园》专题讲解，全市共300多名中医药工作者参加专题讲座。

2017年4月13日，经报国家中医药管理局医政司备案，广州市海珠区中医医院确定为二级甲等中医医院。

2017年5月，广州市卫生计生委按照广东省人力资源社会保障厅、省卫生计生委、省中医药局《关于开展广东省名中医评选工作的通知》，广州市卫生计生委会同市人力资源社会保障局完成广东省名中医评选广州市选拔推荐工作，经申报、评审、公示，确定广州市推荐广东省名中医人选共8人，分别为：广州市中医医院祝维峰、广州市中医医院吕永慧、广州市中西医结合医院焦锋、广州医科大学附属肿瘤医院邬晓东、广州市黄埔区中医医院郝建军、广州市中医医院叶穗林、广州医科大学附属第三医院冯崇廉、广州市中西医结合医院龙德。

2017年5月20日和6月10日，按照广东省中医药局工作安排，广州市卫生计生委分别完成2017年广州市传统医学确有专长人员医师资格考试临床实践考核和理论笔试工作，经考核并报省中医药局备案，全市共有41人2017年广东省传统医学确有专长考核合格。

2017年6月12～14日，广东省中医药局组织专家组对广州市天河区创建全国基层中医药工作先进单

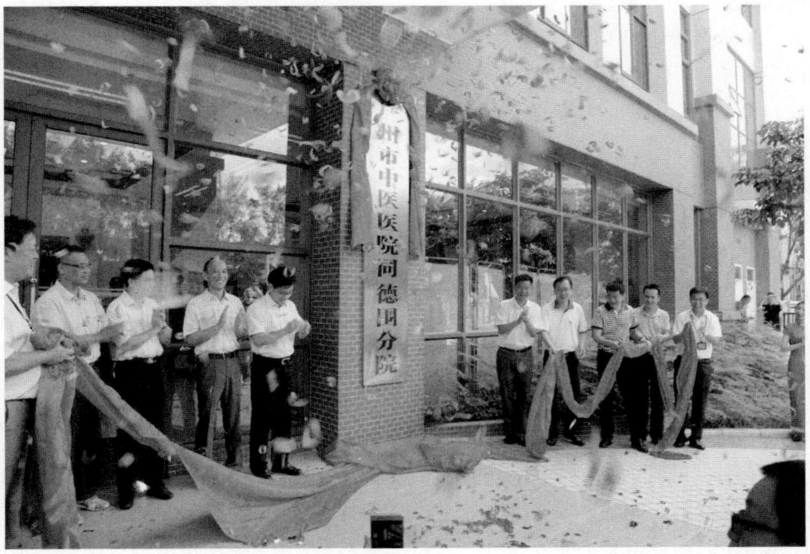

2017年6月26日，广州市人民政府“同心同德建设幸福围”十大民生工程之一——广州市中医医院同德围分院揭牌仪式在广东广州举行

位省级评审和花都区全国基层中医药工作先进单位期满复审工作。

2017年6月26日，广州市政府“同心同德建设幸福围”的十大民生工程之一的广州市中医医院同德围分院正式揭牌，定位为公立综合性中医医院，广州市中医医院同德围分院的开业运营改写了同德围地区公立综合医院零存在的历史。

2017年9月18日，按照《广东省人民政府关于同意授予于天启等80位同志广东省名中医称号的批复》，广州市中医医院祝维峰、广州市中医医院吕永慧、广州市中西医结合医院焦锋、广州医科大学附属肿瘤医院邬晓东、广州市黄埔区中医医院郝建军、广州市中医医院叶穗林、广州医科大学附属第三医院冯崇廉、广州市中西医结合医院龙德8人被授予广东省名中医称号。

2017年9月18～20日，广东省卫生计生委、广东省中医药局组织专家组分别对花都区人民医院、白云区第二人民医院新申报全国综合医院中医药工作示范单位评审工作，以及广州医科大学附属第一医院、广州医科大学附属第三医院荔湾医院全国综合医院中医药工作示范单位复审工作。

2017年9月27日，广州市中医医院吕冠明被广东省中医药局确定为2017年广东省中医护理骨干人才培训项目培养对象。

2017年9月30日，根据《广州市中医护理重点专科建设实施方案》，广州市卫生计生委完成广州市中医护理重点专科评审工作，确定广州市中医医院中医肿瘤护理专科等10个项目为广州市中医护理重点专科建设项目，广州市第八人民医院中医肝病护理专科等5个项目广州市中医护理重点专科培育项目。

2017年10月17日，广州市卫生计生委印发《中医中药中国行——广州市中医药健康文化推进行动实施方案》，正式启动以“传播中医药健康文化　提升民众健康素养”为主题的广州市中医药健康文化推进行动。

2017年10月31日，广州市中医医院吴薏婷、王文英，广州医科大学附属第一医院范萍被国家中医药管理局确定为第四批全国中医临床优秀人才研修项目培养对象，广州医科大学附属第二医院张竞之确定为第四批全国中医基础优秀人才研修项目培养对象。

2017年11月28日，广州市中医类别全科医生转岗培训理论培训于广州中医药大学开班，全市共87名基层医疗卫生机构的中医类别医师参加为期1年的中医类别全科医生转岗培训。

2017年12月1日，广州市卫生计生委完成广州市中医名科，中医重点专科建设项目中期评估汇报工作。

2017年12月1日，广州市中医医院马卫东、蔡迎峰被广东省中医药局确定为广东省第二批中医临床优秀人才研修项目培养对象。

2017年12月4日，广州市中医医院黄德弘（指导老师）、许幸仪（继承人）、翁旭亮（继承人），广州市荔湾区中医医院沈坚华（指导老师）、张艺（继承人）、曾岚（继承人）被国家中医药管理局确定为第六批全国老中医药专家学术经验继承工作指导老师及继承人。

2017年12月12～13日，国家中医药管理局专家组对天河区创建全国基层中医药工作先进单位进行国家级评审的工作。

2017年12月27日，国家中医药管理局确认广州市花都区通过全国基层中医药工作先进单位复审，继续为全国基层中医药工作先进单位。

2017年12月28日，国家卫生计生委、财政部、国家中医药管理局确定广州市中医医院为第二批住院医师规范化培训基地（中医）。

2017年12月29日，广州市卫生计生委联合广州市发展改革委、人力资源社会保障局和食品药品监管局制订并印发《广州市基层中医药服务能力提升工程“十三五”行动计划实施方案与领导小组成员名单》，继续实施广州市基层中医药服务能力提升工程。　（蒙嘉平）

【成都市2017年中医药工作概况】 成都市辖20个区（市）县、1个高新技术开发区、1个天府新区，常住人口1591.8万人，户籍人口1398.9万人。截至2017年底，全市共有中医医疗机构1669个，开放床位1.76万张，建成27家等级中医医疗机构，其中三级甲等中西医结合医院1家，三级乙等中医医院（专科医院）7家。其中医院56个，门诊部37个，诊所1574个，研究机构2个。民营中医医疗机构1642家，民营中医医疗机构诊疗766万人次，占全市中医医疗机构总的诊疗人次百分比40.9%。全市卫生技术人员15.2万人，其中中医执业（助理）医师12438人，占卫技人员的百分比7.9%。全市100%的社区卫生服务中心95.5%的乡镇卫生院打造中医馆，97.8%的社区卫生服务站和89.6%的村卫生室能提供中医药服务。2017年5月，成都市中医管理局被评为四川省中医药工作先进单位，《中国中医药报》对成都市委副书记、市长罗强进行专题采访报道。2017年7月1日，成都市受邀参加国家中医药管理局在北京举办的“中医中药中国行——中医药健康文化推进行动启动仪式”，成都中医药文化创新举措受到国家中医药管理局领导和参会代表、中医药业内同行的充分肯定。2017年11月，在四川省中医药健康产业发展推进大会上，成都市就“传承弘扬国医国粹传统文化　构建中医药健康产业生态圈”做交流发言。

一、《中华人民共和国中医药法》（以下简称《中医药法》）实施工作

成都市中医管理局在成都市卫生计生监督执法支队新组建成立中医执法大队，配齐配强执法人员，给予专项经费10万元。面向全市中医药监督执法人员开展《中医药法》及配套法律法规知识培训，共培训95人次。成都市卫生计生委党组带头学习《中医药法》，综合利用健康成都官方微信、成都市卫生计生委官网、成都全搜索网站对《中医药法》及配套文件进行权威解读，通过热线电话、网络平台、主任信箱等对中医诊所备案、中医专长医师考核等相关问题答疑解惑，强化舆论引导，及时回应社会关切。成都市中医管理局召开区县工作座谈会，收集相关情况并提出应对解决举措。成都市新都区成立中医诊所协会，试点开展行业监管，相关做法得到中央电视台新闻栏目采访报道。截至2017年底，成都市已有16家中医诊所完成备案和现场核查。

二、中医药养生文化宣传工作

成都市中医管理局在全国首创动漫中医药公益宣传片《四季养生——成都小王子》，在成都市公交、地铁、户外LED屏等公共场所滚动播出，全年累计播放620万余次、时长11.3万余小时。在全国首次运用互联网手段推出“成都名中医/中医馆电子地图”，点击量达10.5万余次，极大方便老百姓寻医问诊。编印《四季养生食谱》《儿童秋冬季疾病预防常识》等宣传书籍，免费发放达20余万册。在全国首次创作宣传倡导药食同源理念的儿童音乐剧——《果蔬爱上食疗》，收到良好效果。彭州市中医医院的中医宣传微电影《墙》获得中国医院微电影节最具创意影片“金丹奖”，青羊区编写的中医电子读本、举办的中医药文化“少年班”受到社会广泛关注。

开展中医药文化进幼儿园活动。成都市中医管理局与市教育局共同命名22个幼儿园作为首批成都市中医药文化启蒙教育基地，全市100余家幼儿园及青羊区56所中小学校开展小郎中体验营、我是小药师体验日等中医药启蒙教育。

开展中医中药中国行——中医药健康文化推进行动。2017年，成都市中医管理局共组织开展中医养生文化“十进”活动1000余场次，免费义诊3万余人次，发放中医药健康宣传资料6万余份，人民网、新华网及省、市各大媒体对活动进行报道，取得较好的社会反响。综合运用健康成都APP、健康成都官方微博、微信等新媒体平台。

开展中医药文化宣传及中医药保健科普宣传活动，“健康成都官微”全年共发布中医健康养生信息325条，“健康成都官微”居“副省级城市政务新媒体竞争力指数”榜首，传播力、服务力、互动力均领先其他城市，在全社会形成“信中医、爱中医、用中医”的良好氛围。

三、中医国际交流

2017年，成都市中医医疗机构共派遣50余名中医专家前往美国、法国、瑞士、马来西亚等国家从事临床、教学工作，并接受来自奥地利、荷兰、美国等国家的中医留学生来蓉进修学习。秉正堂诊所开设的中医网络教学课程受到以色列、法国、德国等地中医爱好者的追捧。非洲马里、法国等国家的一些中医人员先后在成都安家并开店坐诊。

四、基层中医药服务能力提升工程

制定《成都市基层中医药服务能力提升工程“十三五”行动计划实施意见》，启动基层中医药服务能力提升工程。成都市财政计划“十三五”期间投入近30亿元，对包括中医集中服务区在内的基层医疗卫生机构软硬件进行提档升级，构建中医药15分钟健康服务圈。成都市中医管理局加强名医馆、中医馆、中医角等“两馆一角”建设，基层中医药服务量达50.0%，全市95.5%乡镇卫生院、100%社区卫生服务中心全部设立中医馆，并建成101个“示范中医馆”。创新提出“中医角”概念，在村卫生室、社区工作站、社区养老服务中心、地铁商圈、创业园区等老百姓的家门口建成“中医角”3200多个，提供“简便廉验”、错时延时的中医药服务。加强公立综合医院和妇幼保健院规范化中医科、中药房建设，邛崃市医疗中心医院被评为“全国综合医院中医药工作示范单位”。高新区、锦江区、金牛区、成华区、金堂县通过全国基层中医药工作先进单位复审，邛崃市通过全国基层中医药工作先进单位国家级评审。

制发《成都市中医医疗机构医疗质量安全专项整顿活动方案》，成都市中医管理局对全市范围内1669家各级各类中医医疗机构进行以医疗质量安全、医疗管理服务流程和医院感染为主要内容的专项督导。修订《成都市中医重点专科（专病）评估细则》，做好市级中医重点专科清理准备工作。提高人均基本公共卫生服务经费标准，做好65周岁及以上老年人、0～36个月儿童及糖尿病、高血压患者中医健康管理工作。探索中医药融入家庭医生签约服务工作。截至2017年底，全市2175支

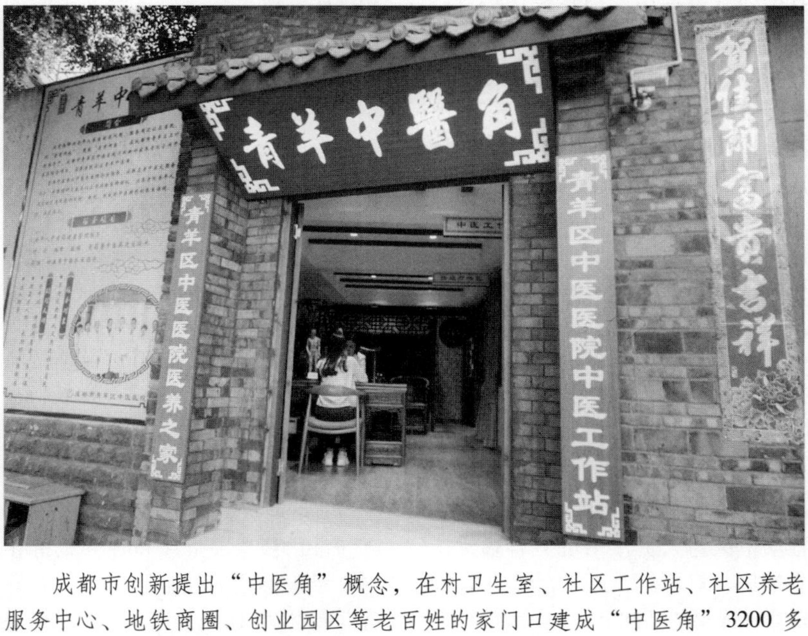

成都市创新提出“中医角”概念，在村卫生室、社区工作站、社区养老服务中心、地铁商圈、创业园区等老百姓的家门口建成“中医角”3200多个。图为成都市青羊区中医角

家庭医生团队中配有中医医师的有1505个，占比近70.0%，中心城区家庭医生团队100%配备中医医师，青羊区、双流区、彭州市率先实现所有家庭医生团队中均有一名能够提供中医药服务的医师；中医医师担任团队长的有678个，占总数的31.1%。

五、中医药参与突发事件的卫生应急处置工作

在成都全市范围内建立中医药体系应急处置预案。成都市中医管理局组织中医药专家结合成都实际拟订人感染H7N9型禽流感中医药预防及治疗方案，积极防治禽流感。2017年8月8日九寨沟地震发生后，邛崃市中医医院驻九寨沟县的3名援藏医生第一时间到达现场，直接参与灾后第一台手术。成都市中西医结合医院、邛崃市中医医院、成都第一骨科医院、双流区中医医院等在灾后第一时间启动应急预案，组成救援队、开通绿色救援通道，积极参与伤员救援、转运工作。灾区驻地援藏医生充分发挥中医优势，采用四川省中医药管理局提供的中医药大锅汤配方，有效预防灾区疫病发生。

六、公立中医医院综合改革

制定出台《成都市同步推进公立中医医院综合改革的实施意见》，探索建立发挥中医药特色优势、符合中医药发展规律的公立中医医院运行机制。成都市中医管理局利用驻蓉省级中医医院多的优势，积极推进建设中医医联体，截至2017年底，成都中医药大学附属医院、四川省中西医结合医院等已与成都市11个区县签订合作共建医疗联合体协议。深化6个“中医区域指导中心”建设，鼓励和引导优质中医医疗资源纵向流动和横向交流。深入推进“全国县乡中医药一体化管理试点”工作，实施“城乡中医药一体化项目”，建立中医药人员“县（区）管乡（镇）用”管理机制，推动中医药人员“下沉”管理，在新都区、双流区、彭州市试点取得阶段性成果的基础上，“县（区）管乡（镇）用”管理模式现已在全市推广。

七、社会办中医试点工作

作为国家中医药管理局社会办中医试点地区，成都市中医管理局制订《成都市医疗卫生服务体系规划（2016～2020）》《成都市关于推进社会办医发展中医药服务的实施意见》，鼓励社会力量举办中医机构，明确诊所等基层医疗机构设置不受规划限制，取消对社会办医疗机构（中医医疗机构）具体数量、类别、地点和距离的限制，将中医医疗机构许可纳入市政府政务服务中心统一办理，并缩短审批办件时限，平均较法定时限提速60.0%以上。探索公立中医医疗机构与社会办中医医疗机构加强业务合作的有效形式和具体途径，鼓励公立中医医疗机构为社会办中医医疗机构培养医务人员，加强人才交流，开展技术合作，推动公立与民营中医医疗机构间检查结果互认。截至2017年底，全市社会办中医医疗机构正在向规模化、连锁化、品牌化发展，总数达1642家，在成都市1669家中医医疗机构中占比达98.3%，形成秉正堂中医诊所、承启堂中医馆门诊部、德瑞堂国医馆等一大批知名连锁中医医疗机构。国家中医药管理局领导多次到蓉调研中医药工作，对成都市着力推进中医药服务供给侧结构性改革、推动社会办中医的做法给予充分肯定。在2017年11月10日召开的全国社会办中医试点工作专题研讨会上，成都市就推进社会办医工作举措进行交流发言。

八、中医人才培养

探索建立“名中医”逐级培养的长效机制，建立健全“成都市名中医”评选命名制度。2017年，成都市中医管理局在成都市范围内开展中医类别全科医师岗位培训、中医住院医师规范化培训、中医儿科紧缺人才研修班、西医人员学习中医药知识项目培训班等培训工作，全年共培训中医药骨干530余人。各区（市）县基层指导和各区域指导中心牵头单位加强基层中医药人员适宜技术培训，全年参训人员达5800多人次。积极推进师承教育的制度化、规范化、常态化，启动成都市第四批中医药专家学术经验继承工作并完成年度教学任务，继续抓好省级第五批中医师承集中教学工作，做好全市中医医术确有专长结业综合考核工作，47人通过综合考试。积极搭建中医学术交流平台，举办《黄帝内经》的临床应用、中医护理管理等特色学术交流及培训班。选拔推荐国家级学术带头人2人，省级学术带头人14人，按要求完成国家、省市级继续医学教育项目57项。同时重点加强中医学科建设，稳步推进专科（专病）、重大传染病建设和研究提档升级，已建成和在建中医（中西医结合）重点专科（专病）167个，其中国家级6个、省级39个、市级122个。2017年，建成及在建国家中医药重点研究室3个。获国家级科技课题立项4项、省部级2项，获得省科技进步二、三等奖各4项。2017年9月，中国工程院院士、国医大师石学敏院士工作站在成都市中西医结合医院正式揭牌成立，成为成都市级医疗单位首个院士工作站，中医人才引进培养工作取得新突破。

九、中医药健康服务业发展

成都市人民政府办公厅印发《成都市推进中医药健康服务发展行动方案》，从中医医疗服务、中医养生保健服务、中医特色康复服务、中医药健康养老服务、中医药文化、运动健身和健康旅游产业、中医药健康服务相关支撑产业、中医药服务贸易7个方面进行详细阐释，鼓励社会力量举办中医养生保健机构和医养结合养老机构，支持中医医疗机构、基层医疗机构在养老院、日间照料中心等设立“中医角”，提供养生、养老咨询服务，推动中医药与养生养老融合发展，为成都市中医药健康服务业发展指明方向。

大力支持金牛区政府与上海天亿集团共同设立大健康产业孵化基金，推进健康智谷中医药健康产业孵化示范区建设。成都市中医管理局与成都中医药大学强强联合，共同打造中医药特色街区蓉医汇。实施“旅游＋康养”融合发展行动，指导都江堰市瞄准高端产业，深度挖掘和发挥中医养生、道家养生精华，创建首批国家中医药健康旅游示范区。支持国内最专业的中药材电商平台及中药材产业大数据中心——青羊区工业园的“中药材天地网”打造中医健康资源产业文化园，帮助建成全球最大的中药材全产业链服务体系。举办国际中药健康产业（成都）博览会，吸引上千家企业参与，意向签约订单达10亿元。鼓励秉正堂健康管理公司、德仁堂御膳宫等推进中医药与文化融合发展，开办“互联网”中医教育，推出中药养生茶饮、中药养生鸡尾酒，打造“中医药星巴克”。邛崃市建立观花医药于一体的中药材种植基地，提升中医药健康服务能力，中药饮片加工企业及中医药健康旅游基地初见成效。彭州市宝山景区中医药温泉康养项目，成为首批国家中医药健康旅游示范项目。金堂县全面推进中医药种植业，全县中药材种植规模业主26家，中药材种植面积2.7万余亩，面积居西南地区之首，实现产值1740余万元。

（赵春晓）

【西安市2017年中医药工作概况】2017年，为全面贯彻国家、陕西省中医药发展规划，西安市人民政府印发《西安市中医药发展战略规划》，制定西安市中医药联席会议制度。西安市中医药管理局举办2017欧亚经济论坛暨首届“一带一路”中医药发展论坛，开展西安市首届名中医评选工作，评出30位西安市名中医；成立西安市中医医疗质量控制中心，负责全市中医医疗机构的医疗质量管理与控制工作；对全市基层的中医公共卫生健康工作、中医县镇一体化工作、基层中医馆建设等工作进行全面督查，极大地规范基层中医药工作。西安市高陵区、西安市新城区、西安市红会医院通过国家中医药先进单位复审。西安市中医医院获得国家自然科学基金3项，取得历史性突破。

加强督导考核。一是西安市中医药管理局组织15个考核组分别对全市15个区县的中医公共卫生健康工作、中医县镇一体化工作、基层中医馆建设工作进行全面检查，共抽查社区卫生服务机构、乡镇卫生院、村卫生室等基层单位近300家，通过检查规范基层中医药工作；二是西安市中医药管理局组成4个督查组对全市15所中医医疗机构的17个国家治未病项目进行督查，促进项目进度；三是西安市中医药管理局组织检查组对12所区县中医医院的医疗、药品、护理质量进行检查，提高中医医疗质量；四是西安市中医药管理局在全市医疗机构开展中药饮片管理使用情况大检查，并组织2个检查组对全市公立中医医院进行抽查，通过全面自查、抽查，规范中药饮片管理，把控饮片质量。

开展调研。为摸清全市中医药发展现状，西安市中医药管理局积极开展中医现状调研工作。一是组织对委直属13家医院的中医服务能力、中医服务量、中医文化建设、中医适宜技术、中医设备装备情况进行调研；二是组织对区县12家中医医院的中医特色、医疗核心制度、医院感染、依法执业、医废处理规范等进调研；三是对基层中医馆建设情况进行调研，摸清存在问题。

制订发展规划。为全面贯彻国家、省中医药发展战略规划，西安市中医药管理局起草《西安市中医药发展战略规划》，制定中医药联席会议制度（市级28个部门），以市政府名义印发至市级各部门及各区县政府。

规范项目建设。西安市财政2017年对全市95个单位投入1050万元中医药发展事业费，建设名中医工作室、中医诊疗区（中医馆）、中医药文化宣传教育基地等11个项目。为规范项目建设，根据2017年市财政中医药事业发展预算，通过考察、调研，西安市中医药管理局制订《西安市名中医工作室建设方案》等11个项目工作方案，预算及工作方案下达至项目单位，要求其加强管理，规范项目建设。

加大中医药科研、教育、宣传力度。一是中医科研项目取得新的突破。西安市中医医院在国家自然科学基金立项上取得历史性突破，取得3项立项。申报2017年度省级中医药科研课题79项，获得省级中医科研课题44项。二是创新计划项目按计划实施。积极采取措施对3个中医药协同创新计划项目加强管理，3个项目完成名老中医学术思想整理工作，完善数据库建设，按照新修订的临床路径搜集病案完成诊疗方案、临床路径的制订，优化协作网络的构建。三是成立科研机构。经过委领导和人事处的大力支持，西安市编办批复成立西安市中医药研究院、西安市中西结合研究所，为全市中医药科研工作奠定基础。四是培养培训中医药专业人才。积极组织、推荐临床和护理专业人员8人参加全国中医优秀人才研修项目。组织239名传统医学师承和确有专长人员报名、考核、考务工作；组织中医经典、药剂、护理队伍参加全省大比武，取得优异成绩；承办国家级、省级中医药继续教育项目9项，举办各类专题培训12次，共培养中医药专业技术人员5000余人次。五是开展西安市首届名中医评选工作。西安市中医药管理局与西安市委组织部、市委人才办、市人社局联合在全市开展首届名中医评选工作，全市69名候选人经过逐级推荐、专家组评审、网上公示、领导小组审定，评出30名西安市首届名中医；同时，为30名名中医遴选138名继承人，要求每位名中医利用3年的时间培养中医人才。

加强中医药法宣传。西安市中医药管理局组织各区县卫生计生局、各医疗单位对《中华人民共和国中医药法》（以下简称《中医药法》）进行宣传，先后进行《中医药法》文化科普巡讲50余次，组织开展“服务百姓健康行动”等中医药文化科普宣传44次，近万名群众从中受益。

举办中医、中药、中国行活动。在国家、省、市政府的大力支持下，西安市中医药管理局举行2017欧亚经济论坛&首届“一带一路”中医药发展论坛，西安市人大常委会副主任秦鸿学、西安市卫生计生委主任刘顺智、西安市中医药管理局局长孟祥东、各区县卫生计生局分管中医领导、委直属医院院长、14所公立中医医院院长等50余人参加论坛。论坛以“中医药传承、发展与共享”为主题，旨在推动中医药走向世界，提升中医药影响力。

中医药文化宣传教育基地建设。西安市中医医院、西安市临潼扁鹊馆被确定为陕西省中医药文化宣传教育基地，2017年省、市财政安排资金50万元分别对西安市中医医院、临潼扁鹊馆投入建设，2个单位已完成方案设计和招标工作，开始启动项目实施。

国家中医先进单位复审工作。经过多次指导、督查、培训，西安市高陵区、西安市新城区、西安市红会医院通过国家中医药先进单位复审。

二级甲等医院复审工作。2017年西安市鄠邑区、高陵区、阎良区、临潼区、蓝田县、周至县中医医院及马应龙肛肠医院、西安肾病医院通过二级甲等复审。

成立中医医疗质量控制中心。为提高中医医疗质量，促进中医医疗质量规范化、标准化管理，建立和完善西安市中医医疗安全质量管理长效机制，成立西安市中医医疗质量控制中心，负责全市中医医疗机构的医疗质量管理与控制工作，分析、研究、评价全市中医医疗质量现状，及时提出改进质量的意见和建议。

中医三学会换届工作。2017年，西安市中医学会、中西医结合学会、针灸学会完成换届工作，成立学会管理办公室，成立8个专业委员会，组织学术活动16次。

中医馆建设项目。2017年，西安市中医药管理局争取市级财政405万元、国家财政800万元建设81个基层单位的中医馆，主要完善相关设施设备、装修装饰，使药服务能力。

（刘智敏）

【大连市2017年中医药工作概况】

一、2017年大连市中医药工作会议

2017年2月7日，大连市2017年中医药工作会议在大连市卫生计生培训中心召开。出席会议人员有各区市县卫生计生局（卫生局）主管局长、科长、专干及各大医院院长、主管院长等130余人。会议传达国家中医药管理局中医药工作会议精神、辽宁省中医药管理局中医药工作会议精神，总结2016年全市中医药工作情况，分析当前中医药事业发展形式，布置2017年中医药工作。

二、中医药健康旅游示范单位创建工作

2017年3月，大连市中医医院、大连神谷中医医院、大连市金州区中医医院、大连开发区黄海路中医医院、大连香洲旅游度假区、大连将军石酒店有限公司、大连凯伦温泉酒店有限公司、博元聚中医药产业（大连）有限公司和大连良运大酒店等创建省中医药健康旅游示范单位。同时，各县区高度重视，积极准备，按照辽宁省中医药管理局《关于进行2017年中医药健康旅游示范单位评估申报工作的通知》（辽中医函字〔2017〕102号）要求，大连市卫生计生委认真推荐申报全省中医药健康旅游示范单位，截至2017年底，瓦房店中医医院、大连春柳中医医院、大连金石滩中医医院、大连绅医中医医院和大连索恒中草药产业有限公司等单位拟申报2018年中医药健康旅游示范单位。

三、2017年国家医师资格考试工作

2017年6月17～18日，大连市举行2017年度国家医师资格实践技能（中医类）考试。8月26～27日大连市医师资格考试医学综合笔试（中医类）考试在沙河口区实验小学举行。考试严格执行国家考办要求，考区和考点实行全程监控，安排值班人员并设置值班电话。

四、《中华人民共和国中医药法》宣传暨大型义诊活动

2017年7月9日，为贯彻《中华人民共和国中医药法》（以下简称《中医药法》），大连市卫生计生委组织23个医疗单位、10余个专业、近百名中医专家在星海广场举行大型义诊活动，4000多市民接受服务，其中建议住院进一步治疗612人，减免费用约8万元，现场通过发放宣传单、展板等形式，向参加义诊市民宣传《中医药法》。

五、中医医疗、中药、中医护理岗位练兵活动

从2017年7月开始，大连市在中医药系统开展中医医疗、中药、中医护理岗位练兵活动，全市58家医疗机构共1300余人参与练兵。11

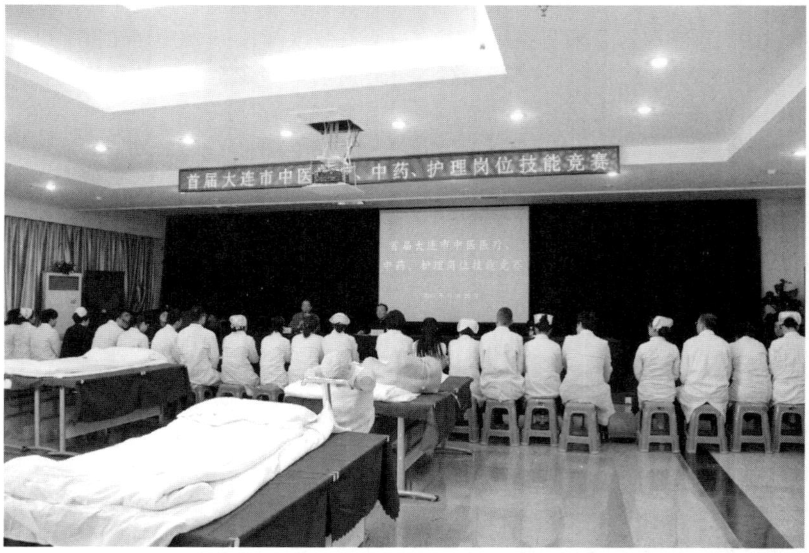

2017年11月20日，由大连市卫生和计划生育委员会主办的首届大连市中医医疗、中药、中医护理岗位技能竞赛在辽宁大连举行

月20日，大连市卫生计生委举办首届中医医疗、中药、护理岗位技能竞赛，本次竞赛由二级以上公立中医医院组成8支参赛队。分别进行中医医疗、中药和护理的基础知识竞答、案例分析及临床技能操作。竞赛邀请“首届百名全国名中医”白长川教授担任总评委，15位专家组成评委团队，按照专业分组，对所有参赛的选手近身考评、现场评分。全市各级各类医疗机构近百人进行现场观摩。11月24日，在全省举办的中医医疗、中药、中医护理岗位竞赛中，大连市荣获团体总分第一名（中药组第一名、中医护理组第一名、中医医疗组二等奖）。

六、基层医疗机构复核工作

2017年8月，大连市卫生计生委对全市基层医疗机构的74个中医馆进行复核，复核项目包括中医馆建设情况和财务管理情况。国家中医药管理局委托第三方对全省中医馆进行抽查验收，对大连市中医馆的建设和管理给予充分肯定。

七、全国综合（专科）医院中医药工作示范单位创建工作

2017年10月，国家中医药管理局专家组一行5人对大连市申报全国综合（专科）医院中医药工作示范单位的大连医科大学附属第一医院进行实地评审。大连医科大学附属第一医院被评为全国综合（专科）医院中医药工作示范单位。大连市共有国家综合（专科）医院中医药工作示范单位4所，省综合（专科）医院中医药工作示范单位1所。

八、中医药继承与创新

白长川教授被评为首届全国名中医和辽宁中医大师，大连市有国家级师承指导老师12名、省名中医5名、市名中医12名。认真做好全国名老中医药专家学术经验继承和全国优秀中医临床人才研修工作，全市有3个国家级名老中医工作室、1个全国基层名老中医工作室、2个省名中医工作室；5人入选国家第五批师承指导老师，5人入选国家中医药管理局优秀中医临床人才，1人入选全国中药特色技术传承人才，1人入选全国中医护理骨干人才，3人入选全省高层次中医药人才。

完善中医药科研项目申报、评审、立项、验收制度，设立中医药科研课题42项。大连医科大学附属第二医院参加的中西医结合研究项目获得国家科技进步一等奖，大连医科大学附属第一医院中西医结合肿瘤科被评为省中医重点专科，区市县有5个专科被评为省中医特色专科。大连市卫生计生委和神谷中医医院被评为全省中医药工作先进集体，白长川、张有民、王新被评为全省中医药工作先进个人。

九、中医药医养结合工作

大连市人民政府办公厅印发《关于推进医疗卫生与养老服务结合发展的实施意见》（大政办发〔2017〕48号）。在大连市中山区人民医院等58个二级以上医疗机构建立“为老服务绿色通道”。大连市全面健全中医药健康养老政策，明确各级中医药健康养老服务机构的设置标准、服务性质、服务对象、服务主体、服务范围及从业人员上岗标准，以及具体的吸引社会力量参与投资的方案。

十、其他中医药工作

2017年7月，2个市级推广基地和7个县级推广基地完成中医适宜技术推广培训。大连市金普新区通过国家创建全国基层中医药工作先进单位复审。大连市中医医院接受国家医师协会2017年度中医住院医师规范化培训基地现场评估。

（韩　婷）

【宁波市2017年中医药工作概况】

一、概述

2017年，宁波市中医药工作重点推进7大工程建设：中医药临床优势培育工程、基层中医药服务能力提升工程、中医药质量管理提升工程、中医药创建工程、中医药治未病健康工程、中医药文化素养提升工程、中医药传承创新工程，打造振兴中医药发展的宁波品牌。

推进中医类医疗服务体系建设。社会办医发展迅速，截至2017年12月31日，宁波市中医类医疗机构达261家，其中，中医医院（含中医综合医院、中医专科医院）16家，中西医结合医院2家。中医类门诊部58家，中医类诊所185家。社会办中医医疗机构250家，年内新增31家。中医类医疗机构5年增长100%。（见图表1）

增大中医医疗资源供给。2017年，宁海县中医医院完成迁建，6家中医医院进行新建或改扩建，3家中医类医院筹划新建或改建，共投资30亿元。预计2020年都可以投入使用，届时可以新增床位3000张，宁波市中医类医院总床位数可达5549张。

壮大中医药人才队伍。截至2017年12月31日，宁波市已注册中医类执业（助理）医师3802人，同比增长244人，年增长率6.86%。每千人口卫生机构中医类执业医师达0.48人。中医类执业（助理）医师占执业医师总数达12.58%。

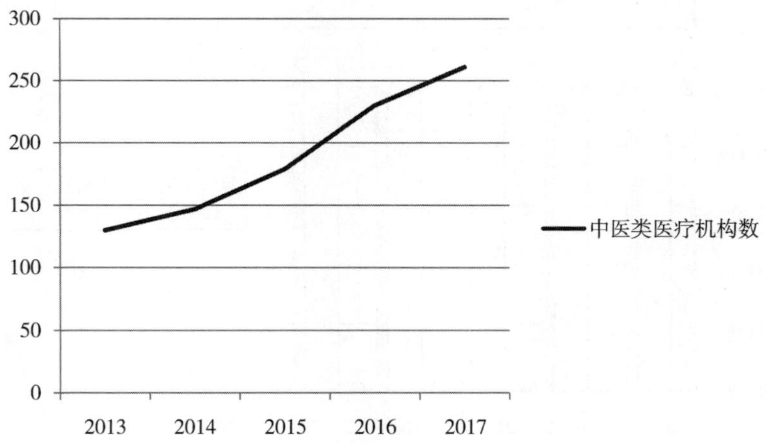

图表1：宁波市中医类医疗机构5年增长情况

基层医疗卫生机构中医药服务量稳步上升。宁波市100%的社区卫生服务中心和乡镇卫生院能提供中医药服务，97.82%社区卫生服务站和76.82%村卫生室能提供中医药服务。基层医疗卫生机构中医药服务量达1609万（人次），占总服务量30.07%。2013～2016年，辖区基层医疗卫生机构中医药服务量占总服务量的比例分别为21.48%、23.40%、24.46%、25.19%，中医药服务可及性不断扩大。（见图表2）

参与家庭医生签约服务。重点人群家庭医生签约服务费医保统筹资金支付额度从每人50元提高到80元。截至2017年12月31日，宁波市签约家庭医生达3312名，累计签约居民人数76万人。700名中医执业（含助理）医师参与到家庭医生签约服务中，为健康宁波做好守门人。

参与智慧健康保障体系——云医院建设。宁波市9家二级以上中医医院积极开设云医院远程会诊中心。全市实行一体化管理的社区卫生服务中心（乡镇卫生院）与社区卫生服务站（村卫生室）都在云平台上建立虚拟中药房。“宁波云医院”项目获得全球信息化领域的最高级别奖项——2017年信息社会世界峰会奖电子卫生类别大奖及浙江省公共管理十佳创新奖。

二、医政工作

促进中医药服务资源上联下沉。2017年，宁波市宁海县、北仑区中医医院与上海市中医医院，余姚市中医医院与上海中医药大学中医文献研究所，鄞州第二医院与上海中医药大学附属岳阳中西医结合医院建立合作。镇海区中医医院定位创建三级中医医院，在与区域内2家医疗机构组建区域医联体，实行人、财、物统一管理后，与上海中医药大学附属龙华医院缔结合约，开展深度合作。引导名中医工作室下沉到基层，来自上海市、杭州市、宁波市的8位名医在基层设立名中医工作室。余姚市、海曙区中医医院牵手辖区多家乡镇卫生院（街道社区卫生服务中心）建立中医医共体。

落实综合医院（妇幼保健院、专科医院）中医药工作专项推进行动。宁波市中医药管理局开展宁波市二级以上综合医院（妇幼保健院、专科医院）中西医结合示范病区创建活动，推动中西医协调发展。2017年，宁波市第二医院、宁波市妇儿医院、鄞州区人民医院获批成为全国综合医院（妇幼保健院）中医药工作示范单位。

推动星级中医药门诊（馆）建设。新增30家基层中医馆项目建设单位。宁波市开展社区卫生服务中心（乡镇卫生院）星级中医药门诊（馆）创建活动，推进基层中医药服务能力提升。从2015年开始，3批共评出128家星级中医药门诊（馆），占社区卫生服务中心（乡镇卫生院）总数86.49%。其中五星级中医药门诊（中医馆）32家，四星级38家，三星级58家。2017年，4个区、县（市）全国基层中医药工作先进单位创建成功，全市创建成功的区县（市）达80%。

启动社会办中医试点工作。宁波市被国家中医药管理局确定为全国社会办中医试点地区，出台《社会办中医试点工作方案》。取消社会办中医布局、数量和地点限制，实现准入流程“最多跑一次”；鼓励医务人员双向流动；实行社保定点政策一视同仁。以奖补形式鼓励开办高水平社会办中医医疗机构。对用房自建、上规模、运营好的社会办中医医院新增床位可一次性补助2万～4万元；新通过二级甲等以上等级医院评审的，社会办中医医院按等级可一次性奖励500万～2000万元，社会办中医专科医院按等级每床位可奖励1万～3万元。支持组建行业组织，加强行业自律，加强日常监管，实行宽进严管。

实施中医医疗质量持续改进活动。宁波市中医院入选国家发展改革委和国家中医药管理局组织的“全国中医药传承创新工程重点中医医院”项目储备库。宁波市新增5个浙江省“十三五”中医药（中西医结合）重点学科、1个宁波市县级医学龙头学科建设单位，打造中医专科品牌。

健全中医药质控组织网络，成立中医临床、中药药事、适宜技术、中医护理4个质量控制管理中心，制定《宁波市中医医疗质量管理办法（试行）》和《宁波市中医医疗质量指数测评办法（试行）》。组织辖区各级各类医疗机构开展医疗安全隐患自查整改，组织专家对辖区中医医疗机构进行医疗质量安全大排查大整治工作。

三、科研工作

宁波市各级各类医院积极开展中医药科技项目研究和科技成果申报，推动中医药科技成果向临床转化。2017年获浙江省中医药科技计划项目29项，数量创历史新高，较

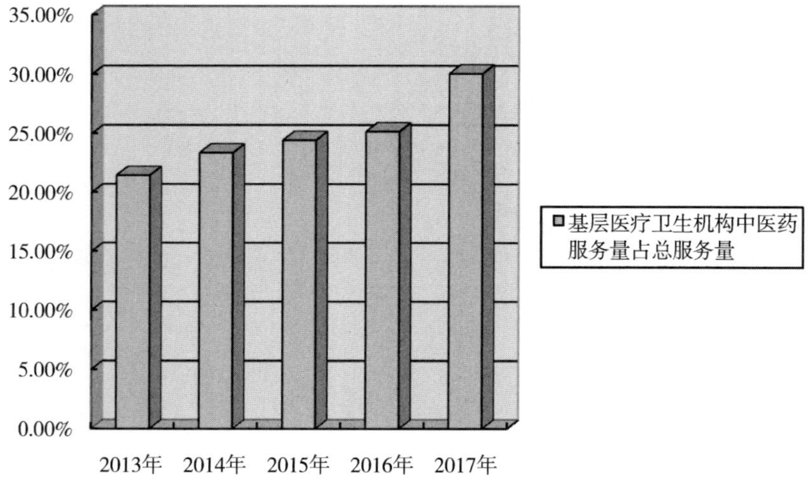

图表2：宁波市基层医疗卫生机构中医药服务量占总服务量比例5年变化情况

2016年增长20.80%。获得省科学技术奖三等奖1项，省中医药科学技术奖2项，其中二等奖1项、三等奖1项。

四、教育工作

宁波市中医药管理局出台《宁波市名中医药师评定管理办法》，启动第三批名中医药师评定活动，加强中医药名医建设和传承工作。启动第二批宁波市名中医药专家学术经验继承工作。3人入选第六批全国老中医药学术经验传承工作指导老师。宁波市新增全国基层名老中医药专家传承工作室2个、浙江省名中医工作室3个；入选第四批全国临床人才研修项目2人、浙江省中青年临床名中医培养对象4人。“西学中”蔚然成风，7家综合医院（妇幼保健院）开办“西学中”培训班，学员人数达500人。

五、文化建设

推动中医药健康养生文化与旅游融合创新。宁波昱博仙草园被命名为浙江省中医药文化养生旅游示范基地。浙江省中医药养生文化旅游示范基地达5个。宁波市中医药管理局与市旅游局筹划“中医药+旅游”实施意见。

推动社会各界关注中医药。健康中国与中医药发展论坛在宁波举行，近500位来自全国各地代表出席。外交部原部长李肇星的主旨演讲激发起与会人员强烈的文化自信。2017年在宁波举办的中医药相关文化活动还包括葛洪国际文化节、中医中药中国行宁波站活动等12场。

推广宁波中医药文化。发挥媒体优势，传播宁波中医药文化。《中国中医药报》11次报道宁波市中医药工作经验。以政府购买服务方式，宁波中医微信公众服务平台项目上线。宁波电视台《养生有1套》录制52期。宁波市中医药学会编撰的《宁波中医药文化志》获宁波市级部门（行业）志三等奖。董氏儿科获第九届浙江-中国非物质文化遗产博览会最佳展陈奖。象山县挖掘整理出版《象山县民间单方验方集锦》。

六、党风廉政建设

建立健全关键岗位权力制约制度。宁波市中医药管理局强化领导干部“一岗双责”，确保廉政建设主体责任落到实处。公立医院关键岗位主要负责人和相应的业务分管领导实行定期轮岗。

建立健全药品耗材集中采购制度。宁波市不断完善药品（耗材）集中采购“宁波规则”，实施“三步评审法”，即供应商资质入围由计算机说了算，品牌遴选由专家说了算，成交结果由价格说了算，公开采购环节和结果，遏制价格虚高，治理商业贿赂。

强化反腐纠风制度防控。宁波市利用信息技术，实行重点工作指标控制，防止收受红包回扣、过度检查治疗、乱收费等行为。宁波市中医药管理局加强对重点工程的督查，对正在新建或扩建的中医医院全程监督，确保工程项目安全、廉洁。（褚小翠）

【厦门市2017年中医药工作概况】

一、中医医改

着力推动社会力量举办中医医疗机构。厦门市在区域卫生规划中确定健全和完善由公立三级中医医院、二级中医医院及镇卫生院、社区医疗卫生服务机构为主，以社会力量举办的中医医疗机构为辅组成的中医医疗服务体系的基本方针。2017年厦门市民营中医门诊部65家、中医诊所230家，二级民营中医医院2家（锦园中医院、梧村中医院），规划在建的三级民营独资中医医院1家（厦门齐安中医院，床位500张）。中医医院床位总数1460张，综合性医院中医科室床位总数270张，全市有中医类别（含中西医结合）执业及执业助理医师2983人（每万人口7.6名中医师）。

积极争取有利于中医药特色优势发挥的投入补偿机制。2014年起，在工作量补助经费中，给予中医医院较大倾斜，如普通门诊中医院补助9元/人次（综合医院7元/人次），急诊中医院补助40元/人次（综合医院38元/人次），住院中医院补助385元/人次（综合医院300元/人次）。2014年7月，厦门市将符合基本需求的322种中药饮片纳入厦门市国家基本药物社会统筹医疗基金支付范围。2015年7月，在基层医疗卫生机构增设每中医药诊疗人次2元“中医辨证论治费”。为扶持中医事业发展，鼓励使用中药饮片，在中医辨证论证费不减少的前提下，2016年厦门市恢复公立医疗机构中药饮片（不含颗粒剂）加成率13%。开展住院结算改革，调整为按病种分值结算，确定二级乙等医疗机构等级系数为1，二级甲等医疗机构等级为1.10，三级乙等医疗机构等级系数为1.20，三级甲等医疗机构等级系数为1.49，一级甲等医疗机构等级系数为0.85，一级乙等医疗机构等级系数为0.80。中医医院的系数在同等级医疗机构系数基础上增加0.02。

继续推进中药饮片代煎工作。为把分级诊疗推向深入，厦门市医疗机构积极开展中药代煎工作，截至2017年底，包括社区卫生服务中心在内的20多家医疗机构的中药饮片代煎代送业务已在运行。同时，厦门市建立中药饮片代煎实时查看系统，方便居民线上跟踪中药代煎代配进度，免却煎煮和长时间等候的麻烦，减少医疗机构人力物力投入。

二、医院建设

2017年厦门市中医院全年门诊病人153.57万人次，其中急诊46.06万人次，出院4.08万人次，业务收入8.58亿元，平均住院10.07天。同安区中医院全年门诊29.36万人次，其中急诊1.60万人次，出院0.52万人次，业务收入0.8亿元，平均住院8.22天。

2017年，厦门市仙岳医院通过全国专科医院中医药工作示范单位评审，专家组对医院加强中医药内涵建设，发挥其典型示范带动作用给予高度评价。

为全面贯彻落实党的十九大精神，实施健康中国战略，厦门市卫生计生委协助推进厦门市人民政府与北京中医药大学合作共建厦门市

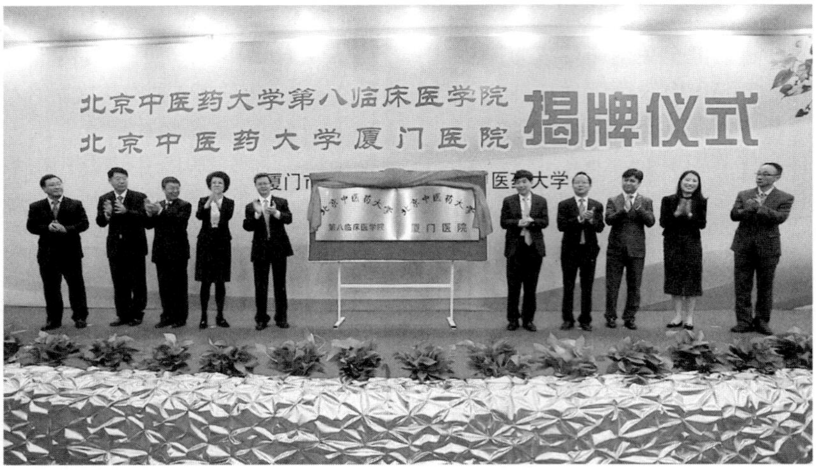

2017年12月7日，厦门市人民政府与北京中医药大学合作共建北京中医药大学第八临床医学院（北京中医药大学厦门医院）揭牌仪式在福建厦门举行

中医院成为北京中医药大学第八临床医学院、北京中医药大学厦门医院。2017年11月21日，厦门市人民政府与北京中医药大学合作共建北京中医药大学第八临床医学院（厦门医院）签约仪式在北京中医药大学举行，2017年12月7日揭牌仪式在厦门市中医院举行。

三、基层中医药工作

根据《全国基层中医药工作先进单位建设工作管理办法》具体要求，厦门市各区积极投入创先工作。继海沧区于2014年底通过国家中医药管理局组织的专家评审验收、集美区于2014年通过福建省卫生计生委组织评审验收、同安区于2015年5月和8月分别通过福建省卫生计生委和国家中医药管理局组织的评审验收、翔安区于2016年通过福建省卫生计生委组织的评审验收后，2017年集美区和翔安区通过全国基层中医药工作先进单位评审。

继续加大对基层中医药服务能力提升工程相关投入，加强基层中医药服务能力提升工程建设力度。厦门市卫生计生委在全市范围内开展基层中医药服务能力提升工程督查工作，全市100%的社区卫生服务中心、100%的镇卫生院、82%的社区卫生服务站、88%的村卫生所能够提供中医药服务。

进一步加强市级医院中医专家进社区工作，开展带病人下社区诊疗与带徒工作，发挥中医药在社区卫生服务中的作用。厦门市卫生计生委培养基层中医药人才，推广中医药社区适宜技术，深入指导社区开展“预防、保健、医疗”工作。在医改和分级诊疗工作中，坚持以病人利益和服务需求为导向。厦门市共有120支中医药家庭医生签约服务团队，对家庭签约居民进行饮食调养、起居活动等中医药健康指导，并传授四季养生、穴位按摩等适合居民自行操作的中医技术。此外，初步建立中医体质辨识量表在线填报系统，家庭签约居民线上填写中医体质辨识量表后，系统将自动计算出体质测试结果并同步到基层医疗机构数据中，最后由基层医师进行查看和确认。

四、人才建设

2016年成立“西学中”人才培养工作领导小组，制订“西学中”培养工作方案和培训实施方案，首届“西学中”班在厦门市医疗系统广受欢迎，报名踊跃，共有200名来自厦门市各医疗卫生单位的学员报名参加首届“西学中”班学习。2017年组织实施首届“西学中”培训。经过集中理论学习，截至2017年底，已完成《中医基础理论》《中医诊断学》《中药学》《方剂学》《中医内科学》《针灸学》6门课程的学习。在福建省中医药工作视频会议上，厦门市作典型发言，介绍“西学中”工作。

厦门市开展全国名老中医药专家传承工作室建设等各级学术经验继承项目管理工作和基层中医药人员的管理培训工作，认真做好基层中医药适宜技术培训、推广应用，认真做好传统医学出师考核和确有专长人员相关工作。

厦门市中医院继续按照三级医院柔性引进高级人才的“双主任制”政策，聘请江苏省医学领军人才刘超教授、中国中西医结合学会大肠肛门病专业委员会主任委员任东林教授等国内知名专家为医院科室双主任，指导参与科室的医教研工作；利用“海纳百川”人才计划的支持，聘请陈可冀院士为院士工作站导师，开展工作。

五、学科建设和科技教育工作

在“科教兴卫”总体工作思路框架下，中医学科、专科建设亦卓有成效。厦门市中医院现有2个中医类国家临床重点专科建设项目（肝病科、儿科）；4个“十一五”国家中医药管理局重点专科（肝病科、肛肠科、儿科、脾胃病科）；1个国家中医药管理局重点学科（中医肝胆病学科），2个国家中医药管理局“十二五”重点专科建设项目（骨伤科、风湿病科）；7个福建省中医重点专科（肝病科、中西医结合骨关节病、中医痔疮专科、中西医结合儿科、脾胃科、中西医结合胆胰专科、糖尿病科）；5个福建省医疗“创双高”建设省级临床重点专科（中医类）（脾胃病科、风湿病科、骨伤科、糖尿病科、针灸康复科）；3个厦门市中医领先学科（肛肠科、中西医结合儿科、肝病中心）；1个厦门市医学中心（肝病中心）；9个厦门市医学重点专科（脾胃病科、肛肠科、中西医结合胆胰外科、中西医结合骨关节病科、中西医结合儿科、针灸康复科、中医妇科、中医美容专科、中医风湿科）；1个厦门市社区全科医学规划专科建设项目（禾山街道社区卫生服务中心）；1个达到部颁二级标准的重点实验室。

2017年，中医医院科研、教学

工作有了新的发展与进步。2017年，厦门市中医院发表论文125篇，其中SCI源论文16篇，Medline收录论文1篇；获准国家级立项2项，省部级立项2项，厅市级立项21项，获得科研经费资助157万元。厦门市中医院是国家中医药管理局首批中医住院医师规范化培训基地、首批中医全科规范化培训及临床培训基地，禾山街道社区卫生中心是国家中医药管理局首批中医类别全科医学社区培训基地，2017年招收中医类别规范化培训学员35名、中医全科规范化培训学员10名，中医全科转岗培训学员10名，共59名医师（医院34名、社区25名）加入厦门市全科师资队伍。

六、中医药预防保健工作

厦门市中医院对治未病中心进行整体装修提升，优化服务环境和服务流程，新增中医经络检测仪等治未病设备。医院多次邀请上海及广东的专家来厦坐诊，为厦门居民开具量身定制的养生滋补膏方，帮助补虚损、强体质。针对2017年冬季流感高发等情况，及时组织治未病专家组开具防流感中药处方，并由医院熬制，免费为就诊病人提供防流感茶饮服务。此外，厦门市中医院治未病中心通过开设微信公众号，传播中医养生保健知识，宣传治未病理念。2017年厦门市中医院治未病中心开展各类健康讲座13场，印制并发放治未病宣传手册1200份，以多种健康教育形式，广泛宣传治未病理念，传播中医养生保健知识。

七、中医药文化建设、中医药合作与交流

厦门市委、市政府将构建国家层面的海峡两岸中医药交流合作基地纳入对台重要工作，多次召开专题会议进行研究和部署。厦门市财政安排专项资金，用于推动海峡两岸中医药合作与交流。近年来，厦门市整合相关资源，积极承接国家中医药管理局对台任务，不断加强同台湾中医药界的交往。2017年6月17～18日，由国家中医药管理局和厦门市政府主办的2017海峡两岸中医药发展与合作研讨会在厦门市召开。此次研讨会作为第九届海峡论坛的配套活动，邀请500余名海峡两岸知名专家学者、协会代表、企业负责人，围绕“传承创新　共融发展”主题，深入探讨海峡两岸中医药学术交流。海峡两岸中医药发展与合作研讨会创办于2006年，至2017年已举办12届，2007年起连续被列入国台办对台交流重点项目，2009年起作为重要配套活动连续被纳入海峡论坛。

在厦门市卫生计生委指导下，位于厦门海沧青礁慈济宫西侧的海峡两岸中医药文化展示馆于2017年6月16日正式开馆，该展馆是第九届海峡论坛“传家训　振家风”两岸宗亲海沧行活动的重要部分。厦门海峡两岸中医药文化展示馆的建成开馆，为两岸同胞加强交流，共同传承弘扬优秀传统中医药文化，提供新的平台。该馆建设和装饰创下多个“全国之最”：一是全国最大的中医药文化展示基地。展示馆建筑面积达2550平方米，征集各类展品、文物128件套，集中医药文化展示、研究、交流、科普、体验等功能于一体，展示中医药文化，弘扬保生慈济精神，促进两岸交流；二是拥有全国最大室内“药”字雕塑；三是国宝级大型漆画《凤鸣台海》落户该馆。（陈艳丰）

【青岛市2017年中医药工作概况】 2017年，青岛市加快推进国家中医药综合改革试验区建设，完善政府引导、市场驱动的组织协调运行机制（1+2+X），形成青岛市委深化改革委员会宏观统筹协调、市政府联席会议具体推进工作的协同机制；成立青岛市中医药改革发展专家咨询委员会，出台《青岛市贯彻落实中医药发展战略规划纲要实施方案》，推出李沧区等3个中医药综合改革先行区；实施“十百千万”工程，柔性引进建立包括8个国医大师工作室在内的56个知名中医药专家工作室，青岛市人民政府与中国中医科学院签署战略合作协议，完成山东中医药大学青岛中医药科学院的建置审批和内部装修，组建青岛市中医药发展集团。实施“中医药+”融合发展战略，建成5家中医医养结合型医院，青岛中西医结合医院医养结合项目正式立项，青岛市中医医院养老康复项目开工建设；遴选出25项传统医学非物质文化遗产和16名传统医学达人，建立7个中医药文化宣传教育基地和北京中医药大学中成书院青岛分院，举办青岛养生节、三伏养生节、膏方节等活动，青岛市老中医刘景曾手绘《全图神农本草经》英法文版全球发行；推出9个中医旅游基地（点），建立海青茶、玫瑰小镇等中医药特色小镇，崂山湾国际生态健康城入选首批13家国家健康旅游示范基地。

一、政策法规

创新中医药扶持政策，青岛市以市政府的名义出台《青岛市贯彻落实中医药发展战略规划纲要（2016～2030年）实施方案》。将中医事业发展专项资金提高到1000万元，用于公立中医医院改革中差异化财政补偿及中医药学科建设与重大项目研究。青岛市将中医药健康文化素养纳入区、市党委政府人口与计划生育目标责任制考核，在国内率先开展中医药健康文化素养全域调查。在青岛市疾病预防控制中心设立中医防病科，配备中医药专职人员。印发《青岛市促进社会办中医试点工作方案》，开展社会办中医试点工作。

二、医政工作

树立“大中医”理念，整合中医药资源，青岛市组建由青岛市中医医院牵头、35家基层医疗机构组成的青岛市中医药发展集团，完善中医药发展集团内部运行机制，充实集团秘书处工作人员，开展集团内部质量管理同质化、中医住院医师规范化培训、老中医带徒等工作，带动中医医疗质量的提升。完善青岛市中医医疗质量监测考评控制中心建设，建立健全各项规章制度，完善市中医质控中心医疗、药学、护理、院感和治未病分中心建设，开展全市中医医院医疗质量检查、中药饮片飞行检查并进行通报。实施中医药预防保健及康复服务能力建设项目，完善青岛市中医医院、山东青岛中西医结合医院治未病中心服务内涵。在青岛市李沧区等5个区市推进治未病服务体系建设。鼓励中医医疗机构与养老机构的横向联合，建成5家中医医养结合医院，总建筑面积5.76万平方米、投资4.4亿元的青岛中西医结合医养结合项目正式立项。

实施中医药服务能力提升工程“十三五”行动计划，青岛市出台《青岛市基层中医药服务能力提升工程“十三五”行动计划》，建立1个国家级、13个市级中医药适宜技术培训推广基地。开展全市基层中医药适宜技术技能大赛，促进基层中医药适宜技术的培训和推广，带动基层中医药服务能力全面提升。全市累计建成全国基层中医药工作先进单位4个、国医馆114个、高龄夫妇孕育调养指导门诊16个、中医专病（专技）特色门诊152个，全市100%的社区卫生服务中心、100%的镇卫生院、85.2%的社区卫生服务站、70.2%的村卫生室能够提供中医药服务，有3个区率先实现中医药服务全覆盖，中医药服务能力明显提升。

三、科教工作

实施中医药“十百千万”工程，青岛市中医药管理局加强中医药人才培养，入选山东省名中医6人、全国中医护理骨干人才培养项目1人、全国中药特色传承人才培养项目1人、青岛市优秀学科带头人培养计划9人、青岛市优秀青年医学人才培养计划18人。完成各层级名中医药专家师承工作任务，启动第五批五级中医药师承项目，召开拜师大会，12位继承人进岗培训。青岛市中医药管理局深化基层中医药人才培养，新晋山东省基层名中医9人，建立全国基层名中医工作室1个。青岛市中医药医院肛肠科等14个专科入选山东省“十三五”中医药重点专科，16个中医药学科入选青岛市医疗卫生重点学科。开展中医科研项目遴选推荐和招标工作，入选山东省中医药科技发展计划34个项目，入选青岛市中医药科研计划58个项目。继续实施“三经（经典、经方、经验）传承”战略，举办以中医经典为主要内容的名师论坛11期，搭建中医药知识技能学习的掌上载体，在青岛市卫生计生委官方微信上开通“青岛中医学苑”微信专栏，累计登载文章400余篇。

四、中医药融合发展工作

实施“中医药+”发展战略，推动中医药融合发展。青岛市中医药管理局开展中医药旅游工作，发挥岛城海洋、旅游特色，建立5个中医药旅游基地，打造4条中医旅游线（点），崂山湾国际生态健康城入选首批13家国家健康旅游示范基地。加强中医药文化工作，青岛市依托现有资源，引入中医药文化和健康理念，合作成立北京中医药大学中成书院青岛分院，建立海军青岛第一疗养院、国风炎黄易医园等7个融健康养生知识普及、养生保健体验、健康娱乐于一体的中医药文化宣传教育基地，海军青岛第一疗养院入选山东省中医药文化宣传教育基地，青岛市中医医院等4家单位入选山东省中医药文化建设示范单位。加强养生保健知识宣传，开展青岛市第二届三伏养生节活动，遴选200场中医科普养生大讲堂活动，举办第六届青岛市养生膏方节活动，召开青岛市第六届中西医结合-中医药学术交流大会西海岸论坛。青岛市中医药管理局联合青岛早报出版《健生活》专刊，向市民推介中医养生机构、中医养生专家寄语、中医养生方法绝活，全市养生保健“五进”（进乡村·进社区·进家庭·进机关·进学校）活动开展得有声有色。

五、中药资源普查

2017年，青岛市继续开展全国第四次中药资源普查青岛地区普查试点工作。该市李沧区中药资源普查队按照有关要求整理实物标本，包括腊叶标本、药材标本和中药材种质资源3个部分，其中腊叶标本489号（845份，隶属于66科，170属，233种），药材标本125种，野生中药资源种质46种，全部上报中国中医科学院；完成所有普查数据的录入，所有样方表格、图片、录像等信息全部高质量汇总，录入全国中药资源普查信息管理系统。撰写青岛市李沧区中药资源普查试点工作验收报告、财务决算报告、工作总结报告、技术总结报告、中药资源概况及区划、药用植物资源名录等报告，其中验收报告从8个方面展示此次中药资源普查工作的完成情况，分别为一般调查完成情况、重点调查完成情况、栽培药用植物及中药材市场调查完成情况、传统知识调查情况、实物收集情况、栽培与野生供需量、质量状况和普查数据收集、上传及打分情况，提出李沧区中药材产业发展规划的建议。部分药用植物腊叶标本在山东师范大学、济南中山公园及菏泽东明县部分中小学进行展览。2017年12月11日，山东省中医药管理局在山东中医药大学召开山东省中药资源普查试点工作县级验收会议，由南京中医药大学段金廒教授、中国中药公司赵润怀教授、中国医学科学院药用植物研究所张本刚教授等11位专家组成的评议专家组对李沧区中药资源普查队提供的相关实物、数据库及工作内容进行核查，经专家组一致同意，青岛地区普查试点工作通过验收。　　（范存亮）

【深圳市2017年中医药工作概况】

2017年，深圳市认真贯彻落实《中华人民共和国中医药法》（以下简称《中医药法》）、习近平总书记重要批示指示及国家、广东省中医药工作会议精神，以建设国家中医药综合改革试验区为契机，健全完善中医药服务体系，提高基层中医药服务能力，加快推动特区中医药发展。截至2017年底，深圳市共有中医医疗机构695家，占全市医疗机构（3999家，含社区健康服务中心605家）的17.4%，比2016年（651家）增长6.8%，其中中医、中西医结合医院8家（公立医院7家，社会办医院1家），中医类门诊部110家（中医馆95家），中医类诊所576家（中医坐堂医诊所37家）。

一、中医药发展政策和机制建设

组织开展《中医药法》宣贯月活动，推广、普及《中医药法》，增强依法推进深圳中医药工作责任感使命感。按照《中医药法》，深圳市启动《深圳特区中医药条例》修订工作，成立深圳市中医药发展专家咨询委员会，完善深圳市中医药专家库。全面启动试验区建设，推进中医药改革创新，出台政策措施促进中医药发展。

二、中医药服务能力建设

提升基层中医药服务能力。深圳市卫生计生委印发《深圳市中医药服务能力提升工程“十三五”行动计划实施方案》，召开行动计划启动大会推进工作。按照《广东省乡镇卫生院和社区卫生服务中心中医药综合服务区（中医馆）建设指南》，加强社区健康服务中心中医药工作标准化规范化建设。开展社区健康服务中医药工作调研督导，支持中医专家下社区健康服务中心建立中医工作室。

推进综合医院、妇幼保健院及专科医院中医药发展。深圳市编发《深圳市综合医院中医药工作指南》，开展全市综合医院（含妇保院、专科医院）落实中医药政策专项督查，举办全市综合医院中医药管理培训班。开展全国综合医院中医药示范单位创建和复审工作，坪山区人民医院、深圳市第二人民医院分别通过评审和复审实地评估。深圳市率先在全国成立市级中西医结合学会综合医院中医专业委员会。

三、中医医疗机构建设

深圳市中医院入选广东省高水平中医医院和国家百家中医药传承创新工程建设项目、肝病区域中医（专科）诊疗中心、中医住院医师规范化培训主基地，深圳市中医院光明院区建设进展良好。宝安中医院集团“总院－分院－社康”医联体模式成效初显，康复分院建成启用，成为广东省博士后创新实践基地。广州中医药大学深圳医院探索公立医院改革新模式成效显现。北京中医药大学深圳医院通过三级甲等中医院评审。罗湖区中医院新院主体工程及配套设施基本完成，新建罗湖区中医院国贸名中医诊疗中心。深圳平乐骨伤科医院整体移交坪山区政府，北京中医药大学国医堂落户坪山区并开展系列专家巡诊活动。广州中医药大学深圳医院实施医疗卫生“三名工程”和开展星级认证成效显著。南山区政府与广州中医药大学一附院签约共建南山区中医院。福田区肛肠专科医院成为独立建制中西医结合专科医院。龙华区积极谋划筹建区中医院。

四、医疗卫生“三名工程”

柔性引进国内顶尖的中医团队15个，分别给予每个团队3年共800万元资助，建立10多位院士和国医大师工作室、5个名中医诊疗中心。深圳市获立项国家自然科研项目8项、省级16项、市级26项。“三名工程”仝小林教授团队在深圳市发布《糖尿病国际中医药诊疗指南》。

五、中医治未病服务

深圳市卫生计生委印发《深圳市中医治未病服务体系建设实施方案》及《深圳市推进中医治未病工作三年行动计划》，编制《深圳市中医治未病工作指南》，推动深圳市中医院中医治未病信息平台和网络APP建设，挂牌成立北京中医药大学中医体质与治未病研究院（深圳），联合华大基因开展中医九种体质与基因的关联性研究。

六、重点专科和人才建设

将深圳市中医特色专科专病建设纳入深圳市政府民生实事。深圳市安排1360万元专项建设经费，推进68个市级特色专科专病建设和基层中医药人员培养。组织开展《深圳市中医特色专科管理机制》课题研究，拟订《深圳市中医重点专科管理办法》。

深圳市政府将基层中医药适宜技术培训纳入政府民生实事。深圳市卫生计生委印发《关于加强中医药继续教育管理工作的通知》和《2017年深圳市中医药适宜技术培训基地督导评估工作方案》，完成深圳市21个中医药适宜技术培训基地督导评估工作。开展2017年全科医师转岗培训工作，举办基层中医药适宜技术培训班、临床技能提高师资培训班、中医护理专科建设暨管理能力提升培训班、“西学中”培训班共16期。组织开展广东省传统医学确有专长人员考核考试和中医类别医师资格考试。

深入开展国家、省、市级名老中医药专家学术传承工作。深圳市卫生计生委推进第四批市级中医药专家学术传承，安排指导老师、传承人168人。创新护理师承模式，广州中医药大学深圳医院与广州中医药大学一附院18名指导老师和护理人员结对开展护理师承工作。新增8名广东省名中医。制定《深圳市名优中医药专家评选办法》，启动深圳市名优中医评选工作。

七、中医标准化

深圳市4项中药编码系列中医药国际标准获ISO总部批准发布。推进康美、三九、和顺堂等开展国家标准化饮片质量标准中药项目建设，在全国建立中药饮片安全保障机制，构建质量安全溯源体系，不断提升深圳在中药饮片质量标准方面地位。推进中医药“互联网＋”工程，构建“12361”工程中医药子系统并与上级中医药信息系统衔接。深圳市中医院、广州中医药大学深圳医院等携手中国中医科学院、腾讯、华为等企业，大力发展“互联网＋中医药”系列服务模式。

八、中医药宣传教育

深圳市卫生计生委与深圳市委文明办及《人之初》杂志社联合承办由广东省委宣传部指导，广东省卫生计生委、省精神文明办、省中医药局联合主办的以“弘扬大医精诚　践行核心价值”为主题的广东省中医药典型人物事迹报告会。举行中医中药中国行——深圳中医药健康文化推进行动启动仪式，全市大力开展中医药进社区、进企业、进机关、进课堂、进家庭活动，提升市民中医药文化素养。

九、中医药对外交流

深圳市中医院成为国家中医药

管理局传统医药国际交流中心合作基地并申报国家级中医药国际合作基地建设项目。北京中医药大学深圳医院挂牌海峡两岸暨港澳地区中医药国际交流中心，将深圳中医药博物馆作为宣传中医药文化的阵地。宝安区中医院（集团）加强与深圳市“一带一路”经济技术协会合作，开展哈萨克斯坦国游客中医养生旅游项目。　（刘冬云）

院校篇

【北京中医药大学】

党委书记：谷晓红

校长、党委副书记：徐安龙

党委副书记：靳　琦、林志华、翟双庆

纪委书记：林志华

副 校 长：翟双庆、王　伟、陶晓华

中医学院院长：李　峰

中药学院院长：雷海民

针灸推拿学院院长：赵百孝

管理学院院长：程　薇

护理学院院长：郝玉芳

人文学院院长：陈　锋

马克思主义学院院长：王梅红

国际学院院长：吴宇峰

台港澳中医学部主任：吴宇峰

继续教育学院院长：白俊杰（副院长主持工作）

远程教育学院院长：李宇航

国学院院长：张其成

生命科学学院院长：王志珍（名誉院长）

地　　址：北京市朝阳区北三环东路11号（西校区）/北京市朝阳区北四环东路望京中环南路6号（东校区）/北京市房山区良乡高教园区北京中医药大学（良乡校区）

邮　　编：100029（西校区）/100102（东校区）/102488（良乡校区）

电　　话：010－64286426

传　　真：010－64213817

电子信箱：xiaoban@ bucm. edu. cn

网　　址：www. bucm. edu. cn

专业统计

2017年，学校职工人数1235人。专任教师682人，其中正高级职称178人，副高级职称245人，中级职称227人，初级职称30人，未定职级2人。

专业设置	学制（年）	2017年毕业生数	2017年招生数	在校生数
中医学（五年制）	5	159	180	871
中医学（卓越）	5＋3	186	607	1988
中医学（岐黄）	5＋4	62	20	180
中医学（台港澳）	5	62	118	418
中医学（留学生本科）	5	118	93	351
药学	4	28	57	143
中药学	4	153	175	570
中药学（时珍国药）	4＋4	0	0	54
中药学（卓越）	4＋2	0	30	88
中药制药	4	30	86	198
中药制药（生物制药）	4	28	0	80
针灸推拿学（台港澳）	5	1	3	12
针灸推拿学	5	69	87	522
康复治疗学	4	0	60	60
公共事业管理学	4	49	62	206
公共事业管理（台港澳）	4	0	6	6
药事管理	4	0	32	32
工商管理学	4	49	0	100
信息管理与信息系统	4	0	37	87
护理学	4	124	327	716
英语（医学）	5	47	0	80
英语（医学）	4	0	30	68
英语（中医药国际传播）	4	0	29	75
法学（医药卫生）	4	35	41	152
护理学（专科）	3	97	0	122
中药学（专科）	3	24	0	41
公共卫生管理（专科）	3	0	0	44
合计	/	**1321**	**2080**	**7264**

注：上表统计数据为本专科学生数。

研究生教育

在校硕士研究生3594人，2017年招收硕士研究生1196人，毕业890人。其中留学生在校硕士研究生155人，2017年招收留学生硕士研究生42人，留学生毕业43人。

在校博士研究生786人，2017年招收博士研究生286人，毕业178人。其中留学生在校博士研究生31人，2017年招收留学生博士研究生10人，留学生毕业3人。

硕士学位专业设置：中医基础理论、中医临床基础、中医医史文献、方剂学、中医诊断学、中医内科学、中医外科学、中医骨伤科学、中医妇科学、中医儿科学、中医五官科学、针灸推拿学、民族医学、中医体质学、中医临床药学、中医皮肤性病学、医药卫生法学、中医药外语、中医药管理、中医养生康复学、中医文化学、健康管理学、中西医结合基础、中西医结合临床、中西医结合内科学、中西医结合外科学、中西医结合骨科学、中西医结合妇科学、中西医结合五官科学、中西医结合肿瘤学、中西医结合循证医学、中西医结合药理学、中西医结合护理学、药物分析学、微生物与生化药学、中药资源学、中药炮制学、中药鉴定学、中药化学、中药分析学、中药药理学、中药药剂学、临床中药学、民族药学、社会医学与卫生事业管理

博士学位专业设置：中医基础理论、中医临床基础、中医医史文献、方剂学、中医诊断学、中医内科学、中医外科学、中医骨伤科学、中医妇科学、中医儿科学、中医五官科学、针灸推拿学、民族医学、中医体质学、中医临床药学、中医皮肤性病学、医药卫生法学、中医药外语、中医药管理、中医养生康复学、中医文化学、中西医结合基础、中西医结合临床、中西医结合内科学、中西医结合外科学、中西医结合骨科学、中西医结合妇科学、中西医结合五官科学、中西医结合肿瘤学、中西医结合循证医学、中西医结合药理学、中西医结合护理学、中药资源学、中药炮制学、中药鉴定学、中药化学、中药分析学、中药药理学、中药药剂学、临床中药学、民族药学、健康管理学

重点学科及学科带头人

国家重点学科

一级学科国家重点学科

中医学：（暂缺）

中药学：乔延江

二级学科国家重点学科

中医基础理论：王　琦

中医诊断学：陈家旭

方剂学：谢　鸣

中医内科学：姜良铎

中医临床基础：王庆国

中医医史文献：（暂缺）

针灸推拿学：（暂缺）

中医外科学：（暂缺）

中医妇科学：（暂缺）

中医骨伤科学：（暂缺）

中医儿科学：（暂缺）

中医五官科学：（暂缺）

民族医药：（暂缺）

中西医结合基础：牛建昭

中药学：乔延江

国家中医药管理局重点学科

伤寒学：李宇航

中医基础理论：高思华

中医脑病学（东直门医院）：高　颖

中西医结合基础：刘建平

中药化学：石任兵

中药分析学：乔延江

临床中药学：张　冰

中医诊断学：陈家旭

中药鉴定学：刘春生

中药药理学：孙建宁

针灸学：赵百孝

中西医结合临床（东方医院）：林　谦

中医肝胆病学：叶永安

中医妇科学：金　哲

中医全科医学：唐启盛

中医肺病学：苏惠萍

中医内分泌病学：赵进喜

中医老年病学：田金洲

中医急诊学：刘清泉

中医骨伤科学：王庆甫

中医血液病学：李冬云

内经学：翟双庆

金匮要略：贾春华

古汉语与医古文：王育林

中医脑病学（东方医院）：张允岭

中医痹病学：朱跃兰

中医肛肠病学：刘仍海

中医乳腺病学：裴晓华

中医周围血管病学：庞　鹤

中医男科学：李海松

中医儿科学：王素梅

中医眼科学：周　剑

中医耳鼻喉科学：刘大新

中医护理学：郝玉芳

推拿学：于天源

中西医结合基础（药理）：王　伟

中西医结合临床（东直门医院）：王　显

中医药信息学：乔延江

中医文化学：张其成

中医神志病学：曲　淼

中医循证医学：刘建平

中医体质学：王　琦

中医药英语：吴　青

中医国际传播学：张立平

中医药管理学：程　薇

医药卫生法学：王梅红

航天中医药学：郑虎占

航海中医药学：李　峰

北京市重点学科

一级学科北京市重点学科

中西医结合：（暂缺）

护理学：郝玉芳

二级学科北京市重点学科

中医临床基础：王庆国

中医医史文献：严季澜

中医外科学：李曰庆

中医药管理学：房耘耘

中西医结合临床：李乃卿

中医人文学：张其成

中西医结合基础：刘建平

护理学：郝玉芳

重点实验室及负责人

教育部工程研究中心

中药制药与新药开发关键技术工程研究中心：乔延江

中药材规范化生产工程研究中心：林瑞超

教育部重点实验室

中医内科学实验室：田金洲

中医养生学实验室：刘铜华

证候与方剂基础研究实验室：王庆国

北京市教委重点实验室

中药基础与新药研究实验室：雷海民

中医内科学实验室：田金洲

北京市科委重点实验室

证候与方剂基础研究实验室：王庆国

中医养生学实验室：刘铜华

中药生产过程控制与质量评价北京市重点实验室：乔延江

中药品质评价北京市重点实验室：林瑞超

北京市教委工程研究中心

中药质量控制技术工程研究中心：石任兵

国家中医药管理局重点研究室

心脉病证益气活血研究室：王　显

糖尿病肾病微型癥瘕研究室：赵进喜

证候规范化方法研究室：王庆国

中医体质辨识研究室：王　琦

针灸特色疗法评价研究室：朱　江

中药信息工程研究室：乔延江

脑病中医证治研究室：高　颖

中药经典名方有效物质发现研究室：石任兵

循证中医药临床评价研究室：刘建平

名医名方研究室：徐安龙

附属机构及负责人

北京中医药大学第一临床医学院（东直门医院）：王耀献

北京中医药大学第二临床医学院（东方医院）：刘金民

北京中医药大学第三临床医学院（第三附属医院）：王成祥

（王丹凤）

【天津中医药大学】

党委书记：李庆和

校　　长：张伯礼

常务副校长：高秀梅

党委副书记：刘红军

纪委书记：李永强

副 校 长：孟昭鹏、郭利平

中医学院院长：郭　义

中药学院执行院长：邱　峰

针灸推拿学院院长：徐　立

护理学院院长：刘彦慧

管理学院院长：何　强

语言文化学院院长：毛国强

体育健康学院副院长（主持工作）：刘俊荣

研究生院院长：王　怡

国际教育学院院长：储利荣

继续教育学院院长：王慧生

中西医结合学院常务副院长：边育红

中药制药工程学院副院长：李　正

中医药工程学院副院长：姜智浩

马克思主义学院（主持工作）：李大凯

地　　址：天津市南开区鞍山西道312号

邮　　编：300193

电　　话：022－59596111

传　　真：022－59596110

电子信箱：tcmoffice@163.com

网　　址：www.tjutcm.edu.cn

专业统计

2017年，学校教职工1439人。专任教师926人，其中教授227人，副教授337人，讲师327人，助教35人。

专业设置	学制（年）	2017年毕业生数	2017年招生数	在校生数
汉语言	4	26	36	146
汉语国际教育	4	27	44	147
医学信息工程	4	0	28	28
社会体育指导与管理	4	24	30	114
制药工程	4	55	98	297
应用心理学	4	61	55	220
护理学	4	431	426	1640
市场营销	4	115	107	444
中药学	4	55	100	408
中西医临床医学	5	32	49	246
公共事业管理	4	57	55	212
中医学	5	132	247	933
中医学	7	323	0	665
中医学	8	0	148	475
中药资源与开发	4	53	49	191
中药制药	4	54	94	238

（续表）

康复治疗学	4	86	100	454
针灸推拿学	5	56	114	357
劳动与社会保障	4	57	54	209
药物制剂	4	58	52	200
医学实验技术	4	0	30	30
药学	5	0	76	338
公共卫生与预防医学类	4	0	27	91
药学	4	55	50	206
合计	/	**1757**	**2069**	**8289**

注：上表统计数据为本专科学生数。

研究生教育

在校全日制硕士研究生 2808 人，2017 年招收硕士研究生 974 人，毕业 785 人。

在校全日制博士研究生 258 人，2017 年招收博士研究生 85 人，毕业 64 人。

硕士学位专业设置（含自主设置专业）：中医基础理论、中医临床基础、中医医史文献、方剂学、中医诊断学、中医内科学、中医外科学、中医骨伤科学、中医妇科学、中医儿科学、中医五官科学、针灸推拿学、民族医学、中医预防医学、临床评价、老年医学、神经病学、影像医学与核医学、肿瘤学、中西医结合基础、中西医结合临床、康复医学、中西医结合护理学、中药学、中药制药工程学、生药学、药物分析学、药理学、药物化学、药剂学、微生物学与生化药学、护理学、管理科学与工程、健康管理、医院管理

博士学位专业设置：中医基础理论、中医临床基础、中医医史文献、方剂学、中医诊断学、中医内科学、中医外科学、中医骨伤科学、中医妇科学、中医儿科学、中医五官科学、针灸推拿学、民族医学、中医预防医学、临床评价、中西医结合基础、中西医结合临床、康复医学、中西医结合护理学、中药学、中药制药工程学

重点学科及学科带头人

教育部重点学科

针灸推拿学：石学敏

中医内科学：张伯礼

国家中医药管理局重点学科

中医妇科学：宋殿荣

针灸学：石学敏

方剂学：高秀梅

中医心病学：毛静远

中医肺病学：孙增涛

中医肾病学：杨洪涛

中医疮疡病学：张朝晖

中医儿科学：马　融

中药药理学：张艳军

中西医结合基础：边育红

中医药工程学：王益民

温病学：王秀莲

中医各家学说：秦玉龙

中医心病学：杜武勋

中医痹病学：刘　维

中医血液病学：史哲新

中医疮疡病学：王　军

中医护理学：王维宁

推拿病学：王金贵

临床中药学：王保和

中医预防学：王泓午

中医治未病学：王德惠

中医神志病学：颜　红

天津市高校第五期重点学科

中医基础理论：孟静岩

中医内科学：张伯礼

针灸推拿学：王　舒

方剂学：高秀梅

临床评价：张俊华

中西医结合：边育红

药学：王　涛

中药学：邱　峰

护理学：刘彦慧

重点实验室及负责人

省部共建国家重点实验室培育基地

天津市现代中药实验室：张伯礼（朱彦为常务副主任）

国家级国际联合研究中心

中意中医药联合实验室：张伯礼

科技部创新人才推进计划创新人才培养示范基地

科技部创新人才培养示范基地（天津中医药大学）：张伯礼

教育部重点实验室

方剂学教育部重点实验室（天津中医药大学）：高秀梅

教育部工程研究中心

现代中药发现与制剂技术教育部工程研究中心：高秀梅

天津市技术工程中心

天津市组分中药技术工程中心：宋新波

天津市中药外用药技术工程中心（与外单位合作建设）：张伯礼

天津市中医工程及医学虚拟技术工程中心（与外单位合作建设）：陆小左

省级协同创新中心

现代中药协同创新中心：张伯礼

省级产业技术研究院

现代中药产业技术研究院——中药先进制造技术与转化研究：李　正

省级科技成果转化中心

天津中医药大学科技成果转化中心：张德芹

天津市临床医学研究中心

天津市中医内科临床医学研究中心：张伯礼

国家中医药管理局中医药科研三级实验室

中药药理实验室：王　怡

分子生物学实验室：于建春

细胞生物学实验室：王　虹

病理实验室：范英昌

医用化学传感器实验室：郭　义

呼吸功能实验室：孙增涛

中药制剂实验室：崔元璐

中药毒理实验室：胡利民

中药化学实验室：王　涛

中药制剂实验室：李　进

针刺量效关系实验室：樊小农

认知和运动分析实验室：于　涛

肾脏组织生物学实验室：杨洪涛

推拿手法生物效应实验室：王金贵

国家中医药管理局重点研究室

针刺效应重点研究室：王　舒

方剂组分配伍重点研究室：高秀梅

天津市重点实验室

中药药理重点实验室：胡利民

针灸学重点实验室：樊小农

中药化学与分析重点实验室：王　涛

天津市企业重点实验室

天津市中药固体制剂关键技术企业重点实验室（天津同仁堂集团股份有限公司为牵头单位）：刘二伟

天津市卫生计生委重点研究室

针刺效应重点研究室：王　舒

方剂组分配伍重点研究室：高秀梅

心系疾病证治重点研究室：张军平

肺科治未病重点研究室：孙增涛

中医药儿科脑病重点研究室：马　融

中医药生殖健康重点研究室：宋殿荣

中药药性重点研究室：张德芹

中医药研究方法与应用重点研究室：王泓午

附属机构及负责人

天津中医药大学第一附属医院：毛静远

天津中医药大学第二附属医院：雒明池

天津中医药大学附属保康医院：任　明

天津中医药大学第四附属医院：张　磊

天津中医药大学附属武清中医院：刁殿军

天津中医药大学附属北辰中医院：马国海

天津中医药大学附属南开中医院：李学军　　（张　杰）

【河北中医学院】

党委书记：王　洪

党委副书记、院长：高维娟

党委副书记：刘超颖

党委常委、纪委书记：赵同安

党委常委、副院长：张祥竞

副 院 长：杜惠兰、王占波

党委常委：孙士江

副 院 长：高　波

基础医学院院长：董尚朴

中西医结合医院院长：王香婷

针灸推拿学院院长：贾春生

药学院院长：郑玉光

护理学院院长：李爱英

继续教育学院院长：魏　民

国际教育学院院长：房家毅

研究生学院院长：孙东云

公共课教学部：吴日升

社会科学教学部：王志民

临床医学院：孙士江（兼）

地　　址：河北省石家庄市鹿泉经济开发区杏苑路3号

邮　　编：050200

电　　话：0311－89926666

传　　真：0311－89926000

电子信箱：hbzxxydzb@126.com

网　　址：www.hebcm.edu.cn

专业统计

2017年，学校职工人数755人。专任教师448人，其中教授93人，副教授128人，讲师189人，助教7人。

专业设置	学制（年）	2017年毕业生数	2017年招生数	在校生数
中医学	5	182	317	1531
中西医临床医学	5	145	296	1399
针灸推拿学	5	85	216	732
中药学	4	86	95	387
中药资源与开发	4	0	54	214
康复治疗学	4	0	58	259
护理学	4	113	284	968
医学影像技术	4	0	97	281
医学检验技术	4	0	76	148
生物工程	4	0	55	82

（续表）

专业设置	学制（年）	2017 年毕业生数	2017 年招生数	在校生数
制药工程	4	0	54	81
公共事业管理	4	0	55	82
应用心理学	4	0	60	60
口腔医学与技术	4	0	51	51
药学	4	0	98	98
护理学（专接本）	3	35	0	0
护理学（专接本）	2	64	51	104
中医学（专接本）	3	19	52	150
针灸推拿学（专接本）	3	34	51	130
中西医临床医学（专接本）	3	5	0	0
医学影像技术（专接本）	2	0	29	49
针灸推拿（专科）	3	161	0	222
药学	3	85	0	95
医学影像技术	3	49	0	48
医学检验技术	3	49	0	48
护理	3	387	0	565
合计	/	**1499**	**2049**	**7784**

注：上表统计数据为本专科学生数。

研究生教育

在校硕士研究生 299 人，2017 年招收硕士研究生 180 人，毕业 0 人。

在校博士研究生 29 人，2017 年招收博士研究生 17 人，毕业 0 人。

硕士学位专业设置：中医基础理论、中医临床基础、中医医史文献、方剂学、中医诊断学、中医内科学、中医外科学、中医骨伤科学、中医妇科学、中医儿科学、中医五官科学、针灸推拿学、民族医学、中西医结合临床、中药学、全科医学、护理

博士学位专业设置：中医诊断学、中医内科学、中医外科学、中医骨伤科学、中医妇科学、中医儿科学、中医五官科学、针灸推拿学、民族医学、中西医结合临床

重点学科及学科带头人

部级重点学科

中医脾胃病学：李佃贵

中医肾病学：檀金川

中西医结合临床：王亚利

中医肛肠病学：高记华

中医急诊学：郭纪生

中医护理学：陈秀荣

中医眼科学：石守礼

省级重点学科

中西医结合：杜惠兰

中医诊断学：方朝义

省“一流学科”建设项目

中西医结合临床：杜惠兰

中医诊断学：方朝义

中药学：楚　立

校级重点学科

针灸推拿学：贾春生

中药学：郑玉光

中医肿瘤病学：范焕芳

中医肺病学：耿立梅

方剂学（培育）：武密山

重点实验室及负责人

国家级重点实验室

国家中医药管理局中药药理科研二级实验室：王鑫国

国家中医药管理局生理学科研二级实验室：吉恩生

省级重点实验室

河北省心脑血管病中医药防治重点实验室：高维娟

河北省中西医结合肝肾病证实验室：杜惠兰

河北省浊毒症重点实验室：裴　林

河北省中药配方颗粒工程技术研究中心：王鑫国

中西医结合生殖疾病协同创新中心：杜惠兰

市级重点实验室

河北省高校中药配方颗粒应用技术研发中心：王鑫国

河北省高校抗体稳定高效表达技术应用技术研发中心：常　宏

河北省刺灸法效应特异性重点研究室：贾春生

河北省中医药慢性肝病浊毒证重点研究室：王彦刚

河北省中医药溃疡性结肠炎浊毒证重点研究室：刘启泉

校级重点实验室

病证结合模式中医证候基础研

究协同创新中心：方朝义

抗体稳定高效表达技术协同创新中心：常　宏

全国中医药文化古迹“网络窗口”建设协同创新中心：周计春

附属机构及负责人

河北省中医院院长：孙士江

河北省中医药科学院院长：裴　林

（康　琳）

【山西中医药大学】

党委书记：段志光

校　　长：李青山

党委副书记：冯　海、高建军

党委委员、纪委书记：郭文平

党委委员、副校长：王新塘、冀来喜、闫敬来、郝慧琴

基础医学院院长：牛晓军

中医临床学院院长：李廷荃

针灸推拿学院院长：雷　鸣

中西医结合临床学院院长：赵建平

中药学院院长：张朔生

护理学院院长：赵殿龙

医药管理学院院长：李安平

傅山学院常务副院长：闫润红

人文学院院长：李　俊

制药与食品工程学院院长：燕　平

继续教育学院（职业技术学院）院长：张志强

地　　址：山西省晋中市榆次区大学街121号（校本部晋中校区）/山西省太原市晋祠路一段89号（太原校区）

邮　　编：030619（校本部晋中校区）/030024（太原校区）

电　　话：0351－3179818/3179817

传　　真：0351－3179962

电子信箱：zyxyyb@163.com

网　　址：www.sxtcm.edu.cn

专业统计

2017年，学校职工人数671人。专任教师540人，其中教授87人，副教授185人，讲师237人，助教67人。

专业设置	学制（年）	2017年毕业生数	2017年招生数	在校生数
普通本科				
高中起点本科	/	1654	1790	8430
针灸推拿学	5	138	217	803
食品科学与工程	4	0	48	402
药物分析	4	0	39	39
中药学类专业	4	178	39	319
药学	4	95	40	227
生物信息学	4	0	43	136
植物保护	4	34	0	0
制药工程	4	89	50	656
应用心理学	4	48	49	193
生物技术	4	0	47	184
市场营销	4	107	44	429
生物制药	4	0	47	91
信息管理与信息系统	4	82	96	568
中药学	4	137	107	463
中西医临床医学	5	152	243	1131
护理学	4	347	242	1088
中医学	5	196	265	1110
生物工程	4	0	46	174
康复治疗学	4	51	128	417
专科起点本科	/	97	303	437

（续表）

专业设置	学制（年）	2017年毕业生数	2017年招生数	在校生数
中医学	3	0	14	22
针灸推拿学	3	20	15	70
中西医临床医学	3	0	0	0
中药学	2	28	82	102
护理学	2	49	192	243
小计	/	**1751**	**2093**	**8867**
成人本科				
高中起点本科（业余）	/	0	10	10
护理学	5	0	10	10
专科起点本科	/	424	369	1319
护理学	3	206	146	680
中医学	3	107	77	229
针灸推拿学	3	19	31	77
中药学	3	45	75	204
中西医临床医学	3	47	40	129
小计	/	**424**	**379**	**1329**
普通专科				
高中起点专科	/	0	0	0
医学营销	3	0	0	0
针灸推拿学	3	0	0	0
中医骨伤	3	0	0	0
护理学	3	0	0	0
中药学	3	0	0	0
中医学	3	0	0	0
对口招生中职生	/	174	496	788
针灸推拿	3	71	80	178
中医骨伤	3	50	98	192
护理学	3	53	279	379
中药学	3	0	39	39
小计	/	**174**	**496**	**788**
成人专科				
高中起点专科（函授）	/	109	56	228
中药学	3	21	22	76
护理	3	69	18	110
临床医学类专业	3	19	16	42

（续表）

专业设置	学制（年）	2017年毕业生数	2017年招生数	在校生数
高中起点专科（业余）	/	28	17	67
中医学	3	28	17	67
小计	/	**137**	**73**	**295**
合计	/	**2486**	**3041**	**11279**

注：上表统计数据为本专科学生数。

研究生教育

在校硕士研究生751人，2017年招收硕士研究生279人，毕业151人。

硕士学位专业设置：中医学、中药学、临床医学、护理学

重点学科及学科带头人

国家局级重点学科

中医文献学：陶功定
方剂学：周　然
针灸学：冀来喜
中西医结合临床：冯前进
中医肾病学：高继宁
中医基础理论：郭　蕾
中医脾胃病学：任顺平
中西医结合基础：马存根
中医儿科学：秦艳虹
中医康复学：郝重耀
中医药信息学：赵建平
中医治疗技术工程学：张俊龙

省级重点学科

中医学：张俊龙
中西医结合基础：冯前进
中医文献学：陶功定
方剂学：周　然
中医基础理论：郭　蕾
针灸学：冀来喜
中医内科学：赵莉娟
中医儿科学：秦艳虹
中西医结合临床：冯前进
中药化学：裴妙荣
临床中药学：赵建平
中医肺病学：白　丽
中医脑病学：张　捷
中医肾病学：高继宁

重点实验室及负责人

国家级重点实验室

中药微乳技术国家地方联合工程实验室：冯前进

国家中医药管理局中医药科研三级实验室

中药化学实验室：裴妙荣
针灸针法实验室：燕　平

国家中医药管理局中医药科研二级实验室

中医临床基础实验室：贾丽丽
中医药基因表达调节技术实验室：冯前进

国家局级重点实验室

多发性硬化益气活血研究室：马存根

省级重点实验室

中医脑病学实验室：张俊龙
基于炎性反应的重大疾病创新药物实验室：李青山
脑藏象学实验室：张俊龙
中医学基础实验室：裴妙荣
针灸学实验室：燕　平
中药分析实验室：王　瑞
中药生物化学实验室：薛慧清
现代中药工程实验室：朱　平

附属机构及负责人

山西中医药大学附属医院（山西中医药大学第二中医院）：李廷荃

山西中医药大学第三中医院（山西省针灸研究所、山西省针灸医院）：雷　鸣

山西中医药大学中西医结合医院（山西省中西医结合医院）：赵建平

（周　卓、郭宏鹏）

【内蒙古医科大学】

党委书记：白长明
校　　长：杜茂林
纪委书记：马仲奎
副 校 长：牛广明、阿古拉、刘　斌
基础医学院院长：李志军
药学院院长：包保全
中医学院院长：董秋梅
蒙医药学院院长：陈英松
公共卫生学院院长：段生云
口腔医学院常务副院长：金武龙
卫生管理学院院长：范艳存
外国语学院院长：奎晓岚
计算机信息学院院长：王呼生
护理学院院长：王春森
马克思主义学院院长：岳冬青
实践教学部主任：王进文
体育教学部副主任（主持工作）：韩　贵
研究生学院院长：张振涛
继续教育学院院长：高莉莉
蒙医药研究院院长：白长喜
图书馆副馆长（主持工作）：王焕芸
第一临床医学院院长：鲁海文
第三临床医学院院长：王凌峰
内蒙古临床医学院院长：孙德俊
鄂尔多斯临床医学院院长：张凤翔
赤峰临床医学院院长：孙　义
包头临床医学院院长：胡　江
中医临床医学院院长：杨广源
蒙医临床医学院院长：乌　兰
地　　址：内蒙古自治区呼和浩特市金山开发区
邮　　编：010110
电　　话：0471－6653034
传　　真：0471－6653094
电子信箱：nmgykdx@immu.edu.cn
网　　址：www.immu.edu.cn

专业统计

2017年，学校教职工人数1256人。专任教师933人，其中教授246人，副教授272人，讲师311人，助教90人。

专业设置	学制（年）	2017年毕业生数	2017年招生数	在校生数
本　科				
高中起点本科	/	2314	2452	10754
医学检验技术（注：授予理学学士学位）	4	45	78	322
药学（注：授予理学学士学位）	4	75	117	458
药学（注：中外合作办学）	4	182	0	0
社会工作	4	0	35	114
制药工程	4	0	0	79
生物医学工程（注：可授予工学或理学学士学位）	4	0	40	123
英语	4	39	29	146
应用心理学（中外合作办学）	4	35	0	0
应用心理学（注：可授予理学或教育学学士学位）	4	0	35	153
蒙药学（注：授予理学学士学位）	4	34	40	157
生物技术（中外合作办学）	4	36	0	0
儿科学	5	0	40	40
市场营销（中外合作办学）	4	86	0	0
市场营销	4	0	34	177
口腔医学	5	39	60	304
信息管理与信息系统（注：可授予管理学或工学学位）	4	37	40	162
中药学（注：授予理学学士学位）	4	38	40	168
公共事业管理	4	34	36	148
护理学（中外合作办学）	4	160	0	0
护理学（蒙医护理方向）	4	54	40	160
护理学（注：授予理学学士学位）	4	98	289	1070
临床医学	5	551	536	2575
中药资源与开发（注：授予理学学士学位）	4	35	40	161
法医学	5	39	40	192
预防医学	5	56	77	344
麻醉学	5	47	59	226
康复治疗学（注：授予理学学士学位）	4	0	39	165
针灸推拿学	5	72	74	383
临床药学（注：授予理学学士学位）	5	0	39	197

（续表）

专业设置	学制（年）	2017 年毕业生数	2017 年招生数	在校生数
劳动与社会保障	4	43	34	148
精神医学	5	0	38	77
中医学	5	199	216	1030
医学影像学	5	39	80	359
蒙医学	5	202	188	964
药物制剂（注：授予理学学士学位）	4	39	39	152
专科起点本科	/	32	57	102
药学（注：授予理学学士学位）	2	4	4	7
药物制剂（注：授予理学学士学位）	2	2	3	6
医学检验技术（注：授予理学学士学位）	2	2	4	7
蒙医学	3	2	1	7
医学影像学	3	2	0	1
中医学	3	0	3	5
劳动与社会保障	2	1	1	2
临床医学	3	7	26	38
公共事业管理	2	0	0	0
护理学（注：授予理学学士学位）	2	12	13	27
市场营销	2	0	2	2
专科				
普通专科	/	424	403	1214
医学检验技术	3	45	39	107
临床医学	3	74	74	209
护理	3	83	41	198
护理（社区方向）	3	77	78	233
蒙医学	3	17	38	83
保险	3	28	26	86
药品生产技术	3	34	30	98
眼视光技术	3	36	40	102
药品经营与管理	3	30	37	98
对口招收中职生	/	40	40	120
护理	3	40	40	120
五年制高职转入	/	443	456	935
护理	2	443	456	935
合计	/	**3253**	**3408**	**13125**

注：上表统计数据为本专科学生数。

研究生教育

在校硕士研究生1632人，2017年招收研究生579人，毕业476人。

硕士学位专业设置：中医诊断学、中医医史文献、中医五官科学、中医外科学、中医内科学、中医临床基础、中医基础理论、中医骨伤科学、中医妇科学、中医儿科学、针灸推拿学、民族医学（含：藏医学、蒙医学等）、方剂学、中药学学科、药学、药物化学、药物分析学、药理学、药剂学、微生物与生化药学、生药学、生理学、肿瘤学、运动医学、影像医学与核医学、眼科学、外科学、神经病学、全科医学、皮肤病与性病学、内科学、麻醉医学、麻醉学、临床医学、临床检验诊断学、老年医学、康复医学与理疗学、精神病与精神卫生学、急诊医学、妇产科学、耳鼻咽喉科学、儿科学、口腔医学、口腔临床医学、人体解剖与组织胚胎学、免疫学、放射医学、法医学、病原生物学、病理学与病理生理学、护理学学科、流行病与卫生统计学

重点学科及学科带头人

国家级重点专科

骨外科学：刘万林

神经外科学：窦长武

普通外科学：孟兴凯

国家中医药管理局重点学科

伤寒学：麻春杰

蒙药学：那生桑

蒙医学：阿古拉

国家中医药管理局重点专科

蒙医脾胃病学：图门乌力吉

自治区优势特色学科

中医学（蒙医学）：阿古拉

自治区重点培育学科

人体解剖与组织胚胎学：吴 岩

内科学（血液病）：肖 镇、高 大

自治区重点学科

病理学与病理生理学：师永红

眼科学：朱 丹

影像医学与核医学：苏秉亮、刘挨师

外科学（普外、骨外）：孟兴凯

民族医学（蒙医学）：阿古拉

自治区医疗卫生领先学科

放射肿瘤学：郁志龙

妇科学：宋静慧

骨外科学：银和平

核医学：王雪梅

口腔颌面外科学：金武龙

麻醉学：于建设

普通外科学：孟兴凯

手外科学：温树正

重症医学：周丽华

蒙医肺病学：图门乌力吉

中医针灸推拿学：谭亚芹

自治区医疗卫生重点学科

呼吸内科学：付秀华

产科学：其木格

超声医学：张小杉

儿科学：任少敏

耳鼻咽喉科学：崔晓波

风湿病学与自体免疫病学：李鸿斌

急诊急救医学：陈凤英

临床护理学：霍巧枣

内分泌学：闫朝丽

皮肤与性病学：吕新翔

神经内科学：赵世刚

神经外科学：窦长武

肾脏内科学：赵建荣

实验诊断学（临床检验学）：张军力

消化内科学：苏秉忠

心血管内科学：王悦喜

胸外科学：郭占林

医学影像学：刘挨师

中医治未病科学：张亚军

社会医学：范艳存

蒙医文献学：包哈申

中医基础理论：王 滨

中医医史文献：李 林

重点实验室负责人

自治区级重点实验室

新药筛选工程研究中心（GLP）：常福厚

动物脏器高值化利用生物活性肽工程实验室：苏秀兰

肿瘤细胞基因检测应用与研究工程实验室：云 升

分子与功能影像工程技术研究中心：王雪梅

数字转化医学工程技术研究中心：张元智

蒙医药器械研发工程技术研究中心：阿古拉

中蒙药重点实验室：白长喜

医学细胞生物学重点实验室：苏秀兰

分子影像学重点实验室：王雪梅

分子病理学重点实验室：肖 瑞

分子生物学重点实验室：石艳春

临床病原微生物重点实验室：韩艳秋

人文社科重点研究培育基地

自治区卫生政策研究所：范艳存

厅局级重点实验室

分子生物学研究中心：石艳春

分子病理学实验室：肖 瑞

医学细胞生物学实验室：苏秀兰

方剂学实验室：董秋梅

蒙药炮制学实验室：呼日乐巴根

蒙药学实验室：白长喜

蒙医传统疗法实验中心：乌云格日乐

附属机构及负责人

内蒙古医科大学附属医院：鲁海文

内蒙古医科大学第二附属医院：王国强

内蒙古医科大学附属人民医院：赵海平

（张锡民）

【内蒙古民族大学蒙医药学院】

校党委书记：刘志彧

校　　长：陈永胜

副 校 长：巴根那、修长百、陈凤玉、任 军、李文革

蒙医药学院院长：奥·乌力吉

蒙医药学院党总支书记：额尔敦朝鲁

蒙医药学院副院长：王秀兰

蒙医药学院党总支副书记：拉喜那木吉拉

地　　址：内蒙古自治区通辽市科尔沁区西拉木伦大街996号内蒙古民族大学北区蒙医药学院

邮　　编：028000

电　　话：0475－8314242

电子信箱：myy4200@imun.edu.cn

网　　址：http://219.225.128.151/

专业统计

2017年学院职工人数58人，专任教师45人，其中教授17人，副教授10人，讲师10人，助教8人。

专业设置	学制（年）	2017年毕业生数	2017年招生数	在校生数
蒙医学专业（卓越蒙医方向）	5	163	48	337
蒙医学专业（蒙西医结合方向）	5	0	39	261
药物制剂学专业	4	46	50	176
蒙药学专业	4	48	51	218
合计	/	**257**	**188**	**992**

注：上表统计数据为本专科学生数。

研究生教育

在校硕士研究生176人，2017年招收硕士研究生49人，毕业78人。

在校博士研究生17人，2017年招收博士研究生9人，毕业3人。

硕士学位专业设置：蒙医学、蒙药学、中西医结合基础、中西医结合临床

博士学位专业设置：蒙药学

重点学科及学科带头人

国家中医药管理局重点学科

蒙医学：奥·乌力吉

蒙药学：巴根那

中西医结合临床：布仁巴图

自治区重点学科

蒙医学：奥·乌力吉

蒙药学：巴根那

国家民委重点学科

中西医结合基础：宝　龙

自治区卫生计生委重点学科

蒙医诊断学：乌力吉巴特尔

蒙药药理学：王秀兰

重点实验室及负责人

省部级重点实验室

国家民委－教育部蒙医药研发工程重点实验室：巴根那

内蒙古自治区蒙医药重点实验室：奥·乌力吉

厅局级重点实验室

内蒙古自治区高校蒙医药研发工程重点实验室：奥·乌力吉

内蒙古自治区卫生计生委蒙药鉴定重点实验室：布日额

内蒙古自治区卫生计生委蒙药药物重点实验室：王秀兰

附属机构及负责人

内蒙古民族大学附属医院院长：布仁巴图　（张乌兰）

【辽宁中医药大学】

党委书记：曾庆捷
校　　长：杨关林
党委副书记：吕晓东
副 校 长：石　岩、张立德、徐　凯、关雪峰
纪委书记：张洪新
基础医学院院长：谷　松
药学院院长：谢　明
针灸推拿学院（养生康复学院）院长：马铁明
护理学院院长：于　睿
经济管理学院院长：景　浩
信息工程学院院长：孙艳秋
外国语学院院长：曹玉麟
研究生学院院长：刘春英
国际教育学院院长：刘景峰
继续教育学院院长：李海权
医学检验学院院长：金　岩
马克思主义学院院长：陈　界
第一临床学院院长：关雪峰
第二临床学院院长：李国信
第三临床学院院长：于永铎
第四临床学院院长：于永铎（兼任）
杏林学院院长：肖景东
创新学院院长：吴景东（兼任）

地　　址：辽宁省沈阳市皇姑区崇山东路79号
邮　　编：110847
电　　话：024－31207108
传　　真：024－31207133
电子信箱：lnzyydxdzb@126.com
网　　址：www.lnutcm.edu.cn

专业统计

2017年，学校职工人数829人。专任教师368人，其中教授94人，副教授146人，讲师106人，助教22人。

专业设置	学制（年）	2017年毕业生数	2017年招生数	在校生数
中西医临床医学	5	104	80	443
公共事业管理	4	28	30	118
护理学（中专生本科）	4	316	374	1372
护理学（英语班）	4	28	0	32
护理学（日语班）	4	30	0	29

（续表）

专业设置	学制（年）	2017年毕业生数	2017年招生数	在校生数
护理学	4	117	147	565
英语	4	28	28	108
医学信息工程	4	28	30	114
制药工程	4	116	30	210
市场营销	4	28	26	107
物流管理	4	29	23	107
信息管理与信息系统	4	25	28	111
中药学（英语班）	5	55	0	59
中药学	4	144	93	352
中草药栽培与鉴定	4	0	29	111
中医学	5	147	150	846
中医学七年制	5	124	0	303
中医学七年制（实验班）	5	49	0	54
中医学（英语班）	6	26	0	53
中医学（5+3）	5	0	150	449
中医学［“5+3”一体化（儿科学）］	5	0	60	89
康复治疗学	4	29	28	128
针灸推拿学（英语班）	6	26	0	58
针灸推拿学	5	112	120	629
药物制剂	4	86	30	183
医学检验技术	4	28	29	121
食品科学与工程	4	28	26	114
食品质量与安全	4	27	29	109
药学	4	92	29	176
护理学（高级护理）	3	29	39	99
中药学（中药制药）	2	30	25	55
市场营销（中药销售）	2	30	26	56
总计	/	**1939**	**1659**	**7360**

注：上表统计数据为本专科学生数。

研究生教育

在校硕士研究生1781人，2017年招收硕士研究生622人，毕业428人。

在校博士研究生222人，2017年招收博士研究生60人，毕业45人。

硕士学位专业设置：中医基础理论、中医临床基础、中医医史文献、方剂学、中医诊断学、中医内科学、中医外科学、中医骨伤科学、中医妇科学、中医儿科学、中医五官科学、针灸推拿学、中西医结合基础、中西医结合临床、中西医结合护理（自设）、中药学、生药学、药理学、思想政治教育、护理、公共管理、临床医学

博士学位专业设置：中医基础理论、中医临床基础、中医医史文献、方剂学、中医诊断学、中医内科学、中医外科学、中医骨伤科学、中医妇科学、中医儿科学、中医五官科学、针灸推拿学、中西医结合基础、中西医结合临床、中药学、

生药学、临床医学

重点学科及学科带头人

国家重点学科

中医基础理论：郑洪新

国家中医药管理局重点学科

中医基础理论：郑洪新

方剂学：范　颖

中医神志病学：任　路

伤寒学：谷　松

中西医结合基础：关洪全

中药鉴定学：翟延君

中药炮制学：贾天柱

中医儿科学（附属医院）：王雪峰

中医心病学（附属医院）：王凤荣

中医脾胃病学（附属医院）：王垂杰

中医内分泌病学（附属医院）：于世家

中西医结合临床（附属医院）：杨关林

中医肾病学（附属医院）：远　方

中医痹病学（附属医院）：高明利

中医血液病学（附属医院）：刘宝文

中医络病学（附属医院）：吕晓东

中医预防医学（附属医院）：马晓燕

中医老年病学（附属医院）：陈　民

中医耳鼻喉科学（附属医院）：孙海波

中医传染病学（附属医院）：卢秉久

中药临床药理学（附属医院）：王文萍

中医肺病学（附属二院）：乔世举

临床中药学（附属二院）：李国信

中医预防医学（附属二院）：董　波

中医肛肠病学（附属三院）：田振国

中医皮肤病学（附属三院）：张　燚

辽宁省高等学校一流学科

中医学：石　岩

中西医结合：杨关林

中药学：康廷国

药学：孟宪生

辽宁省高等学校一流特色学科

中医学：石　岩

中西医结合：杨关林

中药学：康廷国

辽宁省重点学科

中医基础理论：郑洪新

方剂学：范　颖

内科学：于世家

针灸推拿学：陈以国

中西医结合临床：杨关林

生药学：孟宪生

中药学：康廷国

辽宁省中医药管理局重点学科

中医基础理论：郑洪新

方剂学：范　颖

内经学：鞠宝兆

针灸推拿学：陈以国

中西医结合基础：关洪全

中药鉴定学：翟延君

中药炮制学：贾天柱

中医心病学（附属医院）：王凤荣

中医脾胃病学（附属医院）：王垂杰

中医肺病学（附属医院）：徐艳玲

中医脑病学（附属医院）：王　健

中医内分泌学（附属医院）：于世家

中医肿瘤病学（附属医院）：殷东风

中医疮疡病学（附属医院）：吕延伟

中医骨伤科学（附属医院）：侯德才

中医儿科学（附属医院）：王雪峰

中医耳鼻喉科学（附属医院）：孙海波

中医肺病学（附属二院）：乔世举

临床中药学（附属二院）：李国信

中医肛肠病学（附属三院）：田振国

校级重点学科

中医术语学：王彩霞

中医临床基础：谷　松

中医诊断学：魏　红

针灸康复学：马铁明

中医临床药学：初　杰

中药分析学：张振秋

中药化学：窦德强

中药药理学：杨静娴

中药药事管理：谢　明

中医医史文献：尚　冰

中医文化学：贺　伟

中西医结合护理学：田　静

中医急诊学：姜树民

中医康复学：关雪峰

中医骨伤科学：王世轩

中药药剂学：程　岚

中医药信息学：孙艳秋

卫生管理学：景　浩

外国语言学及应用语言学：曹玉麟

马克思主义理论：陈　界

实验动物学：王春田

中西医结合重症医学：陈　岩

中医妇科学：王　昕

中医临床护理学：侯秀欣

中医康复学：殷晓丽

中医脑病学：焦富英

中医疮疡病学：李忠卓

重点实验室及负责人

国家地方联合工程实验室

心脑合病中西医结合防治技术国家地方联合工程实验室：杨关林（办公室主任：贾连群）

教育部重点实验室

中医脏象理论及应用：杨关林（办公室主任：贾连群）

国家中医药管理局中医药科研三级实验室

病毒实验室：王雪峰

中药质量分析实验室：康廷国

针灸电生理实验室：陈以国

中药药理实验室：张　宏

分子生物实验室：才丽平

中药分析实验室：尤献民

中药临床药理实验室：李国信

生理实验室：王德山

临床药代动力学实验室：王文萍

分子免疫实验室：杨关林

中药制剂实验室：贾天柱

国家中医药管理局中医药科研二级实验室

形态学实验室：刘春英

生理实验室：王德山

中药药理实验室：程嘉艺

中药制药实验室：程　岚

中药分析实验室：娄志华

中药药理实验室：陈颖平

分子生物学实验：殷东风

标记免疫实验室：于世家

免疫化学实验室：王垂杰

中药分析实验室：尤献民

中药药剂学实验室：王月敏

病理实验室：田振国

分子生物学实验室：贺动芒

药理实验室：王学亚

免疫实验室：张　健

病理实验室：朱天义

药物制剂实验室：邓铁宏

免疫实验室：关洪全

中药临床药理：李国信

中药药代动力学实验室：王文萍

省级重点实验室

中医药现代研究实验室：康廷国

中医分子生物重点实验室：郑洪新

针灸生物学重点实验室：陈以国

病毒重点实验室：王雪峰

中药临床药代动力学重点实验室：王文萍

现代中药制剂重点实验室：李国信

中药鉴定与品质评价重点实验室：康廷国

中医分子免疫学重点实验室：杨关林

中医临床验方系统评价重点实验室：梁茂新

中药活性筛选重点实验室：张　宏

中医分子生物学重点实验室：郑洪新

中医肺病重点实验室：吕晓东

中药炮制重点实验室：贾天柱

中药有效复方再评价重点实验室：张立德

临床中药重点实验室：李国信

中医风湿免疫诊断重点实验室：牛广华

心脏象理论及应用重点实验室：杨关林

便秘病重点实验室：于永铎

中医药健康素养工程技术研究中心：张　哲

针灸养生康复重点实验室：马铁明

中医脾脏象理论及应用重点实验室：张立德

市级重点实验室

中药复方研究重点实验室：孙科峰

中医药分子生物学重点实验室：张立德

心血管康复技术重点实验室建设：宫丽鸿

中医药健康产品研究与开发重点实验室：范　颖

附属机构及负责人

辽宁中医药大学附属医院（辽宁省中医院）：关雪峰

辽宁中医药大学附属二院（辽宁省中医药研究院）：李国信

辽宁中医药大学附属三院（辽宁省肛肠医院）：于永铎

辽宁中医药大学附属四院（辽宁省中西医结合医院）：于永铎（兼任）

（李　丹）

【长春中医药大学】

党委书记：张兴海
校　　长：宋柏林
党委副书记：姜彤伟
纪委书记：孙伟义
党委副书记：于然贵
副 校 长：陈长宝、冷向阳、高文义、邱智东
基础医学院院长：张文风
中医学院院长：丛德毓
药学院院长：林　喆
针灸推拿学院院长：刘明军
康复医学院院长：刘爱东
护理学院院长：刘兴山
管理学院院长：都晓春
研究生学院院长：徐晓红
国际教育学院院长：王忠喜（副院长代）
继续教育学院院长：王　乙
地　　址：吉林省长春市净月国家高新技术产业开发区博硕路1035号
邮　　编：130117
电　　话：0431－86172513
传　　真：0431－86172345
电子信箱：ccutcm@163.com
网　　址：www.ccucm.edu.cn

专业统计

2017年，学校教职工人数1092人。专任教师680人，其中教授161人，副教授285人，讲师412人，助教151。

专业设置	学制（年）	2017年毕业生数	2017年招生数	在校生数
制药工程	4	99	95	400
英语	4	30	38	135
市场营销	4	65	59	276
生物制药	4	32	48	166
中药学	4	81	146	517
中西医临床医学	5	0	99	568
公共事业管理	4	63	59	319
护理学	4	215	263	909
临床医学	5	118	101	539
中医学	5	443	315	1597
中药资源与开发	4	30	0	33
中药制药	4	0	0	82
康复治疗学	4	0	57	224
针灸推拿学	5	344	319	1684
财务管理	4	0	57	103
药物制剂	4	40	48	179

（续表）

专业设置	学制（年）	2017年毕业生数	2017年招生数	在校生数
药事管理	4	32	88	218
药学	4	96	144	543
制药工程	2	36	46	87
康复治疗学	2	0	58	104
护理学	2	29	0	0
康复治疗技术	3	53	101	262
中药学	3	36	108	228
护理	3	117	107	376
助产	3	0	53	103
药品生产技术	3	46	50	98
药品经营与管理	3	44	73	171
针灸推拿	3	93	105	217
总计	/	**2142**	**2637**	**10138**

注：上表统计数据为本专科学生数。

研究生教育

在校硕士研究生1493人，2017年招收硕士研究生512人，毕业448人。

在校博士研究生103人，2017年招收博士研究生33人，毕业20人。

硕士学位专业设置：中医学、中西医结合、药学、中药学、护理学、临床医学、公共卫生、护理

博士学位专业设置：中医学、中药学

重点学科及学科带头人

国家中医药管理局重点学科

中医脑病学：赵建军
中医心病学：邓　悦
中医肺病学：王　檀
中医骨伤科学：赵文海
针灸学：王富春
推拿学：丛德毓
药用动物学：张　辉
中药药理学：曲晓波
内经学：苏　颖
中医护理学：刘兴山
中医络病学：朴春丽
中医康复学：宋柏林
中医神志病学：王　健
中医眼病学：魏丽娟
中西医结合临床：王中男
中医全科医学：张守琳
中医预防医学：赵为民
中医耳鼻喉科学：韩　梅
中医儿科学：原晓风

国家中医药管理局“十一五”中医药重点学科建设优秀等次学科

中医脑病学、针灸学、中药药理学

吉林省中医药管理局重点学科

方剂学：王　迪
中药分析学：贡济宇
中医康复学：丛德毓
中西医结合临床：冷向阳
中医儿科学：原晓风
中医内分泌病学：朴春丽
中西医结合基础：张永和
中医肛肠病学：周建华
中医眼科学：魏丽娟
中医护理学：刘兴山
古汉语与医古文：崔　为
中药药剂学：邱智东
中药化学：陈　新
中药鉴定学：姜大成
中医肾病学：张守琳
中医妇科学：李春光
中医养生学：赵为民
中医痹病学：王成武
中医皮肤病学：刘　颖

吉林省教育厅“十二五”优势特色学科

中医学：王之虹
中西医结合：王中男
中药学：曲晓波

重点实验室及负责人

科技部重点实验室

国际科技合作基地：林　喆

教育部重点实验室

中药有效成分重点实验室：邱智东

国家发展改革委重点实验室

长白山道地药材产业技术国家地方联合工程研究中心：曲晓波

长春国家生物产业基地医药中试平台：邱智东

国家发展改革委、国家中医药管理局重点实验室

国家中医临床研究基地：宋柏林

国家食品药品监督管理总局重点实验室

国家药物临床实验机构：冷向阳

国家中医药管理局重点研究室

药用动物可持续利用重点研究室：张　辉

中风病破血化瘀重点研究室：

赵建军

清代医疗保健经验重点研究室：冷向阳

国家中医药管理局科研三级实验室

中药动物药实验室：张　辉

中药药理实验室：张大方

中药药理实验室：张永和

中药分析实验室：贡济宇

中药化学实验室：高其品

国家中医药管理局名老中医药专家传承工作室

国医大师任继学传承工作室：任喜杰

刘柏龄名老中医药专家传承工作室：李成刚

杨宗孟名老中医药专家传承工作室：凌　霞

王烈名老中医药专家传承工作室：孙丽平

胡永盛名老中医药专家传承工作室：王　檀

黄永生名老中医药专家传承工作室：姜丽红

阎洪臣名老中医药专家传承工作室：王　健

南征名老中医药专家传承工作室：朴春丽

陈向明名老中医药专家传承工作室：齐万里

刘柏龄第二届国医大师传承工作室：赵文海

国家中医药管理局重点实验室

天池伤科流派传承工作室：赵文海

长白山通经调脏手法流派传承工作室：王之虹

中药质量检测技术平台（北方）：宋柏林

吉林省人民政府重点实验室

吉林省人参科学研究院：刘淑莹

吉林省科技厅重点实验室

中药生物大分子重点实验室：李香艳

中药有效成分研究国际科技合作基地：林　喆

中韩传统医药研发国际科技合作基地：邱智东

吉林省人参化学与药理重点实验室：陈长宝

吉林省现代中药研究院：赵大庆

医药中试工程技术研究中心：邱智东

吉林省中药生物技术重点实验室：赵　雨

吉林省科普基地：赵宏岩

吉林省林蛙产业技术创新战略联盟：曲晓波

吉林省人参产业技术创新战略联盟：越　皓

吉林省中药保健食品科技创新中心：严铭铭

长春中医药大学吉林省院士工作站：金宁一

吉林省中药保健食品科技创新中心：严铭铭

吉林省中医骨病临床医学研究中心：冷向阳

吉林省发展改革委重点实验室

吉林省现代化中药工程研究中心：高其品

吉林省北药产业化关键技术工程实验室：林　喆

吉林省中药生物转化关键技术工程实验室：邱智东

吉林省中药组学工程实验室：赵　雨

吉林省长白山中药资源工程研究中心：姜大成

吉林省现代中药产业发展战略联盟：曲晓波

吉林省教育厅重点实验室

长白山道地药材关键技术工程中心：林　喆

吉林省高等学校人参高端科技创新平台：赵大庆

吉林省高等学校长白山道地药材高端科技创新平台：曲晓波

中药有效成分重点实验室：高其品

药用动物可持续利用重点实验：张　辉

省级人文社科重点研究基地中医药政策与发展研究中心：都晓春

省级人文社科重点研究基地中医文化与大学生思想政治教育研究中心：张兴海、姜彤伟、门瑞雪

吉林省中医药事业发展研究智库：秦　磊、陈长宝、都晓春

长白山现代中药重大需求协同创新中心：宋柏林

手法效应基础重点实验室：宋柏林

中药生物转化重点实验室：邱智东

中西医结合慢病基础与临床重点实验室：冷向阳

推拿重点实验室：丛德毓

腧穴配伍重点实验室：王富春

人参分析筛选与利用重点实验室：吴　巍

吉林省习近平新时代中国特色社会主义思想教育研究协同创新中心：张兴海

吉林省卫生计生委重点实验室

中药化学实验室：张　辉

心血管病实验室：黄永生

护理医学实验室：吕淑琴

吉林省中药药理学重点实验室：张大方

中药化学重点实验室单元：刘永强

吉林省中医药管理局二级实验室

组织胚胎与病理实验室：朴松兰

药理实验室：刘　智

生理实验室：王冰梅

生物化学实验室：孙　聪

微生物与免疫实验室：周　宏

制药工艺技术实验室：王　沛

中药炮制实验室：张啸环

中药药剂实验室：张炜煜

中药方剂实验室：张文风

分子生物实验室：张莲珠

风湿病免疫检测实验室：王成武

推拿实验室：丛德毓

中药分析实验室：于秀华

神经电生理实验室：赵德喜

中西医结合临床基础实验室：王中男

针灸效应基础实验室：王富春

中药有效成分合成与设计实验室：胡冬华

中药毒性研究实验室：李丽静

活性天然产物合成与结构修饰实验室：李艳杰

中药保健食品研发实验室：李宜平

医药信息处理实验室：李秀昌

鼻功能检测实验室：韩　梅

药代动力学分析实验室：杨海淼

肾病实验室：张守琳

中药品种质量鉴定实验室：翁丽丽

吉林省中医药管理局科学研究室

长白山道地中药血清药物化学研究室：孙佳明

大肠肛肠疾病研究室：周建华

代谢性疾病手法治疗研究室：刘明军

儿科哮喘病研究室：孙丽平

肝病中医下法研究室：冷　炎

骨筋伤研究室：李新建

颈椎病手法治疗研究室：齐　伟

慢性阻塞性肺疾病外治研究室：王　檀

心病痰瘀同治研究室：陈　颖

眼病中医特色疗法研究室：魏丽娟

中药临床用药规律研究室：黄晓巍

中药炮制与药剂研究室：董金香

中药天然药物活性分析研究室：王淑敏

中药新药药效评价研究室：张永和

中医辨证施护研究室：梁伍今

中医方证理论研究室：王　迪

中医妇科研究室：李春光

中医急症研究室：房　莉

中医免疫研究室：王志宏

中医药古籍文献情报研究室：赵宏岩

中医药政策与发展研究室：都晓春

吉林省中医药管理局重点研究室

药用动物可持续利用重点研究室：张　辉

中医内科脑病重点研究室：赵建军

天池骨伤重点研究室：赵文海

中药资源学重点研究室：林　喆

中医基础理论重点研究室：苏　颖

心病伏邪体系病重点研究室：邓　悦

中医药临床评价重点研究室：杨海淼

神志病疏肝理气调神重点研究室：王　健

针灸基础重点研究室：王洪峰

虚损性肾病益肾通络研究室：张守琳

内分泌重点研究室：朴春丽

中医治疗腺样体疾病重点研究室：韩　梅

小儿紫癜病重点研究室：冯晓纯

中药制剂与新型给药系统重点研究室：邱智东

中药心脑血管药理重点研究室：张大方

中药品质资源重点研究室：姜大成

中药活性与质量分析重点研究室：贡济宇

长白山道地药材提取物及综合应用开发重点研究室：陈　新

吉林省中医药管理局传承工作室

邓名鲁教授中药三级资源研究工作室：张　辉

张文泰名老中医药专家传承工作室：李跃飞

刘铁军名老中医药专家传承工作室：刘彦晶

纪青山名老中医药专家传承工作室：张颖新

于凯成名老中医药专家传承工作室：陈　颖

校级重点实验室

中医基础研究所：刘宏岩

中医临床研究所：宋柏林

中医手法研究所：王之虹

中药研究所：曲晓波

社会科学与卫生发展研究所：陈海英

附属机构及负责人

长春中医药大学第一附属医院：丛德毓

（田　巍）

【黑龙江中医药大学】

党委书记：王福学

党委副书记、校长：孙忠人

党委副书记：陈亚平、姚凤祯

党委常委、副校长：王喜军、刘雪松

副 校 长：李　冀

党委常委、副校长：郭宏伟

党委常委、纪委书记：尹占军

党委常委、副校长：张晓峰

党委常委、工会主席：乔广霞

基础医学院院长：陈　晶

药学院院长：杨炳友

第一临床医学院、附属第一医院、护理学院院长：姜德友

第二临床医学院、附属第二医院、针灸推拿学院、康复学院院长：唐　强

佳木斯学院院长：刘　斌

继续教育学院：李树和

国际教育学院、国际交流合作处：姚素媛

研究生院：徐　峰

人文管理学院院长：左　军

马克思主义学院：周苏娅

医学信息工程学院院长：梁　华

地　　址：黑龙江省哈尔滨市香坊区和平路24号

邮　　编：150040

电　　话：0451－82193000

传　　真：0451－82110652

网　　址：www.hljucm.edu.cn

专业统计

2017年，学校职工人数3616人。专任教师1039人，其中教授（正高级职称）236人，副教授（副高级职称）365人，讲师（中级职称）360人，助教（初级职称）78人。

专业设置	学制（年）	2017年毕业生数	2017年招生数	在校生数
中医学本硕	5	113	118	583
中医学	5	121	276	1085
中西医临床医学	5	605	430	2244
护理学	4	219	253	954
针灸推拿学	5	169	226	958
康复治疗学	4	125	244	866

（续表）

专业设置	学制（年）	2017年毕业生数	2017年招生数	在校生数
公共事业管理	4	26	40	138
市场营销	4	23	37	128
古典文献	4	24	0	24
社会工作	4	0	0	32
应用心理学	4	36	39	157
生物技术	4	44	48	157
制药工程	4	49	47	191
药物制剂	4	89	117	406
中药制药	4	131	127	559
中药学	4	106	105	389
药学	4	76	106	355
食品科学与工程	4	29	39	148
中药资源与开发	4	44	49	189
药物分析	4	33	51	175
医学信息工程	4	0	34	119
运动康复	4	0	0	121
中西医临床医学	3	29	62	185
针灸推拿学	3	108	96	322
康复治疗学	3	20	20	40
中药学	3	49	26	121
医学美容技术	3	68	36	145
中医学	3	268	210	760
护理	3	258	88	349
中药制药技术	3	21	0	26
康复治疗技术	3	73	20	114
药品生产技术	3	0	9	22
医学实验技术	4	53	85	246
医学检验技术	4	0	53	53
护理学	2	69	55	92
护理学	3	0	1	1
医学实验技术	2	0	2	3
中药制药	2	0	25	25
合计	/	**3078**	**3926**	**12482**

注：上表统计数据为本专科学生数。

研究生教育

在校硕士研究生1939人，2017年招收硕士研究生723人，毕业524人（另外，留学生18人，同等学力人员38人）。

在校博士研究生297人，2017年招收博士研究生93人，毕业79人（另外，留学6人）。

硕士学位授权学科：人体解剖与组织胚胎学、康复医学与理疗学、中医基础理论、中医临床基础、中医医史文献、方剂学、中医诊断学、中医内科学、中医外科学、中医骨伤科学、中医妇科学、中医儿科学、中医五官科学、针灸推拿学、民族医学（含：藏医学、蒙医学等）、中医心理学、中医伦理学、中医康复学、中西医结合基础、中西医结合临床、中西医结合重症医学、中西医结合影像学、药物化学、药剂学、生药学、药物分析学、微生物与生化药学、药理学、中药化学、中药药剂学、中药药理学、中药炮制学、临床中药学、中药资源学、护理学、社会医学与卫生事业管理、中药鉴定学

博士学位授权学科：中医基础理论、中医临床基础、中医医史文献、方剂学、中医诊断学、中医内科学、中医外科学、中医骨伤科学、中医妇科学、中医儿科学、中医五官科学、针灸推拿学、民族医学（含：藏医学、蒙医学等）、中医康复学、中西医结合基础、中西医结合临床、药物化学、药剂学、生药学、药物分析学、微生物与生化药学、药理学、中药化学、中药药剂学、中药药理学、中药炮制学、临床中药学、中药资源学、中药鉴定学

重点学科及学科带头人

国家级重点学科

中药学：匡海学、王喜军

方剂学：李　冀

中医妇科学：吴效科

中医内科学（培育）：周亚滨

国家中医药管理局二级重点学科

中医基础理论：谢　宁

金匮要略：姜德友

中医史学：常存库

方剂学：李　冀

中医妇科学：吴效科

中医眼科学：孙　河

中医康复学：唐　强

针灸学：孙忠人

推拿学：李同军

中西医结合临床：邹　伟

中药化学：杨炳友

中药炮制学：王秋红

中药鉴定学：王喜军

临床中药学：刘树民

中医预防医学（培育）：郭文海

中医药工程学（培育）：李永吉

国家中医药管理局三级重点学科

中医内科心病学：周亚滨

中医内科内分泌学：马　健

中医血液病学：孙　凤

中医老年病学：金　泽

中医皮肤病学：杨素清

省级重点学科

中药创新药物：匡海学

中药学：匡海学

中医学：李　冀

中西医结合临床：邹　伟

药学：王喜军

中医内科学：周亚滨

中医外科学：王玉玺

中医妇科学：吴效科

中医骨伤科学：张晓峰

针灸推拿学：孙忠人

康复医学及理疗学：唐　强

中医基础理论：谢　宁

中医临床基础：姜德友

中医医史文献：常存库

方剂学：段富津、李　冀

黑龙江省领军人才梯队

针灸推拿学：孙忠人

中药学：匡海学

中医基础理论：谢　宁

中医临床基础：姜德友

中医医史文献：常存库

方剂学：段富津、李　冀

中医内科学：周亚滨

中医妇科学：侯丽辉、丛慧芳

中医骨伤科学：张晓峰

中医康复学：唐　强

中西医结合基础：周忠光

中西医结合临床：邹　伟

药剂学：李永吉

生药学：王喜军

中医外科学：杨素清

中医脾胃病学：谢晶日

中医内分泌学：马　健

校级重点学科

中药化学学科：匡海学

药剂学学科：李永吉

中药鉴定学学科：都晓伟

中药药理学：李廷利

药物分析学：孙　晖

临床中药学学科：赵文静

药理学：苏云明

中医诊断学：刘华生

生物化学与分子生物学学科：于英君

中西医结合临床神经内科学学科：邹　伟

中药资源学学科：王振月

中西医结合临床骨伤科学学科：张晓峰

康复医学与理疗学学科：唐　强

中医外科学学科：杨素清

马克思主义理论与思想政治教育学科：周苏娅

伤寒论：张友堂

人体解剖组织胚胎学：姜国华

病理学与病理生理学：贾　彦

医学英语：刘　明

药物化学：马英丽

医学影像与核医学：尹志伟

中医护理学：穆　欣

中医络病学：陈　波

中医文化学：袁　纲

中医心理学：关晓光

中医教育学：杨天仁

中医文献学：韩延华、霍丽丽

中医儿科学：王有鹏、张　伟

重点实验室及负责人

教育部重点实验室

北药基础与应用研究重点实验室：匡海学

国家中医药管理局中医药科研三级实验室

方药分析实验室：李　冀

分子生物学实验室：周亚滨

中药药理（妇科）实验室：吴效科

中药质量评价与血清药物化学实验室：王喜军

中药化学实验室：匡海学

中药材质量控制实验室：孙　晖

中药药理（行为）实验室：李廷利

中药制剂实验室：李永吉

细胞分子生物学实验室：姜德友

中药毒理实验室：刘树民

黑龙江省科技厅重点实验室

方药研究与转化重点实验室：葛鹏玲

中医生殖发育重点实验室：吴效科

天然药物药效物质基础研究实验室：匡海学

中药血清药物化学重点实验室：王喜军

针灸临床神经生物学重点实验室：孙忠人

黑龙江省教育厅高校重点实验室

北药基础与应用研究重点实验室：匡海学

中药学实验室：王　栋

针灸临床神经生物学重点实验室：孙忠人

中药材规范化生产及质量标准实验室：孙海峰

中医药基础研究实验室：姜德友

校级创新体系重点实验室

脑功能与神经康复重点实验室：唐　强

中西医结合基础形态学实验室：姜国华

神经药理实验室：黄树明

眼科疾病重点实验室：孙　河

中药生物技术实验室：程玉鹏

生物化学与分子生物学：于英君

附属机构及负责人

第一临床医学院、黑龙江中医药大学附属第一医院、护理学院院长：姜德友

第二临床医学院、黑龙江中医药大学附属第二医院、针灸推拿学院、康复学院院长：唐　强

（李　琨）

【上海中医药大学】

校　　长：徐建光

党委书记：张智强（2017年2月离任）、曹锡康（2017年2月任职）

党委副书记：徐建光（2017年4月任职）、施建蓉、朱惠蓉、季　光（2017年8月任职）

副 校 长：何星海、陈小冰、朱惠蓉、胡鸿毅、季　光（2017年8月离任）

基础医学院院长：陈　晓

中药学院院长：徐宏喜

针推学院院长：沈雪勇

护理学院院长：林　勋

公共健康学院院长：王秀兰

康复医学院院长：王拥军

国际教育学院院长：闫晓天

继续教育学院院长：金卫东

马克思主义学院院长：亓曙冬

地　　址：上海市浦东区蔡伦路1200号

邮　　编：201203

电　　话：021－51322001

传　　真：021－51322000

电子信箱：zyd.xb@163.com

网　　址：www.shutcm.edu.cn

专业统计

2017年，学校职工人数1306人。专任教师761人，其中教授130人，副教授217人，讲师356人，助教47人。

专业设置	学制（年）	2017年毕业生数	2017年招生数	在校生数
本　　科				
高中起点本科	/	777	803	3387
食品卫生与营养学	4	51	32	162
药学	4	64	55	226
生物医学工程	4	0	24	66
听力与言语康复学	4	0	29	76
中药学	4	109	119	491
中西医临床医学	5	65	59	286
公共事业管理	4	24	27	118
护理学	4	166	132	557
中医学	5	174	177	860
预防医学	5	0	28	28
康复治疗学	4	96	87	352
针灸推拿学	5	28	34	165
专科起点本科	/	80	90	193
针灸推拿学	3	4	0	5

（续表）

专业设置	学制（年）	2017年毕业生数	2017年招生数	在校生数
食品卫生与营养学	2	10	0	8
康复治疗学	2	13	5	10
中医学	3	4	0	4
护理学	2	21	52	86
中药学	2	28	33	80
专　科				
高中起点专科	3	58	70	200
护理学	3	58	70	200
合计	/	**915**	**963**	**3780**

注：上表统计数据为本专科学生数。

研究生教育

在校硕士研究生2236人，2017年招收硕士研究生812人，毕业439人。

在校博士研究生566人，2017年招收博士研究生196人，毕业136人。

硕士学位专业设置：中医基础理论、中医临床基础、中医医史文献、方剂学、中医诊断学、中医内科学、中医外科学、中医骨伤科学、中医妇科学、中医儿科学、中医五官科学、针灸推拿学、中医外语、中医保健体育、中医工程学、中医伦理学、中药学、中西医结合基础、中西医结合临床、药剂学、生药学、药理学、全科医学、中西医结合康复学、中西医结合护理学、护理、翻译

博士学位专业设置：中医基础理论、中医临床基础、中医医史文献、方剂学、中医诊断学、中医内科学、中医外科学、中医骨伤科学、中医妇科学、中医儿科学、中医五官科学、针灸推拿学、中西医结合基础、中西医结合临床、中药学、中西医结合康复学

重点学科及学科带头人

国家级重点学科

中医内科学、中医外科学、中医骨伤科学、中药学

国家级重点学科（培育）

针灸推拿学、中医医史文献

国家中医药管理局重点学科

中医各家学说：朱邦贤
中医诊断学：王忆勤
中医肝胆病学：胡义扬
中医肾病学：何立群
中医肿瘤病学：许　玲
中医肛肠病学：曹永清
中医骨伤科学：王拥军
针灸学：沈雪勇
推拿学：房　敏
药用植物学：王峥涛
中医药工程学：杨华元
中医传染病学：陈建杰
中西医结合临床：张　腾
中医基础理论：方肇勤
内经学：陈　晓
中医史学：陈丽云
中医文献学：张如青
古汉语与医古文：刘庆宇
中医痹病学：苏　励
中医血液病学：周永明
中医皮肤病学：李　斌
中医疮疡病学：阙华发
中医乳腺病学：刘　胜
中医儿科学：虞坚尔
中医急诊学：方邦江
中医养生学：周英豪
中医康复学：张　宏
中医护理学：周文琴
中医护理学：张雅丽
中医全科医学：彭　文
中西医结合基础：施建蓉
中西医结合临床：李　琦
中西医结合临床：周　嘉
中医药信息学：周　华
中医治未病学：张振贤
中医文化学：李其忠
中医神志病学：徐　建
中医复杂科学：苏式兵

国家中医临床研究基地

恶性肿瘤、骨退行性病变研究（附属龙华医院承担）

上海高校Ⅰ类高峰学科

中药学：王峥涛

上海高校Ⅱ类高峰学科

中医学：刘　平

上海高校Ⅰ类高原学科

中西医结合：柯尊记
科学技术史：严世芸

重点实验室及负责人

国家中医药管理局重点研究室

传统医药法律保护：宋晓亭
中医医疗服务评估：沈远东
慢性肝病虚损：徐列明
脊柱退变肾骨相关：王拥军
中药新资源与品质评价：王峥涛
针灸免疫效应：吴焕淦
中医传染病学：陈建杰
中医药健康服务模式与应用：张　磊

教育部重点实验室

中药标准化：王峥涛
肝肾疾病病证：刘　平
筋骨理论与治法：王拥军

教育部工程研究中心

中药现代制剂技术：冯　怡

上海市重点实验室

复方中药：王峥涛

中医临床：刘成海

健康辨识与评估：王忆勤

上海高校研究基地

中医内科学 E－研究院：刘　平

上海高校中西医结合防治心脑疾病重点实验室：吕　嵘

上海高校中药创新药物研发工程研究中心：徐宏喜

上海高校针灸推拿诊疗技术工程研究中心：沈雪勇

医学科技史研究中心（上海高校人文社科基地）：陈丽云

上海高校中药药效物质 E－研究院：李医明

中医药文化研究与传播中心（上海高校人文社科基地）：严世芸

附属机构及负责人

上海中药标准化研究中心：王峥涛

上海市气功研究所：李　洁

上海市中医老年医学研究所：陈　川

上海市针灸经络研究所：所长吴焕淦、法人代表房敏

上海中医药大学中医文献研究所：梁尚华

上海中医药大学附属龙华医院：肖　臻

上海中医药大学附属曙光医院：周　华

上海中医药大学附属岳阳中西医结合医院：房　敏　　（刘红菊）

【南京中医药大学】

党委常委、书记：陈涤平

校　　长：胡　刚

党委常委、副书记、纪委书记：张策华

党委常委、副书记、副校长：夏有兵

党委常委、副校长：黄桂成

党委常委、副校长、第一附属医院院长：方祝元

党委常委、第一附属医院党委书记：翟玉祥

党委常委、副校长：程海波、程　革、徐桂华、孙志广

副 校 长：曾　莉

党委常委、副校长：谭仁祥

基础医学院、中医学院院长：战丽彬

第一临床医学院院长：方祝元

第二临床医学院院长：顾一煌

医学与生命科学学院院长：沈　旭

药学院院长：胡立宏

卫生经济管理学院院长：田　侃

护理学院院长：马　勇

外国语学院院长：姚　欣

信息技术学院院长：胡孔法

心理学院院长：李荐中

翰林学院院长：王　进

地　　址：江苏省南京市栖霞区仙林大道 138 号

邮　　编：210023

电　　话：025－85811001

传　　真：025－85811006

电子信箱：xzbox@ njucm. edu. cn

网　　址：www. njucm. edu. cn

专业统计

2017 年，学校教职工数 1561 人。专任教师 924 人，其中教授 170 人，副教授 287 人，讲师 418 人，助教 49 人。

专业设置	学制（年）	2017 年毕业生数	2017 年招生数	在校生数
电子商务	4	49	40	218
公共事业管理（卫生管理与沟通）	4	59	72	427
公共事业管理（卫生事业管理）	4	50	39	212
公管事业管理（医疗保险）	4	100	0	53
国际经济与贸易	4	93	40	269
护理学	4	374	327	1452
护理学（涉外护理）	5	42	0	0
计算机科学与技术	4	68	58	218
计算机科学与技术（嵌入式培养）	4	0	0	107
康复治疗学	4	117	95	475
劳动与社会保障	4	0	48	148
临床医学	5	0	116	244
软件工程	4	0	58	233
生物技术	4	0	59	117
生物制药	4	63	0	0

（续表）

专业设置	学制（年）	2017年毕业生数	2017年招生数	在校生数
生物制药（联合办学）	4	104	102	464
食品卫生与营养学	4	59	40	224
食品质量与安全	4	57	0	0
食品质量与安全（联合办学）	4	0	62	398
市场营销	4	85	40	257
信息管理与信息系统	4	54	40	200
眼视光学	4	1	43	178
药事管理	4	60	39	214
药物制剂	4	55	0	104
药学	4	59	0	123
药学类	4	0	113	224
医学信息工程	4	0	69	69
英语	4	90	86	343
应用心理学	4	59	59	202
针灸推拿学	5	77	62	417
制药工程	4	72	0	81
中西医临床医学	5	338	59	373
中药学	4	110	0	241
中药学类	4	0	230	435
中药制药	4	54	0	96
中药资源与开发	4	64	0	107
中医学	5	166	168	822
中医学（针灸推拿）七年制	7	22	0	61
中医学（中西医结合）七年制	7	113	0	240
中医学八年制	8	0	118	352
中医学九年制	9	0	30	90
中医学七年制	7	85	0	203
中医养生学	5	0	60	59
合计	/	**2799**	**2372**	**10750**

注：上表统计数据为本专科学生数。

研究生教育

在校硕士研究生2903人，2017年招收硕士研究生1055人，毕业835人。

在校博士研究生1107人，2017年招收博士研究生311人，毕业142人。

硕士学位专业设置：药物化学、

药剂学、生药学、药物分析学、微生物与生化药学、药理学、护理学、康复医学与理疗学、社会医学与卫生事业管理、中医、中医内科学、中医外科学、中医骨伤科学、中医妇科学、中医儿科学、中医五官科学、针灸推拿学、中西医结合临床、全科医学、药学、中药学

博士学位专业设置：中医基础理论、中医临床基础、中医医史文献、方剂学、中医诊断学、中医内科学、中医外科学、中医骨伤科学、中医妇科学、中医儿科学、中医五官科学、针灸推拿学、中西医结合基础、中西医结合临床、中药学、中医

重点学科及学科带头人

国家“双一流”建设学科

中药学学科群（中药学、中医学、药学）

国家重点学科

中药学：蔡宝昌

中医医史文献：王旭东

中医儿科学：汪受传

中医学（培育）：吴勉华

中医内科学（培育）：薛博瑜

国家中医药管理局重点学科

伤寒学：周春祥

中医诊断学：吴承玉

临床中药学：唐德才

中西医结合基础：詹　臻

中医痹病学：周学平

中医肿瘤病学：吴勉华

中医骨伤科学：黄桂成

中医耳鼻喉科学：严道南

中医养生学：陈涤平

推拿学：顾一煌

中药药剂学：狄留庆

中药化学：李　祥

中药资源化学：段金廒

中医药信息学：虞　舜

中医文化学：张宗明

中医药管理学：申俊龙

中医皮肤病学：闵仲生

中西医结合临床：刘沈林

中医心病学：陈晓虎

江苏省重点学科

临床医学：秦叔逵

药学：谭仁祥

中医学：吴勉华

中医临床基础：马　健

方剂学：孙世发

中医诊断学：吴承玉

中医内科学：薛博瑜

中医外科学：潘立群

中医妇科学：谈　勇

针灸推拿学：王玲玲

江苏省高校优势学科

中医学：方祝元

中药学：段金廒

中西医结合：黄　熙

护理学：徐桂华

江苏省中医药局重点学科

中医肛肠病学：谷云飞

中医肺病学：周贤梅

中医急诊学：芮庆林

中医眼科学：魏　伟

中医肿瘤病学：王瑞平

针灸学：倪光夏

中医全科医学（培育）：顾　勤

中药分析学（培育）：张　丽

校级重点学科

中医眼科学：高卫萍

康复医学与理疗学：王　磊

医学神经生物学：唐宗湘

药学：李　伟

工商管理：汤少梁

医药经济与管理：熊季霞

思想教育政治：张宗明

应用心理学：李荐中

中医教育学：文　庠

计算机科学与技术：胡孔法

中医全科医学（培育）：潘　涛

本草学（培育）：曹　宜

中医脑病学（培育）：盛　蕾

软件工程（培育）：王　珍

营养学（培育）：施洪飞

外国语言学与应用语言学（培育）：姚　欣

重点实验室及带头人

国家地方联合工程研究中心

中药资源产业化与方剂创新药物国家地方联合工程研究中心：段金廒

教育部重点实验室

针药结合教育部重点实验室：徐　斌

教育部工程研究中心

中药炮制规范化及标准化教育部工程研究中心：蔡宝昌

国家中医药管理局重点研究室

国家中医药管理局中医瘀热病机重点研究室：吴勉华

国家中医药管理局中药炮制标准重点研究室：蔡宝昌

国家中医药管理局名医验方评价与转化重点研究室：程海波

国家中医药管理局中药资源循环利用重点研究室：段金廒

江苏省工程研究中心（工程实验室）

江苏省海洋药物研究开发中心：吴　皓

江苏省植物药深加工工程研究中心：郭立玮

江苏省理血方剂创新药物工程中心：段金廒

江苏省中药高效给药系统工程技术研究中心：狄留庆

江苏省中医药健康养生技术工程实验室：陈涤平

江苏省抗肿瘤验方研究与产业化工程实验室：程海波

江苏省重点实验室

江苏省中药药效与安全性评价重点实验室：陆　茵

江苏省方剂高技术研究重点实验室：段金廒

江苏省高校重点实验室

江苏省针灸学重点实验室：徐　斌

江苏省方剂研究重点实验室：段金廒

江苏省中药炮制重点实验室：蔡宝昌

江苏省儿童呼吸疾病（中医药）重点实验室：赵　霞

中药品质与效能国家重点实验室（培育）：谭仁祥

江苏省退行性疾病药靶与药物重点实验室：沈　旭

江苏省中药功效物质重点实验室：胡立宏

江苏省海洋重点实验室

江苏省海洋药用生物资源研究与开发重点实验室：吴　皓

江苏高校哲学社会科学重点研究基地

中医文化研究中心：张宗明

南京市工程技术研究中心

南京市中药微丸产业化工程技术研究中心：狄留庆

南京市中医药健康养生工程技

术研究中心：陈涤平
校级重点实验室
神经精神疾病中医药防治重点实验室：唐宗湘
中药性效研究重点实验室：陈卫平
代谢病中医研究重点实验室：尚文斌
骨伤修复与重建新技术重点实验室：马 勇
慢性病中医护理干预重点实验室：徐桂华
肺系病方证研究重点实验室：李 育
中医药膳抗疲劳研究重点实验室：施洪飞
中药复方分离工程重点实验室：朱华旭
中医脑病基础研究重点实验室：陈 刚
附属机构及负责人
南京中医药大学附属医院（江苏省中医院）：方祝元
南京中医药大学第二附属医院（江苏省第二中医院）：孙志广
南京中医药大学第三附属医院（南京市中医院）：陈延年
南京中医药大学常州附属医院（常州市中医医院）：张 琪
南京中医药大学苏州附属医院（苏州市中医医院）：葛惠男
南京中医药大学无锡附属医院（无锡市中医医院）：陆 曙
南京中医药大学徐州附属医院（徐州市中医院）：王培安
南京中医药大学昆山附属医院（昆山市中医医院）：孙东晓
南京中医药大学附属中西医结合医院、第三临床医学院（江苏省中西医结合医院）：王佩娟
南京中医药大学泰州附属医院（泰州市中医院）：王 华
南京中医药大学盐城附属医院（盐城市中医院）：崔国静
南京中医药大学扬州附属医院（扬州市中医院）：沈雨春
南京中医药大学江阴附属医院（江阴市中医院）：龚 伟
南京中医药大学常熟附属医院（常熟市中医院、常熟市新区医院）：唐 键
南京中医药大学姜堰附属医院（泰州市姜堰中医院）：钱承美
南京中医药大学张家港附属医院（张家港市中医医院）：王建春
南京中医药大学附属八一医院、八一临床医学院（中国人民解放军第八一医院）：秦 峰
南京中医药大学南通附属医院（南通市中医院）：陆会均
南京中医药大学连云港附属医院（连云港市中医院）：李秀连
南京中医药大学镇江附属医院（镇江市中医医院）：史亚祥
南京中医药大学武进附属医院（常州市武进中医医院）：杨 波
南京中医药大学太仓附属医院（太仓市中医医院）：周 纯
南京中医药大学淮安附属医院（淮安市中医院）：叶春晖
南京中医药大学附属南京市中西医结合医院（南京市中西医结合医院）：刘万里
南京中医药大学宿迁附属医院（宿迁市中医院）：王建彬
南京中医药大学金陵临床医学院（南京总医院）：史兆荣
南京中医药大学附属徐州市中心医院（徐州市中心医院）：张培影
南京中医药大学附属河北以岭医院（河北以岭医院）：贾振华
南京中医药大学附属博大肾科医院（南京博大肾科医院）：王 钢
无锡中西医结合临床医学院（无锡市第三人民医院）：黄继人
南通中西医结合临床医学院（南通市第三人民医院）：蔡卫华
连云港中西医结合临床医学院（连云港市第一人民医院）：李小民
鼓楼中西医结合临床医学院（南京鼓楼医院）：丁义涛
江苏康缘药业股份有限公司：肖 伟
香港位元堂药业控股有限公司：邓清河
江苏苏中药业集团股份有限公司：唐仁茂 （龙于飞）

【浙江中医药大学】
党委书记：孙秋华
党委副书记：陈 刚
纪委书记：章建生
校　　长：方剑乔
副 校 长：郭 清、李俊伟、张光霁、赵 峰
第一临床医学院院长：毛 威
第二临床医学院院长：吕伯东
第三临床医学院、康复医学院院长：高祥福
第四临床医学院院长：马胜林
基础医学院、公共卫生学院院长：郑红斌
口腔医学院院长：卢海平
药学院院长：秦路平
护理学院院长：何桂娟
医学技术学院院长：应 航
生命科学学院院长：万海同
人文与管理学院副院长（主持工作）：许才明
滨江学院院长：李俊伟（兼）
继续教育学院（成人教育学院）院长：黄建波
国际教育学院副院长（主持工作）：王 颖
马克思主义学院院长：杨 华
地　　址：浙江省杭州市滨江区滨文路548号（滨文校区）/浙江省杭州市富阳高教园综合体（富春校区）
邮　　编：310053（滨文校区）/311402（富春校区）
电　　话：0571－86633177/86613501
传　　真：0571－86613500
电子信箱：xiaoban@ zcmu. edu. cn
网　　址：www. zcmu. edu. cn
专业统计
2017 年，学校职工人数 1077 人。专任教师 745 人，其中教授 196 人，副教授 251 人，讲师 238 人，助教 14 人。

专业名称	学制（年）	2017 年毕业生数	2017 年招生数	在校生数
高中起点本科	/	2420	3261	12589
计算机科学与技术	4	26	0	162
生物科学	4	24	103	299
助产学	4	0	64	64
健康服务与管理	4	0	41	114
医学信息工程	4	28	76	265
制药工程	4	36	0	61
英语	4	48	0	178
儿科学	5	0	55	55
听力与言语康复学	4	60	68	252
市场营销	4	45	0	169
口腔医学	5	68	55	306
卫生检验与检疫	4	22	41	128
中药学	4	31	66	160
公共事业管理	4	42	41	222
护理学	4	101	173	771
中草药栽培与鉴定	4	28	40	131
临床医学	5	221	245	976
中医学（7 年制）	5	94	0	193
中医学（本硕连读）	5	0	136	346
中医学（7 年制针推方向）	5	25	0	0
中医学	5	36	114	350
生物工程	4	1	0	70
预防医学	5	0	93	425
康复治疗学	4	1	57	140
针灸推拿学	5	37	110	415
医学检验	5	133	0	0
药物制剂	4	30	0	87
医学检验技术	4	91	135	444
食品科学与工程	4	21	0	52
医学实验技术	4	0	41	105
医学影像技术	5	0	55	55

（续表）

专业名称	学制（年）	2017年毕业生数	2017年招生数	在校生数
药学	4	82	133	372
计算机科学与技术	2	60	139	221
市场营销	2	73	103	213
药学	2	63	74	146
药学（滨江学院）	4	51	57	230
计算机科学与技术（滨江学院）	4	48	61	229
制药工程（滨江学院）	4	1	0	25
英语（滨江学院）	4	49	51	174
生物技术（滨江学院）	4	32	55	184
听力与言语康复学（滨江学院）	4	42	55	220
市场营销（滨江学院）	4	47	39	207
口腔医学（滨江学院）	5	0	32	185
中药学（滨江学院）	4	50	57	234
公共事业管理（滨江学院）	4	25	27	97
护理学（滨江学院）	4	183	205	962
临床医学（滨江学院）	5	138	80	591
中医学（滨江学院）	5	62	144	777
生物工程（滨江学院）	4	44	0	51
康复治疗学（滨江学院）	4	53	82	247
针灸推拿学（滨江学院）	5	68	58	229
药物制剂（滨江学院）	4	0	0	0
专科起点本科（滨江学院）	/	38	128	206
市场营销（滨江学院）	2	10	88	128
药学（滨江学院）	2	28	40	78
合计	/	**2458**	**3389**	**12795**

注：上表统计数据为本专科学生数。

研究生教育

在校硕士研究生1848人，2017年招收硕士研究生664人，毕业626人（2017年招收硕士研究生其中含7年制长学制118人）。

在校博士研究生193人，2017年招收博士研究生56人，毕业45人。

硕士学位专业设置：中医基础理论、中医临床基础、中医医史文献、方剂学、中医诊断学、中医内科学、中医外科学、中医骨伤科学、中医妇科学、中医儿科学、中医五官科学、针灸推拿学、民族医学、中医药卫生事业管理（目录外）、中医药信息学（目录外）、中西医结合基础、中西医结合临床、中西医结合预防医学（目录外）、中药学、中医药市场营销（目录外）、医学生物化学与分子生物学（目录外）、内科学、儿科学、老年医学、神经病学、精神病与精神卫生学、皮肤病与性病学、影像医学与核医学、临床检验诊断学、外科学、妇产科学、眼科学、耳鼻咽喉科学、肿瘤学、康复医学与理疗学、运动医学、麻醉学、急诊医学、听力学（目录外）、口腔修复重建医学（目录外）、药物化学、药剂学、生药学、药物分析学、微生物与生化药学、药理学、中医药生物工程学（目录外）、实验动物与比较药理（目录外）、护理学、生物化工、全科医学、临床病理学、口腔医学、公共管理

博士学位专业设置：中医基础理论、中医临床基础、中医医史文献、方剂学、中医诊断学、中医内科学、中医外科学、中医骨伤科学、中医妇科学、中医儿科学、中医五官科学、针灸推拿学、民族医学、中医药卫生事业管理（目录外）、中医药信息学（目录外）、中西医结合临床、中药学、中医药市场营销（目录外）、医学生物化学与分子生物学（目录外）。

重点学科及学科带头人

国家级重点学科

中医临床基础：范永升

部局级重点学科

中医内科消化学：吕　宾

中医基础：万海同

中医脾胃病学：吕　宾

金匮要略：范永升

中医诊断学：徐　珊

中药药剂学：李范珠

针灸学：方剑乔

中医血液病学：高瑞兰

中医肿瘤病学：郭　勇

中医痹病学：温成平

中医骨伤科学：童培健

中医肺病学：王　真

中医基础理论：张光霁

中医护理学：孙秋华

中药药理学：吕圭源

中医药信息学：江依法

中医药工程学：万海同

中医实验动物学：陈民利

中医药生物技术学：丁志山

中医治未病学：沈敏鹤

中医皮肤病学：曹　毅

中医外治学：宣丽华

中西医结合临床：吕　宾

中医预防医学：史晓林

中医全科医学：蔡宛如

中医康复学：姚新苗

推拿学：范炳华

省级重中之重学科

中医临床基础学：范永升

中药学：吕圭源

中西医结合临床：宋　康

针灸推拿学：方剑乔

中西医结合：吕　宾

省重中之重一级学科

中医学：范永升

中药学：李大鹏

省重点高校建设优势特色学科

中医学：方剑乔

中药学：秦路平

省一流学科 A 类

中医学：范永升

中药学：李大鹏

中西医结合：吕　宾

省级重点学科 B 类

中医骨伤科学：肖鲁伟

中西医结合基础：沃兴德

中医诊断学：龚一萍

中药资源学：黄　真

省级重点学科

动物学：陈民利

精神病与精神卫生学：陶　明

影像医学与核医学：许茂盛

妇产科学：吕　玲

口腔基础医学：谷志远

微生物和生化药物：丁志山

护理学：孙秋华

省一流学科 B 类

药学：李范珠

医学技术：应　航

护理学：孙秋华

临床医学：吕伯东

公共卫生与预防医学：郭　清

生物学：万海同

省医学重点学科

医学实验动物学：陈民利

省中医药重点学科

中西医结合基础医学（心血管）：沃兴德

中医药实验动物学：陈民利

中医诊断学：龚一萍

方剂学：连建伟

中药学：吕圭源

中医临床基础：郑小伟

中西医结合基础医学（脑病）：万海同

中药资源工程学：张如松

针灸学：方剑乔

推拿学：范炳华

中西医结合呼吸病学：宋　康

中西医结合血液病学：周郁鸿

中西医结合内分泌学：黄　琦

中医骨伤科学：童培建

中西医结合肿瘤学：郭　勇

中西医结合神经内科学：陈　眉

中西医结合妇科学：蒋学禄

中西医结合外科学：裘华森

中医儿科学：董　勤

中西医结合消化内科学：吕　宾

中西医结合骨伤科学：吴建民

中西医结合风湿免疫病学：范永升

中药药效毒理学：李昌煜

中药药物代谢动力学：万海同

中西医结合比较心血管病学：毛　威

中西医结合整合胃肠病学：孟立娜

中医肿瘤维持治疗学：沈敏鹤

中医代谢病学：倪海祥

中西医结合医学影像学：许茂盛

中西医结合重症医学：江荣林

中西医结合血液免疫学：沈建平

中西医结合急诊内科学：黄小民

中西医结合男科学：吕伯东

中西医结合慢病防治学：黄抒伟

中医老年骨伤学：姚新苗

中西医结合全科医学：李俊伟

中医药信息管理学：熊耀康

中医临床评价方法学：陈　健

针灸神经生物学：方剑乔

中医临床基础：温成平

中医方剂药效物质基础学：万海同

中西医结合转化心血管病学：毛　威

中西医结合皮肤美容学：曹　毅

中西医结合血液移植学：叶宝东

中西医结合消化系统肿瘤学：程向东

中医信息学：黄　琦

中西医结合肿瘤证候学：郭　勇

中西医结合肺部疾病学：王　真

中西医结合神经外科康复学：黄李法

中药鉴定炮制学：郑敏霞

中西医结合泌尿外科学：吕伯东

针灸微创肿瘤学：陈卫建

中西医结合慢性气道疾病防治学：蔡宛如

中西医结合危重心血管病防治学：黄抒伟

中医免疫病学：王新昌

中西医结合骨代谢疾病防治学：史晓林

针灸脑病学：林咸明

中医老年肺病学：张　弘

中医治未病学：高祥福

省医学支撑学科

转化胃肠病学：吕　宾

重点实验室及负责人

省级重点实验室

浙江省中医风湿免疫病省级重点实验室：范永升

浙江省中药治疗高血压及相关疾病药理研究重点实验室：吕圭源

省级重点实验室建设单位

浙江省骨关节疾病中医药干预技术研究重点实验室：童培建

浙江省消化道疾病病理生理研究重点实验室：吕　宾

省级工程实验室（工程研究中心）

中药炮制规范化及标准化浙江省工程研究中心：葛卫红

国家中医药管理局重点研究室

风湿脏痹证治研究室：范永升

骨痹研究室：肖鲁伟

再生障碍性贫血益气养血研究室：高瑞兰

国家中医药科研重点实验室

免疫实验室：范永升

脂代谢实验室：沃兴德

血液细胞分子生物学实验室：高瑞兰

骨重建技术实验室：童培建

临床病理实验室：宋　康

中药药理实验室：吕圭源

实验动物实验室：陈民利

中药炮制实验室：葛卫红

中药制剂实验室：李范珠

神经生物学（针灸）实验室：刘　喆

省级专项建设实验室

蛋白组学实验室：沃兴德

中药药效毒理实验室：吕圭源

中医免疫风湿病实验室：范永升

中药资源工程学实验室：张如松

血液细胞分子生物学实验室：高瑞兰

中药制剂实验室：李范珠

针灸神经生物学实验室：方剑乔

医学动物实验室：陈民利

中药体外代谢实验室：葛卫红

中药标准化研究实验室建设实验室：尹　华

分析测试中心实验室：葛尔宁

中药材种质资源与评价实验室：黄　真

中医脑病实验室：万海同

新型药物传递系统实验室：石森林

中药炮制实验室：张　云

省中医药重点实验室

中医骨伤实验室：肖鲁伟

中医免疫风湿病实验室：范永升

中药药效毒理实验室：吕圭源

针灸神经生物学实验室：方剑乔

中医药实验动物学实验室：陈民利

中医心血管病实验室：沃兴德

血液细胞分子生物学实验室：高瑞兰

呼吸功能实验室：宋　康

附属机构及负责人

浙江中医药大学附属第一医院

院长：毛　威

浙江中医药大学附属第二医院

院长：吕伯东

浙江中医药大学附属第三医院

院长：高祥福　（朱宇峰）

【安徽中医药大学】

党委书记：王大鹏

党委副书记、校长：彭代银

党委副书记：张永群

党委委员、安徽省中医药科学院专职副院长：李泽庚

党委委员、纪委书记：曹　玉

副 校 长：戴　敏

研究生院：申国明

中医学院（新安学院）：王　茎

针灸推拿学院（康复医学院）：唐　巍

中西医结合学院（生命科学学院）：黄金玲

药学院：桂双英

医药信息工程学院（网络信息中心）：阚红星

医药经济管理学院：魏　骅

护理学院：方正清

人文与国际教育交流学院（国际合作中心）：周亚东

马克思主义学院：董玉节

体育部：林　红

继续教育学院（成人教育学院）：王其巨

创新创业学院：孟庆全

第一临床医学院：杨文明

第二临床医学院：黄学勇

第三临床医学院：何光远

地　　址：安徽省合肥市前江路1号（少荃湖校区）/安徽省合肥市梅山路103号（梅山路校区）/安徽省合肥市史河路45号（史河路校区）

邮　　编：230012（少荃湖校区）/230038（梅山路校区）/230031（史河路校区）

电　　话：0551－68129004/68129026

传　　真：0551－68129028

电子信箱：ahtcm10369@126.com

网　　址：www.ahtcm.edu.cn

专业统计

2017年，学校教职工人数（不含附属医院）1118人。专任教师900人，其中教授185人，副教授330人，讲师270人，助教115人。

专业设置	学制（年）	2017年毕业生数	2017年招生数	在校生数
药学	4	58	183	430
中药学	4	55	116	286
计算机科学与技术	4	188	213	853

（续表）

专业设置	学制（年）	2017年毕业生数	2017年招生数	在校生数
保险学	4	55	60	225
国际经济与贸易	4	116	129	486
汉语国际教育	4	33	58	215
医学信息工程	4	0	58	154
制药工程	4	54	58	223
应用心理学	4	58	121	353
生物医学工程	4	60	117	394
生物制药	4	0	29	86
信息管理与信息系统	4	50	58	203
中西医临床医学	5	207	417	1915
公共事业管理	4	55	60	216
护理学	4	407	470	1781
中医学	5	271	538	2335
中药资源与开发	4	0	0	166
康复治疗学	4	136	120	476
针灸推拿学	5	126	295	1098
人力资源管理	4	58	58	212
药物制剂	4	138	61	291
药物分析	4	70	0	178
食品质量与安全	4	0	58	213
中西医临床医学（专升本）	3	60	0	0
药学（专升本）	2	121	60	120
针灸推拿学（专升本）	3	0	59	175
中药学（专升本）	2	59	60	120
合计	/	**2435**	**3456**	**13204**

注：上表统计数据为本专科学生数。

研究生教育

在校硕士研究生1209人（含外籍研究生5人），2017年招收硕士研究生432人，毕业352人。

在校博士研究生41人（含外籍研究生1人），2017年招收博士研究生19人，毕业6人。

硕士学位专业设置：中医基础理论、中医临床基础、中医医史文献、方剂学、中医诊断学、中医内科学、中医外科学、中医骨伤科学、中医妇科学、中医儿科学、中医五官科学、针灸推拿学、中西医结合基础、中西医结合临床、药物化学、药剂学、生药学、中药学、药物分析、微生物与生化药学、药理学、中医护理学、中医文化学、中医药信息学、药物代谢动力学

博士学位专业设置：中医学、中药学

重点学科及学科带头人

国家中医药管理局重点学科

中医基础理论：王　键

中医肺病学：李泽庚

中医痹病学：刘　健
中医内分泌病学：方朝晖
针灸学：杨　骏
药用植物学：彭代银
中医文化学：王　键
中医疮疡病学：于庆生
中西医结合临床：杨文明
中医老年病学：张念志
中药化学：王　刚
临床中药学：夏伦祝
中医传染病学：张国梁
中医史学：陆　翔
中医养生学：牛淑平
中医治未病：肖　伟
中医药信息学：阚红星

省级学科建设重大项目

中医学：王　键
中药学：彭代银

国内一流学科B类奖补资金项目

中药学：彭代银

省级A类重点学科

中医学：王　键

省级B类重点学科

中医基础理论：王　键
中医内科学：刘　健
中药学：戴　敏
针灸推拿学：胡　玲
中西医结合临床：杨文明
中西医结合基础：申国明
中医妇科学：李伟莉
中医诊断学：李泽庚
中医外科学：于庆生
方剂学：方向明
药剂学：桂双英
中药药理学：汪　宁

重点实验室及负责人

国家级基地

国家中医临床研究基地：安徽中医药大学第一附属医院

国家中药药理临床研究基地：安徽中医药大学第一附属医院

国家中药现代化科技产业（安徽）基地：安徽中医药大学

国家药物临床研究基地：安徽中医药大学第一附属医院

国家中医药国际合作基地：安徽中医药大学第二附属医院

世界针灸学会联合会“临床基地”：安徽中医药大学第二附属医院

国家局级重点实验室

安徽新安王氏内科流派工作室：王　键

慢性阻塞性肺疾病肺气虚证重点研究室：李泽庚

细胞分子生物学（脑病）三级实验室：王　键

神经生物学（针灸）三级实验室：胡　玲

免疫学三级实验室：刘　健

中药药剂三级实验室：夏伦祝

数字化影像技术三级实验室：李传富

省部级重点实验室

安徽中医药发展研究中心：安徽中医药大学

安徽省针灸临床国际合作基地：安徽中医药大学第二附属医院

省部共建新安医学教育部重点实验室：王　键

安徽省中药研究与开发重点实验室：王　键

安徽道地中药材品质提升协同创新中心：彭代银

现代中药安徽省重点实验室：王德群

针灸基础与技术安徽省重点实验室：胡　玲

现代中药安徽省工程技术研究中心：彭代银

现代中医内科应用基础与开发研究安徽省实验室：刘　健

安徽省中药临床试验研发服务能力建设科技公共服务平台：李泽庚

安徽省中药制剂工程技术研究中心：桂双英

附属机构及负责人

安徽中医药大学一附院：杨文明
安徽中医药大学二附院：黄学勇
安徽省中西医结合医院：何光远
新安医学研究中心：王　键
安徽中医药大学门诊部（国医堂）：张亚辉

（刘竹青）

【福建中医药大学】

党委书记：陈立典
校　　长：李灿东
党委副书记：谭卫星
党委副书记：林　羽
副 校 长：黄子杰、刘献祥、郑　健
纪委书记：叶　虹
海外教育学院院长：张文光
成人教育学院院长：陈　莘
研究生院院长：林丹红
中医学院院长：林　平
中西医结合学院院长：（暂缺）
药学院院长：褚克丹
针灸学院院长：林燕萍
人文与管理学院院长：王建忠
护理学院院长：（暂缺）
康复医学院院长：陶　静
地　　址：福建省福州市闽侯上街邱阳路1号（旗山校区）/福建省福州市五四路282号（屏山校区）
邮　　编：350122（旗山校区）/350003（屏山校区）
电　　话：0591－22861989
传　　真：0591－22861989
电子信箱：yzbgs@fjtcm.edu.cn
网　　址：www.fjtcm.edu.cn

专业统计

2017年，学校职工人数1240人，专任教师856人，其中教授164人，副教授254人，讲师354人，助教72人。

专业设置	学制（年）	2017年毕业生数	2017年招生数	在校生数
制药工程	4	57	58	114
食品科学与工程	4	42	25	134
临床医学	5	515	267	2429

（续表）

专业设置	学制（年）	2017年毕业生数	2017年招生数	在校生数
七年制中医学	7	380	0	703
七年制中医学（修园班）	7	0	0	61
中医学	5	282	341	1604
中医学（5+3一体化）	8	0	150	393
中医学（5+3一体化）（修园班）	8	0	0	61
针灸推拿学	5	153	179	885
中西医临床医学	5	56	60	293
护理学	4	275	285	1165
药学	4	119	119	475
中药学	4	57	83	263
药物制剂	4	3	0	106
信息管理与信息系统	4	1	54	200
市场营销（药品营销方向）	4	44	54	202
公共事业管理（卫生管理方向）	4	93	160	570
公共事业管理（医事法律方向）	5	50	0	0
医学实验技术	4	16	0	57
医学影像技术	4	49	25	158
康复治疗学	4	143	134	485
康复治疗学（闽台合作）	4	0	24	114
临床医学（专升本）	3	79	0	81
中药学（专升本）	3	63	58	118
临床医学（成人业余专升本）	3	19	0	44
中医学（成人业余专升本）	3	40	49	153
针灸推拿学（成人业余专升本）	3	31	27	113
中西医临床医学（成人业余专升本）	3	37	30	82
护理学（成人业余专升本）	3	143	26	430
药学（成人业余专升本）	3	132	39	472
中药学（成人业余专升本）	3	285	341	1409
康复治疗学（成人业余专升本）	3	0	65	62
合计	/	**3164**	**2588**	**13436**

注：上表统计数据为本专科学生数。

研究生教育

在校硕士研究生 1517 人，2017 年招收硕士研究生 582 人，毕业 473 人。

在校博士研究生 92 人，2017 年招收博士研究生 23 人，毕业 13 人。

硕士学位专业设置：药剂学、生药学、方剂学、药理学、中药学、护理学、内科学、肿瘤学、儿科学、眼科学、麻醉学、外科学、妇产科学、神经病学、急诊医学、老年医学、运动医学、药物化学、药物分析学、中医内科学、中医外科学、中医妇科学、中医儿科学、中医五官科学、针灸推拿学、中医诊断学、中医基础理论、中医临床基础、中医医史文献、中医骨伤科学、耳鼻咽喉科学、中西医结合基础、中西医结合临床、皮肤病与性病学、临床检验诊断学、影像医学与核医学、微生物与生化药学、康复医学与理疗学、病理学与病理生理学、精神病与精神卫生学、中医康复学、中西医结合康复学、中西医结合护理学、社会发展与药事管理学、中医文化学、药学、全科医学

博士学位专业设置：中医基础理论、中医临床基础、中医医史文献、方剂学、中医诊断学、中医内科学、中医外科学、中医骨伤科学、中医妇科学、中医儿科学、中医五官科学、针灸推拿学、中西医结合基础、中西医结合临床、中医康复学、中西医结合康复学、中西医结合护理学

重点学科及学科带头人

国家中医药管理局重点学科

中医诊断学：李灿东

方剂学：阮时宝

伤寒学：张喜奎

中医文献学：肖林榕

中医骨伤科学：张　俐

中医康复学：陈立典

中医脾胃病学：纪立金

中医护理学：陈锦秀

针灸学：吴　强

中药化学：吴锦忠

中西医结合临床：刘献祥

内经学：纪立金

中医急诊学：文　丹

中医养生学：邓月娥

推拿学：苏友新

中药分析学：陈　丹

临床中药学：邱颂平

中西医结合基础：施　红

中医心理学：黄俊山

中医预防医学：张喜奎

省级重点学科

中西医结合、护理学、康复医学、临床医学、药学、中药学、中医学（2012 年福建省公布省级重点学科名单，名单仅公布一级学科名称，未公布具体学科带头人）

省特色重点学科

中西医结合、临床医学（康复医学方向）（2012 年福建省公布省特色重点学科名单，名单仅公布一级学科名称，未公布具体学科带头人）

省高校优势学科创新平台培育项目

康复技术与药物研发创新平台：陈立典

重点实验室及负责人

国家发展改革委与地方联合工程研究中心

康复医疗技术国家地方联合工程研究中心（福建）：陈立典

闽台中药分子生物技术国家地方联合工程研究中心（福建）：林　羽

国家中医药管理局中医药科研三级实验室

病理生理学实验室：何才姑

针灸生理实验室：许金森

骨重建生物力学实验室：牛素生

中医康复技术实验室：杨珊莉

分子生物学实验室：廖凌虹

中药药理（细胞结构与功能）实验室：陈文列

中药生药学实验室：吴锦忠

细胞生物学实验室：林久茂

教育部省部共建重点实验室

中医骨伤及运动康复实验室：张　俐

国家中医药管理局科研中心

中医药文献检索中心：蔡鸿新

中医康复研究中心：陈立典

省级中药原料质量监测技术服务中心：林　羽

省级中药炮制技术传承基地：林　羽

省“2011 协同创新中心”

康复技术协同创新中心：陈立典

中医健康管理协同创新中心：李灿东

省级重点实验室、中心、基地

中西医结合基础福建省高校重点实验室：林久茂

中药资源研究与开发利用福建省高校重点实验室：徐　伟

福建省闽台中医文化文献研究中心：蔡鸿新

闽产中药研发科技平台：褚克丹

福建省中药产业技术开发基地：吴水生

福建省中西医结合老年性疾病重点实验室：刘献祥

福建省兔类实验动物技术服务基地：王训立

福建省康复技术重点实验室：刘建忠

中医证研究福建省高校重点实验室：杨朝阳

闽台中医药科研合作基地：陈立典

福建省中药学重点实验室：褚克丹

福建省中医健康辨识重点实验室：李灿东

福建省经络感传重点实验室：许金森

福建省中医睡眠医学重点实验室：黄俊山

福建省康复产业研究院技术创新平台：刘建忠

闽台牛樟芝产业技术合作基地：王　宫

福建省中医药文化研究中心：吴　童

中西医结合皮肤病福建省高校重点实验室：黄　宁

数字福建中医健康管理大数据研究所：李灿东

数字福建康复大数据研究所：陈立典

省级工程技术研究中心

福建省中药临床前研究与质量控制工程技术研究中心：胡　娟

福建省中药制剂与质量控制工程技术研究中心：陈　丹

海峡两岸牛樟芝产业福建省高校工程研究中心：王　宫

省级重点研究室

中医健康状态辨识重点研究室：李灿东

中医康复重点研究室：陈立典

经络感传重点研究室：许金森

省卫生计生委中医药科研二级实验室

中药药理毒理实验室：黄　枚

舌苔脱落细胞实验室：高碧珍

四诊资料标准化采集实验室：林雪娟

证素辨证与数据挖掘技术实验室：甘慧娟

中西医结合基础综合实验室：何才姑

中药制剂与质量控制实验室：陈　丹

方药分析实验室：马少丹

省卫生计生委中医药科研一级实验室

电生理实验室：纪　峰

附属机构及负责人

福建省中医药研究院：周美兰

福建中医药大学附属人民医院（第一临床医学院）：赵红佳

福建中医药大学附属第二人民医院（第二临床医学院）：（暂缺）

福建中医药大学附属第三人民医院：陈建洪

福建中医药大学附属康复医院：刘建忠

福建中医药大学附属厦门中医院（第三临床医学院）：耿学斯

福建中医药大学附属厦门第三医院（第四临床医学院）：叶惠龙

福建中医药大学附属三明第二医院（第五临床医学院）：陈少华

福建中医药大学附属三明中西医结合医院（第六临床医学院）：温立新

福建中医药大学附属福鼎医院（第七临床医学院）：李桂心

福建中医药大学附属福州中医院：张峻芳

福建中医药大学附属漳州中医院：陈鲁峰

福建中医药大学附属泉州中医院：孙伟芬

福建中医药大学附属宁德中医院：陈闽瑾

福建中医药大学附属南平人民医院：余天泰

福建中医药大学附属龙岩中医院：陈志强

福建中医药大学附属晋江中医院：庄耀东

福建中医药大学附属十堰太和医院：罗　杰

福建中医药大学附属温州中医院：王庆来

福建中医药大学附属河南康复医院：李无阴

福建中医药大学附属泉州正骨医院：陈长贤

（郑新兴）

【江西中医药大学】

党委书记：刘红宁（2017 年 9 月免职）

党委副书记、校长：陈明人

党委副书记兼附属医院院长：左铮云

党委委员、副校长：朱卫丰、杨　明

党委委员、纪委书记：刘　青（2017 年 9 月调离）

副 校 长：陈　勃（2017 年 2 月任职）

党委委员、副校长：简　晖、章德林、彭映梅

副 校 长：杜建强（2017 年 1 月任职）

临床医学院院长：刘中勇

基础医学院院长兼生命科学学院院长：章文春

计算机学院院长：何　雁（2017 年 3 月任职）、杜建强（2017 年 1 月任职）

经济与管理学院院长：姚东明

人文学院院长：余亚微

护理学院院长：刘建军

灸学院院长：陈日新

研究生院院长：章新友

岐黄国医书院院长：姚梅龄（2017 年 1 月离任）、朱卫丰（2017 年 5 月兼任）

继续教育学院院长：游卫平

国际教育学院院长：刘新亚

科技学院院长：乐毅敏

地　　址：江西省南昌市湾里区梅岭大道 1688 号

邮　　编：330004

电　　话：0791－87118800

传　　真：0791－87118800

电子信箱：jzyb@ jxtcmi. com

网　　址：www. jxutcm. edu. cn

专业统计

2017 年，学校职工人数 1126 人。专任教师 735 人，其中教授 124 人，副教授 218 人，讲师 258 人，助教 75 人。

专业设置	学制（年）	2017 年毕业生数	2017 年招生数	在校生数
本　　科				
中医学（含国际交流方向、骨伤方向、维吾尔医学方向）	5	443	246	2102
中西医临床医学	5	246	201	1031
护理学	4	116	145	583
护理学类（中外合作办学）	4	91	0	0
针灸推拿学（含康复方向）	5	201	211	1212
康复治疗学	4	0	63	63
中药学（含国际交流方向、维吾尔药学方向）	4	190	150	713

（续表）

专业设置	学制（年）	2017 年毕业生数	2017 年招生数	在校生数
制药工程	4	85	76	303
生物工程（含生物制药方向）	4	71	72	315
环境科学	4	0	0	38
中药资源与开发	4	35	45	129
药学（含医药营销方向）	4	345	235	1211
药物制剂	4	67	75	305
保险（含健康保险方向）	4	57	82	281
公共事业管理（含法学方向、卫生管理方向）	4	49	74	272
计算机科学与技术（含医药软件开发方向、医药信息方向）	4	50	46	312
健康服务与技术	4	0	47	47
生物医学工程（含医疗电子方向）	4	123	54	367
医学信息工程	4	0	45	45
医学影像技术	4	0	76	159
英语	4	29	40	144
应用心理学	4	33	67	222
应用化学	4	0	44	181
音乐学（音乐治疗方向）	4	34	50	185
市场营销	4	34	51	336
工商管理类（中外合作办学）	4	0	87	87
中药制药	4	83	73	250
食品质量与安全	4	0	58	161
小计	/	**2382**	**2413**	**11054**
专　科				
中药	3	45	61	154
医药营销（药品经营与管理）	3	43	94	174
护理	3	107	96	173
药物制剂技术（药品生产技术）	3	42	56	140
药学	3	53	59	162
医疗美容技术	3	0	0	129
针灸推拿	3	52	0	152
小计	/	**342**	**366**	**1084**
合计	/	**2724**	**2779**	**12138**

注：上表统计数据为本专科学生数。

研究生教育

在校硕士研究生1311人（不含休学3人），2017年招收硕士研究生480人，毕业388人。

在校博士研究生51人（不含休学2人），2017年招收博士研究生21人。

硕士学位专业设置：计算机应用技术、中医药信息学、中医基础理论、中医临床基础、中医医史文献、方剂学、中医诊断学、中医内科学、中医外科学、中医骨伤科学、中医妇科学、中医儿科学、中医五官科学、针灸推拿学、中医肛肠病学、中医养生学、中医翻译学、中医文化学、中医护理学、中医病因病机学、中西医结合基础、中西医结合临床、药物化学、药剂学、生药学、药物分析学、药理学、民族药学、社会医学与卫生事业管理

博士学位专业设置：中医学、中药学

重点学科及学科带头人

国家中医药管理局中医药重点学科

中药炮制学：龚千锋

中药药剂学：罗晓健

针灸学：康明非

伤寒学：蒋小敏

中医诊断学：丁成华

中医心病学：刘中勇

中医疮疡病学：王万春

中医养生学：蒋力生

中医康复学：余　航

中医全科医学：廖为民

药用植物学：罗光明

中药化学：罗永明

中药分析学：饶　毅

中医药信息学：杜建强

中医心理学：刘红宁

省级一流学科

中药学：杨　明

中医学：陈明人

重点实验室及负责人

国家级重点实验室

中药固体制剂制造技术国家工程研究中心：杨世林

中蒙药丸剂关键技术及工艺国家地方联合工程研究中心：杨　明

创新药物与高效节能降耗制药设备国家重点实验室：杨世林

省部级重点实验室

现代中药制剂教育部重点实验室：杨　明

江西省实验清洁级大小鼠生产基地：徐　彭

循证医学教育部网上合作研究中心分中心：朱卫丰

江西省中药种质资源工程技术研究中心：罗光明

江西省现代中药制剂及质量控制重点实验室：饶　毅

江西省中药制药工艺与装备工程技术研究中心：杨　明

江中国家工程研究中心博士后工作站：杨世林

国家药物临床试验机构：陈明人

江西省制药工程技术产学研合作示范（培育）基地：王跃生

中药质量控制实验室（国家中医药管理局中医药科研三级实验室）：刘荣华

中药制剂实验室（国家中医药管理局中医药科研三级实验室）：廖正根

中药制剂实验室（国家中医药管理局中医药科研三级实验室）：罗晓健

中药资源评价实验室（国家中医药管理局中医药科研三级实验室）：罗光明

腧穴热敏实验室（国家中医药管理局中医药科研三级实验室）：康明非

中药质量分析实验室（国家中医药管理局中医药科研三级实验室）：饶　毅

中药材炮制技术传承基地：杨　明

中药学学科博士后科研流动站：刘荣华

江西中药产业技术创新战略联盟：刘红宁

热敏灸重点研究室（国家中医药管理局重点研究室）：陈日新

江西创新药物与高效节能制药设备协同创新中心：杨世林

江西省中药药理学重点实验室：余日跃

江西省传统中药炮制重点实验室：龚千锋

江西民族传统药现代科技与产业发展协同创新中心：刘红宁

灸疗研究与临床转化协同创新中心：陈日新

江西省中医病因生物学重点实验室：刘红宁

江西省健康服务业发展软科学研究基地：刘红宁

江西省中西医结合临床医学研究院：左铮云

江西省中医药文化旅游协同创新中心：陈明人

江西省中医肺科学重点实验室：刘良徛

江西省民族药质量标准与评价重点实验室：钟国跃

江西省中药精油产业化关键技术工程研究中心：杨　明

附属机构及负责人

江西中医药大学附属医院（江西省中医院）：左铮云

江西中医药大学第二附属医院（南钢医院）：甘　淳

江西中医药大学附属中西医结合医院（南昌市中西医结合医院）：魏友平

江西中医药大学附属洪都中医院：邱慈桂

江西中医药大学附属鹰潭中医院：宋卫国

江西中医药大学附属丰城中医院：曾桂林

江西中医药大学附属宜春中医院：周亚林

江西中医药大学附属九江中医院：徐江祥

江西中医药大学附属玉山中医院：王　设

江西中医药大学附属新余中医院：宋禄林

江西中医药大学附属赣州中医院：刘少华

江西江中医药包装厂：谢伏明

江西江中安可科技有限公司：谢伏明

（王海燕）

【山东中医药大学】

党委书记：于富华

党委副书记、校长：武继彪

党委副书记：姜少华

副 校 长：高树中、田立新、张成博

纪委书记：邢桂强
副 校 长：庄　严、王振国
研究生学院党总支书记唐迎雪、院长韩涛
国际教育学院院长：王永志
中医学院党总支书记商庆新、院长王世军
药学院党总支书记曲智勇、院长张永清
针灸推拿学院党总支书记王军、院长杨继国
护理学院党总支书记于华荣、院长陈莉军
管理学院党总支书记滕佳林、院长田思胜
马克思主义学院党总支书记刘勇军、院长崔瑞兰
外国语学院党总支书记王锋、院长李茂峰
理工学院党总支书记于雷、院长曹慧
体育学院党总支书记：周东民
康复学院党总支书记姜锡斌、院长郑心
继续教育学院院长：唐炳舜
地　　址：山东省济南市长清区大学科技园大学路4655号（长清校区）/山东省济南市历下区经十路16369号（历下校区）
邮　　编：250355（长清校区）/250014（历下校区）
电　　话：0531－89628012
传　　真：0531－89628015

专业统计

2017年，学校职工人数1444人。专任教师1214人，其中教授146人，副教授307人，讲师401人，助教248人。

专业设置	学制（年）	2017年毕业生数	2017年招生数	在校生数
本　科				
中草药栽培与鉴定	4	51	53	217
食品卫生与营养学	4	58	113	356
康复治疗学	4	123	236	745
针灸推拿学	5	326	332	1623
药学	4	128	125	499
制药工程	4	251	227	968
生物医学工程	4	64	123	412
应用心理学	4	109	118	487
计算机科学与技术	4	96	122	475
英语	4	103	127	478
运动人体科学	4	47	106	329
法学	4	99	120	474
社会体育指导与管理	4	110	120	470
市场营销	4	140	119	473
中医学	7	448	0	807
中医学	5	298	370	1641
中医学	8	0	150	480
信息管理与信息系统	4	50	121	415
眼视光学	4	50	59	242
中药学	4	263	279	986
中西医临床医学	5	365	353	1715
公共事业管理	4	98	116	469
护理学	4	750	503	1746
中药资源与开发	4	0	60	118
药物制剂	4	0	59	120

（续表）

专业设置	学制（年）	2017年毕业生数	2017年招生数	在校生数
听力与言语康复学	4	0	54	54
眼视光医学	5	0	110	173
小计	/	**4027**	**4275**	**16972**
专升本				
针灸推拿学	2	51	52	105
护理学	2	92	99	194
中药学	2	52	51	98
中医学	2	101	100	200
小计	/	**296**	**302**	**597**
专科				
中药	3	46	0	191
针灸推拿	3	51	0	2
护理	3	0	0	1
市场营销	3	1	0	1
营养与食品卫生	3	0	0	2
小计	/	**98**	**0**	**197**
合计	/	**4421**	**4577**	**17766**

注：上表统计数据为本专科学生数。

研究生教育

在校研究生2900人，2017年招收硕士研究生1013人，毕业663人。

在校博士生267人，2017年招收博士研究生83人，毕业67人。

硕士学位专业设置：中医学、中西医结合、临床医学、中药学、药学、护理学、生物医学工程、心理学、马克思主义理论

博士学位专业设置：中医学、中药学、中西医结合

重点学科及学科带头人

国家重点学科

中医基础理论：乔明琦

中医医史文献：王振国

国家重点（培育）学科

中医内科学：尹常健

国家中医药管理局中医药重点学科

中医基础理论：乔明琦

中医文献学：王振国

中医心病学：杨传华

中医脑病学：齐向华

中医肿瘤病学：齐元富

中医妇科学：王东梅

中医儿科学：李燕宁

中医全科医学：姜建国

针灸学：吴富东

中药药剂学：田景振

中西医结合基础：王世军

中西医结合临床（第二附属医院）：葛　明

中医文化学：欧阳兵

中医外治学：高树中

中医各家学说：张成博

中医康复学：商庆新

中医教育学：石作荣

内经学：王小平

金匮要略：吕翠霞

中医健康管理学：张思超

中医情志病学：张甦颖

中医心理学：张伯华

中医预防医学：高　毅

中西医结合临床（附属医院）：张　伟

中医肝胆病学：李　勇

中医护理学：李　平

中医预防医学：冯建华

中医男科学：孙　伟

眼科学：毕宏生

省“十二五”特色重点学科

中医基础理论：乔明琦

中医医史文献：王振国

中医内科学：尹常健

中医儿科学：李燕宁

中西医结合基础：王世军

中药学：张永清

省“十二五”重点学科

中医妇科学：王东梅

中医全科医学：姜建国

方剂学：王均宁

中医外科学：宋爱莉

生药学：李　峰

眼科学：毕宏生

中医骨伤科学：徐展望

省一流学科

中医学：王世军

中药学：张永清

省中医药重点学科

伤寒学：丁元庆

温病学：张思超
中医史学：刘桂荣
中医诊断学：商庆新
药用植物学：张永清
中药鉴定学：李　峰
临床中药学：滕佳林
针灸推拿文化学：韩　涛
中医药统计与流行病学：史周华
中医肺病学：张　伟
中医痹病学：刘　英
中医耳鼻咽喉学：王仁忠
推拿学：季　远
中医老年医学：陈泽涛
中西医结合麻醉学：苏　帆
中医骨伤学：徐展望
中医肾病学：高建东
中医脑病学：王兴臣
中医护理学：吴培香

省卫生计生委重点学科

针灸学：吴富东
中西医结合医学：王世军

校级重点学科

儿科学：葛　明
方剂学：王均宁
妇产科学：孙　伟
眼科学：毕宏生
药剂学：田景振
中医临床基础：姜建国
中医诊断学：刘家义

重点实验室及负责人

教育部重点实验室

中医药经典理论实验室

国家中医药管理局中医药科研三级实验室

中药质量分析实验室、微循环实验室、细胞生物学实验室、中药制剂实验室、视觉分析实验室、辅助生殖技术实验室

省重点实验室

中医药基础研究重点实验室

省工程实验室

中药药效物质发现与纯化工程实验室

省"十三五"重点实验室

中西医结合眼病防治技术、中药资源学、中西医结合肿瘤防治、中医心血管病、天然药物

人文社会科学研究基地

山东省中医文献与文化研究中心、山东省中医药软实力研究基地

第二批山东省高等学校协同创新中心

山东省中医经典名方协同创新中心、山东省中医药文化协同创新中心

附属机构及负责人

山东中医药大学附属医院：党委书记高毅、院长赵升田

山东中医药大学第二附属医院：党委书记葛明、院长徐云生

山东中医药大学附属眼科医院：院长毕宏生　（杨春涛）

【河南中医药大学】

党委书记：别荣海
校　　长：许二平
副 校 长：李建生、张小平、徐江雁、冯卫生、田　力
第一临床医学院（第一附属医院）院长：朱明军
第二临床医学院（第二附属医院）院长：崔应麟
第三临床医学院（第三附属医院）院长：张大伟
基础医学院院长：李根林
药学院院长：朱建光
护理学院院长：杨英豪
康复医学院副院长：冯晓东
管理学院院长：张丽青
马克思主义学院院长：张会萍
外语学院院长：郭先英
信息技术学院（软件职业技术学院）院长：许成刚
国际教育学院院长：周友龙
继续教育学院院长：翟立武
地　　址：河南省郑州市郑东新区龙子湖高校区
邮　　编：450046
电　　话：0371－65944307
传　　真：0371－65944307
网　　址：www. hactcm. edu. cn

专业统计

2017年，学校（校本部，不含附属医院）职工人数1486人。专任教师1019人，其中教授151人，副教授312人，讲师440人，助教68人。

专业设置	学制（年）	2017年毕业生数	2017年招生数	在校生数
普通本专科				
中医学	5	508	417	1977
中医学（海外办学项目）	5	0	35	35
中药学	4	52	118	316
中西医临床医学	5	576	450	1988
中西医临床医学（海外办学项目）	5	0	44	44
公共事业管理	4	65	119	318
护理学	4	264	448	1688
针灸推拿学	5	276	336	2171
药物制剂	4	80	117	376

（续表）

专业设置	学制（年）	2017年毕业生数	2017年招生数	在校生数
医学检验技术	4	62	70	444
医学影像技术	4	82	59	418
药学	4	123	116	405
计算机科学与技术	4	58	86	263
汉语国际教育	4	57	75	264
软件工程	4	0	58	162
制药工程	4	108	87	408
英语	4	83	119	384
应用心理学	4	50	60	205
市场营销	4	119	87	412
信息管理与信息系统	4	130	81	321
生物工程	4	55	56	206
中药资源与开发	4	79	76	302
文化产业管理	4	32	57	190
中药制药	4	110	89	410
预防医学	5	68	129	494
康复治疗学	4	79	129	548
中医学（专升本）	3	79	259	813
护理学（专升本）	2	0	255	447
康复治疗学（专升本）	2	0	80	110
针灸推拿学（专升本）	3	193	392	947
中药学（专升本）	2	60	90	142
护理	3	126	0	0
软件技术	2	0	47	47
计算机网络技术	2	0	47	47
计算机应用技术	2	0	44	44
计算机信息管理	2	111	44	222
针灸推拿	3	235	111	420
小计	/	**3920**	**4887**	**17988**
成人教育本科				
药学（注：授予理学学士学位）	5	17	150	461
中药学（注：授予理学学士学位）	5	24	265	388
护理学（注：授予理学学士学位）	5	43	315	628
中医学	5	0	302	422
中西医临床医学	5.5	96	0	0

（续表）

专业设置	学制（年）	2017年毕业生数	2017年招生数	在校生数
中西医临床医学	5	0	835	1540
中医学	3	3	1000	1557
针灸推拿学	3	221	319	560
中药学（注：授予理学学士学位）	2.5	354	481	672
计算机科学与技术（注：可授工学或理学学士学位）	2.5	2	4	0
药学（注：授予理学学士学位）	2.5	476	434	784
中西医临床医学	3	528	1054	1884
医学检验技术	3	0	75	122
医学影像技术	3	0	209	368
康复治疗学（注：授予理学学士学位）	3	129	421	751
护理学（注：授予理学学士学位）	2.5	978	2919	5846
中医学（含中医骨伤）	3	502	0	0
预防医学	3	11	0	9
英语	2.5	3	0	0
公共事业管理	2.5	4	0	0
药物制剂（注：授予理学学士学位）	2.5	21	0	6
制药工程	2.5	20	0	47
市场营销	2.5	1	0	0
小计	/	**3433**	**8783**	**16045**
成人教育专科				
中医	3	97	273	640
针灸推拿	3	33	131	159
康复治疗技术	3	3	54	67
护理	2.5	265	558	931
药学	2.5	329	407	556
中药	2.5	185	349	519
计算机应用技术	2.5	3	4	2
中医骨伤	3	9	0	0
中西医结合	3	264	0	0
医学检验技术	3	8	0	21
医学影像技术	3	0	0	22
制药工程	2.5	5	0	3
药物制剂	2.5	46	0	53
市场营销	2.5	7	0	0

（续表）

专业设置	学制（年）	2017 年毕业生数	2017 年招生数	在校生数
小计	/	1254	1776	2973
合计	/	8607	15446	37006

注：上表统计数据为本专科学生数。

研究生教育

在校硕士研究生 1593 人，2017 年招收硕士研究生 560 人，毕业 480 人。

在校博士研究生 40 人，2017 年招收博士研究生 16 人，毕业 5 人。

硕士学位专业设置：中医基础理论、中医临床基础、中医医史文献、方剂学、中医诊断学、中医内科学、中医外科学、中医骨伤科学、中医妇科学、中医五官科学、中医儿科学、针灸推拿学、中医养生学、中医康复学、中西医结合基础、中西医结合临床、药物化学、药物分析学、药剂学、生药学、药理学、药事管理、病理学与病理生理学、人体解剖与组织胚胎学、免疫学、病原生物学、医事管理、内科学、外科学、影像医学与核医学、临床检验诊断学、康复医学与理疗学、思想政治教育、马克思主义基本理论、马克思主义中国化研究、中国近现代史基本问题研究

博士学位专业设置：中医基础理论、中医临床基础、中医医史文献、方剂学、中医诊断学、中医内科学、中医外科学、中医骨伤科学、中医妇科学、中医五官科学、中医儿科学、针灸推拿学、中医养生学、中医康复学、中药学

重点学科及学科带头人

国家局级重点学科

中医基础理论：司富春
方剂学：许二平
中医心病学：韩丽华
中医肝胆病学：赵文霞
中医肺病学：李建生
中医儿科学：丁　樱
中药化学：冯卫生
临床中药学：李学林
中医传染病学：李　真
伤寒学：梁华龙
中医各家学说：徐江雁
中医预防医学：申　杰
中药鉴定学：陈随清
中医实验动物学：苗明三
中医脑病学：王新志
中医康复学：冯晓东
中医护理学：秦元梅
中医全科医学：孟　毅
中医妇科学：傅金英
中医养生学：侯江红
中医男科学：孙自学
针灸学：高希言
推拿学：王华兰
中医文化学：郭德欣

省级重点学科

中医学：李建生
中医基础理论：司富春
中医临床基础：王振亮
中医医史文献：李成文
方剂学：许二平
中医诊断学：谢文英
中西医结合基础：杨丽萍
基础医学：朱艳琴
病理与病理生理学：李瑞琴
人体解剖与组织胚胎学：游言文
病原生物学：张小莉
中药学：冯卫生
药学：苗明三
药剂学：贾永艳
药物分析学：白　雁
药理学：苗明三
中药资源学：董诚明
中药鉴定学：陈随清
中药化学：冯卫生
临床中药学：崔　瑛
中药炮制学：张振凌
无机化学：杨怀霞
中医学：李建生
中医内科学：赵文霞
中医外科学：刘佃温
中医儿科学：丁　樱
中医五官科学：李　莹
中医骨伤科学：李慧英
康复医学与理疗学：冯晓东
中西医结合：朱明军
中西医结合临床：张　翥
临床医学：关怀敏
护理学：秦元梅
中医内科学：王振涛
中医妇科学：傅金英
中医外科学：席作武
中医五官科学：张凤梅
中医骨伤科学：杨　豪
中医儿科学：侯江红
临床检验诊断学：李永伟
针灸推拿学：高希言
中医内科学：周立华
中医骨伤科学：李　康
公共管理：谢世平
社会医学与卫生事业管理：谢世平
高等教育管理：贾成祥
思想政治教育：李　艳
运动医学：翟向阳

校级重点学科

生物化学与分子生物学：郑晓珂
生理学：高剑峰
有机化学：武雪芬
制药工程：王宪龄
数学：崔红新
中药药剂学：贾永艳
临床检验诊断学：卢依平
中医急诊学：崔应麟
西医外科学：王世东
中医护理学：刘　静
工商管理：李君茹
心理学：潘　玲
中医哲学：张玉清
计算机应用技术：王晓鹏
成人教育学：谢有良
民族传统体育：孙再玲
英语语言文学：王玖炜

重点实验室及负责人

省部级重点实验室

国家中医临床研究基地：李　真
国家中医药管理局重点研究室
中医药防治艾滋病研究室：郭会军
国家中医药管理局重点研究室

病毒性心肌炎益气养阴重点研究室：韩丽华

国家中医药管理局中医药科研三级实验室艾滋病检测实验室：郭会军

国家中医药管理局中医药科研三级实验室中药制剂实验室：王又红

国家中医药管理局中医药科研三级实验室病理（肾脏）实验室：丁　樱

国家中医药管理局中医药科研三级实验室中药药理（呼吸）实验室：李素云

国家中医药管理局中医药科研三级实验室中药质量分析实验室：刘　伟

国家中医药管理局中医药科研三级实验室中药药理实验室：白　明

河南省仲景方药现代研究重点实验室：许二平

河南省仲景方药现代工程研究中心：徐江雁

河南省中医药防治呼吸病重点实验室：李建生

河南省中医方证信号传导重点实验室：司富春

河南省中药资源与中药化学重点实验室：陈随清

河南省中医药防治感染病重点实验室：李　强

河南省中药分子药理学国际联合实验室：司富春

河南省中药材开发工程技术研究中心：冯卫生

河南省道地药材深加工工程技术研究中心：苗明三

河南省中药质量控制与评价工程技术研究中心：白　雁

细胞与分子诊断技术临床转化河南省工程实验室：韩丽华

中药临床评价技术河南省工程实验室：李学林

道地药材深加工河南省工程实验室：苗明三

呼吸疾病诊疗与新药研发河南省协同创新中心：李建生

河南省中医药大数据工程研究中心：赵振营

河南省高校中医药防治老年病重点实验室培育基地：李建生

中药药效评价与中药深加工重点实验室（教育部重点实验室培育基地）：苗明三

中医方证信号传导实验室（河南省重点实验室培育基地）：司富春

河南省高校中医内科学重点学科开放实验室：李建生

河南省高校中药学重点学科开放实验室：冯卫生

河南省高校药效评价开放实验室：苗明三

河南省高校中药材开发工程技术研究中心：冯卫生

河南省高校中药质量控制与评价工程技术研究中心：白　雁

河南省高校药效评价工程技术研究中心：苗明三

市级重点实验室

郑州市组分中药重点实验室：白　明

郑州市针灸临床重点实验室：王民集

郑州市中医药转化医学重点实验室：苗艳艳

附属机构及负责人

河南中医药大学第一附属医院：朱明军

河南省中医院（河南中医药大学第二附属医院）：崔应麟

河南中医药大学第三附属医院：张大伟

（刘　琦）

【湖北中医药大学】

党委书记：王祚桥
校　　长：吕文亮
党委副书记：李水清
纪委书记：陈建华
副 校 长：王　平、黄必胜、陈运中、涂远超、刘松林、马　骏
党委常委：张子龙
中医临床学院院长：王彦春
第一临床学院常务副院长：向　楠
针灸骨伤学院院长：彭　锐
药学院院长：吴和珍
基础医学院院长：邹小娟
检验学院院长：张国军
护理学院院长：胡　慧
信息工程学院副院长：邓文萍
管理学院院长：官翠玲
人文学院院长：胡　真
马克思主义学院院长：胡慧远
外国语学院院长：刘殿刚
体育系主任：邵玉萍
继续教育学院院长：刘亚兴
国际教育学院副院长：胡和平
地　　址：湖北省武汉市洪山区黄家湖西路 1 号
邮　　编：430065
电　　话：027－68890088
传　　真：027－68890017
电子信箱：Webmaster@ hbtcm. edu. cn
网　　址：www. hbtcm. edu. cn

专业统计

2017 年，学校职工人数 1193 人。专任教师 887 人，其中教授 110 人，副教授 346 人，讲师 520 人，助教 114 人。

专业设置	学制（年）	2017 年毕业生数	2017 年招生数	在校生数
本　科				
高中起点本科	/	3433	3284	14366
医学实验技术	4	0	38	38
食品质量与安全	4	43	52	269
药学	4	240	214	849
市场营销（医药国际贸易方向）	4	68	58	222

（续表）

专业设置	学制（年）	2017 年毕业生数	2017 年招生数	在校生数
市场营销	4	94	59	386
物流管理	4	72	63	260
信息管理与信息系统	4	52	57	219
卫生检验与检疫	4	68	58	205
药物制剂	4	95	109	393
医学检验技术	4	195	93	455
物联网工程	4	0	63	130
保险学	4	0	62	125
商务英语	4	0	61	141
运动康复	4	0	48	167
医学信息工程	4	74	116	396
制药工程	4	128	107	410
英语	4	105	99	438
应用心理学	4	89	68	310
生物技术	4	50	51	231
中药学	4	181	182	659
中西医临床医学（全科医学）	5	57	109	480
中西医临床医学	5	284	139	938
公共事业管理	4	133	65	335
公共事业管理（医疗保险方向）	4	67	0	113
公共事业管理（医事法学方向）	4	76	63	233
护理学	4	322	316	1135
中医学（5+3 中西医结合方向）	5	0	42	138
中医学（5+3 针灸推拿方向）	5	0	30	105
中医学七年制（针灸推拿方向）	5	37	0	45
中医学（5+3）	5	0	41	133
中医学七年制（骨伤方向）	5	0	0	36
中医学（美容与康复方向）	5	63	62	290
中医学七年制（中西医结合方向）	5	43	0	100
中医学（5+3 骨伤方向）	5	0	29	59
中医学	5	261	160	1151
中医学（骨伤方向）	5	128	111	610
中医学七年制	5	29	0	52
中药资源与开发	4	117	60	288
中药制药	4	0	125	382

（续表）

专业设置	学制（年）	2017年毕业生数	2017年招生数	在校生数
康复治疗学	4	0	48	164
针灸推拿学（针刀医学）	5	61	59	322
针灸推拿学	5	150	167	866
针灸推拿学（涉外方向）	5	51	0	88
专科起点本科	/	260	259	606
药学	2	50	55	115
医学检验技术	2	60	65	120
中药学	2	15	4	18
针灸推拿学	3	52	25	119
中医学	3	37	70	169
护理学	2	29	40	65
市场营销	2	17	0	0
专科				
高中起点专科	/	81	0	40
食品营养与检测	3	20	0	0
药学	3	61	0	40
总计	/	**3774**	**3543**	**15012**

注：上表统计数据为本专科学生数。

研究生教育

在校硕士研究生1035人，2017年招收硕士研究生361人，毕业290人。

在校博士研究生199人，2017年招收博士研究生49人，毕业41人。

硕士学位专业设置：中医基础理论、中医临床基础、中医医史文献、方剂学、中医诊断学、中医内科学、中医外科学、中医骨伤科学、中医妇科学、中医儿科学、针灸推拿学、中医五官科学、中西医结合基础、中西医结合临床、药物化学、药剂学、生药学、药物分析学、药理学、微生物与生化药学、中药学、临床检验诊断学、管理科学与工程、中医、中药学、护理、翻译

博士学位专业设置：中医基础理论、中医临床基础、中医医史文献、方剂学、中医诊断学、中医内科学、中医外科学、中医骨伤科学、中医妇科学、中医儿科学、针灸推拿学、中医五官科学、中药学、中医

重点学科及学科带头人

国家中医药管理局重点学科

伤寒学：李家庚

中医肝胆病学：盛国光

中医肾病学：王小琴

中医脑病学：丁砚兵

中医传染病学：陈盛铎

中医老年病学：甘爱萍

针灸学：王　华

内经学：王　平

中医诊断学：邹小娟

临床中药学：周祯祥

中药炮制学：刘艳菊

药用矿物学：黄必胜

中医护理学：胡　慧

中医药信息学：赵　臻

中医文化学：胡　真

省级重点学科

中医学：王　华

中药学：郑国华

护理学：胡　慧

中医传承与创新学科群：王　华

中药发掘与产业发展学科群：郑国华

校级重点学科

金匮要略：李云海

温病学：刘　林

中医各家学说：杨云松

中医养生康复学：熊常初

中医眼科学：李杜军

中医男科学：高文喜

中医儿科学：向希雄

中西医结合临床：李晓东

中医内分泌病学：向　楠

中医肿瘤学：罗秀丽

中医骨伤科学：章汉平

推拿学：齐凤军

针刀医学：吴绪平

中西医结合基础：陈泽斌

方剂学：吴建红

中药化学：干国平

中药鉴定学：张秀桥

药用植物学：汪文杰

中药分析学：昝俊峰

中药药理学：游秋云

临床检验诊断学：宁　勇

食品科学与工程：陈运中

中医药生物技术学：张国军

中医药管理学：黄明安

临床护理学：王再超

基础护理学：熊振芳

管理科学与工程：赵　臻

马克思主义理论：熊　英

医药卫生法学：赵　敏

中国国际传播学：刘殿刚

中医药英语：毛和荣
民族传统体育学：于　勇

重点实验室及负责人

教育部重点实验室

中药资源与中药复方重点实验室：郑国华

国家中医药管理局中医药科研三级实验室

中药药理科研实验室：谌章和
细胞分子生物学实验室：李瀚旻
中药化学实验室：郑国华

国家中医药管理局重点研究室

老年性痴呆醒脑益智重点研究室：王　平
慢性肝病肝肾论治重点研究室：盛国光

省协同创新中心

针灸治未病湖北省协同创新中心：王　华
老年病中药新产品湖北省协同创新中心：王　平

省重点实验室及工程技术研究中心

湖北省中药资源与中药化学重点研究室：刘焱文
湖北省中药标准化工程技术研究中心：郑国华
湖北省中药保健食品工程技术研究中心：陈运中
湖北省中药炮制工程技术研究中心：刘艳菊

附属机构及负责人

湖北省中医院院长：涂远超
武汉市中西医结合医院院长：张红星
武汉市中医医院院长：郑承红
襄阳市中医医院院长：赵　旭
宜昌市中医医院院长：刘　雄
荆州市中医医院院长：李茂坤
黄石市中医医院院长：黄廷荣
十堰市中医医院院长：彭　力
湖北省中西医结合医院院长：王汉明
鄂州市中医医院院长：陈新胜
荆门市中医医院院长：郑水平
仙桃市中医医院院长：魏　华
黄冈市中医医院院长：曾　勇
武汉市第八医院院长：林　璇

（黄春萍）

【湖南中医药大学】

大学（研究院）党委书记：秦裕辉
大学（研究院）党委副书记、校（院）长：谭元生
大学（研究院）党委副书记、大学工会主席：肖小芹
大学副校长：何清湖
大学（研究院）党委委员、副校长：葛金文、彭清华
大学党委委员、副校长、研究院副院长、研究院工会主席：柏正平
大学（研究院）党委委员、大学（研究院）纪委书记：张玉芬
大学（研究院）党委委员、副校长：易刚强、熊　辉
大学（研究院）党委委员、大学组织人事部部长：廖　菁
中医学院书记刘富林、院长：喻　嵘
针灸推拿学院书记肖四旺、院长岳增辉
中西医结合学院书记肖子曾、院长邓奕辉
药学院书记张秋雁、副院长夏新华
人文社科学院书记：章小纯
马克思主义学院书记李晖、院长叶利军
管理与信息工程学院书记钟艳、院长周良荣
护理学院书记、院长：罗尧岳
医学院书记文红艳、院长邓常青
湘杏学院书记王云辉、院长谢辉
继续教育学院书记谭琥、院长陈革新
体育艺术学院副书记胡晖，副书记、副院长罗华
研究生院书记、院长：阳仁达
国际教育学院书记、院长：王军文
第一中医临床学院书记刘平安、院长陈新宇
第二中医临床学院书记何永恒、院长李木清
临床医学院书记龚跃平、院长谭李红

地　　址：湖南省长沙市岳麓区含浦科教产业园学士路 300 号含浦校区（主校区）/湖南省长沙市韶山中路 113 号（东塘校区）
邮　　编：410208（主校区）/410007（东塘校区）
电　　话：0731－88458000
传　　真：0731－88458111
电子信箱：hnutcm@163.com
网　　址：www.hnucm.edu.cn

专业统计

2017 年，学校职工人数 1931 人。专任教师 1360 人，其中教授 241 人，副教授 426 人，讲师 555 人，助教 138 人。

专业设置	学制（年）	2017 年毕业生数	2017 年招生数	在校生数
市场营销	4	61	158	409
口腔医学	5	111	120	585
中医学	5	738	257	3256
中医学	7	0	0	0
中医学	8	0	0	0
医学影像学	5	146	101	746
生物工程	4	37	100	229
信息管理与信息系统	4	0	50	172
中药学	4	86	49	408
中西医临床医学	5	277	340	1236

（续表）

专业设置	学制（年）	2017年毕业生数	2017年招生数	在校生数
公共事业管理	4	37	119	223
护理学	4	236	64	895
临床医学	5	312	53	1344
中药资源与开发	4	47	52	168
康复治疗学	4	70	279	523
运动康复	4	0	61	173
针灸推拿学	5	175	60	994
药学	4	148	270	692
药物制剂	4	48	631	788
医学检验	4	100	45	239
食品科学与工程	4	47	122	238
制药工程	4	47	91	249
应用心理学	4	74	64	343
医学信息工程	4	0	59	186
计算机科学与技术	4	61	90	242
英语	4	69	90	341
针灸推拿（专科）	3	0	0	0
护理（专科）	3	0	0	0
中药（专科）	3	0	0	0
湘杏学院制药工程	4	19	41	118
湘杏学院应用心理学	4	20	0	67
湘杏学院生物工程	4	11	0	22
湘杏学院中药学	4	36	51	194
湘杏学院中医学	5	279	99	603
湘杏学院针灸推拿学	5	102	77	407
湘杏学院中西医临床医学	5	427	92	560
湘杏学院药学	4	93	92	413
湘杏学院药物制剂	4	14	0	45
湘杏学院康复治疗学	4	43	33	143
湘杏学院护理学	4	269	332	1156
湘杏学院市场营销	4	14	34	89
合计	/	**4254**	**4176**	**18496**

注：上表统计数据为本专科学生数。

研究生教育

在校硕士研究生 1839 人，2017 年招收硕士研究生 705 人，毕业 562 人。

在校博士研究生 231 人，2017 年招收博士研究生 67 人，毕业 62 人。

硕士学位专业设置：中医基础理论、中医临床基础、中医医史文献、方剂学、中医诊断学、中医内科学、中医外科学、中医骨伤科学、中医妇科学、中医儿科学、中医五官科学、针灸推拿学、民族医学、中西医结合基础、中西医结合临床、药理学、药物分析学、药物化学、药剂学、生药学、微生物与生化药学、马克思主义中国化研究、医药经济与管理、中药制药工程、中药生物工程、中西医结合精神病学、中西医结合护理学、中西医结合影像医学、中西医结合康复医学、中药保健食品研究与开发、中西医结合检验医学、中医亚健康学、中医肿瘤学、中医药膳学、中医药信息学、中医心理学、临床中药学、中医文化学、中医管理学、临床医学、中医、中药学、口腔、护理、公共管理

博士学位专业设置：中医基础理论、中医临床基础、中医医史文献、方剂学、中医诊断学、中医内科学、中医外科学、中医骨伤科学、中医妇科学、中医儿科学、中医五官科学、针灸推拿学、民族医学、中西医结合临床、中医亚健康学、中医肿瘤学、中医药膳学、中医药信息学、中医心理学、临床中药学、中医文化学、中医管理学、中医学

重点学科及学科带头人

国家级重点学科

中医诊断学：周小青

国家中医药管理局重点学科

中医诊断学：周小青

药用植物学：李顺祥

中药药剂学：夏新华

中西医结合临床（心脑疾病）：葛金文

针灸学：常小荣

方剂学：贺又舜

中医肝胆病学：孙克伟

中医妇科学：雷　磊

中医肿瘤病学：蒋益兰

中医皮肤病学：杨志波

中医眼科学：彭清华

各家学说：黄政德

中药炮制学：蒋孟良

中医药信息学：晏峻峰

中医儿科：王孟清

中医耳鼻喉科：朱镇华

中医肛肠病学：何永恒

中医康复学：张　泓

中医男科学：何清湖

推拿学：常小荣

中医肾病学：黄新艳

中医老年病学：卜献春

中医骨伤科学：仇湘中

省级重点学科

中医诊断学（优势特色重点学科）：周小青

中医内科学（优势特色重点学科）：蔡光先、黄政德

药学：廖端芳

中西医结合基础：葛金文

中药学：李顺祥、郭建生

针灸推拿学：常小荣

中西医结合临床：何清湖

中医外科学：杨志波

中医五官科学：田道法

方剂学：贺又舜

校级重点学科

人体解剖学与组织胚胎学：陈　安

病原生物学：卢芳国

病理学与病理生理学：张　熙

中医基础理论：谭达全

中医临床基础：赵国荣

药物分析学：刘向前

生物工程：鲁耀邦

推拿学：李江山

护理学：陈　燕

马克思主义中国化：叶利军

中医心理学：谢静涛

社会医学与卫生事业管理：宁德斌

中医药信息学：晏峻峰

中医儿科学：王孟清

口腔医学：谭　劲

中西医结合临床（骨伤科学）：卢　敏

中医骨伤科学：肖四旺

肿瘤学：徐基平

中医哲学：毛新志

医药经济与管理：周良荣

重点实验室及负责人

国家科技部重点实验室

省部共建国家重点实验室培育基地湖南省中药粉体与创新药物重点实验室：蔡光先

国家发展改革委重点研究室

中药粉体关键技术及装备国家地方联合工程实验室：蔡光先

国家中医（肝病）临床研究基地：陈新宇

国家教育部重点实验室

中医内科重大疾病防治研究及转化重点实验室：蔡光先

医药粉体技术工程研究中心：张水寒

国家中医药管理局重点研究室

中药粉体技术重点研究室：张水寒

经穴－脏腑相关重点研究室：常小荣

国家中医药管理局中医药科研三级实验室

中药药性与药效实验室：鲁耀邦

中药鉴定与资源实验室：刘塔斯

中药药理（心血管）实验室：谭元生

肝脏病理实验室：孙克伟

针灸生物信息实验室：岳增辉

皮肤免疫病理实验室：杨志波

分子病理实验室：邓奕辉

病理生理实验室：顾　星

血管生物学实验室：严　杰

中药药理实验室：郑　冰

中药制剂实验室：王实强

国家中医药管理局中医药科研二级实验室

显微形态学实验室：熊艾君

分子生物学实验室：刘群良

病原免疫实验室：伍参荣

骨伤治疗技术实验室：田心义

中药化学实验室：王实强

干细胞中药调控与应用实验室：廖端芳

国家中医药管理局基地

稀缺中药材种苗基地和中药材炮制技术传承基地：王　炜

省科技厅重点实验室

中医诊断学重点实验室：周小青

中药新药研究与开发重点实验室：张水寒

湖南省中药有毒有害物质快速检测及脱除工程技术研究中心：廖端芳

中药超微技术工程中心：蔡光先

中西医结合心脑疾病防治重点实验室：葛金文

湖南省中药活性物质筛选工程技术研究中心：李顺祥

湖南省特色中药制剂创新服务平台：谭元生

湖南省药食同源功能性食品工程技术研究中心：黄惠勇

湘产大宗药材品质评价湖南省重点实验室：廖端芳

省发展改革委重点实验室

中药有毒物质防控技术湖南省工程实验室：廖端芳

特色中药制剂湖南省工程实验室：谭元生

抗肿瘤中药创制技术湖南省工程技术研究中心：黄惠勇

省委宣传部研究基地

湖南省中医药文化研究基地：肖小芹

湖南省思想政治工作研究基地：陈　弘

省教育厅重点实验室

中医病证实验室：蔡　雄

中药现代化研究实验室：郭建生

中医内科学实验室：蔡光先

针灸生物信息分析实验室：岳增辉

细胞生物学与分子技术实验室：葛金文

数字中医药协同创新中心：周小青

湖湘中药资源保护与利用协同创新中心：刘塔斯

中医方证研究转化医学实验室：黄政德

省中医药管理局重点研究室

重型肝炎证治研究室：孙克伟

中医皮肤性病特色疗法研究室：杨志波

肿瘤研究室：蒋益兰

推拿特色技术重点研究室：李铁浪

中医护理特色技术重点研究室：陈　燕

附属机构及负责人

湖南中医药大学第一附属医院（直属）党委书记刘平安、院长陈新宇

湖南中医药大学第二附属医院（直属）党委书记何永恒、院长李木清

湖南中医药大学附属中西医结合医院（直属）党委书记陈燕、院长苏新平

湖南中医药大学附属（人民）医院（非直属）党委书记龚跃平、院长李小松

湖南中医药大学附属衡阳医院（非直属）党委书记龙双才、院长王诚喜

湖南中医药大学附属常德医院（非直属）党委书记钟发平、院长邵先舫

湖南中医药大学附属洛阳正骨医院（非直属）党委书记杜天信、院长李无阴

湖南中医药大学附属宁乡医院（非直属）党委书记姜萍、院长刘亮

湖南中医药大学附属岳阳医院（非直属）党委书记司马雄翼、院长向明波

湖南中医药大学附属第二中西医结合医院（非直属）党委书记盛志新、院长邱晓年

湖南中医药大学附属垫江医院（非直属）党委书记兼院长刘明怀

湖南中医药大学附属长沙中医医院（非直属）党委书记邓雄飞、院长漆晓坚

湖南中医药大学附属邵阳医院（非直属）党委书记宁美华、院长雷庆良

湖南中医药大学附属正大邵阳骨伤医院（非直属）党总支书记刘长琪、院长廖怀章

湖南中医药大学第三附属医院（非直属）党委书记陈建龙、院长徐伟辉

湖南中医药大学附属口腔医院（非直属）党委书记谢辉、院长何平

（银　洁、张　超）

【广州中医药大学】

党委书记：张建华

校　　长：王省良

党委副书记：王省良、翟理祥

副 校 长：刘小虹、许能贵、潘华峰、林　彬、梁沛华

第一临床医学院院长：冼绍祥

第二临床医学院（广东省中医院）院长：陈达灿

第三临床医学院院长：李坤寅

研究生院院长：邝卫红

国际学院院长：游　江

基础医学院院长：黎　晖

中药学院院长：刘中秋

针灸康复临床医学院（原针灸推拿学院）院长：唐纯志

护理学院院长：李伊为

经济与管理学院院长：周尚成

医学信息工程学院（原信息技术学院）院长：张洪来

职业技术学院、继续教育学院院长：洪创雄

马克思主义学院（原思想政治学院）院长：李悦书

外国语学院院长：苏　红

体育健康学院院长：潘华山

脾胃研究所所长：胡　玲

热带医学研究所所长：宋健平

临床药理研究所所长：王　奇

高等教育研究所（中医药发展研究中心）所长、主任：陈建南

中药资源科学与工程研究中心主任：詹若挺

国际中医药转化医学研究所所长：刘中秋

实验动物中心主任：王　萧

广东中医药博物馆馆长：蓝韶清

图书馆馆长：张　正

地　　址：广东省广州市番禺区广州大学城外环东路232号（主校区）/广东省广州市白云区机场路12号（三元里校区）

邮　　编：510006（主校区）/510405（三元里校区）

电　　话：020－39358190

传　　真：020－39359999

电子信箱：xwgk@gzucm.edu.cn

网　　址：www.gzucm.edu.cn

专业统计

2017年，学校本部教职工1070人。专任教师653人，其中教授175人，副教授214人，讲师187人，助教77人。

专业设置	学制（年）	2017年毕业生数	2017年招生数	在校生数
中医学（七年制）	7	207	0	419
中医学（八年制）	8	0	160	448
中医学（九年制）	9	0	20	60
中医学	5	513	300	2581
中医学（中医骨伤科学临床方向）	5	122	125	
中西医临床医学	5	149	50	443
临床医学	5	0	120	237
医学影像学	5	0	30	30
医学检验技术	4	0	60	220
生物技术	4	0	60	203
康复治疗学	4	91	130	419
针灸推拿学	5	120	130	703
中药学	4	179	165	738
中药学（营销与物流方向）	4	44	0	
药物制剂	4	89	60	333
药学	4	166	120	520
制药工程	4	64	70	237
中药制药	4	52	60	246
中药资源与开发	4	48	50	201
护理学	4	165	150	535
保险学	4	33	40	139
公共事业管理	4	87	70	279
国际经济与贸易	4	103	80	401
应用心理学	4	88	100	396
市场营销	4	0	40	150
计算机科学与技术	4	102	70	311
医学信息工程	4	49	50	197
生物医学工程	4	0	50	85
英语	4	116	120	463
体育教育	4	122	120	529

（续表）

专业设置	学制（年）	2017年毕业生数	2017年招生数	在校生数
针灸推拿（残疾人）	3	29	23	85
医疗美容技术	3	32	40	98
针灸推拿	3	63	76	199
护理	3	142	160	450
总计	/	**3038**	**2899**	**12355**

注：上表统计数据为本专科学生数。

研究生教育

在校硕士研究生3253人，2017年招收硕士研究生1146人，毕业902人。

在校博士研究生446人，2017年招收博士研究生163人，毕业170人。

硕士学位专业设置：中医妇科学、中医内科学、中医临床基础、针灸推拿学、中医基础理论、中西医结合基础、中西医结合临床、中医骨伤科学、中药学、中医诊断学、中医医史文献、中医五官科学、方剂学、中医儿科学、中医外科学、科学技术哲学、药剂学、社会医学与卫生事业管理、生药学、药物分析学、影像医学与核医学、麻醉学、临床检验诊断学、思想政治教育、内科学、儿科学、老年医学、神经病学、精神病与精神卫生学、皮肤病学与性病学、护理学、外科学、妇产科学、眼科学、耳鼻喉科学、肿瘤学、康复医学与理疗学、运动医学、急诊医学、药物化学、微生物与生化药学、药理学、全科医学（中医学）、中医心理学、中医药信息学、病理诊断学、中医神志病学、中医皮肤病学

博士学位专业设置：中医妇科学、中医内科学、中医临床基础、针灸推拿学、中医基础理论、中西医结合临床、中西医结合基础、中医骨伤科学、中药学、中医诊断学、中医医史文献、中医五官科学、方剂学、中医儿科学、中医外科学、中医心理学、中医肿瘤学、中医养生学、中医康复学、中医神志病学、中医皮肤病学

重点学科及学科带头人

国家级重点学科

中医学：许能贵

国家中医药管理局重点学科

伤寒学（第一附属医院）：李赛美

中医妇科学（第一附属医院）：罗颂平

中医骨伤科学（第一附属医院）：何　伟

中医脾胃病学（第一附属医院）：刘凤斌

金匮要略（第一附属医院）：林昌松

温病学（第一附属医院）：吴智兵

中医儿科学（第一附属医院）：许　华

中医预防医学（第一附属医院）：陈瑞芳

中医心病学（省中医院）：阮新民

中医脑病学（省中医院）：黄　燕

中医皮肤病学（省中医院）：范瑞强

中医急诊学（省中医院）：罗　翌

中医肛肠病学（第二附属医院）：罗湛滨

中医耳鼻喉科学（第二附属医院）：李云英

中医传染病学（第二附属医院）：张忠德

中医预防医学（第二附属医院）：林嬿钊

中医神志病学（第二附属医院）：李　艳

中医养生学（第二附属医院）：杨志敏

中药药剂学（校本部）：刘中秋

中药药理学（校本部）：陈蔚文

中医护理学（校本部）：陈佩仪

中医养生学（校本部）：刘焕兰

中医心理学（校本部）：邱鸿钟

临床中药学（校本部）：吴庆光

中医药信息学（校本部）：张洪来

省级重点学科

中医学：许能贵

中药学：刘中秋

中西医结合：陈达灿

重点实验室及负责人

国家级重点实验

国家中药现代化工程技术研究中心（合作）：赖小平

科技部重点实验室

新药（中药）安全评价研究重点实验室：王宁生

国家新药（中药）临床试验研究中心：赖世隆

国家中药材种植栽培示范化研究示范基地（GAP）：徐鸿华

国家中药现代化科技产业（广东）基地：王宁生

教育部重点实验室

教育部现代中成药工程研究中心：陈英华

岭南中药资源教育部重点实验室：陈蔚文

中医药防治肿瘤转化医学研究教育部国际合作联合实验室：刘中秋

国家中医药管理局中医药科研三级实验室

中药药理实验室：郑广娟

中药药理（消化）实验室：陈蔚文

原虫与病毒实验室：符林春

中药制剂实验室：丘小惠

分子生物学实验室：韩　凌

细胞生物学实验室：方永奇

免疫实验室：王培训

中药化学实验室：赖小平

中药药理（药效评价）实验室：吴清和

中药药代动力学实验室：曾　星

国家食品药品监管总局重点实验室

国家药品临床研究基地（一院）：张惠臣

国家药品临床研究基地（二院）：

赖世隆

国家药品临床研究基地（粤海医院）：符林春

国家食品药品监管总局药品临床研究培训中心：赖世隆

省发展改革委重点实验室

广东省中药新药临床研究服务工程实验室：宋健平、冼绍祥

省科技厅重点实验室

广东省中医针灸重点实验室：许能贵

广东省代谢性疾病中医药防治重点实验室：郭　姣

省中医证候临床研究重点实验室：罗云坚

新药非临床安全评价中心：王宁生

新药临床实验研究中心：赖世隆

广东省中医急症研究重点实验室：黄培新

广东省海洋药物重点实验室 GLP 药理毒理实验室(合作)：王宁生

广东省新药筛选重点实验室：赖小平

遗传工程小鼠资源库技术平台（合作）：邹移海

广东省中药新药研发重点实验室（省市共建）：赖小平

广东省中医标准化工程技术研究中心：卢传坚

省教育厅重点实验室

中医疑难病证重点实验室：林培政

岭南中药资源省部共建重点实验室：陈蔚文

中药有效性与安全性研究重点实验室：王宁生

中医病机与治法研究重点实验室：徐志伟

中医女性生殖调节与安全性研究：罗颂平

市发展改革委重点实验室

广州市中药新药创新和公共服务示范平台建设：宋健平

市科技局重点实验室

中药新药研发重点实验室：赖小平

中医药防治肿瘤转化医学研究重点实验室：刘中秋

广州市心肌梗死中医药防治重点实验室：张敏州

广州市中医药防治脑病研究重点实验室：王　奇

附属机构及负责人

广州中医药大学第一附属医院：冼绍祥

广州中医药大学第二附属医院（广东省中医院）：陈达灿

广州中医药大学第三附属医院：李坤寅

广州中医药大学附属粤海医院：王炳南

广州中医药大学深圳医院：张天奉

广州中医药大学顺德医院：王大伟

广州中医药大学附属深圳中医院：易铁钢

广州中医药大学附属中山中医院：林　棉

广州中医药大学附属佛山中医院：刘效仿

广州中医药大学附属深圳宝安中医院：朱美玲

广州中医药大学附属茂名中医院：黎治荣

广州中医药大学附属广州中医院：黄德弘

广州中医药大学附属广东第二中医院：曹礼忠

广州中医药大学附属东莞中医院：叶国华

广州中医药大学附属广东中西医结合医院：谢　兵

广州中医药大学附属南海妇产儿童医院：易锦发

广州中医药大学附属海南中医院：蔡　敏

广州中医药大学附属湛江第一中医院：罗黎明

广州中医药大学附属湛江第二中医院：肖　波

广州中医药大学附属清远中医院：冯伟勋

广州中医药大学附属台山中医院：林永明

广州中医药大学附属新会中医院：陈小龙

广州中医药大学附属汕头中医院：林创坚

广州中医药大学附属海口中医院：周文雄

广州中医药大学附属三亚中医院：王天松

广州中医药大学附属深圳平乐骨伤科医院：黄明臣

广州中医药大学附属重庆北碚中医院：谢文义

广州中医药大学附属陕西安康中医院：陈文乾

广州中医药大学附属广州中西医结合医院：刘瑞华

广州中医药大学附属内蒙古国际蒙医医院：乌　兰

广州中医药大学附属内蒙古中医院：杨广源

广州中医药大学附属高州中医院：伍世绩

广州中医药大学附属阳江中医院：吴业坤

广州中医药大学附属阳春中医院：李学应　　（温祥彬、任长报）

【广西中医药大学】

党委书记：尤剑鹏

校长、党委副书记：唐　农

校党委副书记：庞宇舟

校党委副书记：何并文

副 校 长：吴琪俊、冷　静、戴　铭

纪委书记：韦雪芳

副 校 长：覃裕旺

总会计师：何刚亮

调 研 员：李培春

基础医学院：龚名师、林　江

药学院：蒋　林、奉建芳

骨伤学院（骨伤研究所）：周红海

针灸推拿学院（针灸研究所）：蒋闽义、范郁山

壮医药学院：张　煜、蓝毓营

瑶医药学院：李　彤

护理学院：吴　彬

公共卫生与管理学院：李怀泽、梁　健

研究生学院：戴　铭、黄贵华

高等职业技术学院：邓远美、刘竑清

国际教育学院：蒋基昌

第一临床医学院：李敏智、谢　胜

瑞康临床医学院：高宏君、唐友明

成人教育学院、继续教育学院（合署）：韦艾凌

地　　址：广西壮族自治区南宁市西乡塘区明秀东路 179 号（明秀校区）/广西壮族自治区南宁市青秀区五合大道 13 号（仙葫校区）

邮　　编：530001（明秀校区）/

530200（仙葫校区）
电　　话：0771－3137577
传　　真：0771－3137517
电子信箱：zyd3137577@163.com
网　　址：www.gxtcmu.edu.cn

专业统计

2017年，学校教职工人数6918人（含附属单位）。专任教师1010人，其中正高级职称195人，副高级职称354人，中级职称355人，初级职称39人。

专业设置	学制（年）	2017年毕业生数	2017年招生数	在校生数
本　　科				
口腔医学	5	38	40	209
中医学	5	80	271	1037
中医学（免费医学定向）	5	50	120	420
中医学（对外中医方向）	6	32	0	46
中医学（师承班）	5	50	0	34
壮医学（师承班）	5	10	0	0
公共事业管理（卫生方向）	4	32	38	143
市场营销（医药营销方向）	4	66	40	165
应用心理学（医学心理学）	4	36	42	143
中医学（中医骨伤方向）	5	37	0	238
护理学	4	114	270	784
护理学（英语方向）	5	72	0	51
护理学（中职升本）	4	74	120	522
护理学类（中外合作办学）	5	0	26	45
医学检验技术	4	61	40	177
医学检验技术（中职升本）	4	28	0	0
医学影像技术	4	0	40	37
临床医学	5	133	270	1279
临床药学	4	0	40	118
中西医临床医学	5	109	0	106
食品科学与工程	4	26	0	61
食品卫生与营养学	4	36	42	40
食品质量与安全	4	0	40	227
药物制剂	4	55	0	0
药学	4	116	119	659
制药工程	4	55	40	37
中药学	4	91	120	575
中药资源与开发	4	25	0	0
康复治疗学	4	60	60	235

（续表）

专业设置	学制（年）	2017 年毕业生数	2017 年招生数	在校生数
针灸推拿学	5	72	101	624
针灸推拿学（师承班）	5	39	0	0
壮医学	5	47	60	296
预防医学	5	0	40	73
信息管理与信息系统	4	0	40	108
药学（中职升本）	4	0	0	201
针灸推拿学（中职升本）	5	0	0	56
中医学（传统中医方向）	5	0	0	62
中医学（卓越实验班）	5	0	0	31
小计	/	**1644**	**2019**	**8839**
专　科				
护理	3	242	240	655
护理（2+3）	3	202	370	1055
康复治疗技术	3	41	0	0
口腔医学	3	54	50	170
药学	3	33	30	28
药学（大参林班）	3	88	120	317
药学（健之佳班）	3	59	50	130
药学（桂中班）	3	0	60	145
药学（友和班）	3	0	20	34
医疗美容技术	3	25	50	124
医疗美容技术（瑞康班）	3	18	20	33
医疗美容技术（伊丽莎白班）	3	35	42	40
医疗美容技术（元之源班）	3	18	0	58
医药营销（大参林班）	3	31	0	0
针灸推拿	3	33	0	0
针灸推拿（2+3）	3	59	0	29
针灸推拿（瑞康班）	3	36	50	102
针灸推拿（元之源班）	3	37	0	54
针灸推拿（免费医学定向）	3	0	100	287
中药	3	19	0	44
中药（大参林班）	3	55	0	84

（续表）

专业设置	学制（年）	2017 年毕业生数	2017 年招生数	在校生数
中药（桂中班）	3	18	0	42
中药（健之佳班）	3	15	0	23
中药学	3	0	30	49
中药学（大参林班）	3	0	120	210
中药学（桂中班）	3	0	58	97
中药学（健之佳班）	3	0	14	35
中药学（友和班）	3	0	14	29
中医骨伤	3	30	0	0
小计	/	**1148**	**1438**	**3874**
合计	/	**2792**	**3457**	**12713**

注：上表统计数据为本专科学生数。

研究生教育

在校硕士研究生 1434 人，2017 年招收硕士研究生 519 人，毕业 410 人。

硕士学位专业设置：中医基础理论、中医临床基础、中医医史文献、方剂学、中医诊断学、中医内科学、中医外科学、中医骨伤科学、中医妇科学、中医五官科学、针灸推拿学、民族医学、中西医结合基础、中西医结合临床、内科学、老年病学、神经病学、皮肤病与性病学、影像医学与核医学、临床检验诊断学、外科学、眼科学、耳鼻咽喉科学、肿瘤学、康复医学与理疗学、急诊医学、药物化学、药剂学、生药学、药物分析学、微生物与生化药学、药理学、中药学、民族药学、护理学、医学社会学

重点学科及学科带头人

国家中医药管理局中医药重点学科

中医各家学说：戴　铭

中药药理学：杨秀芬

临床中药学：秦华珍

推拿学：庞　军

中医骨伤科学：陈　锋

民族医学（壮医学）：庞宇舟

中西医结合临床（第一临床医学院）：唐　农

中西医结合临床（瑞康临床医学院）：梁　健

中医皮肤病学：周　萌

中医儿科学：王力宁

中医耳鼻喉科学：张　勉

中医急诊学：卢健棋

中医老年病学：莫云秋

中医全科医学：梁永华

国家中医药管理局中医药重点培育学科

中医传染病学（第一临床医学院）：毛德文

中医传染病学（瑞康临床医学院）：邓　鑫

中医预防医学：农泽宁

海洋中药学：侯小涛

省优势特色重点学科

中医内科学：唐　农

中药学：邓家刚

壮医学：庞宇舟

中西医结合临床：梁　健

省重点学科

壮药学：朱　华

中医医史文献：戴　铭

中医骨伤科学：陈　锋

针灸推拿：范郁山

护理学：杨连招

中西医结合基础：罗伟生

校级重点学科

免疫学：冷　静

中药分析学：陈　勇

中药化学：卢汝梅

中医脾胃病学：黄贵华

中医脑病学：胡跃强

中医肾病学：黄国东

医学社会学：董塔健

应用心理学：陈雪斌

人体解剖和组织胚胎学：李中华

外科学：高宏君

中医络病学：李成林

中医基础理论：蒋　筱

中医临床基础：艾　军

中医内分泌病学：唐红珍

中医心病学：王　强

中医肿瘤病学：韦艾凌

中西医结合护理学：龙秀红

校级重点培育学科

生理学：赵铁建

中药药剂学：王志萍

妇产科学：林　忠

中医痹病学：庞学丰

校级培育学科

骨外科学：陈跃平

中西医结合骨伤科学：钟远鸣

壮医针灸学：秦祖杰

壮医妇科学：杨美春

经络腧穴学：陈日兰

针法灸法学：朱　英

壮医文化学：蓝毓营

重点实验室及负责人

省级重点实验室

广西中药药效研究重点实验室：邓家刚

广西中医基础研究重点实验室：唐　农

广西壮瑶药重点实验室：朱　华

广西高发传染病中西医结合转化医学重点实验室培育基地：梁　健

厅级重点实验室

中医临床研究重点实验室：唐　农

中药提取纯化与质量分析重点实验室：覃洁萍

中药药理重点实验室：郑作文

壮医方药基础与应用研究重点实验室：庞宇舟

广西高发传染病中西医结合转化医学重点实验室：梁　健

中药制剂共性技术研发重点实验室：王志萍

广西特色实验动物病证模型重点实验室：冷　静

中医药防治肥胖症重点实验室培育基地：唐红珍

自治区高校人文社会科学重点研究基地

中国－东盟传统医药发展研究中心：唐　农

自治区级工程中心

广西壮瑶药工程技术研究中心：庞宇舟

自治区211协同创新中心

农作物废弃物功能成分研究协同创新中心：邓家刚

壮瑶药协同创新中心：朱　华

附属机构及负责人

广西中医药大学第一附属医院（广西壮族自治区中医医院）：谢　胜、李敏智

广西中医药大学附属瑞康医院（广西壮族自治区中西医结合医院）：唐友明、高宏君

广西中医药大学附属国际壮医医院（广西国际壮医医院、广西民族医药研究院）：覃裕旺、秦祖杰

广西中医药大学附设中医学校（广西中医学校）：刘竑清、邓远美

广西中医药大学制药厂：何天富

广西中医药大学赛恩斯新医药学院（独立学院）：梁天坚、李成林

广西中医药大学第三附属医院（柳州市中医医院）：杨建青、蓝宁生

广西中医药大学附属桂林医院（桂林市中医医院）：杨　斌、刘朝晖

广西中医药大学第五附属医院（玉林市中医医院）：黄春英、谭　跃

广西中医药大学第六附属医院（梧州市中医医院）：罗世东

广西中医药大学附属骨伤医院（广西骨伤医院）：胡德宏、韦浩明

广西中医药大学附属贺州医院（贺州市中医医院）：吴家恩

广西中医药大学附属防城港医院（防城港市中医院）：徐　奎

广西中医药大学附属南宁市中医院（南宁市中医医院）：岳　进、倪钰荣

广西中医药大学附属北海医院（北海市中医院）：唐继华

广西中医药大学附属中国人民解放军第一八一医院（中国人民解放军第一八一医院）：杨　明、尹剑武

广西中医药大学附属中国人民解放军第三〇三医院（中国人民解放军第三〇三医院）：叶常青

（孙　昱）

【海南医学院中医学院】

院　　长：谢毅强
书　　记：冯　钊
副 院 长：王家辉、冯志成
地　　址：海南省海口市龙华区学院路3号
邮　　编：571199
电　　话：0898－66890539
传　　真：0898－66890539
网　　址：www.hainmc.edu.cn/zyxy/

专业统计

2017年，学院职工人数60人。专任教师43人，其中教授14人，副教授21人，讲师8人。

专业设置	学制（年）	2017年毕业生数	2017年招生数	在校生数
中医	5	91	124	561
中西医	5	61	37	224
针推	5	53	51	256
合计	/	**205**	**212**	**1041**

注：上表统计数据为本专科学生数。

研究生教育

在校硕士研究生6人，2017年招收硕士研究生2人，毕业6人。

重点学科及学科带头人

校级重点学科

中西医结合临床：谢毅强

中医临床基础（扶持）：王家辉

附属机构及负责人

海南医学院第一附属医院：韩　平

海南医学院第二附属医院：王高岸

（孙　涛）

【重庆医科大学中医药学院】

党总支书记：江杨岗
院　　长：曹文富
副 院 长：李　进、王建伟
地　　址：重庆市沙坪坝区大学城中路61号
邮　　编：401331
电　　话：023－65712064/65712060
电子信箱：727108217@qq.com
网　　址：zyy.cqmu.edu.cn

专业统计

2017年，学院职工人数51人。专任教师46人，其中教授12人，副教授25人，讲师7人。

专业设置	学制（年）	2017 年毕业生数	2017 年招生数	在校生数
中医学	5	222	142	854
中药学	4	61	36	125
针灸推拿学	5	82	79	509
中西医临床医学	5	0	77	236
中药制药学	4	0	41	40
合计	/	**365**	**375**	**1764**

注：上表统计数据为本专科学生数。

研究生教育

在校硕士研究生 63 人，2017 年招收硕士研究生 14 人，毕业 20 人。

在校博士研究生 2 人，2017 年招收博士研究生 1 人，毕业 0 人。

硕士学位专业设置：中医基础理论、中医临床基础、中医医史文献、方剂学、中医诊断学、中医内科学、中医外科学、中医骨伤科学、中医妇科学、中医儿科学、中医五官科学、针灸推拿学、民族医学、中西医结合基础、中西医结合临床

博士学位专业设置：中医学

重点学科及学科带头人

国家中医药管理局重点学科

中西医结合临床（二级学科）：曹文富

市级重点学科

中医学（一级学科）：曹文富

中西医结合（一级学科）：曹文富

市卫生计生委重点学科

中医内科学（二级学科）：曹文富

重点实验室及负责人

市级重点实验室

中医药防治代谢性疾病：曹文富

附属机构及负责人

重庆医科大学附属永川中医院：毛得宏

（黎祖敏）

【成都中医药大学】

党委书记：刘　毅

校长、党委副书记：余曙光

党委副书记：沈　涛

党委常委、副校长：彭　成

党委常委、纪委书记：延建明

副 校 长：刘旭光

党委常委、副校长：徐　廉、杨　静

基础医学院院长：高永翔

临床医学院院长：陆　华

药学院院长：傅超美

针灸推拿学院副院长：曾　芳（主持工作）

眼科学院院长：段俊国

养生康复学院院长：金荣疆

民族医药学院院长：张　艺

第二临床医学院院长：张勤修（主持工作）

公共卫生学院院长：陈大义

医学技术学院院长：李　燕

护理学院院长：邬颖华

医学信息工程学院副院长：温川飙（主持工作）

管理学院院长：李　胜

马克思主义学院/人文社科学院院长：刘东梅

体育学院院长：邬建卫

外语学院院长：唐小云

国学院院长：李继明

国际教育学院院长：姚洪武

继续教育学院/高等职业技术学院院长：聂万里

地　　址：四川省成都市金牛区十二桥路 37 号（十二桥校区）/成都市温江区柳台大道 1166 号（主校区）

邮　　编：610075（十二桥校区）/611137（主校区）

电　　话：61800000

传　　真：61800013

电子信箱：xb@ cdutcm. edu. cn

网　　址：cdutcm. edu. cn

专业统计

2017 年，学校职工人数 2157 人。专任教师 1639 人，其中教授 225 人，副教授 378 人，讲师 836 人，助教 153 人。

专业设置	学制（年）	2017 年毕业生数	2017 年招生数	在校生数
护理	3	339	34	34
药学	3	0	29	29
医学检验技术	3	114	38	148
卫生检验与检疫技术	3	71	0	0
康复治疗技术	3	25	0	0
旅游管理	3	57	0	82

（续表）

专业设置	学制（年）	2017年毕业生数	2017年招生数	在校生数
临床医学	3	54	72	218
中药制药技术	3+2	85	0	119
药品生产技术	3+2	0	128	129
药品经营与管理	3+2	0	49	49
护理	3+2	265	393	748
医学检验技术	3+2	91	202	319
康复治疗技术	3+2	81	60	122
医药营销	3+2	42	0	50
体育教育	4	115	120	473
社会体育指导与管理	4	120	120	477
运动康复	4	42	59	256
汉语国际教育	4	46	60	219
英语	4	52	96	257
日语	4	48	55	202
生物科学	4	52	56	214
生物技术	4	49	58	210
应用心理学	4	50	62	267
医学信息工程	4	72	113	629
制药工程	4	61	57	233
食品质量与安全	4	57	84	301
临床医学	5	339	411	2105
预防医学	5	65	94	492
食品卫生与营养学	4	50	84	260
中医学	5	487	574	2637
针灸推拿学	5	156	247	1017
藏医学	5	46	49	227
中医养生学	5	0	60	60
中西医临床医学	5	193	125	838
药学	4	119	161	653
药物制剂（注：授予理学学士学位）	4	81	58	238
中药学	4	271	269	1195
中药资源与开发	4	70	65	249
藏药学（注：授予理学学士学位）	4	33	63	193
医学检验技术	4	274	181	935
眼视光学	4	0	56	170

（续表）

专业设置	学制（年）	2017 年毕业生数	2017 年招生数	在校生数
康复治疗学	4	64	118	448
卫生检验与检疫	4	108	115	439
护理学	4	398	553	2071
工商管理学	4	86	145	522
市场营销	4	67	148	502
公共事业管理	4	88	131	490
健康服务与管理	4	0	55	55
生物技术	2	2	0	0
应用心理学	3+2	0	0	1
食品质量与安全	3+2	4	1	1
临床医学	3+2	9	0	4
针灸推拿学	3+2	10	0	5
药学	3+2	6	3	3
药物制剂（注：授予理学学士学位）	3+2	7	1	3
中药资源与开发	3+2	0	0	1
医学检验技术	3+2	17	13	30
康复治疗学	3+2	4	12	16
卫生检验与检疫	3+2	3	4	7
护理学	3+2	12	18	33
工商管理	3+2	3	3	6
市场营销	3+2	6	0	0
合计	/	**5126**	**5762**	**21691**

注：上表统计数据为本专科学生数。

研究生教育

在校硕士研究生 2208 人，2017 年招收硕士研究生 800 人，毕业 705 人。

在校博士研究生 361 人，2017 年招收博士研究生 107 人，毕业 75 人。

硕士学位专业设置：中医基础理论、中医临床基础、中医医史文献、方剂学、中医诊断学、中医内科学、中医外科学、中医骨伤科学、中医妇科学、中医儿科学、中医五官科学、针灸推拿学、民族医学、中医药信息学、中西医结合基础、中西医结合临床、中药学、药物化学、药剂学、生药学、药理学、药物分析学、微生物与生化药学、人体解剖与组织胚胎学、免疫学、病原生物学、病理学与病理生理学、法医学、放射医学、航空航天与航海医学、内科学、儿科学、老年医学、神经病学、精神病与精神卫生学、皮肤病与性病学、影像医学与核医学、临床检验诊断学、外科学、妇产科学、眼科学、耳鼻咽喉科学、肿瘤学、康复医学与理疗学、运动医学、麻醉学、急诊医学、社会医学与卫生事业管理、马克思主义中国化、护理学

博士学位专业设置：中医基础理论、中医临床基础、中医医史文献、方剂学、中医诊断学、中医内科学、中医外科学、中医骨伤科学、中医妇科学、中医儿科学、针灸推拿学、民族医学、中医眼科学、中医耳鼻喉科学、中西医结合基础、中西医结合临床、临床中药学、中药药理学、中药资源学、中药化学、中药药剂学、中药药事运营管理、民族药学

重点学科及学科带头人

教育部国家重点学科

中药学：彭　成

中医五官科学：段俊国

针灸推拿学：梁繁荣

中医妇科学：陆　华

国家中医药管理局中医药重点学科

临床中药学：王　建

中医眼科学：段俊国
中医妇科学：陆　华
方剂学：贾　波
中医肝胆病学：钟　森
中医内分泌病学：谢春光
中医急诊学：张晓云
针灸学：梁繁荣
温病学：杨　宇
金匮要略：张　琦
中西医结合基础：高永翔
中医养生学：马烈光
中西医结合临床：钟　森
中医耳鼻喉科学：田　理
中医老年病学：王　飞
中医肛肠病学：黄德铨
中医护理学：张先庚
推拿学：彭德忠
民族药学：张　艺
中药炮制学：吴纯洁
中医神志病学（培育）：杨东东
中药毒理学（培育）：彭　成
中医药信息学（培育）：温川飙

省级重点学科

中医内科：谢春光
中西医结合临床：钟　森
中西医结合基础：高永翔
中医外科学：陈明岭
方剂学：贾　波
生药学：吕光华
民族医学：降拥四郎
中医学：梁繁荣
中西医结合：马跃荣
药学：孟宪丽
药理学：曾　南
药物化学（培育）：刘友平
中医临床基础：杨　宇
中医骨伤科学：樊效鸿
中医基础理论：周　宜
中医医史文献：刘　渊
中医诊断学：马维骐
中医儿科学：常　克
药剂学：李小芳
药物分析学：张　梅
微生物与生化药学：孟宪丽

省重点学科建设项目

中医内科学：谢春光
生药学：吕光华
方剂学：贾　波

省医学重点学科（实验室）

内分泌科：陈　秋
血管外科：何春水
眼科：郑燕林
病理科：马跃荣

市级医学重点学科

病理学与病理生理学：马跃荣
中医脾胃病科：冯培民

校级重点学科

马克思主义中国化研究：刘东梅
社会医学与卫生事业管理：张瑞华
护理学：张先庚
康复医学与理疗学：金荣疆
外科学（泌尿外科）：常德贵
免疫学与病原微生物：马　萍
影像医学与核医学：谢明国
内科学（心血管病）：许　勇
卫生毒理学：饶朝龙
临床检验诊断学：李　燕
医学信息学：温川飙
体育教育训练学：邬建卫
中医药英语：唐小云

重点实验室及负责人

省部共建国家级重点实验室

四川省中药资源系统研究与开发利用重点实验室——省部共建国家重点实验室培育基地：彭　成

国家发展改革委工程研究中心

中药饮片炮制国家地方联合工程研究中心：江　云

国家级实验教学示范中心

中药学实验教学示范中心：彭　成
中医学实验教学示范中心：田　理
国家级虚拟仿真实验教学示范中心：丁维俊

教育部工程研究中心

西部中药材综合开发利用教育部工程研究中心：彭　成

教育部重点实验室

中药材标准化教育部重点实验室：彭　成

国家中药种质资源库

国家中药种质资源库（四川）：彭　成

国家中药临床试验研究中心

国家中药临床试验研究中心（成都）：陆　华

国家中医临床研究基地

国家中医临床研究（糖尿病）基地：陆　华

国家中医药管理局重点研究室

中医药视功能保护重点研究室：段俊国
经穴效应临床基础重点研究室：梁繁荣
中药药性与效用重点研究室：彭　成
中医药养生健康产业发展：余曙光

国家中医药管理局中医药科研三级实验室

中药药理学实验室：曾　南
中药药剂学实验室：傅超美
视觉生理实验室：段俊国
中药鉴定实验室：严铸云
时间生物学实验室：刘旭光
病理生理实验室：郭蓉晓
病理学实验室：黄秀深
分子生物学实验室：丁维俊
中药化学实验室：董小萍
中药炮制实验室：吴纯洁
民族药资源评价实验室：张　艺

省级重点实验室

中药资源与综合开发利用四川省重点实验室：彭　成
针灸与时间生物学四川省重点实验室：刘旭光
中医药眼病防治与视功能保护四川省重点实验室：段俊国

中央与地方共建实验室

中药品种质量鉴定实验室：卫莹芳

视听生理实验室：段俊国

中医药与病毒实验室：马　萍
针灸与细胞分子生物学实验室：宋开源
中西医临床模拟实验室：罗才贵
针灸与系统生物学实验室：余曙光
中药学实验室：彭　成
中医眼科与视觉功能保护实验室：段俊国
中医诊断技能实验室：陈　钢
西部民族医药实验室：张　艺
中药炮制制剂实验室：董小萍
针灸推拿技能训练实验室：刘旭光
中药复方与细胞工程实验室：黄秀深
中医临床模拟教学中心实验室：罗才贵
中医证候分子生物学实验室：张天娥
中药安全性控制实验室：吴纯洁
中医气血机能实验室：张三印
中医脏腑病症实验室：谢春光

中药GMP实训实验室：傅超美

中药安全性评价实验室：孟宪丽

省教育厅高校重点实验室

中药学科中心实验室：李祖伦

眼科实验室：段俊国

针灸学实验室：梁繁荣

中药品质资源研究与开发实验室：严铸云

中药药剂实验室：傅超美

中药药效物质基础系统研究及评价实验室：董小萍

中药药理实验室：黄国均

民族医药资源与新药开发实验室：张　艺

中医证候实验室：黄秀深

中医藏象生物学基础研究实验室：高永翔

中医实验诊断实验室：罗　萍

中药炮制：胡昌江

中西医结合特色护理：张先庚

中医脏腑病证：王　飞

中医药养生健康：余曙光

四川中医药文化协同发展研究中心：李继明

省级高校实验教学示范中心

形态学实验教学示范中心：黄秀深

中药学教学实验中心：刘友平

中医临床技能实验教学中心：陆　华

针灸学实验教学中心：刘旭光

中医药虚拟仿真实验教学中心：丁维俊

中西医护理虚拟仿真实验教学中心：邬颖华

省医学重点实验室

医学分子检测实验室：罗　萍

省级2011协同创新中心

西南道地药材协同创新中心：彭　成

针灸经穴效应协同创新中心：梁繁荣

视网膜图像技术与慢性血管性疾病防治协同创新中心：段俊国

附属机构及负责人

成都中医药大学附属医院：党委书记常德贵、院长陆华

成都中医药大学第二附属医院：党委书记罗晓红、副院长张勤修（主持工作）

成都中医药大学第三附属医院：党委书记张俭、副院长曾芳（主持工作）

成都中医药大学附属眼科医院：党委书记、院长段俊国　（蒋依平）

【贵阳中医学院】

党委书记：方仕平

党委副书记、院长：杨　柱

党委委员、副院长：滕　红、刘　文、崔　瑾、于　浩

党委副书记：王念屏、朱洪波

基础医学院院长：庄田畋

药学院院长：杜　江

护理学院院长：肖政华

骨伤学院院长：陈久毅

针灸推拿学院院长：陈　波

人文与管理学院院长：陈　瑶

第一临床医学院院长：孙　波

第二临床医学院院长：张　帆

继续教育学院院长：何　甦（任期至2017年10月30日）、韦　韬（2017年10月30日任职）

体育健康学院院长：王　松

信息工程学院院长：陈　坚

马克思主义学院院长：杨近平

地　　址：贵州省贵阳市贵安新区栋青南路贵阳中医学院

邮　　编：550025

电　　话：0851－88233016/88233017

传　　真：0851－88233019

电子信箱：gyzyxyyb@126.com

网　　址：www.gyctcm.edu.cn/index.htm

专业统计

2017年，学校职工人数1247人。专任教师869人，其中教授179人，副教授331人，讲师215人，助教117人。

专业设置	学制（年）	2017年毕业生数	2017年招生数	在校生数
本　　科				
高中起点本科	/	1742	3987	11141
针灸推拿学（康复治疗方向）	5	62	0	122
劳动与社会保障	4	43	396	598
药物制剂（注：授予理学学士学位）	4	112	85	320
医学检验技术	4	0	84	84
中医学	5	187	438	1553
中医学（英语方向）	5	33	0	100
中医学（全科医学方向）	5	120	0	95
中药资源与开发	4	0	82	82

（续表）

专业设置	学制（年）	2017 年毕业生数	2017 年招生数	在校生数
中药制药	4	0	84	282
康复治疗学	4	0	91	308
中药学	4	97	0	76
针灸推拿学	5	103	161	586
健康服务与管理	4	0	572	572
法学	4	44	83	310
运动康复	4	0	167	413
医学信息工程	4	0	85	213
制药工程	4	103	84	380
应用心理学	4	42	82	296
生物制药	4	0	81	248
中药学（职教师资方向）	4	48	0	0
中药学（营销方向）	4	78	0	62
中药学（苗药方向）	4	0	0	45
中药学	4	84	83	615
中西医临床医学	5	249	253	1143
公共事业管理	4	0	573	730
护理学	4	143	328	903
护理学（职教师资方向）	4	0	0	55
护理学（英语方向）	5	31	0	94
中草药栽培与鉴定（注：授予理学学士学位）	4	0	84	282
中医学（骨伤方向）	5	117	0	268
药学	4	46	91	306
专科起点本科	/	243	369	733
药学	2	1	80	80
药物制剂（注：授予理学学士学位）	2	16	0	0
针灸推拿学	3	15	14	43
中药学（营销方向）	2	8	0	0
康复治疗学	2	0	78	116
中医学	3	21	19	48
护理学	2	161	158	352
中药学	2	21	20	94
第二学士学位				
应用心理学	2	26	41	41

（续表）

专业设置	学制（年）	2017年毕业生数	2017年招生数	在校生数
专　　科				
护理	3	1	0	0
合计	/	**2012**	**4397**	**11915**

注：上表统计数据为本专科学生数。

研究生教育

在校硕士研究生917人，2017年招收硕士研究生349人，毕业248人。

硕士学位专业设置：中医学、中西医结合、中药学、生药学、护理、公共管理

重点学科及学科带头人

教育部国家重点学科（培育）

中药学（民族药学）：杜　江

国家中医药管理局“十一五”重点学科

针灸学：崔　瑾

中医内分泌学：孔德明

中医脑病学：朱广旗

中医血液病学：黄礼明

药用植物学：何顺志

国家中医药管理局“十二五”重点学科

中医眼科学：肖家翔

中医耳鼻喉科学：张燕平

中医护理学：段亚萍

中药药剂学：张永萍

中医肛肠病学：符中柱

中药化学：梁光义

民族医学（苗医学）：熊芳丽

民族药学（苗药学）：杜　江

中西医结合临床：黄礼明

国家中医药管理局“十二五”重点学科（培育）

中医络病学：杨孝芳

中医心理学：胡　婕

中医预防医学：欧江琴

中医药英语：林　雅

省教育厅国内一流建设学科

中药学：张永萍

省教育厅区域一流建设学科

中医学：杨　柱

省教育厅特色重点学科

中药学：杜　江

针灸推拿学：崔　瑾

中西医结合临床：黄礼明

民族医学：马武开

省教育厅重点学科

中药学：杜　江

中医骨伤科学：张开伟

中医内科学：杨　柱

中医基础理论：陈云志

针灸推拿学：崔　瑾

中西医结合临床：黄礼明

省教育厅重点学科（培育）

中西医结合基础：田维毅

重点实验室及负责人

国家级重点实验室

科技部（共建）国家苗药工程技术研究中心：张永萍

省（部）级重点实验室

国家中医药管理局中药分析实验室（三级）：靳凤云

国家中医药管理局中药制剂实验室（三级）：张永萍

国家中医药管理局国家基本药物所需中药材种子种苗繁育基地：魏升华（技术负责人）

国家中医药管理局省级中药炮制技术传承基地：李　玮

国家中医药管理局省级中药原料质量监测技术服务中心：周　涛

国家中医药管理局苗医苗药治疗慢性疼痛重点研究室：朱广旗

贵州民族医药教育部国际合作联合实验室：杜　江

农业部国家中药材产业技术体系试验站：周　涛

国家食品药品监管总局药品临床试验中心：贺祝英

贵州省科技厅中药生药重点实验室：梁光义

贵州省科技厅苗医药重点实验室：杜　江

贵州省科技厅国家药品临床研究基地：贺祝英

贵州省科技厅中药新制剂、新剂型研究开发中心：张永萍

贵州省科技厅中药民族药炮制与制剂工程技术研究中心：张永萍

贵州省科技厅中医药民族医药治疗慢性病临床与基础研究平台：黄礼明

贵州省科技厅中药民族药院士工作站：杨　柱

贵州省科技厅中药制剂研究开发中心：张永萍

贵州省科技厅成年贵州小型猪正常免疫系统基本数据库平台：钱　宁

贵州省科技厅中药、民族药科普基地（培育）：胡成刚

贵州省科技厅实验动物管理服务平台：吴曙光

贵州省科技厅民族药经皮给药制剂工程技术研究中心（共建）：张永萍

贵州省科技厅破壁饮片工程技术研究中心（共建）：张丽艳

贵州省教育厅现代民族药（苗药）2011协同创新中心：杨　柱

贵州省教育厅苗族医学研究2011协同创新中心：崔　瑾

贵州省教育厅中医药（民族医药）产业发展研究中心：朱洪波

贵州省委组织部中医学人才基地：孔德明

贵州省委组织部中医（民族医）高级人才培养基地：崔　瑾

贵州省委组织部肛肠专科临床人才基地：袁维真

贵州省发展改革委中药民族药材产地加工与饮片炮制工程研究中心：李　玮

厅（局）级重点实验室

贵州省教育厅中医证候实质研究实验室：赵　博

贵州省教育厅中药、民族药产地加工与炮制技术工程中心：李　玮

贵州省教育厅分子生药学特色重点实验室：周　涛

贵州省教育厅针灸推拿学特色

重点实验室：陈 波

贵州省教育厅中药民族药新制剂、新剂型工程研究中心：张永萍

贵州省教育厅普通高等学校中药民族药微生物发酵与生物转化工程中心：田维毅

贵州省教育厅中药民族药制剂重点实验室：徐 剑

贵州省教育厅普通高等学校治未病工程研究中心：庄田畋

贵州省教育厅中医药方证药理研究重点实验室：钱海兵

贵州省教育厅中药民族药材种质资源保存及评价工程研究中心：孙庆文

贵阳市科技局贵州民族药基础研究实验平台：周 涛

贵阳市科技局中药医院制剂实验室：张建玲

附属机构及负责人

贵阳中医学院第一附属医院：党委书记张培琴（任期至2017年10月30日）、王乾宇（2017年10月30日任职），院长孙波

贵阳中医学院第二附属医院：党委书记王乾宇（任期至2017年10月30日）、张敬杰（2017年10月30日任职），院长张帆 （林 静）

【云南中医学院】

党委书记：王翠岗
党委副书记、校长：熊 磊
党委副书记：荀传美、郭 平
副 校 长：孟庆红、祁苑红
纪委书记：李媛芬
副 校 长：李世辉、邱 勇
基础医学院：陈文慧
临床医学院：温伟波
中药学院：徐福荣
民族医药学院：张 超
护理学院：毕怀梅
针灸推拿康复学院：邰先桃
人文与管理学院：吴 燕
信息技术学院、现代教育技术中心（合署）：吕 峰
国际合作交流处、港澳台办、国际教育学院（合署）：周 青
马克思主义学院：熊官旭
体育部：彭利民
继续教育学院、职业技术学院（合署）：卞 瑶

地 址：云南省昆明市呈贡新城雨花路1076号
邮 编：650500
电 话：0871－65919009
传 真：0871－65919009
网 址：www.ynutcm.edu.cn

专业统计

2017年，学校职工人数973人。专任教师666人，其中正高级职称103人，副高级职称303人，中级职称247人，初级职称5人。

专业设置	学制（年）	2017年毕业生数	2017年招生数	在校生数
高中起点本科	/	2006	2143	9543
计算机科学与技术	4	40	42	83
医学信息工程	4	0	50	140
制药工程	4	53	48	201
应用心理学	4	40	45	131
市场营销	4	55	41	175
物流管理	4	0	42	160
中药学	4	163	134	598
中西医临床医学	5	377	334	1912
公共事业管理	4	46	0	114
护理学	4	209	246	863
中草药栽培与鉴定（注：授予理学学士学位）	4	36	0	83
中医学	5	261	478	2048
中药资源与开发	4	44	46	132
康复治疗学	4	116	117	471
针灸推拿学	5	309	197	1151
傣医学	5	0	40	124

（续表）

专业设置	学制（年）	2017年毕业生数	2017年招生数	在校生数
药物制剂（注：授予理学学士学位）	4	55	49	206
食品科学与工程	4	45	0	84
医学实验技术	4	43	45	179
食品质量与安全	4	0	47	151
药学	4	114	142	537
专科起点本科	/	81	104	194
针灸推拿学	2	38	53	99
中医学	2	43	51	95
合计	/	**2087**	**2247**	**9737**

注：上表统计数据为本专科学生数。

研究生教育

在校硕士研究生987人，2017年招收硕士研究生397人，毕业260人。

硕士学位专业设置：中医基础理论、中医临床基础、中医医史文献、方剂学、中医诊断学、中医内科学、中医外科学、中医骨伤科学、中医妇科学、中医儿科学、中医五官科学、针灸推拿学、民族医学、中医心理学（自主设置目录外二级学科）、中西医结合基础、中西医结合临床、中西医结合护理（自主设置目录外二级学科）、中西医结合康复学（自主设置目录外二级学科）、药物化学、药剂学、生药学、药物分析学、微生物与生化药学、药理学、中药学（不设二级学科）、民族药学（自主设置目录外二级学科）、护理、药学、中药学

重点学科及学科带头人

国家中医药管理局“十二五”重点学科

彝药学：饶高雄

中医儿科学：熊　磊

推拿学：王春林

中医老年病学：万启南

中医耳鼻喉科学：周家璇

傣药学：冯德强

国家中医药管理局“十二五”培育学科

中医心理学：秦　竹

中医管理学——中医药对外合作管理学：周　青

中医文化学：王　寅

中西医结合基础：陈文慧

中医人类学：贺　霆

中医预防医学：何渝煦

国家中医药管理局“十一五”重点学科

中医男科学：秦国政

中医痹病学：彭江云

中医肾病学：吉　勤

临床中药学：照日格图

傣医学：张　超

省“十三五”一流学科A类高原学科

中医学：秦国政

中药学：钱子刚

中西医结合：袁嘉丽、温伟波

省“十二五”博士学位授权建设重点学科

中医学：秦国政

中药学：钱子刚

省“十二五”优势特色重点学科

中西医结合：彭江云、陈文慧

药学：饶高雄

省“十一五”重点学科

中西医结合基础：袁嘉丽

民族医学：张　超

省“十五”重点学科

针灸学：王建明

省“九五”重点学科

中医内科学：彭江云

中医经络学：王志红

临床中药学：照日格图

省“八五”重点学科

实用中药学：钱子刚

“十二五”校级立项建设硕士学位授权一级学科

基础医学：郑　梅

食品科学与工程：赵声兰

“十二五”校级立项建设硕士专业学位授权点

汉语国际教育：周　青

公共管理：熊官旭、杨鹤清

应用心理学：秦　竹

护理学：毕怀梅

“十二五”校级立项建设硕士学位授权一级学科（培育学科）

医学技术：李　云

“十二五”校级立项建设硕士专业学位授权点（培育学科）

体育：彭利民

图书情报：刘　虹

重点实验室及负责人

省级创新团队

云南中医学院中医治未病理论应用研究省创新团队：熊　磊

云南中医学院中医药调节人体微生态省创新团队：袁嘉丽

省级2011协同创新中心

南药研究协同创新中心：赵荣华

云南中医药特色健康产品研发协同创新中心（培育）：赵　毅

省（部）级工程中心（实验室）

云南省道地濒危中药材繁育与栽培工程技术研究中心：徐福荣

云南省民族特色养生理论与健

康产品工程实验室：饶高雄

省（部）级研究基地

云南民族医药保护与产业发展研究基地：郑　进

云南省中医药民族医药博物馆：吴永贵

云南省中医药宣教中心：夏　丽

省级公共科技服务平台

云南省中药饮片开发与质量检测公共科技服务平台：周志宏

省级技术转移示范机构

云南中医学院生物医药技术转移中心：周志宏

省级中医药临床研究基地

云南省中医药临床研究基地：秦国政

省（部）级重点实验室

中药药理实验室：林　青

中药药理（免疫）实验室：照日格图

云南省傣医药与彝医药重点实验室（筹备）：张　超

省高校重点实验室

省高校中医药学分子生物学重点实验室：袁嘉丽

省高校民族药现代研究重点实验室：淤泽溥

省高校天然药物活性成分与功能重点实验室：饶高雄

省高校中医药临床科研重点实验室：秦国政

省高校中药民族药质量标准研究重点实验室：何红平

云南省高校芳香中药研究重点实验室：赵　毅

省高校工程研究中心

省高校中药材优良种苗繁育工程研究中心：钱子刚

省高校民族药保护与鉴定工程研究中心：徐福荣

市工程技术研究中心

昆明市中药材繁育与鉴定工程技术研究中心：徐福荣

市级重点实验室

昆明市民族医药资源研究重点实验室：饶高雄

昆明市中医药学分子生物学重点实验室：陈文慧

昆明市代谢性疾病中医药防治重点实验室：俞　捷

附属机构及负责人

云南中医学院第一附属医院云南省中医医院：温伟波

云南中医学院第二附属医院云南省交通中心医院：汤思远

云南中医学院第三附属医院昆明市中医医院：李　雷

云南中医学院第四附属医院玉溪市中医医院：景　明

云南中医学院第五附属医院楚雄州中医医院：许嘉鹏

云南中医学院第六附属医院西双版纳州傣医医院：王肖飞

云南中医学院附属曲靖市中医医院：罗光雄

云南中医学院附属昭通市中医医院：郭昌贵

云南中医学院附属曲靖市第二人民医院：董丁贵

云南中医学院附属文山州中医医院：韦光萍

云南中医学院附属宣威市中医医院：胡晓东

云南中医学院附属开远市人民医院：康　华

云南中医学院附属红河州第三人民医院：杨　军

云南中医学院附属蒙自市人民医院：杨双赋

云南中医学院附属昆明市精神病院：李幼章

云南中医学院附属普洱市中医医院：戴丽冰　　（马　婧）

【西藏藏医学院】

党委书记、副院长：周阳光

党委副书记、院长：尼玛次仁

党委副书记、副院长：达　娃

党委委员、副院长：普　琼、米　玛、鞠明兵、刘铜华

地　　址：西藏自治区拉萨市城关区当热路 10 号

邮　　编：850000

电　　话：0891－6387272

传　　真：0891－6389296

电子信箱：zyxyxbs@163.com

网　　址：www.ttmc.edu.cn

专业统计

2017 年，学校职工人数 276 人。专任教师 149 人，其中教授 9 人，副教授 34 人，讲师 52 人，助教 54 人。

专业设置	学制（年）	2017 年毕业生数	2017 年招生数	在校生数
藏医学	5	154	221	910
藏药学	4	44	39	335
藏药学（市场营销方向）	5	6	0	29
高职藏医学（专科）	3	0	40	120
合计	/	**204**	**300**	**1394**

注：上表统计数据为本专科学生数。藏药学专业学制从 2016 级开始由 5 年改为 4 年。

研究生教育

在校硕士研究生 85 人，2017 年招收硕士研究生 28 人，毕业 24 人。

在校博士研究生 11 人，2017 年招收博士研究生 3 人，毕业 3 人。

硕士学位专业设置：藏医学、蒙医学

博士学位专业设置：藏医学、蒙医学

重点学科及带头人

国家教育部重点学科

藏医药学：尼玛次仁

藏药学：格桑顿珠

国家中医药管理局重点学科

藏药学：格桑顿珠

重点实验室及负责人

教育部重点实验室

藏医药基础实验室：米　玛

国家中医药管理局中医药科研三级实验室

传统藏药炮制及质量控制实验室：嘎　务

附属机构及负责人

西藏藏医学院附属医院院长：多杰仁青

（马　烈）

【陕西中医药大学】

党委书记：刘勤社

党委副书记、校长：刘　力

党委副书记：李玉明、康亚国、于远望

纪委书记：刘新平

副 校 长：王瑞辉、郑　刚、许建秦、唐志书、蒲济生

总会计师：李　宇

党委委员：刘小宾

马克思主义学院院长：张雪玲

体育部部长：马学文

基础医学院院长：张　红

第一临床医学院中医系主任：崔晓萍

第一临床医学院中西医临床医学系主任：侯俊明

第二临床医学院临床医学系主任：张文岐

药学院院长：唐于平

针灸推拿学院院长：李永峰

护理学院院长：王瑞莉

医学技术学院院长：权志博

外语学院院长：李永安

人文管理学院院长：李亚军

公共卫生学院院长：史传道

继续教育学院院长：陈亚龙

地　　址：陕西省西咸新区西咸大道中段

邮　　编：712046

电　　话：029－38185000

传　　真：029－38185333

电子信箱：yb38185000@126.com

网　　址：www.sntcm.edu.cn

专业统计

2017 年，学校职工人数 1221 人。专任教师 910 人，其中教授 151 人，副教授 353 人，讲师 272 人，助教 65 人。

专业设置	学制（年）	2017 年毕业生数	2017 年招生数	在校生数
高中起点本科	/	2835	2647	12105
中药学（注：授予理学学士位）	4	103	111	367
针灸推拿学	5	248	311	1298
药学（注：授予理学学士学位）	4	0	51	197
药物制剂（注：授予理学学士学位）	4	48	56	210
医学检验（注：授予医学学士学位）	5	123	0	0
医学检验技术（注：授予理学学士学位）	4	118	110	419
制药工程	4	93	51	263
应用心理学（注：可授理学或教育学学士学位）	4	100	52	298
生物技术（注：可授理学或工学学士学位）	4	49	48	185
英语	5	81	0	181
汉语言文学	4	47	59	195
市场营销	4	48	47	149
中医学	5	490	408	2095
中西医临床医学	5	302	297	1488
公共事业管理	4	48	42	158
护理学（注：授予理学学士学位）	4	213	184	623
临床医学	5	442	397	2183
中药资源与开发（注：授予理学学士学位）	4	0	48	197
医学影像学（注：授予理学学士学位）	5	134	110	574
中药制药（注：可授理学或工学学士学位）	4	0	53	197

（续表）

专业设置	学制（年）	2017年毕业生数	2017年招生数	在校生数
预防医学	5	103	107	500
康复治疗学（注：授予理学学士学位）	4	45	52	219
食品卫生与营养学（注：授予理学学士学位）	4	0	53	109
专科起点本科	/	148	0	114
中药学（注：授予理学学士学位）	2	25	0	1
康复治疗学（注：授予理学学士学位）	2	29	0	1
护理学（注：授予理学学士学位）	2	31	0	63
中医学	3	63	0	49
合计	/	**2983**	**2647**	**12219**

注：上表统计数据为本专科学生数。

研究生教育

在校硕士研究生1221人，2017年招生硕士研究生431人，毕业373人。

硕士学位专业设置：中医基础理论、中医临床基础、中医医史文献、方剂学、中医诊断学、中医内科学、中医外科学、中医骨伤学、中医妇科学、中医儿科学、中医五官科学、针灸推拿学、中西医结合基础、中西医结合临床、中药学、内科学、外科学、神经病学、妇产科学、麻醉学、临床医学与核医学、临床检验诊断学、全科医学、药学、汉语国际教育、公共卫生、护理、应用心理

重点学科及学科带头人

国家中医药管理局重点学科

中医脑病学：闫咏梅

中医脾胃病学：沈舒文

中医妇科学：贺丰杰

中医基础理论：邢玉瑞

中医诊断学：殷　鑫

临床中药学：卫培峰

中药药理学：王　斌

内经学：孙理军

中医康复学：王瑞辉

中药化学：宋小妹

中西医结合基础：张　红

中医文化学：李亚军

中医疮疡病学：马拴全

中医耳鼻喉科学：张　雄

中西医结合临床：赵晓平

中医血液病学：董昌虎

中西医结合临床：郑　刚

省教育委员会、教育厅重点学科

中医临床基础（伤寒论）：李小会

中医基础理论：邢玉瑞

中医骨伤科学：杨利学

中药制药：王昌利

中医药特色文化的传承与发展研究：李亚军

中医学（中医养生学）：史传道

省中医药管理局重点学科

方剂学：周永学

中西医结合骨伤学科：李彦民

中医心病学科：杨培君

中医脑病学科：闫咏梅

中医消化内科：汶明琦

针灸学：刘智斌

中医肿瘤学：王希胜

中医康复学：王瑞辉

中医肺病学：高　洁

中医脾胃病学：吴洁琼

中医医史文献：李亚军

针灸推拿学：王瑞辉

中药炮制学：邓　翀

中药制药工程学：史亚军

中药资源学：张　岗

重点实验室及负责人

国家级重点实验室

国家药物临床试验机构：雷根平

国家传染病临床研究基地：常占杰

国家中医药管理局中医药科研三级实验室

中药药理实验室：张恩户

中药制剂实验室：王昌利

分子生物学实验室：王小平

国家中医药管理局中医药科研二级实验室

中药鉴定学实验室：胡本祥

中药制剂实验室：王昌利

中药药理学实验室：张恩户

分子病理学实验室：王小平

中医药分子生物实验室：张　红

中西医结合免疫实验室：席孝贤

针灸推拿实验室：牛文民

血管神经生理学实验室：张　琪

中药化学实验室：宋小妹

藏象分子免疫学实验室：李翠娟

血证诊断实验室：何春玲

中医骨病理与生物力学实验室：杨利学

脾胃病分子免疫实验室：杜晓泉

省部级科研平台

国家稀缺中药材种苗基地（陕西）：周永学

省级中药原料质量检测技术服务中心：周永学

省2011协同创新中心

中药资源产业化协同创新中心：刘　力

省级临床研究分中心

胃肠疾病临床研究分中心：侯

俊明

心血管疾病临床研究分中心：赵明君

省级重点实验室

中药基础与新药研究重点实验室：郭东艳

中医体质与疾病防治重点实验室：孙理军

中医脑病学重点实验室：周永学

针药结合重点实验室：刘智斌

省级工程技术研究中心

中药饮片工程技术研究中心：王昌利

秦岭中草药应用开发工程技术研究中心：王昌利

风湿与肿瘤类中药制剂工程技术研究中心：谢晓林

天麻山茱萸工程技术研究中心：田慧玲

省级创新药物研究中心：唐志书

附属机构及负责人

陕西中医药大学附属医院院长：赵晓平

陕西中医药大学第二附属医院院长：缪　峰

陕西中医药大学制药厂厂长：曹林林　（张逸美）

【甘肃中医药大学】

党委书记：李应东
党委副书记、校长：李金田
党委副书记：王志年
党委常委、副校长：郑贵森
党委常委、纪委书记：范　康
副 校 长：贾国江
党委常委、副校长：王新华、史正刚、汪永锋、宋　琦
中医临床学院院长：宋　敏
药学院院长：李成义
针灸推拿学院院长：方晓丽
中西医结合学院院长：戴恩来
临床医学院院长：陈　彻
护理学院院长：赵鲲鹏
基础医学院副院长：李长天
公共卫生学院院长：张　艳
经贸与管理学院院长：云立新
信息工程学院院长：张晓河
人文学院院长：齐　明
国际教育学院副院长：姜劲挺
藏医学院院长：赵苏静
体育健康学院院长：马玉德
继续教育学院院长：刘　雄
地　　址：甘肃省兰州市定西东路35号
邮　　编：730000
电　　话：0931－8765555
传　　真：0931－8627950
电子信箱：yb@gszy.edu.cn
网　　址：www.gszy.edu.cn

专业统计

2017年，学校职工人数848人。专任教师717人，其中教授162人，副教授266人，讲师250人，助教39人。

专业设置	学制（年）	2017年毕业生数	2017年招生数	在校生数
本　科				
高中起点本科	/	1860	2895	9951
中医学	5	271	418	1827
藏医学	5	98	486	360
藏药学	4	39	40	156
针灸推拿学	5	126	162	849
康复治疗学	4	44	57	176
中西医临床医学	5	224	371	1632
临床医学	5	321	427	1924
医学影像学	5	100	105	491
医学检验技术	4	54	64	240
卫生检验与检疫	4	0	42	41
预防医学	5	44	58	236
中药学	4	49	49	179
药物制剂	4	50	44	165

（续表）

专业设置	学制（年）	2017年毕业生数	2017年招生数	在校生数
中草药栽培与鉴定	4	49	51	155
中药资源与开发	4	45	32	132
中药制药	4	0	39	33
护理学	4	171	139	483
应用心理学	4	38	0	95
公共事业管理	4	46	40	142
国际经济与贸易	4	50	45	133
医学信息工程	4	41	53	159
药学	4	0	45	119
应用化学	4	0	0	59
运动康复	4	0	33	73
少数民族预科班（预科）	1	0	95	92
专科起点本科	/	128	110	219
临床医学	2	84	65	130
护理学	2	44	45	89
小计	/	**1988**	**3005**	**10170**
专　　科				
针灸推拿	3	0	50	129
公共卫生管理	3	0	42	37
医学影像技术	3	0	50	87
医学检验技术	3	0	80	152
护理	3	0	120	202
中医骨伤	3	0	70	64
中医学	3	0	80	66
老年服务与管理	3	0	58	73
药品生产技术	3	0	50	73
药品经营与管理	3	0	50	84
药品质量与安全（中药鉴定与质量检测技术）	3	0	50	39
小计	/	**0**	**700**	**1006**
总计	/	**1988**	**3705**	**11176**

注：上表统计数据为本专科学生数。

研究生教育

在校硕士研究生875人，2017年招收硕士研究生350人，毕业219人。

在校博士研究生54人，2017年招收博士研究生22人，毕业6人。

硕士学位专业设置：中医基础理论、中医临床基础、中医医史文献、方剂学、中医诊断学、中医内科学、中医外科学、中医骨伤科学、中医妇科学、中医儿科学、中医五官科学、针灸推拿学、民族医学、中西医结合临床、中西医结合基础、中西医结合护理学、内科学、儿科学、老年医学、神经病学、精神病与精神卫生学、皮肤病与性病学、影像医学与核医学、临床检验诊断学、外科学、妇产科学、眼科学、耳鼻咽喉科学、肿瘤学、康复医学与理疗学、运动医学、麻醉学、急诊医学、全科医学、临床病理学、全科医学、公共卫生、护理、中药学

博士学位专业设置：中医基础理论、中医临床基础、中医医史文献、方剂学、中医诊断学、中医内科学、中医外科学、中医骨伤科学、中医妇科学、中医儿科学、中医五官科学、针灸推拿学，民族医学（含藏医学、蒙医学等）、中西医结合基础、中西医结合临床、中药学

重点学科及学科带头人

国家中医药管理局重点学科

中医老年病学：吴红彦

中药化学：郭　玫

民族医学（敦煌医学）：李应存

中西医结合基础：刘永琦

省教育厅重点学科

中医学：李金田

中西医结合：李应东

中药学：郭　玫

神经病与精神卫生学：石洲宝

校级重点学科

中药资源学：晋　玲

中药鉴定学：李成义

中药化学：（暂缺）

针灸推拿学：严兴科

方剂学：吴红彦

中医骨伤科学：宋　敏

中医内科学：金智生

中医临床基础：李金田

中西医结合临床：李应东

中西医结合基础：（暂缺）

护理学：李丹琳

公共卫生与预防医学：郑贵森

中医基础理论：朱向东

中医妇科学：武权生

中医儿科学：史正刚

计算机应用：李　燕

卫生事业管理：云立新

应用化学：张浩波

翻译理论与实践：张长江

中国语言文学：侯洪澜

马克思主义中国化：郑建辉

内科学：马燕花

临床检验诊断学：陈　彻

外科学：潘海邦

医学免疫学与病原生物学：苏　韫

病理学与病理生理学：李长天

解剖学：汪永锋

重点实验室及负责人

科技部（国际科技合作基地）重点实验室

中医药防治慢性病国际科技合作基地：（依托中医临床学院）

省部共建教育部重点实验室

敦煌医学与转化实验室：李金田

省级重点实验室

甘肃省中药药理与毒理重点实验室：任　远

甘肃省中医方药挖掘与创新转化重点实验室（培育基地）：吴红彦

甘肃省中医药防治慢性疾病重点实验室（培育基地）：李应东

甘肃省中药质量与标准研究重点实验室（培育基地）：王亚丽

甘肃省中药资源与产品开发创新平台建设项目：李金田

国家中医药管理局中医药科研三级实验室

中药生药实验室：李成义

中药药理实验室：马　骏

中药化学实验室：郭　玫

省高校重点实验室

中（藏）药化学与质量研究重点实验室：赵　磊

重大疾病分子医学与中医药防治研究实验室：刘永琦

省级工程实验室

甘肃省中药新产品创制工程实验室：吴红彦

甘肃省道地药材质量标准化技术研究与推广工程实验室：赵磊

省中医药科研二级实验室

生物化学实验室：夏琦

中药免疫与分子生物学实验室：雒　军

中药制剂实验室：景　明

中药制药实验室：魏舒畅

中西医结合基础实验室：刘永琦

附属机构及负责人

甘肃中医药大学附属第一医院（甘肃省中医院）：李盛华

甘肃中医药大学附属第二医院（甘肃中医药大学附属医院）：张晓刚

（陈晓强）

【青海大学藏医学院】

院　　长：李先加

地　　址：青海省西宁市城北区宁大路251号

邮　　编：810016

专业统计

2017年，学校职工人数34人。专任教师32人，其中教授4人，副教授13人，讲师10人，助教5人。

专业设置	学制（年）	2017年毕业生数	2017年招生数	在校生数
藏医学	5	0	173	379
藏药学	4	57	0	0
藏西医	5	74	0	157
藏医护理	5	0	0	35

（续表）

专业设置	学制（年）	2017年毕业生数	2017年招生数	在校生数
藏医药管理	4	0	0	0
藏医全科	5	0	50	149
藏医专科（村医）	3	0	37	65
合计	/	**131**	**260**	**785**

注：上表统计数据为本专科学生数。

研究生教育

在校硕士研究生49人，2017年招收硕士研究生21人，毕业9人。

在校博士研究生12人，2017年招收博士研究生4人，毕业2人。

硕士学位专业设置：藏医学

博士学位专业设置：藏医药学

重点学科及学科带头人

省级藏医药学重点学科：李先加

重点实验室及负责人

藏医药国家级教学示范中心：李先加

藏医学综合实验中心：子　巴

青海大学藏药研究中心：李啟恩

（洛　桑）

【宁夏医科大学中医学院】

党委书记：魏振斌

院　　长：刘敬霞

党委副书记：钱月慧

副 院 长：徐武清、马玉宝、马惠昇、马　科

地　　址：宁夏回族自治区银川市兴庆区胜利街1160号

邮　　编：750004

电　　话：0951－6880501

传　　真：0951－6880501

电子信箱：zyxy6880501@163.com

网　　址：zyxy.nxmu.edu.cn

专业统计

2017年，学校职工人数60人。专任教师52人，其中教授26人，副教授17人，讲师6人，助教5人。

专业设置	学制（年）	2017年毕业生数	2017年招生数	在校生数
中医学	5	38	35	137
中西医临床医学	5	41	34	141
针灸推拿学	5	40	35	131
中医学（全科定向）	5	30	20	124
回医学	5	0	0	27
合计	/	**149**	**124**	**560**

注：上表统计数据为本专科学生数。

研究生教育

在校硕士研究生99人，2017年招收硕士研究生39人，毕业26人。

硕士学位专业设置：中医学

重点学科及学科带头人

国家中医药管理局“十一五”重点学科

中医脾胃病：朱西杰

温病学：牛　阳

国家中医药管理局“十二五”重点学科

中医诊断学：梁　岩

推拿学：马惠昇

回医学：牛　阳

重点实验室及负责人

省部级重点研究室

回药现代化省部共建教育部重点实验室：牛　阳

附属机构及负责人

宁夏医科大学附属回医中医医院：马　科

（杨　青）

【新疆医科大学中医学院】

书　　记：毛新民

副 院 长：曾斌芳、陈静波

地　　址：新疆维吾尔自治区乌鲁木齐市新市区鲤鱼山路附29号

邮　　编：830011

电　　话：0991－4363310

传　　真：0991－4363310

电子信箱：445852601@qq.com

网　　址：zyxy.xjmu.edu.cn/

专业统计

2017年，学院职工人数73人。专任教师64人，其中教授16人，副教授27人，讲师16人，助教5人。

专业设置	学制（年）	2017 年毕业生数	2017 年招生数	在校生数
中医学	5	82	57	264
中西医临床医学	5	73	58	275
针灸推拿学	5	53	56	261
中药学	4	44	45	141
中医（定向）	5	46	50	246
哈医学	5	28	30	80
合计	/	**326**	**296**	**1267**

注：上表统计数据为本专科学生数。

研究生教育

在校硕士研究生 538 人，2017 年招收硕士研究生 188 人，毕业 136 人。

在校博士研究生 17 人，2017 年招收博士研究生 3 人，毕业 1 人。

硕士学位专业设置：中医基础理论、中医临床基础、中医医史文献、方剂学、中医诊断学、中医内科学、中医外科学、中医骨伤科学、中医妇科学、中医儿科学、中医五官科学、针灸推拿学、民族医学、中西医结合基础、中西医结合临床、中药学

博士学位专业设置：中西医结合基础、中西医结合临床、中医内科学、中医外科学、中医骨伤科学、中医妇科学、中医儿科学、中医五官科学、针灸推拿学、民族医学

重点学科及学科带头人

国家级重点学科

中医骨伤科学：卢　勇

中医各家学说：张星平

中医皮肤病学：刘红霞

中医老年病学：胡晓灵

临床中药学：聂继红

中医络病学：刘远新

中医文化学：卢　勇

自治区级重点学科

中医学：安冬青

推拿学：刘俊昌

中西医结合学：曾斌芳

重点实验室及负责人

自治区级重点实验室

新疆名医名方与特色方剂学实验室：安冬青

（叶生文）

【新疆医科大学维吾尔医学院】

书记、副院长：刘向阳

副 院 长：库尔班·艾力

副 院 长：翟华强（2017 年 9 月任职）

地　　址：新疆维吾尔自治区乌鲁木齐市鲤鱼山路新疆医科大学北校区维吾尔医学院

邮　　编：830011

电　　话：0991－4360092

专业统计

2017 年，学院职工人数 25 人。专任教师 12 人，其中教授 1 人，副教授 5 人，讲师 2 人，助教 4 人。

专业设置	学制（年）	2017 年毕业生数	2017 年招生数	在校生数
维医学	5	67	46	341
合计	/	**67**	**46**	**341**

注：上表统计数据为本专科学生数。

研究生教育

在校硕士研究生 63 人，2017 年招收硕士研究生 21 人，毕业 19 人。

（于　静）

社会组织篇

一、全国性社会组织

【中华中医药学会】

副会长、秘书长：王国辰

副秘书长：曹洪欣（正局级，2017年3月任职）

副秘书长：谢 钟（2017年5月免职，退休）

副秘书长：刘 平

副秘书长：孙永章（2017年7月任职）

地 址：北京市朝阳区樱花园东街甲四号

邮 编：100029

电 话：010-64218316

传 真：010-64218316

网 址：www. cacm. org. cn

电子信箱：cacmbgs@163. com

常设机构：办公室（人事处、党办、纪检监察办公室）、学术部、师承继教部、科学普及部、国际交流部、科技评审部、标准化办公室（研究与评价办公室）、信息部（期刊管理办公室）、会员服务部、财务部、后勤保卫部

业务范围：学术交流、国际合作、科学普及、业务培训、咨询服务、书刊编辑

期 刊：主办期刊包括《中医杂志》《中华中医药杂志》《中华中医药学刊》《中药新药与临床药理》《中国实验方剂学杂志》《世界中西医结合杂志》《现代中西医结合杂志》《中医药管理杂志》《西部中医药》《新中医》《中医学报》《中医药学报》《中医研究》《中医药信息》《中医药导报》《中医药临床杂志》《中医药通报》《光明中医》《国医论坛》《实用中医内科杂志》《中医临床研究》《当代医药论丛》《针灸临床杂志》《中国中医骨伤科》《中医正骨》《风湿病与关节炎》《中国中医急症》《中医儿科杂志》《中国肛肠病杂志》《中医文献杂志》《中医药文化》《中国中医药现代远程教育》《中华养生保健》《糖尿病天地》《中医杂志英文版》《中医学报英文版》《世界中西医结合杂志英文版》《数字中医药》；联盟期刊包括《中国中药杂志》《中国中医药科技》《中西医结合护理》《中医健康养生》《中国中医药图书情报杂志》《中国中医药信息杂志》《国际中医中药杂志》《辽宁中医药大学学报》《辽宁中医杂志》《药学学报》《中国针灸》《针刺研究》《中国现代中药》《广州中医药大学学报》《吉林中医药》《长春中医药大学学报》《山东中医杂志》《山东中医药大学学报》

2017年学会工作概况

见直属单位篇。

附：2017年度中华中医药学会科技成果、优秀人才奖励授奖项目（人选）名单

◆ 2017年度"康缘杯"中华中医药学会科学技术奖获奖项目名单

一等奖6项

1. 治疗痴呆的中药新药临床试验的关键技术及其应用

完成单位：北京中医药大学、中国人民解放军军事医学科学院、中国人民解放军总医院、北京医院、中国中药协会

完成人员：田金洲、时 晶、吴圣贤、胡良平、解恒革、秦 斌、王桂华、刘建平、倪敬年、魏明清、李 婷、张学凯、柳伟伟、王蓬文、苗迎春

2. 刮痧循经理论及生物学基础研究和标准体系制订与应用

完成单位：中国中医科学院针灸研究所、陕西中医药大学、中国中医科学院中医基础理论研究所、北京中医药大学远程教育学院、中国中医科学院望京医院

完成人员：杨金生、王莹莹、闫平慧、赵美丽、陈 枫、王 敬、杨 莉、徐青燕、徐东升、王兴泽、于智敏、吴 远、张豪斌、刘 朝、孔垂成

3. 缺血性脑卒中治疗创新药物银杏二萜内酯葡胺注射液的研制及产业化

完成单位：江苏康缘药业股份有限公司

完成人员：萧 伟、凌 娅、毕宇安、王振中、赵宾江、曹 亮、丁 岗、周恩丽、章晨峰、耿 婷、孙晓萍、刘 秋、周 军、曹泽彧、王团结

4. 全国中药资源普查技术规范的研究和编制

完成单位：中国中医科学院中药资源中心、中国中药公司、中国医学科学院药用植物研究所、江西中医药大学、南京中医药大学、北京大学药学院、解放军三〇二医院、中国中医科学院

完成人员：黄璐琦、郭兰萍、张小波、赵润怀、张本刚、陆建伟、孙丽英、马小军、钟国跃、段金廒、蔡少青、肖小河、王永炎、肖培根

5. 肉苁蓉系统研究与产业化推广应用

完成单位：北京大学、中国农业大学、内蒙古自治区阿拉善盟林业治沙研究所、上海交通大学、杏辉天力（杭州）药业有限公司、和田帝辰生物医药科技有限公司、于田县林业站、内蒙古阿拉善苁蓉集团有限责任公司、和田天力沙生药物开发有限责任公司、内蒙古王爷地苁蓉生物有限公司

完成人员：屠鹏飞、郭玉海、李晓波、田永祯、姜 勇、蒲小平、游能盈、游 林、杨太新、买提库尔班·玉素甫、祁成宏、魏 均、耿兴超、白 莹、王学武

6. 基于脉的气虚血瘀证的生物学机制研究

完成单位：中国中医科学院西

苑医院、中国中医科学院中医基础理论研究所

完成人员：刘建勋、王　筠、任钧国、林成仁、付建华、徐　立、郑咏秋、任建勋、韩　笑、孙明谦、苗　兰、宋文婷、李　磊、丛伟红、姚明江

二等奖 17 项

1. 藏、傣和壮等民族药物的传承创新研究及其应用

完成单位：中南民族大学、西藏奇正藏药股份有限公司、广西民族医药研究院、西藏甘露藏药股份有限公司、西双版纳傣族自治州民族医药研究所、湖南湘西土家族苗族自治州民族医药研究所

完成人员：梅之南、杨光忠、陈维武、滕红丽、王肖飞、田华咏、洛桑多吉、赵应红、巴桑次仁、洪宗国

2. 扶正解毒化瘀法防治癌性躯体痛的临床及基础研究

完成单位：中国医学科学院肿瘤医院、中国中医科学院望京医院、北京市房山区中医医院

完成人员：冯　利、殷玉琨、李　杰、周　磊、于建华、王宁军、王福庆、芦殿荣、何生奇、王　芳

3. 基于"信息技术+"全国名老中医蓝青强治疗肿瘤、慢性肝病、艾滋病学术经验继承与创新

完成单位：广西中医药大学附属瑞康医院

完成人员：邓　鑫、梁　健、陈　然、覃洁梅、赵晓芳、王馨苑、谢美清

4. 生肌玉红膏及其复合改性后胶原蛋白促进慢性创面愈合系列研究

完成单位：南京中医药大学附属医院、无锡贝迪生物工程股份有限公司、江南大学

完成人员：姚　昶、任伟业、陈敬华、吴旭彤、许岩磊、程咏梅、王江涛、张晓清、应　语、王　聪

5. 基于"三神"辨证的中医心理睡眠调控技术与应用

完成单位：中国中医科学院广安门医院

完成人员：汪卫东、吕学玉、杜　辉、李桂侠、张锦花、李世通、闫　雪、林颖娜、王　芳、王　健

6. Leber 遗传性视神经病变致病机制及中医药干预研究

完成单位：河北省眼科医院、浙江大学遗传学研究所

完成人员：张铭连、管敏鑫、解世朋、蒋萍萍、常永业、石慧君、张娟娟、毛爱玲、冀延春、王　浩

7. 基于异病同治理论的多器官纤维化中医辨治体系研究

完成单位：北京中医药大学

完成人员：丁　霞、李　彧、李亚东、李　健、苏泽琦、牛建昭、田德禄、李志红、孟祥梅、张雨珊

8. 儿童肺炎易感基础研究与中医临床诊疗体系构建及推广应用

完成单位：辽宁中医药大学附属医院

完成人员：王雪峰、张秀英、吴振起、郝欧美、赵　雪、魏　巍、董　丹、南春红

9. 基于证素辨识的围绝经期综合征证候特征及疏肝解郁法治疗系列研究

完成单位：福建中医药大学

完成人员：李灿东、高碧珍、梁文娜、陈淑娇、俞　洁、林雪娟、杨　敏、李生强、沈建英、杜含光

10. 培土生金法治疗慢阻肺的理论与临床研究

完成单位：广东省中医院

完成人员：林　琳、许银姬、吴　蕾、陈远彬、汤翠英、谈馨媛、黄敏玲、于旭华、吴镇湖、梁桂兴

11. 基于通腑降浊中药对 IBS－C 脑肠肽及胃肠动力的临床及基础研究

完成单位：河北省中医院

完成人员：杨　倩、李佃贵、刘建平、郎晓猛、张云凤、杜　姚、才艳茹、杜朋丽、赵润元、李博林

12. 急性心肌梗死再灌注后中医药干预研究

完成单位：广州中医药大学第二附属医院、北京中医药大学东方医院、江苏柯菲平医药股份有限公司

完成人员：张敏州、郭力恒、林　谦、祁建勇、王　磊、毛　帅、吴　旸、秦引林、苏　梅、周袁申

13. 糖尿病足疮面修复过程中关键外治法的机制及临床应用

完成单位：天津中医药大学第二附属医院

完成人员：张朝晖、马　静、朱朝军、徐　强、关　靖、卢旭亚、李品川、孙玉芝、彭　娟、田　影

14. 中医药周期疗法治疗乳腺增生病的临床应用

完成单位：广东省中医院

完成人员：林　毅、司徒红林、陈前军、卓　睿、周劬志、许　锐、钟少文、刘晓雁、周若鹏、李东梅

15. 解毒通络保肾法治疗糖尿病肾病的疗效观察及对脂联素调控炎症信号通路影响的机制研究

完成单位：长春中医药大学附属医院

完成人员：王秀阁、朴春丽、何　泽、王国强、陈　曦、米　佳、吴　巍、兰博雅

16. 活血化瘀中药对青光眼视神经保护作用的基础与临床系列研究及新药研发

完成单位：湖南中医药大学、中南大学湘雅二医院、湖南中医药大学第一附属医院、中国中医科学院眼科医院、湖南湘雅制药有限公司

完成人员：彭清华、蒋幼芹、李建超、江　冰、彭　俊、张丽霞、姚小磊、谭涵宇、周亚莎、喻　娟

17. 温阳通络法治疗类风湿关节炎的研究及临床应用

完成单位：云南中医学院第一附属医院、云南中医学院

完成人员：彭江云、李兆福、万春平、汤小虎、狄朋桃、刘维超、吴晶金、吴　洋、普勇斌、周唯践

三等奖 35 项

1. 挂线疗法治疗耻骨直肠肌综合征的技术规范

完成单位：河南中医药大学第三附属医院

完成人员：刘佃温、刘世举、柳越冬、杨会举、张慧俭、姜　楠、刘　翔、刘俊红

2. 肿瘤扶正解毒祛瘀法临床用药规律及综合疗效研究

完成单位：天津中医药大学第一附属医院、天津医科大学肿瘤医院、天津市人民医院

完成人员：贾英杰、李小江、

于建春、杨佩颖、谢广茹、姚 嫱、张 莹、潘战宇

3. 治疗乳腺增生新药丹鹿胶囊（克乳痛胶囊）开发研究

完成单位：江苏省中医院、苏中药业

完成人员：许芝银、卞卫和、唐仁茂、刘志辉、马朝群、许 毅、任晓梅、李 琳

4. 名医郭赛珊的学术经验及其传承发展

完成单位：中国医学科学院北京协和医院

完成人员：张孟仁、张晓阳、崔雅忠、景光婵、刘 峋、张 梅、古文娟

5. 利用血管新生评价体系探究活血化瘀科学内涵及其中药新药创制

完成单位：南京中医药大学、南京大学模式动物研究所、常熟雷允上制药有限公司

完成人员：陆 茵、狄留庆、陈文星、李 伟、王爱云、吴 皓、赵庆顺、卞慧敏

6. 支撑吻合技术在低位直肠癌保肛手术改进中的临床应用研究

完成单位：成都肛肠专科医院、中山大学附属第一医院、青岛市市立医院

完成人员：杨向东、魏 雨、龚文敬、韩方海、蓝海波、吴凌云、赵希忠、赵美珠

7.《针灸临床研究管理规范》的研制与应用

完成单位：中国中医科学院中医临床基础医学研究所、中国中医科学院针灸研究所

完成人员：何丽云、刘 佳、赵 宏、武晓冬、文天才、李洪皎、闫世艳、刘存志

8. 益气活血法对脑缺血和体外培养胎鼠神经干细胞增殖分化影响及其作用机制研究

完成单位：安徽中医药大学

完成人员：胡建鹏、王 键、王丽娜、唐 巍、何 玲、李 净、江爱娟、徐 伟

9.“补肾生髓成肝”治疗肝脏病的基础与临床应用研究

完成单位：湖北省中医院、湖北中医药大学

完成人员：李瀚旻、高 翔、沈 昕、晏雪生、辜建勋、盛国光、李晶津、张六通

10. 中药吊篮式循环提取与MVR浓缩技术集成研究

完成单位：江中药业股份有限公司

完成人员：刘旭海、魏筱华、王谷洪、朱明辉、王桂华、罗晓健、钟志坚、乐渝宁

11. 中医护理技术规范化建立与应用

完成单位：南京中医药大学、南京市中医院、江苏省中西医结合医院、常州市中医医院、苏州市中医医院

完成人员：徐桂华、柏亚妹、王秋琴、严姝霞、陈 华、孙志岭、郭秀君、刘晓蓉

12. 常用中药2000年临床用量流域研究

完成单位：北京中医药大学

完成人员：傅延龄、张 林、宋 佳、倪胜楼、陶晓华、李家庚、周祯祥、焦拥政

13. 喜炎平注射液全链条临床风险控制技术

完成单位：中国中医科学院中医临床基础医学研究所、江西青峰药业有限公司

完成人员：王志飞、范海伟、王连心、陈 晓、谢雁鸣、庄 严、常艳鹏、喻锦扬

14. 基于肾藏象理论防治慢性肾脏病的成果应用与推广

完成单位：湖北省中医院

完成人员：王小琴、袁 军、邹新蓉、程业刚、王 岚、周 全、薛 雪、韩四萍

15. 山里红叶抗脂肪肝作用及药代动力学研究

完成单位：辽宁中医药大学

完成人员：英锡相、康廷国、张文洁、李海波、柴纪严、赵友林、吴成举、英哲铭

16. 基于信息技术的名老中医王自立学术思想、临证经验数据挖掘

完成单位：甘肃省中医院

完成人员：舒 劲、武正权、田旭东、王 煜、卢雨蓓、张参军、姚柳伊

17. 基于高糖无害化的痰瘀同治法干预糖尿病并发症的理论及机制研究

完成单位：福建中医药大学附属人民医院、福建中医药大学

完成人员：衡先培、陈可冀、黄苏萍、杨柳清、李 亮

18. 茯苓规范化种植基地优化升级及系列产品综合开发研究

完成单位：湖北省中医院、武汉大学、华中农业大学、九州通医药集团股份有限公司、湖北中医药大学

完成人员：赵映前、王有为、边银丙、王克勤、严宜昌、黄 鹤、刘焱文、徐智斌

19. 基于古今医案数据分析的内科疾病证治规律研究

完成单位：黑龙江中医药大学

完成人员：姜德友、闫朝升、周雪明、李 丹、王 兵、韩洁茹、乔 羽、常佳怡

20. 基于脂质稳态失衡探讨化瘀祛痰法对高脂转输障碍影响的应用研究

完成单位：辽宁中医药大学

完成人员：贾连群、杨关林、宋 囡、陈文娜、闵冬雨、张 哲、陈 阳、付 鑫

21. 清热化湿祛瘀法干预慢性肾衰竭湿热证的研究

完成单位：安徽中医药大学第一附属医院

完成人员：王亿平、金 华、胡顺金、吕 勇、程 皖、刘家生、茅燕萍、任克军

22. 基于病证结合的抗幽门螺杆菌中药研究

完成单位：北京大学第一医院、北京大学国际医院

完成人员：张学智、叶 晖、丰胜利、陈 瑶、于 靖、成 虹、刘 宇、李 宁

23. 基于肺络构效失衡理论的特发性肺纤维化病、机、证、效体系构建

完成单位：辽宁中医药大学

完成人员：吕晓东、庞立健、吕 静、刘 创、王琳琳、张晓丽、朱凌云、焦 蕊

24. 藏药余甘子抗癌活性部位的开发与应用

完成单位：辽宁中医药大学

完成人员：王　飞、辛　哲、高　路、王宏英、李　坤、孟宪生、包永睿、孙　宁

25. 清瘟解毒口服液抗流感的机制研究

完成单位：黑龙江省中医药科学院

完成人员：江柏华、张碧海、蒋鹏娜、刘丽敏、谭莉君、金冠男、李　强、李配卓

26. 厚朴降低远志胃肠毒副作用的生物学机制与应用开发研究

完成单位：成都中医药大学

完成人员：王　建、夏厚林、曾　南、马　骁、黄立华、王　平、高　天、刘贤武

27. 艾滋病四诊信息采集表的研制与应用

完成单位：中国中医科学院、北京中医药大学、首都医科大学附属北京佑安医院、昆明市中医医院、沈阳市第六人民医院

完成人员：刘　颖、邹　雯、王　健、李洪娟、胡建华、陈　昕、李永红、咸庆飞

28. 肺癌化疗并发症中医护理体系的构建及应用研究

完成单位：上海市肺科医院

完成人员：侯黎莉、顾　芬、李玉梅、俞　瑛、曹燕华、吴奕帆、胡鋆清、庞永丽

29. 中西医结合肺结核诊疗规范的研究

完成单位：丽水市中医院

完成人员：张尊敬、刘忠达、雷永良、李　权、杜单瑜、陈秀英、武倩喻、马云莉

30. 健脾养正消癥方对晚期胃癌的临床应用和实验研究

完成单位：江苏省中医院

完成人员：刘沈林、王瑞平、陈玉超、邹　玺、吴　坚、陈　敏、李　烜、邵　杰

31. 补肾益气活血法治疗慢性再生障碍性贫血的基础与临床研究

完成单位：浙江省中医院（浙江中医药大学附属第一医院）

完成人员：叶宝东、吴迪炯、沈一平、邵科钉、高雁婷、周郁鸿、林圣云、武利强

32. 石菖蒲成分及其配伍对退行性脑病作用的自噬机理

完成单位：广州中医药大学第一附属医院

完成人员：方永奇、莫镇涛、薛中峰、方若鸣、宁百乐、王南卜、张　升、刘　林

33. 经络调控机理与内脏机能调节关系的研究

完成单位：福建省中医药研究院

完成人员：潘晓华、许金森、陈　铭、郑淑霞、董亚琴、胡翔龙、朱小香、萨喆燕

34. 山东沿海地区冠心病心绞痛证候特征及与相关影响因素关系的研究

完成单位：青岛市海慈医疗集团

完成人员：唐　明、李　洁、周景想、聂颖颖、安朋朋、王学工、纪文岩、于广宇

35. 益气养阴、清热活血法治疗病毒性心肌炎疗效及作用机制研究

完成单位：河南省中医院（河南中医药大学第二附属医院）

完成人员：王振涛、吴　鸿、韩丽华、张会超、艾进伟、芮浩淼、鲁文涛、袁　彬

◆ 2017 年度“亚宝杯”李时珍医药创新奖获奖者名单

完成项目：阿尔茨海默病早期识别与中医药防治的理论技术创新及其应用

完成单位：北京师范大学

完成人员：张占军、王燕平、彭丹涛、贾建军、张华敏、林艳和、李　馨、李　鹤、张俊英、陈姚静、卫东锋、王　君、李　澎、王永炎、白卫国

◆ 2017 年度“亚宝杯”中华中医药学会政策研究奖获奖项目名单

1.《深圳经济特区中医药条例》及其配套政策的研究

完成单位：深圳市卫生计生委、深圳市中医院、深圳市第二人民医院、深圳市宝安区中医院、深圳市罗湖区中医院、深圳市中医药学会

完成人员：廖利平、许四虎、陆钰萍、朱　炎、张慧敏、武肇玲、李顺民、杨卓欣、王师耀、林晓生、吴培凯、曾庆明、胡世平、彭立生、傅诗书

2. 中药资源管理人才培养模式的创建及推广

完成单位：中国中医科学院、中国中医科学院中药资源中心、中国中医科学院研究生院

完成人员：黄璐琦、宋春生、赵家有、郝占陶、张小波、赵宇平、李　颖、李　楠、齐　歌

3. 推进县乡中医药一体化管理的政策研究

完成单位：四川省中医药管理局、成都市新都区中医医院、中国农工民主党中央委员会、中国初级卫生保健基金会、四川省中医药科学院

完成人员：冯兴奎、杨殿兴、谭天林、董明培、张　毅、方　清、黄礼鐏、王瑗萍、刘峻杰、许志仁、刘　方、杨　琪、黄　永、周帮旻

4. 中医专业学位独立设置政策体系建设与应用

完成单位：北京中医药大学

完成人员：刘铜华、潘彦舒、赵　霞、王海焱、孟闫燕、姜　苗、高　颖、韩振蕴、李　华、赵　琛

5. 中西医结合医院建设指南研究

完成单位：上海中医药大学附属岳阳中西医结合医院、江苏省中西医结合医院、河北省沧州中西医结合医院、武汉市中西医结合医院

完成人员：房　敏、许志仁、王小宁、王立新、张红星、朱　亮、沈　雁、向延卫、舒　静、徐　佳、苏　文

◆ 2017 年度“康缘杯”中青年创新人才及优秀管理人才奖获奖者名单

中青年创新人才 7 人

首都医科大学：高　伟

暨南大学：马　民

中国医学科学院药用植物研究所：孙桂波

中国中医科学院中药研究所：

许海玉

中国中医科学院广安门医院：李　杰

北京中医药大学：吴志生

暨南大学：高　昊

优秀管理人才5人

中国医学科学院药用植物研究所：孙晓波

广东省中医院：刘　军

中国中医科学院中医基础理论研究所：胡镜清

上海市中医药大学附属岳阳中西医结合医院：房　敏

甘肃省中医院：李盛华

◆ 2017年度“杏林杯”中华中医药学会学术著作奖获奖著作名单

一等奖6部

1.《方药量效学》

仝小林、赵林华、王跃生、傅延龄、连凤梅

2.《针刀应用解剖与临床》

李石良

3.《王绵之临床医案存真》

樊永平、王　煦、张　庆

4.《中医药临床评价方法研究与实践》

谢雁鸣、魏　戌、高凡珠、支英杰、张　科

5.《恶性肿瘤中医诊疗指南》

林洪生

6.《病证结合动物模型拟临床研究思路与方法》

刘建勋、林成仁、任建勋、任钧国、周文霞

二等奖10部

1.《张仲景方证理论体系研究》

贾春华

2.《中医学身体观解读——肾与命门理论的建构与演变》

刘　鹏

3.《中医痹病学研究丛书》

刘　健、黄传兵、谌　曦、汪　元、万　磊

4.《中医皮肤性病学》

范瑞强、杨志波、邓丙戌、陈达灿、陈信生

5.《陈民藩学术思想与临证经验》

陈民藩、石　荣

6.《中医护理技术操作实训》

张素秋、石福霞

7.《中医外治疗法治百病丛书》

陈秀华、陈全新

8.《新编中国推拿》

王之虹、刘明军、张　欣、陈邵涛、卓　越

9.《中药药性认知与辛热类药临床应用》

张　冰、黄建梅、林志健、金　锐、薛春苗

10.《中华道地药材》

彭　成、郭　力、李　敏、严铸云、王家葵

三等奖29部

1.《中医四部经典解读》

杨殿兴、邓宜恩、冯兴奎、罗良娟

2.《中医心理学基础理论》

王克勤、杨秋莉

3.《滋补甘露方药》

李　林

4.《伤寒论讲堂实录》

陈　明

5.《吉林名中医丛书》

邱德亮、李　磊、聂海洋、张　吉、史明忠

6.《中国中医药学科史》

高文柱、刘　平、王旭东、王振国、刘　鹏

7.《中医古籍珍本集成》

王旭东、沈澍农、虞　舜、衣兰杰

8.《民国伤寒新论丛书》

王致谱、农汉才、林亭秀、陈清光、李　君

9.《中医性学》

李元文

10.《中西医结合运动创伤学》

张世明、马　建、虞亚明、沈　海、张挥武

11.《甲状腺疾病病证结合治疗学》

岳仁宋、殷丽平、邓朵朵、周建龙、朱　侣

12.《周霭祥血液病诊治精要》

胡晓梅、胡乃平、刘　锋、郭小青、周庆兵

13.《闭塞性动脉硬化症临床诊疗实践》

陈柏楠

14.《眼病中医外治》

郝小波、彭崇信、陈英雄、林柳燕、钟舒阳

15.《中医中药角药研究》

朱富华、杨志春、樊　平、张砚敏、成　秋

16.《肝纤维化的基础与临床》

姚希贤、徐克成

17.《临床实用舌象图谱》

王彦晖、何宽其、陈少东、李鹏程、刘俊杰

18.《整脊手法彩色图谱—叶氏伤科临证精华》

王　平、李远栋、张　超、张君涛、刘爱峰

19.《外阴肛周皮肤病中西医特色治疗》

陈志伟

20.《中医天灸疗法大全》

马玉侠、韩兴军

21.《龙华名医临证录——陈湘君学术经验撷英》

陈湘君、顾军花、茅建春

22.《糖尿病肾病中医基础与临床》

王耀献、周静威、孙卫卫、刘忠杰、王　翚

23.《王锡章医案》

王清国、王清政、王清术、闵淑群

24.《白血病的中医药诊治》

黄礼明、马武开

25.《孙申田针灸医案精选》

孙忠人、王玉琳、张　瑞

26.《糖尿病及并发症中医特色治疗》

冯兴中

27.《临床中药学》第一版

高学敏、钟赣生、张建军、张德芹、白晓菊

28.《方药纵横——中药成方制剂用药规律分析》

杨洪军、唐仕欢、卢　朋、申　丹

29.《中药毒性理论与安全性评价》

赵军宁、叶祖光

◆ 2017年度中华中医药学会岐黄国际奖获奖者名单

1. Mainz University，Germany 德国美因茨大学

Thomas Efferth 托马斯艾佛斯

（德国）

2. University of Mississippi 密西西比大学

Ikhlas. A. Khan 依克拉斯可汗（美国）

3. Journal of Ethnopharmacology 民族药理学杂志

Robert Verpoorte 罗伯特弗里波特（荷兰）　（刘方园）

【中国中西医结合学会】

会　　长：陈香美
常务副会长：范吉平
副 会 长：王文健、李显筑、吴以岭、姚树坤、郭　姣、唐旭东、高思华、凌昌全、崔乃强、黄光英
秘 书 长：吕文良
副秘书长：马晓昌、孔令青、冯　哲、黄璐琦、施建蓉
地　　址：北京市东城区东直门内南小街16号
邮　　编：100700
电　　话：010－64010688/64025672
网　　址：www. caim. org. cn
电子信箱：caim@ caim. org. cn
常设机构：秘书处
业务范围：学术交流、科学普及、继续教育、编辑出版、成果推广、咨询服务
期　　刊：《中国中西医结合杂志》《中国结合医学杂志（英文）》《中国中西医结合外科杂志》《中国骨伤》《中国中西医结合急救杂志》《中国中西医结合肾病杂志》《中国中西医结合皮肤性病杂志》《中国中西医结合耳鼻咽喉科杂志》《中国中西医结合影像学杂志》《中西医结合心脑血管病杂志》

2017年学会工作概况

党建工作。为了学习贯彻十九大精神，推动中西医结合事业发展，学会组织常务理事会学习十九大文件，同时要求全体会员、理事和各专业委员会大力宣传党的十九大精神，抓好贯彻落实。为了贯彻《中国科协关于加强科技社团党建工作的若干意见》和中国科协学会党建工作会议精神，经中国科协批准，2017年11月8日，学会第七届理事会成立中国中西医结合学会功能型党委，陈香美担任党委书记，郭姣担任党委副书记，崔乃强担任纪检委员，委员由王文健、唐旭东、高思华、黄光英、凌昌全、吕文良担任。

组织工作。2017年10月25日，学会召开常务理事会议，审议学会2017年上半年工作总结和下半年工作计划，听取第五次世界中西医结合大会筹备工作汇报。会议同意成立康复医学、养生学、慢病防治与管理、分子生药学4个专业委员会。会议决定，第五次世界中西医结合大会期间召开学会常务理事会议和理事会议；拟订于2018年3月召开学会工作会议，向常务理事会通报年度工作计划；拟订于2018年4月在山东菏泽召开常务理事会议暨基层工作委员会会议等活动。2017年12月7日，学会召开理事扩大会议，听取学会2017年度工作总结及2018年度工作计划的汇报。会议决定，要加强总会与地方学会之间的联系，在学会年度工作报告中增加各省市学会工作总结的内容；从2018年开始，学会科技奖初审改成网络评审；2018年将举办纪念“毛泽东同志1958年10月11日对卫生部党组1958年9月25日《关于西医学中医离职班情况成绩和经验给中央的报告》的批示”60周年纪念活动；中国中西医结合学会拟举办西学中培训班等。组织任期届满的肿瘤、耳鼻咽喉科、医学美容、男科、大肠肛门病、疡科、营养学、骨科微创、医学影像、变态反应、血管一脉络病、生殖医学、麻醉13个专业委员会完成改选换届工作，学会成立新一届专业委员会。精神疾病、诊断、眩晕病、疼痛、实验医学、泌尿外科6个专业委员会完成委员增补工作。成立消化内镜、临床药理与毒理、分子生药学3个专业委员会。

学术工作。2017年学会共举办全国中西医结合学术会议68个，参加会议的代表共计30260人次，编印会议论文集43种，会议论文15409篇。共举办全国继续教育项目30项，包括18项国家中医药管理局批准的继续教育项目，参加学习和培训7020人次。学术工作委员会向中国科协推荐2名优秀中西医结合青年专家作为候选人，参加评选第十五届中国青年科技奖。

第五次世界中西医结合大会。2017年12月7～10日，第五次世界中西医结合大会在广东召开，大会以“弘扬结合医学成果　服务人类健康”为主题。国家卫生计生委副主任、国家中医药管理局局长王国强发表重要讲话，来自28个国家及全国各地的学者共2600余人参加会议。大会设置10个分会场，以27个大会报告、169个专题报告、47个专委会成果展板和壁报等多种形式，为国内外同道提供深度交流的机会。经中国中西医结合学会第七届六次常务理事会议决定，设立中西医结合终身成就奖。首届终身成就奖授予陈可冀院士、吴咸中院士、沈自尹院士，并在第五次世界中西医结合大会开幕式颁奖。

科技奖励。2017年，经中国中西医结合学会科学技术奖评审委员会组织专家初审和终审，评出获奖项目共43项，其中一等奖7项、二等奖15项、三等奖18项、科普奖3项。2017年，经学会推荐的中日友好医院谭明生教授作为第一完成人的“寰枢椎脱位中西医结合治疗技术体系的创建与临床应用”荣获国家科技进步二等奖。

科普工作。学会共有42个专业委员会组织了科普活动，共计355次，其中科普讲座267场，义诊咨询活动78次，编纂科普专著20余部，受益人数达到21.4万余人次。

标准化工作。学会积极参与中国标准化协会中医药标准化分会的建设工作，陈香美会长担任分会副会长，马晓昌副秘书长担任常务理事，孔令青副秘书长担任理事。《中国中西医结合学会团体标准管理办法（试行）》经全体常务理事通讯审议获得通过，于2017年7月28日发

布实施。

“一带一路”创新驱动助力工程。积极响应国家“一带一路”战略，2017年中国中西医结合学会心血管病专业委员会分别在河南商丘、湖北利川、辽宁锦州、山西太原、陕西宝鸡等地开展大型公益诊疗活动，受益人数达3000余人。专家们还对基层同行“传帮带”，重点讨论在院疑难危重病例，进行现场培训等。

编辑出版。2017年学会主办的10种学术期刊质量及学术影响力不断提升。各期刊均按期按时完成出版发行工作，实际出版98期杂志，发表论文3206篇。《中国中西医结合杂志》《中国骨伤》《中国中西医结合急救杂志》均荣膺中国精品科技期刊。《中国中西医结合杂志》荣获2016年百杰及2017年中国国际影响力优秀学术期刊，《Chinese Journal of Integrative Medicine》荣获第四届中国最具国际影响力学术期刊。2017年4月，中国中西医结合杂志社被授予中国出版界最高奖——中国出版政府奖。

附：2017年度中国中西医结合学会科学技术奖获奖项目名单

一等奖（7项）

1. 多囊卵巢综合征患者生殖代谢异常的中西医结合干预

完成单位：黑龙江中医药大学（附属第一医院）、香港大学妇产科学系、香港中文大学医学院妇产科学系

完成人员：吴效科、刘松江、李　威、张多加、马红丽、常　惠、高敬书、毛　旭、吴鸿裕、黄志超、沈文娟、张跃辉、匡洪影、杨新鸣、王秀霞

2. 非酒精性脂肪性肝病的糖脂代谢病理及其综合防控的基础研究与应用

完成单位：广东药科大学香港大学生物医药技术国家重点实验室、广州白云山和记黄埔中药有限公司

完成人员：郭　姣、徐爱民、李楚源、叶得伟、何兴祥、苏政权、荣向路、贝伟剑、覃仁安、雷自立、朴胜华、罗朵生、范　辉、胡旭光、肖　雪、蔡金艳、李坤平、胡因铭

3. 糖尿病肾病发病机制的新探索及中西医结合多靶点防治研究

完成单位：上海交通大学附属第六人民医院、南方医科大学珠江医院

完成人员：汪年松、简桂花、魏连波、桂定坤、范　瑛、王　锋、李军辉、陈廷芳、程东生、王筱霞、盛晓华、杨绪枫、吴俊男、费　杨、闻洁君

4. 脑卒中后运动功能障碍中西医结合康复系列研究

完成单位：福建中医药大学、福建中医药大学附属康复医院、福建中医药大学附属第二人民医院

完成人员：陈立典、陶　静、杨珊莉、黄　佳、柳维林、薛偕华、洪江从、高燕玲

5. 中西医结合防治青少年视力低下系列研究与应用

完成单位：山东中医药大学眼科研究所、山东中医药大学第二附属医院、江苏省中医院、山东中医药大学附属医院

完成人员：毕宏生、吴建峰、解孝锋、毕爱玲、王兴荣、宋继科、孙　伟、吕太亮、王育良、王静波、郭俊国、郭大东、吴　慧、蒋文君、陈　嵘、胡媛媛

6. 珍稀濒危和大宗常用药用植物资源调查

完成单位：中国中医科学院中药资源中心、中国医学科学院药用植物研究所、辽宁中医药大学、贵阳中医学院、北京中医药大学、广西壮族自治区药用植物园、重庆市中药研究院、四川中医药研究科学院、福建中医药大学、广东药科大学

完成人员：黄璐琦、邵爱娟、陈美兰、张本刚、周　涛、王　冰、刘春生、马小军、张小波、杨　光、林淑芳、钟国跃、方清茂、杨成梓、杨　全、冯学峰、赵润怀、王文全、晋　玲、余丽莹、冯成强、葛　菲、魏胜利、郭　靖、刘大会、钱大玮、盛　萍、刘　娟、钱子刚、孟繁蕴、王有为、陈　平、周建理、王喆之、陈蔚文、李顺祥、贾新岳、由金文、卫莹芳、马　琳、秦雪梅、方成武、陈科力、魏胜利、蒋舜媛、江维克、孟祥才、李翠芹、李旻辉、郑玉光、舒少华、刘佳明、王　瑛、姚振生、梁留科、陈仕江、施力军

7. 针刺手法作用规律及神经电信息机制

完成单位：天津中医药大学、天津大学

完成人员：郭　义、刘阳阳、郭永明、邓　斌、王　超、周　涛、于海涛、王　江、席　强、高　爽、王慎军、房钰鑫、徐枝芳、魏煦乐

二等奖（15项）

1. 从老年性痴呆探讨“肾生髓，脑为髓之海”理论的临床实践与基础研究

完成单位：天津中医药大学第二附属医院、上海中医药大学附属龙华医院

完成人员：张玉莲、周　震、张琳琳、刘　爽、崔远武、顾　耘、林翠茹、郭家奎、张连城、宋宛珊、韩文文、李　强、王　凯、孙伟明、徐家淳

2. 中西医结合防治浅表性膀胱癌复发的灌注新方案应用研究

完成单位：天津医科大学第二医院

完成人员：孙二琳、韩瑞发、车宪平、尚芝群、孙　岩、王爱香、雷铭德、王丽宁、丁　娜

3. 三七花有效组分心血管保护作用的发现及作用机制的研究

完成单位：上海中医药大学附属龙华医院、上海中医药大学、澳门大学、上海中医药大学附属岳阳医院、上海市徐汇区中心医院

完成人员：周　端、王佑华、魏　莉、李铭源、曹　敏、符德玉、杨建梅、周　昕、苑素云、沈　岚、胡旭东、沈　艳、周　莉

4. 益气养阴活血消癥通络法对糖尿病肾病蛋白尿的干预及机制探讨

完成单位：河北省中医院

完成人员：陈志强、张芬芳、张江华、王月华、李黎莉、郭　倩、白　璐、徐　晶、方　敬

5. 从痰湿瘀热论治 2 型糖尿病合并代谢综合征的应用研究

完成单位：河北省沧州中西医结合医院

完成人员：李文东、张忠勇、苏秀海、贾彩霞、宋慧丽、孙书亭、张洪运、迟秀娥、祁月英、苏　阳、王晓蕴、田风胜、王元松

6. 治疗难治性血细胞减少症中药新药派能达胶囊基础、临床研究及开发

完成单位：浙江中医药大学附属第一医院（浙江省中医院）

完成人员：高瑞兰、苗　青、肖鲁伟、郑智茵、尹利明、沈建平、余潇苓、林筱洁、庄海峰、赵燕娜、钱　松

7. 补肾益气强筋法治疗脊柱畸形的基础与临床研究

完成单位：哈尔滨市解放军第二一一医院

完成人员：陈庆贺、屈金良、李乃民、许战武、贾全章、芦　淼、刘　巍、柳思羽、张承敏、高吉昌、王　仑、晁　民、姜洪和、孙　瑛

8. 复方中药品种基于多学科组合技术的研究

完成单位：中山大学

完成人员：苏薇薇、李沛波、王永刚、吴　忠、彭　维、刘　宏、生书晶、童　欣

9. 中西医结合诊治原发性青光眼的基础与临床系列研究及推广应用

完成单位：湖南中医药大学、中南大学湘雅二医院、中国中医科学院眼科医院、成都中医药大学附属医院、湖南中医药大学第一附属医院、湖南湘雅制药有限公司

完成人员：彭清华、蒋幼芹、彭　俊、张丽霞、李　翔、江　冰、李建超、姚小磊、谭涵宇、李文娟、欧阳云、徐　剑、曾志成、周亚莎、喻　娟、龙　达、吴权龙、彭　抿、李　波、刘　艳、赵海滨、曾红艳、东长霞、李晓静、李苑碧、黄学思、陈晓柳、李　萍、刘　悦

10. 充血性心力衰竭中医证候学研究

完成单位：中国人民解放军第252医院、中国中医科学院广安门医院、上海中医药大学基础医学院

完成人员：曹雪滨、胡元会、何建成、文　学、黄河玲、王祥贺、王晨阳、曹海涛、张　刚、李小茜、杨　梅

11. 基于“陷者升其位”的跖痛症诊疗方案临床研究与推广

完成单位：中国中医科学院望京医院

完成人员：温建民、孙卫东、林新晓、蒋科卫、温冠楠、胡海威、陈　思、程　程、孙永生、桑志成、徐玫玫、危一飞

12. 淋巴系统在关节炎病理变化过程中的作用及蠲痹法的调控机理

完成单位：上海中医药大学附属龙华医院、上海中医药大学脊柱病研究所、上海中医药大学康复医学院

完成人员：梁倩倩、徐　浩、舒　冰、王拥军、邢联平、唐德志、施　杞、赵东峰、周　泉、李晨光、崔学军、杨燕萍、张　利、赵永见、李金龙

13. 基于机器视觉技术的中医舌象数字化诊断研究与应用

完成单位：上海中医药大学

完成人员：许家佗、张志枫、包怡敏、屠立平、黄景斌、陆　灏、陈清光、崔　骥、崔龙涛

14. 开心解郁方治疗血管性抑郁症的疗效及转化研究

完成单位：中国中医科学院广安门医院、中国中医科学院中医临床基础医学研究所

完成人员：黄世敬、王永炎、潘菊华、王彦云、张　颖、吴　巍、陈宇霞、谭　赛、刘起华、崔翰明、陈　朝

15. 冠心病血瘀证病证结合诊断及疗效评价标准的系统研究

完成单位：中国中医科学院西苑医院、首都医科大学附属北京中医医院、广东省中医院、中日友好医院

完成人员：付长庚、高铸烨、刘龙涛、杨巧宁、时莉晓、苏　鑫、徐丹苹、徐　浩、王承龙、史大卓、陈可冀

三等奖（18 项）

1. 补肾促卵冲剂治疗排卵障碍性不孕“异病同治”作用机制的临床研究

完成单位：中国中医科学院西苑医院

完成人员：马　堃、李　敏、单　婧、范晓迪、金炫廷、刘雁峰、何军琴、黄欲晓

2. 黄芪汤改善肾功能损伤的机制研究

完成单位：上海市普陀区中心医院（上海中医药大学附属普陀医院）、复旦大学药学院

完成人员：彭　文、张雪梅、王云满、王　利、王　浩、曹爱丽、池杨峰、楚　霜、郭恒江、李泽争

3. 白花蛇舌草等清热解毒中药抗大肠癌的药效作用及其机制研究

完成单位：福建中医药大学

完成人员：林久茂、彭　军、魏丽慧、沈阿灵、蔡巧燕、张　铃、徐　伟、刘丽雅、洪振丰、李　煌、林明和、叶　榕

4. 中药治疗功能性消化不良的基础与临床研究

完成单位：中国医科大学附属盛京医院

完成人员：李　岩、陈苏宁、孙思予、田　丰、郝　庆、王学清、肖　琳、李　卉、王　晓、王贺玲、关霜霜

5. 基于“补肾健骨”对于骨关节病论治及鹿茸复方制剂的应用研究

完成单位：长春中医药大学、通化金马药业集团股份有限公司

完成人员：赵文海、赵长伟、荆　宇、崔镇海、周晓玲、金美英、闻　辉、刘　茜、冷向阳、刘柏龄

6. 基于方剂配伍环境的关黄柏药效物质基础研究

完成单位：黑龙江中医药大学

完成人员：孙　晖、张爱华、王喜军、王慧玉、李先娜、闫广利、张　贺

7. 肺痨易感体质的免疫学基础及基于“分期辨证”模式的精准治疗

完成单位：深圳市第三人民

医院

完成人员：张国良、刘　磊、张明霞、王召钦、陈心春、邓群益、刘厚明、孙燕芝、单万水、李　静

8. 补肾活血法治疗男性不育症的作用机制和临床应用

完成单位：东南大学附属中大医院、南京医科大学第一附属医院

完成人员：金保方、孙大林、蔡　滨、张新东、崔毓桂、刘建国、赵红乐、谷亚龙、黄宇烽

9. 中西医结合慢性肾脏疾病基础及应用研究

完成单位：西南医科大学附属中医医院、成都医学院第一附属医院、西南医科大学附属医院、四川大学华西医院

完成人员：樊均明、谢席胜、秦　伟、张　琼、刘　建、王少清、毛　楠、文　集、王　丽、欧三桃、吴蔚桦、马　欣、刘育杭、沈宏春、王洪连、曹　灵

10. 基于微观辨证的冠心病血瘀证敏感指标筛选及病理机制研究

完成单位：湖南中医药大学

完成人员：胡志希、袁肇凯、简维雄、李　琳、李　杰、胡思远、毛以林、黄献平、孙贵香、凌　智、陈　娟、王建国、张月娟、李欣春、文　阳、黄　杨

11. 经方三黄汤衍化方剂灌肠治疗溃疡性结肠炎临床应用及疗效机制研究

完成单位：首都医科大学附属北京中医医院、北京中医医院顺义医院

完成人员：陈　誩、周　滔、危北海、王继东、邱新萍、魏　青、王　帅

12. 中药单体靶向血管内皮生长因子治疗缺血性心脏病的系列实验研究

完成单位：南京中医药大学附属医院（江苏省中医院）、江苏省人民医院

完成人员：陈晓虎、杨志健、陈建东、史海波、王连生、俞　鹏、程嵩奕、王时光、周宁天

13. 鸡血藤抗乳腺癌新机制、新用途和新产品的系统研究

完成单位：香港大学中医药学院、广东省中医药科学院、中山大学药学院

完成人员：陈建萍、王志宇、王冬梅、王　能、彭　成、彭　芙、高　飞、唐海林、沈剑刚、杨得坡

14. 当归、红（黄）芪合剂的应用基础研究与产业化

完成单位：甘肃中医药大学附属医院、甘肃中医药大学、甘肃陇神戎发制药有限公司、兰州大学基础医学院、甘肃省肿瘤医院

完成人员：李应东、赵信科、刘　凯、邢喜平、寇　炜、孙少伯、李淑玲、刘倍吟、任一杰、康海军、李　敏、王小虎

15. 微透析技术在中医药研究中的应用与创新

完成单位：中国中医科学院医学实验中心

完成人员：王丹巧、王　巍、雷燕、焦　玥、张美玉、赵小亮、刘　洋、李　涛、王志国、李玉娟、姜宇懋

16. 从血管重构及胆固醇逆转运探讨活血化瘀方药（芎芍胶囊）抗动脉粥样硬化的作用机制

完成单位：中国中医科学院西苑医院

完成人员：徐凤芹、张艳虹、徐　浩、陈可冀、张　萍、宋　芊、张　颖、童文新、符竣杰、张智芳

17. 常见重大疾病中西医结合分子诊断与精准干预系列研究

完成单位：深圳大学第一附属医院（深圳市第二人民医院）、中山大学附属第八医院、湖南中医药大学、深圳市老年医学研究所

完成人员：吴正治、孙小娟、谢　妮、谢梦洲、许　蕴、曹美群、周小青、丁　峰、姚永超、段丽红、王　林、范大华、黄飞娟、孙珂焕、冯知涛、张晓丽、张永锋、贾秀琴、李仲秋、吴安民、陈嫚茵

18. 治疗颈椎疾患相关内固定技术系列研究及临床应用

完成单位：宁波市第六医院、浙江大学明州医院、宁波大学医学院

完成人员：胡　勇、孙肖阳、袁振山、董伟鑫、徐荣明、林　荣、朱秉科、马维虎、谢　辉、赵红勇、顾勇杰

科普奖（3 项）

1.《筋酸骨痛怎么办——施杞教你养筋骨》

完成单位：上海市光华中西医结合医院

完成人员：程少丹

2.《好脾胃 不生病》

完成单位：广州中医药大学第二附属医院

完成人员：陈　延

3.《中西医的抉择——狼与羊的故事》

完成单位：湖南中医药大学

完成人员：何清湖、孙相如

（孔令青、史冬云）

【中国针灸学会】

会　　长：刘保延

副 会 长：王　华、王　舒、王麟鹏、方剑乔、朱　兵、刘智斌、许能贵、孙忠人、杨金生、吴焕淦、余曙光、夏有兵、高树中、喻晓春

秘 书 长：喻晓春（兼）

副秘书长：贾晓健、文碧玲、刘炜宏、刘清国

地　　址：北京市东城区东直门内南小街 16 号

邮　　编：100700

电　　话：010－64030959

网　　址：www. caam. cn

电子信箱：caambgs@126. com

常设机构：办公室、学术部、咨询培训部、信息会员部

业务范围：中国针灸学会围绕本学科组织学术交流和研究，编辑出版针灸期刊，进行针灸科普宣传，对在职专业人员进行培训，向有关部门推荐科技人才及学术成果，组织进行有关标准制定、科技咨询、国际交流与合作等工作

期　　刊：《中国针灸》《针刺研究》《世界针灸杂志》

2017 年学会工作概况

学会改革与发展。学会新发展个人会员 3243 人，会员总数达 25746 人，团体会员单位 13 个。

2017年学会召开常务理事会议3次，全国工作会议1次。修订《中国针灸学会分支机构管理办法》，成立青年委员会、针灸治未病专业委员会等6个分支机构，完成标准化工作委员会、腹针专业委员会等7个分支机构的换届。

党建强会。学会通过《中国针灸学会党委工作规则》，在秘书处成立党委办公室。开展“两个全覆盖”专项党建活动项目和“党建强会计划”项目。在党的十九大召开后，学会党委及时组织召开学习贯彻落实党的十九大精神专题会。2017年学会党委共有12人次参加中国科协、国家中医药管理局、中国中医科学院各类党建、党务培训班及论坛活动。

会员服务与培训。学会维护中国科协个人会员管理平台会员21697人，会员资格到期提醒2542人。举办继续教育项目培训班7期，培训学员750人次。举办各类培训班26期，培训学员551人次。

学术服务创新与能力提升。学会及所属分支机构共举办各类年会、研讨会、论坛等学术交流活动26次，如世界针灸学术大会暨2017中国针灸学会年会、第十九届中国科协年会第十一分会场——针灸脑科学研究高层论坛、中国科协第313次青年科学家论坛、2017首届世界针灸康养大会、2017俄罗斯中医药文化国际论坛暨世界针灸学会联合会“一带一路”中医针灸风采行（俄罗斯站）活动等，参会总人数达7000余人次，收录学术论文1200余篇。2017年，学会推进《穴位贴敷养生保健服务规范》等19项针灸团体标准制定工作。开展《针灸技术评估管理规范》等5项针灸团体标准项目立项评审工作。完成《ISO/NP22589针刺安全使用风险控制通则》和《ISO/NP22236一次性针灸埋线针针具》国际标准项目提案立项等。新成立针灸病例注册登记研究联盟、针灸脑科学产学研创新联盟、艾灸产学研创新联盟。

期刊与科普。《中国针灸》编辑部被评为第三届全国悦读中医活动金牌成员单位。《针刺研究》《中国针灸》被评为RCCSE中国权威学术期刊（A+）。《世界针灸杂志》杂志社召开第四届编委换届会。学会推荐7名专家担任全国针灸首席科学传播专家。新建2个科普教育基地。开展培训94次，举办展览20次，电视广播113次，出版书籍11本。

国际组织任职。2017年12月，在北京召开的2017世界针灸学会联合会第九届会员大会上，会长刘保延当选世界针灸学会联合会第九届（2017～2021）执行委员会主席，名誉副会长梁繁荣当选执委会副主席，荣誉理事麻颖当选为秘书长，副会长杨金生当选为司库，杨龙会、喻晓春、王华、黄龙祥当选为执行委员。

举荐优秀科技工作者。学会承担中国科协青年人才托举工程，扶持举荐青年科技人才2人。

（吴　远）

【中国民族医药学会】

会　　长：许志仁

副 会 长：（按姓氏笔画排序）
王　炼、乌　兰、田华咏、尼玛次仁、刘凯列、杜　江、汪　洋、阿不都热依木·玉苏甫、昂青才旦、庞宇舟、郑　进、黄　涌、黄　磊、梁　峻、魏建涛

秘 书 长：梁　峻（兼）

副秘书长：王建中、刘玉玮

地　　址：北京市东城区东直门内南小街16号

邮　　编：100700

电　　话：010－64089106

电子信箱：zhbgs843@163.com

网　　址：www.cmam.org.cn

常设机构：学会秘书处设综合办公室（联络服务部）、分会会员部、学术培训部、事业发展部。分支机构有藏医药分会、蒙医药分会、维医药分会、傣医药分会、朝医药分会、壮医药分会、彝医药分会、瑶医药分会、苗医药分会、回医药分会、土家医药分会、侗医药分会、畲医药分会、羌医药分会、黎医药分会、满医药分会、教育分会、国际交流与合作分会、医院管理分会、医史文化分会、护理分会、科研分会、民间医药分会、科普分会、信息与大数据分会、民营医疗机构分会、蛇伤医药分会、眼科分会、妇科专业委员会、疑难病分会、风湿病分会、皮肤科分会、急诊医学分会、肛肠科分会、肿瘤分会、心血管分会、儿科分会、脑病分会、脾胃病分会、康复分会、血液病分会、肾病分会、神志病分会、针灸分会、传染病分会、肝病分会、推拿分会、肺病分会、疼痛分会、老年病分会、热病分会、慢病管理分会、男科分会、心身医学分会、治未病分会、精准医学分会、内分泌分会、芳香医药分会、顺势疗法分会、艾灸分会、蜂疗分会、针刀医学分会、医药企业分会、药品临床评价分会、药用资源分会、养生保健分会、健康产业分会、保健按摩分会、筋骨养护分会共69个

业务范围：组织开展各种形式的民族医药学术交流活动；组织开展民族医药重点学术课题研究和科学考察活动，组织开展成果转化、成就和产品展陈；依照有关规定，组织编辑出版民族医药期刊、图书资料和音像制品；推进民族医药标准化建设，参与各类标准、规范、指南、专家共识等制修订和审定发布工作；开展民族医药继续教育、专业培训、适宜技术推广和科普宣传，提高会员学术水平，培养民族

医药人才；加强与国际、国内相关单位、社团的联系，举办多种形式的国内外交流与合作；组织民族医药专家协助政府对相关医药政策法规、发展战略、科技政策和管理决策进行论证。积极向党和政府建言献策，反映民族医药工作者的意见、建议和诉求，维护他们的合法权益；承办政府部门委托的工作任务

期　　刊：《中国蒙医药》《亚太传统医药杂志》《民族医药报》《中国民族医药杂志》

2017 年学会工作概况

2017 年，学会完成 2017 年度中国民族医药学会科学技术奖、学术著作奖评审授奖工作。组织开展民族医药多种内容的学术交流和培训为该学会的业务之一。在学术活动方面，各分支机构开展包括学术年会、学术论坛、专业技能大赛等形式活动共计 58 项。完成国家级继续教育培训项目 18 个，颁发继续教育学分证书 2970 个。蒙医药分会举办首届全国蒙医药专业在校学生知识技能大赛，全国九所蒙医高校学生参赛，推进蒙医药专业高等教育的统一和规范，加强蒙医药专业学生理论知识和实践技能的培养。健康产业分会召开第三届中国健康产业大会，1000 余人参会。妇科专业委员会在学术交流期间在广西南宁义诊，收到较好反响。学会主办召开企业产品论证、分管领导座谈、期刊报社宣传、医院专科建设等会议。2017 年，学会被国家中医药管理局、国家民族事务委员会评为全国少数民族医药工作表现突出的集体。

稳步推进民族医药标准研究推广基地建设，授牌基地 23 个，各基地成立标准化工作委员会，16 个民族医药类分会成立标准化技术委员会，制订 2018 年民族医药标准推广、拟发布、制修订计划，为推进民族医药标准化进程奠定基础。

（梁　峻、刘祎祺）

【中国中医药信息研究会】

会　　长：吴　刚

副 会 长：曹洪欣、徐皖生、杨殿兴、郑　锦、张重刚、吕玉波、朱佳卿、邵宗有、陈涤平、杨友群、彭清华、姜彤伟、张有成

秘 书 长：徐皖生（兼）

常务副秘书长：朱佳卿（兼）

地　　址：北京市东城区东直门内南小街 16 号中国中医科学院办公楼 830 室

邮　　编：100700

电　　话：010－84083776

网　　址：www. ciatcm. org

电子信箱：xxyjh1996@163. com

常设机构：秘书处

业务范围：开展中医药信息理论和技术的研究，推广新成果和新技术；组织开展中医药信息咨询和技术服务；开发中医药信息资源，提高信息利用和服务能力，推进中医药信息化建设；开展中医药行业政务、医疗、教育、科技、管理、中药生产与贸易、计划与统计等信息及网络人员的培训，提高从业人员的理论水平和专业技能；开展国内外中医药信息的学术交流和研讨；组织学术论文评选活动和专题评审会，编写出版有关的资料和书刊；向有关部门反映中医药信息工作者的意见和要求，维护其合法权益；举办为会员服务的各项事业和活动；评选和奖励优秀的中医药信息方面的科技成果、学术论文和科普作品。宣传、奖励道德高尚、业务精良的中医药信息人员，积极开展中医药信息成果和人才的评价，发现、评选、推荐和培养优秀的中医药信息人才，表彰、奖励在中医药信息工作中成绩优异的会员，以及在学会工作中成绩突出的学会工作人员；接受主管部门委托、交办的各项工作与任务

2017 年学会工作概况

进一步加强组织建设和自身能力建设。一是学会进一步完善制度建设，制修订并印发《中国中医药信息研究会分支机构管理办法（试行）》《中国中医药信息研究会财务管理办法（试行）》《中国中医药信息研究会合作单位加盟管理办法（试行）》和《中国中医药信息研究会会费管理办法》。二是分支机构建设的力度大大加强，开展分支机构评估工作，对学会 2017 年 10 月 1 日之前成立的分会进行评估，达到以评估促检查促建设的目的。三是学会定期召开常务理事会和秘书长工作会议，及时分析学会面临的形势，调整工作思路，明确工作目标和部署工作任务。四是完成国家中医药

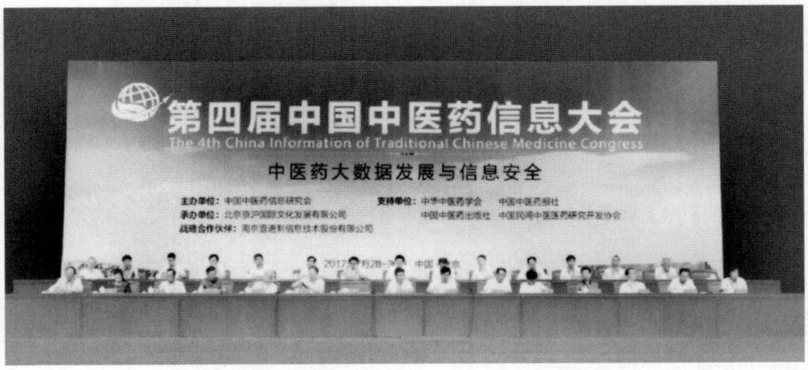

2017 年 7 月 31 日，由中国中医药信息研究会主办的第四届中国中医药信息大会在北京举办

管理局直属机关党委布置的各项任务。

积极开展学术交流活动。一是“精品化”“品牌化”学术活动建设取得明显成效。学会在北京举办第四届中国中医药信息大会，国家中医药管理局副局长闫树江参加会议并发表重要讲话，参会人数达到1200余人。二是分支机构学术交流活动十分活跃。2017年学会各分支机构举办50多场学术交流和研讨活动。如名医传承信息化分会举办名医学术传承信息化分会年会暨名医经验传承与网络药理学研讨会，来自全国10余个省（区、市）的国家级、省级、地市级基层名老中医及其工作室成员等120余人参会；中药材及饮片质量分会于3月、6月、9月、11月分别以中药材鉴别、中药材专业市场商品质量状况、中药炮制、中药标本辨识与制作和炮制技术实训组织4期培训会；男科分会举办男科分会成立大会暨第一届中国中西医结合男科高峰论坛，来自全国25个省（区、市）的泌尿男科代表为主共的400余人出席会议；信息教育分会举办第二届全国中医药院校程序设计竞赛。

开展社会公益活动。2017年学会继续开展一系列公益活动和媒体活动，在社会上的影响力不断扩大。如学会负责组织并发起首都名医走基层的医疗帮扶活动，首都著名专家赴河北、河南等地义诊并开展学术讲座，受到当地中医药医疗机构及患者的普遍欢迎。健康管理与促进专业委员会与甘肃省庆阳市华池县卫生计生局共同举办华池健康中国——乡镇（社区）公共卫生建设公益项目捐赠仪式，为华池县12个乡镇卫生院捐赠价值100万元的健康管理设备。

积极承接政府转移职能。2017年，学会承接国家主管部门委托的工作，主要承担国家中医药管理局委托的“101项中医药信息标准研究与制修订项目”的组织管理工作和中医药行业国家信息安全督导工作。

团体标准的推进工作。2017年学会完成在国家标准委员会全国团体标准信息平台的申报工作，成为全国团体标准信息平台备案单位。

其他工作。学会积极开展与兄弟学会和国外中医药学术团体的交流工作。积极做好政府决策咨询工作，完成《健康合肥2030——中医药战略发展规划》的编制。做好国家级继续教育项目总结申报、评审遴选等工作。对各分支机构上报的国家级继续教育项目进行专家评审，完成2017年国家级继续教育项目总结和2018年国家级继续教育项目申报工作。　　（李　强、姜　微）

【中国中药协会】

地　　址：北京市东城区夕照寺街东玖大厦B座3层
邮　　编：100061
电　　话：010－64060498
传　　真：010－87194990
电子信箱：Zgzyxh@ catcm. org. cn

（中国中药协会）

【中国中医药研究促进会】

会　　长：张大宁
副 会 长：马跃荣、王　琦、王省良、王耀献、刘勤社、张勉之、李　宁、李佩文、杨关林、徐志伟、高　武、高　泉、高思华、黄信阳、韩　莉、魏万林、瞿　佳
秘 书 长：高　武（兼）
副秘书长：陈建强、祁　苹、蔡建淮、袁　平、石化斌、麻浩珍
地　　址：北京市东城区安定门外大街55号
邮　　编：100011
电　　话：010－56218751
网　　址：www. cracm. org
电子信箱：yicuhui@ 163. com
常设机构：办公室、组织宣传处、学术事务处、国际交流处、计划财务处、合作发展处、研究室、科技成果转化服务中心、教育培训中心
业务范围：理论研究、学术交流、业务培训、组织新药推广、国际合作、咨询服务
期　　刊：《中国药物经济学》

2017年学会工作概况

加强自身组织建设、增强发展的活力和动力。通过2017年中国中医药研究促进会全体工作人员的努力，中国中医药研究促进会组织不断壮大，新成立10余个分支机构，会员人数也呈现出积极向好的发展态势，进一步完善财务审批制度和报销制度，加强财务监管制度。对分支机构账务进行整理和明确，实行统一核算。

营造学术氛围，开展学术交流，提高学术水平。2017年，中国中医药研究促进会积极开展各类学术活动，实现多而兼容并蓄的良好局面，实现学科全覆盖，做到几乎周周有活动，月月有重大学术活动。而且不仅立足中医，在推动中西医结合与中医信息化，特别是中医的大数据化、现代化方向成果显著，一些学术活动深受一线中医药工作者的欢迎。

积极配合国家中医药管理局活动，积极承接政府购买服务。作为国家中医药管理局业务主管的社会组织，学会紧密围绕国家中医药管理局的工作重点开展工作。如肛肠分会完成并发行《中医肛肠病临床标准化指南》《标准化指南释义》《中医肛肠药物临床应用指南》3项国标任务，完成中医名词标准化修订任务，完成国家中医药管理局68个重点专科，13个重点学科，3个中医肛肠三级甲等专科医院的标准制定、评审、验收任务。

认真组织调研，推动社会公益。为进一步落实国家关于促进中医药事业发展的有关精神，摸清当前中医药行业现状，了解中医医院、中药企业、基层患者的相关需求和问题，学会在2016年工作基础上，在2017年认真组织多项调研工作。学会及各分支机构积极开展一系列相关科普公益活动和基层义诊活动，广泛性地组织专家深入学校、基层社区、农村郊县开展健康教育科普和义诊咨询，服务普通群众和广大患者。

加强对外宣传，开拓国际影响。

学会充分利用互联网、新媒体等方式加强中医药的宣传，受到广大会员和中医药从业人员的欢迎。学会积极参与国家“一带一路”国际交流，不断扩大中医药在世界的影响力。

附：2016 年中国中医药研究促进会科学技术进步奖、国际科技合作奖获奖名单

◆ 2016 年中国中医药研究促进会科学技术进步奖

一等奖（5 项）

项目名称	项目分组	完成单位	完成人
国医大师张大宁教授治疗慢性肾功能衰竭的基础与临床研究	基础研究	天津市公安医院、天津市中医药研究院、南开大学医学院	张勉之、张大宁、谭小月、张敏英、陈练、葛进、程项阳、张艳秋、左春霞、刘敏
中药大品种蒲地蓝消炎口服液二次开发及产业化研究	中药其他	济川药业集团、江苏省中医药研究院	曹龙祥、贾晓斌、曹飞、祝纪文、董自波、封亮、赵菁、宋捷、崔莉、刘丹、石子琪、田刚、邵建国、李超、谭晓斌
中医辨证论治大数据平台的构建	中药其他	成都中医药大学、成都松果科技有限公司	温川飙、严小英、陶瑞卿、陈菊、罗悦、程小恩、贯伟、赵姝婷、吴非、叶桦、肖丽、赵亮
心血管及相关疾病的动脉硬化中西医循证防治系列研究	临床研究	中国人民解放军北京军区总医院、上海市第十人民医院、北京安贞医院等	魏万林、田国祥、李俊峡、张薇、田福利、武云涛、魏毅东、刘梅颜、曾宪涛、张毅、邝心颖、王显、张灵、阮燕萍、王晓兵
单纯中医药治疗2型糖尿病（消渴病）的临床研究	临床研究	开封市中医院	庞国明、闫镛、朱璞、孔丽丽、张芳、韩建涛、陈丹丹、娄静、王凯锋、孙扶、武楠、翟纪功、顾娟娟、赵子云、王瑞阳

二等奖（11 项）

项目名称	项目分组	完成单位	完成人
基于骨髓间充质干细胞平台的临床常用接骨方药作用靶点与引经理论相关机制探索	基础研究	甘肃省中医院	谢兴文、许伟、徐世红、侯贵祎、赵永利、姜徽、李鼎鹏、李晶
基于中医体质理论从基因水平探讨非创伤性股骨头坏死发病机制及活血化瘀方防治研究	基础研究	甘肃省中医院	李盛华、周明旺、柳海平、潘文、郭铁峰、叶丙霖、王晓萍、周晟
凉血生肌法干预冠脉介入术后创伤修复的临床研究	临床研究	北京中医药大学东方医院	吴旸、林谦、崔杰、范宗静、崔晓云、匡武、王轩、金刚、李慧、张璇、张保栋、李林阳、农一兵
基于“玄府理论”风药组方对缺血缺氧性脑病的基础与临床研究	基础研究	西南医科大学附属中医医院、西南医科大学中西医结合学院	白雪、杨思进、唐红梅、杨云芳、江云东、潘洪、江玉、王丽萍、钱海霞、罗琴

（续表）

二等奖（11 项）			
项目名称	项目分组	完成单位	完成人
基于"久病血瘀，瘀毒损络"慢传输型便秘病机的临床及实验研究	临床研究	辽宁中医药大学附属第三医院	于永铎、尹玲慧、陈　萌、隋　楠、张　焱、刘铁龙、党长宁、王欣鑫、龙再菊、高红霞、肖　光、叶　艳、杨文雯、李金龙、赵银实
四逆散加味对肝纤维化与 TGF－β1 等通路的研究	基础研究	河南中医药大学	王　付、王剑锋、王林玉、郑　攀、张延武、王帮民、潘晓丽、苗小玲、甘陈菲、张慧娜、石　宁、关芳芳、李　亮
基于中医病证结合方法的抗幽门螺杆菌中药研究	基础研究	北京大学第一医院	张学智、叶　晖、于　靖、成　虹、陈　瑶、胡伏莲、丰胜利、刘　宇、李　宁、刘　伟、黄星涛、李　江
伏九天穴位贴敷防治小儿哮喘临床研究	临床研究	郑州市中医院	王晓燕、刘宝琴、张朝霞、武琪琳、王利然、何森辉、王慧明、李小艳、何延忠、赵　向、李　晶、宋淑芬、李　莹、鲁　斌、王　芳
白金胶囊治疗 IgA 肾病临床研究	临床研究	济宁市中医院	王祥生、周俊英、肖皓明、杨文娟、曹爱国、王英华
婴童清伙灵产品开发研究	中药其他	深圳市味奇生物科技有限公司	林汉卿、刘梅森、吴汉清、李立群、吴　青、黄　敏、张　利、王　婷、何小勇、潘国栋
中药熥敷保健颈托防治颈椎病的临床生物力学研究	临床研究	甘肃省中医院	赵继荣、陈　文、石　敏、张海清、朱换平、王兴盛、杨　峰、贾茂林

三等奖（21 项）			
项目名称	项目分组	完成单位	完成人
基于声波经络共振及《辅行诀》补泻规律的五音疗法的探索应用	基础研究	中国人民解放军第 306 医院	许继宗、钱超尘、张　喆、张　波、刘　宁、景慧玲、王雪茜、杨建宇、李　杨、杨全生、郭雁冰、李玉华、郑晓鹏、张涛静、彭　鑫
精室理论在男科疾病诊治中的运用及创新	临床研究	江苏建康职业学院、盐城市中医院	曾庆琪、朱　勇、刘　嘉、曾明月、卞廷松、杨海军、焦刚亮、陈　强、杨　凯、牛培宁
从浊毒论治慢性直肠炎的理论研究	临床研究	河北省中医院	高记华、陈雪清、许建成、吴春晓、王　娜、高　策、杜红红
高血压血栓前状态中医体质防治方案的建立与应用	临床研究	广西中医药大学第一附属医院	卢健棋、王庆高、覃裕旺、潘朝锌、李成林、温志浩、何新兵、张振千、杨清华、张以昆、雷贻禄、吴海姗、潘爱萍、崔胜利、罗锦伟
急性冠脉综合征患者氯吡格雷抵抗的预防及中医药应用	中药其他	郑州市中医院	韩升波、郭三强、高　攀、李　琳、陈国华、马洪宇、文　潇
益神启窍方对实验昏迷大鼠脑保护的实验研究	中药其他	连云港市中医院、中南大学湘雅医院、江苏省中医院	丰广魁、程　全、奚肇庆、吴春梅、高　慧

（续表）

三等奖（21 项）			
项目名称	项目分组	完成单位	完成人
胰岛素抵抗病机、模型评价及中西医防治研究	基础研究	成都中医药大学、西南医科大学	陈　秋、谢春光、李　佳、苏言辉、朱玉霞、罗　梅、张新霞、徐海燕、何继满
益气清瘟解毒合剂对流感病毒所致免疫炎症性损伤的干预及修复机制研究	基础研究	北京中医药大学东直门医院	王成祥、徐红日、程　森、王惠芳、王　兰、曹鸿云
中医、中西医结合治疗重症肌无力临床研究及应用	基础研究	文山壮族苗族自治州中医医院	李广文、庞　松、方　雪、韦祖元、周兴莲、黄泰琼、苏　英、颜永明、王　玲、保　艳
从脂联素调控炎症信号通路研究解毒通络保肾法防治糖尿病肾病的机制	基础研究	长春中医药大学附属医院	王秀阁、朴春丽、陈　曦、王国强、米　佳、赵芸芸、何　泽、赵金祥
血脂异常中医证候与性激素相关性的临床研究	临床研究	开封市中医院	倪进军、朱　涛、李　柱、谢　军、刘静生、周国锐、孙成铭
蔡小荪教授周期理论在不孕症临床中的应用研究	临床研究	上海中医药大学附属龙华医院、上海市第一人民医院、上海市中医文献馆、上海市中医医院	付金荣、蔡小荪、郑　锦、许华云、黄素英、王隆卉、王　芳、温欢欢、郑培永、田立霞
熊珍制剂及新熊珍制剂在肛肠疾病中的临床应用	临床研究	成都中医药大学附属医院、四川省中医药管理局	黄德铨、田兴军、陈　敏、曹吉勋、杜勇军、唐太春、何涛宏、刘鸿畅
糖尿病视网膜病变相关因素的临床研究	临床研究	秦皇岛市中医医院	李　锦
平乐正骨手法复位外固定联合中药复方治疗高龄股骨转子间骨折	临床研究	河南省洛阳正骨医院（河南省骨科医院）	刘又文、贾宇东、冯　坤、王会超、李文龙、朱英杰、郭宸豪、朱太咏、陈献韬、倘艳锋、岳　辰、张　颖、马向浩、张蕾蕾、吴　星
水针刀技术治疗颈椎病的临床研究	临床研究	北京世针联中医微创针法研究院、河南南阳水针刀新针法研究院	吴汉卿、陈少禹、吴军瑞、傅立新、吴军尚、薛爱荣、王庆波、李滋平、石　跃、吴艳荣
健力怡神膏治疗慢性疲劳综合征的临床研究	临床研究	江苏省盐城市中医院、南京中医药大学、江苏省苏州市中医医院	乐　进、张桂才、黄　河、黄福斌、徐兆山、姚映芷、徐　立、杜　赟、颜　帅、乐音子
三维五感综合方案治疗植物人的临床研究	临床研究	西安中医脑病医院	宋虎杰、张　玲、杜晓刚、冯　琴、李召辉
补肝活血法对腰椎间盘疾病微创术后疗效影响的研究	临床研究	湘潭市中医医院、湖南省中医药研究院附属医院	张旭桥、仇湘中、谢宏赞、张信成、姜升平、蒲云青、王晓晖、蒋盛昶、唐　皓
释放负离子口罩研制与在高原旅游和医疗保健防护用品的应用	中药其他	燕山大学、福建中睿环保科技有限公司、北京森源华诚科技发展有限公司	李青山、蒋五林、张超辉、李柏峰、刘　胜、刘焕萍、王万琪、陈月爱、王　芳、刘　军
基于中药制剂提效的复合酶体系及其应用	中药其他	重庆市中医院	文洪宇、张太君、黄　彦、张洪雷、陈新瑜、张雪梅、杨雅淋、陈　玲、宋　健、吴朝华

◆ **2016年中国中医药研究促进会国际科技合作奖**

一等奖2个

中医药健康旅游国际示范基地（三亚）

中医特色母婴护理国开园项目组

二等奖4个

桂林市中医医院内分泌科

韩　宝（北京马应龙长青肛肠医院）

谢竹藩（北大谢竹藩名老中医工作室）

地奥心血康胶囊国际化研究课题组

三等奖6个

澳洲健康之路发展有限公司

功能性寡糖的制备、生理活性及应用项目组（辽宁）

迪亚拉（马里马尔卡拉医院、云南省中医医院）

秦皇岛市中医医院

中医药健康旅游示范基地（北京国开园）

高记华（河北省中医院）

陈　涛（泰安市中医医院）

（*石亚静*）

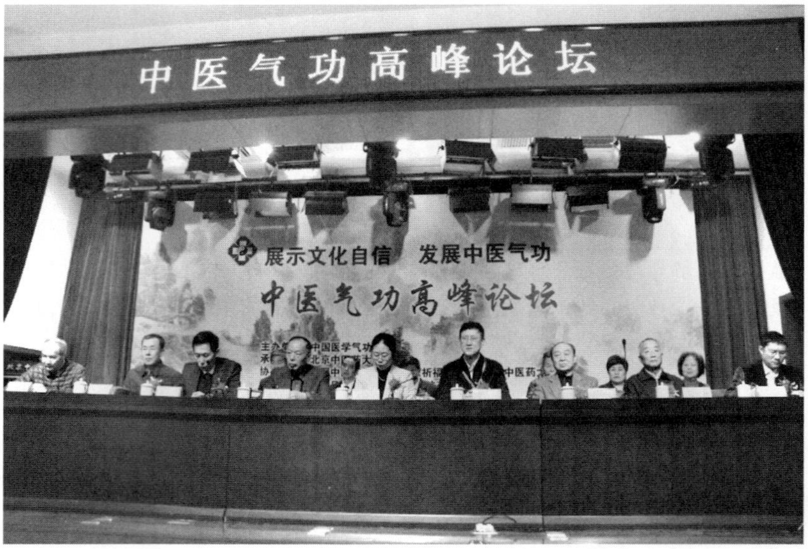

2017年12月2日，由中国医学气功学会主办的中医气功高峰论坛在北京举行

【中国医学气功学会】

会　　长：王　伟

副 会 长：刘天君、陈炳旗、章文春、黄　健、刘亚非、黄孝宽

秘 书 长：刘天君（兼）

副秘书长：黄　健、赵百孝、张海波

地　　址：北京市朝阳区北三环东路11号

邮　　编：100029

电　　话：010－64286906

网　　址：www. cmqg. cn

电子信箱：cmqg99@163. com

常设机构：秘书处、办公室

业务范围：理论研究、学术交流、专业培训、书刊编辑、国际合作、咨询服务

2017年学会工作概况

组织建设方面，学会党支部坚决贯彻上级党委的要求，积极参加国家中医药管理局业务主管社会组织党委组织的各项活动，学习贯彻党中央大政方针，了解中医药发展大局，为学会工作更好地融入大局、服务大局打下基础。学术方面，学会完成第一届1年期到期课题的结题与2年期课题的中期检查，启动实施第二届医学气功学会科研课题招标工作。教育培训方面，学会组织实施2项国家级中医药继续教育项目，携手《中国中医药报》社在北戴河举办首次中医气功学习班。基地建设方面，学会对基地文件做进一步修订，对已建基地的工作进行规范。经过实地考察与认真研究，学会在山东力明科技职业学院、北京日月辉映健康教育科技有限公司等设立培训基地。设计学会推荐功法的图标logo、起草推荐办法。宣传方面，学会在《中国中医药报》刊登“跟我学中医气功”系列文章，在中国中医药出版社公开出版《中国医学气功学会推荐功法（第一辑）》，并在准备第二辑。学会官方新网站正式上线运行。2017年12月，在国家中医药管理局党组和有关部门指导下，学会举办首届中医气功高峰论坛，正本清源，展示文化自信，明晰概念，回应社会热点，得到人民日报、新华社等10余家国家级新闻媒体的广泛关注，在行业中与社会上产生积极影响。　（马　琦）

【中国药膳研究会】

会　　长：杨　锐

副 会 长：焦明耀、高思华、李　浩、张桂英、荆志伟

秘 书 长：王北婴

副秘书长：李宝华（常务）、高　普、赵国新、祖绍先、魏子孝

地　　址：北京市海淀区西苑操场1号中国中医科学院西苑医院院内

邮　　编：100091

电　　话：010－62876295

网　　址：www. chinayaoshan. com. cn

电子信箱：zgysyjh@ sina. com

常设机构：办公室

业务范围：开展药膳理论研究，组织药膳产品开发，进行药膳国内、外学术交流及专业展览、咨询服务等

2017年学会工作概况

自身建设。一是2017年学会推出《中国药膳研究会首席专家制度》，首次在学会专家委员会中遴选一批首席专家，并首批特别荣邀陈可冀院士、黄璐琦院士和金世元国医大师为学会特别首席专家。二是学会对学会民族药膳专家委员会、标准化工作委员会、糖尿病专业委员会进行组织调整，新成立培训工作专业委员会、认证标准专业委员会、慢病调养专业委员会、月子食养专业委员会等分支机构和标准化办公室工作机构。三是学会出台《中国药膳研究会团体标准管理办法》《中国药膳研究会专业委员会管

理办法》《中国药膳研究会药膳示范区考评办法》等工作规章，以及《中国药膳研究会专业委员会业务目标责任管理办法》《中国药膳研究会办公例会考勤制度》《中国药膳研究会合作项目收费标准》《中国药膳研究会匾牌制作管理规定》等会内制度，促进有关方面工作的制度化建设和规范运行。全年分支机构和合作项目共发展团体会员单位12个、会员815人。

学术活动。2017年9月，学会与亳州市首届“华佗杯”全国药膳大赛组委会联合主办的2017全国药膳养生学术研讨会在安徽举办，研讨会编印的《2017全国药膳养生学术研讨会论文集》收入来自北京、吉林、安徽、福建、湖北、广东、宁夏等12个省（区、市）33个单位71位作者的51篇论文，并评选出10篇最佳优秀论文。2017年，学会组织专家参加“一带一路”健康产业论坛、首届智慧健康管理国际高峰论坛、中国国际中医药大健康博览会高峰论坛、第三届中国康养产业发展论坛等学术交流活动，充分展示药膳发展学术水平，扩大药膳和学会在全国大健康同行的影响力。在人民日报社主办的《生命时报》、《中国中医药报》社主办的《中医健康养生杂志》发表药膳文章4篇。2017年建立学会微信公众号，及时便捷地推送学会重要新闻、专家药膳科普文章等。

技术合作。2017年，学会专家委员会组织专家团队完成北京福平堂有限公司的20道四季药膳菜品的配方合作；广东东莞仙津保健饮料食品有限公司的8个养生口服液饮品的配方合作；天津保元堂生物科技有限公司的4个药膳盐配方的专家审核。配方和审核工作中以老带新，遴选一批中青年专家参与，凝聚和锻炼年轻学术梯队。学会与北京顺来福酒店管理集团，学会药膳技术制作专委会与北京市老才臣食品有限（集团）公司、北京都市快捷餐饮管理有限公司建立3个药膳菜品共创研发基地（中心），形成30多人的研发团队，研发药膳养生菜品和养生调料。

专业培训。学会培训工作委员会成立后，制定完善的工作制度，召开网络工作会议，领导班子进行分工和明确学会培训工作委员会的工作任务。2017年，学会新增吉林延边绿天饮食文化研究院药膳养生培训中心和广东东莞仙津保健饮料食品有限公司药膳养生师培训中心2个培训中心。2017年共计1600余人取得药膳养生师、药膳调理师专业培训合格证书，较好地完成全年培训计划，为满足社会需求输送人员队伍。

亳州大赛。2017年9月，学会与亳州市文化旅游年组委会联合在安徽亳州举办古井贡酒·年份原浆2017年首届“华佗杯”全国药膳大赛暨膳用药材食材展销与论坛。旅游年开幕式上，学会授予亳州市全国药膳之都称号和牌匾。大赛活动分为药膳制作技术大赛、膳用药材食材展销洽谈会、全国药膳养生学术研讨会3大板块进行。药膳制作技术大赛汇聚来自15个省的32支代表队362名选手，2支参赛队夺得团体特金奖，夺得团体金奖、银奖的各有10支参赛队，还有近百名个人选手分别获得热菜、冷盘、面点金奖。

标准化建设。学会标准化办公室成立后，健全在标准化工作管理方面的制度，出台团体标准管理办法，召开2次药膳标准制定规划专家咨询会，形成学会发展药膳团体标准的明确思路。学会作为第一起草单位承担商务部“中医药膳服务贸易国际标准”项目，牵头制定食养药膳从业人员标准、食养药膳机构设置标准、药膳服务规范3项标准，完成征求意见稿，并通过结题验收。

民族药膳。民族药膳专业委员会继续开展民族药膳研究工作，取得一些新成果。由民族药膳专业委员会组织撰写的5篇论文《彝药入膳的彝族美食》《〈饮膳正要〉：回族饮食疗法的经验总结》《朝医药膳前景广阔》《藏医药膳的“三个离不开”》《〈满族四十九道馔〉是满族饮食养生的代表作》入选《2017全国药膳养生学术研讨会论文集》。2017年6月，由民族药膳专业委员会清真药膳学组组织召开清真药膳治未病研讨会，与会学者深入探讨清真药膳治未病的历史、现状与发展前景。

国际交流。2017年5月，学会与日本本草药膳学院在北京举办中日药膳学术交流会，中日双方专家就药膳标准、药膳制作、药膳人才培养等内容进行药膳学术交流，会议期间，学会向日方参会人员赠送药膳字画折扇礼品，深受日方欢迎和喜爱。10月，学会组织专家出席在杭州举办的首届智慧健康管理国际高峰论坛暨“一带一路”中西医结合数字健康管理走进阿盟活动，受到包括阿拉伯15个国家使节在内的200多位与会专家学者的欢迎。11月，学会与世界中医药学会联合会等6家单位在广州联合举办2017中国国际中医药大健康博览会暨高峰论坛，学会的领导致辞、专家演讲和东方百草堂国际科贸（北京）有限公司、河北金木集团、天津保元堂生物科技有限公司等企业的药膳产品，均获得各方好评。

财务情况。2017年，学会与10家企业、单位签订有偿服务合作协议，为学会经济收入提供新的支撑。2017年学会的财务收大于支、结余充足，为各项工作和活动的正常开展提供经费保证。

党建工作。学会党支部在国家中医药管理局管社会组织党委领导下，进一步规范工作和发挥领导核心作用。通过微信开展经常性的学习和思想教育，提高党员和全员政治素质。十九大前后组织全会人员收看十九大实况，畅谈体会，传达精神，开展十九大精神知识答题活动。（彭依然）

【世针针灸交流中心】

会　　长：邓　孜
副 会 长：程　凯、张少鹏、孔垂成
秘 书 长：杨　轶
副秘书长：庞丹丹
地　　址：北京市朝阳区三里屯幸福一村55号国家中医药

管理局机关服务局
邮　　编：100027
电　　话：010－87190518
网　　址：www. szzjjlzx. com
电子信箱：acuherb@126. com
常设机构：综合办公室、外联部、培训部、学术部、技术开发部
业务范围：针灸、推拿等优秀诊疗技术的交流、培训、推广；相关学术、文化交流、信息与服务；相关图书、网络、多媒体的编辑与运作等

2017 年中心工作概况

2017 年，中心一直坚持和贯彻党和国家的中医政策，立足自身条件，向先进社会组织学习，明确定位，科学发展，以优秀中医针灸传承及中医针灸临床适宜技术的推广为中心的主要工作目标。在优秀中医针灸传承工作方面，中心与程莘农院士学术团队独家合作，2017 年 8 月 20 日中心在北京主办 2017 年度国家级继续教育项目国医大师程莘农针灸临床经验高级传承班。程莘农是联合国教科文组织人类非物质文化遗产代表作名录“中医针灸”代表性传承人，德艺双馨，深受业界敬佩。中心与专家学者、从业人员、培训机构及致力于挖掘中医学术宝库的技术方、企业方等深度合作，共同挖掘程老院士的学术思想和临床经验，继而进行有序的传播，把程莘农思想研究好、利用好、服务好。在中医药临床适宜技术推广工作方面，首先是针灸进校园工程，将继续深化中心与河北垂成教育团队的合作，在全国近 50 家中医药高职和大专院校内利用业余时间组织开展中医适宜技术培训班，在培训内容方面，增加《中华人民共和国中医药法》（以下简称《中医药法》）和《中医药发展战略规划纲要（2016～2030 年）》等的宣讲内容，让学员了解党和国家的中医大政方针，《中医药法》的立法背景、基本内容、主要制度，增强学员学法、懂法、用法的自觉性。针灸进万家工程方面，一是中心与北京工美集团合作出品世界卫生组织版针灸铜人，2017 年开设 2 家针灸文化馆，为中医药的大众宣传开辟一个新的途径。二是中心与贴针灸团队合作，联合专家团队，优化中医针灸的大众保健产品，在保证疗效的前提下，突出安全性、易操作性、时尚性，推出系列中医针灸产品，已有近 20 万用户和推广者。

（庞丹丹）

【当代中医药发展研究中心】

名誉理事长：顾秀莲
理 事 长：元哲颖
副理事长：孙光荣、苑　为、姚振华、张　媛、郭新志
理　　事：元哲颖、王　琦、王孝涛、卜东升、叶永安、孙光荣、刘志明、刘彦龙、何伟诚、许润三、李少勤、李功韬、李经纬、张代钊、陈士奎、陈彤云、苑　为、郑仁瑞、孟宪民、赵　勇、胡佩珍、费开扬、姚振华、郭新志、高思华、邓铁涛、吴咸中、唐由之、朱良春、路志正
监 事 长：和　龑
监　　事：程培佳、党翔知
地　　址：北京市西城区广安门外大街 305 号荣丰 2008 八区 2 号楼 1604
邮　　编：100055
电　　话：010－63470588
传　　真：010－63470588
网　　址：www. ddzyyzx. com
电子信箱：ddzyywk@163. com

2017 年学会工作概况

2017 年，当代中医药发展研究中心（以下简称中心）历时 3 年，完成中医文化浮雕景观长廊建设。长廊自 2014 年 6 月开始策划实施，截至 2017 年 12 月 30 日，施工完成。11 月 26 日，吉尼斯世界纪录大中华区认证官程东现场宣布并为岭南国医小镇及中心颁发“最长的砂岩深浮雕”认证证书。这一成就填补了中医药在世界纪录方面的空白，也为中国中医药文化走向世界增加了新鲜元素。9 月 26 日，中心与工业和信息化部老干部局联合举办中医药文化科普讲座。12 月 16 日，中心在人民大会堂召开“第三届国际瑶医药·传统医学学术大会”。12 月 23～27 日，中心举办以弘扬“文化传承”为主题的全国中老年文化艺术节活动。针对政府采购、大宗商业服务和不良资产处置等问题，中心与北京中企智库资产管理有限公司签订战略合作框架协议。中心内设 3 个工作委员会（关爱母婴健康工作委员会、智慧健康工作委员会、民族医药产业发展委员会），2 个培训体系（记忆健康 360 工程、医药传习院），3 个基地（当代中医药发展研究中心北戴河培训基地、北京瑶医医院进修基地、秦皇岛金尊酒业有限公司花楸生产基地），全方位紧密团结广大中医药工作者，动员社会力量，推进中医药进入到社会经济各个方面。中心完成岭南国医小镇园区内“国医大道”整体设计及规划，改造园区原机耕道，协助岭南中医药文化博览园，被国家中医药管理局评为全国中医药文化宣传教育基地，也是广东省中医药文化建设先进单位。中心党支部组织全体党员召开“两学一做”动员及工作部署会议，在会上传达习近平总书记关于开展“两学一做”学习教育的重要指示，为推进中心的发展提供了有力保障。中心全面运营微信“健康行天下”公众平台，在运营中坚持专业、专项、专注的办信要点，尽量做到信息权威准确和快速送达，在 2017 的全年运作中，开始大量征集关注。中心与中医药文化科普巡讲搭接，受众更广，关注度和反馈也更加频繁。（张　媛）

【中和亚健康服务中心】

主　　任：魏育林
副 主 任：李丽慧
常设机构：办公室、财务室、学术部、培训部、项目部、咨询部、会展部、国际部、《国医年鉴》办公室
地　　址：北京市朝阳区三里屯幸福一村 55 号国家中医药管理局机关服务局办公楼 308 室

邮　　编：100027
电　　话：010－64168672/64132645/64130958
传　　真：010－64130087
网　　址：www. zhsh. org
电子信箱：zhsh009@126. com
常设机构：办公室
业务范围：健康、亚健康的理论研究；经政府有关部门批准，参与亚健康管理服务体系的创建与推广，制定亚健康领域管理服务规范、标准，以及相关工作；健康、亚健康的宣传、科普、咨询、调研；亚健康的预防、检测、干预、评估的专业培训，受政府委托承办或根据市场和行业（学科）发展需要开展技术推广、专题展览、专项展示、专业会议、专题文化艺术交流活动；服务于健康、亚健康的计算机系统、基础软件的研制与推广应用；经政府有关部门批准或授权，对亚健康专业和养生保健机构及人员进行第三方评估及其他服务；拓展本领域工作相关的其他事宜

2017 年中心工作概况

2017 年，中心在中心理事会领导下，积极配合国家中医药管理局实施构建具有中医特色的预防保健服务体系，组织多项大型活动，宣传构建具有中医特色的预防保健服务体系。中心重视普及亚健康知识，编撰亚健康系列教材，培养亚健康专业人才，继续推进亚健康新职业考试的落地，制定亚健康标准，共建国家中医药管理局亚健康干预技术重点实验室，推广世界卫生组织课题等。　（史亚文）

【中域药物经济学发展应用中心】

理 事 长：高　武
副理事长：高　泉
理　　事：高　武、高　泉、黄　玲、祁　苹、周　波、王升安、王亚煌
监　　事：陈建强、石亚静、崔东双
秘 书 长：高　泉（兼）
地　　址：北京市东城区安定门外大街 55 号
邮　　编：100011
电　　话：010－56218751
电子信箱：yicuhui@163. com
常设机构：办公室、课题处、发展处、国际处、培训处
业务范围：学术交流、科学研究、技术培训、咨询服务

2017 年中心工作概况

论证工作。2017 年 5 月 12～14 日，中心联合河南省善福缘老龄基金会在河南郑州召开建立社区中医智慧健康管家站，为居民提供个性化养生养老服务模式论证会。2017 年 11 月 1～3 日，中心在北京举办首届中医药新技术与特色疗法交流会暨中药药物经济学评价体系建设论证会。此次活动对中医药发展战略规划纲要（2016～2030 年）进行政策解读，并进行特色诊疗技术演示。

学术交流活动。2017 年 3 月 18～19 日，中心在广东佛山举行全国中西医结合肾脏病学高级峰会暨血透中医药特色疗法专项学术交流会。对过去 10 余年，从基础科学到临床流行病学等覆盖整个肾脏病学领域创新性研究进行梳理和总结，特别对药物经济评价优良的中西医结合疗法进行着重介绍和推荐，推动中国肾脏病学的高度进步。中心协办中国中医药研究促进会第三届内分泌学术论坛暨第二届全国纯中药治疗 2 型糖尿病擂台赛。中心在此次擂台赛期间，充分发挥药物经济学的专业优势，公平公正地从参赛选手的药物经济学方面进行评价，得到参赛选手和组委会的认可。

委托编制工作。中心编制《洛阳市中医药学校 2018～2028 年发展规划》和《洛阳市中医药学校中医专业 2018～2023 年五年发展规划》。受洛阳市中医药学校委托，中心经过实地调研，完成《洛阳市中医药学校 2018～2028 年发展规划》和《洛阳市中医药学校中医专业 2018～2023 年五年发展规划》的编制工作，并交付洛阳市中医药学校，得到委托方的高度评价。　（崔东双）

二、总部设在中国的中医药国际组织

【世界中医药学会联合会】

主　　席：佘　靖（任期至 2017 年 10 月）、马建中（2017 年 10 月任职）
副 主 席：桑滨生（2017 年 10 月任职）、张伯礼（2017 年 10 月任职）、吴以岭（2017 年 10 月任职）、林子强（澳大利亚）、董志林（荷兰）、赵英杰（新加坡）、屠　英（美国，任期至 2017 年 10 月）、田小明（美国，任期至 2017 年 10 月）、麦克 Michael Jabbour（美国，任期至 2017 年 10 月）、王超群（加拿大）、乔万那尔弟 Carlo（意大利）、蔡宝德 Pedro Choy（葡萄牙，任期至 2017 年 10 月）、沈惠军（英国，任期至 2017 年 10 月）、卢加宁（俄罗斯）、麦克 Michael Jabbour（美国，任期至 2017 年 10 月）、孙庆涪（南非）、江永生（莫桑比克，任期至 2017 年 10 月）、朱勉生（法国）、张　毅（南非）、施道丁格尔（德国）、狄波拉·林肯（美国）、吴滨江（加拿大）、徐志峰（新西兰）、林榕生（美国）、黄宪生（美国）、何嘉琅（意大利，2017 年 10 月任职）、叶富坤（巴西，2017 年 10 月任职）
秘 书 长：桑滨生（兼）
副秘书长：徐春波、陈立新
秘书长助理：秦树坤
地　　址：北京市朝阳区小营路 19

号财富嘉园A座5-3层
邮　　编：100101
电　　话：010-58239006/58650036
网　　址：www.wfcms.org
电子信箱：wfcms@foxmail.com
常设机构：秘书处
业务范围：制定与中医药有关的国际组织标准，开展标准推广及相关认证工作，推动中医药在世界各国健康有序发展；开展各类学术活动，促进世界各国和地区中医药团体之间的交流与合作，提高中医药学术水平；构建中医药国际交流平台，促进中医药、保健品和医疗器械的产品交流；组织开展各类、各级中医药从业人员的资格（水平）考试，提高中医药从业人员的素质；开展各类、各级中医药医疗、技能、保健培训，提高中医药医疗、保健人员的业务能力；提供人才交流服务、保障中医药团体的人才需求，促进中医药团体的发展；建立门户网站，开展信息交流，提供咨询服务、远程培训和网上办公；出版发行学术刊物，宣传中医药特色和优势等
期　　刊：《世界中医药》中文刊、《世界中医药》英文刊、《世界睡眠医学杂志》

2017年学会工作概况

一、组织建设

世界中医药学会联合会（以下简称世界中联）理事会建设。2017年6月12日，学会召开第三届第九次理事会与第八次监事会会议，会议审议并通过《世界中医药学会联合会学术自律规定》《世界中联在各国设立中医临床研究国际合作中心实施办法》《中医药国际标准建设推广基地管理办法》。2017年10月21日，学会召开世界中联第四次会员代表大会，会议听取佘靖主席《在世界中医药学会联合会第四次会员代表大会上的工作报告》，审议通过《世界中医药学会联合会章程（修正案）》，投票选举产生第四届理事会、监事会。第四届理事会主席1人，副主席20人，理事会共计406人；监事会主席1人，副主席14人，监事会共计45人。中国国家中医药管理局副局长马建中当选新一届理事会主席。

会员发展。学会新增7个团体会员，2个国家，截至2017年底，共有67个会员国家的258个团体会员和7位个人会员。

分支机构建设。2017年学会成立专业委员会17个，国际联盟8个，较往年增速放缓，稳步推进新兴学科专业委员会发展。截至2017年底，专业委员会数量达149个，联盟13个。

二、三级学术会议

世界中医药大会。2017年10月21～22日，学会在泰国曼谷举办第十四届世界中医药大会暨“一带一路”中医药文化周活动。近32个国家和地区的1200余人参会。中国驻泰国大使馆、中泰两国政府官员等出席开幕式。大会设置6个综合会场、9个学术专题分会场和4个工作组，并收录学术论文187篇。大会同期举办第十一届中医药产品与服务贸易展览会，有29家企业和机构参展。

世界中医药大会夏季峰会。2017年6月11～12日，世界中医药大会第三届夏季峰会暨第三届中华中医药文化大典在中国安徽合肥举办，大会尝试学术论坛和展览会联合举办的模式，取得很好的效果。大会内容丰富多彩，除高峰论坛以外，13个会议在大会期间同时召开，会议吸引近24个国家和地区的近1500名专家学者参加。大会同期举办的大健康博览会吸引近200家企业参展，2000人次观展，达到提高效率，聚集人才，形成规模的效果。

国际区域性会议。2017年，学会共举办四场国际区域性会议，分别是第四十八届中医药学术大会（德国）、第五届世界中联中医药合作与发展欧洲论坛、首届世界中医药亳州论坛、第三届中非中医药国际合作与发展论坛。其中，中医药合作与发展欧洲论坛、中非中医药国际合作与发展论坛已基本形成学会区域会议的品牌。

专业委员会会长级会议及年会。2017年2月18日，世界中联2017年分支机构会长级会议在北京西藏大厦召开，国家部委、政府代表，泰国驻华大使和各分支机构的会长、秘书长、理事长及相关代表共计330余人出席大会。会议听取《助力“一带一路”推动中医药国际传播与发展》秘书处工作报告，进行专业委员会工作交流和表彰活动，对促进专业委员会建设、发挥专业委员

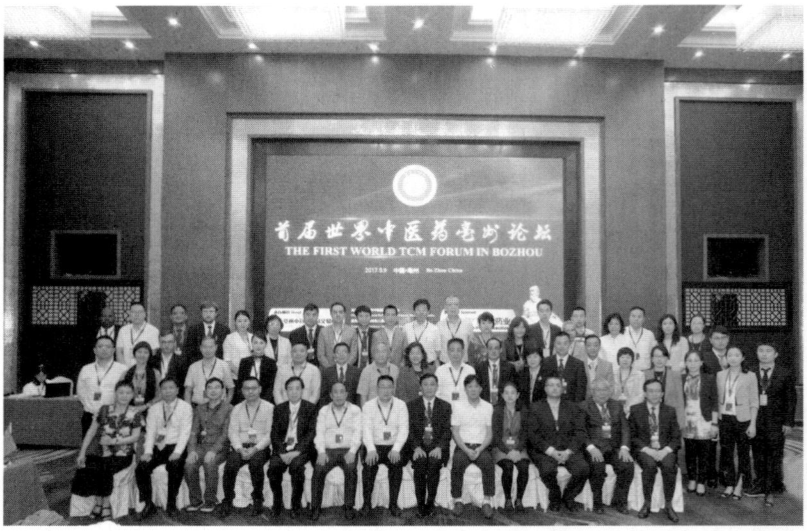

2017年9月9日，由世界中医药学会联合会主办的首届世界中医药亳州论坛在安徽亳州举行

会学术引领作用，引导开展社会服务等方面发挥重要作用。2017 年学会组织协调专业委员会各类学术交流会议 140 余场，其中境外会议 15 场。包括 17 个成立大会、104 个学术年会和研讨会等。

三、世界中联标准化工作

标准发布和出版。2017 年发布世界中联标准 4 部、专业委员会标准 3 部。立项的国际组织标准 6 部。

分支机构标准组织的建设。指导和推动专业委员会及联盟制定标准，2017 年批准成立专业技术标准审定委员会 9 个，截至 2017 年底，已有 30 个专业技术标准审定委员会开展工作。

标准推广。《国际中医药糖尿病诊疗指南》已培训 7 万名临床医生。《中医整脊科医师专业技术职称分级评分标准》已培训包括中国台湾、香港及美国、马来西亚、澳大利亚、德国等 10 余个国家和地区的 7000 多人。此外，大力推动标准实施、多渠道宣传。2017 年学会开展“中医药伦理审查体系认证”工作，共认证 16 家单位。

发挥 ISO/TC 249 A 级联络组织作用。学会参加 ISO/TC 249 第八次年会；组织国际联合提案 6 项，注册 ISO 专家 15 位。组织发布 ISO《中药材标准》，此标准是 ISO 发布的首个中药材术语标准，为国际范围内规范和统一中药名词术语提供重要依据。积极推进 WG5 秘书处工作。充分发挥 ISO/TC 249 的 A 及联络组织的作用，切实提升世界中联的国际影响力。

四、期刊工作

学会主办期刊有《世界中医药》中文版、英文版和《世界睡眠医学杂志》3 种，一直以来，学会主办期刊跟踪学科热点、难点，有针对性地组稿和约稿，保证期刊质量提升，据知网和万方核心期刊引证报告分析，2012～2016 年学术期刊影响力的重要指标及文章下载量均呈上升趋势。《世界中医药》中文刊跻身于前 25% 的 Q1 区。

五、其他工作

培训工作方面，学会举办国际国内各类培训班 17 期，其中政府项目 6 期；完成 2017 年国家级继续教育项目 19 项。课题研究方面，承担各类课题 32 项。信息化建设方面，世界中联旗下已建设 20 个网站。官网覆盖 117 个国家和地区，点击量超过 125 万次，世界中联主体下备案微信公众号 37 个。国际合作方面，承担世界卫生组织（WHO）推拿实践技能规范的制定工作，协助完成 WHO 传统医学临床研究技术指南的意见征集。 （杨抒宁、杨茂华）

【世界针灸学会联合会】

主　　席：刘保延

副 主 席：梁繁荣、江元璋（南非）、曾缙云（印尼）、胡　曼（伊朗）、形井秀一（日本）、金容奭（韩国）、廖春华（马来西亚）、郭忠福（新加坡）、阮才秋（越南）、高　林（法国）、柯立德（德国）、李国瑞（意大利）、董志林（荷兰）、考斯兰（挪威）、土屋光春（葡萄牙）、伊格尔（俄罗斯）、拉　蒙（西班牙）、董洪光（瑞士）、张金达（加拿大）、吴滨江（加拿大）、王超群（加拿大）、劳力行（美国）、梁慎平（美国）、林榕生（美国）、胡　军（美国）、惠　青（巴西）、李科元（澳大利亚）、安吉·哈丁（新西兰）

秘 书 长：麻　颖

副秘书长：宋　莉、杨宇洋、王宏才、谭源生、赵百孝、喻晓春、景向红、胡卫国（瑞士）

地　　址：北京市东城区广渠门内夕照寺街东玖大厦 B 座 7 层

邮　　编：100061

电　　话：010－64011210

网　　址：www. wfas. org. cn

电子信箱：contact@ wfas. org. cn

常设机构：秘书处

业务范围：理论研究、学术交流、业务培训、书刊编辑、国际合作

期　　刊：《世界针灸杂志》

2017 年学会工作概况

一、党建工作

2017 年，在国家中医药管理局党委和中国中医科学院党委的正确领导下，世界针灸学会联合会（以下简称世界针联）多次组织全体人员深入学习贯彻党的十九大报告及习近平总书记重要讲话精神，使全体人员牢固树立“四个意识”，增强“四个自信”，自觉提高政治站位，坚决维护以习近平为核心的党中央

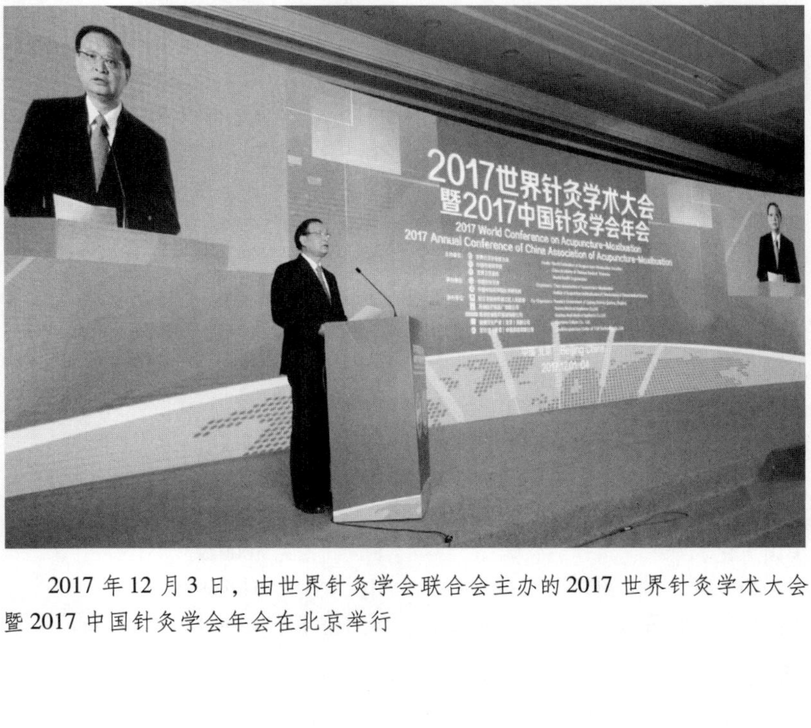

2017 年 12 月 3 日，由世界针灸学会联合会主办的 2017 世界针灸学术大会暨 2017 中国针灸学会年会在北京举行

权威。坚持全面从严治党，全力推进社会组织党的组织和党的工作“两个全覆盖”，扎实开展社会组织党风廉政建设。建立党建领导小组，完善学习体系和机制。加强组织建设，发挥党组织先锋模范作用。坚持高标准、严要求，加大对入党积极分子的培养教育力度。2017 年发展 1 名预备党员。

二、世界针联成立 30 周年系列活动

2017 年 12 月 1 ~7 日，由世界针联、世界卫生组织和中国中医科学院共同主办的世界针联成立 30 周年系列活动在中国北京和浙江衢江举行。12 月 1 ~2 日，世界针联执委会和第九届会员大会在北京举行，选举产生由 42 个国家和地区的 107 人组成的世界针联第九届执委会，确定未来 5 年世界针联年度大会将分别在法国、土耳其、荷兰、美国和新加坡举行。12 月 3 ~4 日，2017 世界针灸学术大会暨中国针灸学会年会在北京召开，国家卫生计生委副主任、国家中医药管理局局长王国强等国内外嘉宾出席开幕式并致辞，40 多个国家和地区的近 1500 名针灸工作者参加，收到学术论文 697 篇，100 多位专家进行口头宣讲，70 余篇论文进行壁报交流。12 月 6 ~7 日，世界针灸康养大会在浙江衢江举办，900 多人（含 80 余名外宾）参加大会。

三、世界针联“一带一路”中医药针灸风采行活动

为服务国家总体外交和“一带一路”倡议，在国家中医药管理局、中国中医科学院、中国科学技术协会、中国驻外使领馆等部门的大力支持下，世界针联采取高层互动、学术研讨、教育培训、义诊讲座和文化展演等多种形式开展“一带一路”中医药针灸风采行活动，旨在促进中外各国政府、专业机构及普通民众间多层次的交流与合作，力争以针灸“走出去”带动中医中药“走出去”，以中医文化为抓手宣扬中国文化。

2017 年，世界针联“一带一路”中医药针灸风采行在意大利、荷兰、毛里求斯、南非、土耳其、波兰和俄罗斯共举办 8 次，签订谅解备忘录和协议 6 项，完成基地和中心挂牌 2 个。11 月 21 日，由世界针联、中国中医科学院针灸研究所、意大利罗马大学和意大利帕拉塞尔苏斯研究所 4 方共建的中国 – 意大利中医药中心在罗马揭牌，中国驻意大利大使李瑞宇、国家中医药管理局副局长王志勇、意大利外交部全权公使等中意政府官员出席仪式。

四、世界针联工作委员会工作

2017 年，世界针联完成立法、对外交往、传承和标准 4 个工作委员会的人员调整，新成立 1 个养生保健工作委员会，建立中国北京、中国澳门和中国衢州 3 个中医针灸国际传承基地。依托比较成熟的工作委员会，开展 16 个不同层次的学术活动。（刘竞元、杨宇洋）

【世界医学气功学会】

主　　席：高鹤亭

副 主 席：王庆国、万苏建、黄志伟（美国）、林　健（美国）、杨武财（中国台湾）、赵婉君（香港）、王超群（加拿大）、钟清（阿根廷）、青岛大明（日本）、早岛妙聴（日本）、李启端（德国）、艾伦·凯尔森（澳大利亚）、加斯伯尔·戈西亚（西班牙）、马克思·本卡特（瑞典）、路　军（新西兰）

秘 书 长：王庆国（兼）

常务副秘书长：华　源

副秘书长：刘春平、王　雷、阿尔伯特·洛曼迪（奥地利）、托玛斯·沙娜汉（爱尔兰）、植松捷之（日本）、西蒙（澳大利亚）、林傲梵（香港）

司　　库：汪以春

地　　址：北京市朝阳区北三环东路 11 号

邮　　编：100029

电　　话：64286908

电子信箱：wasmq89@163.com

常设机构：秘书处办公室

业务范围：理论研究、学术交流、理论培训、书刊编辑、国际合作、咨询服务

2017 年学会工作概况

组织建设。根据工作需要成立郭林新气功专业委员会和临床专业委员会。为进一步发挥五禽戏的作用，学会主席高鹤亭等人赴石家庄参加华佗五禽戏第五十九代传人霍瑞明讲课。为了充分发挥专业委员会作用，由临床专业委员会主任带队赴新西兰参加学术活动，讲课、治病，受到当地人民的欢迎。

接待工作。学会副主席钟清来学会商谈合作事宜。学会常务理事蔡剑来学会商谈在西班牙开展医学气功活动，普及宣传有关气功事宜。学会副主席路军来学会商谈在新西兰开展学术交流事宜。

实行规范化管理。学会严格掌握会员入会条件，对长期不缴纳会费，不参加学术活动的会员进行清理。通过网站对会员进行遵纪守法教育，使医学气功事业走向科学化、规范化管理。在十九大召开期间，学会组织在北京党员进行学习讨论，大家表示，党员要坚持理想信念，不忘初心，做合格党员。

（刘桂新、刘春平）

【国际标准化组织/中医药技术委员会（ISO/TC 249）】

主　　席：David Graham（澳大利亚）

副 主 席：沈远东（中国）

秘　　书：桑　珍（中国）

地　　址：上海市黄浦区普安路 189 号曙光大厦 7 楼 C 座

邮　　编：200021

电　　话：021 –53821521

传　　真：021 –53821522

电子信箱：mscsh2009@gmail.com

常设机构：上海市中医药研究院

业务范围：所有起源于古代中医学并能共享一套标准的传统医学体系标准化领域的工作。涵盖传统与现代继承发展的 2 大方面。具体负责中药原材料质量与安

全、中药制成品质量与安全、医疗设备质量与安全及信息等领域的标准化工作，且包括服务类标准（限于产品的安全使用、设备与药物的交付、不涉及临床实践及产品的临床应用）

期　　刊：ISO/TC 249 Newsletter

2017 年学会工作概况

2017 年 ISO/TC 249 共发布中医药国际标准 16 项，创历史新高，使得 ISO 中医药国际标准发布总数达 23 项，此外，还有 48 项国际标准正在制定过程中。

2017 年 6 月 5～8 日，ISO/TC 249 第八次全体会议在香港浸会大学举行。来自中国、澳大利亚、加拿大、德国、日本、韩国、美国等 12 个成员体及 ISO/TC 215、世界中医药学会联合会、世界针灸学会联合会 3 个联络组织共 238 位代表出席会议。会议共收到来自中国、韩国及世界中医药学会联合会的 30 项新提案，经各工作组讨论，共有 13 个项目进入立项投票阶段，5 个项目进入技术报告草案投票阶段。

为了积极发展新成员国，ISO/TC 249 秘书处于 2017 年 3 月 16～18 日在上海举办中医药国际标准化研讨会，邀请巴西、捷克、肯尼亚、马来西亚、马耳他、俄罗斯、南非、瑞典、坦桑尼亚、泰国、英国等 11 个国家的 30 余位中医药从业者及标准化领域专家参加此次研讨会。该研讨会还邀请 ISO 总部的资深培训师就 ISO 的规则、教育标准的制作等内容做专题培训。研讨会旨在通过国际标准化培训，为境内外中医药从业人员和标准化专家构建交流平台，吸引更多的国家和专家参加 ISO/TC 249 的工作。

ISO/TC 249 利用“秘书周”的工作机制，邀请海外专家来秘书处工作 1 周，讨论 ISO/TC 249 工作方向和标准项目。2017 年 4 月邀请韩国专家和国内知名中医药术语翻译专家，主要探讨 ISO/TC 249 第五工作组项目情况。

2017 年为了扩大中医药国际标准化工作宣传力度，ISO/TC 249 受邀参加各高级别会议并做主题报告，介绍中医药国际标准化相关工作进展，如金砖国家卫生部长会暨传统医学高级别会议、香港第十六届国际现代化中医药及健康产品展览会、2017 欧亚经济论坛等。

2017 年 ISO/TC 249 秘书处积极参加相关联络组织会议及委员会内各工作组会议，如 2 月 WG2 柏林会议、11 月 JWG1 利物浦会议及 WG1 澳门会议。秘书处密切关注各工作组的项目进展，协调国内外分歧，确保项目顺利进展。2017 年 11 月 30 日，国家标准化管理委员会副主任陈洪俊和国际合作部主任郭晨光等来 ISO/TC 249 秘书处调研。国际标准化委员会领导高度肯定秘书处的工作。（徐晓婷）

三、地方性社会组织

1. 北京市

【北京中医药学会】

会　　长：赵　静
副 会 长：邓　娟、边宝生、梅　群、杨明会、王　阶、王耀献、靳　琦、刘清泉、杨晋翔、陈　勇、朱立国、张宝军、王麟鹏、吉保明
秘 书 长：邓　娟（兼）
副秘书长：王春生、林　谦、王国玮、黄小波、李秀惠
地　　址：北京市东城区东单三条甲七号
邮　　编：100005
电　　话：010－65223477
网　　址：www. bjacm. org
电子信箱：bjzyyxh@ 163. com

（杨　娜）

【北京中西医结合学会】

会　　长：刘清泉
副 会 长：王笑民、陈　勇、冯兴中、胡元会、吉训明、王晓民、王耀献、杨晋翔、杨明会、姚树坤、张澍田、唐启盛、阴赪宏
秘 书 长：刘　刚
副秘书长：汪红兵、李　怡
地　　址：北京市东城区东单三条甲七号
邮　　编：100005
电　　话：010－65250460
网　　址：www. bjaim. org. cn
电子信箱：bjzxyjhxh@ 126. com

（李　萌）

【北京针灸学会】

会　　长：王麟鹏
副 会 长：程海英、景向红、朱　江
秘 书 长：黄　毅
副秘书长：张万龙、王丽平、刘志顺
地　　址：北京市东城区美术馆后街小取灯胡同 5 号
邮　　编：100010
电　　话：010－52176519
网　　址：www. bjaam. org. cn
电子信箱：bjzjxh9495@ 126. com

（赵　因）

【北京中医协会】

会　　长：陈　誩
副 会 长：马谊平、朱亚春、陈立新、杨明会、张明海、徐希胜、郭桂明、程爱华
秘 书 长：徐希胜（兼）
副秘书长：金　玫、郑　义、杨晓晖
地　　址：北京市朝阳区小关北里 218 号北京藏医院内门诊楼 4 层
邮　　编：100029
电　　话：010－64007339
网　　址：www. bjtcm. gov. cn
电子信箱：beijingzyxh@ 163. com

（骆永玲）

【北京中医药养生保健协会】

会　　长：（暂缺）
常务副会长：赖南沙
秘 书 长：赖南沙（兼）
副秘书长：翟华强
地　　址：北京市东城区西总布胡同 46 号 C 座
邮　　编：100005
电　　话：010－84293032
网　　址：www. bhatcm. com
电子信箱：bhatcm@ 126. com

（赖南沙）

2. 天津市

【天津市中医药学会】

会　　长：张大宁
副 会 长：陈宝贵、李　平、李金元、苗富来
秘 书 长：苗富来（兼）
副秘书长：李树茂
地　　址：天津市和平区南京路98号
邮　　编：300040
电　　话：022－23032602
网　　址：www.yyglb.org
电子信箱：tjzyyxh@126.com

（苗富来）

【天津市中西医结合学会】

会　　长：张伯礼
副 会 长：张玉环、张军平、白人骁、李志军、朱广丽
秘 书 长：马　薇
地　　址：天津市和平区南京路98号301室
邮　　编：300040
电　　话：022－23032635
网　　址：www.yyglb.org/list－027238734833.aspx
电子信箱：zxjhxh@126.com

（马　薇）

【天津市针灸学会】

会　　长：王　舒
副 会 长：张智龙、李　平、郭　义、郭家奎、熊　杰、张春红
秘 书 长：丁惠玲
副秘书长：马　泰、李　岩
地　　址：天津市和平区南京路98号
邮　　编：300040
电　　话：022－23120580
网　　址：www.yyglb.org
电子信箱：tjzj0580@163.com

（李　萌）

3. 河北省

【河北省中医药学会】

会　　长：孔祥骊
常务副会长：武　智
副 会 长：马玉琛、王文举、王亚利、田振华、刘玉洁、刘增祥、孙士江、张书臣、张明柱、李佃贵、李振江、高社光、裴　林
秘 书 长：武　智（兼）
地　　址：河北省石家庄市槐安东路97号
邮　　编：050021
电　　话：0311－85804846
电子信箱：hbszyyxh@126.com

（王　欢）

【河北省中西医结合学会】

会　　长：李佃贵
副 会 长：赵文清、孔祥骊、郭登洲、王艳君、杜惠兰、李　琦、李　勇、陈志强、石仲仁、王立新、吕佩源、杨淑莲、李炳茂、贾振华、胡书芬、胡万宁
秘 书 长：武　智
地　　址：河北省石家庄市槐安东路97号
邮　　编：050021
电　　话：0311－85804846
电子信箱：hbszxyjhxh@126.com

（刘桂香）

【河北省针灸学会】

会　　长：康锁彬
副 会 长：于　岩、王九一、王国明、王艳君、白志杰、李桂林、杨志新、武　智、袁　军、贾春生、崔林华、谢占清
秘 书 长：武　智（兼）
地　　址：河北省石家庄市槐安东路97号
邮　　编：050021
电　　话：0311－85804846
电子信箱：hbszjxh9@126.com

（刘桂香）

4. 山西省

【山西省中医药学会】

理 事 长：周　然
副理事长：文　渊、王晞星、冯前进、白兆芝、乔连厚、齐炳义、张文广、李先荣、杨恩建、徐生旺、柴瑞霭、贾汉章、魏中海
秘 书 长：文　渊（兼）
副秘书长：任光荣、邹本贵
地　　址：山西省太原市东华门23号
邮　　编：030013
电　　话：0351－3580330
电子信箱：lj－1973@163.com

（刘　浚）

【山西省中西医结合学会】

理 事 长：王裕颐
副理事长：张　才、李文学、李秀莲、杨　波、赵通理、柴瑞霁、陶功定、冯五金、宋明锁
秘 书 长：宋明锁（兼）
副秘书长：李静萍、赵建平、郭媛媛
地　　址：山西省太原市并州西街46号
邮　　编：030012
电　　话：0351－4091118

（宋明锁）

【山西省针灸学会】

理 事 长：冀来喜
副理事长：雷　鸣、燕　平、文　洪、孙德仁、田岳凤、邢文堂、李建仲、李明磊、要金元、温进中、路怀忠
秘 书 长：郝重耀
副秘书长：张天生、杨发明、张　涛、段永峰、王　杰
地　　址：山西省太原市平阳路北园街2号
邮　　编：030006
电　　话：13466838493
电子信箱：sxzjxhpxb@163.com

（张天生）

5. 内蒙古自治区

【内蒙古自治区中医药学会】

会　　长：于连云
副 会 长：石海燕、苏根元、刘院君、刘宏泽、布　赫、相林扎布、毕力格、毛洪海、赵玉儒、刘成赋、刘　全、高宝发、冯学斌、布　仁、陈东亮、张景玲、魏秀英、杨广源、苏　和、赵宇明、赛西娅、陈玉华、师建平、董秋梅、李　林、赵清树、袁　军
秘 书 长：陈玉华（兼）
副秘书长：赵清树
地　　址：内蒙古自治区呼和浩特市新华大街63号10号

楼 203 房间
邮　　编：010055
电　　话：0471－6945465
电子信箱：nmgzyyxh@126. com

（吕　晶）

【内蒙古自治区蒙医药学会】
会　　长：巴雅尔
名誉会长：苏荣扎布
名誉副会长：吉格木德、金　玉、包金山、阿古拉、查　干、康双龙、苏　和、乌苏日乐特
副 会 长：毕力格、巴根那、那生桑、布仁巴图、巴雅尔、布仁达来、毅　和、奥乌力吉、黄志刚、相林扎布、张黎明、斯庆格、额尔登朝鲁、杭盖巴特尔、巴雅尔、布仁达来、王玉杰、伊乐泰、斯琴巴特尔
秘 书 长：杭盖巴特尔（兼）
常务副秘书长：巴雅尔
地　　址：内蒙古自治区呼和浩特市新华大街 63 号 10 号楼 201 房间
邮　　编：010055
电　　话：0471－6613622
电子信箱：a812812812@qq. com

（巴雅尔）

6. 辽宁省

【辽宁省中医药学会】
会　　长：曹建波
副 会 长：李国信、康廷国、吕晓东、石　岩、张　燚、赵　午、白长川、许　斌、甄路开、王迎春、刘　宁、陆　旭、陈全胜、周　野、赵明拥
秘 书 长：李国信（兼）
副秘书长：杨鹈祥、韩首章
地　　址：辽宁省沈阳市和平区砂阳路 266 号
邮　　编：110005
电　　话：024－23397508
网　　址：www. lnatcm. org/index. php
电子信箱：327984198@qq. com

（李敏夫）

【辽宁省中西医结合学会】
会　　长：杨关林
副 会 长：关雪峰
秘 书 长：关雪峰（兼）
副秘书长：沈　海
地　　址：辽宁省沈阳市北陵大街 33 号
邮　　编：110032
电　　话：024－31961533
电子信箱：lnszxyjhxh@126. com

（佟　跃）

【辽宁省针灸学会】
会　　长：张立德
副 会 长：马铁明、裴景春、王志义、汪振宇、刘国庆、任　路、李　铁、周鸿飞、成泽东
秘 书 长：马铁明（兼）
副秘书长：王淑娟、董宝强、樊　旭
地　　址：辽宁省沈阳市皇姑区崇山东路 79 号
邮　　编：110847
电　　话：024－31207318
网　　址：www. lnzhenjiu. cn
电子信箱：lnzjxh2016@163. com

（林　卉）

【辽宁省中药学会】
会　　长：康廷国
副 会 长：谢　明、殷　军、赵　喆、门启明、贾天柱
秘 书 长：高仁杰
副秘书长：王　飞
地　　址：辽宁省沈阳市皇姑区崇山东路 79 号
邮　　编：110032
电　　话：024－31207301
电子信箱：lngrj@126. com

（高仁杰）

【辽宁省蒙医药学会】
会　　长：陶淑霞
副 会 长：王焕柱、王冬梅、包春林、刘国升、李　克、王大雷、陈东龙、夏立庚、尚国祥、张绍武
秘 书 长：李晓波
副秘书长：齐慧勇、尹喜坤、陈菊玲、刘玉红、李桂兰、刘根顺
地　　址：辽宁省阜新蒙古族自治县民族街 1 号
邮　　编：123199
电　　话：0418－8834016
电子信箱：smyyxh－5220@163. com

（刘　震）

【辽宁省反射疗法协会】
会　　长：田振国
副 会 长：姚万才、潘树枫、王希波、程宝明
秘 书 长：陈　丽
副秘书长：叶路联
地　　址：辽宁省沈阳市皇姑区柴河街 23 号楼 213
邮　　编：110031
电　　话：13804050528/15998859772
电子信箱：79650328@qq. com

（谢　璠）

【辽宁省养生康复学会】
会　　长：初　杰
副 会 长：马铁明、张志强、任　路、鞠宝兆、陈以国
秘 书 长：樊　旭
副秘书长：梁家红、卞　镝
地　　址：辽宁省沈阳市崇山东路 79 号
邮　　编：1100000
电　　话：31207132
网　　址：www. lnlnw. cn
电子信箱：fanxulw@163. com/178781695@qq. com

（蒋　术）

7. 吉林省

【吉林省中医药学会】
代 会 长：宋柏林
副 会 长：王之虹、王　龙、周建民、冷向阳、相世和、田洪赋、李世明、李　平、程海涛、鲁沿坪、李一奎、高　陆、于江波、陈心智、朱桂祯
秘 书 长：朱桂祯（兼）
地　　址：吉林省长春市净月经济开发区博硕路 1035 号长春中医药大学办公楼 412、417 室
邮　　编：130117
电　　话：0431－81703249/86172416
电子信箱：jlszyyxh2006@163. com

（吴　琼）

【吉林省中西医结合学会】

会　　长：宋柏林

副 会 长：陈明强、田洪赋、高忠礼、周建民、相世和、刘利则、张　越、孙　喆

特聘副会长：琴　钢

秘 书 长：张晓慧

地　　址：吉林省长春市朝阳区工农大路1478号（长春中医药大学附属医院10楼）

邮　　编：130021

电　　话：0431－86177373

邮　　箱：zxh7635@163.com/1969198069@qq.com

（张晓慧）

【吉林省中医药健康产业协会】

会　　长：陈心智

副 会 长：艾长山、柏荣慧、陈大勇、杜占生、冯　卓、弓国华、关凤媛、郭铁生、韩　丹、贺金星、胡　铭、李凤军、李明宇、刘兴东、刘玉忠、马洪君、邵永佐、绳长福、王昌辉、王君济、温惠钧、武传静、修涞贵、徐冰娜、徐章富、杨　哲、袁兴震、张德源、张海波、赵国胜、王　鹰、钟继成、朱桂祯

秘 书 长：朱桂祯（兼）

地　　址：吉林省长春市净月经济开发区博硕路1035号（长春中医药大学办公楼417室）

邮　　编：130117

电　　话：0431－81703249

邮　　箱：jkcyxh2015@163.com

（吴　琼）

【吉林省民营中医医疗机构协会】

名誉会长：吴英萍

会　　长：张海波

常务副会长：朱桂祯

副 会 长：于占权、宋莲凤、王君济、王照伟、鲁沿坪、岳士才、王守永、高　峰、单晓春、杨振泳

秘 书 长：朱桂祯（兼）

副秘书长：陈　琦、郑笑谦

地　　址：吉林省长春市建设街1227号103室

邮　　编：130061

电　　话：0431－86177879

电子信箱：jlmyzy@163.com

（吴　琼）

【吉林省养生保健协会】

会　　长：（暂缺）

执行会长：张志远

秘 书 长：郭军武

地　　址：吉林省长春市自由大路4433号

电　　话：0431－82536116

电子信箱：187163075@qq.com

（夏　婷）

8. 黑龙江省

【黑龙江省中医药学会】

会　　长：王学军

秘 书 长：杜广洲

地　　址：黑龙江省哈尔滨市香安街72号黑龙江省中医药科学院

电　　话：0451－55651561

（曲　峰）

【黑龙江省中西医结合学会】

会　　长：李显筑

秘 书 长：靳万庆

地　　址：黑龙江省哈尔滨市哈药路99号

电　　话：0451－84513382

（曲　峰）

【黑龙江省针灸学会】

会　　长：孙忠人

秘 书 长：王　顺

地　　址：黑龙江省哈尔滨市香安街72号黑龙江省中医药科学院

电　　话：13633635455

（曲　峰）

【黑龙江省中药材种植产业协会】

会　　长：马长春

秘 书 长：燕新洪

地　　址：黑龙江省绥化市农垦管理局中药办公室

电　　话：0455－8763111

（曲　峰）

【黑龙江省中药材流通产业协会】

会　　长：侯凤祥

副 会 长：王伟明、陈笑研、马明丽

秘 书 长：阎雪莹

地　　址：黑龙江省哈尔滨市香坊区赣水路30号地王大厦1006

电　　话：0451－8226335

（曲　峰）

【黑龙江省民族医药学会】

会　　长：侯安会

秘 书 长：孟庆刚

地　　址：黑龙江省哈尔滨市地段街151号

电　　话：13904517516　（曲　峰）

9. 上海市

【上海市中医药学会】

常务副会长：胡鸿毅

副 会 长：郑　锦、肖　臻、周　华、房　敏、徐　建、彭　文、花根才、陆金根、沈远东、陈军力、杨　弘

秘 书 长：陆金根（兼）

常务副秘书长：谈美蓉

地　　址：上海市北京西路1623号

邮　　编：200040

电　　话：021－62532271

网　　址：www.shszyyxh.org

电子信箱：shszyyxh205@163.com

（谈美蓉）

【上海市中西医结合学会】

会　　长：凌昌全

副 会 长：施建蓉、肖　臻、周　华、房　敏、蔡定芳、陈　震、肖涟波、王杰宁、彭　文、李永忠、吴佩颖、朱玉陵

秘 书 长：张友根

副秘书长：李文伟、向延卫

地　　址：上海市静安区北京西路1623号

邮　　编：200040

电　　话：021－62581714

网　　址：www.shcim.org

电子信箱：shcim81@163.com

（于　芸）

【上海市针灸学会】

会　　长：吴焕淦

副 会 长：丁光宏、东贵荣、王文清、张海蒙、刘慧荣
秘 书 长：刘慧荣（兼）
地　　址：上海市静安区北京西路1623号
邮　　编：200040
电　　话：021－62676864
电子信箱：shanghaizhenjiu@163.com
（郭欣欣）

10. 江苏省

【江苏省中医药学会】
会　　长：陈亦江
副 会 长：朱　岷、吴勉华、黄亚博、方祝元、孙志广、张　琪、陆　曙　周　炜
秘 书 长：黄亚博（兼）
副秘书长：费忠东　（陈　宁）

【江苏省中西医结合学会】
会　　长：陈亦江
副 会 长：段金廒、黄亚博、曾庆琪、王佩娟、许家仁、陈延年、葛惠男、张培影
秘 书 长：黄亚博（兼）
副秘书长：陈　宁　（陈　宁）

【江苏省针灸学会】
会　　长：陈亦江
副 会 长：夏有兵、黄亚博、倪光夏、施振东、孙建华
秘 书 长：黄亚博（兼）
常务副秘书长：费忠东
地　　址：江苏省南京汉中路282号
邮　　编：210029
电　　话：025－86617283（兼传真）
网　　址：www.jstcm.com
电子信箱：jstcm@foxmail.com
（陈　宁）

11. 浙江省

【浙江省中医药学会】
会　　长：肖鲁伟
副 会 长：王晓鸣、吕圭源、李明焱、杨　勇、范永升、姚新苗、柴可群、曹　毅、崔　云、程锦国、蔡宛如、魏　明
秘 书 长：王晓鸣（兼）
地　　址：浙江省杭州市莫干山路110号华龙商务大厦1902室
邮　　编：310003
电　　话：0571－85166805
网　　址：www.zjszyyxh.com
电子信箱：zjszyyxh@126.com
（方敏娟）

【浙江省中西医结合学会】
会　　长：吴章穆
副 会 长：孙秋华、吕　宾、何　超、严　敏、陈勇毅、柴可群、裘云庆、蔡宛如
秘 书 长：陈勇毅（兼）
副秘书长：张文娟
地　　址：浙江省杭州市西湖区天目山路132号
邮　　编：310007
电　　话：0571－88849116
网　　址：www.zjtcmwm.com
电子信箱：zjszxyjhxh@163.com
（张文娟）

【浙江省针灸学会】
会　　长：方剑乔
副 会 长：宣丽华、阮步青、金肖青、姚新苗、陈华德
秘 书 长：陈华德（兼）
副秘书长：林咸明
地　　址：浙江省杭州市上城区庆春路23号中医大厦818室
邮　　编：310009
电　　话：0571－87238252
网　　址：www.zjszjxh.com
电子信箱：zjszjxh@163.com
（王芳芳）

12. 安徽省

【安徽省中医药学会】
理 事 长：王　键
副理事长：彭代银、李泽庚、龚艳玲、杨　骏、侯　勇、肖　锋、李道昌、彭俊宇、朱月信、黄学勇
秘 书 长：肖　锋（兼）
副秘书长：徐经凤、王纪常、刘　健、周美启、何光远、韩　为、蒋宏杰
地　　址：安徽省合肥市长江西路329号省卫生计生委青阳路办公区516室
邮　　编：230031
电　　话：0551－62998560
网　　址：www.ahszyyxh.cn
（王继学）

【安徽省针灸学会】
理 事 长：杨　骏
副理事长：侯　勇、黄学勇、周美启、胡　玲、曹　奕、储浩然、杜荣昶、沈德凯、秦黎虹、彭长林
秘 书 长：储浩然（兼）
副秘书长：王二争、李　梦、袁爱红、王　敏
地　　址：安徽省合肥市六安路205号（寿春路300号）
邮　　编：230061
电　　话：0551－62668861
（王继学）

13. 福建省

【福建省中医药学会】
会　　长：刘建忠
副 会 长：魏世超、陈金水、纪立金、卢明忠、黄俊山、张峻芳、陈进春、陈鲁峰、余天泰、刘建顺
秘 书 长：苏彩平
副秘书长：蔡昭莲
地　　址：福建省福州市鼓屏路61号（福建省卫生计生委大院内）
邮　　编：350003
电　　话：0591－87818827
电子信箱：fjszyyxh@163.com
（林　巧、林　云）

【福建省中西医结合学会】
会　　长：朱　琪
副 会 长：文　丹、李　芹、陈传本、吴成翰、彭　军、徐国兴、姜　杰、刘宪俊
秘 书 长：林淑琴
副秘书长：郭双燕、闵　军
地　　址：福建省福州市鼓屏路61号
邮　　编：350001
电　　话：0591－87835550
电子信箱：zxyjhxh@163.com
（史惠梅）

【福建省针灸协会】
会　　长：吴　强
副 会 长：苏稼夫、周然宓、许金森、

郑美凤
秘 书 长：姚志芳
副秘书长：吴明霞、林　源、周文强、郑君圣、陈　素、郑淑霞、林　栋
地　　址：福建省福州市鼓屏路 61 号
邮　　编：350003
电　　话：0591－87824528
电子信箱：fjszjxh@163.com

（郑淑霞）

【福建省中医药研究促进会】
会　　长：刘献祥
常务副会长：杨　琳
副 会 长：赖应辉、万文蓉、叶国维、朱　琪、李　晔、吴培增、陈　慧、林贤旺、郑东海、郑美凤、郑振财、郭为汀、郭东宇、黄文渊、黄河清、潘丽贞
秘 书 长：杨　琳（兼）
副秘书长：林　强、俞鼎芬、黄国先、黄　海
地　　址：福建省福州市鼓楼区湖东路 276 号同心楼 10 层
邮　　编：350003
电　　话：0591－88016552
电子信箱：f88016552@126.com

（孙天翔）

【福建省中医体质调理学会】
会　　长：林丽莉
副 会 长：林　栋、郑国进、杨宗保
秘 书 长：朱赉峰
副秘书长：陈采益
地　　址：福建省福州市鼓楼区软件大道 28 号实达博雅园 4－506
邮　　编：350003
电　　话：0591－83262802
电子信箱：fjszytztlxh@163.com

（邓梦瑶）

14. 江西省

【江西省针灸学会】
会　　长：陈日新
副 会 长：康明非、洪恩四、伊　凡、宋南昌、廖道发、涂国卿
秘 书 长：康明非（兼）
副秘书长：迟振海
地　　址：江西省南昌市八一大道 445 号
邮　　编：330006
电　　话：0791－88526872
电子信箱：348916661@qq.com

（郑林华）

15. 山东省

【山东中医药学会】
会　　长：于淑芳
副 会 长：司国民、田景振、吉中强、毕宏生、齐元富、张立祥、张成博、杨传华、赵渤年、耿　杰
秘 书 长：赵渤年（兼）
副秘书长：韩　莉
地　　址：山东省济南市燕东新路 9－1 号
邮　　编：250014
电　　话：0531－67873166
网　　址：www.sdtcm.gov.cn
电子信箱：sdtcma@126.com

（张华铮）

【山东中西医结合学会】
会　　长：王新陆
副 会 长：王者令、冯建华、吉中强、李长华、武继彪、赵家军、高　毅、高海青、曹晓岚
秘 书 长：曹晓岚（兼）
地　　址：山东省济南市燕东新路 9－1 号
邮　　编：250014
电　　话：0531－67873166
网　　址：www.sdtcm.gov.cn
电子信箱：sdtcma@126.com

（张华铮）

【山东针灸学会】
会　　长：高树中
副 会 长：陈少宗、杜广中、刘立安、马　胜、谭奇纹
秘 书 长：陈少宗（兼）
地　　址：山东省济南市燕东新路 9 号
邮　　编：250014
电　　话：0531－67873166
网　　址：www.sdtcm.gov.cn
电子信箱：sdtcma@126.com

（傅心昊、郭珊珊）

【山东省中药材行业协会】
会　　长：赵升田
副 会 长：王剑峰、张贵民、王荔强、张贵仁、曾英姿、李文杰、贾开钰、杜新磊、朱光明、马俊华、王洪波、刘孟建、余洪智、李　明、张　艳、李奉胜、张玉安、李兆运、李圣波
秘 书 长：王荔强（兼）
常务副秘书长：周骥凡
副秘书长：李贵海、马传江
地　　址：山东省济南市共青团路 28 号
邮　　编：250014
电　　话：0531－80660377
网　　址：www.sdzyhy.org.cn
电子信箱：sdszyhy@163.com

（江丽丽）

16. 河南省

【河南省中医药学会】
副 会 长：方家选、郑玉玲、孙耀志
秘 书 长：王端权
地　　址：河南省郑州市银通路 18 号
邮　　编：450004
电　　话：0371－55369965
网　　址：www.hnacm.org.cn
电子信箱：hnszyyxh@sina.com

（高　纯）

【河南省中西医结合学会】
副 会 长：李建生、郑玉玲
秘 书 长：王端权
地　　址：河南省郑州市银通路 18 号
邮　　编：450004
电　　话：0371－55369965
网　　址：www.hnacm.org.cn
电子信箱：hnszyyxh@sina.com

（高　纯）

【河南省针灸学会】
副 会 长：路　玫
秘 书 长：王端权
地　　址：河南省郑州市银通路 18 号
邮　　编：450004
电　　话：0371－55369965
网　　址：www.hnacm.org.cn
电子信箱：hnszyyxh@sina.com

（高　纯）

【河南省康复医学会】
会　　长：冯晓东
副 会 长：钱宝延、何予工、郭钢花、赵立连、尚　清、郭学军、李彦杰、吴明生、李文超
秘 书 长：刘承梅
地　　址：河南省郑州市人民路19号
邮　　编：450000
电　　话：0371－63310155
网　　址：www. henankangfu. com
电子信箱：hnskfyxh2014@163. com
（冯晓东）

17. 湖北省

【湖北省中医药学会】
会　　长：王　华
副 会 长：巴元明、胡永年、张荒生、吕文亮、苏光祥、涂远超、陈　刚
秘 书 长：胡永年（兼）
地　　址：湖北省武汉市武昌区昙华林特一号综合楼307室
邮　　编：430061
电　　话：027－68889152（兼传真）
网　　址：www. hbzyy. org. cn
（刘俊峰）

【湖北省中西医结合学会】
会　　长：黄光英
副 会 长：王　平、王胜利、沈　霖、李国成、陆付耳、张介眉、金建年、胡思专、赵映前
秘 书 长：王胜利（兼）
地　　址：湖北省武汉市武昌区东湖路165号
邮　　编：430070　（刘憬慷）

【湖北省针灸学会】
会　　长：张红星
副 会 长：王　华、张　英、李建武、陈帮国、周仲瑜、彭　力
秘 书 长：马　骏
地　　址：湖北省武汉市武昌区东湖路165号
邮　　编：430070　（张云华）

【湖北省中医管理学会】
会　　长：姚　云
副 会 长：刘学安、王　华、赵映前、吕文亮、朱宏斌、张荒生
秘 书 长：刘学安（兼）
地　　址：湖北省武汉市洪山区珞瑜路856号（湖北省中医院光谷院区）
邮　　编：430074
电子信箱：hbzygl@126. com
（芦　好）

18. 湖南省

【湖南省中医药和中西医结合学会】
会　　长：邵湘宁
副 会 长：黄惠勇、秦裕辉、谭元生、李国忠、郭争鸣、熊　辉、姚　旭、徐伟辉、曾令贵、邵先舫、王诚喜、陈新宇、徐军美、苏新平、盛小奇、漆晓坚、向明波、林承雄、蔡新亚
秘 书 长：陈　斌
副秘书长：肖文明
地　　址：湖南省长沙市开福区湘雅路30号省卫生计生委大楼1506办公室
邮　　编：410008
电　　话：0731－84822174
网　　址：www. hacm. org. cn
电子信箱：hnzyyxh@126. com
（王文雄）

19. 广东省

【广东省中医药学会】
会　　长：吕玉波
副 会 长：王省良、郭　姣、吕志平、王新华、冼绍祥、陈达灿、曹礼忠、李顺民、李楚源、许冬瑾、金世明
秘 书 长：何羿婷
地　　址：广东省广州市越秀区淘金北路77号麓湖阁南塔404室
邮　　编：510095
电　　话：020－83600103/83600105
网　　址：gdszyyxh. org
电子信箱：gdzyyxh@163. com
（邓世祥）

【广东省中西医结合学会】
会　　长：郭　姣
副 会 长：王昌俊、吕志平、刘小虹、李爱民、余细勇、张诗军、张荣华、金世明、郑学宝、谢　兵
秘 书 长：洪铭范
常务副秘书长：杨建新
地　　址：广东省广州市淘金北路77号（麓湖阁南塔）404室
邮　　编：510095
电　　话：020－83600105/83600103
网　　址：www. gdszxyjhxh. org
电子信箱：gdszxyjhxh@163. com
（陈　星）

【广东省针灸学会】
会　　长：符文彬
副 会 长：许能贵、刘健华、江钢辉、杨卓欣、王升旭、老锦雄、唐纯志、刘　悦、庄礼兴
秘 书 长：刘健华（兼）
副秘书长：于　涛、王　聪、赵蒨琦、张继福、段　权
地　　址：广东省广州市大德路111号西区22楼
邮　　编：510020
电　　话：020－81887233－34230
网　　址：www. gdszjxh. org. cn
电子信箱：gdacaam@163. com
（刘健华）

20. 广西壮族自治区

【广西中医药学会】
会　　长：唐　农
秘 书 长：黄波夫
副秘书长：李　方、吴胜华、梁启成、邓家刚、韦浩明、庞宇舟、庞声航、罗伟生、钟　鸣、唐友明、黄岑汉、黄贵华、缪剑华、戴　铭
地　　址：广西壮族自治区南宁市民族大道80号
邮　　编：530022
电　　话：0771－2802519
电子信箱：zjq2263@163. com
（李　方）

【广西中西医结合学会】
会　　长：唐　农
常务副会长：梁　健
秘 书 长：李　方
副秘书长：桂雄斌、邓　鑫、黄李平
地　　址：广西壮族自治区南宁市民族大道80号

邮　　编：530022
电　　话：0771－2802519
电子信箱：zjq2263@163.com

（赵吉琼）

【广西针灸学会】
会　　长：范郁山
副 会 长：庞　勇、岳　进、赵彩娇、吴新贵、郑建宇、陈日兰、何列涛、朱　英、唐红珍、潘小霞、黄伟贞、农泽宁、黄锦军、汤昌华、王希琳、陈　勇、黄玉建
秘 书 长：赵彩娇（兼）
副秘书长：吴健文、李珍娟、王　甍、李　壮、朱文红、伍利民、刘运珠、何育风、张红参、陈禹成、陈　红、英健民、欧丹凤、赵利华、胡艳影、骆卓琦、梁业安、黄卫强、黄耀全、蒋文英、粟胜勇、雷龙鸣
地　　址：广西壮族自治区南宁市明秀东路179号广西中医药大学针灸推拿学院
邮　　编：530001
电　　话：0771－3137370
电子信箱：gxzjxh2011@126.com

（李珍娟）

【广西民族医药协会】
会　　长：谭明杰
执行会长：庞宇舟、韦英才
常务副会长：覃裕旺、秦祖杰、陈小刚、钟　鸣、高　辉、梁启成
副 会 长：覃汉华、林　辰、黄贵华、梁　健、庞声航、韦浩明、刘智生、林　江、陈德荣、农智新、王柏灿、黄国生、莫文丹、覃迅云、陈　明、韩卫东、张喜均、吕高荣、蒋　林、包国庆、慕丽群、王诗用、谢贵生、杨世联、陈昌林、朱方文、李建军、江佩珍、卢应柱、陈祖毅、张日田、潘家法、唐　顿、周瑞丽、何天富、李　彤、杨世联、蓝毓营、谢　胜、黄国东
秘 书 长：王柏灿（兼）
常务副秘书长：容小翔
副秘书长：黎甲文、沈宏睿、沈宏睿、蓝日春、覃文波、韦锦田、李　彤（兼）、牙廷艺、余丽莹、罗　婕、谭　俊、温海成、冯秋瑜
地　　址：广西壮族自治区南宁市明秀东路234号
邮　　编：530001
电　　话：0771－3936426
电子信箱：gxmzyyxh@126.com

（王柏灿）

21. 海南省

【海南省中医药学会】
会　　长：陈少仕
副 会 长：蔡　敏、张永杰、李　丽、冯　钊、胡建东、林炽明、王天松、黎运琪、羊金灵、杨少林、程　班、阎　彬、吴坤科
秘 书 长：蔡　敏（兼）
副秘书长：张爱建
地　　址：海南省海口市和平北路47号海南省中医院7楼
邮　　编：570203
电　　话：0898－66110218
网　　址：www.hnszyyxh.org
电子信箱：hnsjjjd@163.com

（闫公南）

【海南省中西医结合学会】
会　　长：卓进盛
副 会 长：羊秩驹、蔡　毅、韩　平、武　伟、洪江游、林炽明、郑南生、卢保强、陈小勇
秘 书 长：张汉洪
副秘书长：王　玲
地　　址：海南省海口市和平北路47号海南省中医院
邮　　编：570203
电　　话：0898－66738502/66110218
电子信箱：hnsjjjd@163.com

（王　玲）

【海南省针灸学会】
会　　长：黄东勉
名誉会长：辜孔进
副 会 长：李健强、罗和平、张晓阳、宋曼萍
秘 书 长：罗和平（兼）
副秘书长：张爱建
地　　址：海南省海口市和平北路47号海南省中医院7楼
邮　　编：570203
电　　话：0898－66110218
电子信箱：hnsjjjd@163.com

（闫公南）

【海南省民族医药学会】
会　　长：许　斌
副 会 长：李红岩
秘 书 长：陈林慧
副秘书长：胡理壮
地　　址：海南省海口市蓝天路59号汇隆小区A栋B1001
邮　　编：570208
电子信箱：601309535@qq.com

（张连帅）

22. 重庆市

【重庆市中医药学会】
会　　长：周天寒
副 会 长：曾定伦、王辉武、张渝生、向明成、杨国汉、叶秀英、曹文富、李延萍、毛得宏、杨隆奎、杨大坚
秘 书 长：杨国汉（兼）
副秘书长：漆　敏、李　进、王　俊、张安富、吴朝华
地　　址：重庆市江北区盘溪七支路6号
邮　　编：400021
电　　话：023－67063895
网　　址：www.cqacm.org
电子信箱：934405879@qq.com

（漆　敏）

【重庆市中西医结合学会】
会　　长：曹文富
副 会 长：徐建众、李　华、孙贵银、刘明怀
秘 书 长：张亚冰
副秘书长：唐丽灵
地　　址：重庆市渝中区道门口40号
邮　　编：400000
电　　话：023－63815494
电子信箱：wukuan117@126.com

（易　菲）

【重庆市针灸学会】
会　　长：廖惠萍
副 会 长：郭剑华、王毅刚、王竹行、温木生、唐成林、刘明怀、虞乐华、张康战
秘 书 长：余晓阳
副秘书长：何文先、林贤梅、杨进廉、马善治
地　　址：重庆市江北区盘溪七支路6号
邮　　编：400021
电　　话：023－67063895
网　　址：www. cqzjxh. com
电子信箱：cqzjxh@126. com
（何文先）

【重庆市中医药行业协会】
会　　长：左国庆
副 会 长：谢文义、刘明怀、毛得宏、白礼西、杨金兵、陈 犁、钟德宏、李 洪、陈 涛、曹文富、徐晓玉、王勇得、潘传波、游洪涛、周静波、尤 聪、唐维礼、赵 毅、冯 坤
秘 书 长：曾定伦
副秘书长：吕克潜
地　　址：重庆市江北区盘溪七支路六号
邮　　编：400021
电　　话：023－63715737
网　　址：www. cqzyy. org/index. html
电子信箱：337656139@qq. com
（刘四新）

23. 四川省

【四川省中医药学会】
会　　长：杨殿兴
副 会 长：尹杰霖、余小平、赵军宁、马 建、彭 成、李 培、龚德泉、谢春光、呼永河
秘 书 长：赵军宁（兼）
副秘书长：田 理、杨向东
地　　址：四川省成都市人民南路四段51号四川省中医药科学院1楼1017
邮　　编：610041
电　　话：028－85255017
电子信箱：scszyyxh@163. com
（肖 英、张蔚然）

【四川省中西医结合学会】
会　　长：（换届）
副 会 长：（换届）
秘 书 长：（换届）
副秘书长：（换届）
地　　址：四川省成都市人民南路4段51号
邮　　编：610041
电　　话：028－85233725
电子信箱：zhongxiyi1016@163. com
（贺 艳）

【四川省针灸学会】
会　　长：梁繁荣
副 会 长：余曙光、张安仁、李道丕、周建伟、罗才贵、徐 涛、袁秀丽、虞亚明
秘 书 长：刘旭光
副秘书长：冷 静（常务）、李 瑛、唐 勇
地　　址：四川省成都市人民南路四段51号四川省中医药科学院1016室
邮　　编：610041
电　　话：028－85233725
电子信箱：zhenjiu1016@163. com
（冷 静）

【四川省老年医学学会】
会　　长：邓宜恩
副 会 长：马烈光、邓绍平、王 超、池雷霆、任清良、汤一新、陈学忠、杨正春、杨思进、陆 华、张美林、李道丕、郎锦义、郑和平、呼永河、孟 炼、唐 平、贾天贵、董碧蓉、谢晓龙、熊小明
秘 书 长：邢 萍
副秘书长：杨向东、冷 静
地　　址：四川省成都市人民南路四段27号（商鼎国际内2－2－312）
邮　　编：610041
电　　话：028－86278655
网　　址：www. scgs. sc. cn
（张 睿）

【四川省中医药信息学会】
会　　长：王 笳
副 会 长：鲜 明、温川飚、池雷霆、王 超、沈其霖、何延政、罗才贵、杨向东、尹如铁、杨静、黄 勇、陈 刚、程志鹏、纪珍强、廖国龙、刘思川、刘亚蜀、栾远东、熊运华、易进海
地　　址：四川省成都市人民南路四段51号
邮　　编：610041
电　　话：028－85221037
电子信箱：3205427790@qq. com
（袁珍燕）

【四川省中医药发展促进会】
会　　长：杨 军
副 会 长：张 海、陆 华、徐厚平、王礼均、刘 勇
秘 书 长：张 海（兼）
副秘书长：张 宇、曾友元、勾宗惠
地　　址：四川省成都市锦江区永兴巷15号省政府综合办公区2号楼608室
邮　　编：610012
电　　话：028－86203245
电子信箱：szszyyfzcjxh@163. com
（勾宗惠）

【四川省中医药职业教育协会】
会　　长：秦晓明
副 会 长：商碧辉、张美林、刘 勇
秘 书 长：段艮芳
副秘书长：赵 玲
地　　址：四川省绵阳市教育中路2号综合楼415
邮　　编：621000
电　　话：0816－2822100
电子信箱：28166019@qq. com
（赵 玲、袁 文）

【四川为厚中医药研究中心】
会　　长：严为厚
副 会 长：钟 霞
秘 书 长：杨 英
副秘书长：彭 谊
地　　址：四川省成都市星辉西路2号台谊民生大厦
邮　　编：610081
电　　话：028－83224606
电子信箱：1063555511@qq. com
（杨 英）

24. 贵州省

【贵州省中医药学会】

会　　长：杨　柱
副 会 长：凌湘力、周　英、姜　伟、葛正行、李卿明、郭伟伟、胡建山、刘　勇
秘 书 长：肖政华
副秘书长：冯玲媚、刘学义、罗　雄、陈　颜
地　　址：贵州省贵阳市飞山街32号贵阳中医学院第二附属医院
邮　　编：550001
电　　话：0851－85259315
电子信箱：gzszyyxh@ yeah. net

（肖政华）

【贵州省中西医结合学会】

会　　长：孔德明
副 会 长：杨　柱、石承先、江　超、张　帆、孙　波、舒　涛
秘 书 长：李志伟
副秘书长：李忠礼、李　燕、郑曙光、黄礼明
地　　址：贵州省贵阳市市东路50号贵阳中医学院内
邮　　编：550002
网　　址：www. gzaim. com
电子信箱：343057076@ qq. com

（李志伟）

【贵州省民族医药学会】

会　　长：杜　江
副 会 长：黄维中、张永萍、夏　文、姚厂发、郭伟伟、胡建山、杨小生
秘 书 长：胡成刚
副秘书长：田振华、刘　莉、潘卫东
地　　址：贵州省贵阳市花溪区大学城栋青南路贵阳中医学院中药标本馆
邮　　编：550025
电　　话：13608517667
电子信箱：myyfh2408@ qq. com

（胡成刚）

【中国民族医药学会苗医药分会】

会　　长：杜　江
副 会 长：黄维中、文明昌、姚厂发、夏　文、藤建甲、郭伟伟、杨小生、张永萍、张良圣
秘 书 长：胡成刚
副秘书长：田振华、云雪林
地　　址：贵州省贵阳市花溪区大学城栋青南路贵阳中医学院中药标本馆
邮　　编：550025
电　　话：13608517667
电子信箱：myyfh2408@ qq. com

（胡成刚）

25. 云南省

【云南省中医药学会】

会　　长：郑　进
副 会 长：秦国政、李世辉、赵　勇、朱兆云、许勇刚、彭江云、陈　钢、葛元靖、姜　旭（增补）、温伟波（增补）
秘 书 长：葛元靖（兼）
副秘书长：苏贵强、李兆福、张小贝（增补）
地　　址：云南省昆明市光华街120号
邮　　编：650021
电　　话：0871－63613387
网　　址：zy. guoyi163. com
电子信箱：ynszyyxh@ qq. com

（崔　瑾）

【云南省中西医结合学会】

会　　长：熊　磊
副 会 长：宁亚功、李树清、倪　昆、谭　晶、韦　嘉、包　可、叶建州、李　雷、周树云
秘 书 长：葛元靖
副秘书长：吕　琳、李帆冰
地　　址：云南省昆明市光华街120号
邮　　编：650021
电　　话：0871－63613387
网　　址：zy. guoyi163. com
电子信箱：ynszyyxh@ qq. com

（崔　瑾）

【云南省针灸学会】

会　　长：（换届）
副 会 长：管遵惠、李　琦、柴本福、姜云武、韩励宾、林忆平
秘 书 长：葛元靖
副秘书长：李绍荣、施　静
地　　址：云南省昆明市光华街120号
邮　　编：650021
电　　话：0871－63613387
网　　址：zy. guoyi163. com
电子信箱：ynszyyxh@ qq. com

（崔　瑾）

【云南省民族民间医药学会】

会　　长：张　超
副 会 长：朱兆云、林艳芳、钱子刚、和丽生、杨本雷、刘　毅、王肖飞、姚晓武、王　敏、康云山
秘 书 长：陈　普
副秘书长：吕　允、熊金富、张小贝、周红黎
地　　址：云南省昆明市威远街166号龙园A座2104室
邮　　编：650021
电　　话：0871－67154878/65933939
网　　址：www. tcm166. com
电子信箱：ynmzyyxh@ 126. com

（陈　普）

26. 西藏自治区

【西藏自治区藏医药学会】

会　　长：占　堆
副 会 长：尼玛次仁、巴　桑、扎西次仁、丹增平措、米　玛
秘 书 长：才　多
地　　址：西藏自治区拉萨市娘热路26号区藏医院
邮　　编：850000
电　　话：0891－6908065
传　　真：0891－6908065

（刘伟伟）

【西藏自治区藏医药产业发展协会】

会　　长：占　堆
副 会 长：顿　珠、格桑平措、雷菊芳
秘 书 长：顿　珠（兼）
副秘书长：巴　桑、王志强
地　　址：西藏自治区拉萨市北京西路25号
邮　　编：850001
电　　话：0891－6289583
电子信箱：zyyglj@ 163. com

（刘伟伟）

27. 陕西省

【陕西省中医药学会】

会　　长：周永学
副 会 长：唐俊琪、张德兴、刘　力、于辉瑶、许建秦、李联社、吉海旺、史恒军、赵　锋、宋虎杰、谢晓林
秘 书 长：张德兴（兼）
副秘书长：唐志书、路　波、吴喜利
地　　址：陕西省西安市西华门2号
邮　　编：710003
电　　话：029－87250672/87275672
电子信箱：363220037@qq.com/sxszyyxh@126.com

（张玉茜）

【陕西省中西医结合学会】

会　　长：李玉明
副 会 长：李宗芳、贺丰杰、董昌虎、南景一、蒋宏伟、职利琴、李　锋
秘 书 长：闫小宁
副秘书长：张德兴、赵晓平、贾　明
地　　址：陕西省西安市西华门2号
邮　　编：710003
电　　话：029－87250672/87275672
电子信箱：363220037@qq.com/sxszyyxh@126.com

（张玉茜）

【陕西省针灸学会】

会　　长：刘智斌
副 会 长：毕宇峰、黄琳娜、黄丽萍、杨俊生
秘 书 长：雷正权
副秘书长：张德兴、苏同生、安军明、王　渊
地　　址：陕西省西安市西华门2号
邮　　编：710003
电　　话：029－87250672/87275672
电子信箱：363220037@qq.com/sxszyyxh@126.com

（张玉茜）

28. 甘肃省

【甘肃省中医药学会】

会　　长：（暂缺）
常务副会长：甘培尚
副 会 长：王自立、张士卿、李应东、李金田、李盛华、史正刚，郑贵森、夏小军、崔庆荣、鄢卫东、赵文鼎、舒　劲、毛照海、毛春燕、张晓刚、张志明、楞本嘉、赵　斌、闵云山，姜德民、王凤丽
秘 书 长：崔庆荣（兼）
副秘书长：王　颖、王凤丽、毛　臻
地　　址：甘肃省兰州市白银路220号
邮　　编：730000
电　　话：15002557335
网　　址：www.gstcm.com
电子信箱：36601164@qq.com

（刘福文）

【甘肃省中西医结合学会】

会　　长：刘延祯
副 会 长：李　强、郭天康、李盛华、郑贵森、蒲朝晖、刘国安、戴恩来、张有成、余勤、李妍怡、雷鹏举、李维义、邱玉梅、程卫东、刘保健
秘 书 长：刘保健（兼）
地　　址：甘肃省兰州市嘉峪关西路732号
邮　　编：730000
电　　话：0931－8635008
电子信箱：380087989@qq.com

（刘福文）

【甘肃省针灸学会】

会　　长：（暂缺）
副 会 长：邱连利、李盛华、何天有、谢君国、张洪涛、杨才德、孙其斌、魏清琳、方晓丽、陈　强
秘 书 长：邱连利（兼）
副秘书长：肖　红、赵　霞
地　　址：甘肃省兰州市甘肃省中医院A座5楼
电　　话：0931－2687164
电子信箱：gsszjxh@163.com

（刘福文）

29. 青海省

【青海省藏医药学会】

名誉会长：尼　玛
会　　长：艾措千
副 会 长：昂青才旦、江　华、多杰、端　智、李先加（学院）、李先加（医院）、王建新、孙泰俊
秘 书 长：昂青才旦（兼）
副秘书长：万玛拉旦、斗本加、卡着杰
地　　址：青海省西宁市南上东路97号
邮　　编：820007
电　　话：0971－8204657
网　　址：www.tmst.org.cn
电子信箱：1493152388@qq.com

（谢　热）

【青海省中医药学会】

会　　长：陈卫国
副 会 长：江　华、黄立成、张雪飞、顾　群、高春江、燕小霞、李　杰
秘 书 长：李军茹
副秘书长：靳晓红、刘春香、余　静
地　　址：青海省西宁市七一路338号
邮　　编：810000
电　　话：0971－8298507
电子信箱：qhszyxh@126.com

（秦卫春）

30. 宁夏回族自治区

【宁夏中医药学会】

会　　长：王忠和
副 会 长：牛　阳、高如宏、张　武、刘本臣、王龙成
秘 书 长：高如宏（兼）
副秘书长：刘　瑛、钱月慧
地　　址：宁夏回族自治区银川市西夏区北京西路114号
邮　　编：750021
电　　话：0951－2024646
电子信箱：gaoruhongnx@163.com

（高如宏）

【宁夏中西医结合学会】

会　　长：（暂缺）
副 会 长：俞大鸿、童安荣、王凤莲、谢振华
秘 书 长：童安荣（兼）
副秘书长：李晓龙、赵　军
地　　址：宁夏回族自治区银川市西夏区北京西路114号
邮　　编：750021
电　　话：0951－2024733

电子信箱：tar72578@163. com

（童安荣）

【宁夏针灸学会】

会　　长：李遇春

副 会 长：牛　阳、张　武、高如宏、胡雨华

秘 书 长：牛　阳（兼）

副秘书长：杨丽美、王宇国、刘　瑛

地　　址：宁夏回族自治区银川市兴庆区胜利街1160号（宁夏医科大学中医学院）

邮　　编：750004

电　　话：0951－6880501/6880507

电子信箱：niuyang0227@163. com/yanglm1987@sohu. com

（杨丽美）

【中国民族医药学会回医药分会】

会　　长：（暂缺）

副 会 长：王　斌、吴敬祝、牛　阳、朱　光、安红梅、张力新、张建青、陈卫川、郑怀林、段云波

秘 书 长：高如宏

副秘书长：王筱宏、陈　堃、谭启龙

秘　　书：杨　杏

地　　址：宁夏回族自治区银川市西夏区北京西路114号

邮　　编：750021

电　　话：0951－2024646

网　　址：www. huimri. com

电子信箱：nxhzyyyjs@126. com

（高如宏）

31. 新疆维吾尔自治区

【新疆维吾尔自治区中医药学会】

会　　长：周铭心

副 会 长：耿　直、卢　勇、王　杰、张永平

秘 书 长：王　杰（兼）

副秘书长：冯　东、孟庆才、李崇瑞、安冬青、柯　岗

地　　址：新疆维吾尔自治区乌鲁木齐市天山区东风路2号

邮　　编：830002

电　　话：0991－2355661

电子信箱：xjzyybjb@163. com

（柯佳言）

【新疆维吾尔自治区中西医结合学会】

会　　长：李全智

副 会 长：安冬青、孟庆才、李崇瑞、单丽娟

秘 书 长：刘　健

副秘书长：庞　彬、张洪亮

地　　址：新疆维吾尔自治区乌鲁木齐市黄河路116号

邮　　编：830000

电　　话：0991－5817719

电子信箱：xjzxyxh@163. com

（侯克梅）

【新疆维吾尔自治区民族医药学会】

会　　长：阿不都热依木·玉苏甫

副 会 长：凯赛尔·阿不都克热木、尔西丁·买买提、莫合买提·乌斯曼、阿吉艾克拜尔·艾萨、斯拉甫·艾白、伊河山·伊明、布仁巴特、吐鲁洪·麦麦提、陈金成、尹　强、黄　磊

秘 书 长：吐尔洪·艾买尔

地　　址：新疆维吾尔自治区乌鲁木齐市延安路776号

邮　　编：830049

电　　话：0991－2565663

电子信箱：xjmzyyxh@163. com

（巴合沙拉）

32. 长春市

【长春市中医学会】

理 事 长：孙良金

副理事长：孙艳静、王秀阁、张　雷、项　颗、陈明强

秘 书 长：曹亚丽

地　　址：吉林省长春市西安大路4197号

邮　　编：130062

电　　话：0431－81051512

电子信箱：510712328@qq. com

（曹亚丽）

33. 哈尔滨市

【哈尔滨市中医药学会】

会　　长：刘　楠

副 会 长：刘世斌、洪　明、张淑清、苏恩亮、王立军

秘 书 长：刘世斌（兼）

副秘书长：朱如冰、陈　刚、胡宁南、马晓峰、庞淑弘、王新本、金昌凤、张连喜、孙　勇、刘兵

地　　址：黑龙江省哈尔滨市道里区友谊路346号

邮　　编：150001

电子信箱：hrbzhongyichu@126. com

（张玉莉）

34. 南京市

【南京中医药学会】

理 事 长：刘玉成

常务副理事长：陈延年

副 会 长：张　骠、张钟爱、汪　悦、王旭东、王佩娟、刘万里、刘　玉

秘 书 长：赵小寅

副秘书长：黄　洁

地　　址：江苏省南京市金陵路1号

邮　　编：210001

电　　话：025－52276531

网　　址：www. njzyyxh. cn

（黄　洁、赵小寅）

【南京中西医结合学会】

理 事 长：刘万里

副理事长：王连生、王佩娟、王　旭、田　侃、龙明智、陈冬宁、林　建、章亚成、彭宇竹、虞鹤鸣

秘 书 长：王　旭（兼）

副秘书长：许妍妍、童　华

地　　址：江苏省南京市玄武区孝陵卫179号

邮　　编：210014

电　　话：025－85370821/85370996

网　　址：www. njzxyxh. com

电子信箱：ypwys2011@163. com

（杨　璞）

【南京针灸学会】

理 事 长：陈延年

常务副理事长：陆　瑾

副理事长：张建斌、仲远明、周华龙、陈朝明、薛　亮

秘 书 长：何青谷

地　　址：江苏省南京市金陵路1号

邮　　编：210001

电　　话：025－52276119

（何青谷）

35. 杭州市

【杭州市中医药协会】

会　　长：杨　勇（兼法人）
副 会 长：李自明、郭怡彪、邵征洋、傅华洲、朱彩凤、张永华、徐　红
秘 书 长：徐　红（兼）
地　　址：浙江省杭州市体育场路453号
邮　　编：310007
电　　话：0571－85827937
网　　址：www.zghzzyy.com
电子信箱：hzszyyxh@aliyun.com

（周　侃）

【杭州市中西医结合学会】

理 事 长：何　革（兼法人）
副理事长：马胜林、徐　侃、张永华、韦　翊、邵征洋
秘 书 长：虞玉凤
副秘书长：王　峻、洪鸣鸣、李　珍
地　　址：浙江省杭州市环城东路208号
邮　　编：310003
电　　话：0571－56109510
电子信箱：810903956@qq.com

（虞玉凤）

【杭州市针灸推拿学会】

会　　长：詹　强（兼法人）
副 会 长：金亚蓓、包烨华、罗华送、王　健
秘 书 长：王　健（兼）
副秘书长：曾友华、周　翔、刘承浩
地　　址：浙江省杭州市下城区新华路双眼井巷2号（广兴堂国医馆内）
邮　　编：310003
电　　话：0571－87221387
网　　址：www.hzztxh.net
电子信箱：hzztxh@126.com

（王　健）

36. 武汉市

【武汉市中医药学会】

会　　长：郑承红
副 会 长：蔡　威、巴元明、王　平、陆付耳、纪青松、薛　莎、范　恒、谢沛霖、鄢素琪
秘 书 长：蔡　威（兼）
副秘书长：苏　文、刘建忠、张义生
地　　址：湖北省武汉市江岸区胜利街155号
邮　　编：430014
电　　话：027－82835616
电子信箱：whtcmyw@163.com

（罗时珍）

37. 广州市

【广州市中医药学会】

会　　长：祝维峰
副 会 长：冯崇廉、郝建军
秘 书 长：冯崇廉（兼）
地　　址：广东省广州市文德南路厂后街14号2－3楼
邮　　编：510115
通讯地址：广州市珠玑路16号广州市中医医院科教科
邮　　编：510130
电　　话：020－81226220
电子信箱：gzszyyxh@qq.com

（韩　超）

38. 成都市

【成都中医药学会】

会　　长：张　鹰
副 会 长：余曙光、虞亚明、张　毅、王　超、陆　华、谢春光、陈天然、呼永河、徐荣华、肖泽国、杨向东、陈小维
秘 书 长：龚怀宇
地　　址：四川省成都市青羊区贝森南路18号
邮　　编：610091
电　　话：028－81710269
电子信箱：cdzyyxh@163.com

（王忠洪）

39. 西安市

【西安市中医学会】

会　　长：赵　锋
副 会 长：李　锋、梁靖华、崔超望、童嘉龙、孙银娣、刘永惠、梁君昭、王　勇
秘 书 长：梁君昭（兼）
副秘书长：曹建华
地　　址：陕西省西安市未央区凤城八路69号
邮　　编：710021
电　　话：029－89629105
电子信箱：380203109@qq.com

（梁君昭）

【西安市中西医学会】

会　　长：张新昀
副 会 长：虎　威、周劲松、郭雅玲、宋虎杰、王晓燕、职利琴、孙万森、任秦有、张　琳
秘 书 长：张巧娟
副秘书长：张　洁
地　　址：陕西省西安市莲湖区西关正街112号
邮　　编：710082
电　　话：029－84696445
电子信箱：kjk2016@163.com

（张　洁）

【西安市针灸学会】

会　　长：安军明
副 会 长：张福会、薛　辉、黄丽萍、殷继超、董联合、任媛媛
秘 书 长：赵卫锋
副秘书长：陆　鹤
地　　址：陕西省西安市未央区凤城八路69号
邮　　编：710021
电　　话：029－89626330/13060393925
电子信箱：15934801618@163.com/an_71@163.com

（赵卫锋）

40. 大连市

【大连市中医药学会】

会　　长：白长川
常务副会长：王保民、石志超、李铁、吴　刚、张有民
副 会 长：王　凡、王　冰、王虹、李　戈、李吉彦、宋林萱、解建国
秘 书 长：张有民（兼）
副秘书长：李吉彦（兼）、解建国（兼）
地　　址：辽宁省大连市中山区解放路321号
邮　　编：116013
电　　话：0411－82681738－2015
电子信箱：dlzykjk@163.com

（韩　婷）

41. 宁波市

【宁波市中医药学会】

会　　长：崔　云

副 会 长：水黎明、马伟明、林吉品、陈建明、钟光辉、徐伟民、董幼祺、蒋杰峰

秘 书 长：钟光辉（兼）

副秘书长：朱可奇、余　静、张可可

地　　址：浙江省宁波市丽园北路819号宁波市中医院3楼杏林苑

邮　　编：315012

电　　话：0574－87089012

电子信箱：nbszyy@yahoo.com

（张可可）

【宁波市中西医结合学会】

会　　长：周文华

副 会 长：陆传统、徐海东、陈晓敏、胡耀仁、叶　孟、钟光辉、史尧胜、陈长水

秘 书 长：陆传统（兼）

地　　址：浙江省宁波市海曙区西北街42号

邮　　编：315010

电　　话：0574－87318865

电子信箱：1579554798@qq.com

（陆传统）

【宁波市针灸学会】

会　　长：沈晓敏

副 会 长：曹秀娟、陈　雷、张　奕、张　艺

秘 书 长：陈　雷（兼）

副秘书长：施曼华、秦　军

地　　址：浙江省宁波市海曙区广安路268号

邮　　编：315012

电　　话：0574－89085046

电子信箱：nbszjxh@163.com

（马桂芝）

42. 厦门市

【厦门市中医药学会】

会　　长：耿学斯

副 会 长：王彦晖、朱明国、陈少玫、陈学勤、陈洪涛、柳　辉、饶线明、黄献钟、黄源鹏、墙世发

秘 书 长：章　亭

副秘书长：郑惠新

地　　址：福建省厦门市思明区同安路2号天鹭大厦B幢401室

邮　　编：361003

电　　话：0592－2058094

电子信箱：y2058094@126.com

（刘　婧、陈艳丰）

【厦门市中西医结合学会】

会　　长：高树彬

副 会 长：黄亦琦、于杰钱、林　超、牛建军、李卫华、许树根

秘 书 长：谢剑灵

副秘书长：陈　健、谢永丹

地　　址：福建省厦门市思明区同安路2号天鹭大厦B幢401室

邮　　编：361003

电　　话：0592－2058094

电子信箱：y2058094@126.com

（刘　婧、陈艳丰）

【厦门市针灸学会】

会　　长：周然宓

副 会 长：谢俊杰、赵银龙、万文蓉、钱小燕、李　月

秘 书 长：张　卫

副秘书长：郑君圣、洪文新、林松青

地　　址：福建省厦门市思明区同安路2号天鹭大厦B幢401室

邮　　编：361003

电　　话：0592－2058094

电子信箱：y2058094@126.com

（刘　婧、陈艳丰）

43. 青岛市

【青岛市中医药学会】

会　　长：（暂缺）

副 会 长：吉中强、王者令、丁文龙、于俊生、李富玉、赵振爱、谢旭善

秘 书 长：（暂缺）

副秘书长：唐　明、朱维平、范存亮、王　莉、毕元兑

地　　址：山东省青岛市闽江路7号

邮　　编：266071

电　　话：0532－85912536

网　　址：qdzyy.qingdao.gov.cn

电子信箱：qingdaozhongyichu@163.com

（范存亮）

【青岛市中西医结合学会】

会　　长：吉中强

副 会 长：王者令、丁文龙、王万春、唐　明、王晓光

秘 书 长：王　莉

地　　址：山东省青岛市人民路4号

邮　　编：266033

电　　话：0532－83777576

电子信箱：wangli70@126.com

（范存亮）

【青岛市针灸学会】

会　　长：刘　宏

副 会 长：刘立安、裴海涛、刘红石、祝明浩

秘 书 长：刘立安（兼）

副秘书长：戚其华

地　　址：山东省青岛市人民路4号

邮　　编：266033

电　　话：0532－83777576

电子信箱：wangli70@126.com

（范存亮）

【青岛市药膳研究会】

会　　长：于俊生

副 会 长：赵振爱、郭旭先、孙金芳、王国忠、王静凤、宋　扬

秘 书 长：杨　红

副秘书长：魏陵博、刘玉娟

地　　址：山东省青岛市人民路4号

邮　　编：266033

电　　话：0532－83777123

电子信箱：yanghong916@163.com

（范存亮）

44. 深圳市

【深圳市中医药学会】

会　　长：李顺民

副 会 长：朱美玲、张天奉、李惠林、周大桥、胡世平、黄剑虹、曾庆明、翟明玉

秘 书 长：李惠林（兼）

副秘书长：彭立生、皮　敏、刘若缨、李忠新

地　　址：广东省深圳市福华路2号市中医院内

邮　　编：518033
电　　话：0755－88297504
网　　址：www.szzyyxh.cn
电子信箱：sztcmh@163.com

（李忠新）

【深圳市中西医结合学会】
会　　长：蔡志明
副 会 长：刘立昌
秘 书 长：刘立昌（兼）
副秘书长：朱　炎
地　　址：广东省深圳市红会医院留医部
邮　　编：518000
电　　话：0755－83226006 转 6601
电子信箱：17299663@qq.com

（朱　炎）

【深圳市针灸学会】
会　　长：杨卓欣
副 会 长：于海波、金远林、罗　燕、俞剑虹、冯　军、徐　佳、罗玳红、秦少福、鲍圣涌
秘 书 长：皮　敏
副秘书长：刘远声、缑燕华、周鹏
地　　址：广东省深圳市福田区福华路 1 号
邮　　编：518000
电　　话：0755－82771576
网　　址：www.szzjxh.cn
电子信箱：szaamzyy@163.com

（杨　颖）

【深圳市中医药健康服务协会】
会　　长：李顺民
副 会 长：朱美玲、宋　钢、张天奉、李建华、李惠林、胡世平、涂志亮、曾庆明、翟明玉、潘晓明、潘跃红
秘 书 长：李忠新
副秘书长：王怡文
地　　址：广东省深圳市福华路 1 号深圳市中医院 4 栋 204 房
邮　　编：518033
电　　话：0755－23943857
电子信箱：sztcmhsa@163.com

（李忠新）

【深圳市老中医协会】
会　　长：宋　钢
副 会 长：刘　鑫
秘 书 长：武　涛
地　　址：广东省深圳市福田区深南中路竹子林求是大厦裙楼 401
邮　　编：518000
电　　话：0755－82752700
网　　址：www.guoyi5000.com
电子信箱：szguoyi01@163.com

（武　涛）

【深圳市按摩师协会】
会　　长：夏俊杰
副 会 长：陈小砖、张　军、樊宝华、邱建文等
秘 书 长：樊宝华（兼）
副秘书长：刘亚坤
地　　址：广东省深圳市罗湖区田贝一路 21 号 1 栋 316
邮　　编：518020
电　　话：0755－82337914
电子信箱：2172062@qq.com

（许海涛）

【深圳市中医经方协会】
会　　长：姜宗瑞
副 会 长：李一明、温天燕、郑国平、罗爱华、白　宏、颜彪华、黎德育、曹田梅、谭文光、陈德宁
秘 书 长：李新朝
副秘书长：曾伟坚
地　　址：广东省深圳市龙岗区南湾街道平李大道金科路金积嘉科技园 1 号 6 楼 A 区－1A 房
邮　　编：518116
电　　话：0755－28377656
电子信箱：szszyjfxh@163.com

（王福磊）

【深圳市颐仁中医基金会】
会　　长：孔　飙
副 会 长：夏国新
秘 书 长：周晓宇
副秘书长：关　欣
地　　址：广东省深圳市福田区天安数码城创新科技广场 A 座 1803
邮　　编：518042
电　　话：13828830335
网　　址：www.yirenzhongyi.com
电子信箱：yirenzhongyi@163.com

（关　欣）

大事记篇

【2017 年中医药大事记】

1 月 9 日 2016 年度国家科学技术奖励大会召开。中国中医科学院首席研究员屠呦呦获国家最高科学技术奖，成为获此殊荣的首位女性科学家。中国工程院院士陈香美等完成的“IgA 肾病中西医结合证治规律与诊疗关键技术的创研及应用”获国家科学技术进步一等奖。

1 月 9 日 国家中医药管理局印发《关于通报表彰“十二五”以来中医药领域获得国家科学技术奖励项目团队的决定》（国中医药科技发〔2017〕1 号），对“十二五”以来中医药领域获得国家最高科学技术奖的屠呦呦研究员和获得国家科技进步奖、自然科学奖、技术发明奖的 53 个项目团队进行通报表扬。

1 月 9 ~ 10 日 由国家中医药管理局主办的 2017 年全国中医药工作会议在北京召开。国家卫生计生委主任李斌出席会议并讲话，国家卫生计生委副主任、国家中医药管理局局长王国强做工作报告。各省、自治区、直辖市、计划单列市卫生计生委、新疆生产建设兵团卫生局分管中医药工作的负责同志和中医药管理局负责同志，国家中医药管理局老领导、局机关各部门负责同志及局直属单位负责同志参加会议。

1 月 10 日 由国家中医药管理局主办的全国中医药科技创新工作会议在北京召开。国家卫生计生委副主任、国家中医药管理局局长王国强出席会议并讲话。国家中医药管理局副局长王志勇主持会议，中央军委后勤保障部卫生局副局长季建华，国家中医药管理局副局长马建中、闫树江出席会议。

1 月 17 日 国家发展改革委批复全民健康保障信息化工程一期中医药项目初设方案和概算，正式启动全民健康保障信息化工程中医药项目，建设国家人口健康数据中心中医药分中心，构建中医药业务应用平台。

1 月 18 日 国家主席习近平出席中国向世界卫生组织赠送针灸铜人雕塑仪式。习近平在致辞中指出，“我们要继承好、发展好、利用好传统医学，用开放包容的心态促进传统医学和现代医学更好融合。中国期待世界卫生组织为推动传统医学振兴发展发挥更大作用”。

1 月 24 日 国务院总理李克强视察云南白药集团股份有限公司时指出，你们研究的天然药是民族的也是世界的，要博采众长，结合现代理念技术，做大做强保健医药等大健康产业，扎根中国，走向世界。

2 月 全国人大法工委、国务院法制办和国家中医药管理局联合编纂出版《中华人民共和国中医药法释义》，引导各地正确学习和理解掌握《中华人民共和国中医药法》。

2 月 14 日 由创新人才教育研究会、中国妇幼保健协会主办，创新方法研究会、北京中医药大学、中国人民大学附属中学、中国人民大学附属中学联合总校协办的中医文化进校园校长研讨会在人民大学附属中学召开。来自全国各地的大中小学校长、幼儿园园长、专家学者、教师参加了研讨会。中央文史馆馆员、创新人才教育研究会会长刘彭芝，原科技部副部长、国务院参事刘燕华，国家卫生计委副主任、国家中医药管理局局长王国强，中国妇幼保健协会荣誉会长、原国家卫生部部长张文康，北京市中医药管理局局长屠志涛，中国中医科学院副院长黄璐琦等发表讲话。中国人民解放军总医院 301 医院中医院院长杨明会、北京中医药大学校长徐安龙做专题报告。

2 月 22 日 科技部组织召开重大新药创制国家科技重大专项新闻发布会，我国重大专项重点任务调整为重大品种及其关键技术研发、核心技术创新平台及能力建设，包括重点开展中药经典名方开发，及具有特色优势的中药复方及其活性成分等研究。

2 月 28 日 国家卫生计生委发布第 13 号令，公布《医师执业注册管理办法》，优化包括中医类别医师在内的医师注册流程，规范执业活动，加强医师队伍管理。

3 月 5 日 第十二届全国人民代表大会第五次会议在人民大会堂开幕。国务院总理李克强在政府工作报告中提出，“支持中医药、民族医药事业发展”。

3 月 10 日 国家中医药管理局启动中医药传承与创新“百千万”人才工程（岐黄工程），并印发《中医药传承与创新“百千万”人才工程（岐黄工程）实施方案》，提出到 2020 年，选拔造就百名中医药领军人才，遴选培养近千名中医药优秀人才，培养培训近万名中青年中医药骨干人才，建设一批中医药传承与创新人才培养平台。

3 月 24 日 由国家卫生计生委、海南省人民政府、国家中医药管理局共同主办的 2017 年博鳌健康论坛在海南博鳌举行。国家卫生计生委副主任曾益新、国家中医药管理局副局长于文明和海南省人民政府副省长王路共同出席论坛并讲话。中国工程院院士詹启敏、郝希山，诺贝尔奖获得者阿龙·切哈诺沃、理查·罗伯茨教授在论坛上分享了各自的研究成果，全国排名 20 强以上的医院，以及健康领域的 100 名行业专家和企业领袖参加了论坛。

3 月 27 日 由国家中医药管理局主办的 2017 年全国中医医政工作会议在北京召开。国家卫生计生委副主任、国家中医药管理局局长王国强出席会议并讲话。国家卫生计生委体改司、疾控局、医政医管局和基层卫生司，中央军委后勤保障部卫生局和武警后勤部卫生局负责人应邀出席，各省级中医药管理局主管局长、医政处处长，部分国家中医药综合改革试验区卫生计生委负责人及国家中医药管理局机关各司办负责人、部分直属单位负责人参加会议。

3 月 27 ~ 30 日 国医大师、全国名中医评审工作在北京进行，来自各省、自治区、直辖市和新疆生产建设兵团，国家卫生计生委、中国中医科学院、北京中医药大学，5 家中医药社团共 40 个单位推荐的 75 位评审专家参加了评审。经无记名投票选出张磊等 30 位国医大师建议人选和廖润泉等 100 位全国名中医建议人选。

4 月 6 ~ 13 日　老挝药用植物资源普查第一期技术骨干培训班在广西药用植物园举办。来自老挝传统药物研究领域技术骨干、广西中药资源普查技术骨干及中国 - 东盟传统医药交流合作中心（广西）办公室工作人员等相关人员参加培训。

4 月 13 日　由国家中医药管理局主办、中国中医科学院承办的“中药资源管理人才研修班”在北京举行结业式。国家中医药管理局党组成员、副局长王志勇出席并讲话。本次研修班由国家中医药管理局主办，中国中医科学院承办。课程统筹“中药资源专业”和“行政业务管理”2 个方面。来自全国 31 个省（区、市）的 48 名学员均为从事中药资源普查相关工作的高层次人才。

4 月 17 ~ 20 日　应马拉维卫生部邀请，国家卫生计生委副主任、国家中医药管理局局长王国强率中医药代表团于 4 月 17 日至 20 日访问马拉维，并于 4 月 18 日签署《中国国家中医药管理局与马拉维卫生部关于传统医学领域合作谅解备忘录》。

4 月 20 日　中非复方青蒿素清除疟疾研讨会在肯尼亚首都内罗毕召开，交流复方青蒿素清除疟疾方案及其在非洲国家的实施情况，提出在非洲国家逐步清除疟疾的意见和建议。国家卫生计生委副主任、国家中医药管理局局长王国强表示，青蒿素是中国中医药献给人类的礼物。

4 月 20 日　国家中医药管理局基层医疗卫生机构中医诊疗区（中医馆）健康平台部署实施培训会在云南中医学院召开。国家中医药管理局、中国中医科学院中医药数据中心、云南省中医药管理局、云南中医学院相关领导出席会议。全国各省（区、市）中医药管理局、省级中医药数据中心或依托单位代表参加会议。

4 月 21 日　由国家中医药管理局办公室主办，广东省中医药局协办的全国中医药系统办公室主任会议暨宣传工作座谈会在广东广州召开。各省、自治区、直辖市、副省级市中医药管理部门和新疆生产建设兵团卫生局办公室（综合处）主要负责人，国家中医药管理局直属各单位、中国中医科学院二级院所、局直管医院办公室主要负责人等参会。

4 月 26 ~ 27 日　由科技部主办，以“中医临床原创思维的科学内涵及应用”为主题的第 594 次香山科学会议在北京召开。国家中医药管理局副局长王志勇出席并讲话，有 17 位专家做专题报告。

4 月 27 日　中华全国总工会发布《关于表彰 2017 年全国五一劳动奖和全国工人先锋号的决定》，授予 99 个单位全国五一劳动奖状，694 名个人全国五一劳动奖章，800 个集体全国工人先锋号。中医药系统 6 名个人获全国五一劳动奖章，4 个单位被授予全国五一劳动奖状和全国工人先锋号。

5 月 10 日　教育部复函山西省人民政府同意山西中医学院更名为山西中医药大学。

5 月 12 日　中共中央政治局委员、国务院副总理刘延东在爱国卫生运动 65 周年暨全国爱国卫生工作座谈会上强调，实施中医药治未病健康工程。

5 月 13 日　习近平主席会见匈牙利总理欧尔班·维克多总理。《中华人民共和国和匈牙利关于建立全面战略伙伴关系的联合声明》在此期间公布。联合声明指出，双方同意进一步加强卫生领域合作，支持中医药在匈牙利及中东欧地区的推广应用，包括在布达佩斯建立中东欧中医医疗教育和研究中心。

5 月 14 ~ 15 日　“一带一路”国际合作高峰论坛在北京举行，中华人民共和国主席习近平出席高峰论坛开幕式并主持领导人圆桌峰会。应习近平主席邀请，29 个国家元首和政府首脑出席论坛。国家卫生计生委副主任、国家中医药管理局局长王国强出席“一带一路”国际合作高峰论坛开幕式及高级别全体会议，并在“增进民心相通”平行主题会议上发言。

5 月 15 日　中药资源普查试点工作验收会（2011 年启动）在北京召开。全国中药资源普查试点工作专家指导组、中国中药协会、中国中医科学院、国家中医药管理局科技司相关人员，以及各省（区、市）中医药管理部门相关负责人和中药资源普查试点工作技术负责人，特邀专家和代表 60 多人参加会议。

5 月 16 日　《2016 年全民中医健康指数研究报告》在北京发布，从中医角度对全民的中医健康状态及影响因素进行调查研究。

5 月 21 日　首届全国中医药教育国际化暨产学研协同创新研讨会在江西召开，国家卫生计生委副主任、国家中医药管理局局长王国强出席会议并讲话。

5 月 25 日　人力资源社会保障部、中国科协、科技部、国务院国资委发布《关于表彰全国创新争先奖获奖者的决定》（人社部发〔2017〕44 号），中医药系统共 12 人获奖。

5 月 29 日　2017 北京国际服务贸易交易会中医药服务主题日启动仪式暨 2017 海外华侨华人中医药论坛举办，中医药已成为中国服务贸易的一张名片。

5 月 31 日　人力资源社会保障部、国家卫生计生委、国家中医药管理局联合发布《关于表彰国医大师、全国名中医的决定》，授予 30 位同志国医大师荣誉称号，享受省部级先进工作者和劳动模范待遇；授予 99 位同志全国名中医荣誉称号，追授高上林同志全国名中医荣誉称号。

6 月 2 ~ 4 日　由教育部联合工业和信息化部、人力资源社会保障部、财政部、住房城乡建设部、交通运输部、农业部、文化部、卫生计生委、国资委、旅游局、国家中医药管理局、中华全国总工会、共青团中央等 23 个部门共同主办的 2017 年全国职业院校技能大赛高职组中药传统技能赛项在江苏连云港举办。

6 月 4 日　援黔中医医院对口帮扶全覆盖启动大会在贵州贵阳召开。国家中医药管理局副局长闫树江，贵州省政府副省长何力出席会议并讲话，贵州省政府副秘书长潘小林主持会议。64家受援中医院与支援中医院签订对口帮扶协议书。

6月7日 驻俄罗斯使馆为中医药从业者举行专场招待会。驻俄罗斯大使李辉和夫人史晓玲，国家中医药管理局国际合作司司长王笑频，俄卫生部公共卫生与交流司司长萨拉盖，俄外交部无任所大使陶米恒，俄中友好、和平与发展委员会医学理事会主席罗沙尔等出席并致辞，俄联邦委员会、外交部、卫生部、俄中两国高校、科研机构、医疗企业及媒体代表约600人出席。

6月9~10日 以“科技强国 创新圆梦”为主题的2017年全国科普讲解大赛决赛在广东广州举办，由中国中医科学院专家组成国家中医药管理局代表队参赛。中国中医科学院西苑医院王志强获三等奖，贾小强、洪霞获优秀奖。

6月14日 国家中医临床研究基地深化重点病种研究工作会议在广东广州召开。国家中医药管理局科技司、人事教育司、医政司相关负责人，以及世界中医药学会联合会秘书长、国家中医临床研究基地业务建设督导组专家出席会议。各相关省中医药管理部门负责人、基地负责人、重点病种负责人和基地办公室负责人参加会议。

6月14日 第12次中新中医药合作委员会会议在北京召开。国家卫生计生委副主任、国家中医药管理局局长王国强，国家中医药管理局副局长于文明与新加坡卫生部高级政务部长徐芳达及新加坡驻华大使罗家良等代表团一行7人进行会谈并签署新一轮中医药合作计划书。国家中医药管理局国际合作司、医政司、政策法规与监督司，中国中医科学院，国家中医药管理局中医师资格认证中心有关人员陪同参加会议及签字仪式。新加坡卫生部代表团在华期间，还访问了中国中医科学院、广安门医院、北京中医药大学等机构。

6月16日 由中国中医科学院研究生院承办的国家中医药管理局第5期中医医院职业化管理高级研修班在北京举行开班仪式。国家中医药管理局副局长马建中出席并讲话。本期研修班共有来自全国30个省（区、市）的82名三级甲等中医医院的院长参加，地市级中医医院院长有44名。

6月17~26日 国家中医药管理局副局长马建中率代表团访问匈牙利、黑山和瑞士，出席中国－中东欧中医药中心（匈牙利）奠基仪式、中匈中医药教育合作系列活动、第三届中国－中东欧国家卫生部长论坛，受到黑山总统接见，会见黑山卫生部部长、为中国－黑山中医药中心揭牌，会见瑞士巴德祖扎赫市市长、考察中国－瑞士中医药中心。

6月17日 由国家中医药管理局和厦门市政府主办的2017海峡两岸中医药发展与合作研讨会召开。活动为第九届海峡论坛的配套活动，以“传承创新 共融发展”为主题，450余名海峡两岸知名专家学者、协会代表、企业负责人参会。国家卫生计生委副主任、国家中医药管理局局长王国强，国台办交流局副局长董碧幽，中华两岸医疗健康发展协会理事长廖国栋，福建省卫生计生委副主任阮诗玮，厦门市人民政府副市长卢江等出席研讨会开幕式。

6月18日 中匈中医药教育合作系列活动在匈牙利塞梅尔维斯大学健康学院举行。中国国务院副总理刘延东，匈牙利人力资源部国务秘书本采·雷特瓦里、国务秘书拉兹洛·帕尔科维奇，中国国家卫生计生委主任李斌、副主任崔丽，国家中医药管理局副局长马建中出席活动。

6月19日 以“促进全民健康”为主题的第三届中国－中东欧国家卫生部长论坛于当地时间6月19日在匈牙利布达佩斯举行。中国国务院副总理刘延东和匈牙利副总理谢姆延出席论坛开幕式并致辞。论坛期间，与会代表围绕公共卫生合作、医院合作、卫生政策研究合作、传统中医药四大议题展开深入讨论。论坛还同期举行中国－中东欧国家卫生合作成果展、中国医疗卫生发展成就展及中国－中东欧国家健康产业论坛和健康产业展览。中国国家卫生计生委主任李斌与中东欧国家卫生部长共同发布《第三届中国－中东欧国家卫生部长论坛布达佩斯宣言》。

6月21日 国家中医药管理局配合全国人大教科文卫委员会召开《中华人民共和国中医药法》宣传贯彻座谈会，全国人大常委会副委员长兼秘书长王晨出席会议并讲话。全国人大常委会法工委、国家中医药管理局、教育部、科技部、工业和信息化部、国务院法制办、国家食品药品监管总局等部门负责人和有关专家学者出席会议。

6月26日 2017年全国中药资源普查工作研讨会在北京召开。国家中医药管理局、全国中药资源普查试点工作专家指导组相关负责人，各省（区、市）中药管理部门及普查试点工作技术依托单位代表参加会议。

6月29日 人力资源社会保障部、国家卫生计生委和国家中医药管理局联合举办第三届国医大师、首届全国名中医表彰大会，授予王世民等30位同志国医大师荣誉称号；授予丁书文等99位同志全国名中医荣誉称号，追授高上林同志全国名中医荣誉称号。

6月29日 国医大师、全国名中医表彰大会暨座谈会在北京召开，中央政治局委员、国务院副总理刘延东出席会议并做重要讲话。人力资源社会保障部、国家卫生计生委和国家中医药管理局有关领导出席表彰大会，对第三届国医大师、首届全国名中医进行表彰。

7月1日 《中华人民共和国中医药法》正式实施。

7月1日 国家中医药管理局与全国人大教科文卫委员会、全国政协教科文卫体委员会等24部门共同启动主题为“传播中医药健康文化 提升民众健康素养”的中医中药中国行第三阶段活动——中医药健康文化推进行动。全国政协副主席、农工党中央常务副主席刘晓峰宣布推进行动启动。国家卫生计生委副主任、国家中医药管理局局长王国强出席启动仪式并讲话。国家中医药管理局副局长马建中主持启动仪式，全国政协教科文卫体委员会驻会副主任丛兵，环境保护部副部长黄润秋，中央军委后勤保障部卫生局副局长季建华，国家中医药管理局副局长于文明、王志勇、闫树江，中医中药中国行组委成员单位有关领导，各省中医药管理局相关负责人等出席启动仪式。

7月6~7日　金砖国家卫生部长会暨传统医药高级别会议在天津召开。国家主席习近平发来贺信，刘延东出席会议开幕式并发表主旨演讲。会议发布了金砖国家卫生部长会议《天津公报》及《金砖国家加强传统医药合作联合宣言》。中国国家卫生计生委副主任、国家中医药管理局局长王国强介绍《金砖国家加强传统医药合作联合宣言》有关情况，天津市委书记李鸿忠出席开幕式并致辞。国家中医药管理局副局长于文明，天津市委副书记、市长王东峰，印度传统医学部长谢利帕德·耶索·纳伊克，俄罗斯卫生部第一副部长伊戈尔·卡格拉曼因，巴西卫生部副部长安东尼奥·菲格雷多·纳迪，南非卫生部副总司长萨米赞班·皮莱，世界卫生组织、联合国艾滋病规划署、世界中医药学会联合会等国际组织，有关部门、各省和港澳代表，学者和企业界代表等出席会议。

7月6~8日　由全国中医药职业教育教学指导委员会、全国中医药职业技术教育学会主办，广西中医药大学高等职业技术学院、广西中医学校承办，国家中医药管理局人事教育司、广西中医药管理局支持的全国中医药职业教育技能大赛——2017'"天堰杯"中医护理技能大赛在广西中医药大学举行。来自全国15个省、直辖市，24所中医药职业院校的200余人参加会议。

7月10日　由国家卫生计生委、教育部、国家中医药管理局共同召开的全国医学教育改革发展工作会议在北京召开。中共中央政治局常委、国务院总理李克强做出重要批示。中共中央政治局委员、国务院副总理刘延东出席会议并讲话。国家卫生计生委主任李斌、教育部部长陈宝生出席会议并讲话。会议由国家卫生计生委副主任、国家中医药管理局局长王国强主持。各省（区、市）、新疆生产建设兵团卫生计生、教育、中医药行政部门负责同志，部分高校、医疗卫生机构主要负责同志及有关医学教育专家、学会协会等有关单位的代表参加了会议。中共中央组织部副部长周祖翼、中央编办副主任牛占华、国家发展改革委副主任王晓涛、财政部副部长余蔚平、中央军委后勤保障部卫生局副局长季建华、国家中医药管理局副局长王志勇等出席会议。

7月12日　教育部、国家卫生计生委、国家中医药管理局联合召开新闻发布会，介绍医教协同推进医学教育改革发展有关情况，并就有关问题答记者问。

7月21日　《IOS18662－1：2017中医药－术语－第一部分中药材术语》国际标准正式出版发布，这是国际标准化组织中医药标准化技术委员会出版的首个术语标准。

7月24日　国家主席习近平在致第十九届国际植物学大会的贺信中指出，中医药学为人类健康做出了重要贡献。

7月29~30日　第四届中医中药台湾行暨2017年两岸中医药文化与养生保健交流大会在台湾南投县和嘉义市举办。本届活动由国家中医药管理局对台港澳中医药交流合作中心、中华中医药学会、中国中医科学院、台湾中华中药发展基金会、台湾中华中药商业同业公会全联会共同主办，南投县中药商业同业公会、嘉义市晋昌参药行等承办，以"弘扬中华文化　传承中医中药　共享健康和谐"为主题，700多位台湾民众参加了活动。

8月1日　金砖国家第七次经贸部长会议期间，商务部副部长王受文与巴西工业外贸和服务部副部长马塞洛·马亚签署《中华人民共和国商务部与巴西工业外贸和服务部关于服务贸易合作的谅解备忘录（两年行动计划）》，明确双方将在全面战略伙伴关系的背景下，基于平等互利原则，致力于加强、推动和发展两国在建筑、工程咨询、工程建设、信息技术、电子商务和银行自动化、旅游、文化、中医药等领域的服务贸易合作。

8月14日　人力资源社会保障部、国家卫生计生委、国家中医药管理局印发《关于表彰全国卫生计生系统先进集体、先进工作者和劳动模范及"白求恩奖章"获得者的决定》（人社部发〔2017〕62号）。

8月16日　中共中央政治局委员、国务院副总理刘延东在2017年第16期《求是》杂志上发表题为《深化卫生与健康事业改革发展　奋力开创健康中国建设新局面》的文章，强调要注重中西医并重，加快推动中医药健康发展。要建设好中医医疗服务体系，加大投入，实施好基层中医药服务能力提升工程和中医治未病健康工程。

8月17日　全国卫生计生系统表彰大会召开，包括中医药行业的一批先进个人和单位受到表彰。中共中央总书记、国家主席、中央军委主席习近平对会议做出重要指示，强调加快建立中国特色基本医疗卫生制度，努力开创我国卫生和健康事业新局面。

8月17日　2017年国际中医药肿瘤联盟研讨会在广东广州召开。中共中央政治局委员、国务院副总理刘延东对会议做出重要批示，强调要积极推动中医药交流合作和协同创新，促进中医药与现代医学互学互鉴、融合发展，创新肿瘤防治模式，提高临床诊疗效果，充分发挥中医药在防治重大疾病、应对全球卫生挑战中的作用，推动中医药"走出去"，让民族瑰宝更好地造福人类健康。

8月18日　国家卫生计生委副主任、国家中医药管理局局长王国强在广东广州出席国际中医药肿瘤联盟研讨会早餐会，与国内外肿瘤专家进行座谈。

8月18日　第16届中药全球化联盟会议在广东广州召开。国家卫生计生委副主任、国家中医药管理局局长王国强出席并讲话。会议由中药全球化联盟（CGCM）主办，广东省中医院、广东省中医药学会承办。来自10个国家和地区的大学、研究机构、学术组织和企业界约600名代表参加会议。

8月18日 由国家卫生计生委主办的“一带一路”暨“健康丝绸之路”高级别研讨会在北京召开。中共中央政治局委员、国务院副总理刘延东发表主旨演讲。中方与蒙古、阿富汗等国家的各级政府部门和科研机构在疾病防控、传统医药、临床医学、教育培训等领域签署17个合作协议。会议发布《“一带一路”暨“健康丝绸之路”北京公报》。来自30多个国家、世界卫生组织和联合国艾滋病规划署等国际组织的20多位部长级官员及相关政府部门、科研机构、非政府组织、智库和企业的代表参加研究会。

8月21日 中国国务院侨办中医关怀团中医师临床技能培训班在匈牙利布达佩斯开班。本次活动系国内有关部门首次在匈牙利进行中医领域专业培训，由中国国家中医药管理局选派的6位中医名家进行主讲，来自欧洲15国70多名中医从业者参训。

8月25～26日 由国家中医药管理局主办的中医药法实施专题培训班在宁夏银川召开。国家卫生计生委副主任、国家中医药管理局局长王国强出席并讲话。各地方卫生计生委分管中医药工作负责人、中医药管理局局长等参加培训。

8月28日 国家中药材产业技术体系“十三五”启动会在北京召开，进一步明确中药材产业技术体系重点任务，提出要充分把握国家农业科技发展的战略部署，围绕中药材产业发展实际需求，强化技术集成与产业化示范，提高科技创新度和产业贡献度。

9月1日 国家中医药管理局和国务院扶贫办在贵州六盘水盘州举行中药材产业扶贫行动启动仪式，国务院扶贫开发领导小组副组长、扶贫办主任刘永富，国家卫生计生委副主任、国家中医药管理局局长王国强，国家中医药管理局副局长闫树江，贵州省副省长刘远坤，六盘水市委书记周荣及工信部、农业部、中国农业发展银行、贵州省扶贫办、贵州省中医药管理局等部门负责人出席启动仪式。

9月8日 国家卫生计生委副主任、国家中医药管理局局长王国强带队赴山西五寨调研考察，召开定点扶贫工作座谈会，督促五寨县党委政府落实脱贫攻坚主体责任。

9月9～10日 由安徽省人民政府、中国国际贸易促进委员会、中国中药协会主办的2017年国际（亳州）中医药博览会暨第33届全国（亳州）中药材交易会在安徽亳州举行。9月9日举行华佗诞辰1890周年祭祀及药博会开幕式。全国人大委员会原副委员长、中国关心下一代工作委员会主任顾秀莲宣布大会开幕。安徽省政协副主席赵韩，国家中医药管理局副局长马建中，中国中药协会会长房书亭等出席开幕式。亳州市长杜延安主持开幕式。

9月13日 作为第5届中国－东盟技术转移与创新合作大会的重点及亮点活动，中医药大健康产业国际创新合作高层论坛在广西南宁举行。中国及东盟国家科技部领导及来自政府、企业、学界、民间团体、技术社群和国际组织的领导人与高级别代表出席此次论坛。来自中国－东盟10多个国家（地区）的600多位代表参会。“共同推进‘一带一路’背景下桂港澳与东盟中医药大健康产业国际创新合作圈建设南宁倡议”的发布成为本场论坛的焦点。

9月15日 中医住院医师规范化培训工作推进会在北京召开。国家中医药管理局副局长王志勇出席会议并讲话。中国医师协会、国家中医药管理局有关领导，中医住院医师规范化培训专家委员会成员，各省级中医药管理部门、中医住院医师规范化培训基地和中医药院校相关负责同志参加会议。

9月18～20日 国家中医药管理局宣传贯彻《中华人民共和国中医药法》培训班和中医药监督知识与能力师资培训班在吉林吉林举办。国家中医药管理局副局长于文明出席开班仪式。国家中医药管理局机关、直属单位学法用法工作人员，各省（区、市）中医药管理部门法制工作、医政工作、监督工作负责人及卫生计生委监督处、卫生计生综合监督执法机构负责人等220余人参加培训。

9月22日 国家卫生计生委发布第14号令，公布《中医诊所备案管理暂行办法》，于2017年12月1日起施行。

9月22日 作为2017欧亚经济论坛分论坛之一，首届“一带一路”中医药发展论坛暨中医中药中国行——中医药健康文化推进行动陕西省启动仪式在陕西西安举行。论坛发布“一带一路”中医药国际标准化平台，举行中医中药中国行——陕西省中医药健康文化推进行动、纪念李时珍诞辰500周年“一带一路”行、共同建设“一带一路”中医药文化特色小镇启动仪式。

9月25日 由中共中央宣传部、国家发展改革委、中央军委政治工作部、中共北京市委联合主办的“砥砺奋进的五年”大型成就展在北京展览馆开幕。按照分工要求，国家中医药主管局承担第五展区第五部分“中医药事业蓬勃发展”筹备工作，通过图文介绍、实物展示、现场体验等形式，展现十八大以来中医药系统围绕促进中医药发展、提升中医药服务能力取得的系列成就。

9月27～28日 国家中医药管理局在安徽合肥举办2017年全国医改中医药工作培训班。各省（区、市）、新疆生产建设兵团中医药主管部门分管领导和医改联系人，各省份地级市和北京、天津、上海、重庆4个直辖市所辖区中医药管理部门领导，国家中医药管理局医改办成员和联络员共450余人参加会议。

9月28日 由国家中医药管理局、河南省人民政府指导，《中国中医药报》社、河南省中医药管理局、南阳市人民政府主办的第七届中国中医药发展大会在河南南阳开幕。

河南省政协副主席、农工党河南省委主委高体健，中国中药协会会长房书亭，中国中医科学院院长张伯礼，南阳市人民政府市长霍好胜，河南省卫生计生委副主任、省中医管理局局长张重刚，湖南省卫生计生委副主任、省中医药管理局局长黄惠勇，四川省中医药管理局副局长罗建，山东省中医药管理局副局长贾青顺等出席开幕式。

9月28日　国家中医药管理局第六个海外授权合作机构——中国－北欧中医药中心在瑞典斯德哥尔摩揭牌。

10月10日　人类非物质文化遗产中医针灸展在波兰首都华沙维斯瓦大学开幕。

10月18日　党的十九大召开，习近平总书记在大会报告中提出，"坚持中西医并重，传承发展中医药事业"。

10月21～22日　由世界中医药学会联合会主办、泰国中医师总会承办的第十四届世界中医药大会暨"一带一路"中医药文化周在泰国曼谷举行。国家卫生计生委副主任、国家中医药管理局局长王国强给大会发去贺信。国家中医药管理局副局长马建中率代表团出席大会并致辞。大会以"助力'一带一路'　服务民众健康"为主题。来自全球32个国家和地区的1200多名中医药领域专家学者、中医药机构和团体代表参加会议。

10月27日　农业部在北京召开中药材产业发展座谈会，农业部副部长余欣荣主持会议并讲话。国家中医药管理局副局长王志勇，工业和信息化部、国家食品药品监管总局等有关部门负责同志，中国中医科学院、中国中药协会等有关单位专家和企业代表参加会议。

11月1日　国家卫生计生委、国家中医药管理局印发《关于第八届国家卫生计生突出贡献中青年专家选拔结果的通知》。确定选拔118位同志为第八届国家卫生计生突出贡献中青年专家。

11月1～2日　国家中医药管理局在云南昆明开展全国中医药文化宣传教育基地建设督导工作，对全国已建成的69家国家级中医药文化宣传教育基地建设情况进行督导，推动各项基地任务的落实。组织专家对浙江、山东、山西推荐的基地申报单位进行评估验收。

11月3日　国家中医药管理局、国家民族事务委员会印发《关于对全国少数民族医药工作表现突出的集体和个人进行通报表扬的通知》（国中医药医政发〔2017〕25号），对在少数民族医药事业发展中表现突出的60个集体和199名个人予以通报表扬。

11月10日　国家卫生计生委发布第15号令，公布《中医医术确有专长人员医师资格注册管理暂行办法》，于2017年12月20日起施行。

11月14～15日　由国家中医药管理局主办，《中国中医药报》社承办的2017中医药新闻传播领导能力培训班在北京召开。国家中医药管理局副局长马建中出席开班仪式并讲话。国家中医药管理局机关各部门、直属各单位，各省（区、市）中医药主管部门及全国各中医药高校新闻宣传工作负责人参加培训。

11月15日　国家中医药管理局在北京召开2017年中医药国际合作专项暨中医药"一带一路"发展规划落实工作座谈会，总结国际合作专项进展并部署中医药"一带一路"发展规划落实等工作。国家卫生计生委副主任、国家中医药管理局局长王国强出席会议并讲话。国家中医药管理局国际合作司、国家卫生计生委、外交部、国家发展改革委、商务部、国家旅游局、国务院侨务办公室、教育部国家汉办（孔子学院总部）等代表，有关省级中医药主管部门负责人和部分中医药国际合作专项专家评审委员会专家、专项承担单位代表出席会议。

11月16～19日　2017年中国国际中医药大健康博览会暨高峰论坛在广东广州举行。国家中医药管理局副局长、世界中医药学会联合会主席马建中，中国工程院院士钟世镇，国医大师熊继柏，广东省卫生计生委副主任、省中医药局局长徐庆锋等出席开幕式。博览会同期举办中医药发展研讨、中医药投资项目路演、中医专家义诊等活动，共有50余家投资机构对中医药项目进行投资，为2600余人提供中医诊疗与健康服务。

11月20日　由国家中医药管理局主办，中国中医科学院承办的中医医院职业化管理高级研修班结业式在北京举行，国家卫生计生委副主任、国家中医药管理局局长王国强出席结业式并讲话。

11月21日　第四届全国少数民族医药工作会议在北京召开。国务院副总理刘延东与会议代表进行座谈。会议对在少数民族医药事业发展中表现突出的60个集体和199名个人予以通报表扬。会议由国家民委主任巴特尔主持，国家卫生计生委副主任、国家中医药管理局局长王国强部署下一步工作，国家民委副主任李昌平做总结讲话。国家发展改革委、教育部、科技部、财政部、人力资源社会保障部、商务部、国家食品药品监管总局、国家知识产权局、国家旅游局等相关部门负责同志，国家民委、国家中医药管理局有关部门负责同志，全国19个省（区、市）民族工作部门、卫生计生和中医药工作部门同志，以及相关医疗、科研、教育机构和协会、企业的同志参加会议。

11月21日　中国－意大利中医药中心成立仪式在意大利罗马举行。国家中医药管理局副局长王志勇、中国驻意大利大使馆大使李瑞宇、意大利外交部全权公使伊瑞可·格拉纳纳，意大利卫生部、教育部，拉齐奥大区和罗马市议会及政府等部门代表出席仪式。

11月26日　中国－阿联酋中医药中心成立仪式在迪拜举行。国家中医药管理局副局长王志勇、中国驻迪拜总领馆总领事李凌冰、迪拜卫生局局长哈迈德·阿勒库塔米、迪拜安全局局长哈里·卡哈凡、迪拜经济局局长阿里·穆罕默德副、迪拜哈姆丹·宾·智慧大学校长曼苏尔·阿瓦尔等出席仪式。

11月26～29日　中国国务院总

理李克强赴匈牙利出席第六次中国－中东欧国家领导人会晤并对匈牙利进行正式访问。《中国－中东欧国家合作布达佩斯纲要》在此间公布。纲要指出：中方愿协助中东欧国家探索将中医药服务和产品列入中东欧国家卫生战略、医药教育和医保体系，并欢迎中东欧国家出台有关法律法规。各方支持在中东欧国家进一步开展中医药研究与合作，支持捷克、马其顿、黑山等国既有中医中心发展及设立更多新的中医药机构，并鼓励扩大中药材种植及生产方面合作。

12 月 1～4 日 世界针灸学术大会暨 2017 中国针灸学会学术年会在北京举行。国家卫生计生委副主任、国家中医药管理局局长王国强应邀出席开幕式并讲话。来自中国、日本、韩国、美国、加拿大、意大利、英国、德国、印度、法国等 30 多个国家和地区 1300 余名针灸工作者参加学术大会。

12 月 6 日 由农工党中央主办的第四届中医科学大会在福建平潭召开。

12 月 7～8 日 由国家中医药管理局、国家旅游局和广西壮族自治区人民政府共同主办的巴马论坛——2017 中国－东盟传统医药健康旅游国际论坛在广西巴马瑶族自治县举行。论坛是中国－东盟博览会系列国际性论坛之一，来自联合国开发计划署、世界旅游组织、世界中医药学会联合会、世界针灸学会联合会、中国－东盟中心，中国、东盟国家、英国、日本等国家及香港、澳门、台湾地区代表共 350 多人出席论坛。

12 月 9 日 第六届国家中医药改革发展上海论坛在上海举行，主题为“贯彻落实党的十九大精神 传承发展中医药事业”。国家卫生计生委副主任、国家中医药管理局局长王国强出席会议并讲话。国家中医药管理局中医药改革发展专家咨询委员会委员、国家卫生计生委有关部门负责人、国家中医药管理局机关各部门负责人、各省（区、市）中医药主管部门负责人、国家中医药综合改革试验区所在地有关负责人出席会议。

12 月 9 日 国家中医药管理局第二届中医药改革发展专家咨询委员会第一次全体会议在上海召开。国家卫生计生委副主任、国家中医药管理局局长、第二届中医药改革发展专家咨询委员会主任委员王国强出席会议并讲话。国家中医药管理局副局长、第二届中医药改革发展专家咨询委员会副主任委员马建中，上海中医药大学校长、第二届中医药改革发展专家咨询委员会副主任委员徐建光，吉林省原省长、第二届中医药改革发展专家咨询委员会顾问洪虎，中共中央党校原校委委员、第二届中医药改革发展专家咨询委员会顾问王瑞璞，光明日报社原总编辑、第二届中医药改革发展专家咨询委员会顾问苟天林出席会议，中医药改革发展专家咨询委员会委员、各省（区、市）中医药主管部门负责同志、国家中医药管理局机关各部门负责同志参加会议。

12 月 10 日 国家中医药综合改革试验区建设经验交流会在上海召开。国家中医药管理局副局长、局深化改革领导小组副组长马建中出席会议并讲话。国家中医药综合改革试验区相关负责人、第二届中医药改革发展专家咨询委员会部分委员、国家中医药管理局机关各部门相关负责人、各省（区、市）中医药主管部门负责人等出席会议。

12 月 18 日 国家商务部等有关部门与澳门特区政府在澳门签署《CEPA 投资协议》和《CEPA 经济技术合作协议》，2 份协议是《内地与澳门关于建立更紧密经贸关系的安排》（简称 CEPA）升级的重要组成部分，中医药内容纳入《CEPA 投资协议》和《CEPA 经济技术合作协议》，成为内地与澳门经济技术合作的重点领域之一。

12 月 19 日 在国家卫生计生委主任李斌、伊朗卫生和医学教育部部长赛义德·哈桑·戈兹扎德·哈什米共同见证下，国家中医药管理局副局长王志勇与伊朗卫生部部长资深顾问达伍德·丹尼斯·贾法里在北京签署《中华人民共和国国家中医药管理局与伊朗伊斯兰共和国卫生和医学教育部传统医学合作谅解备忘录》。

12 月 22 日 《中华人民共和国基本医疗卫生与健康促进法（草案）》首次提交第十二届全国人民代表大会常务委员会第三十一次会议审议。该法是卫生与健康领域第一部基础性、综合性法律，对发挥中医药在健康促进方面的作用等做出原则性规定。

12 月 24 日 由教育部、国家中医药管理局领导，教育部高等学校中医学类专业教学指导委员会、中华中医药学会、中国健康管理协会、全国中医药高等教育学会、全国青少年中医药文化传播与身心健康发展中心、世界中医药学会联合会、中国教育网络电视台健康台联合主办的广誉远国药杯全国《黄帝内经》知识大赛总决赛在北京举办。国家卫生计生委副主任、国家中医药管理局局长王国强出席并讲话。十一届全国人大常委会副委员长陈至立，共青团中央书记处书记傅振邦，中国中医科学院院长张伯礼，国医大师孙光荣、熊继柏等出席总决赛。

12 月 25 日 为深入推进中医药行业“七五”普法宣传教育，推动《中华人民共和国中医药法》《中医诊所备案管理暂行办法》《中医医术确有专长人员医师资格考核注册管理暂行办法》等法律制度实施落地，国家中医药管理局于 2017 年 12 月 25 日至 2018 年 1 月 25 日面向全国开展中医药法知识竞赛活动。

12 月 25 日 中医药传承与创新“百千万”人才工程（岐黄工程）在北京启动，第四批全国中医（临床、基础）优秀人才研修项目第一期中医药经典理论培训班开班。国家卫生计生委副主任、国家中医药管理局局长王国强出席并讲话。国医大师孙光荣是岐黄工程第四批全国中医（临床、基础）优秀人才研修项目中医药经典理论培训班班主任。

12 月 26～27 日 国家中医药管理局中药资源普查试点工作办公室在北京举办中药资源普查试点工作技术

骨干培训班（第九期）。31个省（区、市）中药资源普查数据库负责人与技术骨干共60余人参加培训。

12月28日　国家中医药管理局召开2016年中医药健康文化素养调查结果新闻发布会，2016年全国中医药健康文化知识普及率为91.86%，中国公民中医药健康文化素养水平为12.85%，意味着每百人中有超过12人具备中医药健康文化素养。与2014年相比（分别为84.02%、8.55%），两者均有显著提高。

12月28~29日　第四次全国中药资源普查2012年试点工作验收会在北京召开。国家中医药管理局、全国中药资源普查试点工作专家指导组相关负责人，全国22个省（区、市）中医药主管部门相关负责人参加会议。

数据篇

一、中医资源

2017年全国卫生机构、中医机构的机构、人员情况

	机构数（个）	职工总数（人）	其中：					
			卫生技术人员	内：				
				中医执业医师	中医执业助理医师	中药师（士）	见习中医师
全国卫生机构	**986 649**	**11 738 972**	**8 978 230**	**448 716**	**78 321**	**120 302**	**16 218**
其中：中医机构	54 243	1 226 170	1 041 239	204 649	12 990	46 280	7 662
中医机构/全国卫生机构（%）	5.50	10.45	11.60	45.61	16.59	38.47	47.24
卫生部门卫生机构	**143 159**	**7 678 221**	**6 335 322**	**272 384**	**39 688**	**82 564**	**12 146**
其中：中医机构	2 586	945 191	803 105	133 352	6 205	30 521	6 284
中医机构/卫生部门卫生机构（%）	1.81	12.31	12.68	48.96	15.63	36.97	51.74

注：全国中医药人员总数为663 557人，占全国卫生技术人员总数的7.39%；全国中医机构中医药人员总数为271 581人，占全国中医药人员总数的40.93%；中医机构包含中医、中西医结合、民族医三类机构。

2017年按类别分全国诊所、卫生所、医务室基本情况

	机构数（个）	在岗职工数（人）	其中：	
			中医类执业医师	中医类执业助理医师
总计	**210 457**	**518 849**	**41 639**	**3 689**
其中：普通	91 919	226 730	—	—
中医	38 882	75 072	36 502	3 183
中西医结合	7 747	20 110	4 758	469
民族医	585	929	379	37
口腔	33 699	93 153	—	—
其他	37 625	102 855	—	—

注：自2015年起总计数不包含门诊部数。

2017年全国村卫生室机构、人员情况

	机构数（个）	执业（助理）医师（人）	乡村医生数（人）		卫生员（人）
			总人数	其中：以中医、中西医结合或民族医为主的人数	
总计	**632 057**	**155 075**	**900 995**	**131 615**	**67 616**
按行医方式分					
西医为主	382 760	91 746	535 320	37 340	42 349
中医为主	24 845	6 572	28 749	11 413	2 120
中西医结合	223 719	56 757	336 926	82 862	23 147

2017年全国村卫生室收支、服务情况

	总收入（千元）	总支出（千元）	诊疗人次数（人次）	其中：出诊人次数
总计	**4 704 858**	**4 148 031**	**1 789 325 206**	**150 894 267**
按行医方式分				
西医为主	2 801 635	2 464 977	1 068 245 878	91 881 214
中医为主	141 316	123 992	56 067 889	5 252 626
中西医结合	1 761 907	1 559 062	665 011 439	53 760 427

2017年全国卫生机构中医药人员增减情况

单位：人

	2016年	2017年	增减数	增减（%）
全国卫生机构卫技人员数	**8 444 403**	**8 978 230**	**533 827**	**6.32**
其中：中医药人员数	612 694	663 557	50 863	8.30
内：中医执业医师	409 275	448 716	39 441	9.64
中医执业助理医师	72 315	78 321	6 006	8.31
见习中医师	14 482	16 218	1 736	11.99
中药师（士）	116 622	120 302	3 680	3.16

2017年全国中医机构中医药人员增减情况

单位：人

	2016年	2017年	增减数	增减（%）
全国中医机构卫技人员数	**959 704**	**1 041 239**	**81 535**	**8.50**
其中：中医药人员数	246 710	271 581	24 871	10.08
内：中医执业医师	184 231	204 649	20 418	11.08
中医执业助理医师	11 607	12 990	1 383	11.92
见习中医师	7 212	7 662	450	6.24
中药师（士）	43 660	46 280	2 620	6.00

全国中医、中药人员历年基本情况

单位：人

	2010年	2011年	2012年	2013年	2014年	2015年	2016年	2017年
全国卫生技术人员数	**5 866 158**	**6 192 858**	**6 668 549**	**7 200 578**	**7 579 790**	**7 997 537**	**8 444 403**	**8 978 230**
其中：中医执业								
（助理）医师数	294 104	309 272	356 779	381 682	418 573	452 190	481 590	527 037
见习中医师	13 168	10 941	12 473	13 992	14 686	14 412	14 482	16 218
中药师（士）	97 100	100 116	107 630	110 243	111 991	113 820	116 622	120 302

2017 年全国中医医疗机构的机构、床位、人员数

	机构数（个）	实有床位数（张）	在岗职工数（人）	其中：卫生技术人员数
总计	**54 198**	**951 850**	**1 223 615**	**1 040 035**
中医类医院	4 566	951 356	1 094 773	921 752
中医类门诊部	2 418	494	32 731	25 704
中医类诊所	47 214	0	96 111	92 579

2017 年全国中医医疗机构卫生技术人员数（一）

单位：人

	卫生技术人员	执业医师	其中：中医类别	执业助理医师	其中：中医类别
总计	**1 040 035**	**372 453**	**204 138**	**32 439**	**12 980**
中医类医院	921 752	304 592	151 867	25 551	8 602
中医类门诊部	25 704	13 534	10 632	1 022	689
中医类诊所	92 579	54 327	41 639	5 866	3 689

2017 年全国中医医疗机构卫生技术人员数（二）

单位：人

	注册护士	其中：助产士	药师（士）	其中：	
				西药师（士）	中药师（士）
总计	**428 226**	**8 920**	**79 925**	**33 719**	**46 207**
中医类医院	404 613	8 806	66 695	31 849	34 846
中医类门诊部	5 929	23	2 871	604	2 268
中医类诊所	17 684	91	10 359	1 266	9 093

2017 年全国中医医疗机构卫生技术人员数（三）

单位：人

	检验技师（士）	影像技师（士）	其他卫生技术人员	其中：	
				见习医师	内：中医
总计	**31 446**	**18 426**	**77 120**	**26 710**	**7 662**
中医类医院	30 590	18 101	71 610	25 533	7 154
中医类门诊部	732	240	1 376	333	175
中医类诊所	124	85	4 134	844	333

2017 年全国中医医疗机构收入支出情况

	总收入（千元）	总支出（千元）	收入支出差额（千元）	收入收益率（%）
总计	**416 021 498**	**407 783 924**	**8 237 574**	**1.98**
中医类医院	401 971 093	395 840 307	6 130 786	1.53
中医类门诊部	6 980 129	6 147 401	832 728	11.93
中医类诊所	7 070 276	5 796 216	1 274 060	18.02

2017年分市、县中医类医院机构、床位数

	机构数（个）	编制床位（张）	实有床位（张）	其中：	
				特需服务床位	负压病房床位
总计	**4 566**	**927 089**	**951 356**	**6 734**	**1 287**
市	2 762	598 253	607 092	5 164	571
县	1 804	328 836	344 264	1 570	716

2017年分市、县中医类医院人员数

单位：人

	在岗职工数	其中：			
		卫生技术人员	其他技术人员	管理人员	工勤技能人员
总计	**1 094 773**	**921 752**	**45 426**	**46 924**	**80 671**
市	737 874	619 360	31 542	34 449	52 523
县	356 899	302 392	13 884	12 475	28 148

2017年分市、县中医类医院卫生技术人员数（一）

单位：人

	卫生技术人员	执业医师	其中：中医类别	执业助理医师	其中：中医类别
总计	**921 752**	**304 592**	**151 867**	**25 551**	**8 602**
市	619 360	214 874	113 416	11 520	4 408
县	302 392	89 718	38 451	14 031	4 194

2017年分市、县中医类医院卫生技术人员数（二）

单位：人

	注册护士	其中：助产士	药师（士）	其中：	
				西药师（士）	中药师（士）
总计	**404 613**	**8 806**	**66 695**	**31 849**	**34 846**
市	275 571	5 171	45 813	21 188	24 625
县	129 042	3 635	20 882	10 661	10 221

2017年分市、县中医类医院卫生技术人员数（三）

单位：人

	检验技师（士）	影像技师（士）	其他卫生技术人员	其中：	
				见习医师	内：中医
总计	**30 590**	**18 101**	**71 610**	**25 533**	**7 154**
市	19 977	10 794	40 811	13 738	4 017
县	10 613	7 307	30 799	11 795	3 137

2017年分市、县中医类医院年内培训情况

单位：人

	参加政府举办的岗位培训人次数	接受继续医学教育人数	进修半年以上人数
总计	**262 463**	**746 404**	**17 275**
市	196 240	561 148	10 242
县	66 223	185 256	7 033

2017年分市、县中医类医院机构、床位增减情况

	机构数（个）				床位数（张）			
	2016年	2017年	增减数	增减（%）	2016年	2017年	增减数	增减（%）
总计	**4 238**	**4 566**	**328**	**7.74**	**877 313**	**951 356**	**74 043**	**8.44**
市	2 492	2 762	270	10.83	560 951	607 092	46 141	8.23
县	1 746	1 804	58	3.32	316 362	344 264	27 902	8.82

2017年分市、县中医类医院人员增减情况

单位：人

	2016年	2017年	增减数	增减（%）
总计	**1 015 919**	**1 094 773**	**78 854**	**7.76**
市	680 682	737 874	57 192	8.40
县	335 237	356 899	21 662	6.46

2017年分市、县中医类医院房屋建筑面积情况

	年末房屋建筑面积（m^2）	其中：业务用房面积	业务用房中危房面积（m^2）	年末租房面积（m^2）	其中：业务用房面积	本年房屋租金（万元）
总计	**64 521 192**	**54 383 097**	**606 606**	**6 090 626**	**5 066 470**	**6 495 488**
市	44 035 243	36 871 948	306 826	5 167 818	4 338 424	5 196 128
县	20 485 949	17 511 149	299 780	922 808	728 046	1 299 360

2017年分市、县中医类医院年内基本建设投资情况（一）

	本年批准基建项目（个）	批准基建项目建筑面积（m^2）	本年完成实际投资额（万元）	其中：		
				财政性投资	单位自有资金	银行贷款
总计	**1 108**	**31 347 249**	**37 014 105**	**8 728 154**	**9 891 805**	**10 904 829**
市	338	7 414 340	28 265 799	415 976	9 733 965	10 711 503
县	770	23 932 909	8 748 306	8 312 178	157 840	193 326

2017 年分市、县中医类医院年内基本建设投资情况（二）

	本年房屋竣工面积（m^2）	本年新增固定资产（万元）	本年因新扩建增加床位（张）
总计	**4 207 754**	**1 504 807**	**24 468**
市	2 026 355	1 010 214	12 139
县	2 181 399	494 593	12 329

2017 年分市、县中医类医院万元以上设备拥有情况

	万元以上设备总价值（万元）	万元以上设备台数（台/套）			
		合计	10～49 万元	50～99 万元	100 万元以上
总计	**12 429 206**	**728 958**	**139 175**	**21 153**	**19 822**
市	9 230 683	530 183	101 724	15 092	14 203
县	3 198 523	198 775	37 451	6 061	5 619

2017 年分市、县中医类医院收入与费用情况

	总收入（千元）	总费用/支出（千元）	收入支出差额（千元）	收入收益率（%）
总计	**401 971 093**	**395 840 307**	**6 130 786**	**1.53**
市	308 637 765	304 031 480	4 606 285	1.49
县	93 333 328	91 808 827	1 524 501	1.63

2017 年分市、县中医类医院收入情况

单位：千元

	总收入	其中：			
		医疗收入	财政补助收入	科教项目收入	其他收入
总计	**401 971 093**	**349 662 646**	**42 888 024**	**1 315 499**	**8 104 924**
市	308 637 765	271 443 183	29 640 623	1 288 001	6 265 958
县	93 333 328	78 219 463	13 247 401	27 498	1 838 966

2017 年分市、县中医类医院总收入中保险收入情况

单位：千元

	城镇职工基本医疗保险	城镇居民基本医疗保险	新型农村合作医疗补偿收入
总计	**77 970 061**	**28 017 986**	**26 317 314**
市	70 767 601	19 550 333	11 391 699
县	7 202 460	8 467 653	14 925 615

2017 年分市、县中医类医院总费用情况

单位：千元

	总费用/支出	其中：				
		医疗业务成本	财政项目补助支出	科教项目支出	管理费用	其他支出
总计	**395 840 307**	**322 313 641**	**19 768 321**	**1 317 990**	**46 241 605**	**6 198 750**
市	304 031 480	249 723 213	13 643 712	1 292 957	34 908 139	4 463 459
县	91 808 827	72 590 428	6 124 609	25 033	11 333 466	1 735 291

2017 年分市、县中医类医院资产情况

单位：千元

	总资产	流动资产	非流动资产	其中：		
				固定资产	在建工程	无形资产
总计	**475 560 363**	**215 854 657**	**259 705 706**	**165 798 428**	**76 727 776**	**7 093 579**
市	345 712 147	162 752 422	182 959 725	119 885 291	51 484 979	5 420 163
县	129 848 216	53 102 235	76 745 981	45 913 137	25 242 797	1 673 416

2017 年分市、县中医类医院负债与净资产情况

单位：千元

	负债	流动负债	非流动负债	净资产	其中：	
					事业基金	专用基金
总计	**245 790 289**	**184 280 021**	**61 510 268**	**229 770 074**	**110 071 328**	**29 179 015**
市	175 934 456	136 039 508	39 894 948	169 777 691	83 721 105	21 088 631
县	69 855 833	48 240 513	21 615 320	59 992 383	26 350 223	8 090 384

2017 年全国中医类医院机构、床位数

	机构数（个）	编制床位（张）	实有床位（张）	其中：	
				特需服务床位	负压病房床位
总计	**4 566**	**927 089**	**951 356**	**6 734**	**1 287**
中医医院	3 695	799 414	818 216	5 423	898
中西医结合医院	587	92 023	99 680	968	187
民族医医院	284	35 652	33 460	343	202

2017 年全国中医类医院人员数

单位：人

	在岗职工数	其中：			
		卫生技术人员	其他技术人员	管理人员	工勤技能人员
总计	**1 094 773**	**921 752**	**45 426**	**46 924**	**80 671**
中医医院	943 444	796 704	38 196	38 977	69 567
中西医结合医院	118 230	97 994	5 055	6 344	8 837
民族医医院	33 099	27 054	2 175	1 603	2 267

2017年全国中医类医院卫生技术人员数（一）

单位：人

	卫生技术人员	执业医师	其中：中医类别	执业助理医师	其中：中医类别
总计	**921 752**	**304 592**	**151 867**	**25 551**	**8 602**
中医医院	796 704	262 348	135 071	21 630	7 076
中西医结合医院	97 994	33 465	11 668	2 394	651
民族医医院	27 054	8 779	5 128	1 527	875

2017年全国中医类医院卫生技术人员数（二）

单位：人

	注册护士	其中：助产士	药师（士）	其中：	
				西药师（士）	中药师（士）
总计	**404 613**	**8 806**	**66 695**	**31 849**	**34 846**
中医医院	349 572	7 387	58 577	27 547	31 030
中西医结合医院	45 526	1 204	5 744	3 568	2 176
民族医医院	9 515	215	2 374	734	1 640

2017年全国中医类医院卫生技术人员数（三）

单位：人

	检验技师（士）	影像技师（士）	其他卫生技术人员	其中：	
				见习医师	内：中医
总计	**30 590**	**18 101**	**71 610**	**25 533**	**7 154**
中医医院	26 510	15 827	62 240	22 642	6 595
中西医结合医院	3 254	1 717	5 894	1 834	330
民族医医院	826	557	3 476	1 057	229

2017年全国中医类医院年内培训情况

单位：人

	参加政府举办的岗位培训人次数	接受继续医学教育人数	进修半年以上人数
总计	**262 463**	**746 404**	**17 275**
中医医院	211 992	639 328	15 338
中西医结合医院	38 288	89 893	1 180
民族医医院	12 183	17 183	757

2017 年全国中医类医院的机构、床位增减情况

	机构数（个）				床位数（张）			
	2016 年	2017 年	增减数	增减（%）	2016 年	2017 年	增减数	增减（%）
总计	**4 328**	**4 566**	**238**	**5.50**	**877 313**	**951 356**	**74 043**	**8.44**
中医医院	3 462	3 695	233	6.73	761 755	818 216	56 461	7.41
中西医结合医院	510	587	77	15.10	89 074	99 680	10 606	11.91
民族医医院	266	284	18	6.77	26 484	33 460	6 976	26.34

2017 年全国中医类医院人员增减情况

单位：人

	2016 年	2017 年	增减数	增减（%）
总计	**1 015 919**	**1 094 773**	**78 854**	**7.76**
中医医院	884 394	943 444	59 050	6.68
中西医结合医院	105 358	118 230	12 872	12.22
民族医医院	26 167	33 099	6 932	26.49

2017 年全国中医类医院房屋建筑面积情况

	年末房屋建筑面积（m^2）	其中：业务用房面积	业务用房中危房面积（m^2）	年末租房面积（m^2）	其中：业务用房面积	本年房屋租金（万元）
总计	**64 521 192**	**54 383 097**	**606 606**	**6 090 626**	**5 066 470**	**6 495 488**
中医医院	55 210 708	46 488 063	504 562	4 651 738	3 869 680	4 937 588
中西医结合医院	6 709 087	5 637 472	43 307	1 334 526	1 106 333	1 556 120
民族医医院	2 601 397	2 257 562	58 737	104 362	90 457	1 780

2017 年全国中医类医院年内基本建设投资情况（一）

	本年批准基建项目（个）	批准基建项目建筑面积（m^2）	本年完成实际投资额（万元）	其中：		
				财政性投资	单位自有资金	银行贷款
总计	**1 108**	**31 347 249**	**37 014 105**	**8 728 154**	**9 891 805**	**10 904 829**
中医医院	504	29 555 729	27 271 634	8 615 327	1 796 553	9 391 072
中西医结合医院	70	682 382	4 643 264	50 963	3 081 989	1 502 857
民族医医院	534	1 109 138	5 099 207	61 864	5 013 263	10 900

2017 年全国中医类医院年内基本建设投资情况（二）

	本年房屋竣工面积（m^2）	本年新增固定资产（万元）	本年因新扩建增加床位（张）
总计	**4 207 754**	**1 504 807**	**24 468**
中医医院	2 860 811	1 212 108	20 823
中西医结合医院	326 422	249 274	1 429
民族医医院	1 020 521	43 425	2 216

2017年全国中医类医院万元以上设备拥有情况

	万元以上设备总价值（万元）	万元以上设备台数（台/套）			
		合计	10～49万元	50～99万元	100万元以上
总计	**12 429 206**	**728 958**	**139 175**	**21 153**	**19 822**
中医医院	10 230 202	623 670	116 955	17 601	16 478
中西医结合医院	1 581 354	86 728	18 607	2 888	2 795
民族医医院	617 650	18 560	3 613	664	549

2017年全国中医类医院收入与费用情况

	总收入（千元）	总费用/支出（千元）	收入支出差额（千元）	收入收益率（%）
总计	**401 971 093**	**395 840 307**	**6 130 786**	**1.53**
中医医院	342 601 984	337 293 472	5 308 512	1.55
中西医结合医院	50 507 192	49 975 387	531 805	1.05
民族医医院	8 861 917	8 571 448	290 469	3.28

2017年全国中医类医院收入情况

单位：千元

	总收入	其中：			
		医疗收入	财政补助收入	科教项目收入	其他收入
总计	**401 971 093**	**349 662 646**	**42 888 024**	**1 315 499**	**8 104 924**
中医医院	342 601 984	299 174 995	35 185 038	1 097 477	7 144 474
中西医结合医院	50 507 192	44 555 615	4 987 415	173 300	790 862
民族医医院	8 861 917	5 932 036	2 715 571	44 722	169 588

2017年全国中医类医院总收入中保险收入情况

单位：千元

	城镇职工基本医疗保险	城镇居民基本医疗保险	新型农村合作医疗补偿收入
总计	**77 970 061**	**28 017 986**	**26 317 314**
中医医院	65 388 811	25 692 774	24 291 322
中西医结合医院	11 858 461	1 824 286	1 460 695
民族医医院	722 789	500 926	565 297

2017年全国中医类医院总费用情况

单位：千元

	总费用/支出	其中：				
		医疗业务成本	财政项目补助支出	科教项目支出	管理费用	其他支出
总计	**395 840 307**	**322 313 641**	**19 768 321**	**1 317 990**	**46 241 605**	**6 198 750**
中医医院	337 293 472	275 648 537	16 420 423	1 148 206	39 249 496	4 826 810
中西医结合医院	49 975 387	40 430 854	2 503 895	149 936	5 771 231	1 119 471
民族医医院	8 571 448	6 234 250	844 003	19 848	1 220 878	252 469

2017年全国中医类医院资产情况

单位：千元

	总资产	流动资产	非流动资产	其中：		
				固定资产	在建工程	无形资产
总计	**475 560 363**	**215 854 657**	**259 705 706**	**165 798 428**	**76 727 776**	**7 093 579**
中医医院	403 975 017	183 868 533	220 106 484	140 341 899	66 030 194	5 480 149
中西医结合医院	56 753 603	26 855 200	29 898 403	19 122 415	7 820 783	1 417 334
民族医医院	14 831 743	5 130 924	9 700 819	6 334 114	2 876 799	196 096

2017年全国中医类医院负债与净资产情况

单位：千元

	负债	流动负债	非流动负债	净资产	其中：	
					事业基金	专用基金
总计	**245 790 289**	**184 280 021**	**61 510 268**	**229 770 074**	**110 071 328**	**29 179 015**
中医医院	211 319 246	158 153 933	53 165 313	192 655 771	94 046 509	25 252 030
中西医结合医院	29 625 956	22 622 293	7 003 663	27 127 647	13 130 021	2 956 169
民族医医院	4 845 087	3 503 795	1 341 292	9 986 656	2 894 798	970 816

2017年全国中医医院机构、床位数

	机构数（个）	编制床位（张）	实有床位（张）	其中：	
				特需服务床位	负压病房床位
总计	**3 695**	**799 414**	**818 216**	**5 423**	**898**
中医综合医院	**3 093**	**749 150**	**765 893**	**4 988**	**742**
中医专科医院	**602**	**50 264**	**52 323**	**435**	**156**
肛肠医院	88	6 819	6 677	56	0
骨伤医院	210	25 573	28 105	152	113
针灸医院	17	1 763	2 058	0	0
按摩医院	28	1 629	1 590	2	0
其他中医专科医院	259	14 480	13 893	225	43

2017 年全国中医医院人员数

单位：人

	在岗职工数	其中：			
		卫生技术人员	其他技术人员	管理人员	工勤技能人员
总计	**943 444**	**796 704**	**38 196**	**38 977**	**69 567**
中医综合医院	**892 497**	**756 246**	**35 952**	**35 308**	**64 991**
中医专科医院	**50 947**	**40 458**	**2 244**	**3 669**	**4 576**
肛肠医院	5 866	4 615	201	484	566
骨伤医院	26 979	21 866	1 107	1 702	2 304
针灸医院	2 105	1 781	134	85	105
按摩医院	1 968	1 437	161	173	197
其他中医专科医院	14 029	10 759	641	1 225	1 404

2017 年全国中医医院卫生技术人员数（一）

单位：人

	卫生技术人员	执业医师	其中：中医类别	执业助理医师	其中：中医类别
总计	**796 704**	**262 348**	**135 071**	**21 630**	**7 076**
中医综合医院	**756 246**	**249 885**	**128 242**	**19 922**	**6 282**
中医专科医院	**40 458**	**12 463**	**6 829**	**1 708**	**794**
肛肠医院	4 615	1 324	556	197	81
骨伤医院	21 866	6 610	3 522	820	339
针灸医院	1 781	696	539	37	28
按摩医院	1 437	536	383	93	63
其他中医专科医院	10 759	3 297	1 829	561	283

2017 年全国中医医院卫生技术人员数（二）

单位：人

	注册护士	其中：助产士	药师（士）	其中：	
				西药师（士）	中药师（士）
总计	**349 572**	**7 387**	**58 577**	**27 547**	**31 030**
中医综合医院	**332 047**	**7 341**	**55 831**	**26 238**	**29 593**
中医专科医院	**17 525**	**46**	**2 746**	**1 309**	**1 437**
肛肠医院	2 277	5	292	145	147
骨伤医院	9 823	7	1 389	717	672
针灸医院	793	0	133	55	78
按摩医院	350	9	55	28	27
其他中医专科医院	4 282	25	877	364	513

2017 年全国中医医院卫生技术人员数（三）

单位：人

	检验技师（士）	影像技师（士）	其他卫生技术人员	其中：	
				见习医师	内：中医
总计	**26 510**	**15 827**	**62 240**	**22 642**	**6 595**
中医综合医院	**25 255**	**14 854**	**58 452**	**21 490**	**6 331**
中医专科医院	**1 255**	**973**	**3 788**	**1 152**	**264**
肛肠医院	182	75	268	121	14
骨伤医院	596	596	2 032	684	163
针灸医院	42	25	55	6	2
按摩医院	33	26	344	19	12
其他中医专科医院	402	251	1 089	322	73

2017 年全国中医医院年内培训情况

单位：人

	参加政府举办的岗位培训人次数	接受继续医学教育人数	进修半年以上人数
总计	**211 992**	**639 328**	**15 338**
中医综合医院	**193 387**	**619 272**	**15 014**
中医专科医院	**18 605**	**20 056**	**324**
肛肠医院	974	2 140	28
骨伤医院	2 905	11 632	156
针灸医院	13 204	1 469	29
按摩医院	179	758	26
其他中医专科医院	1 343	4 057	85

2017 年全国中医医院的机构、床位增减情况

	机构数（个）				床位数（张）			
	2016 年	2017 年	增减数	增减（%）	2016 年	2017 年	增减数	增减（%）
总计	**3 462**	**3 695**	**233**	**6.73**	**761 755**	**818 216**	**56 461**	**7.41**
中医综合医院	**2 911**	**3 093**	**182**	**6.25**	**714 936**	**765 893**	**50 957**	**7.13**
中医专科医院	**551**	**602**	**51**	**9.26**	**46 819**	**52 323**	**5 504**	**11.76**
肛肠医院	77	88	11	14.29	5 945	6 677	732	12.31
骨伤医院	198	210	12	6.06	24 939	28 105	3 166	12.69
针灸医院	14	17	3	21.43	1 848	2 058	210	11.36
按摩医院	25	28	3	12.00	1 440	1 590	150	10.42
其他中医专科医院	237	259	22	9.28	12 647	13 893	1 246	9.85

2017 年全国中医医院人员增减情况

单位：人

	2016 年	2017 年	增减数	增减（%）
总计	**884 394**	**943 444**	**59 050**	**6.68**
中医综合医院	**839 306**	**892 497**	**53 191**	**6.34**
中医专科医院	**45 088**	**50 947**	**5 859**	**12.99**
肛肠医院	4 874	5 866	992	20.35
骨伤医院	24 082	26 979	2 897	12.03
针灸医院	2 048	2 105	57	2.78
按摩医院	1 824	1 968	144	7.89
其他中医专科医院	12 260	14 029	1 769	14.43

2017 年全国中医医院房屋建筑面积情况

	年末房屋建筑面积（m^2）	其中：业务用房面积	业务用房中危房面积（m^2）	年末租房面积（m^2）	其中：业务用房面积	本年房屋租金（万元）
总计	**55 210 708**	**46 488 063**	**504 562**	**4 651 738**	**3 869 680**	**4 937 588**
中医综合医院	**51 534 712**	**43 705 385**	**493 793**	**3 802 483**	**3 181 331**	**4 743 470**
中医专科医院	**3 675 996**	**2 782 678**	**10 769**	**849 255**	**688 349**	**194 118**
肛肠医院	250 725	226 114	0	170 476	151 047	3 628
骨伤医院	2 289 786	1 733 538	9 389	225 393	170 091	170 494
针灸医院	93 749	78 932	0	17 078	15 132	740
按摩医院	154 482	122 053	0	8 980	6 910	513
其他中医专科医院	887 254	622 041	1 380	427 328	345 169	18 743

2017 年全国中医医院年内基本建设投资情况（一）

	本年批准基建项目（个）	批准基建项目建筑面积（m^2）	本年完成实际投资额（万元）	其中：		
				财政性投资	单位自有资金	银行贷款
总计	**504**	**29 555 729**	**27 271 634**	**8 615 327**	**1 796 553**	**9 391 072**
中医综合医院	**480**	**28 723 548**	**27 170 392**	**8 584 432**	**1 762 882**	**9 374 510**
中医专科医院	**24**	**832 181**	**101 242**	**30 895**	**33 671**	**16 562**
肛肠医院	2	1 800	4 778	0	4 380	100
骨伤医院	12	594 875	69 080	26 439	19 577	16 350
针灸医院	1	74 333	0	0	0	0
按摩医院	5	31 862	3 265	3 265	0	0
其他中医专科医院	4	129 311	24 119	1 191	9 714	112

2017 年全国中医医院年内基本建设投资情况（二）

	本年房屋竣工面积（m^2）	本年新增固定资产（万元）	本年因新扩建增加床位（张）
总计	**2 860 811**	**1 212 108**	**20 823**
中医综合医院	**2 639 405**	**1 152 498**	**20 381**
中医专科医院	**221 406**	**59 610**	**442**
肛肠医院	1 820	1 377	2
骨伤医院	64 986	49 126	197
针灸医院	0	2 646	0
按摩医院	0	135	69
其他中医专科医院	154 600	6 326	174

2017 年全国中医医院万元以上设备拥有情况

	万元以上设备总价值（万元）	万元以上设备台数（台/套）			
		合计	10～49 万元	50～99 万元	100 万元以上
总计	**10 230 202**	**623 670**	**116 955**	**17 601**	**16 478**
中医综合医院	**9 769 017**	**584 097**	**111 512**	**16 787**	**15 850**
中医专科医院	**461 185**	**39 573**	**5 443**	**814**	**628**
肛肠医院	21 526	2 355	499	54	31
骨伤医院	334 090	29 830	3 146	543	446
针灸医院	20 629	1 297	208	21	24
按摩医院	9 704	805	197	27	8
其他中医专科医院	75 236	5 286	1 393	169	119

2017 年全国中医医院收入与费用情况

	总收入（千元）	总费用/支出（千元）	收入支出差额（千元）	收入收益率（%）
总计	**342 601 984**	**337 293 472**	**5 308 512**	**1.55**
中医综合医院	**326 331 012**	**321 838 088**	**4 492 924**	**1.38**
中医专科医院	**16 270 972**	**15 455 384**	**815 588**	**5.01**
肛肠医院	1 223 205	1 225 488	－2 283	－0.19
骨伤医院	10 312 595	9 610 832	701 763	6.80
针灸医院	1 104 319	1 023 150	81 169	7.35
按摩医院	473 780	425 628	48 152	10.16
其他中医专科医院	3 157 073	3 170 286	－13 213	－0.42

2017年全国中医医院收入情况

单位：千元

	总收入	其中：			
		医疗收入	财政补助收入	科教项目收入	其他收入
总计	**342 601 984**	**299 174 995**	**35 185 038**	**1 097 477**	**7 144 474**
中医综合医院	**326 331 012**	**284 137 314**	**34 394 835**	**1 072 539**	**6 726 324**
中医专科医院	**16 270 972**	**15 037 681**	**790 203**	**24 938**	**418 150**
肛肠医院	1 223 205	1 127 023	72 891	868	22 423
骨伤医院	10 312 595	9 636 260	372 763	11 097	292 475
针灸医院	1 104 319	961 788	118 460	1 161	22 910
按摩医院	473 780	298 790	135 121	1 508	38 361
其他中医专科医院	3 157 073	3 013 820	90 968	10 304	41 981

2017年全国中医医院总收入中保险收入情况

单位：千元

	城镇职工基本医疗保险	城镇居民基本医疗保险	新型农村合作医疗补偿收入
总计	**65 388 811**	**25 692 774**	**24 291 322**
中医综合医院	**63 317 598**	**25 121 461**	**23 736 865**
中医专科医院	**2 071 213**	**571 313**	**554 457**
肛肠医院	159 679	87 981	44 809
骨伤医院	1 203 887	395 272	435 030
针灸医院	279 950	9 580	5 474
按摩医院	15 948	4 398	1 111
其他中医专科医院	411 749	74 082	68 033

2017年全国中医医院总费用情况

单位：千元

	总费用/支出	其中：				
		医疗业务成本	财政项目补助支出	科教项目支出	管理费用	其他支出
总计	**337 293 472**	**275 648 537**	**16 420 423**	**1 148 206**	**39 249 496**	**4 826 810**
中医综合医院	**321 838 088**	**263 710 075**	**16 108 378**	**1 129 997**	**36 790 805**	**4 098 833**
中医专科医院	**15 455 384**	**11 938 462**	**312 045**	**18 209**	**2 458 691**	**727 977**
肛肠医院	1 225 488	796 533	17 792	1 001	286 950	123 212
骨伤医院	9 610 832	7 816 114	144 416	5 628	1 366 671	278 003
针灸医院	1 023 150	839 285	54 367	1 095	106 479	21 924
按摩医院	425 628	193 772	60 457	848	79 444	91 107
其他中医专科医院	3 170 286	2 292 758	35 013	9 637	619 147	213 731

2017 年全国中医医院资产情况

单位：千元

	总资产	流动资产	非流动资产	其中：		
				固定资产	在建工程	无形资产
总计	**403 975 017**	**183 868 533**	**220 106 484**	**140 341 899**	**66 030 194**	**5 480 149**
中医综合医院	**382 776 158**	**173 094 814**	**209 681 344**	**133 489 651**	**64 497 384**	**4 925 769**
中医专科医院	**21 198 859**	**10 773 719**	**10 425 140**	**6 852 248**	**1 532 810**	**554 380**
肛肠医院	1 188 358	531 448	656 910	392 409	141 571	17 878
骨伤医院	13 777 029	6 794 191	6 982 838	4 770 794	1 060 542	279 283
针灸医院	1 119 002	752 263	366 739	345 843	12 848	5 511
按摩医院	505 039	244 822	260 217	154 363	82 548	1 263
其他中医专科医院	4 609 431	2 450 995	2 158 436	1 188 839	235 301	250 445

2017 年全国中医医院负债与净资产情况

单位：千元

	负债	流动负债	非流动负债	净资产	其中：	
					事业基金	专用基金
总计	**211 319 246**	**158 153 933**	**53 165 313**	**192 655 771**	**94 046 509**	**25 252 030**
中医综合医院	**202 084 245**	**150 434 663**	**51 649 582**	**180 691 913**	**88 166 214**	**23 365 311**
中医专科医院	**9 235 001**	**7 719 270**	**1 515 731**	**11 963 858**	**5 880 295**	**1 886 719**
肛肠医院	633 557	591 463	42 094	554 801	287 284	73 048
骨伤医院	6 211 475	5 010 497	1 200 978	7 565 554	4 658 670	1 213 829
针灸医院	462 679	395 469	67 210	656 323	338 067	155 911
按摩医院	89 963	88 292	1 671	415 076	98 149	44 765
其他中医专科医院	1 837 327	1 633 549	203 778	2 772 104	498 125	399 166

2017 年民族医医院机构、床位数

	机构数（个）	编制床位（张）	实有床位（张）	其中：	
				特需服务床位	负压病房床位
总计	**284**	**35 652**	**33 460**	**343**	**202**
蒙医医院	89	14 694	13 294	80	34
藏医医院	98	9 122	7 198	171	159
维医医院	45	6 695	8 958	80	9
傣医医院	1	500	214	0	0
其他民族医医院	51	4 641	3 796	12	0

2017 年民族医医院人员数

单位：人

	在岗职工数	其中：			
		卫生技术人员	其他技术人员	管理人员	工勤技能人员
总计	**33 099**	**27 054**	**2 175**	**1 603**	**2 267**
蒙医医院	16 202	13 561	923	795	923
藏医医院	5 613	4 394	348	392	479
维医医院	7 256	5 899	604	163	590
傣医医院	280	228	1	38	13
其他民族医医院	3 748	2 972	299	215	262

2017年民族医医院卫生技术人员数（一）

单位：人

	卫生技术人员	执业医师	其中：中医类别	执业助理医师	其中：中医类别
总计	**27 054**	**8 779**	**5 128**	**1 527**	**875**
蒙医医院	13 561	4 544	2 547	403	224
藏医医院	4 394	1 874	1 295	418	264
维医医院	5 899	1 447	854	527	318
傣医医院	228	58	44	11	10
其他民族医医院	2 972	856	388	168	59

2017年民族医医院卫生技术人员数（二）

单位：人

	注册护士	其中：助产士	药师（士）	其中：	
				西药师（士）	中药师（士）
总计	**9 515**	**215**	**2 374**	**734**	**1 640**
蒙医医院	5 256	74	1 050	306	744
藏医医院	997	19	328	61	267
维医医院	1 960	54	747	218	529
傣医医院	100	4	12	4	8
其他民族医医院	1 202	64	237	145	92

2017年民族医医院卫生技术人员数（三）

单位：人

	检验技师（士）	影像技师（士）	其他卫生技术人员	其中：	
				见习医师	内：中医
总计	**826**	**557**	**3 476**	**1 057**	**229**
蒙医医院	415	235	1 658	614	88
藏医医院	104	114	559	147	25
维医医院	186	134	898	170	58
傣医医院	7	10	30	1	0
其他民族医医院	114	64	331	125	58

2017年民族医医院年内培训情况

单位：人

	参加政府举办的岗位培训人次数	接受继续医学教育人数	进修半年以上人数
总计	**12 183**	**17 183**	**757**
蒙医医院	1 213	10 558	311
藏医医院	9 672	1 676	139
维医医院	729	3 761	208
傣医医院	1	228	16
其他民族医医院	568	960	83

2017 年民族医医院机构、床位增减情况

	机构数（个）				床位数（张）			
	2016 年	2017 年	增减数	增减（%）	2016 年	2017 年	增减数	增减（%）
总计	**266**	**284**	**18**	**6.77**	**26 484**	**33 460**	**6 976**	**26.34**
蒙医医院	72	89	17	23.61	8 935	13 294	4 359	48.79
藏医医院	99	98	-1	-1.01	6 364	7 198	834	13.10
维医医院	45	45	0	0.00	7 984	8 958	974	12.20
傣医医院	1	1	0	0.00	214	214	0	0.00
其他民族医医院	49	51	2	4.08	2 987	3 796	809	27.08

2017 年民族医医院人员增减情况

单位：人

	2016 年	2017 年	增减数	增减（%）
总计	**26 167**	**33 099**	**6 932**	**26.49**
蒙医医院	10 865	16 202	5 337	49.12
藏医医院	5 008	5 613	605	12.08
维医医院	6 897	7 256	359	5.21
傣医医院	303	280	-23	-7.59
其他民族医医院	3 094	3 748	654	21.14

2017 年民族医医院房屋建筑面积情况

	年末房屋建筑面积（m^2）	其中：业务用房面积	业务用房中危房面积（m^2）	年末租房面积（m^2）	其中：业务用房面积	本年房屋租金（万元）
总计	**2 601 397**	**2 257 562**	**58 737**	**104 362**	**90 457**	**1 780**
蒙医医院	975 808	903 574	19 880	70 217	67 526	924
藏医医院	772 224	651 209	12 296	13 938	6 153	251
维医医院	615 492	502 526	18 738	3 705	3 045	17
傣医医院	4 938	4 938	0	0	0	0
其他民族医医院	232 935	195 315	7 823	16 502	13 733	588

2017 年民族医医院年内基本建设投资情况（一）

	本年批准基建项目（个）	批准基建项目建筑面积（m^2）	本年完成实际投资额（万元）	其中：		
				财政性投资	单位自有资金	银行贷款
总计	**534**	**1 109 138**	**5 099 207**	**61 864**	**5 013 263**	**10 900**
蒙医医院	12	196 277	5 041 120	26 461	5 007 864	2 200
藏医医院	510	61 216	12 699	5 565	3 136	800
维医医院	8	765 110	19 869	14 075	1 833	3 900
傣医医院	0	0	0	0	0	0
其他民族医医院	4	86 535	25 519	15 763	430	4 000

2017 年民族医医院年内基本建设投资情况（二）

	本年房屋竣工面积（m^2）	本年新增固定资产（万元）	本年因新扩建增加床位（张）
总计	**1 020 521**	**43 425**	**2 216**
蒙医医院	199 413	12 806	640
藏医医院	28 924	9 325	57
维医医院	725 450	16 381	909
傣医医院	0	0	0
其他民族医医院	66 734	4 913	610

2017 年民族医医院万元以上设备拥有情况

单位：台（套）

	万元以上设备总价值（万元）	万元以上设备台数			
		合计	10～49 万元	50～99 万元	100 万元以上
总计	**617 650**	**18 560**	**3 613**	**664**	**549**
蒙医医院	356 382	12 201	2 152	345	388
藏医医院	184 849	1 910	434	138	47
维医医院	41 673	2 132	489	98	50
傣医医院	2 096	247	71	6	7
其他民族医医院	32 650	2 070	467	77	57

2017 年民族医医院收入与费用情况

	总收入（千元）	总费用/支出（千元）	收入支出差额（千元）	收入收益率（%）
总计	**8 861 917**	**8 571 448**	**290 469**	**3. 28**
蒙医医院	4 625 158	4 512 150	113 008	2. 44
藏医医院	1 749 110	1 694 500	54 610	3. 12
维医医院	1 608 372	1 586 436	21 936	1. 36
傣医医院	79 784	90 722	－10 938	－13. 71
其他民族医医院	799 493	687 640	111 853	13. 99

2017 年民族医医院收入情况

单位：千元

	总收入	其中：			
		医疗收入	财政补助收入	科教项目收入	其他收入
总计	**8 861 917**	**5 932 036**	**2 715 571**	**44 722**	**169 588**
蒙医医院	4 625 158	3 332 676	1 232 421	9 979	50 082
藏医医院	1 749 110	905 152	766 320	28 470	49 168
维医医院	1 608 372	1 099 567	448 676	2 239	57 890
傣医医院	79 784	60 042	16 220	266	3 256
其他民族医医院	799 493	534 599	251 934	3 768	9 192

2017年民族医医院总收入中保险收入情况

单位：千元

	城镇职工基本医疗保险	城镇居民基本医疗保险	新型农村合作医疗补偿收入
总计	**722 789**	**500 926**	**565 297**
蒙医医院	402 634	362 003	253 004
藏医医院	91 737	83 718	45 614
维医医院	145 209	42 124	139 981
傣医医院	28 965	2 917	7 902
其他民族医医院	54 244	10 164	118 796

2017年民族医医院总费用情况

单位：千元

	总费用/支出	其中：				
		医疗业务成本	财政项目补助支出	科教项目支出	管理费用	其他支出
总计	**8 571 448**	**6 234 250**	**844 003**	**19 848**	**1 220 878**	**252 469**
蒙医医院	4 512 150	3 504 820	394 205	4 259	569 875	38 991
藏医医院	1 694 500	999 445	260 740	10 262	259 478	164 575
维医医院	1 586 436	1 183 581	112 874	3 011	252 948	34 022
傣医医院	90 722	60 927	16 840	580	12 255	120
其他民族医医院	687 640	485 477	59 344	1 736	126 322	14 761

2017年民族医医院资产情况

单位：千元

	总资产	流动资产	非流动资产	其中：		
				固定资产	在建工程	无形资产
总计	**14 831 743**	**5 130 924**	**9 700 819**	**6 334 114**	**2 876 799**	**196 096**
蒙医医院	7 322 854	2 442 906	4 879 948	3 153 073	1 579 250	69 144
藏医医院	3 544 510	1 388 611	2 155 899	1 727 203	302 587	87 930
维医医院	2 521 193	780 701	1 740 492	1 001 929	557 172	34 062
傣医医院	66 399	39 946	26 453	21 966	2 788	1 699
其他民族医医院	1 376 787	478 760	898 027	429 943	435 002	3 261

2017年民族医医院负债与净资产情况

单位：千元

	负债	流动负债	非流动负债	净资产	其中：	
					事业基金	专用基金
总计	**4 845 087**	**3 503 795**	**1 341 292**	**9 986 656**	**2 894 798**	**970 816**
蒙医医院	2 828 278	1 801 489	1 026 789	4 494 576	1 268 058	339 615
藏医医院	848 520	732 035	116 485	2 695 990	790 423	389 694
维医医院	509 311	445 319	63 992	2 011 882	614 014	172 352
傣医医院	13 483	13 483	0	52 916	21 512	7 971
其他民族医医院	645 495	511 469	134 026	731 292	200 791	61 184

2017 年各地区中医类医院机构、床位数

	机构数（个）	编制床位（张）	实有床位（张）	其中：特需服务床位	负压病房床位
全国总计	**4 566**	**927 089**	**951 356**	**6 734**	**1 287**
北京市	205	27 941	24 746	316	25
天津市	54	9 500	9 296	259	5
河北省	258	37 169	46 573	123	38
山西省	239	20 530	19 881	187	81
内蒙古自治区	202	27 292	26 013	186	96
辽宁省	167	27 255	29 739	547	50
吉林省	99	17 172	17 625	182	196
黑龙江省	167	24 617	26 306	788	12
上海市	28	9 464	10 095	98	0
江苏省	153	51 787	52 466	361	109
浙江省	196	43 616	44 448	760	54
安徽省	131	34 391	34 950	109	103
福建省	91	21 072	21 442	206	1
江西省	115	28 671	29 448	132	1
山东省	300	58 587	64 803	305	132
河南省	293	76 861	66 015	568	43
湖北省	144	48 533	45 500	144	14
湖南省	176	51 256	56 010	171	82
广东省	179	55 819	53 009	114	19
广西壮族自治区	117	26 576	30 576	12	2
海南省	24	4 704	4 323	5	0
重庆市	124	23 138	27 140	46	0
四川省	283	63 129	66 128	252	13
贵州省	124	21 113	24 331	100	3
云南省	170	30 053	30 062	72	17
西藏自治区	30	2 140	1 916	15	0
陕西省	170	28 176	30 815	139	3
甘肃省	122	27 279	25 683	318	169
青海省	52	6 993	6 137	58	0
宁夏回族自治区	29	5 068	5 019	5	0
新疆维吾尔自治区	124	17 187	20 861	156	19

2017年各地区中医类医院人员数

单位：人

	在岗职工数	其中：			
		卫生技术人员	其他技术人员	管理人员	工勤技能人员
全国总计	**1 094 773**	**921 752**	**45 426**	**46 924**	**80 671**
北京市	43 498	34 594	2 081	2 777	4 046
天津市	13 977	11 788	259	1 142	788
河北省	51 651	42 975	2 888	1 839	3 949
山西省	22 469	18 642	1 070	986	1 771
内蒙古自治区	29 235	24 621	1 609	1 296	1 709
辽宁省	29 127	23 812	1 454	1 672	2 189
吉林省	22 512	18 096	1 080	1 578	1 758
黑龙江省	28 542	23 359	931	1 845	2 407
上海市	16 134	13 642	975	898	619
江苏省	66 799	57 063	2 613	2 444	4 679
浙江省	60 337	50 970	2 484	2 029	4 854
安徽省	36 949	31 536	1 536	1 452	2 425
福建省	26 409	22 621	1 060	768	1 960
江西省	30 881	26 914	1 042	940	1 985
山东省	77 569	66 589	4 273	2 704	4 003
河南省	76 232	63 215	3 661	3 062	6 294
湖北省	45 931	39 721	1 680	1 984	2 546
湖南省	57 993	49 518	2 247	2 164	4 064
广东省	73 248	62 249	2 098	2 711	6 190
广西壮族自治区	42 092	35 068	1 209	1 568	4 247
海南省	6 139	4 977	234	252	676
重庆市	27 469	22 796	896	1 483	2 294
四川省	67 120	56 499	1 948	2 981	5 692
贵州省	24 406	20 685	1 239	1 062	1 420
云南省	29 444	25 294	1 257	821	2 072
西藏自治区	1 700	1 293	80	173	154
陕西省	38 013	32 541	517	2 511	2 444
甘肃省	18 541	15 914	759	586	1 282
青海省	4 860	3 941	378	206	335
宁夏回族自治区	5 331	4 485	282	192	372
新疆维吾尔自治区	20 165	16 334	1 586	798	1 447

2017 年各地区中医类医院卫生技术人员数（一）

单位：人

	卫生技术人员	执业医师	其中：中医类别	执业助理医师	其中：中医类别
全国总计	**921 752**	**304 592**	**151 867**	**25 551**	**8 602**
北京市	34 594	13 461	8 253	609	301
天津市	11 788	4 936	2 873	139	33
河北省	42 975	15 704	6 824	2 288	627
山西省	18 642	6 579	3 268	617	219
内蒙古自治区	24 621	8 238	4 262	822	384
辽宁省	23 812	8 743	4 410	664	234
吉林省	18 096	6 696	3 733	464	136
黑龙江省	23 359	7 917	3 793	841	260
上海市	13 642	4 945	2 711	20	10
江苏省	57 063	20 656	9 081	567	126
浙江省	50 970	17 621	7 641	707	174
安徽省	31 536	10 015	5 131	654	172
福建省	22 621	7 347	3 929	360	87
江西省	26 914	8 861	3 950	613	186
山东省	66 589	22 982	10 245	1 948	735
河南省	63 215	19 676	10 718	3 318	1 113
湖北省	39 721	12 627	5 720	1 144	307
湖南省	49 518	15 732	7 671	2 036	574
广东省	62 249	19 313	10 570	1 433	459
广西壮族自治区	35 068	10 375	5 351	651	245
海南省	4 977	1 563	831	102	30
重庆市	22 796	6 882	3 040	594	234
四川省	56 499	18 310	8 945	1 002	434
贵州省	20 685	5 891	3 142	542	182
云南省	25 294	7 205	3 668	715	248
西藏自治区	1 293	658	404	153	104
陕西省	32 541	8 175	3 707	792	184
甘肃省	15 914	5 876	3 267	649	244
青海省	3 941	1 403	815	207	101
宁夏回族自治区	4 485	1 430	800	106	30
新疆维吾尔自治区	16 334	4 775	3 114	794	429

2017年各地区中医类医院卫生技术人员数（二）

单位：人

	注册护士	其中：助产士	药师（士）	其中：西药师（士）	中药师（士）
全国总计	**404 613**	**8 806**	**66 695**	**31 849**	**34 846**
北京市	13 935	110	2 875	995	1 880
天津市	4 369	49	962	389	573
河北省	16 974	506	2 548	1 364	1 184
山西省	7 725	145	1 384	508	876
内蒙古自治区	9 697	128	1 946	727	1 219
辽宁省	9 875	110	2 009	729	1 280
吉林省	7 507	39	1 238	556	682
黑龙江省	9 206	92	1 948	803	1 145
上海市	6 076	45	1 145	463	682
江苏省	26 079	568	4 002	2 104	1 898
浙江省	22 315	555	4 163	2 253	1 910
安徽省	14 874	407	2 059	1 001	1 058
福建省	10 386	930	1 816	981	835
江西省	12 287	504	2 178	1 266	912
山东省	29 100	497	4 378	2 067	2 311
河南省	27 142	519	4 459	1 973	2 486
湖北省	18 564	408	2 897	1 309	1 588
湖南省	23 291	666	3 417	1 482	1 935
广东省	27 596	317	5 162	2 719	2 443
广西壮族自治区	16 654	644	2 521	1 490	1 031
海南省	2 316	127	396	249	147
重庆市	11 074	141	1 388	714	674
四川省	26 327	277	3 691	1 974	1 717
贵州省	9 480	388	1 096	575	521
云南省	11 679	117	1 552	793	759
西藏自治区	266	5	97	16	81
陕西省	14 252	165	2 060	901	1 159
甘肃省	6 012	180	1 020	458	562
青海省	1 360	21	381	144	237
宁夏回族自治区	1 907	29	458	274	184
新疆维吾尔自治区	6 288	117	1 449	572	877

2017年各地区中医类医院卫生技术人员数（三）

单位：人

	检验技师（士）	影像技师（士）	其他卫生技术人员	其中：	
				见习医师	内：中医
全国总计	**30 590**	**18 101**	**71 610**	**25 533**	**7 154**
北京市	1 101	548	2 065	518	298
天津市	408	101	873	239	17
河北省	1 337	914	3 210	843	306
山西省	693	379	1 265	310	90
内蒙古自治区	833	530	2 555	932	214
辽宁省	872	457	1 192	361	70
吉林省	619	424	1 148	420	91
黑龙江省	867	415	2 165	520	78
上海市	485	204	767	10	2
江苏省	1 760	817	3 182	1 105	420
浙江省	1 734	726	3 704	1 502	331
安徽省	1 015	668	2 251	922	328
福建省	787	433	1 492	546	144
江西省	1 145	609	1 221	514	143
山东省	2 017	1 295	4 869	1 480	342
河南省	2 155	1 854	4 611	1 458	413
湖北省	1 334	739	2 416	1 161	244
湖南省	1 521	1 145	2 376	933	392
广东省	1 849	827	6 069	1 787	292
广西壮族自治区	1 250	603	3 014	1 344	476
海南省	191	80	329	123	44
重庆市	698	313	1 847	719	127
四川省	1 888	956	4 325	1 748	461
贵州省	681	516	2 479	1 404	700
云南省	752	504	2 887	1 184	504
西藏自治区	24	37	58	23	4
陕西省	1 242	1 012	5 008	2 179	220
甘肃省	489	434	1 434	574	218
青海省	159	116	315	120	45
宁夏回族自治区	142	125	317	75	30
新疆维吾尔自治区	542	320	2 166	479	110

2017 年各地区中医类医院的机构、床位增减情况

	机构数（个）				床位数（张）			
	2016 年	2017 年	增减数	增减（%）	2016 年	2017 年	增减数	增减（%）
全国总计	**4 238**	**4 566**	**328**	**7.74**	**877 313**	**951 356**	**74 043**	**8.44**
北京市	191	205	14	7.33	22 772	24 746	1 974	8.67
天津市	56	54	-2	-3.57	9 050	9 296	246	2.72
河北省	237	258	21	8.86	41 438	46 573	5 135	12.39
山西省	236	239	3	1.27	18 557	19 881	1 324	7.13
内蒙古自治区	181	202	21	11.60	21 877	26 013	4 136	18.91
辽宁省	150	167	17	11.33	26 725	29 739	3 014	11.28
吉林省	96	99	3	3.13	17 465	17 625	160	0.92
黑龙江省	151	167	16	10.60	24 104	26 306	2 202	9.14
上海市	27	28	1	3.70	9 644	10 095	451	4.68
江苏省	138	153	15	10.87	50 110	52 466	2 356	4.70
浙江省	183	196	13	7.10	40 567	44 448	3 881	9.57
安徽省	119	131	12	10.08	31 271	34 950	3 679	11.76
福建省	90	91	1	1.11	19 991	21 442	1 451	7.26
江西省	109	115	6	5.50	26 724	29 448	2 724	10.19
山东省	221	300	79	35.75	59 516	64 803	5 287	8.88
河南省	286	293	7	2.45	61 901	66 015	4 114	6.65
湖北省	136	144	8	5.88	41 490	45 500	4 010	9.66
湖南省	172	176	4	2.33	52 620	56 010	3 390	6.44
广东省	172	179	7	4.07	49 466	53 009	3 543	7.16
广西壮族自治区	115	117	2	1.74	29 488	30 576	1 088	3.69
海南省	23	24	1	4.35	4 156	4 323	167	4.02
重庆市	101	124	23	22.77	23 938	27 140	3 202	13.38
四川省	266	283	17	6.39	60 877	66 128	5 251	8.63
贵州省	117	124	7	5.98	22 997	24 331	1 334	5.80
云南省	164	170	6	3.66	27 381	30 062	2 681	9.79
西藏自治区	31	30	-1	-3.23	1 654	1 916	262	15.84
陕西省	167	170	3	1.80	29 172	30 815	1 643	5.63
甘肃省	106	122	16	15.09	23 063	25 683	2 620	11.36
青海省	49	52	3	6.12	5 754	6 137	383	6.66
宁夏回族自治区	28	29	1	3.57	4 481	5 019	538	12.01
新疆维吾尔自治区	120	124	4	3.33	19 064	20 861	1 797	9.43

2017 年各地区中医类医院人员增减情况

单位：人

	2016 年	2017 年	增减数	增减（%）
全国总计	**1 015 919**	**1 094 773**	**78 854**	**7.76**
北京市	39 710	43 498	3 788	9.54
天津市	13 678	13 977	299	2.19
河北省	47 557	51 651	4 094	8.61
山西省	21 479	22 469	990	4.61
内蒙古自治区	25 932	29 235	3 303	12.74
辽宁省	26 813	29 127	2 314	8.63
吉林省	21 200	22 512	1 312	6.19
黑龙江省	26 997	28 542	1 545	5.72
上海市	15 675	16 134	459	2.93
江苏省	62 883	66 799	3 916	6.23
浙江省	56 650	60 337	3 687	6.51
安徽省	34 082	36 949	2 867	8.41
福建省	24 708	26 409	1 701	6.88
江西省	29 095	30 881	1 786	6.14
山东省	70 726	77 569	6 843	9.68
河南省	71 513	76 232	4 719	6.60
湖北省	42 588	45 931	3 343	7.85
湖南省	54 372	57 993	3 621	6.66
广东省	68 849	73 248	4 399	6.39
广西壮族自治区	40 142	42 092	1 950	4.86
海南省	5 837	6 139	302	5.17
重庆市	24 430	27 469	3 039	12.44
四川省	62 236	67 120	4 884	7.85
贵州省	21 792	24 406	2 614	12.00
云南省	25 491	29 444	3 953	15.51
西藏自治区	1 476	1 700	224	15.18
陕西省	35 568	38 013	2 445	6.87
甘肃省	16 376	18 541	2 165	13.22
青海省	4 473	4 860	387	8.65
宁夏回族自治区	4 537	5 331	794	17.50
新疆维吾尔自治区	19 054	20 165	1 111	5.83

2017 年各地区中医医院机构、床位数

	机构数（个）	编制床位（张）	实有床位（张）	其中：	
				特需服务床位	负压病房床位
全国总计	**3 695**	**799 414**	**818 216**	**5 423**	**898**
北京市	161	17 050	14 514	182	21
天津市	51	8 320	8 026	211	5
河北省	218	31 673	38 809	113	35
山西省	213	18 337	17 329	179	81
内蒙古自治区	113	12 655	12 776	117	32
辽宁省	155	24 644	27 044	469	50
吉林省	87	14 611	15 035	182	196
黑龙江省	152	23 261	24 881	788	12
上海市	19	5 852	6 007	27	0
江苏省	121	45 379	45 572	285	102
浙江省	162	35 916	37 186	639	40
安徽省	107	31 821	32 263	81	101
福建省	80	18 612	18 586	166	0
江西省	104	27 152	28 044	132	1
山东省	263	55 914	60 883	284	19
河南省	257	74 525	63 144	510	42
湖北省	118	41 350	39 192	84	13
湖南省	144	48 763	53 385	119	80
广东省	163	52 257	49 349	63	11
广西壮族自治区	95	21 319	24 776	6	2
海南省	18	4 199	3 821	0	0
重庆市	92	19 741	23 162	32	0
四川省	222	54 131	56 721	168	12
贵州省	95	17 977	20 988	97	3
云南省	136	27 577	27 792	67	17
西藏自治区	0	0	0	0	0
陕西省	157	26 388	28 974	139	2
甘肃省	91	23 799	22 700	202	11
青海省	13	2 576	2 445	0	0
宁夏回族自治区	24	4 808	4 759	5	0
新疆维吾尔自治区	64	8 807	10 053	76	10

2017年各地区中医医院人员数

单位：人

	在岗职工数	其中：			
		卫生技术人员	其他技术人员	管理人员	工勤技能人员
全国总计	**943 444**	**796 704**	**38 196**	**38 977**	**69 567**
北京市	28 913	22 882	1 479	1 846	2 706
天津市	12 228	10 363	200	967	698
河北省	43 146	35 746	2 387	1 540	3 473
山西省	19 837	16 424	978	862	1 573
内蒙古自治区	13 652	11 454	836	540	822
辽宁省	26 698	21 781	1 362	1 539	2 016
吉林省	19 161	15 366	865	1 375	1 555
黑龙江省	27 612	22 590	878	1 812	2 332
上海市	9 999	8 407	653	524	415
江苏省	57 592	49 418	2 267	2 048	3 859
浙江省	50 875	43 024	2 077	1 656	4 118
安徽省	33 745	28 972	1 359	1 160	2 254
福建省	22 870	19 529	953	666	1 722
江西省	28 837	25 213	967	808	1 849
山东省	72 737	62 465	4 069	2 441	3 762
河南省	73 150	60 702	3 514	2 878	6 056
湖北省	39 015	33 915	1 451	1 470	2 179
湖南省	55 629	47 652	2 119	2 005	3 853
广东省	67 589	57 679	1 739	2 572	5 599
广西壮族自治区	34 096	28 629	897	1 161	3 409
海南省	5 435	4 445	211	213	566
重庆市	23 836	19 942	759	1 246	1 889
四川省	57 683	48 584	1 611	2 514	4 974
贵州省	20 897	17 765	1 043	860	1 229
云南省	27 192	23 379	1 193	692	1 928
西藏自治区	0	0	0	0	0
陕西省	35 961	30 769	480	2 339	2 373
甘肃省	16 284	14 020	641	475	1 148
青海省	2 567	2 238	137	62	130
宁夏回族自治区	5 121	4 315	277	176	353
新疆维吾尔自治区	11 087	9 036	794	530	727

2017 年各地区中医医院卫生技术人员数（一）

单位：人

	卫生技术人员	执业医师	其中：中医类别	执业助理医师	其中：中医类别
全国总计	**796 704**	**262 348**	**135 071**	**21 630**	**7 076**
北京市	22 882	9 266	6 505	426	242
天津市	10 363	4 380	2 698	135	33
河北省	35 746	13 004	5 781	2 056	556
山西省	16 424	5 834	3 029	556	198
内蒙古自治区	11 454	3 846	1 888	431	182
辽宁省	21 781	8 029	4 132	597	204
吉林省	15 366	5 614	3 114	414	126
黑龙江省	22 590	7 594	3 718	802	254
上海市	8 407	3 105	1 968	15	7
江苏省	49 418	17 816	8 377	476	115
浙江省	43 024	14 860	6 884	607	163
安徽省	28 972	9 207	4 799	591	151
福建省	19 529	6 360	3 676	322	80
江西省	25 213	8 297	3 748	586	185
山东省	62 465	21 660	9 751	1 804	690
河南省	60 702	18 938	10 406	3 010	1 015
湖北省	33 915	10 610	5 231	1 031	289
湖南省	47 652	15 141	7 440	1 824	534
广东省	57 679	17 788	9 889	1 351	427
广西壮族自治区	28 629	8 326	4 541	539	211
海南省	4 445	1 445	810	83	25
重庆市	19 942	6 046	2 804	453	190
四川省	48 584	15 639	7 984	838	358
贵州省	17 765	5 010	2 656	451	145
云南省	23 379	6 652	3 504	620	214
西藏自治区	0	0	0	0	0
陕西省	30 769	7 621	3 573	755	178
甘肃省	14 020	5 179	2 954	521	193
青海省	2 238	737	333	64	13
宁夏回族自治区	4 315	1 387	791	100	29
新疆维吾尔自治区	9 036	2 957	2 087	172	69

2017年各地区中医医院卫生技术人员数（二）

单位：人

	注册护士	其中：助产士	药师（士）	其中：西药师（士）	中药师（士）
全国总计	**349 572**	**7 387**	**58 577**	**27 547**	**31 030**
北京市	8 546	19	2 186	642	1 544
天津市	3 805	29	895	345	550
河北省	13 752	429	2 204	1 126	1 078
山西省	6 680	116	1 270	433	837
内蒙古自治区	4 550	45	942	424	518
辽宁省	8 983	102	1 853	646	1 207
吉林省	6 416	32	1 066	490	576
黑龙江省	8 942	75	1 900	781	1 119
上海市	3 548	15	829	302	527
江苏省	22 494	458	3 564	1 826	1 738
浙江省	18 622	439	3 566	1 834	1 732
安徽省	13 548	360	1 942	925	1 017
福建省	8 810	839	1 641	860	781
江西省	11 443	446	2 063	1 184	879
山东省	27 247	465	4 094	1 885	2 209
河南省	26 155	496	4 317	1 896	2 421
湖北省	15 696	350	2 592	1 091	1 501
湖南省	22 572	642	3 296	1 417	1 879
广东省	25 508	286	4 837	2 512	2 325
广西壮族自治区	13 540	505	2 094	1 203	891
海南省	2 063	114	364	222	142
重庆市	9 715	102	1 253	632	621
四川省	22 621	208	3 294	1 746	1 548
贵州省	8 105	326	909	472	437
云南省	10 800	103	1 462	729	733
西藏自治区	0	0	0	0	0
陕西省	13 413	150	1 984	853	1 131
甘肃省	5 467	145	885	389	496
青海省	907	12	220	112	108
宁夏回族自治区	1 829	26	442	264	178
新疆维吾尔自治区	3 795	53	613	306	307

2017年各地区中医医院卫生技术人员数（三）

单位：人

	检验技师（士）	影像技师（士）	其他卫生技术人员	其中：见习医师	内：中医
全国总计	**26 510**	**15 827**	**62 240**	**22 642**	**6 595**
北京市	737	397	1 324	341	225
天津市	366	95	687	212	14
河北省	1 181	776	2 773	649	287
山西省	601	339	1 144	295	90
内蒙古自治区	427	293	965	352	129
辽宁省	785	405	1 129	361	70
吉林省	533	371	952	348	81
黑龙江省	832	407	2 113	518	78
上海市	311	112	487	9	2
江苏省	1 501	690	2 877	995	388
浙江省	1 443	569	3 357	1 335	312
安徽省	937	607	2 140	857	298
福建省	696	389	1 311	484	141
江西省	1 075	582	1 167	505	142
山东省	1 870	1 232	4 558	1 444	340
河南省	2 062	1 782	4 438	1 399	402
湖北省	1 106	653	2 227	1 095	232
湖南省	1 459	1 095	2 265	893	388
广东省	1 709	771	5 715	1 727	292
广西壮族自治区	1 029	489	2 612	1 223	427
海南省	172	68	250	85	44
重庆市	626	272	1 577	624	104
四川省	1 633	844	3 715	1 548	434
贵州省	584	442	2 264	1 283	641
云南省	686	449	2 710	1 105	500
西藏自治区	0	0	0	0	0
陕西省	1 174	969	4 853	2 108	219
甘肃省	427	371	1 170	514	215
青海省	101	73	136	52	28
宁夏回族自治区	134	121	302	71	30
新疆维吾尔自治区	313	164	1 022	210	42

2017年各地区中医医院的机构、床位增减情况

	机构数（个）				床位数（张）			
	2016年	2017年	增减数	增减（%）	2016年	2017年	增减数	增减（%）
全国总计	**3 462**	**3 695**	**233**	**6.73**	**761 755**	**818 216**	**56 461**	**7.41**
北京市	154	161	7	4.55	14 092	14 514	422	2.99
天津市	53	51	-2	-3.77	7 803	8 026	223	2.86
河北省	201	218	17	8.46	34 917	38 809	3 892	11.15
山西省	210	213	3	1.43	16 201	17 329	1 128	6.96
内蒙古自治区	110	113	3	2.73	13 201	12 776	-425	-3.22
辽宁省	139	155	16	11.51	24 740	27 044	2 304	9.31
吉林省	84	87	3	3.57	14 721	15 035	314	2.13
黑龙江省	138	152	14	10.14	23 056	24 881	1 825	7.92
上海市	19	19	0	0.00	6 047	6 007	-40	-0.66
江苏省	111	121	10	9.01	43 781	45 572	1 791	4.09
浙江省	152	162	10	6.58	34 003	37 186	3 183	9.36
安徽省	99	107	8	8.08	29 021	32 263	3 242	11.17
福建省	79	80	1	1.27	17 100	18 586	1 486	8.69
江西省	101	104	3	2.97	25 461	28 044	2 583	10.14
山东省	196	263	67	34.18	55 779	60 883	5 104	9.15
河南省	258	257	-1	-0.39	59 532	63 144	3 612	6.07
湖北省	115	118	3	2.61	37 108	39 192	2 084	5.62
湖南省	141	144	3	2.13	50 095	53 385	3 290	6.57
广东省	155	163	8	5.16	45 889	49 349	3 460	7.54
广西壮族自治区	93	95	2	2.15	23 529	24 776	1 247	5.30
海南省	17	18	1	5.88	3 679	3 821	142	3.86
重庆市	76	92	16	21.05	20 696	23 162	2 466	11.92
四川省	204	222	18	8.82	51 905	56 721	4 816	9.28
贵州省	90	95	5	5.56	19 676	20 988	1 312	6.67
云南省	131	136	5	3.82	25 222	27 792	2 570	10.19
西藏自治区	0	0	0	—	0	0	0	—
陕西省	157	157	0	0.00	27 668	28 974	1 306	4.72
甘肃省	82	91	9	10.98	20 674	22 700	2 026	9.80
青海省	13	13	0	0.00	2 432	2 445	13	0.53
宁夏回族自治区	22	24	2	9.09	4 185	4 759	574	13.72
新疆维吾尔自治区	62	64	2	3.23	9 542	10 053	511	5.36

2017 年各地区中医医院人员增减情况

单位：人

	2016 年	2017 年	增减数	增减（%）
全国总计	**884 394**	**943 444**	**59 050**	**6.677**
北京市	27 820	28 913	1 093	3.93
天津市	11 919	12 228	309	2.59
河北省	39 717	43 146	3 429	8.63
山西省	18 888	19 837	949	5.02
内蒙古自治区	15 608	13 652	-1 956	-12.53
辽宁省	24 699	26 698	1 999	8.09
吉林省	18 129	19 161	1 032	5.69
黑龙江省	26 245	27 612	1 367	5.21
上海市	9 833	9 999	166	1.69
江苏省	54 705	57 592	2 887	5.28
浙江省	47 884	50 875	2 991	6.25
安徽省	31 531	33 745	2 214	7.02
福建省	21 305	22 870	1 565	7.35
江西省	27 392	28 837	1 445	5.28
山东省	66 597	72 737	6 140	9.22
河南省	68 947	73 150	4 203	6.096
湖北省	37 699	39 015	1 316	3.49
湖南省	52 125	55 629	3 504	6.72
广东省	63 354	67 589	4 235	6.68
广西壮族自治区	32 194	34 096	1 902	5.91
海南省	5 117	5 435	318	6.21
重庆市	21 548	23 836	2 288	10.62
四川省	53 369	57 683	4 314	8.08
贵州省	18 476	20 897	2 421	13.10
云南省	23 361	27 192	3 831	16.40
西藏自治区	0	0	0	—
陕西省	33 806	35 961	2 155	6.37
甘肃省	14 626	16 284	1 658	11.34
青海省	2 514	2 567	53	2.11
宁夏回族自治区	4 298	5 121	823	19.15
新疆维吾尔自治区	10 688	11 087	399	3.73

2017 年各地区中西医结合医院机构、床位数

	机构数（个）	编制床位（张）	实有床位（张）	其中：	
				特需服务床位	负压病房床位
全国总计	**587**	**92 023**	**99 680**	**968**	**187**
北京市	42	10 699	10 052	124	4
天津市	3	1 180	1 270	48	0
河北省	40	5 496	7 764	10	3
山西省	26	2 193	2 552	8	0
内蒙古自治区	12	1 321	1 354	5	30
辽宁省	11	2 311	2 395	62	0
吉林省	9	2 340	2 453	0	0
黑龙江省	10	1 005	1 074	0	0
上海市	9	3 612	4 088	71	0
江苏省	32	6 408	6 894	76	7
浙江省	34	7 700	7 262	121	14
安徽省	24	2 570	2 687	28	2
福建省	10	2 380	2 796	40	1
江西省	11	1 519	1 404	0	0
山东省	35	2 579	3 826	21	113
河南省	36	2 336	2 871	58	1
湖北省	23	6 184	5 449	60	1
湖南省	28	2 361	2 499	52	2
广东省	16	3 562	3 660	51	8
广西壮族自治区	17	4 768	5 260	6	0
海南省	6	505	502	5	0
重庆市	32	3 397	3 978	14	0
四川省	29	6 641	8 035	81	0
贵州省	20	2 402	2 721	3	0
云南省	29	1 736	1 884	5	0
西藏自治区	1	50	50	5	0
陕西省	13	1 788	1 841	0	1
甘肃省	16	1 949	1 893	8	0
青海省	4	184	184	6	0
宁夏回族自治区	3	220	220	0	0
新疆维吾尔自治区	6	627	762	0	0

2017年各地区中西医结合医院人员数

单位：人

	在岗职工数	其中：			
		卫生技术人员	其他技术人员	管理人员	工勤技能人员
全国总计	**118 230**	**97 994**	**5 055**	**6 344**	**8 837**
北京市	14 200	11 434	560	903	1 303
天津市	1 749	1 425	59	175	90
河北省	8 505	7 229	501	299	476
山西省	2 632	2 218	92	124	198
内蒙古自治区	621	532	17	42	30
辽宁省	2 178	1 821	91	96	170
吉林省	3 187	2 590	207	188	202
黑龙江省	658	546	40	21	51
上海市	6 135	5 235	322	374	204
江苏省	9 207	7 645	346	396	820
浙江省	9 462	7 946	407	373	736
安徽省	3 204	2 564	177	292	171
福建省	3 498	3 055	107	100	236
江西省	2 044	1 701	75	132	136
山东省	4 740	4 052	198	250	240
河南省	3 082	2 513	147	184	238
湖北省	6 158	5 179	182	491	306
湖南省	2 284	1 811	119	148	206
广东省	5 659	4 570	359	139	591
广西壮族自治区	7 162	5 823	230	361	748
海南省	704	532	23	39	110
重庆市	3 633	2 854	137	237	405
四川省	8 119	6 857	246	393	623
贵州省	2 924	2 432	178	151	163
云南省	1 779	1 528	55	86	110
西藏自治区	12	12	0	0	0
陕西省	2 052	1 772	37	172	71
甘肃省	1 365	1 141	72	70	82
青海省	266	154	54	30	28
宁夏回族自治区	186	150	5	14	17
新疆维吾尔自治区	825	673	12	64	76

2017 年各地区中西医结合医院卫生技术人员数（一）

单位：人

	卫生技术人员	执业医师	其中：中医类别	执业助理医师	其中：中医类别
全国总计	**97 994**	**33 465**	**11 668**	**2 394**	**651**
北京市	11 434	4 114	1 700	178	57
天津市	1 425	556	175	4	0
河北省	7 229	2 700	1 043	232	71
山西省	2 218	745	239	61	21
内蒙古自治区	532	171	49	38	8
辽宁省	1 821	646	222	55	21
吉林省	2 590	1 021	576	49	10
黑龙江省	546	242	55	28	6
上海市	5 235	1 840	743	5	3
江苏省	7 645	2 840	704	91	11
浙江省	7 946	2 761	757	100	11
安徽省	2 564	808	332	63	21
福建省	3 055	978	250	33	7
江西省	1 701	564	202	27	1
山东省	4 052	1 287	487	141	45
河南省	2 513	738	312	308	98
湖北省	5 179	1 861	457	69	12
湖南省	1 811	570	219	206	39
广东省	4 570	1 525	681	82	32
广西壮族自治区	5 823	1 875	704	80	14
海南省	532	118	21	19	5
重庆市	2 854	836	236	141	44
四川省	6 857	2 344	737	73	27
贵州省	2 432	759	420	70	30
云南省	1 528	430	84	73	19
西藏自治区	12	5	2	1	0
陕西省	1 772	554	134	37	6
甘肃省	1 141	357	70	52	12
青海省	154	42	11	23	5
宁夏回族自治区	150	37	5	5	0
新疆维吾尔自治区	673	141	41	50	15

2017 年各地区中西医结合医院卫生技术人员数（二）

单位：人

	注册护士	其中：助产士	药师（士）	其中：西药师（士）	中药师（士）
全国总计	**45 526**	**1 204**	**5 744**	**3 568**	**2 176**
北京市	5 277	91	663	346	317
天津市	564	20	67	44	23
河北省	3 222	77	344	238	106
山西省	1 045	29	114	75	39
内蒙古自治区	219	15	47	22	25
辽宁省	824	8	121	78	43
吉林省	1 054	7	152	54	98
黑龙江省	166	16	38	17	21
上海市	2 528	30	316	161	155
江苏省	3 585	110	438	278	160
浙江省	3 693	116	597	419	178
安徽省	1 326	47	117	76	41
福建省	1 559	86	174	121	53
江西省	844	58	115	82	33
山东省	1 833	32	277	177	100
河南省	987	23	142	77	65
湖北省	2 539	39	272	200	72
湖南省	706	23	113	62	51
广东省	2 088	31	325	207	118
广西壮族自治区	2 881	129	361	241	120
海南省	253	13	32	27	5
重庆市	1 359	39	135	82	53
四川省	3 458	65	353	206	147
贵州省	1 175	50	150	83	67
云南省	718	10	75	58	17
西藏自治区	3	0	0	0	0
陕西省	839	15	76	48	28
甘肃省	392	16	84	57	27
青海省	52	4	11	8	3
宁夏回族自治区	74	3	10	7	3
新疆维吾尔自治区	263	2	25	17	8

2017 年各地区中西医结合医院卫生技术人员数（三）

单位：人

	检验技师（士）	影像技师（士）	其他卫生技术人员	其中：见习医师	内：中医
全国总计	**3 254**	**1 717**	**5 894**	**1 834**	**330**
北京市	357	142	703	177	73
天津市	42	6	186	27	3
河北省	156	138	437	194	19
山西省	92	40	121	15	0
内蒙古自治区	25	24	8	1	0
辽宁省	80	51	44	0	0
吉林省	81	49	184	64	6
黑龙江省	26	5	41	2	0
上海市	174	92	280	1	0
江苏省	259	127	305	110	32
浙江省	291	157	347	167	19
安徽省	78	61	111	65	30
福建省	90	43	178	62	3
江西省	70	27	54	9	1
山东省	144	63	307	36	2
河南省	93	72	173	59	11
湖北省	202	78	158	47	10
湖南省	59	48	109	40	4
广东省	140	56	354	60	0
广西壮族自治区	198	102	326	77	32
海南省	19	12	79	38	0
重庆市	72	41	270	95	23
四川省	224	79	326	127	16
贵州省	82	64	132	82	30
云南省	54	41	137	78	4
西藏自治区	1	1	1	0	0
陕西省	68	43	155	71	1
甘肃省	49	42	165	56	2
青海省	6	7	13	6	2
宁夏回族自治区	7	2	15	4	0
新疆维吾尔自治区	15	4	175	64	7

2017 年各地区中西医结合医院的机构、床位增减情况

	机构数（个）				床位数（张）			
	2016 年	2017 年	增减数	增减（%）	2016 年	2017 年	增减数	增减（%）
全国总计	**510**	**587**	**77**	**15.10**	**89 074**	**99 680**	**10 606**	**11.91**
北京市	35	42	7	20.00	8 482	10 052	1 570	18.51
天津市	3	3	0	0.00	1 247	1 270	23	1.84
河北省	36	40	4	11.11	6 521	7 764	1 243	19.06
山西省	26	26	0	0.00	2 356	2 552	196	8.32
内蒙古自治区	10	12	2	20.00	1 017	1 354	337	33.14
辽宁省	10	11	1	10.00	1 685	2 395	710	42.14
吉林省	9	9	0	0.00	2 607	2 453	-154	-5.91
黑龙江省	8	10	2	25.00	766	1 074	308	40.21
上海市	8	9	1	12.50	3 597	4 088	491	13.65
江苏省	27	32	5	18.52	6 329	6 894	565	8.93
浙江省	31	34	3	9.68	6 564	7 262	698	10.63
安徽省	20	24	4	20.00	2 250	2 687	437	19.42
福建省	10	10	0	0.00	2 831	2 796	-35	-1.24
江西省	8	11	3	37.50	1 263	1 404	141	11.16
山东省	21	35	14	66.67	3 523	3 826	303	8.60
河南省	28	36	8	28.57	2 369	2 871	502	21.19
湖北省	18	23	5	27.78	3 922	5 449	1 527	38.93
湖南省	28	28	0	0.00	2 419	2 499	80	3.31
广东省	17	16	-1	-5.88	3 577	3 660	83	2.32
广西壮族自治区	17	17	0	0.00	5 504	5 260	-244	-4.43
海南省	6	6	0	0.00	477	502	25	5.24
重庆市	25	32	7	28.00	3 242	3 978	736	22.70
四川省	26	29	3	11.54	7 724	8 035	311	4.03
贵州省	20	20	0	0.00	2 803	2 721	-82	-2.93
云南省	28	29	1	3.57	1 776	1 884	108	6.08
西藏自治区	1	1	0	0.00	50	50	0	0.00
陕西省	10	13	3	30.00	1 504	1 841	337	22.41
甘肃省	12	16	4	33.33	1 591	1 893	302	18.98
青海省	2	4	2	100.00	60	184	124	206.67
宁夏回族自治区	4	3	-1	-25.00	256	220	-36	-14.06
新疆维吾尔自治区	6	6	0	0.00	762	762	0	0.00

2017年各地区中西医结合医院人员增减情况

单位：人

	2016年	2017年	增减数	增减（%）
全国总计	**105 358**	**118 230**	**12 872**	**12.22**
北京市	11 490	14 200	2 710	23.59
天津市	1 759	1 749	-10	-0.57
河北省	7 840	8 505	665	8.48
山西省	2 591	2 632	41	1.58
内蒙古自治区	548	621	73	13.32
辽宁省	1 864	2 178	314	16.85
吉林省	2 904	3 187	283	9.75
黑龙江省	587	658	71	12.10
上海市	5 842	6 135	293	5.02
江苏省	8 178	9 207	1 029	12.58
浙江省	8 766	9 462	696	7.94
安徽省	2 551	3 204	653	25.60
福建省	3 360	3 498	138	4.11
江西省	1 703	2 044	341	20.02
山东省	3 995	4 740	745	18.65
河南省	2 566	3 082	516	20.11
湖北省	4 290	6 158	1 868	43.54
湖南省	2 188	2 284	96	4.39
广东省	5 495	5 659	164	2.98
广西壮族自治区	7 264	7 162	-102	-1.40
海南省	720	704	-16	-2.22
重庆市	2 882	3 633	751	26.06
四川省	7 514	8 119	605	8.05
贵州省	2 775	2 924	149	5.37
云南省	1 684	1 779	95	5.64
西藏自治区	12	12	0	0.00
陕西省	1 762	2 052	290	16.46
甘肃省	1 156	1 365	209	18.08
青海省	70	266	196	280.00
宁夏回族自治区	215	186	-29	-13.49
新疆维吾尔自治区	787	825	38	4.83

2017 年各地区民族医医院机构、床位数

	机构数（个）	编制床位（张）	实有床位（张）	其中：	
				特需服务床位	负压病房床位
全国总计	**284**	**35 652**	**33 460**	**343**	**202**
北京市	2	192	180	10	0
内蒙古自治区	77	13 316	11 883	64	34
辽宁省	1	300	300	16	0
吉林省	3	221	137	0	0
黑龙江省	5	351	351	0	0
福建省	1	80	60	0	0
山东省	2	94	94	0	0
湖北省	3	999	859	0	0
湖南省	4	132	126	0	0
广西壮族自治区	5	489	540	0	0
四川省	32	2 357	1 372	3	1
贵州省	9	734	622	0	0
云南省	5	740	386	0	0
西藏自治区	29	2 090	1 866	10	0
甘肃省	15	1 531	1 090	108	158
青海省	35	4 233	3 508	52	0
宁夏回族自治区	2	40	40	0	0
新疆维吾尔自治区	54	7 753	10 046	80	9

2017 年各地区民族医医院人员数

单位：人

	在岗职工数	其中：			
		卫生技术人员	其他技术人员	管理人员	工勤技能人员
全国总计	**33 099**	**27 054**	**2 175**	**1 603**	**2 267**
北京市	385	278	42	28	37
内蒙古自治区	14 962	12 635	756	714	857
辽宁省	251	210	1	37	3
吉林省	164	140	8	15	1
黑龙江省	272	223	13	12	24
福建省	41	37	0	2	2
山东省	92	72	6	13	1
湖北省	758	627	47	23	61
湖南省	80	55	9	11	5
广西壮族自治区	834	616	82	46	90
四川省	1 318	1 058	91	74	95
贵州省	585	488	18	51	28
云南省	473	387	9	43	34
西藏自治区	1 688	1 281	80	173	154
甘肃省	892	753	46	41	52
青海省	2 027	1 549	187	114	177
宁夏回族自治区	24	20	0	2	2
新疆维吾尔自治区	8 253	6 625	780	204	644

2017年各地区民族医医院卫生技术人员数（一）

单位：人

	卫生技术人员	执业医师	其中：中医类别	执业助理医师	其中：中医类别
全国总计	**27 054**	**8 779**	**5 128**	**1 527**	**875**
北京市	278	81	48	5	2
内蒙古自治区	12 635	4 221	2 325	353	194
辽宁省	210	68	56	12	9
吉林省	140	61	43	1	0
黑龙江省	223	81	20	11	0
福建省	37	9	3	5	0
山东省	72	35	7	3	0
湖北省	627	156	32	44	6
湖南省	55	21	12	6	1
广西壮族自治区	616	174	106	32	20
四川省	1 058	327	224	91	49
贵州省	488	122	66	21	7
云南省	387	123	80	22	15
西藏自治区	1 281	653	402	152	104
甘肃省	753	340	243	76	39
青海省	1 549	624	471	120	83
宁夏回族自治区	20	6	4	1	1
新疆维吾尔自治区	6 625	1 677	986	572	345

2017年各地区民族医医院卫生技术人员数（二）

单位：人

	注册护士	其中：助产士	药师（士）	其中：	
				西药师（士）	中药师（士）
全国总计	**9 515**	**215**	**2 374**	**734**	**1 640**
北京市	112	0	26	7	19
内蒙古自治区	4 928	68	957	281	676
辽宁省	68	0	35	5	30
吉林省	37	0	20	12	8
黑龙江省	98	1	10	5	5
福建省	17	5	1	0	1
山东省	20	0	7	5	2
湖北省	329	19	33	18	15
湖南省	13	1	8	3	5
广西壮族自治区	233	10	66	46	20
四川省	248	4	44	22	22
贵州省	200	12	37	20	17
云南省	161	4	15	6	9
西藏自治区	263	5	97	16	81
甘肃省	153	19	51	12	39
青海省	401	5	150	24	126
宁夏回族自治区	4	0	6	3	3
新疆维吾尔自治区	2 230	62	811	249	562

2017 年各地区民族医医院卫生技术人员数（三）

单位：人

	检验技师（士）	影像技师（士）	其他卫生技术人员	其中：	
				见习医师	内：中医
全国总计	**826**	**557**	**3 476**	**1 057**	**229**
北京市	7	9	38	0	0
内蒙古自治区	381	213	1 582	579	85
辽宁省	7	1	19	0	0
吉林省	5	4	12	8	4
黑龙江省	9	3	11	0	0
福建省	1	1	3	0	0
山东省	3	0	4	0	0
湖北省	26	8	31	19	2
湖南省	3	2	2	0	0
广西壮族自治区	23	12	76	44	17
四川省	31	33	284	73	11
贵州省	15	10	83	39	29
云南省	12	14	40	1	0
西藏自治区	23	36	57	23	4
甘肃省	13	21	99	4	1
青海省	52	36	166	62	15
宁夏回族自治区	1	2	0	0	0
新疆维吾尔自治区	214	152	969	205	61

2017 年各地区民族医医院的机构、床位增减情况

	机构数（个）				床位数（张）			
	2016 年	2017 年	增减数	增减（%）	2016 年	2017 年	增减数	增减（%）
全国总计	**266**	**284**	**18**	**6.77**	**26 484**	**33 460**	**6 976**	**26.34**
北京市	2	2	0	0.00	198	180	-18	-9.09
内蒙古自治区	61	77	16	26.23	7 659	11 883	4 224	55.15
辽宁省	1	1	0	0.00	300	300	0	0.00
吉林省	3	3	0	0.00	137	137	0	0.00
黑龙江省	5	5	0	0.00	282	351	69	24.47
福建省	1	1	0	0.00	60	60	0	0.00
山东省	4	2	-2	-50.00	214	94	-120	-56.07
湖北省	3	3	0	0.00	460	859	399	86.74
湖南省	3	4	1	33.33	106	126	20	18.87
广西壮族自治区	5	5	0	0.00	455	540	85	18.68
四川省	36	32	-4	-11.11	1 248	1 372	124	9.94
贵州省	7	9	2	28.57	518	622	104	20.08
云南省	5	5	0	0.00	383	386	3	0.78
西藏自治区	30	29	-1	-3.33	1 604	1 866	262	16.33
甘肃省	12	15	3	25.00	798	1 090	292	36.59
青海省	34	35	1	2.94	3 262	3 508	246	7.54
宁夏回族自治区	2	2	0	0.00	40	40	0	0.00
新疆维吾尔自治区	52	54	2	3.85	8 760	10 046	1 286	14.68

2017年各地区民族医医院人员增减情况

单位：人

	2016年	2017年	增减数	增减（%）
全国总计	**26 167**	**33 099**	**6 932**	**26.49**
北京市	400	385	-15	-3.75
内蒙古自治区	9 776	14 962	5 186	53.05
辽宁省	250	251	1	0.40
吉林省	167	164	-3	-1.80
黑龙江省	165	272	107	64.85
福建省	43	41	-2	-4.65
山东省	134	92	-42	-31.34
湖北省	599	758	159	26.54
湖南省	59	80	21	35.59
广西壮族自治区	684	834	150	21.93
四川省	1 353	1 318	-35	-2.59
贵州省	541	585	44	8.13
云南省	446	473	27	6.05
西藏自治区	1 464	1 688	224	15.30
甘肃省	594	892	298	50.17
青海省	1 889	2 027	138	7.31
宁夏回族自治区	24	24	0	0.00
新疆维吾尔自治区	7 579	8 253	674	8.89

2017年按床位数分组的中医类医院数情况（一）

单位：张

	总计	0～49	50～99	100～199	200～299
总计	**4 566**	**1 268**	**886**	**818**	**509**
中医医院	3 695	973	636	668	444
中西医结合医院	587	194	178	91	38
民族医医院	284	101	72	59	27

2017年按床位数分组的中医类医院数情况（二）

单位：张

	300～399	400～499	500～799	800及以上
总计	**319**	**245**	**349**	**172**
中医医院	290	217	320	147
中西医结合医院	17	22	24	23
民族医医院	12	6	5	2

2017 年按等级分组的中医类医院数情况

单位：个

	合计	中医医院	中西医结合医院	民族医医院
总计	**4 566**	**3 695**	**587**	**284**
三级	**506**	**422**	**64**	**20**
三级甲等	378	314	53	11
三级乙等	104	90	5	9
三级丙等	0	0	0	0
未评等次	24	18	6	0
二级	**2 084**	**1 818**	**127**	**139**
二级甲等	1 475	1 342	50	83
二级乙等	298	241	20	37
二级丙等	18	14	1	3
未评等次	293	221	56	16
一级	**968**	**724**	**186**	**58**
一级甲等	95	64	20	11
一级乙等	32	18	9	5
一级丙等	77	65	10	2
未评等次	764	577	147	40
其他	**1 008**	**731**	**210**	**67**

2017 年中医医院等级情况

单位：个

	合计	中医综合医院	中医专科医院	其中：肛肠医院	骨伤医院	针灸医院	按摩医院	其他中医专科医院
总计	**3 695**	**3 093**	**602**	**88**	**210**	**17**	**28**	**259**
三级	**422**	**394**	**28**	**5**	**16**	**3**	**0**	**4**
三级甲等	314	295	19	3	11	3	0	2
三级乙等	90	87	3	1	2	0	0	0
三级丙等	0	0	0			0	0	0
未评等次	18	12	6	1	3	0	0	2
二级	**1 818**	**1 708**	**110**	**19**	**55**	**0**	**6**	**30**
二级甲等	1 342	1 288	54	8	35	0	2	9
二级乙等	241	227	14	1	8	0	2	3
二级丙等	14	11	3	1		0	1	1
未评等次	221	182	39	9	12	0	1	17
一级	**724**	**528**	**196**	**36**	**57**	**7**	**12**	**84**
一级甲等	64	48	16	4	7	0	1	4
一级乙等	18	14	4	2		0	0	2
一级丙等	65	57	8	0	6	1	0	1
未评等次	577	409	168	30	44	6	11	77
其他	**731**	**463**	**268**	**28**	**82**	**7**	**10**	**141**

2017年民族医医院等级情况

单位：个

	合计	蒙医医院	藏医医院	维医医院	傣医医院	其他民族医医院
总计	**284**	**89**	**98**	**45**	**1**	**51**
三级	**20**	**14**	**4**	**2**	**0**	**0**
三级甲等	11	6	3	2	0	0
三级乙等	9	8	1	0	0	0
三级丙等		0	0	0	0	0
未评等次	0	0	0	0	0	0
二级	**139**	**48**	**48**	**25**	**1**	**17**
二级甲等	83	28	30	13	1	11
二级乙等	37	15	14	6	0	2
二级丙等	3	2	1	0	0	0
未评等次	16	3	3	6	0	4
一级	**58**	**16**	**15**	**15**	**0**	**12**
一级甲等	11	5	3	2	0	1
一级乙等	5	0	2	1	0	2
一级丙等	2	0	1	0	0	1
未评等次	40	11	9	12	0	8
其他	**67**	**11**	**31**	**3**	**0**	**22**

2017年各地区万人口中医类医院床位数及万人口全国中医执业（助理）医师数

地区	人口（万人）	床位数（张）	床位数/万人口（张）	全国位次	中医执业（助理）医师数（人）	中医执业（助理）医师数/万人口（人）	全国位次
全国总计	**139 008**	**951 356**	**6.84**	**—**	**527 037**	**3.48**	**—**
北京市	2 171	24 746	11.40	1	18 289	8.42	1
天津市	1 557	9 296	5.97	24	8 394	5.39	4
河北省	7 520	46 573	6.19	23	29 926	3.98	11
山西省	3 702	19 881	5.37	28	15 639	4.22	10
内蒙古自治区	2 529	26 013	10.29	2	14 593	5.77	3
辽宁省	4 369	29 739	6.81	15	14 669	3.36	21
吉林省	2 717	17 625	6.49	18	10 320	3.80	12
黑龙江省	3 789	26 306	6.94	13	11 311	2.99	27
上海市	2 418	10 095	4.17	31	8 038	3.32	22
江苏省	8 029	52 466	6.53	17	26 099	3.25	23
浙江省	5 657	44 448	7.86	10	27 189	4.81	6
安徽省	6 255	34 950	5.59	26	13 743	2.20	31
福建省	3 911	21 442	5.48	27	14 739	3.77	13
江西省	4 622	29 448	6.37	20	12 201	2.64	28
山东省	10 006	64 803	6.48	19	37 701	3.77	14
河南省	9 559	66 015	6.91	14	35 220	3.68	15
湖北省	5 902	45 500	7.71	11	17 848	3.02	25
湖南省	6 860	56 010	8.16	7	24 546	3.58	18
广东省	11 169	53 009	4.75	29	39 557	3.54	19
广西壮族自治区	4 885	30 576	6.26	22	15 528	3.18	24
海南省	926	4 323	4.67	30	2 159	2.33	30
重庆市	3 075	27 140	8.83	5	14 672	4.77	7
四川省	8 302	66 128	7.97	9	49 277	5.94	2
贵州省	3 580	24 331	6.80	16	10 777	3.01	26
云南省	4 801	30 062	6.26	21	12 325	2.57	29
西藏自治区	337	1 916	5.69	25	1 580	4.69	8
陕西省	3 835	30 815	8.04	8	14 016	3.65	17
甘肃省	2 626	25 683	9.78	4	13 149	5.01	5
青海省	598	6 137	10.26	3	2 754	4.61	9
宁夏回族自治区	682	5 019	7.36	12	2 496	3.66	16
新疆维吾尔自治区	2 445	20 861	8.53	6	8 282	3.39	20

2017 年中医类医疗机构资源及服务占全国医疗资源及服务的比例

	机构数		中医执业（助理）医师		实有床位		诊疗量		出院人数	
	机构数（个）	占比（%）	人员数（人）	占比（%）	床位数（张）	占比（%）	人数（万人次）	占比（%）	人数（万人）	占比（%）
总计	**54 198**	**20.82**	**217 118**	**9.35**	**951 850**	**15.54**	**76 363.19**	**18.23**	**2 817.25**	**14.96**
中医类医院	4 566	14.70	160 469	8.30	951 356	15.54	60 379.76	17.56	2 816.05	14.96
中医类门诊部	2 418	13.70	11 321	12.37	494	7.83	2 322.57	19.28	1.20	10.52
中医类诊所	47 214	22.32	45 328	15.23	—	—	13 660.86	21.72	—	—

注：占比系中医类医院、门诊部、诊所分别占全国医院、门诊部、诊所的资源量及服务量的比例。

二、中医医疗机构运营与服务

2017 年医疗卫生机构分科床位、门急诊人次及出院人数

科室名称	实有床位（张）	门急诊人次（人次）	出院人数（人）	构成（%）		
				实有床位	门急诊人次	出院人数
总计	**7 940 252**	**5 486 922 975**	**243 157 099**	**100.00**	**100.00**	**100.00**
中医合计	**1 122 674**	**848 964 817**	**32 652 531**	**14.14**	**15.47**	**13.43**
中医科	971 339	763 955 747	28 794 202	12.23	13.92	11.84
民族医学科	29 308	10 271 139	671 168	0.37	0.19	0.28
中西医结合科	122 027	74 737 931	3 187 161	1.54	1.36	1.31

2017 年全国医院、中医类医院门诊服务情况（一）

	机构数（个）	总诊疗人次数（人次）					
		总计	其中：门急诊人次数				家庭卫生服务人次数
			合计	门诊人次数	急诊人次数		
					小计	死亡数	
医院	**31 056**	**3 438 920 699**	**3 363 024 294**	**3 049 563 079**	**313 461 215**	**263 589**	**4 681 701**
中医类医院	**4 566**	**603 797 578**	**588 531 480**	**546 143 077**	**42 388 403**	**26 615**	**977 867**
中医医院	3 695	528 492 241	515 569 627	479 201 589	36 368 038	21 964	524 868
中西医结合医院	587	63 629 909	61 877 841	56 388 802	5 489 039	4 011	405 391
民族医医院	284	11 675 428	11 084 012	10 552 686	531 326	640	47 608

2017年全国医院、中医类医院门诊服务情况（二）

	观察室留观病例		健康检查人次数（人次）	总诊疗人次中：预约诊疗人次数（人次）	急诊死亡率（%）	观察室病死率（%）	预约诊疗人次占总诊疗人次百分比（%）
	例数（例）	死亡人数（人）					
医院	**28 588 424**	**38 787**	**179 845 246**	**425 419 727**	**0.08**	**0.14**	**12.37**
中医类医院	**3 929 698**	**4 484**	**26 261 437**	**55 541 076**	**0.06**	**0.11**	**9.20**
中医医院	3 467 966	4 154	22 244 285	49 940 011	0.06	0.12	9.45
中西医结合医院	446 163	302	3 404 957	5 480 362	0.07	0.07	8.61
民族医医院	15 569	28	612 195	120 703	0.12	0.18	1.03

2017年全国医院、中医类医院住院服务情况（一）

单位：人

	入院人数	出院人数		转往基层医疗卫生机构
		总计	死亡人数	
医院	**189 154 280**	**188 226 712**	**848 209**	**1 120 097**
中医类医院	**28 290 905**	**28 160 546**	**114 895**	**215 107**
中医医院	24 929 384	24 818 618	95 353	201 639
中西医结合医院	2 613 308	2 599 168	17 637	7 357
民族医医院	748 213	742 760	1 905	6 111

2017年全国医院、中医类医院住院服务情况（二）

	住院病人手术人次数（人次）	每百门急诊的入院人数（人）	死亡率（%）	医院向基层医疗卫生机构转诊率（%）
医院	**52 933 496**	**5.62**	**0.45**	**0.60**
中医类医院	**5 896 701**	**4.81**	**0.41**	**0.76**
中医医院	5 072 153	4.84	0.38	0.81
中西医结合医院	741 951	4.22	0.68	0.28
民族医医院	82 597	6.75	0.26	0.82

2017年全国医院、中医类医院处方使用情况

	门诊处方（张）				
	总计	使用抗菌药物处方		中医处方数	
		小计	比例（%）	小计	比例（%）
医院	**—**	**—**	**15.64**	**—**	**18.62**
中医类医院	**543 955 372**	**55 266 292**	**10.16**	**270 155 200**	**49.66**
中医医院	472 638 393	47 521 103	10.05	241 347 800	51.06
中西医结合医院	60 996 651	6 862 335	11.25	23 655 368	38.78
民族医医院	10 320 328	882 854	8.55	5 152 032	49.92

2017 年全国医院、中医类医院病床使用情况（一）

	实有床位数（张）	实际开放总床日数（日）	平均开放病床数（张）	实际占用总床日数（日）	出院者占用总床日数（日）
医院	**6 116 033**	**2 126 064 128**	**5 824 833**	**1 806 478 998**	**1 745 577 883**
中医类医院	**951 356**	**331 751 502**	**908 908**	**278 585 178**	**272 345 423**
中医医院	818 216	286 368 497	784 571	243 397 847	238 241 530
中西医结合医院	99 680	34 078 199	93 365	27 469 987	26 646 455
民族医医院	33 460	11 304 806	30 972	7 717 344	7 457 438

2017 年全国医院、中医类医院病床使用情况（二）

	观察床数（张）	全年开设家庭病床总数（张）	病床周转次数（次）	病床工作日（日）	病床使用率（%）	出院者平均住院日（日）
医院	**241 919**	**420 132**	**32. 30**	**310. 10**	**84. 97**	**9. 30**
中医类医院	**44 241**	**108 329**	**30. 98**	**306. 51**	**83. 97**	**9. 67**
中医医院	40 152	100 176	31. 63	310. 23	84. 99	9. 60
中西医结合医院	3 193	5 678	27. 84	294. 22	80. 61	10. 25
民族医医院	896	2 475	23. 98	249. 17	68. 27	10. 04

2017 年全国医院、中医类医院医师工作效率

	医师人均全年担负		医师人均每日担负		医师人均年业务收入（元）
	诊疗人次（人次）	住院床日（日）	诊疗人次（人次）	住院床日（日）	
医院	**1 780. 90**	**935. 50**	**7. 10**	**2. 60**	**1 355 635. 20**
中医类医院	**1 829. 28**	**844. 20**	**7. 29**	**2. 31**	**1 083 480. 18**
中医医院	1 860. 99	857. 38	7. 41	2. 35	1 078 680. 57
中西医结合医院	1 780. 60	768. 71	7. 09	2. 11	1 264 894. 76
民族医医院	1 124. 04	742. 63	4. 48	2. 03	584 358. 83

2017 年分市、县中医类医院门诊服务情况（一）

	机构数（个）	总诊疗人次数（人次）					家庭卫生服务人次数
		总计	其中：门急诊人次数				
			合计	门诊人次数	急诊人次数		
					小计	死亡数	
总计	**4 566**	**603 797 578**	**588 531 480**	**546 143 077**	**42 388 403**	**26 615**	**977 867**
市	2 762	444 487 433	434 154 941	402 912 879	31 242 062	20 204	837 180
县	1 804	159 310 145	154 376 539	143 230 198	11 146 341	6 411	140 687

2017年分市、县中医类医院门诊服务情况（二）

	门急诊人次占总诊疗人次（%）	观察室		观察室病死率（%）	健康检查人次数（人次）	总诊疗人次中：预约诊疗人次数（人次）
		留观病例数	死亡人数			
总计	**97.47**	**3 929 698**	**4 484**	**0.11**	**26 261 437**	**55 541 076**
市	97.68	2 662 064	3 635	0.14	18 789 329	52 713 198
县	96.90	1 267 634	849	0.07	7 472 108	2 827 878

2017年分市、县中医类医院住院服务情况

	入院人数（人）	出院人数（人）				住院病人手术人次数（人次）	每百门急诊的入院人数（人）
		总计	转往基层医疗卫生机构	死亡	病死率（%）		
总计	**28 290 905**	**28 160 546**	**215 107**	**114 895**	**0.41**	**5 896 701**	**4.81**
市	16 851 123	16 786 807	134 776	90 753	0.54	4 051 926	3.88
县	11 439 782	11 373 739	80 331	24 142	0.21	1 844 775	7.41

2017年分市、县中医类医院处方使用情况

	门诊处方（张）				
	总计	使用抗菌药物处方数		中医处方数	
		小计	比例（%）	小计	比例（%）
总计	**543 955 372**	**55 266 292**	**10.16**	**270 155 200**	**49.66**
市	417 857 166	37 258 612	8.92	218 635 099	52.32
县	126 098 206	18 007 680	14.28	51 520 101	40.86

2017年分市、县中医类医院病床使用情况（一）

	编制床位（张）	实有床位数（张）	其中：		实际开放总床日数（日）	平均开放病床数（张）
			特需服务床位	负压病房床位		
总计	**927 089**	**951 356**	**6 734**	**1 287**	**331 751 502**	**908 908**
市	598 253	607 092	5 164	571	211 855 353	580 426
县	328 836	344 264	1 570	716	119 896 149	328 483

2017年分市、县中医类医院病床使用情况（二）

	实际占用总床日数（日）	出院者占用总床日数（日）	观察床数（张）	全年开设家庭病床总数（张）
总计	**278 585 178**	**272 345 423**	**44 241**	**108 329**
市	180 780 905	177 393 358	14 952	30 658
县	97 804 273	94 952 065	29 289	77 671

2017 年分市、县中医类医院病床使用情况（三）

	病床周转次数（次）	病床工作日（日）	病床使用率（%）	出院者平均住院日（日）
总计	**30.98**	**306.51**	**83.97**	**9.67**
市	28.92	311.46	85.33	10.57
县	34.63	297.75	81.57	8.35

2017 年分市、县中医类医院医师工作效率

	医师人均全年担负		医师人均每日担负	
	诊疗人次（人次）	住院床日（日）	诊疗人次（人次）	住院床日（日）
总计	**1 829.28**	**844.20**	**7.29**	**2.31**
市	1 964.05	798.98	7.82	2.19
县	1 535.44	942.79	6.12	2.58

2017 年全国卫生计生部门综合医院、政府办中医综合医院院均总收支情况

	机构数（个）	总收入（千元）	总支出（千元）
综合医院合计	**4 521**	**388 573.34**	**379 614.69**
部属	25	4 727 193.60	4 544 441.40
省属	245	1 733 219.15	1 686 492.07
地级市属	960	628 859.45	616 903.46
县级市属	1 478	221 436.07	218 904.51
县属	1 813	156 058.44	150 947.74
中医综合医院合计	**2 147**	**146 582.76**	**144 786.63**
部属	4	1 729 094.00	1 663 327.25
省属	55	1 157 562.44	1 128 122.62
地级市属	321	281 113.82	278 472.64
县级市属	615	123 846.97	123 532.69
县属	1 152	69 832.24	68 970.77

2017 年全国卫生计生部门综合医院、政府办中医综合医院院均总收入情况　单位：千元

	总收入	其中：			
		医疗收入	财政补助收入	科教项目收入	其他收入
综合医院合计	**388 573.34**	**346 769.94**	**32 276.75**	**1 732.62**	**7 794.03**
部属	4 727 193.60	4 265 339.16	201 606.76	107 012.72	153 234.96
省属	1 733 219.15	1 576 026.49	106 565.37	14 422.92	36 204.37
地级市属	628 859.45	566 228.88	50 310.03	1 373.47	10 947.08
县级市属	221 436.07	193 144.39	23 479.59	149.74	4 662.34
县属	156 058.44	135 653.51	17 525.67	46.55	2 832.72
中医综合医院合计	**146 582.76**	**126 958.88**	**16 068.72**	**475.42**	**3 079.75**
部属	1 729 094.00	1 531 727.25	118 561.25	55 191.25	23 614.25
省属	1 157 562.44	1 044 014.46	76 782.63	11 865.37	24 899.98
地级市属	281 113.82	244 676.62	30 333.64	362.36	5 741.19
县级市属	123 846.97	107 051.80	13 912.11	59.84	2 823.23
县属	69 832.24	58 261.85	10 139.99	15.89	1 414.50

2017 年全国卫生计生部门综合医院、政府办中医综合医院院均医疗收入情况

单位：千元

	医疗收入	其中：	
		门诊收入	住院收入
综合医院合计	**346 769.94**	**110 618.02**	**236 151.92**
部属	4 265 339.16	1 471 173.36	2 794 165.80
省属	1 576 026.49	472 566.52	1 103 459.98
地级市属	566 228.88	176 593.77	389 635.11
县级市属	193 144.39	68 901.55	124 242.84
县属	135 653.51	42 018.45	93 635.06
中医综合医院合计	**126 958.88**	**51 639.07**	**75 319.81**
部属	1 531 727.25	1 097 019.25	434 708.00
省属	1 044 014.46	495 759.67	548 254.79
地级市属	244 676.62	101 949.48	142 727.14
县级市属	107 051.80	41 644.86	65 406.93
县属	58 261.85	19 130.43	39 131.43

2017 年全国卫生计生部门综合医院、政府办中医综合医院院均门诊收入情况（一）

单位：千元

	门诊收入	内：			
		挂号收入	诊察收入	检查收入	化验收入
综合医院合计	**110 618.02**	**620.52**	**4 141.96**	**23 905.09**	**13 695.10**
部属	1 471 173.36	7 075.68	77 404.72	249 719.24	192 889.88
省属	472 566.52	3 671.82	19 007.41	90 219.84	56 904.16
地级市属	176 593.77	759.67	6 603.64	38 289.96	21 922.99
县级市属	68 901.55	318.33	2 441.41	15 559.53	8 794.86
县属	42 018.45	291.85	1 205.73	11 016.39	5 023.12
中医综合医院合计	**51 639.07**	**402.89**	**2 080.13**	**7 416.96**	**3 888.52**
部属	1 097 019.25	3 610.75	95 080.50	49 053.25	58 220.00
省属	495 759.67	7 026.48	22 150.60	44 697.19	32 976.25
地级市属	101 949.48	555.09	4 517.85	13 846.45	7 580.38
县级市属	41 644.86	247.74	1 353.39	7 057.15	3 454.26
县属	19 130.43	129.96	550.38	3 987.19	1 583.09

2017年全国卫生计生部门综合医院、政府办中医综合医院院均门诊收入情况（二） 单位：千元

	内：治疗收入	手术收入	卫生材料收入	药品收入	药事服务费收入
综合医院合计	**11 075.68**	**2 481.80**	**4 094.14**	**45 856.96**	**94.20**
部属	131 123.68	37 543.24	53 886.92	682 114.04	0.00
省属	46 094.36	13 065.51	17 997.79	205 108.67	4.78
地级市属	17 607.95	3 814.33	6 577.66	73 833.87	168.67
县级市属	7 128.02	1 359.24	2 494.53	27 320.91	80.79
县属	4 447.37	777.64	1 517.64	15 859.91	79.07
中医综合医院合计	**5 396.87**	**615.04**	**1 191.18**	**28 801.68**	**57.66**
部属	52 528.50	4 398.75	23 324.00	803 334.50	0.00
省属	45 502.88	4 488.08	9 519.67	317 242.21	49.50
地级市属	11 609.34	1 158.66	2 318.44	56 906.09	111.19
县级市属	4 848.27	598.67	1 022.71	21 098.40	49.29
县属	1 978.73	283.93	511.90	9 256.04	47.84

2017年全国卫生计生部门综合医院、政府办中医综合医院院均住院收入情况（一） 单位：千元

	住院收入	内：床位收入	诊察收入	检查收入	化验收入	治疗收入
综合医院合计	**236 151.92**	**8 447.49**	**3 029.39**	**21 707.85**	**27 614.57**	**29 220.92**
部属	2 794 165.80	76 584.48	32 191.72	207 059.48	239 569.88	258 514.64
省属	1 103 459.98	31 021.24	10 117.02	92 626.20	106 846.60	112 089.74
地级市属	389 635.11	13 541.41	4 881.95	38 499.25	46 753.13	50 133.59
县级市属	124 242.84	5 455.11	1 943.45	11 736.67	16 432.99	16 983.04
县属	93 635.06	4 199.60	1 573.80	8 805.96	12 966.26	13 763.79
中医综合医院合计	**75 319.81**	**3 331.02**	**1 349.08**	**6 319.83**	**8 607.09**	**13 767.80**
部属	434 708.00	12 894.75	18 287.75	27 265.50	56 940.00	40 512.00
省属	548 254.79	21 096.50	7 383.13	46 816.65	62 842.92	92 586.83
地级市属	142 727.14	6 426.45	2 532.97	12 066.91	15 468.21	27 894.03
县级市属	65 406.93	2 974.83	1 137.71	5 543.89	7 714.29	11 763.00
县属	39 131.43	1 821.14	799.30	3 223.96	4 543.89	7 238.88

2017年全国卫生计生部门综合医院、政府办中医综合医院院均住院收入情况（二）　单位：千元

	内：				
	手术收入	护理收入	卫生材料收入	药品收入	药事服务费收入
综合医院合计	**16 591.20**	**6 721.44**	**46 589.40**	**72 433.96**	**112.47**
部属	236 328.40	44 928.24	827 017.20	831 439.20	0.00
省属	80 088.23	21 746.89	287 391.25	345 438.34	17.20
地级市属	25 915.45	10 653.06	74 860.74	119 184.04	324.16
县级市属	8 934.02	4 373.76	18 354.93	37 813.64	37.81
县属	6 285.54	3 996.17	11 334.51	28 544.02	75.67
中医综合医院合计	**4 256.48**	**2 425.65**	**9 024.57**	**24 752.32**	**90.66**
部属	7 560.25	6 346.25	113 422.00	146 608.50	0.00
省属	25 348.62	12 116.15	79 016.25	194 062.10	1.92
地级市属	7 901.38	4 043.28	18 534.02	45 161.63	316.45
县级市属	4 048.15	2 227.36	7 595.62	21 139.79	22.71
县属	2 387.38	1 628.29	3 598.57	12 883.43	68.37

2017年全国卫生计生部门综合医院、政府办中医综合医院院均药品收入情况（一）　单位：千元

	药品收入合计	门诊收入中的药品收入	其中：		
			西药收入	中草药收入	中成药收入
综合医院合计	**118 290.92**	**45 856.96**	**36 090.92**	**2 029.09**	**7 736.95**
部属	1 513 553.24	682 114.04	562 697.52	18 272.40	101 144.12
省属	550 547.01	205 108.67	164 414.62	5 854.51	34 839.53
地级市属	193 017.91	73 833.87	56 712.24	3 449.07	13 672.56
县级市属	65 134.55	27 320.91	21 644.87	1 601.38	4 074.66
县属	44 403.93	15 859.91	12 345.92	884.94	2 629.05
中医综合医院合计	**53 554.00**	**28 801.68**	**10 683.52**	**11 663.86**	**6 454.30**
部属	949 943.00	803 334.50	153 519.50	414 626.75	235 188.25
省属	511 304.31	317 242.21	87 884.60	151 750.50	77 607.12
地级市属	102 067.72	56 906.09	20 406.89	23 193.87	13 305.33
县级市属	42 238.19	21 098.40	9 832.83	7 099.03	4 166.54
县属	22 139.47	9 256.04	4 431.32	3 097.09	1 727.64

2017 年全国卫生计生部门综合医院、政府办中医综合医院院均药品收入情况（二） 单位：千元

	住院收入中的药品收入	其中：			门诊和住院药品收入中：基本药物收入
		西药收入	中草药收入	中成药收入	
综合医院合计	**72 433.96**	**67 621.40**	**511.30**	**4 301.26**	**33 673.98**
部属	831 439.20	791 569.16	3 339.60	36 530.44	147 895.04
省属	345 438.34	327 496.26	1 255.48	16 686.60	87 345.94
地级市属	119 184.04	110 325.15	781.49	8 077.39	56 405.75
县级市属	37 813.64	35 002.39	384.11	2 427.14	25 336.80
县属	28 544.02	26 500.21	332.34	1 711.47	19 605.95
中医综合医院合计	**24 752.32**	**18 418.07**	**2 568.63**	**3 765.61**	**17 620.68**
部属	146 608.50	97 095.50	11 746.25	37 766.75	273 786.00
省属	194 062.10	139 053.75	21 159.06	33 849.29	63 109.10
地级市属	45 161.63	33 001.49	4 756.02	7 404.12	35 006.67
县级市属	21 139.79	16 270.82	2 077.25	2 791.72	15 897.32
县属	12 883.43	9 753.61	1 344.83	1 785.00	10 755.79

2017 年全国卫生计生部门综合医院、政府办中医综合医院院均财政补助收入情况 单位：千元

	财政补助收入	其中：		
		基本支出	项目支出	
			小计	基本建设资金
综合医院合计	**32 276.75**	**17 937.00**	**14 340.00**	**3 431.00**
部属	201 606.76	109 471.00	92 136.00	26 052.00
省属	106 565.37	52 259.00	54 307.00	4 522.00
地级市属	50 310.03	25 983.00	24 327.00	5 912.00
县级市属	23 479.59	13 900.00	9 580.00	2 770.00
县属	17 525.67	11 067.00	6 459.00	2 198.00
中医综合医院合计	**16 068.72**	**8 075.37**	**7 993.35**	**2 178.97**
部属	118 561.25	73 620.00	44 941.25	2 500.00
省属	76 782.63	35 343.71	41 438.92	2 525.73
地级市属	30 333.64	14 609.20	15 724.45	2 966.59
县级市属	13 912.11	7 361.66	6 550.45	1 847.38
县属	10 139.99	5 174.95	4 965.04	2 118.97

2017年全国卫生计生部门综合医院、政府办中医综合医院院均总支出情况（一） 单位：千元

	总费用/支出	其中：				
		医疗业务成本	财政项目补助支出	科教项目支出	管理费用	其他支出
综合医院合计	**379 614.69**	**322 886.76**	**13 836.16**	**1 202.87**	**38 448.76**	**3 240.13**
部属	4 544 441.40	3 968 805.36	83 821.36	73 635.24	381 945.36	36 234.08
省属	1 686 492.07	1 475 697.78	54 732.90	8 928.30	134 379.52	12 753.57
地级市属	616 903.46	523 256.36	24 769.76	1 120.61	63 091.29	4 665.44
县级市属	218 904.51	182 585.58	8 941.49	145.35	25 084.27	2 147.82
县属	150 947.74	125 106.11	5 545.34	65.78	18 595.17	1 635.34
中医综合医院合计	**144 786.63**	**119 115.95**	**7 549.04**	**513.80**	**16 243.85**	**1 364.00**
部属	1 663 327.25	1 443 250.75	50 785.50	33 843.25	131 237.75	4 210.00
省属	1 128 122.62	959 395.71	39 475.94	8 558.27	109 517.12	11 175.58
地级市属	278 472.64	229 283.74	14 418.33	1 474.98	31 858.04	1 437.54
县级市属	123 532.69	102 109.28	6 068.09	38.83	14 225.65	1 090.85
县属	68 970.77	54 753.65	4 826.12	15.61	8 344.19	1 031.20

2017年全国卫生计生部门综合医院、政府办中医综合医院院均总支出情况（二） 单位：千元

	总费用/支出	总费用/支出中：			
		人员经费	卫生材料费	药品费	
				小计	基本药物支出
综合医院合计	**379 614.69**	**124 275.77**	**68 144.64**	**114 283.67**	**24 954.71**
部属	4 544 441.40	1 373 264.16	1 025 874.44	1 451 205.24	115 251.24
省属	1 686 492.07	514 486.12	371 497.64	525 101.40	80 843.13
地级市属	616 903.46	201 616.41	109 903.04	186 524.14	38 994.36
县级市属	218 904.51	77 201.69	32 502.70	63 575.86	18 964.29
县属	150 947.74	51 745.29	20 889.24	43 418.74	13 606.49
中医综合医院合计	**144 786.63**	**49 177.94**	**16 551.34**	**49 069.03**	**11 897.87**
部属	1 663 327.25	429 217.00	200 393.25	846 400.25	159 733.25
省属	1 128 122.62	356 089.06	137 329.27	455 238.54	42 748.31
地级市属	278 472.64	96 798.32	32 867.03	93 133.23	21 680.48
县级市属	123 532.69	43 310.08	14 337.54	39 229.93	11 242.49
县属	68 970.77	23 810.37	7 068.52	20 800.19	7 617.62

2017 年全国卫生计生部门综合医院、政府办中医综合医院门诊患者负担情况

单位：元

	门诊病人次均诊疗费用	内：挂号费	药费	检查费	治疗费
综合医院合计	**257.40**	**1.40**	**106.70**	**55.60**	**25.80**
部属	476.10	2.30	220.70	80.80	42.40
省属	362.30	2.80	157.20	69.20	35.30
地级市属	267.30	1.10	111.80	58.00	26.70
县级市属	205.20	0.90	81.40	46.30	21.20
县属	183.20	1.30	69.20	48.00	19.40
中医综合医院合计	**228.26**	**1.78**	**127.31**	**32.78**	**23.86**
部属	607.63	2.00	444.96	27.17	29.09
省属	341.73	4.84	218.67	30.81	31.36
地级市属	243.75	1.33	136.06	33.11	27.76
县级市属	196.75	1.17	99.68	33.34	22.91
县属	159.98	1.09	77.40	33.34	16.55

2017 年全国卫生计生部门综合医院、政府办中医综合医院住院患者负担情况

单位：元

	住院病人人均住院费用	内：床位费	药费	检查费	治疗费	手术费	出院者日均住院费用
综合医院合计	**9 735.40**	**348.20**	**2 986.10**	**894.90**	**1 204.60**	**684.00**	**1 142.30**
部属	22 977.30	629.80	6 837.20	1 702.70	2 125.80	1 943.40	2 718.80
省属	17 587.90	494.40	5 505.90	1 476.40	1 786.60	1 276.50	1 890.40
地级市属	11 594.90	403.00	3 546.70	1 145.70	1 491.90	771.20	1 221.40
县级市属	7 115.00	312.40	2 165.50	672.10	972.60	511.60	866.70
县属	5 115.40	229.40	1 559.40	481.10	751.90	343.40	685.10
中医综合医院合计	**7 090.67**	**313.58**	**2 330.20**	**594.95**	**1 296.11**	**400.71**	**744.61**
部属	22 871.24	678.43	7 713.50	1 434.52	2 131.45	397.77	1 875.13
省属	13 631.17	524.52	4 824.93	1 163.99	2 301.97	630.24	1 166.36
地级市属	9 476.81	426.70	2 998.65	801.22	1 852.11	524.64	847.85
县级市属	6 623.30	301.24	2 140.68	561.39	1 191.16	409.93	715.05
县属	4 651.34	216.47	1 531.38	383.21	860.45	283.77	555.55

2017 年全国卫生计生部门综合医院、政府办中医综合医院医师工作效率

	医师人均全年担负		医师人均每日担负		医师人均年业务收入（元）
	诊疗人次（人次）	住院床日（日）	诊疗人次（人次）	住院床日（日）	
综合医院合计	**1 938.70**	**946.40**	**7.80**	**2.60**	**1 564 132.20**
部属	2 610.10	874.70	10.40	2.40	3 602 969.30
省属	2 044.00	920.40	8.20	2.50	2 469 550.00
地级市属	1 882.10	918.90	7.50	2.50	1 613 154.20
县级市属	2 033.00	883.70	8.10	2.40	1 169 378.10
县属	1 767.40	1 077.30	7.10	3.00	1 045 333.50
中医综合医院合计	**1 922.16**	**876.90**	**7.66**	**2.40**	**1 104 852.27**
部属	4 086.97	524.66	16.28	1.44	3 520 863.61
省属	2 824.91	920.37	11.25	2.52	2 081 391.16
地级市属	2 021.05	827.86	8.05	2.27	1 210 062.36
县级市属	1 872.15	824.62	7.46	2.26	971 798.14
县属	1 566.85	948.28	6.24	2.60	781 911.79

2017 年中医类医院分科床位、门急诊人次、出院人数

科室名称	实有床位（张）	门急诊人次（人次）	出院人数（人）	构成（%）		
				实有床位	门急诊人次	出院人数
总计	**951 356**	**588 531 480**	**28 160 546**	**100.00**	**100.00**	**100.00**
预防保健科	595	6 040 243	11 570	0.06	1.03	0.04
内科	316 785	183 731 120	9 895 336	33.30	31.22	35.14
外科	132 997	37 763 462	3 887 612	13.98	6.42	13.81
儿科	43 093	43 257 304	1 868 846	4.53	7.35	6.64
妇产科	69 939	51 350 071	2 625 726	7.35	8.73	9.32
眼科	12 339	12 040 059	472 014	1.30	2.05	1.68
耳鼻咽喉科	10 335	14 627 703	360 611	1.09	2.49	1.28
口腔科	1 405	12 416 552	26 250	0.15	2.11	0.09
皮肤科	8 228	24 287 578	202 099	0.86	4.13	0.72
肿瘤科	26 880	6 171 947	717 561	2.83	1.05	2.55
急诊医学科	13 322	37 080 589	433 366	1.40	6.30	1.54
康复医学科	41 891	9 701 875	848 145	4.40	1.65	3.01
骨伤科	127 398	43 230 732	3 258 913	13.39	7.35	11.57
肛肠科	29 701	6 518 612	779 839	3.12	1.11	2.77
针灸科	43 186	23 714 566	1 127 784	4.54	4.03	4.00
推拿科	13 465	10 461 564	318 717	1.42	1.78	1.13
蒙医学科	2 473	1 329 324	57 489	0.26	0.23	0.20
藏医学科	2 036	802 491	27 047	0.21	0.14	0.10
维吾尔医学科	1 345	139 677	28 196	0.14	0.02	0.10
傣医学科	25	5 970	826	0.00	0.00	0.00
彝医学科	0	45 438	0	0.00	0.01	0.00
其他民族医学科	2 139	1 829 492	42 421	0.22	0.31	0.15
中西医结合科	13 052	9 174 140	269 796	1.37	1.56	0.96
老年病科	16 512	5 508 709	423 264	1.74	0.94	1.50
其他	22 215	47 302 262	477 118	2.34	8.04	1.69

2017 年中医医院分科床位、门急诊人次、出院人数

科室名称	实有床位（张）	门急诊人次（人次）	出院人数（人）	构成（%）		
				实有床位	门急诊人次	出院人数
总计	**818 216**	**515 569 627**	**24 818 618**	**100.00**	**100.00**	**100.00**
预防保健科	338	5 259 236	7 967	0.04	1.02	0.03
内科	271 129	160 928 258	8 681 518	33.14	31.21	34.98
外科	112 300	31 557 543	3 375 701	13.72	6.12	13.60
儿科	38 890	38 763 538	1 722 179	4.75	7.52	6.94
妇产科	58 548	45 037 036	2 276 860	7.16	8.74	9.17
眼科	10 657	10 402 154	411 100	1.30	2.02	1.66
耳鼻咽喉科	9 034	12 917 245	320 136	1.10	2.51	1.29
口腔科	1 149	10 511 910	19 792	0.14	2.04	0.08
皮肤科	6 200	21 199 551	155 071	0.76	4.11	0.62
肿瘤科	23 400	5 650 060	642 929	2.86	1.10	2.59
急诊医学科	11 674	33 436 663	385 613	1.43	6.49	1.55
康复医学科	35 631	8 100 709	733 606	4.35	1.57	2.96
骨伤科	116 476	39 703 170	2 980 893	14.24	7.70	12.01
肛肠科	27 250	5 966 617	713 005	3.33	1.16	2.87
针灸科	41 107	22 322 360	1 083 179	5.02	4.33	4.36
推拿科	12 494	9 710 013	297 613	1.53	1.88	1.20
蒙医学科	328	125 544	5 552	0.04	0.02	0.02
藏医学科	2	10 882	0	0.00	0.00	0.00
维吾尔医学科	43	14 692	1 703	0.01	0.00	0.01
傣医学科	0	3 313	0	0.00	0.00	0.00
彝医学科	0	45 438	0	0.00	0.01	0.00
其他民族医学科	856	1 086 652	22 165	0.10	0.21	0.09
中西医结合科	9 648	7 683 048	213 989	1.18	1.49	0.86
老年病科	14 401	5 036 096	386 696	1.76	0.98	1.56
其他	16 661	40 097 899	381 351	2.04	7.78	1.54

2017 年中西医结合医院分科床位、门急诊人次、出院人数

科室名称	实有床位（张）	门急诊人次（人次）	出院人数（人）	构成（%）		
				实有床位	门急诊人次	出院人数
总计	**99 680**	**61 877 841**	**2 599 168**	**100.00**	**100.00**	**100.00**
预防保健科	140	689 795	2 098	0.14	1.11	0.08
内科	36 207	19 774 479	972 038	36.32	31.96	37.40
外科	16 527	5 444 767	421 423	16.58	8.80	16.21
儿科	3 299	4 202 650	129 351	3.31	6.79	4.98
妇产科	8 207	5 536 975	273 328	8.23	8.95	10.52
眼科	1 492	1 461 445	56 255	1.50	2.36	2.16
耳鼻咽喉科	1 162	1 589 832	37 915	1.17	2.57	1.46
口腔科	244	1 698 583	6 337	0.24	2.75	0.24
皮肤科	773	2 655 788	17 117	0.78	4.29	0.66
肿瘤科	3 190	449 514	67 511	3.20	0.73	2.60
急诊医学科	948	3 044 578	25 107	0.95	4.92	0.97
康复医学科	4 260	1 327 548	73 346	4.27	2.15	2.82
骨伤科	9 343	3 212 859	245 291	9.37	5.19	9.44
肛肠科	2 132	506 226	61 059	2.14	0.82	2.35
针灸科	1 264	1 098 901	27 716	1.27	1.78	1.07
推拿科	669	683 771	16 301	0.67	1.11	0.63
蒙医学科	0	0	0	0.00	0.00	0.00
藏医学科	14	2 715	289	0.01	0.00	0.01
维吾尔医学科	0	0	0	0.00	0.00	0.00
傣医学科	0	0	0	0.00	0.00	0.00
彝医学科	0	0	0	0.00	0.00	0.00
其他民族医学科	100	42 413	1 329	0.10	0.07	0.05
中西医结合科	3 002	1 294 585	50 978	3.01	2.09	1.96
老年病科	1 824	430 752	31 775	1.83	0.70	1.22
其他	4 883	6 729 665	82 604	4.90	10.88	3.18

2017年民族医医院分科床位、门急诊人次、出院人数

科室名称	实有床位（张）	门急诊人次（人次）	出院人数（人）	构成（%）		
				实有床位	门急诊人次	出院人数
总计	**33 460**	**11 084 012**	**742 760**	**100.00**	**100.00**	**100.00**
预防保健科	117	91 212	1 505	0.35	0.82	0.20
内科	9 449	3 028 383	241 780	28.24	27.32	32.55
外科	4 170	761 152	90 488	12.46	6.87	12.18
儿科	904	291 116	17 316	2.70	2.63	2.33
妇产科	3 184	776 060	75 538	9.52	7.00	10.17
眼科	190	176 460	4 659	0.57	1.59	0.63
耳鼻咽喉科	139	120 626	2 560	0.42	1.09	0.34
口腔科	12	206 059	121	0.04	1.86	0.02
皮肤科	1 255	432 239	29 911	3.75	3.90	4.03
肿瘤科	290	72 373	7 121	0.87	0.65	0.96
急诊医学科	700	599 348	22 646	2.09	5.41	3.05
康复医学科	2 000	273 618	41 193	5.98	2.47	5.55
骨伤科	1 579	314 703	32 729	4.72	2.84	4.41
肛肠科	319	45 769	5 775	0.95	0.41	0.78
针灸科	815	293 305	16 889	2.44	2.65	2.27
推拿科	302	67 780	4 803	0.90	0.61	0.65
蒙医学科	2 145	1 203 780	51 937	6.41	10.86	6.99
藏医学科	2 020	788 894	26 758	6.04	7.12	3.60
维吾尔医学科	1 302	124 985	26 493	3.89	1.13	3.57
傣医学科	25	2 657	826	0.07	0.02	0.11
彝医学科	0	0	0	0.00	0.00	0.00
其他民族医学科	1 183	700 427	18 927	3.54	6.32	2.55
中西医结合科	402	196 507	4 829	1.20	1.77	0.65
老年病科	287	41 861	4 793	0.86	0.38	0.65
其他	671	474 698	13 163	2.01	4.28	1.77

2017 年政府办中医类医院按地区分院均总收支情况

地区	机构数（个）	总收入（千元）	总支出（千元）
全国总计	**2 577**	**144 466.10**	**142 317.88**
北京市	37	613 150.42	597 261.25
天津市	20	363 579.30	361 920.75
河北省	151	86 975.01	85 389.28
山西省	117	44 410.10	45 385.10
内蒙古自治区	111	61 303.15	62 606.52
辽宁省	71	103 271.87	105 240.39
吉林省	65	98 522.83	93 711.95
黑龙江省	93	77 088.43	76 833.45
上海市	23	652 019.14	661 356.18
江苏省	84	361 300.25	358 953.71
浙江省	94	295 274.81	296 683.90
安徽省	83	141 726.43	134 456.24
福建省	69	131 206.75	127 561.71
江西省	89	103 951.58	100 931.11
山东省	124	191 417.32	191 796.47
河南省	145	114 661.51	110 894.30
湖北省	89	157 715.17	155 352.15
湖南省	114	142 157.85	142 934.83
广东省	132	274 528.63	272 504.90
广西壮族自治区	100	124 398.30	121 562.98
海南省	16	113 706.75	116 685.50
重庆市	45	211 564.31	204 993.89
四川省	192	121 863.53	117 705.53
贵州省	65	108 113.86	103 456.40
云南省	104	83 624.93	83 754.02
西藏自治区	20	32 610.00	30 780.80
陕西省	110	80 959.76	78 101.57
甘肃省	86	66 770.64	68 188.53
青海省	40	40 106.83	35 293.85
宁夏回族自治区	18	84 622.50	61 797.56
新疆维吾尔自治区	70	95 150.74	89 505.83

2017 年政府办中医类医院按地区分院均总收入情况（一）

地区	总收入（千元）	其中：			
		医疗收入	财政补助收入	科教项目收入	其他收入
全国总计	**144 466.10**	**124 347.59**	**16 636.98**	**478.79**	**3 002.74**
北京市	613 150.42	509 878.75	87 022.53	8 244.75	8 004.39
天津市	363 579.30	311 765.85	40 548.55	3 161.75	8 103.15
河北省	86 975.01	78 912.21	7 085.45	47.54	929.81
山西省	44 410.10	35 146.32	8 589.08	41.29	633.42
内蒙古自治区	61 303.15	42 389.79	18 396.65	21.63	495.08
辽宁省	103 271.87	94 965.55	6 552.58	810.04	943.70
吉林省	98 522.83	69 348.97	26 955.25	219.03	1 999.58
黑龙江省	77 088.43	63 848.10	12 226.23	112.61	901.50
上海市	652 019.14	560 145.64	58 390.27	10 718.00	22 765.23
江苏省	361 300.25	318 868.14	31 255.18	778.08	10 398.85
浙江省	295 274.81	254 457.60	30 584.63	259.53	9 973.06
安徽省	141 726.43	118 493.83	14 615.89	102.06	8 514.65
福建省	131 206.75	116 430.70	12 876.41	256.01	1 643.64
江西省	103 951.58	91 674.44	10 826.26	49.78	1 401.09
山东省	191 417.32	173 775.02	14 105.46	97.74	3 439.09
河南省	114 661.51	102 077.17	10 220.24	412.86	1 951.24
湖北省	157 715.17	141 613.03	13 646.76	67.03	2 388.34
湖南省	142 157.85	129 005.22	9 371.76	193.58	3 587.29
广东省	274 528.63	241 638.00	27 944.57	1 012.16	3 933.90
广西壮族自治区	124 398.30	108 425.44	13 833.46	144.13	1 995.26
海南省	113 706.75	90 118.81	22 847.44	95.69	644.81
重庆市	211 564.31	182 752.04	23 753.71	198.69	4 859.87
四川省	121 863.53	108 100.60	11 769.22	229.13	1 764.57
贵州省	108 113.86	87 738.63	17 834.57	17.86	2 522.80
云南省	83 624.93	65 654.71	15 462.30	338.20	2 169.72
西藏自治区	32 610.00	16 890.55	14 665.50	418.90	635.05
陕西省	80 959.76	67 919.83	11 628.35	325.65	1 085.93
甘肃省	66 770.64	53 076.71	12 701.65	95.70	896.58
青海省	40 106.83	26 098.20	12 389.75	451.10	1 167.78
宁夏回族自治区	84 622.50	60 482.06	22 852.22	96.06	1 192.17
新疆维吾尔自治区	95 150.74	77 704.76	14 403.03	72.51	2 970.44

2017 年政府办中医类医院按地区分院均总收入情况（二）

地区	总收入（千元）	总收入中：		
		城镇职工基本医疗保险	城镇居民基本医疗保险	新型农村合作医疗补偿收入
全国总计	**144 466.10**	**28 549.98**	**10 427.86**	**9 737.42**
北京市	613 150.42	255 741.47	8 581.14	12 405.06
天津市	363 579.30	106 216.05	19 751.05	4.40
河北省	86 975.01	3 793.93	6 511.54	1 845.00
山西省	44 410.10	8 972.65	799.76	3 840.88
内蒙古自治区	61 303.15	4 673.69	2 719.05	3 752.76
辽宁省	103 271.87	27 763.83	3 277.94	13 390.32
吉林省	98 522.83	14 481.77	4 866.56	9 606.55
黑龙江省	77 088.43	13 570.48	3 200.04	7 605.48
上海市	652 019.14	242 684.86	18 205.41	0.00
江苏省	361 300.25	99 047.29	18 352.65	23 774.58
浙江省	295 274.81	61 065.65	30 411.24	12 787.57
安徽省	141 726.43	11 065.60	6 817.16	19 923.29
福建省	131 206.75	28 856.22	4 952.54	10 330.10
江西省	103 951.58	8 123.93	9 285.03	8 315.24
山东省	191 417.32	19 916.71	27 964.45	1 583.81
河南省	114 661.51	9 804.16	5 044.84	20 019.43
湖北省	157 715.17	34 920.81	7 251.02	22 084.65
湖南省	142 157.85	22 187.46	15 114.45	14 587.53
广东省	274 528.63	68 936.29	35 319.10	2 913.29
广西壮族自治区	124 398.30	15 425.55	5 936.58	11 941.78
海南省	113 706.75	20 976.88	2 963.88	8 552.81
重庆市	211 564.31	60 136.02	31 226.18	779.09
四川省	121 863.53	19 323.84	12 829.48	7 892.22
贵州省	108 113.86	12 624.15	796.46	13 790.65
云南省	83 624.93	13 268.70	8 126.05	9 465.90
西藏自治区	32 610.00	2 771.10	1 146.80	311.85
陕西省	80 959.76	11 009.47	3 940.71	14 690.89
甘肃省	66 770.64	4 800.01	2 001.29	10 827.09
青海省	40 106.83	1 247.68	1 431.60	2 852.88
宁夏回族自治区	84 622.50	6 847.44	8 786.39	0.00
新疆维吾尔自治区	95 150.74	28 004.31	1 943.69	4 286.36

2017年政府办中医类医院按地区分院均医疗收入情况

地区	医疗收入（千元）	其中：		门诊和住院药品收入中：基本药物收入（千元）
		门诊收入	住院收入	
全国总计	**124 347.59**	**50 060.22**	**7 4287.37**	**16 856.27**
北京市	509 878.75	350 306.67	159 572.08	82 918.22
天津市	311 765.85	171 394.40	140 371.45	38 400.50
河北省	78 912.21	26 497.52	52 414.69	10 013.17
山西省	35 146.32	13 953.43	21 192.90	4 680.23
内蒙古自治区	42 389.79	16 536.94	25 852.85	6 706.50
辽宁省	94 965.55	36 846.36	58 119.19	11 530.16
吉林省	69 348.97	31 245.09	38 103.88	6 405.83
黑龙江省	63 848.10	26 478.24	37 369.86	5 306.59
上海市	560 145.64	334 290.41	225 855.23	91 335.05
江苏省	318 868.14	141 264.02	177 604.12	41 199.82
浙江省	254 457.60	126 130.30	128 327.29	45 407.30
安徽省	118 493.83	38 725.26	79 768.57	22 501.00
福建省	116 430.70	52 891.74	63 538.96	9 826.16
江西省	91 674.44	29 625.44	62 049.00	15 495.10
山东省	173 775.02	57 197.81	116 577.21	21 421.08
河南省	102 077.17	34 300.56	67 776.61	14 775.91
湖北省	141 613.03	49 518.24	92 094.80	18 850.98
湖南省	129 005.22	35 841.50	93 163.72	14 959.31
广东省	241 638.00	102 415.17	139 222.83	28 619.61
广西壮族自治区	108 425.44	34 086.41	74 339.03	10 442.16
海南省	90 118.81	32 352.38	57 766.44	8 071.88
重庆市	182 752.04	68 932.18	113 819.87	36 993.71
四川省	108 100.60	32 930.83	75 169.78	14 787.51
贵州省	87 738.63	28 351.74	59 386.89	6 408.11
云南省	65 654.71	21 845.53	43 809.18	8 275.68
西藏自治区	16 890.55	9 032.60	7 857.95	3 211.40
陕西省	67 919.83	21 960.22	45 959.61	9 989.11
甘肃省	53 076.71	16 562.72	36 513.99	9 839.90
青海省	26 098.20	9 734.13	16 364.08	3 068.50
宁夏回族自治区	60 482.06	27 632.72	32 849.33	8 537.22
新疆维吾尔自治区	77 704.76	21 746.71	55 958.04	5 120.11

2017年政府办中医类医院按地区分院均财政补助收入情况

地区	财政补助收入（千元）	其中：		
		基本支出	项目支出	
			小计	其中：基本建设资金
全国总计	**16 636.98**	**8 539.62**	**8 097.36**	**2 020.30**
北京市	87 022.53	46 598.83	40 423.69	5 285.44
天津市	40 548.55	19 641.40	20 907.15	0.00
河北省	7 085.45	2 880.47	4 204.98	833.43
山西省	8 589.08	5 317.55	3 271.53	690.41
内蒙古自治区	18 396.65	11 638.60	6 758.05	1 966.34
辽宁省	6 552.58	2 835.32	3 717.26	211.10
吉林省	26 955.25	13 063.27	13 891.98	1 097.05
黑龙江省	12 226.23	8 635.26	3 590.97	1 228.11
上海市	58 390.27	38 138.59	20 251.68	1 966.14
江苏省	31 255.18	11 477.20	19 777.98	3 134.74
浙江省	30 584.63	15 145.28	15 439.35	6 547.33
安徽省	14 615.89	6 496.00	8 119.89	2 107.49
福建省	12 876.41	5 525.97	7 350.43	1 818.38
江西省	10 826.26	7 981.92	2 844.34	1 412.25
山东省	14 105.46	7 229.93	6 875.54	1 555.87
河南省	10 220.24	4 101.31	6 118.93	2 433.73
湖北省	13 646.76	7 788.84	5 857.92	1 948.54
湖南省	9 371.76	4 816.63	4 555.13	1 475.95
广东省	27 944.57	10 847.57	17 097.00	2 979.16
广西壮族自治区	13 833.46	3 654.38	10 179.08	3 880.75
海南省	22 847.44	8 052.00	14 795.44	500.63
重庆市	23 753.71	8 299.93	15 453.78	3 912.98
四川省	11 769.22	4 646.89	7 122.33	2 405.91
贵州省	17 834.57	11 107.25	6 727.32	1 892.05
云南省	15 462.30	9 122.45	6 339.85	2 235.97
西藏自治区	14 665.50	12 369.40	2 296.10	750.00
陕西省	11 628.35	8 243.14	3 385.21	444.53
甘肃省	12 701.65	8 701.00	4 000.65	1 429.79
青海省	12 389.75	9 608.50	2 781.25	991.03
宁夏回族自治区	22 852.22	9 313.56	13 538.67	5 054.72
新疆维吾尔自治区	14 403.03	11 515.39	2 887.64	1 080.51

2017年政府办中医类医院按地区分院均门诊收入情况

地区	门诊收入（千元）	内：检查收入	化验收入	药品收入	药事服务费收入
全国总计	**50 060.22**	**7 171.83**	**3 823.72**	**27 621.17**	**55.14**
北京市	350 306.67	21 952.14	23 670.03	234 603.81	0.00
天津市	171 394.40	9 233.00	10 531.05	102 871.55	105.50
河北省	26 497.52	5 327.25	2 164.83	13 775.94	2.64
山西省	13 953.43	1 851.33	896.41	8 325.14	15.16
内蒙古自治区	16 536.94	3 005.04	1 508.15	8 179.58	21.79
辽宁省	36 846.36	5 186.12	1 974.96	23 104.04	43.43
吉林省	31 245.09	5 069.45	2 193.13	15 982.03	0.00
黑龙江省	26 478.24	4 465.53	1 766.70	14 215.36	103.80
上海市	334 290.41	22 683.82	27 856.82	211 022.95	0.00
江苏省	141 264.02	19 334.12	11 104.86	74 258.37	115.35
浙江省	126 130.30	13 016.38	11 399.71	73 233.80	79.16
安徽省	38 725.26	7 749.34	3 015.73	20 001.18	65.88
福建省	52 891.74	10 311.90	5 438.07	23 514.71	6.72
江西省	29 625.44	5 326.98	2 359.14	15 880.61	11.58
山东省	57 197.81	10 942.39	4 669.80	30 190.99	69.55
河南省	34 300.56	6 583.39	2 430.10	18 734.10	38.83
湖北省	49 518.24	6 656.67	3 404.35	27 348.48	48.10
湖南省	35 841.50	7 300.35	2 315.28	17 748.67	42.22
广东省	102 415.17	14 576.25	8 319.93	55 210.26	35.02
广西壮族自治区	34 086.41	6 166.09	2 805.34	16 498.45	3.88
海南省	32 352.38	4 548.19	3 115.19	16 813.19	24.81
重庆市	68 932.18	10 193.47	3 990.91	37 022.22	973.07
四川省	32 930.83	6 337.56	2 532.11	15 228.82	23.22
贵州省	28 351.74	5 900.60	2 064.83	11 784.95	173.82
云南省	21 845.53	3 435.52	1 568.46	12 214.83	9.74
西藏自治区	9 032.60	534.25	322.80	6 573.60	0.25
陕西省	21 960.22	4 270.84	1 649.73	11 343.04	34.43
甘肃省	16 562.72	3 406.16	999.44	8 718.15	32.74
青海省	9 734.13	940.38	765.65	4 873.03	11.75
宁夏回族自治区	27 632.72	3 535.11	1 647.28	16 204.50	16.28
新疆维吾尔自治区	21 746.71	3 538.21	1 303.97	13 768.80	16.74

2017年政府办中医类医院按地区分院均住院收入情况

地区	住院收入（千元）	内：床位收入	检查收入	化验收入	手术收入	药品收入	药事服务费收入
全国总计	**7 4287.37**	**3 258.15**	**6 185.42**	**8 386.98**	**4 204.08**	**24 096.06**	**84.60**
北京市	159 572.08	6 249.17	12 308.31	19 857.00	2 867.72	52 875.42	0.00
天津市	140 371.45	9 294.45	7 213.35	18 575.45	6 387.35	44 280.30	91.70
河北省	52 414.69	2 293.78	5 029.58	5 730.75	2 315.79	20 071.43	1.35
山西省	21 192.90	766.10	2 004.48	2 458.31	857.59	7 102.31	12.30
内蒙古自治区	25 852.85	1 413.55	2 279.62	2 580.34	1 469.42	9 445.76	16.08
辽宁省	58 119.19	2 876.06	5 575.30	7 624.06	2 250.32	20 374.61	0.13
吉林省	38 103.88	2 177.33	2 745.58	3 614.22	1 676.70	14 571.56	0.03
黑龙江省	37 369.86	2 003.20	2 452.04	3 103.63	1 093.71	16 658.23	50.88
上海市	225 855.23	9 940.23	14 142.05	37 344.36	12 836.23	85 094.91	0.00
江苏省	177 604.12	8 363.89	13 483.31	20 806.67	9 433.50	66 134.24	60.68
浙江省	128 327.29	6 000.02	7 738.09	16 433.35	7 650.30	44 775.98	10.74
安徽省	79 768.57	4 216.87	6 803.44	8 694.30	4 409.60	25 122.28	13.30
福建省	63 538.96	2 891.38	6 135.59	6 521.59	5 421.12	14 501.38	1.59
江西省	62 049.00	2 295.42	3 913.45	6 563.68	4 545.48	23 042.20	44.52
山东省	116 577.21	5 829.19	8 951.85	10 841.69	8 602.64	37 850.21	25.96
河南省	67 776.61	2 460.70	6 082.18	6 094.06	3 993.63	23 554.72	62.47
湖北省	92 094.80	3 909.40	7 957.58	11 501.30	6 326.31	27 613.44	7.67
湖南省	93 163.72	4 050.68	6 811.68	10 273.36	6 079.85	29 522.18	116.74
广东省	139 222.83	6 039.83	12 308.03	15 055.17	10 169.88	35 743.15	17.89
广西壮族自治区	74 339.03	2 284.62	7 030.66	9 784.22	3 454.94	21 567.93	0.95
海南省	57 766.44	2 175.00	4 294.94	7 728.06	2 509.06	18 498.06	12.69
重庆市	113 819.87	5 403.89	10 267.02	12 492.80	4 524.36	37 963.96	2 653.40
四川省	75 169.78	2 916.81	7 022.16	8 018.08	3 932.53	22 028.60	12.74
贵州省	59 386.89	1 966.74	5 888.95	6 129.98	3 291.40	15 875.74	49.94
云南省	43 809.18	1 880.08	4 103.47	5 129.54	1 823.00	12 864.97	15.99
西藏自治区	7 857.95	806.80	380.10	597.10	232.10	2 428.10	201.90
陕西省	45 959.61	2 155.17	4 445.69	5 120.73	3 056.92	15 642.21	2.21
甘肃省	36 513.99	1 314.22	3 216.19	4 076.72	2 234.65	12 681.33	296.69
青海省	16 364.08	1 012.15	1 377.55	3 043.50	538.25	5 846.93	7.88
宁夏回族自治区	32 849.33	1 408.83	2 506.72	4 211.22	973.89	11 732.94	23.83
新疆维吾尔自治区	55 958.04	1 781.93	6 372.61	7 329.57	2 056.31	14 259.46	112.64

2017年政府办中医类医院按地区分院均药品收入情况（一）

地区	门诊收入中的药品收入（千元）	其中：		
		西药收入	中草药收入	中成药收入
全国总计	**27 621.17**	**10 610.38**	**10 716.65**	**6 294.14**
北京市	234 603.81	67 986.14	96 040.53	70 577.14
天津市	102 871.55	37 840.05	45 153.25	19 878.25
河北省	13 775.94	5 593.29	5 423.07	2 759.58
山西省	8 325.14	2 857.88	4 334.68	1 132.58
内蒙古自治区	8 179.58	3 175.49	3 620.43	1 383.66
辽宁省	23 104.04	5 723.91	10 110.22	7 269.91
吉林省	15 982.03	4 963.55	8 145.00	2 873.48
黑龙江省	14 215.36	3 068.54	7 576.90	3 569.91
上海市	211 022.95	61 945.59	102 159.36	46 918.00
江苏省	74 258.37	34 593.67	22 501.46	17 163.24
浙江省	73 233.80	32 917.39	29 837.00	10 479.40
安徽省	20 001.18	9 507.79	6 896.52	3 596.87
福建省	23 514.71	12 915.23	6 801.16	3 798.32
江西省	15 880.61	6 449.48	6 017.85	3 413.28
山东省	30 190.99	13 240.62	11 091.05	5 859.32
河南省	18 734.10	6 303.13	7 701.57	4 729.40
湖北省	27 348.48	10 035.69	12 691.54	4 621.26
湖南省	17 748.67	5 583.90	7 817.46	4 347.31
广东省	55 210.26	24 464.55	15 994.54	14 751.17
广西壮族自治区	16 498.45	6 754.72	5 927.57	3 816.16
海南省	16 813.19	8 092.81	5 059.75	3 660.63
重庆市	37 022.22	15 464.76	9 977.49	11 579.98
四川省	15 228.82	5 358.78	6 321.06	3 548.97
贵州省	11 784.95	5 245.12	4 660.48	1 879.35
云南省	12 214.83	4 670.27	4 791.64	2 752.92
西藏自治区	6 573.60	829.15	806.95	4 937.50
陕西省	11 343.04	4 451.36	4 436.80	2 454.88
甘肃省	8 718.15	3 690.50	3 011.07	2 016.58
青海省	4 873.03	1 258.63	2 718.88	895.53
宁夏回族自治区	16 204.50	5 418.22	7 069.94	3 716.33
新疆维吾尔自治区	13 768.80	5 731.83	4 390.51	3 646.46

2017 年政府办中医类医院按地区分院均药品收入情况（二）

地区	住院收入中的药品收入（千元）	其中：西药收入	中草药收入	中成药收入
全国总计	**24 096.06**	**18 023.27**	**2 451.97**	**3 620.82**
北京市	52 875.42	37 696.97	5 999.61	9 178.83
天津市	44 280.30	32 159.85	6 101.40	6 019.05
河北省	20 071.43	15 854.34	1 586.46	2 630.63
山西省	7 102.31	4 705.05	1 068.53	1 328.73
内蒙古自治区	9 445.76	6 594.40	1 198.56	1 652.80
辽宁省	20 374.61	13 953.81	2 394.81	4 025.99
吉林省	14 571.56	9 242.48	1 629.89	3 699.19
黑龙江省	16 658.23	11 838.66	1 642.05	3 177.51
上海市	85 094.91	64 460.59	3 434.27	17 200.05
江苏省	66 134.24	54 135.21	3 656.96	8 342.06
浙江省	44 775.98	38 744.35	3 868.48	2 163.15
安徽省	25 122.28	19 218.99	2 487.30	3 415.99
福建省	14 501.38	12 749.78	911.97	839.62
江西省	23 042.20	17 345.44	2 506.05	3 190.72
山东省	37 850.21	29 088.55	3 676.02	5 085.64
河南省	23 554.72	15 805.39	3 387.86	4 361.48
湖北省	27 613.44	20 886.46	3 326.03	3 400.94
湖南省	29 522.18	21 152.79	4 498.49	3 870.90
广东省	35 743.15	26 625.67	2 931.40	6 186.08
广西壮族自治区	21 567.93	15 567.71	2 319.47	3 680.74
海南省	18 498.06	14 054.50	1 597.56	2 846.00
重庆市	37 963.96	29 207.58	3 416.02	5 340.36
四川省	22 028.60	15 132.45	2 709.35	4 186.80
贵州省	15 875.74	12 739.29	1 658.06	1 478.38
云南省	12 864.97	9 155.74	1 100.66	2 608.56
西藏自治区	2 428.10	1 551.80	379.90	496.40
陕西省	15 642.21	12 318.91	1 053.41	2 269.89
甘肃省	12 681.33	9 161.65	1 184.21	2 335.47
青海省	5 846.93	3 691.20	1 012.55	1 143.18
宁夏回族自治区	11 732.94	7 451.44	1 536.33	2 745.17
新疆维吾尔自治区	14 259.46	8 100.99	3 201.57	2 956.90

2017年政府办中医类医院按地区分院均总支出情况（一）

地区	总费用/支出（千元）	其中：医疗业务成本	财政项目补助支出	科教项目支出	管理费用	其他支出
全国总计	**142 317.88**	**116 807.08**	**7 701.96**	**492.34**	**15 921.13**	**1 395.37**
北京市	597 261.25	497 906.64	38 123.06	5 258.39	759.61	2 378.56
天津市	361 920.75	301 085.40	23 103.05	2 223.00	272.53	898.35
河北省	85 389.28	71 747.97	3 576.82	71.47	548.53	766.09
山西省	45 385.10	32 908.63	4 501.03	20.03	265.69	2 087.10
内蒙古自治区	62 606.52	47 233.16	7 107.18	42.43	329.41	617.38
辽宁省	105 240.39	88 637.46	5 072.67	313.29	286.10	685.03
吉林省	93 711.95	70 996.81	5 104.22	314.70	400.35	1 407.39
黑龙江省	76 833.45	61 145.73	3 721.11	102.14	415.18	401.90
上海市	661 356.18	580 027.68	18 672.77	10 480.77	362.84	10 282.95
江苏省	358 953.71	304 287.61	16 201.44	472.57	1 186.33	2 119.60
浙江省	296 683.90	246 269.36	17 252.48	248.06	935.20	6 223.89
安徽省	134 456.24	112 193.78	7 666.63	100.01	431.98	1 114.91
福建省	127 561.71	108 448.81	7 542.49	222.01	292.44	583.20
江西省	100 931.11	84 923.03	3 576.94	35.63	400.01	849.67
山东省	191 796.47	161 131.07	7 046.74	157.13	1 050.65	1 406.61
河南省	110 894.30	91 197.90	5 347.76	137.97	13 007.64	1 203.03
湖北省	155 352.15	126 387.78	7 227.28	87.83	20 567.38	1 081.88
湖南省	142 934.83	115 089.91	3 456.50	141.82	23 026.37	1 220.24
广东省	272 504.90	223 885.48	16 425.37	950.20	30 063.43	1 180.43
广西壮族自治区	121 562.98	96 405.63	9 136.73	72.19	15 186.00	762.43
海南省	116 685.50	89 617.00	13 814.25	12.94	12 614.88	626.44
重庆市	204 993.89	165 867.89	13 136.60	119.33	22 968.29	2 901.78
四川省	117 705.53	98 346.56	6 739.92	103.24	11 499.74	1 016.09
贵州省	103 456.40	82 210.26	5 615.08	11.29	13 929.49	1 690.28
云南省	83 754.02	63 913.92	8 283.52	182.28	10 562.85	811.45
西藏自治区	30 780.80	18 790.30	4 894.30	370.80	4 058.70	2 666.70
陕西省	78 101.57	63 778.64	3 282.27	84.30	10 459.14	497.22
甘肃省	68 188.53	49 626.70	3 813.57	4 305.65	9 358.02	1 084.59
青海省	35 293.85	24 959.33	2 690.05	38.73	6 096.78	1 508.98
宁夏回族自治区	61 797.56	48 086.61	6 016.89	11.61	7 455.56	226.89
新疆维吾尔自治区	89 505.83	72 172.67	2 914.44	92.14	13 073.90	1 252.67

2017年政府办中医类医院按地区分院均总支出情况（二）

地区	总费用/支出（千元）	总费用/支出中：			
		人员经费	卫生材料费	药品费	
				小计	基本药物支出
全国总计	**142 317.88**	**48 495.72**	**16 905.70**	**47 458.82**	**11 452.20**
北京市	597 261.25	178 133.67	64 017.53	260 271.14	64 897.72
天津市	361 920.75	127 618.65	31 918.95	136 616.40	18 386.60
河北省	85 389.28	24 056.61	9 356.58	30 767.51	4 540.87
山西省	45 385.10	13 485.10	3 810.57	14 079.61	2 629.30
内蒙古自治区	62 606.52	22 165.03	5 231.45	16 183.31	5 043.25
辽宁省	105 240.39	32 948.23	12 216.23	38 764.29	8 074.48
吉林省	93 711.95	31 781.69	7 955.59	27 668.72	3 388.14
黑龙江省	76 833.45	22 352.30	6 303.68	27 411.83	2 750.48
上海市	661 356.18	215 905.32	75 461.27	272 499.00	39 207.91
江苏省	358 953.71	116 759.19	47 924.39	132 802.56	32 335.21
浙江省	296 683.90	111 067.64	33 324.97	99 990.20	23 953.11
安徽省	134 456.24	47 891.95	15 737.88	42 843.61	14 697.34
福建省	127 561.71	47 152.23	20 922.74	35 688.14	7 348.55
江西省	100 931.11	33 850.72	12 972.34	34 802.28	10 526.89
山东省	191 796.47	63 785.06	23 125.52	65 056.64	12 924.08
河南省	110 894.30	34 079.63	13 605.27	38 582.89	8 244.30
湖北省	155 352.15	55 056.13	18 038.87	51 297.35	11 523.46
湖南省	142 934.83	50 378.50	16 946.92	41 611.24	9 197.01
广东省	272 504.90	93 912.40	39 919.21	85 493.94	27 536.32
广西壮族自治区	121 562.98	43 532.86	16 602.98	35 812.10	8 808.55
海南省	116 685.50	40 076.25	12 657.50	32 900.75	2 577.88
重庆市	204 993.89	71 666.02	21 270.16	70 206.00	29 877.27
四川省	117 705.53	41 932.97	16 596.40	35 233.04	12 080.01
贵州省	103 456.40	42 273.83	11 425.63	26 374.57	3 980.40
云南省	83 754.02	31 681.62	7 309.49	23 934.39	6 608.35
西藏自治区	30 780.80	15 053.50	919.35	6 578.15	1 580.65
陕西省	78 101.57	27 922.57	8 216.66	26 374.17	9 437.30
甘肃省	68 188.53	21 765.45	6 118.44	18 680.34	4 951.33
青海省	35 293.85	15 464.33	2 863.88	6 183.85	624.05
宁夏回族自治区	61 797.56	21 596.33	4 174.28	20 832.78	4 882.72
新疆维吾尔自治区	89 505.83	34 128.33	11 268.56	24 002.81	1 978.17

2017年政府办中医类医院按地区分院均总支出情况（三）

地区	人员经费（千元）	其中：			
		基本工资	津贴补贴	奖金	绩效工资
全国总计	**48 495.72**	**9 094.81**	**3 098.19**	**5 447.26**	**13 133.56**
北京市	178 133.67	15 863.44	10 676.75	10 387.50	63 217.72
天津市	127 618.65	16 838.50	4 357.75	3 279.25	49 953.75
河北省	24 056.61	7 196.51	930.46	1 780.06	6 185.99
山西省	13 485.10	3 930.89	483.61	1 247.92	3 294.39
内蒙古自治区	22 165.03	5 987.99	3 011.06	1 996.34	4 913.29
辽宁省	32 948.23	8 702.17	3 710.57	340.91	5 959.49
吉林省	31 781.69	9 553.45	1 875.08	682.55	8 029.06
黑龙江省	22 352.30	6 310.22	3 235.18	849.23	2 050.99
上海市	215 905.32	24 236.32	8 372.09	88 893.27	14 708.14
江苏省	116 759.19	17 223.77	6 075.79	6 870.01	41 398.95
浙江省	111 067.64	14 768.49	708.56	12 957.16	37 866.87
安徽省	47 891.95	10 672.91	3 895.22	10 433.54	7 316.40
福建省	47 152.23	7 630.43	3 431.61	12 366.65	4 897.62
江西省	33 850.72	7 601.15	1 644.01	4 151.64	9 763.53
山东省	63 785.06	14 124.98	6 787.38	2 114.10	11 595.89
河南省	34 079.63	9 615.25	1 971.54	1 017.20	9 935.40
湖北省	55 056.13	11 517.29	3 614.74	4 950.15	19 167.89
湖南省	50 378.50	11 331.11	2 635.96	9 232.24	12 843.61
广东省	93 912.40	12 672.16	8 902.10	16 605.28	17 316.87
广西壮族自治区	43 532.86	10 046.80	1 497.33	4 463.65	12 183.04
海南省	40 076.25	7 816.50	5 800.94	4 328.50	7 769.75
重庆市	71 666.02	8 909.89	871.07	6 342.84	32 646.22
四川省	41 932.97	7 029.29	721.00	3 468.41	18 423.18
贵州省	42 273.83	7 767.97	3 366.46	8 790.28	8 792.37
云南省	31 681.62	7 626.41	3 276.87	859.42	8 906.09
西藏自治区	15 053.50	2 178.90	4 179.10	257.55	2 652.70
陕西省	27 922.57	6 426.31	1 798.92	3 908.41	7 084.57
甘肃省	21 765.45	4 560.23	2 546.71	830.33	5 374.58
青海省	15 464.33	2 894.33	3 476.08	1 014.53	2 755.65
宁夏回族自治区	21 596.33	5 474.89	2 234.94	2 453.72	4 315.39
新疆维吾尔自治区	34 128.33	5 437.10	3 536.80	2 697.46	11 234.17

2017 年政府办中医类医院按地区分院均医疗业务成本及管理费用情况

地区	医疗业务成本（千元）	其中：			管理费用（千元）	
		临床服务成本	医疗技术成本	医疗辅助成本	小计	离退休费
全国总计	**116 807.08**	**64 388.35**	**26 157.30**	**9 154.25**	**15 921.13**	**1 705.79**
北京市	497 906.64	282 787.81	142 391.61	35 277.83	53 594.61	8 296.83
天津市	301 085.40	133 155.60	90 238.05	21 906.80	34 610.95	2 708.30
河北省	71 747.97	34 896.45	10 055.56	9 446.28	9 226.93	160.52
山西省	32 908.63	12 249.88	7 412.95	1 834.50	5 868.31	789.10
内蒙古自治区	47 233.16	21 661.95	9 255.31	4 261.92	7 606.36	1 517.12
辽宁省	88 637.46	48 510.93	15 295.22	3 824.55	10 531.94	1 422.81
吉林省	70 996.81	31 127.30	11 479.66	11 769.17	15 888.83	5 135.34
黑龙江省	61 145.73	30 838.15	14 335.95	6 493.62	11 462.57	2 094.65
上海市	580 027.68	282 498.05	235 102.27	23 225.55	41 892.00	798.23
江苏省	304 287.61	180 506.56	70 832.25	17 913.12	35 872.50	2 269.99
浙江省	246 269.36	137 736.31	62 910.11	16 248.97	26 690.11	1 465.78
安徽省	112 193.78	61 533.37	15 019.80	7 325.51	13 380.90	2 095.62
福建省	108 448.81	57 789.46	43 573.87	5 035.22	10 765.19	510.84
江西省	84 923.03	43 561.16	15 057.78	6 971.49	11 545.84	1 662.70
山东省	161 131.07	94 906.27	27 886.89	10 685.42	22 054.91	1 201.07
河南省	91 197.90	49 119.34	16 444.46	5 511.61	13 007.64	1 312.94
湖北省	126 387.78	71 767.40	29 773.51	17 123.63	20 567.38	4 059.82
湖南省	115 089.91	64 950.73	25 288.39	10 207.98	23 026.37	2 242.60
广东省	223 885.48	129 368.38	36 117.73	15 022.65	30 063.43	5 699.80
广西壮族自治区	96 405.63	62 704.77	17 551.61	7 197.00	15 186.00	1 293.16
海南省	89 617.00	51 061.75	12 552.88	4 491.56	12 614.88	2.00
重庆市	165 867.89	105 404.98	31 851.38	25 412.96	22 968.29	2 101.69
四川省	98 346.56	58 742.43	29 894.31	9 709.82	11 499.74	384.13
贵州省	82 210.26	35 388.80	16 533.69	7 918.40	13 929.49	1 481.05
云南省	63 913.92	42 444.92	11 408.50	3 630.32	10 562.85	510.85
西藏自治区	18 790.30	6 695.00	5 624.70	1 250.05	4 058.70	42.65
陕西省	63 778.64	32 066.61	12 735.62	5 286.45	10 459.14	905.26
甘肃省	49 626.70	28 041.66	6 706.59	4 141.60	9 358.02	1 692.24
青海省	24 959.33	8 859.63	3 621.55	2 429.50	6 096.78	168.18
宁夏回族自治区	48 086.61	28 154.94	5 905.44	5 518.56	7 455.56	445.83
新疆维吾尔自治区	72 172.67	30 689.66	20 021.70	5 175.14	13 073.90	227.41

2017年政府办中医类医院按地区分门诊患者负担情况

地区	门诊病人次均诊疗费用（元）	内：挂号费	药费	检查费	治疗费
全国总计	**231.29**	**1.89**	**127.62**	**33.14**	**24.84**
北京市	458.16	0.84	306.84	28.71	31.62
天津市	309.99	0.91	186.06	16.70	31.88
河北省	193.64	1.17	100.67	38.93	19.85
山西省	216.15	0.66	128.96	28.68	17.70
内蒙古自治区	189.42	1.42	93.69	34.42	20.74
辽宁省	261.53	1.36	163.99	36.81	27.25
吉林省	222.35	2.36	113.73	36.08	30.80
黑龙江省	255.01	2.24	136.91	43.01	29.36
上海市	316.97	18.56	200.09	21.51	26.46
江苏省	256.74	0.23	134.96	35.14	26.05
浙江省	223.15	1.16	129.57	23.03	18.37
安徽省	195.82	0.80	101.14	39.18	20.65
福建省	211.69	0.03	94.11	41.27	24.71
江西省	207.89	2.34	111.44	37.38	20.06
山东省	239.28	1.14	126.30	45.78	24.19
河南省	165.00	0.67	90.12	31.67	18.71
湖北省	198.29	1.22	109.51	26.66	27.02
湖南省	237.78	3.04	117.75	48.43	26.45
广东省	235.42	1.04	126.91	33.51	32.68
广西壮族自治区	171.85	0.16	83.18	31.09	26.19
海南省	190.48	2.45	98.99	26.78	22.21
重庆市	256.07	1.05	137.53	37.87	32.42
四川省	185.53	2.18	85.80	35.71	23.95
贵州省	221.80	1.27	92.19	46.16	37.91
云南省	141.91	0.43	79.35	22.32	19.13
西藏自治区	154.33	6.44	112.31	9.13	7.12
陕西省	188.94	1.57	97.59	36.74	23.28
甘肃省	143.99	1.97	75.79	29.61	13.34
青海省	192.67	3.11	96.45	18.61	9.57
宁夏回族自治区	161.24	1.00	94.56	20.63	18.56
新疆维吾尔自治区	243.84	0.86	154.38	39.67	21.17

2017年政府办中医类医院按地区分住院患者负担情况

地区	住院病人人均住院费用（元）	内：					出院者日均住院费用（元）
		床位费	药费	检查费	治疗费	手术费	
全国总计	**7 463.34**	**327.33**	**2 420.83**	**621.42**	**1 356.81**	**422.37**	**769.49**
北京市	18 094.58	708.62	5 995.78	1 395.69	2 302.64	325.18	1 317.14
天津市	13 199.94	874.01	4 163.93	678.31	2 127.03	600.64	1 198.73
河北省	6 319.30	276.55	2 419.88	606.38	1 029.46	279.20	714.97
山西省	7 147.65	258.38	2 395.37	676.04	1 643.81	289.24	636.45
内蒙古自治区	5 819.43	318.19	2 126.22	513.14	1 072.31	330.76	598.35
辽宁省	7 515.93	371.93	2 634.83	720.99	1 250.96	291.01	663.57
吉林省	6 613.10	377.89	2 528.96	476.51	1 186.53	291.00	606.63
黑龙江省	6 358.33	340.84	2 834.33	417.21	1 028.64	186.09	597.87
上海市	12 977.00	571.14	4 889.31	812.56	1 150.26	737.53	1 407.44
江苏省	9 764.01	459.82	3 635.81	741.26	1 086.47	518.62	1 039.56
浙江省	10 263.01	479.85	3 580.97	618.86	1 504.31	611.84	988.98
安徽省	5 822.43	307.80	1 833.71	496.59	1 061.17	321.86	638.14
福建省	7 863.35	357.83	1 794.64	759.32	1 315.72	670.90	853.48
江西省	6 383.64	236.15	2 370.60	402.62	966.81	467.64	681.61
山东省	8 032.87	401.67	2 608.11	616.84	1 411.06	592.77	855.43
河南省	6 377.77	231.55	2 216.50	572.33	1 241.37	375.80	601.47
湖北省	5 950.12	252.58	1 784.07	514.13	1 275.39	408.73	600.70
湖南省	6 492.31	282.28	2 057.32	474.69	1 214.18	423.69	703.09
广东省	11 061.78	479.89	2 839.93	977.92	2 215.12	808.04	1 197.44
广西壮族自治区	7 296.53	224.24	2 116.94	690.07	1 647.61	339.11	813.23
海南省	8 142.93	306.59	2 607.54	605.43	1 715.54	353.68	931.19
重庆市	7 149.04	339.42	2 384.52	644.87	1 488.97	284.18	745.23
四川省	7 330.34	284.44	2 148.17	684.78	1 487.74	383.49	702.43
贵州省	5 047.46	167.16	1 349.32	500.52	1 406.99	279.75	601.48
云南省	5 228.88	224.40	1 535.51	489.77	1 308.40	217.59	571.95
西藏自治区	5 590.46	573.99	1 727.45	270.42	1 054.11	165.13	407.21
陕西省	5 710.73	267.79	1 943.63	552.40	1 097.72	379.84	599.58
甘肃省	4 549.03	163.73	1 579.88	400.68	921.16	278.40	492.13
青海省	5 417.63	335.09	1 935.73	456.06	847.87	178.20	591.83
宁夏回族自治区	4 592.03	196.94	1 640.16	350.42	1 103.41	136.14	489.16
新疆维吾尔自治区	6 768.18	215.53	1 724.69	770.77	1 921.48	248.71	693.03

2017 年政府办中医类医院按地区分医院医师工作效率

地区	医师人均担负年诊疗人次（人次）	医师人均担负年住院床日（日）	医师人均每日担负诊疗人次（人次）	医师人均每日担负住院床日（日）
全国总计	**1 906.37**	**867.47**	**7.60**	**2.38**
北京市	3 258.21	523.06	12.98	1.43
天津市	2 644.23	561.97	10.53	1.54
河北省	1 324.86	742.18	5.28	2.03
山西省	1 214.63	641.01	4.84	1.76
内蒙古自治区	1 235.71	639.37	4.92	1.75
辽宁省	1 315.80	835.20	5.24	2.29
吉林省	1 351.80	621.91	5.39	1.70
黑龙江省	1 269.77	784.96	5.06	2.15
上海市	4 808.70	730.82	19.16	2.00
江苏省	2 465.23	770.60	9.82	2.11
浙江省	3 110.01	718.39	12.39	1.97
安徽省	1 666.50	1 053.67	6.64	2.89
福建省	2 429.54	732.25	9.68	2.01
江西省	1 469.80	942.73	5.86	2.58
山东省	1 333.90	773.28	5.31	2.12
河南省	1 616.34	913.14	6.44	2.50
湖北省	1 743.37	1 068.65	6.95	2.93
湖南省	1 044.56	949.27	4.16	2.60
广东省	2 835.51	769.46	11.30	2.11
广西壮族自治区	1 815.97	851.83	7.23	2.33
海南省	1 718.87	651.77	6.85	1.79
重庆市	1 978.04	1 136.18	7.88	3.11
四川省	1 901.73	1 170.42	7.58	3.21
贵州省	1 447.78	1 149.28	5.77	3.15
云南省	2 257.59	1 142.63	8.99	3.13
西藏自治区	1 686.70	567.76	6.72	1.56
陕西省	1 583.25	1 065.37	6.31	2.92
甘肃省	1 639.19	1 116.86	6.53	3.06
青海省	1 399.50	807.60	5.58	2.21
宁夏回族自治区	2 276.52	903.99	9.07	2.48
新疆维吾尔自治区	1 288.80	1 190.63	5.13	3.26

2017年全国中医类医院中医特色指标

	机构数（个）	年内中医治未病服务人次数（人次）	院均年末开展中医医疗技术数（个）	年末中药制剂室面积（m^2）	院均年末中药制剂品种数（种）	年末5000元以上中医诊疗设备台数（台）
中医类医院	**4 566**	**19 829 791**	**36**	**895 732**	**70**	**163 417**
中医医院	3 695	17 840 876	37	730 732	66	142 559
中西医结合医院	587	1 492 040	29	58 763	68	13 009
民族医医院	284	496 875	24	106 237	109	7 849

2017年全国中医类医院中医诊疗设备统计

单位：台/套

	电针治疗设备台数	中药熏洗设备台数	中医电疗设备台数	中医磁疗设备台数	中医康复训练设备台数	煎药机台（套）数
中医类医院	**19 044**	**13 932**	**33 251**	**12 446**	**30 862**	**16 324**
中医医院	17 096	12 117	29 795	11 132	27 324	14 747
中西医结合医院	1 200	1 069	2 551	874	2 531	1 202
民族医医院	748	746	905	440	1 007	375

2017年全国中医医院中医特色指标

	机构数（个）	年内中医治未病服务人次数（人次）	院均年末开展中医医疗技术数（个）	年末中药制剂室面积（m^2）	院均年末中药制剂品种数（种）	年末5000元以上中医诊疗设备台数（台）
总计	**3 695**	**17 840 876**	**37**	**730 732**	**66**	**142 559**
中医综合医院	**3 093**	**16 903 917**	**39**	**675 752**	**71**	**133 333**
中医专科医院	**602**	**936 959**	**20**	**54 980**	**39**	**9 226**
肛肠医院	88	75 898	26	3 003	70	727
骨伤医院	210	296 486	24	35 405	20	4 923
针灸医院	17	23 564	30	82	14	856
按摩医院	28	320 680	23	0	2	600
其他中医专科医院	259	220 331	14	16 490	45	2 120

2017年全国中医医院中医诊疗设备统计

单位：台/套

	电针治疗设备台数	中药熏洗设备台数	中医电疗设备台数	中医磁疗设备台数	中医康复训练设备台数	煎药机台（套）数
总计	**17 096**	**12 117**	**29 795**	**11 132**	**27 324**	**14 747**
中医综合医院	**16 012**	**10 961**	**27 488**	**10 485**	**25 767**	**13 738**
中医专科医院	**1 084**	**1 156**	**2 307**	**647**	**1 557**	**1 009**
肛肠医院	32	228	175	45	16	62
骨伤医院	565	626	1 274	389	923	343
针灸医院	27	38	216	64	147	64
按摩医院	171	43	147	30	143	14
其他中医专科医院	289	221	495	119	328	526

2017 年全国民族医医院中医特色指标

	机构数（个）	年内中医治未病服务人次数（人次）	院均年末开展中医医疗技术数（个）	年末中药制剂室面积（m^2）	院均年末中药制剂品种数（种）	年末5000元以上中医诊疗设备台数（台）
总计	**284**	**496 875**	**24**	**106 237**	**109**	**7 849**
蒙医医院	89	259 431	26	40 340	114	2 400
藏医医院	98	86 988	20	37 341	119	1 084
维医医院	45	68 133	26	25 325	58	3 357
傣医医院	1	2 063	57	753	21	63
其他民族医医院	51	80 260	21	2 478	22	945

2017 年全国民族医医院中医诊疗设备统计

单位：台/套

	电针治疗设备台数	中药熏洗设备台数	中医电疗设备台数	中医磁疗设备台数	中医康复训练设备台数	煎药机台（套）数
总计	**748**	**746**	**905**	**440**	**1 007**	**375**
蒙医医院	429	249	445	219	630	133
藏医医院	147	230	113	92	98	70
维医医院	62	139	152	43	89	106
傣医医院	0	17	18	1	24	1
其他民族医医院	110	111	177	85	166	65

2017 年全国中医类门诊部、所服务提供情况

	机构数（个）	本年诊疗人次数（人次）	其中：出诊人次数	年末床位数（张）	本年出院人数（人）
合计	**49 632**	**159 834 342**	**5 308 031**	**494**	**11 977**
中医类门诊部	**2 418**	**23 225 740**	**2 966 883**	**494**	**11 977**
中医门诊部	2 015	20 638 796	2 769 673	409	11 030
中西医结合门诊部	374	2 530 014	196 258	72	947
民族医门诊部	29	56 930	952	13	0
中医类诊所	**47 214**	**136 608 602**	**2 341 148**	**0**	**0**
中医诊所	38 882	108 942 762	1 598 648	0	0
中西医结合诊所	7 747	26 444 209	703 822	0	0
民族医诊所	585	1 221 631	38 678	0	0

2017年全国中医类门诊部、所收入支出情况

	总收入（千元）			总支出（千元）		
	总额	其中：		总额	其中：	
		医疗收入	其中：药品收入		人员经费	药品支出
合计	**14 050 405**	**12 601 915**	**8 532 936**	**11 943 617**	**4 595 793**	**5 828 467**
中医类门诊部	**6 980 129**	**6 613 495**	**4 847 268**	**6 147 401**	**1 873 498**	**3 205 722**
中医门诊部	6 506 716	6 213 033	4 626 996	5 702 066	1 709 071	3 041 527
中西医结合门诊部	461 405	389 372	213 361	435 575	159 541	159 523
民族医门诊部	12 008	11 090	6 911	9 760	4 886	4 672
中医类诊所	**7 070 276**	**5 988 420**	**3 685 668**	**5 796 216**	**2 722 295**	**2 622 745**
中医诊所	5 786 934	4 948 377	3 056 813	4 758 693	2 215 273	2 161 074
中西医结合诊所	1 218 686	990 365	596 905	992 637	488 461	438 366
民族医诊所	64 656	49 678	31 950	44 886	18 561	23 305

2017年其他医疗卫生机构中医类医疗资源及服务量

	设有中医类临床科室的机构数（个）＊	中医类临床科室床位数（张）	中医类执业（助理）医师数（人）	中药师（士）（人）	中医类临床科室门急诊人次数（万人次）	中医类临床科室出院人数（万人）
总计	**31 910**	**183 765**	**280 338**	**74 001**	**25 522.22**	**473.71**
综合医院	3 932	95 069	97 945	30 865	10 273.20	249.77
专科医院	225	16 208	17 805	5 113	653.01	28.92
社区卫生服务中心	3 391	9 293	29 128	7 928	5 484.95	15.18
社区卫生服务站	2 774	971	12 435	1 689	1 126.42	1.20
乡镇卫生院	12 985	59 571	74 456	20 044	6 930.83	174.97
专科疾病防治院（所、站）	28	242	994	410	20.39	0.36
妇幼保健院（所、站）	383	1 083	6 061	1 902	392.16	2.04
其他机构＊＊	8 192	1 328	41 514	6 050	641.26	1.26

注：中医类临床科室包括中医科各专业、中西医结合科、民族医学科；下表同。

＊本指标综合医院、专科医院统计范围为二级以上公立医院；社区卫生服务中心、社区卫生服务站、乡镇卫生院机构数不含分支机构；下表同。

＊＊其他机构不含村卫生室；下表同。

2017 年其他医疗卫生机构中医类医疗资源及服务量占同类机构资源及服务量百分比

	设有中医类临床科室的机构数占比（%）	中医类临床科室床位数占比（%）	中医类执业（助理）医师数占比（%）	中药师（士）占比（%）	中医类临床科室门急诊人次数占比（%）	中医类临床科室出院人数占比（%）
总计	**9.94**	**2.59**	**9.92**	**20.00**	**4.43**	**2.17**
综合医院	83.55	2.28	7.10	16.33	4.11	1.75
专科医院	22.66	1.71	8.10	16.20	1.97	1.71
社区卫生服务中心	53.09	4.68	19.30	26.45	9.03	4.45
社区卫生服务站	26.96	4.91	26.50	29.05	7.05	5.48
乡镇卫生院	36.57	4.61	16.00	26.13	6.24	4.34
专科疾病防治院（所、站）	2.65	0.59	6.40	15.57	0.93	0.77
妇幼保健院（所、站）	13.15	0.49	4.80	13.11	1.38	0.21
其他机构	—	—	—	—	—	—

2017 年提供中医药服务基层医疗卫生机构及人员数

	机构总数（个）	提供中医药服务的基层医疗卫生机构		中医类执业（助理）医师		中药师（士）	
		机构数（个）	占比（%）	人数（人）	占比（%）	人数（人）	占比（%）
总计	**6 387**	**6 274**	**98.23**	**116 019**	**—**	**29 661**	**—**
社区卫生服务中心	10 289	8 792	85.45	29 128	19.30	7 928	26.45
社区卫生服务站	35 509	34 095	96.02	12 435	26.50	1 689	29.05
乡镇卫生院	6 387	6 274	98.23	74 456	16.00	20 044	26.13

注：本表不含分支机构；

2015 年起按配备中医类别执业（助理）医师、有中草药收入、中医处方、开展中医医疗技术和中医药健康管理的社区卫生服务中心（站）、乡镇卫生院数统计；

中医类执业（助理）数占比、中药师（士）占比指占同类机构医师及药师数比例。

2017 年提供中医药服务的村卫生室及人员数

	机构数（个）	提供中医类医疗服务村卫生室 *		执业（助理）医师数（人）	中医类执业(助理)数（人）	乡村医生数（人）	以中医为主或能中会西的乡村医生	
		机构数（个）	占比（%）				人数（人）	占比（%）
村卫生室	584 851	388 518	66.43	155 075	29 014	900 995	131 615	14.61

注：村卫生室数不含分支机构；

* 2015 年起按以中医、中西医结合、民族医为主、有中药柜、开展中医医疗技术和中医药健康管理的村卫生室统计。

三、中医教育

2017 年全国高等中医药院校数及开设中医药专业的高等西医药院校、高等非医药院校机构数

单位：所

	高等中医药院校	设置中医药专业的高等西医药院校	设置中医药专业的高等非医药院校
总计	**43**	**110**	**164**
普通高等学校	**43**	**110**	**164**
其中：大学	21	26	78
学院	4	21	26
独立学院	8	5	4
高等专科学校	8	26	2
高等职业学校	2	32	54

2017 年全国高等中医药院校统招研究生、本科、专科毕业、招生、在校学生数

	院校数（所）	毕业生数（人）	招生数（人）	在校学生数（人）	预计毕业生数（人）
高等中医药院校总计	**—**	**182 472**	**209 120**	**693 267**	**193 653**
博士生	20	1 233	1 581	4 997	2 047
硕士生	25	11 551	15 282	42 161	12 947
普通本科、专科生	43	96 349	103 785	417 038	103 013
成人本科、专科生	33	69 231	80 968	210 916	75 646
网络本科、专科生	1	4 108	7 504	18 155	—
其中：民族医院校	**—**	**911**	**1 870**	**6 363**	**1 283**
博士生	1	3	3	11	5
硕士生	1	24	28	85	32
普通本科、专科生	2	640	1 160	4 628	987
成人本科、专科生	2	244	679	1 639	259

2017 年全国高等中医药院校在职人员攻读硕士学位分专业（领域）学生数

单位：人

专业名称	授予学位数	招生数	在校学生数			
			合计	一年级	二年级	三年级及以上
攻读硕士学位人员	**374**	**0**	**936**	**0**	**233**	**703**
学术型学位	**374**	**0**	**871**	**0**	**168**	**703**
针灸推拿学	38	0	58	0	10	48
中西医结合基础	12	0	17	0	13	4
中西医结合临床	149	0	305	0	53	252
中西医结合学科	0	0	2	0	0	2
中药学学科	49	0	42	0	10	32
中医儿科学	2	0	8	0	2	6
中医妇科学	5	0	16	0	1	15
中医骨伤科学	25	0	16	0	2	14
中医基础理论	0	0	5	0	5	0
中医临床基础	1	0	8	0	0	8
中医内科学	11	0	49	0	11	38
中医外科学	8	0	16	0	2	14
中医五官科学	0	0	9	0	1	8
中医学学科	17	0	224	0	42	182
中医医史文献	1	0	4	0	3	1
护理学学科	4	0	6	0	0	6
计算机应用技术	0	0	5	0	0	5
生药学	1	0	2	0	1	1
药剂学	19	0	45	0	6	39
药理学	10	0	25	0	5	20
药物分析学	4	0	2	0	0	2
药物化学	2	0	1	0	0	1
药学学科	0	0	1	0	0	1
社会医学与卫生事业管理	16	0	4	0	1	3
康复医学与理疗学	0	0	1	0	0	1
专业型学位	**0**	**0**	**65**	**0**	**65**	**0**
临床医学	0	0	65	0	65	0

2017年全国高等中医药院校其他学生情况

	院校数（所）	结业生数（人）	注册学生数（人）
高等中医药院校总计	—	**24 545**	**23 153**
自考助学班	4	739	3 612
研究生课程进修班	4	1 235	1 467
普通预科生	17	0	1 194
进修及培训	14	22 571	16 880
其中：资格证书培训	9	6 221	6 084
岗位证书培训	6	11 219	4 025
其中：民族医院校	—	—	—
进修及培训	—	—	—

2017年全国高等西医药院校中医药专业研究生、本科、专科毕业、招生、在校学生数

	院校数（所）	毕业生数（人）	招生数（人）	在校学生数（人）	预计毕业生数（人）
设置中医药专业的高等西医药院校总计	—	**22 552**	**30 412**	**89 702**	**24 595**
博士生	12	78	87	279	99
硕士生	32	821	804	2 281	753
普通本科、专科生	102	15 330	22 839	70 629	17 691
成人本、专科生	36	6 323	6 682	16 513	6 052

2017年全国高等非医药院校中医药专业研究生、本科、专科毕业、招生、在校学生数

	机构数（所）	毕业生数（人）	招生数（人）	在校学生数（人）	预计毕业生数（人）
设置中医药专业的高等非医药院校、研究院所总计	—	**15 158**	**29 305**	**75 287**	**14 940**
博士生	15	75	96	362	164
硕士生	54	562	829	2 178	699
普通本科、专科生	130	10 138	12 977	41 953	9 592
成人本科、专科生	43	4 317	4 732	12 058	4 485
网络本科、专科生	2	66	10 671	18 736	—

2017 年全国高等中医药院校攻读博士学位分专业毕业、招生、在校学生数

单位：人

专业名称	毕业生数		招生数	在校学生数	预计毕业生数
	小计	其中：授学位			
攻读博士学位人员总计	**1 233**	**1 236**	**1 581**	**4 997**	**2 047**
学术型学位	**1 046**	**1 013**	**1 316**	**4 321**	**1 833**
针灸推拿学	129	126	166	538	219
中西医结合基础	60	60	92	267	94
中西医结合临床	130	121	143	490	209
中西医结合学科	5	6	30	59	15
中药学学科	207	199	293	980	425
中医儿科学	9	9	15	40	14
中医妇科学	36	35	52	158	64
中医骨伤科学	27	24	28	94	43
中医基础理论	45	42	59	176	73
中医临床基础	52	51	59	233	118
中医内科学	156	148	171	571	244
中医外科学	20	18	19	67	30
中医五官科学	4	6	8	30	12
中医学学科	55	54	63	176	57
中医医史文献	38	35	29	141	88
中医诊断学	13	15	28	82	33
民族医学（含：藏医学、蒙医学等）	17	20	10	40	17
方剂学	30	31	37	132	58
生药学	11	11	8	30	15
药物分析学	1	1	2	5	1
药物化学	0	0	0	2	1
药理学	0	0	1	3	1
肿瘤学	1	1	0	2	2
临床医学学科	0	0	3	5	0
专业学位博士	**187**	**223**	**265**	**676**	**214**
临床医学	185	221	258	663	214
中药学	2	2	7	13	0

2017 年全国高等中医药院校攻读硕士学位分专业毕业、招生、在校学生数

单位：人

专业名称	毕业生数		招生数	在校学生数	预计毕业生数
	小计	其中：授学位			
攻读硕士学位人员总计	**11 551**	**11 683**	**15 282**	**42 161**	**12 947**
学术型学位	**4 769**	**4 811**	**5 287**	**14 970**	**4 708**
针灸推拿学	378	397	424	1 206	385
中国古典文献学	9	9	2	4	1
中西医结合基础	223	221	301	758	210
中西医结合临床	232	270	321	844	239
中西医结合学科	45	42	105	241	70
中药学学科	928	931	1 331	3 456	1 014
中医儿科学	54	54	27	98	33
中医妇科学	80	82	49	149	50
中医骨伤科学	80	85	87	228	66
中医基础理论	136	134	150	425	142
中医临床基础	196	196	185	557	209
中医内科学	346	344	302	884	290
中医外科学	67	67	56	148	39
中医五官科学	20	21	21	69	25
中医学学科	249	222	221	666	245
中医医史文献	91	91	90	271	91
中医诊断学	84	85	91	270	86
民族医学（含：藏医学、蒙医学等）	34	34	39	115	39
方剂学	112	112	122	319	99
肿瘤学	15	15	10	26	8
病理学与病理生理学	6	6	7	20	6
病原生物学	4	4	2	10	5
儿科学	4	3	2	4	1
耳鼻咽喉科学	4	4	2	5	1
发展与教育心理学	2	2	1	2	—
妇产科学	14	14	5	20	9
公共管理学科	3	3	2	6	1
管理科学与工程学科	13	14	12	36	14
护理学学科	154	152	142	380	109
基础医学学科	4	4	2	6	2
急诊医学	4	4	3	5	—
计算机科学与技术学科	2	2	3	7	2
计算机应用技术	0	0	4	5	1
精神病与精神卫生学	1	1	2	4	0
康复医学与理疗学	28	28	60	136	26
科学技术哲学	3	3	4	8	3
老年医学	5	5	3	10	6
临床检验诊断学	20	20	45	123	39

（续表）

专业名称	毕业生数		招生数	在校学生数	预计毕业生数
	小计	其中：授学位			
临床医学学科	5	5	4	11	3
麻醉学	4	4	12	32	10
马克思主义基本原理	1	1	1	6	2
马克思主义哲学	5	5	2	5	2
马克思主义中国化研究	8	8	9	22	5
免疫学	5	5	3	12	3
内科学	21	21	25	68	19
皮肤病与性病学	1	1	1	5	1
人体解剖与组织胚胎学	6	6	1	12	7
社会医学与卫生事业管理	146	152	123	426	149
神经病学	9	9	6	19	8
生物医学工程学科	7	7	7	14	2
生物工程学科	2	2	1	4	1
生物化工	3	3	4	5	0
生物学学科	0	0	0	1	0
生药学	109	110	83	290	105
思想政治教育	13	13	18	47	17
外科学	29	29	25	79	26
微生物与生化药学	43	46	39	109	41
眼科学	5	5	4	7	0
药剂学	247	253	196	653	218
药理学	124	126	138	433	144
药物分析学	152	146	134	455	149
药物化学	126	124	100	343	115
药学学科	23	24	83	282	81
影像医学与核医学	16	16	26	77	18
应用心理学	3	3	2	4	1
运动医学	6	6	5	18	6
口腔医学学科	0	0	0	10	9
专业学位硕士	**6 782**	**6 872**	**9 995**	**27 191**	**8 239**
翻译	2	2	16	35	9
工程	1	1	3	5	2
公共管理	0	0	41	69	11
公共卫生	0	0	18	43	7
汉语国际教育	1	1	7	20	13
护理	0	0	261	609	140
口腔医学	0	0	12	39	10
临床医学	6 270	6 360	8 660	24 150	7 597
药学	28	28	66	126	36
应用心理	5	5	16	32	11
中药学	475	475	895	2 063	403

2017 年全国高等中医药院校普通本科分专业毕业、招生、在校学生数　单位：人

专业名称	年制	毕业生数		招生数	在校学生数	预计毕业生数
		小计	其中：授学位			
本科总计	—	**68 204**	**66 687**	**74 045**	**324 631**	**72 729**
针灸推拿学	2	89	89	0	204	98
	3	384	384	0	1 720	519
	4	0	0	0	56	23
	5	4 719	4 623	5 651	27 902	5 174
	6	26	26	0	58	58
中草药栽培与鉴定	4	164	162	254	1 015	277
中西医临床医学	3	121	118	0	201	44
	5	6 621	6 212	6 655	33 111	6 800
中药学类专业	4	178	178	268	755	145
中药制药	2	0	0	0	25	0
	4	577	571	864	3 340	703
中药学	2	499	494	0	1 009	462
	4	3 490	3 382	3 330	14 253	3 850
	5	55	52	0	59	30
中药资源与开发	2	14	14	0	53	24
	4	828	812	950	3 651	926
中医学	2	144	143	0	295	144
	3	276	276	0	1 453	479
	5	13 991	13 578	12 875	68 632	14 720
	6	80	79	0	145	121
中医学类专业	4	0	0	60	60	0
	5	132	123	247	933	147
	8	0	0	148	475	0
	7	323	320	0	665	347
壮医学	5	57	57	60	297	63
傣医学	5	0	0	40	124	0
藏药学	4	72	72	102	350	85
	5	50	40	39	364	65
藏医学	5	298	288	355	1 497	304
中医养生学	5	0	0	119	119	0
中医康复学	5	0	0	60	60	0
公共卫生与预防医学类专业	4	68	68	58	205	60
护理学	2	614	613	0	1 806	816
	3	64	63	0	100	30
	4	8 519	8 412	8 743	34 321	8 310
	5	73	73	16	169	64
助产学	4	0	0	64	64	0
儿科学	5	0	0	55	55	0
护理学类专业	4	431	416	426	1 640	418
康复治疗学	2	84	84	0	409	153
	4	1 600	1 579	2 963	10 221	1 954
口腔医学	3	9	9	0	31	14
	5	208	207	246	1 250	228

（续表）

专业名称	年制	毕业生数		招生数	在校学生数	预计毕业生数
		小计	其中：授学位			
口腔医学技术	4	0	0	185	246	0
临床药学	4	0	0	37	117	42
临床医学	2	84	84	0	130	64
	3	88	88	0	130	129
	5	2 597	2 588	2 481	13 809	2 824
临床医学类专业	5	133	132	0	0	0
食品卫生与营养学	2	13	13	0	8	3
	4	251	249	394	1 247	225
听力与言语康复学	4	102	100	206	602	108
卫生检验与检疫	2	3	3	0	7	3
	4	130	129	197	608	139
眼视光医学	5	0	0	110	173	0
眼视光学	4	51	51	157	591	100
植物保护	4	34	34	0	0	0
药事管理	4	139	135	191	654	150
药物分析	4	104	98	90	394	99
药物制剂	2	24	24	0	11	6
	4	1 425	1 392	1 738	5 478	1 285
药学类专业	4	0	0	113	224	0
	5	0	0	76	338	50
制药工程	2	36	36	0	88	41
	4	1 889	1 854	1 595	6 686	1 871
药学	2	299	294	0	625	259
	4	2 709	2 702	3 153	11 652	2 832
医学检验技术	2	81	80	0	173	82
	4	1 140	1 136	1 534	5 732	1 256
	5	124	123	0	0	0
医学实验技术	2	0	0	0	3	1
	4	113	112	239	659	163
医学影像技术	2	0	0	0	50	20
	4	131	131	569	1 724	197
	5	146	146	156	801	152
医学影像学	5	233	233	243	1 095	228
医学信息工程	4	293	292	855	2 714	430
预防医学	4	0	0	37	73	0
	5	280	278	503	2 175	355
健康服务与管理	4	0	0	738	811	0
国际经济与贸易	2	36	36	0	163	96
	4	447	443	403	1 673	458
计算机科学与技术	2	60	57	0	221	81
	4	741	725	784	3 254	760
公共事业管理	4	1 756	1 729	2 352	7 739	1 804
	5	50	50	0	0	0

（续表）

专业名称	年制	毕业生数		招生数	在校学生数	预计毕业生数
		小计	其中：授学位			
公共管理类专业	4	0	0	32	32	0
保险学	4	213	211	271	856	191
工商管理	2	3	3	0	6	3
	4	289	288	361	1 270	327
生物技术	2	2	2	0	0	0
	4	270	268	421	1 501	312
生物科学	4	76	74	159	513	104
生物科学类专业	4	60	59	117	394	60
生物工程	4	219	213	329	1 155	235
生物医学工程	4	218	209	247	1 047	254
生物制药	4	200	195	365	1 173	173
生物信息学	4	0	0	43	136	0
食品科学与工程	4	242	237	260	1 234	339
食品质量与安全	2	4	4	0	52	21
	4	197	197	454	1 872	429
市场营销	2	148	146	0	415	189
	4	1 481	1 464	1 533	6 460	1 647
电子商务	4	49	43	40	221	65
法学	4	178	175	244	936	216
古典文献学	4	0	0	0	24	24
汉语国际教育	4	163	163	237	845	191
汉语言	4	26	26	36	146	36
汉语言文学	4	47	47	59	196	48
环境科学	4	0	0	0	37	0
劳动与社会保障	4	100	95	498	955	109
人力资源管理	4	58	58	58	212	63
软件工程	4	0	0	116	396	57
日语	4	48	46	55	202	47
社会工作	4	0	0	0	32	0
社会体育指导与管理	4	254	240	270	1 061	268
财务管理	4	0	0	57	103	0
体育教育	4	240	240	238	1 002	242
文化产业管理	4	32	32	57	190	35
物流管理	4	101	101	128	527	124
信息管理与信息系统	4	493	489	703	2 775	651
音乐学	4	35	35	50	184	46
应用化学	4	0	0	44	239	52
英语	4	834	830	951	3 727	846
	5	130	120	0	261	146
商务英语	4	0	0	61	141	0
运动人体科学	4	47	47	106	329	58
运动康复	4	42	42	362	1 030	110
应用心理学	2	26	26	41	42	1
	4	1 079	1 068	1 195	4 542	1 042
物联网工程	4	0	0	63	130	0

2017 年全国高等中医药院校普通专科分专业毕业、招生、在校学生数

单位：人

专业名称	年制	毕业生数	招生数	在校学生数	预计毕业生数
专科总计	**—**	**28 145**	**29 740**	**92 407**	**30 284**
中药生产与加工	2	85	—	119	119
	3	42	157	322	83
药学类专业	3	95	60	205	68
健康管理	3	0	109	184	5
药品质量与安全	3	128	117	335	118
药品经营与管理	2	0	0	49	0
	3	284	637	1 393	295
药品生产技术	2	0	0	129	0
	3	521	479	1 267	449
计算机类专业	2	24	0	0	0
计算机网络技术	2	24	47	47	0
金融管理	3	107	0	75	75
计算机信息管理	2	28	44	222	178
计算机应用技术	2	29	44	44	0
软件技术	2	28	47	47	0
食品营养与检测	3	20	0	0	0
食品营养与卫生	3	0	0	2	2
护理类专业	3	114	0	110	55
市场营销	2	42	0	50	50
	3	104	0	92	50
临床医学	3	1 390	1 641	4 739	1 484
中医学	3	3 485	4 442	12 155	3 774
藏医学	3	0	40	120	39
维医学	3	145	284	1 193	324
针灸推拿	2	29	0	51	51
	3	3 054	3 716	10 725	3 440
中医骨伤	3	489	768	1 771	494
中医养生保健	3	0	179	312	0
中医康复技术	3	0	109	109	0
护理	2	3 360	583	8 323	3 992
	3	6 904	6 503	20 787	6 910
助产	2	178	138	632	291
	3	579	763	1 922	470

（续表）

专业名称	年制	毕业生数	招生数	在校学生数	预计毕业生数
药学	2	140	90	572	276
	3	1 180	1 500	3 895	1 283
中药学	2	262	0	473	273
	3	1 088	1 931	5 107	1 460
维药学	3	91	194	708	136
医学检验技术	2	91	0	319	117
	3	691	1 092	2 714	666
医学影像技术	3	531	523	1 488	501
康复治疗技术	2	168	0	551	254
	3	896	1 379	3 428	893
康复工程技术	3	0	7	10	0
口腔医学	3	313	329	1 111	387
口腔医学技术	3	37	174	351	37
医学营养	3	65	74	127	31
医学美容技术	2	0	0	17	0
	3	914	995	2 952	930
卫生检验与检疫技术	3	238	205	350	86
公共卫生管理	3	39	146	230	44
旅游管理	3	57	0	82	42
老年保健与管理	3	0	65	67	0
老年服务与管理	3	0	114	252	25
食品药品监督管理	3	39	0	0	0
医疗设备应用技术	3	17	15	72	27

2017 年全国高等西医药院校攻读中医类博士学位分专业毕业、招生、在校学生数　单位：人

专业名称	毕业生数		招生数	在校学生数	预计毕业生数
	小计	其中：授学位			
攻读博士学位人员总计	**78**	**68**	**87**	**279**	**99**
学术型学位	**78**	**68**	**86**	**277**	**99**
中医诊断学	2	2	0	3	3
中西医结合基础	18	19	19	73	37
中西医结合临床	23	17	11	58	28
中西医结合学科	9	7	16	22	2
中药学学科	26	23	35	111	27
针灸推拿学	0	0	1	1	0
基础医学学科	0	0	4	9	2
专业学位	**0**	**0**	**1**	**2**	**0**
临床医学	0	0	1	2	0

2017年全国高等西医药院校攻读中医类硕士学位分专业毕业、招生、在校学生数 单位：人

专业名称	毕业生数		招生数	在校学生数	预计毕业生数
	小计	其中：授学位			
攻读硕士学位人员总计	**821**	**813**	**804**	**2 281**	**753**
学术型学位	**473**	**470**	**534**	**1 570**	**503**
中医基础理论	4	4	6	15	5
中医临床基础	12	12	14	42	15
中医内科学	43	42	40	128	41
中医外科学	1	1	3	14	4
中医五官科学	0	0	0	0	0
中医医史文献	3	3	4	8	2
中医诊断学	5	5	3	8	3
中医妇科学	3	3	5	9	3
针灸推拿学	29	29	23	68	27
中医骨伤科学	2	2	4	8	3
中西医结合基础	39	38	73	156	44
中西医结合临床	108	99	95	314	105
中西医结合学科	0	9	27	38	6
民族医学（含：藏医学、蒙医学等）	30	30	55	127	31
方剂学	4	4	5	10	3
中药学学科	190	189	172	617	211
临床医学学科	0	0	0	2	0
基础医学学科	0	0	0	2	0
专业学位	**348**	**343**	**270**	**711**	**250**
临床医学	66	65	80	198	88
中药学	282	278	190	513	162

2017 年全国高等西医药院校普通本科中医药专业毕业、招生、在校学生数

单位：人

专业名称	年制	毕业生数		招生数	在校学生数	预计毕业生数
		小计	其中：授学位			
本科总计	—	**6 039**	**5 893**	**7 285**	**30 441**	**6 387**
中医学	3	10	9	0	52	9
	5	1 538	1 493	1 739	8 723	1 715
中药学	2	49	48	0	90	25
	4	1 749	1 699	1 936	7 131	1 779
	5	61	61	30	219	63
中药制药	4	232	229	292	1 054	270
中药学类专业	4	0	0	442	446	0
中草药栽培与鉴定	4	0	0	0	57	0
中药资源与开发	4	199	196	241	966	326
针灸推拿学	2	10	10	0	10	10
	3	7	7	0	25	4
	5	604	590	918	3 473	622
中西医临床医学	3	16	16	0	90	23
	5	1 094	1 073	1 340	6 286	1 183
维医学	2	10	12	0	18	7
	5	48	44	49	375	73
蒙医学	3	2	2	0	7	2
	5	202	202	188	964	192
蒙药学	4	34	33	40	157	40
哈医学	5	23	22	30	111	0
回医学	5	0	0	0	27	0
临床医学	5	97	94	0	0	0
护理学	4	54	53	40	160	44

2017 年全国高等西医药院校普通专科中医药分专业毕业、招生、在校学生数

单位：人

专业名称	年制	毕业生数	招生数	在校学生数	预计毕业生数
专科总计	—	**9 291**	**15 554**	**40 188**	**11 304**
中医学	3	2 483	3 782	9 951	3 146
中医骨伤	3	304	306	853	277
中医康复技术	3	82	697	1 370	155
药品质量与安全	3	45	23	74	9
针灸推拿	2	4	0	30	8
	3	1 947	2 780	7 257	2 135
药学	3	162	0	60	60
中药学	2	311	0	1 176	642
	3	3 473	6 562	16 281	4 360
药品生产技术	2	28	0	31	31
	3	392	551	1 442	417
中药生产与加工	3	0	483	936	0
蒙医学	3	17	116	255	30
中草药栽培技术	3	0	71	102	0
中医养生保健	3	0	183	336	0
药品制造类专业	3	43	0	34	34

2017 年全国高等非医药类院校攻读博士学位中医药分专业毕业、招生、在校学生数 单位：人

专业名称	毕业生数		招生数	在校学生数	预计毕业生数
	小计	其中：授学位			
攻读博士学位人员总计	**75**	**75**	**96**	**362**	**164**
学术型学位	**74**	**74**	**96**	**358**	**160**
民族医学（含：藏医学、蒙医学等）	4	5	4	12	4
中西医结合基础	4	4	10	38	17
中西医结合临床	32	31	44	157	68
中西医结合学科	5	5	4	16	7
中药学学科	29	29	34	135	64
专业学位	**1**	**1**	**0**	**4**	**4**
临床医学	1	1	0	4	4

2017 年全国高等非医药类院校攻读硕士学位中医药分专业毕业、招生、在校学生数 单位：人

专业名称	毕业生数		招生数	在校学生数	预计毕业生数
	小计	其中：授学位			
攻读硕士学位人员总计	**562**	**548**	**829**	**2 178**	**699**
学术型学位	**354**	**339**	**442**	**1 353**	**449**
中医临床基础	1	1	2	5	1
中医内科学	12	8	16	37	14
中医骨伤科学	3	0	1	11	8
中医妇科学	2	2	2	6	2
中医诊断学	0	0	1	2	0
针灸推拿学	7	7	3	14	6
民族医学（含：藏医学、蒙医学等）	16	16	16	74	26
中西医结合基础	19	16	14	48	18
中西医结合临床	61	58	110	305	84
中西医结合学科	6	6	4	38	15
中药学学科	194	192	236	711	243
中医学学科	32	32	35	92	28
药学学科	1	1	2	6	1
临床医学学科	0	0	0	4	3
专业学位	**208**	**209**	**387**	**825**	**250**
临床医学	52	59	110	277	86
中药学	156	150	277	548	164

2017 年全国高等非医药院校普通本科中医药专业毕业、招生、在校学生数 单位：人

专业名称	年制	毕业生数		招生数	在校学生数	预计毕业生数
		小计	其中：授学位			
本科总计	—	**4 549**	**4 482**	**5 106**	**23 244**	**5 097**
中医学	2	0	0	0	49	49
	3	79	79	0	468	144
	5	894	886	1 186	6 109	1 233
中药学	2	79	78	0	361	138
	4	1 459	1 436	1 798	7 026	1 669
中药制药	4	0	0	45	125	0
中药资源与开发	4	394	386	554	1 693	370
中草药栽培与鉴定	2	15	13	0	57	21
	4	275	265	313	1 344	301
中西医临床医学	2	5	5	0	0	0
	5	696	694	463	2 598	540
针灸推拿学	3	46	45	0	91	22
	5	218	217	315	1 532	273
蒙医学	3	2	2	0	7	3
	5	147	146	130	736	123
蒙药学	2	0	0	0	2	0
	4	46	44	40	219	62
藏医学	5	131	123	183	616	119
藏药学	4	25	25	39	130	30
傣医学	5	0	0	40	40	0
护理学	4	38	38	0	41	0

2017 年全国高等非医药院校普通专科中医药分专业毕业、招生、在校学生数 单位：人

专业名称	年制	毕业生数	招生数	在校学生数	预计毕业生数
专科总计	—	**5 589**	**7 871**	**18 709**	**4 495**
中医学	3	1 976	1 370	3 764	1 143
藏医学	3	0	37	65	0
蒙医学	2	0	0	1	0
	3	20	166	380	83
蒙药学	3	15	13	46	8
傣医学	3	32	27	111	42
针灸推拿	2	109	0	48	39
	3	1 283	995	3 011	884
中医骨伤	3	168	57	260	123
护理	3	0	1	26	0
康复治疗技术	3	13	87	205	33
中药学	2	315	229	895	247
	3	1 517	4 370	8 997	1 718
药学类专业	3	0	0	6	6
医学美容技术	3	27	0	29	29
中医康复技术	3	0	97	99	0
中医养生保健	3	114	422	766	140

2017 年全国高等中医药院校留学生基本情况

单位：人

项目	毕（结）业生数	授予学位数	招生数	在校学生数
总计	**1 681**	**1 000**	**2 321**	**7 033**
其中：女	902	482	1 303	3 665
分层次统计：				
博士	87	76	184	552
硕士	281	276	266	925
本科	690	648	1 151	4 993
专科	10	0	9	28
培训	613	0	711	535
分大洲统计：				
亚洲	1 177	831	1 589	5 261
非洲	68	31	249	736
欧洲	280	65	257	409
北美洲	116	43	151	472
南美洲	10	6	27	45
大洋洲	30	24	48	110
分资助类型统计：				
国际组织资助	0	0	0	12
中国政府资助	173	136	334	773
本国政府资助	1	0	1	8
学校间交换	3	0	22	37
自费	1 504	864	1 964	6 203

2017 年全国高等中医药院校教职工数

单位：人

	教职工数									另有其他人员				
	合计	校本部教职工					科研机构人员	校办企业职工	其他附设机构人员	合计	其中：			
		小计	专任教师	行政人员	教辅人员	工勤人员					聘请校外教师	离退休人员	附属中小学幼儿园教职工	集体所有制人员
总计	**47 511**	**39 916**	**29 339**	**5 318**	**3 554**	**1 705**	**481**	**290**	**6 824**	**25 485**	**9 693**	**15 766**	**0**	**26**
其中：女	26 622	21 588	16 326	2 653	2 257	352	251	102	4 681	12 922	4 406	8 510	0	6
聘任制	12 678	8 776	6 306	1 101	990	379	40	142	3 720	0	0	0	0	0
其中：女	7 917	4 943	3 531	661	660	91	19	66	2 889	0	0	0	0	0

2017 年全国高等中医药院校教职工数（分职称）

单位：人

	教职工数								
	合计	校本部教职工					科研机构人员	校办企业职工	其他附设机构人员
		小计	专任教师	行政人员	教辅人员	工勤人员			
总计	**47 511**	**39 916**	**29 339**	**5 318**	**3 554**	**1 705**	**481**	**290**	**6 824**
正高级	5 741	5 399	4 953	347	99	0	74	9	259
副高级	11 301	10 568	9 163	774	597	34	123	18	592
中级	16 272	14 399	10 904	2 027	1 386	82	180	60	1 633
初级	8 525	5 224	3 104	1 038	1 000	82	49	43	3 209
无职称	5 672	4 326	1 215	1 132	472	1 507	55	160	1 131

2017 年全国高等中医药院校聘任制教职工数（分职称）

单位：人

	教职工数								
	合计	校本部教职工					科研机构人员	校办企业职工	其他附设机构人员
		小计	专任教师	行政人员	教辅人员	工勤人员			
总计	**12 678**	**8 776**	**6 306**	**1 101**	**990**	**379**	**40**	**142**	**3 720**
正高级	1 004	988	950	27	11	0	8	0	8
副高级	1 805	1 751	1 644	41	60	6	1	4	49
中级	3 548	2 979	2 349	307	322	1	2	23	544
初级	3 921	1 653	1 059	250	337	7	1	28	2 239
无职称	2 400	1 405	304	476	260	365	28	87	880

2017 年全国高等中医药院校授课专任、聘请校外教师岗位分类情况

单位：人

	本年授课专任教师				本学年授课聘请校外教师			
	合计	公共课基础课	专业课		合计	公共课基础课	专业课	
			小计	其中：双师型			小计	其中：双师型
总计	**28 353**	**6 628**	**21 725**	**5 791**	**9 693**	**1 449**	**8 244**	**1 988**
其中：女	15 819	3 739	12 080	3 362	4 406	718	3 688	770
正高级	4 824	514	4 310	1 447	3 089	271	2 818	622
副高级	8 876	1 739	7 137	2 232	3 546	428	3 118	757
中级	10 629	3 152	7 477	2 112	2 519	538	1 981	609
初级	2 970	907	2 063	0	439	142	297	0
无职称	1 054	316	738	0	100	70	30	0

2017 年全国高等中医药院校未授课专任教师情况

单位：人

	合计	进修	科研	病休	其他
总计	**986**	**219**	**85**	**25**	**657**
其中：女	507	111	53	20	323
正高级	129	27	14	4	84
副高级	287	78	18	7	184
中级	275	73	42	5	155
初级	134	37	10	7	80
无职称	161	4	1	2	154

2017 年全国高等中医药院校专任教师学历情况

单位：人

	总计	博士研究生	硕士研究生	本科	专科及以下
专任教师	**29 339**	**7 207**	**11 529**	**10 233**	**370**
其中：女	16 326	3 741	6 901	5 464	220
正高级	4 953	1 965	869	2 078	41
副高级	9 163	2 849	2 507	3 721	86
中级	10 904	2 075	5 504	3 180	145
初级	3 104	47	1 914	1 061	82
未定职级	1 215	271	735	193	16

2017 年全国高等中医药院校聘请校外教师学历情况

单位：人

	总计	博士研究生	硕士研究生	本科	专科及以下
聘请校外教师总计	**9 693**	**1 219**	**3 007**	**5 166**	**301**
其中：女	4 406	438	1 350	2 452	166
正高级	3 089	536	753	1 753	47
副高级	3 546	514	1 072	1 870	90
中级	2 519	160	911	1 302	146
初级	439	4	227	196	12
未定职级	100	5	44	45	6
聘请校外教师中：外教	81	31	28	21	1
其他高校	1 244	261	430	535	18

2017 年全国高等中医药院校专任教师按职称分年龄情况

单位：人

	合计	29 岁及以下	30～39 岁	40～49 岁	50～59 岁	60 岁及以上
总计	**29 339**	**2 773**	**12 521**	**8 497**	**5 066**	**482**
其中：女	16 326	1 961	7 368	4 533	2 297	167
正高级	4 953	0	130	1 656	2 785	382
副高级	9 163	8	2 489	4 698	1 895	73
中级	10 904	661	7 864	1 996	356	27
初级	3 104	1 334	1 636	110	24	0
未定职级	1 215	770	402	37	6	0

2017 年全国高等中医药院校专任教师按学历分年龄情况　　单位：人

	合计	29 岁及以下	30～39 岁	40～49 岁	50～59 岁	60 岁及以上
总计	**29 339**	**2 773**	**12 521**	**8 497**	**5 066**	**482**
博士研究生	7 207	303	3 142	2 632	1 035	95
硕士研究生	11 529	1 733	6 449	2 490	770	87
本科	10 233	712	2 857	3 283	3 118	263
专科及以下	370	25	73	92	143	37

2017 年全国高等中医药院校专任教师所教专业情况　　单位：人

	总 计	哲学	经济学	法学	教育学	文学	历史学	理学	工学	农学	医学	管理学	艺术学
总计	**29 339**	**492**	**266**	**697**	**1 398**	**1 561**	**111**	**1 767**	**952**	**107**	**21 263**	**637**	**88**
正高级	4 953	47	19	39	79	58	14	217	49	19	4 354	58	0
副高级	9 163	154	66	155	360	367	37	539	257	28	6 992	191	17
中级	10 904	212	109	298	622	857	45	765	506	47	7 124	285	34
初级	3 104	45	46	160	240	207	11	150	91	5	2 055	71	23
无职称	1 215	34	26	45	97	72	4	96	49	8	738	32	14

2017 年全国高等中医药院校专任教师变动情况（一）　　单位：人

	上学年初报表专任教师数	本学年初报表专任教师数	减少教师数			
			合计	自然减员	调离教师岗位	其他
专任教师总计	**28 463**	**29 339**	**1 372**	**337**	**394**	**641**
其中：女	15 770	16 326	598	157	178	263

2017 年全国高等中医药院校专任教师变动情况（二）　　单位：人

	增加教师数							
	合计	录用毕业生			外单位教师调入		校内外非教师调入	
		小计	其中：研究生		小计	其中：高校调入	小计	其中：本校调整
			小计	本校毕业				
专任教师总计	**2 248**	**927**	**829**	**239**	**621**	**121**	**700**	**542**
其中：女	1 154	548	487	140	278	51	328	268

2017 年全国高等中医药院校研究生指导教师情况（一）

单位：人

		合计	29 岁及以下	30～34 岁	35～39 岁	40～44 岁
总计		**14 656**	**3**	**196**	**1 259**	**2 646**
其中：女		5 871	0	90	633	1 249
分职称	正高级	8 747	0	11	109	752
	副高级	5 798	1	144	1 113	1 872
	中级	111	2	41	37	22
分指导关系	博士导师	812	0	2	3	28
	硕士导师	12 260	3	192	1 243	2 500
	博士、硕士导师	1 584	0	2	13	118

2017 年全国高等中医药院校研究生指导教师情况（二）

单位：人

		45～49 岁	50～54 岁	55～59 岁	60～64 岁	65 岁及以上
总计		**3 556**	**4 222**	**1 912**	**608**	**254**
其中：女		1 440	1 524	690	184	61
分职称	正高级	1 852	3 498	1 708	568	249
	副高级	1 702	720	202	39	5
	中级	2	4	2	1	0
分指导关系	博士导师	75	358	175	101	70
	硕士导师	3 227	3 279	1 420	327	69
	博士、硕士导师	254	585	317	180	115

2017 年全国高等中医药院校资产情况（一）

	占地面积（m^2）			图书（万册）		计算机数（台）	
	合计	其中：绿化用地面积	其中：运动场地面积	合计	当年新增	合计	教学用计算机数
学校产权	**26 230 995**	**7 672 565**	**2 045 292**	**3 676.02**	**210.18**	**123 420**	**88 208**
非学校产权	**4 870 110**	**637 863**	**126 244**	**165.53**	**13.50**	**2 077**	**1 695**
1. 独立使用	4 130 722	586 888	108 244	38.67	2.00	150	150
2. 共同使用	739 388	50 975	18 000	126.86	11.50	1 927	1 545

2017 年全国高等中医药院校资产情况（二）

	教室（间）		固定资产总值（万元）				
				其中：教学、科研仪器设备资产		其中：信息化设备资产	
	合计	其中：网络多媒体教室	合计	小计	当年新增	小计	其中软件
学校产权	**7 654**	**5 321**	**3 048 578.52**	**825 025.86**	**104 447.95**	**175 088.32**	**38 661.33**
非学校产权	**1 201**	**603**	**98 821.58**	**24 946.08**	**2 514.66**	**0.00**	**0.00**
1. 独立使用	920	561	47 371.02	2 242.00	0.00	0.00	0.00
2. 共同使用	281	42	51 450.56	22 704.08	2 514.66	0.00	0.00

2017年全国高等中医药院校信息化建设情况（一）

	网络信息点数（个）		上网课程数（门）	电子邮件系统用户数（个）
	合计	其中：无线接入		
合计	350 685	33 035	7 215	109 739

2017年全国高等中医药院校信息化建设情况（二）

管理信息系统数据总量（GB）	数字资源量				信息化培训人次（人次）	信息化工作人员数（人）
	电子图书（册）	电子期刊（册）	学位论文（册）	音视频（小时）		
200 151.03	40 099 789	10 505 395	73 275 823	1 653 556	8 280	569

2017年全国高等中医药院校房屋面积情况

单位：m^2

	学校产权建筑面积				正在施工面积	非学校产权建筑面积		
	合计	其中：				小计	独立使用	共同使用
		危房	当年新增	被外单位借用				
总计	**13 931 720**	**38 805**	**398 449**	**0**	**1 082 581**	**1 438 556**	**1 120 790**	**317 766**
一、教学科研及辅助用房	6 180 731	20 606	211 597	0	526 763	860 798	588 607	272 190
其中：教室	2 006 165	7 378	7 455	0	150 075	251 591	234 685	16 906
图书馆	809 375	0	10 853	0	137 748	86 618	76 439	10 179
实验室、实习场所	2 271 269	13 228	109 736	0	206 405	415 539	205 433	210 106
专用科研用房	463 409	0	18 416	0	0	26 000	23 000	3 000
体育馆	413 336	0	44 278	0	19 657	72 978	40 978	32 000
会堂	217 176	0	20 859	0	12 879	8 071	8 071	0
二、行政办公用房	727 819	9 918	26 445	0	62 242	63 231	59 444	3 786
三、生活用房	4 794 824	2 759	96 673	0	400 646	502 284	460 495	41 789
其中：学生宿舍（公寓）	3 823 637	0	73 577	0	310 952	457 340	421 712	35 628
学生食堂	508 253	0	22 655	0	55 102	26 684	21 184	5 500
教工宿舍（公寓）	167 221	0	0	0	8 522	7 802	7 802	0
教工食堂	22 216	0	0	0	1 393	1 291	630	661
生活福利及附属用房	273 498	2 759	441	0	24 677	9 167	9 167	0
四、教工住宅	1 517 787	5 522	63 316	0	45 960	0	0	0
五、其他用房	710 559	0	418	0	46 970	12 244	12 244	0

2017年全国中等中医药院校数及开设中医药专业的中等西医药院校、中等非医药院校机构数

单位：所

	中等中医药院校	设置中医药专业的中等西医药院校	设置中医药专业的中等非医药院校
总计	**41**	**117**	**147**
其中：调整后中等职业学校	3	18	21
中等技术学校	21	69	32
成人中等专业学校	2	6	4
职业高中学校	5	7	48
附设中职班	8	15	38
其他机构	2	2	4

2017年全国中等中医药学校按学生类别分毕业、招生、在校学生数

	学校数（所）	毕业生数（人）	招生数（人）	在校学生数（人）	预计毕业生数（人）
中等中医药学校总计	**—**	**44 505**	**37 531**	**116 890**	**38 924**
其中：民族医学校	3	341	373	916	420
调整后中职全日制学生	3	3 535	3 512	10 560	3 068
普通中专学生	29	39 724	30 388	100 529	34 557
成人中专全日制学生	4	253	241	738	240
成人中专非全日制学生	2	430	2 138	2 598	460
职业高中学生	6	563	1 252	2 465	599

2017年全国中等中医药学校分专业毕业、招生、在校学生数

单位：人

专业名称	毕业生数	招生数	在校学生数					预计毕业生数
			小计	一年级	二年级	三年级	四年级及以上	
总计	**44 505**	**37 531**	**116 890**	**37 304**	**37 341**	**40 086**	**2 159**	**38 924**
藏医医疗与藏药	78	84	348	84	115	149	0	149
发电厂及变电站电气设备	152	0	0	0	0	0	0	0
建筑工程施工	36	0	0	0	0	0	0	0
工艺美术	16	36	93	36	30	27	0	27
护理	18 267	13 153	45 936	13 107	14 121	17 325	1 383	17 453
会计	647	365	1 384	365	445	574	0	574
计算机网络技术	2	0	5	0	0	5	0	5
计算机应用	319	281	859	281	273	305	0	305
计算机与数码产品维修	25	0	72	0	33	39	0	39

（续表）

专业名称	毕业生数	招生数	在校学生数					预计毕业生数
			小计	一年级	二年级	三年级	四年级及以上	
卫生信息管理	0	0	20	0	0	20	0	20
康复技术	387	826	1 984	826	642	516	0	524
口腔修复工艺	68	77	208	77	61	70	0	72
美容美体	238	337	790	325	259	206	0	126
蒙医医疗与蒙药	0	56	98	56	0	42	0	42
农村医学	2 044	983	3 539	969	916	1 461	193	1 370
水利水电工程施工	121	0	0	0	0	0	0	0
生物技术制药	5	0	0	0	0	0	0	0
数控技术应用	271	149	568	149	163	256	0	256
维医医疗与维药	108	78	128	78	50	0	0	50
学前教育	423	472	1 399	472	456	471	0	471
眼视光与配镜	14	22	58	22	17	19	0	19
药剂	4 667	4 085	12 580	4 035	4 150	4 395	0	3 953
药品食品检验	45	82	168	82	46	40	0	40
医学检验技术	491	388	1 408	388	480	540	0	572
医学影像技术	495	537	1 392	537	441	414	0	449
医药卫生类专业	551	333	1 503	333	462	708	0	708
营养与保健	210	1 925	1 943	1 925	18	0	0	0
老年人服务与管理	0	0	10	0	0	10	0	10
制药技术	89	0	145	0	23	122	0	122
中药	1 493	1 790	5 232	1 777	1 831	1 624	0	1 581
中药制药	330	581	1 481	581	505	395	0	395
中医	5 552	5 677	16 675	5 624	5 513	5 057	481	4 652
中医护理	3 958	694	4 032	694	2 005	1 333	0	1 333
中医康复保健	1 796	2 952	8 188	2 937	2 646	2 605	0	2 412
助产	1 607	1 568	4 644	1 544	1 640	1 358	102	1 195

2017 年全国中等西医药学校中医药专业按学生类别分毕业、招生、在校学生数

	学校数（所）	毕业生数（人）	招生数（人）	在校学生数（人）	预计毕业生数（人）
设置中医药专业的中等西医药学校总计	**0**	**10 206**	**13 076**	**37 622**	**11 721**
调整后中职全日制学生	22	2 063	2 666	6 936	2 106
调整后中职非全日制学生	1	19	0	0	0
普通中专学生	83	5 714	7 239	21 380	6 771
成人中专全日制学生	5	1 097	1 611	4 695	1 370
成人中专非全日制学生	6	635	358	1 227	253
职业高中学生	6	678	1 202	3 384	1 221

2017 年全国中等西医药学校中医药专业分专业毕业、招生、在校学生数

单位：人

专业名称	毕业生数	招生数	在校学生数					预计毕业生数
			小计	一年级	二年级	三年级	四年级及以上	
总计	**10 206**	**13 076**	**37 622**	**13 092**	**12 953**	**11 464**	**113**	**11 721**
中医	1 772	2 305	6 693	2 322	2 341	2 030	0	2 030
中医护理	1 084	1 248	3 411	1 245	1 214	952	0	952
中医康复保健	2 195	3 314	8 251	3 314	2 517	2 402	18	2 478
中药	3 755	4 399	13 227	4 401	4 627	4 104	95	4 289
中药制药	1 299	1 441	5 153	1 441	1 997	1 715	0	1 748
藏医医疗与藏药	0	87	206	87	45	74	0	37
蒙医医疗与蒙药	15	25	115	25	39	51	0	51
医药卫生类专业	86	257	566	257	173	136	0	136

2017 年全国中等非医药学校中医药专业按学生类别分毕业、招生、在校学生数

	学校数（所）	毕业生数（人）	招生数（人）	在校学生数（人）	预计毕业生数（人）
设置中医药专业的中等非医药学校总计	**—**	**7 729**	**7 431**	**22 006**	**7 612**
调整后中职全日制学生	24	1 020	1 841	4 387	807
普通中专学生	58	3 616	2 725	10 268	4 781
成人中专全日制学生	6	135	227	512	174
成人中专非全日制学生	4	451	92	369	148
职业高中学生	58	2 507	2 546	6 470	1 702

2017年全国中等非医药学校中医药专业分专业毕业、招生、在校学生数

单位：人

专业名称	毕业生数	招生数	在校学生数					预计毕业生数
			小计	一年级	二年级	三年级	四年级及以上	
总计	**7 729**	**7 431**	**22 006**	**7 421**	**7 103**	**7 436**	**46**	**7 612**
中医	843	990	3 041	990	923	1 128	0	1 128
中医护理	118	336	441	336	59	46	0	53
中医康复保健	1 629	2 575	5 884	2 565	1 904	1 415	0	1 429
中药	2 119	1 423	4 647	1 423	2 058	1 166	0	1 236
中药制药	2 099	787	4 531	787	920	2 824	0	2 917
藏医医疗与藏药	879	1 134	3 156	1 134	1 176	800	46	792
蒙医医疗与蒙药	32	186	306	186	63	57	0	57
医药卫生类专业	10	0	0	0	0	0	0	0

2017年全国中等中医药学校培训学生情况

单位：人

	总计	其中：少数民族	一周至一个月以下	一个月至半年以下	半年以上	总计中：		总计中：		
						资格证书培训	岗位证书培训	第一产业培训	第二产业培训	第三产业培训
结业生数	21 313	483	4 097	12 769	4 447	9 887	10 393	5 054	3 531	12 728
注册学生数	21 455	1 420	2 181	17 501	1773	10 245	6 492	4 975	3 560	12 920

2017年全国中等中医药学校教职工数

单位：人

	教职工数								聘请校外教师
	合计	校本部教职工					校办企业职工	其他附设机构人员	
		小计	专任教师	行政人员	教辅人员	工勤人员			
总计	**3 805**	**3 797**	**2 691**	**546**	**211**	**349**	**8**	**0**	**1 043**
其中：女	2 080	2 075	1 557	265	132	121	5	0	602
聘任制	1 209	1 205	897	169	63	76	4	0	0
其中：女	647	643	482	97	37	27	4	0	0

2017 年全国中等中医药学校教职工数（分职称）

单位：人

	教职工数								聘请校外教师
	合计	校本部教职工					校办企业职工	其他附设机构人员	
		小计	专任教师	行政人员	教辅人员	工勤人员			
总计	**3 805**	**3 797**	**2 691**	**546**	**211**	**349**	**8**	**0**	**1 043**
正高级	76	76	63	12	1	0	0	0	250
副高级	706	706	636	52	18	0	0	0	222
中级	1 172	1 172	1 005	120	43	4	0	0	297
初级	913	911	721	104	60	26	2	0	198
无职称	938	932	266	258	89	319	6	0	76

2017 年全国中等中医药学校聘任制教职工数（分职称）

单位：人

	教职工数								聘请校外教师
	合计	校本部教职工					校办企业职工	其他附设机构人员	
		小计	专任教师	行政人员	教辅人员	工勤人员			
总计	**1 209**	**1 205**	**897**	**169**	**63**	**76**	**4**	**0**	**0**
正高级	9	9	8	1	0	0	0	0	0
副高级	182	182	180	2	0	0	0	0	0
中级	344	344	327	7	8	2	0	0	0
初级	293	291	264	10	7	10	2	0	0
无职称	381	379	118	149	48	64	2	0	0

2017 年全国中等中医药学校不同职称专任教师的学历构成

单位:%

	合计	博士	硕士	本科	专科及以下
总计	**100.00**	**0.19**	**12.04**	**79.90**	**7.88**
正高级	100.00	3.17	17.46	76.19	3.17
副高级	100.00	0.16	13.52	83.81	2.52
中级	100.00	0.20	14.03	78.81	6.97
初级	100.00	0.00	6.80	83.36	9.85
无职称	100.00	0.00	13.91	66.17	19.92
其中：实习指导课教师	100.00	0.00	4.48	70.15	25.37

2017年全国中等中医药学校不同职称专任教师的年龄构成

单位：%

	合计	29岁及以下	30～39岁	40～49岁	50～59岁	60岁及以上
总计	**100.00**	**18.62**	**41.43**	**27.13**	**12.67**	**0.15**
正高级	100.00	0.00	0.00	30.16	65.08	4.76
副高级	100.00	0.00	13.21	51.57	35.06	0.16
中级	100.00	1.79	59.80	31.34	7.06	0.00
初级	100.00	41.61	49.93	7.91	0.55	0.00
无职称	100.00	68.80	26.32	4.14	0.75	0.00

2017年全国中等中医药学校资产情况（一）

	占地面积（m^2）			图书（册）	
	合计	其中：绿化用地面积	其中：运动场地面积	合计	当年新增
学校产权	**2 235 895**	**483 542**	**299 185**	**2 009 828**	**142 910**
非学校产权	**487 041**	**51 841**	**58 562**	**306 302**	**76 106**
1. 独立使用	262 008	13 177	20 050	106 359	66 359
2. 共同使用	225 033	38 664	38 512	199 943	9 747

2017年全国中等中医药学校资产情况（二）

	计算机数（台）		固定资产总值（万元）		
				其中：教学、实习仪器设备资产值	
	合计	教学用	合计	小计	当年新增
学校产权	**13 086**	**11 373**	**190 792**	**34 491**	**4 233**
非学校产权	**2 378**	**1 561**	**6 779**	**2 352**	**1 207**
1. 独立使用	1 245	429	3 000	1 557	1 197
2. 共同使用	1 133	1 132	3 779	795	10

2017年全国中等中医药学校信息化建设情况

	网络信息点数（个）		上网课程数（门）	数据资源量				接受过信息技术相关培训的专任教师（人次）	信息化工作人员数（人）
	合计	其中：无线接入		电子图书（册）	电子期刊（册）	学位论文（册）	音视频（小时）		
合计	10 088	2 898	397	312 614	107 750	2 580	34 847	2 268	135

2017 年全国中等中医药学校房屋面积情况 单位：m²

	学校产权建筑面积				正在施工面积	非学校产权建筑面积		
	合计	其中：危房	当年新增	被外单位借用		小计	独立使用	共同使用
总计	**1 245 033**	**3 372**	**4 418**	**0**	**27 878**	**268 947**	**149 999**	**118 948**
一、教学及辅助用房	619 256	402	3 418	0	27 878	143 783	78 662	65 121
其中：教室	300 221	0	0	0	0	79 177	34 775	44 402
图书馆	61 846	0	0	0	0	6 313	1 720	4 593
实验室、实习场所	198 192	402	2 418	0	27 878	43 979	32 796	11 183
体育馆	24 776	0	0	0	0	12 338	7 890	4 448
会堂	34 221	0	1 000	0	0	1 976	1 481	495
二、行政办公用房	70 535	648	0	0	0	3 832	2 717	1 115
三、生活用房	461 021	321	1 000	0	0	121 133	68 421	52 712
其中：学生宿舍（公寓）	334 945	0	0	0	0	94 739	56 707	38 032
学生食堂	70 051	321	1 000	0	0	17 989	9 580	8 409
教工宿舍（公寓）	20 590	0	0	0	0	1 674	1 553	121
教工食堂	4 754	0	0	0	0	0	0	0
生活福利及附属用房	30 680	0	0	0	0	6 730	580	6 150
四、教工住宅	77 566	559	0	0	0	0	0	0
五、其他用房	16 655	1 442	0	0	0	200	200	0

四、中医药科研

（一）科学研究与技术开发机构

2017 年科学研究与技术开发机构人员情况 单位：人

	机构数（个）	从业人员	从业人员按工作性质分类			外聘的流动学者	招收的非本单位在读研究生	离退休人员总数
			从事科技活动人员	从事生产、经营活动人员	其他人员			
全国	**78**	**23 594**	**13 640**	**1 236**	**8 718**	**138**	**1 022**	**8 266**
其中：								
中医部委属科研机构	11	3 597	2 095	33	1 469	11	439	2 201
中医省属科研机构	43	15 509	8 895	820	5 794	94	549	5 292
中医地、市属科研机构	24	4 488	2 650	383	1 455	33	34	773

2017 年科学研究与技术开发机构从事科技活动人员情况

单位：人

	从事科技活动人员	其中：女性	其中：科技管理人员	课题活动人员	科技服务人员
全国	**13 640**	**8 748**	**1 467**	**10 282**	**1 891**
其中：					
中医部委属科研机构	2 095	1 230	253	1 530	312
中医省属科研机构	8 895	5 763	850	6 713	1 332
中医地、市属科研机构	2 650	1 755	364	2 039	247

2017 年科学研究与技术开发机构从事科技活动人员学历情况

单位：人

	合计	其中：博士毕业	硕士毕业	本科毕业	大专毕业
全国	**13 640**	**1 428**	**3 535**	**6 022**	**2 122**
其中：					
中医部委属科研机构	2 095	789	538	530	169
中医省属科研机构	8 895	613	2 707	3 943	1 300
中医地、市属科研机构	2 650	26	290	1 549	653

2017 年科学研究与技术开发机构从事科技活动人员专业技术职称情况

单位：人

	合计	其中：高级职称	中级职称	初级职称	其他
全国	**13 640**	**4 251**	**4 084**	**4 274**	**1 031**
其中：					
中医部委属科研机构	2 095	961	693	282	159
专业技术人员分类比重（%）	100.00	45.87	33.08	13.46	7.59
中医省属科研机构	8 895	2 761	2 797	2 841	496
专业技术人员分类比重（%）	100.00	31.04	31.44	31.94	5.58
中医地、市属科研机构	2 650	529	594	1 151	376
专业技术人员分类比重（%）	100.00	19.96	22.42	43.43	14.19

2017 年科学研究与技术开发机构人员流动情况（一）

单位：人

	本年新增人员	应届高校毕业生	招聘的其他人员	招聘的其他人员主要来源 其中：来自研究院所	来自企业 人数	来自企业 其中：外资或合资企业	来自高等学校	来自国外	来自政府部门	其他新增人员
全国	**1 459**	**699**	**164**	**35**	**17**	**2**	**39**	**2**	**5**	**596**
其中：										
中医部委属科研机构	175	115	40	21	3	0	7	1	0	20
中医省属科研机构	869	252	92	14	13	2	19	1	5	525
中医地、市属科研机构	415	332	32	0	1	0	13	0	0	51

2017 年科学研究与技术开发机构人员流动情况（二）

单位：人

	本年减少人员	离退休人员	离开本单位的人员	离开本单位的人员中：流向研究院所	流向企业：人数	流向企业：其中：外资或合资企业	流向高等学校	出国	流向政府部门	其他减少人员	本年不在岗人员
全国	**662**	**340**	**251**	**16**	**15**	**0**	**17**	**2**	**8**	**71**	**52**
其中：											
中医部委属科研机构	130	74	55	12	1	0	2	2	1	1	21
中医省属科研机构	412	205	162	3	13	0	13	0	5	45	17
中医地、市属科研机构	120	61	34	1	1	0	2	0	2	25	14

2017 年科学研究与技术开发机构经常费收入情况（一）

单位：千元

	本年收入总额*	科技活动收入：合计	科技活动收入：其中：政府资金	科技活动收入：其中：非政府资金	生产、经营活动收入	其他收入：合计	其他收入：其中：用于离退休人员的政府拨款	用于科技活动的借贷款
全国	**13 056 261**	**2 773 550**	**2 568 612**	**204 938**	**1 158 828**	**9 123 883**	**285 144**	**8 526**
其中：								
中医部委属科研机构	5 098 846	991 491	921 352	70 139	0	4 107 355	183 581	0
中医省属科研机构	6 951 320	1 459 442	1 336 461	122 981	1 084 729	4 407 149	73 320	1 761
中医地、市属科研机构	1 006 095	322 617	310 799	11 818	74 099	609 379	28 243	6 765

注：不含代管经费和转拨外单位经费。

2017 年科学研究与技术开发机构经常费收入情况（二）

单位：千元

	政府资金：合计	政府资金：其中：财政拨款	政府资金：其中：承担政府科研项目收入	政府资金：其中：其他	全部政府资金中：来自地方政府的资金	非政府资金：合计	非政府资金：其中：技术性收入：合计	非政府资金：其中：技术性收入：其中：来自企业	国外资金
全国	**2 568 612**	**1 999 409**	**510 408**	**58 795**	**1 575 008**	**204 938**	**147 225**	**69 974**	**0**
其中：									
中医部委属科研机构	921 352	636 910	280 213	4 229	52 931	70 139	53 837	30 578	0
中医省属科研机构	1 336 461	1 058 124	223 926	54 411	1 225 462	122 981	83 138	39 396	0
中医地、市属科研机构	310 799	304 375	6 269	155	296 615	11 818	10 250	0	0

2017 年科学研究与技术开发机构经常费支出情况（一）

单位：千元

	本年内部支出	内部支出按支出的活动性质分						
		科技活动支出				生产经营活动支出		其他支出*
		合计	其中：人员费	设备购置费	其他日常支出	合计	其中经营税金	
全国	**12 584 153**	**3 085 437**	**1 643 444**	**470 111**	**971 882**	**1 134 047**	**195**	**8 364 669**
其中：								
中医部委属科研机构	4 875 486	1 039 497	465 360	98 784	475 353	0	0	3 835 989
中医省属科研机构	6 627 147	1 395 246	874 151	144 940	376 155	1 017 611	172	4 214 290
中医地、市属科研机构	1 081 520	650 694	303 933	226 387	120 374	116 436	23	314 390

注：其他支出含医疗、工程设计、教学培训等活动支出。

2017 年科学研究与技术开发机构经常费支出情况（二）

单位：千元

	本年内部支出	内部支出按支出的经济性质和具体用途分				本年外部支出	
		工资福利支出	对个人和家庭补助	商品和服务支出	其他	合计	其中：科技活动经费外部支出
全国	**12 584 153**	**3 612 076**	**796 282**	**5 942 739**	**2 233 056**	**47 225**	**41 954**
其中：							
中医部委属科研机构	4 875 486	950 754	384 293	1 948 265	1 592 174	29 203	29 203
中医省属科研机构	6 627 147	2 224 442	346 063	3 578 338	478 304	13 134	12 671
中医地、市属科研机构	1 081 520	436 880	65 926	416 136	162 578	4 888	80

2017 年科学研究与技术开发机构基本建设情况（一）

单位：千元

	基本建设投资实际完成额				
	合计	按用途分			
		科研仪器设备	科研土建工程	生产经营土建与设备	生活土建与设备
全国	**1 059 629**	**287 879**	**642 032**	**64 521**	**65 197**
其中：					
中医部委属科研机构	279 813	202 520	6 168	6 938	64 187
中医省属科研机构	163 984	76 633	37 636	49 715	0
中医地、市属科研机构	615 832	8 726	598 228	7 868	1 010

2017 年科学研究与技术开发机构基本建设情况（二）

单位：千元

	科研基建				
	合计	按来源分			
		政府资金	企业资金	事业单位资金	其他资金
全国	**929 911**	**854 865**	**0**	**62 356**	**12 690**
其中：					
中医部委属科研机构	208 688	183 865	0	24 823	0
中医省属科研机构	114 269	71 778	0	29 809	12 682
中医地、市属科研机构	606 954	599 222	0	7 724	8

2017 年科学研究与技术开发机构资产与负债情况

单位：千元

	资产总计	其中1：存货	其中2：年末固定资产原价				负债合计
			合计	其中：			
				科研房屋建筑物	科研仪器设备		
					合计	其中：进口	
全国	**14 952 461**	**318 784**	**9 548 349**	**2 388 423**	**3 134 025**	**830 578**	**3 380 098**
其中：							
中医部委属科研机构	4 896 539	30 670	3 699 119	670 738	946 690	427 141	851 798
中医省属科研机构	8 176 620	245 513	4 319 509	929 400	1 625 410	316 179	1 932 447
中医地、市属科研机构	1 879 302	42 601	1 529 721	788 285	561 925	87 258	595 853

2017 年科学研究与技术开发机构在研课题情况（一）

单位：个

	课题数合计	其中：		基础研究	其中：		应用研究	其中：	
		当年开题	当年完成		当年开题	当年完成		当年开题	当年完成
全国	**3 343**	**1 251**	**1 010**	**701**	**265**	**184**	**1 531**	**533**	**424**
其中：									
中医部委属科研机构	1 000	361	323	196	93	53	440	134	129
中医省属科研机构	2 141	814	633	470	149	120	956	359	259
中医地、市属科研机构	202	76	54	35	23	11	135	40	36

2017 年科学研究与技术开发机构在研课题情况（二）

单位：个

	试验发展	其中：		研究与发展成果应用	其中：		科技服务	其中：	
		当年开题	当年完成		当年开题	当年完成		当年开题	当年完成
全国	**824**	**316**	**288**	**112**	**59**	**31**	**175**	**78**	**83**
其中：									
中医部委属科研机构	324	114	118	10	3	6	30	17	17
中医省属科研机构	480	192	166	98	55	25	137	59	63
中医地、市属科研机构	20	10	4	4	1	0	8	2	3

2017年科学研究与技术开发机构课题经费内部支出情况

单位：千元

	合计	基础研究	应用研究	试验发展	研究与试验发展成果应用	科技服务
全国	**1 082 747**	**149 426**	**459 807**	**357 727**	**30 878**	**84 910**
其中：						
中医部委属科研机构	377 901	61 369	139 800	157 356	2 804	16 571
中医省属科研机构	661 462	81 523	309 739	175 300	27 774	67 126
中医地、市属科研机构	43 384	6 534	10 268	25 071	300	1 212

2017年科学研究与技术开发机构课题折合工作量统计

单位：人年

	合计	基础研究	应用研究	试验发展	研究与试验发展成果应用	科技服务
全国	**6 431**	**1 297**	**2 699**	**1 842**	**220**	**372**
其中：						
中医部委属科研机构	1 452	271	600	528	16	38
中医省属科研机构	4 533	926	1 891	1 197	200	319
中医地、市属科研机构	446	101	209	117	5	16

2017年科学研究与技术开发机构R&D课题来源

单位：个

	合计	国家科技项目	地方科技项目	企业委托科技项目	自选科技项目	国际合作科技项目	其他科技项目
全国	**3 056**	**822**	**1 758**	**93**	**150**	**5**	**228**
其中：							
中医部委属科研机构	960	547	181	13	51	5	163
中医省属科研机构	1 906	270	1 409	80	87	0	60
中医地、市属科研机构	190	5	168	0	12	0	5

2017年科学研究与技术开发机构R&D人员情况

单位：人

	R&D人员合计	其中：女性	按学历分				按工作量分	
			博士毕业	硕士毕业	本科毕业	其他	R&D全时人员	R&D非全时人员
全国	**9 196**	**4 750**	**1 382**	**2 812**	**3 849**	**1 153**	**5 684**	**3 512**
其中：								
中医部委属科研机构	2 075	1 222	781	574	553	167	1 715	360
中医省属科研机构	6 424	3 183	581	2 117	2 808	918	3 550	2 874
中医地、市属科研机构	697	345	20	121	488	68	419	278

2017 年科学研究与技术开发机构 R&D 工作量情况

单位：人年

	R&D 人员折合全时工作量	R&D 研究人员折合全时工作量
全国	**7 243**	**4 223**
其中：		
中医部委属科研机构	1 759	1 238
中医省属科研机构	4 990	2 661
中医地、市属科研机构	494	324

2017 年科学研究与技术开发机构 R&D 经费

单位：千元

	R&D 经费内部支出			R&D 经费外部支出				
					其中：			
	合计	R&D 经常费支出	R&D 基本建设费	合计	对国内科研机构支出	对国内高等学校支出	对国内企业支出	对境外机构支出
全国	**1 740 681**	**1 603 241**	**137 440**	**16 168**	**14 403**	**250**	**1 515**	**0**
其中：								
中医部委属科研机构	618 532	609 393	9 139	14 103	14 103	0	0	0
中医省属科研机构	1 025 613	915 970	109 643	1 987	260	212	1 515	0
中医地、市属科研机构	96 536	77 878	18 658	78	40	38	0	0

2017 年科学研究与技术开发机构 R&D 经常费支出明细（一）

单位：千元

	合计	按费用类别分			按活动类型分		
		人员费	设备购置费	其他	基础研究	应用研究	试验发展
全国	**1 603 241**	**932 919**	**197 535**	**472 787**	**298 282**	**726 566**	**578 393**
其中：							
中医部委属科研机构	609 393	305 971	70 217	233 205	121 370	247 138	240 885
中医省属科研机构	915 970	588 717	105 923	221 330	156 969	450 086	308 915
中医地、市属科研机构	77 878	38 231	21 395	18 252	19 943	29 342	28 593

2017 年科学研究与技术开发机构 R&D 经常费支出明细（二）

单位：千元

	按经费来源分				
	政府资金	企业资金	事业单位资金	国外资金	其他资金
全国	**1 184 175**	**60 193**	**314 645**	**274**	**43 954**
其中：					
中医部委属科研机构	437 236	29 819	123 108	274	18 956
中医省属科研机构	682 541	30 374	181 752	0	21 303
中医地、市属科研机构	64 398	0	9 785	0	3 695

2017 年科学研究与技术开发机构 R&D 基本建设费明细

单位：千元

	合计	按费用类别分		按经费来源分				
		仪器设备费	土建费	政府资金	企业资金	事业单位资金	国外资金	其他资金
全国	**137 440**	**88 261**	**49 179**	**91 943**	**0**	**32 815**	**0**	**12 682**
其中：								
中医部委属科研机构	9 139	8 904	235	3 268	0	5 871	0	0
中医省属科研机构	109 643	72 641	37 002	70 065	0	26 896	0	12 682
中医地、市属科研机构	18 658	6 716	11 942	18 610	0	48	0	0

2017 年科学研究与技术开发机构科技成果情况（一）

	科技论文与科技著作		
	发表科技论文（篇）		出版科技著作（种）
	合计	其中：国外发表	
全国	**6 127**	**825**	**294**
其中：			
中医部委属科研机构	2 533	522	103
中医省属科研机构	3 183	293	169
中医地、市属科研机构	411	10	22

2017 年科学研究与技术开发机构科技成果情况（二）

	专利							
	专利申请受理数（件）		专利授权数（件）			有效发明专利数（件）	专利所有权转让及许可数（件）	专利所有权转让与许可收入（千元）
	件数	其中：发明专利	件数	其中：发明专利	其中：国外授权			
全国	**336**	**242**	**229**	**178**	**0**	**1 012**	**17**	**1 517**
其中：								
中医部委属科研机构	80	68	49	43	0	297	14	1 409
中医省属科研机构	249	167	176	131	0	701	3	108
中医地、市属科研机构	7	7	4	4	0	14	0	0

2017 年科学研究与技术开发机构科技成果情况（三）

	其他产出				
	形成国家或行业标准数（项）	集成电路布图设计登记数（件）	植物新品种权授予数（项）	软件著作权数（件）	新药证书数（件）
全国	**17**	**0**	**0**	**19**	**0**
其中：					
中医部委属科研机构	15	0	0	2	0
中医省属科研机构	2	0	0	17	0
中医地、市属科研机构	0	0	0	0	0

2017 年科学研究与技术开发机构对外科技服务活动情况 单位：人年

	工作量合计	科技成果的示范性推广工作	为用户提供可行性报告、技术方案、建议及进行技术论证等技术咨询工作	为社会和公众提供的测试、标准化、计量、计算、质量和专利服务	科技信息文献服务	其他科技服务活动	科技培训工作
全国	**1 658**	**342**	**189**	**228**	**185**	**342**	**372**
其中：							
中医部委属科研机构	530	18	52	97	31	132	200
中医省属科研机构	995	247	132	127	146	192	151
中医地、市属科研机构	133	77	5	4	8	18	21

2017 年科学研究与技术开发机构重点发展学科情况 单位：个

	重点学科数合计	其中：							
		基础医学其他学科	内科学	药物化学	中医学	民族医学	中西医结合医学	中药学	中医学与中药学其他学科
全国	**165**	**1**	**2**	**4**	**56**	**0**	**7**	**63**	**7**
其中：									
中医部委属科研机构	42	1		1	21	0	1	14	0
中医省属科研机构	117	0	2	3	31	0	6	48	6
中医地、市属科研机构	6	0	0	0	4	0	0	1	1

（二）科学技术信息和文献机构

2017 年科学技术信息和文献机构人员情况 单位：人

机构数	从业人员	从业人员按工作性质分类			外聘的流动学者	招收的非本单位在读研究生	离退休人员总数
		从事科技活动人员	从事生产、经营活动人员	其他人员			
2	153	141	5	7	6	24	134

2017 年科学技术信息和文献机构从事科技活动人员情况 单位：人

从事科技活动人员	其中：女性	其中：		
		科技管理人员	课题活动人员	科技服务人员
141	101	4	113	24

2017 年科学技术信息和文献机构从事科技活动人员学历情况 单位：人

合计	博士毕业	硕士毕业	本科毕业	大专毕业
141	55	54	27	5

2017年科学技术信息和文献机构从事科技活动人员专业技术职称情况　单位：人

合计	高级职称	中级职称	初级职称	其他
141	69	48	20	4

2017年科学技术信息和文献机构人员流动情况（一）　单位：人

本年新增人员	应届高校毕业生	招聘的其他人员	招聘的其他人员主要来源						其他新增人员
			其中：						
			来自研究院所	来自企业		来自高等学校	来自国外	来自政府部门	
				人数	其中：外资或合资企业				
11	10	1	1	0	0	0	0	0	0

2017年科学技术信息和文献机构人员流动情况（二）　单位：人

本年减少人员	离退休人员	离开本单位的人员	离开本单位的人员						其他减少人员	本年不在岗人员
			其中：							
			流向研究院所	流向企业		流向高等学校	出国	流向政府部门		
				人数	其中：外资或合资企业					
3	3	0	0	0	0	0	0	0	0	0

2017年科学技术信息和文献机构经常费收入情况（一）　单位：千元

本年收入总额	科技活动收入			生产、经营活动收入	其他收入		用于科技活动的借贷款
	合计	其中：			合计	其中：	
		政府资金	非政府资金			用于离退休人员的政府拨款	
77 400	60 844	49 045	11 799	0	16 556	16 264	0

2017年科学技术信息和文献机构经常费收入情况（二）　单位：千元

政府资金					非政府资金			
合计	其中：			全部政府资金中：来自地方政府的资金	合计	其中：		国外资金
						技术性收入		
	财政拨款	承担政府科研项目收入	其他			合计	其中：来自企业	
49 045	42 233	6 812	0	49 045	11 799	9 398	0	0

2017 年科学技术信息和文献机构经常费支出情况（一）

单位：千元

本年内部支出	内部支出按支出的活动性质分						
	科技活动支出				生产、经营活动支出		其他支出
	合计	其中：			合计	其中：经营税金	
		人员费	设备购置费	其他日常支出			
79 365	63 101	22 116	13 840	27 145	0	0	16 264

2017 年科学技术信息和文献机构经常费支出情况（二）

单位：千元

本年内部支出	内部支出按支出的经济性质和具体用途分				本年外部支出	
	工资福利支出	对个人和家庭补助	商品和服务支出	其他	合计	其中：科技活动经费外部支出
79 365	16 547	24 383	21 324	17 111	0	0

2017 年科学技术信息和文献机构基本建设情况

单位：千元

基本建设投资实际完成额					科研基建				
合计	按用途分				合计	按来源分			
	科研仪器设备	科研土建工程	生产经营土建与设备	生活土建与设备		政府资金	企业资金	事业单位资金	其他资金
0	0	0	0	0	0	0	0	0	0

2017 年科学技术信息和文献机构资产与负债情况

单位：千元

资产总计	其中 1：存货	其中 2：年末固定资产原价				负债合计
		合计	其中：			
			科研房屋建筑物	科研仪器设备		
				合计	其中：进口	
200 776	0	181 667	29 087	67 213	0	20 869

2017 年科学技术信息和文献机构在研课题情况（一）

单位：个

课题数合计	其中：		基础研究	其中：		应用研究	其中：	
	当年开题	当年完成		当年开题	当年完成		当年开题	当年完成
69	36	34	12	3	6	0	0	0

2017 年科学技术信息和文献机构在研课题情况（二）

单位：个

试验发展	其中：		研究与试验发展成果应用	其中：		科技服务	其中：	
	当年开题	当年完成		当年开题	当年完成		当年开题	当年完成
7	2	3	23	11	8	27	20	17

2017年科学技术信息和文献机构课题经费内部支出情况

单位：千元

合计	基础研究	应用研究	试验发展	研究与试验发展成果应用	科技服务
7 083	2 886	0	195	1 834	2 168

2017年科学技术信息和文献机构课题折合工作量统计

单位：人年

合计	基础研究	应用研究	试验发展	研究与试验发展成果应用	科技服务
114	37	0	14	24	40

2017年科学技术信息和文献机构R&D课题来源

单位：个

合计数	国家科技项目	地方科技项目	企业委托科技项目	自选科技项目	国际合作科技项目	其他科技项目
19	8	1	0	7	0	3

2017年科学技术信息和文献机构R&D人员情况

单位：人

R&D人员合计	其中：	按学历分				按工作量分	
	女性	博士毕业	硕士毕业	本科毕业	其他	R&D全时人员	R&D非全时人员
69	45	30	27	12	0	19	50

2017年科学技术信息和文献机构R&D工作量情况

单位：人年

R&D人员折合全时工作量	R&D研究人员折合全时工作量
61	43

2017年科学技术信息和文献机构R&D经费

单位：千元

R&D经费内部支出			R&D经费外部支出				
合计	R&D经常费支出	R&D基本建设费	合计	其中：			
				对国内科研机构支出	对国内高等学校支出	对国内企业支出	对境外机构支出
3 234	3 234	0	0	0	0	0	0

2017年科学技术信息和文献机构R&D经常费支出明细

单位：千元

R&D经常费支出											
合计	按费用类别分			按经费来源分					按活动类型分		
	人员费	设备购置费	其他	政府资金	企业资金	事业单位资金	国外资金	其他资金	基础研究	应用研究	试验发展
3 234	3 035	34	165	3 234	0	0	0	0	3 039	0	195

2017年科学技术信息和文献机构R&D基本建设费明细

单位：千元

R&D基本建设费							
合计	按费用类别分		按经费来源分				
	仪器设备费	土建费	政府资金	企业资金	事业单位资金	国外资金	其他资金
0	0	0	0	0	0	0	0

2017年科学技术信息和文献机构科技成果情况（一）

科技论文与科技著作		
发表科技论文（篇）		出版科技著作（种）
篇数	其中：国外发表	
82	5	53

2017年科学技术信息和文献机构科技成果情况（二）

专利							
专利申请受理数（件）		专利授权数（件）			有效发明专利数（件）	专利所有权转让及许可数（件）	专利所有权转让与许可收入（千元）
件数	其中：发明专利	件数	其中：发明专利	其中：国外授权			
0	0	0	0	0	0	0	0

2017年科学技术信息和文献机构科技成果情况（三）

其他产出				
形成国家或行业标准数（项）	集成电路布图设计登记数（件）	植物新品种权授予数（项）	软件著作权数（件）	新药证书数（件）
2	0	0	12	0

2017年科学技术信息和文献机构对外科技服务活动情况

单位：人年

合计	科技成果的示范性推广工作	为用户提供可行性报告、技术方案、建议及进行技术论证等技术咨询工作	地形、地质和水文考察、天文、气象和地震的日常观察	为社会和公众提供的测试、标准化、计量、计算、质量和专利服务	科技信息文献服务	其他科技服务活动	科技培训工作
17	3	2	0	0	10	0	2

2017年科学技术信息和文献机构馆藏累计情况

图书、资料（册）	其中：		期刊（种）	其中：	缩微制品（张）	音像制品（张）	电子期刊（种）
	外文会议录	外文科技报告		外文原版期刊			
285 781	0	0	59 651	2 757	430	950	0

2017 年科学技术信息和文献机构引进国外数据库情况

书目文摘型			全文文献型			数值型			多媒体型		
数量（个）	数据记录量总量（万条）	数据记录量当年更新量（万条）	数量（个）	数据记录量总量（万条）	数据记录量当年更新量（万条）	数量（个）	数据记录量总量（万条）	数据记录量当年更新量（万条）	数量（个）	数据记录量总量（万条）	数据记录量当年更新量（万条）
3	800 000	800 000	5	15 000	15 000	0	0	0	0	0	0

2017 年科学技术信息和文献机构引进国内数据库情况

书目文摘型			全文文献型			数值型			多媒体型		
数量（个）	数据记录量总量（万条）	数据记录量当年更新量（万条）	数量（个）	数据记录量总量（万条）	数据记录量当年更新量（万条）	数量（个）	数据记录量总量（万条）	数据记录量当年更新量（万条）	数量（个）	数据记录量总量（万条）	数据记录量当年更新量（万条）
0	0	0	19	11 964 235	11 963 427	0	0	0	0	0	0

2017 年科学技术信息和文献机构自建数据库情况

书目文摘型			全文文献型			数值型			多媒体型		
数量（个）	数据记录量总量（万条）	数据记录量当年更新量（万条）	数量（个）	数据记录量总量（万条）	数据记录量当年更新量（万条）	数量（个）	数据记录量总量（万条）	数据记录量当年更新量（万条）	数量（个）	数据记录量总量（万条）	数据记录量当年更新量（万条）
0	0	0	0	0	0	0	0	0	1	1	1

2017 年科学技术信息和文献机构计算机有关设备情况

单位：台

计算机有关设备	其中：					复印机	摄、录像机	印刷设备
	大、中型机	小型机	微机	终端	扫描设备			
941	0	18	830	0	60	17	16	0

2017 年科学技术信息和文献机构网络情况

自建网络（个）		对外联网网上用户数（个）			
网络数	网上用户数	DIALOG	STN	OCLC	INTERNET
2	123	0	0	0	107

2017 年科学技术信息和文献机构信息服务情况

阅览（人次）	外借		资料复制（千页）	读者咨询（人次）	缩微制作（张）	课题检索（个）	查新（项）	专题咨询服务（次）	信息分析研究报告（篇）
	人次	册次							
2 917	1 233	2 839	3 938	1 187	105	74	250	5	0

2017 年科学技术信息和文献机构文献服务情况

文献信息加工		声像制作（部）	翻译（万字）		出版印刷			
文摘（篇）	数据库数据加工（条）		中译外	外译中	图书、资料（万字）	连续出版物（万字）	其中：电子版（种）	科技报告（种）
11 243	28 543	19	0	1	340	657	4	0

2017 年科学技术信息和文献机构电子信息利用情况（一）

数据库检索			网络信息检索			电子期刊利用		
次数（次）	机时（小时）	信息量（兆字节）	次数（次）	机时（小时）	信息量（兆字节）	次数（次）	机时（小时）	信息量（兆字节）
4 105 000	15 752	43 720	12 700	2 080	151 110 000	8 752 463	2 080	899 401

2017 年科学技术信息和文献机构电子信息利用情况（二）

从网上获得信息			向网上发布信息		
次数（次）	机时（小时）	信息量（兆字节）	次数（次）	机时（小时）	信息量（兆字节）
12 700	2 080	151 110 000	80	8 760	1 600 000

（三）R&D 活动单位

2017 年 R&D 活动单位人员情况 单位：人

机构数	从业人员	从业人员按工作性质分类			外聘的流动学者	招收的非本单位在读研究生	离退休人员总数
		从事科技活动人员	从事生产、经营活动人员	其他人员			
16	3 021	1 239	28	1 754	26	38	196

2017 年 R&D 活动单位从事科技活动人员情况 单位：人

从事科技活动人员	其中：女性	其中：		
		科技管理人员	课题活动人员	科技服务人员
1 239	591	179	864	196

2017 年 R&D 活动单位从事科技活动人员学历情况 单位：人

合计	博士毕业	硕士毕业	本科毕业	大专毕业
1 239	264	442	446	79

2017 年 R&D 活动单位从事科技活动人员专业技术职称情况

单位：人

合计	高级职称	中级职称	初级职称	其他
1 239	530	464	193	52

2017 年 R&D 活动单位人员流动情况（一）

单位：人

本年新增人员	应届高校毕业生	招聘的其他人员	招聘的其他人员主要来源						其他新增人员
			其中：						
			来自研究院所	来自企业		来自高等学校	来自国外	来自政府部门	
				人数	其中：外资或合资企业				
0	0	0	0	0	0	0	0	0	0

2017 年 R&D 活动单位人员流动情况（二）

单位：人

本年减少人员	离退休人员	离开本单位的人员	离开本单位的人员						其他减少人员	本年不在岗人员
			其中：							
			流向研究院所	流向企业		流向高等学校	出国	流向政府部门		
				人数	其中：外资或合资企业					
0	0	0	0	0	0	0	0	0	0	0

2017 年 R&D 活动单位经常费收入情况（一）

单位：千元

本年收入总额	科技活动收入			生产、经营活动收入	其他收入		用于科技活动的借贷款
	合计	其中：			合计	其中：	
		政府资金	非政府资金			用于离退休人员的政府拨款	
1 981 904	167 067	156 021	11 046	40 340	1 774 497	2 457	0

2017 年 R&D 活动单位经常费收入情况（二）

单位：千元

政府资金					非政府资金			
合计	其中：			全部政府资金中：来自地方政府的资金	合计	其中：		国外资金
	财政拨款	承担政府科研项目收入	其他			技术性收入		
						合计	其中：来自企业	
156 021	106 859	34 636	14 526	109 801	11 046	11 046	10 083	0

2017 年 R&D 活动单位经常费支出情况（一）

单位：千元

本年内部支出	内部支出按支出的活动性质分						
	科技活动支出				生产、经营活动支出		其他支出
	合计	其中：			合计	其中：经营税金	
		人员费	设备购置费	其他日常支出			
1 146 430	222 202	74 891	40 863	106 448	19 808	566	904 420

2017 年 R&D 活动单位经常费支出情况（二）

单位：千元

本年内部支出	内部支出按支出的经济性质和具体用途分				本年外部支出	
	工资福利支出	对个人和家庭补助	商品和服务支出	其他	合计	其中：科技活动经费外部支出
1 146 430	448 961	122 276	153 968	421 225	1 065 057	12 982

2017 年 R&D 活动单位基本建设情况

单位：千元

基本建设投资实际完成额					科研基建				
合计	按用途分				合计	按来源分			
	科研仪器设备	科研土建工程	生产经营土建与设备	生活土建与设备		政府资金	企业资金	事业单位资金	其他资金
179 436	47 495	57 723	74 218	0	105 218	64 143	0	40 800	275

2017 年 R&D 活动单位资产与负债情况

单位：千元

资产总计	其中1：存货	其中2：年末固定资产原价				负债合计
		合计	其中：			
			科研房屋建筑物	科研仪器设备		
				合计	其中：进口	
1 821 153	132 264	722 327	438 225	268 624	19 978	489 212

2017 年 R&D 活动单位在研课题情况（一）

单位：个

课题数合计	其中：		基础研究	其中：		应用研究	其中：	
	当年开题	当年完成		当年开题	当年完成		当年开题	当年完成
209	89	45	84	31	17	51	35	4

2017 年 R&D 活动单位在研课题情况（二）

单位：个

试验发展	其中：		研究与试验发展成果应用	其中：		科技服务	其中：	
	当年开题	当年完成		当年开题	当年完成		当年开题	当年完成
42	7	11	14	6	8	18	10	5

2017 年 R&D 活动单位课题经费内部支出情况

单位：千元

合计	基础研究	应用研究	试验发展	研究与试验发展成果应用	科技服务
43 438	12 267	12 565	13 331	2 474	2 800

2017 年 R&D 活动单位课题折合工作量统计

单位：人年

合计	基础研究	应用研究	试验发展	研究与试验发展成果应用	科技服务
607	194	278	65	27	44

2017年R&D活动单位R&D人员情况

单位：人

R&D人员合计	其中：	按学历分				按工作量分	
	女性	博士毕业	硕士毕业	本科毕业	其他	R&D全时人员	R&D非全时人员
1 019	432	226	335	405	53	511	508

2017年R&D活动单位R&D工作量情况

单位：人年

R&D人员折合全时工作量	R&D研究人员折合全时工作量
670	398

2017年R&D活动单位R&D经费

单位：千元

R&D经费内部支出			R&D经费外部支出				
合计	R&D经常费支出	R&D基本建设费	合计	其中：对国内科研机构支出	对国内高等学校支出	对国内企业支出	对境外机构支出
124 253	75 516	48 737	1 225	475	750	0	0

2017年R&D活动单位R&D经常费支出明细

单位：千元

R&D经常费支出											
合计	按费用类别分			按经费来源分					按活动类型分		
	人员费	设备购置费	其他	政府资金	企业资金	事业单位资金	国外资金	其他资金	基础研究	应用研究	试验发展
75 516	34 581	9 391	31 544	61 463	624	9 008	0	4 421	29 802	28 461	17 253

2017年R&D活动单位R&D基本建设费明细

单位：千元

R&D基本建设费							
合计	按费用类别分		按经费来源分				
	仪器设备费	土建费	政府资金	企业资金	事业单位资金	国外资金	其他资金
48 737	9 239	39 498	46 256	0	2 431	0	50

2017年R&D活动单位科技成果情况（一）

科技论文与科技著作		
发表科技论文（篇）		出版科技著作（种）
篇数	其中：国外发表	
565	121	37

2017年R&D活动单位科技成果情况（二）

专利							
专利申请受理数（件）		专利授权数（件）			有效发明专利数（件）	专利所有权转让及许可数（件）	专利所有权转让与许可收入（千元）
件数	其中：发明专利	件数	其中：发明专利	其中：国外授权			
28	10	19	11	1	38	0	0

2017 年 R&D 活动单位科技成果情况（三）

其他产出				
形成国家或行业标准数（项）	集成电路布图设计登记数（件）	植物新品种权授予数（项）	软件著作权数（件）	新药证书数（件）
1	0	0	4	0

2017 年 R&D 活动单位对外科技服务活动情况 单位：人年

合计	科技成果的示范性推广工作	为用户提供可行性报告、技术方案、建议及进行技术论证等技术咨询工作	地形、地质和水文考察、天文、气象和地震的日常观察	为社会和公众提供的测试、标准化、计量、计算、质量和专利服务	科技信息文献服务	其他科技服务活动	科技培训工作
140	9	2	0	2	20	67	40

（四）县属研究与开发机构

2017 年县属研究与开发机构人员情况 单位：人

机构数	从业人员	从业人员按工作性质分类			外聘的流动学者	招收的非本单位在读研究生	离退休人员总数
		从事科技活动人员	从事生产、经营活动人员	其他人员			
14	666	213	53	400	3	0	161

2017 年县属研究与开发机构从事科技活动人员情况 单位：人

从事科技活动人员	其中：女性	其中：		
		科技管理人员	课题活动人员	科技服务人员
213	103	49	114	50

2017 年县属研究与开发机构从事科技活动人员学历情况 单位：人

合计	博士毕业	硕士毕业	本科毕业	大专毕业
213	4	26	88	69

2017 年县属研究与开发机构从事科技活动人员专业技术职称情况 单位：人

合计	高级职称	中级职称	初级职称	其他
213	37	92	71	13

2017年县属研究与开发机构经常费收入情况（一）

单位：千元

本年收入总额	科技活动收入			生产、经营活动收入	其他收入		用于科技活动的借贷款
	合计	其中：			合计	其中：	
		政府资金	非政府资金			用于离退休人员的政府拨款	
215 654	32 875	28 237	4 638	94 918	87 861	565	0

2017年县属研究与开发机构经常费收入情况（二）

单位：千元

政府资金					非政府资金			
合计	其中：			全部政府资金中：来自地方政府的资金	合计	其中：		国外资金
						技术性收入		
	财政拨款	承担政府科研项目收入	其他			合计	其中：来自企业	
28 237	27 837	300	100	25 048	4 638	3 370	3 320	0

2017年县属研究与开发机构经常费支出情况（一）

单位：千元

本年内部支出	内部支出按支出的活动性质分						
	科技活动支出				生产、经营活动支出		其他支出
	合计	其中：			合计	其中：经营税金	
		人员费	设备购置费	其他日常支出			
118 389	23 059	14 483	2 012	6 564	89 752	150	5 578

2017年县属研究与开发机构经常费支出情况（二）

单位：千元

本年内部支出	内部支出按支出的经济性质和具体用途分				本年外部支出	
	工资福利支出	对个人和家庭补助	商品和服务支出	其他	合计	其中：科技活动经费外部支出
118 389	49 642	3 424	61 506	3 817	50	50

2017年县属研究与开发机构基本建设情况

单位：千元

基本建设投资实际完成额					科研基建				
合计	按用途分				合计	按来源分			
	科研仪器设备	科研土建工程	生产经营土建与设备	生活土建与设备		政府资金	企业资金	事业单位资金	其他资金
1 556	806	50	600	100	856	500	0	356	0

2017 年县属研究与开发机构资产与负债情况 单位：千元

资产总计	其中 1：存货	其中 2：年末固定资产原价				负债合计
		合计	其中：科研房屋建筑物	其中：科研仪器设备 合计	科研仪器设备 其中：进口	
314 735	5 592	269 312	7 333	36 063	36	77 981

2017 年县属研究与开发机构在研课题情况（一） 单位：个

课题数合计	其中：当年开题	其中：当年完成	基础研究	其中：当年开题	其中：当年完成	应用研究	其中：当年开题	其中：当年完成
21	0	0	1	0	0	18	0	0

2017 年县属研究与开发机构在研课题情况（二） 单位：个

试验发展	其中：当年开题	其中：当年完成	研究与试验发展成果应用	其中：当年开题	其中：当年完成	科技服务	其中：当年开题	其中：当年完成
0	0	0	0	0	0	2	0	0

2017 年县属研究与开发机构课题经费内部支出情况 单位：千元

合计	基础研究	应用研究	试验发展	研究与试验发展成果应用	科技服务
3 462	230	720	0	0	2 513

2017 年县属研究与开发机构课题折合工作量统计 单位：人年

合计	基础研究	应用研究	试验发展	研究与试验发展成果应用	科技服务
102	15	49	0	0	38

2017 年县属研究与开发机构 R&D 课题来源 单位：个

合计数	国家科技项目	地方科技项目	企业委托科技项目	自选科技项目	国际合作科技项目	其他科技项目
19	0	19	0	0	0	0

2017 年县属研究与开发机构 R&D 人员情况 单位：人

R&D 人员合计	其中：	按学历分				按工作量分	
	女性	博士毕业	硕士毕业	本科毕业	其他	R&D 全时人员	R&D 非全时人员
81	35	3	13	27	38	55	26

2017 年县属研究与开发机构 R&D 工作量情况 单位：人年

R&D 人员折合全时工作量	R&D 研究人员折合全时工作量
66	27

2017 年县属研究与开发机构 R&D 经费　　单位：千元

R&D 经费内部支出			R&D 经费外部支出				
合计	R&D经常费支出	R&D基本建设费	合计	其中：对国内科研机构支出	对国内高等学校支出	对国内企业支出	对境外机构支出
4 945	4 945	0	0	0	0	0	0

2017 年县属研究与开发机构 R&D 经常费支出明细　　单位：千元

R&D 经常费支出											
合计	按费用类别分			按经费来源分					按活动类型分		
	人员费	设备购置费	其他	政府资金	企业资金	事业单位资金	国外资金	其他资金	基础研究	应用研究	试验发展
4 945	4 380	0	565	2 563	0	2 382	0	0	584	4 361	0

2017 年县属研究与开发机构 R&D 基本建设费明细　　单位：千元

R&D 基本建设费							
合计	按费用类别分		按经费来源分				
	仪器设备费	土建费	政府资金	企业资金	事业单位资金	国外资金	其他资金
0	0	0	0	0	0	0	0

2017 年县属研究与开发机构科技成果情况（一）

科技论文与科技著作		
发表科技论文（篇）		出版科技著作（种）
篇数	其中：国外发表	
12	0	1

2017 年县属研究与开发机构科技成果情况（二）

专利							
专利申请受理数（件）		专利授权数（件）			有效发明专利数（件）	专利所有权转让及许可数（件）	专利所有权转让与许可收入（千元）
件数	其中：发明专利	件数	其中：发明专利	其中：国外授权			
0	0	0	0	0	0	0	0

2017 年县属研究与开发机构科技成果情况（三）

其他产出				
形成国家或行业标准数（项）	集成电路布图设计登记数（件）	植物新品种权授予数（项）	软件著作权数（件）	新药证书数（件）
0	0	0	0	0

2017 年县属研究与开发机构对外科技服务活动情况 单位：人年

合计	科技成果的示范性推广工作	为用户提供可行性报告、技术方案、建议及进行技术论证等技术咨询工作	地形、地质和水文考察、天文、气象和地震的日常观察	为社会和公众提供的测试、标准化、计量、计算、质量和专利服务	科技信息文献服务	其他科技服务活动	科技培训工作
116	42	0	0	0	7	31	36

五、中医财政拨款

2017 年国家财政支出及卫生计生部门医疗卫生财政拨款情况 单位：亿元

项目	绝对数	占国家财政支出比重（%）
国家财政支出	**203 330.00**	**100.00**
其中：医疗卫生	14 599.70	7.18
卫生计生部门财政拨款	7 132.00	3.51
其中：医疗卫生	6 429.20	3.16
中医机构财政拨款	460.42	0.23
其中：医疗卫生	401.75	0.20

2017 年卫生计生部门财政拨款按功能分类情况 单位：万元

项目	卫生计生部门财政拨款	中医机构财政拨款	中医机构所占比例（%）
合计	**71 320 003.45**	**4 604 247.08**	**6.46**
一般公共服务	91 083.12	3 896.56	4.28
公共安全	2 885.43	117.02	4.06
教育	755 217.70	56 053.06	7.42
科学技术	629 972.89	84 306.49	13.38
文化体育与传媒	1 818.15	67.50	3.71
社会保障和就业	3 333 919.17	271 326.25	8.14
社会保险基金支出	96 090.96	1 703.12	1.77
医疗卫生与计划生育	64 291 953.12	4 017 524.53	6.25
城乡社区	495 371.10	72 887.65	14.71
其他支出	435 771.81	33 829.83	7.76

2017 年卫生计生部门医疗卫生财政拨款按功能分类情况 单位：万元

项目	卫生计生部门财政拨款	中医机构财政拨款	中医机构所占比例（%）
医疗卫生	**64 291 953.12**	**4 017 524.53**	**6.25**
医疗卫生管理事务	4 965 183.56	26 350.82	0.53
公立医院	20 250 160.19	3 484 805.58	17.21
基层医疗卫生机构	14 100 887.84	43 845.10	0.31
公共卫生	15 750 964.51	95 600.35	0.61
基本医疗保险基金补助	713 787.32	851.75	0.12
中医药	347 908.34	183 382.18	52.71
食品和药品监督管理事务	55 701.90	257.48	0.46
其他医疗卫生支出	2 359 510.75	127 343.09	5.40

2017年卫生计生部门医疗卫生财政拨款分省一览表

单位：万元

地区	卫生计生部门财政拨款	中医机构财政拨款	中医机构所占比例（%）
卫生计生委汇总	**64 291 953.12**	**4 017 524.53**	**6.25**
北京市	2 567 873.72	183 993.67	7.17
天津市	858 570.73	69 488.72	8.09
河北省	2 299 175.29	120 953.92	5.26
山西省	1 532 147.21	111 014.41	7.25
内蒙古自治区	1 617 972.89	196 779.49	12.16
辽宁省	1 392 632.18	43 712.11	3.14
吉林省	1 455 639.29	179 818.14	12.35
黑龙江省	1 377 944.39	108 350.64	7.86
上海市	2 635 043.35	90 503.12	3.43
江苏省	3 941 179.87	250 936.10	6.37
浙江省	3 251 373.42	224 523.17	6.91
安徽省	1 984 220.00	117 157.57	5.90
福建省	2 023 093.88	82 856.32	4.10
江西省	1 566 311.60	98 413.69	6.28
山东省	3 453 381.17	161 114.90	4.67
河南省	2 630 364.85	159 860.19	6.08
湖北省	1 996 047.22	119 340.55	5.98
湖南省	2 270 682.47	104 586.09	4.61
广东省	6 165 897.81	339 037.93	5.50
广西壮族自治区	1 926 742.87	153 332.11	7.96
海南省	642 616.90	31 610.61	4.92
重庆市	1 343 752.94	80 607.58	6.00
四川省	3 407 113.54	224 282.64	6.58
贵州省	2 397 402.81	123 271.28	5.14
云南省	2 150 793.81	142 763.12	6.64
西藏自治区	535 886.40	35 493.09	6.62
陕西省	1 854 651.53	130 406.07	7.03
甘肃省	1 377 277.28	109 631.20	7.96
青海省	640 275.25	58 624.29	9.16
宁夏回族自治区	472 624.29	35 307.48	7.47
新疆维吾尔自治区	1 583 629.66	94 059.82	5.94
新疆生产建设兵团	219 553.16	903.28	0.41
卫生计生委直属单位	688 370.67	0.00	—
国家中医药管理局	31 710.67	31 710.67	100.00

2017 年中医机构医疗卫生财政拨款按功能分类分省一览表（一）

单位：万元

地区	医疗卫生合计	医疗卫生管理事务	公立医院	基层医疗卫生机构	公共卫生
卫生计生委汇总	**4 017 524.53**	**26 350.82**	**3 484 805.58**	**43 845.10**	**95 600.35**
北京市	183 993.67	248.79	158 439.84	2 483.28	488.29
天津市	69 488.72	23.65	58 622.63	2 642.27	2 754.62
河北省	120 953.92	1 667.76	104 343.10	299.74	916.00
山西省	111 014.41	178.92	91 962.90	648.16	3 548.05
内蒙古自治区	196 779.49	90.30	181 218.01	2 096.05	4 881.92
辽宁省	43 712.11	103.49	41 006.86	578.01	1 351.92
吉林省	179 818.14	1 310.99	165 206.13	1 035.59	3 585.57
黑龙江省	108 350.64	162.72	103 263.01	396.72	386.80
上海市	90 503.12	0.00	81 138.93	0.00	245.80
江苏省	250 936.10	1 392.28	199 544.52	10 024.30	6 130.15
浙江省	224 523.17	5 286.35	184 356.16	4 197.98	7 690.08
安徽省	117 157.57	111.38	114 105.73	181.36	1 040.65
福建省	82 856.32	357.60	71 005.48	1 811.07	1 165.97
江西省	98 413.69	25.16	87 799.51	831.99	3 472.50
山东省	161 114.90	365.26	148 440.35	888.43	4 047.61
河南省	159 860.19	620.87	148 991.31	377.23	1 546.44
湖北省	119 340.55	194.00	107 335.34	496.50	2 902.96
湖南省	104 586.09	1 195.46	90 983.62	797.85	4 472.65
广东省	339 037.93	3 127.57	313 186.31	1 535.83	3 817.43
广西壮族自治区	153 332.11	83.53	129 608.80	1 016.10	9 813.08
海南省	31 610.61	101.58	28 925.41	0.00	323.13
重庆市	80 607.58	623.29	50 160.30	2 602.25	6 656.75
四川省	224 282.64	7 458.08	134 470.58	2 525.48	5 699.04
贵州省	123 271.28	451.71	113 752.74	38.79	4 227.00
云南省	142 763.12	75.61	117 620.93	1 976.33	7 288.94
西藏自治区	35 493.09	230.56	31 679.27	0.00	690.20
陕西省	130 406.07	291.77	122 409.63	1 455.34	3 525.21
甘肃省	109 631.20	138.22	100 637.38	1 124.37	760.16
青海省	58 624.29	414.25	52 886.88	1 626.23	146.49
宁夏回族自治区	35 307.48	16.00	33 006.91	41.99	1 077.85
新疆维吾尔自治区	94 059.82	3.65	86 872.60	115.87	947.09
新疆生产建设兵团	903.28	0.00	903.28	0.00	0.00
国家中医药管理局	31 710.67	0.00	30 921.14	0.00	0.00

2017年中医机构医疗卫生财政拨款按功能分类分省一览表（二）

单位：万元

地区	基本医疗保险基金补助	中医药	其中：中医（民族医）药专项	其他中医药支出	食品和药品监督管理事务	其他医疗卫生支出
卫生计生委汇总	**851.75**	**183 382.18**	**132 806.22**	**50 575.97**	**257.48**	**127 343.09**
北京市	0.00	11 909.37	10 665.03	1 244.34	0.00	2 213.26
天津市	0.00	1 983.79	1 923.39	60.40	0.00	135.37
河北省	19.51	11 973.61	10 076.87	1 896.74	0.00	808.84
山西省	41.63	3 515.96	3 369.84	146.12	0.00	8 057.77
内蒙古自治区	202.85	4 619.63	3 609.28	1 010.35	0.00	2 030.19
辽宁省	0.00	289.24	289.24	0.00	0.10	170.78
吉林省	62.23	1 766.40	1 761.40	5.00	0.00	4 147.91
黑龙江省	0.00	3 168.77	2 924.86	243.91	0.00	0.00
上海市	0.00	5 693.14	105.00	5 588.14	0.00	1 601.04
江苏省	0.00	24 193.87	22 772.65	1 421.22	3.00	8 525.82
浙江省	0.00	5 717.34	5 113.58	603.76	0.00	9 290.24
安徽省	0.00	1 339.64	1 011.15	328.49	0.00	25.00
福建省	0.00	3 773.71	2 775.89	997.82	4.30	3 242.70
江西省	0.00	4 108.08	2 564.76	1 543.32	0.00	1 457.20
山东省	0.00	3 108.11	2 972.11	136.00	4.00	2 393.49
河南省	0.00	7 849.25	7 844.05	5.20	0.00	336.02
湖北省	16.29	1 645.89	1 605.89	40.00	0.00	6 022.48
湖南省	0.00	6 184.48	5 561.77	622.71	0.00	848.70
广东省	64.02	6 806.00	7 345.55	1 824.45	0.00	9 128.91
广西壮族自治区	19.32	9 998.57	6 178.71	3 819.87	246.08	1 502.54
海南省	0.00	1 738.78	1 738.78	0.00	0.00	34.62
重庆市	0.00	2 359.12	1 975.62	383.50	0.00	16 045.19
四川省	0.00	32 750.84	11 386.33	21 364.51	0.00	38 865.24
贵州省	0.00	506.05	506.05	0.00	0.00	1 905.08
云南省	50.34	8 484.73	7 110.33	1 374.40	0.00	2 960.62
西藏自治区	0.00	2 723.46	2 723.46	0.00	0.00	0.00
陕西省	0.00	1 064.65	176.00	888.65	0.00	1 595.33
甘肃省	0.00	4 542.16	2 206.35	2 335.81	0.00	1 530.25
青海省	60.55	2 192.19	2 011.54	180.65	0.00	622.00
宁夏回族自治区	129.71	788.39	657.30	131.09	0.00	0.00
新疆维吾尔自治区	185.30	3 433.43	1 428.43	2 005.00	0.00	1 846.50
新疆生产建设兵团	0.00	0.00	0.00	0.00	0.00	0.00
国家中医药管理局	0.00	789.53	415.00	374.53	0.00	0.00

荣誉篇（选编）

【2017年全国五一劳动奖和全国工人先锋号（中医药系统）】 2017年4月，中华全国总工会印发《关于表彰2017年全国五一劳动奖和全国工人先锋号的决定》，授予99个单位全国五一劳动奖状，694名个人全国五一劳动奖章，800个集体全国工人先锋号。广州中医药大学第一附属医院院长冼绍祥，江苏省苏州市中医医院党委书记、院长葛惠男，北京同仁堂药材公司质量部专家验收员郭金生，青海省海东市互助土族自治县中医院针灸科主任王黎明，河北省唐山市中医医院内分泌科一病区主任张军获得全国五一劳动奖章。辽宁中医药大学附属医院、黑龙江省齐齐哈尔市中医医院、河南省平顶山市中医医院儿科、江苏康缘药业股份有限公司中药注射剂车间获全国五一劳动奖状和全国工人先锋号称号。（陈计智、黄蓓）

【国医大师、全国名中医】 2017年5月31日，人力资源社会保障部、国家卫生计生委、国家中医药管理局联合印发《关于表彰国医大师、全国名中医的决定》，授予30人国医大师荣誉称号，享受省部级先进工作者和劳动模范待遇；授予99人全国名中医荣誉称号，追授高上林全国名中医荣誉称号。

附：国医大师、全国名中医名单

一、国医大师名单（按姓氏笔画排序）

王世民　山西中医药大学
王　烈　长春中医药大学附属医院
韦贵康　广西中医药大学
卢　芳　哈尔滨市中医医院
包金山（蒙古）　内蒙古民族大学附属医院
尼　玛（藏）　青海省藏医院
吕仁和　北京中医药大学东直门医院
朱南孙（女）　上海中医药大学附属岳阳中西医结合医院
伍炳彩　江西中医药大学
刘嘉湘　上海中医药大学附属龙华医院
许润三　中日友好医院
李业甫（回）　安徽省中西医结合医院
李佃贵　河北省中医院
杨春波　福建中医药大学附属第二人民医院
邹燕勤（女）　江苏省中医院
沈宝藩　新疆维吾尔自治区中医医院
张志远　山东中医药大学
张　磊　河南中医药大学第三附属医院
张　震　云南省中医中药研究院
周岱翰　广州中医药大学第一附属医院
周学文　辽宁中医药大学附属医院
周信有　甘肃中医药大学
段亚亭　重庆市中医院
柴嵩岩（女）　首都医科大学附属北京中医医院
梅国强　湖北中医药大学
葛琳仪（女）　浙江省中医院
雷忠义　陕西省中医医院
廖品正（女）　成都中医药大学
熊继柏　湖南中医药大学
薛伯寿　中国中医科学院广安门医院

二、全国名中医名单（按姓氏笔画排序）

丁书文　山东中医药大学附属医院
丁　锷　安徽中医药大学第一附属医院
丁　樱（女）　河南中医药大学第一附属医院
马　骏　安徽中医药大学第二附属医院
王　玉（女）　吉林省中医药科学院
王永钧　杭州市中医院
王自立　甘肃省中医院
王行宽　湖南中医药大学第一附属医院
王庆国　北京中医药大学
王伯祥　湖北省中医院
王坤根　浙江中医药大学附属第一医院
王常绮　青海省中医院
王晞星　山西省中医院
王辉武　重庆医科大学附属第二医院
王新陆　山东中医药大学
毛德西　河南省中医院
田德禄　北京中医药大学东直门医院
白长川　大连市中医医院
白凤鸣（蒙古）　辽宁省蒙医医院
皮持衡　江西中医药大学
邢世瑞　宁夏回族自治区药品检验所
朴炳奎（朝鲜）　中国中医科学院广安门医院
危北海　首都医科大学附属北京中医医院
刘亚娴　河北医科大学第四医院
刘沈林　江苏省中医院
刘启泉　河北省中医院
刘茂才　广州中医药大学第二附属医院（广东省中医院）
刘宝厚　兰州大学第二医院
米子良　内蒙古医科大学中医学院
孙申田　黑龙江中医药大学附属第二医院
孙良佐　石河子大学医学院第一附属医院
孙郁芝（女）　山西省中医院
孙树椿　中国中医科学院望京医院
买买提艾力·阿木提（维吾尔）　新疆喀什地区维吾尔医医院
严世芸　上海中医药大学
杜　建　福建中医药大学附属第二人民医院
李文瑞　北京医院
李　延　黑龙江中医药大学附属第一医院
杨　震　西安市中医医院
吴光炯　贵阳中医学院第一附属医院
吴　熙　福州吴熙妇科中医院
邱健行　广东省第二中医院
何成瑶（女）　贵阳中医学院第二附属医院
余瀛鳌　中国中医科学院中国医史文献研究所
汪受传　南京中医药大学
沈自尹　复旦大学附属华山医院
张士卿　甘肃中医药大学

张小萍（女）　江西中医药大学
张之文　成都中医药大学
张永杰　海南省中医院
张发荣　成都中医药大学
张西俭　重庆市中医院
张伯礼　天津中医药大学
张沛霖　昆明市延安医院
张鸣鹤　山东中医药大学附属医院
张静生　辽宁中医药大学附属医院
陆长清　青海省中医院
阿古拉（蒙古）　内蒙古国际蒙医医院
陈卫川（回）　宁夏回族自治区中医医院
陈民藩　福建中医药大学附属人民医院
陈如泉　湖北中医药大学
陈彤云（女，回）　首都医科大学附属北京中医医院
陈宝贵　天津市武清区中医医院
陈绍宏　成都中医药大学附属医院
陈慧侬（女）　广西中医药大学
武连仲　天津中医药大学第一附属医院
范永升　浙江中医药大学
范崔生　江西中医药大学
林天东　海南省医学学术交流管理中心
林　毅（女）　广州中医药大学第二附属医院
欧阳惠卿（女）　广州中医药大学
旺　堆（藏）　西藏藏医学院
金洪元（回）　新疆维吾尔自治区中医医院
周铭心　新疆医科大学中医学院
单兆伟　江苏省中医院
孟　如（女）　云南中医学院
南　征（朝鲜）　长春中医药大学附属医院
姚希贤　河北医科大学第二医院
袁今奇　石河子大学医学院第一附属医院
聂惠民（女）　北京中医药大学
格桑平措（藏）　西藏自治区山南市藏医医院
贾六金　山西中医学院附属医院
钱　英　首都医科大学
徐福松　江苏省中医院
翁维良　中国中医科学院西苑医院
高上林　西安市中医医院
高如宏　宁夏回族自治区回族医药研究所
郭剑华　重庆市中医骨科医院
郭赛珊（女）　中国医学科学院北京协和医院
朗　嘉（藏）　西藏自治区日喀则市藏医医院
桑　杰（蒙古）　青海省藏医院
黄文政　天津中医药大学第一附属医院
黄永生　长春中医药大学附属医院
黄瑾明（壮）　广西中医药大学第一附属医院
崔公让　河南中医药大学第一附属医院
韩明向　安徽中医药大学第一附属医院
蔡　淦　上海中医药大学附属曙光医院
廖润泉　贵阳中医学院第一附属医院
潘敏求　湖南省中医药研究院附属医院
戴永生　贵阳中医学院第一附属医院

（胡　楠）

【全国卫生计生系统先进集体、先进工作者和劳动模范及“白求恩奖章”（中医药系统）】　2017 年 8 月 14 日，人力资源社会保障部、国家卫生计生委、国家中医药管理局印发《关于表彰全国卫生计生系统先进集体、先进工作者和劳动模范及“白求恩奖章”获得者的决定》（人社部发〔2017〕62 号），授予 19 人“白求恩奖章”，251 个集体全国卫生计生系统先进集体，698 人全国卫生计生系统先进工作者，58 人全国卫生计生系统劳动模范。获得全国卫生计生系统“白求恩奖章”、先进工作者和劳动模范的同志享受省部级先进工作者和劳动模范待遇。

附：全国卫生计生系统先进集体、先进工作者和劳动模范及“白求恩奖章”（中医药系统）表彰名单

一、全国卫生计生系统“白求恩奖章”获得者名单（19 人）

王焕云　湖北省十堰市竹山县溢水镇陈家铺村中心卫生室乡村医生、医士
尹贻明　陕西省人民医院主任医师
光雪峰（白）　云南省昆明市延安医院主任医师
刘大飞（女）　湖南省益阳市大福皮肤病防治所副所长、主管护师
刘建平（女）　内蒙古自治区人民医院主任医师
邱海波　东南大学附属中大医院副院长、主任医师、教授
张　琪　黑龙江省中医药科学院主任医师
张桂英（女）　吉林省神经精神病医院主任护师
经　翔　天津市第三中心医院主任医师
赵生秀（女）　青海省人民医院副院长、主任护师
姚玉峰　浙江大学医学院附属邵逸夫医院主任医师、教授
贺星龙　山西省临汾市大宁县乐堂村卫生所乡村医生
贾立群　首都医科大学附属北京儿童医院主任医师
郭璐萍（女）　江西省新余市妇幼保健院副主任医师
黄国宁　重庆市妇幼保健院副院长、主任医师
常洪波　新疆生产建设兵团十四师一牧场医院副院长、医师
葛均波　中国科学院院士，复旦大学附属中山医院主任医师、教授
詹　红（女）　中山大学附属第一医院主任医师
谭晓琴（女，藏）　四川省甘孜藏族自治州炉霍县斯木乡中心卫生院副院长、医师

二、全国卫生计生系统先进集体名单（251 个）

北京市

北京协和等医院“组团式”援藏医疗队

北京中医药大学东直门医院
北京大学第一医院
首都医科大学附属复兴医院月坛社区卫生服务中心
首都医科大学附属北京安贞医院小儿心脏中心
北京市卫生计生热线（12320）服务中心
中国人口福利基金会
首都医科大学附属北京潞河医院

天津市
天津市眼科医院白内障中心
天津中医药大学第一附属医院心血管科
天津市海河医院

河北省
河北医科大学第二医院
河北大学附属医院
承德医学院附属医院
华北理工大学附属医院
石家庄市卫生计生委
承德市中心医院
秦皇岛市中医医院
保定市第二中心医院
廊坊市卫生急救中心
沧州市中心血站
邢台市第九医院

山西省
山西医科大学第二医院骨科
山西省眼科医院
山西省心血管病医院
山西省针灸研究所（山西中医学院第三中医院）康复科
太原市阳曲县人民医院
大同市中心血站
阳泉市平定县巨城镇卫生院
晋城市高平市卫生计生局
朔州市紧急医疗救援中心
运城市卫生计生委体制改革科

内蒙古自治区
内蒙古国际蒙医医院
呼和浩特市第二医院
通辽市中心血站
鄂尔多斯市中心医院
兴安盟人民医院

辽宁省
中国医科大学附属第一医院
辽宁中医药大学附属医院
辽宁省金秋医院
沈阳市和平区卫生计生局
大连医科大学附属第二医院
大连市第七人民医院
抚顺市传染病医院
阜新市疾病预防控制中心
辽阳市中心医院

吉林省
吉林省疾病预防控制中心
长春市儿童医院
吉林市人民医院
吉林省吉林中西医结合医院
延边大学附属医院

黑龙江省
黑龙江中医药大学附属第二医院康复中心
哈尔滨市第一医院
鸡西市人民医院
黑龙江省宝泉岭农场医院
黑河市疾病预防控制中心结核病预防与控制科

上海市
复旦大学附属儿科医院
上海交通大学医学院附属瑞金医院内分泌代谢病科
同济大学附属口腔医院儿童口腔科
上海市疾病预防控制中心传染病防治所
上海市中西医结合医院脉管病科
上海市第六人民医院医学影像科

江苏省
江苏省中医院门诊部
江苏省疾病预防控制中心
南京市雨花台区铁心桥社区卫生服务中心
无锡市卫生计生委
南通市海安县卫生计生委
淮安市第一人民医院
盐城市大丰区卫生计生委
泰兴市疾病预防控制中心

浙江省
浙江省爱国卫生发展中心
温州医科大学附属第二医院儿童呼吸科
杭州市急救中心
宁波市疾病预防控制中心
湖州市长兴县卫生计生局
嘉兴市中医医院
舟山市卫生监督所
台州医院

安徽省
安徽省儿童医院
安徽省针灸医院
合肥市庐阳区杏林街道社区卫生服务中心
蚌埠市固镇县城关镇卫生院
阜阳市阜南县人民医院
滁州市天长市卫生计生委
马鞍山市妇幼保健院

福建省
福建省立医院
福建医科大学附属协和医院
福州市疾病预防控制中心
厦门大学附属第一医院鼓浪屿医院
漳州市中医院
石狮市卫生计生局
三明市卫生计生委
莆田市中心血站
龙岩市第一医院

江西省
江西省人民医院心血管内科
江西省肿瘤医院
南昌大学第一附属医院骨科
南昌大学第二附属医院心血管内科
江西中医药大学附属医院国医堂
萍乡市芦溪县人民医院
新余市卫生计生委
赣州市于都县卫生计生委
上饶市中心血站
上海市东方医院吉安医院

山东省
山东省疾病预防控制中心
滨州医学院附属医院
济南市急救中心
青岛市妇女儿童医院
淄博市博山区源泉中心卫生院
枣庄市精神卫生中心
烟台毓璜顶医院
济宁市第一人民医院
费县卫生计生局
威海市立医院
日照市疾病预防控制中心
德州市疾病预防控制中心
东阿县人民医院
潍坊市中医院

河南省
河南省疾病预防控制中心传染病预防控制所
河南省人民医院介入科
河南中医药大学第一附属医院

新乡医学院第二附属医院
郑州市卫生计生委
郑州大学第一附属医院器官移植中心
洛阳市宜阳县卫生计生委
焦作市妇幼保健院
濮阳市卫生计生委
信阳市疾病预防控制中心
周口市太昊路社区卫生服务中心
兰考县中心医院
鹿邑县人民医院
新蔡县宋岗乡卫生院

湖北省

湖北省疾病预防控制中心传染病防治研究所
华中科技大学同济医学院附属同济医院妇产科学系
武汉大学人民医院精神卫生中心
武汉血液中心
十堰市太和医院
襄阳市急救中心
荆州市疾病预防控制中心
恩施土家族苗族自治州中心医院

湖南省

湖南省妇幼保健院
中信湘雅生殖与遗传专科医院
株洲市卫生计生委
湘潭市韶山市韶山乡卫生计生办公室
衡阳市疾病预防控制中心
邵阳市脑科医院
岳阳市一人民医院
岳阳市中医医院
常德市临澧县卫生计生局
张家界市中心血站
益阳市资阳区沙头镇中心卫生院
郴州市中心血站
怀化市第一人民医院
娄底市中心血站
湘西自治州民族中医院

广东省

广东省肺癌研究所
广东省疾病预防控制中心病原微生物检验所
中山大学附属第六医院胃肠专科
南方医科大学皮肤病医院（广东省皮肤性病防治中心）
广州中医药大学第一附属医院肿瘤中心
广州重症孕产妇救治中心
深圳市罗湖医院集团
汕头市120急救指挥中心
惠州市中心人民医院重症医学科
东莞市妇幼保健院
高州市人民医院
佛山市顺德区中心血站

广西壮族自治区

广西壮族自治区药用植物园药用资源保护与遗传改良研究中心
广西医科大学第一附属医院
南宁市第二人民医院
柳州市中医医院
桂林市秀峰区秀峰社区卫生服务中心
梧州市妇幼保健院
贵港市人民医院
玉林市第一人民医院
来宾市中心血站

海南省

海南省第二人民医院慈善惠民医疗团队
三亚市麻风病防治中心（三亚市三林医院）
白沙黎族自治县计划生育服务中心

重庆市

渝北区龙山社区卫生服务中心
江津区妇幼保健院
合川区云门街道卫生计生办公室
大足区人民医院
开州区温泉镇中心卫生院
忠县人民医院

四川省

四川省卫生计生委重大传染病防治处（艾滋病防治处、省爱国卫生运动委员会办公室）
四川省人民医院重症医学中心
四川省疾病预防控制中心寄生虫病预防控制所
成都市疾病预防控制中心
成都市双流区妇幼保健院
自贡市疾病预防控制中心
叙永县人民医院
遂宁市中医院
南充市南部县卫生计生局
广安市广安区花桥中心卫生院
巴中市平昌县白衣镇中心卫生院
眉山市疾病预防控制中心
资阳市中心血站
甘孜藏族自治州人民医院
凉山彝族自治州紧急救援中心

贵州省

贵州省人民医院泌尿外科
贵州省疾病预防控制中心传染病防治研究所
贵州省人口福利基金会
贵阳市第二人民医院
六盘水市妇幼保健院
黔东南苗族侗族自治州凯里市西门街道社区卫生服务中心
黔南布依族苗族自治州瓮安县中医院

云南省

云南省疾病预防控制中心
昆明医科大学第一附属医院院务部
昆明市第三人民医院艾滋病科
临沧市云县人民医院
楚雄彝族自治州罗次中心卫生院
红河哈尼族彝族自治州妇幼保健院

西藏自治区

西藏自治区藏医院眼科
日喀则市江孜县人民医院
山南市洛扎县卫生服务中心
昌都市丁青县藏医院
辽宁省第二批医疗人才组团式援藏医疗队

陕西省

陕西省疾病预防控制中心
西安市精神卫生中心
宝鸡市凤翔县医院
咸阳市中心医院
铜川市中医药发展局
渭南市妇幼保健院
延安市子长县卫生计生局
汉中市卫生计生局
安康市汉滨区茨沟镇中心卫生院
商洛市疾病预防控制中心

甘肃省

甘肃省妇幼保健院
甘肃省疾病预防控制中心
甘肃省人民医院远程会诊中心
甘肃省中医院急救中心
平凉市庄浪县南湖中心卫生院
陇南市成县妇幼保健院

青海省

青海大学附属医院肝胆胰外科
海东市互助县中医院

黄南藏族自治州尖扎县人民医院
果洛藏族自治州人民医院
玉树藏族自治州人民医院

宁夏回族自治区

宁夏回族自治区中医医院暨中医研究院
银川市中医医院
吴忠市妇幼保健计划生育服务中心
固原市隆德县沙塘镇中心卫生院

新疆维吾尔自治区

新疆维吾尔自治区维吾尔医医院
新疆医科大学附属肿瘤医院胃肠肿瘤 MDT 团队
哈密市伊州区二堡镇卫生院
阿克苏地区库车县人民医院
喀什地区第二人民医院

新疆生产建设兵团

第三师图木舒克市 50 团医院
奎屯中医院
第八师石河子市疾病预防控制中心

三、全国卫生计生系统先进工作者名单（698 人）

北京市

马　弘（女）　北京大学第六医院主任医师
王　旭（女，回）　中国医学科学院阜外医院主任医师
王　兴　北京大学口腔医院主任医师、教授
王玉柱　北京市海淀医院主任医师
王本进　北京市卫生计生监督所党委副书记、副主任医师
王拥军　首都医科大学附属北京天坛医院常务副院长、主任医师
毛一雷　北京协和医院主任医师、教授
邓　瑛　北京市疾病预防控制中心主任、党委副书记、主任医师
田　伟　北京积水潭医院院长、主任医师
付国兵　北京中医药大学东方医院主任医师
刘　炜　房山区良乡医院副主任医师
李　平（女）　北京市红十字血液中心检验师
李　宏　怀柔医院主任医师
李学智　密云区医院主任医师
张建军　丰台区疾病预防控制中心副主任、主任医师
张桂云（女）　通州区张家湾卫生院院长、主任医师
陈宝军（女）　大兴区亦庄医院院长、医师
金　合（满）　北京中医医院延庆医院主任医师
姜保国　北京大学人民医院院长、主任医师、教授
贾继东　首都医科大学附属北京友谊医院主任医师、教授
高　峰　中日友好医院主管药师
高树庚　中国医学科学院肿瘤医院主任医师
诺　敏（女，蒙古）　石景山区八角社区卫生服务中心社区站站长、主治医师
麻　柔　中国中医科学院西苑医院主任医师
蒋景文　北京医院主任医师
强伯勤　中国工程院院士，中国医学科学院基础医学研究所研究员

天津市

田凤石　天津市第四中心医院院长、主任医师
刘　寅　天津市胸科医院主任医师
孙跃民　天津医科大学总医院主任医师
张佩兰（女）　天津市环湖医院主任医师
赵　强　天津市中医药研究院附属医院主任医师
高洪艳（女）　滨海新区塘沽疾病预防控制中心主管医师
雷长红（女）　津南区北闸口镇卫生院主管医师
满　玲（女）　河东区大王庄街社区卫生服务中心主管护师

河北省

马登斌　邯郸市中医院党委书记、院长、主任医师
王　军（女）　保定市传染病医院主任医师
王广华　衡水市枣强县卫生计生局局长
王东海　唐山市协和医院主任医师
王建红　邯郸市邯山区卫生计生局局长、会计师
王景新　涿州市码头中心卫生院院长、主治医师
王德旗　邢台市邢台县疾病预防控制中心主任、副主任医师
叶玉泉　河北省人民医院院长、主任医师、教授
申　宏　秦皇岛市卢龙县妇幼保健院主治医师
吕增禄　沧州市人民医院党委书记、副院长、主任中药师、教授
刘　占（女）　辛集市卫生计生局局长、党组副书记
刘　军（满）　承德市妇幼保健院（承德市儿童医院）院长、主任医师
刘兰平　河北省儿童医院副院长、主任医师
安永辉　河北医科大学第一医院主任医师、教授
孙宝华（女）　沧州市中心医院主任医师
孙福栋　三河市中医医院副院长、副主任医师
杜爱书　石家庄市赞皇县中医医院院长、副主任技师
李志惠（女）　河北省胸科医院主任医师、教授
李建国　河北省疾病预防控制中心副主任、主任医师
李贵琴（女）　石家庄市长安区谈固社区卫生服务中心主任、副主任护师
杨　倩（女）　河北省中医院副院长、主任医师、教授
张　燕（女）　石家庄市第一医院主任医师
张军祥　定州市妇幼保健院院长、副主任医师
陈建华（女，蒙古）　承德市中医院主任医师
邵新中　河北医科大学第三医院主任医师、教授
单　彪　秦皇岛市骨科医院副院长、副主任医师
赵金萍（女）　张家口市第二医院主任护师
郝世家　张家口市肺科医院副院长、主任医师

栗克清　河北省第六人民医院院长、主任医师

梁　惠（女）　保定市高阳县中医医院主任医师

梁丽霞（女）　哈励逊国际和平医院主任医师

谭海峰　河北省皮肤防治院主任医师

山西省

刁　玲（女）　山西医科大学第一医院主任医师

马跃琴（女）　阳泉市第三人民医院主任医师

王富珍（女）　山西省汾阳医院院长、主任护师

尹世铨　朔州市妇幼保健院院长、经济师

刘　萍（女）　山西省人民医院主任医师

刘桂芝（女）　长治市妇幼保健院主任医师

阴小刚　吕梁市文水县西城乡中心卫生院院长、主治医师

杨静波　晋城市沁水县人民医院副院长、主任医师

张淑莲（女）　晋城市妇幼保健院副院长、主任医师

张睿孚　山西省卫生计生委卫生监督所所长、主任医师

周　宝　大同市疾病预防控制中心主任医师

赵　杰　山西省中西医结合医院主任医师

赵广明　晋中市寿阳县中医院院长、主治医师

郝国平（女）　山西省儿童医院（山西省妇幼保健院）主任医师

洪维英（女）　大同市第五人民医院主任护师

郭小平　临汾市红丝带学校校长、主治医师

唐新宇　太原市急救中心主任、主任医师

靳　英（女）　忻州市人民医院副主任医师

潘新丽（女）　运城市急救中心主任、主任护师

内蒙古自治区

王东平　乌海市疾病预防控制中心主任、主任医师

王仝锁　乌兰察布市卓资县卫生计生局局长

杜彦李　呼伦贝尔市人民医院院长、主任医师

李少莉（女）　呼和浩特市卫生计生委审批办副主任

李风荷（女）　锡林郭勒盟妇幼保健院副院长

李占则　赤峰学院附属医院副书记、副院长、研究员

李恒善（蒙古）　呼和浩特市第一医院党委书记、院长、主任医师

杨广源　内蒙古自治区中医医院院长、主任医师

吴　喜（蒙古）　兴安盟人民医院主任医师

陈金明　赤峰市医院副院长、主任医师

贾春梅（女）　包头市第四医院党委书记、副院长、主任医师

恩和太翁（蒙古）　锡林郭勒盟正蓝旗桑根达来镇中心卫生院院长、主任医师

雷桂芳（女）　通辽市精神卫生中心主任医师

辽宁省

马　岩　沈阳市第一人民医院院长、主任医师

马福彦　鞍山市海城市正骨医院主任医师

王悦伟　抚顺市疾病预防控制中心主任医师

白希壮　辽宁省人民医院党委书记、院长、主任医师、教授

兰德增　辽宁省卫生计生监督局主管医师

刘　强　锦州医科大学附属第三医院主任医师、教授

刘懿卿　辽宁省疾病预防控制中心党委书记、副主任、主任医师

安　刚　锦州市中心医院副院长、主任医师

安柏松（朝鲜）　沈阳市浑南区深井子中心卫生院院长、主治医师

孙德宇　辽宁省肿瘤医院主任医师

李双拾　本溪市中心医院副主任医师

杨振江（蒙古）　朝阳市中心医院副院长、主任医师

张庆丰　大连市中心医院主任医师

陆　旭　锦州市中医医院院长、主任医师

陈　冬　锦州医科大学附属第一医院主任医师、教授

林洪丽（女）　大连医科大学附属第一医院主任医师、教授

金　玲（女）　铁岭市中心医院主任医师

孟宪锋（锡伯）　辽宁省精神卫生中心副主任医师

赵玉虹（女）　中国医科大学附属盛京医院党委书记、教授

殷志韬　沈阳市中医院党委书记、主任医师

曹志多　辽阳市第二人民医院主任医师

滕国志　营口市中心医院主任医师

吉林省

王大力　吉林省地方病第一防治研究所副所长、主任医师

王金成　吉林大学第二医院主任医师

乔建国　吉林市疾病预防控制中心主任、主任技师

刘柏龄　长春中医药大学附属医院主任医师

刘艳璟（女）　长春市绿园区人民医院普阳社区卫生服务中心主任、副主任医师

孙艳静（女）　长春市卫生计生委中医处处长、主任医师

孙桂芬（女）　通化市卫生计生委计划生育管理科科长

李贞姬（女，朝鲜）　延吉市公园社区卫生服务中心主任、主任医师

宋伍波　辽源市东丰县猴石中心卫生院副院长、副主任医师

宋锦霞（女，朝鲜）　延边市妇幼保健院主任医师

张晓杰　长春市妇产医院院长、主任医师

陈晓会　洮南市大通乡卫生院院长、副主任医师

崔树森　吉林大学中日联谊医院副院长、主任医师、教授

霍世会　吉林省人民医院院长、主任医师

黑龙江省

于　波　哈尔滨医科大学附属第二医院主任医师、教授

于凯江　哈尔滨医科大学附属肿瘤医院院长、主任医师、教授

王　群　七台河市中医医院院长、主任医师

石耀辉　黑龙江省第二医院院长、主任医师

任　旭　黑龙江省医院消化病医院院长、主任医师

刘宏宇　哈尔滨医科大学附属第一医院副院长、主任医师

李艳双（女）　哈尔滨医科大学附属第一医院主任护师

杨翠红（女）　绥芬河市妇幼保健院主任医师

吴卫民　农垦牡丹江管理局中心医院主任医师

吴超全　黑龙江省神经精神病医院院长、主任医师

张立斌　佳木斯市卫生计生委副主任、高级政工师

张亚芝（女）　绥化市第一医院副院长主任医师

张铁辉　大庆市第四医院院长、主任医师

张道野　伊春市第一医院主任医师

张聪沛　哈尔滨市第一专科医院院长、主任医师

戚大雷　大兴安岭地区人民医院主任医师

慈玉莹（女）　黑龙江中医药大学附属第一医院副主任护师

上海市

仇宝华（女）　普陀区石泉街道社区卫生服务中心主治医师

叶志斌　华东医院主任医师、教授

叶定伟　复旦大学附属肿瘤医院副院长、教授

刘振国　上海交通大学医学院附属新华医院主任医师

汪作为　虹口区精神卫生中心院长、副主任医师

张　玮（女）　上海中医药大学附属龙华医院主任医师、教授

陈　晨（女）　静安区彭浦新村街道社区卫生服务中心主治医师

陈　静（女）　上海交通大学医学院附属儿童医学中心主任医师

陈信良　中国福利会国际和平妇幼保健院主任医师

周平玉（女）　上海市皮肤病医院主任医师、教授

赵志芳（女）　上海市第二人民医院主管护师

施　雁（女）　上海市第十人民医院主任护师

姜格宁　上海市肺科医院主任医师

皋　源　上海交通大学医学院附属仁济医院主任医师

高月求　上海中医药大学附属曙光医院主任医师、教授

龚　辉　复旦大学附属金山医院主任医师

谢　桦　上海市卫生计生信息中心主任、高级工程师

瞿　文（女）　杨浦区平凉社区卫生服务中心主管护师

江苏省

王月环（女）　常州市钟楼区五星街道社区卫生服务中心社区主任医师

朱　侃　苏州市姑苏区娄门街道娄江社区卫生服务中心主任、主管药师

朱伟光　宿迁市疾病预防控制中心副主任技师

任　勇（女）　无锡市第五人民医院副主任护师

华　东　无锡市第四人民医院党委书记、副院长、主任医师

刘虹飞　南京市江宁区中医医院主治医师

孙海翔　南京鼓楼医院主任医师、教授

杜钟祥　徐州市第一人民医院院长、党委副书记、研究员

李　炳　淮安市妇幼保健院主任医师

李建勇　江苏省人民医院主任医师、教授

时玉昌　江苏省卫生监督所党委书记、所长、副研究员

沈卫民　南京市儿童医院主任医师、副教授

张　园（女）　江苏省肿瘤医院主任医师、副教授

张　琪（女）　常州市中医医院院长、党委副书记、主任医师

张国培　盐城市第三人民医院主任医师

张国彬　南通市通州区疾病预防控制中心副主任、主任医师

张雪梅（女）　泰州市疾病预防控制中心副主任、主任技师

陈　健　昆山市第一人民医院院长、党委副书记、主任医师、副教授

陈玉瑛（女）　扬州大学附属医院主任护师

林翼金　丹阳市人民医院党委书记、院长、主任医师

周永华　兴化市人民医院副院长、主任医师

周优跃　无锡市锡山区东北塘街道社区卫生服务中心主任、副主任医师

周知祥　江苏省血液中心药师

郑瑞强　苏北人民医院主任医师

单晓溪　连云港市灌南县堆沟港中心卫生院院长、主治医师

赵水浪　盐城市建湖县冈西镇卫生院院长、副主任医师

胡朝霞（女）　高邮市卫生计生委党委书记、主任

胡勤刚　南京市口腔医院院长、主任医师

柳　艳（女）　镇江市疾病预防控制中心副主任医师

俞璐刚　苏州工业园区疾病防治中心主任、主任医师

姜　宏　苏州市中医医院主任医师

洪　宝　淮安市淮阴区卫生计生委党委书记、主任

秦锡虎　常州市第二人民医院院长、主任医师

高　峰　靖江市人民医院院长、研究员

黄亚博　江苏省中医药发展研究中心主任、研究员

黄晓洁（女）　徐州市妇幼保健院主任医师

蒋晓东　连云港市第一人民医院副院长、主任医师

韩从辉　徐州市中心医院主任

医师

蔡卫华　南通市第三人民医院院长、党委副书记、主任医师

管小青　宿迁市人民医院主任医师、教授

浙江省

王　真　浙江中医药大学附属第一医院主任医师、教授

王荣江　湖州市第一人民医院主任医师

王晓英（女）　宁海县第一医院副主任护师

王章流　浙江中医药大学附属第二医院主任医师

卢学勉　瑞安市人民医院院长、主任医师

叶金林　衢州市第三医院院长、高级政工师

叶金翠（女）　浙江省医学科学院研究员

田明庆　衢州市人民医院主任医师

朱　红（女）　台州市中心医院（台州学院附属医院）主任医师

阮伯金　绍兴市卫生计生委基层卫生和妇幼保健处处长

李　笋（女）　温州市永嘉三江街道卫生计生办主任

吴　展　嘉兴市第二医院院长、党委副书记、主任医师

吴位新　金华市疾病预防控制中心主任、主任医师

吴静雅（女）　舟山市新城社区卫生服务中心主任、社区主任医师

张治芬（女）　杭州市妇产科医院（杭州市妇幼保健院）院长、主任医师、教授

张筱凤（女）　杭州市第一人民医院主任医师

陈培玉（女）　海宁市卫生计生局局长

邵　伟　普陀区人民医院副院长、主任医师

邵初晓　丽水市中心医院党委书记、副院长、主任医师

邵国丰　宁波市医疗中心李惠利医院主任医师

林海江　台州市疾病预防控制中心副主任、副主任医师

周蒙滔　温州医科大学附属第一医院院长、主任医师、教授

郑　超　慈溪市坎墩街道社区卫生服务中心院长、主治医师

郑卫方　兰溪市兰江街道社区卫生服务中心主任、副主任医师

赵正言　浙江大学医学院附属儿童医院主任医师、教授

费保瀅　浙江省立同德医院主任医师

莫愁寒　湖州市安吉县卫生计生局主任科员

倪一鸣　浙江大学医学院附属第一医院主任医师

徐　健（女）　浙江省血液中心副主任、副主任医师

黄建平　温州市中心医院院长、主任医师

崔　云　宁波市中医院院长、主任医师

章　勤（女）　杭州市中医院主任医师

葛孟华　绍兴第二医院党委书记、院长、主任医师、教授

楼天正　丽水市人民医院副院长、主任医师

蔡　剑　浙江省疾病预防控制中心主任医师

瞿　佳　温州医科大学附属眼视光医院院长、主任医师、教授

安徽省

丁　中　蚌埠市第三人民医院主任医师

王　琦　淮南市第一人民医院主任医师

王振杰　蚌埠医学院第一附属医院主任医师

孔胜兵　池州市人民医院主任医师

朱翠兰（女）　宁国市妇幼保健计划生育服务中心主治医师

刘家珍（女）　滁州市第一人民医院党委书记、院长、高级政工师

关　超　蚌埠医学院第二附属医院副院长、主任医师、副教授

许长松　天长市人民医院党委书记、院长、主任医师

孙敬武　安徽省立医院主任医师

严卫国　安庆市第一人民医院主任医师

李真保　皖南医学院弋矶山医院主任医师

李福同　阜阳市太和中医院党委书记、主治医师

杨任民　安徽中医药大学神经病学研究所主任医师、教授

余永明　宣城市泾县疾病预防控制中心主任、主管医师

汪胜松　安徽省祁门县蛇伤研究所所长

宋文辉　铜陵市人民医院主任医师

张　强　淮北市卫生监督局杜集分所所长、统计师

张照如　安徽医科大学附属巢湖医院主任医师

周　勤　芜湖市第二人民医院主任医师

赵红川　安徽医科大学第一附属医院主任医师

姜　丹　安徽省第二人民医院主任医师

桂金贵　安徽中医药大学第一附属医院副主任医师

高　杨　宿州市卫生计生委主任

唐　超　亳州市人民医院主任医师

陶正萍（女）　芜湖市南陵县医院主治医师

童明明（女）　合肥市瑶海区七里站街道社区卫生服务中心主管护师

游昌林　宣城市广德县中医院院长、主治医师

福建省

王文强　厦门市仙岳医院（厦门市精神卫生中心）院长、主任、党委副书记、主任医师、教授

庄耀东　晋江市中医院院长、副主任医师

刘景丰　福建医科大学孟超肝胆医院院长、主任医师、教授

许景强　福州市晋安区医院院长、主任医师

严玉莲（女）　龙海市中医院主任医师

李如喜　宁德市福鼎市嵛山卫生院院长、主治医师

杨立勇　福建医科大学附属第一医院院长、主任医师

杨辉煌　厦门市海沧区嵩屿街道社区卫生服务中心主任、副主任

医师

陈　捷　福建中医药大学附属人民医院党委副书记、主任医师

陈传昌　泉州市安溪县医院副院长、主任医师

陈志强　龙岩市中医院院长、副主任医师

陈国强　龙岩市第二医院主任医师

林　元（女）　福建省妇幼保健院副院长、主任医师

林小周　漳州市漳浦县医院副院长、主治医师

林述端　平潭综合实验区卫生计生局医政处副处长

胡凤鹏　三明市尤溪县卫生计生局党委书记、局长

涂东晋　福建省血液中心主治医师

廖冬平　三明市将乐县总医院院长、主任医师

潘建基　福建省肿瘤医院主任医师

魏德英（女）　莆田市秀屿区南日镇卫生院护士

江西省

王茂泓　江西中医药大学附属医院主任医师

王美鑑　江西省肿瘤医院副主任医师

刘金梅（女）　吉安市永新县高市乡卫生计生办主任

江兴玉　景德镇市第二人民医院主任医师

苏晓清　萍乡市人民医院院长、主任医师

余兰萍（女）　鹰潭市妇幼保健院院长、主任医师

陈丽萍（女）　江西省儿童医院主任医师

林丹丹（女）　江西省寄生虫病防治研究所副所长、研究员

周爱莲（女）　抚州市资溪县乌石镇卫生计生办主任

郑九生　江西省妇幼保健院主任医师

洪　葵（女）　南昌大学第二附属医院主任医师、教授

徐根保　江西省皮肤病专科医院副主任医师

黄　龙　赣州市南康区镜坝镇卫生院院长、主任医师

雷梦觉　江西省人民医院主任医师

熊　英（女）　江西省疾病预防控制中心疾病控制检验所所长、主任技师

山东省

于远臣　烟台市烟台山医院党委书记、副院长、主任技师

马　榕　山东大学齐鲁医院主任医师、教授

王世富　淄博市中心医院主任医师

王成祥　北京中医药大学枣庄医院院长、主任医师

王杰书　滨州市中心医院副主任医师

王谢桐　山东省妇幼保健院院长、党委副书记、主任医师

卢洪凯　潍坊市人民医院党委书记、主任医师

师　彬　山东省医药生物技术研究中心副主任、主任医师

任万华　山东省立医院主任医师

刘焕星　泰安市卫生计生委党委书记、主任、主任医师

衣振中　烟台市卫生计生委政工科科长

孙　星　临邑县卫生计生局党委书记、局长

孙树印　济宁市第一人民医院党委书记、院长、主任医师

苏国海　济南市中心医院副院长、主任医师

李凤鸣　临沂市中医医院院长、副主任医师

李宝生　山东省肿瘤防治研究院副院长、研究员

连　方（女）　山东中医药大学附属医院主任医师

余之刚　山东大学第二医院主任医师、教授

张令刚　枣庄市立医院院长、党委副书记、主治医师

张茂海　济宁市汶上县卫生计生局党委书记、局长

张爱华　泰安市妇幼保健院副院长、主任医师

陆志东　山东省疾病预防控制中心副主任、工程师

陈翠萍（女）　淄博市桓台县疾病预防控制中心党委书记、主任

欧阳修河　滨州市人民医院主任医师

周　刚　胶州市卫生计生局党委书记、局长

宗　玲（女）　山东省卫生计生委综合监督处处长

孟庆阳　潍坊市卫生计生委副主任

赵金星　聊城市疾病预防控制中心主任、主任医师

赵桂秋（女）　青岛大学附属医院主任医师

段立新（满）　德州市立医院党委书记、院长、副主任技师

姜　毅　龙口市人民医院院长、主任医师

姜珍霞（女）　青岛市疾病预防控制中心主任医师

耿　杰　济南市第四人民医院院长、主任技师

徐卓东　山东省医学影像学研究所主任医师

高清法　东营市卫生计生委副主任

郭丰富　临沂市人民医院主任医师

郭西文　菏泽市立医院主任医师

郭红梅（女）　德州市平原县卫生计生局副局长、主治医师

郭敬春　聊城市东昌府区妇幼保健院党委书记、院长、副主任医师

曹呈国　莱芜市人民医院副主任医师

葛　明　山东中医药大学第二附属医院党委书记、主任医师

葛湄菲（女）　青岛市海慈医疗集团主任医师

董桂英（女）　济南市中医医院主任医师

鲁先灵　济宁市精神病防治院党委书记、院长、主任医师

蔡　艳（女）　济南市妇幼保健院党委副书记、副院长、主任医师

管　军　青岛市市立医院副总院长、主任医师、教授

戴志锡　高密市卫生计生局党委书记、局长

鞠立民　威海市卫生计生委党委副书记、中医药管理局专职副局长

河南省

丁如钢　河南省省直第一医院副主任医师

于希彦　鹤壁市浚县善堂中心卫生院院长、副主任医师

马予东　商丘市中医院党委书记、主任医师

王　莉（女）　河南省肿瘤医院主任医师

王晓燕（女）　郑州市中医院主任医师

文彩玲（女）　濮阳市妇幼保健院主任医师

卢胜利　济源市邵原卫生院副主任医师

付登霄　周口市郸城县中医院院长、副主任医师

任书伟　信阳市中心医院院长、主任医师

刘小军　郑州大学第二附属医院主任医师

刘洪勇　濮阳市濮阳县城关镇卫生院副主任医师

严　辉　南阳市淅川县上集卫生院副院长、主治医师

李志坚　荥阳市计划生育协会秘书长

吴　昊　巩义市鲁庄卫生院院长、主治医师

谷长芳　鹿邑县邱集乡卫生院院长、主治医师

张　丁　河南省疾病预防控制中心副主任、主任医师

张　艳（女）　固始县人民医院主管护师

张小安　郑州大学第三附属医院院长、主任医师、教授

张冰洁（女）　新乡市职业病防治研究所副所长、主任医师

张好学　三门峡市卢氏县五里川中心卫生院院长、副主任医师

张秀珍（女）　许昌市妇幼保健院院长、主任医师

张国强　洛阳市中心医院主任医师

张治君　周口市沈丘县卫生计生委党组书记、主任

陈培莉（女）　商丘市第一人民医院主任医师

苟建军　郑州大学第一附属医院第 18 批援赞医疗队队长、主任医师

罗跃东　灵宝市中医院主任医师

封颜辉（女）　河南省卫生计生委财务处调研员、经济师

赵国安（满）　新乡医学院第一附属医院院长、主任医师、教授

钟志义　商丘市虞城县杜集镇卫生院院长、副主任医师

侯激流　平顶山市第二人民医院院长、主任医师

姜宏卫　河南科技大学第一附属医院副院长、副主任医师

袁义强　郑州市第七人民医院院长、主任医师

贾虎林　南阳市骨科医院院长、主任医师

徐洪波　汝州市卫生计生委党组书记、主任

高传玉　河南省人民医院心血管病医院副院长、主任医师

郭钢花（女）　郑州大学第五附属医院郑州大学康复医院常务副院长、主任医师

席子明　河南大学第一附属医院主任医师

崔　巍　开封市第二人民医院党委书记、院长、主任医师

韩文丽（女）　安阳市妇幼保健院副院长、主任医师

棘桂兰（女）　永城市中心医院副主任护师

鲍铁周　河南省洛阳正骨医院（河南省骨科医院）主任医师

熊向勇　驻马店市卫生计生委医改办主任

魏新华　新蔡县黄楼卫生院院长、主治医师

湖北省

王少兵　湖北省中西医结合医院主任医师

方之勇　襄阳市中医医院主任医师

艾黎明　天门市第一人民医院主任医师

乐衡秀（女）　襄阳市保康县人民医院主任医师

刘　平　华中科技大学同济医学院附属梨园医院副主任医师

刘国政　随州市疾病预防控制中心党委书记、主任、主任技师

刘新民　黄冈市黄梅县苦竹乡卫生院（黄梅县精神卫生中心）副主任医师

江　洪　湖北省人民医院主任医师、教授

孙德江　潜江市园林办事处卫生院院长、副主任医师

杨玉兰（女）　宜昌市疾病预防控制中心副主任医师

余勤武　仙桃市第一人民医院主任医师

张迎春（女）　湖北省妇幼保健院主任医师

张建军（侗）　湖北省第三人民医院副院长、主任医师、教授

陈　君（女）　武汉市卫生计生执法督察总队主治医师

陈孝平　中国科学院院士，华中科技大学同济医学院附属同济医院主任医师、教授

陈劲草　武汉大学中南医院主任医师、教授

尚桂莲（女）　武汉科技大学附属天佑医院主任医师

周仲瑜（女）　湖北省中医院主任医师

钱　辉　湖北省卫生计生委综合监督局副局长、副主任医师

黄　缨（女）　荆州市中医医院副院长、主任医师

黄文耀　湖北省疾病预防控制中心卫生检验检测所主任技师

梅进华　黄冈市妇幼保健院副主任医师

彭东生　孝感市中心医院副主任医师

董念国　华中科技大学同济医学院附属协和医院主任医师、教授

喻军华　鄂州市中心医院主任医师

傅豫川　武汉大学口腔医院主任医师、教授

谢卫国　武汉市第三医院主任医师、教授

蔡常春　武汉市中心医院主任医师

熊贵斌　宜昌市当阳市卫生计生局副局长、高级经济师

魏少忠　湖北省肿瘤医院院长、主任医师

湖南省

于坤永（土家）　常德市石门县罗坪乡中心卫生院副院长、主治医师

尹　军　衡阳市中心医院主任医师

尹建荣　永州市零陵区七里店社区卫生服务中心主任、副主任医师

卢异平（女）　长沙市开福区洪山街道办事处卫生计生办主任

申圣春　张家界市人民医院主任医师

冯宗辉（女，土家）　怀化市妇幼保健院主任医师

吕湘南　邵阳市中西医结合医院主治医师

朱玉莲（女）　湖南省职业病防治院主任医师

李建军　南华大学附属第二医院副主任医师、副教授

肖青林（女）　湘潭市健康教育所所长、主管护师

肖善良　邵阳市疾病预防控制中心副主任、主任医师

宋战义　郴州市第一人民医院主任医师

张　进　株洲市芦淞区白关镇姚家坝卫生院副院长

陆前进　中南大学湘雅二医院主任医师、教授

陈　湘（女，土家）　常德市第一人民医院主管护师

易彩飞（女）　湘潭市湘乡市中医医院副主任医师

周蓉芳（女）　衡阳市祁东县人民医院主管护师

赵科辉　益阳市沅江市草尾镇中心卫生院院长、副主任医师

胡双球（女，土家）　株洲市劳动卫生职业病防治中心科教科科长

胡国潢　长沙市第四医院副院长、主任医师

姜尚萍（女）　长沙市宁乡县中医医院主任医师

贺湘玲（女）　湖南省人民医院主任医师

卿照前　长沙市中医医院（长沙市第八医院）主任医师

唐海蓉（女）　湖南医药学院第一附属医院副主任护师

黄纯海（土家）　湘西土家族苗族自治州人民医院主任医师

黄菊芳（女）　衡阳市妇幼保健院副院长、主任医师

彭纲要　岳阳市卫生计生委党组书记、主任

彭筱平　湖南中医药高等专科学校附属第一医院主任医师

蒋益兰（女）　湖南省中医药研究院附属医院副院长、主任医师

谭海彦　株洲市醴陵市中医院主任医师

广东省

丁以群　深圳市儿童医院主任医师

马汉武　深圳市疾病预防控制中心副主任、主任医师

马廷和　珠海市妇幼保健院主任医师

冯伟勋　清远市中医院党委书记、院长、主任医师

朱先女（女）　韶关市粤北第二人民医院主任医师

刘汉云　嘉应学院医学院副院长、主任医师

刘杏珍（女）　广州市白云区第二人民医院副主任护师

齐　勇　广东省第二人民医院副主任医师

江少如（女）　揭阳市人民医院主任医师

汤松涛　东莞市寮步镇社区卫生服务中心主任、主任医师

麦智广　佛山市第一人民医院主任医师

李国华（女）　佛山市顺德区第一人民医院主任医师

李国新　南方医科大学南方医院主任医师、教授

李学应　阳春市人民医院院长、主任医师

李铁钢　广州市疾病预防控制中心主任医师

李健明　深圳市福田区第二人民医院龙尾社区健康服务中心主任、主治医师

杨桂生　佛山市三水区妇幼保健院主治医师

肖　波　湛江市第二中医医院院长、主任医师

肖智青　河源市中医院主任医师

吴日然（女）　中山市博爱医院主任医师

何烁坚　汕头市卫生计生局医政科科长、主管医师

余尚贞（女）　江门市五邑中医院副院长、主任医师

余德钊　广东省第二中医院主任医师

陆骊工　珠海市人民医院院长、主任医师

陈　斌　茂名市人民医院主任医师

陈凤梅（女）　韶关市始兴县妇幼保健计划生育服务中心主治医师

陈志玮（女）　肇庆市妇幼保健院（肇庆市第二人民医院）副院长、副主任医师

陈荣昌　广州医科大学附属第一医院广州呼吸疾病研究所所长、主任医师、教授

陈剑虹（女）　惠州市第一妇幼保健院副主任医师

林　俊（女）　中山市小榄人民医院副主任护师

林宜生　汕头市第二人民医院副院长、主任医师

周　琳（女）　广东省结核病控制中心主任、主任医师

周小鸿　潮州市中医医院副院长、主任医师

周建平　东莞市人民医院主任医师

胡庆兰（女）　清远市妇幼保健院副院长、主任医师

查振刚　暨南大学附属第一医院党委书记、副院长、主任医师、教授

钟志雄　梅州市人民医院党委书记、院长、主任医师

贺运河　南方医科大学中西医结合医院主任医师

徐　力　湛江中心人民医院主任医师

徐晓红（女）　广东医科大学附属医院主任医师、副教授

黄　健　中山大学孙逸仙纪念医院主任医师、教授

黄炎明　江门市中心医院副院长、主任医师

符　斌　湛江市徐闻县人民医院院长、副主任医师

彭淑梅（女）　广东省妇幼保健院主任医师

董群伟　广东药科大学附属第一医院连南医院院长、副主任医师

谢保华　云浮市云安区高村镇卫生院院长

赖　瑜（女）　梅州市中医医院主治医师

蔡道章　南方医科大学第三附属医院院长、主任医师、教授

谭小颖（女）　惠州市第一人民医院主任医师

谭志健　广州中医药大学第二附属医院（广东省中医院）主任医师

谭学瑞　汕头大学医学院第一附属医院院长、主任医师、教授

广西壮族自治区

王照卿　河池市第一人民医院副主任医师

邓碧凡　贺州市人民医院副主任医师

石　珊（女）　南宁市红十字会医院副主任医师

卢昀春（女，壮）　广西壮族自治区职业病防治研究院副主任医师

卢海洪（壮）　广西壮族自治区亭凉医院副主任医师

伍于斌　桂林市人民医院主任医师

向邦德（土家）　广西壮族自治区肿瘤防治研究所主任医师

刘　俊　梧州市红十字会医院主任医师

阮海林（侗）　柳州市工人医院主任医师

李凤珍（女，壮）　广西国际壮医医院主任医师

邱守中　来宾市武宣县疾病预防控制中心主任、副主任医师

何小华　钦州市灵山县中医医院党委书记、院长、副主任医师

易　蕾（女）　南宁市中医医院新华分院副主任医师

罗兆宏　玉林市第三人民医院副院长、主治医师

郑文强　玉林市红十字会医院主治医师

黄杏飞（女）　梧州市第二人民医院主管护师

黄晓虹（女，壮）　北海市第二人民医院主任医师

彭　伟　桂林市龙胜各族自治县江底乡卫生院院长

蓝　珂（女，壮）　广西壮族自治区龙潭医院主任医师

谭　毅　广西壮族自治区疾病预防控制中心急性传染病防制所所长、主任医师

颜幸燕（女）　贵港市妇幼保健院主任医师

潘志坚（女）　钦州市妇幼保健院副院长、主任医师

海南省

卢伟英（女）　海南医学院第一附属医院主任医师、教授

陈永琼　乐东黎族自治县疾病预防控制中心副主任、主管技师

钟兴武　海南省眼科医院常务副院长、主任医师

戴海青（女）　海南省中医院主任医师

重庆市

甘秀妮（女）　重庆医科大学附属第二医院主任护师、教授

石敦义（苗）　长寿区人民医院副主任医师

刘露霞（女，蒙古）　渝中区大溪沟街道社区卫生服务中心家庭医生、全科主治医师

李练兵（女）　重庆市人口和计划生育科学技术研究院研究员

杨　准（土家）　秀山县中医医院副主任医师

杨　强　沙坪坝区井口镇卫生院院长、副主任医师

肖　谦　重庆医科大学附属第一医院主任医师、教授

何建国　重庆市红十字会医院（江北区人民医院）院长、主任医师

余书华（女，土家）　酉阳县人民医院护士

易吉秀（女）　重庆市黔江中心医院副主任医师

罗唯洲　涪陵区人民政府敦仁街道办事处卫生计生办主任

夏　敏（女）　重庆市中医院主任医师

梁　平　重庆医科大学附属儿童医院主任医师、教授

雷开容（女）　铜梁区人民医院副主任医师

廖　璞（女）　重庆市人民医院主任技师

熊　鹰（女）　重庆市疾病预防控制中心副主任医师

四川省

于晓红（女）　九〇三医院副主任医师

马　兵　广元市中心医院党委书记、院长、主任医师

马玉奎　四川大学华西医院主任医师

王　珂（女）　四川省第五人民医院副主任医师

王光林　广安市人民医院院长、主任医师

王运江（羌）　阿坝藏族羌族自治州茂县人民医院医师

王松柏（羌）　阿坝藏族羌族自治州汶川县人民医院院长、主治医师

巨　辉　四川省科学城医院主任医师

方明恒　巴中市中心医院党委书记、院长、医师

田　田（女）　攀枝花市东区银江镇卫生院医士

竹金华　雅安市芦山卫生计生局副局长

孙广运　宜宾市第二人民医院院长、党委副书记、主任医师、教授

杜　宇（女）　四川大学华西第四医院副主任医师

杜一华　西南医科大学附属医院院长、教授

李贵森　四川省医学科学院、四川省人民医院主任医师

李德才　四川绵阳四〇四医院主任医师

杨华谦　内江市东兴区三烈镇卫生院副院长

吴小飞（女）　德阳市中江县人民医院副主任医师

何树森　四川省疾病预防控制中心微生物检验所所长、主任技师

何爱国　自贡市中医医院主任医师

谷运麒（羌）　阿坝藏族羌族自治州人民医院党委书记、院长、主任医师

汪代杰　泸州市人民医院主任医师

张晓云（女）　成都中医药大学附属医院主任医师

陈正清　凉山州木里县博科乡卫生院院长

周　鹏　成都医学院第一附属医院主任医师

周启富　雅安市疾病预防控制中心副主任、主任医师

周学东（女）　四川大学华西口腔医院主任医师、教授

郎锦义　四川省肿瘤医院院长、主任医师

钟凤林　攀枝花市中心医院副主任医师

侯锡斌　资阳市雁江区人民医院副院长、主任医师

骆　林（女）　乐山市马边彝族自治县妇幼保健计划生育服务中心主任、主管护师

徐康忠（藏）　阿坝藏族羌族自治州阿坝县藏医院院长

郭晓兰（女）　川北医学院附属医院副主任医师、教授

唐欣宇　四川省妇幼保健院研究实习员

梁益建　成都市第三人民医院主任医师

程南生　四川大学华西临床医学院（华西医院）副院长、主任医师

谢明均　宜宾市第一人民医院院长、党委副书记、主任医师、教授

谢晓龙　眉山市中医医院院长、主任医师

赖劲东　遂宁市第一人民医院副主任医师

谭世桥　四川大学华西第二医院主任医师

贵州省

丁　宏（女）　遵义市桐梓县娄山关镇卫生院主治医师

于洪双　六盘水市中医院副院长、副主任医师

万世平（女）　遵义市播州区尚嵇镇中心卫生院院长、副主任医师

韦雄飞（布依）　黔西南布依族苗族自治州安龙县中医院副院长、副主任医师

毛永兴　安顺市中医院副主任医师

卢　冰　贵州医科大学附属医院主任医师

江兴建　黔西南布依族苗族自治州兴仁县计划生育协会秘书长

孙　芸（女）　贵阳市观山湖区百花湖乡卫生院主治医师

李　忠（土家）　黔东南苗族侗族自治州人民医院副主任医师

吴　强　贵州省人民医院主任医师

何　江　黔南布依族苗族自治州中医医院主任医师

张　卿　贵州省卫生计生委办公室主任科员

陈利玲（女，白）　毕节市赫章县新型农村合作医疗管理中心主任

欧书祥　毕节市金沙县中医院副主任医师

蔡　翠（女）　贵阳市公共卫生救治中心副主任医师

云南省

丁　里　云南省第一人民医院主任医师

王　彬　昭通市第一人民医院主任医师

王云川（女）　保山市中医医院主任医师

韦　嘉　云南省第二人民医院院长、主任医师

尹朝兰（女）　昭通市中医医院主任医师

左　权　文山壮族苗族自治州丘北县人民医院院长、副主任医师

朱丽梅（女）　怒江傈僳族自治州贡山县普拉底乡卫生院院长

李惠琴（女）　云南省传染病专科医院党委书记、主任医师

杨文杰　保山市人民医院副院长、主任医师

杨兆伟　大理白族自治州祥云县人民医院党委书记、院长、主任医师

邹天宁（女）　云南省肿瘤医院主任医师

陈加林　曲靖市麒麟区越州镇中心卫生院副主任医师

陈善萍（女）　普洱市人民医院主任医师

单西云（布朗）　西双版纳傣族自治州人民医院副院长、主任医师

赵　琳（女，白）　昆明医科大学第二附属医院主任医师、教授

姜进勇　云南省寄生虫病防治所副主任医师

桂陆琼（女，回）　曲靖市富源县人民医院主任医师

郭映辉　昭通市昭阳区计划生育协会会长

梁　云　云南省地方病防治所鼠疫防治中心副主任、主任医师

谢馨莹（女）　云南省卫生计生委基层卫生处处长

西藏自治区

旦松扎巴（藏）　那曲地区索县藏医院院长、主任医师

罗　布（藏）　日喀则市卫生计生委副主任、主治医师

桑　珠（藏）　西藏自治区医学技术鉴定中心（卫生专业考试中心）主任助理、主治医师

普布次仁（藏）　拉萨市卫生计生委爱国卫生运动办公室主任

陕西省

卫　凌　杨凌示范区医院副主任医师

王　显　北京中医药大学孙思邈医院院长、主任医师

王振东　安康市中医医院主任医师

王晓斌　榆林市中医医院（市传染病医院）党委副书记、主治医师

支小卫　铜川市人民医院副院长、主任医师

付春爱（女）　延安市中医医院主任医师

冯一宁　西安市红会医院党委书记、高级政工师

刘　峰　商洛市商南县医院副主任技师

刘江茹（女）　韩城市人民医院副院长、主任医师

李军农　渭南市中心医院主任

医师

李家伟 安康市中心医院主任医师

杨军乐 西安市中心医院副院长、主任医师

张建蕾（女） 延安市人民医院副主任医师

张晓媛（女） 安康市人民医院副主任医师

张峻霄 西北妇女儿童医院副主任医师

庞文学 汉中市镇巴县卫生计生局党组书记、局长

赵 锋 西安市中医医院院长、主任药师

徐兆宏 渭南市第二医院院长、主任医师

郭向东 咸阳市三原县医院副主任医师

郭蕴君（女） 陕西省卫生监督所应急与学校卫生监督科科长

唐红涛 商洛市中心医院主任医师

薛敬东 陕西省中医医院主任医师

甘肃省

丁 毅（回） 甘南州碌曲县人民医院院长、主治医师

苏海翔（女） 甘肃省医学科学研究院院长、主任医师、研究员

李小燕（女） 陇南市武都区第一人民医院副主任医师

李积英 张掖市卫生计生委党组书记、主任、副主任医师

李培杰 兰州大学第二医院主任医师

杨 宏 武威市凉州区羊下坝镇中心卫生院院长、副主任医师

杨 玮 定西市通渭县人民医院院长、主任医师

周国庆 嘉峪关市建设社区卫生服务中心主任、副主任医师

柴尔青 甘肃省人民医院主任医师

郭六六 平凉市疾病预防控制中心地方病和慢性非传染性疾病预防控制所所长、副主任医师

斯 琴（女，蒙古） 酒泉市肃北县蒙医医院院长、副主任医师

滕贵明 甘肃省卫生计生委体改处处长

魏清琳（女） 甘肃中医药大学附属医院主任医师

青海省

马文义（回） 黄南藏族自治州泽库县人民医院院长、副主任医师

王 昆 青海省妇女儿童医院院长、主任医师

安忠兰（女） 海南藏族自治州贵德县尕让乡政府计生办主任

李生明（土） 海西蒙古族藏族自治州都兰县蒙藏医院院长、主管检验师

完玛仁青（藏） 青海省藏医院副主任医师

周建邦 海东市互助县人民医院院长、主任医师

靳 芳（女） 西宁市城西区虎台社区卫生服务中心护师

宁夏回族自治区

马良宏（回） 宁夏医科大学总医院主任医师

王 洪 吴忠市利通区胜利社区卫生服务中心主任、主任医师

田永华（女） 银川市卫生计生委主任

宋广荣 宁夏宁安医院院长、主任医师

敖丽丽（女） 固原市原州区人民医院副主任医师

徐力平 宁夏人民医院主任医师

高雅贤（女） 石嘴山市中医医院副主任医师

新疆维吾尔自治区

丁桂凤（女） 乌鲁木齐市妇幼保健院主任医师

方 锐（锡伯） 新疆维吾尔自治区中医医院主任医师、教授

古丽娜尔·沙吾提（女，维吾尔）阿图什市阿湖乡卫生院维药主管药师

江阿古丽·艾山（女，哈萨克）伊犁哈萨克自治州中医医院副主任医师

麦麦提江·阿吾提（维吾尔） 和田地区皮山县科克铁热克乡中心卫生院院长

杨成新 新疆维吾尔自治区职业病医院院长、党委副书记、主任医师

张 虹（女） 新疆维吾尔自治区第一济困医院主任医师

张彩荣（女） 伊犁哈萨克自治州巩留县计生服务中心站长

阿依都·热依木（维吾尔） 巴音郭楞蒙古自治州人民医院副院长、主任医师、教授

林 洋（蒙古） 喀什地区疏附县人民医院院长、主任医师

娜孜古丽.热多拉（女，哈萨克） 阿勒泰地区布尔津县人民医院主任医师

袁敏华（女） 乌鲁木齐市中医医院副主任医师

倪明健 新疆维吾尔自治区疾病预防控制中心主任医师、研究员

常燕玲（女） 伊宁市艾滋病抗病毒治疗中心（伊宁市阳光医院）主任（院长）

新疆生产建设兵团

刘春美（女） 第八师石河子市新城街道办事处卫生计生办主任

杜中华（女） 第五师九十一团医院医士

张晓莺（女） 兵团医院主任医师

聂信胜 北屯医院院长、主任医师

高留喜 第三师图木舒克市51团医院院长、副主任医师

四、全国卫生计生系统劳动模范名单（58人）

河北省

杜米申 邢台市任县大屯乡新周村计生专干

山西省

刘桂珍（女） 忻州市代县峪口乡段家湾村乡村医生

李拴州 长治市屯留县吾元镇岭村卫生所乡村医生

内蒙古自治区

哈申通拉嘎（蒙古） 通辽市库伦旗额勒顺镇苏日图嘎查卫生室乡村医生

辽宁省

徐文明（满） 盘锦市盘山县胡家镇刘家村张家卫生室乡村医生

吉林省

潘玉波 双辽市茂林镇孟益村卫生室乡村医生

黑龙江省

李春花（女） 大兴安岭地区漠

河县北极镇北红村卫生室乡村医生

吴海锋（满） 黑河市爱辉区四嘉子乡卫生院院长、副主任医师

周雅杰（女） 牡丹江市穆棱林业局杨木桥林场卫生所所长、医师

江苏省

朱翠平（女） 南通市海安县滨海新区汤灶村委会计生专干

纪凤银 徐州市睢宁县姚集镇石碑村卫生室乡村医生、医师

金 辉 宿迁市宿豫区来龙镇王庄村卫生室乡村医生

蒋桂琴（女） 盐城市大丰区三龙镇东红村卫生室乡村医生、医士

安徽省

任新海 滁州市定远县池河镇七里河村卫生室乡村医生

周晓娟（女） 宿松县北浴乡滑石村村委会计生专干

福建省

连宝富 南平市建阳区潭城街道严墩村卫生所乡村医生

江西省

杨中荣 赣州市兴国县高兴镇墩丘村卫生所乡村医生

郑建杰 吉安市峡江县金江乡金滩卫生室乡村医生

潘昌荷 赣州市寻乌县项山乡福中村卫生室乡村医生

山东省

尤小伟 临沂市河东区郑旺大王家村卫生室乡村医生

张 波 济宁市微山岛镇墓前村张波卫生室乡村医生

张玉娥（女） 滨州市滨城区市中街道樊家居委会计生专干

河南省

兰春艳（女） 漯河市舞阳县北舞渡镇黄庄村卫生所乡村医生、医士

任刚信 安阳市汤阴县任固镇蔡故城卫生所乡村医生、主治医师

闫清臣 开封市尉氏县大马乡大马村卫生室乡村医生

李国栋 驻马店市遂平县车站镇八里杨卫生室乡村医生、医师

赵志明 新乡市辉县市冀屯镇大麻村卫生室乡村医生、医师

党玉辰 洛阳市嵩县车村镇树仁村卫生所乡村医生、医师

高晓敏（女） 平顶山市郏县安良镇高楼村卫生室乡村医生、医士

滕清晓 河南宏力医院院长、主任医师、教授

湖北省

邓佩勋 咸宁市嘉鱼县潘家湾镇东村村卫生室乡村医生

张家国（土家） 利川市建南镇中坪村卫生室乡村医生

周艾红（女） 荆门市京山县雁门口镇瓦庙村计生专干

胡善娥（女） 松滋市斯家场镇旗林村民委员会计生专干

湖南省

刘 云 邵阳市武冈市湾头桥镇世富村卫生室乡村医生、医师

周岳云（女） 岳阳市华容县东山镇关山村委会计生专干

郑太红 娄底市新化县水车镇柳白村乡村医生

曾宪国 郴州市永兴县黄泥镇东泽村卫生室乡村医生

广西壮族自治区

吕玉毅 东兴市江平镇潭吉村卫生室乡村医生

刘庭军 柳州市柳南区柳南街道社区卫生服务中心主任、社区家庭医生、副主任医师

许文平（壮） 靖西市南坡乡明学村卫生室乡村医生

黄日雷（壮） 崇左市天等县龙茗镇益山村卫生所乡村医生

樊冰琳（女，壮） 南宁市上林县大丰镇皇周社区卫生室乡村医生

海南省

陈新明（女） 陵水黎族自治县椰林镇桃园村委会计生专干

崔育川 万宁市东澳镇裕后村卫生室乡村医生

四川省

占玛泽仁（藏） 甘孜藏族自治州德格县上燃姑乡左巴通村卫生室乡村医生

刘 利 自贡市贡井区龙潭镇将军村卫生室乡村医生

李阳升 巴中市恩阳区登科街道两路村卫生站乡村医生、医士

李德斌 巴中市平昌县土兴镇玛瑙村卫生室乡村医生、医师

贵州省

杨 福（侗） 黔东南苗族侗族自治州岑巩县凯本镇小田坝村卫生计生服务室乡村医生

罗海香（女，布依） 黔南布依苗族自治州贵定县云雾镇摆谷村卫生室乡村医生

郑小雁（女） 安顺市平坝区天龙镇双硐村卫生室乡村医生、执业助理医师

云南省

陈金正 曲靖市会泽县大海乡大垴包村卫生所乡村医生

陕西省

刘宏涛 宝鸡市凤翔县南指挥镇白家凹村乡村医生、副主任医师

肖彦军（女） 汉中市汉台区汉中路街道办事处计生专干

甘肃省

高 鑫 金昌市永昌县河西堡镇西庄子村卫生室乡村医生

青海省

赵华章（女） 海北藏族自治州祁连县扎麻什乡郭米村卫生室乡村医生

新疆维吾尔自治区

李彩霞（女） 伊犁哈萨克自治州霍城县兰干乡新荣村卫生室乡村医生 （胡 楠）

【全国创新争先奖（中医药系统）】

2017年5月25日，人力资源社会保障部、中国科协、科技部、国务院国资委印发《关于表彰全国创新争先奖获奖者的决定》（人社部发〔2017〕44号），授予10个团队全国创新争先奖牌，28人全国创新争先奖章并享受省部级先进工作者和劳动模范待遇，254人全国创新争先奖状。中医药系统共12人获奖。

全国创新争先奖是继国家自然科学奖、国家技术发明奖、国家科学技术进步奖之后，中国批准设立的又一个重要的科技奖项，是国家科技奖励体系的重要组成部分和补充，是国家科技奖项与重大人才计划的有机衔接，是仅次于国家最高科技奖的一个科技人才大奖。

附：全国创新争先奖（中医药系统）名单（按姓氏笔画排序）

王 辰 中日友好医院院长、主任医师、教授

艾措千（藏）　青海省藏医院名誉院长、教授、主任医师

朱兆云（女）　云南省药物研究所所长、研究员级高级工程师

刘　良　澳门科技大学校长、教授

陈凯先　中国科学院上海药物研究所学位评定委员会主任、研究员

陈香美（女）　中国人民解放军总医院内科临床部肾脏病科名誉主任、主任医师、教授

果德安　中国科学院上海药物研究所研究员、上海中药现代化研究中心主任

高　月（女）　军事医学科学院放射与辐射医学研究所药理毒理研究室主任、研究员

郭　姣（女）　广东药科大学校长、教授、主任医师

郭兰萍（女）　中国中医科学院中药资源中心副主任、研究员

萧　伟　江苏康缘现代中药研究院院长，江苏康缘药业股份有限公司董事长、研究员

屠鹏飞　北京大学药学院天然药物学系主任、教授　（胡　楠）

【全国科普工作先进集体、先进工作者（中医药系统）】　经全国评比达标表彰工作协调小组核准，2016年12月13日，科技部、中央宣传部、中国科协印发《关于表彰全国科普工作先进集体和先进工作者的决定》（国科发政〔2016〕385号），对2011年以来在科普工作中做出突出贡献的185个单位授予全国科普工作先进集体称号，286名个人授予全国科普工作先进工作者称号。中国中医科学院新闻宣传中心获全国科普工作先进集体称号，中国中医科学院望京医院主任医师赵勇、广东中医药博物馆蓝韶清获全国科普工作先进工作者称号。　（陈计智）

【第八届国家卫生计生突出贡献中青年专家（中医药系统）】　2017年11月1日，国家卫生计生委、国家中医药管理局印发《关于第八届国家卫生计生突出贡献中青年专家选拔结果的通知》。确定选拔118位个人为第八届国家卫生计生突出贡献中青年专家。第八届国家卫生计生突出贡献中青年专家是根据《国家卫生计生突出贡献中青年专家选拔管理办法》，经过单位推荐、各省级卫生计生行政部门初选、国家卫生计生委评审，并经国家卫生计生委党组研究最终确定的。

附：第八届国家卫生计生突出贡献中青年专家（中医药系统）名单

王小琴（中医内科学）　湖北省中医院

王笑民（中西医结合内科学）　首都医科大学附属北京中医医院

卢传坚（中医皮肤与性病学）　广州中医药大学第二临床医学院（广东省中医院）

多　杰（藏医药学）　青海省（藏）医药研究院

刘　维（中医内科学）　天津中医药大学第一附属医院

刘慧荣（中医针灸学）　上海中医药大学附属岳阳中西医结合医院

花宝金（中医药防治肿瘤研究）　中国中医科学院广安门医院

苏同生（中医针灸学）　陕西省中医医院

李　怡（中医内科学）　北京医院

李　琦（中西医结合内科学）　上海中医药大学附属曙光医院

李灿东（中医内科学）　福建中医药大学附属第三人民医院

李国信（中医外科学）　辽宁中医药大学附属第二医院

宋经元（中药鉴定学）　中国医学科学院药用植物研究所

陈　彦（中药药剂学）　江苏省中医药研究院

陈卫衡（中医骨伤学）　中国中医科学院望京医院

胡镜清（中西医结合内科学）　中国中医科学院中医基础理论研究所

倪　青（内分泌与代谢病）　中国中医科学院广安门医院

梁爱华（中药药理学）　中国中医科学院中药研究所

彭　成（中药药理学）　成都中医药大学附属医院

熊　磊（中医儿科学）　云南中医学院　（胡　楠）

【2017年国家卫生计生委直属机关“两优一先”评选表彰名单（国家中医药管理局系统）】

一、优秀共产党员（58人）

全洪松、王　庆、王笑频、朱　桂、赵　瑞、温艳东、徐　浩、李秋艳、苗　青、杨志旭、安效先、杨　淼、孙林娟、文　杰、苏根元、李培红、王　阶、李　军、冯兴华、刘　震、丁　旭、姚魁武、李　杰、魏军平、李　辉、倪　青、张素秋、林洪生、夏玉清、高景华、曹艳霞、魏　玮、陈志强、刘晓丽、陈　枫、吴增安、李　静、巢国俊、屠呦呦、郭　伟、廖福龙、石　宏、杨　峰、王京京、杨　威、亢　力、白文静、肖永芝、代金刚、张延硕、秦　秋、周智豪、贾雪晴、孟昭艳、冯新刚、马晓琳、黄宁宇、王　明

二、优秀党务工作者（20人）

曲慧勇、严华国、张为佳、朱夜明、刘小英、殷海波、王秀英、严　京、常鹏飞、陈淑萍、李景远、高宏杰、吴　芳、王　红、王燕平、杨　健、康　宁、濮传文、张冬梅、秦树坤

三、先进基层党组织（23个）

国家中医药管理局办公室党支部

中国中医科学院西苑医院门诊一党支部

中国中医科学院西苑医院院办党支部

中国中医科学院西苑医院血液科党支部

中国中医科学院广安门医院药剂科党支部

中国中医科学院广安门医院党群党支部

中国中医科学院广安门医院检验科党支部

中国中医科学院望京医院药学部党支部

中国中医科学院望京医院放射科党支部

中国中医科学院望京医院行政二党支部

中国中医科学院眼科医院第五党支部

中国中医科学院青蒿素研究中心党支部（中国中医科学院中药研究所第四党支部）

中国中医科学院针灸研究所基础党支部

中国中医科学院中医基础理论研究所第一党支部

中国中医科学院中医药信息研究所文献临床党支部

中国中医科学院研究生院职工党支部

中国中医科学院离退休干部党总支

中国中医科学院中医临川基础学研究所党支部

中国中医科学院院直机关第四党支部

中国中医科学院院直机关第六党支部

中国中医药报社第二党支部

中国中医药出版社第二党支部

国家中医药管理局对台港澳中医药交流合作中心党支部

【“十二五”以来中医药领域获得国家科学技术奖励项目团队】 2017年1月9日，国家中医药管理局印发《关于通报表彰“十二五”以来中医药领域获得国家科学技术奖励项目团队的决定》（国中医药科技发〔2017〕1号），对“十二五”以来中医药领域获得国家最高科学技术奖的屠呦呦研究员和获得国家科技进步奖、自然科学奖、技术发明奖的53个项目团队进行通报表扬。

附：“十二五”以来中医药领域获得国家科学技术奖励项目团队名单

一、国家最高科学技术奖

屠呦呦研究员

二、国家科技进步奖、自然科学奖、技术发明奖的项目团队

序号	项目团队名称	主要完成人	主要完成单位	获奖类别	时间
1	低纬高原地区天然药物资源野外调查与研究开发	朱兆云、高　丽、戚育芳、王京昆、符德欢、赵　毅、邱　斌、张人伟、李学芳、崔　涛、任永福、张志清、杨生元、周培军、韦群辉	云南省药物研究所	国家科技进步奖一等奖	2012
2	中药安全性关键技术研究与应用	高　月、杨明会、范骁辉、王宇光、程翼宇、高秀梅、梁爱华、宁志强、王书芳、苗明三、马增春、张　晗、肖成荣、陆倍倍、谭洪玲	中国人民解放军军事医学科学院放射与辐射医学研究所、浙江大学、中国人民解放军总医院、天津中医药大学、中国中医科学院中药研究所、深圳微芯生物科技有限责任公司、河南中医学院	国家科技进步奖一等奖	2013
3	我国首次对甲型H1N1流感大流行有效防控及集成创新性研究	侯云德、王　宇、王　辰、王永炎、李兰娟、赵　铠、李兴旺、杨维中、刘保延、舒跃龙、金　奇、高　福、胡孔新、梁晓峰、钟南山	中国疾病预防控制中心、首都医科大学附属北京朝阳医院、中国疾病预防控制中心病毒病预防控制所、北京市疾病预防控制中心、浙江大学医学院附属第一医院、中国医学科学院病原生物学研究所、中国科学院微生物研究所、中国检验检疫科学研究院、中国人民解放军军事医学科学院、中国中医科学院	国家科技进步奖一等奖	2014
4	中成药二次开发核心技术体系创研及其产业化	张伯礼、程翼宇、瞿海斌、刘　洋、范骁辉、谢雁鸣、高秀梅、张　平、刘　雳、王　毅、张俊华、康立源、胡利民、任　明、张艳军	天津中医药大学、浙江大学、中国中医科学院、正大青春宝药业有限公司、天津市医药集团有限公司	国家科技进步奖一等奖	2014
5	人工麝香研制及其产业化	于德泉、朱秀媛、柳雪枚、李世芬、姚乾元、严崇萍、刘厚起、高益民、王文杰、程桂芳、沈祥龙、肖　宣、郭　经、庚石山、章　菽	中国医学科学院药物研究所、中国中药公司、山东宏济堂制药集团有限公司、上海市药材有限公司、北京联馨药业有限公司	国家科技进步奖一等奖	2015

（续表）

序号	项目团队名称	主要完成人	主要完成单位	获奖类别	时间
6	IgA 肾病中西医结合证治规律与诊疗关键技术的创研及应用	陈香美、蔡广研、王永钧、邓跃毅、司徒卓俊、唐海涛、彭佑铭、郑　丰、冯　哲、孙雪峰、陈洪宇、张雪光、谢院生、朱　斌、陈万佳	中国人民解放军总医院、江苏苏中药业集团股份有限公司、杭州市中医院、上海中医药大学附属龙华医院、香港中文大学医学院、中南大学湘雅二医院、大连医科大学附属第二医院	国家科技进步奖一等奖	2016
7	中药复杂体系活性成分系统分析方法及其在质量标准中的应用研究	果德安、叶　敏、吴婉莹、关树宏、刘　璇	北京大学、中国科学院上海药物研究所	国家自然科学奖二等奖	2012
8	若干重要中草药的化学与生物活性成分研究	岳建民、丁　健、杨升平、张　华、樊成奇	中国科学院上海药物研究所	国家自然科学奖二等奖	2013
9	丹参多酚酸盐及其粉针剂	宣利江、王逸平、徐亚明等	中国科学院上海药物所、上海绿谷制药有限公司	国家技术发明奖二等奖	2011
10	细胞膜色谱技术及其在中药筛选中的应用	贺浪冲、王嗣岑、杨广德、袁秉祥、李西玲、张彦民	西安交通大学	国家技术发明奖二等奖	2012
11	基于生物生存策略的有毒动物中药功能成分定向挖掘技术体系	赖　仞、熊郁良、张　云、肖昌华、王婉瑜	中国科学院昆明动物研究所	国家技术发明奖二等奖	2013
12	一类单体中药新药参一胶囊创制的关键技术及应用	富　力、弓晓杰、刘基巍、王杰军、燕　秋、鲁　岐	大连经济开发区天富科技开发有限公司、大连大学、大连医科大学附属第一医院、上海长征医院、大连医科大学	国家技术发明奖二等奖	2013
13	道地药材形成机理研究及应用	黄璐琦、胡世林、肖培根、郭兰萍、王　晓、高文远、邵爱娟、袁庆军、陈美兰、崔光红	中国中医科学院中药研究所、中国医学科学院药用植物研究所、山东省分析测试中心、天津大学	国家科技进步奖二等奖	2011
14	中药资源化学研究体系建立及其应用	段金廒、萧　伟、钱士辉、何子清、钱大玮、唐于平、李友宾、丁安伟、杨念云、陈建伟	南京中医药大学、江苏康缘药业股份有限公司、江苏省中医药研究院、甘肃岷归中药材科技有限公司	国家科技进步奖二等奖	2011
15	芪参益气滴丸对心肌梗死二级预防的临床试验	张伯礼、商洪才、姚　晨、刘保延、翁维良、戴国华、赵玉霞、高秀梅、任　明、张俊华	天津中医药大学、中国中医科学院、北京大学第一医院、中国中医科学院西苑医院、天津天士力制药股份有限公司	国家科技进步奖二等奖	2011
16	人参新品种选育与规范化栽培及系列产品开发	张连学、杨利民、冯　家、王英平、张　辉、王之光、沈育杰、赵　英、朱　雁、孙光芝	吉林农业大学、中国农业科学院特产研究所、修正药业集团、吉林敖东药业集团股份有限公司	国家科技进步奖二等奖	2011

（续表）

序号	项目团队名称	主要完成人	主要完成单位	获奖类别	时间
17	益气化瘀法治疗椎间盘退变性疾病的基础研究和临床应用	王拥军、施　杞、石仰山、卞化石、周　泉、崔学军、周重建、梁倩倩、卞　琴、李晨光	上海中医药大学附属龙华医院、上海市黄浦区中心医院、上海现代中医药股份有限公司	国家科技进步奖二等奖	2011
18	代谢综合征的中医认识及整体治疗	仝小林、连凤梅、朱永宏、常　柏、焦拥政、甄　仲、赵　敏、段　娟、姬航宇、李　敏	中国中医科学院广安门医院、天津天士力集团有限公司	国家科技进步奖二等奖	2011
19	中药连花清瘟治疗流行性感冒研究	贾振华、吴以岭、郭双庚、赵韶华、段钟平、杜彦侠、高怀林、韩月芝、王宏涛、吴相春	石家庄以岭药业股份有限公司、首都医科大学附属北京佑安医院	国家科技进步奖二等奖	2011
20	从毒瘀虚论治系统性红斑狼疮的增效减毒方案构建与应用	范永升、温成平、姜　泉、苏　励、吴华香、刘　维、谢志军、李秀央、李永伟、王新昌	浙江中医药大学、中国中医科学院广安门医院、上海中医药大学附属龙华医院、浙江大学医学院附属第二医院、天津中医药大学第一附属医院、浙江大学	国家科技进步奖二等奖	2011
21	肝脾肾同治法辨证治疗2型糖尿病临床研究	高思华、龚燕冰、倪　青、罗增刚、赵进喜、杨晓晖、冯兴中、刘铜华、马晓北、胡春宇	北京中医药大学、中国中医科学院研究生院、中国中医科学院广安门医院、北京中医药大学东直门医院、北京中医药大学东方医院、北京世纪坛医院	国家科技进步奖二等奖	2011
22	人参皂苷新作用靶点及其临床应用	凌昌全、李　敏、封颖璐、徐明娟、李　柏、杜　娟、李　勇、朱晓燕、程彬彬、宋亮年	中国人民解放军第二军医大学	国家科技进步奖二等奖	2011
23	中药配方颗粒产业化关键技术研究与应用	涂瑶生、周嘉琳、谭登平、孙冬梅、王元清、程学仁、陈玉兴、徐以亮、毕晓黎、李　松	广东省中医研究所、江阴天江药业有限公司、广东一方制药有限公司	国家科技进步奖二等奖	2011
24	面向临床的中药药性与品质评价模式和方法	肖小河、赵艳玲、王伽伯、鄢　丹、金　城、张　萍、刘　义、李丰衣、袁海龙、山丽梅	中国人民解放军第三〇二医院、武汉大学	国家科技进步奖二等奖	2011
25	抗关节炎中药制剂质量控制与药效评价方法的创新及产品研发	刘　良、吴飞驰、周　华、姜志宏、仇　萍、刘中秋、王培训、黄宇明、谢　莹、蔡　雄	澳门科技大学、湖南正清制药集团股份有限公司、香港浸会大学	国家科技进步奖二等奖	2012
26	补肾活血理论在治疗帕金森病中的应用	杨明会、陈建宗、李绍旦、史恒军、雒晓东、窦永起、王振福、刘　毅、康晓刚、李　刚	中国人民解放军总医院、中国人民解放军第四军医大学、广东省中医院	国家科技进步奖二等奖	2012
27	经穴效应特异性循证评价及生物学基础研究	梁繁荣、朱　兵、丁光宏、朱　江、赖新生、李　瑛、吴　曦、赵　凌、曾　芳、任玉兰	成都中医药大学、中国中医科学院、复旦大学、北京中医药大学、广州中医药大学、成都信息工程学院	国家科技进步奖二等奖	2012

（续表）

序号	项目团队名称	主要完成人	主要完成单位	获奖类别	时间
28	肺病咳喘异病同治方法的研究与应用	李友林、王　伟、倪　健、罗社文、苗　青、张立山、阎　玥、江芳超、宋　芊、杨　璐	中日友好医院、北京中医药大学、中国人民武装警察部队总医院、中国中医科学院西苑医院	国家科技进步奖二等奖	2012
29	老年社区获得性肺炎证治规律与疗效评价研究及应用	李建生、李素云、余学庆、王至婉、王明航、白云苹、孙子凯、胡金亮、张　伟、王又红	河南中医学院、江苏省中医院、山东中医药大学附属医院	国家科技进步奖二等奖	2012
30	补肾化痰法治疗阿尔茨海默病及其应用技术	田金洲、时　晶、毕　齐、马　辛、张新卿、苗迎春、张立苹、王蓬文、刘铜华、盛树力	北京中医药大学、首都医科大学附属北京安贞医院、首都医科大学附属北京安定医院、首都医科大学宣武医院	国家科技进步奖二等奖	2012
31	病证结合动物模型的制备方法与应用	王　伟、王庆国、郭淑贞、方肇勤、王硕仁、赵明镜、陈建新、赵慧辉、周亚伟、潘志强	北京中医药大学、上海中医药大学、北大世佳科技开发有限公司	国家科技进步奖二等奖	2012
32	参附注射液品质控制与产业化关键技术应用	彭　成、赵军宁、林瑞超、潘红炬、商洪才、李廷谦、郭　力、岑小波、易进海、徐康雅	成都中医药大学、雅安三九药业有限公司、四川省中医药科学院、中国食品药品检定研究院、天津中医药大学、四川大学华西医院、雅安三九中药材科技产业化有限公司	国家科技进步奖二等奖	2013
33	灸法治疗肠腑病症的技术与临床应用	吴焕淦、刘慧荣、施　茵、余曙光、赵百孝、姚礼庆、马晓芃、王晓梅、常小荣、赵　琛	上海中医药大学、北京中医药大学、成都中医药大学、湖南中医药大学、复旦大学附属中山医院、上海市针灸经络研究所	国家科技进步奖二等奖	2013
34	中药药性理论研究模式的构建及应用	匡海学、杨炳友、王秋红、夏永刚、王艳宏、肖洪彬、孟永海、王艳艳、吕邵娃、程　伟	黑龙江中医药大学	国家科技进步奖二等奖	2013
35	冠心病病证结合证治体系的建立及应用	王　阶、姚魁武、朱明军、邢雁伟、何庆勇、马长生、李　军、李　勇、熊兴江、衷敬柏	中国中医科学院广安门医院、河南中医学院第一附属医院、首都医科大学附属北京安贞医院、中国中医科学院西苑医院	国家科技进步奖二等奖	2013
36	中草药微量活性物质识别与获取的关键技术及应用	庾石山、石建功、张东明、于德泉、陈晓光、张建军、王　珂、申竹芳、马双刚、屈　晶	中国医学科学院药物研究所、北京科莱博医药开发有限责任公司	国家科技进步奖二等奖	2014
37	调肝启枢化浊法防治糖脂代谢紊乱性疾病基础与应用研究	郭　姣、李楚源、雷　燕、贝伟剑、荣向路、苏政权、王德勤、唐富天、唐春萍、何　伟	原广东药学院、广州白云山和记黄埔中药有限公司、广州中医药大学、中国中医科学院	国家科技进步奖二等奖	2014
38	中药材生产立地条件与土壤微生态环境修复技术的研究与应用	郭兰萍、黄璐琦、虞云龙、陈保冬、王文全、崔秀明、刘大会、陈乃富、韩邦兴、杨　光	中国中医科学院中药研究所、浙江大学、中国科学院生态环境研究中心、北京中医药大学、昆明理工大学、云南省农业科学院药用植物研究所、皖西学院	国家科技进步奖二等奖	2014

（续表）

序号	项目团队名称	主要完成人	主要完成单位	获奖类别	时间
39	源于中医临床的中药药效学评价体系的构建与应用	刘建勋、林成仁、任钧国、李欣志、付建华、李　磊、任建勋、孙明谦、苗　兰、侯金才	中国中医科学院西苑医院	国家科技进步奖二等奖	2014
40	多囊卵巢综合征病证结合研究的示范和应用	吴效科、尤昭玲、邹　伟、俞超芹、连　方、梁瑞宁、吴鸿裕、张跃辉、匡洪影	黑龙江中医药大学、湖南中医药大学、上海长海医院、山东中医药大学附属医院、江西中医药大学附属医院、香港大学	国家科技进步奖二等奖	2014
41	中药注射剂全面质量控制及在清开灵、舒血宁、参麦注射液中的应用	李振江、陈　钟、罗国安、刘军锋、杨辉华、李军山、姜　海、梁琼麟、霍会斌、谢媛媛	神威药业集团有限公司、清华大学	国家科技进步奖二等奖	2014
42	以桂枝茯苓胶囊为示范的中成药功效相关质量控制体系创立及应用	萧　伟、徐筱杰、朱靖博、段金廒、王永华、王振中、丁　岗、毕宇安、曹　亮、李家春	江苏康缘药业股份有限公司、北京大学、大连工业大学、南京中医药大学、西北农林科技大学	国家科技进步奖二等奖	2015
43	基于活性成分中药质量控制新技术及在药材和红花注射液等中的应用	屠鹏飞、姜　勇、李　军、赵炳祥、刘胜华、谈　英、史社坡、朱雅宁、赵明波、宋月林	北京大学、雅安三九药业有限公司、劲牌有限公司	国家科技进步奖二等奖	2015
44	慢性阻塞性肺疾病中医诊疗关键技术的创新及应用	李建生、李素云、王明航、余学庆、王至婉、谢　洋、张海龙、余海滨、白云苹、王海峰	河南中医学院	国家科技进步奖二等奖	2015
45	（藏）药现代化与独一味新药创制、资源保护及产业化示范	贯正平、李茂星、阙文斌、张汝学、张兆琳、陈万生、樊鹏程、马慧萍、石晓峰、陈世武	中国人民解放军兰州军区兰州总医院、康县独一味生物制药有限公司、兰州大学、中国人民解放军第二军医大学、甘肃省医学科学研究院、甘肃首曲药源中（藏）药材加工有限公司	国家科技进步奖二等奖	2015
46	冠心病“瘀毒”病因病机创新的系统研究	陈可冀、史大卓、徐　浩、殷惠军、张京春、蒋跃绒、王承龙、高铸烨、薛　梅、尚青华	中国中医科学院西苑医院、中日友好医院	国家科技进步奖二等奖	2015
47	中药及天然药物活性成分分离新技术研究与应用	孔令义、罗　俊、王小兵、罗建光、汪俊松、杨鸣华、杨　蕾、李　意、柳仁民、姚　舜	中国药科大学	国家科技进步奖二等奖	2015
48	补肾益精法防治原发性骨质疏松症的疗效机制和推广应用	王拥军、谢雁鸣、王永炎、施　杞、陈　棣、唐德志、梁倩倩、王燕平、支英杰、卞　琴	上海中医药大学附属龙华医院、中国中医科学院中医临床基础医学研究所	国家科技进步奖二等奖	2015

（续表）

序号	项目团队名称	主要完成人	主要完成单位	获奖类别	时间
49	热敏灸技术的创立及推广应用	陈日新、陈明人、康明非、刘中勇、伊　鸣、周美启、苏同生、迟振海、熊　俊、谢丁一	江西中医药大学、江西中医药大学附属医院、北京大学、安徽中医药大学、陕西省中医医院	国家科技进步奖二等奖	2015
50	国际化导向的中药整体质量标准体系创建与应用	果德安、钱忠直、吴婉莹、郑　璐、叶　敏、宋宗华、石上梅、陈　明、孙仁弟、谢天培	中国科学院上海药物研究所、国家药典委员会、北京大学、扬子江药业集团有限公司、广西梧州制药（集团）股份有限公司、上海绿谷制药有限公司、上海诗丹德生物技术有限公司	国家科技进步奖二等奖	2016
51	中草药DNA条形码物种鉴定体系	陈士林、宋经元、姚　辉、王一涛、韩建萍、庞晓慧、石林春、李西文、朱英杰、胡志刚	北京协和医学院、中国中医科学院中药研究所、湖北中医药大学、盛实百草药业有限公司、广州王老吉药业股份有限公司、澳门大学、四川新荷花中药饮片股份有限公司	国家科技进步奖二等奖	2016
52	中医治疗非小细胞肺癌体系的创建与应用	林洪生、花宝金、侯　炜、李　杰、张培彤、王沈玉、解　英、贾立群、杨宇飞、李萍萍	中国中医科学院广安门医院、辽宁省肿瘤医院、山西省肿瘤医院、中日友好医院、中国中医科学院西苑医院、北京肿瘤医院	国家科技进步奖二等奖	2016
53	益气活血法治疗糖尿病肾病显性蛋白尿的临床与基础研究	李　平、王义明、梁琼麟、刘建勋、罗国安、张特利、张浩军、赵婷婷、李　靖、严美花	中日友好医院、清华大学、中国中医科学院西苑医院、神威药业集团有限公司、北京中医药大学东直门医院	国家科技进步奖二等奖	2016

（胡　楠）

【2017年全国综合医院、专科医院、妇幼保健院中医药工作示范单位名单】　2017年3月9日，国家中医药管理局办公室、国家卫生计生委办公厅、中央军委后勤保障部卫生局印发《关于公布2017年全国综合医院、专科医院、妇幼保健院中医药工作示范单位名单的通知》（国中医药办医政发〔2018〕4号），确定187家单位为2017年全国综合医院中医药工作示范单位、全国专科医院中医药工作示范单位或全国妇幼保健院中医药工作示范单位（包括94家复审单位和93家新申报单位）。示范单位称号有效期5年。

附：2017年全国综合医院、专科医院、妇幼保健院中医药工作示范单位名单

一、2017年全国综合医院、专科医院、妇幼保健院中医药工作示范单位名单（复审单位）

北京市

北京大学第一医院

首都医科大学附属北京世纪坛医院

首都医科大学附属北京同仁医院

北京市第二医院

天津市

天津市蓟州区人民医院

河北省

石家庄市第二医院

三河市医院

清河县中心医院

山西省

山西医科大学第一医院

山西医科大学第二医院

太原市第三人民医院

晋中市第二人民医院

运城市中心医院

吉林省

吉林省人民医院

一汽总医院

长春市人民医院

长春市传染病医院

吉林大学中日联谊医院

上海市

上海市第六人民医院

上海市徐汇区大华医院

上海市徐汇区中心医院

江苏省

苏州大学附属第一医院

无锡市第五人民医院

常熟市第一人民医院

连云港市东方医院

东台市人民医院

浙江省

杭州市余杭区第一人民医院

湖州市第一人民医院

海宁市人民医院

金华市中心医院

安徽省

芜湖市第一人民医院

涡阳县人民医院

福建省

三明市第一医院

福州市第一医院

惠安县医院

江西省

南昌市第三医院

九江市第三人民医院

萍乡矿业集团有限责任公司总医院

大余县人民医院

山东省

威海市中心医院

潍坊市益都中心医院

青岛市第六人民医院（青岛市传染病医院）

聊城市人民医院

河南省

河南省人民医院

河南省肿瘤医院

郑州人民医院

郑州大学第一附属医院

焦作市第三人民医院

漯河市第二人民医院

驻马店市第一人民医院

湖北省

华中科技大学同济医学院附属同济医院

武汉大学中南医院

武汉市第三医院

武汉市黄陂区人民医院

湖南省

湘潭县人民医院

安乡县人民医院

广东省

暨南大学附属第一医院

广州医科大学附属第一医院

广州医科大学附属第三医院荔湾医院

深圳市第二人民医院

粤北人民医院

肇庆市高要区人民医院

江门市中心医院

广西壮族自治区

玉林市红十字会医院

百色市右江区人民医院

四川省

达州市中心医院

南充市中心医院

眉山市人民医院

重庆市

重庆市肿瘤医院

重庆医科大学附属第二医院

贵州省

贵阳市第一人民医院

凤岗县人民医院

首钢水城钢铁（集团）有限责任公司总医院

云南省

昭通市第一人民医院

陕西省

西安市红会医院

延安大学附属医院

宝鸡市中心医院

城固县医院

甘肃省

甘肃省第二人民医院

庆阳市人民医院

秦安县人民医院

青海省

青海省人民医院

宁夏回族自治区

宁夏回族自治区第三人民医院

固原市原州区人民医院

新疆维吾尔自治区

伊犁哈萨克自治州奎屯医院

军队系统

第 202 医院

天津疗养院

第 451 医院

青岛第一疗养院

南京总医院

第 303 医院

西（藏）总医院

火箭军总医院

第 309 医院

二、2017 年全国综合医院、专科医院、妇幼保健院中医药工作示范单位名单（新申报单位）

北京市

北京市西城区展览路医院

河北省

河北医科大学第一医院

张家口市第二医院

唐山市人民医院

保定市第一医院

沧州市人民医院

辽宁省

辽宁省肿瘤医院

大连医科大学附属第一医院

吉林省

梅河口市妇幼保健计划生育服务中心

上海市

上海市第四人民医院

上海市静安区北站医院

江苏省

江苏省肿瘤医院

徐州市贾汪区人民医院

扬州市江都人民医院

建湖县人民医院

无锡市惠山区人民医院

昆山市第四人民医院

浙江省

杭州市西溪医院

宁波市第二医院

宁波市鄞州人民医院

桐乡市第二人民医院

宁波市妇女儿童医院

嘉兴市妇幼保健院

安徽省

安徽医科大学第一附属医院

皖南医学院弋矶山医院

合肥市第八人民医院

利辛县人民医院

福建省

福建医科大学孟超肝胆医院

厦门市仙岳医院

邵武市立医院

永春县医院

德化县医院

江西省

南昌市生殖医院

泰和县人民医院

分宜县人民医院

兴国县人民医院

上饶市妇幼保健院

山东省

青岛市第八人民医院

青岛大学附属医院

潍坊医学院附属医院

高密市人民医院

东平县人民医院

沂南县妇幼保健院

桓台县妇幼保健院

河南省

郑州市第一人民医院

郑州市第九人民医院

三门峡市中心医院

黄河三门峡医院

新乡新华医院

息县人民医院

郸城县人民医院

泌阳县人民医院

湖北省

湖北省第三人民医院

汉川市人民医院

南漳县人民医院

英山县人民医院

湖南省

湘潭市第二人民医院

广东省

南方医科大学皮肤病医院

广州市白云区第二人民医院

广州市花都区人民医院

深圳市坪山区人民医院

珠海市第五人民医院（珠海市

平沙医院）

佛山市三水区人民医院

广西壮族自治区

南宁市第四人民医院

海南省

海南省人民医院

海南医学院第二附属医院

海口市人民医院

琼海市人民医院

四川省

德阳市人民医院

南充市顺庆区人民医院

内江市第一人民医院

邛崃市医疗中心医院

自贡市妇幼保健院

重庆市

重庆市沙坪坝区陈家桥医院

重庆市永川区妇幼保健院

重庆市潼南区妇幼保健计划生育服务中心

贵州省

贵阳市清镇市第一人民医院

遵义市第五人民医院

六盘水市钟山区人民医院

江口县人民医院

云南省

富源县人民医院

大姚县人民医院

陕西省

陕西省肿瘤医院

麟游县医院

杨凌示范区医院

山阳县人民医院

甘肃省

甘肃省肿瘤医院

榆中县第一人民医院

甘州区人民医院

民乐县人民医院

新疆维吾尔自治区

新疆维吾尔自治区第一济困医院

乌鲁木齐市米东区人民医院

莎车县人民医院　（胡　楠）

【国家中医药管理局代表队获 2017 年全国科普讲解大赛三等奖】
2017 年 6 月 9～10 日，以“科技强国　创新圆梦”为主题的 2017 年全国科普讲解大赛决赛在广东广州举办，由中国中医科学院专家组成国家中医药管理局代表队参赛。中国中医科学院西苑医院王志强获三等奖，贾小强、洪霞获优秀奖。全国科普讲解大赛作为全国科技活动周重大示范活动由科技部主办，自 2014 年开始已举办 4 届，是全国范围最大、代表性最强、最具权威的科普讲解比赛。　（徐　晴）

管理干部篇

【国家中医药管理局领导】

国家卫生计生委党组成员、副主任，国家中医药管理局党组书记、局长：王国强

副局长：于文明（2017 年 12 月任中国农工民主党中央专职副主席）

党组成员、副局长：马建中

党组成员、副局长：王志勇

党组成员、副局长：闫树江

【国家中医药管理局部门负责人】

◆办公室

主　任：查德忠

副主任：余海洋（2017 年 1 月免职）

副主任：李亚婵（女）（2017 年 3 月任职）

副主任：侯卫伟（2017 年 3 月任职）

副巡视员兼信访办公室（综合处）主任（处长）：陈　伟（2017 年 3 月免职）

副巡视员兼信访办公室（综合处）主任（处长）：陈梦生（2017 年 6 月任职）

◆人事教育司

司　长：卢国慧（女）（兼任国家中医药管理局机关党委副书记）

副局级干部：洪　净（女）

巡视员、副司长：金二澄

副司长：王振宇［2017 年 3 月任职，兼任国家中医药管理局中医师资格认证中心（国家中医药管理局职业技能鉴定指导中心）常务副主任］

副司长：张欣霞（女）（2017 年 10 月任职）

副巡视员：崔丽君（女）（2017 年 3 月免职，退休）

◆规划财务司

司　长：苏钢强（女）

副司长：刘群峰（2017 年 3 月任职）

◆政策法规与监督司

司　长：李　昱（2017 年 4 月免职）

司　长：余海洋（2017 年 8 月任职）

副司长：杨荣臣

副巡视员兼监督处处长：刘文武（2017 年 4 月不再兼任监督处处长）

◆医政司（中西医结合与民族医药司）

司　长：蒋　健（女）

副司长：陆建伟

副司长：赵文华（2017 年 3 月任职）

副巡视员：孟庆彬（2017 年 3 月任职）

◆科技司

司　长：曹洪欣（正局级，2017 年 3 月免职）

司　长：李　昱（2017 年 4 月任职）

副司长：周　杰

副司长：王思成［2017 年 3 月任职，2017 年 11 月兼任中国中医药科技开发交流中心（国家中医药管理局人才交流中心）常务副主任］

副巡视员：孙丽英（女）（2017 年 4 月任职）

◆国际合作司（港澳台办公室）

司　长：王笑频（女）

副司长：吴振斗

副司长：朱海东

◆机关党委

常务副书记：张为佳（2017 年 7 月兼任国家中医药管理局人事教育司副司长）

副巡视员兼机关党委办公室主任：陈梦生（2017 年 6 月免职）

副巡视员兼直属机关纪委书记：朱　桂（女）

【国家中医药管理局直属单位正、副职领导】

◆国家中医药管理局机关服务中心

主　任：刘伯尧

副主任：关树华

副主任：张印生

副主任：朱佳卿（2017 年 3 月任职）

◆中国中医科学院

党委书记、副院长：王　炼

院长、研究生院院长：张伯礼

党委常委、常务副院长（正局级）：黄璐琦

党委常委、副院长：王申和

党委副书记、纪委书记：武　东

党委常委、副院长：杨龙会

◆中华中医药学会

副会长、秘书长：王国辰

副秘书长：曹洪欣（正局级，2017 年 3 月任职）

副秘书长：谢　钟（2017 年 5 月免职，退休）

副秘书长：刘　平

副秘书长：孙永章（2017 年 7 月任职）

◆《中国中医药报》社

社长、总编辑：王淑军

常务副社长（正局级）、副总编辑：濮传文

副社长：陆　静（女）

副社长、副总编辑：罗会斌

副总编辑：欧阳波（女）（2017 年 10 月任职）

◆中国中医药出版社

社　长、总编辑：范吉平

副社长：林超岱

副社长：李秀明
副总编辑：李占永
副社长：闫　冰（2017年11月任职，援藏）

◆中国中医药科技开发交流中心（国家中医药管理局人才交流中心）
主　任：黄　晖（2017年11月免职）
常务副主任：王思成（2017年11月兼任）
副主任：杨德昌
副主任：魏　伟

◆国家中医药管理局传统医药国际交流中心
常务副主任：厉将斌（2017年8月任职）
副主任：吴振斗（兼任）

◆国家中医药管理局对台港澳中医药交流合作中心
主　任：杨金生
副主任：崔朝阳

◆国家中医药管理局中医师资格认证中心（国家中医药管理局职业技能鉴定指导中心）
主　任：杨金生（2017年3月不再兼任）
主　任：陈　伟（2017年3月任职）
常务副主任：王振宇（2017年3月兼任）

【各省、自治区、直辖市、新疆生产建设兵团、计划单列市、副省级城市主管中医药工作负责人】
◆北京市
北京市中医管理局局长：屠志涛
北京市中医管理局副局长：罗增刚
北京市中医管理局副局长：禹　震

◆天津市
天津市卫生计生委副主任：申长虹

◆河北省
河北省卫生计生委党组书记、主任（分管中医药工作）：张绍廉
河北省卫生计生委党组成员、河北省中医药管理局分党组书记、局长：姜建明
河北省中医药管理局分党组成员、副局长：胡永平
河北省中医药管理局分党组成员、副局长：刘彦红（女）

◆山西省
山西省卫生计生委副主任：刘中雨
山西省中医药管理局局长：冀孝如
山西省中医药管理局副局长：刘　浚

◆内蒙古自治区
内蒙古自治区蒙中医药管理局局长：乌　兰（女）
内蒙古自治区蒙中医药管理局副局长：于连云（女）

◆辽宁省
辽宁省卫生计生委副主任、辽宁省中医药管理局局长：陈金玉（女）
辽宁省中医药管理局副局长：张立军
辽宁省中医药管理局副局长：刘明浩
辽宁省中医药管理局副局长：佟海明

◆吉林省
吉林省卫生计生委副主任、吉林省中医药管理局局长：邱德亮
吉林省中医药管理局副局长：毕明深
吉林省中医药管理局副局长：宋秀英（女）

◆黑龙江省
黑龙江省卫生计生委副主任、黑龙江省中医药管理局局长：张晓峰

◆上海市
上海市卫生计生委副主任、上海市中医药发展办公室主任：张怀琼

◆江苏省
江苏省卫生计生委巡视员：陈亦江
江苏省卫生计生委副主任、党组成员，江苏省中医药局局长：朱　岷（女）（2017年12月任职）

◆浙江省
浙江省卫生计生委副主任：徐润龙
浙江省中医药管理局局长：徐伟伟
浙江省中医药管理局副局长：蔡利辉
浙江省中医药管理局副局长：吴建锡

◆安徽省
安徽省卫生计生委主任、安徽省中医药管理局局长：于德志
安徽省卫生计生委副主任、安徽省中医药管理局副局长：董明培

◆福建省
福建省卫生计生委副主任：阮诗玮
福建省中医药管理局局长：钱新春
福建省中医药管理局副局长：刘雪松

◆江西省
江西省卫生计生委副主任：程关华
江西省中医药管理局局长（处长）：周秋生
江西省中医药管理局副局长（副处长）：刘希伟

◆山东省
山东省中医药管理局局长：孙春玲（女）

◆**河南省**

河南省卫生计生委副主任、河南省中医管理局局长：张重刚

河南省中医管理局副巡视员：韩新峰

河南省中医管理局副局长：张健锋

◆**湖北省**

湖北省卫生计生委副主任：姚　云

湖北省卫生计生委巡视员：黄运虎

湖北省中医药管理局局长：刘学安（2017 年 10 月免职）

湖北省中医药管理局卫生计生监察专员：郭承初

湖北省中医药管理局副局长：李　平

湖北省中医药管理局副局长：罗晓琴（女）

◆**湖南省**

湖南省卫生计生委副主任、湖南省中医药管理局局长：邵湘宁（2017 年 2 月免职）

湖南省卫生计生委党组副书记、副主任，湖南省中医药管理局局长：黄惠勇（2017 年 8 月任职）

湖南省中医药管理局副局长：李国忠（2017 年 1 月退休）

湖南省中医药管理局副局长：毛泽禾

湖南省中医药管理局副局长：肖文明（2017 年 4 月任职）

◆**广东省**

广东省卫生计生委副主任、广东省中医药局局长：徐庆锋

广东省中医药局副局长：李梓廉

广东省中医药局副局长：柯　忠

◆**广西壮族自治区**

广西壮族自治区卫生计生委副主任、广西壮族自治区中医药管理局局长：王　勇

广西壮族自治区卫生计生委副巡视员、广西壮族自治区中医药管理局副局长：彭跃钢

◆**海南省**

海南省卫生计生委副主任、海南省中医药管理局局长：吴　明

海南省卫生计生委副主任：周国明

海南省中医药管理局副局长：徐清宁

◆**重庆市**

重庆市卫生计生委主任、重庆市中医管理局局长：黄明会

重庆市卫生计生委副主任、重庆市中医管理局副局长：方明金

◆**四川省**

四川省中医药管理局党组书记、局长，四川省卫生计生委党组成员，四川省中医药科学院党委书记：田兴军

四川省中医药管理局党组成员、副局长、副巡视员：罗　建（2017 年 11 月 30 日改任四川省中医药管理局副巡视员）

四川省中医药管理局党组成员、副局长：杨正春

四川省中医药管理局党组成员、机关党委书记：方　清（女）

四川省中医药管理局党组成员、副局长：米银军（2017 年 11 月 30 日任职）

◆**贵州省**

贵州省卫生计生委副主任、贵州省中医药管理局局长：杨　洪

贵州省中医药管理局副局长：汪　浩

◆**云南省**

云南省卫生计生委副主任、云南省中医药管理局局长：郑　进

云南省中医药管理局常务副局长：杨丽娟（女）

◆**西藏自治区**

西藏自治区卫生计生委副主任：胡学军

西藏自治区藏医药管理局局长：德　吉（女）

西藏自治区藏医药管理局卫生监察专员：巴　桑

西藏自治区藏医药管理局副局长：尼　玛

◆**陕西省**

陕西省中医药管理局局长：马光辉

◆**甘肃省**

甘肃省卫生计生委副主任：甘培尚

甘肃省中医药管理局局长：崔庆荣

甘肃省中医药管理局副局长：张　云

甘肃省中医药管理局副局长：李清霞（女）

◆**青海省**

青海省卫生计生委副主任：李秀忠

青海省中藏医药管理局局长：江　华

◆**宁夏回族自治区**

宁夏回族自治区卫生计生委副主任、宁夏回族自治区中医药回医药管理局局长：黄　涌

宁夏回族自治区中医药回医药管理局副局长：王筱宏

宁夏回族自治区中医药回医药管理局副局长：陈海波

◆**新疆维吾尔自治区**

新疆维吾尔自治区中医民族医药管理局局长：阿不都热依木·玉苏甫

新疆维吾尔自治区中医民族医药管理局副局长：庞爱民（女）

新疆维吾尔自治区中医民族医药管理局副局长：赵新建

新疆维吾尔自治区中医民族医药管理局副局长：曹玉景（女）
新疆维吾尔自治区中医民族医药管理局副局长：席　敏（挂职）

◆新疆生产建设兵团

新疆生产建设兵团卫生局副局长：何　红（主持工作）

◆沈阳市

沈阳市卫生计生委副主任：裴庆双

◆长春市

长春市卫生计生委主任、长春市中医药管理局局长：马　平

◆哈尔滨市

哈尔滨市卫生计生委副主任：丁凤姝（女）

◆南京市

南京市卫生计生委主任：孙佳兴
南京市卫生计生委副主任：王　静（女）

◆杭州市

杭州市卫生计生委副主任：朱燕锋

◆济南市

济南市中医药管理局局长：马效恩
济南市中医药管理局专职副局长：米宽庆

◆武汉市

武汉市卫生计生委副主任：彭厚鹏（2017 年 9 月免职）
武汉市卫生计生委副主任：舒劲松（2017 年 9 月挂职）

◆广州市

广州市卫生计生委党组成员、巡视员：刘忠奇

◆成都市

成都市卫生计生委（成都市中医管理局）主任：谢　强
成都市卫生计生委（成都市中医管理局）副主任：张　鹰（女）

◆西安市

西安市卫生计生委主任：刘顺智
西安市中医药管理局局长：孟祥东
西安市中医药管理局副局长：王初照（女）

◆大连市

大连市卫生计生委党委副书记：马全英（女）

◆宁波市

宁波市卫生计生委副主任：章国平
宁波市中医药管理局局长：徐伟民

◆厦门市

厦门市卫生计生委副主任：王袍青（女）

◆青岛市

青岛市卫生计生委党委书记、主任，青岛市中医药管理局局长：杨锡祥
青岛市中医药管理局专职副局长：赵国磊

◆深圳市

深圳市卫生计生委副主任：常巨平

机构名录篇

【国家中医药管理局】

2017年，国家中医药管理局行政编制98人。其中两委人员编制1人，援派机动编制2人，离退休干部工作人员编制3人。

◆办公室

行政编制15人，其中正副司长职数3人，秘书一处4人，秘书二处2人，新闻办公室（文化建设处）3人，信访办（综合处）3人。

◆人事教育司

行政编制13人，其中正副司长职数3人，干部处3人，人事处2人，综合协调处2人，师承继教处3人。

◆规划财务司

行政编制10人，其中正副司长职数2人，综合处2人，规划投资处3人，预算财务处3人。

◆政策法规与监督司

行政编制11人，其中正副司长职数2人，政策研究室2人，法规与标准处（行政复议办公室）4人，监督处3人。

◆医政司（中西医结合与民族医药司）

行政编制13人，其中正副司长职数3人，综合处2人，医疗管理处4人，基层服务管理处2人，中西医结合与民族医药处2人。

◆科技司

行政编制10人，其中正副司长职数2人，综合处2人，中医科技处4人，中药科技处2人。

◆国际合作司（港澳台办公室）

行政编制11人，其中正副司长职数2人，亚美多边处3人，欧大非洲处4人，港澳台处2人。

◆机关党委

行政编制5人，其中机关党委专职副书记1人，机关党委办公室（纪检监察室）2人。

另，离退休干部办公室由人事教育司代管，行政编制3人。

【国家中医药管理局直属单位】

◆国家中医药管理局机关服务中心

地　　址：北京市东城区工体西路1号
邮　　编：100027
电　　话：010－59957788
传　　真：010－59957745
机构概况：内设办公室、财务处、物业处（保卫处）、节能处、资产管理处、外事项目处、监测与信息处。国家中医药管理局机关服务中心经中央机构编制委员会批准（中编办〔1994〕112号），成立于1994年，核定事业编制26人，为国家中医药管理局直属副司局级事业单位，实行差额预算管理，具有事业法人资格。截至2017年12月，机关服务中心领导班子4人（主任1人，副主任3人），处级机构设置7个，实有职工46人，其中党员20人，硕士学历2人，本科学历24人。

◆中国中医科学院

地　　址：北京市东城区东直门内南小街16号
邮　　编：100700
电　　话：010－64014356
传　　真：010－64007743
电子信箱：kxyyzb@163.com
网　　址：www.cacms.ac.cn
机构概况：中国中医科学院职能处室包括院长办公室、党委办公室、党委组织部、新闻宣传中心、纪检监察处、人事处（博士后管理办公室）、计划财务处（财务结算中心）、行政保卫处、离退休干部管理处、科研管理处、学术管理处、医院管理处、教育管理处、国际合作处、产业管理处、基本建设处、审计处、工会、团委、信息管理中心、中医药发展研究中心（中医药健康服务推进办公室）、中医药防治艾滋病研究中心、后勤服务中心、中药资源中心、中医药数据中心。挂靠社团有中国针灸学会、世界针灸学会联合会、中国中西医结合学会。产业单位有中医杂志社、中医古籍出版社、实验药厂、科技合作中心、北京华神制药有限公司、中国中医科学院门诊部（培训中心）。二级单位有广安门医院、西苑医院、望京医院、眼科医院、中药研究所、针灸研究所、中医基础理论研究所、中医药信息研究所、中国医史文献研究所、中医临床基础医学研究所、医学实验中心、研究生院。截至2017年12月，全院实有在编人员3808人，其中正局级4人，副局级20人，正处级59人，副处级86人，科级及以下339人。

◆中华中医药学会

地　　址：北京市朝阳区樱花园东街甲四号
邮　　编：100029
电　　话：010－64218316
传　　真：010－64218316
电子信箱：cacmbgs@163.com
网　　址：www.cacm.org.cn
机构概况：内设办公室（人事处、党办、纪检监察办公室）、学术部、师承继教部、科学普及部、国际交流部、科技评审部、标准化办公室（研究与评价办公室）、信息部（期刊管理办公室）、会员服务部、财务部、后勤保卫部。截至2017年12月，事业编制27人，正局级2人，副局级2人，正处级5人，副处级7人，主任科员5人，副主任科员5人。

◆《中国中医药报》社

地　　址：北京市朝阳区北沙滩甲4号

邮　　编：100192
电　　话：010－84249009（总机）/64854537
传　　真：010－64854537
电子信箱：cntcmbgs@163. com
网　　址：www. cntcm. com. cn
机构概况：内设办公室（纪检监察室）、财务部、通联发行部（文化传播中心）、新闻部、专刊部、新闻研究室、新媒体部、照排中心、《中医健康养生》杂志社、经营中心。2017年，按照中央非时政类报刊转企改制要求，《中国中医药报》社正式完成转企相关工作，由事业单位转为全民所有制企业，名称由“中国中医药报社”变更为“《中国中医药报》社”。截至2017年12月，报社有领导5人（社长兼总编辑1人、常务副社长兼副总编辑1人、副社长1人、副社长兼副总编辑1人、副总编辑1人），中层干部15人。从业人员实有74人，其中正局级2人，副局级3人，正处级8人，副处级7人，主任科员3人，副主任科员2人。正高级职称3人，副高级职称6人，中级职称18人。

◆中国中医药出版社

地　　址：北京市朝阳区北三环东路28号易亨大厦16层
邮　　编：100013
电　　话：010－64405719
传　　真：010－64405719
网　　址：www. cptcm. com
机构概况：内设社长办公室（人事处）、党总支办公室、纪检监察室、财务部、总编办公室、发行部、出版部、市场部、教材中心、学术图书编辑部、考试图书编辑部、文化科普图书编辑部、古典医籍编辑部、期刊编辑部、数字出版中心、上海分中心和中医师承编辑部。其他机构有国家中医药管理局中医药文化建设与科学普及专家委员会办公室、国家中医药管理局教材办公室、全国高等中医药教材建设专家指导委员会办公室、全国高等中医药教材建设研究会秘书处。截至2017年12月，全社职工128人，其中国家中医药管理局管干部5人，中层干部21人。正高级职称11人，副高级职称12人，中级职称40人。中医药专业编辑63人，其中博士学历7人，硕士学历45人，本科学历13人。

◆中国中医药科技开发交流中心（国家中医药管理局人才交流中心）

地　　址：北京市朝阳区幸福一村55号
邮　　编：100027
电　　话：010－64176179
传　　真：010－64176179
电子信箱：office@tcm. cn
网　　址：www. tcm. cn
机构概况：2017年12月，根据巡视整改意见，中心对主要职责和内设机构进行改革，设立综合协调处、人事处、财务处、成果转化处、医疗发展处、培训交流处、规划认证处、产业平台处。1990年12月，经原中华人民共和国人事部同意，成立中国中医药科技开发交流中心，直属于国家中医药管理局；2014年9月，经中华人民共和国中央编制委员会办公室批准，加挂国家中医药管理局人才交流中心牌子；2014年11月，划分为公益二类事业单位。现任中心常务副主任由国家中医药管理局科技司副司长王思成兼任。中心核批事业编制15人，截至2017年12月，实有在职员工27人，其中副局级1人，局副司级2人，正处级3人，副处级5人，科级及以下16人。

◆国家中医药管理局传统医药国际交流中心

地　　址：北京市朝阳区幸福一村55号
邮　　编：100027
电　　话：010－64175335
传　　真：010－64175335
电子信箱：xinxi@ciectcm. cn
网　　址：www. ciectcm. org
机构概况：内设综合人事处、项目合作处、项目联络处、项目推广处、项目管理处。根据原中华人民共和国人事部批准，于1989年成立国家中医药管理局传统医药国际交流中心，是直属国家中医药管理局的事业单位。单位事业编制6人。截至2017年12月，有副局级1人，正处级3人，副处级3人，科级及以下6人。

◆国家中医药管理局对台港澳中医药交流合作中心

地　　址：北京市朝阳区幸福一村55号
邮　　编：100027
电　　话：010－64160440
传　　真：010－64176014
电子信箱：tgazx@126. com
网　　址：www. tgatcm. com
机构概况：内设办公室、交流处、合作处、医疗处。下辖北京广安中医门诊部（台胞健康服务北京中心）、北京广安医药联合中心。1991年5月，根据原中华人民共和国人事部关于国家中医药管理局对台港澳中医药交流合作中心机构编制的批复，设置国家中医药管理局对台港澳中医药交流合作中心，由国家中医药管理局管理。其主要职能为拟订台港澳地区中医药交流合作政策规划与计划；组织台港澳地区与内地之间中医药学术交流和培训活动；提供中医药调研考察、技术合作、咨询服务及台港澳地区来访接待服务等。杨金生任中心主任。中心事业编制15人，截至2017年12月，实有在职人员20人，其中副局级1人，局副司级1人，正处级3人，副处级2人，科级及以下13人。

◆国家中医药管理局中医师资格认证中心（国家中医药管理局职业技能鉴定指导中心）

地　　址：北京市西城区北三环中路3号1幢2层
邮　　编：100029
电　　话：010－62062243
传　　真：010－62062877
电子信箱：tcmtest@163.com
网　　址：www.tcmtest.org.cn
机构概况：内设综合处、信息统计处、医师资格考试一处、医师资格考试二处、技术资格考试处、职业技能鉴定一处、国际合作处（筹）、财务室。2000年12月19日，经中华人民共和国中央编制委员会办公室批准，成立国家中医药管理局中医师资格认证中心。2007年3月9日，经中华人民共和国中央编制委员会办公室批准，认证中心增加了组织实施中医药行业特有工种职业技能鉴定工作职能，并加挂国家中医药管理局职业技能鉴定指导中心牌子。2017年4月，中心新一届领导班子经国家中医药管理局党组任命，正式到中心就职。截至2017年12月，中心事业编制13人，正式员工21人，其中四级职员1人，五级职员3人，六级职员2人，七级职员9人，八级职员3人，九级职员2人，技术四级工人1人。

【地方中医药管理部门】

◆北京市中医管理局

地　　址：北京市西城区枣林前街70号
邮　　编：100053
网　　址：www.bjtcm.gov.cn
机构概况：内设医政处（基层卫生处）、科教处、办公室、规划财务处。北京市中医管理局由市编制委员会办公室批准的人员编制28人，局长由北京市卫生和计划生育委员会党委委员屠志涛担任。截至2017年12月，有副厅级1人，正处级7人（含非领导职务），副处级7人（含非领导职务），科级及以下13人。

◆天津市中医药管理局

地　　址：天津市和平区贵州路94号
邮　　编：300070
电　　话：022－23337688/23337686
传　　真：022－23337688
电子信箱：tianjinzhongyichu@163.com
网　　址：www.tjwsj.gov.cn
机构概况：内设中医一处、中医二处。天津市中医药管理局由市编制委员会办公室批准的人员编制8人，局长未任命，由天津市卫生和计划生育委员会主管中医药工作的巡视员、副主任申长虹主持工作。截至2017年12月，有正处级2人，副处级1人，科级及以下4人。

◆河北省中医药管理局

地　　址：河北省石家庄市合作路42号
邮　　编：050051
电　　话：0311－66165525
传　　真：0311－66165527
电子信箱：zhongyijuzonghe@hebwst.gov.cn
网　　址：www.hebwst.gov.cn/index.do?templet=cs_zyj
机构概况：内设综合处、中医处、中药处。根据河北省人民政府职能转变和机构改革方案，设置河北省中医药管理局（副厅级），由河北省卫生和计划生育委员会管理。分党组书记、局长姜建明兼任河北省卫生和计划生育委员会党组成员。机关行政编制19人，其中局长1人（副厅级），副局长2人（正处级），内设机构处级领导职数7人。截至2017年12月，实有在职公务员18人，其中副厅级1人，正处级6人，副处级4人，科级及以下7人。

◆山西省中医药管理局

地　　址：山西省太原市建设北路99号
邮　　编：030013
电　　话：0351－3580207/3580330
传　　真：0351－3580207
网　　址：www.sxwsjs.gov.cn
机构概况：山西省中医药管理局由省编制委员会办公室批准的人员编制6人。截至2017年12月，有正处级2人，副处级1人，科级及以下3人。

◆内蒙古自治区蒙中医药管理局

地　　址：内蒙古自治区呼和浩特市新华大街63号8号楼
邮　　编：010055
电　　话：0471－6944929
传　　真：0471－6944929
电子信箱：nmgmzyyglj@126.com
网　　址：www.nmgwjw.gov.cn
机构概况：内设蒙中医药管理局一处、蒙中医药管理局二处、蒙中医药管理局三处。内蒙古自治区蒙中医药管理局于2006年由自治区编制委员会办公室批准设立，属自治区卫生和计划生育委员会管理。局长乌兰为内蒙古自治区卫生和计划生育委员会党组成员。按照《内蒙古自治区人民政府办公厅关于印发内蒙古自治区卫生和计划生育委员会主要职责内设机构和人员编制规定的通知》（内政办发〔2014〕81号）设立一处、二处、三处，人员编制15人，其中包括局长1人，副局长2人，正副处长6人。截至2017年12月，实有公务员9人，其中副厅级1人，正处级5人，副科级1人。

◆辽宁省中医药管理局

地　　址：辽宁省沈阳市和平区和平南大街82号
邮　　编：110005
电　　话：024－23391315
传　　真：024－23391315
电子信箱：lnzhongyiju@163.com
网　　址：www.lndoh.gov.cn
机构概况：内设中医医疗服务处、中医药健康服务处、中医药综合处。由辽宁省编制委员会办公室批准的人员编制14人，局长由辽宁省卫生和计划生育委员会副主任陈金玉担任。截至2017年12月，有正处级3人，副处级2人，科级及以下4人。

◆吉林省中医药管理局

地　　址：吉林省长春市人民大街1551A号省政府6号综合楼
邮　　编：130051
电　　话：0431－88904079
传　　真：0431－88904093
电子信箱：jlzyyxc@163.com
网　　址：www.jltcm.gov.cn
机构概况：内设办公室（规划财务处），法规与监督处（行政审批办公室），医政处（中西医结合民族医药处），科技教育处，机关党委。根据《中共中央办公厅、国务院办公厅关于印发〈吉林省人民政府机构改革方案〉的通知》（厅字〔2008〕5号），设立吉林省中医药管理局（副厅级），为吉林省卫生和计划生育委员会管理的部门管理机构。党组书记、局长邱德亮兼任吉林省卫生和计划生育委员会党组成员、副主任。机关行政编制27人，其中局长1人，副局长2人（正处级），正副处级职数14人（含副局长2人、机关党委专职副书记1人）。截至2017年12月，实有在职公务员26人，其中副厅级1人，正处级8人，副处级5人，科级及以下12人。

◆黑龙江省中医药管理局

地　　址：黑龙江省哈尔滨市赣水路36号
邮　　编：150036
电　　话：0451－85971107
传　　真：0451－85971107
机构概况：内设计划财务综合处、医政处、科教处。黑龙江省中医药管理局与省卫生和计划生育委员会混编有公务员9人，局长由黑龙江省卫生和计划生育委员会主管中医药工作副主任张晓峰担任。截至2017年12月，有副厅级1人，正处级2人，副处级5人，科级及以下1人。

◆上海市中医药发展办公室

地　　址：上海市浦东新区世博村路300号4号楼
邮　　编：200125
电　　话：021－23111111
传　　真：021－83090075
电子信箱：shzyyglc@163.com
机构概况：上海市卫生和计划生育委员会加挂上海市中医药发展办公室牌子，内设中医药服务监管处、中医药传承发展处（中医药综合协调处）。人员编制14人，主任由上海市卫生和计划生育委员会副主任张怀琼担任，副主任由上海市卫生和计划生育委员会中医药服务监管处处长赵致平担任。截至2017年12月，实有副局级1人，正处级4人，副处级1人，科级及以下5人。

◆江苏省中医药局

地　　址：江苏省南京市玄武区中央路42号
邮　　编：210008
电　　话：025－83620532
网　　址：wjw.jiangsu.gov.cn/col/col57216/index.html
机构概况：根据《省政府办公厅关于印发江苏省卫生和计划生育委员会主要职责内设机构和人员编制规定的通知》（苏政办发〔2014〕62号），江苏省卫生和计划生育委员会加挂江苏省中医药局牌子，为江苏省人民政府组成部门。根据职责，中医药管理工作职能主要由江苏省卫生和计划生育委员会中医综合处、中医医政处、中医科教处承担。2017年，江苏省中医药局工作主要由江苏省卫生和计划生育委员会巡视员陈亦江分管。2017年12月，朱岷任江苏省卫生和计划生育委员会副主任、党组成员，江苏省中医药局局长，分管中医药局工作。中医综合处、中医医政处、中医科教处在职在编人员13人，其中正处职2人，正处级1人，副处职2人，副处级1人，科级及以下7人。

◆浙江省中医药管理局

地　　址：浙江省杭州市省府路8号行政中心2号楼
邮　　编：310025
电　　话：0571－87052426
传　　真：0571－87052417
电子信箱：zjzyj87709079@163.com
网　　址：www.zjtcm.gov.cn
机构概况：由浙江省编制委员会办公室批准的人员编制8人。截至2017年12月，有副厅级1人，正处级2人，副处级2人，科级及以下3人。

◆安徽省中医药管理局

地　　址：安徽省合肥市长江西路329号省卫生和计划生育委员会青阳路办公区5楼
邮　　编：230031
电　　话：0551－62998547
传　　真：0551－62998563
电子信箱：5945@sina.com
网　　址：www.ahtcm.ahwjw.gov.cn
机构概况：安徽省卫生和计划生育委员会内设中医药发展处和中医药服务管理处，加挂安徽省中医药管理局牌子，局长由安徽省卫生和计划生育委员会主任兼任，编制11人，副主任兼副局长1人。

◆福建省中医药管理局

地　　址：福建省福州市鼓楼区鼓屏路61号
邮　　编：350003
电　　话：0591－87274537
传　　真：0591－87859750
电子信箱：fjswstzyc@126.com
网　　址：www.fjhfpc.gov.cn
机构概况：福建省卫生和计划生育委员会中医药管理处加挂福建省中医药管理局牌子。分管福建省卫生和计划生育委员会领导阮诗玮任福建省政协副主席、民盟中央常委、福建省民盟委员会主委、福建省计划生育协会常务副会长、福建省卫生和计划生育委员会副主任。截至2017年12月，有正处级1人，副处级1人，科级及以下3人。

◆江西省中医药管理局

地　　址：江西省南昌市东湖区豫章路72号（原老省委大院）
邮　　编：330006
电　　话：0791－86207827
传　　真：0791－86266281
电子信箱：jxzgj2012@163.com
网　　址：www.jxhfpc.gov.cn
机构概况：江西省卫生和计划生育委员会加挂江西省中医药管理局牌子，截至2017年12月，实有在职公务员7人，其中正处级2人，副处级2人，科级3人。

◆山东省中医药管理局

地　　址：山东省济南市燕东新路9号
邮　　编：250014
电　　话：0531－67876216/67876318
传　　真：0531－67876216/67876318
电子信箱：wstzyyzhc@163.com/zyyyw@126.com
机构概况：根据《关于印发山东省卫生和计划生育委员会（山东省中医药管理局）主要职责内设机构和人员编制规定的通知》（鲁政办发〔2017〕18号），设立山东省卫生和计划生育委员会（山东省中医药管理局），其中，中医药发展处、中医药管理处2个处室负责全省中医药工作。截至2017年12月，山东省中医药管理局有局长1人（副厅级），中医药发展处、中医药管理处2个处室在职公务员共11人，其中正处级领导2人，二级调研员1人，副处级4人，三级调研员1人，科级及以下2人，试用期干部1人。

◆河南省中医管理局

地　　址：河南省郑州市金水东路与博学路交叉口东南角
邮　　编：450046
电　　话：0371－85961311
传　　真：0371－85961311
电子信箱：zyjzhc@126.com
网　　址：www.tcm.gov.cn
机构概况：内设办公室（财务处）、医政处、科研教育处。根据河南省人民政府办公厅《关于印发河南省卫生和计划生育委员会主要职责内设机构和人员编制规定的通知》（豫政办〔2014〕42号），设置河南省中医管理局。局长张重刚同时兼任河南省卫生和计划生育委员会副主任、党组成员。河南省中医管理局人事、党务、行政由河南省卫生和计划生育委员会统一管理，业务工作独立，财务单列。行政编制23人，截至2017年12月，有副厅级2人，正处级6人，副处级3人，科级及以下8人。

◆湖北省中医药管理局

地　　址：湖北省武汉市洪山区卓刀泉北路2号
邮　　编：430079
电　　话：027－87824786
传　　真：027－87366423
电子信箱：wstzyc@163.com
网　　址：www.hbws.gov.cn
机构概况：截至2017年12月，编制7人，在职工作人员

6人，全部公务员编制。

◆湖南省中医药管理局

地　　址：湖南省长沙市湘雅路30号
邮　　编：410008
电　　话：0731－84828512
传　　真：0731－84822038
电子信箱：hnszyygljzhc@126.com
网　　址：www.hntcm.gov.cn
机构概况：内设规划综合处、医政医管处、科技教育处。湖南省中医药管理局由湖南省编制委员会办公室批准的人员编制14人，局长由湖南省卫生和计划生育委员会主管中医药工作党组副书记、副主任黄惠勇担任。截至2017年12月，有副厅级1人，正处级3人，副处级4人，科级及以下6人。

◆广东省中医药局

地　　址：广东省广州市越秀区东风中路483号粤财大厦24层
邮　　编：510045
电　　话：020－83848486
传　　真：020－83814580
电子信箱：gdszyyj001@126.com
网　　址：www.gdszyyj.gov.cn
机构概况：内设办公室（直属机关党委办）、规财（人事）处、医政处、科教处。1988年8月，广东省人民政府批准成立广东省中医药管理局，1990年1月对外办公，2000年3月更名为广东省中医药局，由广东省卫生和计划生育委员会管理。局长徐庆锋兼任广东省卫生和计划生育委员会党组成员、副主任。局机关行政编制26人（含2015年省编制委员会办公室增加的1人军转干部编制），其中局长1人，副局长2人，副巡视员1人，正处级领导职数5人（含直属机关党委专职副书记1人），副处级领导职数4人，调研员3人，副调研员2人，科级及以下8人。截至2017年12月，实有在职公务员26人，其中副厅级1人，正处级11人，副处级4人，科级及以下10人。

◆广西壮族自治区中医药管理局

地　　址：广西壮族自治区南宁市桃源路35号
邮　　编：530021
电　　话：0771－2801309
传　　真：0771－2801309
电子信箱：gxwstzyc@163.com
网　　址：www.gxhfpc.gov.cn
机构概况：内设中医药民族医药发展处、中医民族医医疗处。实有编制8人，局长由广西壮族自治区卫生和计划生育委员会副主任王勇兼任，副局长由陈赤担任。截至2017年12月，有正处级5人，副处级1人，科级及以下2人。

◆海南省中医药管理局

地　　址：海南省海口市海府路38号
邮　　编：570203
电　　话：0898－65388309/65390709/66246570
传　　真：0898－65388337
电子信箱：hn65388337@163.com
网　　址：wst.hainan.gov.cn
机构概况：根据《海南省人民政府办公厅关于印发海南省卫生和计划生育委员会主要职责内设机构和人员编制规定的通知》（琼府办〔2014〕147号），海南省中医药管理局属于海南省卫生和计划生育委员会的内设机构，未独立设置编制。局长由海南省卫生和计划生育委员会副主任吴明兼任。

◆重庆市卫生和计划生育委员会（重庆市中医管理局）

地　　址：重庆市渝北区旗龙路6号
邮　　编：401147
电　　话：023－67706809
传　　真：023－67706809
电子信箱：67706807@163.com
网　　址：www.cqwsj.gov.cn
机构概况：内设中医综合处、中医医政处。重庆市卫生和计划生育委员会加挂重庆市中医管理局牌子。局长由重庆市卫生和计划生育委员会党委书记、主任黄明会兼任，不占用局行政编制。重庆市中医管理局编制12人，其中副局长职数1人，中医综合处行政编制5人（主管全市中医综合、中医科研教育、国际交流合作等工作），中医医政处行政编制6人（主管全市中医医政工作）。截至2017年12月，有副厅级人员1人，正处级人员2人，副处级人员2人，副调研员2人，科级及以下5人。

◆四川省中医药管理局

地　　址：四川省成都市锦江区永兴巷15号
邮　　编：610012
电　　话：028－86623427
传　　真：028－86625761
电子信箱：sczyyxw@sina.com
网　　址：www.sctcm.gov.cn
机构概况：内设办公室（对外合作处）、规划财务处、医政处（民族医药与基层中医处）、科技产业处、人事教育处、政策法规处（行政审批处）、机关党委办公室7个机构。机关行政编制37人，工勤编制3人。截至2017年12月，实有局领导5人（其中正厅级1人，副厅级1人，正处级3人），局机关中层领导8人（其中正处级3人、副处级5人），另有处级非领导职务12人，科级及以下32人。

◆贵州省中医药管理局

地　　址：贵州省贵阳市云岩区中华北路242号省政府大院5号楼10楼
邮　　编：550004
电　　话：0851－86832983
传　　真：0851－86832983
机构概况：内设中医综合处、中医医政处、中医科教处3个正处级处。贵州省中医药管理局编制与省卫生和计划生育委员会统筹使用，实有9人，局长由贵州省卫生和计划生育委员会分管中医药工作副主任杨洪担任，截至2017年12月，有副厅级1人，正处级5人，科级及以下2人，新进未任职1人。

◆云南省中医药管理局

地　　址：云南省昆明市关上国贸路85号政通大厦
邮　　编：650200
电　　话：0871－67195136
传　　真：0871－67195137
电子信箱：ynwstzyc@126.com
网　　址：www.pbh.yn.gov.cn
机构概况：内设中医传承发展处、中医服务监督管理处、民族医药处。云南省中医药管理局由省编制委员会办公室批准的人员编制13人（不含局长），局长由云南省卫生和计划生育委员会主管中医药工作副书记、副主任（正厅级）郑进担任。截至2017年12月，有正厅级1人，正处级3人，副处级4人，科级及以下4人。

◆西藏自治区藏医药管理局

地　　址：西藏自治区拉萨市北京西路25号
邮　　编：850000
电　　话：0891－6289582
传　　真：0891－6289582
网　　址：zyyglj@163.com
机构概况：西藏自治区藏医药管理局由自治区编制委员会办公室批准的人员编制6人，局长由德吉担任。截至2017年12月，有正处级2人，副处级2人，科级及以下1人。

◆陕西省中医药管理局

地　　址：陕西省西安市莲湖区莲湖路112号
邮　　编：710003
电　　话：029－89620688
传　　真：029－87345442
电子信箱：2586318258@qq.com
网　　址：www.snatcm.gov.cn
机构概况：内设综合处、医疗科研处。陕西省中医药管理局为陕西省卫生和计划生育委员会管理的副厅级建制行政事业单位，人员编制20人。截至2017年12月，实有19人，其中副厅级（局长）1人，正处级4人，副处级5人，科级及以下9人。

◆甘肃省中医药管理局

地　　址：甘肃省兰州市白银路220号
邮　　编：730030
电　　话：0931－4818125
传　　真：0931－4818125
电子信箱：gswslqx@163.com
机构概况：甘肃省中医药管理局由甘肃省编制委员会办公室批准的人员编制11人，崔庆荣担任局长。截至2017年12月，有正处级4人，副处级4人，科级及以下3人。

◆青海省中藏医药管理局

地　　址：青海省西宁市西大街12号
邮　　编：810000
电　　话：0971－8244247
传　　真：0971－8232347
电子信箱：qhszzyyglj@126.com
网　　址：www.qhwjw.gov.cn
机构概况：截至2017年12月，实有在职公务员5人，其中正处级2人，副处级1人，科级2人。

◆宁夏回族自治区中医药回医药管理局

地　　址：宁夏回族自治区银川市解放西街101号
邮　　编：750001
电　　话：0951－5022124
传　　真：0951－5022124
电子信箱：nx_zyyj@sina.com
机构概况：2017年9月，撤销宁夏回族自治区中医药管理局（自治区回医药管理局），原核定的领导职数核销。宁夏回族自治区卫生和计划生育委员会加挂自治区中医药回医药管理局牌子，增设中医药回医药管理处，设处级领导职数3人（2正职、1副职，其中1人正处级为一次性专职副局长领导职数，逐步消化）。

◆新疆维吾尔自治区中医民族医药管理局

地　　址：新疆维吾尔自治区乌鲁木齐市龙泉街191号
邮　　编：830004
电　　话：0991－8565132
传　　真：0991－8565132

电子信箱：xjzymzyy@163. com
网　　址：www. xjtcm. gov. cn
机构概况：内设办公室、医政处、科教处（自治区中药民族药产业化促进办公室）3个内设机构（正处级）。根据新疆维吾尔自治区人民政府办公厅《关于组建自治区中医药管理局及其他机构调整的通知》（新政办发〔2008〕115号）和《关于印发新疆维吾尔自治区中医药管理局机构编制方案的通知》（新政办发〔2008〕199号），设置新疆维吾尔自治区中医民族医药管理局，由自治区卫生和计划生育委员会管理。局长阿不都热依木·玉苏甫兼任自治区卫生和计划生育委员会党组成员、副主任。核定事业编制20人，其中局长1人，书记1人（副厅级），副局长2人，内设机构领导职数6人。截至2017年12月，实有在职人员22人，其中副厅级1人，副局级4人（因工作需要，2016年12月新增1人挂职副局长，任期时间为2016年12月～2018年1月；1人副局长长期在天津从事新疆籍务工人员管理工作），正处级3人，副处级（含副调研员）7人，科级及以下7人。

◆新疆生产建设兵团卫生局

地　　址：新疆维吾尔自治区乌鲁木齐市光明路196号
邮　　编：830002
电　　话：0991－2896715
传　　真：0991－2896715
电子信箱：btyylj@163. com
网　　址：www. xjbt. gov. cn
机构概括：内设办公室（科技教育处、规划财务处、监察处）、食品安全与卫生监督处、医政处（药物政策与基本药物制度处、中医药管理处）、疾病预防控制处（兵团爱国卫生运动委员会办公室、兵团卫生应急办公室）、妇幼保健与社区卫生处（基层卫生处）、兵团保健委员会办公室。截至2017年12月，行政编制26人。

◆沈阳市中医管理局

地　　址：辽宁省沈阳市和平区北七马路13号
邮　　编：110001
电　　话：024－23412357/23830962/82616332
传　　真：024－82616332
电子信箱：syzyglj@126. com
机构概况：沈阳市中医管理局是由沈阳市编制委员会办公室批准的沈阳市卫生和计划生育委员会内设处级单位。因机构调整，2017年人员编制暂未定。

◆长春市中医药管理局

地　　址：吉林省长春市东南湖大路1281号
邮　　编：130033
电　　话：0431－84692058
传　　真：0431－84692058
电子信箱：ccswsjzyc@163. com
机构概况：内设中医处。长春市中医药管理局由长春市编制委员会办公室批准，在长春市卫生和计划生育委员会加挂牌子，局长由长春市卫生和计划生育委员会主任马平兼任。截至2017年12月，有副厅级1人，正处级1人，副处级1人，科级及以下2人。

◆哈尔滨市卫生和计划生育委员会

地　　址：黑龙江省哈尔滨市松北区世纪大道1号
邮　　编：150021
电　　话：0451－84664507
传　　真：0451－84664507
电子信箱：hrbzhongyichu@126. com
网　　址：www. hrbwsj. gov. cn
机构概况：哈尔滨市卫生和计划生育委员会中医处有由哈尔滨市编制委员会办公室批准的人员编制2人。哈尔滨市卫生和计划生育委员会副主任丁凤姝主管中医处工作。截至2017年12月，有正处级1人，科级及以下1人。

◆南京市卫生和计划生育委员会

地　　址：江苏省南京市建邺区江东中路265号
邮　　编：210019
电　　话：025－68787811
传　　真：025－68787811
网　　址：www. njh. gov. cn
机构概况：内设中医处管理中医药工作。

◆杭州市卫生和计划生育委员会

地　　址：浙江省杭州市解放东路18号市民中心D座
邮　　编：310016
电　　话：0571－87068568
传　　真：0571－87032130
电子信箱：wsj@hz. gov. cn
网　　址：www. hzwsjsw. gov. cn
机构概况：内设办公室、组织人事处、机关党委、监察室、政策法规处、财务与审计处、疾病预防控制处、医政医管处、中医处、基层卫生与妇幼保健处、综合监督处、计划生育基层指导处、计划生育家庭发展处、宣传处、科技教育处、保健处、爱国卫生管理处。

◆济南市中医药管理局

地　　址：山东省济南市历下区龙鼎大道1号龙奥大厦

12 楼
邮　　编：250099
电　　话：0531－66601663
传　　真：0531－66601663
电子信箱：jnzyyglc@163.com
网　　址：www.jnhfpc.gov.cn/Index.aspx
机构概况：内设中医药管理处。根据《济南市卫生和计划生育委员会主要职责内设机构和人员编制规定》，设立济南市卫生和计划生育委员会（挂济南市中医药管理局牌子）。济南市卫生和计划生育委员会党委书记、主任马效恩兼任济南市中医药管理局局长，米宽庆任济南市中医药管理局专职副局长。截至 2017 年 12 月，实有在职公务员 5 人，其中局长 1 人，副局长 1 人，正处长 1 人，科级及以下 2 人。

◆武汉市卫生和计划生育委员会

地　　址：湖北省武汉市江岸区江汉北路 20 号
邮　　编：430014
电　　话：85697912
电子信箱：whswsjzyc@126.com
网　　址：www.whwsjs.gov.cn
机构概况：内设中医处。截至 2017 年 12 月，共有行政编制 4 人，其中处长 1 人，调研员 2 人，科级 1 人。

◆广州市卫生和计划生育委员会

地　　址：广东省广州市越秀区竹丝岗四马路 16 号
邮　　编：510062
电　　话：020－81081186
传　　真：020－81085166
电子信箱：zyc81084504@126.com
网　　址：www.gzmed.gov.cn
机构概况：内设办公室、财务处、规划建设处、信息与统计处、审批管理处、体制改革处、政策法规处、卫生应急办公室、疾病预防控制处（与食品安全风险监测评估处合署）、医政处、基层卫生处、妇幼健康服务处、综合监督处、药物政策与基本药物制度处、中医药管理处、计划生育服务管理和家庭发展处、考核评价处、宣传处、科技教育处、组织处、干部人事处、保卫处、干部保健局（市委保健委员会办公室）等职能处（室）。广州市卫生和计划生育委员会是负责广州市卫生和计划生育工作的市政府组成部门。广州市卫生和计划生育委员会中医药管理处编制 4 人。截至 2017 年 12 月，实有工作人员 4 人，其中处长 1 人，调研员 1 人，科级及以下 2 人。

◆成都市卫生和计划生育委员会（成都市中医管理局）

地　　址：成都市高新区锦城大道 366 号 2－10－21035
邮　　编：610041
电　　话：028－61881941
传　　真：028－61884743
电子信箱：zyc61881941@126.com
网　　址：www.cdwjw.gov.cn
机构概况：内设办公室、政策法规处、综合监督处、卫生应急办公室、疾病预防控制处、爱国卫生工作处、基层卫生处、妇幼健康服务处、医政医管处、药物政策与基本药物制度处、中医处、计划生育基层指导处、计划生育家庭发展处、流动人口计划生育服务管理处、宣传处、科教与信息化处、干部保健处、规划财务处、行政审批处、人事处、安全管理处共 21 个职能处（室）。成都市卫生和计划生育委员会是负责成都市卫生和计划生育工作的市政府组成部门。成都市卫生和计划生育委员会中医处编制 4 人。截至 2017 年 12 月，实有工作人员 4 人，其中处长 1 人，调研员 1 人，科级及以下 2 人。

◆西安市中医药管理局

地　　址：陕西省西安市北郊凤城八路 109 号
邮　　编：710007
电　　话：029－86787709
传　　真：029－86787709
电子信箱：xawsjzyc@126.com
机构概况：西安市中医药管理局由西安市卫生和计划生育委员会管理。孟祥东担任西安市中医药管理局局长，王初照担任副局长。西安市中医药管理局为处级建制，行政编制 5 人，其中局长 1 人（副局级），副局长 1 人（正处级）。

◆大连市卫生和计划生育委员会

地　　址：辽宁省大连市中山区人民路 75 号政府 2 号楼 1805 房间
邮　　编：116000
电　　话：0411－39052227
传　　真：0411－39052227
电子信箱：dlzhongyichu@163.com
机构概况：大连市卫生和计划生育委员会中医处由大连市机构编制委员会办公室批准的人员编制 4 人，其中处级 1 人。

◆宁波市中医药管理局

地　　址：浙江省宁波市海曙区西北街 22 号
邮　　编：315010
电　　话：0574－89189376
传　　真：0574－89189373

电子信箱：nb87288737@163. com
网　　址：www. nbwjw. gov. cn
机构概况：根据宁波市机构编制委员会办公室通知要求，设置宁波市中医药管理局，由宁波市卫生和计划生育委员会管理。宁波市中医药管理局行政编制 3 人，局长由徐伟民担任。截至 2017 年 12 月，实有在职公务员 2 人，其中正处级 1 人，副处级 1 人。

◆厦门市卫生和计划生育委员会

地　　址：福建省厦门市同安路 2 号天鹭大厦 B 幢 6 楼 606 室
邮　　编：361003
电　　话：0592－2057612
传　　真：0592－2051535
电子信箱：xmkjzyc@126. com
网　　址：hfpc. xm. gov. cn
机构概况：内设中医药管理处（加挂科技教育处牌子）。厦门市卫生和计划生育委员会中医药管理处（科技教育处）由厦门市编制委员会办公室批准，人员编制 3 人，处长由陈洪涛担任。截至 2017 年 12 月，有处长 1 人，科级及以下 2 人。

◆青岛市中医药管理局

地　　址：山东省青岛市闽江路 7 号
邮　　编：266071
电　　话：0532－85912536
传　　真：0532－85912356
电子信箱：qingdaozhongyichu@163. com
网　　址：qdzyy. qingdao. gov. cn
机构概况：根据青岛市人民政府办公厅印发的《青岛市卫生和计划生育委员会主要职责内设机构和人员编制规定》，设立青岛市卫生和计划生育委员会（挂青岛市中医药管理局牌子），局长由青岛市卫生和计划生育委员会党委书记、主任杨锡祥担任。2014 年起，设局长 1 人，专职副局长 1 人，处长 1 人。截至 2017 年 12 月，实有在职公务员 4 人，其中正局级 1 人，副局级 1 人，正处级 1 人，科级 1 人。

◆深圳市卫生和计划生育委员会

地　　址：广东省深圳市福田区深南中路 1025 号新城大厦东座 10－14 楼
邮　　编：518031
电　　话：0755－88113977
传　　真：0755－88113796
电子信箱：szwsj@szhealth. gov. cn
网　　址：www. szhfpc. gov. cn
机构概况：内设中医处，为深圳市卫生和计划生育委员会内设处室。由深圳市编制委员会办公室批准的人员编制 5 人，深圳市卫生和计划生育委员会副主任常巨平分管中医药工作。截至 2017 年 12 月，有正处级 2 人，副处级 2 人，科级及以下 1 人。

港澳台地区篇

【香港中药材标准（第八期）结果公布】 2017年3月28日，香港卫生署公布香港中药材标准（以下简称港标）第八期39种常用中药材安全和品质的参考标准。卫生署发言人表示，港标计划已踏入第十五周年，多年来有赖各合作伙伴的努力，港标在中药的测试和认证方面，已成为获得广泛接受的参考标准。截至3月28日，港标计划已为275种中药材制定参考标准。港标在选择中药材作研究的准则有4个：该中药材在香港常用；国际社会关注其安全及品质；在香港市场经济价值高；包括在《中医药条例》2个附表内的中药材优先。香港中文大学、香港城市大学、香港浸会大学、香港理工大学、香港科技大学、香港大学、中国食品药品检定研究院、台湾中国医药大学负责工作的研究。国际专家委员会就港标的原则、方法、参数，以及分析方法等提供意见。政府化验所负责订立重金属、农药残留和霉菌毒素的测定方法，并负责实验室之间对比验证工作。国家食品药品监管总局、国家中医药管理局为港标项目提供意见和支援。（香港卫生署）

【澳门大学代表队获全国挑战杯奖】 由澳门大学中华医药研究院硕博研究生组成的2支团队，在“挑战杯”全国大学生课外学术科技作品大赛上，其研究成果“金创药”和“澳游爽”分获全国二、三等奖。其中，由澳门大学研究生张哲、牛一鸣、李挚馨和李秋组成，助理教授王春明指导的“金创药”研究团队，展示了用于难愈合伤口的新型中药敷料，技术优势独特，获全国二等奖；由澳门大学研究生陈伟杰、郑婷匀、刘天池、周扬阳和孙晨瑜组成，院长王一涛和博士后研究员王胜鹏指导的“澳游爽”研究团队，展示了新型中药成分防晒喷雾，使用方便快捷，获全国三等奖。挑战杯由共青团中央、中国科协、教育部、全国学联和地方省级政府合办，被誉为中国大学生科技创新的“奥林匹克”盛会。（澳门大学）

国外篇

医代篇

【推拿疗法纳入韩国医保】 2017年2月，韩国将韩医医疗方法之一的推拿疗法纳入医保，首选的庆熙大学韩医医院等65家韩医医疗机构（其中韩医医院15家，韩医诊所50家）成为示范机构。（徐俊译）

【泰国举办“走进中医的奇妙世界”专题开放日】 泰国当地时间2017年2月18日，泰国曼松德昭帕亚皇家师范大学孔子学院举办“走进中医的奇妙世界”专题开放日。开放日活动包括中医与日常生活讲座、中医小常识现场咨询和中医诊治体验等内容。100多位泰国本土教师和社区民众走进曼松德孔子学院，聆听专家讲座，接受专家义诊，了解中医养生保健的功效。（杨 舟）

【第八届大湄公河次区域传统医药交流会】 2017年11月20~21日，由缅甸健康体育部主办的第八届大湄公河次区域传统医药交流会在缅甸仰光举行，来自中国、缅甸、柬埔寨、老挝、泰国、越南6国代表团出席会议。（段忠玉、周 青）

【印度针灸学协会第五次全国大会召开】 2017年12月16日，印度针灸学协会第五次全国大会在德里开幕。中国驻印度使馆李碧建公使应邀作为主宾出席开幕式并致辞。来自印度全国及马来西亚、尼泊尔等国的针灸医生、议员、专家和学者出席。印度针灸学协会于2013年成立，致力于积极推动印度政府对针灸医药地位的认可，促进印度针灸行业规范化，推动印度针灸事业的发展。（中华人民共和国驻印度共和国大使馆官网）

【俄罗斯中医药学会成立】 2017年12月5日，俄罗斯中医药学会在莫斯科宣布成立，该学会在俄罗斯司法部注册为非营利性组织，并在中国驻俄罗斯使馆登记备案，由此正式开始运营。俄罗斯中医药学会于2015年5月开始筹划建立，是在俄罗斯司法部注册并在中国驻俄使馆登记的华人中医药组织。（中国侨网）

【中东欧中医药学会联合会在匈牙利布达佩斯成立】 2017年3月4日，中东欧中医药学会联合会在匈牙利首都布达佩斯成立，逾百人出席成立庆典。中东欧中医药学会联合会由匈牙利、波兰、罗马尼亚、捷克、拉脱维亚、斯洛文尼亚等国家的中医团体共同发起，并于2016年11月在匈牙利正式注册。联合会的成立受到中国驻匈牙利大使馆、匈牙利人力资源部、世界中医药学会联合会和世界针灸学会联合会的支持。（新华社）

【新西兰创建首家中医教学“孔子课堂”】 由国家汉语国际推广领导小组办公室批准，新西兰中医学院承办的新西兰首家以中医教学为特色的“孔子课堂”于当地时间2017年5月17日在奥克兰举行揭牌仪式。中国驻奥克兰总领馆总领事许尔文、新西兰国家党国会议员 Melissa Lee 前往祝贺。孔子课堂的中文课程分为2种，一种是中文培训课程，以中国国家中文考试级别为标准，每个学期为12周，以帮助学员最终通过中国国家中文标准考试为目标。另一种是中医学士学位中有关中医术语的课程。（景 曦、陆欣谳）

【美国加州针灸立法成功42周年】 2017年7月7日，美国加州中医政治联盟及美国中医针灸联盟在洛杉矶东区的蒙特利公园市联合主办庆祝加州针灸立法成功42周年盛典暨全美各界联合推动支持联邦针灸保险法案誓师大会。（古方中医网）

【针灸纳入巴西替代疗法目录】 2016年，巴西全国一共实施200万次替代疗法治疗，其中77万次是中医与针灸治疗。2017年，巴西卫生部正式把针灸纳入替代疗法目录。针灸在巴西合法化后，大学可以开设针灸课程。巴西已有6所医科大学设置针灸课程。圣保罗医科大学是培养博士后的高等院校，该校设置中医科，以培养中医高级人才，该科专门挑选有临床工作经验的西医进校学习，课程以针灸为主，以便让学生更深入地了解和研究中医。巴西利亚大学已经在其医学院开设针灸培训班，里约州联邦大学医学院、圣卡塔里那州联邦大学在1997年已开设针灸课程。巴西圣卡塔里那州南部大学设立巴西第一个自然疗法本科课程，其中30%的内容为中医，是巴西大学本科教学中开展中医最好的院校。（中国青年报）

【智利中医药学协会成立】 智利当地时间2017年8月19日，智利中医药协会在智利首都市中心马哈顿酒店举行成立仪式，中国驻智利大使、智利国家议会参议员、智利内政部国家安全事务主管、智利首都卫生厅厅长、智利华助中心主任、智利华商联合总会会长及中智各界代表300余人出席庆典活动。在庆典仪式上，中国驻智利大使和智利首都卫生厅厅长向参与和组建智利中医药协会的全体成员颁发聘任证书。（中国侨网）

【首届中西医结合法国国家论坛举行】 2017年10月20~22日，由法国中医整合与认知专业联合会组织的旨在推进法国中医药立法进程的首届中西医结合法国国家论坛在法国里昂举行。法国参议院议员社会事务委员会委员米歇尔·傅立斯叶、里昂南大学医学院院长卡罗尔·布里永、中国驻法使馆科技公参孙玉明、中国驻里昂副总领事邹建华等参加开幕式。全国人大常委会副委员长陈竺通过视频对论坛表示祝贺并寄予厚望。

至2017年10月底，法国共有6千名中医从业人员、1万名正在接受培训的学生、126家私立学校，每年法国境内接受中医诊断治疗人数约600万人次，产生经济价值达3.6亿欧元。法国中医整合与认知专业联合会是法国参议院为筹备2018年1月中医药立法法案而授权设立的全法中医领域的专业联合会，是代表法国中医界唯一与参议院进行对话的组织，旨在团结法国中医药用户协会、法国中医药学术咨询委员会、法国中医伦理道德委员会、法国中医学生联合会等中医社团和组织，代表法国最广泛的中医界声音，最大程度保护中医在法国的健康发展。

（黄冠杰）

【胆宁片获加拿大天然药品上市许可】 2017 年，上海和黄药业重点产品胆宁片获得加拿大卫生部天然药品和非处方药局批准的上市许可证。这是上海和黄药业开展产品国际化推进工作后第一个正式获得国际认可并批准上市的品种，为该公司产品最终推向美国及欧盟市场奠定了基础。胆宁片正式成为获得加拿大注册成功的中成药大复方独家品种，将进行加拿大的生产质量体系（GMP）认证，合格后即可进入加拿大北美主渠道市场销售。

（胡　楠）

【板蓝根颗粒被英国官方批准上市】 2017 年 8 月 16 日香雪制药发布公告，宣布全资子公司香雪剑桥中药国际研究中心（简称“香雪剑桥”）提交的板蓝根颗粒（4g/袋）用于缓解感冒及流感的注册申请获得英国药品和健康产品管理局（Medicines and healthcare products regulatory agency，MHRA）的正式审评批准（销售许可证号：THR 44590/0001）。香雪剑桥获得 MHRA 批准上市的板蓝根产品名称是 Phynova Cold and Flu Relief Powder for Oral Solution（凡诺华缓解感冒和流感颗粒剂）。该板蓝根产品是首个在英国以治疗感冒为主要适应证进行注册并获得 MHRA 批准上市的中成药产品，对中药国际化将产生积极影响。

（医药魔方数据）

【针灸学专业通过 2017 年斯洛伐克卫生部认证】 斯洛伐克共和国位于欧洲中部，中医学在斯洛伐克主要是以针灸的形式被推广。20 世纪 60 年代对于针灸在捷克斯洛伐克的推广具有里程碑式的意义，数个针灸诊所在此期间运营，关于针灸疗效及机理的研究也源于这个时期。1973 年，斯洛伐克理疗协会创立针灸委员会。1979 年，斯洛伐克医疗委员会允许针灸注册。同时，卫生部还发表《针灸施行条例》。1990 年，斯洛伐克医学协会成立针灸协会。1993 年，捷克斯洛伐克解体后，针灸医学在斯洛伐克率先取得合法地位，卫生部同时颁布首个将针灸作为独立医学专业的指导方针。斯洛伐克对于以针灸为主的中医教育，也系统稳步开展，并较早进入主流医学院校。1997 年，国立斯洛伐克医科大学在理疗系开设分支学科——针灸学，随后升级为针灸系，并在 2010 年成立中医学院。数个培训中心建立并通过斯洛伐克医科大学认可。在斯洛伐克已通过官方认证的针灸培训中心有 7 家，另有 2 家正在申请中。

针灸作为医学专业分别在 2012 年和 2017 年通过斯洛伐克卫生部的认证。为确保培训质量，官方要求培训指导教师必须具有针灸专业学位，并完成 4 年中医学习和在中国的实习。虽然针灸作为主要形式在斯洛伐克传播，为了更系统地学习中医，针灸师要学习中药治疗等相关中医专业知识。为了学到更地道的中医，很多人选择到中国完成最后的实习。为帮助获得执照者不断提高专业水平，斯洛伐克针灸学会和中医学院合作提供继续教育课程。医学院的在校生也可以在大学 5 年期间选择中医课程进行学习。

（中国青年报）

附录篇

一、2017 年国家中医药管理局联合印发文件

【2017 年国家中医药管理局部分联合印发文件一览表】

文　　号	文件名称	发文日期
国卫医发〔2017〕1 号	关于调整国家卫生计生委医师资格考试委员会组成人员的通知	1 月 6 日
发改办社会〔2017〕54 号	关于开展中医药传承创新工程建设备选项目申报工作的通知	1 月 11 日
商流通发〔2017〕13 号	关于促进老字号改革创新发展的指导意见	1 月 13 日
国卫科教发〔2017〕8 号	关于印发“十三五”全国卫生计生专业技术人员培训规划的通知	1 月 20 日
发改办社会〔2017〕154 号	关于编报 2017 年度卫生领域中央投资计划建议方案的通知	1 月 24 日
教高厅〔2017〕1 号	关于进一步做好原七年制临床医学教育调整改革工作的通知	1 月 25 日
国卫医报〔2017〕3 号	关于 2016 年维护医疗秩序构建和谐医患关系工作情况的报告	2 月 3 日
国中医药法监发〔2017〕4 号	关于学习宣传贯彻《中华人民共和国中医药法》的通知	2 月 4 日
国中医药办科技发〔2017〕4 号	关于做好中药标准化项目管理工作的通知	2 月 6 日
国卫纠发〔2017〕1 号	关于加强卫生计生系统行风建设的意见	2 月 10 日
国卫办医发〔2017〕8 号	关于印发电子病历应用管理规范（试行）的通知	2 月 15 日
国卫办医函〔2017〕141 号	关于开展改善医疗服务督查工作的通知	2 月 15 日
国卫办医函〔2017〕139 号	关于印发 2017 年深入落实进一步改善医疗服务行动计划重点工作方案的通知	2 月 16 日
国卫办函〔2017〕98 号	关于甘肃省建设国家中医药产业发展综合试验区总体方案的批复	2 月 23 日
商服贸发〔2017〕76 号	关于印发《服务贸易发展“十三五”规划》的通知	3 月 2 日
国卫办基层函〔2017〕238 号	关于印发基层医疗卫生服务能力提升年活动实施方案的通知	3 月 8 日
国卫办医函〔2017〕421 号	关于调整部分地方三级医院帮扶贫困县县级医院对口关系的通知	4 月 12 日
发改办社会〔2017〕808 号	关于印发中医药传承创新工程项目储备库的通知	5 月 9 日
国卫办医发〔2017〕19 号	关于对优质护理服务工作中表现突出的集体和个人进行通报表扬的通知	5 月 11 日
国卫规划发〔2017〕30 号	关于促进健康旅游发展的指导意见	5 月 12 日
国科发社〔2017〕146 号	关于印发《“十三五”中医药科技创新专项规划》的通知	5 月 12 日
国科发社〔2017〕147 号	关于印发《“十三五”卫生与健康科技创新专项规划》的通知	5 月 16 日
国卫办监督函〔2017〕564 号	关于印发开展查处违法违规应用人类辅助生殖技术专项行动工作方案的通知	6 月 8 日
国中医药办法监发〔2017〕21 号	关于加强中医药地方性法规及制度建设的通知	6 月 29 日
国中医药办医政发〔2017〕22 号	关于印发中医医疗技术相关性感染预防与控制指南（试行）的通知	7 月 4 日
国卫办医发〔2017〕26 号	关于加强药事管理转变药学服务模式的通知	7 月 5 日
国卫医发〔2017〕41 号	关于加快推进分级诊疗试点工作的通知	7 月 12 日
教高〔2017〕5 号	关于医教协同深化中医药教育改革与发展的指导意见	7 月 13 日

（续表）

文　　号	文件名称	发文日期
国医政办函〔2017〕116号	关于确定公立医院综合改革首批国家级示范城市和第二批国家级示范县的通知	8月28日
国中医药办新发〔2017〕24号	关于印发《2017年中国公民中医药健康文化素养调查工作方案》的通知	8月28日
国卫人发〔2017〕48号	关于进一步做好艰苦边远地区全科医生特设岗位计划实施工作的通知	9月5日
国卫办医发〔2017〕32号	关于进一步规范医疗废物管理工作的通知	9月13日
教高厅函〔2017〕53号	关于报送深化医学教育改革与发展有关材料的通知	9月27日
浙政发〔2017〕42号	关于共建浙江中医药大学的意见	9月29日
国卫疾控发〔2017〕53号	关于印发中国病毒性肝炎防治规划（2017~2020年）的通知	10月17日
国卫体改发〔2017〕54号	关于印发分级诊疗试点工作考核评价实施方案的通知	10月18日
国中医药医政发〔2017〕25号	关于对全国少数民族医药工作表现突出的集体和个人进行通报表扬的通知	11月9日
国卫办监督函〔2017〕1210号	关于全国医疗机构依法执业专项监督检查情况的通报	12月1日
国卫医发〔2017〕55号	关于印发中医诊所基本标准和中医（综合）诊所基本标准的通知	12月1日
国卫办科教函〔2017〕1289号	关于公布第二批住院医师规范化培训基地名录（中医）的通知	12月28日

二、2017年国家中医药管理局印发文件

【2017年国家中医药管理局部分印发文件一览表】

文　　号	文件名称	发文时间
国中医药医政发〔2017〕2号	关于促进中医药健康养老服务发展的实施意见	1月6日
国中医药科技发〔2017〕1号	国家中医药管理局关于通报表彰“十二五”以来中医药领域获得国家科学技术奖励项目团队的决定	1月6日
国中医药办医政发〔2017〕1号	国家中医药管理局办公室关于印发中医病案首页数据填写质量规范、质量管理与质控指标和质控考核细则的通知	1月17日
国中医药办发〔2017〕3号	国家中医药管理局关于印发2017年中医药工作要点的通知	1月20日
国中医药办法监发〔2017〕2号	国家中医药管理局办公室关于印发《学习宣传贯彻〈中华人民共和国中医药法〉工作方案》的通知	1月22日
国中医药办医政发〔2017〕3号	国家中医药管理局办公室关于做好中医医院评审有关工作的通知	1月23日
国中医药办秘发〔2017〕5号	国家中医药管理局办公室关于印发2017年重点工作任务及其分工的通知	2月8日
国中医药办秘发〔2017〕6号	国家中医药管理局办公室关于印发局机关2017年会议计划的通知	2月8日
国中医药办规财发〔2017〕7号	关于印发国家中医药管理局审计整改工作暂行办法的通知	2月10日
国中医药法监发〔2017〕5号	关于印发中医药发展战略规划纲要（2016~2030年）实施分工方案的通知	2月13日

（续表）

文　　号	文件名称	发文日期
国中医药办医政发〔2017〕8号	关于调整全国基层中医药工作先进单位建设标准部分指标的通知	2月13日
国中医药医政发〔2017〕6号	关于开展社会办中医试点工作的通知	2月16日
国中医药人教发〔2017〕7号	国家中医药管理局关于表彰2016年度考核优秀等次局管干部的决定	2月17日
国中医药人教发〔2017〕8号	国家中医药管理局关于表彰2016年度优秀公务员的决定	2月17日
国中医药人教发〔2017〕9号	国家中医药管理局关于印发《中医药传承与创新“百千万”人才工程（岐黄工程）实施方案》的通知	3月10日
国中医药办医政发〔2017〕9号	国家中医药管理局办公室关于印发中风病（脑梗死）等92个病种中医临床路径和中医诊疗方案（2017年版）的通知	3月13日
国中医药办医政发〔2017〕10号	关于公布2016年全国综合医院、专科医院、妇幼保健院中医药工作示范单位名单的通知	3月21日
国中医药办秘发〔2017〕11号	国家中医药管理局办公室关于印发《国家中医药管理局深化改革领导小组2017年工作要点》的通知	3月27日
国中医药办秘发〔2017〕16号	国家中医药管理局办公室关于印发2017年政务公开工作要点的通知	5月2日
国中医药办发〔2017〕11号	关于印发《国家中医药管理局信访工作责任制实施细则》的通知	5月8日
国中医药办规财发〔2017〕18号	国家中医药管理局办公室关于印发贯彻落实健康扶贫工程重要政策措施分工方案的通知	5月9日
国中医药办医政发〔2017〕19号	国家中医药管理局办公室关于印发《大型中西医结合医院、民族医医院巡查细则（2017年版）》的通知	5月12日
国中医药法监发〔2017〕12号	国家中医药管理局关于印发中医药政策研究项目管理办法（试行）的通知	6月16日
国中医药人教发〔2017〕13号	关于调整机关党委内设处室人员编制和主要职责的通知	6月27日
国中医药办医政发〔2017〕20号	国家中医药管理局办公室关于印发深化医药卫生体制改革2017年重点工作任务责任分工的通知	6月27日
国中医药规财发〔2017〕14号	关于印发中药材产业扶贫行动计划（2017~2020年）的通知	7月17日
国中医药人教发〔2017〕15号	国家中医药管理局关于印发中医药传承与创新“百千万”人才工程（岐黄工程）资金管理暂行办法的通知	7月24日
国中医药规财发〔2017〕16号	关于印发国家中医药管理局机关会议费管理实施细则的通知	7月27日
国中医药规财发〔2017〕17号	关于印发国家中医药管理局直属（管）事业单位国有资产使用管理暂行办法的通知	7月27日
国中医药规财发〔2017〕18号	关于印发国家中医药管理局机关培训费管理实施细则的通知	7月27日
国中医药规财发〔2017〕19号	关于印发国家中医药管理局机关合同管理暂行办法的通知	7月27日
国中医药规财发〔2017〕20号	国家中医药管理局关于进一步全面严肃财经纪律的通知	7月27日
国中医药办秘发〔2017〕23号	国家中医药管理局办公室关于修订局机关2017年会议计划的通知	8月15日
国中医药科技发〔2017〕21号	国家中医药管理局关于印发《第四次全国中药资源普查专项资金管理暂行办法》的通知	8月30日

（续表）

文　　号	文件名称	发文日期
国中医药办医政发〔2017〕26号	国家中医药管理局办公室关于印发三级中医医院、三级中西医结合医院、三级民族医医院评审标准有关文件的通知	9月14日
国中医药医政发〔2017〕22号	国家中医药管理局关于进一步加强医疗机构中药饮片管理的通知	9月15日
国中医药办医政发〔2017〕27号	国家中医药管理局办公室关于调整纠正行业不正之风工作领导小组及办公室成员的通知	9月15日
国中医药办医政发〔2017〕28号	国家中医药管理局办公室关于调整中医药防治艾滋病工作领导小组及办公室成员的通知	9月15日
国中医药办医政发〔2017〕29号	国家中医药管理局办公室关于调整突发公共事件中医药应急工作领导小组和工作组成员的通知	9月15日
国中医药办法监发〔2017〕30号	关于印发《中医医疗机构传染病防治和感染防控监督执法专项检查方案》的通知	9月18日
国中医药办秘发〔2017〕31号	国家中医药管理局办公室关于进一步加强和规范我局离京审批工作有关事项的通知	9月29日
国中医药办规财发〔2017〕32号	国家中医药管理局办公室关于进一步加强中医药行业网络与信息安全工作的通知	10月20日
国中医药医政发〔2017〕23号	国家中医药管理局关于支持社会力量提供中医医疗和健康服务的意见	10月23日
国中医药人教发〔2017〕24号	国家中医药管理局关于公布第四批全国中医（临床、基础）优秀人才研修项目培养对象名单的通知	10月31日
国中医药医政发〔2017〕26号	国家中医药管理局关于印发《中医诊所备案证》和《中医诊所备案信息表》样式的通知	11月20日
国中医药办发〔2017〕27号	国家中医药管理局关于成立第二届中医药改革发展专家咨询委员会的通知	11月29日
国中医药规财发〔2017〕28号	国家中医药管理局关于做好2018年中央财政公共卫生服务补助资金（中医药提前下达部分）绩效目标编制和重点任务实施工作的通知	12月1日
国中医药人教发〔2017〕29号	国家中医药管理局关于公布第六批全国老中医药专家学术经验继承工作指导老师及继承人名单的通知	12月4日
国中医药规财发〔2017〕30号	国家中医药管理局关于推进中医药健康服务与互联网融合发展的指导意见	12月5日
国中医药办秘发〔2017〕33号	国家中医药管理局办公室关于推广国家中医药综合改革试验区探索的典型经验做法的通知	12月6日
国中医药办医政发〔2017〕34号	国家中医药管理局办公室关于确认2017年全国基层中医药工作先进单位复审结果的通知	12月27日
国中医药规财发〔2017〕32号	国家中医药管理局关于印发《中医药传承与创新“百千万”人才工程（岐黄工程）资金管理暂行办法》和《第四次全国中药资源普查资金管理暂行办法》的通知	12月29日
国中医药医政发〔2017〕31号	国家中医药管理局关于印发《中医医术确有专长人员医师资格考核申请表》和《中医医术确有专长人员医师资格考核结论表》式样的通知	12月29日

三、国家中医药管理局现行有效的规范性文件

【国家中医药管理局现行有效的规范性文件目录】

序号	文号	文件名称	发布形式	发布日期
一、综合文件				
1	国中医药办发〔2011〕46号	中医医院信息化建设基本规范	国家中医药管理局关于印发《中医医院信息化建设基本规范》和《中医医院信息系统基本功能规范》的通知	2011年10月12日
2	国中医药办发〔2011〕46号	中医医院信息系统基本功能规范	国家中医药管理局关于印发《中医医院信息化建设基本规范》和《中医医院信息系统基本功能规范》的通知	2011年10月12日
3	国中医药办发〔2015〕15号	中医药工作国家秘密范围的规定	关于印发《中医药工作国家秘密范围的规定》的通知	2015年5月21日
二、新闻宣传				
4	国中医药发〔2010〕19号	国家中医药管理局期刊审读办法	国家中医药管理局关于印发《国家中医药管理局期刊审读办法》的通知	2010年4月22日
5	国中医药发〔2010〕20号	国家中医药管理局图书审读办法	国家中医药管理局关于印发《国家中医药管理局图书审读办法》的通知	2010年4月22日
6	国中医药发〔2010〕21号	国家中医药管理局报纸审读办法	国家中医药管理局关于印发《国家中医药管理局报纸审读办法》的通知	2010年4月22日
三、人事教育				
7	国中医药发〔2004〕34号	国家中医药管理局业务主管社会团体管理办法	关于印发《国家中医药管理局业务主管社会团体管理办法》的通知	2004年9月6日
8	国中医药发〔2006〕63号	中医药继续教育规定	国家中医药管理局关于印发《中医药继续教育规定》《中医药继续教育登记办法》的通知	2006年11月3日
9	国中医药发〔2006〕63号	中医药继续教育登记办法	国家中医药管理局关于印发《中医药继续教育规定》《中医药继续教育登记办法》的通知	2006年11月3日
10	国中医药发〔2007〕21号	中医类别全科医师岗位培训管理办法（试行）	国家中医药管理局、卫生部关于印发中医类别全科医师岗位培训管理办法等文件的通知	2007年5月9日
11	国中医药发〔2007〕45号	中医药继续教育基地管理办法	国家中医药管理局关于印发中医药继续教育基地管理办法的通知	2007年10月18日

（续表）

序号	文　号	文件名称	发布形式	发布日期
12	国中医药函〔2009〕4号	国家中医药管理局关于进一步规范业务主管社会团体会议活动的通知	国家中医药管理局关于进一步规范业务主管社会团体会议活动的通知	2009年1月8日
13	国中医药发〔2009〕10号	国家中医药管理局关于进一步加强中医药继续教育学分管理的通知	国家中医药管理局关于进一步加强中医药继续教育学分管理的通知	2009年4月17日
14	国中医药办发〔2009〕34号	国家中医药管理局中医药重点学科建设与管理办法	国家中医药管理局办公室关于印发国家中医药管理局中医药重点学科建设与管理办法的通知	2009年10月21日
15	国中医药人教发〔2014〕25号	中医住院医师规范化培训实施办法（试行）	关于印发《中医住院医师规范化培训实施办法（试行）》等文件的通知	2014年12月1日
16	国中医药人教发〔2014〕25号	中医住院医师规范化培训标准（试行）	关于印发《中医住院医师规范化培训实施办法（试行）》等文件的通知	2014年12月1日
17	国中医药人教发〔2014〕25号	中医住院医师规范化培训基地认定标准（试行）	关于印发《中医住院医师规范化培训实施办法（试行）》等文件的通知	2014年12月1日
18	国中医药人教发〔2014〕25号	中医类别全科医生规范化培养基地认定标准（试行）	关于印发《中医住院医师规范化培训实施办法（试行）》等文件的通知	2014年12月1日
四、医政管理				
19	国中医药发〔2003〕56号	乡镇卫生院中医药服务管理基本规范	卫生部、国家中医药管理局关于印发《乡镇卫生院中医药服务管理基本规范》和《社区卫生服务中心中医药服务管理基本规范》的通知	2003年11月25日
20	国中医药发〔2003〕56号	社区卫生服务中心中医药服务管理基本规范	卫生部、国家中医药管理局关于印发《乡镇卫生院中医药服务管理基本规范》和《社区卫生服务中心中医药服务管理基本规范》的通知	2003年11月25日
21	国中医药发〔2006〕15号	乡村医生（中医）中医药知识与技能基本要求	卫生部、国家中医药管理局关于印发《乡村医生中医药知识与技能基本要求》的通知	2006年3月6日
22	国中医药发〔2006〕44号	关于加强乡村中医药技术人员自种自采自用中草药管理的通知	关于加强乡村中医药技术人员自种自采自用中草药管理的通知	2006年7月31日
23	国中医药发〔2006〕52号	关于修订中医类别医师执业范围的通知	关于修订中医类别医师执业范围的通知	2006年9月4日

（续表）

序号	文　号	文件名称	发布形式	发布日期
24	国中医药发〔2007〕11号	医院中药饮片管理规范	国家中医药管理局、卫生部关于印发《医院中药饮片管理规范》的通知	2007年3月12日
25	国中医药发〔2007〕43号	国家中医药管理局、卫生部关于妥善解决中医、民族医医师资格认定工作有关问题的通知	国家中医药管理局、卫生部关于妥善解决中医、民族医医师资格认定工作有关问题的通知	2007年9月26日
26	国中医药办函〔2008〕116号	国家中医药管理局办公室关于中医医师开展计划生育手术有关问题的复函	国家中医药管理局办公室关于中医医师开展计划生育手术有关问题的复函	2008年7月23日
27	国中医药发〔2008〕12号	国家中医药管理局关于规范中医医院与临床科室名称的通知	国家中医药管理局关于规范中医医院与临床科室名称的通知	2008年8月11日
28	国中医药发〔2009〕3号	医疗机构中药煎药室管理规范	卫生部、国家中医药管理局关于印发医疗机构中药煎药室管理规范的通知	2009年3月16日
29	国中医药发〔2009〕4号	医院中药房基本标准	卫生部、国家中医药管理局关于印发医院中药房基本标准的通知	2009年3月16日
30	国中医药发〔2009〕6号	综合医院中医临床科室基本标准	卫生部、国家中医药管理局关于印发综合医院中医临床科室基本标准的通知	2009年3月16日
31	国中医药发〔2009〕7号	国家中医药管理局关于中药饮片处方用名和调剂给付有关问题的通知	国家中医药管理局关于中药饮片处方用名和调剂给付有关问题的通知	2009年3月25日
32	国中医药函〔2009〕148号	国家中医药管理局关于中医医院发挥中医药特色优势加强人员配备的通知	国家中医药管理局关于中医医院发挥中医药特色优势加强人员配备的通知	2009年8月7日
33	国中医药发〔2010〕3号	乡镇卫生院中医科基本标准	关于印发乡镇卫生院中医科基本标准的通知	2010年2月22日
34	国中医药发〔2010〕18号	中医电子病历基本规范（试行）	国家中医药管理局关于印发中医电子病历基本规范（试行）的通知	2010年4月21日
35	国中医药医政发〔2010〕29号	中医病历书写基本规范	卫生部、国家中医药管理局关于印发《中医病历书写基本规范》的通知	2010年6月11日
36	国中医药医政发〔2010〕39号	关于加强医疗机构中药制剂管理的意见	关于印发加强医疗机构中药制剂管理意见的通知	2010年8月24日

（续表）

序号	文　　号	文件名称	发布形式	发布日期
37	国中医药医政发〔2010〕57号	中药处方格式及书写规范	国家中医药管理局关于印发中药处方格式及书写规范的通知	2010年10月20日
38	国中医药办医政发〔2011〕53号	中医医院（含中西医结合医院、民族医医院）中医类别医师定期考核内容	关于印发《中医医院（含中西医结合医院、民族医医院）中医类别医师定期考核内容》的通知	2011年12月28日
39	国中医药医政发〔2012〕4号	中医医院医疗设备配置标准（试行）	国家中医药管理局关于印发《中医医院医疗设备配置标准（试行)》的通知	2012年2月10日
40	国中医药办医政发〔2012〕22号	国家中医药管理局办公室关于进一步加强中药饮片管理保证用药安全的通知	国家中医药管理局办公室关于进一步加强中药饮片管理保证用药安全的通知	2012年5月4日
41	国中医药医政函〔2012〕96号	中医医院评审暂行办法	国家中医药管理局关于印发《中医医院评审暂行办法》的通知	2012年5月29日
42	国中医药医政发〔2012〕30号	三级中医骨伤医院评审标准（2012年版）	国家中医药管理局关于印发三级中医专科医院评审标准的通知	2012年8月1日
43	国中医药医政发〔2012〕30号	三级中医肛肠医院评审标准（2012年版）	国家中医药管理局关于印发三级中医专科医院评审标准的通知	2012年8月1日
44	国中医药医政发〔2012〕30号	三级中医专科医院（不含中医骨伤医院、中医肛肠医院）通用评审标准（2012年版）	国家中医药管理局关于印发三级中医专科医院评审标准的通知	2012年8月1日
45	国中医药医政发〔2012〕29号	三级中医骨伤医院分等标准和评审核心指标（2012年版）	国家中医药管理局关于印发三级中医专科医院分等标准和评审核心指标的通知	2012年8月2日
46	国中医药医政发〔2012〕29号	三级中医肛肠医院分等标准和评审核心指标（2012年版）	国家中医药管理局关于印发三级中医专科医院分等标准和评审核心指标的通知	2012年8月2日
47	国中医药医政发〔2012〕29号	三级中医专科医院（不含中医骨伤医院、中医肛肠医院）分等标准和评审核心指标（2012年版）	国家中医药管理局关于印发三级中医专科医院分等标准和评审核心指标的通知	2012年8月2日
48	国中医药医政发〔2013〕3号	二级中医医院分等标准和评审核心指标（2013年版）	国家中医药管理局关于印发二级中医医院、中西医结合医院、民族医医院和中医专科医院分等标准和评审核心指标的通知	2013年1月18日

（续表）

序号	文　　号	文件名称	发布形式	发布日期
49	国中医药医政发〔2013〕3号	二级中西医结合医院分等标准和评审核心指标（2013年版）	国家中医药管理局关于印发二级中医医院、中西医结合医院、民族医医院和中医专科医院分等标准和评审核心指标的通知	2013年1月18日
50	国中医药医政发〔2013〕3号	二级民族医医院分等标准和评审核心指标（2013年版）	国家中医药管理局关于印发二级中医医院、中西医结合医院、民族医医院和中医专科医院分等标准和评审核心指标的通知	2013年1月18日
51	国中医药医政发〔2013〕3号	二级中医骨伤医院分等标准和评审核心指标（2013年版）	国家中医药管理局关于印发二级中医医院、中西医结合医院、民族医医院和中医专科医院分等标准和评审核心指标的通知	2013年1月18日
52	国中医药医政发〔2013〕3号	二级中医专科医院（不含中医骨伤医院）分等标准和评审核心指标（2013年版）	国家中医药管理局关于印发二级中医医院、中西医结合医院、民族医医院和中医专科医院分等标准和评审核心指标的通知	2013年1月18日
53	国中医药医政发〔2013〕4号	二级中医医院评审标准（2013年版）	国家中医药管理局关于印发二级中医医院、中西医结合医院、民族医医院和中医专科医院评审标准的通知	2013年1月21日
54	国中医药医政发〔2013〕4号	二级中西医结合医院评审标准（2013年版）	国家中医药管理局关于印发二级中医医院、中西医结合医院、民族医医院和中医专科医院评审标准的通知	2013年1月21日
55	国中医药医政发〔2013〕4号	二级民族医医院评审标准（2013年版）	国家中医药管理局关于印发二级中医医院、中西医结合医院、民族医医院和中医专科医院评审标准的通知	2013年1月21日
56	国中医药医政发〔2013〕4号	二级中医骨伤医院评审标准（2013年版）	国家中医药管理局关于印发二级中医医院、中西医结合医院、民族医医院和中医专科医院评审标准的通知	2013年1月21日
57	国中医药医政发〔2013〕4号	二级中医专科医院（不含中医骨伤医院）通用评审标准（2013年版）	国家中医药管理局关于印发二级中医医院、中西医结合医院、民族医医院和中医专科医院评审标准的通知	2013年1月21日
58	国中医药医政发〔2013〕14号	国家中医药管理局关于加强对医疗机构膏方推广应用管理的通知	国家中医药管理局关于加强对医疗机构膏方推广应用管理的通知	2013年4月1日

（续表）

序号	文　　号	文件名称	发布形式	发布日期
59	国中医药医政发〔2013〕36 号	国家中医药管理局关于加强对冬病夏治穴位贴敷技术应用管理的通知	国家中医药管理局关于加强对冬病夏治穴位贴敷技术应用管理的通知	2013 年 7 月 4 日
60	国中医药医政发〔2013〕49 号	全国基层中医药工作先进单位评审命名管理办法	国家中医药管理局关于印发全国基层中医药工作先进单位评审命名管理办法和建设标准的通知	2013 年 9 月 29 日
61	国中医药办医政发〔2013〕148 号	国家中医药管理局办公室关于盲人医疗按摩机构设置有关问题的批复	国家中医药管理局办公室关于盲人医疗按摩机构设置有关问题的批复	2013 年 10 月 21 日
62	国中医药医政发〔2014〕2 号	关于盲人医疗按摩人员执业备案有关问题的通知	关于盲人医疗按摩人员执业备案有关问题的通知	2014 年 1 月 21 日
63	国中医药办医政发〔2015〕9 号	关于中医类别医师从事精神障碍疾病诊断与治疗有关问题的通知	国家卫生计生委办公厅、国家中医药管理局办公室关于中医类别医师从事精神障碍疾病诊断与治疗有关问题的通知	2015 年 3 月 17 日
64	国中医药办医政发〔2015〕23 号	中医骨伤医院基本标准（试行）	国家中医药管理局办公室关于印发《中医骨伤医院基本标准（试行）》和《中医肛肠医院基本标准（试行）》的通知	2015 年 7 月 10 日
65	国中医药办医政发〔2015〕23 号	中医肛肠医院基本标准（试行）	国家中医药管理局办公室关于印发《中医骨伤医院基本标准（试行）》和《中医肛肠医院基本标准（试行）》的通知	2015 年 7 月 10 日
66	国中医药医政发〔2016〕2 号	中医师在养生保健机构提供保健咨询和调理等服务的暂行规定	国家中医药管理局关于印发《中医师在养生保健机构提供保健咨询和调理等服务的暂行规定》的通知	2016 年 1 月 13 日
67	国中医药办医政发〔2017〕26 号	三级中医医院分等标准和评审核心指标（2017 年版）	国家中医药管理局办公室关于印发三级中医医院、三级中西医结合医院、三级民族医医院评审标准有关文件的通知	2017 年 9 月 13 日
68	国中医药办医政发〔2017〕26 号	三级中西医结合医院分等标准和评审核心指标（2017 年版）	国家中医药管理局办公室关于印发三级中医医院、三级中西医结合医院、三级民族医医院评审标准有关文件的通知	2017 年 9 月 13 日
69	国中医药办医政发〔2017〕26 号	三级民族医医院分等标准和评审核心指标（2017 年版）	国家中医药管理局办公室关于印发三级中医医院、三级中西医结合医院、三级民族医医院评审标准有关文件的通知	2017 年 9 月 13 日

（续表）

序号	文　号	文件名称	发布形式	发布日期
70	国中医药办医政发〔2017〕26号	三级中医医院评审标准实施细则（2017年版）	国家中医药管理局办公室关于印发三级中医医院、三级中西医结合医院、三级民族医医院评审标准有关文件的通知	2017年9月13日
71	国中医药办医政发〔2017〕26号	三级中西医结合医院评审标准实施细则（2017年版）	国家中医药管理局办公室关于印发三级中医医院、三级中西医结合医院、三级民族医医院评审标准有关文件的通知	2017年9月13日
72	国中医药办医政发〔2017〕26号	三级民族医医院评审标准实施细则（2017年版）	国家中医药管理局办公室关于印发三级中医医院、三级中西医结合医院、三级民族医医院评审标准有关文件的通知	2017年9月13日
73	国中医药办医政发〔2017〕26号	三级中医医院评审标准（2017年版）	国家中医药管理局办公室关于印发三级中医医院、三级中西医结合医院、三级民族医医院评审标准有关文件的通知	2017年9月13日
74	国中医药办医政发〔2017〕26号	三级中西医结合医院评审标准（2017年版）	国家中医药管理局办公室关于印发三级中医医院、三级中西医结合医院、三级民族医医院评审标准有关文件的通知	2017年9月13日
75	国中医药办医政发〔2017〕26号	三级民族医医院评审标准（2017年版）	国家中医药管理局办公室关于印发三级中医医院、三级中西医结合医院、三级民族医医院评审标准有关文件的通知	2017年9月13日
五、科研管理				
76	国中医药发〔2006〕1号	国家中医药管理局受理中医药无偿捐献管理办法（试行）	关于印发《国家中医药管理局受理中医药无偿捐献管理办法（试行）》的通知	2006年1月4日
77	国中医药科技发〔2010〕40号	中医药临床研究伦理审查管理规范	国家中医药管理局关于印发《中医药临床研究伦理审查管理规范》的通知	2010年9月8日
78	国中医药办科技发〔2011〕34号	中医药临床研究伦理审查平台建设规范（试行）	国家中医药管理局办公室关于印发《中医药临床研究伦理审查平台建设规范（试行）》的通知	2011年7月6日
79	国中医药办科技发〔2011〕36号	国家中医临床研究基地中医医疗与临床科研信息共享系统建设基本要求（试行）	国家中医药管理局办公室关于印发《国家中医临床研究基地中医医疗与临床科研信息共享系统建设基本要求（试行）》的通知	2011年7月6日
80	国中医药办科技发〔2012〕11号	国家中医临研究基地业务建设科研专项管理办法	国家中医药管理局办公室关于印发《国家中医临床研究基地业务建设科研专项管理办法》和《国家中医临床研究基地科研协作单位管理办法》的通知	2012年3月5日

（续表）

序号	文　　号	文件名称	发布形式	发布日期
81	国中医药办科技发〔2012〕11号	国家中医临床研究基地科研协作单位管理办法	国家中医药管理局办公室关于印发《国家中医临床研究基地业务建设科研专项管理办法》和《国家中医临床研究基地科研协作单位管理办法》的通知	2012年3月5日
82	国中医药科技发〔2012〕7号	中医药行业科研专项项目管理暂行办法	国家中医药管理局关于印发《中医药行业科研专项项目管理暂行办法》的通知	2012年3月13日
83	国中医药科技函〔2012〕98号	国家中医药管理局重点研究室建设项目管理办法	国家中医药管理局关于印发《国家中医药管理局重点研究室建设项目管理办法》的通知	2012年5月31日
84	国中医药科技发〔2012〕48号	国家中医药管理局科技项目管理暂行办法	国家中医药管理局关于印发《国家中医药管理局科技项目管理暂行办法》的通知	2012年12月17日
85	国中医药办科技发〔2013〕22号	中医药科技成果登记办法	国家中医药管理局办公室关于印发《中医药科技成果登记办法》的通知	2013年6月28日
六、外事管理				
86	国中医药发〔2007〕37号	出国中医药类专业技术人员资格认定管理办法（试行）	国家中医药管理局关于印发出国中医药类专业技术人员资格认定管理办法（试行）的通知	2007年7月30日
七、法制标准化建设与监督				
87	国中医药办发〔2009〕14号	关于规范中医医疗广告工作若干问题的通知	国家中医药管理局办公室关于规范中医医疗广告工作若干问题的通知	2009年4月29日
88	国中医药法监发〔2012〕45号	中医药标准制定管理办法（试行）	国家中医药管理局关于印发《中医药标准制定管理办法（试行）》的通知	2012年11月28日
89	国中医药法监发〔2013〕39号	国家中医药管理局关于中医药标准项目享有科研课题待遇的通知	国家中医药管理局关于中医药标准项目享有科研课题待遇的通知	2013年7月16日
90	国中医药法监发〔2014〕5号	国家中医药管理局规范性文件管理办法	关于印发《国家中医药管理局规范性文件管理办法》的通知	2014年2月25日
91	国中医药办法监发〔2014〕9号	关于打击非法行医专项行动中有关中医监督问题的批复	关于打击非法行医专项行动中有关中医监督问题的批复	2014年3月18日
92	国中医药法监发〔2015〕8号	国家中医药管理局行政复议与行政应诉管理办法	关于印发《国家中医药管理局行政复议与行政应诉管理办法》的通知	2015年3月24日
93	国中医药法监发〔2015〕19号	国家中医药管理局规范性文件合法性审查规定	关于印发《国家中医药管理局规范性文件合法性审查规定》的通知	2015年6月25日

医者仁心 方得始终——记国医大师廖品正教授

廖品正，成都中医药大学眼科学院教授，博士研究生导师，第三届国医大师。曾被评为全国教育系统劳动模范并获“人民教师”奖章。先后担任国务院学位委员会第五届学科评议组成员、中华中医药学会科学技术奖评审专家、中华中医药学会眼科专业委员会委员、中华中医药学会糖尿病专业委员会特聘顾问、世界中医药学会联合会内科糖尿病专业委员会学术顾问、四川省学术技术带头人、四川省首届十大名中医、四川省教学名师、四川省中医药学会常务理事暨中医眼科专业委员会副主任委员，成都中医药大学国家级重点学科《中医五官科学》与国家中医药管理局局级重点学科《中医眼科学》的学术带头人。先后主编《中医眼科学》《中医五官科学》等全国中医药院校统编教材和《中华医学百科全书》中医眼科卷等重要著作。

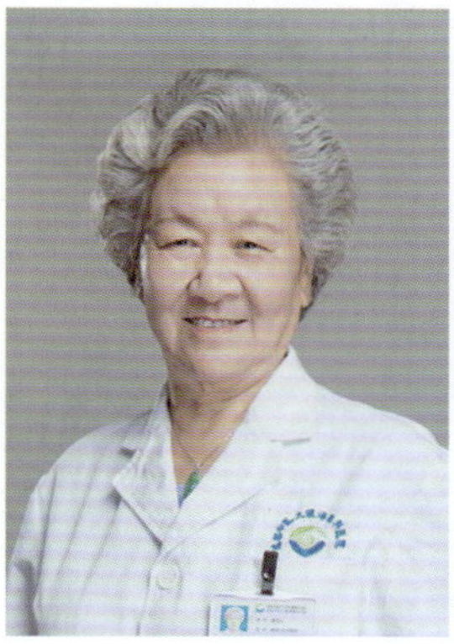

传承为己任，创新为民生

廖品正教授从事中医眼科临床、教学、科研工作 54 年，师从新中国成立后第一代中医眼科泰斗陈达夫教授。多年来，她不忘初心、甘于奉献，接诊逾百万人次，每次接诊都视患者如初诊，无论贫富贵贱，一心为民。廖品正教授以仁德为怀，帮助国内外不计其数的眼疾患者解除病痛困扰，重获光明，名气蜚声海内外，在群众中享有很高的声誉，成为中医眼科界一代名医。

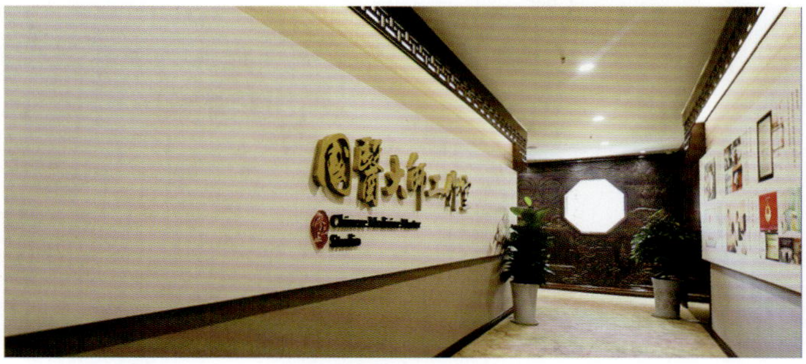

国医大师工作室

廖品正教授在近 20 年时间里，先后主持和参加了国家“九五”“十五”“十一五”攻关项目、“863”重大计划、国家新药开发、国家自然科学基金等数项国家重大项目的研究。主持的科研项目成果获四川省科技进步特等奖、四川省科技进步一等奖与国家科技部先进个人奖，研发的“芪明颗粒”获国家食品药品监管总局颁发的新药证书。廖老先后发表学术论文 30 余篇，为广大眼科医师贡献了宝贵经验，为无数患者提供了有效的治疗方法。2017 年 6 月 29 日，廖老众望所归，被授予“国医大师”荣誉称号。

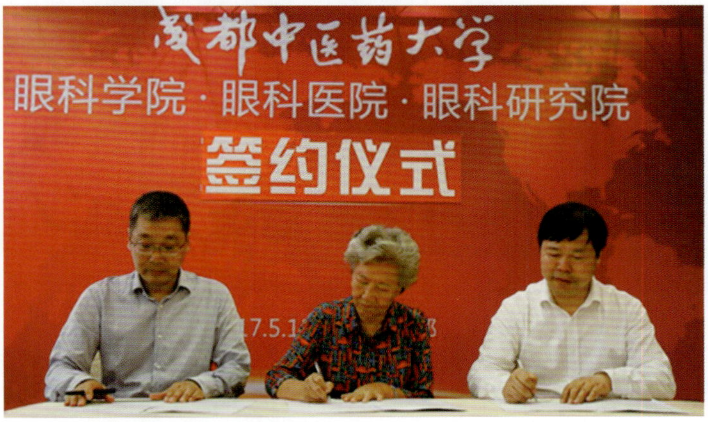

廖品正教授与成都中医药大学校长余曙光，成都中医大银海眼科医院党委书记、院长段俊国签订国医大师工作室建设协议

五十四年嘉言懿行，诠释医者大爱

桌椅脉枕，问切望闻，和颜耳语，执笔方成，即为陈氏中医眼科传人廖品正教授的临诊常态。从及笄芳龄到鲐背苍耇，她万千次凝神诊治，遣方用药了然于胸，锻打精粹，终功成名就。廖品正教授笃信“流水不腐，户枢不蠹”，如今她仍奋战在传承中医、培养中医眼科人才的前线，竭力探新知、育人才，为中医眼科薪火传承贡献力量。

2017 年 5 月 13 日，廖品正国医大师与成都中医药大学、成都中医大银海眼科医院正式签订国医大师工作室建设协议。银海眼科医院提供约 500 平方米的工作室场地，配备了一流的设备、专职人员及学术继承人，旨在对廖品正国医大师的学术思想和眼科临床经验进行传承研究，造福更多的眼病患者。其后，廖品正国医大师也正式坐诊银海眼科医院，为我国乃至人类的眼健康事业继续发挥力量。国医大师廖品正教授就如一面旗帜，用其 54 年的嘉言懿行诠释着医者大爱！

河南中医药大学第三附属医院
国医大师张磊

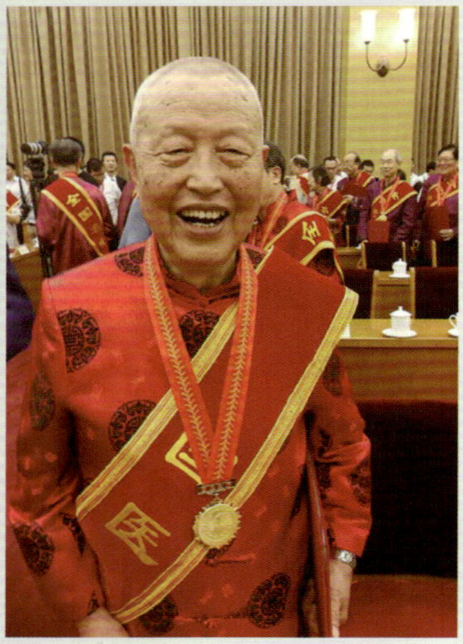

张磊，主任医师，教授，第三届国医大师，第二批全国老中医药专家学术经验继承工作指导老师，河南中医药事业终身成就奖获得者。幼上私塾，诵读经史，受儒学之熏陶，崇尚致中和平，具备了高尚的医德，奠定了深厚的古文基础。18岁师事于当地老中医张炳臣门下，出师后，悬壶故里。1952年加入联合诊所，1953年在区卫生所工作，1958年考入河南中医学院（现河南中医药大学）本科，6年后毕业留校任教。历任河南中医学院教研室主任、医教部副主任、教务处处长，河南省卫生厅（现河南省卫生计生委）副厅长，河南中医学会会长、中药学会会长，《河南中医》编委，《中医研究》顾问，河南省中药新药评审委员会委员。国家二部一局第二批师承制导师，国家“十五”攻关“名老中医学术思想、经验传承研究”课题的名老中医。2017年被评选为“感动中原”十大年度人物。先后在杂志上发表多篇学术论文，注释《产鉴》一书，著有《张磊医学全书》《张磊临证心得集》《张磊医案医话集》等书，《张磊学术思想及临床经验》获2009年度中华中医药学会科学技术奖二等奖。

仁心大爱　求实清和

张磊为医以仁爱为本，以治病救人为怀，乐于奉献，不计个人得失，磊落光明，行医60余载，诊治病人认真仔细，不分贫富妍媸，一视同仁。医院是个“大诊室”，家里是个“小诊室”，家诊处方量与医院上班处方量相当。所到之处有求必应，遇到不能行走的病人，亲自上门服务，而且不收任何报酬。

张磊为人忠厚，文如其人，术亦如其人，注重实际、实效，以“求实”为原则，力戒浮躁，求基本功扎实、求读书之实、求临床之实、求医术之实、求疗效之实、求水平之实。

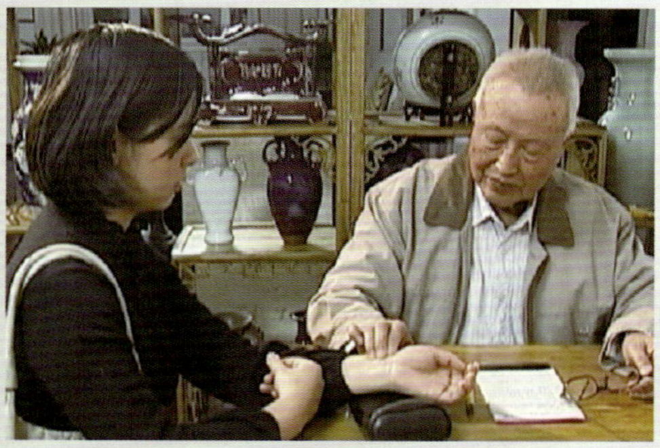

张老在家为病人诊病

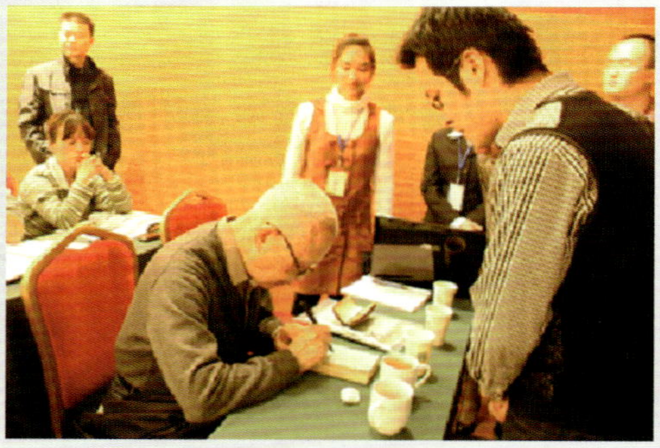

张老外出讲学遇病人求医

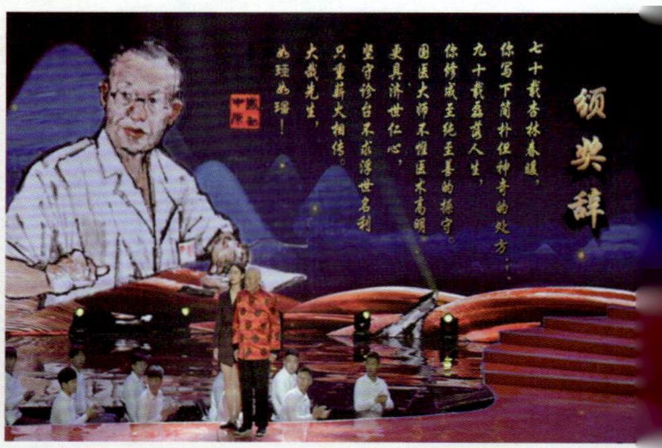

2017“感动中原”十大年度人物颁奖典礼现场

精研医术　理论丰硕

1.“动”“和”“平”学术思想

张老幼上私塾，诵读经史，对“四书”“五经”能包本背诵，古文和唐诗，至今仍能朗朗背诵许多，为后来学好中医奠定了古文学基础，同时也深受儒学思想的影响，崇尚致中和平。学医之后，精心研读中医四大经典，广采百家之长，勤于临证实践，形成了独特的动、和、平学术思想，即和态下的运动发展观、和态失常的疾病发生观、病证变化的动态观、动态的和平辨治观、动态的求本治本观、临床用药动和平观。

2. 辨证思维六要

张老临证重视辨证论治，认为辨证论治是中医最显著的特色，几十年的临床实践，逐渐形成了自己的临证思维模式，即辨证思维六要：①辨证中之证与证外之证，注意其杂；②辨静态之证与动态之证，注意其变；③辨有症状之证与无症状之证，注意其隐；④辨宏观之证与微观之证，注意其因；⑤辨顺逆之证与险恶之证，注意其逆；⑥辨正治之证与误治之证，注意其伤。

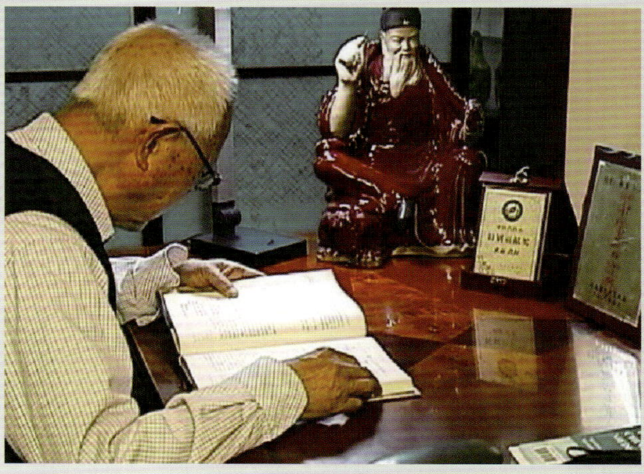

3. 临证八法

张老一直从事内科杂病的治疗，深感内科杂病表里易蒙、寒热易混、虚实易淆、阴阳易蔽、纷形错杂、治疗困难，故经过长期的临床实践，创立了具有临床特色的“临证八法”用于治疗内科杂病。

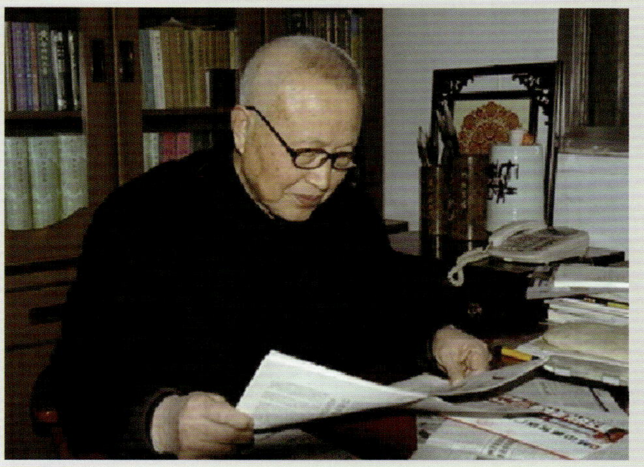

①轻清法：采用轻清上浮而又凉散的药物，治疗因风热（火）而致的头部诸多疾患的治法，代表方为谷青汤。②涤浊法：用于治疗浊阻之证，分为浊阻上焦、浊阻中焦、浊阻下焦三大部位，又分别施治以不同方药。③疏利法：用于治疗水湿失于输化，出现全身郁（淤）胀，似肿非肿的经络湮淤证候。④达郁法：用于治疗脏腑气郁、寒热交杂等证，代表方为达郁汤。⑤运通法：根据“腑以通为顺”“脾以运为健”之理，立运通之法，用于腑气不通，脾失健运等证，代表方为运通汤。⑥灵动法：用于小虚小实之证，具有药味少、分量轻，或药味虽多而分量很轻的特点，属于“王道”用药，此法应用较宽，难以一方括之，法从证来、方自法出，故未立方。⑦燮理法：燮是和、理、调之意，用于气血阴阳、脏腑功能失调等证。⑧固元法：用于久病或正气内夺或出现正虚邪实之病。

4. 读书八重

张老喜欢读书写字，在怎样读书，怎样读好书方面，积累了许多宝贵的经验，概括为读书“八重”：一重背诵、二重经典、三重广博、四重得要、五重心悟、六重古文、七重持恒、八重笔录。

心系中医　注重传承

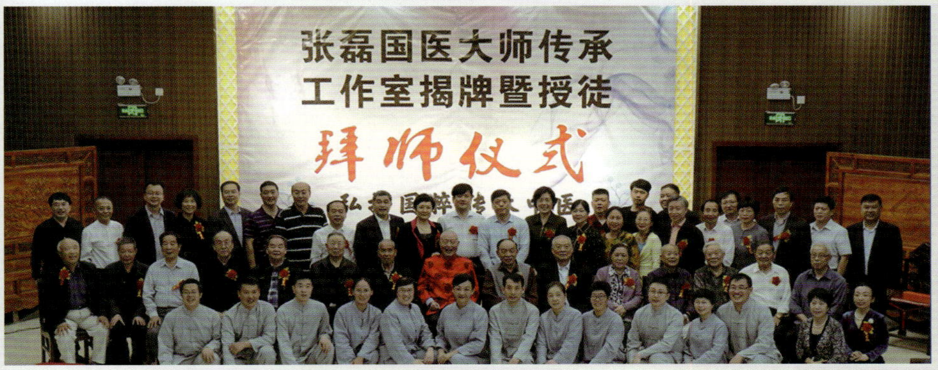

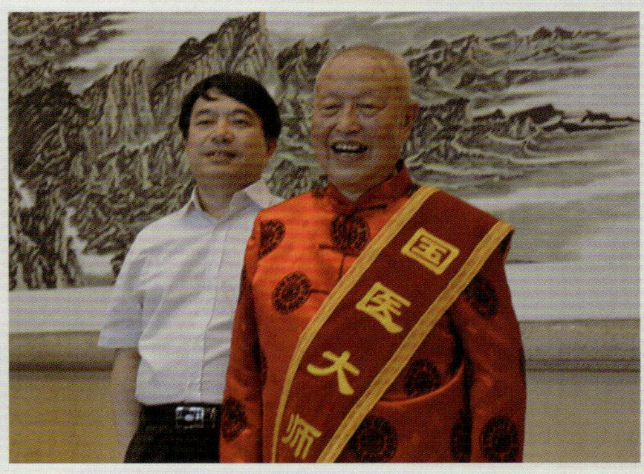

张老从1964年毕业后留校任教，主讲《内经》《中医基础理论》，理论联系临床，教学效果甚好，1997年被选为第二批全国老中医药专家学术经验继承工作指导老师，培养了大批优秀的中医药人才。河南中医药大学第一、二、三附属医院许多业务骨干是张老的学生，有些已是国家级名中医师带徒指导老师，如孙玉信教授于2009年被评为“首届河南省名中医”“全国第二批优秀中医临床人才”，国家“十二五”重点专科肝病科带头人。此外，省级、院级名医工程，均聘请张老为指导老师。张老培养出的徒弟，皆学有所成，许多成为医院科室负责人。

张老为中医事业的发展积极献言献策，在1983～1988年任副厅长期间，主管中医工作，关注并推动了县级中医院的建设与发展，制订“盖庙请神”计划，实现县县建中医院的目标。2009年，张磊等几位老教授建议河南中医学院设立“仲景实验班”，开班以来已培养600余人。张老亲自临床带教，培养传统中医人才。

常宁市中医院

CHANGNING HOSPITAL OF T.C.M

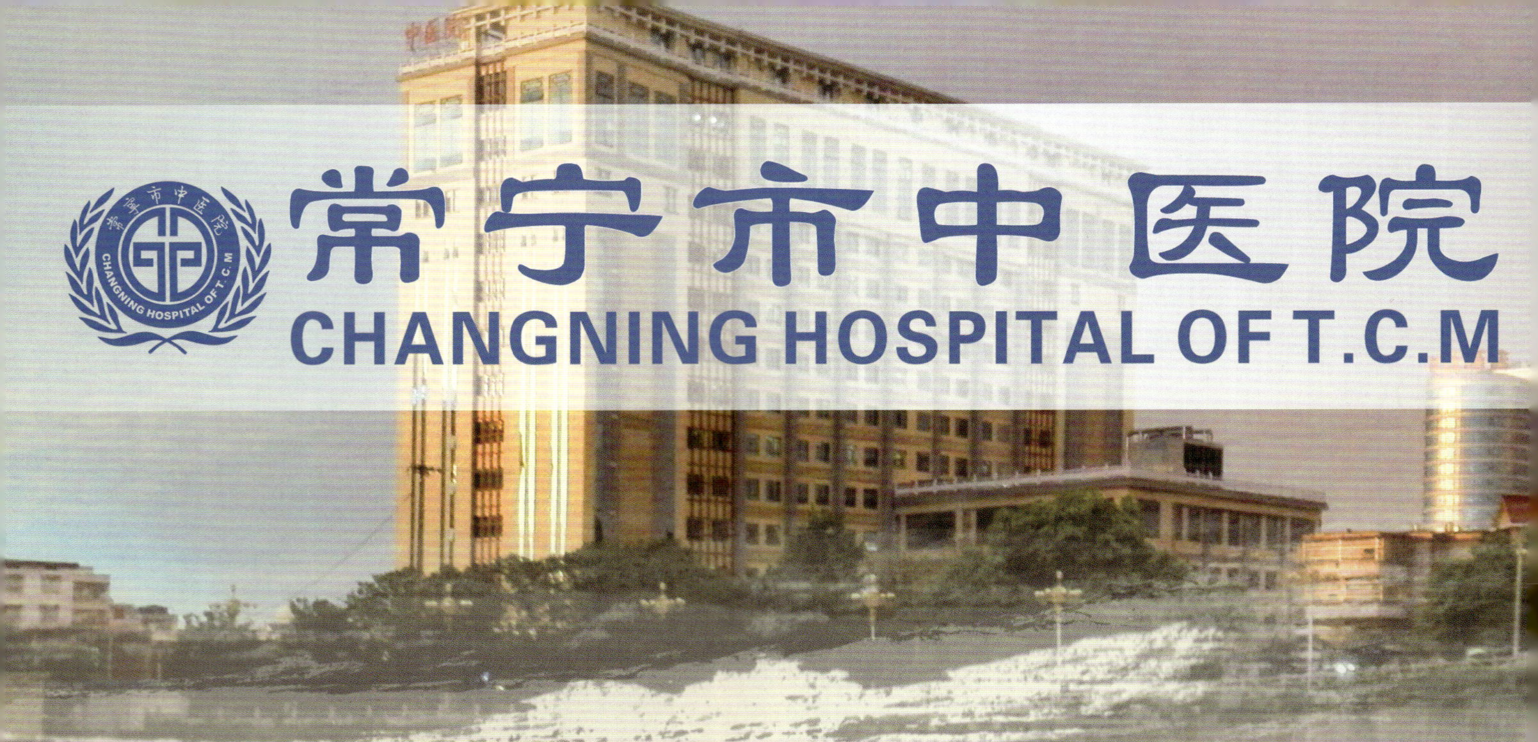

常宁市中医院又名湖南省南詹正骨医院，辖常宁市精神病医院，是一所以骨伤科为特色，集医疗、预防、保健、教学、科研为一体的非营利性国家综合性二级甲等中医医院。是中国中医医院 500 强、全国县级医院 500 强单位，湖南中医药大学教学医院。医院技术力量雄厚，有着浓郁的中医专科特色。曾荣获“全国百姓优质放心医院”“湖南省农村示范中医医院”“湖南省中医药工作先进集体”、衡阳市文明单位等荣誉称号，多次荣获衡阳市科技进步奖、湖南省中医药科技进步奖、湖南省中医药科技奖，拥有 1 个全国基层名老中医药专家传承工作室，6 个省级、国家级重点建设专科，被誉为湘南骨科泰斗，三湘中医一面旗帜。

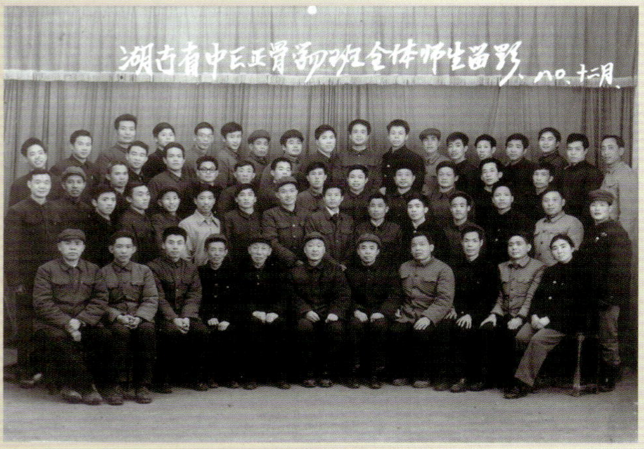

1980 年，湖南省卫生厅委托常宁市中医院举办为期 1 年的中医正骨学习班

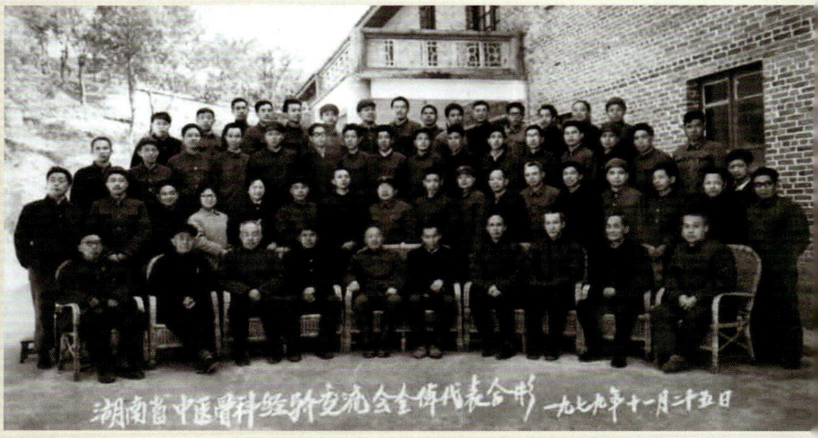

1979 年，湖南省卫生厅在常宁市中医院举办骨伤科研讨会

医院开放病床 900 张，开设临床科室 24 个，其中中风病科、针灸推拿科、骨伤科、精神病科、中药制剂科、中药房建设为国家级、省级重点建设项目。设有急诊急救、普通门诊、专病门诊和骨伤科、普外科、脊柱外科、关节病科、心血管内科、消化内科、内分泌内科、肾内科、妇产科、儿科、精神病科、中风病科、针灸推拿科、眼科、骨伤康复科、重症医学科、急救中心、健康管理中心、口腔中心、消化内镜中心和麻醉科等临床科室，放射、检验、功能检查等医技科室齐全。拥有价值近亿元的医疗仪器设备，其中处于国内先进水平的高精诊疗设备有 GE1.5T 磁共振、螺旋 CT 机、牙科 CT 机、骨密度仪、彩色超声诊断仪、数字化 X 光机、电子胃镜、彩色多普勒、全自动生化分析仪、放免检测仪、血细胞分析仪等共计 100 余台件。

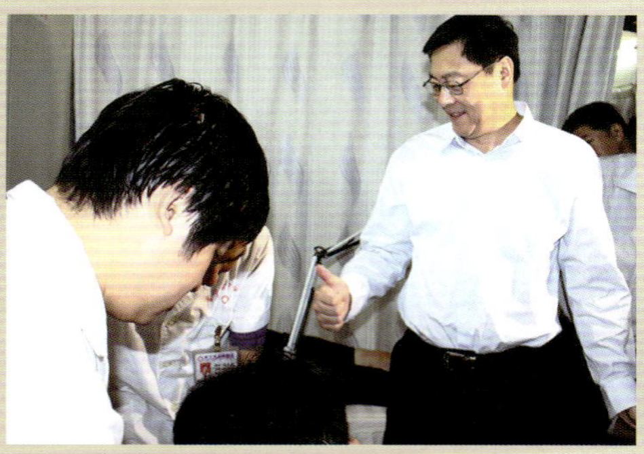

湖南省委书记杜家毫调研南詹正骨疗法

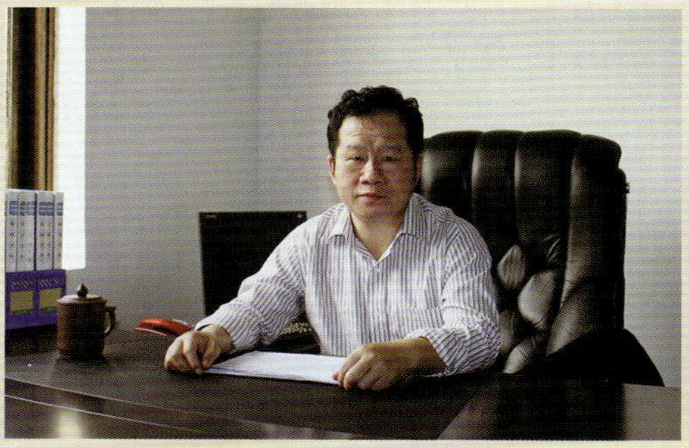

常宁市中医院院长邓芳文

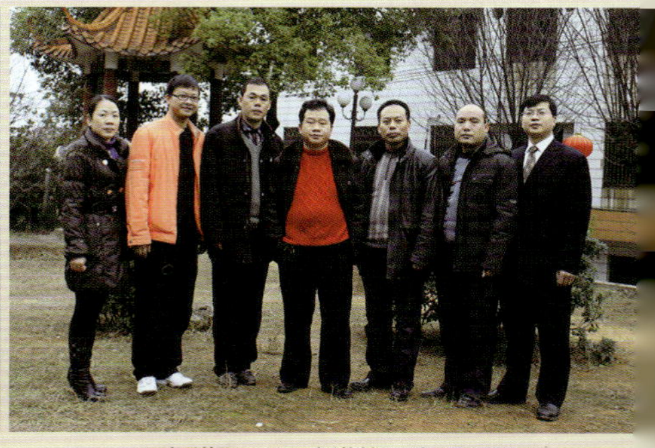

开拓进取、砥砺奋进的医院领导班子

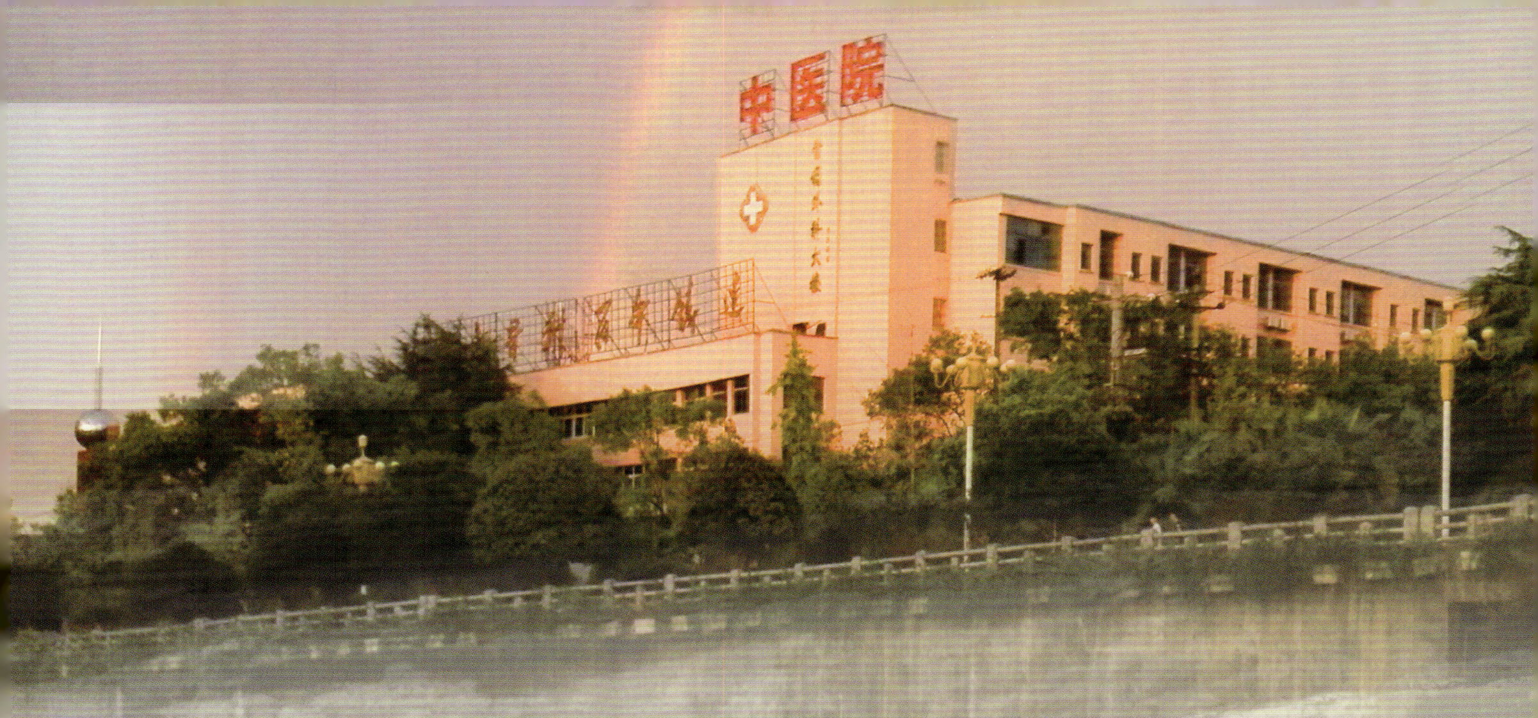

医院坚持“以骨伤科为龙头，突出中医药特色，打造湖湘名院”的发展之路。以湖南省中医骨伤科两大主流派“南詹北张”之一的南詹正骨疗法为主体的骨伤科是医院龙头科室。骨伤科早在20世纪就享誉华夏大地，是湖南省中医药特色专科、国家级特色专科。2016年，南詹正骨疗法被湖南省人民政府列为湖南省第四批非物质文化遗产保护名录。南詹正骨疗法4项专长绝技南詹正骨理经刀、南詹正骨疏经术、南詹正骨波浪板、南詹正骨鹤嘴式整骨钳被列入湖南省首批 18 项中医药专长绝技。湖南省委书记杜家毫在医院考察南詹正骨疗法时嘱托南詹正骨传承人：“要薪火相传，把优秀的传统传承下去，为人民群众提供优质医疗资源，更好地为病人服务，使病人早日康复。”湖南省卫生计生委先后4次在常宁市中医院举办全省骨伤科医生培训班，为全省培训1000多名专业骨伤医师。医院坚持南詹正骨传统手法复位治疗骨折，奉行“能手法复位治疗骨折，决不开刀接骨”的诊疗原则，配合祖传秘方研制的新伤丸、接骨丸、消瘀酊、培元固本口服液等20余种自制中成药治疗各类骨折。在国家中医药管理局组织的医院管理年活动中，检查评估的专家给予南詹正骨疗法充分肯定和高度的评价——“你们这里手法接骨比例是相当高的，希望继续坚持和发挥，体现我们祖国传统医学的优势。”

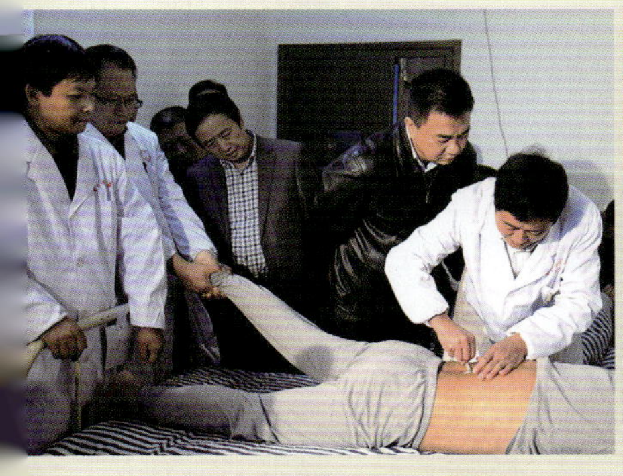
南詹正骨疗法4项技术被列入湖南省首批18项中医药专长绝技

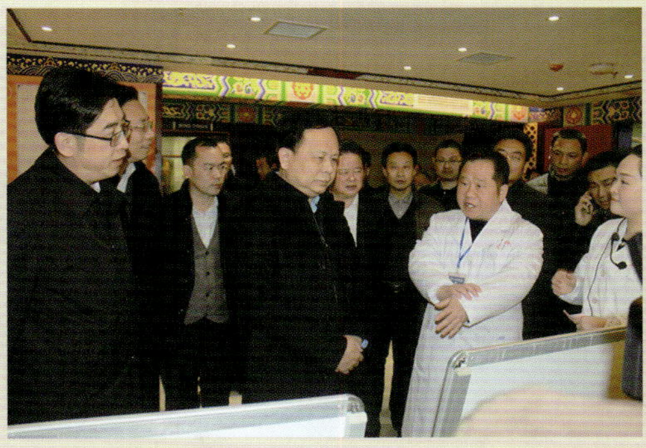
衡阳市委原书记周农考察常宁市中医院南詹正骨疗法

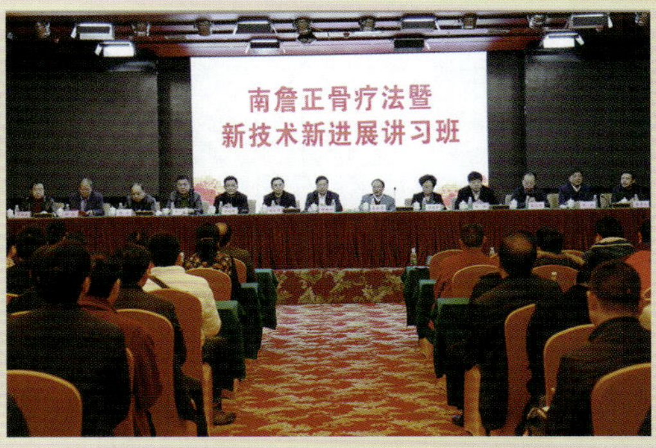

2015年，医院召开南詹正骨疗法新技术新进展讲习班

医院中风病科的石氏中风单元疗法以传统中医针灸、推拿和中药贴敷等为治疗手段，严格遵循早期、科学、渐进和个体化原则对病人实施康复治疗，极大提高了中风病人抢救成功率，改善了生活质量，最大程度降低死亡率和致残率。针灸推拿科、骨伤康复科运用中医针灸、推拿、穴位按摩，对中风后遗症、颈肩腰腿痛、风湿与骨关节病、面神经炎、骨折患者的治疗发挥良好效果，射频臭氧微创治疗椎间盘突出症独具特色。精神病科采用中西医结合方法治疗精神疾病深受患者家属信赖。内科以中西医结合方法治疗消化系统、心血管系统、内分泌系统疾病，特别是治疗糖尿病、冠心病、高血压、肺心病等积累了丰富经验。妇产科以中西医结合疗法治疗妇科疾病，常规开展各种产科手术。

医院坚持“大医精诚，患者至上，温馨中医，服务百姓”的办院宗旨，不断规范医疗秩序，优化服务流程，做到合理检查、合理用药、合理治疗。医院承诺：120院前急救中心24小时湖南省内免费接住院病人；以精湛的医疗技术，优质的服务质量，舒适的住院环境，低廉的医疗服务价格，服务好每位病友。

中国中医科学院广安门医院

中国中医科学院广安门医院是国家中医药管理局直属的三级甲等中医医院，始建于1955年。是中央干部保健基地，北京奥运会和残奥会定点医院，医保A类定点医院，全国文明单位，首都文明单位标兵，中央国家机关文明单位标兵，ISO 9001质量管理认证单位。获英国保柏集团“质量认可”，荣获中央国家机关“五一”劳动集体奖。2011年托管成立广安门医院南区。

广安门医院有临床科室30个，医技科室9个，研究室15个，三级实验室5个，国家卫生计生委重点专科6个，国家中医药管理局重点专科16个、重点学科12个。现有职工1548人，卫生技术人员1368人，正副主任医师、研究员374人，博士、硕士研究生490人。有国医大师3人，全国名中医1人，首都国医名师12人，国家有突出贡献的专家11人，中国中医科学院首席研究员16人，第五届中央保健会诊专家13人，享受政府特殊津贴专家52人。

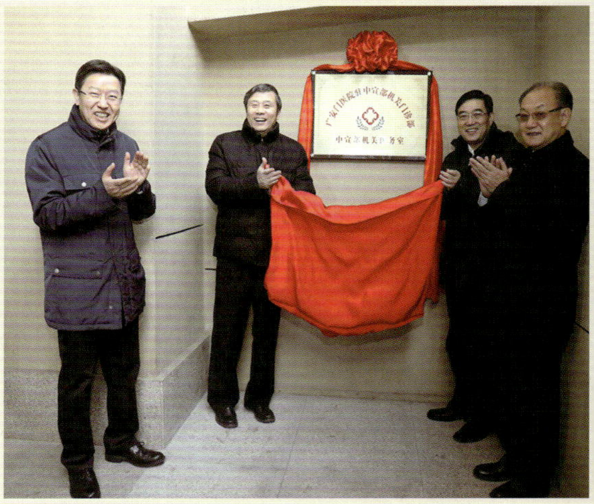

2017年，广安门医院驻中宣部机关门诊部成立

全院年门诊量470万人次，其中本部年门诊量290万人次，南区年门诊量180万人次。开放病床650张，在研课题231项，科研总经费1.6亿元，年发表论文800篇，获得国家科技进步奖14项。

广安门医院擅长治疗恶性肿瘤、肾病、心脑血管病、糖尿病、风湿病等重大疾病及各种常见病。其中肿瘤科年门诊量26万人次，开放床位110张；心血管科年门诊量15万人次，开放床位38张；内分泌科年门诊量16万人次，开放床位45张；针灸科年门诊量30万人次，开放床位57张。

2017年，医院进一步发挥重点专科引领作用，加入北京市国家中医重点专科辐射工程，肿瘤科和内分泌科被确定为首都核心专科；充分发挥医联体纵向贯通、横向衔接的作用，成为第一批专科医联体核心医院，其中心血管科、内分泌科被评为专科医联体核心专科；落实《北京市分级诊疗制度建设2016～2017年度的重点任务》要求，成为北京市第一批远程会诊中心，包括内科临床会诊中心（高血压、糖尿病、冠心病）、肿瘤会诊中心。

医院积极开展国际医疗合作与交流。参加北京市政府、市商业委员会的“北京市服务业扩大开放综合试点示范项目”，成为首批北京海外中医药发展服务基地。医院在2017年北京国际服务贸易交易会上推广发布首批30个北京中医药国际医疗服务包，该项目被纳入北京市旅游委重点工作之一。推动海外中医诊疗中心建设，中国中医科学院广安门医院与日本相泽医院签署战略合作协议，与日本米盛医院、结城医院达成初步战略合作计划。

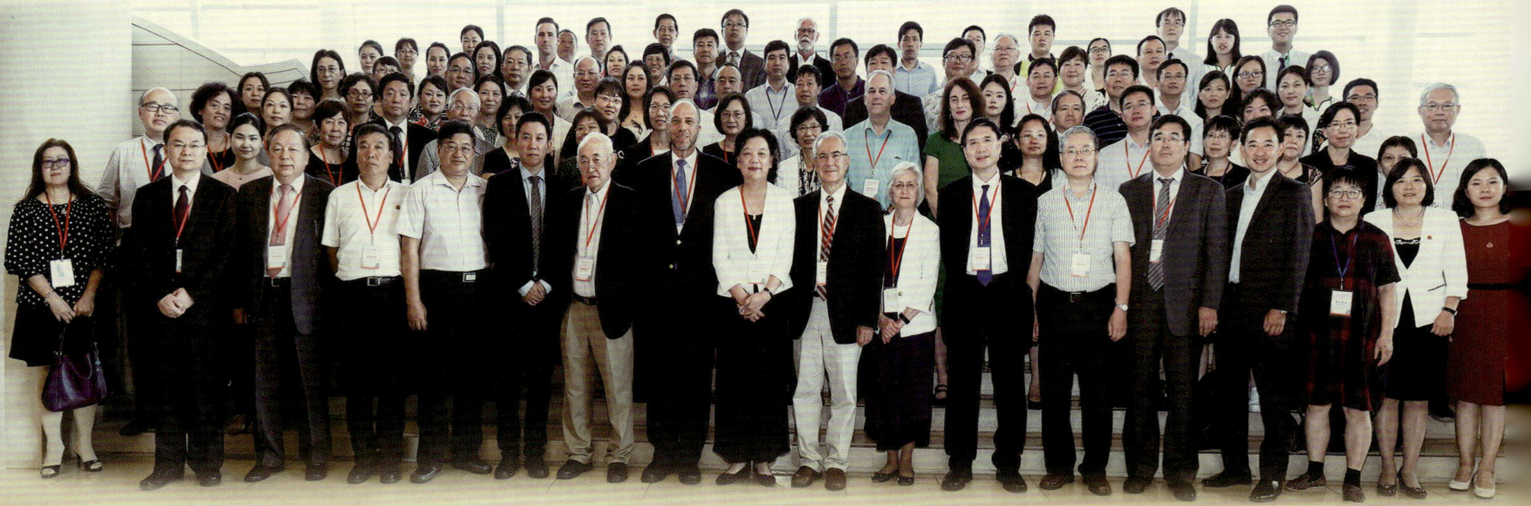

中国中医科学院广安门医院主办国际中医药肿瘤联盟研讨会

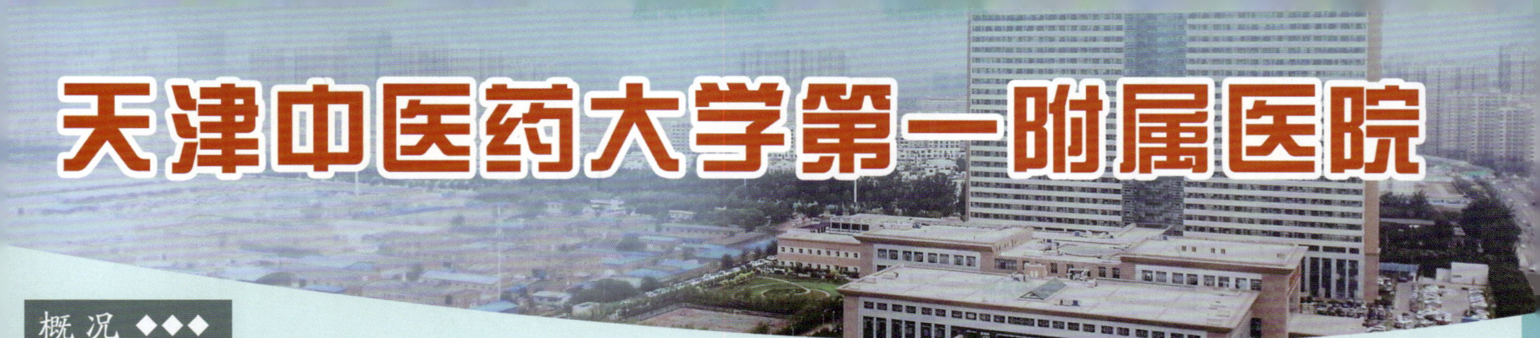

天津中医药大学第一附属医院

概况 ◆◆◆

天津中医药大学第一附属医院始建于1954年，是天津市开设较早、建设规模较大的中医医疗机构；是三级甲等医院、全国百佳医院、国家中医临床研究基地、全国中医药文化建设示范单位、天津市中医医学中心；拥有教育部重点学科2个，国家卫生计生委临床重点专科4个，国家中医药管理局重点学科10个、重点专科13个，天津市"重中之重"学科2个。医院作为全国针灸临床研究中心在全国建立60个分中心。医院占地面积15.5万平方米，建筑面积26万平方米，编制床位2500张，分南、北2个院区。

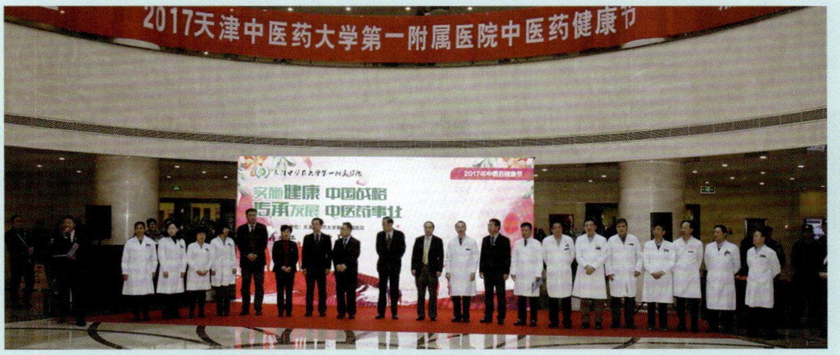

中医药健康节

重点工作 ◆◆◆

2017年，医院按照全国卫生与健康大会提出的大健康理念和国家传承发展中医药事业的大政方针，围绕实施健康中国战略及国家中医药长期发展战略，结合天津市卫生计生工作和医药卫生体制改革部署，编制完成《医院"十三五"发展规划》，认真落实《医院2017年工作规划》，全年门急诊总量261.9万人次，出院6.2万人次。通过国家中医药管理局组织的国家中医临床研究基地建设阶段性验收；申报国家中医药传承创新工程建设项目并进入项目库；以6个专业（针灸、心血管、推拿、儿科、肿瘤科、骨伤）的最高限额申报国家中医药管理局区域中医（专科）诊疗中心项目；完成国家针灸临床医学研究中心项目申报工作，准备后续答辩事宜。

医疗服务 ◆◆◆

医院始终秉持大健康办院理念，坚持中医药特色，坚持中西医并重。医院进一步完善医疗建设布局，开展中医优势病种的诊疗服务。大力推进分级诊疗和医联体合作模式，医院与石家庄妇幼保健院开展全方位合作，与和平区中医院等保持良好合作的同时，拓展天津市南开区、西青区、静海区、大港油田等周边区域医联体合作项目。针灸学科在京津冀·环渤海医联体建设中，与联盟成员单位开展合作，资源信息、成果共享；呼吸科、肿瘤科参与北京中日友好医院呼吸专科医联体合作项目，协同发展。举办"2017中医药健康节"，传播健康知识，服务民众健康。

科研与教学 ◆◆◆

医院完善科研平台建设，实验中心面向全院各课题组提供实验研究服务，生物样本库全面提升改造，临床试验全程信息化管理。组织完成各级各类课题申报401项，新增科研立项141项，新增立项经费2949.52万元，取得省部级以上科技奖励4项，发表SCI论文39篇，最高影响因子6.402。开展新药试验25项，创历史最佳水平。作为天津中医药大学中医专业型博士学位授权点合格评估结果为优秀，新增硕士研究生导师7人，新增"十三五"规划教材主编1人、副主编1人，完成2017年国家级继续教育项目11项。

学术交流 ◆◆◆

医院圆满完成金砖国家卫生部长会议的参观接待工作，得到国家卫生计生委和天津市卫生计生委的好评；召开国医大师石学敏院士学术思想研讨会；先后邀请国内外著名专家来院为全院中层干部讲座，派遣管理人员到山东、上海、江苏、广州、台湾等地考察学习，2017年接待国内外单位来院参观访问19次。医院积极参与"一带一路"建设，与俄罗斯（莫斯科）中国传统医学实践发展中心签署合作协议，与美国西雅图癌症联盟共同举办了中美肿瘤精准医疗人才培养项目首期培训班，派往法国、美国、俄罗斯、泰国、以色列、德国、奥地利等国及中国台湾地区开会、讲学、工作、研修等16人次。

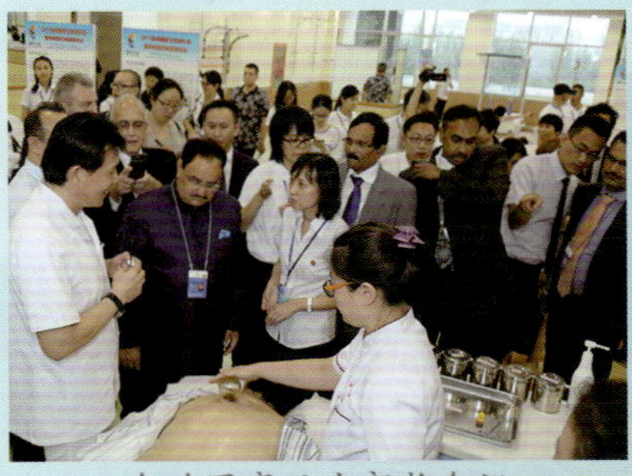
金砖国家卫生部长会议
参会代表体验中医药方法

人才队伍建设 ◆◆◆

张伯礼院士、黄文政教授、武连仲教授荣获首届"全国名中医"荣誉称号。刘维主任获批"第八届国家卫生计生突出贡献中青年专家"。石学敏院士荣获世界针灸学会联合会颁发的全球中医针灸最高奖——"天圣铜人奖"。

荣誉 ◆◆◆

医院南院区工程获得第十八届全国医院建设大会"2017年中国医院建设奖"和中国施工企业管理协会颁发的"国家优质工程奖"。医院在2017中国卫生与健康科技创新发展高峰论坛上获"2016年度健康报最佳宣传团队"；在"2017算数健康大会"上，获"金处方·医疗机构"奖；医院迁址新建工程荣获2016～2017年度国家优质工程奖；心血管学科获得国家卫生计生委"全国卫生计生"先进集体称号。

成都中医药大学附属医院
四川省中医院

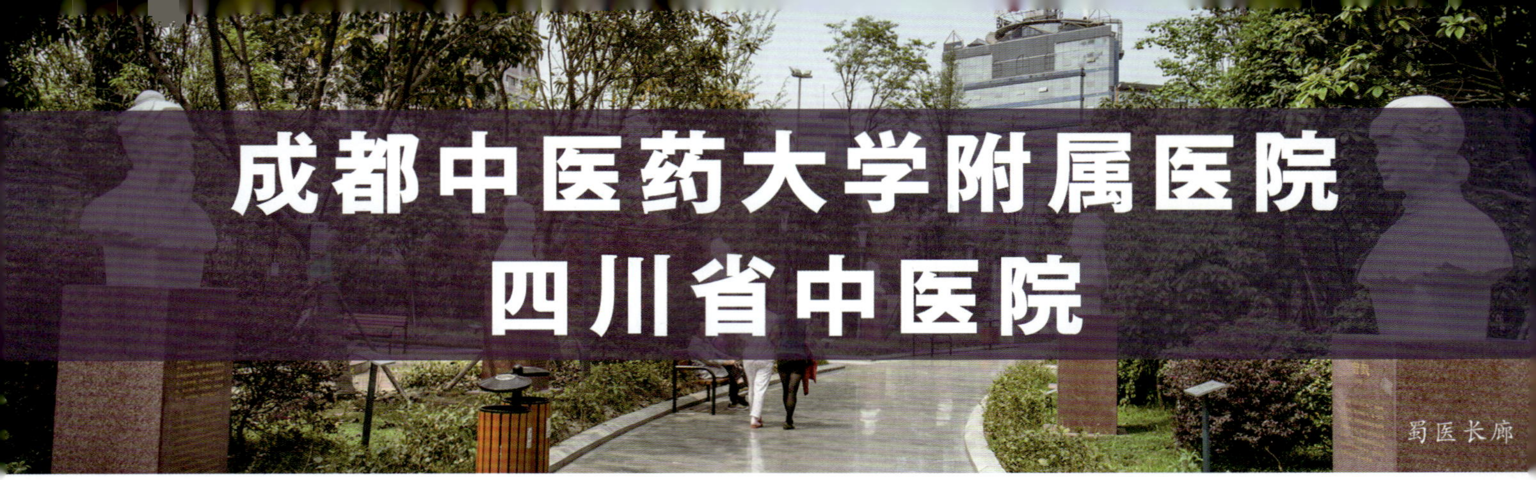

蜀医长廊

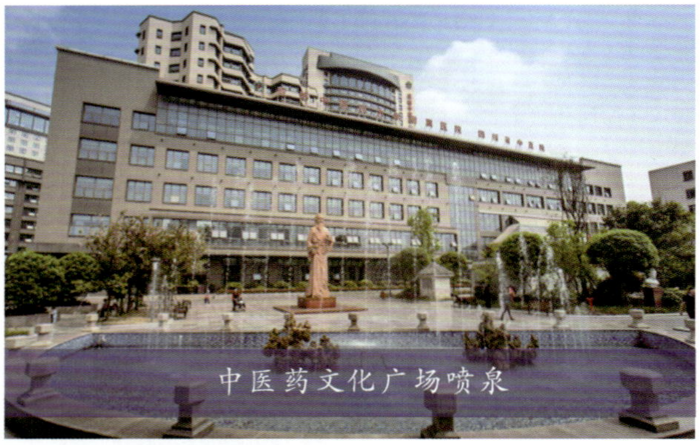

中医药文化广场喷泉

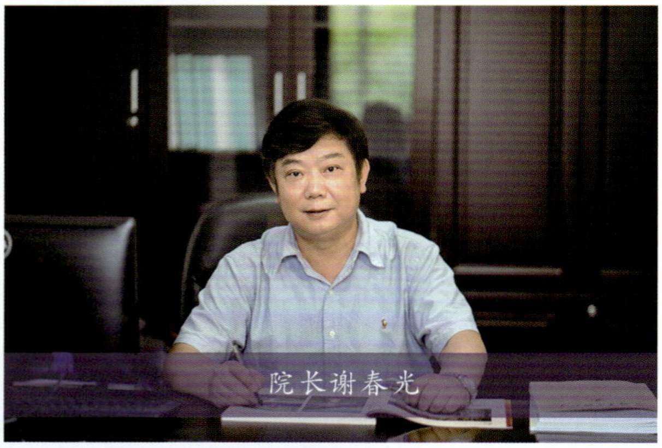

院长谢春光

成都中医药大学附属医院（四川省中医院）创建于1957年，是中国最早成立的4所中医药高等院校附属医院之一。现已建设成为集医疗、教学、科研、养生、保健、康复“六位一体”的三级甲等中医院，全国示范中医院，国家中医临床研究基地，中医药国际合作交流基地，国家中药临床试验研究（GCP）中心，国家药物临床试验机构，国家中医药传承创新工程项目储备库入选单位，全国中医眼病医疗中心，全国中医急症医疗中心，国家中医药管理局中医、中西医结合急诊临床基地和感染病临床基地，四川省临床医学研究中心。是西南地区临床学科门类较全、综合服务水平较高的区域中医医疗中心、科教中心和治未病中心。

医院占地面积8万余平方米，建筑面积20余万平方米，编制病床2000张，现有临床科室40个，医技科室11个，中医特色病区8个。2008年，医院被国家发改委与国家中医药管理局确定为国家中医临床研究基地建设单位，主要承担糖尿病的研究。

医院拥有国家级重点学科2个，国家中医药管理局重点学科13个，四川省重点学科5个，四川省医学重点学科4个，国家区域（中医）专科诊疗中心5个，国家临床重点专科（中医专业）建设项目6个，国家中医药管理局重点专科项目13个，国家中医药管理局中医、中西医结合临床基地2个，四川省临床医学研究中心1个，四川省中医专科诊疗中心（妇科）1个，省级重大疾病防治中心5个，省级治未病中心1个，省级中医重点专科13个，省级中医质控中心8个。医院现有专科门诊40个，专病门诊45个，常年有400余名专家、教授在门诊为病员服务。

作为成都中医药大学临床医学院，医院现有教研室14个，国家级实验教学示范中心1个，临床医技中心1个，国家级特色专业2个，一级博士授位点2个，博士授位点7个，硕士授位点20个，博士后流动站3个，较早培养了中医妇科学博士和中医五官科学博士。同时医院还附设一所省级中医中专学校——针灸学校，在校学生15000余人。

医院作为国家中药GCP中心，现有国家药物临床试验机构专业21个，三级科研实验室1个，二级实验室3个，财政部中央与地方共建实验室2个，省级重点实验室1个，省级科普基地1个。

近5年来，医院承担国家重大专项、攻关计划、支撑计划、“863”计划、国家自然科学基金等国家级、省部级、厅局级科研项目508项，成果获省、市以上科技进步奖30余项，获专利25项；发表学术论文1960篇，其中SCI收录期刊及核心期刊论文837篇；在国家级、省级学会担任理事、专业委员会委员380人。

医院拥有院内制剂15种剂型，99个品种，其中中药特色制剂89个。现有医疗设备总值4.46亿元，有MRI、X线C型臂数字化血管造影系统、准分子激光系统（鹰视酷眼）、全身CT、CR、DR、TTM、流式细胞仪、海扶刀、超声外科吸引刀、体外循环机、共焦激光等万元以上医疗设备2090余台件。

医院拥有国医大师3人，享受国务院政府特殊津贴专家43人，国务院学位委员会中医中药学科评议组成员1人，国家新药评审专家9人，国家有突出贡献中青年科学技术管理专家2人，全国中医药类高等学校教学名师1人，全国名中医2人，四川省学术技术带头人28人，四川省十大名中医12人，四川省有突出贡献专家27人，四川省拔尖中医师84人，四川省卫生计生首席专家8人，首届四川省卫生计生领军人才7人，四川省医学终身成就奖3人，博士研究生导师45人，硕士研究生导师138人，造就了一支技术力量雄厚、实力强大的医教研人才队伍。

随着中医药在国际上的影响力不断加深扩大，医院对外交流与合作也有了进一步发展。在对外教育方面，医院先后为30多个国家和地区培养名中医药、针灸、推拿专业人才5000多名。近年来在医院短期学习的境外学生保持在300人左右，接待来自美国、德国、葡萄牙、俄罗斯等30多个国家和地区的来访者5000余人次。同时，医院积极响应国家“一带一路”倡议方针，把中医药作为建设内容之一，参与国家布局和发展计划。2015年2月，医院与马来西亚华人医学总会成立中马糖尿病防治中心；6月，在黑山共和国首都波德哥里察挂牌成立黑山分院。2016年8月，在德国巴伐利亚州里德林市成立德国分院。2017年8月，获批创建国家中医药管理局中医药国家合作基地（四川），完成中国-黑山中医药中心建设；12月，在白俄罗斯戈梅利州与爱国战争残障医院合作建立戈梅利分院并正式挂牌运行。

云南省中医医院

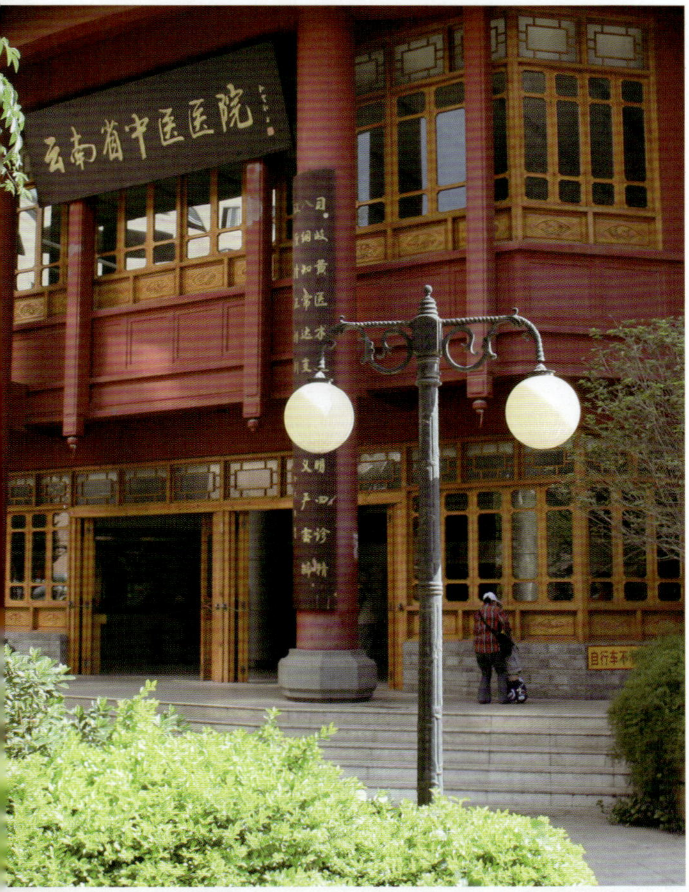

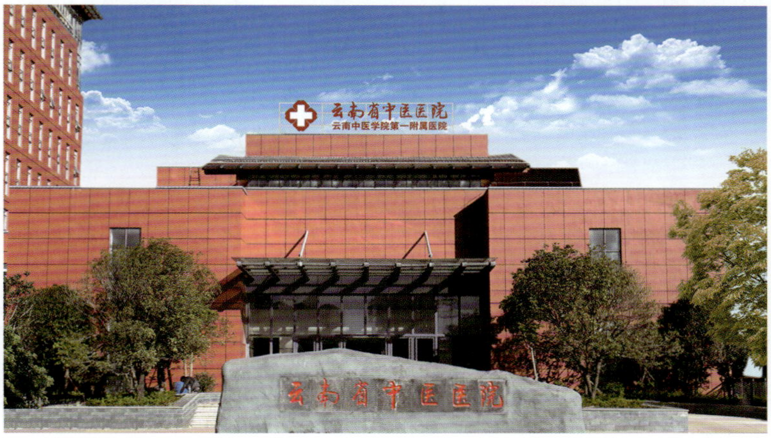

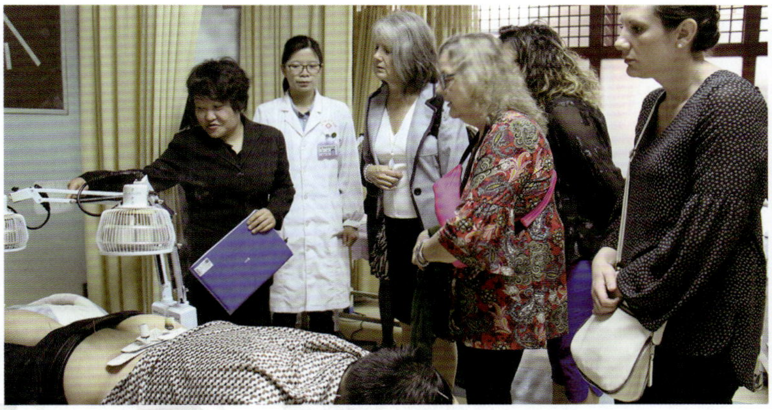

云南省中医医院暨云南中医学院第一附属医院，是云南省省级三级甲等中医医院，云南省中医名院，也是集云南省 120 家省、州（市）、区）中医院和相关单位为一体的云南省中医医疗集团总医院。医院目前有光华和滇池两个院区，实行云南省中医医院、云南中医学院第一医院、云南中医学院临床医学院、云南省中医医疗集团总医院、云南省针灸推拿康复医院、云南省中医皮肤病专科医院六块牌子一套班管理运行模式。

医院是国家药物临床试验机构、国家中药现代化科技产业（云南）基地、中药新药 GCP 中心及国家中医药国际合作基地、中医医院信息范单位、中医药文化建设示范单位、中医药标准研究推广基地建设单位、国家中医住院医师规范化培训基地、全国城市社区中医药知识能培训示范基地。

医院两个院区床位 1355 张，在岗职工 1476 人，其中卫生技术人员 1247 人。医院现有临床及医技科室 35 个，中医药健康服务中心，临床教研室 9 个，模拟实验中心 1 个，社区门诊部 2 个和中药制剂中心 1 个。年服务门诊量 120 万人次，年出院 3.35 万人次。

医院有国家级、省级、院级名中医 72 人，云岭学者 1 人、云岭名医 3 人，全国优秀中医临床人才 7 人；有传承博士后导师 1 人、博士研导师 11 人、硕士研究生导师 128 人；有省级中医药领军人才 2 人，省级中医药学科带头人 5 人；有建成和在建的国家临床重点专科和国家中医药管理局重点学科 10 个、重点专科 10 个、重点研究室 1 个，国家级名医工作室 13 个，全国中医学术流派传承工作室 1 个，首批名老中医药专家博士后传承工作站 1 个。

近年来，医院紧扣特色强院、技术兴院、人才立院、开放活院、文化铸院的发展思路，坚持核心竞争力战略、患者至上服务战略、创新发展三大发展战略，坚持走跨越发展道路，取得了良好的成绩。2013~2017 年，医院科研工作硕果累累，立项各级各科科研课题及建设项目余项，总经费 1.98 亿元。获批国家基金 25 项，云南省科技厅重点项目 2 项、面上项目 62 项，科技部行业专项 1 项，中医药传承创新平个，中医药国际合作基地（云南）1 个，国家标准化指南修订病种 16 项，中央引导地方科技发展专项课题 1 项，云南省内设研究机构项04 项，院内制剂研发项目 1 项。获得云南省教育厅项目 38 项，获批专利 10 余项。获得云南省科技进步一等奖 2 项，中华中医药学会科术二等奖，省级科技进步三等奖 1 项，厅级科技成果奖 10 项（一等奖 1 项，二等奖 2 项，三等奖 7 项）。医院职工发表论文 900 余篇，其CI 论文 11 篇。

2016 年 12 月 20 日，在北京举办的“2016 年度中国医院科技影响力排行榜发布仪式暨第四届中国医学科学发展论坛”上，医院上016 年度中国医院科技影响力地区排行榜。全国范围内共有 90 家医院上榜，云南地区共有 7 家中医医院上榜，云南省中医医院在云南地名第三。

医院党、政、工、团、妇集体先后获得的表彰、奖励、荣誉称号有：全国医药卫生系统先进集体、全国三八红旗集体、全国抗震救灾重建家人先锋号、全国中医医院中医药文化建设先进单位、全国中医药继续教育管理先进集体、全国百姓放心示范医院、全国中医药应急工作集体、全国教科文卫体系统模范职工之家、云南省社会扶贫先进集体、云南省三八红旗集体、云南省巾帼文明岗、云南省中医名院、云南生系统抗震救灾先进集体、云南省五四红旗团委、云南省中医药工作先进集体等。“患者说了算”服务模式荣获“全国医药卫生系统创优活动党建工作品牌特色奖”。

医院现已发展成为人才荟萃，技术力量雄厚，科室齐全，设备先进，中医、中西医诊疗体系完备，能够为广大人民群众提供不同层次的中医、中西医结合医疗、保健服务的云南省大型综合性中医医院。

贵阳中医学院第一附属医院

贵阳中医学院第一附属医院成立于1956年，现为贵州省规模较大的集医疗、教学、科研为一体的三级甲等中医医院，曾荣获全国卫生系统先进集体、全国中医药文化宣传教育基地、贵州省医德医风示范医院、贵州省群众最满意医疗卫生单位等荣誉称号。

医院占地面积42亩，总建筑面积近6万平方米。全院在岗职工近1400人，其中专业技术人员1000余人。拥有国医大师1名、全国名中医3名、贵州省名中医29名、享受国务院特殊津贴专家2名、省政府特殊津贴专家2名、省管专家3名；拥有全国优秀中医临床研修人才4名，贵州省百层次创新人才1名、千层次创新人才10名；拥有全国老中医药专家学术经验继承工作指导老师20名，师承博士后导师1名、博士生导师10名、硕士生导师60余名，博士后2名、博士45名、硕士277名。医院拥有核磁共振、DSA血管造影机、多层双螺旋CT、DR、检验流水线、全自动中药智能抓药系统等大型仪器设备。全院编制床位1490张，有临床、医技科室30余个，年门诊77万余人次，年出院4万余人次，年手术1.3万余人次。

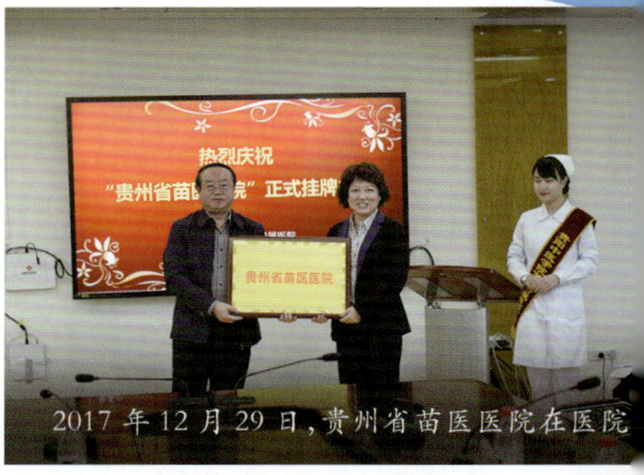

2017年12月29日，贵州省苗医医院在医院

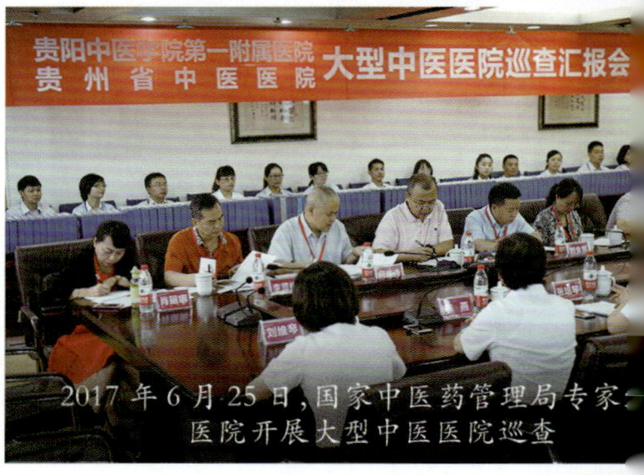

2017年6月25日，国家中医药管理局专家
医院开展大型中医医院巡查

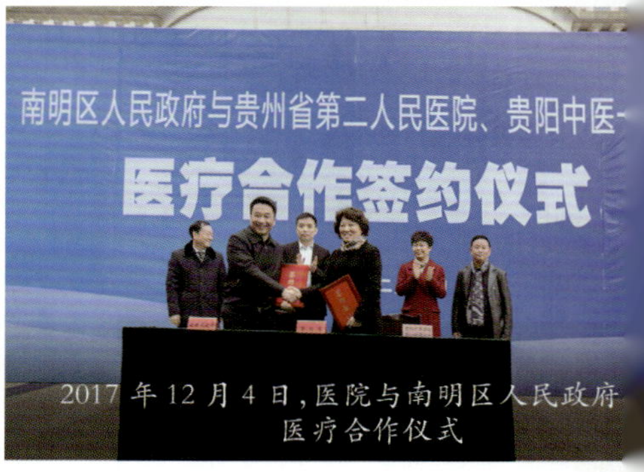

2017年12月4日，医院与南明区人民政府
医疗合作仪式

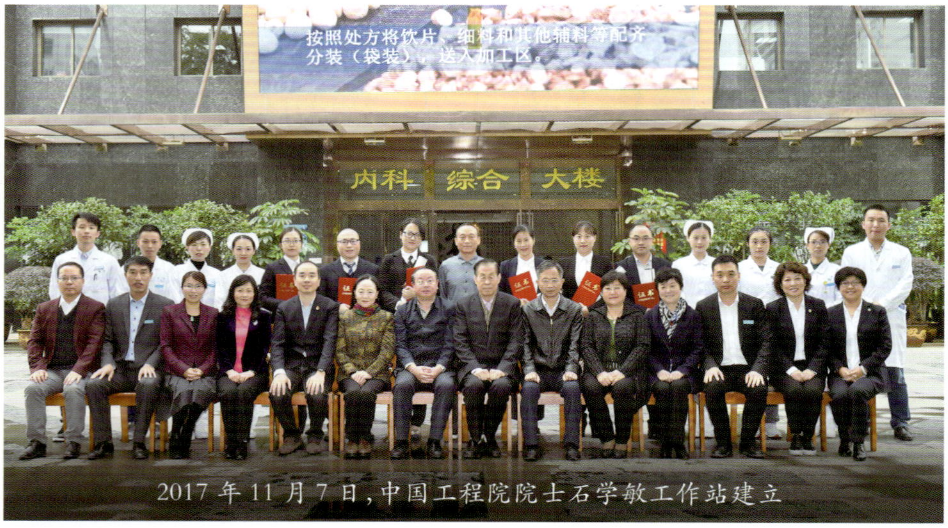

2017年11月7日，中国工程院院士石学敏工作站建立

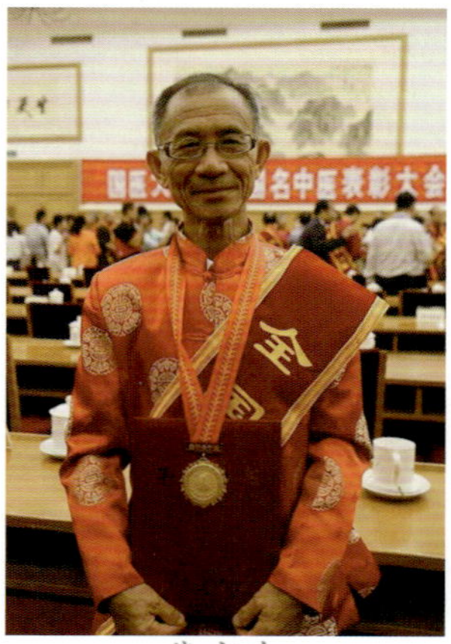
戴永生

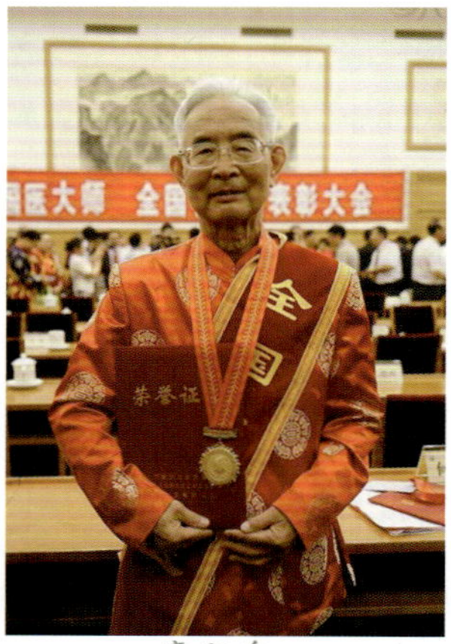
廖润泉

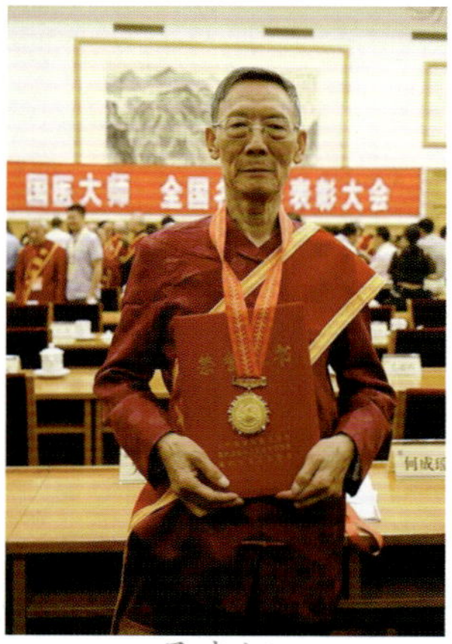
吴光炯

医院树立“人才强院、科技兴院、特色立院、文化塑院”的战略思路，秉诚“穷医道精髓，献仁术爱心”院训，坚持中医办院方向，以病人为中心，不断提高医疗服务质量，努力建设中医药特色鲜明的现代化大型综合性中医医院，为人民群众提供优质、高效、安全、可及的中医药医疗卫生服务。

医院学科门类齐全，中医特色优势突出，人才结构合理，医疗设备先进，拥有省级专科医院4个，国医大师诊疗中心1个，省级诊疗中心2个，全国名老中医工作室14个，全国中医学术流派传承工作室1个，国家卫生计生委临床重点专科4个，国家中医药管理局重点学科9个、重点专科7个，省中医药管理局重点学科3个、重点专科15个。此外，医院还是全省较早获批成立的国家食品药品监督管理总局临床药物试验机构，是国家中医药管理局“苗医苗药治疗慢性疼痛重点研究室”项目建设单位和中医住院医师（全科医生）规范化培训基地，贵州省中医全科医生转岗培训基地，贵州省继续医学教育基地。2017年，中国工程院院士石学敏在医院建立院士工作站。同年挂牌成立贵州省苗医医院。

重庆市中医院

Chongqing Traditional Chinese Medicine Hospital

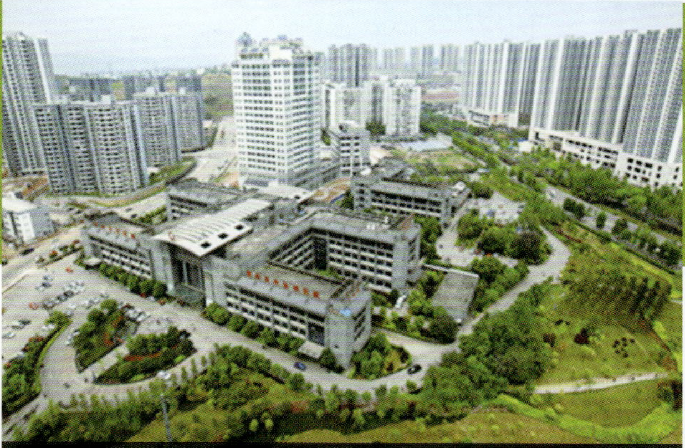

医院（南桥寺院部）全貌

重庆市中医院是重庆市规模较大、实力较强，集医疗、教学、科研、公益 4 项中心职能于一体的大型三级甲等中医龙头医院，是原卫生部国际紧急救援中心网络医院、国家爱婴医院、国家药物临床试验机构、北京中医药大学非直属附属医院、成都中医药大学附属重庆中医院和第四临床医学院、首批国家中医药传承创新工程重点中医医院建设单位。医院荣登香港艾力彼“2017 中国医院竞争力中医医院 100 强”排行榜第 13 位，位居西部前列。

医院现分江北区南桥寺院部和渝中区道门口院部，占地 163 亩，建筑面积近 20 万平方米。现编制床位 2500 张，开放床位 3000 张；有临床科室 28 个，医技科室 10 个。2017 年门诊量 217 万人次，年出院病人 6.8 万人次。医院有国家临床重点专科 5 个，国家中医药管理局重点建设学科 1 个、重点专科 11 个，国家中医药管理局重点研究室 1 个，重庆市重点实验室 1 个、二级实验室 2 个，原卫生部诊断鉴定机构 1 个，重庆市市级临床重点专科 1 个，重庆市中医重点学（专）科 15 个，重庆市中西医结合医疗中心 3 个，重庆市医疗质量控制中心 2 个，院内研究所 3 个。医院是中国 - 新加坡中医药国际合作基地（重庆）、国家区域中医（专科）诊疗中心（皮肤、针灸）、重庆市中医特色诊疗工程技术中心、重庆市院士专家工作站、国家级和重庆市博士后科研工作站（针灸、皮肤）、中医药传承博士后工作站、重庆市中医护理临床技术指导中心、重庆市皮肤病临床医学研究中心。医院设有中国中医药文献检索中心重庆分中心、全国针灸临床中心重庆分中心，办有《中国中医急症》杂志。重庆市中医药学会、重庆市中西医结合学会、重庆市针灸学会和重庆市中医药行业协会均挂靠在医院。

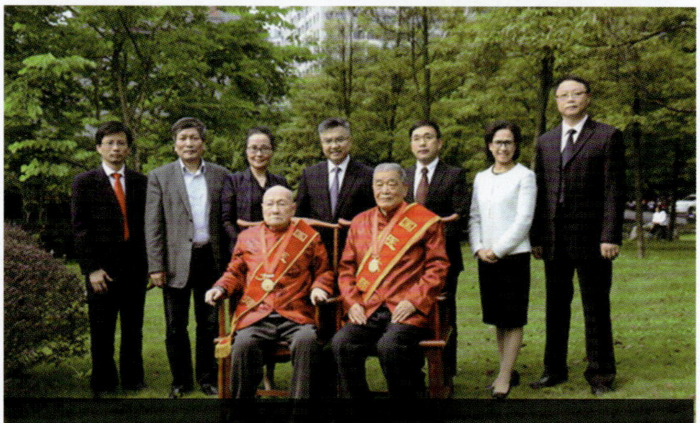

院领导与国医大师合影（2017 年新增国医大师 1 名 - 段亚亭 右）

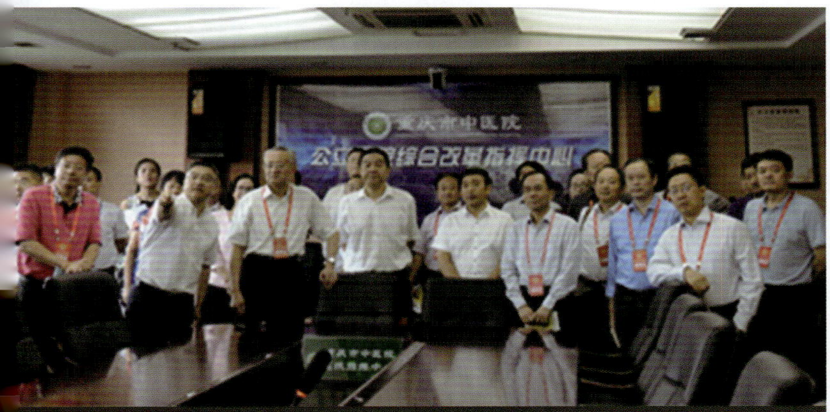

市领导率队在医院召开全市医改工作现场会

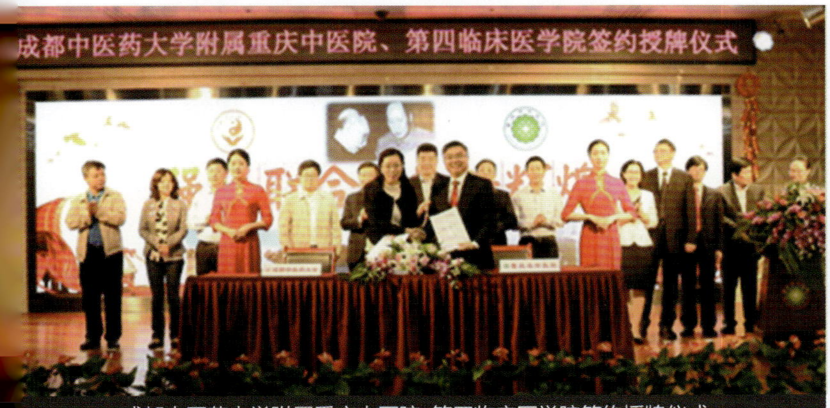

成都中医药大学附属重庆中医院、第四临床医学院签约授牌仪式

医院现有在岗职工 3500 余人，其中：高级职称 410 余人，国医大师 2 人，首届全国名中医 1 人，重庆市首届首席医学专家 1 人，全国名老中医药专家传承工作室专家 11 人，享受国务院政府特殊津贴专家 7 人，重庆市级学术技术带头人 3 人，市级名中医 30 人，国家和省级师带徒导师 16 人，重庆市高端后备人才 5 人，硕博士研究生 700 余人，博士和硕士研究生导师 49 人。

医院拥有医用直线加速器系统、大型数控放疗系统、1.5T 核磁共振（3 台）、64 排 128 层及 16 排螺旋 CT（共 3 台）、X 射线血管造影系统、直接数字化放射成像系统、乳腺 X 射线摄影系统、全自动生化免疫流水线等大型医疗设备 200 余台，医疗设备总值 5 亿多元。

医院先后获国家各级科技成果奖 130 多项，其中“一种治疗更年期综合征的中药复方制剂及制备方法”获中华中医药学会科技发明一等奖。医院研制了参麦注射液、丹桃合剂、降糖丸、更年宁心胶囊等多个国家新药；获得药监局生产批文的院内制剂 228 种；承担国家级、省部级、重庆市卫生计生委建设项目和科研项目 300 多个。

医院先后荣获全国五一劳动奖状、全国创先争优先进基层党组织、全国文明单位、全国精神文明建设先进单位、全国青年文明号、全国卫生系统先进集体、全国人文爱心医院等荣誉 100 多项。医院创先争优工作得到各级领导的充分肯定，2010 年 12 月 6 日，时任中共中央政治局常委、中央书记处书记、国家副主席习近平视察了医院，勉励医院继续努力，把工作做得更好。

深圳市中医院

深圳市中医院始建于1975年，下属机构有深圳市中医药研究所、深圳市国际中医药人才培训中心、深圳市中药制剂中心。医院于1995年成为三级甲等中医医院，1998年成为广州中医药大学首家非直属附属医院，2012年成为广州中医药大学第四临床医学院，2017年成为国家中医住院医师规范化培训主基地，在深圳市基本医疗服务体系中医药领域中起着重要作用。“十三五”期间，光明院区、针灸医院、科教中心建设正加速推进，这些项目建成投入使用后，医院将形成福田院区、光明院区、针灸医院、科教中心“一院四区”的格局。

医院现有职工近1900人，其中卫生技术人员1620人，高级职称500余人，国家、省、市名优中医近50人。医院医疗设备总值超过6亿元，拥有多台科研型MRI和CT机、数字一体化手术室、3D腹腔镜、四维高端彩超等高精尖医疗设备。医院年门急诊量200余万人次，开放床位近1000张，年出院病人3.5万余人次，已成为集医疗、教学、科研、预防、保健、康复为一体的大型综合性三级甲等中医医院。

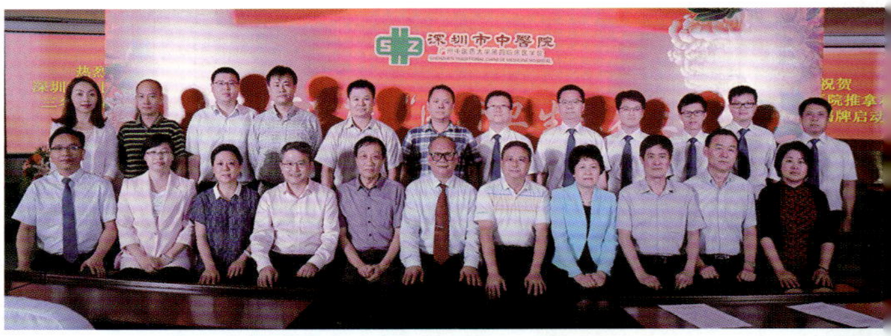

2017年，医院引进北京光明骨伤医院韦以宗教授中医整脊团队

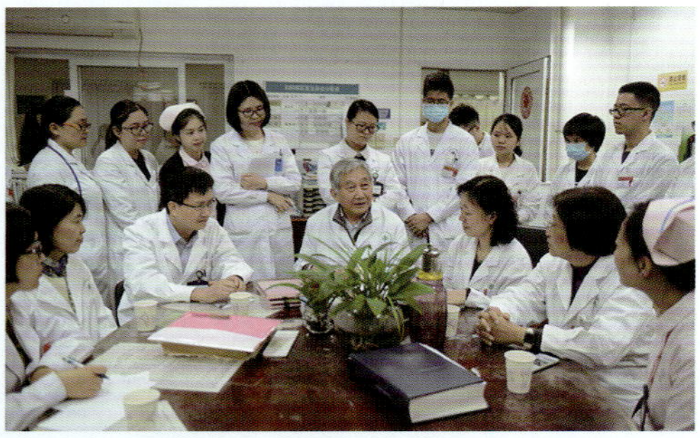

2017年，医院成立汪受传名老中医学术传承工作室

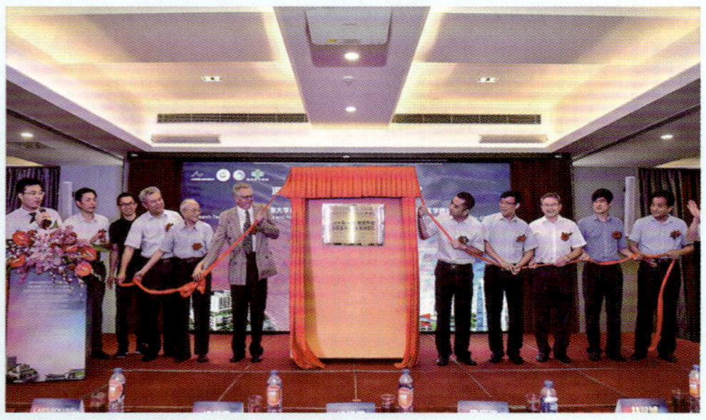

2017年，医院引进丹麦奥胡斯大学Lars Bolund教授肝脏疾病基因医学——再生医学团队

医院重视中医内涵建设，已形成国家、省、市重点专科梯队，现有国家卫生计生委临床重点专科2个（肝病科、肾病科），国家中医药重点学科2个（中医肝胆病学、中医肾病学），国家中医重点专科3个（肝病科、肾病科、针灸科），国家中医重点专科建设单位3个（脾胃专科、内分泌专科、神志专科），广东省中医名科4个，广东省中医重点专科12个，深圳市优势医学重点学科1个，深圳市医学重点学科2个，深圳市品牌学科6个，深圳市中医特色专科19个。

医院坚持“科教兴院”战略，拥有国家中医药管理局中医药科研三级实验室临床细胞分子生物学实验室、国家药物临床实验基地（获认定8个专业）、中华中医药学会临床药师培训基地、深圳市民生重点实验室针灸现代应用研究实验室、深圳市医院中药制剂研究重点实验室、深圳市医管中心医学科技创新平台3个，入选国家中医药传承创新工程备选项目。在研课题150余项，近2年新增国家自然科学基金科研项目14项。医院先后成为广州中医药大学博士后科研流动站研究基地、广东省和深圳市博士后创新实践基地、广东省联合培养研究生示范基地、国家博士后科研工作站、国家中医住院医师规范化培训主基地。医院现有博士研究生导师19人、硕士研究生导师64人，临床教研室36个，已形成博士、硕士、本科多层次的教学体系。

医院高度重视中医药传承与创新工作，积极开展多层次、多类别传承项目。2017年，医院新增第六批全国老中医药专家学术经验继承项目，李顺民全国名老中医工作室通过验收，现有骆继杰、王孟庸、李顺民全国名老中医传承工作室。2017年医院新增广东省周大桥、杨卓欣、李惠林名老中医工作室。通过开展各级各类中医药传承创新工作，在全院激发了“学经典、用经典”的热潮，培养了一批后备人才，对医院中医药高层次人才的培养和中医诊疗水平的提高产生深远影响。

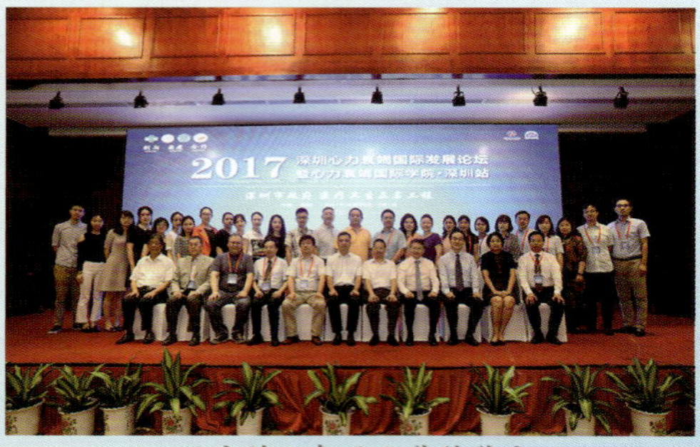

医院引入中国医学科学院阜外医院张健教授心血管病团队

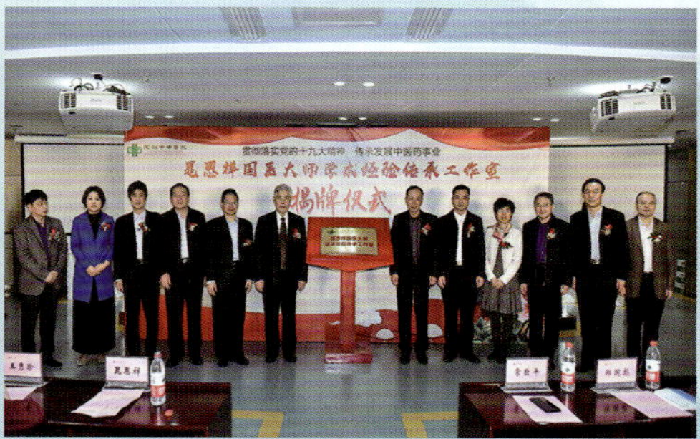

晁恩祥国医大师工作室落户医院

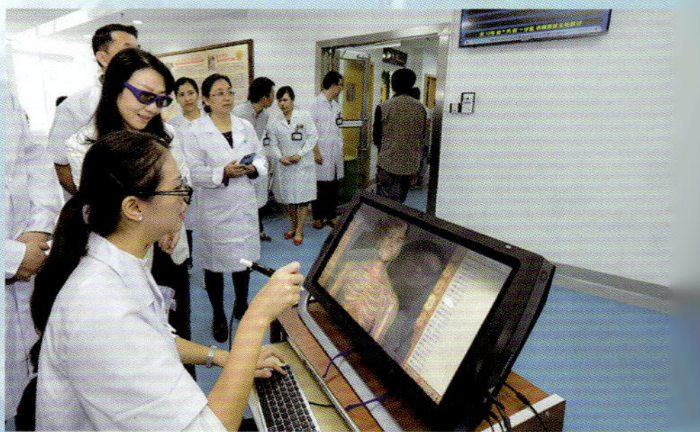

在中国中医科学院刘保延院士中医针灸临床评价方法创新团队的指导下，深圳市中医院针灸科与深圳先进技术研究员成功研发了虚拟针灸教学考试系统

安徽中医药大学

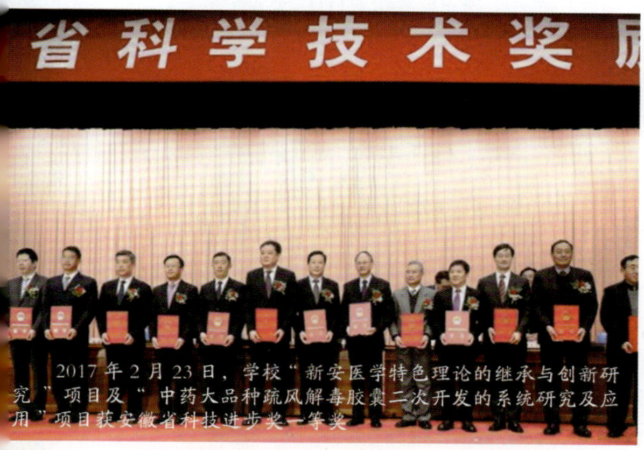

2017年2月23日，学校“新安医学特色理论的继承与创新研究”项目及“中药大品种疏风解毒胶囊二次开发的系统研究及应用”项目获安徽省科技进步奖一等奖

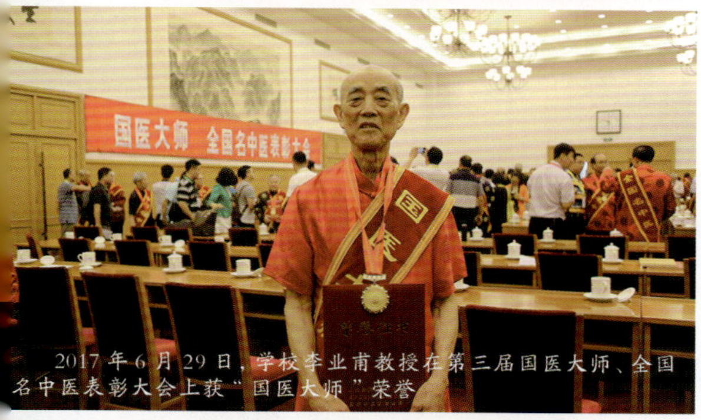

2017年6月29日，学校李业甫教授在第三届国医大师、全国名中医表彰大会上获“国医大师”荣誉

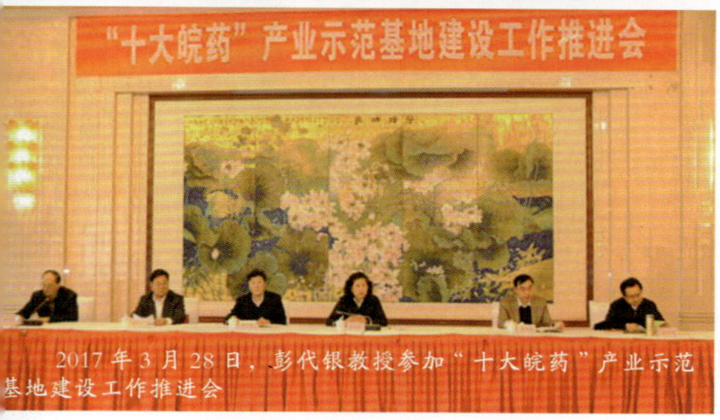

2017年3月28日，彭代银教授参加“十大皖药”产业示范基地建设工作推进会

安徽中医药大学创建于1959年，其前身为1952年创立的安徽省中医进修班（学校）。1959年，安徽省政府正式批准成立安徽中医学院。1970年，安徽中医学院并入安徽医学院。1975年，教育部批准恢复安徽中医学院。2000年，安徽省医药学校并入安徽中医学院。2011年，省政府批准在安徽中医学院的基础上组建成立安徽省中医药科学院。2013年，学校更名为安徽中医药大学，是一所以中医药学科专业为特色的省属重点大学，是国家中医临床研究基地、国家中药现代化科技产业（安徽）基地、国家中医药国际合作基地、国家药品临床研究基地，为安徽省“地方特色高水平大学”建设高校。2017年，学校在校生共有14820人，其中博士、硕士研究生1246人。

学校共有教职工3000多人（含附属医院），其中副高级以上职称人员500余人。国医大师2人、全国中医药高等学校教学名师2人、全国名中医3人、安徽省高校领军人才5人、博士研究生导师31人、硕士研究生导师472人；享受国务院特殊津贴15人、省政府特殊津贴8人；安徽省学术与技术带头人、后备人才25人；全国名老中医药专家学术经验继承工作指导老师26人。有来自国内外的61名知名专家学者担任学校客座教授。

学校设有二级学院（部）16个（含3所直属附属医院、5所非直属附属医院），现有本科专业24个（其中国家教育部高等学校特色专业5个，20个专业列入一本招生），有一级学科博士学位授予点2个，一级学科硕士学位授予点4个，二级学科硕士学位授予点25个、硕士专业学位授权点4个；有国内一流学科B类项目1个，安徽省学科建设重大项目2个、国家中医药管理局重点学科17个、省级B类重点学科12个；有国家卫生计生委国家临床重点专科7个、国家中医药管理局重点建设专科21个、安徽省中医药重点专科23个；建有教育部重点实验室1个，国家级、省级实验室10个，省级以上科技创新平台7个，省级以上工程技术中心16个。

2017 年，学校被正式批准为中医学专业“5+3”一体化招生院校，在全国中医药院校中率先设置“中医儿科”专业。学校现有国家级教学团队 2 个、省级教学团队 12 个，国家级精品课程 1 门、国家级精品资源共享课程门、省级精品课程 16 门、省级精品资源共享课程 24 门、省级精品开放课程 5 个，国家级实验教学示范中心 2 个、家级专业综合改革试点项目 1 个、国家级卓越医生（中医）教育培养计划 2 个。2017 年获省级质量工程项目 65 ，省级教学成果一等奖 2 项。

学校共组织申报各级各类项目 400 余项，获立省级以上财政经费科研项目 87 项，到账科研经费总额为 1533 元。其中国家自然科学基金项目 21 项，国家社会科学研究项目 1 项，国家重点研发计划中医药现代化研究重点项 1 项、分课题 1 项。获安徽省科学技术奖一等奖 1 项、二等奖 2 项。“十大皖药”被列为省政府重点工作。共专利授权 15 项，发表 SCI 论文 169 篇。

学校与黄山、亳州、六安、桐城、庐江、绩溪、舒城、太和等 10 余个市县人民政府签订全面合作协议，与华润三、江苏康缘、亿帆鑫富、海南海力、广州一方、安徽济人药业等国内知名中医药企业签订战略合作协议，建有亳济人药业等 40 余个产学研合作基地。第一、第二附属医院入选中医药传承创新工程重点中医医院项目库。

学校与美国、澳大利亚等 19 个国家和地区的 50 个医疗和教育机构建立了友好合作关系；与美国、瑞典、新坡、日本、韩国及我国港澳台地区的院校开展学者互访和学生交流活动；与德国斯特拉尔松德应用科技大学开“孔子学院”建设项目；继续与美国布莱诺大学开展护理本科“2+2”项目。

面向未来，学校将进一步坚定中医信念，弘扬中医精神，秉承“至精至诚、惟是惟新”的理念，实施“质量立、人才兴校、科技强校、特色弘校、文化塑校、和谐融校”的办学方略，围绕特色，强化优势，提升质量，着力培育精诚是新”中医药人才，构筑安徽中医药协同创新高地，弘扬“北华佗南新安”中医药文化，引领安徽中医药业产业发展，建成富有特色、卓有贡献、高水平、有影响的安徽中医药大学，为建设美好安徽、服务人民大众健做出更大贡献。

山东中医药大学
王新陆全国名中医传承工作室

工作室导师及主要成果简介

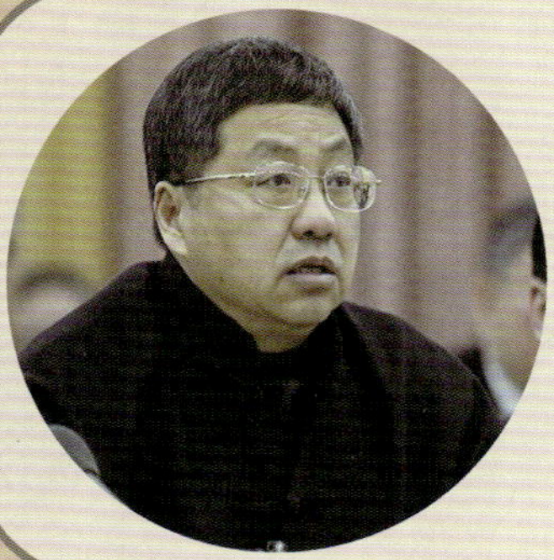

王新陆，男，1949 年 10 月出生，全国名中医，教授、博士研究生导师。历任第十一届、十二届全国政协常委，山东省政协副主席，农工党山东省委主委，山东中医药大学校长。兼任中华中医药学会第五届、第六届理事会副会长，世界中医药学会联合会中医特色诊疗研究专业委员会第二届理事会会长，山东中西医结合学会第三届理事会会长，科技部“973”计划中医理论专项第二届专家组成员，中华中医药学会首席健康科普专家，国家卫生计生委健康中国 2020 战略规划研究专家，国家中医药管理局中医药改革发展专家咨询委员会专家委员。

王新陆教授从医 40 年以来，勤于临证，精于思辨，长期从事中医学的理论研究和临床医疗工作，同时多次赴北京协和医院、山东大学齐鲁医院进修西医，现代医学功底深厚，具有坚实的理论基础、深厚的专业知识和丰富的临床经验。临床所治病症涉及内、外、妇、儿多个学科，尤其擅长内科杂病的治疗。先后出版《王新陆医论医案集》《王新陆中医内科治疗经纬》《徐国仟学术经验辑要》《王新陆文集》《血浊论》等学术著作 40 余部，发表《再论中医学的双重属性》《儒家致中和思想与中医稳定理论》《论“血浊”》等学术论文 200 余篇。多次应邀到美国、德国、法国、荷兰、西班牙、韩国、新加坡、马来西亚等国家，我国台湾、香港、澳门等地区讲学，弘扬中医。

王新陆教授主持完成科研课题获省级以上奖励 11 项，获得国家发明专利 1 项。培养博士、硕士研究生 29 名，国家中医药管理局齐鲁内科时病流派主要传承人 8 名。指导全国优秀中医临床人才 23 名，全国老中医药专家学术经验继承人 2 名，全国中医药传承博士后 1 名。曾接受中央电视台《东方之子》节目专访，凤凰卫视《文化大视野》访谈，并在中央电视台《百家讲坛》《读书》栏目中系统讲解中医。

工作室主要学术思想总结

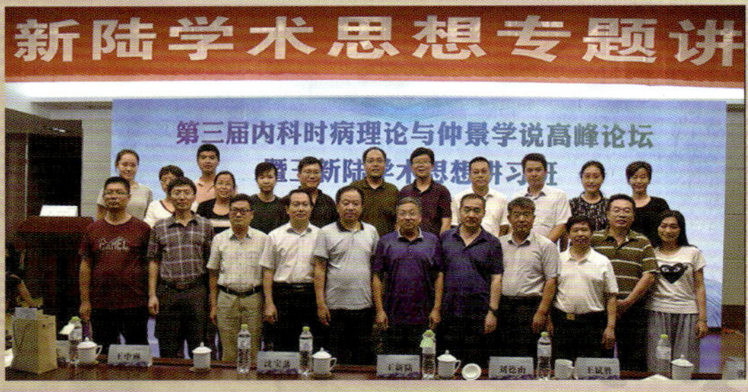

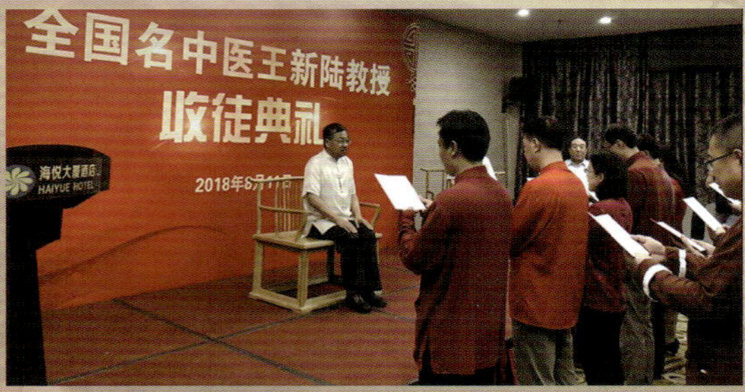

王新陆教授在长期的临床实践和理论研究中，注重经典、着眼现代、勤于临证、精于思辨，继承发扬历代先贤思想，博采众长、革新中医之思想，秉承继承创新、不离大宗之宗旨，与时偕行，屡立新说，提出了对中医药发展具有推动作用的一系列新思想、新观点。如认为中医学具有自然科学和人文科学的双重属性，不讳中医之短，不嫉西医之长，大力提倡革新中医，提出“继承创新、中西并重”的学术思想；把现代科学技术研究的成果引入中医学，创立“无证可辨、化浊为先”的学术思想，使现代科学与中医具有一个切实的结合点，使中医治疗疾病的重心大大前移，为中西医结合提供了可行路径，为中医现代化提供了方向；认为天变地变，人变病变，证变法变，应赋予“时病”新的涵义，即“时代病”，而《伤寒论》是第一部将经学与经方有机结合的不朽巨著，当继承发展、灵活运用，因而提出“经方活用、论治时病”的学术思想；重视肝肾阴虚在中风病的发病和治疗恢复过程中的作用，提出“滋补肝肾、论治中风”的观点；倡导现代药理研究成果当为中医所用，宗中参西，形成“古药新理，活用援药”的理论。

上述理论尤其是“血浊”理论的提出，把宏观医学与微观医学有机结合，为中医临床与科研提供了更广阔的思路与空间。现代科学的研究丰富了中医的诊疗手段，将各种现代检测手段应用于中医临床，延伸了中医传统望闻问切的“触角”，使古代文献中抽象的“浊”有了具体而实在的意义，从而为临床治疗提供了更好的标尺，使现代科学与中医学具有一个切实的结合点，促进临床疗效的提高，为实现中医现代化提供可能。